개정 6판

운동조절

Motor Control

TRANSLATING RESEARCH INTO CLINICAL PRACTICE

Motor Control

TRANSLATING RESEARCH INTO CLINICAL PRACTICE

개정 6판

운동조절

연구결과를 임상실무에 적용하기

정형국 외 옮김

Anne Shumway-Cook
PT, PhD, FAPTA
Emeritus Professor
Division of Physical Therapy
Department of Rehabilitation Medicine
University of Washington
Seattle, Washington

Jaya Rachwani
PT, MS, PhD
Assistant Professor
Department of Physical Therapy
Hunter College
City University of New York
New York, New York

Marjorie H. Woollacott
MA, PhD
Emeritus Professor
Department of Human Physiology
Institute of Neuroscience
University of Oregon
Eugene, Oregon

Victor Santamaria
PT, MS, PhD, PCS
Associate Research Scientist
Robotics and Rehabilitation Lab
Mechanical Engineering Department
Columbia University
New York, New York
Lead Pediatric Physical Therapist
International Institute for the Brain
New York, New York

Wolters Kluwer

Philadelphia • Baltimore • New York • London
Buenos Aires • Hong Kong • Sydney • Tokyo

영 문 출 판 사

■**옮긴이** (가나다 순)

강순희	(전)한국교통대학교 물리치료학과 교수	이건철	경남정보대학교 물리치료과 교수
권미지	광주보건대학교 물리치료과 교수	이미영	대구한의대학교 물리치료학과 교수
김미현	인제대학교 물리치료학과 교수	이상열	경성대학교 물리치료학과 교수
김병조	동의대학교 물리치료학과 교수	이은주	경성대학교 물리치료학과 교수
서병도	경운대학교 물리치료학과 교수	이진환	대구보건대학교 물리치료과 교수
송민영	동의과학대학교 물리치료과 교수	정다은	김해대학교 물리치료과 교수
엄기매	여주대학교 물리치료과 교수	정형국	안산대학교 물리치료과 교수
우영근	전주대학교 물리치료학과 교수	채정병	마산대학교 물리치료과 교수

This is a translation of **Motor Control** Translating Research into Clinical Practice, Sixth Edition
by **Anne Shumway-Cook**, PT, PhD, FAPTA & **Jaya Rachwani**, PT, MS, PhD, &
Marjorie H. Woollacott, MA, PhD & **Victor Santamaria**, PT, MS, PhD, PCS

published by arrangement with Wolters Kluwer Health Inc., USA.

개정6판

운동조절–연구결과를 임상실무에 적용하기

2023년 12월 11일 초판인쇄
2023년 12월 18일 초판발행

지 은 이 : Anne Shumway-Cook & Jaya Rachwani &
Marjorie H. Woollacott & Victor Santamaria
옮 긴 이 : 정 형 국 외
발 행 인 : 박 병 조
발 행 처 : 도서출판 영문출판사
등 록 : 1987년 12월 21일 제2–419호
주 소 : 서울시 강남구 삼성동 69–2
전 화 : (02) 514–5590, 776–5590
팩 스 : (02) 756–8943
E–mail : yeongmunsa@empas.com
홈페이지 : www.ymsbook.net
정 가 : 70,000원
ISBN 978–89–7224–558-2 93510

※ 파본은 교환해 드립니다.

여기에 제시된 아이디어의 개발에 기여하신 전문가 동료와 환자를 포함하는,
많은 사람들에게 이 책을 큰 사랑과 감사의 마음으로 바칩니다.
우리는 또한 우리의 열정, 지혜, 기쁨의 신성한 원천을 감사하게 생각합니다.
이 책을 만드는 데에 수반된 영감과 노력의 달콤한 조합은 정말 기뻤습니다.

Anne Shumway-Cook and Marjorie H. Woollacott

사랑하는 우리 아이들, Nathan와 Natalie, 그리고
조건 없는 사랑과 지원을 해주신 부모님에게.
우리들의 전문적인 여정의 일부이고
이 책에 포함되는 많은 작업의 영감을 주신 모든 환자들에게.

Jaya Rachwani and Victor Santamaria

서문
PREFACE

최근에, 운동조절 문제의 평가와 치료에 관해서 이용 가능한 최선의 연구와 전문가의 임상 판단 및 환자 선호도를 통합하는 것에 의해 특징지어지는 증거에 기초한 임상실무가 점점 중요시되어 왔다. 그러나, 연구를 임상실무에 통합한다는 것은 말은 쉽지만 시행하는 것은 어렵다. 신경과학과 운동조절 분야에서의 새로운 연구의 폭발적인 증가는 연구와 임상실무 사이에 점점 더 넓은 간극을 만들어내었다. 이 책은 운동조절 분야에서의 현재의 연구를 검토하고 이 연구를 최상의 임상실무로 전환하는 것을 탐구함으로써 그 간극을 좁히는 데 전념하고 있다.

제6판의 개요
AN OVERVIEW OF THE SIXTH EDITION

제6판의 전체적인 틀은 이전의 판에서부터 확립되어 전해져온 것을 4개 부분으로 이어간다. 제 I 부, "이론적 틀(Theoretical Framework)"에서는 운동조절, 운동학습 및 신경학적 손상 후의 기능회복에 대한 현재의 이론을 검토한다. 운동조절과 운동학습의 생리학적 기초와 마찬가지로, 운동소설의 여러 가지 이론의 임상적 의미에 대해서 논의된다. 또한 이 제 I 부에는 임상실무를 위해 제안된 개념적 틀(제6장)과 운동조절에 영향을 주는 감각, 운동 및 인지 기능장애의 병태생리학에 관한 장(chapter)도 포함되어 있다. 제 I 부는 이 책의 주요 추진과제의 토대가 되고 운동조절 문제를 다루게 되는데, 그 이유는 자세조절과 균형(제 II 부), 이동성(제 III 부), 그리고 팔(상지)의 기능(제 IV 부)과 연관성이 있기 때문이다.

이들 각 부문의 장은 하나의 표준 구성방식을 따르고 있다. 즉,

- 각 부문의 첫째 장에서는 정상적인 조절과정과 관련된 문제에 대해서 논의한다.
- 제2장과 제3장에서는 발달과 연령에 관련되는 문제를 각각 설명한다.
- 제4장에서는 비정상적인 기능에 대한 연구를 제시하고 있다.
- 각 부문의 마지막 장에서는 세 가지 기능영역의 각각에서의 문제 평가와 치료에 관련된 임상전략을 논의하고 이들 전략을 지원하는 기저에 있는 연구를 검토한다.

이 책은 여러모로 유용할 것으로 생각한다. 먼저, 우리는 이 책을 평생을 통한 정상적 운동조절과 운동발달에 대한 학부 및 대학원 과정에서와 운동학(kinesiology)과 운동과학(exercise science)만이 아니라, 물리치료, 작업치료 영역에서의 재활에서 사용되는 교과서로서 마음속에 생각하고 있다. 우리는 또한 이 책이 임상의가 증거에 기초한 임상실무의 토대로서 역할을 하는 몇 가지 연구와 계속해서 연관성을 갖도록 지원할 것이라고 상정하고 있다. "***운동조절: 연구결과를 임상실무에 적용하기***(Motor Control: Translating Research into Clinical Practice)"의 강점은 광범위한 연구논문과 이 연구를 임상실무로 전환하는 것에 대한 것을 요약한 것이다. 그러나, 요약된 것을 읽는 것만으로는 원래의 연구논문을 철저하게 조사하여 얻어지는 통찰력(이해)을 대신할 수는 없다. 책이란 본질적으로 그 출판 전에 이용 가능한 연구를 요약할 뿐이다. 따라서, 임상의와 학생 모두가 새로 나오는 연구논문을 계속해서 읽는 것이 중요하다.

운동조절: 연구결과를 임상실무에 적용하기, 제6판은 임상의가 운동소설에 관한 현재의 이론과 연구를 임상 의료에 편입하는 것을 가능케 하는 틀을 제공하는 것을 추구하고 있다. 또한, 중요한 것은 이 책이 운동조절 장애가 있는 환자를 검사 및 치료하기 위한 새로운 더 효과적인 접근법을 개발하기 위한 발판으로서 도움이 될 것을 바라고 있다.

제6판에서 변경된 것 Changes to the Sixth Edition

이전의 모든 판과 마찬가지로, 운동조절의 제6판에는 이론적 틀, 자세와 균형, 이동성 및 팔 기능의 네 가지 부문

에 대한 최신의 연구와 대폭적인 개정이 포함되어 있다. 이론적 틀은 신경과학과 그 임상적 의미에 관한 최신의 지식으로 편집되어 있다. 거의 모든 장에는 중요한 연구의 주된 성과를 강조하기 위한 새로운 그림이 포함되어 있다. 본질적인 지식을 강조하기 위해 팔의 기능에 관한 마지막 장(제20장)이 대폭적으로 개정되고 통합되었다. 우리는 Chapman University(캘리포니아 어바인) 물리치료과 부교수인 Susan V. Duff(EdD, MPT, OT/L, CHT)와 함께 제20장을 공동 집필하는 영광을 계속 누리고 있다.

맺는말 A Final Note

제6판 ***"운동조절: 연구결과를 임상실무에 적용하기"***의 공동 저자로서 Jaya Rachwani; PT, MS, PhD와 Victor Santamaria; PT, MS, PhD, PCS를 소개하게 되어 매우 기쁘게 생각한다. Rachwani 박사와 Santamaria 박사는 스페인에서 물리치료 학위를 받았고, Oregon대학의 인체생리학부에서 박사과정을 수료하고 있는 동안 Woollacott 박사 및 Shumway-Cook 박사와 함께 대학원 과정을 수행하면서 훌륭한 자격을 가지고 이 노력을 하게 되었다. 더 최근에 Rachwani 박사는 뉴욕대학교(NYU)에서 Karen Adolph 박사와 함께 박사 후 연구원(postdoctoral fellow)으로 근무한 후 맨해튼에 있는 Hunter College에서 Andrew Gordon 박사와 함께 박사 후 연구를 수행하였으며, 현재 Columbia University의 부연구원이자 국제 뇌 연구소의 수석 소아 물리치료사이다. 우리는 수년 동안 그들과 협력해 왔으며 전형적인 어린이와 뇌성마비 아동, 뇌졸중 후 성인 환자 모두의 자세 및 팔 뻗기 기술(reaching skills) 개발에 대한 연구는 이 교과서 이전 판에 게재하였다. 우리는 그들이 이제 ***운동조절***의 제6판을 위한 집필 팀의 일원이 된 것을 기쁘게 생각한다. Rachwani 박사와 Santamaria 박사를 환영한다!

Ann Shumway-Cook
Marjorie H. Woollacott

우리들 많은 사람들의 임상 및 연구 경력을 계몽해주신 Shumway-Cook 박사와 Woollacott 박사에게 진심으로 감사드린다. 그들의 헌신과 노력은 정말 존경스럽다. 이 독창적인 책에 참여할 기회를 주신 것에 대해 감사드린다.

Jaya Rachwani
Victor Santamaria

역자서문
TRANSLATOR PREFACE

운동조절의 바이블과 같은 이번 6판의 번역에 참여한 것을 무한한 영광으로 생각하고 있고, 한편으로는 원저자의 책 내용을 제대로 전달하였는가에 대한 두려움도 함께 가지고 있다.

이 책의 가치를 언급한다는 것은 나의 능력에 벗어나는 것이지만, 내가 말할 수 있는 것은 운동조절 분야와 물리치료 분야에서 이 책의 필요성을 상기하는 것이다. 이 책은 운동조절에 대한 이론적 틀이 매우 견고할 뿐만 아니라, 임상에서 적용할 수 있는 내용을 심도깊게 다루고 있어 물리치료, 운동과학, 체육 등 분야의 교재로 매우 적합할 것으로 생각된다.

예년의 판들과는 달리, 이번 6판은 새롭게 4개의 파트(이론, 자세와 균형, 가동성 및 상지 기능)에 대한 최신 연구와 의미있는 내용을 추가적으로 수록하고 있다. 일일이 책의 내용을 다 설명하고 기술할 수 없지만, 본 책을 번역을 할 때 느낀 전반적인 소감은 방대한 지식을 우리에게 전해주고 있다는 것이고, 나를 포함해 많은 사람들이 이 책을 통해 운동과학과 운동조절에 대한 지식을 더욱 쌓고 더욱 넓혀 나가길 바란다. 좋고 필요한 책이 영원히 남는 것처럼, 이 책도 그런 책으로 영원히 우리 곁을 지키고 있을 것이다.

끝으로, 이 책을 번역하고 편집하는데 큰 도움을 주신 여러 역자분들과 박병조 사장님과 모든 직원들에게 감사의 말을 진하면서 역사의 변을 마치고자 한다.

역자 대표 **정 형 국**

목차
CONTENTS

제 III 부 이동성 기능 385

제 IV 부 팔 뻗기, 움켜잡기 및 도수조작 577

제 17 장 정상적인 팔 뻗기, 움켜잡기 및 도수조작 579

제 I 부

이론적 틀

Theoretical Framework

"움직임(movement)은 우리가 걷고 달리고 경기를 하는 능력; 우리에게 영양 공급을 하는 음식을 찾아서 먹는 능력; 친구 및 가족과 의사소통을 하는 능력; 그리고 본질적으로 생존을 위해 우리의 생계를 꾸려가는 능력에 필수적인 것이다."

제 1 장

운동조절 : 논제와 이론

Motor Control: Issues and Theories

학습목표

이 장을 학습하면 독자는 다음과 같이 할 수 있다.

1. 운동조절을 정의하고 운동병리가 있는 환자에 대한 임상치료와 운동조절과의 관련성을 논의한다.
2. 개인, 과제 및 환경과 관련된 요인들이 움직임의 구성과 조절에 어떻게 영향을 미치는지를 논의한다.
3. 운동조절 이론이 의미하는 바를 정의하고 임상실무에 대한 이론의 유용성을 설명한다.
4. 다음의 운동조절에 대한 이론들 즉, 반사이론, 계층이론, 운동 프로그래밍 이론, 시스템 이론 그리고 생태이론을 비교하고 대비시킨다. 이들 이론에는 각 이론과 연관성이 있는 개인, 정상적인 움직임의 조절, 한계 그리고 임상응용을 설명하는 데 사용되는 중요한 요소들이 포함된다.
5. 운동조절 이론과 신경 재활과 관련된 임상 방법의 병행 개발 사이의 관계를 논의한다.
6. 정상 및 비정상 움직임의 조절, 기능회복, 그리고 평가와 치료에 관련된 임상실무의 기저에 있는 가정에 관해서 신경촉진 접근법과 과제지향적 접근법을 비교하고 대비시킨다.

서론 INTRODUCTION

운동조절이란 무엇인가? What Is Motor Control?

움직임(movement)은 삶의 중요한 측면이다. 움직임은 우리가 걷고, 달리고, 경기를 하는 능력, 우리에게 영양공급을 하는 음식을 찾아서 먹는 능력, 친구 및 가족과 의사소통을 하는 능력, 그리고 본질적으로 생존을 위해 우리의 생계를 꾸려가는 능력에 필수적인 것이다. 운동조절 분야는 움직임의 본질과 그 움직임이 어떻게 조절되는가를 연구하는 것을 지향하고 있다. **운동조절**(motor control)은 움직임에 필수적인 기전을 조절하거나 통제하는 능력이라 정의된다. 이것은 다음과 같은 문제를 다루고 있다. 중추신경계(CNS)가 어떻게 하여 많은 개개의 근육과 관절을 조화된 기능적 움직임으로 조직화하고 있는가? 환경과 신체로부터 나오는 감각정보가 어떻게 움직임을 선택하고 조절하기 위해 사용되는가? 우리들 자신의 지각, 우리들이 수행하는 과제, 그리고 우리가 움직여 돌아다니고 있는 환경이 우리들의 운동행동에 어떻게 영향을 주는 것일까? 움직임을 연구하는 가장 좋은 방법은 무엇이며, 운동조절에 문제가 있는 환자의 움직임 문제를 어떻게 양적으로 표시할 수 있는 것일까?

치료사는 왜 운동조절을 연구해야만 하는가?
Why Should Therapists Study Motor Control?

물리치료사나 작업치료사는 "응용 운동조절 생리학자"라 불려왔다(Brooks, 1986). 그 이유는 치료사는 기능적 운동장애를 일으키는 운동조절 문제가 있는 환자를 재훈련하는 데 상당히 많은 시간을 보내기 때문이다. 움직임 장애의 평가와 치료는 정상 운동조절의 신경기반(neural basis)과 손상된 움직임의 병태생리학에 대한 지식을 포함하는 수많은 요인에 따라 달라진다. 평가와 치료전략은 움직임 장애에 대한 신경기반에 관한 현재의 지식과 일치되어야 한다. 치료전략은 기능에 필수적인 자세와 움직임의 질과 양을 개선하도록 설계되어 있다. 이와 같이, 운동조절, 특히 정상과 비정상적인 움직임 양쪽의 본질과 조절을 이해하는 것은 임상실무에서 중요하다.

우리는 움직임의 본질 및 조절과 관련된 중요한 논제를 논의하는 것으로 운동조절의 연구를 시작하기로 한다. 다음으로, 우리는 이들의 기초를 이루고 있는 가정(assumption)과 임상적 의미를 음미하면서, 운동조절의 다양한 이론들을 탐구할 것이다. 마지막으로, 우리는 운동조절에 관한 여러 이론이 과거와 현재의 임상실무와 어떻게 관련되고 있는지 검토하게 될 것이다.

움직임의 본질에 대한 이해
UNDERSTANDING THE NATURE OF MOVEMENT

움직임은 개인, 과제, 그리고 환경의 세 가지 요인의 상호작용에서 나온다. 움직임은 과제의 요구와 환경적 요구의 양쪽에 맞춰서 조직화된다. 개인은 특정한 환경 내에서 수행되고 있는 과제가 요구하는 바를 충족시키기 위해 움직임을 만들어낸다. 따라서, 움직임의 조직화는 개인, 과제, 그리고 환경 내의 여러 요인에 의해 제한된다고 할 수 있다. 상호작용하는 과제와 환경의 요구를 충족시키는 개인의 역량은 그 사람의 기능적 능력을 결정한다. 그 개인이 움직이고 있는 환경 또는 그 사람이 수행하고 있는 과제를 고려하지 않고, 그 개인 안의 과정에만 초점을 맞추는 운동조절 연구는 불완전한 모습을 만들어내게 될 것이다. 따라서, 이 책에서, 우리는 운동조절에 대한 논의를 개인, 과제, 그리고 환경의 상호작용에 초점을 맞출 것이다. 그림 1.1은 그 개념을 설명한 것이다.

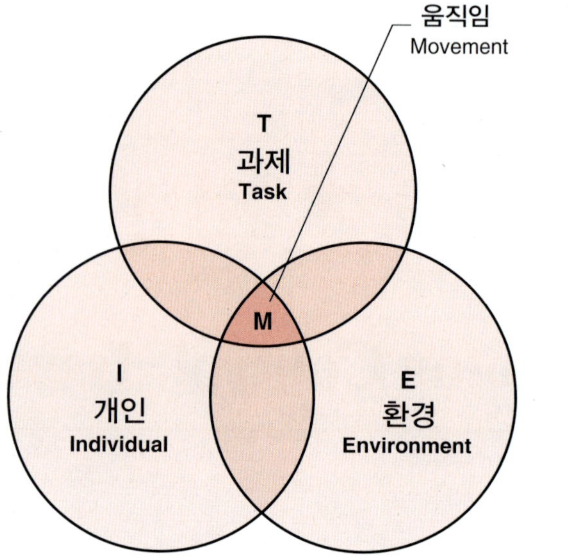

그림 1.1 움직임(M)은 개인(I), 과제(T) 및 환경(E) 사이의 상호작용에서 나온다.

운동조절의 기저에 있는 개별 시스템
Individual Systems Underlying Motor Control

개인 내에서의 움직임은 많은 뇌 구조와 과정의 공동노력을 통해서 나온다. "운동조절(motor control)"이라는 용어 그 자체는 약간 오해의 소지가 있는 데, 그 이유는 움직임은 감각/지각계, 인지계, 그리고 운동/행동계를 포함하는 다중 시스템의 상호작용에서 발생하기 때문이다.

운동/행동계 Motor/Action Systems

운동조절을 이해하려면 신경근육계와 생체역학계 양자를 포함하는 운동계가 어떻게 기능적 움직임 조절에 기여하는가에 대한 지식을 필요로 한다. 신체는 수많은 근육과 관절로 특징지어지지만, 이들의 모두는 협응되고 기능적인 움직임을 수행하는 동안에 조절되어야 한다. 또한 운동이 수행될 수 있는 다양한 방법이 있다[다수의 동등한 해법(multiple equivalent solutions)]. 동등한 해법 중에서 선택하고 그 다음에 움직임에 관여하는 많은 근육과 관절을 협응시키는 문제는 "자유도(degrees of freedom)의 문제"라 불려왔다(Bernstein, 1967). 이것은 운동조절 연구자들이 검토하는 주요 쟁점이라 생각되며, 나중의 장에서 논의될 것이다. 그래서, 운동조절의 연구는 ***기능적 움직임***을 조절하는 운동계(motor system)를 포함하고 있다.

감각/지각계 Sensory/Perceptual Systems

감각과 지각은 기능적 움직임의 조절에 필수적이다. 지각은 감각인상(sensory impression)을 심리학적으로 의미 있는 정보로 통합하는 것이다. 지각은 말초감각 기전과 입력되는 구심성 정보에 대한 그 해석과 의미를 부가하는 고위수준 정보처리의 양쪽 모두를 포함하고 있다. 감각/지각계는 신체의 상태(예: 공간에서 각각 다른 신체부위의 위치)와 움직임의 조정에 필요불가결한 환경 내에서의 특징에 대한 정보를 제공하고 있다. 감각/지각 정보는 환경 내에서 효과적으로 행동하는 능력에 필요불가결하다는 것은 분명하다(Rosenbaum, 1991). 이와 같이, 움직임을 이해하려면 감각과 지각을 조절하는 시스템과 기능적 움직임의 조절에서의 이들의 역할에 대한 연구를 필요로 한다.

인지계 Cognitive Systems

움직임은 일반적으로 하려고 하는 의도가 없으면 수행되지 않기 때문에, 인지과정은 운동조절에 필요불가결한 것이다. 이 책에서, 우리는 주의 집중, 계획, 문제 해결, 동기부여, 그리고 의도 또는 목표 설정의 기저에 있는 운동조절의 정서적 측면을 포함하도록 광범위하게 정의한다. 운동조절은 특정 목표 또는 의도를 성취하도록 체계화되는 지각계와 행동계를 포함하고 있다. 따라서, 운동조절 연구는 이들이 지각과 행동에 관련이 있기 때문에 인지과정에 대한 연구를 포함시켜야 한다.

그림 1.2에서 보여주는 것처럼, 개인(I) 내에서, 많은 시스템들이 기능적 움직임을 만들어내는 데 있어서 상호작용을 한다. 감각/지각(S/P), 인지(C), 그리고 운동/행동(M/A)으로 분류된 이들 시스템의 각각은 별개로 독립해서 연구할 수 있지만, 우리는 이들 세 가지 모두로부터의 정보의 합성이 없이는 운동조절 본질의 참모습은 성취할 수 없다고 생각한다.

움직임 조절에 대한 과제의 제약
Task Constraints on Movement Control

일상생활에서, 우리는 많은 움직임 전략을 필요로 하는 엄청나게 다양한 기능적 과제를 수행하고 있다. 수행되는 과제의 유형은 움직임의 신경 조직화에 큰 영향을 미친다. 예를 들어, 축구를 하거나 테니스를 치는 것 같은 열린 움직임 과제는 경기를 수행하는 사람이 끊임없는 변화 그리고 때로는 예측할 수 없는 환경에 적응할 필요가 있다. 이것은 감각입력 정보를 끊임없이 모니터하는 것을 필요로

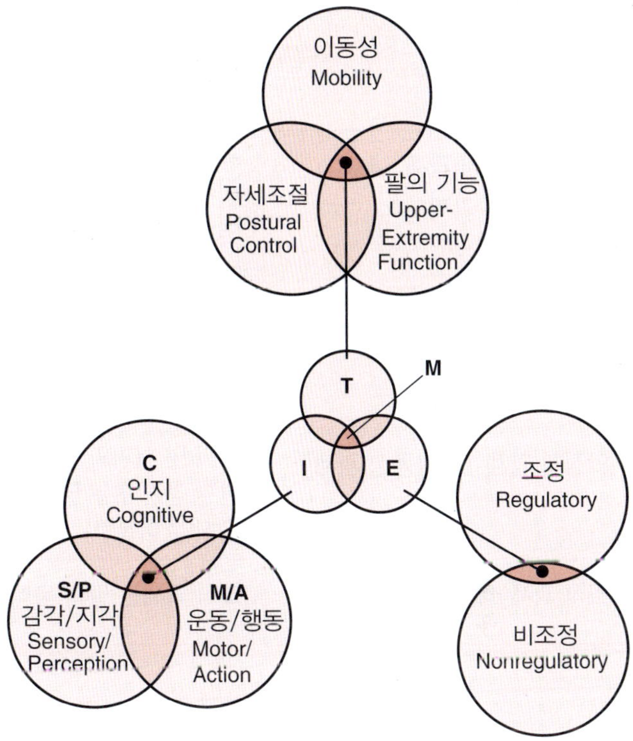

그림 1.2 운동조절에 기여하는 개인(I), 과제(T) 및 환경(E). 움직임은 개인 내에서, 감각/지각(S/P)계, 인지(C)계, 운동/행동(M/A)계의 상호작용에서부터 나온다. 움직임에 대한 환경(E)의 제약은 조정 및 비조정 요인으로 나뉜다. 마지막으로, 과제(T)의 속성은 기능적 움직임의 체계화에 기여한다. 이 책은 세 가지 과제 즉, 자세조절, 이동성, 그리고 팔 기능의 신경조절에 초점을 맞추고 있다.

하며, 이 입력정보는 운동출력을 가장 최신의 것으로 갱신하고, 수정하고, 조절하는 데에 사용된다. 이와는 내소적으로, 닫힌 움직임 과제는 비교적 고정된(변화하지 않는) 또는 예측 가능한 환경에서 수행되고 환경 변화와 관련된 감각입력의 지속적인 모니터링에 별로 의존하지 않게 된다. 움직임 과제의 다양한 유형의 분류 체계에 대한 표 1.1을 참조하기 바란다. 이와 같이, 운동조절을 이해하려면 과제가 움직임을 조절하는 신경기전을 어떻게 조성하는가를 인식할 필요가 있다. 그림 1.2는 이 책에서 특징을 이루는 세 가지 운동조절 과제를 보여주고 있다.

움직임 장애가 있는 환자의 재활에서 과제를 실행하는 것의 중요성은 임상의들에게 잘 받아들여지고 있다. 그러나, 어떠한 과제가 어떠한 순서로 언제, 실행되어야 하는지는 분명하지 않다. 과제 속성을 이해하면 과제를 분류체계로 구조화하는 틀을 제공할 수 있다. 그 다음에 과제는 공유된 속성에 대한 관계에 기초하여 가장 덜 어려운 것에서부터 가장 어려운 것의 순서로 배열될 수 있다. 임상환경

표 1.1 움직임 과제의 서로 다른 유형의 분류 체계

과제의 범주	특징적인 속성
비연속 움직임 과제 대 연속 움직임 과제	공을 차거나 또는 앉은 자세에서 선 자세가 되거나 또는 누운 자세가 되는 것 같은 비연속 움직임 과제는 인지할 수 있는 시작과 끝이 있다. 달리기 또는 걷기와 같은 연속적인 움직임에서는 과제가 끝나는 점은 본질적인 특징이 아니지만 움직임을 수행하는 사람에 의해서 임의로 결정된다(Schmidt, 1988b).
닫힌 움직임 과제 대 열린 움직임 과제	축구를 하거나 테니스를 치는 것 같은 열린 움직임 과제는 움직임을 수행하는 사람이 움직임 전략을 끊임없이 변화하고 자주 예측할 수 없는 환경에 적응할 필요가 있다. 닫힌 움직임 과제는 비교적 고정되거나 예측 가능한 환경에서 수행된다.
안정성 과제 대 이동성 과제	앉기 및 서기와 같은 안정성 과제는 움직이지 않는 지지기반(BOS)으로 수행되지만, 한편 걷기 또는 달리기와 같은 이동성 과제는 지지기저면(BOS)을 움직일(이동할) 필요가 있다.
조작 과제 대 비조작 과제	조작 과제는 팔의 움직임을 수반한다.

내에서, 과제는 침대 이동 과제, 일상생활활동(ADLs)(예: 옷을 갈아입기, 화장실 동작, 몸단장하기, 식사하기), 또는 수단적 일상생활활동(IADLs)(예를 들어, 작업, 집안일 돌보기, 금전관리)과 같은 광범위한 기능적 범주로 가장 흔히 나뉜다.

과제를 기능적으로 분류하는 것의 대안으로서는 이들을 하나의 중요한 속성에 따라서 분류하는 것이다. 표 1.2에 과제의 몇 가지 범주를 요약하여 정의하고 있다. 과제의 분류체계는 평가와 치료를 위한 유용한 틀을 제공할 수 있다. 이것은 환자가 성취하기 어려운 특정 종류의 과제를 치료사가 식별할 수 있도록 하고 있다. 이에 더해서, 이 과제들은 신경학적 장애가 있는 환자에서 기능적 움직임의 재훈련의 진전에 도움을 줄 수 있다. 두 가지 속성(안정성/이동성 및 환경의 예측 가능성)을 사용한 과제 분류체계의 예를 표 1.2에 나타냈다. 일단 분류체계가 개발되면, 치료사는 과제가 실행될 순서를 결정해야 한다. 예를 들어, 시작하기에 가장 쉬운 과제들은 닫힌 환경에서 시행되는 안정성 과제이다. 가장 어려운 것은 열린 환경에서 실행되는 이동성 과제이다. 그러나, 열린 환경에서의 안정성 과제가 닫힌 환경에서 이동성 과제 실행을 시작하기에 앞서 실행되어야 하는지 아닌지는 환자에 따라 다르다.

실습활동 1.1은 치료사 여러분 자신의 과제 분류체계를 개발하고 여러분의 분류체계를 통해서 환자에게 진전을 보이게 하는 것을 기대할 순서를 고려하는 기회를 제공하고 있다. 이 활동에 대한 해답은 이 장의 끝 부분에서 찾아볼 수 있다.

표 1.2 안정성-이동성 과제와 열린-닫힌 과제 연속체를 결합하는 과제의 분류체계

	안정성 (움직이지 않는 BOS)	이동성 (움직이는 BOS)
닫힌, 예측할 수 있는 환경	움직이지 않는 표면 위에서의 앉기 또는 서기	걷기/움직이지 않는 표면
열린, 예측할 수 없는 환경	스펀지 또는 로커 보드 위에서 앉기 또는 서기	고르지 않거나 움직이는 표면 위를 걷기

BOS, Base of support.

실습 활동 1.1

목적: 움직임 과제에 대한 자기 자신의 분류체계를 개발한다.

절차: 표 1.2에서 설명한 것과 같은 도표를 만든다. 결합하고 싶은 과제의 두 가지 범주를 식별한다. 표 1.1에서 설명한 하나 또는 그 이상의 범주를 사용하여 시작할 수 있다. 또는 그 대신에 우리가 논의하지 않았던 움직임 과제의 속성에 기초한 자기 자신의 것을 만들 수도 있다. 예를 들어, 우리는 안정성-이동성 연속체를 열린-닫힌 연속체와 결합하였다.

과제

1. 각 연속체의 요구를 반영하는 과제의 예를 빈칸에 채워라.
2. 여러분의 분류체계를 통해서 환자를 "진전"시킬 수 있는 방법에 대해 생각해본다. 어느 과제가 가장 쉽고 어느 과제가 가장 어려운가에 대해서 어떠한 가정을 갖고 있는가? 여러분의 분류체계를 통해 움직이는 "올바른" 방법이 있는가? 어떠한 과제를 사용하고 어떠한 순서로 할 것인가를 어떻게 결정할 것인가?

움직임 조절에 대한 환경적 제약
Environmental Constraints on Movement Control

과제는 광범위한 환경에서 수행된다. 따라서, 과제의 속성에 더하여, 움직임은 환경 내의 특성에 의해 제약을 받는다. 기능적으로 되기 위해서는 중추신경계(CNS)는 과제 특정의 움직임을 계획할 때, 환경의 속성을 고려해야 한다. 그림 1.2에 나타낸 것처럼, 움직임에 영향을 미치는 환경의 속성은 조절 특성(regulatory features)과 비조절 특성(non-regulatory features)으로 나뉘어왔다(Gordon, 1987). 조절 특성은 움직임 자체를 형성하는 환경 측면을 명시한다. 과제 특정의 움직임은 그 과제의 목표를 달성하기 위해 그 환경의 조절 특성에 따라야 한다. 환경 조절 특성의 예는 들어 올릴 컵의 크기, 형태, 그리고 무게와 우리가 걷는 지면의 유형을 포함한다(Gordon, 1997). 환경 비조절 특성은 수행에 영향을 줄지 모른다. 그러나, 움직임은 이들 특성에 따를 필요는 없다. 환경 비조절 특성의 예는 배경 소음(background noise)과 주의산만(distractions)의 존재를 포함한다.

따라서, 움직임 과제의 수행을 조절하고 영향을 미치는 양자의 환경 내의 특성을 이해하는 것은 효과적인 중재(intervention)를 계획하는 데 필수적이다. 환자가 다양한 환경에서 수행하도록 준비시키려면 우리가 운동수행에 영향을 줄 환경의 특성을 이해하고 우리의 환자가 다양한 유형의 환경에서의 요구를 충족하도록 적절히 준비하는 것을 필요로 한다.

우리는 움직임의 본질이 개인, 과제, 그리고 환경의 상호작용에 의해 어떻게 결정되는가를 탐구하여 왔다. 따라서, 우리가 환자에서 관찰하는 움직임은 감각, 운동기능 장애 그리고 인지기능 장애와 같은 개인 내의 시스템에 의해서 형성되는 것만이 아니라, 수행되는 과제의 속성과 개인이 움직이고 있는 환경에 의해서도 형성된다. 이제 우리는 수많은 서로 다른 이론적 관점에서부터 움직임 조절을 검토하는 것에 주의를 돌리려고 한다.

움직임의 조절: 운동조절 이론
THE CONTROL OF MOVEMENT: THEORIES OF MOTOR CONTROL

운동조절 이론은 움직임이 어떻게 조절되는가에 대한 관점을 설명하는 것이다. **운동조절 이론**은 움직임의 조절에 대한 추상적 관념의 하나의 집단이다. **이론**(theory)이란 관찰할 수 없는 구조나 과정을 설명하고 관찰 가능한 사건과 관련시키는 일련의 상호 연결된 진술이다.

Jules Henri Poincare(1905/2001, p.141)는 말하기를, "집이 석재(stone)로 만들어지는 것처럼, 과학은 사실에 기초하여 구축된 것이지만, 석재 더미가 집이 아닌 것처럼 사실이 축적된 것은 과학이 아니다"라고 하였다. 정사진이 석재를 하나의 집으로 탈바꿈시키는 구조를 제공하는 것과 마찬가지로, 이론은 여러 사실들에 의미를 부여한다(Miller, 2002).

그러나, 똑같은 석재가 각양각색의 집을 만드는데 사용될 수 있는 것처럼, 같은 사실은 서로 다른 운동조절 이론에 의해 서로 다른 의미와 해석이 주어진다. 운동조절의 각양각색의 이론은 뇌가 어떻게 움직임을 조절하는가에 대한 철학적으로 다양한 견해를 반영한다. 이들 이론은 흔히 움직임의 다양한 신경 구성요소의 상대적 중요성에 관한 의견 차이를 반영한다. 예를 들어, 어떤 이론은 말초의 영향력을 강조하고 또 다른 이론은 중추의 영향력을 강조할지도 모르지만, 한편 또 다른 이론은 아직도 행동을 조절함에 있어서 환경으로부터 오는 정보의 역할을 강조할지도 모른다. 따라서, 운동조절 이론은 단지 행동을 설명하는 접근법 그 이상의 것이다. 흔히, 이들은 그 행위의 기초를 이루는 신경생리학과 신경해부학의 각기 다른 여러 측면을 강조하고 있다. 어떤 운동조절 이론은 뇌를 블랙박스로 보고 있고 이 ***블랙박스***가 다양한 과제가 수행됨에 따라 변화하는 환경과 상호작용하는 법칙을 단순하게 연구하고 있다. 여러분이 알 수 있는 것처럼, 누구나가 수용하는 하나의 운동조절 이론은 없다.

이론을 실행으로 옮기는 가치

Value of Theory to Practice

이론은 치료사가 환자를 치료하는 데에 정말 영향을 미치는가? 그렇다! 재활 실행은 여러 이론 또는 기본 관념을 반영한다. 즉 우리는 기능과 기능부전의 원인과 본질을 몸에 지니고 있는 것이다(Shepard, 1991). 그리고 일반적으로, 치료사의 활동은 이론에서 유도된 가정에 기초하고 있다. 운동조절 장애가 있는 환자에게 사용되는 검사와 중재에 관련된 특정의 실행은 움직임의 본질과 원인에 대한 기초를 이루는 가정에 의해서 결정된다. 따라서, 운동조절 이론은 임상실무를 위한 이론적 기초의 일부분이다. 이에 대해서는 이 장의 마지막 부분에서 더 상세하게 논의될 것이다.

임상실무에서 이론을 사용하는 것의 장점과 단점은 무엇인가? 이론은 다음의 것을 제공한다:

- 행동을 해석하기 위한 틀
- 임상활동을 위한 지침
- 새로운 발상
- 검사와 중재를 위한 작업가설

행동의 해석을 위한 틀

Framework for Interpreting Behavior

이론은 치료사가 함께 일하는 환자의 해동 또는 활동을 해석하는 데 도움을 줄 수 있다. 이론은 치료사가 한 환자의 행동에 그치지 않고 수많은 사례의 광범위한 적용을 할 수 있도록 한다(Shepard, 1991).

이론은 개별적인 환자의 행동을 예측하거나 설명하는 능력에 따라 많든 적든 도움을 줄 수 있다. 어느 한 이론 및 그것과 연관된 가설이 어느 한 환자의 행동을 정확히 해석하지 못하면, 그 이론은 치료사에게 쓸모가 없어진다. 따라서, 이론은 환자의 움직임 문제를 치료사가 관찰하고 해석하는 능력을 어쩌면 제한할 수 있다.

임상활동을 위한 지침 *Guide for Clinical Action*

이론은 치료사에게 활동에 대한 실현 가능한 지침을 제공한다(Miller, 2002; Shepard, 1991). 신경학적 기능부전이 있는 환자에서의 운동조절을 향상시키도록 설계된 임상중재는 비정상 움직임의 근거에 대해서 이해하는 것은 물론, 정상 움직임의 본질과 원인을 이해하는 것에 기초를 두고 있다. 운동조절의 재훈련에 목표를 둔 치료전략은 이러한 기본적인 이해를 반영하고 있다.

새로운 발상: 역동성과 진화

New Ideas: Dynamic and Evolving

이론은 역동적이고, 이론과 관련된 많은 지식을 반영하도록 변화하고 있다. 이들은 운동조절 장애가 있는 환자의 재훈련과 관련된 임상실무에 어떻게 영향을 미치고 있는가? 운동조절 이론을 변경하고 확장하는 것이 임상의에게 좌절의 원천(a source of frustration)이 될 필요는 없다. 이론을 확장하는 것은 임상실무에 대한 가능성을 넓히고 높일 수 있다. 검사 및 중재와 관련된 새로운 발상은 움직임의 본질과 원인에 대한 새로운 발상을 반영하도록 진화할 것이다.

검사와 중재에 대한 작업가설

Working Hypotheses for Examination and Intervention

이론은 추상적이기 때문에, 직접 검증할 수는 없다. 오히려, 이론은 가설을 만들어내고, 이것은 검증이 가능하다. 가설검증을 통해 얻어지는 정보는 하나의 이론을 입증하거나 틀렸음을 입증하기 위해 사용된다. 이러한 접근법은 임상실무에서 유용하다. 이른바 가설 주도의 임상실무는 치료사를 능동적인 문제해결사로 탈바꿈시킨다(Rothstein & Echternach, 1986; Rothstein et al., 2003). 운동 조절장애(motor dyscontrol)가 있는 환자를 재훈련시키기 위한 이 접근법을 사용하려면, 치료사는 환자가 왜 기능의 자립을 성취하는 방법으로 움직이는가(또는 움직이지 않는가)에 대한 다양한 가설(설명)을 만들어내는 것을 필요로 한다. 치료과정에서, 치료사는 다양한 가설을 검증하여 어떤 가설은 버리고 이들의 결과와 더 일치하는 새로운 가설을 만들어낼 것이다.

이 장에서 논의될 많은 이론의 각각은 운동조절의 분야에 특별히 기여하여 왔고, 그리고 각각의 이론은 운동조절 장애가 있는 환자를 재훈련하는 임상의에게 영향을 준다.

모든 모델은 움직임의 본질과 조절을 이해하려는 욕구에 의해서 통합된다는 것을 이해하는 것은 중요하다. 그 차이는 접근법에 있다.

반사이론 Reflex Theory

1800년대 후반과 1900년대 초반의 신경생리학자인, Charles Sherrington경은 1906년에 "*신경계의 통합작용*(The Integration Action of Nervous System)"이라는 책을 집필하였다. 그의 연구는 운동조절에 관한 고전적인 반사이론에 대한 실험적 기반을 형성하였다. 반사의 기본 구조를 그림 1.3에 나타냈다. Sherrington에게는 반사는 복잡한 행동의 집짓기 블록(구성요소)이었다. 그는 복잡한 행동은 사슬처럼 함께 묶인 개개의 반사가 복합적으로 작용하는 것을 통해서 설명될 수 있다고 믿었다(Sherrington, 1947). 움직임을 위한 반사적 기초에 대한 Sherrington의 견해는 50년 동안 많은 임상의에 의해서 도전을 받지 않고 지속되었으며, 이것은 오늘날 운동조절에 대한 사고(thinking)에 계속해서 영향을 주고 있다.

한계 *Limitations*

운동조절의 반사이론에는 많은 한계가 있다(Rosenbaum, 1991). 첫째, 자발적이고 수의적인 움직임이 받아들여질 수 있는 행동의 부류로서 인식된다면, 반사는 행동의 기초단위라 간주할 수 없게 된다. 그 이유는 반사는 외부의 작용인자에 의해서 활성화되어야 하기 때문이다.

둘째, 운동조절의 반사이론은 감각자극이 없는 경우에 일어나는 움직임을 적절하게 설명하고 예측하고 있지 않다. 동물은 감각입력이 없는 경우에 비교적 협응된 방식으로 움직일 수 있다는 것을 보여주었다(Taub & Berman, 1968).

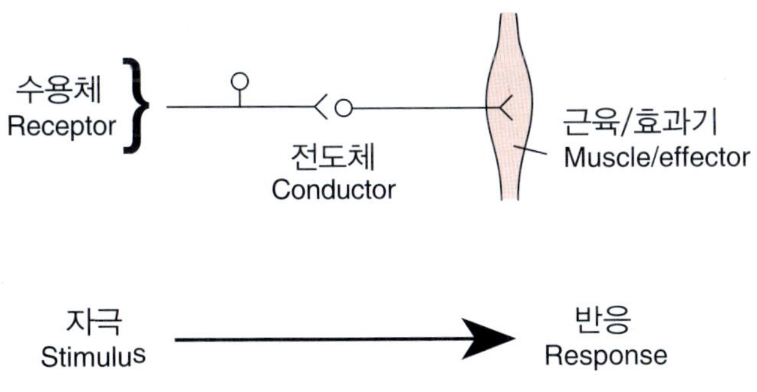

그림 1.3 반사의 기본 구조는 수용체, 전도체 및 효과기로 구성되어 있다.

셋째, 이 이론은 빠른 움직임, 즉, 이전의 움직임에서부터의 감각 되먹임이 다음의 움직임을 유발하는 것을 허용하기에는 너무나 빨리 일어나는 연속적인 움직임을 설명하고 있지 않다. 예를 들어, 경험이 많고 능숙한 타이피스트가 하나의 키에서 그 다음의 키로 너무나도 빨리 옮겨가기 때문에 한 타에서 그 다음 타로 넘어가는 동안 감각정보를 받아들일 시간이 없다.

넷째, 하나의 반사 연쇄(chain of reflex)가 복잡한 행동을 만들어낼 수 있다는 개념은 단일 자극이 전후관계와 내림명령에 따라 다양한 반응을 야기할 수 있다는 사실을 설명하지 못하고 있다. 예를 들어, 목표를 달성하기 위해 반사를 무시할 필요가 있을 때가 있다. 보통은 뜨거운 것에 손이 닿았을 때 손을 반사적으로 움츠리게 된다. 그러나, 우리 아이가 불 속에 있다면, 어린아이를 불 속에서 끌어내기 위해 반사적 움츠림을 중단할지도 모른다.

마지막으로, 반사 연쇄는 새로운 움직임을 만들어내는 능력을 설명하고 있지 않다. 새로운 움직임은 이전에 학습한 규칙에 따라서 자극과 반응의 독특한 조합을 만든다. 바이올린 곡을 학습하고 또한 첼로를 연주하는 기법을 알고 있는 바이올리니스트는 그 곡을 첼로로 연습할 필요가 없이 연주할 수 있다. 바이올리니스트는 그 곡을 연주하는 규칙을 학습하였고 이들을 새로운 상황에 응용한 것이다.

임상적 의미 *Clinical Implication*

환자의 행동을 해석하고 치료사의 활동을 위한 지침으로서의 역할을 하기 위해 운동조절의 반사이론이 어떻게 사용될 수 있을 것인가? 연쇄 반사 또는 복합 반사가 기능적 움직임을 위한 기반이라면, 반사를 검사하도록 고안된 임상전략은 치료사가 기능을 예측할 수 있도록 해야 한다. 이에 더해서, 환자의 움직임 행동은 조절하는 반사의 유무에 의해서 해석될 수 있을 것이다. 마지막으로, 기능적 기술을 위한 운동조절 재훈련은 운동과제를 수행하는 동안에 다양한 반사의 효과를 향상시키거나 또는 감소시키는 것에 초점을 맞출 것이다.

계층 이론 Hierarchical Theory

많은 연구자들은 신경계가 계층으로서 구조화되었다는 관점에 기여하여 왔다. 이들 중에서도, 영국의 의사인, Hughlings Jackson은 뇌는 고위, 중위, 하위의 조절 수준을 갖고 있고, 이는 운동기능의 고위 연합영역, 운동겉질 및 척수수준과 같다고 주장하였다(Foerster, 1977).

일반적으로 계층적 조절은 하향식(top down)의 구조적인 조절이라 정의되어왔다. 즉, 그림 1.4에서 보여주는 것처럼, 고위수준은 잇달아서 그 아래 수준의 조절에 영향력을 미친다. 엄격한 수직 계층구조에서는 그 조절의 선은 교차하지 않고 결코 상향식(bottom-up) 조절은 없다.

1920년대에, Rudolf Magnus는 신경계의 서로 다른 부위 내에서 서로 다른 반사의 기능을 탐구하기 시작하였다. 그는 신경 계층 구조의 하위수준에 의해 조절되는 반사는 오직 겉질중추가 손상되었을 때에만 존재한다는 것을 발견하였다. 이들 결과는 후에 반사는 일반적으로 고위중추가 이들 하위 반사중추를 억제하는 운동조절 계층구조의 일부라는 것을 의미하는 것이라 해석되었다(Magnus, 1925, 1926).

훗날, Georg Schaltenbrand(1928)는 어린이와 성인의 이동성(mobility) 발달을 설명하기 위해 Magnus의 개념을 사용하였다. 그는 계층적으로 조직화된 반사의 진행의 출현과 소멸의 측면에서 인간의 이동성 발달을 설명하였다. 그는 뇌의 병리는 하위수준의 원시반사를 지속적으로 야기할지도 모른다고 계속해서 언급하였다. 그는 모든 반사를 완전히 이해하게 되면 어린이 또는 운동조절 기능부전이 있는 환자의 신경 연령(neural age)을 결정할 수 있을 것이라고 제안하였다.

1930년대 후반에, Stephan Weiz(1938)는 그가 인간의 평형의 기초라고 생각한 계층적으로 조직화된 반사반응에 대해서 발표하였다. 그는 정상적으로 발달하는 어린이에서의 평형반사의 개체 발생(ontogeny)을 설명하고 이들 반사의 성숙과 어린이가 앉고 서고 걷는 능력 사이의 관계를 제안하였다.

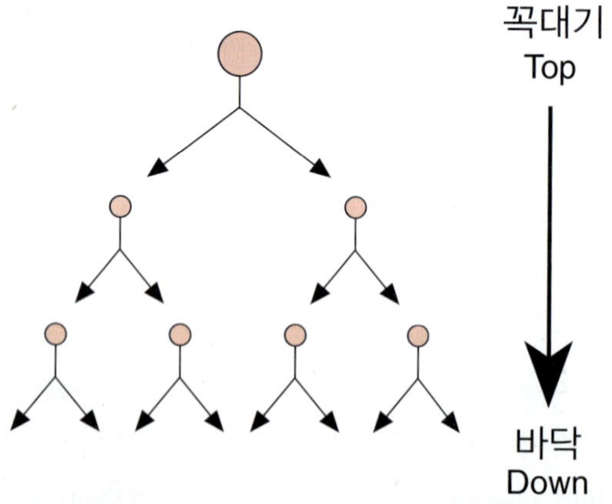

그림 1.4 계층조절 모델은 하향식 구조에 의해서 특징지어지고, 거기서 고위중추는 항상 하위 중추를 지배한다.

이들 실험과 관찰의 결과들은 한데 모아서 흔히 운동조절의 반사/계층 이론으로서 임상 문헌에서 찾아볼 수 있다. 이 이론은 계층적으로 조직화된 중추신경계의 수준 내에 들어가 있는 반사로부터 운동조절이 나온다는 것을 시사하고 있다.

1940년대에, Arnold Gesell(Gesell, 1954; Gesell & Armatruda, 1947)과 Myrtle Mcgraw(1945)의 두 사람의, 잘 알려진 발달 연구자들은 영유아의 성숙에 대해서 상세하게 설명하였다. 이 연구자들은 영유아에서 관찰한 행동을 설명하기 위해 운동조절의 반사계층에 대한 당대의 과학적 사고를 적용하였다. 정상적인 운동발달은 중추신경계의 증가하는 겉질화(corticalization)에 기인하는 것이었으며, 이는 결과적으로 하위수준의 반사를 통제하는 고위수준의 반사 출현을 야기하였다. 이것은 발달의 신경성숙 이론(neuromaturational theory)이라 불리어 왔다. 이 모델의 예를 그림 1.5에서 보여주고 있다. 이 이론은 중추신경계의 성숙이 운동발달에서 주된 요인이라고 가정하고 있다. 이것은 발달하는 동안 근골격계 변화와 같은 기타 요인의 중요성을 최소화하고 있다.

계층조절과 관련된 현재의 개념
Current Concepts Related to Hierarchial Control

Hughlings Jackson의 독창적 연구 작업 이래로, 계층적 조절이라는 새로운 개념이 점진적으로 발전하였다. 현대의 신경과학자는 운동조절에서 계층적 조직을 구성하는 요소의 중요성을 확인하였다. 고위중추가 항상 통제된다는 엄격한 계층의 개념은 수정되어 왔다. 신경계 내의 계층적 조절을 설명하는 현재의 개념에서는 신경계의 각 수준이 과제에 따라, 다른 수준(고위수준과 하위수준)에 대해서 작용할 수 있다는 사실을 인식하고 있다. 이에 더해서, 움직임에서의 반사의 역할이 수정되어 왔다. 반사는 운동조절의 유일한 결정요인이라고 간주되고 있지 않으나, 움직임의 발생과 조절에 중요한 많은 과정의 하나라고만 간주되고 있다.

한계 *Limitations*

운동조절의 반사/계층 이론에 대한 한계 중의 하나는 그 이론이 정상적인 성인의 어떤 상황에서의 반사행동의 우월성을 설명할 수 없다는 것이다. 예를 들어, 핀(pin)을 밟으면 즉각적으로 다리를 움츠리게 될 것이다. 이것은 운동기능을 지배하는 계층의 하위수준 내에서의 반사의 하나

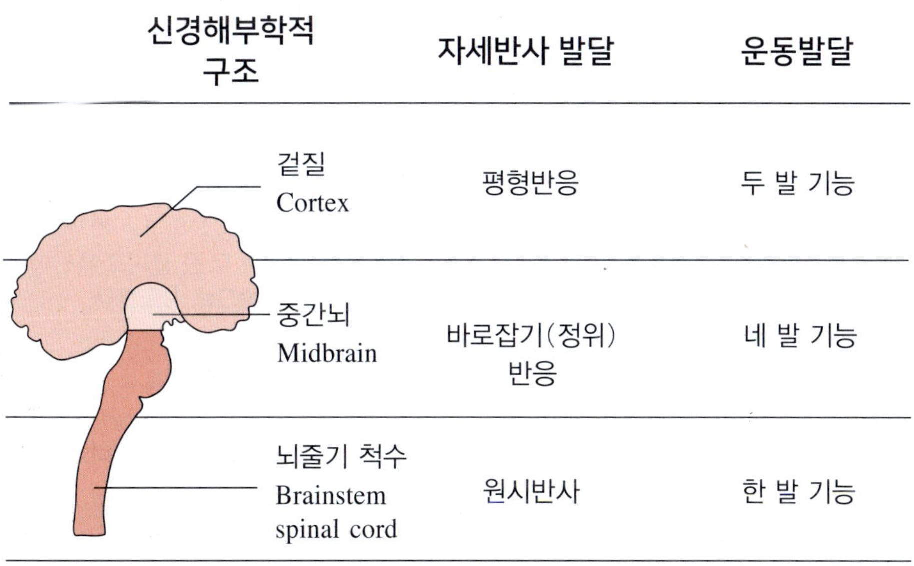

그림 1.5 운동발달의 신경성숙 이론은 운동조절의 반사/계층 이론에 기초하고 있으며 운동발달은 반사의 점진적인 출현과 소멸을 포함하는 신경과정의 성숙에 기인한다고 생각하고 있다.

의 예이다. 그것은 상향식 조절(bottom-up control)의 하나의 예이다. 따라서, 모든 하위수준의 행동은 원시적이고, 미숙하고, 비적응적인, 것에 반하여 모든 고위수준(대뇌겉질) 행동은 성숙하고, 적응적이고, 적절하다는 가정에 대해서 주의해야 한다.

임상적 의미 *Clinical Implication*

많은 임상의들이 신경학적 장애가 있는 환자들에게 운동조절 장애를 설명하기 위해 반사 구조의 비정상성에 대한 개념을 사용해 왔다. 조기 뇌졸중 재활을 개척한 물리치료사인, Signe Brunnstrom은 운동겉질 병변에 뒤따르는 장애된 움직임을 설명하기 위해 반사계층 이론을 사용하였다. 그녀는 "고위중추의 영향이 일시적으로 또는 영구히 지장을 줄 때, 정상적 반사가 과장되어 이른바 병적 반사(pathological reflexes)가 나타난다"라고 언급하였다(Brunnstrom, 1970, p.3).

영국의 물리치료사인 Berta Bobath는 뇌성마비가 있는 아동의 비정상 자세반사 활동에 대한 그녀의 논의 중에서 하위수준에서 통합된 운동반응이 고위중추, 특히 대뇌겉질의 억제적 영향으로부터 해방됨으로써 자세반응 이상이 일어나는 것이라고 해석하였다(Bobath, 1965; Mayston, 1992). 반사/계층 이론의 임상 적용에 대해서는 이 장의 마지막 부분에서 더 상세하게 논의된다.

운동 프로그래밍 이론
Motor Programming Theories

보다 최근의 운동조절 이론은 우리가 중추신경계를 이해하는 폭을 넓혔다. 이들 이론은 중추신경계를 주로 반응 시스템으로서 보는 관점에서 벗어나 반응의 생리학보다는 오히려 행동의 생리학을 탐구하기 시작하였다. 반사이론은 어떤 판에 박힌 움직임의 패턴을 설명하는 데 유용하였다. 그러나, 반사를 보는 또 하나의 방법은 사람은 자극, 또는 들신경(구심성) 입력을 제거할 수 있고, 여전히 패턴화된 운동반응을 갖는다고 생각하는 것이다(VanSant, 1987). 우리가 운동반응을 그 자극에서부터 제거한다면, 우리는 중추 운동패턴의 개념만 남게 된다. 중추 운동패턴, 또는 운동프로그램의 이 개념은 감각자극 또는 중추 처리과정이 어느 하나에 의해서 활성화될 수 있기 때문에 반사의 개념보다 더 유연성이 있다. 이 이론의 발달에 기여한 과학자들에는 임상, 심리학적, 생물학적 배경이 있는 사람들이 포함된다(Bernstein, 1967; Keele, 1968; Wilson, 1961).

운동조절에 관한 운동프로그램 이론은 상당히 많은 실험을 통해 뒷받침되어 왔다. 예를 들어, 1960년대 초기에 메뚜기 또는 매미의 운동조절에 대한 실험연구를 하여 날고 있는 동물의 날갯짓을 하는 타이밍이 율동적 패턴 발생기(rhythmic pattern generator)에 의존한다는 것을 보여주었다. 감각신경이 절단되었을 때조차도, 감각입력 없이 신경계 그 자체로 출력할 수 있었다; 그러나, 날개 치는 속도는 느려졌다(Wilson, 1961). 이것은 반사행동이 없어도 움직임은 가능하다는 것을 시사하고 있다. 감각입력은 움직임을 야기하는 필수적인 것은 아니지만, 운동을 조절하는 데에는 중요한 기능을 하고 있다.

이들의 결론은 고양이의 이동운동을 실험하는 작업에 의해 더욱 뒷받침되었다(Grillner, 1981). 이들 실험의 결과는 고양이에서, 감각입력 또는 뇌로부터 내려오는 운동패턴의 어느 것인가의 정보가 없어도 척수의 신경회로망이 보행 리듬을 만들어낼 수 있다는 것을 보여주었다. 척수에 주는 자극의 강도를 바꿈으로써 동물은 걷기(walk), 빨리 걷기(trot; 속보)와 질주(gallop)를 만들어낼 수 있었다. 따라서, 반사가 행동을 만들어내지는 않지만 중추패턴발생기(CPGs)(척수 개재 운동프로그램) 자체만으로 걷기, 빨리 걷기, 질주와 같은 복잡한 움직임을 생성할 수 있다는 것을 다시 보여주었다. 더 나아가서 실험에서는 중추패턴발생기(CPG)에 들어오는 감각입력은 중요한 조절효과가 있다는 것을 보여주었다(Forssberg et al., 1975).

이 실험이 운동조절에 관한 운동프로그램 이론을 이끌어내었다. 이 용어는 서로 다른 연구자들에 의해서 수많은 방식으로 사용되어 왔다. 그래서 이 용어를 어떻게 사용할 것인가를 결정함에 있어서 주의를 해야 한다. 운동프로그램(motor program)이라는 용어는 이전에 설명한 것처럼, 중추패턴발생기(CPG) 즉, 고양이의 걷기를 만들어내기 위한 것과 같은 특정 신경회로를 식별하는 데에 사용될 수 있다. 이 경우, 이 용어는 정형화되고 회로 연결에 의한 신경연결을 나타낸다.

Schmidt(1975; Schmidt and Lee, 2011)는 이전의 운동프로그램 이론은 신속하거나 또는 탄도 운동에서 관찰되는 것처럼, 되먹임(feedback)이 없이는 움직임 조절을 설명할 수 없거나, 또는 운동프로그램이 새로운 움직임을 어떻게 만들어낼 수 있는지를 설명할 수 없다고 믿었다. 따라서, 그는 운동프로그램을 초기에 이해한 것보다 더 광범위한 개념인 일반화된 운동프로그램의 개념을 채택하는 것을 선호하였다. 일반화된 운동프로그램 관점에는 사건의 순서, 사건의 상대적인 타이밍, 그리고 사건이 만들어지는 상대적인 힘과 같은 특정 불변의 기능을 갖춘 움직임의 등급을 만들어내는 데 사용할 수 있다는 추상적인 표현이 있다. 다음으로 일반화된 운동프로그램은 전체적인 운동시간, 전체적인 수축력, 그리고 관여하는 근육과 같은 파라미터를 사용하여, 특정 운동이 어떻게 수행되는지를 구체적으로 명시한다. 운동 프로그램의 개념화에서의 이 수정은 같은 운동프로그램을 사용하는 것에 의해 수행되는 각기 다른 많은 움직임의 가능성을 제공하고 또한 새로운 파라미터의 지정을 통해 새로운 움직임을 만들어내는 것도 가능케 한다(일반화된 운동프로그램에 관한 Schmidt 개념의 상세에 대해서는 제2장을 참조하기 바란다).

따라서, 이 경우에, "운동프로그램"이라는 용어는 보다 추상적인 용어에서 행동을 나타내는 상위의 운동프로그램을 설명하기 위해 사용된다. 심리학 분야에서의 상당한 양의 연구는 다양한 효과기계(effector systems)로 운동 과제를 수행할 수 있도록 운동의 실행을 지시하는 일련의 추상적인 규칙을 저장하는 계층적으로 조직화된 운동프로그램의 존재를 뒷받침하고 있다(Keele, 1968). 이것은 실습활동 1.2에서 볼 수 있다.

실습 활동 1.2

목적: 운동프로그램의 개념을 기능적 움직임에 적용한다.

순서: 여러분이 평소에 하는 것처럼 작은 종이쪽지에 서명한다. 이제는 더 큰 글씨로 흑판에 서명한다. 그리고 반대쪽 손으로 시도한다.

과제

1. 3개의 서명을 주의 깊게 살펴서, 서명의 모두에서 발견되는 공통요소를 찾는다.
2. 여러분이 발견한 공통요소를 적어둔다. 공통요소와 그 차이점 양쪽의 원인이 무엇이라 생각하는가? 여러분의 결과가 운동프로그램 이론을 어떻게 지지하거나 또는 반박하는가?

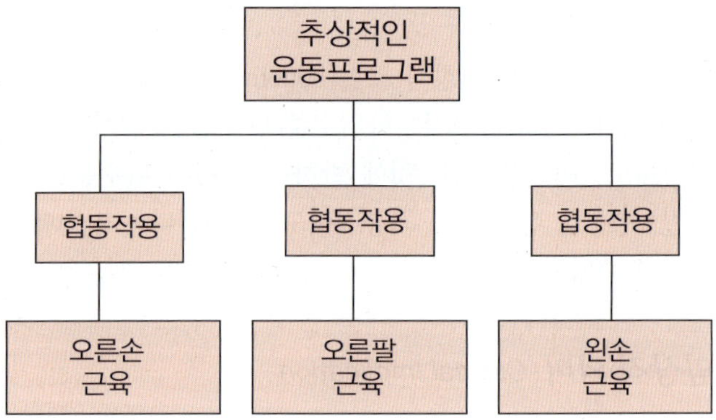

그림 1.6 운동프로그램을 위한 조절 수준과 그 출력 시스템. 행동을 위한 규칙은 추상적 운동프로그램의 최상위 계층에서 표시된다. 하위 계층은 행동을 실행하기 위해 필수적인 근육반응, 협동작용을 포함하는 특정 정보를 포함하고 있다.

그림 1.6에 나타낸 것처럼, 특정 단어를 적기 위한 규칙은 중추신경계 내의 고위수준에서 추상적인 운동프로그램으로서 저장된다고 가정되어 있다. 결과적으로, 여러분의 이름을 적기 위해 사용되는 이들 고위중추로부터의 신경명령은 효과기로서 기능을 하는 다양한 신체부위로 보내질 수 있다. 그럼에도 적혀진 서명의 요소는 과제를 수행하기 위해 사용된 신체 부위에 관계없이 일정하게 유지된다(Bernstein, 1967).

한계 *Limitations*

중추패턴발생기(CPG)의 개념은 움직임 조절에서의 신경계 역할에 대한 우리의 이해를 심화시켰다. 그러나, CPG 개념은 움직임을 조절함에 있어서 감각입력의 중요성에 대한 개념의 대체를 의도한 것은 아니라는 것을 인식하도록 주의해야 한다. 이것은 되먹임으로부터 분리해서 움직임을 만들어내는 능력을 포함하도록 움직임을 만들어냄에 있어서 신경계의 유연성에 대한 우리의 이해를 단순히 확장한 것이다.

중추 운동프로그램이 활동을 결정하는 유일한 요소라고 생각할 수 없다는 것이 운동프로그램 개념의 중요한 한계이다(Bernstein, 1967). 예를 들어, 팔꿉관절 굽힘근에 2개의 동일한 명령을 내렸을 때, 팔이 몸통을 따라 아래로 늘어진 상태로 있는지 또는 팔을 앞쪽으로 들어 내민 상태에 있는지에 따라 서로 다른 움직임을 만들어낼 것이다. 중력의 힘은 이 두 가지 조건에서 서로 다르게 팔에 작용할 것이며 따라서 움직임을 수정할 것이다. 이에 더해서, 근육이 피로해지면, 유사한 신경계의 명령이라도 서로 다른 결과가 만들어질 것이다. 따라서, 운동프로그램 개념은 운동조절을 달성함에 있어서 신경계가 근골격계와 환경의 변수 양쪽 모두를 다루어야 한다는 것을 고려하고 있지 않다.

임상적 의미 *Clinical Implication*

운동조절에 대한 운동프로그램 이론은 임상의가 운동조절 장애를 설명하는 데에 반사이론의 틀을 넘어설 수 있게 하였다. 비정상적인 움직임에 대한 설명은 중추패턴발생기 또는 운동프로그램의 고위수준에서 비정상에 기인하는 문제를 포함시키도록 확대되었다. 고위수준의 운동프로그램이 손상된 환자에서 운동프로그램 이론은 환자가 행동에 대한 올바른 규칙을 재학습하도록 돕는 것이 중요하다는 것을 시사하고 있다. 이에 더해서, 중재는 단지 특정 근육을 단독으로 재교육하는 것에 초점을 맞추는 것이 아니라, 기능적 과제에 중요한 움직임을 재훈련하는 것에 초점을 맞추어야 한다.

시스템 이론 System Theory

1900년대 초반과 중반에 걸쳐서, 러시아의 과학자인, Nicolai Bernstein(1896–1966)은 신경계와 신체를 완전히 새로운 방식으로 보았다. 그 이전의, 신경생리학자는 주로 움직임의 신경조절 측면에 초점을 맞춰 왔다. 운동프로그램 이론의 개발에도 관여했던, Bernstein은 여러분이 움직이고 있는 시스템의 특성과 신체에 작용하는 외적인 힘과 내적인 힘을 이해하지 않고서는 움직임의 신경조절을 이해할 수 없다는 것을 알았다(Bernstein, 1967).

이동하고 있는 시스템의 특성을 설명함에 있어서, Bernstein은 신체 전체를 질량이 있고 중력과 같은 외부로부터의 힘과 관성 및 운동의존성 힘과 같은 내부의 힘 양쪽 지배를 받는 하나의 기계계(mechanical system)라 보았다. 따라서, 그는 초기 조건에서의 외적인 힘과 변화 사이의 상호작용 때문에 중추의 동일한 명령이 아주 다른 움직임을 야기할 수 있다는 것을 보여주었다. 마찬가지 이유로, 명령이 다르면 같은 움직임을 일으키는 결과를 가져올 수도 있다. Bernstein은 또한 통합된 움직임 조절은 아마도 움직임을 성취하기 위해 협동적으로 작동하는 많은 상호작용 시스템을 통해서 분산되었을 것이라고 하였다. 이것은 운동조절의 분산 모델(distributed model)의 개념이 생겨나게 하였다(Bernstein, 1967).

Bernstein의 운동조절에 대한 접근법은 이전에 제시되었던 접근법과 어떻게 다른가? Bernstein은 지속적으로 변화하는 상황에서의 유기체(organism)에 대한 의문점을 세기하였다. 그는 "기계적 시스템으로서의 신체가 어떻게 조절과정에 영향을 미치는가?", 그리고 "초기 조건이 움직임의 성질에 어떻게 영향을 미치는가?"와 같은 다른 질문을 하였기 때문에 이전의 연구자들이 발견한 것과는 다른 움직임의 본질과 조절에 대한 해답을 얻었다.

신체를 기계적 시스템으로 설명함에 있어서, Bernstein은 우리는 조절되어야 할 필요가 있는 많은 자유도를 가지고 있다고 언급하였다. 예를 들어, 우리는 많은 관절을 갖고 있는데, 이들 관절은 모두가 굽히거나 펴며 그리고 또한 이들 많은 관절은 회전도 가능하다. 게다가, 이들 근육을 조절 및 협응시키는 CNS의 운동신경세포에 더해서 관절 전위의 조절을 담당하는 많은 서로 다른 근육이 존재한다. 이 상황은 움직임 조절을 믿을 수 없을 만큼 복잡하게 만든다. 그는 말하기를 "움직임 협응(coordination of movement)은 움직이는 유기체의 불필요한 자유도를 억제하는 과정"

이라 하였다(Bernstein, 1967, p.127). 바꿔 말하면, 이것은 신체를 조절 가능한 시스템으로 변환하는 것을 수반한다. Bernstein은 자유도 문제에 대한 해법으로서 신체의 다수의 자유도 조절을 단순화하기 위해 계층적 조절이 존재한다는 가설을 세웠다. 그는 신경계의 진화와 관련해서 그의 모델을 구성하여 계층의 각각의 수준이 특정 계층의 움직임 문제를 해결한다는 것을 제안하였다. 이 계층적 신경 모델은 해부학적으로 상향식으로 구축되어 고위수준의 신경계가 기능적으로 하위수준을 하향식 방식으로 활성화하고 다음으로 움직임 조절에서 고위수준의 관여를 감소시킨다. 움직임 조절의 각 수준을 이해하기 위한 계층적 관점에도 불구하고, "움직임의 구축(construction) 수준"에 관한 그의 연구에서 제시되어 있는 것처럼, Bernstein은 움직임을 조절하기 위해 시스템 전체의 완전성이 필요하다는 것을 강조하였다(Profeta & Turvey, 2018).

계층적 신경 모델에는 4개의 주요 수준이 포함되어 있다(그림 1.7). 첫째 수준인, 긴장 수준(level of tonus)은 "근육 언어"로서 알려져 있다. 이것은 척수에 존재하고 결코 주요 수준이라고는 간주되지 않는다. 그 기능은 고위수준에 적절하게 응답하도록 운동장치(motor apparatus)를 마련하는 것이다. 두 번째 수준인, 협동작용 수준은 중뇌에 존재하고 운동장치의 자유도 제한을 담당한다. 세 번째 수준인, 공간(space) 수준은 환경 내에서 목적을 갖고 목표 지향적인 민첩한 움직임으로 이어진다. 이 세 번째 수준은 신체와 외부 공간을 객관적으로 지각하고 이에 맞춰 행동하기 위해 이전의 경험과 조합하여 풍부한 감각 유입을 받는다. 마지막으로, 마지막 수준인, 행동의 수준은 이마엽겉질(frontal cortex)에 존재한다. 이것은 행동 목표를 달성하기 위해 행동 시퀀스를 조절하고 조직화한다.

시퀀스를 구성하는 다양한 요소는 동일한 운동 목표를 달성하기 위해 많은 다양한 방법으로 조직화될 수 있다. 따라서, 행동의 수준은 동일한 움직임의 문제에 대한 잠재적인 운동 해법을 발견하기 위한 유연성에 의해 특징지어져 있다. 이것은 일반적으로 ***운동 등가***(motor equivalent)로서 알려져 있다(Profeta & Turvey, 2018). 어떠한 움직임에서도 적어도 목표지향적인 움직임을 조절하는 고위수준인 ***선도하는 수준***과 움직임을 실행할 수 있도록 지원을 제공하는 수준인 ***배경 수준***을 필요로 한다. 배경 수준은 기계적이 아닌 환경적인 외부교란(perturbation)을 예측 또는 보상할 수 없다.

현대의 운동조절 과학자들은 신경계의 "의식적" 또는 인지적 측면에 부담을 가함이 없이 의도적인 움직임의 조절을 나타내기 위해 Bernstein의 움직임의 구축 수준을 재검토하였다(Latash & Turvey, 1996; Profeta & Turvey, 2018; Turvey & Carello, 1996). Bernstein에 의해 설명된 기능적 계층 계획은 과제의 요구가 증가할 때 협동작용에 대한 조절 신호가 증가하는 것 같은 방법으로, 자유도의 문제에 대한 해법을 제안하고 있다. 이것은 협동작용 범위 내에서 모든 근육의 활성화를 병행해서 증가시키는 것으로 이어진다.

우리의 움직임 레퍼토리는 많은 단어로 구성된 문장과 같은 것이라 생각할 수 있다. 단어 내의 문자는 근육과 근육 긴장이고, 단어 그 자체는 협동작용(synergies)이며, 문장은 행동 그 자체이다. 따라서, Bernstein은 특정 근육이 하나의 단위로서 함께 기능을 하도록 제약함으로써 협동작용이 자유도의 문제를 해결하는 데 중요한 역할을 수행한다고 믿었다. 그는 협동작용은 거의 없지만, 우리가 알고 있는 거의 모든 종류의 움직임을 가능케 한다는 가설을 세웠다. 예를 들어, 그는 몇 가지 단순한 협동작용을 이동운동, 자세 및 호흡의 협동작용이라 생각하였다.

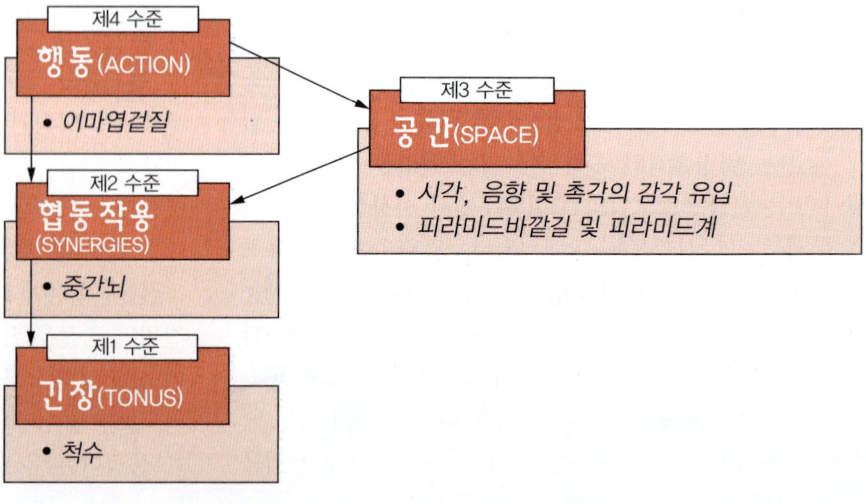

그림 1.7 Bernstein의 움직임 구축 수준과 이들 사이의 상호작용에 대한 도식적 표현. 화살표는 선도 수준에서부터 배경 수준까지, 수준 사이의 우위성 방향을 나타낸다.
(출처: Profeta VLS, Turvey MT. Bernstein's levels of movement construction: A contemporary perspective. Hum Mov Sci. 2018;58: 111-133.에서 허가를 받아 변경.)

Bernstein이 최초로 협동작용의 개념을 제안한 이래, 연구는 이 연구를 계속 검토하여 왔고, 그 결과, 협동작용의 본질에 관한 우리들의 이해는 계속 진화하고 변화하고 있다. 예를 들어, Latash 등(Latash & Anson, 2006; Latash et al., 2007)은 "협동작용(synergy)"이라는 용어의 새로운 정의를 제안하여 왔다. 이 정의에서는 협동작용은 불필요한 자유도를 배제하기 위해 신경계에 의해 사용되는 것이 아니라, 그 대신에 운동과제의 유연하고 안정된 수행을 보증하기 위해 사용된다. 그들은 이것을 "풍요로움의 원칙(principle of abundance)"이라 부르고 있다. 그들은 협동작용을 (a) 일련의 요소 변수(예: 근육) 사이에서의 과제 공유를 조직화하고, (b) 수행 변수(예: 자세조절에서의 질량 중력중심 또는 팔뻗기 과제의 종점)의 안정화 목적으로 요소 변수 사이의 공변동(covariation)을 보증하는 다중 요소 시스템(예: 근육)의 신경 조직화라 정의한다. 따라서, 협동작용은 외부교란에 대항하는 안정성과 동시 수행과제를 해결하기 위한 유연성의 양쪽을 보여준다(Latash et al., 2007; Newell et al., 1984). Ting과 동료들(Torres-Oviedo & Ting, 2007)은 균형 조절에 사용되는 근육 협동작용의 조직화 및 구조를 검토하였다. 협동작용의 종전의 관점에서는 하나의 근육은 하나의 협동작용에만 속하고, 협동작용 내의 근육들은 하나의 단위로서 동등하게 활성화된다는 것이다. 협동작용의 새로운 관점은 하나의 근육은 다양한 협동작용에 속할 수 있다는 것을 시사하고 있다. 이에 더해서, 하나의 개별 근육은 각 협동작용에 대해서 독특한 기여를 하고 있다. 마지막으로, 하나의 근육의 전체적인 활성화는 해당되는 근육을 포함하는 다양한 협동작용의 동시 활성화와 이들 각각의 협동작용의 상대적 기여도의 양쪽에 따라 달라진다. 이와 같이, 협동작용의 개념은 Bernstein의 고정 행동패턴의 개념에서부터 협동작용의 역동적이고, 유연하며, 동시에 적응적 특성에 대한 보다 최근의 이해로 진화하였다. 자세조절에서의 협동작용의 역할을 검토하는 연구에 대해서는 제7장에서 더 상세하게 설명한다.

Bernstein이 최초로 시스템 이론의 원리를 발표한 이래, 많은 연구자가 이 접근법을 확장하고 구축하여왔다. 가장 인기가 있는 이론의 하나는 "동적 시스템 이론(dynamic systems theory)"이다(Kamm et al., 1991; Kelso & Tuller, 1984; Kugler & Turvey, 1987; Perry, 1998; Thelen et al., 1987). 원칙적으로, 이들 이론의 기초는 매우 유사하다. 따라서, 사람들이 이 틀(framework)에 대해서 논의할 때 어느 쪽 용어도 사용할 수 있다. 동적 시스템 이론은 물리적 세계 내의 역학 또는 협동작용학(synergetics)에 대한 광범위한 연구에서 비롯되며 다음과 같은 질문을 던진다. 우리가 세계에서 볼 수 있는 패턴과 조직은 질서가 없는 구성요소로부터 어떻게 생겨나는가? 이들 시스템은 시간이 경과함에 따라 어떻게 변화하는가?

자기 조직화는 일반적으로 자연계에서 찾아볼 수 있다. 구름(cloud) 형성의 패턴과 얼음에서 액체, 액체가 끓어서 기체 상태로 옮겨갈 때의 물의 움직임은 ***자기 조직화***(self-organization) 원리의 예이다. 이 원리는 개개의 부분의 시스템이 함께 될 때, 그 요소는 질서 있는 방식으로 집합적으로 행동한다고 언급하고 있다. 협응된 행동을 달성하기 위해 지시나 명령을 내리는 "고위" 중추는 필요가 없다. 운동조절에 적용되는 이 원리는 신경계 내의 특정 명령이나 운동프로그램을 필요로 함이 없이, 상호작용하는 요소의 결과로서 움직임이 나타날 수 있다는 것을 예측하고 있다. 동적 시스템의 관점은 또한 이들 자기 조직화 시스템의 수학적인 설명을 찾아내려고 시도한다.

동적 시스템의 또 다른 중요한 특징은 이들의 비선형 특성이다(Harbourne & Stergiou, 2009; Kugler & Turvey, 1987). 비선형 행동(nonlinear behavior)이란 무엇인가? 비선형 시스템은 그 출력이 그 입력에 비례하지 않는 하나의 시스템이다(Harbourne & Stergiou, 2009). 비선형 행동이란 그 행동의 단일 파라미터가 서서히 변경되어 임계값에 도달할 때 하나의 새로운 형태로 변환되는 행동이다. 예를 들어, 동물이 점점 빠르게 걸으면, 갑자기, 이것이 속보로 옮겨가는 시점이 있다. 동물이 계속해서 더 빨리 움직일 때, 질주로 옮겨가는 두 번째 시점이 있다. 이것을 그림 1.8에 나타냈다.

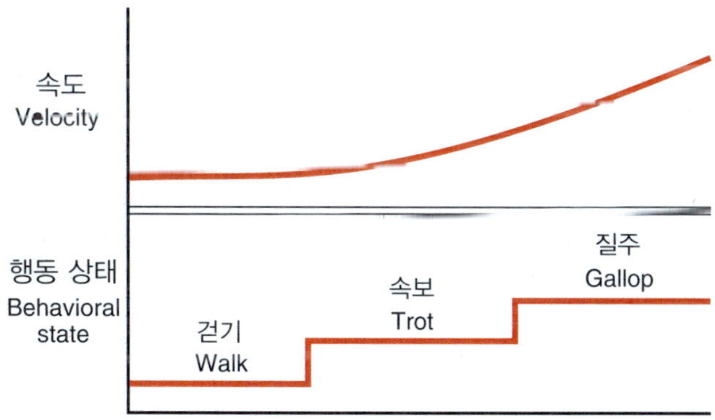

그림 1.8 하나의 시스템 모델은 움직이는 시스템의 선형역학(linear dynamics)에서의 변화로부터 생긴 행동의 불연속 변화를 예측한다. 예를 들어, 보행속도가 선형으로 증가함에 따라, 어떤 문턱 값(threshold)에 도달하여 동물이 걷기에서 속보로 속보에서 질주로 이동하는 행동 상태에서 비선형 변화를 야기하게 된다.

무엇이 하나의 행동패턴(예: 걷기)에서부터 하나의 새로운 행동패턴(예: 속보)의 이 변화를 야기하는가? 동적 이론은 새로운 움직임이 "조절 파라미터(control parameter)"라 불리는 시스템 중 하나에서의 중요한 변화 때문에 나타난다고 시사하고 있다. 조절 파라미터는 전체 시스템의 행동에서 변화를 조정하는 하나의 변수이다. 우리의 예에서, 조절 파라미터는 속도이다. 하나의 파라미터인, 동물의 걷는 속도가 임계점(critical point)에 도달할 때, 동물의 행동이 걷기에서부터 속보로 바뀌게 된다. 따라서, 동적 행동의 관점은 움직임을 조절함에 있어서의 중추신경계로부터의 명령에 대한 관념을 중요시하지 않고 움직임 특성에도 기여할지 모르는 물리적 설명방법을 추구하였다(Perry, 1998).

동적 시스템 이론의 관점에서 움직임을 설명함에 있어서 하나의 중요한 개념은 움직임 조절에서 변동성의 역할이다. 동적 시스템 이론에서, 다른 복잡한 비선형 시스템에서의 행동과 같은 인간의 움직임은 최적의 기능에 중요한 내재된 변동성을 갖고 있다(Harbourne & Stergiou, 2009). 움직임의 변동성은 보통 과제를 수차례의 반복에 걸쳐서 하는 운동수행에서 일어나는 변화를 포함한다(Stergiou et al., 2006). 그러나, 동적 시스템 이론에서 운동조절 변동성의 역할은 운동조절에 관한 다른 이론과는 다르게 여겨진다. 예를 들어, 운동프로그램 이론에서 기술(skill) 습득을 하는 동안에 수행능력이 개선됨에 따라 오류(결과적으로 변동성)가 감소한다는 것을 가정하여 변동성(variability)은 운동수행에서 오류의 결과라 생각된다.

이와는 대조적으로, 동적 시스템 이론에서는 변동성은 오류의 결과라 생각되는 것이 아니라, 오히려 최적의 기능에 대한 필요조건으로서 여겨진다. 최적의 변동성은 유연하고, 적응할 수 있는 전략을 제공하는데, 이는 환경 변화에 대한 조정을 가능케 하고 이러한 것은 정상적인 움직임의 가장 중요한 특징이다. 변동성이 너무 적으면 손상(반복되는 긴장 문제)으로 이어지는 반면, 변동성이 너무 많으면 운동실조(ataxia)가 있는 사람에서 일어나는 것 같은 손상된 움직임의 수행으로 이어진다.

동적 시스템 이론에서, 소량의 변동성은 고도로 안정된 행동을 가리킨다. 고도로 안정된 행동은 흔히 끌어당기는 상태(attractor state)로 간주된다. 끌어당기는 상태는 움직임의 고도로 안정되고 선호하는 패턴이라 생각될 수 있으며, 대부분은 보통의 일상생활활동을 성취하기 위해 사용된다. 동물들은 모두 습관적으로 각 개체에 특정한 보행속도를 위한 끌어당기는 상태를 나타내는 선호하는 페이스(pace)로 걷는다. 다른 속도로 걷는 것도 가능하지만, 외부의 영향을 제외하면 개체는 활동적으로 가장 효율적인 선호하는 페이스로 걷는 경향이 있다. 선호하는 움직임의 패턴을 바꾸기 위해 존재하는 유연성의 정도는 끌어당기는 우물(attractor well)을 특징으로 한다. 이 개념을 그림 1.9에 나타냈다. 우물이 깊을수록 선호하는 패턴을 바꾸기가 더 어려우며, 이는 안정된 움직임의 패턴을 시사하고 있는 것이다. 얕은 우물은 불안정한 패턴을 시사한다.

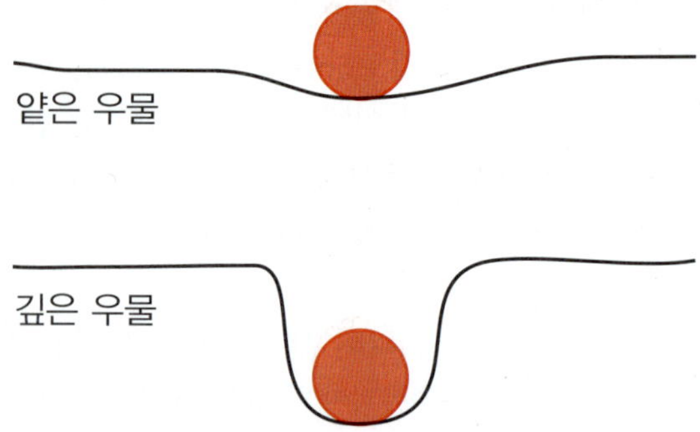

그림 1.9 끌어당기는 우물은 선호하는 움직임 패턴에서의 변동성을 설명하고 있다. 깊은 끌어당기는 우물은 낮은 변동성을 가진 움직임의 패턴을 나타낸다. 얕은 끌어당기는 우물은 높은 변동성을 가진 움직임의 패턴을 나타낸다.

끌어당기는 우물(우묵한 곳)은 강바닥으로 간주할 수도 있다. 강바닥이 아주 깊을 때, 그 강물은 자리 잡은 강바닥 밖으로 흐르게 될 가능성은 희박하다. 강물은 강바닥이 자리 잡은 선호하는 방향으로 흐르는데 이는 깊은 끌어당기는 우물이다. 그 대신에, 강바닥이 아주 얕으면, 강물은 강바닥에 의해서 자리 잡히지 않은 영역으로 흐를 가능성이 더 있을 것이다. 이 경우에 얕은 강바닥은 하나의 얕은 끌어당기는 우물이다. 마찬가지로, 환자에서의 움직임 패턴은 이들을 변화시키는 것과 연관된 난이도에 기초한 안정 또는 불안정으로 특징지어질 수 있다. 깊은 끌어당기는 우물을 가진 안정된 움직임 패턴을 바꾸는 것보다 얕은 끌어당기는 우물을 가진 불안정한 움직임 패턴을 바꾸는 것이 훨씬 쉬울 것이다.

Kelso와 Tuller(1984)는 안정된 움직임 패턴이 하나의 새로운 움직임 패턴으로 옮겨가기 직전에, 더 가변적으로 되거나, 불안정해진다는 것을 보여주었다. 예를 들어, 어떤 사람이 움직임을 계속 빠르게 하고 있는 동안에 오른손과 왼손 양쪽 집게손가락의 위상을 달리하여(즉, 한 손가락은 굽히는 한편 다른 손가락은 펴는) 움직이도록 요구를 받으면, 두 손가락 사이에 갑작스런 위상 전이(phase transition)가 일어난다.

표 1.3 운동조절의 시스템 및 동적 이론과 연관성이 있는 중요한 개념

개념	정의
자유도	많은 자유도를 가진 하나의 기계계로서의 신체. 시스템 이론은 전체 신체를 많은 자유도를 가진 기계계로서 보는 것의 중요성을 강조한다. 움직임의 협응은 움직이는 유기체의 불필요한 자유도를 억제하는 과정이다.
협동작용	자유도 문제에 대한 해법으로서 제안된 협동작용. 고정되고 정형화된 활동 패턴보다는 유연하고, 적응적인 협동작용의 본질을 반영하도록 수정된 협동작용의 개념.
자기 조직화	자연에서 발견된 자기 조직화의 원칙은 운동조절에 적용된다. 자유도의 문제는 자기 조직화를 통해 해결된다. 조직화는 구성요소의 상호작용에서부터 나오고 중추의 명령을 필요로 하지 않는다.
비선형 행동	자기 조직화 시스템은 흔히 비선형 특성을 갖고 있다. 비선형 행동은 그 행동의 단일 파라미터가 서서히 변화하여 임계값(critical value)에 도달할 때 하나의 새로운 형태로 변환하는 행동이다(예: 속도의 변화에서 나오는 걷기, 속보, 질주).
변동성	시스템 이론은 움직임의 변동성이 오류 때문이 아니라, 오히려 최적의 기능을 위한 필요조건 때문이라고 믿고 있다. 끌어당기는 우물(attractor well)의 개념은 움직임 패턴의 변동성과 유연성을 특징짓는 데에 사용된다. 우물이 깊을수록 움직임은 변동성과 유연성이 적다. 얕은 우물은 불안정한 패턴을 시사하고 있다. 새로운 움직임 패턴으로의 변화 직전에 움직임의 변동성에 상당한 증가가 있다(하나의 새로운 끌어들이는 우물의 이동). 예를 들어, 걷기 패턴은 걷기에서 속보로의 이동 직전에 더 가변적으로 된다.

비대칭의 역위상 모드(out-of-phase mode)가 갑자기 동종 근육 집단의 활성화로의 이동을 수반하는 대칭의 동위상 모드(in-phase mode)(양쪽 손가락의 굽힘)로 이동한다. 연구자들은 어린이와 성인 모두에서 새로운 운동기술을 습득하는 동안에 새롭고 더 안정된 행동패턴의 출현에 앞서, 변동성이 증가하였다는 것을 기록하였다(Gordon, 1987; Harbourne & Stergiou, 2009; Harbourne et al., 2007; Woollacott & Shumway-Cook, 1990). 따라서, 치료사는 운동행동에서의 변동성을 몇몇 환자에서는 변화에 선행하는 것으로서 간주할 가능성이 있을지도 모른다. 운동조절의 다른 몇몇 이론과 비교할 때, 시스템(동적 시스템) 이론은 많은 중요한 점으로 인해 아주 복잡하다. 표 1.3은 이 이론과 연관된 주요 개념을 요약하고 있다.

한계 *Limitations*

운동조절의 시스템 이론에 대한 몇 가지 한계는 무엇인가? 이것은 이제까지 우리가 논의해온 가장 광범위하고 가장 복잡한 이론이다. 시스템 이론은 행동에 대한 신경계의 기여만이 아니라, 중력과 관성의 힘은 물론, 근골격계의 기여도 고려하기 때문에, 이전의 이론들이 예측한 것보다 실제의 행동을 훨씬 더 잘 예측한다. 이 이론은 신경계가 고립되면 움직임이 예측을 가능케 하지 않는다는 것을 우리에게 상기시킨다. 그러나, 이 모델의 몇 가지 변동성의 한계는 신경계에는 동물의 행동을 결정하는 데에 별로 중요한 역할을 하지 않는다는 가정이 될 수 있고, 운동조절을 설명함에 있어서 수학공식과 신체역학의 원리에 더 우세한 역할을 준다. 이러한 유형의 분석을 임상실무에의 적용과 연관성을 이해하는 것은 매우 어렵다.

임상적 의미 *Clinical Implications*

시스템 이론은 치료사에게 많은 의미가 있다. 첫째, 이 이론은 신체를 기계적 시스템으로 이해하는 것에 대한 중요성을 강조한다. 움직임은 신경계의 출력에 의해서만 결정되는 것이 아니라 기계적 시스템인, 신체를 통해 여과된 신경계의 출력이다. 중추신경계의 결손이 있는 환자를 치료할 때, 치료사는 신경계는 물론 근골격계에서의 기능장애가 전반적인 운동조절 상실의 한 원인이 된다는 것을 주의 깊게 검토해야 한다. 시스템 이론은 검사와 중재가 운동조절에 기여하는 개체 시스템(individual system) 내 기능장애만이 아니라 다중 시스템(multiple system) 중에서 상호작용하는 기능장애의 영향에도 초점을 맞춰야 한다고 제안하고 있다.

추가로, 시스템 이론의 주요한 의미의 하나는 움직임이 하나의 창발 특성(emergent properties)이라는 관점이다. 즉, 이것은 어떤 요소 자체의 동적 특성에 기초하여 자기 조직화를 하는 다중 요소의 상호작용으로부터 나온다. 이것은 움직임 행동의 전환 또는 변경이 신경 구조에 관해서 보다도 오히려 필연적으로 물리적인 원리에 관해서 자주 설명될 수 있다는 것을 의미한다. 환자의 운동 조절장애를 치료하기 위해 이것이 의미하는 것은 무엇인가?

임상의로서, 우리가 인체의 물리적 또는 동적 특성에 대해서 더 이해한다면, 우리는 환자가 운동조절의 재획득을 돕는 데에 이 특성을 이용할 수 있을 것이다. 예를 들어, 속도(velocity)는 움직임의 동역학에 중요한 기여를 할 수 있다. 흔히, 환자는 안전하게 움직이기 위해 천천히 움직일 것을 요구받는다. 그럼에도 재훈련에 대한 이 접근법은 운동량(momentum)을 만들어내는 신체의 속도(speed)와 물리적 특성 사이의 상호작용을 고려하지 못하고, 따라서 쇠약한 환자가 매우 편안하게 움직이는 것을 도울 수 있다.

정상적인 움직임의 특징으로서의 변동성은 신경병리가 있는 환자의 움직임에 대한 재훈련에 관여하는 치료사에게 중요한 임상적 의미가 있다. 변동성을 오류의 결과라 간주한다면, 치료사는 오류를 줄이는 것을 목표로 한 치료전략을 사용하여 환자를 최적이고 안정적인 운동패턴으로 유도할 것이다. 이와는 대조적으로, 변동성을 정상적인 기능의 중요한 요소라 간주한다면, 치료사는 환자가 수행 목표를 성공적인 달성으로 이어질 것인 가변적이고 유연한 움직임 패턴을 탐구하도록 격려할 것이다(Harbourne & Stergiou, 2009).

생태학적 이론 Ecological Theory

1960년대에, 생리학 연구와는 별도로, James Gibson이라는 심리학자는 목표지향적 행동을 수행하기 위해 우리의 운동시스템이 환경과 가장 효과적으로 상호작용을 가능케 하는 방법을 탐구하기 시작하였다(Gibson, 1966). 그의 연구는 우리들의 행동과 관련된 환경 내의 정보를 어떻게 알아내고 우리의 움직임을 조절하기 위해 이 정보를 어떻게 사용하는가에 초점을 맞추었다.

행동을 이끌기 위해 지각을 사용하는 능력은 인생의 초기에 나타난다. 예를 들어, 생후 15주까지의 영유아는 지나가는 모든 물체에 자동적으로 팔을 뻗지 못하지만, 그 대신에 그들이 공을 잡을 수 있는지 없는지를 미리 판단하기 위해 속도와 관련된 지각을 사용할 수 있다(von Hofsten & Lindhagen, 1979).

이 관점은 Gibson의 제자들에 의해 확장되었고(Lee & Young, 1986; Reed, 1982) 운동조절에 대한 생태학적 접근법으로서 알려지게 되었다. 이는 동물이 먹이를 찾고, 포식자로부터 달아나고, 은신처를 짓고, 심지어 놀이를 하기 위해 효과적으로 움직이면서 그들을 에워싸고 있는 환경에 대처할 수 있도록 운동조절이 진화하였다고 제안하고 있다 (Reed, 1982).

이 접근법에 대해서 새로운 것은 무엇이었는가? 연구자들이 행동이 어떻게 환경에 적응되는가에 초점을 맞추기 시작한 것은 사실상 처음이었다. 행동은 특정 환경 내에서 수행되는 바람직한 목표지향적 행동에 특정한 지각정보를 필요로 한다. 행동을 조직화하는 것은 과제와 과제가 수행되고 있는 환경에 특이적이다.

이전의 많은 연구자들이 유기체를 하나의 감각/운동계로 보아온 것에 반해서, Gibson은 동물에 중요한 것은 본질적으로 감각(sensation)이 아니라, 지각(perception)이라고 강조하였다. 특히, 필요한 것은 과제에 중요한 환경인자를 지각하는 것이다. 그는 지각은 목표를 달성하는 데 필요한 행동을 지지하는 환경 속에서 정보를 찾아내는 데 초점을 맞추어야 한다고 언급하였다. 생태학적 관점에서 보면, 유기체가 행동과 관련된 환경에서 정보를 어떻게 찾아내는가, 이 정보가 어떠한 형식을 취하고 있는가, 그리고 이 정보가 움직임을 수정하고 조절하기 위해 어떻게 사용되는가를 판단하는 것은 중요하다(Lee & Young, 1986).

요약하면, 생태학적 관점은 신경계 기능에 대한 우리의 이해를 환경 변수에 반응하는 감각계/운동계의 이해에서부터 그 자체의 목표를 충족하기 위해 환경을 적극적으로 탐구하는 지각계/행동계의 이해로까지 넓혔다.

한계 *Limitations*

생태학적 접근법이 유기체와 환경의 상호작용에 관한 우리의 지식을 대폭적으로 확장시켰지만, 이 상호작용에 이르게 하였던 신경계의 조직화와 기능을 별로 강조하지 않는 경향이 있었다. 따라서, 연구는 이 강조점을 신경계에서부터 유기체/환경의 접점(interface)으로 옮겨갔다.

임상적 의미 *Clinical Implication*

이 관점의 주된 공헌은 개인을 환경의 적극적인 탐색자(explorer)로 설명하는 데 있다. 과제와 그 과제가 수행되는 환경을 적극적으로 탐색함으로써 개인은 어떤 과제를 성취할 다양한 방법을 개발할 수 있게 된다. 적응능력(adaptability)은 우리가 어떤 과제를 완수하기 위해 움직임을 조직화하는 방법에서만 중요한 것이 아니라 지각을 사용하는 방법에서도 중요하다.

환경의 특징은 목표지향적인 움직임을 선택하고 실행하는 것에 영향을 주는 것이기 때문에, 다양한 환경의 제약을 고려해볼 때, 환자가 다양한 방법으로 기능적 과제의 목표를 달성하기 위한 가능성을 탐색하는 것을 돕는 것은 중재의 중요한 부분의 하나이다. 효과적인 운동조절을 위해서는 움직임이 어떻게 조직화되는가에 영향을 미치는 환경[행동 유도성(affordances – 지각이나 행위를 촉진하는 것으로서 환경이 내포하고 있는 일종의 힘)]의 중요한 측면을 인식하는 것을 환자가 학습할 것을 필요로 한다. 이것은 재활 과정의 중요한 측면이 환자가 중요한 특징을 인식하고 이에 따라 움직임을 조정하는 것을 학습할 수 있도록 환경을 조절하고 조작하는 것이라고 제안하고 있다.

어떤 운동조절 이론이 가장 좋은가?
Which Theory of Motor Control is Best?

그렇다면 어느 운동조절 이론이 치료사의 현재의 이론적이고 현실성 있는 욕구에 가장 잘 맞는 것일까? 움직임의 본질과 원인을 실제로 예측하고 뇌의 해부학과 생리학에 대한 우리의 현재의 지식과 일치하는 가장 완전한 운동조절 이론은 어느 것인가?

여러분이 아마도 이미 알고 있는 것처럼, 모든 것을 갖춘 이론은 없다. 우리는 운동조절의 최상의 이론은 제시된 모든 이론에서 나온 요소들을 조합하는 것이라 믿는다. 포괄적이거나 또는 통합된 이론은 우리가 알고 있는 운동조절의 요소들을 인식하고 우리가 알지 못하는 것들에 대한 여지를 남겨둔다. 운동조절의 어떤 현재의 이론도 어떤 의미에서는 미완성이며, 그 이유는 새로운 정보를 수정하고 포함시킬 여지가 항상 있어야 할 것이기 때문이다.

많은 사람들이 운동조절의 통합된 이론을 개발하는 일을 해왔다(Gordon, 1987; Horak & Shumway-Cook, 1990; Woollacott & Shumway-Cook, 1990). 경우에 따라서는 이론이 수정될 때 새로운 명칭이 적용된다. 결과적으로, 진화하는 이론들 사이에서 이를 구별하는 것이 어려워진다. 예를 들어, 시스템(systems), 동적(dynamic), 동적 행동(dynamic action), 동적 시스템(dynamic system) 이론은 모두가 흔히 같은 의미로 사용되는 용어이다.

이전에 우리들(Woollacott & Shumway-Cook, 1990; 1997)은 연구와 임상실무(실행)에 기초한 운동조절 이론을 시스템 접근법(systems approach)이라 불러왔다. 비록 우리들의 시스템 이론에 대한 개념이 Bernstein의 시스템 이론과 다르고 다른 운동조절 이론이 제안한 많은 개념을 포함시키도록 진화하여 왔지만, 우리는 계속해서 이 명칭을 사용해왔다. 이 책에서 우리는 우리의 운동조절 이론을 계속해서 시스템 접근법이라 언급할 것이다. 이 접근법은 움직임이 개인, 과제, 그리고 과제가 수행되는 환경 사이의 상호작용에서부터 나온다는 것을 인식하는 것이 중요하다고 주장하고 있나. 따라서, 움직임은 오로지 근육 특유의 운동프로그램 또는 상동반사(stereotyped reflex)의 결과만이 아니라 지각, 인지 그리고 행동 시스템 사이의 동적인 상호작용에서 비롯된 것이기도 하다. 이 이론적 틀은 이 교과서 전반에 걸쳐서 사용될 것이고, 그리고 이것은 운동조절 문제를 가진 환자의 검사 및 중재와 관련된 임상적 방법의 기초가 된다. 우리는 이 이론이 우리가 연구 문제 및 움직임의 본질과 원인에 대한 가설을 만들어 내는 것을 돕는 데 유용하다는 것을 알았다.

임상실무와 과학적 이론의 병행발달
PARALLEL DEVELOPMENT OF CLINICAL PRACTICE AND SCIENTIFIC THEORY

변화하는 과학적 이론이 움직임 장애가 있는 환자의 치료에 미치는 영향에 대한 많은 논문이 나와 있다. 몇 가지 우수한 글이 과학적 이론과 임상실무 사이의 병행발달을 상세히 논의하고 있다(Carr & Shepherd, 1992; Gordon, 1987; Horak, 1991).

비록 신경과학 연구자들이 움직임과 움직임 장애에 대한 과학적 근거를 식별하고 있지만, 이 연구의 적용을 개발하는 것은 임상의가 할 일이다. 따라서, 과학적 이론은 실제적인 발상을 중재를 위한 논리 정연한 철학으로 통합하는 것을 가능케 하는 틀을 제공한다. 어떤 이론이 절대적인 의미에서 옳고 그르다가 아니지만, 움직임 기능부전이 있는 환자가 제시한 문제를 해결하는 데 다소간에 유용하다고 판단된다(Gordon, 1987; Horak, 1991).

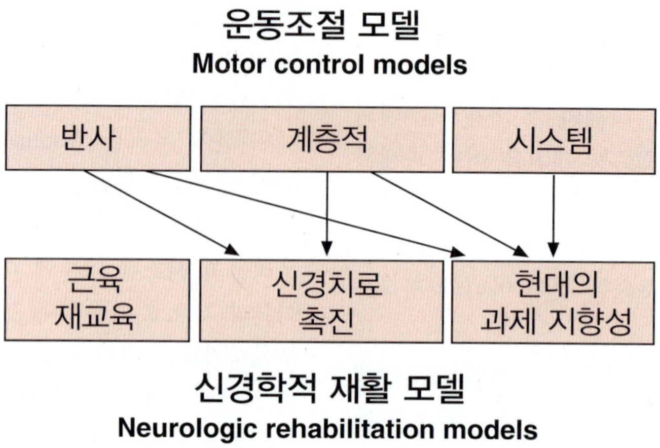

그림 1.10 운동조절 장애가 있는 환자를 평가하고 치료하기 위해 고안된 운동조절 이론과 임상실무의 병행 발달.
(출처: Horak F. Assumptions underlying motor control for neurologic rehabilitation. In: Contemporay management of motor control problems. Proceedings of the II Step Conference. Alexandria, VA: American Physical Therapy Associatiohn, 1992:11.에서 허가를 받아 변경.)

움직임을 조절하는 중요한 요소에 대한 과학적 가정이 변화하고 있는 것과 마찬가지로, 임상실무도 또한 변화하고 있다. 움직임의 본질과 원인에 관한 새로운 가정이 낡은 가정을 대체하고 있다. 임상의가 과학적 이론에서의 변화를 완전히 이해하고 이들을 진료에 적용할 때, 임상실무는 과학적 이론과 병행하여 발달한다. 이 개념을 그림 1.10에 나타냈다. 변화하는 운동조절의 이론에 비추어 임상실무의 발전을 더 상세하게 탐구하기로 하자.

신경학적 재활: 반사에 기초한 신경 촉진 접근법
Neurologic Rehabilitation: Reflex-Based Neurofacilitation Approaches

1950년대 후반과 1960년대 초반에, 이른바 신경 촉진 접근법이 개발되어, 신경학적 기능장애가 있는 환자를 대상으로 하는 임상 중재에 극적인 변화를 가져왔다(Gordon, 1987; Horak, 1991). 대부분의 경우, 이 접근법은 아직도 치료사가 신경학적 결손이 있는 환자를 치료하는 가장 지배적인 방법이 되고 있다.

신경 촉진 접근법에는 Bobath와 Bobath(1984)에 의해 개발된 Bobath 접근법, Margaret Rood(Stockmeyer, 1967)에 의해 개발된 Rood 접근법, Signe Brunnstrom에 의해 개발된 Brunnstrom 접근법(1966), Kabat와 Knott(1954)가 개발하고, Voss 등(1985)이 발전시킨 고유수용성 신경근 촉진법(PNF), 그리고 Jean Ayres(1972)가 개발한 감각통합 치료법 등이 있다. 이들 접근법은 주로 운동조절의 반사이론과 계층적 이론에서 이끌어낸 가정에 기초하고 있다.

신경 촉진 접근법이 개발되기 전에는 신경학적 기능부전이 있는 환자를 위한 치료는 주로 근육 그 자체의 수준으로 기능을 변화시키는 것에 치중하고 있었다. 이것은 중재에 대한 근육 재교육 접근법이라 불려왔다(Gordon, 1987; Horak, 1991). 근육 재교육 접근법이 소아마비(polio)에 기인한 움직임 장애를 치료하는 데 효과적이었지만, 상위 운동신경세포에 병변이 있는 환자에서 움직임 패턴을 바꾸는 것에 대한 영향은 별로 없었다. 따라서, 신경 촉진기법은 이전 중재방식에 대한 임상의들의 불만과 신경학적 기능부전이 있는 환자의 움직임 문제를 해결하는 데 더 효과적인 접근법을 개발하려는 욕구에 부응하여 개발되었다(Gordon, 1987).

상위 운동신경세포(운동겉질 및 피라미드로) 병변이 있는 환자를 치료하는 임상의는 중추신경계 그 자체를 수정하는 방향으로 임상 노력을 하기 시작하였다. 신경 촉진 접근법은 다양한 움직임 패턴을 촉진 및/또는 억제하도록 고안된 기법을 통해 운동조절을 재훈련하는 데 초점을 맞췄다. "*촉진*(facilitation)"이란 임상의가 적절하다고 판단하는 방법으로 움직이는 환자의 능력을 향상시키는 중재기법을 말한다. 억제기법은 비정상이라 생각되는 움직임 패턴을 환자가 사용하는 것을 감소시킨다(Gordon, 1987). 임상 적용을 포함하는 신경 촉진 접근법의 배후에 있는 기초를 이루는 가정에 대한 추가적인 정보는 확장지식 1.1에서 찾아볼 수 있다.

확장지식 1.1

신경 촉진 : 기저에 있는 가정과 임상 적용

기저에 있는 가정

신경 촉진 접근법은 주로 운동조절의 반사이론과 계층이론의 양자와 관련되어 있다. 따라서, 임상실무는 정상 운동조절, 비정상 운동조절의 본질과 원인, 그리고 기능회복에 관한 가정에 기초하여 개발되어 왔다.

이 접근법에서는 정상적인 움직임은 중추신경계 내에서 계층적으로 조직화된 일련의 반사로부터 야기된다고 제안하고 있다. 따라서, 움직임의 조절은 하향식이다. 정상적인 움직임은 중추신경계의 최고위수준인 겉질이 중추신경계의 중간(뇌줄기) 수준과 하위(척수) 수준의 양쪽을 통제하고 있을 것을 필요로 한다. 이것은 때때로 "겉질화(corticalization)"라 불리는 일도 있는 정상적 발달의 과정이 중추신경계의 더 고위수준에서 연속적으로 조직화된 행동을 특징으로 한다는 것을 의미한다. 입력되는 감각정보가 자극하고, 따라서, 정상적인 움직임 패턴을 작동시킨다는 것을 이해하는 것에 큰 역점을 두고 있다.

반사와 계층적 관점에서부터의 비정상적인 운동조절을 위한 생리학적 기초에 관한 설명은 정상적인 반사기전의 붕괴가 비정상적인 운동조절의 근저를 이룬다고 주로 제안하고 있다. 중추신경계의 최상위 대뇌겉질 수준에서의 병변은 중추신경계 내 하위수준에서 조직화되는 비정상 반사의 방출(release)을 초래한다고 생각되고 있다. 이들 하위수준 반사의 방출은 환자가 정상적으로 움직이는 능력을 제한한다.

또 하나의 일반적인 가정은 운동겉질 병변이 있는 환자에서 나타내는 움직임의 비정상 또는 비전형적인 패턴이 병변 그 자체의 직접적인 결과라는 것이다. 이는 그러한 행동을 병변의 부수적 또는 병변에 대한 반응(즉, 병변에 대한 보상)에 따른 것으로 보는 견해와는 상반된 것이다. 따라서, 운동겉질 병변이 있는 어린이에서는 증가하는 겉질화 과정이 방해를 받고 결과적으로, 운동조절이 중추신경계의 하위수준에서 조직화된 원시적인 움직임 패턴에 의해서 지배된다고 예측된다. 게다가, 후천성 운동겉질 병변이 있는 성인에서는 중추신경계의 고위수준에 대한 손상은 아마도 하위중추가 고위중추의 통제에서부터 해방되게 할 것이다. 또한 이들 수준에서 조직화된 원시적이고 병적인 행동이 다시 출현하고 지배하여 정상적인 움직임 패턴이 일어나는 것을 막는다.

운동겉질 병변이 있는 환자에서 *기능회복*에 관한 중심적인 가정은 정상적인 운동조절의 회복은 중추신경계의 고위중추가 하위중추에 대한 통제를 되찾지 않는 한 일어날 수 없다는 것이다. 이 접근법에 따르면, 기능회복은 어떤 의미에서는 중추신경계의 고위중추가 하위중추에 대한 지배를 서서히 되찾으면서 발달을 반복한다.

두 가지 핵심 가정은

(a) 기능적 기술(functional skill)은 일단 비정상적인 움직임 패턴이 억제되고 정상적인 움직임 패턴이 촉진되면 자동적으로 되돌아온다. 그리고

(b) 이들 정상적인 움직임 패턴을 반복하면 자동적으로 기능적 과제로 옮겨갈 것이다.

임상 적용

이들 가정의 임상 적용에는 어떤 것들이 있는가?

첫째, 운동조절에 대한 검사는 움직임을 조절하는 정상 및 비정상 반사의 유무를 식별하는 것에 초점을 맞춰야 한다. 또한 중재는 움직임을 조절하는 반사를 수정하는 것을 지향해야 한다. 정상적 운동출력을 자극하기 위한 감각입력의 중요성은 감각자극을 통해 중추신경계를 수정하는 것에 초점을 맞추는 중재를 제안하고 있다(Gordon, 1987; Horak, 1991).

계층이론은 치료목표 중의 하나는 중추신경계의 고위중추에 의한 독립적인 움직임 조절을 되찾는 것이라고 제안하고 있다. 따라서, 중재는 기능회복을 촉진하는 하나의 방법으로서 환자가 정상적인 움직임 패턴을 되찾는 것에 맞춰지고 있다.

신경 촉진 접근법은 임상의가 중추신경계 병리가 있는 환자를 검사하고 중재하기 위해 여전히 지배적으로 사용하고 있는 방법이다. 그러나, 과거 30년간 움직임의 본질과 원인에 관한 과학적 이론이 변화했던 것처럼, 많은 신경 촉진 접근법도 그들의 실무(practice)에 대한 접근법도 변화시켰다. 최근에 신경 촉진 접근법은 기능훈련을 명백하게 강조하는 반면, 반사를 억제하거나 정상 움직임 패턴을 재훈련하는 것은 별로 강조하고 있지 않다. 게다가, 중재계획을 전개할 때에 운동학습 원칙을 더 많이 고려하고 있다. 각 접근법 사이의 경계는 각 접근법이 운동조절과 관련된 새로운 개념을 그 이론적 토대로 통합하기 때문에 분명치 않다.

과제지향적 접근법 Task-Oriented Approach

재훈련을 하기 위한 더 새로운 접근법의 하나는 운동조절의 새로운 이론에 기초한, 임상중재에 대한 과제지향적 접근법(Task-Oriented Approach)이다. 이전에 출판된 책에서, 우리는 이 접근법을 시스템 접근법이라 언급하였다(Woollacott & Shumway-Cook, 1990). 다른 사람들은 이들 새로운 임상방법을 운동조절 또는 운동학습 접근법이라 언급하였다(Carr & Shepherd, 1992). 명칭이야 어떠하든, 임상실무의 이 새로운 방법들은 운동조절, 운동학습, 그리고 재활과학의 분야에서의 연구에서 나오는 개념에 기초하고 있다. 임상실무는 동적이고 출현하는 증거에 대응하여 변화하고 있다. 비록 특정 검사와 치료전략이 이 분야에서 새로운 연구가 출현할 때 필요에 따라 바꿀 것이지만, 우리는 이 책에서 제시된 임상 접근법을 "과제지향적" 접근법이라 계속해서 호칭할 것이다.

기저에 있는 가정 Underlying Assumptions

과제지향적 접근법의 기저에 있는 가정은 신경 촉진 기법의 기저에 있는 가정과는 완전히 다르다. 과제지향적 접근법에서는 정상적인 움직임은 각각이 조절의 서로 다른 측면에 기여하면서 많은 서로 다른 시스템 사이의 상호작용으로서 나타난다고 추정된다. 게다가, 움직임은 행동목표를 중심으로 조직화되고 환경에 의해서 제약을 받는다. 따라서, 정상 운동에서 감각의 역할은 자극/반응 반사 모드에 한정된 것은 아니지만, 움직임을 예측하고 적응하는 조절에도 필수적이다.

비정상 운동조절에 관한 가정은 움직임의 문제가 움직임을 조절하는 하나 또는 그 이상의 시스템 내의 기능장애에 기인한다고 제안하고 있다. 운동겉질 병변이 있는 환자에서 관찰되는 움직임은 참여하기 위해 남아있는 시스템의 최상의 조합으로부터 나오는 행동을 나타낸다. 이것은 관찰된 것이 병변 자체만의 결과는 아니고 손상을 보상하기 위해 여전히 기능이 남아 있는 잔존 시스템의 노력의 결과라는 것을 의미한다. 그러나, 환자가 개발한 보상전략은 언제나 최적의 것은 아니다. 따라서, 중재 목표는 기능과제를 수행하기 위해 사용되는 보상전략의 효율을 개선시키는 것일지도 모른다.

임상 적용 Clinical Application

이들 가정은 운동조절을 재훈련할 때, 움직임만을 위한 움직임 패턴보다는 식별할 수 있는 기능적 과제에 공들이는 것이 필수적이라는 것을 시사하고 있다. 중재에 대한 과제지향적 접근법은 환자가 특정 과제목표와는 관계없이 정상적인 움직임 패턴을 반복적으로 연습하는 것에 의해서보다는 기능적 과제에 내재하는 문제를 해결하려고 적극적으로 시도하는 것에 의해 학습한다고 가정하고 있다. 환경상황에서의 변화에 적응하는 것은 기능회복에서 하나의 중요한 부분이다. 이와 관련해서, 환자는 단일 근육의 활성화 패턴보다는 과제목표를 해결하기 위한 다양한 방법을 학습하는 것에 도움을 받는다.

사례연구 CASE STUDY

이 책의 기저에 있는 의도는 움직임 장애가 있는 환자의 기능적 능력(functional capacity)과 생활의 질을 개선하기 위해 설계된 치료적 중재에 영향을 주는 것이다.

연구는 운동조절 문제를 수정하기 위해 사용되는 치료전략을 결정하는 하나의 중요한 부분이다. 따라서, 이 책은 운동조절 연구를 논의하고 움직임 장애가 있는 환자를 관리하기 위한 그 적용을 보여주는 것을 목적으로 하고 있다. 독자 여러분이 운동조절 연구와 그 임상 적용을 더 잘 이해하도록 돕기 위해, 우리는 이 책에서 다루는 자료를 설명하여 적용하는 것을 돕는 일련의 사례연구를 사용하고 있다. 표 1.4는 이 교과서 전체에 걸쳐서 언급할 환자들을 소개하고 있다.

표 1.4 사례연구의 소개

John 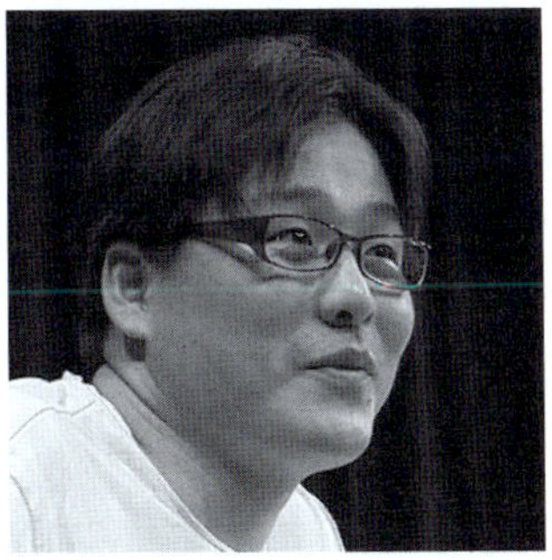	John은 33세의 남성으로서 소뇌의 변성을 초래하는 유전적 질환인 척수소뇌실조증 II형을 앓고 있다. 그는 독신으로서 부모와 함께 살고 있으며, 시간제 일을 하고 있다. 그의 주된 관심사는 균형과 보행이며, 몇 번 넘어진 일이 있다.
Jean 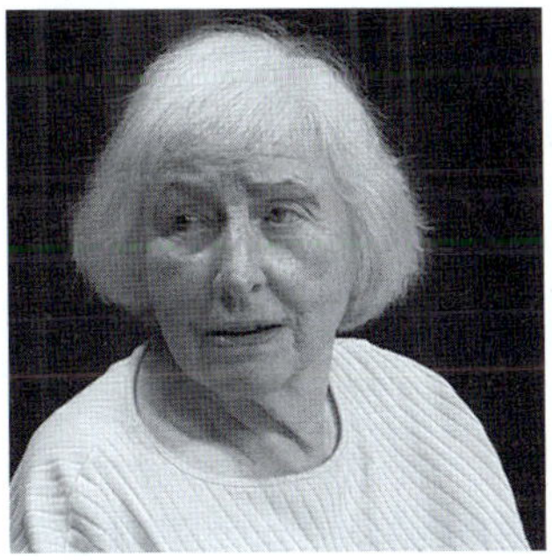	Jean은 82세의 여성으로서 6년 전에 좌측 뇌혈관사고(cerebral vascular accident)를 당하여 오른쪽 반신불완전마비(hemiparesis)를 남겼다. 노인원호생활시설 내의 아파트에서 혼자 생활하고 있다. 그녀의 주된 관심사는 오른팔과 손을 사용하는 능력의 감소, 보행에 영향을 주는 균형의 불량이다. 그녀는 1개월에 한 번 또는 두 번 넘어지는데, 대부분은 걸을 때와 이동(transfer)을 할 때이다.
Mike 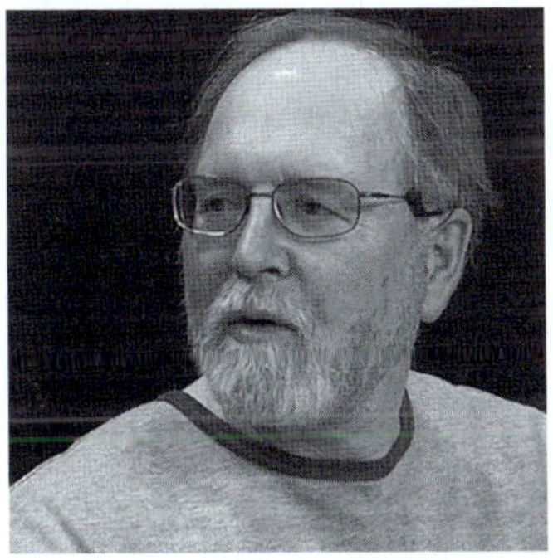	Mike는 67세의 남성으로서 11년 전에 파킨슨병의 진단을 받았다. 그는 기혼자이고, 자기 집에서 살고 있으며, 은퇴를 했다. 그는 항파킨슨병 약제를 복용하고 있지만, 운동 기능장애가 그의 약물치료 주기 동안에 변동이 심하다. 그의 관심사는 균형 및 보행과 관련이 있다. 그는 가끔 넘어지는데, 특히 약효가 없어질 때에 넘어진다.
Bonnie 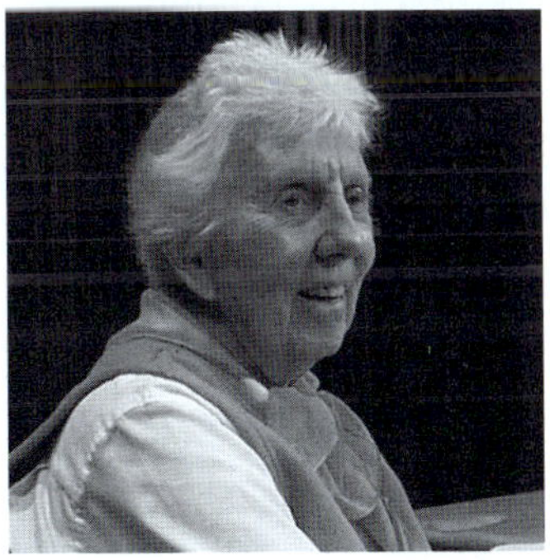	Bonnie는 90세의 여성이고 균형 손상이 있기 때문에 이로 인해 많이 넘어지고 낙상의 두 번은 입원을 필요로 하였다. 그녀는 아파트에 혼자서 살고 있으며 그녀의 쇼핑, 요리 그리고 청소를 돕기 위해 1주일에 3일은 재가 건강 보조원이 온다. 그녀의 주된 관심사는 그녀가 아파트에 머물면서, 넘어지는 것을 줄일 수 있도록 신체와 인지 기능을 유지하는 것과 관련된 것이다.

(계속)

표 1.4 사례연구의 소개 (계속)

Thomas 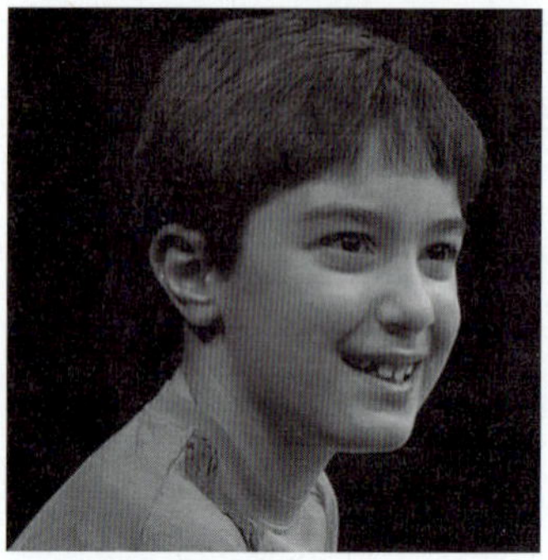	Thomas는 7세의 소년이고, 경직성 양측마비성 뇌성마비가 있다. 그는 중등도의 병발증이 있어, Gross Motor Function Classification Scale 3등급으로 분류되었다. 그는 부모 및 여동생과 함께 살고 있으며, 피아노 연주와 컴퓨터 게임을 좋아한다. 그는 학교에서 치료를 받고, 1주일에 두 번은 외래진료소에서 치료를 받는다. 자기 부모와 마찬가지로, 그의 주된 관심사는 그가 1주일에 여러 번 넘어지기 때문에 균형과 걷기에 대한 것이다.
Malachi 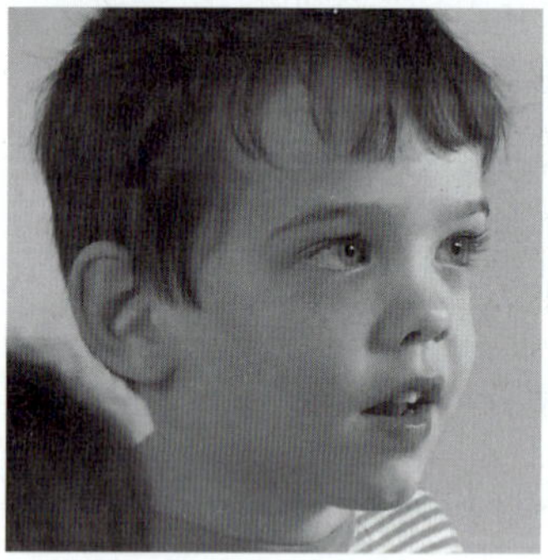	Malachi는 4세의 소년이고, 혼합형 뇌성마비[느린비틀림운동(athetoid)과 경직성(spastic)]가 있다. 그는 중증이고, Gross Motor Function Classification Scale 4등급으로 분류되었다. 그는 부모 및 쌍둥이 형제와 살고 있으며, 소리와 빛의 효과가 있는 장난감을 갖고 노는 것을 좋아한다. 그의 부모의 주된 관심사는 말하기와 먹기에 영향을 주는 구강운동기능과 관련된 것이다. 게다가, 부모는 아들이 앉기와 팔의 기능을 포함하는 기능적 운동기술의 자립을 얻는 것이다.
Genise 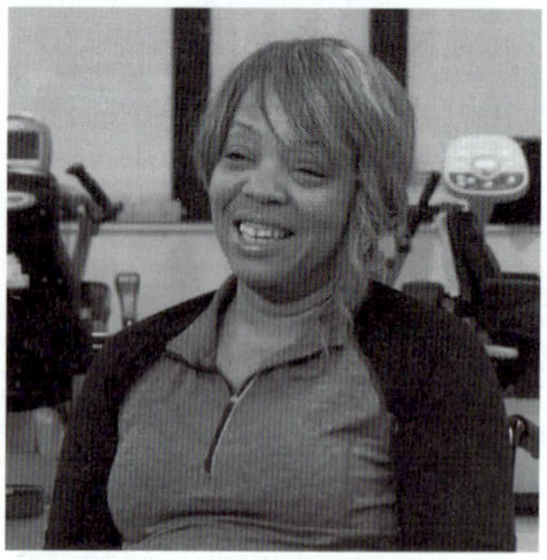	Genise는 53세의 여성이고, 왼쪽 뇌혈관사고를 당하여 이로 인해, 오른쪽 반신불완전마비가 있다. 뇌졸중이 있기 전에, 그녀는 남편과 함께 독립해서 살고 있었다. 그녀는 재활병원에 2주일간 입원하기 전에 4일간 급성환자 치료차 입원하였다. 그녀는 집으로 퇴원했고, 6개월간 외래환자 치료에 계속해서 참여하였다.
Sue 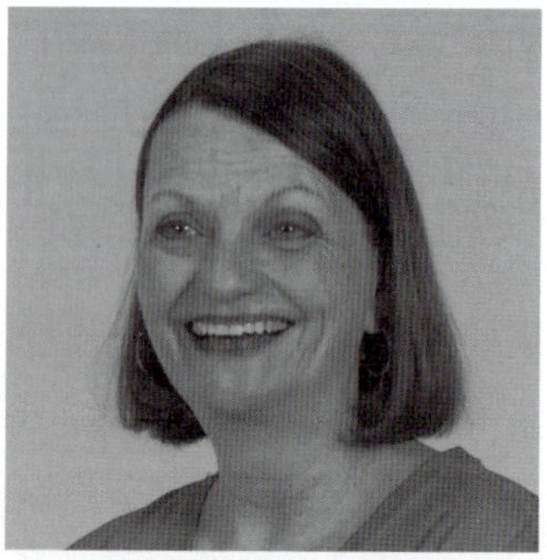	Sue는 66세의 여성이고, 28년 전에 재발-완화형 경화증(relapsing-remitting sclerosis)이라는 진단을 받았다. 그녀는 남편과 함께 살고 있고, 은퇴하였다. 그녀는 개인적인 ADL은 자립하고 있으나, 가사처리에 지원을 필요로 한다. 그녀의 관심사는 손상된 균형, 근력약화, 피로와 연관성이 있으며, 자주 넘어지는 원인이 되고 있다.

ADLs, activities of daily living(일상생활활동).

요약 SUMMARY

1. 운동조절은 움직임에 필수적인 기전을 조정하는 능력이다. 따라서, 운동조절의 분야는 움직임의 본질과 그 움직임이 어떻게 조절되는가를 연구하는 것을 지향하고 있다.
2. 운동조절 장애가 있는 환자를 검사하고 치료하는 데에 사용되는 특정 진료는 운동조절의 특정 이론에서 나온, 움직임이 어떻게 조절되고 있는지에 대한 기저에 있는 가정에 의해 결정된다.
3. 하나의 운동조절 이론은 움직임의 조절에 대한 추상적인 발상의 하나의 집단이다. 이론은 (a) 행동을 해석하기 위한 틀, (b) 임상적 행동을 위한 지침, (c) 새로운 발상, 그리고 (d) 검사와 중재를 위한 작업가설을 제공한다.
4. 재활 실행(진료)은 우리가 정상 기능과 기능부전(dysfunction)의 본질에 대해서 갖고 있는 이론 또는 기본 발상을 반영하고 있다.
5. 이 장은 반사 이론, 계층 이론, 운동 프로그래밍 이론, 시스템 이론, 생태학적 이론을 포함하는 검사와 중재에 관한 우리의 관점에 영향을 주는 다양한 운동조절 이론을 검토한다.
6. 이 교과서에서, 우리는 많은 임상 적용을 위한 토대로서 시스템 이론을 사용한다. 시스템 이론에 따르면, 움직임은 (a) 개인 내에서의 지각, 인지, 그리고 운동 처리과정, (b) 개인, 과제, 그리고 환경 사이의 상호작용을 포함하는 다양한 과정의 상호작용으로부터 일어난다.
7. 임상 진료는 임상의가 과학적 이론의 변화를 완전히 이해하고 이들을 진료(실행)에 적용할 때, 과학적 이론과 병행하여 발달한다. 중재에 대한 신경 촉진 접근법은 운동조절의 반사와 계층 이론과 병행하여 발전하였다. 과제지향적 접근법과 같은 중재에 대한 새로운 접근법은 운동조절이 변하하는 이론에 대응하여 발전하고 있다.

실습활동 과제에 대한 해답
ANSWERS TO LAB ACTIVITY ASSIGNMENTS

실습활동 1.1

1. 여러분은 이 실습을 시행함에 따라, 과제의 분류를 조직화하는 많은 방법이 있다는 것을 알게 되었으며, 이것은 과제를 지시하기 위해 사용할 수 있는 많은 속성이 있기 때문이다. 여러분은 또한 우리가 치료사로서 과제와 연관성이 있는 안정성 요구에 따라 흔히 과제를 지시한다는 것을 알게 될지도 모른다.
2. 여러분은 가장 쉬운 과제(예: 지지를 하여 앉기)와 가장 어려운 과제(예: 물이 들어가 있는 컵을 들고 고르지 못한 지면을 걷는 일)를 구별하는 것은 쉽지만, 난이도가 중간 정도의 과제를 지시하는 것은 언제나 쉬운 것만은 아니라는 것을 알게 될 것이다. 이것은 과제, 특히 난이도가 중간 수준을 반영하는 과제의 진전을 통해 움직이는 "한 가지" 방법은 없다는 것을 시사하고 있다.

실습활동 1.2

1. 여러분은 여러분이 서명하기 위해 사용하는 손의 크기에 관계없이, 각 서명에는 공통 요소가 있다는 것을 알아야 한다.
2. 이들 공통 요소에는 하나의 문자와 또 다른 문자 사이의 관계, 어떤 문자가 어떻게 형성되는가, 그리고 어떤 문자를 상대적으로 같은 장소에서 멈추고 시작하는 경향을 포함할 수 있다. 이들 공통점은 운동 프로그램의 이론을 뒷받침한다.

제 2 장

운동학습과 기능회복

Motor Learning and Recovery of Function

학습목표

이 장을 학습하면 독자는 다음과 같이 할 수 있다.

1. 운동학습을 정의하고 학습, 수행 및 기능회복 사이의 차이점과 유사점을 논의한다.
2. 주의의 개념과 새로운 운동기술의 학습 및 운동과 관련된 정보의 검색에서의 관련성을 이해한다.
3. 학습의 내재적(암묵적) 형태와 외재적(명시적) 형태를 비교하고 대비시키고 각각의 사례를 열거한다.
4. 다음의 운동학습 이론 각각의 기본개념, 임상적 의미, 그리고 한계를 논의한다. 즉, 그 이론은 Schmidt의 도식이론(schema theory)과 Newell의 생태학적 이론이다.
5. 운동학습의 단계와 관련된 다음의 이론을 비교하고 대비시킨다. 즉, 그 이론은 Fits와 Posner의 3단계 이론, 시스템의 3단계 이론 및 Gentile의 2단계 이론이다.
6. 내재적 되먹임과 외적 되먹임을 정의하고, 각각의 예를 든다. 그리고 운동기술을 가르침에 있어서 이들의 중요성을 논의한다.
7. 진료(실행)의 구조에 영향을 주는 요인을 논의하고 수행 대 학습에 미치는 영향을 설명한다.
8. 기능의 회복을 정의하고 회복과 보상의 차이점을 설명한다.
9. 중추신경계(CNS) 손상에 따른 기능회복에 대한 손상 전 및 손상 후 요인이 미치는 영향을 논의한다.

운동학습에 대한 서론

INTRODUCTION TO MOTOR LEARNING

53세의 여성인, Genise T여사는 뇌졸중이 발병하기 전에는 자기 집에서 남편과 성인이 된 아들과 함께 독립하여 살고 있었다. 그녀는 노래를 작곡하고 연주하며, 원예, 그리고 그녀의 가족 및 친구와 어울리는 일 등을 즐겼다.

그녀는 왼쪽 속섬유막(internal capsule)을 침해하는 허혈성 뇌졸중이 있었고, 이것이 오른쪽 반신불완전마비를 초래하였다. 그녀는 4일간을 병원에서 시냈고, 그 다음에 2주간의 재활을 위해 입원 재활병동으로 옮겨졌나.

그녀는 집으로 퇴원하였고 그녀의 뇌졸중과 관련된 남아있는 문제를 위한 외래치료를 계속해서 받고 있다. 그녀는 서고, 걷는 능력과 그리고 식사, 몸단장, 옷 갈아입기와 같은 개인적인 일상생활활동(ADL)을 수행하는 능력을 차츰 회복하고 있으나 뇌졸중 이전의 기능 상태는 회복하지 못하였다. 그녀의 운동기능 회복에 기여하는 요인은 무엇일까? 또한 그 기능을 제약하는 요인에는 어떠한 것이 있을까? 그녀의 초기 회복의 어느 정도가 "자연적인 회복(spontaneous recovery)"에 기인하는 것일까? 그녀의 치료적 중재로 인한 회복은 얼마나 될까? 그녀는 얼마나 계속해서 개선될 것인가? 재활시설에서 습득한 운동기술(motor skills)이 그녀가 가정으로 복귀했을 때 그 기술이 얼마나 오래 계속 유지되고 사용될 것인가? 이들의 질문과 문제는 운동조절 문제가 있는 환자의 재훈련에 관여하는 임상의에게 운동학습의 중요성을 반영하고 있다.

운동학습이란 무엇인가?
WHAT IS MOTOR LEARNING?

제1장에서, 우리는 운동조절 분야를 움직임의 본질과 조절에 대한 연구라 정의하였다. 우리는 운동학습의 분야를 숙련된 행동(skilled action)의 습득 그리고/또는 수정에 대한 연구라 정의하고 있다. 운동조절이 이미 습득한 움직임의 조절을 이해하는 것에 초점을 맞추고 있는 반면에, 운동학습은 숙련된 행동의 습득 그리고/또는 수정에 대한 것을 이해하는 것에 초점을 맞추고 있다.

운동학습의 분야는 전통적으로 정상적인 대상자에서의 움직임의 습득 또는 수정에 대한 연구를 언급하여 왔다. 이와는 대조적으로, 기능 회복은 손상을 통해 상실된 움직임 기술의 재획득을 지칭하여 왔다. "운동학습"이라는 용어에는 움직임 기능의 회복에 관여하는 과정과 구별하기 위한 고유한 것은 없지만, 이 두 가지는 가끔 별개인 것처럼 생각된다. 기능회복과 운동학습 사이를 분리하는 것은 오해의 소지가 있을지도 모른다. 환자가 손상의 결과로서 상실된 기술(skills)을 재획득하는 것을 돕는 것과 관련하여 임상의가 직면하는 문제는 운동학습 연구에 종사하는 사람들이 직면하는 문제와 유사하다(Schmidt, 1991).

양쪽에 공통되는 질문은 다음의 것을 포함한다: 학습을 보장하기 위해 나는 어떻게 실행(치료)을 가장 잘 구조화할 수 있는가? 어떻게 하면 하나의 상황 속에서 학습된 기술을 다른 상황으로 이전시키는 것을 보장할 수 있는가? 하나의 과제를 단순화하는 것(즉, 이것을 더 쉽게 수행하도록 하는 것)이 더 효율적인 학습결과를 가져올 것인가? 기능의 회복에 중요한 움직임 기술의 (재)습득의 기저를 이루는 신경가소성과 적응을 촉진하는 최상의 방법은 무엇인가? 학습이 신경학적 및 다른 능력 상실을 초래하는 상태에 직면하여 기능회복과 새로운 기술 개발의 기저를 이룬다는 것은 명백하다(Fittts & Posner, 1967; Higgens & Spaeth, 1979; Winstein et al., 2014). 따라서, 이들 질문과 기타의 질문에 답하도록 고안된 운동학습 연구는 후천성 뇌손상 후의 숙련된 기술을 환자가 재학습하는 것을 돕는 데 관여하는 치료사에게 중요한 의미를 갖고 있다(Schmidt, 1991; Winstein et al., 2014).

이 장에서, 우리는 움직임의 습득과 재획득의 양쪽을 포함하기 위해 "운동학습"이라는 용어를 사용한다. 우리는 운동학습의 본질과 관련된 중요한 문제를 논의하는 것에 의해 운동학습에 대한 연구를 시작할 것이다. 이것에 잇달아, 우리는 이들의 기저를 이루는 가정과 임상적 의미를 검토하면서, 운동학습의 서로 다른 이론들을 탐구할 것이다. 우리는 운동학습의 실제적 적용을 논의할 것이다.

마지막으로, 환자가 뇌손상에서부터 회복하는 능력에 영향을 주는 많은 요인을 포함하는 기능회복과 관련된 문제들을 논의할 것이다.

운동학습의 본질
NATURE OF MOTOR LEARNING

운동학습의 초기 정의
Early Definitions of Motor Learning

학습은 이 세계에 대한 지식을 습득하는 과정이라 설명되어 왔다. 운동학습은 숙련된 행동을 만들어내는 능력의 비교적 영구적인 변화로 이어지는 실행 또는 경험과 연관성이 있는 일련의 과정이라 설명되어 왔다. 이 운동학습의 정의는 네 가지 개념을 반영한다:

(a) 학습은 숙련된 행동을 위한 능력을 습득하는 하나의 과정이다;
(b) 학습은 경험 또는 실행에서 비롯된다.
(c) 학습은 직접 측정될 수 없다 — 그 대신에 이것은 행동에서부터 유추된다. 그리고
(d) 학습은 비교적 영구적인 행동의 변화를 만들어낸다. 따라서, 단기간의 변경은 학습이라 생각되지 않는다(Schmidt & Lee, 2011).

운동학습에 대한 정의의 확장
Broadening the Definition of Motor Learning

이 장에서, 운동학습 정의는 전통적으로 운동학습의 일부라 생각하지 않았던 많은 측면을 포함하도록 확장되었다. 운동학습에는 운동과정 이상의 것이 포함되어 있다; 이것에는 이동만이 아니라 감지(sensing)를 위한 새로운 전략의 학습이 수반된다. 따라서, 운동학습은 운동조절과 마찬가지로, 지각/인지/행동 과정의 복합체에서부터 나온다.

운동학습에 대한 이전의 관점은 주로 개인의 변화에 초점을 맞춰왔다. 그러나 운동학습의 과정은 개인의 과제 및 환경과의 상호작용에서 나오는 과제 해결책의 탐색이라 설명될 수 있다. 과제 해결책은 지각하고 행동하는 것을

위한 새로운 전략이다(Newell, 1991).

마찬가지로, 기능회복에는 신경 병리에 의해 개인에게 부과된 새로운 제약을 고려해 볼 때, 특정 과제 및 환경과 관련하여 새로운 해결책을 찾는 것이 포함된다. 이와 같이, 사람은 특정 환경에서 기능적인 과제를 어떻게 해결하고 있는가의 맥락을 벗어나 운동학습 또는 기능회복을 연구할 수 없다.

수행과 학습의 관련성
Relating Performance and Learning

전통적으로, 운동학습의 연구는 오로지 운동 결과에만 초점을 맞춰 왔다. 운동학습에 대한 초기의 관점은 반드시 이것을 수행과 구별하는 것은 아니었다(Schmidt & Lee, 2011). 연습 결과로서 발생하는 수행의 변화는 보통 학습의 변화를 반영한다고 생각되었다. 그러나, 이 관점은 어떤 실행이 처음에는 향상된 수행능력을 가져오지만 반드시 유지되는 것은 아니라는 것을 고려하지 못하였는데, 이것은 학습의 하나의 조건이다. 이것은 학습을 실행하는 동안에는 평가될 수 없으나 오히려 특정 유지 또는 이동시험(transfer tests)을 하는 동안에 평가될 수 있다는 생각에 이르게 하였다. 따라서, 비교적 영구적인 변화라 정의되는 학습은 연습기간 동안에 볼 수 있는 운동행동의 일시적인 변화(예: 감각운동 적응)라 정의되는 수행에서 변화와 구별되어 왔다.

예를 들어, 급성 뇌졸중이 있는 우리 환자인 Genise는 그녀의 일상적인 치료 세션의 마지막에 대칭적으로 앉고 서는(체중을 양쪽 다리에 균등하게 배부하여) 능력의 향상을 보여주었으나, 다음 날 치료에 복귀할 때, 그녀는 다시 사기의 이환되지 않은 다리에 전체 체중을 실어서 서서 있다. 이것은 수행이 치료에 반응하여 개선되었지만, 학습은 아직 일어나지 않았다는 것을 시시하고 있는 것이다. 다음 날, Genise가 치료를 위해 방문하였을 때에도 더 대칭적인 체중부하 자세를 나타내어 보인다면, 우리는 학습(행동의 영구적인 변화)이 일어나고 있다고 말할 수 있을지도 모른다.

주의와 운동학습 Attention and Motor Learning

새로운 행동을 학습하는 것은 사람이 행동 *그 자체*와 주위환경으로부터의 정보의 지속적인 유입에 주의를 기울일 필요가 있는 복잡한 절차이다. 그러나, 사람은 환경, 움직임 그 자체(내부의 초점), 또는 움직임의 결과(외부의 초점)에 초점을 맞추는 것을 택할지도 모른다(Magill & Anderson, 2014). 사람들이 무수히 많은 관련 정보의 자극 중에서 의식(awareness)을 감지하고, 선택하고, 유지하고, 또는 이동할 수 있는 인지과정은 주의(attention)로서 알려져 있다.

주의는 제한되어 있고, 복잡하며, 다차원적이다(Song, 2019). 주의는 명확한 구성요소를 가진 광범위하게 다양한 형태로 그 자체를 나타낸다. 특정 과제, 대상, 또는 개인에게 중요한 자극 특성에 대해서 수행의 향상이 관찰될 경우, 주의는 선택적으로 될지도 모른다. 게다가, 다양한 과제에 걸쳐서 높은 수준의 수행을 유지하기 위해, 특정 수준의 노력(즉, 각성)이 필요한 경우처럼 주의는 비선택적이 될지도 모른다(Luo & Maunsell, 2019). 주의는 외부적으로 주도되거나(즉, 외인성 주의) 또는 내부적으로 발생될(즉, 내인성 주의) 수도 있다. 외인성 주의는 상향식 조절이 필요하며, 이것은 자극에 의해 주도되고 소리 또는 빨리 움직이고 다채로운 물체와 같은 가장 두드러진 자극에 의해 자동적으로 조절된다. 이와는 대조적으로, 내인성 주의는 하향식 조절을 사용하고 목표 지향적이며, 내부적으로 주도된다(Knudsen, 2007; Miller & Buschman, 2013). 주의를 구성하는 주된 구성요소(집중적, 지속적, 선택적, 교체적 및 분할적)는 제5장에서 검토된다.

주의와 작업 기억은 고도로 상호 연관성이 있다. 주의 처리는 (a) 환경으로부터 중요한 정보를 감지하여 선택하기 위해, (b) 기억을 저장하는 동안, 그리고 (c) 작업 기억에 의해 접속될 영역(domain)(예: 언어, 수학 또는 시각 공간)을 선택할 때에 사용된다. 이것은 경쟁력 있는 선택으로 정의되는 과정이다. 몇 초 안에, 작업 기억은 더 복잡한 행동을 계획하고 정교하게 만들어내는 데 필요한 한정된 양의 중요한 정보를 저장할 수 있다(Knudsen, 2007). 따라서, 주의 및 기억과 같은 인지 자원은 운동 학습과 운동 수행 양쪽의 초석이 된다. 연구에서는 주의와 운동기술 습득 사이, 주의와 운동기억(절차기억) 사이, 그리고 내부적 및 외부적으로 주도되는 주의 처리와 운동수행 사이의 상호작용을 보여주고 있다(Song, 2019).

인지 시스템과 운동 시스템 사이의 이 상호작용은 변화하는 조건에 행동을 적응시키기 위해 다양한 감각 입력(예상되거나 예상치 못한)을 처리해야 하는 복잡한 실생활 상황에서 특히 관련이 있으며, 따라서 주의 처리 요구가 증가한다. 인지 시스템과 운동 시스템 사이의 이 복잡한 상호작용이 우리의 급성 뇌졸중 환자인, Genise의 보행 재훈련에 어떻게 영향을 미치는가를 조사해보자.

Genise의 보행 훈련프로그램에는 그녀의 클리닉과 지역사회에서의 보행능력 향상이 포함된다. 클리닉은 흔히 통제된 환경이고 변동성이 거의 없는 것이 특징이다. 따라서, 이 환경에서의 보행은 비교적 낮은 수준의 지속적인 주의가 필요하다. 그러나, 지역사회에서 보행할 때, 도로를 횡단할 때, 경계석을 성공적으로 넘거나 또는 사람이나 물체와의 충돌을 회피하는 것과 같은 복잡한 환경 요구에 보행을 적응시킬 필요가 있다. 이러한 상황에서, Genise는 이전에 학습한 보행패턴을 상기시켜 수정할 필요가 있을 것이며, 이것은 보행과 연관성이 있는 인지적 요구를 증가시킬 것이다. 지역사회에서 보행할 때, 그녀는 주의 자원을 사용하여 표면 특성(예로, 고르지 못하거나 미끄러운 지면), 경계석의 처리, "진행" 또는 "정지" 신호용 신호등의 모니터링, 피해야 할 물체 또는 인근을 보행하는 사람들을 식별하는 것과 같은 관련 정보를 처리할 필요가 있으며, 한편 동시에 정신을 산만하게 하는 자극(예: 소음 또는 자동차 소리)을 무시할 필요가 있다. 게다가, 그녀는 넘어지는 위험성에 노출되는 균형과 보행의 조절을 방해할지도 모르는 어려움(예: 약한 불빛과 나쁜 날씨)을 극복해야 할 것이다. 복잡한 지역사회 환경을 보행하려면 Genise가 내부적으로 주도되는 주의 자원을 사용하여 적절한 보행패턴의 계획 및 실행에 영향을 주는 관련 환경 특성을 식별할 필요가 있다. 이에 더해서, 교통신호의 바뀜 또는 자동차의 갑작스런 접근과 같은 예기치 않은 환경자극을 검출하여 그녀의 보행패턴을 새로운 환경 요구에 신속하게 적응시킬 수 있도록 외부적으로 주도되는 주의 과정이 필요하다.

학습 형태 Forms of Learning

손상 후의 기능회복에는 복잡한 과제의 재획득이 수반된다. 그러나, 복잡한 과제의 연구를 사용하는 학습에 수반하는 과정을 이해하는 것은 어렵다. 따라서, 많은 연구자들은 이들 학습의 단순한 형태가 숙련된 행동을 재획득하는 기초라는 것을 이해하여, 단순한 형태에서부터 더 복잡한 형태로 학습을 탐구하는 것으로 시작하였다.

우리는 학습의 다양한 형태를 검토하고 이들의 몇 가지 임상 적용을 논의하는 것으로 시작한다. 그 다음에 숙련된 행동의 습득을 설명하기 위해 개발된 운동학습 이론을 고려하고, 이들 각각이 물이 들은 유리컵에 손을 뻗는 것 같은 기술 습득을 설명하기 위해 어떻게 사용될 것인가를 제시한다. 먼저, 우리는 기억과 학습에 대한 범주(categories)를 간략하게 설명한다.

장기기억의 기본 형태: 비서술적(내재적) 및 서술적(외재적)

Basic Forms of Long-Term Memory: Nondeclarative (Implicit) and Declarative (Explicit)

양쪽 안쪽관자엽 병변에 기인한 기억장애가 있는 환자에 대한 연구에서는 이들 환자가 사실에 기초한 지식(factual knowledge)을 기억하는 능력의 심각한 상실을 나타낸다는 것을 보여주었다. 보통 "서술적 기억" 또는 "외재적 기억"이라 불리는 이러한 유형의 기억은 한 사람이 조우한 사람들 또는 사물, 그 사람이 있었던 장소, 그리고 이들 사소한 정보의 의미와 관련된 정보의 연합을 포함한다. 한편, 환자는 운동기술(motor skills) 및 습관화(habituation), 민감화(sensitization) 그리고 고전적 조건화(classical conditioning)와 같은 단순한 학습과제와 관련된 다른 형태의 장기기억을 여전히 지니고 있다. 그림 2.1은 우리가 다음에 논의할 두 가지 중요한 범주인 비서술적(또는 내재적) 및 서술적(또는 외재적), 그리고 그들 안에 깊이 새겨진 서로 다른 유형의 학습을 보여주고 있다. 우리는 대부분의 운동학습이 비서술적 또는 내재적이라는 것을 알게 될 것이다.

비서술적(내재적) 학습 형태

Nondeclarative (Implicit) Forms of Learning

그림 2.1에서 알 수 있는 것처럼, 비서술적 학습은 뇌의 서로 다른 부위에 의해 각각 조절되는 수많은 하위 유형으로 나뉠 수 있다. 우리는 반사 경로를 포함하는 가장 단순한 학습 형태인, 비연합 학습 형태로 비서술적 학습에 대한 논의를 시작할 것이다.

비연합 학습 형태(Nonassociative Forms of Learning)**.** 비연합 학습은 동물에게 단일 자극을 반복해서 가할 때에 일어난다. 결과적으로, 신경계는 그 자극의 특성에 대해서 학습한다. 습관화와 민감화는 비연합 학습의 매우 단순한 두 가지 형태이다. 습관화는 통증이 없는 자극에 반복적으로 노출되는 결과로서 일어나는 반응성 감소이다(Kandel et al., 2000b).

습관화는 임상 장면에서 다양한 방법으로 사용된다. 예를 들어, 습관화 훈련은 어떤 유형의 안뜰계(전정계)의 기능부전이 있는 환자의 어지럼증(dizziness)을 치료하는데 사용된다. 환자는 어지럼증을 유발하는 방향으로 반복해서 움직이도록 요구를 받는다. 이 반복은 어지럼증 반응의 습관화를 야기한다.

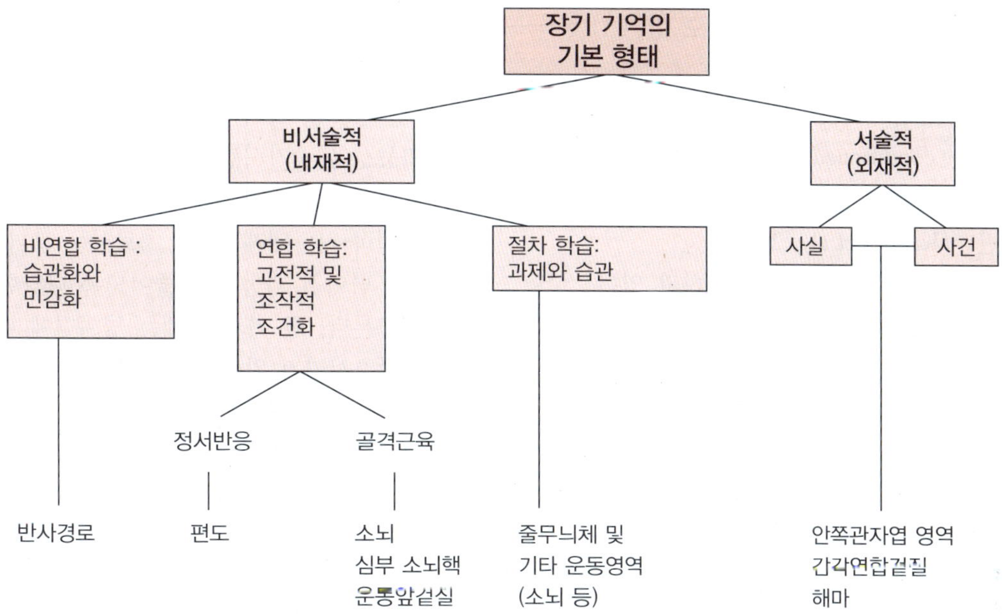

그림 2.1 장기 기억의 기본 형태

습관화는 또한 행동이 "촉각 방어적(tactile defensive)"이라 일컫는 즉 피부 자극에 과도한 반응을 보이는 어린이에 대한 치료의 기초를 형성한다. 어린이는 이 자극에 대한 민감성을 감소시키기 위한 시도로서 점차적으로 증가하는 수준의 피부감각 입력에 반복적으로 노출된다.

민감화는 위협적이거나 유해한 자극에 뒤따르는 반응성의 증가이다(Kandel et al., 2000b). 예를 들어, 내가 통증 자극을 피부에 받고 그 다음에 가벼운 접촉이 있다면, 내가 평소에 가벼운 접촉에 반응하는 것보다 더 강하게 반응할 것이다. 어떤 사람이 하나의 자극에 습관화된 후에 통증 자극을 가하면, 첫 번째에 대한 반응을 탈습관화시킬 수 있다. 즉, 민감화가 습관화의 영향을 상쇄시킨다.

위협적인 자극에 대한 환자의 자극을 증가시키는 것이 중요할 때가 있다. 예를 들어, 임박한 넘어짐의 가능성을 나타내는 자극에 대한 환자의 각성을 높이는 것은 균형 재훈련의 중요한 측면일 것이다.

연합학습 형태(Associative Forms of Learning). 비서술적 학습 또는 내재적 학습의 두 번째 유형은 연합학습이다. 연합학습이란 무엇인가? 어떤 자극과 또 다른 자극과의 관계(고전적 조건화) 또는 어떤 사람의 행동과 그 결과와의 관계(조작적 조건화)의 어느 것이든 예측하는 것을 학습하는 것은 연합학습을 통해서이다. 예를 들어, 뇌졸중으로부터 회복 중인 환자가 반복적인 연습을 통해, 그들이 넘어지는 마비된 쪽 다리에 너무 많은 체중이 실리지 않도록 그들의 안정성 한계를 재정의하는 것을 학습하기 시작할 때, 환자는 연합학습 특히, 조작적 조건화를 경험하고 있다. 즉, 그들은 안정성이 체중 지지에 대한 새로운 전략과 연관성이 있다는 것을 학습하고 있는 것이다.

연합학습은 동물이 그 환경 속에서 인과관계를 찾아내는 것을 학습하도록 돕기 위해 진화해왔다는 것을 시사하고 있다. 사건(event) 속에서 합법적이고 따라서 예측할 수 있는 관계를 확립하는 것은 우리 세계의 감각과 질서를 형성하는 과정의 일부분이다. 사건 사이의 핵심 관계를 인식하는 것은 행동을 새로운 상황에 적응시키는 능력의 필수적인 부분이다(Kandel et al., 2000b).

자기의 세계에서 감지하고 움직이는 능력을 철저하게 바꿔놓은 손상을 입은 환자는 이들 둘 사이에 존재하는 새로운 관계가 무엇인지를 결정하기 위해 그들의 세계에 대한 관계에서 그들의 신체를 재탐색하는 과제를 갖고 있다. Pavlov는 인간과 동물이 현재 "고전적 조건화"라 불리는 단순한 학습 형태를 통해 어떻게 두 가지 자극의 연합을 학습하는가를 연구하였다.

고전적 조건화(Classical conditioning). 고전적 조건화는 2개의 자극을 짝짓는 학습으로 구성되어 있다. 고전적 조건화에서는 처음에 약한 자극(조건화된 자극[CS])이 또 다른 자극인 더 강한 자극(조건화되지 않은 자극[UCS])과 연합하게 될 때, 반응을 만들어내는 데 고노로 효과적으로 된다. CS는 보통 처음에는 종소리와 같이 반응을 만들어내지 않는다. 이와는 반대로, 식품일수도 있는 UCS는 항상 반응을 만들어낸다. 조건화된 자극과 조건화되지 않은 자극의 반복되는 짝짓기 후에, 사람은 조건화된 자극에 대한 조건화된 반응(conditioned response; CR)을 보이기 시작한다. 이것은 원래는 반응을 만들어내지 않았다는 것을 기억하기 바란다(Kandel et al., 2000b).

이와 같은 유형의 학습에서 대상자가 하고 있는 것은 발생한 두 가지 자극 또는 사건들 사이의 관계를 예측하고 이에 따라서 반응하는 것이다. 예를 들어, 치료 장면에서 우리가 움직임을 일으킬 때, 신체적 보조와 함께 반복적으로 구두 신호를 환자에게 준다면, 결국은 환자가 구두 신호만으로 움직이기 시작할 것이다.

따라서, 환자가 기술(skills)을 습득함에 따라, 우리는 치료사가 직접 해주는 보조에서부터 과제를 구두 신호로 수행하고, 그리고 마침내는 보조 없이 행동을 수행하는 것까지 계속적인 보조에 따라 환자가 움직이는 것을 보게 된다.

일반적으로, 우리는 생존과 관련된 관계성을 학습한다는 것이 밝혀졌다. 생물학적으로 의미가 없는 사건과 연관시키는 것은 더 어렵다. 이들의 연구결과는 중요한 학습 원칙을 강조한다. 뇌는 가장 관련성이 있는 환경 측면을 지각하고 통합할 개연성이 크다. 치료에 관해서 환자는 자기들에게 연관성이 있고 의미 있는 환경에서의 과제를 학습할 개연성이 크다.

조작적 조건화(Operant conditioning). 조작적 조건화 또는 도구적 조건화는 연합학습의 두 번째 유형이다(Kandel et al., 2000b). 이것은 기본적으로 시행착오 학습이다. 조작적 조건화를 하는 동안, 우리가 만든 많은 반응 중에서 특정한 반응과 결과를 연관시키는 것을 학습한다. 이 영역에서의 고전적 실험은 우리(cage) 안에 있는 지렛대를 무작위로 누를 때마다 그 보상으로서 음식물이 주어지는 동물들에게 시행되었다. 동물들은 머지않아 지렛대를 누르는 것을 음식물의 제공과 연관시키는 것을 학습하였고 지렛대를 누르는 빈도도 매우 높아졌다.

조작적 조건화의 원칙은 다음과 같이 언급할 수 있을 것이다. 보상을 받는 행동은 다른 행동을 희생하여 반복되는 경향이 있다. 마찬가지로, 싫어하는 자극에 이어지는 행동은 보통 반복되지 않는다. 이것은 "효과의 법칙(law of effect)"이라 불려왔다(Kandel et al., 2000b).

조작적 조건화는 환자가 치료를 의뢰할 때 보이는 행동을 결정하는 데 주된 역할을 수행한다. 예를 들어, 쇼핑을 위해 외출하여 넘어진 경험이 있는 허약한 노인은 그 활동을 반복할 가능성이 더 적다. 활동의 감소는 신체기능의 계속적인 감소를 야기하며, 이것은 결과적으로 그녀가 넘어질 가능성을 증가시킨다. 넘어질 가능성의 증가는 활동하지 않으려는 그녀의 욕구를 강화하고 활동에서 효과의 법칙을 계속 나타내게 된다. 치료사는 그녀의 활동수준을 회복하고 넘어질 가능성을 줄이도록 다양한 중재를 사용할지도 모른다. 한 가지 중재는 넘어짐에 대한 염려나 두려움을 감소시키기 위해 탈민감화(desensitization)를 사용하는 것이다. 예를 들어, 과거에 두려움을 불러일으킨 옥외의 상황에서 보행연습을 하는 것이다.

조작적 조건화는 임상 중재를 하는 동안에 하나의 효과적인 도구가 될 수 있다. 환자가 잘 해낸 일에 대해서 치료사가 말로 칭찬하는 것은 몇몇 환자(전체 환자는 아니지만)에게는 강화제로서의 역할을 한다. 어떤 특정 움직임이 환자가 바라는 어떤 과제를 성공적으로 성취함으로써, 보상을 받도록 치료 세션을 설정하는 것은 조작적 조건화의 하나의 매우 효과적인 예이다.

이들 유형의 내재적 기억에 기여하는 뇌의 영역에는 움직임의 조건화(예: 어떤 유형의 고전적 조건화 및 안뜰안구반사와 같은 반사의 조절을 얻기 위한)를 위한 소뇌 및 심부 소뇌핵, 감정을 수반하는 적응을 위한 편도핵, 감정(예: 유해한 넘어짐 후 고령자에서의 넘어짐에 대한 두려움과 같은 조건화된 두려움에 대한), 그리고 겉질의 가쪽등쪽 운동앞영역(특정의 감각사건을 특정 움직임과 연관시키기 위한)을 포함한다. 그림 2.1에서 보여주는 것처럼, 이들 유형의 내재적 기억에 기여하는 뇌의 영역이다(Kandel et al., 2000b; Krakauer & Ghez, 2000).

절차학습(Procedural Learning). 비서술적 또는 내재적 학습의 또 다른 유형은 절차 학습이고, 이것은 습관처럼, 주의나 의식적인 생각 없이 자동적으로 수행될 수 있는 과제를 학습하는 것을 말한다. 절차학습은 많은 시행(trial)을 거쳐 행동의 반복을 통해 천천히 전개되는 것이다. 그리고 이것은 실행된 과제 수행의 향상을 통해 표현된다. 다른 형태의 내재적 학습과 마찬가지로, 절차학습은 각성, 주의 또는 다른 고도의 인지과정을 필요로 하지 않는다. 운동기술을 습득하는 동안에, 변화하는 환경 하에서 계속해서 움직임을 반복하는 것은 보통 절차학습으로 이어질 것이다. 즉, 사람은 움직임 그 자체 또는 "움직임의 도식(movement schema)"이라 일컬어지는 움직임의 규칙을 자동적으로 학습한다.

예를 들어, 환자에게 의자에서 침대로 이동하는 것을 가르칠 때, 우리는 흔히 이동 과제(transfer task)를 수행하는 데 효과적인 움직임 전략을 학습하도록, 환자로 하여금 과제를 반복해서 연습하게 한다. 매우 다양한 상황과 맥락 속에서 환자가 효과적으로 이동하도록 더 잘 준비하기 위해 다양한 높이의 의자부터 그리고 침대와 관련된 다양한 위치에서 움직이는 것을 학습하기 위해, 각각 상이한 조건 하에서 연습한다. 이와 같이 환자는 이동과제와 연관된 규칙을 만들기 시작한다. 이동에 대한 규칙을 개발함으로써, 환자로 하여금 익숙하지 않은 환경에서 안전하게 이동할 수 있도록 할 것이다. 변화하는 상황 하에서, 과제를 반복해서 연습하는 것은 효과적이고 안전한 이동의 재획득의 기저를 이루는 효율적인 절차 학습이 되게 할 것이다. 그림 2.1에서 보여준 것처럼 기저핵의 줄무늬체는 절차 학습에 중요하다(Kandel et al., 2000b).

서술적 또는 외재적 학습
Declarative or Explicit Learning

비서술적 또는 내재적 학습은 그 특성이 보다 반사적이고, 자동적이고, 또는 습관적이며, 이러한 학습을 형성하기 위해서는 빈번한 반복을 필요로 하는 반면, 서술적 학습은 의식적으로 상기할 수 있는 지식으로 이어지고, 따라서 각성, 주의 및 성찰(reflection)과 같은 과정을 필요로 한다(Kandel et al., 2000b). 앞에서 언급한 것처럼, 서술적 학습은 사실에 입각한 지식(흔히 물체, 장소, 사건과 연관성이 있는)을 기억하는 능력을 포함하고 있다. 서술적 학습은 "나는 먼저, 맨 위의 단추를 채우고 다음의 단추를 채운다"와 같은 서술적 문장으로 표현할 수 있다. 치료사는 환자가 기능적 기술을 재습득하는 것을 도울 때, 흔히 서술적 학습을 사용한다. 치료사는 앉은 자세에서 선 자세로 이동하는 것에 어려움이 있는 환자에게 다음과 같은 구체적인 순서를 가르칠지도 모른다. 즉, 먼저 의자의 끝으로 이동해서 "발가락 위로 코가 오도록" 몸을 앞쪽으로 기울인 다음 일어서도록 한다. 지속적인 반복은 서술적 지식을 비서술적 또는 절차적 지식으로 변환시킬 수 있다. 우리의 예에서는 환자가 처음으로 일어서는 것을 학습할 때, 그들이 이것을 시행하는 동안에 서는 단계를 구두로 서술할지도 모른다. 그러나, 반복함으로써 일어서는 움직임이 자동적 운동 활동으로 된다. 즉, 의식적인 주의와 모니터링을 필요로 하지 않는 활동이 된다.

서술적 학습의 이점은 이것이 학습된 것 이외의 방법으로 연습할 수 있다는 것이다. 예를 들어, 숙련된 스키 선수가 한 시간에 120마일의 속도로 활강경기 비탈을 활강할 준비를 하고 있을 때, 마음속으로는 경기를 예행연습을 하고 어떻게 달릴 것인가를 생각하고 있을 것이다. 또한 경기를 준비 중인 피겨 스케이트 선수가 얼음판 위로 올라가기 전에, 그들이 스케이팅을 하는 순서를 마음속으로 연습할 것이다.

치료에서, 손상으로 인해 상실된 기술을 재습득하는 환자를 도울 때, 절차(내재적) 학습 또는 서술적(외재적) 학습의 어느 것에 중점을 두어야 하는가? 이것은 복잡한 문제이고 부분적으로는 중추신경계 병리의 위치와 유형에 좌우된다. 제5장에서 더 상세하게 논의될 것이지만, 신경 병리의 몇 가지 유형은 내재적 학습에 손상을 주는 한편, 다른 유형은 외재적 학습에 영향을 준다. 서술적 학습은 수행될 과정을 구두로 표현하는 능력을 필요로 하기 때문에, 이것은 지식을 상기하고 표현하는 능력이 손상된 인지 또는 언어 결손이 있는 환자에게는 쉽게 사용될 수 없다. 그러나, 움직임 기술을 서술적으로 가르치는 것은 환자가 피로와 같은 신체상태가 보통 이것을 제한할 때, 그들에게 이용 가능한 연습의 양을 증가시키면서 움직임을 마음속으로 예행연습을 하는 것을 가능케 할 것이다.

서술적 학습의 기저를 이루는 신경회로에는 몸감각, 시각, 청각을 합성하는 감각연합겉질, 안쪽관자엽 영역(해마곁 및 후각주위겉질, 내후각겉질 및 치아이랑을 포함하는), 해마, 그리고 해마 이행부(subiculum)가 포함된다. 오른쪽 해마는 특히 공간 표현(즉, 공간과 상황에 대한 기억)을 위해 중요하고, 왼쪽 해마는 단어와 대상물의 기억을 위해 더우 중요하다. 이들 구성요소에 어떤 하나의 병변이 있어도 서술적 학습과 기억에 중대한 영향을 줄 것이다. 그러나, 장기기억은 연합영역에 저장되고, 따라서 이들 영역에 대한 손상은 초기 기억에 영향을 미치지 않는다(Kandel et al., 2000b).

서술적 또는 외재적 학습에는 부호화(encoding), 통합(consolidation), 저장 그리고 검색(retrieval)을 포함하는 네 가지의 서로 다른 처리과정이 수반된다. 부호화에는 방금 서술된 회로가 포함되고 주의를 필요로 한다. 부호화의 범위는 동기부여의 수준, 정보에 대한 주의의 정도, 이것을 이미 기억되어 있는 정보와 의미 있게 연관시키는 능력에 의해 결정된다. 통합에는 장기기억 저장을 위해 정보를 안정화시키는 과정이 포함되고, 신경세포의 구조적 변화를 수반한다. 저장에는 기억의 장기간 보유가 수반되고, 단기기억 또는 작업 기억의 제한된 용량과 비교하여 방대한 용량을 갖고 있다. 검색은 서로 다른 장기저장 장소로부터 정보의 상기를 수반한다. 개인은 서로 다른 장소의 조합으로부터 기억을 재구성하기 때문에, 이것은 왜곡되기 쉽다. 흥미로운 것은 기억은 만들어진 동일한 상황에서 검색될 때, 가장 정확하다는 것이다(Kandel et al., 2000b).

장기기억을 부호화하고 회상하는 데 중요한 기억의 마지막 한 가지 유형은 작업 기억 또는 단기 기억이다. 이 기억 시스템은 이마앞엽 겉질에 위치한 중추실행계라고도 알려진 주의 조절 시스템(attentional control system)과 2개의 예행연습 시스템(rehearsal system), 즉, 뒤쪽마루엽 또는 시각연합영역의 서로 다른 부분에 위치한 언어의 연습을 위한 발성의 고리(articulatory loop)와 시각과 행동을 위한 시공간 잡기장(sketch pad)으로 구성되어 있다.

이 정보는 움직임 기술을 가르치는 것은 환자가 고도로 동기가 부여되고 과제에 전적으로 참여하며, 그리고 새로운 정보를 그들이 이미 과제에 대해서 알고 있는 정보와 관련짓거나 통합할 수 있을 때, 최적화할 수 있다는 것을 시사하고 있다. 보행을 재훈련할 때, 신문을 가지러 우편함까지 걸어가는 것, 그들이 과제 지시와 그들 자신의 수행 결과에 완전히 관심을 가질 수 있는 환경에서 그들과 함께 일하는 것, 그리고 그들이 치료 세션이 지난 후 이들을 기억할 수 있도록 향상된 보행 특성을 위한 지침을 이전의 지식과 연관시키는 것을 할 수 있는 것 같은 환자에게 중요한 목표를 찾는 것은 중요할 것이다.

운동학습 이론
THEORIES OF MOTOR LEARNING

운동조절에 대한 이론들이 존재하는 것처럼, 운동학습에 대한 이론들이 존재한다. 즉, 숙련된 행동의 습득 또는 수정의 본질과 조절에 대한 추상적 관념의 한 집단이 있다. 운동조절 이론과 마찬가지로, 운동학습 이론은 신경계의 구조와 기능에 관한 현재의 지식에 기초해야 한다. 다음의 절에서는 운동학습의 이론을 검토하고, 또한 기능회복과 관련된 몇 가지 이론에 대한 간략한 논의가 포함되어 있다.

Schmidt의 도식이론
Schmidt's Schema Theory

1970년대에, 체육 분야의 연구자인, Richard Schmidt는 그가 "도식이론"이라 부른 새로운 운동학습이론을 제안하였다. 이 이론은 열린 고리(open-loop) 조절과정과 일반화된 운동프로그램 개념을 강조하였다(Schmidt, 1975). 비록 운동프로그램의 개념이 운동조절을 이해하는 데 필수적이라 생각되었지만, 운동프로그램이 어떻게 학습될 수 있는가에 대한 문제는 아직 아무도 다루지 않았다. 앞서 많은 연구자들이 했듯이, Schmidt는 운동프로그램이 움직임의 세부사항을 포함하지 않지만, 그 대신에 움직임의 특정 종류의 일반화된 규칙을 포함하고 있다고 제창하였다. 그는 새로운 운동프로그램을 학습할 때, 사람은 다양한 상황에 적용될 수 있는 일반화된 일련의 규칙을 학습한다고 예측하였다.

이 운동학습 이론의 핵심은 도식(schema)의 개념이며, 이것은 오랜 세월 심리학에서 중요한 것이었다. 도식이라는 용어는 원래 어떤 부류의 사물에 대한 다양한 제시에 뒤따르는 기억에 저장된 추상적 묘사를 언급하는 것이었다. 예를 들어, 많은 다양한 유형의 개를 본 후, 일반적 개의 특성에 대한 일련의 추상적 규칙을 우리의 뇌 속에서 저장하기 시작한다고 제안되었다. 그래서, 새로운 개를 볼 때마다 크기, 색깔, 모양이 어떠하든, 그것이 개라고 식별할 수 있다. 운동학습의 도식이론은 운동조절의 운동프로그램 이론과 동등하다. 이 두 이론의 핵심에는 일반화된 운동프로그램이 있다. 일반화된 운동프로그램은 어떤 주어진 움직임을 수행하는 데 필요한 근육활동의 공간적, 시간적 패턴을 만들어내는 규칙을 포함하고 있다고 생각되고 있다(Schmidt & Lee, 2011).

Schmidt는 개인이 움직임을 만든 후에, 네 가지 사항이 단기기억에 잠시 동안 저장된다고 제안하였다; (a) 신체의 위치와 조작되는 대상물의 무게; (b) 일반화된 운동프로그램에 사용된 파라미터(전체의 지속시간, 전체의 힘 및 근육의 선택); (c) 결과의 지식(knowledge of result; KR) 면에서의 움직임 결과; (d) 움직임 감각의 결과–즉, 그것이 어떻게 느껴지고, 보이고 그리고 들렸는가, 이다. 이러한 정보는 회상도식(운동)과 인지 도식(recognition schema)(감각)의 두 가지 도식으로 추상화될 수 있을 만큼 오랫동안 단기기억에 저장된다.

회상도식(recall schema)은 특정 반응을 선택하는 데 사용된다. Schmidt와 Lee(2011)는 회상도식이 다음의 방법으로 만들어질지도 모른다고 제안하고 있다. 사람이 특정 목표를 마음속에 갖고 움직임을 만들어낼 때마다, 정해진 체력과 같은 특정 움직임의 파라미터를 이용하고 그 다음에 움직임의 정확성에 대한 입력을 받는다. 서로 다른 결과를 야기하는 서로 다른 파라미터를 이용하여 반복된 움직임을 만든 후, 신경계는 파라미터의 크기와 움직임의 결과 사이의 관계를 만들어낸다. 각각의 새로운 움직임은 규칙을 개선하기 위해 내부 시스템에 새로운 기준점(data point)을 추가시킨다. 각각의 움직임 후에 정보의 출처는 회상 도식에서 보유되는 것이 아니라 만들어진 규칙에만 보유된다.

특정한 움직임을 만들 때, 움직임의 초기 조건과 추구되는 목표는 회상 도식에 입력하는 것이다. 초기 조건(예, 무거운 물건을 들어 올리는 것과 가벼운 물건을 들어 올리는 것)은 규칙을 나타내는 선의 기울기를 바꿀지도 모른다.

인지 도식(recognition schema)은 반응을 평가하기 위해 사용된다. 이 경우, 감각 결과와 이전의 유사한 움직임의 결과는 예상되는 감각 결과의 표현을 만들어내는 현재의 초기조건과 결합된다. 이것은 그 반응의 효율성을 평가하기 위해 진행되는 움직임으로부터의 감각정보와 비교된다. 사람이 움직임을 만들어낼 때, 그들은 원하는 결과를 선택하여 초기 조건을 고른다. 사람은 인지 도식의 규칙을 이용하여 움직임의 평가에 도움이 되는 예상되는 감각 결과를 판단할 수 있다. 움직임이 끝나면, 어떤 오류 정보가 도식으로 되먹임이 되고 그 도식은 감각 되먹임과 KR의 결과로서 수정된다. 따라서, 이 이론에 따르면, 학습은 만들어진 각각의 움직임과 함께 인지 도식과 회상 도식을 업데이트하는 진행 과정으로 구성된다.

도식이론에 대한 예측 중 하나는 연습의 변동성(variability)이 운동학습을 개선해야 한다는 것이다. Schmidt는 학습이 연습의 정도에 의해서만 영향을 받는 것이 아니라, 연습의 변동성에 의해서도 영향을 받는다는 가설을 세웠다. 따라서, 연습의 변동성이 증가함에 따라, 일반화된 운동프로그램 규칙은 더 강력하게 만들어졌다. 두 번째 예측은 어떤 움직임이 이전에 연습된 것과 유사한 움직임의 일부로서 만들어진 규칙에 기초하여 있다면, 만약 한 번도 만들어진 일이 없다 해도 이 특정 움직임이 정확히 만들어질지도 모른다는 것이다.

임상적 의미 *Clinical Implication*

도식 이론의 임상적 의미는 무엇인가? 도식이론에 따르면, 우리 환자인 Genise가 그녀의 마비된 손으로 우유가 들은 유리컵을 잡으려고 팔을 뻗는 것 같은 새로운 움직임 과제를 학습하고 있을 때, 이 과제를 많은 서로 다른 조건하에서 연습한다면 최적의 학습이 일어날 것이다. 이것에 의해 그녀가 팔 뻗기(reaching)를 위한 일련의 규칙을 개발하는 것을 가능케 할 것이고(회상 도식), 이것은 그 다음에 다양한 유리컵이나 컵에 팔 뻗기를 할 때에 적용할 수 있을 것이다. 그녀가 팔 뻗기와 들어올리기를 연습함에 따라, 그녀의 팔 뻗기의 초기 조건과 결과에 대한 감각정보는 인지 도식을 형성하는 데 사용될 것이며, 이것은 앞으로 팔 뻗기를 할 때 정확성을 평가하는 데 사용될 것이다. 팔 뻗기를 위한 규칙이 개선됨에 따라, Genise는 유리컵을 떨어트리거나 음료를 엎지를 가능성을 줄이면서 익숙하지 않은 유리컵을 집어 올리기 위해 더 적절한 팔 뻗기 전략을 사용하게 될 것이다. 많은 서로 다른 조건하에서 팔 뻗기 연습을 하는 것은 정확한 회상 도식과 인지 도식을 형성하는 데 필수적이다.

한계 *Limitations*

도식이론은 연구에 의해 뒷받침되고 있는가? 그렇기도 하고 그렇지 않기도 하다. 앞에서 언급한 것처럼, 도식 이론의 예측 중의 하나는 기술을 연습할 때, 다양한 형태의 연습은 가장 효과적인 도식 또는 운동프로그램을 만들어낼 것이다. 이 예측을 시험하기 위한 연구는 다음과 같은 패러다임을 이용해왔다. 두 집단의 시험 대상자가 새로운 과제로 훈련을 받는데, 한 집단에게는 일정한 연습조건이 주어지고 또 다른 집단에는 가변적인 연습조건이 주어졌다. 그 다음에, 두 집단 모두 새롭지만 유사한 움직임으로 시험된다. 도식 이론에 따르면, 두 번째 집단은 과제에 관한 폭넓은 규칙의 일습을 개발하고 새로운 상황에 규칙을 적용하도록 하기 위해 첫 번째 집단보다 더 높은 수준의 수행을 보여주어야 하였다. 반면에, 첫 번째 집단은 새로운 상황에 용이하게 적용할 수 없는 제한된 규칙으로 매우 좁은 도식을 개발했어야 하였다.

정상적인 성인에 대한 연구들에서는 그 뒷받침이 각기 다르다. 많은 연구에서는 변동이 심한 연습이 효과가 크다는 것을 보여주고 있다. 한편, 몇몇 연구에서는 효과가 매우 작거나 전혀 없다는 것을 보여주고 있다. 그러나, 어린이에서의 연구에 관해서는 강력한 뒷받침이 있어 왔다. 예를 들어, 7세와 9세의 어린이는 가변적인 거리 또는 고정된 거리 너머로 콩 주머니(beanbag)를 던지는 훈련을 받았다. 새로운 거리에서 콩 주머니를 던지도록 어린이에게 요구하였을 때, 가변적 거리에서 연습한 집단이 고정된 거리에서 연습한 집단보다 상당히 좋은 점수를 얻었다(Kerr & Booth, 1977). 이 실험에서 왜 어린이와 성인 사이에서 차이가 있는 것일까? 이것은 일상 활동에서 성인은 이미 의미 있는 가변적인 연습을 하지 않은 실험적인 과제를 찾기 어려운 반면, 경험이 훨씬 적은 어린이는 더 단순한 대상이라는 것을 시사하고 있다(Shapiro & Schmidt, 1982). 그러므로, 이 실험은 어린이에게 더 효과가 있는 것인지도 모른다.

그 이론의 또 다른 한계는 특이성이 없다는 것이다. 이것은 일반화된 운동프로그램 또는 다른 도식이 어떻게 만들어지는가를 예측하지 못한다. 즉, 사람은 어떤 도식이 존재하기 전에 자기의 첫 움직임을 어떻게 만들어내는지를 예측하지 못한다는 것이다. 게다가, 그 일반화된 특성 때문에, 검사할 수 있는 인지 가능한 기전이 거의 없다. 따라서, 운동학습을 하는 동안에, 도식 처리 그 자체가 다른 시스템과 어떻게 상호작용을 하고 이것이 어떻게 이 움직임의 조절을 보조하는지 분명하지 않다.

생태학적 이론 Ecological Theory

Karl Newell은 탐색 전략의 개념에 기초한 하나의 운동학습 이론을 만들어내기 위해 시스템 이론과 생태학적 운동조절 이론의 양자로부터 아주 많은 것을 이끌어내었다(Newell, 1991). Schmidt(1975)가 제안한 이전의 학습이론에서는 연습이 운동프로그램의 강도를 점진적으로 증진시키기 때문에 행동에서의 누적되고 연속적인 변화를 만들어내었다고 하였다. 연습을 하여 더 적절한 행동의 표현이 발달된다고 제안하였다.

이와는 대조적으로, Newell은 운동학습이 과제와 환경적 제약이 일치하는 방법으로 지각과 행동 사이의 협응을 증가시키는 과정이라고 제안하고 있다. 그는 이것으로 무엇을 의미하고 있는 것일까? 그는 연습하는 동안에, 과제를 해결하는 최적의 전략을 위한 탐색이 있다고 제안하고 있다. 최적의 전략을 위한 이 탐색의 일부에는 과제에 대한 적절한 운동반응의 발견만이 아니라 가장 적절한 지각 단서(perceptual cue)의 발견도 포함되어 있다. 따라서, 지각 시스템과 활동 시스템의 양쪽 모두가 최적의 과제 해결에 통합되거나 매핑(mapping)된다.

최적의 전략을 찾는 데 매우 중요한 것은 지각과 운동의 작업공간을 탐색하는 것이다. 지각 작업공간을 탐색하는 것에는 특정의 과제 수행에 가장 연관성이 있는 것을 식별하기 위해 가능한 모든 지각 단서를 탐색하는 것이 포함된다. 하나의 과제가 수행되는 방법에 매우 중요한 지각 단서는 또한 "규제적 단서(regulatory cue)"라고도 불린다(Gentile, 1972). 마찬가지로, 운동 작업공간을 탐색하는 것은 과제를 위한 최적 또는 가장 효율적인 움직임을 선택하기 위해 가능한 움직임 범위의 탐색이 수반된다. 그리고, 특정 과제를 위한 최적의 해결책은 적절한 지각 단서와 최적의 움직임 전략을 포함시키는 것이다. Newell은 자기 이론의 하나의 유용한 성과는 최적의 과제와 관련된 해법에 필수적인 중요한 지각 변수를 식별할 수 있는 추동력(impetus)일 것이라고 믿고 있다. 이들 중요한 변수는 지각정보와 움직임 파라미터의 효율적인 매핑을 만들어내는 탐색 전략을 설계하는 데 유용할 것이다.

생태학적 이론에 따르면, 지각정보는 운동학습에서 수많은 역할을 하고 있다. 규범적 역할에서 지각정보는 과제의 목표와 학습될 움직임을 이해하는 것과 연관성이 있다. 이 정보는 전형적으로 시범을 통해 학습자에게 제공되어 왔다.

지각정보의 또 다른 역할은 이동하는 동안(동시 되먹임, 때로는 "수행의 지식(knowledge of performance)[KP]"이라고도 불린다)과 이동이 완료되었을 때(결과의 지식: knowledge of result :KR) 양쪽 되먹임이다. 마지막으로, 지각정보는 그 과제의 요구에 적합한 지각 또는 운동 해결을 위한 탐색을 구조화하는 데 사용될 수 있다고 제안하고 있다. 따라서, 이 접근법에서는 운동학습은 행동의 규칙에 기초한 표현에 의해서가 아니라, 지각과 행동의 최적의 과제와 관련된 매핑을 특징으로 한다.

Newell은 기술학습(skill learning)을 강화하는 방법을 논의하고 있다. 첫 번째는 학습자가 지각 또는 운동의 작업공간의 본질을 이해하도록 돕는 것이다. 두 번째는 수행자가 탐색 공간에서 사용하는 자연스런 탐색 전략을 이해하는 것이다. 세 번째는 탐색을 촉진하도록 증가된 정보를 제공하는 것이다. 이 이론의 하나의 핵심적 예측은 운동기술의 전달(transfer)은 이 두 가지 과제 사이의 유사성에 좌우되지만, 최적의 지각 전략과 운동 전략 사이의 유사성에 특별히 더 좌우된다는 것이다. 이 이론에서 운동기술의 전달은 이 과제에서 사용된 근육 또는 조작된 대상물과 비교적 관계가 없을 것이라는 것이다.

요약하면, 운동학습에 대한 이 새로운 접근법은 과제수행을 위한 최적의 전략을 만들어내기 위해 지각/운동 작업공간의 역동적 탐색활동을 강조하고 있다.

임상적 의미 Clinical Implication

운동학습의 생태학적 이론에 대한 임상적 의미는 무엇인가? 도식이론에서와 같이, 우리 환자인, Genise가 유리컵에 팔을 뻗는 것 같은 그녀의 마비된 팔로 움직임을 재학습하고 있을 때, 다양한 물질이 들어가 있는 다양한 유리컵에 팔을 뻗는 반복된 연습은 팔 뻗기 과제를 위한 적절한 운동역학에 적합을 시키는 학습으로 이어질 것이다. 게다가, 생태학적 이론은 Genise가 행동을 조직화하는 데 중요한 관련된 지각 단서를 구별하는 방법을 학습해야 한다는 것을 시사하고 있다. 우유가 들은 유리컵에 팔을 뻗어 컵을 들어올리기 위한 관련된 지각단서에는 유리컵의 크기, 컵의 표면이 얼마나 미끈거리는가, 그리고 얼마나 컵에 가득 차 있는가를 포함되고 있다. 따라서, 팔 뻗기를 재학습하기 위해서는 Genise는 효과적인 운동 전략을 개발해야 할 뿐만 아니라, 그녀는 또한 관련되는 지각 단서를 인식하고 이들을 최적의 운동 전략에 적합을 시키는 방법을 학습해야 한다. 지각 단서가 무거운 유리컵을 시사하고 있다면, 그녀는 더 힘을 주어 컵을 쥘 필요가 있을 것이다. 유리컵이 가득 차 있다면, 움직임의 속도와 궤도는 그 상황을 수용할 수 있도록 수정되어야 한다. 만약 Genise가 이들 중요한 지각 단서를 인식하지 못한다면, 최적의 것이 아닌 운동 전략이 만들어질 것이다. 즉, 그녀는 유리컵 안에 들어있는 액체를 엎지를지도 모르고, 또는 유리컵이 미끄러질지도 모른다.

유리컵의 색깔과 같은 지각 단서는 비규제적 단서(nonregulatory cues)이고, 이것은 움켜잡기를 위한 최적의 움직임 전략을 개발하는 데 중요하지 않다. 따라서, 운동기술의 회복을 하는 동안에 "운동학습"의 중요한 부분은 관련이 없는 지각 단서를 관련된 지각 단서와 정확히 구별하는 것을 학습하는 것이다.

한계 *Limitations*

이 이론은 운동학습(개인, 과제 및 환경 사이의 상호작용을 다루는 것)에서 고려할 필요가 있는 변수 이상의 것을 고려하지만, 이것은 여전히 매우 새로운 이론이다. 그 주된 한계 중의 하나는 어떤 체계적인 방법으로 운동기술 습득의 특정한 예에 아직 적용되지 않았다는 것이다.

운동기술 학습 단계와 관련된 이론
THEORIES RELATED TO STAGES OF LEARNING MOTOR SKILLS

또 다른 일련의 이론은 시간적인 관점에서부터의 운동학습에 초점을 맞춰서 학습과정을 더 주의 깊게 특징지으려고 시도한다. 이들 이론은 기술 습득의 초기단계를 설명하는 것으로 시작하여 시간경과에 따라 학습이 어떻게 일어나는가를 설명한다.

Fitts와 Posner의 3단계 모델
Fitts and Posner's Three-Stage Model

심리학 분야의 두 연구자인, Fitts와 Posner(1967)는 새로운 기술의 학습에 수반되는 단계와 관련된 운동학습 이론을 설명하였다. 그들은 기술학습에 수반되는 세 가지 주요 단계가 있다고 제안하고 있다. 첫 번째 단계에서는 학습자는 과제의 본질을 이해하고 과제수행에 사용될 수 있는 전략을 개발하며, 과제를 어떻게 평가해야 하는지를 결정하는 것에 관심이 있다. 이러한 노력에는 주의와 같은 높은 수준의 인지활동을 필요로 한다. 따라서, 이 단계를 "학습의 인지단계"라 부르고 있다.

이 단계에서는 사람은 작동하지 않는 전략은 버리는 한편, 작동하는 전략은 유지하는 등, 다양한 전략으로 실험한다. 수행은 상당히 가변적으로 되는 경향이 있는데, 이것은 아마도 과제수행을 위한 많은 전략이 시도되었기 때문일 것이다. 그러나, 수행의 개선은 제1단계에서 매우 크게 나타났으며, 이것은 과제에 대한 가장 효과적인 전략을 선택한 결과이기 때문일 것이다.

Fitts와 Posner는 기술 습득의 제2단계를 "연합단계(associated stage)"라 부르고 있다. 이때까지는 그 사람은 과제를 위한 최상의 전략을 선택하여 왔고 지금은 그 기술을 개선하기 시작하고 있다. 따라서, 이 단계 동안에는 수행의 변동성은 적고 또한 개선이 더 천천히 일어난다. 사람은 대체 가능한 전략 중에서 선택하는 것보다 오히려 특정한 패턴을 개선하는 데 더 초점을 맞추기 때문에, 학습의 언어/인지 측면은 이 단계에서는 덜 중요하다고 제안하고 있다(Schmidt & Lee, 2011). 이 단계는 수행자와 연습의 강도에 따라, 며칠에서부터 몇 주일 또는 몇 개월까지 지속될지도 모른다.

기술 습득의 세 번째 단계는 "자율 단계(autonomous stage)"라 불려왔다. Fitts와 Posner는 그림 2.2에서 보여주는 것처럼, 이 단계를 그 기술의 자동성(automaticity)과 수행을 위해 필요로 하는 낮은 정도의 주의에 의해 정의하고 있다. 따라서, 사람은 수행을 방해할지도 모르는 장애물을 위한 환경을 세밀히게 조사하는 것과 같이, 일반적으로 기술의 다른 측면에 자기의 주의를 기울이기 시작할 수 있다. 또는 그 사람은 하나의 2차 과제(과제를 수행하는 동안에 친구에게 이야기하는 것 같은)에 초점을 맞추거나 피로해지지 않도록 자기의 에너지를 절약하는 것을 선택할지도 모른다.

몇 가지 조사연구는 운동학습의 후기 단계에서 운동기술이 더 자동화됨에 따라, 주의자원(attentional resources)을 덜 필요로 한다는 가설을 지지하여 왔으며, 사실상 과제 요소에 너무 많은 주의를 기울이면 수행을 저하시킬지도 모른다(Beilock et al., 2002; Wulf & Weigelt, 1997).

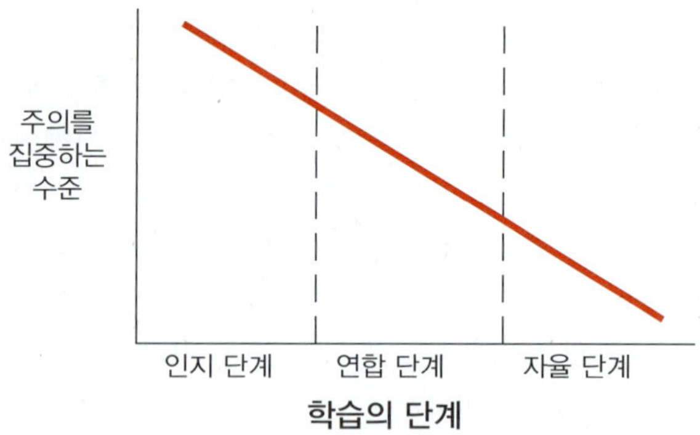

그림 2.2 Fitts와 Posner(1967)가 개요를 설명한 운동기술 습득의 세 단계와 연관성이 있는 주의 요구의 변화.

예를 들어, Perkins–Ceccato 등(2003)은 골프 스윙의 모습에 초점을 맞추고 표적에서부터의 거리에 따라 힘을 조절하는 것(내부 초점[internal focus])과 같은 과제의 운동요소에 주의를 집중시키도록 요구받았을 때, 기술을 막 배우고 있는 초보자는 외부 초점(external focus)을 사용하는 것(공을 가능한 한 표적에 가깝게 치는 것)과 비교하여 성적이 더 좋아졌다는 것을 보여주었다. 이와는 대조적으로, 기술이 숙련된 사람은 스윙의 요소에 내부 초점을 맞췄을 때, 수행이 저하한다는 역효과를 실제로 보여주었다.

Beilock 등(2002)에 의한 연구에 따르면, 경험이 풍부한 골퍼가 단계적인 퍼팅을 하는 것에 주의를 집중할 때보다 이중과제(dual–task) 조건 하에서의 퍼팅에서 더 정확하였다. 이에 더해서, 숙련된 축구선수는 잘 쓰는 오른발로 이중과제 하에서의 드리블을 더 잘 수행하였으나, 덜 숙련된 왼발을 사용할 때는 기술에 초점을 맞춘 조건에서 드리블을 더 잘 수행하였다. 초보자는 또한 그들이 사용한 발에 관계없이 기술에 치중할 때 더 잘 수행하였다. 이러한 것은 잘 학습된 과제의 수행은 2차적인 관제로 연습하였을 때 실제로 개선될 수 있다는 것을 시사하고 있다. 왜 이러한 일이 일어나는 것일까? 인지자원(cognitive resources)을 자동화된 잘 학습된 과제에 치중하는 것은 실제로 자동 운동조절 과정에 지장을 줄 가능성이 있다.

임상적 의미 *Clinical Implications*

이 3단계 모델은 환자의 운동기술 습득을 이해하는 데 어떻게 도움이 될 수 있는 것일까? 이 이론은 Genise(뇌졸중이 있었던 우리 환자)가 다음과 같은 방법으로 유리컵에 팔을 뻗는 것을 배울 것이라는 것을 시사하고 있다. 유리컵에 팔을 뻗는 것을 처음으로 학습할 때, 이 과제는 상당히 많은 주의력과 의식적 생각을 필요로 할 것이다.

Genise가 처음에는 실수를 많이 하여 많은 물을 엎질렀을 것이지만, 그녀는 이 과제를 완수하기 위해 다양한 움직임 전략으로 실험을 하였다. 그러나, 두 번째 단계로 이동하였을 때, 그녀가 최적의 전략을 개발함에 따라 유리컵을 향한 그녀의 움직임은 세련된 것이 될 것이다. 이 시점에서, 과제는 그녀의 완전한 주의를 필요로 하지 않는다. 세 번째 자율 단계에서는 Genise는 대화를 계속하거나 또는 다른 과제에 참여하면서 유리컵에 팔을 뻗을 수 있을 것이다.

운동학습에 대한 Bernstein의 3단계 접근법: 자유도를 터득하는 것

Bernstein's Three-Stage Approach to Motor Learning: Mastering Degrees of Freedom

운동학습 단계와 관련된 또 다른 이론은 원래 Bernstein(1967)의 연구에서 비롯되었고, 그 뒤에 동적 시스템 이론과 운동발달 영역의 연구자들에 의해 확장되었다(Fentress, 1973; Newell & van Emmerik, 1989; Southard & Higgins, 1987). 이 이론에서는 새로운 움직임 기술을 학습하는 핵심 구성요소로서의 움직임에 관여하는 신체분절의 자유도를 조절하는 것에 중점을 두었다. 첫 번째 단계에서는 최소한으로 조절되어야 할 관절의 자유도 수의 감소가 있다. 즉, 짝을 이루는 관절의 움직임 사이에 높은 상관관계가 있는 관절가동범위의 감소가 있다.

이 이론은 초보자 또는 영유아가 새로운 기술을 처음으로 학습할 때, 그들이 과제를 수행하면서 그 과제를 더 쉽게 수행할 수 있도록 신체의 자유도는 제약된다(즉, 자유도를 동결한다)는 것을 제안하고 있다. 최근의 검토에 따르면, 새로운 움직임과 스포츠 기술을 학습하기 위한 자유도를 동결하는 CNS 전략은 선호하지 않는 손으로 글씨 쓰기, 화살(dart) 던지기, 스키 타기 시뮬레이터, 축구공을 발로 차기, 배구공의 서브를 넣기 또는 손과 발로 걷기와 같은 매우 다양한 시나리오로 조사되어 왔다는 것을 보여주고 있다(Guimarães et al., 2020). 예를 들어, 처음으로 망치를 사용하는 것을 학습하는 사람은 팔목관절에서 작용근(agonist)과 대항근(antagonist)이 동시수축을 하여 이 관절을 뻣뻣하게 만들어 팔꿈치에서 망치의 움직임을 주로 조절할지도 모른다. 학습자는 이 단계에서 과제를 합리적이고 정확하게 수행할 수 있지만, 그러나 움직임은 활동적으로 효율적이지 못하여 수행자는 환경의 변화에 유연하게 대처할 수 없다. 과제가 점진적으로 숙달됨에 따라, 학습자는 손목관절의 자유도를 풀어주어 2개의 관절에서 움직임을 협동시키는 것을 학습하며, 이것은 움직임의 더 많은 효율, 자유도, 탐색을 허용하고, 나아가서는 전체적인 기술이 향상된다. 기술 등급(즉, 불연속 대 연속)과 기술의 목표(예: 균형, 속도, 또는 정확도) 사이의 상호작용이 자유도의 동결/풀어줌의 수준을 결정할 수 있는 것처럼 보인다(Guimarães et al., 2020). 하나의 과제를 학습하는 초기 단계 동안에 자유도를 동결하는 경향은 균형조절을 개발하는 동안에 볼 수 있다. 갓 일어서는 영유아는 다리와 몸통의 자유도를 동결시켜 균형에 대한 위협에 대응하여 발목관절 주위만 흔들릴지도 모른다. 경험과 연습으로 영유아가 엉덩이에서도 흔들림을 조절하는 것을 학습할 때, 사용되는 자유도가 점진적으로 증가할지도 모른다(Woollacott et al., 1998).

Vereijken 등(1992)은 이 접근법을 채택하여 이것을 운동학습의 단계 모델을 개발하는 데 사용하였다. 그들은 운동학습의 첫 단계는 초보자 단계이고 학습자가 자유도를 줄이기 위해 움직임을 단순화하는 초보자 단계라고 시사하고 있다. 그들은 이것이 다양한 관절이 일체가 되어 움직이도록 제약하거나 결합시키거나 움직임에 관여하는 다수의 관절 각도를 고정시킴으로써 성취된다고 제안하고 있다. 이들 제약(constraints)은 변화하는 과제 또는 환경적 요구에 대응하여 효율성과 유연성을 희생하여 만들어진다.

상급단계(advanced stage)라 불리는 이 두 번째 단계에서는 수행자는 과제에 관여하는 더 많은 관절에서 움직임을 허용함으로써 부가적인 자유도를 풀어주기 시작한다. 이제는 관절은 과제요구의 필요에 따라 독립적으로 조절될 수 있다. 관절에서의 작용근과 대항근의 동시수축은 줄어들 것이고 수많은 관절에 걸친 근육의 협동작용(muscle synergies)은 과제와 환경요구에 더 적응할 수 있는 잘 협응된 움직임을 만들어내는 데 사용될 것이다. 예를 들어, 자세 발달에서는 이것은 영유아가 더 복잡한 균형 과제를 터득하기 때문에 엉덩관절, 무릎관절 및 발목관절을 동등하게 사용하여 균형을 잡기 시작하는 것을 가능케 할 것이라는 가설을 세울지도 모른다(Bernstein, 1967; Newell & Vaillancourt, 2001).

전문가 단계(expert stage)라 불리는 이 세 번째 단계에서는 환자 개개인은 가장 효율적이고 협응된 방법으로 과제수행에 필요한 모든 자유도를 풀어주게 된다. Bernstein은 또 다른 분절에 영향을 주는 하나의 분절의 힘의 반응현상(reactive phenomena)의 악용(exploitation)도 있다는 것을 예측하고 있다. 즉, 사람은 움직임 조절에서 점점 더 수동적인 힘을 사용하여 능동적 힘의 소비를 적게 하고 에너지를 보다 효율적으로 사용하는 것을 가능케 하며, 그 결과 피로를 줄일 수 있게 한다는 것이다. 이와 같이, 개인은 근골격계와 환경의 역학(mechanics)을 이용하고 움직임의 효율을 최적화하는 것을 학습하여 왔다. 그들은 속도와 같은 움직임의 특성을 높이고 에너지 비용을 줄이기 위해 팔다리의 역학적인 특성과 관성의 특성을 잘 활용할 수 있다(Rose, 1997; Schmidt & Lee, 2005; Vereijken et al., 1992).

운동기술(motor skill)의 단계에 관한 이러한 일반적인 가설은 수많은 연구에 의해 뒷받침되어 왔다. 예를 들어, 성인의 기술 학습에서, Arutyunyan 등(1969)은 권총 사격 선수들이 그들의 조준 동작에서 먼저 어깨관절의 조절을 사용하고, 자유도를 줄이기 위해 팔의 다른 관절들을 동결(고정)시킨다는 것을 보여주었다. 연습의 증가와 더불어, 팔의 자유도는 증가하여 먼쪽 관절을 포함하게 된다.

Broderick와 Newell(1999)은 농구에서 공을 튀기기(bouncing)에서의 기술 진전이 어깨관절과 팔목관절의 움직임으로 시작하여 추가 훈련으로 이전에 억제되어 있던 팔꿉관절을 풀어주는 것으로 진행된다는 것을 알게 되었다. 이것은 또한 영유아의 발차기(leg kicking)와 조기보행의 발달에서도 뒷받침되어 있고, 조절(adjustment)과 통제(modulation)의 증가를 수반하는 주로 조정이 거의 없는 몸쪽(엉덩관절) 조절에서부터 먼쪽(무릎관절과 발목관절) 조절로의 진행이 관찰된다(Hallemans et al., 2007; Jensen et al., 1995; Newell & Vaillancourt, 2001).

흥미롭게도, Bernstein의 운동학습 모델의 마지막 단계도 또한 운동조절 문헌에서 뒷받침되는 증거를 받았다. Schneider와 Zernicke(1989)는 팔의 동작(motion) 과제 패턴을 연습한 후에, 대상자들이 움직이는 팔다리의 수동적인 상호작용을 하는 구성요소에 대한 상호보완적인 힘으로서 능동적인 근력을 사용할 수 있었다는 것을 알게 되었고, 이렇게 하여 반동력(reactive forces)을 이용하여 자신들이 긴장을 일으킬 필요성을 감소시킨다.

임상적 의미 *Clinical Implications*

Bernstein의 운동학습 3단계 이론은 수많은 임상적 의미를 갖고 있다. 첫째로, 이것은 운동기술을 습득하는 초기 단계 동안에 근육의 동시 활성화(coactivation)가 존재한다는 것에 대한 설명과 그리고 팔다리를 동적으로 조절하는 것을 학습할 수 없는 환자에서의 계속 진행 중인 하나의 전략으로서 설명이 가능하다는 것을 시사하고 있다. 동시 활성화는 하나의 관절을 뻣뻣하게 만들고(경직시키고) 따라서 자유도를 제한하는 것에 도움이 된다는 하나의 설명이 있다. 이 전략은 사실상 그 기저에 있는 문제 즉, 팔다리 분절의 자유도를 조절할 수 없는 것에 대한 합리적인 해법일지도 모른다.

이 이론은 재활에서 발달단계의 이용에 대한 새로운 이론적 근거를 제공한다. 전통적으로, 성인 환자에서 발달단계의 개요를 말하는 것은 신경 성숙의 이론적 근거에 기초하였다. 그 대신에, 운동발달은 생체역학적 관점에서 자유도의 해방으로 간주할 수 있다. 예를 들어, 네발로 자기 자신을 지지하는 것부터 똑바로 무릎서기로, 그리고 독자적 선 자세로의 진전은 조절되어야 할 자유도의 수의 점진적인 증가로 간주할 수 있다. 따라서, 환자가 선 자세의 조절을 학습하기 전에 똑바로 무릎서기 자세를 유지하는 것을 연습하게 하는 것은 신경학적 관점보다는 오히려 역학적(즉, 자유도를 조절하는 것) 관점에서 이 이론을 사용하는 것을 정당화할 수 있을 것이다.

마지막으로, 이 이론은 협응의 문제가 있는 환자에서 운동기술을 학습하는 초기단계 동안에 외부로부터의 지지를 제공하는 것이 중요하다는 것을 제안하고 있다. 외부로부터의 지지를 제공하는 것은 환자가 맨 처음에 조절을 학습해야 하는 자유도를 제한하게 된다. 협응 능력이 향상됨에 따라, 환자가 더욱더 자유도를 조절하는 것을 학습함에 따라 체계적으로 지지가 철회될 수 있다.

Malachi는 자기 팔을 사용하는 능력을 제한하는 몸통 자세조절이 현저하게 손상되어 있다. Malachi가 조절해야 하는 자유도(즉, 몸통 분절)를 제한하기 위해 서로 다른 몸통분절에서 치료사에 의해 외적인 지지가 제공되고 있다. 일단 치료사에 의해 제공된 몸통지지 수준이 제한되지 않은 몸통 분절을 조절하는 Malachi의 능력에 비해 최적이 되면, 팔(상지)의 기능에 대한 제한으로서의 자세조절은 줄어들어 Malachi는 팔의 움직임 능력을 더 자유롭게 탐색할 수 있다.

더욱더 큰 조절을 용이하게 하기 위해 자유도를 체계적으로 조절한다는 이 개념은 Malachi와 같은 어린이들의 몸통 자세조절을 훈련하는 하나의 방법인, 표적으로 하는 훈련의 기초이다.

3단계 모델/접근법에 대한 제한

Limitations to the Three-Stage Model/Approach

부분적으로는 많은 대상자를 실험실 과제의 이 기술 수준으로 끌어올리려면 수개월에서 수년이 걸릴 것이기 때문에, 학습의 자율단계 또는 전문가 단계에 중점을 둔 연구는 거의 없었다는 것이 지적되고 있다. 따라서, 이 숙달의 마지막 단계로 이어지는 운동학습 과정을 지배하는 원리는 거의 알려져 있지 않다(Schmidt, 1988a).

Gentile의 2단계 모델

Gentile's Two-Stage Model

이전에 논의된 3단계 이론과는 대조적으로, Gentile (1972, 1987)은 각 단계에서 학습자의 목표를 설명하는 운동기술 습득의 2단계 이론을 제안하였다. 제1단계에서, 학습자의 목표는 과제의 역학(dynamics)에 대한 이해를 심화시키는 것이다. 이 단계에서, 학습자는 움직임의 필요조건에 대한 아이디어를 얻고 있는 것이다(Gentile, 1972). 이것에는 과제목표를 이해하는 것, 목표를 달성하는 데에 적절한 움직임 전략을 개발하는 것, 그리고 움직임의 조직화에 매우 중요한 환경 특징을 이해하는 것이 포함된다. 운동학습의 이 단계의 중요한 특징은 관련된, 또는 규제하는 환경의 특징을 규제하지 않는 그 특징과 구별하는 것을 학습하는 것이다.

"고정화(fixation)/다양화(diversification) 단계"라 불리는 제2단계에서는 학습자의 목표는 움직임을 개선하는 것이다. 움직임 개선에는 움직임을 변화하는 과제와 환경적 요구에 적응시키는 능력을 개발하는 것과 과제를 일관성 있고 효율적으로 수행하는 것의 양쪽 모두를 포함하고 있다. "고정화" 및 "다양화"라는 용어는 열린 기술 대비 닫힌 기술에 대한 분명한 필요조건을 가리킨다. 제1장에서 논의된 것처럼, 닫힌 기술은 최소의 환경 변화를 갖고 있고 따라서 최소의 변화가 있는 일관된 움직임 패턴을 필요로 한다. 이 개념은 그림 2.3A에서 그림으로 설명하고 있으며, 이것은 불변의 조건 하에서 반복적인 연습으로 일어나는 움직임의 일관성을 표현하는 것이다. 움직임의 변동성은 연습과 더불어 감소한다. 이와는 대조적으로, 열린 기술(open skills)은 변화하는 환경조건에 의해 특징지어지고 따라서 움직임의 다양화를 필요로 한다. 이 움직임 다양화의 개념은 그림 2.3B에서 그림으로 설명되어 있다(Higgins & Spaeth, 1979).

운동프로그램 형성의 단계

Stages of Motor Program Formation

마지막으로, 연구자들은 새로운 과제를 학습하는 동안 운동프로그램이 완성됨에 따라 움직임 조절에서 계층적인

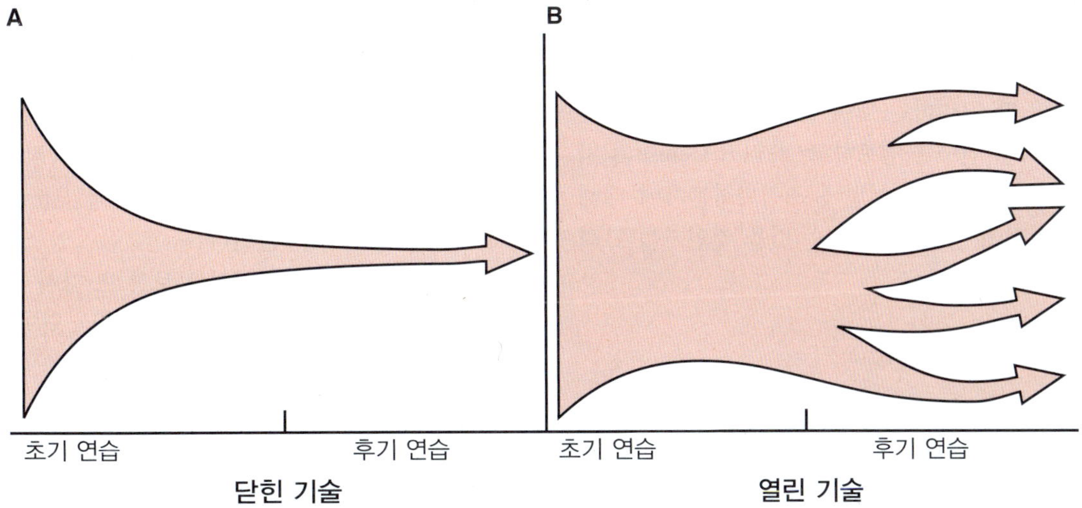

그림 2.3 열린(**B**) 운동기술 대비 닫힌(**A**) 운동기술과 연관성이 있는 움직임 패턴의 도식적 표현. 닫힌 기술은 단일 또는 제한된 수의 움직임 패턴(움직임의 일관성)의 개선을 필요로 한다. 이와는 대조적으로, 열린 기술은 움직임 패턴의 다양성(움직임의 다양성)을 필요로 한다). (Higgens JR, Spaeth RA. Relationship between consistency of movement and environmental conditions. Quest 1979; 17:65에서 허가를 받아 변경)

변화가 발생할 것이라는 가설을 세웠다(MacKay, 1982; Schmidt & Lee, 2011). 복잡한 행동을 조절하기 위한 운동프로그램은 전체 행동이 하나의 단위로서 조절될 때까지, 행동의 더 작은 단위를 조절하는 프로그램을 조합함으로써 만들어질 것이다. MacKay가 제시하는 예는 자동차의 수동변속 기어를 바꾸는 학습과정을 그림으로 나타내고 있다. 이 예에서는 연습의 초기 단계에서, 기술(skill)의 7가지 구성요소(액셀러레이터에서 발을 떼기, 클러치를 밟기, 변속 레버를 앞쪽으로 이동, 변속 레버를 오른쪽으로 이동, 변속 레버를 앞쪽으로 이동, 클러치에서 발을 떼기, 액셀러레이터 밟기)는 분리된(서로 다른) 운동프로그램에 의해 조절된다. 학습자가 기어 변속 능력이 향상됨에 따라, 행동의 구성요소는 우리가 클러치와 액셀러레이터 조절을 조합할 때처럼 집단화되고 함께 조절된다. 이것은 중기 연습 단계이다. 마지막으로, 후기 연습에서 기어 변속 과정의 7가지 구성요소의 모두는 단일 운동프로그램에 의해 조절된다.

Genise가 앉은 자세에서부터 선 자세로 이동하는 방법을 학습하는 예에서는 초기 연습 동안의 처음에는 그녀는 움직임의 각각에 대한 운동프로그램을 개발할지도 모른다. — 예를 들어, 의자의 좌석 면에서 앞으로 미끄러져 이동하고, 발을 뒤쪽으로 이동하며, 몸통을 앞으로 기울이고, 손을 의자의 팔걸이에 놓고, 그리고 일어서기에 대한 프로그램이다. 중기 연습 동안에, 그녀는 행동의 구성단위를 조합하기 시작할지도 모른다. — 예를 들어, 의자 좌석 면에서 앞으로 미끄러져 이동하면서 발 위치를 바꾼다. 마지막으로, 후기 연습에서는 움직임의 모든 부분이 앉은 자세에서 선 자세로의 이동을 위한 하나의 프로그램으로 조합된다.

운동학습 연구의 실제 적용
PRACTICAL APPLICATIONS OF MOTOR LEARNING RESEARCH

Genise가 재활을 하는 동안에, 치료사는 그녀의 치료 세션을 어떻게 가장 잘 조직화하는가에 관한 많은 질문이 있을지도 모른다. 치료사는 다음의 것들을 궁금해 할지도 모른다. 학습을 최적화하기 위해 나의 치료 세션을 체계화하는 최상의 방법은 무엇인가? Genise가 이떤 특징 과제를 얼마나 자주 연습해야 하는가? 내가 그녀의 움직임의 질에 관해서 Genise에게 주고 있는 되먹임의 유형이 정말 효과적인가? 나는 더 나을지도 모를 어떤 서로 다른 형태의 되먹임을 줄 수 있을 것인가? 나는 그녀가 하는 온갖 시도에 되먹임을 주어야 하는가, 그렇지 않으면 가끔 되먹임을 주지 않고, Genise가 그녀 스스로 자기의 움직임이 정확하거나 효율적인지를 파악하도록 노력하게 하는 것이 더 나을 것인가? 되먹임을 위한 최상의 타이밍은 무엇인가? 이 절에서는 우리는 이들 질문에 답하려고 시도해온 운동학습에서의 연구에 대해 논의한다.

우리는 연습의 빈도, 되먹임, 연습 조건, 그리고 연습의 변동성을 포함하는 운동조절 문제가 있는 Genise와 같은 환자를 재훈련할 때 고려하는 데에 중요한 서로 다른 운동학습 요인에 관하여 연구를 검토하고, 그리고 Genise의 치료사가 그녀의 치료 세션을 어떻게 조직화하는가에 대해서 이 정보가 어떻게 영향을 미칠 수 있을 것인가를 고려한다.

연습 수준 Practice Levels

운동기술 재훈련에서의 가장 중요한 요인은 연습의 양이다. Fitts(1964), Newell과 Rosenbloom(1981) 등의 연구에 따르면, 광범위하게 다양한 수행 방안을 사용하여, 많은 서로 다른 과제에 대한 연습을 하였더니, 똑같은 결과를 보여주었다. 즉, 연습의 힘의 법칙으로서 Schmidt와 Lee(2005)가 설명한 연습의 대수 법칙(logarithmic law)이다. 이 대수 관계는 어떤 부분의 연습을 하는 동안 개선율은 개선해야 할 나머지 양에 선형적으로 관련되어 있다는 것을 보여주고 있다(로그 척도). 이것은 새로운 과제의 연습 초기에는 수행이 빠르게 향상되지만, 많은 연습 후에는 수행이 더 천천히 향상된다는 것을 의미한다. 이것은 또한 수행은 그 증가량이 비록 적을지는 모르지만, 여러 해 동안에 걸쳐 개선될지도 모른다는 것을 보여주고 있다. 이 법칙에 대한 하나의 응용은 제약에 의해 유발된 치료(constraint-induced therapy)의 효험에 대한 설명이었다. 이것은 집중훈련(하루에 약 6시간씩 2주간)을 받고 있는 환자가 운동기술의 상당한 향상이 있는 이유의 하나는 단순히 그들이 수행해온 엄청난 양의 연습 시도 때문일 가능성이 있다(Schmidt & Lee, 2011). Genise의 치료 세션에 대한 이 연구가 의미하는 것은 무엇인가? 그들은 연습, 많은 양의 연습의 중요성을 강조한다. 이것은 하나의 치료 세션 내에 하나의 과제를 연습할 때 Genise가 시행하는 반복의 수만이 아니라 치료 세션을 넘어서 연습을 연장하는 것의 중요성도 포함하고 있다. 연습의 연장에는 "실내(in-room)"의 연습 프로그램(그녀가 입원 환자일 때), 가정의 연습 프로그램(그녀가 외래 환자일 때), 그리고 마지막으로 그녀가 최종 퇴원 후 계속할 퇴원 후 "영원한" 프로그램의 확립이 포함될지도 모른다.

되먹임 Feedback

우리는 이미 운동학습과 관련하여 되먹임의 중요성을 논의하였다. 되먹임의 몇 가지 형태는 발생할 학습에 분명히 필수적이다. 이 절에서는 우리는 수행자에게 이용 가능한 되먹임의 유형과 운동학습에 대한 이들 되먹임의 서로 다른 유형의 기여에 대해 설명한다.

가장 광범위한 되먹임 정의에는 사람이 만들어낸 하나의 움직임의 결과로서 이용 가능한 모든 감각정보가 포함된다. 이것은 전형적으로 반응 생성 되먹임(response-produced feedback)이라 불린다(또한 "움직임 생성 되먹임"이라고도 불린다). 이 되먹임은 보통 또 다시 내재적(또는 타고난) 되먹임과 외재적(또는 증가된) 되먹임의 2개의 하위 등급으로 나뉜다(Schmidt & Lee, 2011; Shea et al., 1993).

내재적 되먹임 Intrinsic Feedback

내재적(또는 타고난) 되먹임은 움직임이 정상적으로 만들어지는 결과로서 다양한 감각 시스템을 통해 단순히 개인에게 오는 되먹임이다. 이것에는 움직임이 정확하였는지 어떤지에 관한 시각적 정보뿐만 아니라 움직일 때 팔다리의 위치에 관한 몸감각 정보와 같은 것들이 포함된다(Schmidt & Lee, 2011).

외재적 되먹임 Extrinsic Feedback

외재적(또는 증가된) 되먹임은 내재적 되먹임을 보충하는 정보이다. 예를 들어, 보행 중 물체를 뛰어넘기 위해 발을 더 높이 들어 올릴 필요가 있다는 것을 환자에게 알릴 때, 여러분은 외재적 되먹임을 제공하고 있는 것이다.

외재적 되먹임은 과제와 동시에 제공될 수도 있고 이 밖에도 과제의 끝에 줄 수도 있는데, 이 경우는 "종말 되먹임(terminal feedback)"이라 불린다. 동시 발생적 되먹임의 한 예는 물체에 팔을 뻗는 것을 학습하는 환자의 손에 구두 또는 맨손으로 유도하는 것일 것이다. 종말 되먹임의 한 예는 처음에 의자에서 일어나려고 하는 시도가 실패한 후의 환자에게 다음 번에는 일어서는 힘을 더 만들어내기 위해 팔을 사용하여 의자를 더 세게 밀도록 알리는 것이다.

그녀의 치료 세션에서, Genise는 감각 기능장애 때문에 내재적 되먹임을 사용하는 것에 어려움이 있을지도 모른다. 이 경우에, 그녀의 제한된 내재적 되먹임을 증가시키기 위해 외재적 되먹임을 사용하는 것은 매우 중요할 것이다. 예를 들어, Genise는 부분적으로는 그녀의 마비된 팔다리의 손상된 감각 때문에(이 과제와 관련된 이용 가능한 내재적 되먹임을 제한한다), 서 있는 동안 대칭적인 지지기반을 확립하는 데에 문제를 갖고 있다. Genise의 치료사는 그녀가 자세 방향성을 시각적으로 볼 수 있도록(외재적 되먹임) 거울 앞에서 연습을 시키고 있다. Genise는 또한 또 다른 형태의 외재적 되먹임인, 2대의 욕실용 체중계를 사용하여 대칭적 입각자세를 연습한다.

결과의 지식. 결과의 지식(KR)은 외재적 되먹임의 하나의 중요한 형태이다. 이것은 움직임 목표의 측면에서, 움직임의 결과(outcome)에 대한 종말 되먹임으로서 정의된다(Schmidt & Lee, 2011; Shea et al., 1993). 이것은 목표를 달성하기 위해 사용되는 움직임 패턴에 관한 되먹임인 KP와는 대조적이다.

대상자에게 제공하기에 가장 적합한 되먹임 유형을 결정하기 위해 연구가 수행되어 왔다. 수행되어온 거의 모든 연구에는 다양한 유형의 KR의 효능을 검토하는 것이 포함된다. 일반적으로, 연구는 KR이 하나의 중요한 학습 변수라는 것을 보여주어 왔다. 즉, 이것은 운동과제 학습을 위해 중요하다(Bilodeau et al., 1959). 하지만, 내재적 되먹임(예: 시각 또는 운동감각)이 대부분의 오류 정보를 제공하기에 충분한 어떤 유형의 과제가 있고 KR은 단지 최소의 효과가 있을 뿐이다. 예를 들어, 추적 과제 학습에서, KR은 대상자(피험자)의 수행과 학습을 최소한도로 개선할 뿐이다.

최적의 결과를 얻기 위해 KR은 언제 주어져야 하는가? 움직임 직후에 주어져야 하는가? 최대한의 학습 효율을 보장하기 위해 다음의 움직임이 이루어지기 전에 시간을 얼마만큼 지연시키는 것이 최선일까? 이들은 운동장애가 있는 환자에서 운동기술의 학습 또는 재학습을 최적화하기를 원하는 치료사에게 중요한 질문이다.

최적의 KR 지연 간격을 결정하려고 하는 실험에서는 KR 지연이 운동학습 효과에 거의 영향을 주지 못한다는 것을 알게 되었다. KR 후의 지연간격에서도 마찬가지로 적용된다. KR 지연이 매우 짧으면 학습에 약간의 감소가 있을지도 모르지만, 영향은 아주 적다. 그러나, KR 지연 간격을 다른 움직임으로 충당하지 않는 것이 좋다는 것이 입증되었다. 그 이유는 이들이 목표로 하는 움직임의 학습을 방해하는 것 같기 때문이다. KR 후 지연 간격(KR과 다음 시도 사이의 간격)을 관련 없는 활동으로 충당하는 것의 효과에 대한 연구는 별로 분명하지 않다. 분명히, 이 간격은 KR 정보의 통합을 위한 KR 지연 간격만큼 중요하지 않다. 시도 사이의 가격 길이가 과도하게 짧아서는 안 된다고 권장되어 왔지만, 이 영역의 문헌은 시도 사이 간격의 서로 다른 길이가 학습에 미치는 영향에 관해서 상반되는 결과(Salmoni et al., 1984)를 보여주고 있다.

시도할 때마다 KR이 주어지지 않는다면 학습 효과에 어떠한 일이 일어날까? 예를 들어, 여러분이 환자에게 팔 뻗기 동작 연습을 요청하고 5회 또는 10회의 시도(trial)마다 움직임의 정확성에 대한 것만의 되먹임을 환자에게 준다면 어떠한 일이 일어날 것이라고 생각하는가? 주어진 KR의 양을 감소시키면 학습에 해로운 영향을 미칠 것이라 생각하는 사람도 있을지도 모른다. 그러나, 이 영역에서의 실험은 놀라운 결과를 보여주었다.

한 연구에서, Winstein과 Schmidt(1990)는 KR을 조작하여 그들이 "점감 계획(fading schedule)"이라 부른 것을 만들었는데, 이것은 연습 초기에는 더 많은 KR을 제공하고(50% 빈도) 연습 후기에 KR을 점진적으로 감소시키는 것이었다. 그들은 이 집단의 수행을 100% 빈도 되먹임 조건(시도할 때마다의 되먹임)이 주어진 집단의 수행과 비교하였다. 습득을 하는 동안에 수행의 차이는 발견되지 않았다. 그러나, 50% 점감 빈도 조건이 지연된 기명력 검사(delayed retention test)에 대한 더 좋은 득점이 주어졌다. 이것은 도대체 어째서일까? 그들은 KR이 없는 시도에 대해서 대상자는 오류 검색과 관련된 것과 같은 다른 인지과정을 사용할 필요가 있다고 제안하였다. 게다가, KR이 100%의 시도에서 주어졌을 때, 이것은 KR 의존성이 생기게 한다(Shea et al., 1993; Winstein & Schmidt, 1990).

또 다른 일련의 연구에서, Lavery(1962)는 (a) 시도할 때마다 KR 되먹임이 있는 대상자, (b) 요약 KR(summary KR)이 있는 대상자, 즉, 각 시도를 할 때 20회 시도의 전체 블록의 끝에서만 있는 KR, (c) 되먹임의 양쪽 유형을 모두 가진 대상자의 수행을 비교하였다. KR이 매번의 시도 후에 주어진다면, 습득 시도의 끝에서 수행이 가장 좋았다는 것을 알게 되었다(집단 1과 3이 집단 2보다 훨씬 더 좋은 수행이 있었다). 그러나, KR이 제공되지 않았던 이동시험(transfer test) 중인 집단에 대해서, 수행을 비교하였을 때, 원래 가장 정확도가 낮았던 집단 즉, 요약 KR만의 집단(집단 2)이 그 때 가장 정확하였다(Lavery, 1962).

이들의 결과는 요약 KR이 최선의 되먹임이라는 것을 시사하고 있다. 그러나, 이것이 그러하였다면, 집단 3은 집단 2와 같은 정도로 좋았어야 하였으나, 실제는 그렇지 않았다. 따라서, 즉각적인 KR(immediate KR)은 학습에 유해하다고 결론이 내려졌다. 그 이유는 이 KR이 너무 많은 정보를 제공하여 대상자가 너무 강력하게 정보에 의존할 수 있게 하기 때문이다(Schmidt & Lee, 2011).

KR을 제공하기 전에 완료해야 할 시도의 횟수는 몇 회가 가장 좋은가? 이것은 과제에 따라 달라지는 것 같다. 1회, 5회, 10회 그리고 15회의 시도 후에 KR이 주어지는 매우 단순한 이동 타이밍 과제의 경우, 가장 빈번한 되먹임에는 습득 시도에 관한 수행이 가장 좋았으나, 이동시험이 주어졌을 때의 수행은 15회 시도한 요약 집단이 가장 좋았다. 하나의 움직이는 빛의 패턴이 팔의 움직임에 의해서 차단되어야 했던(야구 방방이로 공을 가로막는 것 같은) 더 복잡한 과제에서는 학습을 위한 가장 효과적인 요약의 길이는 5회의 시도였고, 정도의 차이는 있어도 효율은 낮았다(Schmidt et al., 1989; Schmidt & Lee, 2011).

KR이 가장 효과적이기 위해서는 얼마나 정확해야 하는가? 그 해답은 성인 대비 어린이에서 서로 다르다. 성인의 경우, 더 이상 개선의 여지가 없을 정도까지 더 정확한 수행성과를 제공하는 정량적인 KR이 가장 좋은 것 같다. 성인의 경우, 측정단위(예: 인치, 센티미터, 피트, 마일)가 중요하다고 생각되지 않으며, 심지어 말도 안 되는 단위도 효과적이다. 그러나, 어린이에게는 익숙하지 않은 단위 또는 매우 정밀한 KR은 혼란스러워질 수 있고 학습을 낮출 수 있다(Newell & Kennedy, 1978; Schmidt & Lee, 2011).

KR에 대한 이 연구가 Genise의 치료 세션에 어떻게 영향을 미칠 것인가? 이것은 KR이 운동학습의 하나의 중요한 촉진인자이고, 따라서 각 치료 세션에 편입될 필요가 있다는 것을 시사하고 있다. Genise는 기능적 과제를 연습하고 있기 때문에, 그녀의 치료사는 그녀가 KR을 사용하는 데에 점감 계획(fading schedule)을 조심스럽게 실행에 옮기고 있다.

예를 들어, 치료사는 Genise가 시도할 때마다 거울 또는 체중계의 어느 것으로부터의 결과도 확인하는 것을 허용하지 않고 있고, 그래서 Genise는 외재적 되먹임에 의존하게 되는 것이 아니라, 내재적 되먹임의 사용을 증가시키고 있다. 게다가, 그녀의 치료사는 KR의 막간(예를 들어, 연습과 KR 사이) 동안에 주의를 산만하게 하는 일(다른 과제의 연습을 포함)을 도입하지 않도록 주의하고 있다. 치료사가 매번의 시도 후에 KR를 제공한다면, Genise의 수행은 빨리 개선될지도 모르지만, 그녀의 장기학습은 줄어들 것이라는 것을 명심하는 것은 중요하다.

연습 조건 Practice Conditions

우리는 학습에 대한 KR의 중요성에 대해 이미 논의하였다. 또한 매우 중요한 두 번째 변수는 연습이다. 일반적으로, 다른 사항이 동일한 경우, 환자에게 연습을 많이 시키면 시킬수록, 그만큼 환자가 더 많이 학습한다. 따라서, 치료 세션을 만들 때, 연습을 시도하는 횟수를 최대화해야 한다. 그러나 피로는 어떻게 할 것인가? 치료사는 연습기간과 휴식기간을 어떻게 설정해야 하는가? 이들 질문에 대해 답하기 위한 연구는 다음 절에서 요약되어 있다.

집중 연습 대 분산 연습
Massed versus Distributed Practice

위에서 언급한 질문에 답하기 위해, 연구자들은 두 가지 유형의 연습 세션인, 집중 연습과 분산 연습 세션을 비교하는 실험을 수행하였다. 집중 연습은 한 번의 시도(trial)에서 연습시간의 양이 두 시도 사이의 휴식시간의 양보다 큰 세션으로 정의된다. 이것은 몇 가지의 과제에서 피로로 이어질 수 있다. 분산 연습은 두 시도 사이의 휴식의 양이 같거나 또는 한 번의 시도를 하는 동안의 시간의 양보다 큰 세션으로 정의된다. 연속 과제를 위해서, 집중 연습은 그것이 존재하는 동안, 수행이 현저하게 감소하는 것으로 증명되었다. 그러나, 학습이 분산 조건에서 이동과제(transfer task)에 대해서 측정될 때에만 약간 영향을 미친다. 이 경우에, 피로(fatigue)가 집중 연습을 하는 동안 원래의 학습효과를 은폐할지도 모르지만, 그 효과는 이동 과제로 분명해진다. 별개의 과제에 대해서, 그 연구결과는 분명하지 않고, 이들은 그 과제에 따라 상당히 달라지는 것처럼 보인다(Schmidt & Lee, 2011).

이 정보는 Genise와 그녀의 치료사에게 어떻게 영향을 미치는가? 과도한 피로로 이어지는 집중 연습은 Genise가 부상을 당하는 위험성을 높일지도 모르고 이러한 것은 그녀가 과제를 연습할 때 약간 위험할지도 모르며, 이것이 그녀가 넘어질 위험성에 놓이게 한다는 것을 명심하는 것은 중요하다. 이 경우, 이러한 분산된 일정이 Genise가 덜 과로하게 되어 부상을 당하는 위험성을 줄일 것이기 때문에, 연습 일정이 더 분산될수록 더 나은 선택이 될지도 모른다.

불변 연습 대 가변 연습
Constant versus Variable Practice

학습을 새로운 상황에 일반화시키는 능력은 운동학습에서 매우 중요한 변수라 생각된다. 일반적으로, 가변 연습은 학습에 적응하고 일반화하는 능력을 증가시킨다는 것을 연구에서 보여주었다. 예를 들어, 한 실험에서 하나의 대상자 집단이 타이밍 과제(그들은 움직이는 빛의 패턴이 어떤 특정 지점에 도달하였을 때 단추를 눌러야 했다)를 시속 5, 7, 9 그리고 11마일의 가변 속도에서 연습하였고 한편, 두 번째 집단(불변 연습)은 이들 속도 중 한 가지 속도에서만 연습하였다. 그 다음에, 모든 대상자는 이전에 경험한 범위 밖의 속도에서 수행하는 이동과제를 수행하였다. 불변 연습집단보다는 가변 연습집단에서 절대적인 오차가 더 적었다(Catalano & Kleiner, 1984; Schmidt & Lee, 2011). 따라서, 이 예에서는 가변 연습은 사람이 과제의 새로운 변화에 대해서 더 잘 수행하는 것을 가능케 하였다. 가변 연습을 사용하는 것은 가변적인 조건에서 수행되는 것 같은 과제를 학습할 때 가장 중요할지도 모른다. 최소한의 변화를 필요로 하고 불변 조건에서 수행될 과제는 불변 조건에서 가장 잘 연습될지도 모른다(Rose, 1997).

가변 연습이 결과적으로 더 나은 장기 학습과 이동(transfer)이 될 것이기 때문에, Genise의 치료 세션 동안에 가변 연습이 최선의 선택이라는 것을 이 연구에서는 시사하고 있다. 그래서 Genise가 이동 과제를 연습할 때(예를 들어, 앉은 자세에서 선 자세가 될 때), 그녀의 치료사는 그녀가 서로 다른 특징이 있는 다양한 의자에서 연습하는 기회를 갖도록 보장할 것이다. 이러한 것은 Genise가 앉은 자세에서 선 자세로 이동하는 과제에 대한 하나의 도식을 개발하는 것을 가능케 할 것이고 그녀가 새롭고 익숙하지 않은 환경과 조건에서 과제를 수행하는 능력을 보장하게 된다.

무작위 연습 대 블록 연습: 맥락 간섭

Random versus Blocked Practice: Contextual Interference

놀랍게도, 처음에는 과제 수행을 더 어렵게 만드는 요인이 장기적으로는 학습을 더욱 효과적으로 만드는 경우가 흔히 있다는 것을 또한 알게 되었다. 이들 유형의 요인은 "맥락 효과(context effects)"라 불려왔다. 예를 들어, Genise에게 다섯 가지의 서로 다른 과제를 무작위 순서로 연습하도록 요구한 경우와(예: 앉은 자세에서 선 자세로, 바로 누운 자세에서 앉은 자세로, 앉은 자세에서 바로 누운 자세로, 앉은 자세에서 걷기로, 걷기에서 앉은 자세로) 다양한 시도(trial)를 한 묶음단위로 블록화한 후 다음의 과제(앉은 자세에서 걷기 자세)로 옮겨가도록 요구한 경우(즉, 하나의 과제를[앉은 자세에서 선 자세가 되는 것 같은] 연습하는 것), 여러분은 Genise가 블록 형태(block design)를 사용하여 더 빨리 각 과제의 수행을 학습할 것이라 추측할지도 모른다. 그러나, 이것은 그렇지 않다. 비록 수행이 습득단계 동안에(즉, Genise가 처음으로 과제를 학습하고 있을 때) 시도(trials)가 블록 형태로 있을 때 더 잘 되겠지만, 이동 과제로 시험되었을 때 그녀의 수행은 무작위 순서의 조건에서 더 잘 될 것이다. 따라서, 맥락간섭은 다양한 기술이 단일 세션 내에서 연습될 때 일어난다.

실습 활동 2.1

목적: 맥락간섭의 임상적용을 이해한다.

절차: 이 환자는 퇴행성 척수소뇌성 실조증이 있는 33세인 John C이다. 그는 운동거리측정이상(dysmetria)과 협응장애(dyscoordination) 때문에 대부분의 일상생활 활동(ADL)에서 보조가 필요하다. 오늘의 치료에서는 이동훈련(침대에서 휠체어로, 그리고 휠체어에서 화장실로)과 침대에서의 이동성 기술(바로누운 자세에서 엎드려 누운 자세[몸 구르기], 바로누운 자세에서 침대 모서리에 앉기, 앉은 자세에서 선 자세로)에 중점을 두고 있다.

과제

여러분이 할 일은 여러분이 사용하고 있는 운동학습 전략에 따라 치료진략이 어떻게 달라질 것인지를 보여주는 치료 세션을 계획하는 것이다. John의 기능회복에 대한 이들 다양한 전략의 효과를 고려한다.

1. 무작위 연습 일정에 기초한 이들 기술을 가르치는 치료 세션의 개요를 설명한다.
2. 여러분이 볼록 연습 일정을 사용하는 훈련에 초점을 맞추는 것이라면 여러분의 치료 세션은 어떻게 달라질 것인가?
3. 연습에 대한 각각의 접근법이 초기의 기술습득에 미칠 영향은 무엇이고, 각각의 접근법이 장기간의 유지와 새로운 조건으로의 이동에 어떠한 영향을 줄 것인가?

무작위 연습이 항상 블록 연습보다 더 좋다는 것이 사실인가? 무작위 연습을 사용할 것인가, 또는 블록 연습을 사용할 것인가를 결정할 때, 과제와 학습자의 양쪽 모두에 관련된 수많은 요인을 고려해야 한다는 것은 분명하다(Magill & Hall, 1990). 무작위 연습은 다양한 협응(coordination) 패턴을 사용하는 기술 즉, 기저를 이루는 다양한 운동프로그램과 함께 사용될 때 가장 효과적인 것으로 생각된다(Magill & Hall, 1990). 게다가, 경험의 수준과 지적 능력과 같은 개인의 특징도 또한 무작위 연습의 효과성에 영향을 줄지도 모른다(Rose, 1997). 무작위 연습은 학습자가 학습할 과제에 대한 역학(dynamics) 관계를 이해할 때까지는 부적절할지도 모른다고 연구자들은 시사하고 있다(Del Rey et al., 1983; Goode, 1986). 더욱이, 다운증후군이 있는 청소년에서의 운동학습에 대한 Edwards 등(1986)에 의한 연구에서는 무작위 연습이 이 학습자 집단에서 블록 연습보다 뛰어나지 않았다는 것을 시사하고 있다. 맥락 간섭의 임상 적용을 이해하려면 실습활동 2.1을 완료하기 바란다.

여러분이 불변 연습과 가변 연습, 유도 학습과 발견 학습 또는 KR과 KP를 사용한다면 치료 세션의 구조가 어떻게 변화할 것인가를 탐구하는 이 실습활동을 반복할 수 있다.

전체 훈련 대 부분 훈련 *Whole versus Part Training*

기능 재훈련에 대한 한 가지 접근법은 이 과제를 잠정적인 단계로 분할해서, 환자가 전체 과제를 학습하기 전에 각 단계를 터득하도록 돕는 것이다. 이것은 "과제분석"이라 불려왔고, 그리고 이것은 기술 또는 움직임의 구성요소를 식별하는 과정으로 정의되며, 그 다음에 이들을 하나의 순서로 정리한다. 과제의 구성요소는 어떻게 정의되는가? 이들은 과제의 목표와 관련하여 정의된다. 따라서, 예를 들어, 이동운동(locomotion)을 재훈련하기 위한 과제분석 접근법은 보행패턴을 발걸음(step)의 개시, 입각자세(stance) 동안의 안정성 그리고 앞쪽으로 전진하기 위한 발의 밀어내기(push-off)와 같은 자연적으로 발생하는 구성요소로 분해하는 것일 것이다. 이동운동을 재훈련하는 동안에, 환자는 이들 구성요소의 각각을 전체 보행패턴으로 결합하기 전에, 이들을 따로 따로 연습할 것이다. 그러나 이들 구성요소의 각각은 보행의 전체 상황 내에서 연습되어야 한다. 예를 들어, 엎드려 누운 자세로 있는 동안에 환자가 엉덩관절 폄을 연습하게 하는 것은 비록 엉덩관절 폄을 필요로 한다 해도, 환자가 입각기 안정성의 목표를 성취하는 능력을 반드시 향상시키는 것은 아닐 것이다. 따라서, 그 과제 자체가 그 과제에 내재하는 목표를 반영하는 단위로 자연스럽게 나뉠 수 있다면, 부분적 과제훈련은 몇 가지 과제를 재훈련하는 하나의 효과적인 방법이 될 수 있다(Schmidt, 1991; Winstein, 1991).

부분 연습 대 전체 연습에 대한 연구는 각 치료 세션 내에서, Genise는 부분 연습과 전체 연습의 양쪽 모두의 조건 하에서 기능적 과제를 연습하는 것을 권장해야 한다고 제안하고 있다. 앞에서 언급한 것처럼, Genise는 보행의 각 부분을 따로따로 연습(부분 연습)할지도 모르지만, 그녀가 걷기의 전체 과제를 연습하는 것도 또한 매우 중요하다. 이것은 흔히 부분으로 분해되는 이동(transfer)과 같은 다른 유형의 기능적 과제에 대해서도 마찬가지이다. 이 유형의 연습은 이 행동의 작은 단위를 전체 행동이 하나의 단위로 자동적으로 조절될 때까지, 더욱더 큰 단위로 결합함으로써 복잡한 과제를 조절하기 위한 운동프로그램의 개발을 촉진할 것이다.

이동 *Transfer*

Genise의 재활에서 주요 문제는 그녀의 훈련이 새로운 과제 또는 새로운 환경으로 얼마만큼 잘 옮겨가는가이다. 예를 들어, 어떤 임상환경에서 과제학습이 그녀의 가정환경으로 옮겨갈 것인가? 또는 선 자세에서 균형연습이 집 주위를 걷는 것 같은 하나의 동적 균형과제로 옮겨가는가? 어떤 조건에서 학습된 하나의 과제가 어떻게 잘 또 다른 과제로 옮겨갈 것인가를 결정하는 것은 무엇인가? 연구자들은 이동의 양이 두 과제 사이 또는 두 환경 사이의 유사성에 좌우된다는 것을 명확히 하고 있다(Lee, 1988; Schmidt et al., 1989). 이 양자에서 중요한 측면은 두 상황에서 신경처리 요구가 유사한지의 여부인 것으로 보인다. 예를 들어, 조명이 잘 된 진료소의 단단하고, 평탄한 바닥 표면 위에서와 같은 잘 조절된 환경에서 Genise가 선 자세 균형을 유지하도록 훈련하는 것이, 그녀가 두꺼운 카펫이 깔려있고, 바닥표면이 고르지 못하며, 그리고 시각적으로 산만한 자기집 환경에서 균형을 잡는 것을 반드시 가능케 하는 것은 아닐 것이다. 연습환경에서 이 처리 요구가 실제 환경에서의 이들 처리 요구와 아주 유사하면 할수록, 이동은 더 잘 될 것이다(Schmidt & Lee, 2005; Winstein, 1991). 이는 Genise가 퇴원할 때 자기 집 환경으로 이동하는 것을 보장하기 위해, 그녀의 치료사는 Genise가 자기 집 또는 지역사회 환경을 모방하게 될 다양한 조건 하에서 기능적 과제를 연습하는 것을 확실하게 할 필요가 있다는 것을 의미한다.

정신적 연습 *Mental Practice*

하나의 기술을 정신적으로 연습하는 것(행동이 수반되지 않고, 자기의 머릿속에서[상상력으로] 기술을 수행하는 행위)은 과제의 수행에 대한 큰 긍정적 효과를 만들어낼 수 있다는 것을 보여주었다.

예를 들어, Hird 등(1991)은 서로 다른 집단의 대상자에게 서로 다른 색깔과 모양의 나무못(peg)을 나무못 꽂는 판(pegboard) 구멍 안에 넣는 나무못 꽂는 판 과제 또는 대상자가 원형 패턴 안에서 움직이는 표적을 따라가도록 하는 원판 추적 과제(pursuit rotor task)를 가르쳤다. 집단들에게는 신체적, 정신적 연습의 다양한 조합을 사용하여 7회 훈련이 주어졌고 대조집단에는 완전히 분리된 과제

(스태빌로미터[stabilometer] 과제)의 연습을 시행하였다. 그 결과 100% 정신적 연습이 주어진 집단은 대조집단에 비해 과제에서 더 효과적이었으나, 같은 양(100%)의 신체적 연습이 주어진 집단만큼은 효과적이지 못하였다. 정신적 연습과 신체적 연습의 서로 다른 조합이 주어진 집단은 신체적 연습에서 소비된 시간과 비례하는 학습을 보여주었다. 이들의 결과는 신체적 연습이 분명히 가장 좋은 유형의 연습이지만, 정신적 연습은 신체적 연습이 불가능한 시간 동안에 학습을 강화하는 하나의 가장 효과적인 방법이라는 것을 시사하고 있다.

왜 그런 것일까? 한 가지 가설은 움직임을 위한 운동프로그램의 기초가 되는 신경회로가 정신적 운동을 하는 동안 실제로 유발되고, 대상자는 최종 근육반응을 전혀 활성하하지 않거나 움직임을 만들어내지 않는 매우 낮은 수준에서 반응을 활성화한다는 것이다. 제3장에서, 뇌의 일부분인, 보완운동영역이, 정신적 연습을 하는 동안 활성화된다는 것을 보여주는 실험에 대해서 논의한다.

이 연구는 그녀의 재활 프로그램에서 Genise에 대한 많은 것을 함축하고 있다. 그녀는 쉽사리 피로해지기 때문에, 정신적 연습을 사용하는 것은 그녀의 운동학습을 촉진할 수 있다. 신체적 연습에 더하여, 그녀의 치료사는 그녀가 자택(또는 실내) 프로그램을 시행하는 동안에 연습을 연장하는 또 다른 방법인, 기능적 과제의 정신적 연습을 그녀에게 할당할 수 있다.

유도학습 대 발견학습

Guidance versus Discovery Learning

치료에서 자주 사용되는 하나의 기법은 유도이다. 즉, 학습자는 학습될 과제를 통해 신체적으로 유도된다. 연구에서는 이 형태의 학습 대비 시행착오 발견 절차가 수반되는 다른 형태의 학습의 효율성을 다시 탐구하여왔다. 일련의 실험(Schmidt & Lee, 2011)에서, 다양한 형태의 신체적 유도가 복잡한 팔꿈치 운동과제를 가르치는 데 사용되었다. 수행이 유도가 없는 이동시험(transfer test)으로 측정되었을 때, 신체적 유도는 유도되지 않는 조건 하에서 단순히 과제를 연습하는 것보다 더 이상 효과적이지 않았다. 다른 실험(Singer, 1980)에서는 유도되지 않은 조건 하에서의 연습이 기술의 습득에는 효과가 적었으나, 나중의 유지와 이동에 대해서 더 효과적이었다는 것을 알게 되었다. 이것은 방금 인용한 결과와 유사하며, 그 결과는 수행 습득을 더 어렵게 만든 조건들이 이동시험에서 수행을 향상시켰다는 것을 보여주었다.

이것은 그녀의 치료사가 Genise에게 기술을 가르치는 데에 유도를 결코 사용해서는 안 된다는 것을 의미하는 것은 아니지만, 유도가 사용되는 경우, 그녀의 치료사는 Genise가 학습해야 할 과제의 특징을 숙지하기 위해 이것을 새로운 과제를 학습할 때(습득단계)로 제한해야 한다는 것을 의미한다. 그 다음에, 유도는 Genise가 과제 학습과 연관성이 있는 지각운동 작업공간을 탐색할 수 있도록 발견학습으로 점진적으로 대체되어야 한다. Genisse의 경우, 그녀의 마비된 팔로 뻗기와 잡기 과제를 하는 것을 처음으로 학습할 때, 처음에 그녀는 과제(유도된 학습)를 통해 유도될지도 모른다. 그러나, 최적의 학습을 위해, 그녀는 시행착오를 통해 관련 있는 지각 단서와 서로 다른 팔 뻗기 과제에 적합한 움직임(운동)전략을 발견할 수 있도록 광범위한 손 뻗기 과제에 노출될 필요가 있다.

요약하면, Genise의 치료사는 운동학습 연구를 이용하여 기능적 운동기술 습득을 향상시키고, 이들 기술이 새로운 환경과 다른 과제의 양쪽 모두로 확실히 옮겨가도록 그녀의 치료 세션을 구성하는 방법을 잘 알고 있다.

Genise의 치료사는 이들 운동학습 전략의 대부분은 처음에는 과제의 습득을 둔화시키지만, 장기학습, 이동, 그리고 일반화를 보장한다는 것을 이해하고 있다. 운동학습 접근법을 사용하는 것은 그녀의 보험 때문에 매우 도전적인(곤란한) 것이 될 수 있다. 즉, Genise는 재활 서비스의 이용이 제한되어 왔다. Genise의 치료사는 가능한 한 빨리 Genise의 기능적 상태를 높일 필요성에 쫓기고 있어, 장기간의 유지의 보다 적은 고려와 기술의 일반화 가능성으로 수행을 빨리 향상시키는 전략을 사용하고 싶다는 유혹을 증가시키고 있다.

아는 바와 같이, 치료 프로그램을 계획할 때, 고려해야 할 많은 필요 요인들이 있다. 그 요인에는 학습자(환자)의 특징, 배우는 과제, 그리고 연습조건을 포함하는 환경의 학습을 포함하고 있다. 우리는 학습자의 특징, 학습되는 과제, 그리고 연습의 조건을 고려한 환경의 학습을 조직화하는 포괄적인 틀이 부족하기 때문에, 이것은 힘든 일 일 수 있다(Winstein et al., 2014).

도전 시점의 틀(CPF: challenge point framework)은 이들 요인을 고려하여 학습 환경을 조직화하는 것에 대한 하나의 이론적 틀로서 제안되고 있다(Guadagnoli & Lee, 2004). CPF에 대한 정보는 확장 지식 2.1에서 찾아볼 수 있다.

확장지식 2.1

도전시점의 틀 : 운동학습의 최적화를 위한 틀

치료 프로그램을 계획할 때, 고려해야 할 필요가 있는 많은 요인이 있다. 그 요인에는 학습자(환자)의 특징, 가르치는 과제, 그리고 연습 조건을 포함한 환경의 학습을 포함하고 있다. 도전시점의 틀(CPF)은 학습자의 특징, 학습되는 과제, 그리고 연습 조건을 고려함으로써 환경의 학습을 조직화하기 위한 하나의 이론적 틀이다(Guadagnoli & Lee, 2004). CPF에 따르면, 학습은 하나의 과제를 학습할 때, 그 사람에게 이용 가능한 정보의 양과 밀접하게 관련되어 있다. 정보는 수행자에게 하나의 도전으로 간주된다. 최적의 정보는 최적의 학습으로 이어진다. 그러나, 너무 적거나 또는 너무 많은 정보는 학습과정을 둔화시킬 수 있다. 학습에 대한 최적의 도전 시점은 학습자의 특징(예: 기술수준), 과제의 난이도, 그리고 환경(연습 조건과 되먹임에 의해 정의된다)에 의해서 결정된다(Guadagnoli & Lee, 2004).

CPF에서 과제의 난이도는 명목상의(즉, 불변) 것과 기능적인 것으로서 개념화된다. 명목상 과제의 난이도는 변함없는 과제의 몇 가지 지각과 운동처리 요구와 같은 요인을 반영하고 있다. 이와는 대조적으로, 기능적 과제의 난이도는 수행자의 기술수준과 과제가 수행되는 조건에 따라 변동된다. 따라서, 모든 과제에는 특정 수준의 명목상 난이도가 포함되어 있지만, 그 과제가 수행되는 조건과 수행자의 기술수준에 의해 난이도의 기능적 수준은 바뀔 것이다(Guadagnoli & Lee, 2004). 예를 들어, 보행과제에서 명목상 난이도는 보행의 지각과 운동 요건에 의해 결정되고, 과제의 불변 및 내재적 특성이다. 이와는 대조적으로, 기능적인 난이도는 수행자의 기술수준과 연습 조건에 따라서 달라질 것이다. 우리의 예에서는 평탄하고 방해물이 없는 지면 위를 걷는 것과 연관성이 있는 기능적 난이도는 건강하고 젊은 성인에게는 낮지만, 뇌졸중 회복 중인 급성기에 있는 사람에게는 높다. 회복이 진전되고 환자의 기술수준이 높아짐에 따라, 평지를 걷는 것과 연관성이 있는 기능적 난이도는 저하한다. 치료사는 학습자의 기술수준과 학습되는 과제의 난이도를 고려하면서, 연습의 조건을 바꿈으로써 학습 환경의 기능적 난이도를 높일 수 있다.

우리의 예에서는 급성 회복기에서 화자의 기술수준이 낮은 경우, 걷기는 높은 빈도의 KR(반복 후마다의 되먹임)이 수반되는 블록 조건(blocked condition)(장애물 위를 걷는 반복적 연습과 하중상태에서 걷는 반복적인 연습에 뒤이어서, 평지 위를 걷는 반복 연습) 하에서 가장 잘 학습되어질지도 모른다. 환자의 기술수준이 높아짐에 따라, 낮은 빈도의 KR에 수반되는 임의의(무작위) 조건(평지, 장애물, 하중, 그리고 이중과제 조건에서 걷기) 하에서 보행이 연습될 때, 학습은 가장 잘 될지도 모른다. CPF를 사용하여 치료사는 환자의 기술수준과 과제의 난이도를 고려하면서, 연습조건을 조작함으로써 각각의 치료 세션에서 학습에 대한 가능성을 최적화할 수 있다.

Onla-or와 Winstein(2008)은 세 가지 요인 즉, 학습자의 기술수준(대조군 대 파킨슨병[PD]), 연습의 조건(무작위 연습 대 블록 연습 순서 및 KT빈도), 그리고 명목상 과제 난이도의 수준(낮은 수준 대 높은 수준)의 계통적 조작을 통해서, 파킨슨병(PD)에서의 운동학습에 대한 CPF 예측을 검증하였다. 파킨슨병이 있는 20명의 성인과 장애가 없는 20명의 대조군은 명목상 과제의 난이도가 낮은 수준(1,500 밀리초 이동시간) 대 높은 수준(900 밀리초 이동시간) 하에서, 그리고 낮은 요구(100% KR이 있는 블록 연습 순서)와 높은 요구(60% KR이 있는 무작위 연습 순서)의 연습조건 하에서, 목표지향적인 팔의 운동을 연습하였다. 목표와 참여자가 만들어낸 움직임(평균제곱근 오차)은 연습 후 1일의 학습을 정량화가기 위해 사용되었다. 이 연구로부터의 결과는 CPF에 의해 만들어진 예측을 부분적으로 지지하였다. 낮은 요구 연습조건에서는 명목상 과제의 난이도가 낮을 때에 중등 정도로 중증인 파킨슨병 환자는 대조군에 맞먹는 학습을 나타내어 보였으나, 명목상 과제의 난이도가 높을 때에는 학습 결손(learning deficit)을 나타내어 보였다. 높은 명목상 요구 연습조건 하에서는 파킨슨병이 있는 사람은 기억력 검사(recall test)의 상황이 연습하는 동안의 상황과 같을 때에만 대조군에 맞먹는 학습을 나타내어 보였다(예를 들어, 무작위 연습조건에서의 무작위 유지 검사 또는 블록 연습조건에서의 블록 연습 유지검사). 즉, 그들은 대조군과는 달리, 학습을 일반화하거나 하나의 새로운 상황으로 옮겨갈 수 없었고, 이는 이 모델에 추가적인 개선이 필요하다는 것을 시사하고 있다.

CPF는 환자(학습자)의 기술수준과 학습되는 과제의 난이도 양쪽 모두를 고려하여 연습환경을 준비하는 방법에 관해서 치료사의 의사결정을 돕는 데에 어쩌면 유용한 틀을 제공하지만, 신경학적 병변이 있는 환자에서의 이 접근법을 입증하는 추가적인 연구가 필요하다.

기능회복
RECOVERY OF FUNCTION

운동학습은 정상적인 대상자에서의 움직임의 습득 또는 수정에 대한 학습이다. 이와는 대조적으로, 기능회복은 손상을 통해 상실된 운동기술의 재습득을 가리킨다. 그러나, 우리가 이 장의 모두에서 언급한 거처럼, 운동학습과 기능회복을 촉진하도록 고안된 재활과정 사이에는 강력한 관계가 있다.

기능회복과 관련된 개념
Concepts Related to Recovery of Function

기능회복과 관련된 개념을 이해하기 위해서는 먼저 "기능" 및 "회복"과 같은 용어를 정의할 필요가 있다.

기능 Function

기능(function)은 여기서는 행동 과제의 수행을 지향한 전체 유기체(생체)의 복합적 활동이라 정의된다(Craik, 1992). 그러나, "기능"이라는 용어는 그 자체가 "숙달(skillfulness)"의 수준을 의미하지 않는다. 단순히 "기능"의 회복에 초점을 맞추는 재활은 기능적 과제의 서비스에서 숙련된 움직임의 성취에 대한 중요성을 가볍게 여길지도 모른다(Winstein et al., 2014). 이 책에서, 우리가 "기능"이라는 용어를 사용할 때, 우리는 숙련된 행동의 회복을 가리키는 것이다.

회복 Recovery

"회복"이라는 용어는 손상 후에 상실된 기능을 재획득하는 것에 관련된 수많은 서로 다른 의미를 갖고 있다. 회복의 엄밀한 정의는 손상 이전에 수행되었던 것과 같은 방법으로, 즉, 손상 이전에 사용되었던 것과 같은 과정을 사용하여, 기능적 목표를 달성하는 것을 필요로 한다(Almli & Finger, 1988). 그다지 엄밀하지 않은 정의는 회복을 효과적이고 효율적인 수단을 사용하여 과제 목표를 달성하는 능력이라 정의되지만, 반드시 손상 전에 사용된 것은 아니다(Slavin et al., 1988). 따라서, "회복"이라는 용어는 손상된 구조 또는 기능의 복원(restitution)을 동시에 가리키기 위해 사용되었고 그리고 이들이 어떻게 일어났는가와 관계없이(즉, 복원 또는 적응을 통해) 임상적 개선을 설명하기 위한 용어로서 사용되어 왔다(Levin et al., 2009).

회복 대 보상 Recovery versus Compensation

회복은 보상과 같은 것인가? 그렇지 않으면 보상과는 다른 것인가? 회복의 엄밀한 정의는 원래의 과정을 통해 기능을 달성하는 것이라는 것을 명심하기 바란다. 보상은 행동의 대용(behavioral substitution)이라 정의된다. 즉, 과제를 완료하기 위해 대체 행동전략이 채택된다. 그러나, 이들 용어의 사용에 관해서 상당한 혼란이 있다(Levin et al., 2009). Levin 등(2009)은 운동수행의 회복을 중추신경계 손상 이전에 존재한 운동 패턴의 재출현이라 정의하고 있다. 이와는 대조적으로, 운동 보상은 (a)남아있는 운동요소의 적응 또는 (b)기능이 서로 다른 말단 효과기(end effector) 또는 신체분절에 의해 인계되고 교체되거나 대용된다는 것을 의미하는 대용(substitution)의 어느 하나로부터 생기는 새로운 운동 패턴의 출현이라 정의된다.

Levin과 동료들은 국제기능분류(International Classification of Function; ICF)에 기초하여 회복과 보상 사이를 구별하기 위한 틀을 제시하였다(ICF 틀에 대한 상세한 논의에 대해서는 제6장을 참조할 것). 표 2.1에서는 이들의 분류계획을 요약하고 있다.

많은 치료사들이 염려하는 문제는 치료가 기능회복을 지향해야 하는가, 그렇지 않으면 보상을 지향해야 하는가? 이다. 이 질문에 대한 내납노 성인의 중추신경계의 가소성(plasticity)과 유연성(malleability)에 관한 우리의 지식이 변화함에 따라, 여러 해에 걸쳐서 변화해왔다(Gordon, 1987). 여러 해 동안, 다 자란(성인) 포유류의 중추신경계는 경직되고 불변인 것을 특징으로 하다 성숙에 따라, 기능은 다양한 부분에 국소화되는 것으로 생각되었다. 그 당시의 연구에서는 성인의 중추신경계에서는 재생과 재조직은 성인의 중추신경계 내에서는 불가능하다는 것을 내비쳤다. 단어의 엄밀한 의미에서, 회복은 불가능하였기 때문에, 중추신경계에 대한 이 견해는 당연히 보상을 지향한 치료로 이어졌다. 신경과학 분야에서 더 최근의 연구에서는 성인의 중추신경계는 큰 가소성을 갖고 있고 믿기 어려울 정도의 재편성 능력을 보유하고 있다는 것을 보여주기 시작하였다. 기능회복의 기저를 이루는 신경기전에 대한 연구는 제4장에서 다룬다.

기능의 보존 Sparing of Function

뇌손상에도 불구하고, 기능이 상실되지 않았을 때, 이것은 보존된 기능(spared function)이라 불린다(Craik, 1992). 예를 들어, 생애 초기(영유아기)에 뇌손상을 입은

표 2.1 세 가지의 서로 다른 수준에서의 운동회복과 운동보상의 정의

수준	회복	보상
ICF : 건강상태 : 신경세포의	손상 후 처음에 상실되었던 신경조직 기능을 복원하는 것. 아마도 혈액순환 사고에 의해 이전에 불활성화된 뇌 영역에서의 재활성화라 볼 수 있을지도 모른다. 비록 이것이 1차 뇌 병변의 영역에서 일어날 것으로 예상되지는 않지만, 이것은 병변을 에워싼 영역(반음영; penumbra) 및 기능해리(diaschisis)에서 일어날지도 모른다.	신경조직은 손상 전에는 없었던 하나의 기능을 획득한다. 아마도 능력 장애가 없는 사람에서는 보통 관찰되지 않는 대체 가능한 뇌 영역에서 활성화로서 볼 수 있을 것이다.
ICF : 신체구조와 기능(수행)	손상 전에 수행되었던 것과 같은 방식으로 하나의 움직임(운동)을 수행하는 능력을 복원하는 것. 이것은 과제를 완수하는 동안에 질병이 생기기 전의 움직임 패턴의 재현을 통해 일어날지도 모른다(자율적 관절가동범위, 시간적, 공간적 관절사이 협응 등).	낡은 움직임을 새로운 방식으로 수행하는 것. 과제를 완수하는 동안, 아마도 대체 가능한 움직임 패턴으로 나타날지도 모른다(즉, 추가적인 또는 서로 다른 자유도의 보충, 증가한 작용근/대항근의 동시 활성화와 같은 근육활성화 패턴의 변화, 인접한 관절들 사이의 타이밍의 지연 등).
ICF : 활동(기능의)	일반적으로 능력 장애가 없는 사람에 의해 사용되는 팔다리 또는 말단 효과기를 사용하는 성공적인 과제 완수.	대체 가능한 팔다리 또는 말단 효과기를 사용하는 성공적인 과제 완수. 예를 들어, 2개의 손 대신에 하나의 손과 입을 사용하여 감자튀김 봉지를 여는 것.

ICF, International Classification of Function(국제기능분류)

출처: Levin MF, Kleim JA, Wolf SF. What do motor "recovery" and "compensation" mean in patients following stroke? Neurorehabil Neural Repair 2009;23:313-319. Table 1, page 316에서 허가를 받아 전재.

어린이의 언어가 정상적으로 발달할 때, 유지된 언어기능은 손상을 면하였다라고 한다.

회복단계 *Stages of Recovery*

몇몇 저자들이 신경손상의 회복단계를 설명하였다. 회복단계는 회복과정이 각각 별개의 단계로 나뉠 수 있다는 가정에 기초하고 있다. 고전적으로는 회복은 자연 회복과 강제 회복으로 나뉜다. 강제 회복(forced recovery)은 신경기전에 영향을 주도록 고안된 특정 중재를 통해 얻어지는 회복이다(Bach-y-Rita & Balliet, 1987).

서로 다른 신경기전들이 이들 상대적으로 분리되어 있는 회복단계의 기저를 이루고 있다고 추정하고 있다. 제4장에서는 신경기전에 대한 연구가 회복의 다양한 단계를 개선 및 가속화하기 위한 새로운 방법에 어떻게 기여하고 있는지를 설명한다.

기능회복에 영향을 주는 요인
Factors Affecting Recovery of Function

내인성(개인 내) 및 외인성(개인 밖) 양쪽 요인을 포함하는 많은 요인이 신경계 손상의 결과와 그 후의 회복의 정도에 영향을 줄 수 있다(Chapman & McKinnon, 2000). 게다가, 손상 전과 손상 후의 요인이 손상의 정도와 기능회복의 양쪽에 영향을 준다. 그림 2.4는 뇌손상 후 기능회복에 영향을 주는 몇 가지 요인을 그림으로 설명하고 있다. 다음의 절에서는 손상 전 및 손상 후 요인 양쪽 모두가 기능회복에 미치는 영향에 대한 전부가 아닌 몇 가지를 조사하는 연구를 검토한다. 이 검토의 마지막에 우리는 뇌졸중이 있었던 우리 환자인, Genise에서의 기능회복에 대한 이 연구의 함축성을 생각해본다.

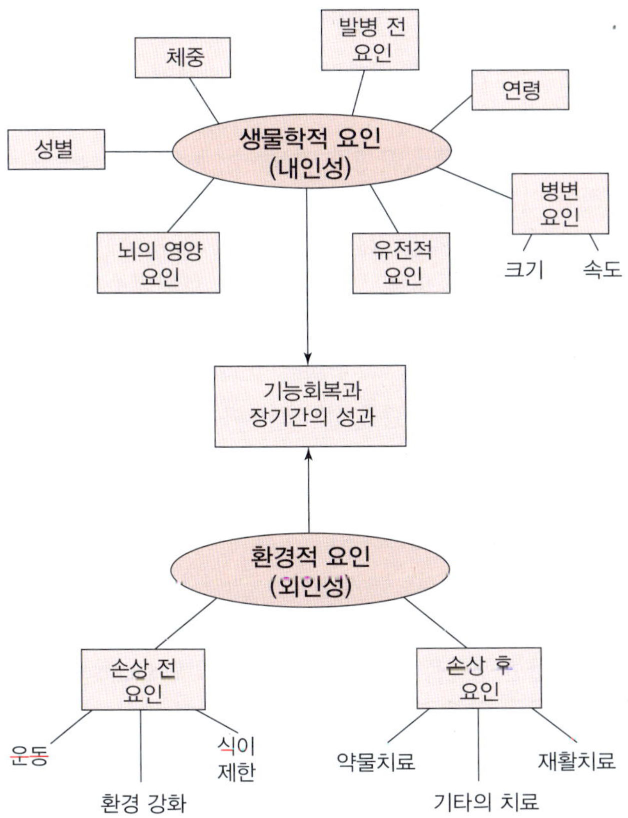

그림 2.4 중추신경계 병리 후의 기능회복과 결과에 영향을 주는 요인은 복잡하며 손상 전과 손상 후에 일어나는 내인성(개인 내의 생물학적 요인)과 외인성(개인 밖의 환경요인) 요인 양쪽을 포함하고 있다(Chapman SB, McKinnon L. Discussion of developmental plasticity: factors affecting cognitive outcome after pediatric traumatic brain injury. J Commun Disord 2000;33:335에서 허가를 받아 변경).

발날단계의 영향(연령)
Effect of Stage of Development (Age)

중추신경계 병변이 있을 때의 발달단계 또는 사람의 연령은 회복에 어떻게 영향을 미치는가? 뇌손상이 인생의 조기단계에 발생하는 경우와 인생의 후기단계에 발생하는 경우에 그 결과는 달라지는가? 뇌기능 회복에 미치는 연령과 관련된 영향에 대한 초기의 관점은 영유아기 동안의 손상이 성인기에서의 손상보다 결손이 적게 나타난다고 제안하고 있다.

예를 들어, 1940년대에, Kennard (1940, 1942)는 새끼원숭이와 어른원숭이의 뇌 운동겉질을 제거하는 실험을 시행하였더니 새끼에서는 먹고, 나무에 오르고, 걷고 물건을 잡는 것을 학습할 수 있었던 반면에, 어른원숭이는 이들 기능을 회복할 수 없었다는 것을 발견하였다. 인간에서는 이러한 영향은 언어기능에서 인지되었다.

즉, 우세한 대뇌반구의 손상은 영유아의 언어능력에 거의 영향을 주지 못하였으나 성인에서는 다양한 정도의 언어상실증(실어증)을 야기한다. 그러나, 초기 손상이 뇌 가소성을 감소시킬 수 있고 후에 나타나는 기능을 방해할지도 모른다는 연구가 있다. 예를 들어, 대뇌겉질 앞쪽 이마영역에 손상이 있는 어린이는 이마엽 기술(frontal skills)이 더 분명하게 드러나는 연령에 도달할 때까지 정상적으로 기능을 하는 것 같을지도 모른다(Anderson et al., 1999). 따라서, 병변이 있을 때의 개인의 연령은 기능회복에 영향을 미치지만, 병변의 위치와 그것이 수행하는 기능에 따라 복잡한 방식으로 영향을 미친다(Chapman & McKinnon, 2000; Held, 1987; Stein et al., 1995). 어떤 영역이 성숙하여 있는 경우, 보통 영유아와 성인에서 유사한 손상을 야기할 것이나. 그러나, 기능적으로 관련된 또 다른 영역이 아직 성숙되지 않은 경우, 이것은 손상된 영역의 기능을 담당할지도 모른다. 게다가, 미성숙 영역이 손상되고 다른 영역이 그 기능을 담당하지 않는 경우, 영유아에서는 아무 문제가 나타나지 않지만, 후년에 가서 그 결손은 분명해질지도 모른다. 즉, 뇌손상에 미치는 연령과 관련된 영향에 대한 자료가 시사하고 있는 것은 "뇌는 발달의 다양한 단계에서의 손상에 각각 다르게 반응한다"는 것이다(Stein et al., 1995, p.77).

우리 환자인, Genise에 대하여, 그녀가 뇌졸중이 있었던 당시의 연령은 그녀의 회복하는 능력에 영향을 미친다. 그녀는 53세에 뇌졸중이 있었기 때문에, 76세의 나이에 뇌졸중이 있었던 Jean(만성 뇌졸중에 대한 우리의 사례연구)보다 회복의 예후가 더 좋았다.

병변의 특성 *Characteristics of the Lesion*

연령에 더해서, 병변의 특성도 손상으로부터 회복 정도에 영향을 준다(Held, 1987). 일반적으로, 연구자들은 손상의 중증도와 장기간의 기능적 결과 사이에는 상당히 강력한 관계가 있다는 것을 보여주었다. 그러나, 중증의 뇌손상이 있는 사람 사이에서도 회복에 상당한 변동성이 있다. 이것은 손상 중증도가 회복의 예측 변수라기보다는 회복의 지표가 될지도 모른다는 것을 시사한다(Chapman & McKinnon, 2000).

연구자들은 또한 기능영역이 전적으로 제거되어 있지 않는 한, 작은 병변이 있는 환자는 회복의 기회가 더 크다는 것을 알게 되었다. 또한, 서서히 진행되는 병변은 빨리 일어나는 병변보다 기능 상실을 덜 야기하는 것처럼 생각된다. 이 현상은 동물에서 연속적인 병변을 만드는 것에 의해 실험적으로 탐구되었으며, 그 동물은 병변 사이의 회복을 가능하게 하고 있다(Craik, 1992). 운동겉질(브로드만 영역 4 및 6)에 단일의 커다란 병변이 만들어진다면, 동물은 움직일 수 없게 된다. 이와는 대조적으로, 유사한 병변이 연속적으로 일정 시간의 기간 동안 만들어진다면 기능은 손상을 면하게 된다. 연속적인 병변이 만들어진 경우, 동물은 걷고, 먹고, 그리고 자세를 바로 잡는 능력을 어려움 없이 회복한다(Travis & Woolsey, 1956).

동물의 나이와 같은 다른 요인도 또한, 연속적 병변에 영향을 준다. 어린 동물에서, 기능은 연속된 병변이 짧은 시간 간격으로 만들어질 때조차, 손상을 면하게 된다. 이와는 대조적으로, 나이 먹은 동물은 병변 사이의 시간이 얼마나 많이 경과하였는가에 관계없이, 어떠한 기능 손상의 회피를 보이지 않을지도 모른다(Stein et al., 1995).

손상 전 신경보호 요인
Preinjury Neuroprotective Factors

많은 손상 전 요인이 병리(퇴행성 및 외상성)가 중추신경계 기능에 미치는 영향을 완화한다는 것을 보여왔다. 손상 전 운동, 환경 강화, 그리고 식이 제한은 모두가 신경보호 요인의 예이다. 연구자들은 손상 전 운동이 노령화(aging), 신경퇴행(neurodegeneration), 그리고 뇌손상의 몇 가지 해로운 영향으로부터 보호할 수 있다는 것을 보여주었다. 동물 연구에서, 뇌졸중 전 운동은 비록 이 조사결과의 기저에 있는 기전이 분명하지 않지만, 경색 부위의 크기를 줄여준다는 것을 알게 되었다. 운동의 신경보호 측면은 곁순환 혈류(collateral blood flow)를 지원하기 위한 운동으로 유발된 신경가소성 또는 혈관신생(angiogenesis) 증가에 기인할지도 모른다. 또한, 손상 전 운동은 세포자멸사(apoptosis), 부종, 그리고 신경돌기 성장 억제 분자의 제한과 같은 과정을 줄이는 역할을 할지도 모른다(Kleim et al., 2003). Genise는 매우 활동적이었고, 뇌졸중 발병 전에 운동을 한 경력이 있었으며, 이것은 그녀의 회복에 긍정적으로 영향을 줄 많은 긍정적 손상 전 보호 요인이라는 것을 나타내어 보여주고 있다.

실험에서는 손상 전 환경 강화가 뇌병변 후의 어떤 결손으로부터 동물을 보호한다는 것을 보여주었다. 예를 들어, 2조의 쥐의 겉질에 병변이 주어졌으며, 한 집단은 수술 전 강화가 있었고 하나는 대조군이다. 수술 후, 강화된 동물은 미로 학습을 하는 동안 보다 적은 실수를 하였고 사실상 뇌손상이 없는 대조군 동물보다 더 나은 수행을 하였다(Held, 1998).

Held 등(1985)에 의한 두 번째 연구에서는 감각운동겉질을 절제한 후에 뒤따르는 보행 과제에 대해서, 수술 전과 수술 후의 강화 영향이 비교되었다. 그들은 수술 전에 강화된 쥐는 행동분석과 미세운동 분석에 대해서 거짓 병변이 있는 강화된 대조군과 차이가 없었다는 것을 알게 되었다. 수술 후에만 강화된 집단은 보행기술에서 약간의 손상이 있었으나 비록 그들이 완전한 보행기술을 재획득할 수는 없었지만, 병변이 있는 대조군보다 더 빨리 회복되었다. 따라서, 수술 후 강화는 효과적이지만, 그러나 이것은 수술 전 강화와 같은 정도로는 회복이 되지는 않는다.

Held 등은 강화된 대상자는 제한된 대상자보다 더 다양한 기능적 신경회로를 갖고 있을지도 모르고, 이것은 병변 후의 신경계를 재조직하거나 또는 단순히 과제를 수행하기 위해 대체되는 경로를 사용하는 큰 능력을 그들에게 제공할 수도 있다는 것을 시사하고 있다. 뇌졸중 전에는 풍요롭고 다양한 생활을 적극적으로 하고 있었던 Genise는 어쩌면 뇌졸중의 영향을 완화할 많은 긍정적인 손상 전 요인들을 갖고 있었다는 것을 알 수 있다.

손상 후 요인 Postinjury Factors

약물의 영향 *Effect of Pharmacology*

뇌손상 후의 기능 회복에 영향을 줄 수 있는 또 다른 요인은 신경계의 손상에 대한 반응을 줄이고 기능회복을 촉진하는 약물치료를 이용하는 것이다. 뇌손상 후 행동 회복을 위한 약리학적 전략에 대한 기초과학적이고 임상적인 연구를 검토하는 몇 가지 우수한 논문이 있다(Feeney & Sutton, 1987; Goldstein, 1993; 2003). 이들 연구에서는 어떤 약물은 회복과정에 지대한 영향을 줄 수 있다는 것을 시사하고 있다. 그러나, 일부 약물은 기능 회복에 유익하지만, 다른 약물은 해로울지도 모른다.

과학자들은 다음의 것을 포함하는 많은 서로 다른 유형의 약물이 뇌손상 후 기능회복에 미치는 영향을 연구하고 있다.

1. 영양인자(trophic factors)에 영향을 주어 재생과 세포의 생존을 촉진하는 약물.
2. 세포사멸 때문에 상실된 신경전달물질을 대체하는 약물.
3. 사멸 또는 사멸하고 있는 세포에 의해 만들어지거나 방출된 독성물질의 영향을 방지하는 약물.
4. 혈액순환을 회복시키는 약물.

확장지식 2.2

약물이 기능회복에 미치는 영향

암페타민(amphetamine)은 뇌손상 후의 회복을 촉진하는 것으로 생각되는 잘 연구된 약물이다. 암페타민은 아드레날린, 노르아드레날린, 세로토닌, 그리고 도파민과 같은 신경전달물질의 효과를 강화시키는 작용을 한다(Braun et al., 1986; Feeney et al., 1981, 1982; Goldstein, 2003; Hovda & Feeney, 1985; Stein et al., 1995).

몇 가지 연구에서, 뇌졸중 후 물리치료와 함께 암페타민을 사용하는 치료는 따로따로 분리해서 하는 중재의 어느 것보다 Fugl-Meyer 검사에 대한 운동수행에서 더 나은 성과를 만들어냈다는 것을 보여주고 있다(Crisostomo et al., 1988; Walker-Batson et al., 1992).

억제성 신경전달물질인 감마아미노부티르산(GABA; gamma-aminobutyric acid)도 또한 기능회복에 영향을 준다. 즉, GABA 작용제(agonist)이었던 약제는 쥐의 뇌손상으로부터의 회복을 방해했지만, GABA 길항제는 유익하였다(Goldstein, 1993). 콜린성 약물의 투여는 회복을 촉진하는 것처럼 생각된다(van Woerkom et al., 1982). 그러나, 특정 유형의 글루탐산염 수용체를 저해하는 여러 가지 약물을 투여하는 것은 그 결과가 제각기 엇갈렸다(Goldstein, 1993; 2003).

외상성 질환 및 파킨슨병과 같은 신경퇴행성 질환의 양쪽 모두에서 비타민 E와 같은 항산화제를 사용하는 것에 대해서 상당한 논쟁이 있다. 유리기(free radicals)의 생성으로 이어지는 세포조직의 상당한 파괴는 외상의 초기 단계 동안에 일어난다. 유리기는 여분의 전자를 가진 수소, 산소, 그리고 철 분자이며, 이들이 살아있는 다른 세포로 하여금 고도의 파괴력을 갖게 한다. 유리기는 세포의 지질 막(lipid membrane)을 파괴하여, 독성물질이 세포 속에 침투하고 세포 안의 필수 물질이 떠나가게 만든다. 유리기의 영향을 차단하는 비타민 E와 같은 약제를 "항산화제"라 부른다(Stein et al., 1995). Stein과 동료들(1995)은 이마엽 손상 후에 직접 비타민 E가 투여된 쥐는 손상되지 않은 쥐와 마찬가지로 공간학습 과제를 수행할 수 있었다는 것을 입증하였다. Fahn(1991)에 의한 연구에서 파킨슨병의 초기단계에 있는 환자에서의 비타민 E의 효과를 살폈고 그것이 질병의 진행을 늦추는 것 같다는 것을 알게 되었다. 불행하게도, 다른 연구들에서는 파킨슨병의 진행을 늦추는 것에 관한 비타민 E의 유익한 효과성을 보여주는 데에 실패하였다.

마지막으로, 고령의 환자에서 일반적으로 일어나는 동반질병을 치료하는데 사용되는 약물은 뇌졸중 후의 기능회복에 해로운 영향을 줄 수 있다. 예를 들어, 혈압강하제와 신성제는 뇌졸중 후의 운동기능과 언어기능의 회복속도를 늦추는 것으로 밝혀졌다(Goldstein, 1993; 2003; Goldstein & Davis, 1988).

약물과 관련된 요인뿐만 아니라, 개인 내의 많은 요인이 뇌 회복에 대한 약물 효과에 영향을 미치며, 그 요인에는 손상 당시의 연령, 성별, 건강상태, 그리고 손상 유형 및 정도(뇌졸중, 외상 또는 허혈)를 포함한다. 예를 들어, 몇 명의 연구자는 호르몬의 수준이 뇌 외상 후의 손상의 정도와 약물치료에 대한 반응의 양쪽에 큰 영향을 준다는 것을 보여주었다. 호르몬의 차이 때문에, 약물의 효과는 남성과 여성 환자 사이에서 차이가 있다. 대사 상태도 또한 약물반응에 영향을 줄 수 있다. 이것은 전신 대사(systemic metabolism)가 뇌손상 후에 빨리 변화될 수 있나는 사실에 비추어볼 때 특히 중요하다(Stein et al., 1995). 예를 들어, 대사과다증은 약물의 너무 빠른 분해를 야기하여, 효과를 감소시킨다.

5. 세포막을 파괴하는 유리기(free radicals)의 영향을 차단하는 비타민 E와 같은 항산화제(Stein et al., 1995)

대체로 보아, 뇌손상 후 양물연구로부터의 성과는 매우 유망하며 약물치료가 뇌손상 후의 기능회복을 향상시킬 수 있다는 것을 시사하고 있다(Feeney & Sutton, 1987; Goldstein, 2003; Stein et al., 1995). 약물이 기능회복에 미치는 영향에 대한 추가 정보는 확장지식 2.2에서 찾아볼 수 있다.

신경영양 인사 *Neurotrophic Factors*

동물과 인간에서 신경영양 인자의 역할과 뇌 가소성에서의 역할에 관한 연구는 여전히 성장 중이며 하나의 복잡한 주제이다. 우리는 신경가소성에서 이들 분자의 역할에 대한 개요를 제공하지만, 완전한 논의는 이 책의 범위를 벗어난다.

Hamburger와 Levi-Montalcini(1949; Jessell & Sanes, 2013)의 연구에 기초한, 신경영양인자 가설에 따르면, 신경세포의 많은 생화학적 특성은 주위의 세포로부터의 신호에 의해 결정된다. 사실상, 신경세포의 생존 그 자체는 주위

세포로부터 방출되는 요인에 좌우된다. 예를 들어, 이들 근육 표적의 크기는 척추운동신경세포의 생존에 중요하다. 따라서, 표적 세포는 신경종말에 의해 흡수되어 그 생존을 촉진하기 위해 신경세포로 수송되는 제한된 양의 필수 영양인자를 만들어내는 것처럼 생각된다(Jessell & Sanes, 2013). 신경영양인자에는 큰 다양성이 있다.

신경영양인자(neurotrophins)는 재활과 특정의 관련성이 있는 하나의 유형이다. 그 이유는 재활 중에 사용되는 치료 전략은 다양한 신경전달물질 시스템을 조절하고 보상성 중계망(compensatory relay networks)의 발아를 촉진하기 위해 국소 생산을 자극할 수 있기 때문이다(Griffin & Bradke, 2020).

신경세포 생존과 신경가소성의 변화에 관여하는 일부 신경영양인자는 침해수용성 신경세포의 신경 성장인자(NGF)이다. 즉 근육방추 관련 고유수용성 감각신경세포 및 메르켈세포(Merkel cells)를 신경지배하는 기계수용성 신경세포를 위한 신경영양인자-3(NT-3); 그리고 운동신경세포, 감각신경세포 및 교감신경세포를 위한 신경아교세포 계통 유래 신경영양인자(GDNF)이다(Jessell & Sanes, 2013). 또 다른 잘 연구된 신경영양인자는 뇌유래 신경영양인자(BDNF)이다. BDNF는 동물 모델의 신경가소성에 영향을 준다는 것을 보여주고 있다(Pham et al., 2002; Sherrard & Bower, 2001).

인간의 경우, BDNF 발현은 활동 의존성 연습과 연관되어 있고 또한 급성 에어로빅 운동과 연관되어 있다. BDNF는 신경돌기의 발현, 신경세포 전달의 효능성, 신경세포 보호, 축삭과 가지돌기의 성장과 리모델링, 시냅스 생성, 그리고 대사영양 효과 등 다양한 기능을 갖고 있다. 이것에 의해 음식물 섭취가 감소하고 포도당의 산화가 증가하며, 혈당치가 저하하고 인슐린 감수성이 증가한다(Knaepen et al., 2010).

운동과 훈련의 효과
Effect of Exercise and Training

손상 후 훈련은 사용된 활동이 일반화되었다기보다는 특이적이라는 점에서 풍요로운 환경에 노출된 하나의 별개의 형태이다(Held, 1998). Ogden과 Franz(1917)는 원숭이의 운동겉질에 병변을 만들어 편마비가 되게 하는 흥미로운 연구를 수행하였다. 그 다음에, 그들은 네 가지 유형의 수술 후 훈련을 시켰다. 그 유형은 (a) 치료를 하지 않음, (b) 마비측 팔에 대한 보통의 마사지 시행, (c) 비마비측 팔다리의 제한, (d) 동물에 대한 강제된 능동운동과 함께 마비측 팔다리가 움직이도록 하는 자극과 결부된 비마비측 팔다리의 제한이다. 마지막 조건이 회복을 보여주는 유일한 것이었고, 이 조건에서는 이것이 3주 이내에 일어났다.

Black 등(1975)에 의한 연구에서는 운동겉질의 앞다리 영역의 병변으로부터의 회복을 검토하였다. 그들은 수술 직후 또는 수술 4개월 후에 훈련을 시작하였고, 그 훈련은 6개월 지속하였다. 그들은 마비측 손의 단독 훈련 또는 마비측과 정상적인 손을 함께 사용한 훈련이 정상적인 손 단독에 의한 훈련보다 더 효과적이었다는 것을 알게 되었다. 훈련이 지연되었을 때, 회복은 병변 직후에 시작하였을 때보다 회복은 더 나빴다.

신경가소성과 기능의 회복에 대한 손상 후 재활훈련의 효과는 복잡하고 손상의 위치와 유형 및 중재의 타이밍과 강도를 포함하는 많은 요인에 의해 영향을 받는다. 조기의 강도 높은 중재가 반드시 최상인 것은 아니다. 기능회복에 대한 동물 모델에서, 연구자들은 조기의 강도 높은 운동을 강화하는 것은 병변 반대쪽 편마비에서의 신경가소성을 촉진할지 모르지만, 병변 주변 영역의 손상에 대한 효과는 과장되었다는 것을 알게 되었다. 손상 후 첫째 주에 강제된 운동 강화(강제 사용 패러다임의 시뮬레이션)는 겉질 손상의 정도를 과장하였다(Humm et al., 1999; Risedal et al., 1999). 이와는 대조적으로, 운동치료를 점진적이고 신중하게 하는 것은 병변 주변영역에서의 신경가소성과 기능회복을 촉진하였다(Schallert et al., 2003).

손상 후의 자극이 기능회복에 영향을 주는 경우, 완전한 회복이 일어나기 위해서는 환자의 적극적인 참여를 포함시켜야 할 것 같다(Stein et al., 1995). 시각겉질의 한쪽 병변을 가진 쥐가 시각 형상(visual shape)에 노출된 경우, 환경 내에서 자유롭게 움직이고 시각적 단서와 상호 작용하는 것을 가능케 한 쥐만이 시각기능의 양호한 회복을 나타내어 보였다. 환경 내에서 시각적 단서에 노출되었으나 움직이는 것이 제한된 쥐는 매우 손상되었다(Stein et al., 1995).

척수손상(SCI)이 있는 동물 모델에 관한 연구에서는 상황에 따른 이점(즉, 풍요로운 환경)과는 별개로 하고, 훈련의 유형은 재생과 가소성을 촉진하고 연습 중의 운동과제와 관련된 기저를 이루는 회로를 더욱 잘라내고 개선하기 위해 중요하다는 것을 보여주었다(Griffin & Bradke, 2020). 어떤 연구에서는 네발 보행 트레드밀 훈련, 수영훈련 및 서기 훈련(stand training)의 세 가지 서로 다른 훈련양식을 받은 불완전 척수손상이 있는 쥐를 조사하였다.

네발 보행 트레드밀 훈련은 통증을 수반하지 않는 자극에 대한 감수성 증가에 기인하는 신경병성 통증인 이질통증(allodynia)을 경함시키고 쥐의 감각을 회복시켰다. 수영 훈련은 이질통증만을 경감시켰고, 서기 훈련은 아무런 이점도 없었다. 따라서, 훈련의 유형은 신경계 내의 변화를 촉진하는 데 충분한 과제 특이적이고 집중적이어야 한다(Griffin & Bradke, 2020; Hutchinson et al., 2004).

새로운 연구에서는 동시 과제 특이적 연습 중에 유전자 조작, 약리학적 약물, 전기화학적 자극, 로봇보조 장치를 포함하는 조합된 접근법의 상승효과를 조사하고 있다.

예를 들어, 척수손상이 있는 설치동물의 연구에서는 손상된 허리부위에 전기화학적 신경조절을 적용시킴으로써 로봇에 의한 중력보조 보행훈련을 가능케 하였다는 것을 보여주고 있다. 이 훈련프로그램은 손상 수준 하에 있는 그물척수로(reticulospinal tracts)를 강화 및 재편성하고 겉질척수로 투사를 새로이 편성하였다. 그 결과 신경조절이 없는 상태에서의 운동겉질에 의존한 보행과 수영의 회복이 이루어졌다(Asboth et al., 2018).

인간에서는 뇌성마비가 있는 아동을 대상으로 시행한 연구에 따르면, 팔과 다리의 운동학습 원칙(즉, 목표지향, 강도, 연령 상응, 변동성, 과제 진행, 되먹임, 주의력 및 관여)을 포함하는 활동에 기초한 요법(regimen)이 겉질척수로 내의 장기적인 운동, 기능 및 신경가소성 변화를 촉진한다는 것을 보여주었다(Bleyenheuft et al., 2020; Brandão et al., 2014; Friel et al., 2016).

임상적 의미 *Clinical Implications*

이제는 재활분야가 운동학습 분야와 공통점이 많다는 것이 명확해져야 한다. 신경학적 손상이 있는 성인 환자의 치료에 관여하는 치료사는 운동 재학습, 또는 운동의 재획득과 관련된 문제에 관심이 있다. 중추신경 결손을 갖고 태어났거나 생애 초기에 손상을 경험한 소아 환자는 알려지지 않은 근골격계와 신경계의 제약에 직면하여 운동 획득이라는 과제에 직면하게 된다. 어느 경우든, 치료사는 기능의 획득 또는 회복을 최대화하는 방법으로 치료를 구조화하는 데에 관심이 있다.

Genise의 기능회복을 고려할 때, 우리는 이것이 어느 하나의 요인에 의한 것일 수는 없다는 것을 알 수 있다. 그녀의 기능이 복원된 것은 회복 즉, 원래의 기전의 조절을 재획득한 것이다. 몇몇은 보상과정에 기인할 것이다. 게다가, 긍정적 그리고 부정적 요인이 재획득된 기능의 정도에 영향을 미칠 것이다.

Genise는 훌륭한 치료를 받아왔고, 지금도 받고 있다! 그녀는 과제 관련 숙련된 행동의 재획득에 기여하는 주의 깊게 조직화된 치료 세션에 참여하고 있다. 학습의 연합 형식 및 비연합 형식 양쪽 모두가 그녀의 회복에 역할을 수행하고 있다. 시행착오 학습(조작적 조건화)이 그녀가 많은 기능적 과제에 대한 최적의 해법을 발견하는 것을 돕는 데 사용된다. 그녀의 치료사는 최적의 전략이 강화되도록 그녀의 환경을 조심스럽게 구조화하였다.

기능적으로 관련된 과제는 광범위한 조건 하에서 실행되고 있다. 이것은 최적의 조건하에서 Genise가 새로이 획득한 많은 기술을 그녀의 가정환경으로 옮겨갈 수 있을 것을 보장하는 절차학습으로 이어질 것이다. 다양한 조건 하에서 과제를 실행하는 것은 규칙에 따르는 행동 또는 도식(schemata)의 발달을 겨냥한 것이다. 최적의 지각 및 운동 전략을 개발하는 것의 중요성을 인식하여, 그녀의 치료사는 Genise가 지각 환경을 탐구하는 기회를 갖도록 그녀의 치료 세션을 구성하고 있다. 이것은 기능적 목표를 달성하기 위한 지각 및 운동 전략 최적의 매핑을 용이하게 하도록 설계되어 있다. 마지막으로, 치료는 단일 해법을 반복하는 것을 Genise에게 가르치는 것이 아니라, 다양한 기능적 과제에 고유한 감각운동 문제를 그녀가 반복적으로 해결하도록 돕는 것을 지향하고 있다.

요약 SUMMARY

1. 운동조절과 마찬가지로, 운동학습은 지각, 인지, 그리고 행동을 포함하는 복잡한 일련의 과정으로부터 나온다.
2. 운동학습은 개인의 과제와 환경과의 상호작용으로부터 나온다.
3. 학습의 형식에는 비서술적 또는 내재적 학습과 서술적 또는 외재적 학습이 포함된다. 비서술적 학습은 비연합 학습과 연합학습 그리고 절차 학습으로 나뉠 수 있다.
4. 비연합 학습은 생체에 단일 자극이 반복적으로 주어질 때에 일어난다. 결과적으로, 신경계는 그 자극의 특성에 대해서 학습하게 된다.
5. 습관화와 민감화는 비연합 학습의 두 가지의 매우 단순한 형식이다. 습관화는 통증이 없는 자극에 대한 반복된 노출의 결과로서 일어나는 반응성의 감소이다. 민감화는 위협 또는 유해한 자극에 뒤따르는 반응성

의 증가이다.

6. 연합학습에서, 사람은 또 다른 자극에 대한 하나의 자극의 관계(고전적 조건화)이든, 또는 결과에 대한 그 사람의 행동의 관계(조작적 조건화)이든 관계를 예측하는 것을 학습한다.
7. 고전적 조건화는 2개의 자극을 짝을 짓는 학습으로 구성되어 있다. 조작적 조건화를 하는 동안, 만들어진 많은 것 중에서 우리는 특정 반응을 결과와 연관시키는 것을 학습한다.
8. 절차 학습은 습관처럼 주의 또는 의식적인 생각 없이 자동적으로 수행될 수도 있는 다른 비서술적 학습과제를 말한다.
9. 서술적 또는 외재적 학습은 의식적으로 회상할 수 있는 지식을 낳고, 이리하여 각성, 주의, 반성을 필요로 한다.
10. 운동학습에는 Schmidt의 도식이론, 탐색으로서의 학습에 대한 생태학적 이론, 그리고 운동학습 단계에 대한 수많은 이론을 포함하는 서로 다른 많은 이론이 있다.
11. 고전적 회복은 자연적 회복과 강제적 회복으로 나뉜다. 즉, 회복은 신경기전에 영향을 주도록 설계된 특정 중재를 통해서 얻어진다.
12. 실험에서는 운동, 환경 강화 및 영양(nutrition)을 포함하는 몇 가지 손상 전 요인이 신경보호 작용을 한다는 것을 보여주고 있다. 즉, 이 보호 작용은 신경퇴행과 후천적인 뇌손상의 영향을 최소화한다.
13. 운동 및 훈련과 같은 손상 후 요인은 기능회복에 긍정적인 영향을 줄 수 있으나, 훈련의 최적의 타이밍, 빈도 및 강도는 손상의 위치에 따라 달라진다.

실습활동 과제에 대한 해답
ANSWERS TO LAB ACTIVITY ASSIGNMENT

실습활동 2.1

1. 무작위 연습 일정(schedule)에서는 John은 다음 기술로 이동하기 전에 한번 또는 두 번만 각 기술을 연습할 것이다. 무작위 연습 접근법은 사전계획과 좋은 물리적 설정을 필요로 한다.
2. 이와는 대조적으로, 여러분이 연습의 블록화된 일정에 대한 치료 세션을 편성하는 경우, 여러분은 특정 기술의 각각을 한 번에 하나씩 연습할 것이다. 즉, 여러분은 우선 John이 집중된 기간 동안 휠체어에서 침대로 이동하는 연습을 시킬 것이고, 그 다음에 다른 기술인, 휠체어에서 화장실로 이동하는 기술로 전환하게 하며, 그리고 다음 과제로 전환하기 전에 반복적으로 연습시킬 것이다.
3. 무작위 연습 일정에서는 연습되어야 할 모든 과제가 신체적으로 서로 가깝지 않은 경우, 연습을 위한 장소가 특정된 영역으로 이동하는 데에 너무나 많은 시간이 낭비되며, 이것은 치료에 이용 가능한 시간의 양으로 볼 때 현실적이지 않다. 환자가 하나의 기술을 반복해서 연습하게 하는 것에 의한 운동기술을 재훈련하는 고전적 방법은 처음에는 기술의 빠른 획득을 가져올지 모르지만, 그러나 장기학습과 기술을 새로운 조건으로 옮겨가는 능력은 제한된다. 이와는 대조적으로, 환자가 무작위의 순서로 많은 과제를 연습하도록 부추기는 것은 초기의 기술습득을 늦출지 모르지만, 장기간의 보유를 위해서는 더 나을 것이다(Schmidt & Lee, 2011).

제 3 장

운동조절의 생리학

Physiology of Motor Control

학습목표

이 장을 학습하면 독자는 다음과 같이 할 수 있다.

1. 운동조절에서의 병렬 처리와 계층적 처리의 차이에 대해서 논의하고, 각각의 예를 제시한다.
2. 뇌의 주요 구성요소(척수, 뇌줄기, 소뇌, 대뇌기저핵 및 각각의 겉질 영역)의 각각에 대해서 해부학적 연결과 운동조절에 대한 기능적 기여를 설명한다.
3. 활동전위와 정지전위의 전기적 특성 및 시냅스 전달의 과정에 대해서 설명한다.
4. 감각수용기, 상행 경로 및 다른 감각입력과 관련시켜 이 시스템에서부터의 정보를 처리하는 고위중추를 포함하는 몸감각 시스템의 구성요소를 설명한다.
5. 시각계에서의 등쪽 겉질 시각경로와 배쪽 겉질 시각경로의 요소에 대해서 논의하고, 시각처리에서의 각각의 시스템의 역할을 설명한다.
6. 대뇌기저핵, 소뇌, 운동겉질, 뇌줄기 및 하행경로가 내부적으로 발생하는 운동과 외부적으로 유발되는 운동의 양쪽에 어떻게 기여하고 있는지 논의한다.

서론과 개요
INTRODUCTION AND OVERVIEW

운동조절 이론과 생리학
Motor Control Theories and Physiology

제1장에서 언급한 것처럼, 운동조절 이론은 운동의 본질과 원인에 관한 개념을 단순히 수집한 것은 아니다. 이것은 신경계의 구조와 기능에 관한 현재의 연구결과를 고려해야 한다. 움직임은 지각 시스템과 행동 시스템의 상호작용에서부터 발생하고, 인지는 많은 서로 다른 수준에서 양쪽 시스템에 영향을 준다. 이들 각각의 시스템 내에는 그림 3.1에서 나타낸 것처럼, 많은 수준의 처리가 있다. 예를 들어, 지각은 다양한 처리단계를 통해 진행되고 있다고 생각할 수 있다. 각 단계는 감각처리의 초기단계에서부터, 점점 추상적인 수준의 해석과 뇌의 고위수준에서의 통합에 이르기까지, 다양한 수준에서 감각 정보를 처리하는 특정 뇌 구조를 반영하고 있다.

운동조절은 계층적으로, 그리고 동시에 병렬적으로 조직화된 많은 뇌 구조의 협응적인 노력을 통해 달성된다. 이것은 신호가 두 가지 방법으로 처리될지도 모른다는 것을 의미한다. 신호는 중추신경계(CNS)의 상층부분 내에서 계층적으로 처리될지도 모른다. 게다가, 같은 신호가 많은 서로 다른 뇌 구조 사이에서 동시에 처리될지도 모르며, 이것은 병렬 분산처리를 보여주고 있다. 계층적 처리는 병렬 분산처리와 연계하여, 운동조절의 지각, 행동 및 인지 시스템에서 발생한다.

이 장에서 계층적 처리에 대해 이야기할 때, 뇌의 고위수준이 정보의 추상화 문제에 관여하고 있는 시스템에 대해 설명하고 있다. 예를 들어, 지각 시스템 내에서는 계층적인 처리란, 고위 뇌 중추가 많은 감각에서부터의 입력을 통합하고, 들어오는 감각정보를 해석한다는 것을 의미한다. 운동조절의 행동 측면에서는 뇌 기능의 고위수준이 운동계획과 행동전략을 형성한다. 따라서, 고위수준에서는 특정 과제를 달성하기 위해 특정의 반응을 선택할지도 모른

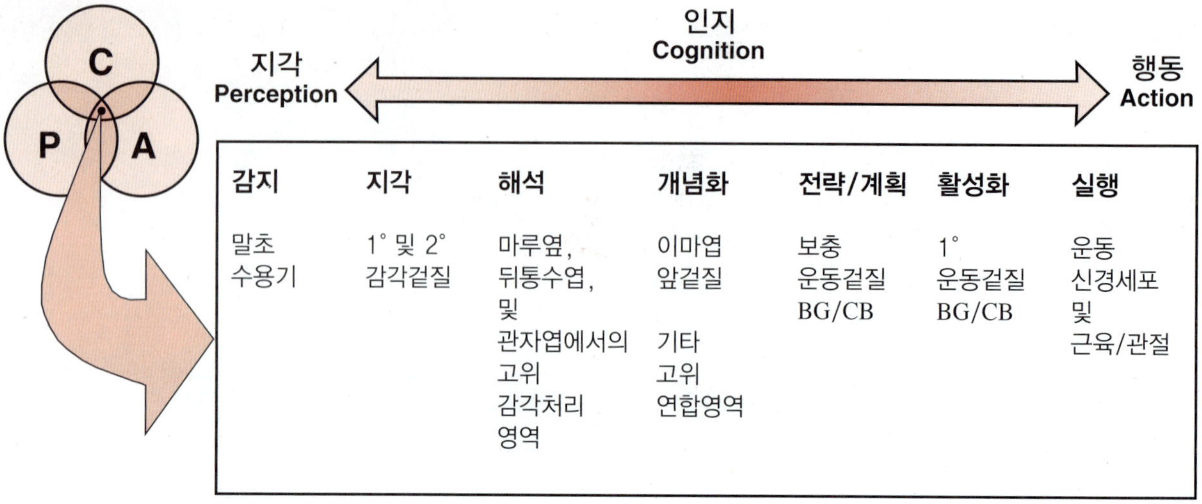

그림 3.1 운동조절에 관여하는 지각, 행동 및 인지과정 사이의 상호작용 모델. BG : 대뇌기저핵, CB : 소뇌

다. 하위수준의 처리는 반응 실행의 상세한 모니터링과 조정을 수행하여, 이것이 수행되는 상황에 적합한 것으로 만든다. 인지 시스템은 지각 및 행동 시스템과 겹쳐, 지각과 행동의 양쪽에 대한 고위의 처리를 수반한다. 게다가, 뇌의 많은 구조(예; 척수, 뇌줄기, 소뇌 및 연합겉질)에는 지각과 행동 양쪽의 구성요소가 있다.

병렬 분산처리에서는 목적은 다르지만, 같은 신호가 많은 서로 다른 뇌 구조 사이에서 동시에 처리된다. 예를 들어, 소뇌와 대뇌기저핵은 고위의 운동 정보를 동시에 처리한 다음에, 행동을 위한 운동겉질에 되돌려 보낸다. 병렬처리는 CNS에 의해 처리되는 정보의 속도와 신뢰성을 향상시키기 위해, 신경세포 집단이 동시에 계산(computation)을 전달하는 같은 신경경로 내에서도 볼 수 있다. 병렬처리의 이점은 특정 뇌 영역 또는 경로의 손상이 반드시 신경기능의 완전한 상실로 이어지지는 않는다는 것이다. 따라서, 기능 또는 행동은 관련되는 신경 네트워크의 구조적 재편성 후에도 유지되거나, 또는 회복되기도 한다 (Pearson & Gordon, 2013).

이 장에서는 인간의 움직임 생성의 기저에 있는 과정을 검토한다. 이 장의 최초의 절에서는 CNS의 주요 구성요소와 CNS의 기본 단위인 신경세포의 구조와 기능에 대한 개요를 제시한다. 이 장의 나머지 절에서는 운동의 생성과 조절에 관여하는 시스템의 신경해부학(기본적인 회로)과 생리학(기능)에 대해 상세히 논의한다. 이 장에서는 지각에서부터 인지 및 행동으로 이어지는 운동조절의 신경해부학 및 생리학을 따라가며, 어디가 끝이고, 어디서 시작되는지 구분하기 어려운 경우가 많다는 점을 인식하고 있다.

뇌 기능의 개요 Overview of Brain Function

운동조절의 기저에 있는 뇌 기능은 일반적으로, 척수, 뇌줄기(중간뇌[midbrain 또는 mesencephalon], 숨뇌 및 다리뇌), 소뇌(때로는 마름뇌의 일부로서, 숨뇌 및 다리뇌의 뇌줄기 영역에 포함되는 일이 있다) 및 대뇌겉질, 시상, 시상하부, 대뇌기저핵, 편도, 해마가 포함되는 전뇌를 포함하는 다양한 처리 수준으로 나뉜다(Amaral, 2000; Patton et al., 1989).

척수 *Spinal Cord*

지각 또는 행동 계층의 최하위수준에 있는 것이 척수이다. 척수 회로는 몸감각 정보(근육, 관절, 인대 및 피부)의 최초 수신과 처리 및 운동신경세포를 통한 자세와 움직임의 반사와 수의적 조절에 관여한다. 척수 처리수준에서는 감각 입력과 운동 출력 사이에 상당히 단순한 관계를 보는 것을 기대할 수 있다. 척수 수준에서는 반사의 조직화, 감각자극에 대한 가장 정형화된 반응 및 걷어차기와 이동운동과 같은 다리 움직임에 관여하는 근육의 기본적인 굽힘과 폄의 패턴을 볼 수 있다(Amaral, 2000; Kandel, 2000b).

Sherrington(1906)은 척수의 운동신경세포를 "최종 공통 경로"라 불렀다. 그 이유는 이들이 근육 활성화가 발생하기 전 마지막 처리수준이기 때문이다. 그림 3.2A는 척수가 꼬리 쪽에 배치된 신경계의 해부학자적 관점을 보여주고 있다. 그림 3.2B는 많은 병렬 경로가 있는 계층 구조의 맨 아래에 위치한 척수(분절 척수 네트워크)가 있는 신경계의 추상 모델을 보여주고 있다. 이 그림에서는 감각수용기는 "구심성 입력"이라 적힌 상자로 표시되고, 정보(가느다란 화실표로 표시)를 척수(분절 척수 네트워크)와 뇌의 고위 부분으로 보낸다. 분절적 척수 네트워크를 포함하는 많은 수준에서 처리된 후, 출력(굵은 화살표로 표시)은 골격근의 활동을 조정한다.

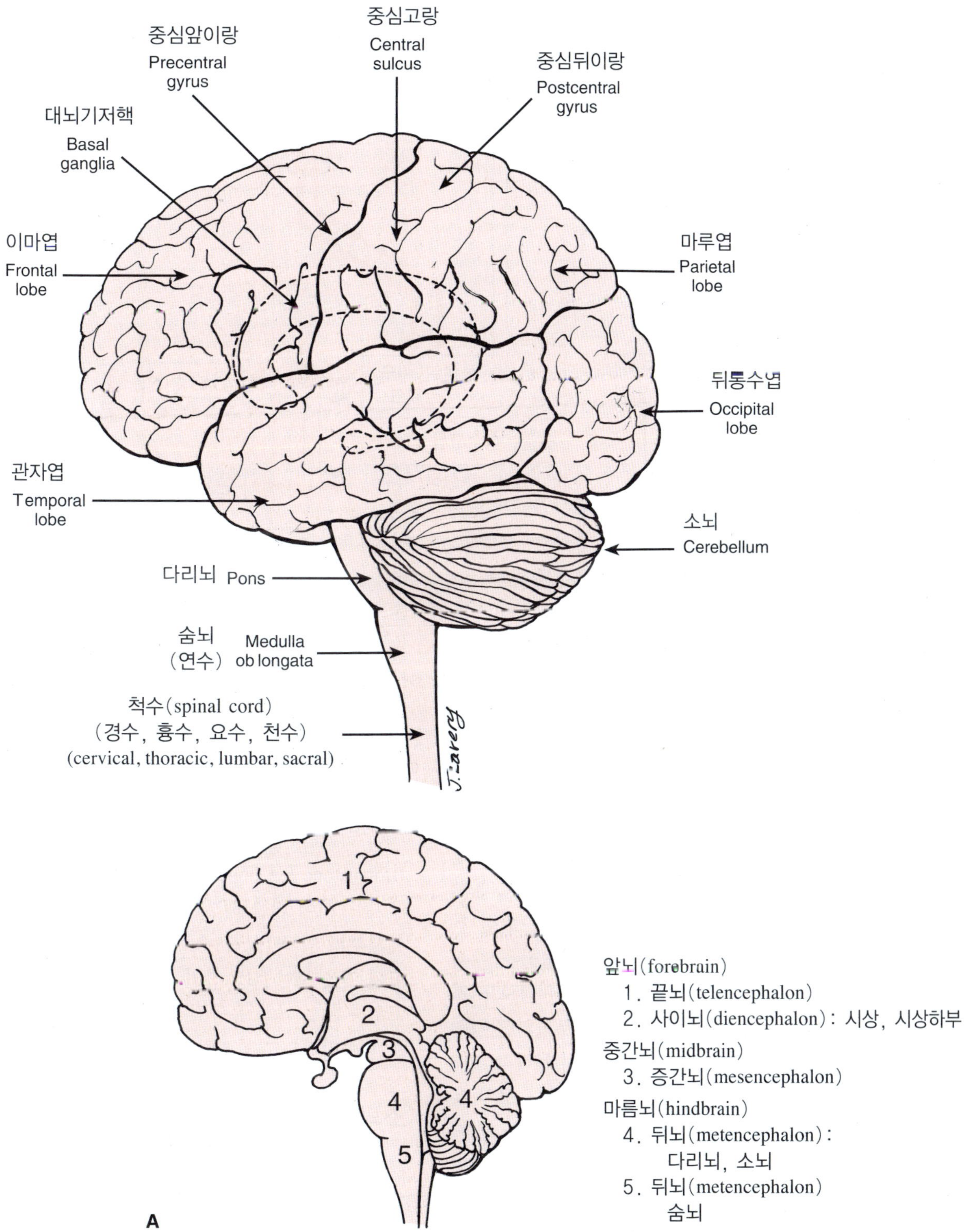

그림 3.2 **(A)** 해부학자적인 관점에서 본 신경계.

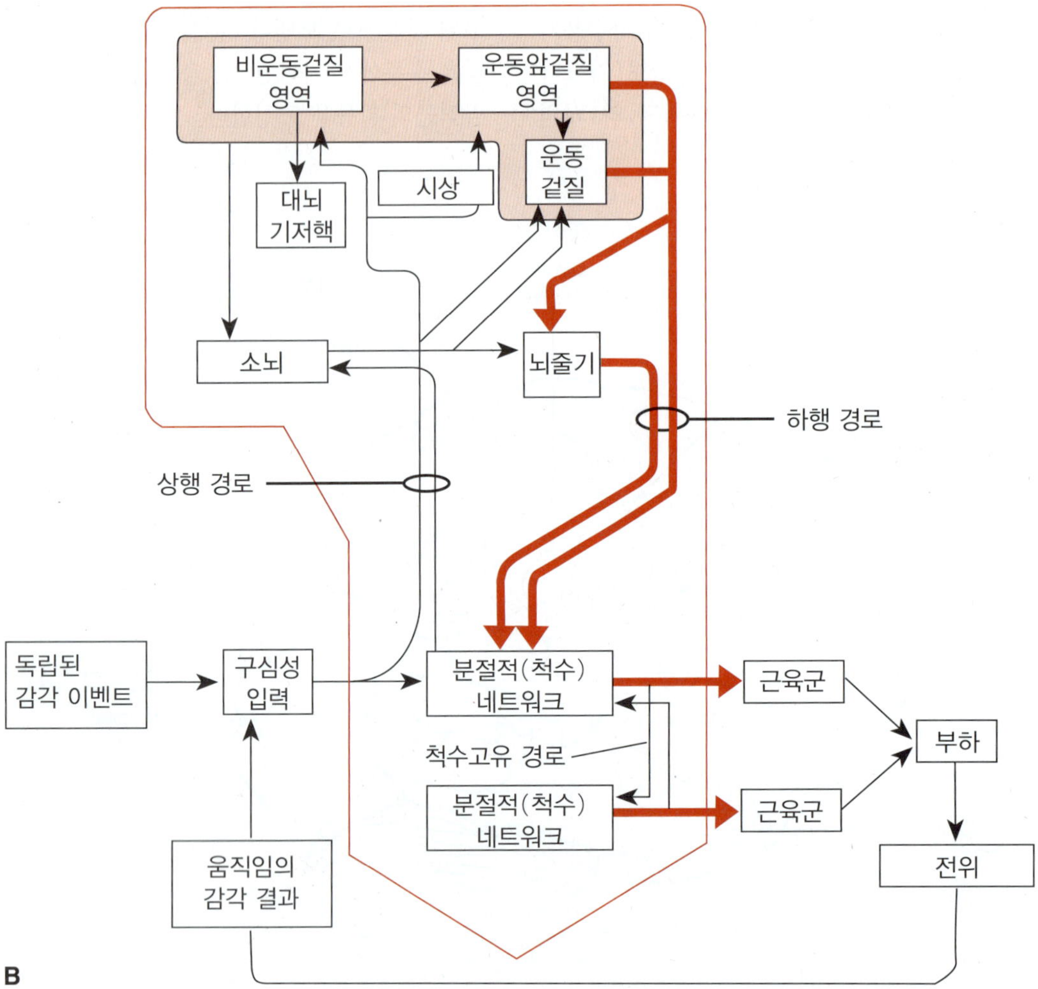

그림 3.2 *(계속)* **(B)** 신경계의 추상 모델 (Kandel ER, Schwartz JH, Jessell TM, eds. Principles of Neuroscience, 3rd ed. New York, NY: Elsevier, 1991:8; figure 1-2.에서 변경)

뇌줄기 *Brainstem*

척수는 입쪽(문측)으로 뻗어, 다음의 신경처리 수준인, 뇌줄기에 합류한다. 뇌줄기에는 안뜰핵, 적색핵 및 그물핵을 포함하는 자세조절과 이동운동에 관여하는 중요한 핵이 포함되어 있다. 또한, 감각정보와 운동정보를 중추신경계의 다른 부분에 전달하는 상행경로와 하행경로도 포함하고 있다. 뇌줄기는 안뜰계와 시각계에서부터의 감각입력만이 아니라, 피부와 머리의 근육에서부터의 몸감각 입력도 받는다. 게다가, 뇌줄기의 핵은 목, 얼굴, 눈으로의 운동출력을 조절하고, 청각과 미각의 기능에 중요하다. 실제로, 겉질척수로를 제외하는 모든 하행운동 경로는 뇌줄기에서 비롯된다. 마지막으로, 그물체는 중간뇌 꼬리부분에서부터 다리뇌와 숨뇌에 걸쳐서 확장되는 명령 흥분성 및 억제성 신경세포의 광범위하게 분포된 네트워크이다. 그물체는 움직임(근육긴장과 상호 굽힘–폄과 좌 · 우 움직임)만이 아니라, 각성과 의식 상태도 조절한다(Amaral, 2000; Brownstone & Chopek, 2018).

뇌줄기에 대한 해부학자적 관점(그림 3.2A)은 꼬리 쪽에서부터 입 쪽(문측)으로의 숨뇌, 다리뇌 및 중간뇌로 분할된 것을 보여주고, 한편 추상 모델(그림 3.2B)은 척수 및 고위중추(소뇌와 운동겉질)에서부터의 입력 접속과 척수로 되돌아가는 운동경로를 보여주고 있다.

소뇌 *Cerebellum*

소뇌는 뇌줄기의 뒤쪽에 있고(그림 3.2A), "다리(peduncles)"라 불리는 관(tract)에 의해 뇌줄기와 연결되어 있다. 그림 3.2B에서부터 알 수 있는 것처럼, 소뇌는 척수(움직임에 관한 되먹임을 주는)와 대뇌겉질(움직임의 계획에 관한 정보를 주는)에서부터의 입력을 받아, 뇌줄기에 출력하고 있다. 소뇌는 운동조절에서 많은 중요한 기능을 갖고 있다. 하나는 의도한 출력을 감각신호와 비교하여 우리의 운동반응을 조정하고, 그 다음에 의도한 궤적에서부터 일탈한 경우는 운동명령을 업데이트하는 것이다.

소뇌는 또한, 우리들이 움직이는 힘과 범위를 조정하고, 운동학습(단순한 적응에서부터 복잡한 학습까지)에도 관여하고 있다.

사이뇌 *Diencephalon*

우리가 뇌에서 입쪽(문측)으로 이동하면, 그 다음에 시상과 시상하부를 포함하는 사이뇌(그림 3.2A)를 발견한다. 시상은 (척수, 소뇌 및 뇌줄기에서부터의) 다수의 병렬 입력경로에서부터 겉질에 도달하는 정보의 대부분을 처리한다. 이들 경로는 시상 처리를 하는 동안, 그리고 그 후의 겉질의 다양한 부분으로 출력하는 동안, 분리된 상태 그대로 있다(Kandel, 2000b). 시상의 특정 영역인 운동 시상은 주로 배쪽 시상영역에 위치하고, 글루탐산 작동성인 시상핵을 에워싸고 있다. 운동 시상은 겉질운동영역과 서로 접속되어 있고, 주로 대뇌기저핵(흑색질[SN] 그물부분 및 창백핵[GP]의 내부분절), 소뇌(치아핵 및 사이핵) 및 시상 그물핵에서부터와 위둔덕(superior colliculus), 대뇌다리다리뇌핵(pedunculopontine nucleus), 몸간각 척수에서부터의 구심성 신경을 받는다. 운동 시상 기능은 운동학습 과정과 자세 및 운동조절과 관련되어 있다고 가정되어 있다(Bosch-Bouju et al., 2013).

대뇌반구(대뇌겉질 및 대뇌기저핵) *Cerebral Hemispheres (Cerebral Cortex and Basal Ganglia)*

더 고위로 이동하면, 대뇌겉질과 대뇌기저핵을 포함하는 대뇌반구가 발견된다. 대뇌겉질의 기저부에 있는 대뇌기저핵(그림 3.2A)은 대뇌겉질의 대부분의 영역에서부터 입력을 받고, 이들의 출력을 시상을 경유하여 운동겉질로 되돌려 보낸다. 대뇌기저핵의 기능 일부에는 운동 전략의 계획과 같은 운동조절의 고차의 인지적 측면이 포함된다(Kandel et al., 1991).

대뇌겉질(그림 3.2A)은 흔히, 운동조절 계층의 최고위라 간주된다. 마루영역 및 운동앞영역은 신경계의 다른 부분과 마찬가지로, 공간에서의 목표물을 식별하는 것, 행동과정을 선택하는 것, 그리고 움직임의 프로그래밍에 관여한다. 운동앞영역은 주로 운동겉질에 출력을 보내고(그림 3.2B), 겉질 다리뇌와 겉질 숨뇌(연수) 투사를 통해 뇌줄기에 명령을 보내고, 겉질척수계를 통해 척수에 명령을 보낸다. 이마엽에서부터 오는 겉질 다리뇌 섬유는 계획된 운동기능을 협응시키기 위해 다리뇌핵에서 중계한 후, 중간소뇌다리를 통해, 반대쪽 소뇌와의 간접적인 의사소통을 확립한다(Rea, 2015).

운동조절에 관여하는 이들의 다양한 하위 시스템을 고려하면, 분명히, 신경계는 계층적이고 동시에 "병렬적으로" 조직화되어 있다. 따라서, 최고 수준의 조절은 다음의 수준에 영향을 줄 뿐만 아니라, 척수운동신경세포에 독립적으로 작용할 수도 있다. 이러한 병렬 조절과 계층적 조절의 조합은 기능의 특정 중복이 가능해져, 환경 또는 과제의 조건이 필요한 경우에, 어떤 시스템이 다른 시스템에서부터 이어받을 수 있게 한다. 이것에 의해, 내체 경로를 사용함으로써, 신경 손상에서부터 어느 정도 회복할 수 있다.

신경계의 다양한 수준의 기능을 더 잘 이해하기 위해, 특정 행동을 조사하여, 그 계획과 실행에 기여하는 신경계의 경로를 살펴보자. 예를 들어, 여러분은 목이 말라, 아마도 여러분 앞에 있는 우유팩에서부터 유리컵에 우유를 따르고 싶어 한다고 하자. 주위에서부터 들어오는 감각 입력은 여러분의 주위에서 무엇이 일어나고 있는가, 공간의 어느 곳에 있는가, 그리고 관절이 서로 상대적으로 어디에 있는가를 가르쳐 준다. 즉, 공간에서의 여러분 신체의 지도를 제공한다. 게다가, 감각 정보는 유리컵의 크기, 우유팩의 크기와 무게 등, 실행하는 과제에 관한 중요한 정보를 제공한다. 대뇌겉질의 고위중추는 우유팩에 팔을 뻗는다는 목표와 관련하여, 이 정보에 기초하여 행동계획을 세운다.

여러분의 감각 지도에서부터, 운동 계획을 세운다(마루엽과 보완겉질 및 운동앞겉질을 사용하여). 계획에는 여러분 앞에 있는 우유팩에 팔을 뻗는 것이 포함된다. 이 계획은 운동겉질에 보내지고, 근육집단이 특정된다. 계획은 소뇌와 대뇌기저핵에도 보내져, 움직임을 개선하기 위해 수정된다. 소뇌는 운동 출력 계획의 업데이트를 운동겉질과 뇌줄기로 보낸다. 다음으로, 운동겉질과 뇌줄기에서부터 하행하는 경로가 척수 네트워크를 활성화하고, 척수운동신경세포가 근육을 활성화하여, 우유팩에 팔을 뻗는다. 여러분이 거의 비었다고 생각하였을 때, 우유팩이 가득 차 있다면, 척수반사 경로는 여러분이 예상하지 않았던 여분의 중량을 보상하여, 더 많은 운동신경세포를 활성화한다. 다음으로, 여러분의 팔 뻗기의 감각적 결과가 평가되고, 소뇌는 움직임을 업데이트한다. 이 경우는 더 무거운 우유팩을 수용하기 위해 업데이트한다.

신경세포: 중추신경계의 기본단위

Neuron: The Basic Unit of the CNS

계층의 최하위수준은 척수에 있는 단일 신경세포이다. 이것은 어떻게 기능하는가? 그 구조는 무엇인가? 신경세포가 신경계의 계층 수준 사이에서 의사소통하는 방법을 더 완전히 탐구하기 위해서는 정지전위(resting potential), 활동전위(action potential) 및 시냅스 전달을 포함하는 신경세포의 몇 가지 단순한 특성을 검토할 필요가 있다.

신경세포는 정지하여 있을 때, 바깥쪽에 관해서 항상 마이너스의 전하(electrical charge) 또는 전위를 세포 안쪽에 갖고 있다는 것을 기억하기 바란다. 따라서, 생리학자가 전극을 사용하여 신경세포의 세포 내에서부터 기록하면, 세포의 안쪽은 바깥쪽에 대해서 약 −70 mV의 정지전위를 갖고 있다는 것을 알 수 있다(그림 3.3). 이 전위는 세포의 안쪽과 바깥쪽의 화학 이온농도가 같지 않기 때문에 발생한다. 따라서, K+ 이온은 세포의 안쪽에서 높고, Na+ 이온은 세포의 바깥쪽에서 높아, 세포막 내의 전기 펌프가 이온을 적절한 농도로 유지한다. 신경세포가 정지상태에 있을 때, K+ 채널이 열려, 이 신경세포를 마이너스의 전위로 유지한다(Kandel, 1976; Koester & Siegelbaum, 2000; Patton et al., 1989).

신경세포가 흥분하면, 세포막을 가로지르는 일련의 극적인 전압의 점프(jump)(전압이 급격히 상승)를 볼 수 있다. 이들은 활동전위, 신경 임펄스, 또는 스파이크(spike)이다. 이들은 제로(zero) 전압은 되지 않고, +30 mV가 된다(그림 3.3에서 보여주는 것처럼). 즉, 신경세포의 내부가 플러스가 된다. 활동전위도 약 1밀리초 지속하고, 막은 신속하게 재분극한다. 이 활동전위의 높이는 항상 거의 같다:

−70에서부터 +30 mV = ~ 100 mV.

신경세포는 이 정보를 다음의 세포에 어떻게 전달하는가? 이것은 시냅스 전달의 과정을 통해 이루어진다. 폭 200 Å의 틈새가 신경세포를 분리한다. 신경세포의 각 활동전위는 소량의 전달물질을 방출한다. 이것은 틈새를 가로질러 확산하고, 다음 세포의 수용체에 부착하며, 이것은 막의 채널을 열고 세포를 탈분극한다. 하나의 활동전위는 흥분성 시냅스후 전위(EPSP)라 불리는 작은 탈분극만을 시행한다. EPSP는 보통 3~4 밀리초 후에 소멸하고, 그 결과, 다음의 세포는 활성화되지 않는다(Patton et al., 1989).

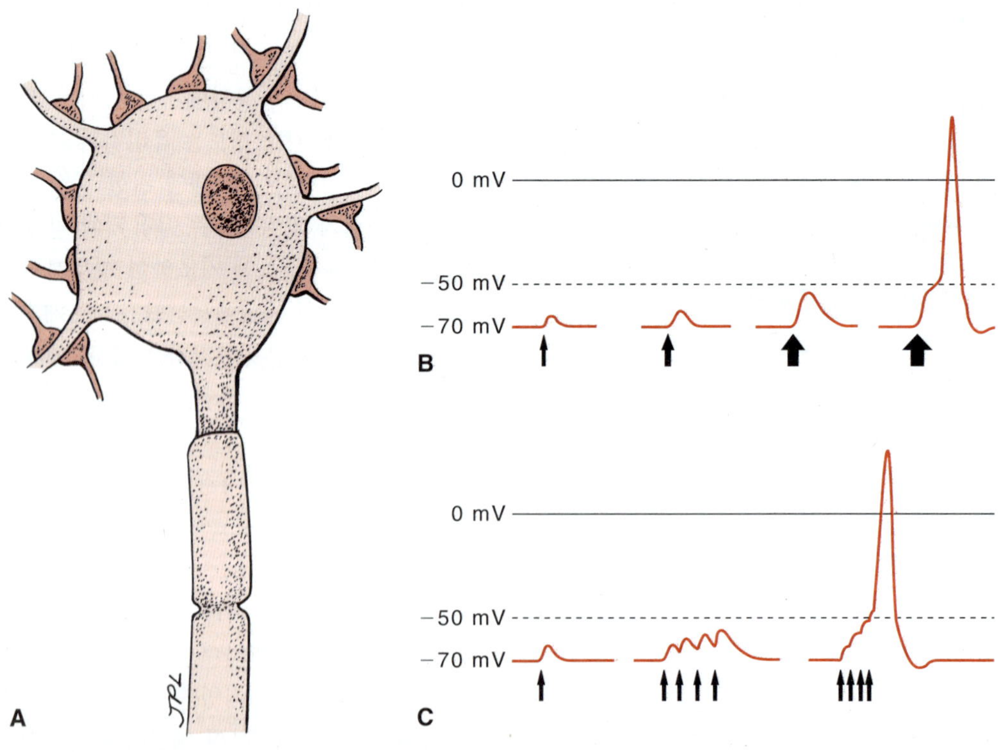

그림 3.3 **(A)** 세포체와 가지돌기에 많은 시냅스 연결을 가진 신경세포. **(B)** 시냅스후 세포의 활동전위를 활성화하기 위해 충분한 전달물질이 방출될 때까지, 점차적으로 많은 시냅스전 신경세포가 동시에 활성화되는(점차적으로 커지는 화살표로 나타냈다) 공간 총합의 예. **(C)** 단일시냅스전 신경세포가 1회 활성화되고, 저주파에서 4회, 또는 고주파에서 4회 활성화되는 시간적 총합(summation)의 예이다(화살표는 시냅스전 전위의 타이밍을 나타낸다). 고주파 자극으로는 시냅스후 전위는 휴지 수준까지 감쇠하지 않지만, 이어지는 전위가 문턱값을 향해 합계되어, 활동전위를 활성화시킨다는 것에 주목하기 바란다.

그러나, 최초의 세포가 충분한 활동전위를 발화시키면, 일련의 EPSP가 발생하여, 다음의 신경세포의 활동전위의 문턱값 전압까지 탈분극이 계속해서 축적된다. 이것은 총합(summation)이라 불린다. 총합에는 시간적 총합과 공간적 총합의 두 종류가 있으며, 이들을 그림 3.3 B, C에 나타냈다. 시간적인 총합은 시냅스 전위가 시간 내에 접근하여 발생하기 때문에, 탈분극을 초래한다(그림 3.3 C). 공간적 총합은 시냅스후 신경세포에 연접하는 다양한 세포 작용 때문에, 탈분극을 만들어낸다(그림 3.3 B). 다양한 경로가 같은 신경세포에 영향을 주기 때문에, 공간적 총합은 실제로 병렬 분산처리의 하나의 예이다(Kandel & Siegelbaum, 2000).

특정 시냅스의 효과성은 경험에 따라 변화한다. 예를 들어, 특정의 신경세포가 짧은 시간 동안에 활성화되면, 시냅스 촉진을 나타내고, 더 많은 전달물질이 방출되기 때문에, 다음 세포의 탈분극이 더 쉬워진다. 그렇지 않으면, 세포는 약화(또는 습관화)를 보여줄 수도 있다. 이 경우, 세포는 전달물질이 고갈되기 때문에, 다음 세포에 영향을 주는 데 덜 효과적이다. 많은 기전이 신경계의 다양한 부분에서 시냅스 촉진 또는 습관화를 야기할 수 있다. 특정 경로의 사용량이 증가하면, 시냅스 촉진을 초래할 수 있다. 그러나, 또 다른 경로에서는 사용량이 증가하면, 약화 또는 습관화로 이어질 수 있다. 신경세포의 내부 화학적 성질과 신경세포를 활성화시키는 자극 내에서의 부호화의 변동성에 의해, 신경세포가 이들 신호에 대해서 하나의 모드 또는 또 다른 모드로 반응하는지 어떤지가 결정된다. 더 상세한 정보에 대해서는 단순한 학습 형태와 복잡한 학습 형태의 생리학을 설명하는 제4장을 참조하기 바란다(Kandel, 2000b).

신경계의 필수적인 요소에 대한 이 개요를 통해, 이제 우리는 이 장의 핵심인 운동조절의 기저에 있는 감각 및 운동 과정에 대한 심도 있는 논의로 주의를 돌릴 수 있다.

감각 및 지각 시스템
SENSORY AND PERCEPTUAL SYSTEMS

운동의 생성 및 조절에서의 감각의 역할은 무엇인가? 제2장의 운동조절 이론에서는 운동조절에서의 감각입력의 중요성에 대해서 다양한 견해가 있었다. 현재의 신경과학 연구에서는 감각정보가 운동조절에서 다양한 역할을 수행한다는 것을 시사하고 있다.

감각입력은 신경계의 척수수준에서 조직화된 반사운동에 대한 지극으로서 기능한다. 게다가, 감각정보는 척수의 패턴 발생기(예를 들어, 이동운동 패턴 발생기)의 활동에 기인하는 운동 출력을 조절하는 데 중요한 역할을 수행한다. 마찬가지로, 척수수준에서는 감각정보는 신경계의 고위 중추에서부터 비롯되는 명령에서부터 발생하는 움직임을 조정할 수 있다. 감각이 이들 모든 종류의 움직임을 조절할 수 있는 이유의 하나는 감각수용기가 최종적인 공통 경로라 생각되는 척수 사이신경세포와 운동신경세포의 양쪽에 수렴하는 것이다. 그러나, 운동조절에서 감각정보의 또 다른 역할은 훨씬 복잡한 방법으로 운동조절에 기여하는 상행 경로를 통해서 달성된다.

몸감각계
Somatosensory System

이 절에서는 CNS 계층의 최하위수준에서부터 최고위 수준까지의 신경세포를 포함하는 몸감각계에 대해 설명하고, 말초에서의 신호 수신에서부터 연합겉질의 다른 감각계와 관련되는 이들 신호의 통합과 해석에 이르기까지 설명한다. 계층적 처리와 병렬 분산처리의 양쪽이, 몸감각 신호의 분석에 어떻게 기여하고 있는지에 주목하기 바란다.

말초 수용기 *Peripheral Receptors*

근육방추. 대부분의 근육방추는 골격근의 근복부에 위치한 캡슐화가 된 방추모양의 감각 수용기이다. 이들은 (a) 방추내 섬유라 불리는 특수화된 매우 작은 근육섬유(방추외 섬유는 보통의 근육섬유이다); (b) 이들 작은 방추내 근육섬유의 중앙영역 주위를 에워싸는 감각신경세포 종말(그룹 Ia 및 그룹 II 구심성 신경); 및 방추내 근육섬유의 극성 수축영역을 활성화하는 감마운동신경세포 종말로 구성되어 있다. 그림 3.4는 그 방추내 근육섬유(핵사슬 및 핵수머니섬유), 감각신경세포 종말(Ia 및 II), 그리고 운동신경세포 종말(감마)을 포함하는 근육방추를 보여주고 있다.

근육방추는 절대적 근육 길이와 근육 길이 변화의 양쪽을 검출하고, 단일시냅스 반사와 함께, 운동 중 근육 길이를 세밀하게 조정하는 데 도움이 된다. 인간에게서 근육방추체 밀도(근육당의 방추체)가 가장 높은 근육은 외안근, 손 및 목의 근육이다. 목 근육이 이러한 방추체의 밀도가 매우 높다는 것은 놀라운 일 아니다. 그 이유는 우리가 물체에 팔을 뻗어 환경 내를 돌아다닐 때에, 눈과 머리의 협응에서 이들 근육을 사용하기 때문이다(Gordon & Ghez, 1991).

근육방추를 신경지배하는 다양한 유형의 근육섬유와 감각 및 운동신경세포는 (a) 근육 전체의 정적인 길이 및 (b) 근육 길이의 동적인 변화의 신호 전달이라는 두 가지 근육방추 기능을 지지하도록 설계되어 있다. 다음의 단락에서는 근육방추의 각 부분이 이 역할을 뒷받침하는 방식을 설명한다.

방추내 근육섬유. 방추내 근육섬유에는 "핵주머니섬유"(정적인 유형과 동적인 유형의 양쪽으로 나뉜다)와 "핵사슬섬유"(정적 유형)라 불리는 두 가지 유형이 있다. 핵주머니섬유는 그 중앙의 비수축 영역에 많은 공 모양 핵(핵의 탄성 주머니처럼 보인다)을 갖고 있으며, 그 탄성으로 인해서 늘어날 때 신속하게 신장하지만, 한편 핵사슬섬유는 단지 1열의 핵을 갖고 있고, 탄력성이 낮아 천천히 신장한다(그림 3.4A).

그룹 Ia 및 II의 구심성 신경세포. 이들 구심성 신경세포는 척수의 뒤뿌리 신경절에 위치한 세포체를 갖고 있다. 1차 종말(Ia형)은 2차 종말(II형)보다 직경이 크고 전도속도가 빠르다. 각 근육방추는 Ia 구심성 종말 하나만을 갖고 있고, 핵주머니와 핵사슬 양쪽의 방추내 근육섬유의 적도영역(매우 신축성이 있다)을 에워싸는 다수의 나선으로 구성되어 있다. 그 결과, Ia 구심성 신경은 스트레칭에 신속히 반응하여, 근육 길이의 변화율을 감지한다. 그룹 II 종말은 극의 영역(polar region)(적도에 인접하는 영역)을 에워싸며, 이것은 신축성이 낮아, 스트레칭에 덜 반응한다. Ia 구심성 신경은 핵주머니섬유와 핵사슬섬유의 양쪽으로 가지만, 그룹 II 구심성 신경은 주로 핵사슬섬유로 간다(그림 3.4A). 따라서, 그룹 Ia의 구심성 신경은 변화율 또는 동적인 근육길이에 가장 민감하고, 그룹 II 구심성 신경은 정상상태 또는 정적인 근육의 길이에 가장 반응한다. 그룹 Ia의 구심성 신경(그룹 II 구심성 신경이 아니다)은 약간의 힘줄 두드림, 정현파(sinusoidal)모양 스트레칭, 그리고 근육힘줄의 진동에도 잘 반응한다. 그 이유는 이들 자극이 근육길이의 빠른 변화를 야기하기 때문이다. 그러나, 낮은 속도의 근육수축 또는 부하에 대한 근육수축과는 대조적으로, Ia의 구심성 활동은 불충분한 방추운동 구동(근섬유 수축의 20~50 밀리초 후 감마운동신경세포에서부터의 활동)에 의해, 자발적인 근섬유의 급속한 수축 중에 조용할지도 모른다. 이것은 전형적으로는 방추내 섬유의 부하 제거 반응을 극복하고 내재적 근육방추의 방전을 급속한 근육 단축으로 유지하도록 기능을 한다(Macefield & Knellwolf, 2018; Pearson & Gordon, 2000).

감마 운동신경세포. 핵주머니근육섬유 및 핵사슬근육섬유 양쪽 모두가 감마운동신경세포의 축삭에 의해 활성화된다. 감마운동신경세포의 세포체는 척수의 앞뿔 안쪽에 있고, 알파운동신경세포와 혼합되어, 방추외(보통은 골격근) 섬유를 신경 지배한다. 그림 3.4A에 나타낸 것처럼, 감마운동신경세포의 축삭(방추속근세포 축삭)은 핵주머니근섬유 및 핵사슬근섬유의 극성 줄무늬 영역(polar, striated region)에서 종료한다. 감마운동신경세포에는 두 가지 유형이 있다: (a) 동적인 핵주머니근섬유만을 활성화하는 감마 동적인 신경세포, 그리고 (b) 정적인 핵주머니근섬유와 핵사슬근섬유의 양쪽을 신경지배하는 감마 정적인 신경세포이다. 감마 동적인 운동신경세포는 특정 조건하에서 Ia의 구심성 출력에 영향을 주지만, II형 섬유의 활동에는 별로 영향을 주지 않는다. 예를 들어, 동적인 감마운동신경세포는 근섬유의 길이가 일정한 상태 그대로일 때, Ia 구심성 활동에 유의미한 영향을 미치지만, 이들 활동은 동적 스트레칭 중 Ia 구심성 발화를 강화하고, 그 결과, 동적인 단계를 시작할 때와 종료할 때에 Ia 활동의 버스트(burst)가 일어난다. 이와는 대조적으로, 감마 정적 운동신경세포의 활성화는 근섬유 길이가 일정할 때, 그룹 Ia 및 II의 활동에 대해서 실질적인 흥분작용이 있다. 그들은 근육의 스트레칭 전에 그룹 Ia 및 II의 안정시 발화율의 활동을 증가시킴으로써 이것을 시행하고, 이것에 의해 그 스트레칭에 대한 근육방추의 감수성을 높인다(Macefield & Knellwolf, 2018).

운동조절 중 근육방추에서부터의 정보는 어떻게 사용되는가? 근육방추 정보는 CNS 계층의 많은 수준에서 사용된다. 최하위수준에서는 근육의 반사 활성화에 관여하고 있다. 그러나, 정보가 CNS 계층을 올라감에 따라, 점점 더 복잡하고 추상적인 방법으로 사용된다. 예를 들어, 이것은 우리의 노력의 감각을 인식하는 것에 기여할지도 모른다. 게다가, 이것은 뇌의 다양한 부위로 가는 다양한 경로를 통해 운반되고, 이와 같이 하여 뇌내 처리의 병렬분산 특성에 기여한다.

신장반사 루프. 근육이 신장되면, 근육방추를 신장시켜, Ia 구심성 신경을 자극한다. 그림 3.4C에서 보여주는 것처럼, 이 Ia 구심성 흥분에 의해, 단일시냅스 척수반사와 긴 루프 또는 겉질 경유 반사라는 두 가지 유형의 반사반

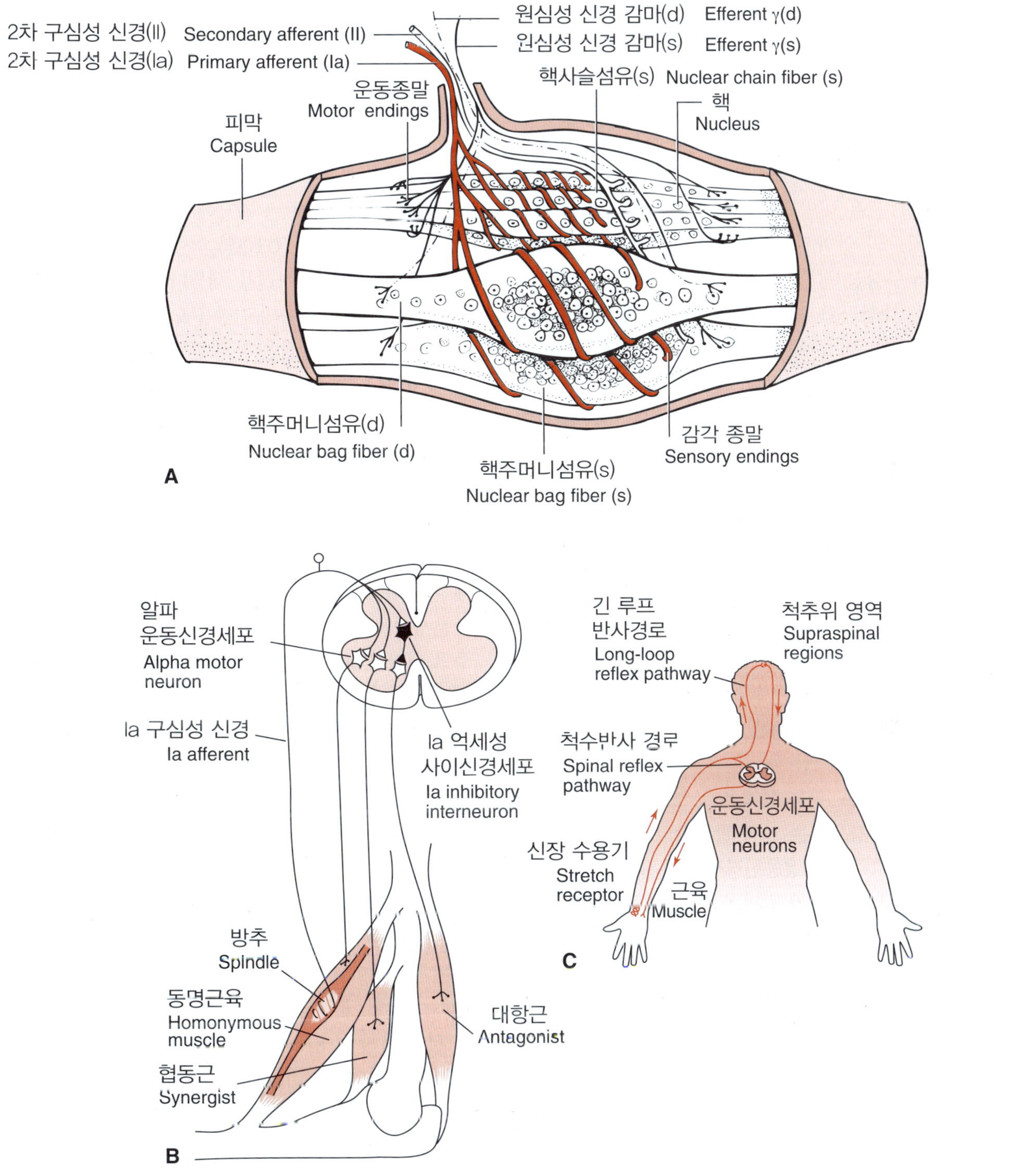

그림 3.4 근육방추의 해부학적 구조. **(A)** 근육방추의 그림이며, 다음의 것을 보여준다. (1) 동적 및 정적 핵주머니섬유와 정적 핵사슬근섬유; (2) 그 중앙영역을 에워싸고 있는 그룹 Ia 및 II 구심성 신경세포는 근육 길이와 길이의 변화를 감지한다; 그리고 (3) 근육방추가 박혀있는 전체 근육이 수축하는 동안에, 중앙영역이 느슨해지는 것을 방지하기 위해, 극성 영역을 수축시키는 감마 원심성 운동신경세포. **(B)** 단일시냅스 신장반사의 신경회로이며, 위팔두갈래근의 근육방추, 척수의 Ia 구심성 경로, 위팔두갈래근의 알파 운동신경세포와 그 협동근의 단일시냅스 접속, 그리고 대항근인 위팔세갈래근에 대해 운동신경세포를 억제하는 억제성 사이신경세포를 보여주고 있다. **(C)** 근육방추 정보는 척수반사 경로와 긴 루프반사 경로의 양쪽에 기여한다.

S, 정적; D, 동적. (Part **B** 및 **C**, Kandel ER, Schwartz JH, Jessell TM, eds. Principles of neural science, 4th ed. New York, NY: Elsevier, 2000에서 변경)

응이 유발된다. 척수 신장반사는 Ia 구심성 신경세포에서부터 알파운동신경세포에의 흥분성 단일시냅스 결합에 의해 활성화되고, 이것이 자체의 근육과 협동적 근육을 활성화시킨다(그림 3.4B). Ia 구심성 신경은 또한, Ia 억제성 사이신경세포를 흥분시키고, 이것이 대항근에 대한 알파운동신경세포를 억제한다(그림 3.4B). 예를 들어, 장딴지근이 신장되면, 근육 내의 근육방추 Ia 구심성 신경이 흥분되어, 장딴지근의 알파운동신경세포를 흥분시켜 수축을 일으킨다. Ia 구심성 신경은 또한 Ia 억제성 사이신경세포도 흥분시켜, 대항근인 앞정강근에 대한 운동신경세포를 억제하기 때문에, 이 근육이 수축하고 있었다면, 이제는 이완한다. 그룹 II 구심성 신경도 그 자체의 근육을 흥분시키지만, 2개의 시냅스에 의해 흥분시킨다(즉, 하나의 사이신경세포를 통해 접속된 2개의 신경세포)(Patton et al., 1989; Pearson & Gordon, 2000). 실험에서는 가장 강력한 단일시냅스 접속은 자세 과제 중에 알파신경세포를 항중력근육과 접속시키는 Ia 구심성 신경을 수반하는 I형 운동단위(즉, 피로저항성 지근 운동단위)에서 볼 수 있다는 것을 보여주고 있다(Windhorst, 2007). 한편, 긴 루프 또는 겉질 경유 반사(그림 3.4C를 참조)는 더 수정 가능한 반사이기 때문에, "기능적 신장반사"라 불리는 일이 흔히 있다. 이 반사 이득은 환경조건 또는 실험대상자의 준비 근육 세트에 따라 쉽게 수정할 수 있다.

감마운동신경세포 활동 목적은 무엇이며, 근육방추에 대한 이들 운동신경세포는 언제 활성화되는가? 수의수축이 있을 때는 언제나, 알파운동신경세포(주된 근육 즉, 방추외근섬유를 활성화하는)와 감마운동신경세포(방추근 즉, 방추내근섬유) 양쪽의 공동 활성화가 있다. 이 공동 활성화가 없으면, 방추체 감각신경세포는 수의근 수축 중에 침묵한다. 이것에 의해, 근육의 보통의 방추외 섬유에 더하여, 핵주머니섬유와 핵사슬섬유의 극성 영역이 수축하기 때문에, 근육방추의 중앙영역(그룹 Ia 및 II 구심성 종말을 포함)이 느슨해지는 일은 없다. 이 공동 활성화로 인해서, 수축 중에 예기치 않은 스트레칭이 발생한 경우, 그룹 Ia 및 II 구심성 신경은 이것을 감지하여 보상할 수 있다.

골지힘줄기관. 골지힘줄기관(GTOs)은 방추형(길이 1 mm, 직경 0.1 mm)이고, 근육과 힘줄의 접합부에 위치하고 있다(그림 3.5A). 이들은 15~20개의 근육섬유에 연결된다. GTO에서부터의 구심성 정보는 Ib 구심성 섬유를 통해 신경계로 운반된다. 근육방추와는 달리, 원심성 접속이 없기 때문에, CNS의 조정을 받지 않는다.

GTO는 근육의 신장 또는 수축에 기인하는 장력의 변화에 민감하다. GTO는 불과 2~25g의 힘에 반응한다. GTO 반사는 억제성 2시냅스 반사이고, 자체의 근육을 억제하고, 그 대항근을 흥분시킨다(그림 3.5B). 그림에서는 관절수용기와 피부수용기도 또한 이 반사에 기여할지도 모른다는 것에 주목하기 바란다.

연구자는 GTO가 큰 긴장에 반응해서만 활동한다고 생각되어 왔기 때문에, GTO의 역할은 근육을 손상에서부터 보호하는 것이라는 가설을 세웠다. 현재의 연구에서는 이들 수용기가 항상 근육의 긴장을 모니터링하고 있고, 근육의 수축에 의해 야기된 작은 양의 긴장 변화에도 매우 민감하다는 것을 보여주고 있다. GTO의 또 하나의 기능은 피로에 대응하여 근육의 출력을 조절하는 것이다. 따라서, 피로 때문에 근육의 긴장이 저하하면, GTO의 출력이 저하하여, 그 자체의 근육에 대한 억제효과가 저하한다(Patton et al., 1989; Pearson & Gordon, 2000).

또한, 다리의 폄근 GTO는 이동운동의 입각단계 동안에 활동하고 있고, GTO의 부하가 제거될 때까지 폄근을 흥분시키고, 굽힘근을 억제하도록 작용한다는 것을 보여주고 있다(Pearson et al., 1992). 이것은 동물이 수동적인 상태에서 반사가 활성화되었을 때에 기대되는 것과 정반대이다. 따라서, 반사는 서로 다른 과제 조건 하에서 서로 다른 특성을 갖고 있는 것 같다.

관절수용기. 관절수용기는 어떻게 작용하고 그 기능은 무엇인가? 관절 자체 내에는 자유로운 신경종말에 더하여, 관절주머니의 역학적 스트레스와 변형에 반응하는 Ruffini형 수용기 또는 스프레이 종말, 국소적 압박에 반응하는 관절주머니 내의 파치니 모양 소체(Paciniform corpuscles), 인대 내의 골지형 종말과 같은 기타를 포함하는 많은 서로 다른 유형의 수용기가 있다. 이들은 관절주머니의 다양한 부분에 위치하고, 일반적으로, 섬유성 관절주머니의 바깥층에 있는 I형(천천히 적응하는 수용기), 관절주머니의 깊은 층에 있는 II형(빠르게 적응하는 수용기) 및 인대와 관절주머니 가까이에 있는 힘줄의 종말 영역에 박혀있는 III형(천천히 적응하는 수용기)으로 분류된다(Tuthill & Azim, 2018). 형태학적으로는 신경계에서 볼 수 있는 다른 많은 수용기와 같은 특징을 공유하고 있다. 예를 들어, 인대 수용기는 GTO와 거의 동등하지만, 파치니 모양 종말은 피부의 파치니 소체와 동일하다.

관절 기능에는 많은 흥미 깊은 측면이 있다. 공동 수용기 정보는 감각처리 계층의 몇 가지 수준에서 사용된다. 일부

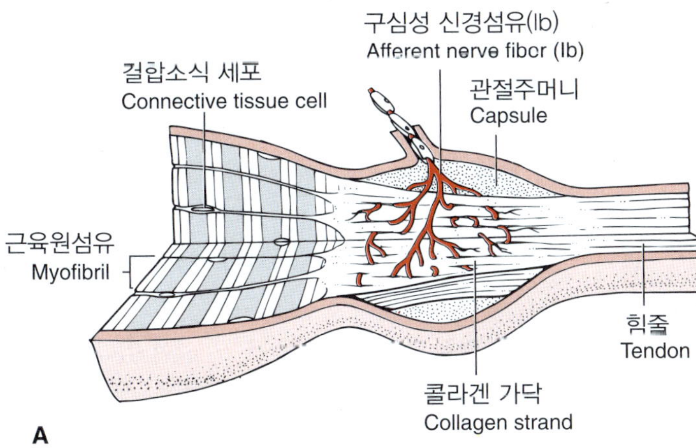

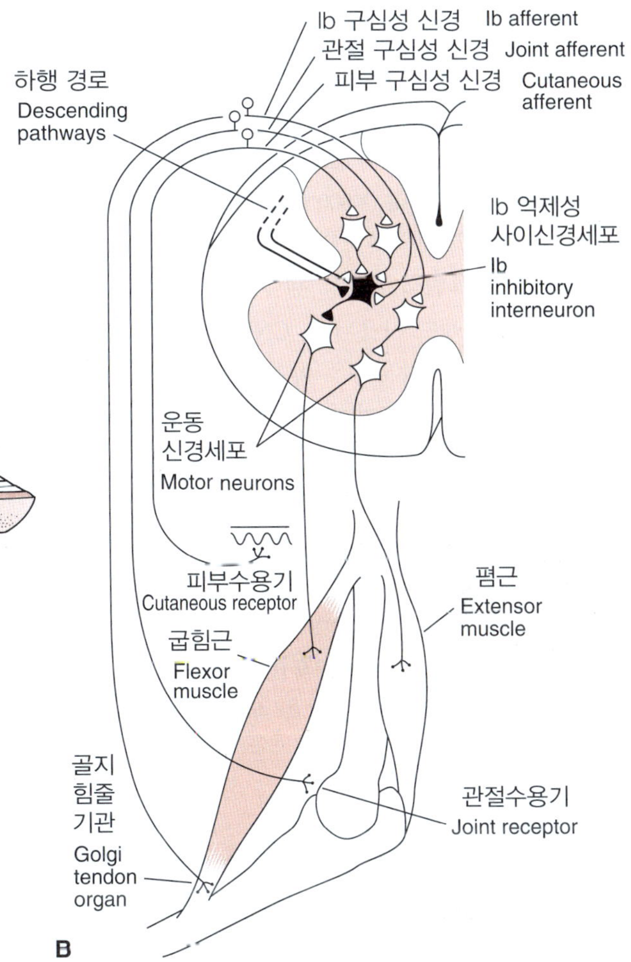

그림 3.5 **(A)** 골지힘줄기관과 그 Ib 구심성 신경지배. 근육-힘줄 접합부에 위치하고, 15~20본의 근섬유에 연결되어 있다. **(B)** 위팔두갈래근의 GTO를 나타내는 골지힘줄기관(GTO) 반사경로의 신경회로. GTO에서부터의 Ib 구심성 정보는 Ib 억제성 사이신경세포에 연접하고, 이것은 작용근에 대한 운동신경세포를 억제하고, 대항근인 위팔세갈래근의 운동신경세포를 2개의 시냅스로 흥분시킨다. (Part **B**는 Kandel ER, Schwartz JH, Jessel TM, et al., eds. Principles of neural science, 5th ed. New York, NY: McGraw-Hill, 2013에서부터 허가를 받아 변경).

연구자는 관절수용기의 일부가 어느 특정의 운동방향에 특이적이 아니고, 극단적인 관절각도에만 민감한 것처럼 보인다는 것을 알게 되었다. 위상성 관절수용기의 반응은 대부분의 관절 각도에 급속히 적응하지만, 최대 편이 비틀리는 힘과 조합될 때 지속된다(Burgess & Clark, 1969). 게다가, 기계수용기의 집중은 극단적인 움직임에 관여하는 관절영역에서 커진다(Zimmy, 1988). 연구에서는 관절수용기는 움직임의 신호를 보내지만, 대부분의 관절의 생리학적 가동범위 내에서 방향 또는 관절 위치의 신호를 보내는 고유수용성 메커니즘의 중요한 구성요소는 아니라는 것을 내비치고 있다. 그러나, 연구자는 완전하고 정확한 움직임 방향을 위해서는 피부, 관절 및 근육수용기의 조합을 필요로 한다는 것을 발견하였다. 예를 들어, 가운데 손가락에서, 근육수용기가 차단되었을 때, 실험대상자는 작고 느린 각도 전위를 검출할 수 없다는 것을 발견하였다. 피부수용기와 관절수용기가 차단되면, 낮은 각속도(angular velocity)의 움직임에 대한 감각의 정확도가 저하한다(Proske & Gandevia, 2012). 전체적으로 보아, 생리학적 및 해부학적 데이터는 관절수용기가 하나의 방어 기전으로서 극단적인 관절운동에 대한 위험신호를 제공하지만, 움직임을 정확히 감지하는 것은 아니라는 것을 시사하고 있다.

피부수용기. 피부수용기에도 몇 가지 종류가 있다: 기계적 자극을 검출하는 파치니 소체, 메르켈 원반, 마이스너 소체, 루피니 종말 및 모낭 주위의 피침모양 종말을 포함하는 기계수용기; (b) 온도 변화를 검출하는 온도수용기; 및 (c) 피부에 대한 잠재적인 손상을 검출하는 침해수용기가 있다. 그림 3.6은 피부에서 이들 수용기의 위치를 보여주고 있다. 손가락 끝과 같은 피부의 민감한 영역 내의 수용기의 수는 대략 2,500 cm^{-2}로서 매우 높다(Gardner et al., 2000).

피부계에서부터의 정보는 몇 가지의 서로 다른 방법으로 계층적 처리에도 사용된다. CNS 계층의 하위수준에서는 피부 정보가 반사운동을 야기한다. 피부계에서부터의 정보도 상승하여, 아주 가까운 환경 내에서의 방향성에 필수적인 몸의 위치에 관한 정보를 제공한다.

신경계는 피부 입력의 정도와 종류에 따라, 다양한 방법으로 반사반응을 위해 피부 정보를 사용한다. 발바닥에 대한 가벼운 확산 자극은 팔다리를 펴게 만드는 경향이 있다. 예로, 여러분이 고양이의 발바닥을 가볍게 접촉하면 발을 편다. 이것은 "발두기 반응(placing reaction)"이라 불리고, 인간의 영아에서도 볼 수 있다.

이와는 대조적으로, 날카로운 초점 자극은 발의 정확히 같은 영역에 적용했을 경우에도, 움츠림 또는 굽힘을 수반하는 경향이 있다. 이것은 "움츠림 반사가 있는 굽힘근(flexor withdrawal reflex)"라 불리고, 부상에서부터 몸을 지키기 위해 사용된다. 피부반사에서 반응의 전형적인 패턴은 같은 쪽 굽힘과 반대쪽 폄이며, 이것은 반대쪽 다리로 체중을 지지할 수 있게 한다(그룹 III 및 IV 구심성 신경에 의해 중재된다).

우리는 반사를 판에 박힌 것이라 생각하고 있지만, 과제나 상황에 따라 고위중추에 의해 조절된다는 것을 기억하는 것은 중요하다. 전형적으로는 침해자극에서부터 팔다리의 움츠림을 야기하는 굽힘근 반사의 예를 기억학기 바란다. 그러나, 여러분 아이의 목숨을 구하는 것과 같이, 자기 자신을 해치지 않는 것보다 더 위태로운 일이 있다면, 중추신경계는 이 반사운동의 활성화를 억제하여, 상황에 적합한 행동을 우선한다.

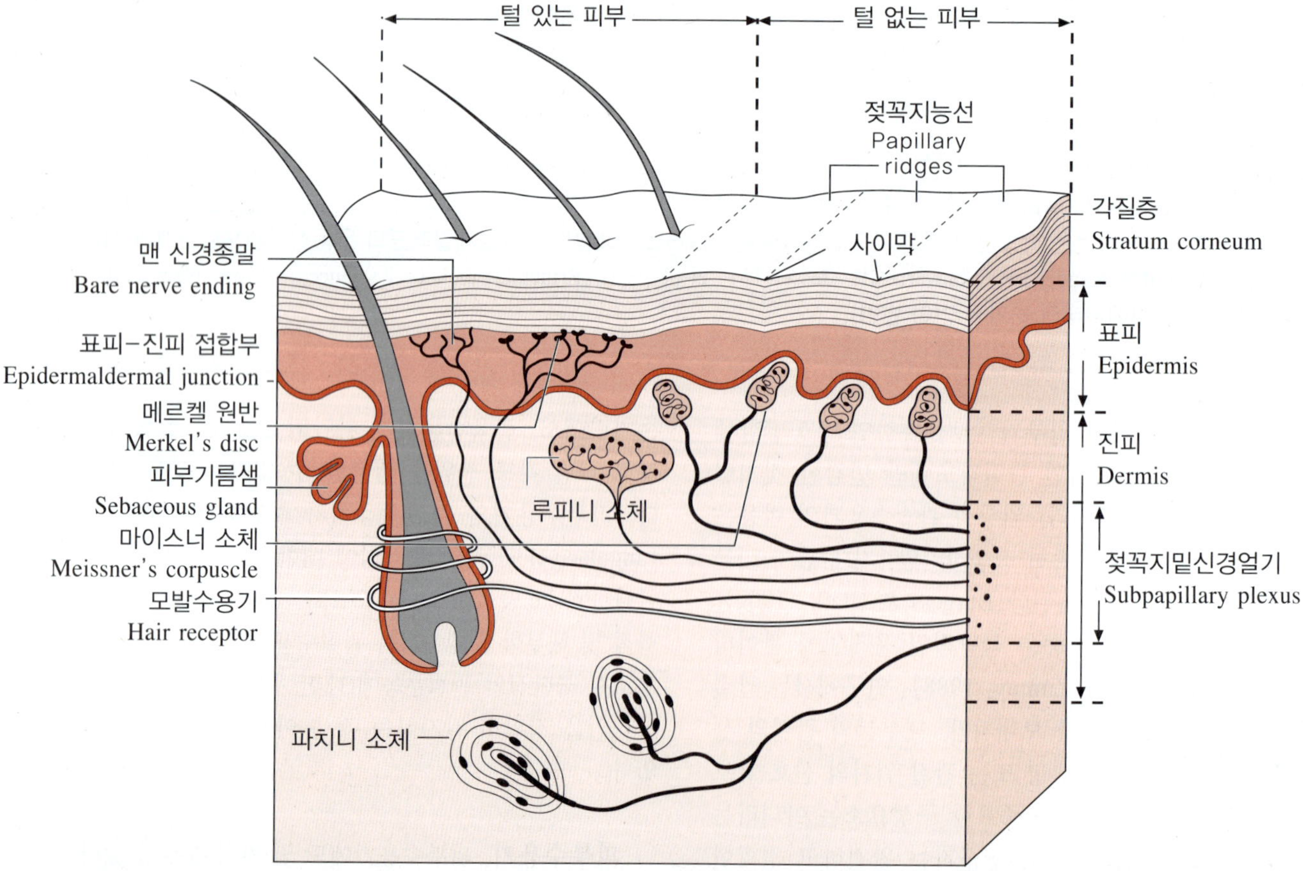

그림 3.6 피부에서의 피부수용기의 위치. (Bear MF, Connors BW, Paradiso MA. Neuroscience: Exploring the Brain, 4th ed. Baltimore, MD: Lippincott Williams & Wilkins, 2015에서 허가를 받아 전재).

척수수준에서의 몸감각의 역할
Role of Somatosensation at the Spinal Cord Level

근육수용기, 피부수용기 및 관절수용기에서부터의 정보는 이동운동과 같은 기본적인 활동을 조절하는 척수 수준에서의 회로의 출력을 수정한다. 1960년대 후반에, Grillner와 그 동료들(Grillner, 1973, 1981)은 고양이 척수의 뒤뿌리를 절단하여 말초에서부터의 감각 되먹임을 제거하고, 손상을 만들어 고위중추에서부터의 입력을 제거하는 실험을 시행하였다. 그들은 척수를 자극하여 이동운동 패턴의 신경패턴 발생기를 활성화할 수 있었다. 그들은 낮은 비율의 반복적인 자극은 보행을 발생시키고, 높은 비율의 반복자극은 속보 그리고 다음으로 질주를 발생시킨다는 것을 발견하였다. 이것은 이동운동과 같은 복잡한 움직임은 척수위 영향이 없이 또는 말초에서부터의 입력 없이, 척수 수준에서 생성된다는 것을 시사하고 있다.

복잡한 움직임을 생성하는 데 감각정보가 필요하지 않다는 것은 그 실행에서 감각정보의 역할이 없다는 것을 의미하는 것은 아니다. Hans Forssberg와 그 동료들(1977)은 감각정보가 이동운동 출력을 매우 세련된 방법으로 조절한다는 것을 보여주었다. 그가 보행의 유각단계 동안에 유리 막대로 척수를 절단한 고양이(척수가 T12 수준에서 절단되었다)의 앞발을 솔로 긁었을 때, 앞발이 더 강하게 굽혀져 막대의 방해에서 벗어나게 되었다. 그러나, 입각단계 동안에는 매우 같은 자극이 더 강한 폄을 야기하여, 더 빠르게 발을 밀어내는 방식으로 유리 막대를 피하였다. 따라서, 그는 같은 피부에 대한 입력이 이것이 사용된 상황에 따라, 다양한 기능적 방법으로 보폭주기를 조절할 수 있다는 것을 발견하였다. 위상 특이적 몸감각 입력에 반응한 보행의 보폭주기의 조절과 관련된 마찬가지의 발견을 인간에서도 보여주고 있다(Stein, 1991).

상행 경로 Ascending Pathways

몸통과 팔다리에서부터의 정보는 감각겉질과 소뇌에도 전달된다. 2개의 시스템이 대뇌겉질로 올라간다. 즉, 뒷기둥-안쪽섬유띠(DC-ML) 시스템과 앞가쪽(AL) 시스템이다(소뇌로 올라가는 시스템에 대해서는 이 장의 후반에서 논의된다). 이들의 상행 시스템을 그림 3.7에서 보여주고 있다. 이들은 병렬 상행 시스템의 예이다. 각각이 다소 다른 기능에 대한 정보를 전달하지만, 두 경로 사이에는 약간의 불필요한 중복이 있다. 병렬 시스템의 이점은 무엇인가? 병렬 시스템은 정보를 처리하는 다양한 모드를 사용함으로써, 지각에 극히 미묘함과 풍요로움을 준다. 이들은 또한 손상을 받은 경우, 지속적인 기능의 보험의 척도를 제공한다(Gardner et al., 2000; Patton et al., 1989).

DC-ML 시스템. DCs(그림 3.7)는 주로 뒤뿌리신경절 신경세포에 의해 형성되기 때문에, 이들은 1차 신경세포이다. 섬유의 대부분은 척수에 들어가면 분지하고, 사이신경세포와 운동신경세포에서 시냅스를 형성하여 척수의 활동을 조절하고, 가지를 보내서 DC 경로를 뇌를 향해 상승시킨다. DC 경로의 기능은 무엇인가? 이것은 피부, 근육, 힘줄 및 관절의 감수성에 대한 정보를 몸감각겉질과 기타의 고위 뇌 중추까지 보낸다. 그러나, 흥미 있는 예외가 있다. 다리의 고유수용기에는 뇌줄기인, 가쪽기둥으로 가는 자체의 전용 경로가 있다. 이들은 뇌줄기의 DC 경로에 합류한다. DC 경로에는 촉각수용기와 압력수용기에서부터의 정보도 포함되어 있고, 특히 식별 가능한 섬세한 촉각에 대한 부호를 포함하고 있다(Gardner et al., 2000).

이 정보는 어디로 가고, 어떻게 처리되는가? 이들의 경로는 숨뇌(medulla)를 포함하는 신경계의 다양한 수준에서 시냅스를 형성하고, 거기서 2차 신경세포가 안쪽 섬유띠 경로(medial lemniscal pathway)가 되고, 시상을 건너가서, 몸감각겉질로 진행하는 3차 신경세포와 시냅스를 형성한다. 계층의 모든 수준에는 아래에서부터 들어오는 정보를 조정하는 능력을 갖고 있다. 시냅스 흥분과 억제를 통해, 고위중추는 상행 정보를 차단 또는 강화하는 능력을 갖고 있다. 이것은 고위중추가 하위 중추에서부터 오는 정보를 선택적으로 조정(위 또는 아래)할 수 있다.

신경세포가 각 수준을 통해 뇌로 올라감에 따라, 수용기에서부터의 정보는 점차적으로 처리되어, 정보의 의미 있는 해석을 가능케 한다. 이것은 연속되는 각 신경세포의 감수영역(receptive field : RF)을 선택적으로 확대함으로써 이루어진다.

AL 시스템. 그림 3.7에서 보여주는 두 번째 상행 시스템은 AL 시스템이다. 이것은 척수시상로, 척수그물로 및 척수중뇌로로 구성되어 있다. 이들 섬유는 척수에 들어오자마자 교차하여, 뇌줄기 중추로 올라간다. AL 시스템은 2중의 기능을 갖고 있다. 첫째, 이것은 조잡한 접촉과 압력에 관한 정보를 전달하기 때문에, 작지만 접촉과 팔다리의 고유감각에 기여한다. 또한, 열 및 침해수용에 관련되는 정보를 고위 뇌 중추에 전달하는 역할을 수행한다. 감각처리 계층의 모든 수준은 DC-ML 시스템과 같은 방법으로 AL 시스템에 작용한다(Gardner et al., 2000).

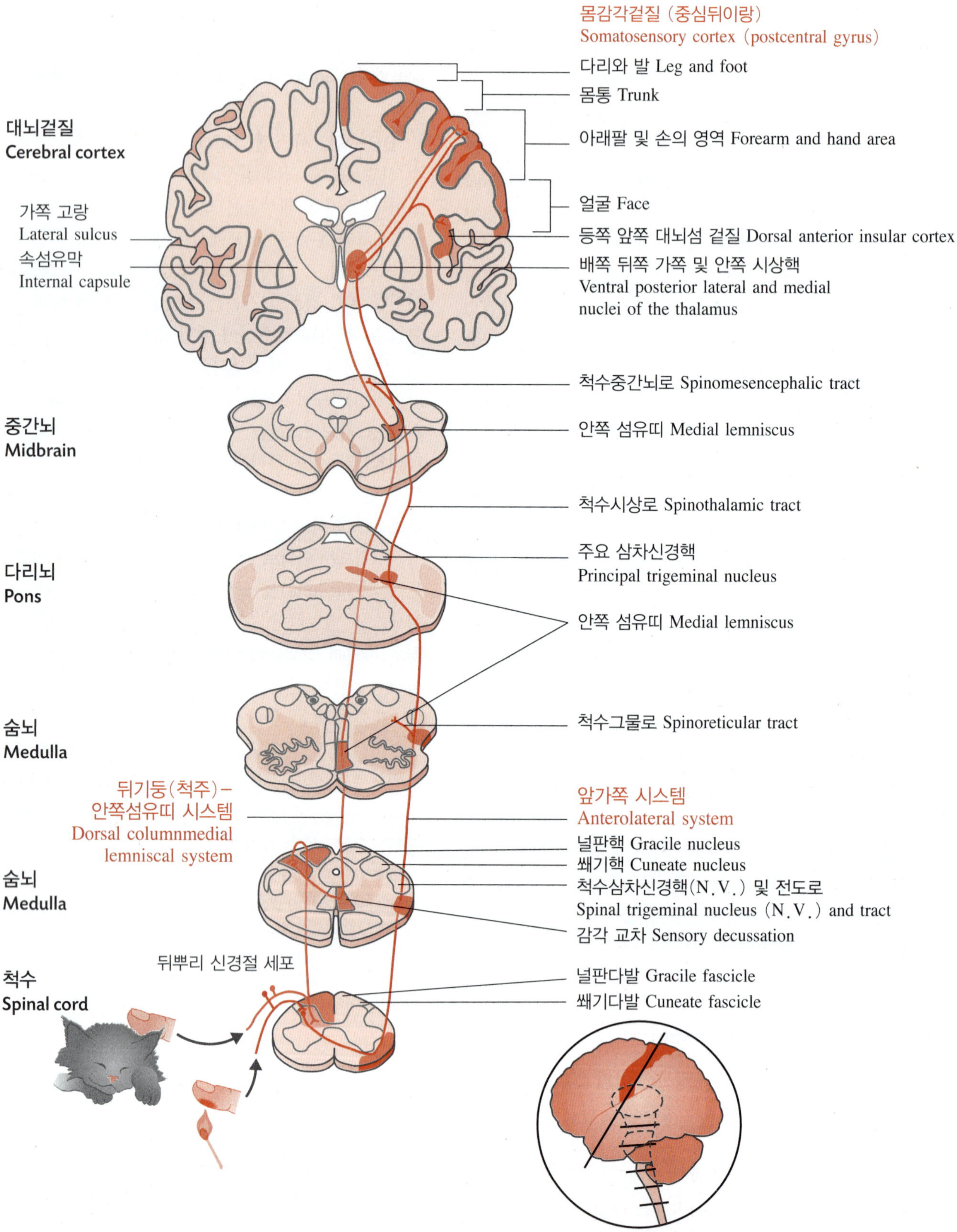

그림 3.7 촉각과 압력수용기로부터의 정보를 포함하는 뒷기둥(척주)–안쪽섬유띠 경로를 포함하는 상행 감각 시스템 및 통증, 온도, 거친 터치 및 압력에 대한 정보를 포함하는 앞가쪽 시스템. 그림은 여러분이 겉질로 향해서 위쪽으로 이동할 때에 경로가 어떻게 변화하는지를 알기 위해, 6개의 서로 다른 수준에서 뇌와 척수의 단면을 보여주고 있다. 단면 절단의 위치는 그림의 하부에 원 안에서 보여주고 있다. 등쪽기둥 경로로 가는 피부수용기(섬세한 터치)는 새끼고양이 머리에 가볍게 접촉함으로써 활성화되는 것을 보여주고 있다. 앞가쪽 경로로 가는 피부통증수용기는 손가락 끝과 일치시킴으로써 활성화된다는 것을 보여주고 있다.

양쪽의 경로에는 불필요하게 중복된 정보가 있다. 하나의 경로의 병변은 이들 감각의 어느 것에서도 식별력의 완전한 상실을 야기하지 않는다. 그러나, 양쪽의 경로에 병변이 있으면, 심각한 상실을 야기한다. 척수의 한쪽 절단(예를 들어, 중대한 사고에 의해 야기된 것)은 팔의 촉각과 고유감각을 같은 쪽(섬유가 아직 교차하지 않은)에서 상실하는 원인이 되는 한편, 반대쪽에서는 통증과 온도의 감각이 상실된다(섬유는 척수에 들어가자마자 이미 교차하여 있다)(Gardner et al., 2000).

시상 *Thalamus*

양쪽의 상행 몸감각로에서부터의 정보는 사실상 모든 감각계에서부터의 정보와 마찬가지로, 시상을 통과한다. 게다가, 시상은 대뇌기저핵과 소뇌를 포함하는 뇌의 수많은 다른 영역에서부터의 정보를 받는다. 따라서, 시상은 뇌의 주요한 처리 센터이다. 일반적으로, 이 영역에 병변이 있으면, 중증의 감각(및 운동)의 문제가 발생한다. 시상은 파킨슨병 환자의 떨림(tremor)을 경감하는 것을 목적으로 한 치료의 표적으로 되어있다.

몸감각겉질 *Somatosensory Cortex*

몸감각겉질은 모든 몸감각 양식(modality)의 주요 처리 영역이고, 몸감각의 의식적 인식의 시작을 표시한다. 몸감각겉질은 다음의 두 가지 주요 영역으로 나뉜다. 즉, 1차 몸감각겉질(SI) (또한 브로드만 영역 1, 2, 3a 및 3b라고도 불린다); 및 2차 몸감각겉질(SII)이다. 그림 3.8A는 뇌의 표면 위의 SI 및 SII의 위치를 보여주고, 그림 3.8B는 SI 내의 브로드만 영역 1, 2, 3a 및 3b의 위치를 나타내는 뇌의 관상 단면을 보여주고 있다. 그림 3.8C는 SI의 입력 접속, SI의 다양한 영역 사이의 내부 접속 및 SII의 출력을 보여주고 있다. SI에서는 신체 반대쪽에서부터의 운동감각 및 촉각정보가 몸감각 방식으로 조직화되어, 4개의 세포구축 영역(cytoarchitectural areas), 브로드만 영역 1, 2, 3a 및 3b에 걸친다.

우리가 교차 양식 처리(cross-modality processing)를 보기 시작하는 것은 이 영역에서이다. 이것은 관절수용기, 근육방추 및 피부수용기에서부터의 정보가 이제는 통합되어, 특정 신체 영역에서의 움직임에 관한 정보를 제공한다는 것을 의미한다. 이 정보는 그림 3.8D에서 보여주는 것처럼, 특정 영역에서부터의 감각정보가 주어진 상대적 가중치를 반영하도록 일그러진 전체 신체의 지도 위에 놓여있다. 예를 들어, 목구멍, 입, 손은 이들 구조에 의해 실행되는 움직임을 뒷받침하기 위한 더 상세한 정보가 필요하기 때문에, 크게 표시되었다. 이것은 공간에서의 움직임의 협응에 필수적인 공간 처리의 시작이다. 협응된 움직임에는 환경과 관련된 신체 위치 및 다른 신체분절과 관련된 신체분절의 위치에 관한 정보가 필요하다(Gardner & Kandel, 2000).

대비 민감도(contrast sensitivity)는 물체의 형상 및 모서리의 검출을 가능케 하기 때문에, 움직임 조절에 매우 중요하다. 몸감각겉질은 들어오는 정보를 처리하여 대비 민감도를 높여, 접촉을 통해 다양한 물체를 더 쉽게 식별하고 구별할 수 있도록 한다. 이것은 어떻게 시행하는 것일까? 몸감각 신경세포의 RF에는 흥분성 중추와 억제성 주변(surround)이 있다는 것을 보여주고 있다. 이 억제성 주변은 옆쪽방향 억제를 통한 2점 식별에 도움이 된다.

가쪽 억제는 어떻게 작용하는가? 흥분된 세포는 인접한 세포를 억제하고, 따라서 몸의 흥분한 부분과 흥분하지 않은 부분 사이의 대비를 높인다. 수용기 자체에는 가쪽 억제가 없다. DC(뒷기둥; dorsal column)의 수준과, 중계의 각 후속단계에서 발생한다. 실제로, 인간은 손에 있는 단일의 촉각 수용기의 활성화를 지각하는 데 충분할 만큼 민감한 몸감각계를 갖고 있다(Gardner & Kandel, 2000).

물체의 다양한 특징은 몸감각겉질의 다양한 부분에서 병렬로 처리된다. 예를 들어, 브로드만 영역 1의 신경세포는 물체의 크기를 감지하고, 많은 손가락을 커버하는 큰 RF(감수영역)를 갖고 있다. 영역 2의 다른 세포는 이동하는 자극에 가장 잘 반응하고, 방향에 민감하다. 이 특징은 DC 또는 시상에서는 발견하지 못한다. 이들 고위수준의 처리 세포는 흔히 많은 손가락을 포함하는 몸감각겉질의 전형적인 세포보다 큰 RF를 갖고 있다. 이들의 세포는 인접하는 손가락이 자극되면 우선적으로 반응하는 것 같다. 이것은 물체를 움켜잡는 것과 같은 기능에의 참여를 나타낼 수 있다.

몸감각겉질의 신경세포의 RF는 그 크기가 고정되어 있지 않다는 것을 알고 있다. 손상과 경험의 양쪽 모두가 그 차원을 크게 바꿀 수 있다. 이들 연구가 의미하는 것은 이 책의 운동학습의 절(제2장과 제4장)에서 검토되어 있다. 몸감각겉질은 또한, 시상, DC핵 및 척수에의 하행 접속도 갖고 있기 때문에, 이들 구조를 통해서 오는 상행 정보를 조절하는 능력을 갖고 있다.

신경 병리가 있는 많은 환자는 뇌졸중을 일으켰던 사람들을 포함하여, 몸감각의 문제를 나타내어 보여주고 있다.

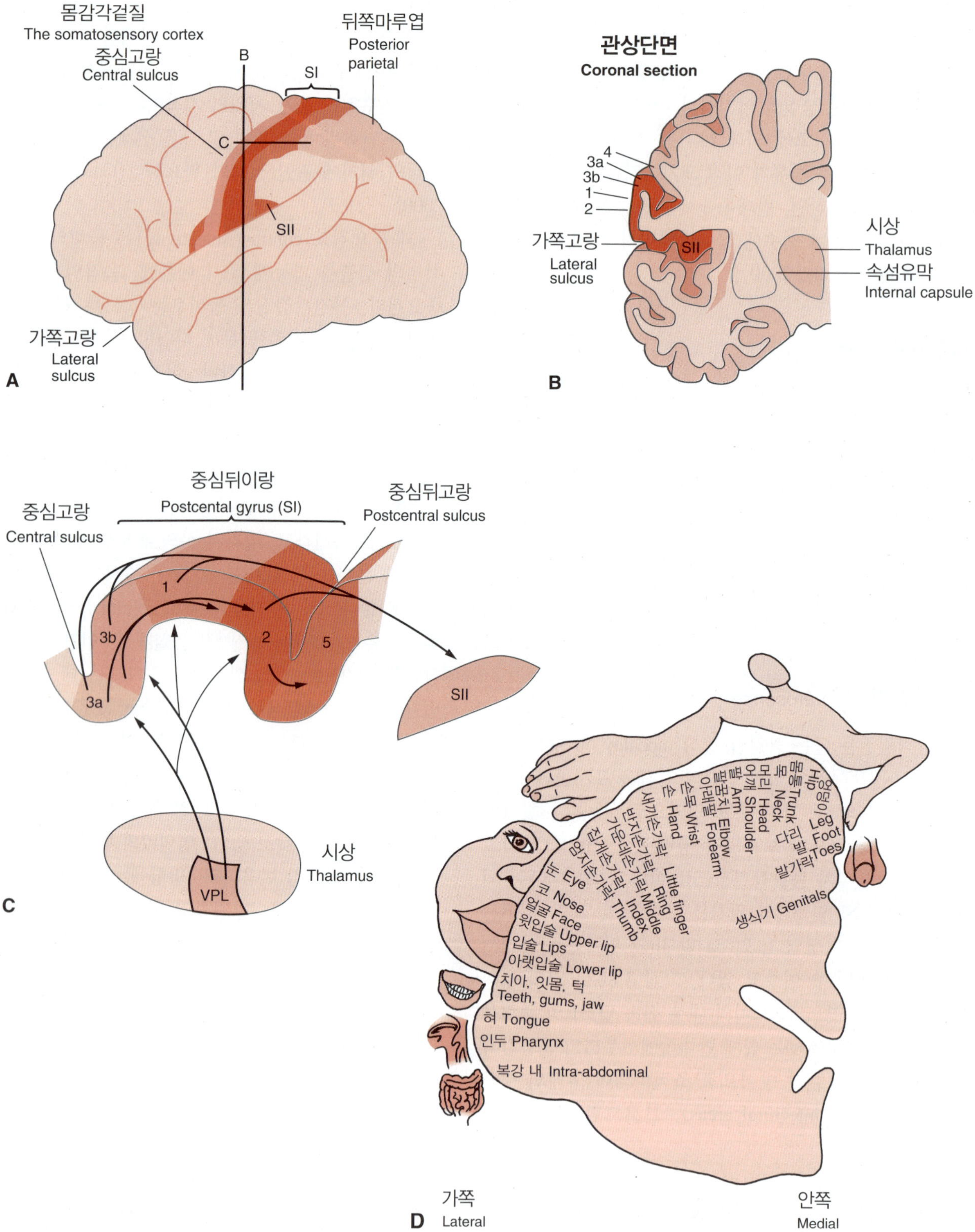

그림 3.8 몸감각겉질과 연합영역. **(A)** 마루엽에 위치한 몸감각겉질에는 1차(SI) 및 2차 (SII) 몸감각겉질과 뒤쪽마루 겉질의 3개 주요 부분이 포함된다. **(B)** SI 내의 브로드만 영역 1, 2, 3a 및 3b의 위치를 나타내는 관상단면. **(C)** 시상에서부터 SI의 입력, SI 내의 내부 접속 및 SII의 출력을 나타내는 그림. (D) 신체 표면에서부터의 몸감각 투사를 보여주는 감각 호먼큘러스(homunculus; 축소인간). VPL = 배쪽 뒤가쪽핵: ventral posterolateral nucleus. (**A**, **B** 및 **C**는 Kandel ER, Schwartz JH, Jessel TM, et al., eds. Principles of neural science, 5th ed. New York, NY: McGraw-Hill, 2013.에서부터 변경)

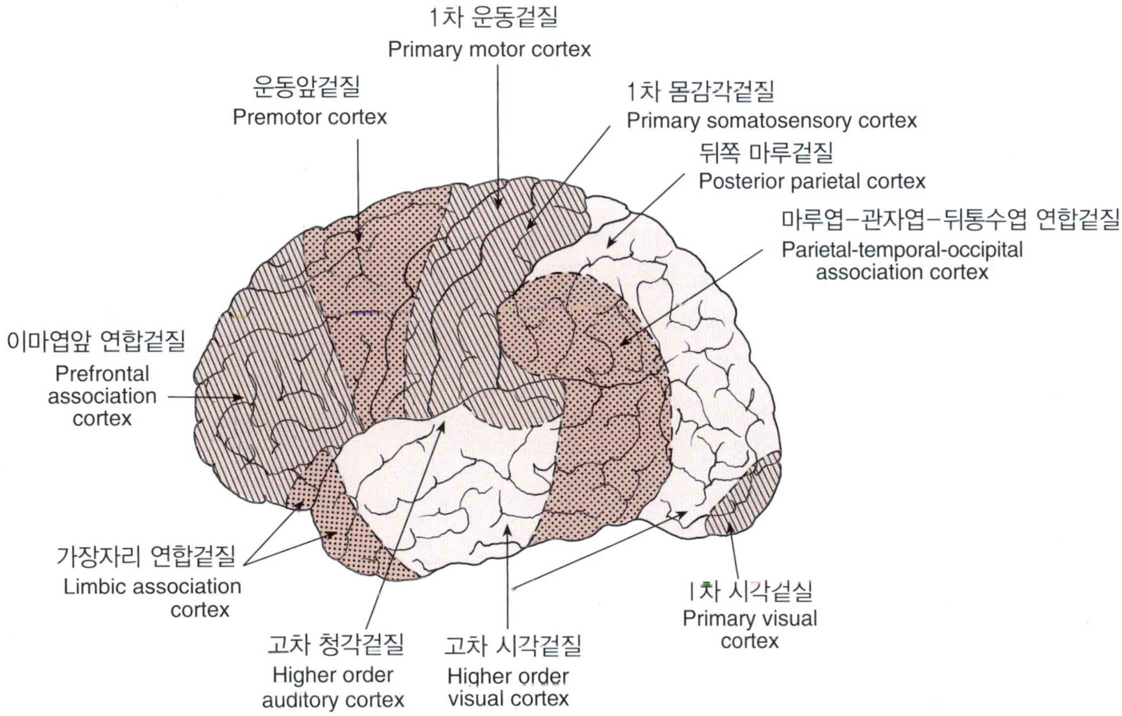

그림 3.9 1차 감각영역, 고위수준의 감각영합영역 및 고위수준의 인지(추상) 연합겉질의 위치. (Kandel ER, Schwartz JH, Jessell TM, eds. Principles of neural science, 3rd ed. New York, NY: Elsevier, 1991:825에서 변경).

경직형 양측마비가 있는 어린이인, Thomas를 포함하는 뇌성마비가 있는 아동은 가벼운 접촉이나 고유감각의 상실을 포함하는 몸감각의 문제를 갖고 있다. Mike는 그러하지 않지만, 파킨슨병 환자의 대부분은 고유감각 저하의 문제를 갖고 있다. 마지막으로, 균형이 손상된 고령자인 Bonnie는 현저한 몸감각 상실이 있다.

연합겉질 *Association Cortices*

지각에서부터 행동으로 옮겨가는 것을 보기 시작하는 것은 많은 연합겉질에서이다. 여기에서도, 인지적 처리와 지각적 처리 사이의 상호작용을 볼 수 있다. 마루엽, 관자엽 및 뒤통수엽에서 볼 수 있는 연합겉질에는 높은 수준의 감각 처리와 높은 수준의 추상적인 인지 처리의 중추가 포함된다. 이들 다양한 영역 위치를 그림 3.9에 보여주고 있다.

마루엽, 관자엽 및 뒤통수엽의 겉질 내에는 몇 가지 감각에서부터의 정보를 연결한다고 가정되어 있는 연합영역이 있다. 마루엽 겉질의 브로드만 영역 5는 중심뒤이랑의 뒤쪽에 있는 얇은 띠이다. 영역 SI 내에서 복합감각양식(intermodality) 처리가 일어나 후, 출력은 영역 5로 보내지고, 이것은 신체 부위 사이의 정보를 통합한다. 영역 5는 마루엽의 영역 7에 접속한다. 영역 7은 처리된 시각정보도 받는다. 따라서, 영역 7은 대부분의 시각적으로 유발된 또는 유도된 활동에서 눈-팔다리의 처리를 조합한다.

인간과 다른 동물의 브로드만 영역 5 또는 영역 7의 병변은 공간에서의 신체 위치에 관한 정보를 사용하는 기술의 학습에 문제를 일으킨다. 게다가, 이들 영역의 특정 세포는 시각적으로 유도된 움직임 동안에 활성화되어, 동물이 움식임에 수의를 기울이면, 그 활동이 더욱 격렬해진다. 이들의 조사결과는 마루엽이 공간에서의 물체 위치와 조작에 대한 주의를 포함하는 과정에 참여한다는 가설을 뒷받침한다.

이들의 실험결과는 마루엽에 손상이 있는 환자의 관찰에 의해 더욱 뒷받침되고 있다. 이들 환자의 결손에는 자세조절과 수의운동의 양쪽에서 매우 중요할지도 모르는 신체 이미지와 공간관계의 인식에 관한 문제가 포함된다. 뇌졸중이 있었던 우리 환자인 Genise는 공간에서의 신체 위치와 관련된 지각, 특히 신체의 수직 방향성에 대한 지각이 상당히 손상되어 있다. 분명히, 이 영역에 대한 병변은 신체의 일부에서부터 들어오는 정보를 지각하는 능력을 단순히 저하시키는 것만은 아니다. 게다가, 이 정보를 해석하는 능력에 영향을 줄 수 있다.

예를 들어, 브로드만 영역 7의 바로 뒤에 있는 오른쪽 모이랑(각회)(우세하지 않은 반구)에 병변이 있는 사람은 신체, 물체 및 그림의 반대쪽을 완전히 무시한다. 이것은 실인증(agnosia) 또는 인식 불능이라 불린다. 자기 자신의 팔이나 다리가 수동적으로 시야에 들어오면, 자기의 것이 아니라고 주장할지도 모른다. 경우에 따라서는 환자는 병변에 수반하는 편마비를 완전히 인식하지 못하여, 문제가 있다는 것을 알지 못하기 때문에, 일찍 퇴원할 것을 희망할지도 모른다(Kupfermann, 1991). 이들 동일한 환자 중 다수는 그려진 그림을 복사하도록 요구받았을 때 문제를 나타낸다. 그들은 물체의 절반이 없어진 그림을 그릴지도 모른다. 이것은 "구성실행증(constructional apraxia)"이라 불린다. 병변이 크면, 공간에서의 조작이나 방향성 부여를 할 수 없게 되거나, 복잡한 순차적인 과제를 수행할 수 없게 만들지도 모른다.

오른손잡이 환자가 왼쪽 모이랑(우세한 반구)에 병변이 있는 경우, 좌우 사이의 혼란과 같은 증상을 나타낸다. 촉각은 감지할 수 있으나, 손가락 명칭을 대는 것은 어렵다. 그리고 손의 운동기능과 감각기능은 정상이지만, 글씨쓰기에 어려움이 있다. 또는 환자가 이들 영역의 양쪽에 병변을 갖고 있는 경우, 시각자극에 주의를 기울이는 것, 시각을 사용해서 물체를 움켜잡는 것, 공간에 있는 하나의 점에 수의적인 안구운동을 하는 것에 흔히 문제가 있다(Kupfermann, 1991).

우리는 몸감각계라는 하나의 감각계를, CNS 계층의 최하위수준에서부터 최고위수준까지, 말초에서의 신호를 받는 것에서부터, 다른 감각계와 관련된 이들 신호의 통합과 해석에 이르기까지 열거하였다. 우리는 또한, 계층적이고 병렬 분산처리가 이들 신호의 분석에 어떻게 기여하였는가에 대해서도 살펴보았다. 마찬가지로, 우리는 이제 두 번째 감각계인 시각계를 살펴보려고 한다.

시각계 Visual System

시각은 다양한 방법으로 운동조절에 도움이 된다. 시각은 공간 내의 물체를 식별하고, 그 움직임을 판단할 수 있다. 시각이 이 역할을 수행하는 경우, 이것은 외수용성 감각이라 간주된다. 그러나, 시각은 또한, 우리의 몸이 공간의 어디에 있는가, 하나의 신체부분과 다른 부분과의 관계 및 몸 움직임에 대한 정보도 준다. 시각이 이 역할을 수행할 때, 이것은 "시각적 고유감각(visual proprioception)"이라 불리며, 이것은 환경에 관한 정보만이 아니라, 우리 자신의 몸에 대한 정보도 제공한다는 것을 의미한다.

이후의 장에서는 자세, 이동운동 및 도수조작 기능의 조절에서 시각이 어떻게 핵심적 역할을 수행하는지를 보여준다. 다음의 절에서는 시각계의 해부학과 생리학을 고찰하여, 시각계가 운동조절에서의 이 역할을 어떻게 뒷받침하는지를 보여준다.

말초 시각계 *Peripheral Visual System*

광수용기세포. 먼저, 눈의 전체적인 모습을 살펴보자. 눈은 세상의 이미지를 망막 위에 높은 정밀도로 초점을 맞추도록 설계된 우수한 기관이다. 그림 3.10에서 보여주는 것처럼, 빛은 각막을 통해 눈으로 들어와, 각막과 수정체에 의해 눈 뒤쪽에 있는 망막에 초점이 맺힌다. 망막의 흥미로운 특징은 광원(light source)과는 반대쪽에 있는 망막 뒤쪽에 있는 광수용기에 빛이 닿기 전에, 빛이 눈의 모든 층과 망막의 신경 층을 통과해야 한다는 것이다. 다행히도, 이들의 층은 거의 투명하다.

관수용기세포에는 막대형과 원뿔형의 두 가지 유형의 세포가 있다. 원뿔형은 정상적인 햇빛에서의 시각 기능을 하고 색각(color vision)을 담당하고 있다. 막대형은 야간에 빛의 양이 매우 적고 너무 약할 때, 시각에 관여한다. 중심오목에서는 나머지 층이 밀려나, 원뿔형이 가장 선명한 형태로 빛을 받을 수 있다. 맹점(시신경이 망막을 떠나는 곳)에는 광수용기가 없기 때문에, 망막의 이 부분에서는 눈이 보이지 않는다. 중심오목을 제외하고, 망막에는 원뿔형보다 20배 많은 막대형이 있다. 그러나, 정상적인 시각을 위해서는 원뿔형 세포가 막대형 세포보다 중요하다. 그 이유는 원뿔형 세포가 상실되면 법적인 실명을 야기하고, 한편, 막대형 세포를 완전히 상실하면 야맹증만을 일으킬 뿐이기 때문이다(Tessier-Lavigne, 2000).

감각 분화(sensory differentiation)는 운동조절을 뒷받침하는 감각처리의 핵심적인 측면이라는 것을 잊지 말기 바란다. 이것을 달성하기 위해, 시각 시스템은 물체를 식별하고 이들이 움직이고 있는지 어떤지를 판단해야 한다. 그러면, 물체의 식별과 움직임의 감지가 시각 시스템에서 어떻게 달성되는 것일까? 이들을 처리하기 위해서는 2개의 서로 다른 경로가 있다. 망막에서부터 시각겉질까지 이들 경로를 완전히 따라가 보자. 물체의 식별과 움직임 감각의 목표를 달성하기 위해, 양쪽 경로에서 대비 민감도가 사용된다는 것을 알 수 있다. 대비 민감도는 물체의 가장자리를 강조하여, 인식의 정밀도를 높인다. 몸감각계에서와 마찬가지로, 3개의 과정 모두가 시각계에서 광범위하게 사용된다. 이 처리는 망막에서 시작된다. 그래서, 먼저 망막

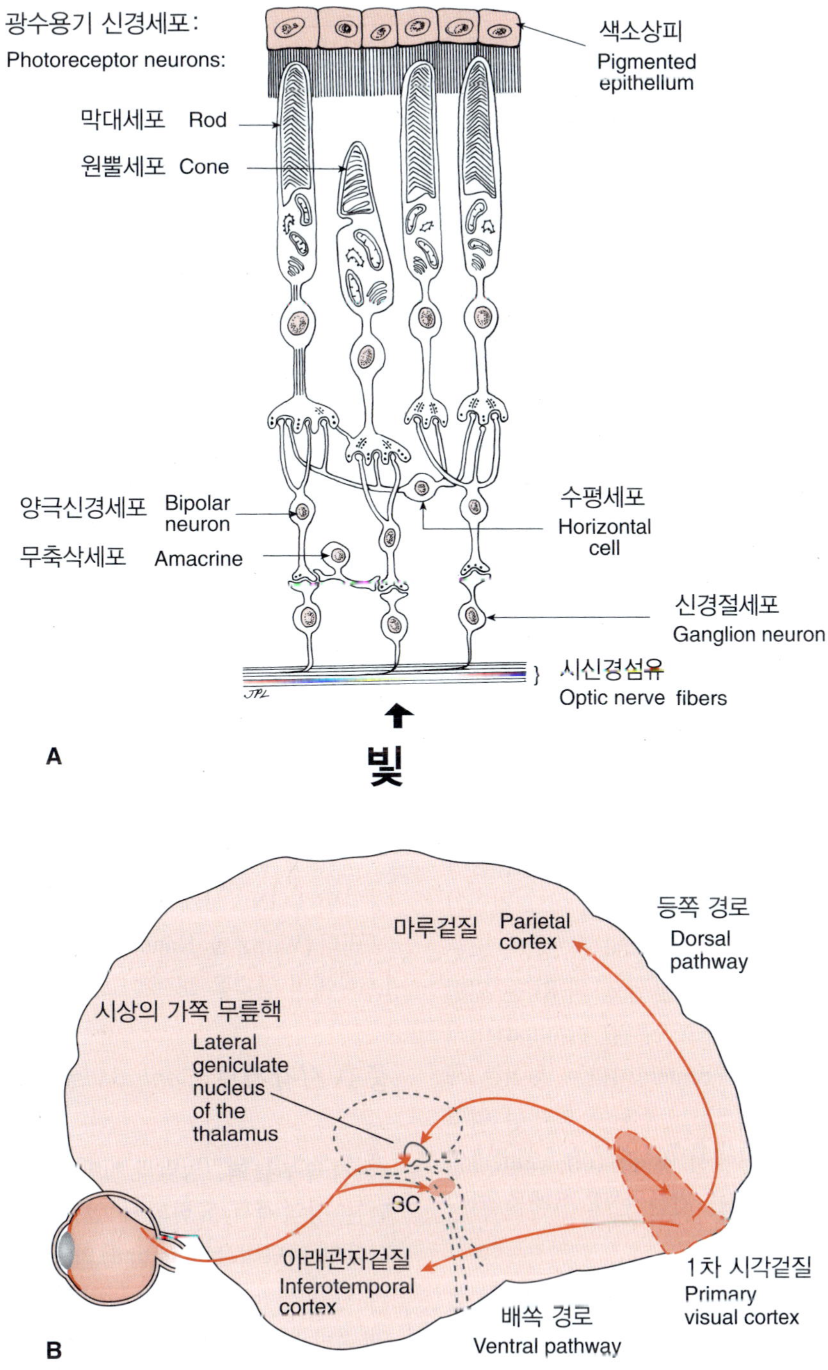

그림 3.10 **(A)** 망막의 시각세포 사이의 관계. **(B)** 눈의 망막에서부터 위둔덕 및 LGN을 지나, 1차 시각겉질과 등쪽 및 배쪽 시각경로의 양쪽에 이르는 경로.

의 세포를 조사하여, 이들이 어떻게 연계하여 정보를 처리하는지를 이해하자(Tessier-Lavigne, 2000).

막대세포와 원뿔세포에 더하여, 망막에는 양극세포와 신경절세포가 포함되어 있으며, 이들은 서로 직렬로 연결되어 있지만 가쪽 연결은 없기 때문에, 수직세포라 간주할 수 있다(그림 3.10A). 예를 들어, 막대세포와 원뿔세포는 양극세포와 직접 시냅스 접촉을 한다. 양극세포는 차례로 신경절 세포와 연결된다. 그런 다음에, 신경절 세포는 축삭을 가쪽무릎핵(LGN) 및 위둔덕, 그리고 뇌줄기핵으로 보냄으로써, CNS에 시각정보를 중계한다(Dowling, 1987; Tessier-Lavigne, 2000).

망막에는 또 다른 종류의 신경세포가 있으며, 이는 직렬로 구조화된 세포를 가로방향으로 연결함으로써, 망막 내의 정보의 흐름을 조절한다. 이들은 수평세포 및 무축삭세포라 불린다. 수평세포는 수용기와 양극세포 사이의 상호작용을 중재하고, 한편 무축삭세포는 양극세포와 신경절세포 사이의 상호작용을 중재한다. 수평세포와 무축삭세포는 대비 민감도를 달성하기 위해 중요하다. 신경절세포의 최종 출력에 도달하기 전에, 수용체세포(receptor cell)와 다른 신경세포 사이에 복잡한 상호 연결이 있는 것처럼 보일지도 모르지만, 세포의 다양한 종류의 경로와 기능은 간단하다.

먼저, 양극세포 경로를 살펴보자. 양극세포가 관여하는 경로에는 직접 경로와 가쪽 경로의 두 가지 유형이 있다. 직접 경로에서 예로, 원뿔세포는 양극세포와 직접 연결하고, 양극세포는 신경절세포와 직접 연결한다. 가쪽 경로에서는 원뿔세포의 활동은 수평세포 또는 무축삭세포를 통해, 원뿔세포의 가쪽 신경절세포에 전달된다. 그림 3.10A는 이들의 조직화 가능성을 보여주고 있다(Dowling, 1987).

직접경로에서는 원뿔세포(또는 막대세포)가 중심에 있는(on-center) 또는 중심에서 벗어난(off-center) RF의 어느 것인가로 양극세포에 직접 연결한다. 한 세포의 RF는 망막의 그 부분이 비추어졌을 때, 세포가 민감한 망막의 특정 영역이다. RF는 흥분성 또는 억제성의 어느 것인가이고, 세포의 막 전위(membrane potential)를 증가 또는 감소시킬 수 있다. 양극세포(및 신경절세포)의 RF는 원형이다. 망막의 중심에서는 RF가 작고, 주위(surround)에서는 RF가 크다. 중심에 있는(on-center)이라는 용어는 세포가 RF의 흥분성 중심부분을 갖고, 주위에 억제성 영역이 있다는 것을 의미한다. 중심에서 벗어난(off-center)이란, 억제성 중심과 흥분성 주위를 갖는 반대 사례를 가리킨다(Dowling, 1987).

세포는 어떻게 하여 길항적인 주위 특성과 대결하는 것일까? 양극세포 RF의 주위영역에 있는 수평세포가 이 영역의 중심에 있는 원뿔세포에 연결하는 것처럼 보인다. RF의 주변에 빛이 비춰지면, 수평세포는 이들과 인접한 원뿔세포를 억제한다. 다음으로, 각 유형의 양극세포는 대응하는 유형의 신경절세포(중심에 있는 및 중심을 벗어난)와 시냅스를 형성하고, 그 신경절세포와 흥분성 연결을 만든다.

중심에 있는 세포(on-center cell)는 어둠속에서는 활동전위를 거의 제공하지 않고, RF가 빛이 비춰지면 활성화된다. 중심에 있는 세포의 RF의 주변에 불이 비춰지면, 중심을 자극하는 효과가 억제된다. 중심에서 벗어난 신경절세포는 마찬가지로, RF의 중심에 빛이 비춰지면 억제를 나타내고, 빛이 꺼진 직후에 가장 빠른 속도로 발화한다. 이들은 또한, 빛이 RF의 주변에만 비춰진 경우에도 활성화된다.

신경절세포는 또한, 무축삭세포의 활동에 의해서도 영향을 받는다. 무축삭세포의 대부분은 수평세포와 유사한 방식으로 기능을 하고, 인근의 양극세포에서부터 신경절세포로 억제성 입력을 전달하여, 대비 민감도를 높인다.

망막 정보를 처리하기 위한 이들 두 가지 유형의 경로(중심에 있는 것과 중심을 벗어난 것)는 신경계 내에서의 유사한 정보의 병렬 분산처리의 두 가지 예이다. 우리는 피부수용기 RF에서의 마찬가지의 중심-주위 억제에 대해 이야기하였다. 이 유형의 억제의 목적은 무엇인가? 물체에 의해 생성 또는 반사된 빛의 절대 강도가 아니라, 물체 사이의 대비를 감지하는 데 매우 중요하다고 생각된다. 이 억제는 우리가 물체의 모서리를 매우 쉽게 감지하는 것을 가능케 한다. 우리가 계단을 내려갈 때, 층계의 모서리를 볼 필요가 있는 것은 이동운동에서 매우 중요하다. 이것은 또한 물체를 움켜잡기 위해 물체의 정확한 모양을 판단할 수 있는 도수조작 기능에서 중요하다.

신경절세포는 시신경을 통해, 뇌 내의 3개의 서로 다른 영역인 LGN, 시개전(pretectum) 및 위둔덕으로 축삭을 보낸다(Wurtz & Kandel, 2000a). 그림 3.10B는 시상의 LGN에의 연결을 보여주고 있다.

중추 시각경로 *Central Visual Pathway*

가쪽무릎핵. 망막과 시야의 어느 부분이 뇌의 이들 서로 다른 영역에서 표현되어 있는지를 이해하기 위해, 먼저, 시야와 반망막(hemiretina)의 구성에 대해 논의하자. 시야의 왼쪽 절반은 왼쪽 눈 망막의 코 쪽(안쪽-코의 바로 옆)의 절반과, 오른쪽 눈의 망막의 관자 쪽(가쪽) 절반에 투사된다. 오른쪽 시야는 오른쪽 눈 망막의 코 쪽 절반과 왼쪽 눈 망막의 관자 쪽 절반에 투사된다(Wurtz & Kandel, 2000a).

따라서, 왼쪽 눈과 오른쪽 눈에서부터의 시신경은 뒤에 있는 시신경유두(optic disk)에서 망막을 떠난다. 이들은 각각의 눈에서부터의 신경이 모이는 시교차(optic chiasm)로 이동하고, 눈의 코 쪽에서부터의 축삭은 교차하지만, 관자 쪽에서부터의 축삭은 교차하지 않는다. 이 시점에서, 시신경은 시각로(optic tract)가 된다. 이 시신경의 재편성(resorting) 때문에, 왼쪽 시각로는 오른쪽 시야의 지도를 갖고 있다. 이것은 몸의 반대쪽에서부터의 정보가 시상과 겉질에서 표현된 몸감각계에서 발견되는 것과 유사하다.

시각로에 있는 세포의 표적 중 하나는 시상의 LGN이다. LGN에는 6개 층의 세포가 있고, 반대쪽 시야의 지도를 작성한다. 다양한 영역에서부터의 신경절세포는 LGN의 특정 지점에 투사되지만, 신체의 몸감각 지도에 볼 수 있는 것처럼, 특정 영역은 다른 영역보다 훨씬 강력하게 표현된다. 우리가 고도의 시력을 위해 사용하는 망막의 중심오목은 주변영역보다 훨씬 크게 표현되어 있다. LGN의 각 층은 한쪽 눈에서부터만 입력을 얻는다. 첫 2개의 층(가장 배쪽)은 큰세포층(magnocellular layer)이며, 4~6층은 작은세포층(parvocellular layer)이라 불린다. 각 층의 투사세포는 축삭을 시각겉질로 보낸다(Wurtz & Kandel, 2000a).

LGN에 있는 신경세포의 RF는 망막의 신경절세포에서 발견되는 것과 매우 유사하다. 개별적인 중심에 있는 그리고 중심에서 벗어난 RF 경로가 있다. 큰세포층은 시각적 영상의 움직임의 분석(이들은 높은 시간적 해상능력을 갖고 있어, 빠른 패턴 변화를 감지한다)과 물체의 거친 상세(이들은 낮은 공간적 해상능력을 갖고 있다)에 관여하고 있는 것처럼 보이지만, 색깔에는 거의 반응하지 않고, 한편 작은세포층은 색각(color vision)과 더 상세한 구조 분석(높은 공간 해상능력과 낮은 시간 해상능력)에서 기능을 한다. 따라서, 큰세포층은 시야의 움직임이 우리 몸의 흔들림에 관한 정보를 제공하는 균형 조절과 같은 운동기능, 그리고 움직이는 물체에 팔을 뻗는 것에 더 중요할 것이다. 작은세포층은 우리가 물체를 정확히 움켜잡을 필요가 있을 때, 물체에 팔을 뻗는 최종 단계에 더 중요할 것이다.

놀랍게도, LGN에의 입력이 10~20%만이 망막에서부터 들어오고, 나머지는 뇌줄기의 겉질과 그물체에서부터 들어오고 있다. 이들은 되먹임 회로이고, 아마도 망막에서부터 고위중추로 이동하는 정보의 유형을 조정하고 있다. 이것은 감각처리의 가장 중요한 측면의 하나인 개인이 특정 순간에 주의를 기울이는 데 가장 중요한 입력을 선택하는 것이며, 각 개인은 이 시스템이 고위 지각 중추의 이동을 허용하는 감각입력에 따라, 특정 이벤트에 대해 매우 상이한 인식을 갖고 있을지도 모른다는 것을 시사하고 있다(Wurtz & Kandel, 2000a).

위둔덕. 시각경로에 있는 신경절세포의 축삭도 또한 위둔덕(superior colliculus)에서 종료한다(시각겉질에서부터 들어오는 간접적인 시각입력에 더하여). 위둔덕(그림 3.10B에서 SC라 표시)은 시상의 뒤쪽, 중간뇌의 지붕에 위치하고 있다. 위둔덕은 시각만이 아니라, 청각과 몸감각 단서에 의해서도 우리 주변의 시각공간의 지도를 작성한다고 가정되어 있다. 위둔덕에 있는 3개의 지도는 감각겉질에서 볼 수 있는 것과 다르다. 여기서의 몸의 영역은 특정 영역에 있는 수용세포의 밀도에 의해서가 아니라, 망막과의 관계성에 의해 지도가 작성된다. 망막에 가까운 영역(코)은 멀리 떨어진 영역(손)보다도 많은 표현이 주어진다. 몸의 어느 부분에서도, 시각, 청각 및 몸감각의 지도는 둔덕의 다양한 층에서 정렬되어 있다. 이것은 친구가 자전거를 타고 지나갈 때 여러분에게 인사하면, 친구가 이동하고 있는 시야 내의 특정 공간적 위치를 나타내는 위둔덕 신경세포가 활성화되어, 위둔덕의 이들의 같은 신경세포도 활성화된다는 것을 의미한다. 친구의 목소리가 같은 공간 위치에 있는 경우에도 활성화된다(Wurtz & Kandel, 2000a).

둔덕의 7개 층의 상부와 중간에 위치하는 이들 3개의 지도에 더하여, 둔덕의 더 깊은 층에 운동지도가 있다. 이들 출력 신경세포를 통해, 둔덕은 눈을 특정 자극을 향해 움직이게 하는 신속안구운동을 조절한다. 다음으로, 위둔덕은 출력을 (a) 안구운동을 조절하는 뇌줄기 영역; (b) 목과 머리의 반사조절을 중재하는 덮개척수로(tectospinal tract); 및 (c) 눈–머리 조절의 추가적인 처리를 위해, 소뇌에 투사하는 덮개다리뇌로(tectopontine tract)에 보낸다.

덮개앞영역. 신경절세포도, 위둔덕의 바로 앞에 있는 덮개앞영역(pretectal region)에서 종료한다. 이 덮개앞영역은 동공 눈 반사에 관여하는 중요한 시각반사 중추이며, 동공은 망막에 비춰지는 빛에 반응하여 수축한다.

1차 시각겉질 *Primary Visual Cotex*

LGN에서부터, 축삭은 1차 시각겉질(V1, 줄무늬겉질이라고도 불린다)로, 그리고 뒤통수엽에 있는 브로드만 영역 17로 투사한다(그림 3.10B). 두 눈에서부터의 입력은 줄무늬체 전체에 걸쳐 번갈아 시행되고, 안구 우위 열(ocular dominance columns)이라 불리는 것이 생성된다. 1차 시각겉질(V1)에서부터의 출력 세포는 다음으로 브로드만 영역 18(V2)에 투사된다. 신경세포는 영역 18에서부터 안쪽관자(MT) 겉질(브로드만 영역 19), 아래관자 겉질(브로드만 영역 20 및 21) 및 뒤마루 겉질(브로드만 영역 7)에 투사한다. 게다가, 출력은 위둔덕으로 보내지고, LGN에도 투사된다(되먹임 조절). 1차 시각겉질에는 망막의 지형도(topographic map)가 포함되어 있다. 게다가, 뒤통수엽에만 6개의 망막의 표현이 있다.

시각겉질에 있는 세포의 RF는 더 이상 원형이 아니라, 선형이다. 빛은 이들을 불러일으키기(excite) 위해, 선, 막대, 또는 모서리의 형태이어야 한다. 이들 세포는 단순한 세포 또는 복잡한 세포로서 분류된다. 단순한 세포는 흥분성 중추와 억제성 주위에 막대에 반응하거나, 또는 그 반대이다. 또한 막대가 세포를 자극하는 데 가장 효과적인 방향의 특정 축도 있다. 망막의 모든 부위에 대한 방향성의 모든 축은 시각겉질에 표시된다.

Hubel과 Wiesel(1959)에 의한 실험결과는 이 막대 모양의 RF가 단순한 겉질 세포에 수렴하는 하나의 선에서 부분적으로 서로 겹치는 원형 RF를 가진 많은 무릎신경세포에서부터 만들어진다는 것을 시사하고 있다. 복잡한 세포에는 많은 단순한 세포에서부터의 입력이 수렴하고 있다는 것을 시사하고 있다. 따라서, 이들의 RF는 단순한 세포보다 크며, 방향성의 임계 축을 갖고 있다. 많은 복잡한 세포에 대해서, 가장 유용한 자극은 시야(field)를 가로지르는 움직임이다.

열(column)을 가로지르는 방향성 축의 특정 변화는 "blobs"로서 알려진 원통형으로 구성된, 색깔 자극에 반응하는 세포의 존재와 얽혀 있다.

요약하면, 시각겉질은 방향성 열로 나뉘어 있고, 각 열은 방향성이 있는 하나의 축을 가진 세포, 방향성보다는 색깔에 의해 더 활성화되는 blobs, 좌측과 우측 눈에서부터의 입력을 받는 안구 우위의 열로 구성되어 있다는 것을 알 수 있다. Hubel과 Wiesel은 색깔 입력과 두 눈의 모든 방향성 각도를 포함하는 망막의 한 부위에서부터의 이들 열의 세트를 설명하기 위해, 하이퍼칼럼(hypercolumn)이라는 이름을 사용하였다(Hubel & Wiesel, 1959).

이들 하이퍼칼럼은 같은 응답 특성을 가진 다른 칼럼과 수평으로 연결되어 있고, 대뇌겉질의 더 넓은 영역에 걸치는 시각입력을 통합한다. 이들 다른 영역에서부터의 입력에 따라, 세포의 방향성의 축이 변화하여, 겉질이 세포의 출력에 미치는 영향을 보여줄지도 모른다. 따라서, 하나의 특징이 포함된 상황은 그 특징에 대한 세포의 반응을 조절한다(McGuire et al., 1991).

고차 시각겉질 *Higher-Order Visual Cortex*

중추 시각처리 경로에는 관자겉질과 마루겉질에도 위치하는 고차 시각겉질의 세포가 계속해서 포함되고 있다. 고차 겉질은 모든 행동의 필수적인 부분인 공간 방향성이 기저에 있는 몸감각과 시각 정보의 통합에 관여한다. 고차 연합겉질 내의 시각 입력과 몸감각 입력 사이의 이 상호작용에 대해서는 이 장의 몸감각에 관한 절에서 설명되었다.

시각경로 내 세포는 시각 시스템 내 계층에 기여하고, 계층 구조의 각 수준은 시각적 추상화를 증가시킨다(Hubel, 1988). 또한, Mishkin과 Ungerleider(1982)는 시각정보가 처리되는 병렬 경로를 가진 2개의 시각계 모델을 제안하였다. 이들 2개의 경로는 망막 신경절세포의 2개의 주요 하위 부분으로까지 거슬러 올라갈 수 있다고 제안하고 있다. 그중 하나는 LGN의 큰세포층(magnocellular layer)(움직임, 깊이 및 거친 세부사항의 처리-어디서 처리하는가)에서 시냅스를 형성하고, 또 하나는 작은세포층(parvocelluar layer)(미세한 세부사항, 대조, 윤곽 및 색깔의 처리-무엇을 처리하는가)에서 시냅스를 형성한다고 제안되었다(Livingstone & Hubel, 1988; Wurtz & Kandel, 2000b).

등쪽겉질시각로(dorsal stream)라 불리는 이들 경로 중의 하나는 뒤마루엽 영역에서 종료한다. 두 번째 경로인, 배쪽겉질시각로(ventral stream)는 아래관자겉질에서 종료한다. 저자들은 아래관자겉질에 병변이 있는 원숭이는 시각 패턴의 식별과 인식이 매우 손상되어 있으나, 공간적인 시각 단서를 수반하는 과제를 해결하는 능력은 별로 손상되어 있지 않다는 것에 주목하였다. 뒤마루엽 병변이 있는 원숭이에서는 반대되는 패턴의 결과가 나타났다(Milner et al., 1977; Ungerleider & Brody, 1977).

우리는 어떻게 움직임을 감지하는 것일까? 큰세포 경로는 영역 MT(중간관자엽) 및 MST(안쪽상부관자엽)와 마루엽의 시각운동영역(등쪽겉질시각로)으로 이어진다. 영역 MT에서는 신경세포의 활동은 물체의 속도와 이동방향과 관련되어 있다. 이 정보는 시각 인식, 안구운동의 추적 및 공간 내에서의 몸의 움직임이 유도를 위해, MST 영역에서 추가로 처리된다. MST 영역은 또한 전체적인 움직임 또는 시각적 흐름에도 관여하고 있으며, 이것은 자세와 균형 조절에 역할을 수행하여, 공간을 통한 개인의 움직임에 관한 정보를 제공한다(Duffy & Wurtz, 1997).

아래관자엽으로 가는 배쪽 경로에 의존하는 물체 시각에는 다양한 물체 특성에 민감한 개별적인 하위 영역이 포함된다. 원숭이의 신경세포에서부터 기록된 실험에서는 시각겉질 영역 2(V2)의 세포가 시각 계층에서의 V1의 추상화(abstraction) 수준을 넘어선 추가적인 추상화 수준에서, 물체의 윤곽을 분석한다는 것을 보여주고 있다. V4의 세포는 색깔과 형태에 반응한다. 아래관자겉질에는 추가적인 추상화가 일어나며, 거기서는 세포가 시야 내의 어디에 있어도 같은 특징을 인식하는 큰 RF를 갖고 있기 때문에, 같은 물체가 공간의 어디에 있는지를 인식할 수 있다. 마지막으로, 이 영역의 일부 세포는 얼굴 또는 손과 같은 특정의 복잡한 입력에만 반응한다(Wurtz & Kandel, 2000b). 이들의 병렬처리 경로의 존재를 뒷받침하는 흥미있는 임상적 증거도 있다. "등쪽겉질시각로"의 일부인 겉질의 MT 또는 MST 영역에 대한 손상 후에 발생하는 움직임의 인식불능(agnosia)이라 불리는 지각 결손이 있다. 환자는 다른 지각상의 문제를 수반하지 않고, 특정 운동 지각의 상실을 나타낸다. 배쪽겉질시각로의 영역에 손상이 있는 다른 환자는 색각의 상실(achromatopsia: 완전색맹)과 형태를 식별하는 능력을 상실한다(Wurtz & Kandel, 2000b).

Goodale과 Milner(1992; Goodale et al., 1991)에 의한 연구는 등쪽겉질시각로와 배쪽겉질시각로에 다른 기능이 있을지도 모른다는 것을 시사하고 있다. 그들은 마루겉질에 대한 시각적 투사가 물체의 위치만이 아니라, 물체의 구조와 방향성에 관한 행동관련 정보를 제공한다는 것을 시사하고 있다. 그들은 또한, 배쪽 관자엽에 대한 투사가 우리들의 의식적인 시각적 지각 경험을 제공할지도 모른다는 것을 제안하고 있다.

이 모델을 뒷받침하는 관찰에는 등쪽겉질시각로 영역의 대부분의 신경세포가 감각 관련 및 움직임 관련 활동의 양쪽을 보여준다는 사실이 포함되어 있다(Andersen, 1987). 게다가, 시신경 실조증(마루영역의 병변에 기인하는)이 있는 환자는 올바른 방향으로의 팔 뻗기만이 아니라, 물체를 향해 팔을 뻗을 때에 손가락을 배치하거나, 손의 방향성을 조정하는 것에도 문제가 있다. 그들은 또한, 집어 올리는 물체의 크기를 반영하도록 움켜잡기를 조정하는 것에도 어려움이 있다. Goodale과 동료들은 마루엽의 손상이 물체의 식별이나 설명에 동일한 정보를 사용할 수 있음에도 불구하고, 환자가 물체의 크기, 모양, 방향성에 관한 정보를 사용하여, 움켜잡기 동작 중에 손과 손가락을 조절하는 능력을 손상시키는 일이 있다는 것에 주목하고 있다. 이것은 Jean과 Genise의 두 사람의 사례이고, 움켜잡기와 도수조작을 포함하는 팔 기능의 문제는 운동기능 장애와 움켜잡을 물체에 관한 정보를 통합하는 감각 관련 문제의 양쪽에 기인하는 것이다.

또한, 2개의 겉질 경로는 의식(consciousness)에 대한 접속에 관해서도 다르다는 것은 흥미롭다. 배쪽겉질시각로 병변이 있는 한 환자는 물체의 방향성 또는 크기를 의식적으로 인식하는 일은 없었으나, 그녀는 매우 능숙하게 물체를 집어 올릴 수 있었다. 따라서, 등쪽 시스템에 있는 정보는 의식적인 지각에 도달함이 없이 처리된다는 것이다. 이상의 관찰을 분석한 결과로서, 저자들은 물체의 지각적 식별에는 투사의 배쪽겉질시각로가 주된 역할을 수행하고, 한편 등쪽겉질시각로는 이들 물체를 향한 시각적으로 유도된 해동에 필요한 감각운동 변환을 중재한다고 제안하고 있다(Goodale & Milner, 1992).

이러한 병렬 경로에 의해 처리된 정보를 어떻게 가져와서 이것을 지각 전체로 구성하는 것일까? 뇌가 그 서로 다른 영역에서 처리된 정보를 재결합하는 이 과정은 결합 문제라 불린다. 이 정보의 재조합에는 주의가 필요한 것 같으며, 이것은 위둔덕과 같은 겉질밑 구조와 뒤마루겉질과
이마앞겉질과 같은 겉질 영역에 의해 중재될지도 모른다(상세한 것은 이 장의 "주의 네트워크"를 참조할 것).

CNS는 색깔, 크기, 거리 및 방향성과 관련된 정보를 받아, 이미지의 마스터 지도로 조직화한다고 가설이 세워져 있다(Treisman, 1999). 우리의 주의 시스템은 물체를 식별하거나 또는 공간을 이동할 때에 이 마스터 지도의 작은 부분에 초점을 맞추는 것을 가능케 한다.

모든 것을 하나의 응집력 있는 경험으로 묶는 데 기여하는 것으로 가정된 신경기전의 하나는 대뇌겉질의 다양한 부분(시각, 청각, 운동감각, 기억, 등)의 신경 이벤트로부터 정보가 대뇌겉질에 의해 통합되고, 이들을 동기화시킴으로써 지각적 결합을 만들어낸다는 것이다. 다른 모든 신경 활성화는 동기화되지 않은 상태로 둔다(Dehaene & Changeux, 2004; Roskies, 1999; Treisman, 1999).
이것은 전반적인 신경세포 작업공간을 만들어낸다.

이 가설에 따르면, 다양한 입력이 주의 네트워크에 접속하기 위해 경합하고, 그 중에서 승리한 것이 의식적 경험의 내용이 된다(Baars, 1993; Delacour, 1997). 행동적으로는 실험에서 보여줄지도 모르는 많은 정보 중에서, 그 사람이 보고할 수 있는 정보의 단편(조각)이기 때문에, 경험자는 승리한 내용을 알고 있다.

이 이론은 뇌를 네트워크 프로세서(처리장치)와 전반적인 신경세포 작업공간의 2개의 계산 공간으로 분할한다. 이 이론에 따르면, 뇌에는 많은 겉질밑 네트워크가 존재하고, 또한 대뇌겉질의 대부분은 특정 유형의 정보에 대한 모듈 처리 네트워크(예, 운동처리 장치 또는 시각적 단어형식 처리장치)와 같은 것이라 생각할 수 있다. 그러나, 이들 처리 네트워크에 더하여, 대뇌겉질에는 장거리 축삭을 갖고, 뇌의 멀리 떨어진 부위에 있는 모듈형식 처리장치에서부터의 정보를 보내고 받을 수 있는 전반적인 작업 공간

신경세포라는 대뇌겉질 신경세포의 특별한 세트가 존재한다. 모듈형식 처리장치에서부터의 무의식적인 정보는 이들 처리장치가 이들의 전반적인 신경세포와 동기화하여 발화하기 시작하면, 일시적으로 전반적인 작업공간이 이용 가능해질(따라서, 의식적으로 될) 것이다.

이것은 모듈형식 처리에서부터의 신호가 전반적인 신경세포의 "주의를 끄는" 데 충분할 만큼 강력해지거나(예: 큰 소음), 이들이 전달하고 있는 자료가, 전반적인 작업공간이 중요하다고 간주되는 "관심 패턴"과 일치하는 경우에 발생한다(무언가에 초점을 옮기면, 이것과 연결된 감각 입력이 갑자기, 전반적인 작업공간의 처리 기전과 관련성이 높아진다). 어느 순간에서도, 작업 공간 신경세포와 모듈형식 처리장치의 단일의 전반적인 표현이 동기화하여 발화하고 있고, 따라서 의식적인 인식의 일부가 되어 있으며, 나머지 작업 공간 신경세포(다른 처리 모듈에 있는 신경세포)는 억제되어 있다(Woollacott, 2005).

안뜰계 Vestibular System

안뜰계는 공간 내의 머리 위치와 머리의 움직임 방향의 갑작스런 변화라는 두 가지 유형의 정보에 민감하다. 우리는 다른 감각과 마찬가지로 안뜰감각을 의식적으로 인식하고 있지 않지만, 안뜰 입력은 눈을 안정화시키고 선 자세와 보행 중의 자세 안정성을 유지하는 데 도움이 되는 입력과 함께 많은 운동반응의 협응에 중요하다. 안뜰계 내에 이상이 생기면, 어지럼증 또는 불안정감과 같은 감각을 야기하고, 이러한 감각은 우리의 의식에 도달할 뿐만 아니라, 눈의 초점을 맞추거나 균형을 유지하는 문제가 발생한다.

다양한 뇌 영역은 뒤마루겉질, 뒤 및 앞 섬(insula), 관자–마루 접합부, 몸감각겉질, 앞운동겉질, 쐐기앞부분, 띠이랑, 해마 및 해마곁이랑을 포함하는 안뜰신호에 의해 영향을 받는 겉질 부위로서 식별되어 있다. 인간과 동물의 연구에서는 안뜰 정보가 다른 감각 양식(예: 시각신호)과 결합하여 대뇌겉질에서 통합되고, 자기운동 지각, 공간 탐색, 중력의 내부 모델, 신체 지각 및 신체의 자기의식을 처리할 수 있다는 것을 나타내는 데이터도 보여주고 있다(Lopez & Blanke, 2011; Ventre–dominey 2014).

다른 감각계와 마찬가지로, 안뜰계는 말초와 중추의 2개 부분으로 나눌 수 있다. 말초 성분은 감각수용기와 제8뇌신경으로 구성되고, 중추 부분은 4개의 안뜰핵과 상행 경로 및 하행 경로로 구성되어 있다.

말초 수용기 *Peripheral Receptors*

먼저, 안뜰계의 해부학적 구조(그림 3.11A)를 살펴보자. 안뜰계는 속귀의 막미로(membranous labyrinth)의 일부이다(그림의 오른쪽). 미로의 다른 부분은 달팽이이며, 청각에 관여하고 있다. 막미로는 머리뼈의 관자뼈(측두골)에 위치하는 연속된 일련의 튜브와 주머니로 구성되어 있다. 막미로는 바깥림프라 불리는 액체에 에워싸이고, 내림프라 불리는 액체로 채워져 있다. 내림프는 물보다 밀도가 크고, 안뜰계가 기능을 하는 방법에 중요한 관성 특성을 제공하고 있다. 미로의 안뜰 부분에는 3개의 반고리뼈관과 타원주머니 및 둥근주머니의 5개의 수용기가 있다.

반고리뼈관. 반고리뼈관은 각가속도계로서의 기능을 한다. 이들은 머리의 양쪽에서 서로 직각으로 놓여 있고, 앞쪽, 뒤쪽 및 수평(또는 가쪽) 관(canal)이라 이름이 붙여져 있다(그림 3.11). 적어도 한 쌍은 머리 또는 몸의 어떤 각가속도에 의해서도 영향을 받는다. 반고리뼈관의 감각종말은 타원주머니와의 접합부 가까이에 있는 ***팽대부***라 불리는 각 관의 확대된 말단에 있다. 각 팽대부에는 안뜰털세포(hair cell)를 포함하는 팽대능선이 있다. 털세포는 젤라틴모양 물질로 만들어져 있고, 팽대부의 꼭대기까지 뻗어 있는 팽대마루(cupula)(작은 뒤집어놓는 컵의 라틴어이다)로 위쪽을 향해 돌출하여 있으며, 이리하여 팽대마루를 지나가는 내림프의 움직임을 방지한다. 털세포는 안뜰수용기이며, 제8신경의 일부인 양극성 감각신경세포에 의해 신경 지배되어 있다. 이들의 세포체는 안뜰신경절에 위치하여 있다(Baloh, 1984; Goldberg & Hudspeth, 2000).

반고리뼈관은 어떻게 하여 머리의 움직임을 신경계에 전달하고 있는 것일까? 머리가 움직이기 시작하면, 최초에는 관내의 액체는 관성 특성 때문에 움직이지 않는다. 그 결과, cupula는 털세포와 함께 머리의 움직임과는 반대 방향으로 굽는다. 머리의 움직임이 멈추면, cupula와 털세포는 반대방향 즉, 머리가 움직이고 있었던 방향으로 편향된다.

털세포가 구부러지면, 털세포가 굽는 방식에 따라, 신경의 발화빈도가 변화한다. 각 털세포에는 운동섬모(kinocilium)(가장 높은 다발)와 40~60개의 입체섬모(stereocilia)가 있으며, 이것은 운동섬모에 가까워짐에 따라 길이가 증가한다. 털세포를 운동섬모로 향해서 굽히면, 털세포의 탈분극과 제8신경의 양극세포의 발화율이 증가하고 반대로 굽혀지면, 과분극과 양극세포의 발화율이 감소한다. 안정 시에는 털세포는 100 Hz에서 발화하기 때문에, 변조

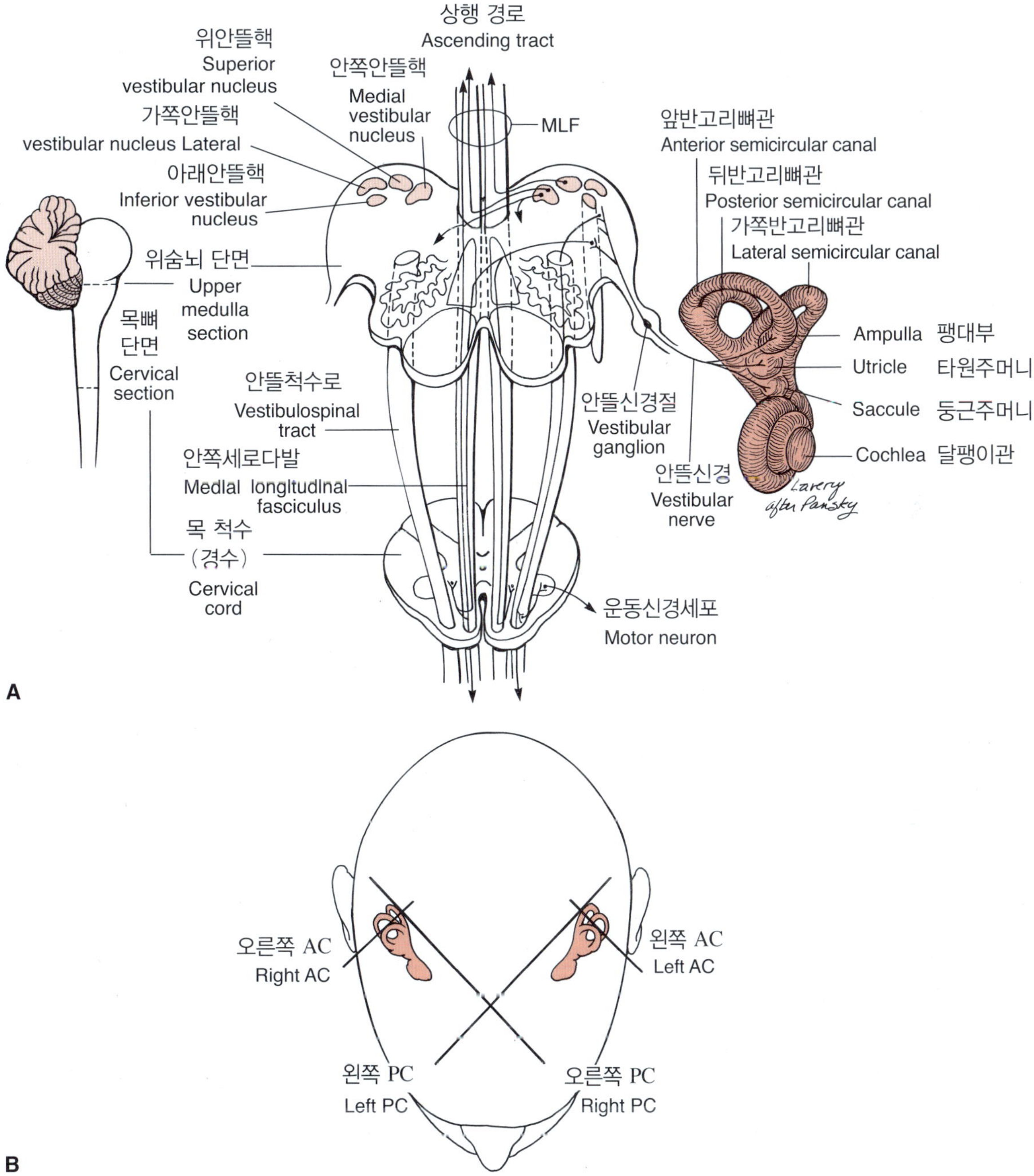

그림 3.11 안뜰계 **(A)** 우측에 막미로(이석과 반고리뼈관)를 나타내고, 좌측에 안뜰계의 중추 연결을 나타내고 있다. 뇌와 척수의 2개의 단면을 보여주고 있으며, 하나는 상부 숨뇌이고, 또 하나는 경수이다. 왼쪽 맨 끝의 뇌줄기와 척수의 작은 그림은 이들 단면의 위치를 나타내고 있다. 이 그림은 시선의 안정에 중요한 안구운동 복합체에의 상행성 안뜰 입력과 자세와 균형에 중요한 하행성 안뜰척수계를 보여주고 있다. **(B)** 머리뼈의 관자뼈 내 한 쌍의 반고리뼈관. 선은 방향성을 보여주고 있다.
AC, anterior canal(앞쪽 관); PC, posterior canal(뒤쪽 관); MLR, medial longitudinal fasciculus(안쪽세로다발).

(modulation)의 주파수 범위가 넓다. 따라서, 신경세포의 발화 빈도의 증가 또는 감소는 머리의 움직임이 없는 경우에 발생하는 이 긴장성 안정시 방전 때문에 가능하다(Baloh, 1984; Goldberg & Hudspeth, 2000).

머리의 양쪽 관은 서로 거의 평행이기 때문에, 이들은 상호작용하는 방식으로 함께 작용한다. 그림 3.11B에 나타낸 것처럼, 2개의 수평 관은 함께 작용하지만, 각각의 앞쪽 관은 머리의 반대쪽에 있는 뒤쪽 관과 짝을 이루고 있다. 한 쌍의 관에 특이적인 평면에서 머리의 움직임이 발생하면, 한쪽의 관은 흥분하고, 짝을 이룬 반대쪽 관은 과분극할 것이다.

따라서, 수평방향 또는 수직방향의 머리의 각운동은 털세포 활동의 증가 또는 감소의 어느 것인가를 초래하고, 한 쌍의 관에서의 신경세포 활동의 주파수의 반대의 변화를 초래한다. 반고리뼈관의 수용기는 매우 민감하다: 이들은 0.1도/초^{2}의 각가속도에 반응하지만, 머리의 정상상태 움직임에는 반응하지 않는다. 머리가 장시간 움직이는 동안, cupula는 정지 위치로 되돌아오고, 신경세포의 발화빈도는 정상상태(steady state)로 되돌아온다.

타원주머니와 둥근주머니. 타원주머니(utricle)와 둥근주머니(saccule)는 중력과 선형 가속도 또는 직선에서의 머리의 움직임과 관련하여 신체 위치에 관한 정보를 제공한다. 이들 구조의 벽에는 상피가 털세포를 포함하는 두꺼워진 부분이 있다. 이 영역은 ***평형반***(macula)(라틴어로 "반점")이라 불리고, 수용기세포가 위치하는 곳이다. 털세포는 젤라틴모양의 막인 이석기관(otolith organ)(그리스어 "돌"을 의미하는 " lithos"에서 유래)으로 다발을 돌출시키거나 처리한다. 이석기관에는 otoconia 또는 otoliths라 불리는 탄산칼슘 결정이 많이 있다(Goldberg & Hudspeth, 2000).

타원주머니의 반점은 머리가 수평으로 유지되어 있을 때(일반적인 위치), 수평면에 놓여 있기 때문에, 이석은 그 위에 놓여 있다. 그러나, 머리가 기울거나 가속되면, 젤라틴 모양 덩어리의 움직임에 의해 털세포는 굽는다. 둥근주머니의 반점은 머리가 정상으로 배치되어 있는 경우, 수직면에 있기 때문에, 수직방향이 직선의 힘에 선택적으로 반응한다. 반고리뼈관과 마찬가지로 이석에 있는 털세포는 방향성 방식으로 굽힘에 반응한다.

중추 연결 *Central Connection*

안뜰핵. 이석과 반고리뼈관 양쪽에서부터의 정보는 제8뇌신경(속귀신경)을 지나고, 이들의 신경세포는 안뜰신경절(스카르파 신경절)에 세포체를 갖는다. 그 다음에, 축삭은 다리뇌에서부터 뇌로 들어가고, 그림 3.11A의 중앙에서 보여주는 것처럼, 대부분이 안뜰핵이 위치하는 숨뇌의 바닥으로 간다. 이 복합체에는 4개의 핵이 있다: 가쪽안뜰핵(Deiters: 다이테르스 세포), 안쪽안뜰핵, 위안뜰핵 및 아래 또는 하행 안뜰핵이다. 안뜰감각수용기의 특정 부분은 소뇌, 그물체, 시상 및 대뇌겉질로 직접 간다.

가쪽안뜰핵은 타원주머니, 반고리뼈관, 소뇌 및 척수에서부터의 입력을 받는다. 출력은 안뜰-안구로와 가쪽안뜰척수로에 기여하고, 목, 몸통 및 팔다리의 항중력 근육을 활성화한다.

안쪽핵과 위쪽핵으로의 입력은 반고리뼈관에서부터 오는 것이다. 안쪽핵의 출력은 안쪽안뜰척수로(MVST)로 향하며, 경수(목뼈의 척수)와 연결되어, 목 근육을 조절한다. MVST는 머리와 눈의 움직임 사이의 상호작용을 협응시키는 데 중요한 역할을 수행한다. 게다가, 안쪽 및 위쪽 핵에서부터의 신경세포는 눈 근육의 운동핵으로 올라가고, 머리를 움직이는 동안의 시선 안정화에 도움을 준다.

아래안뜰핵으로의 입력에는 반고리뼈관, 터원주머니, 둥근주머니 및 소뇌 충부에서부터의 신경세포가 포함되고, 한편 출력은 안뜰척수로 및 안뜰그물체로의 일부이다.

안뜰계에서부터 안구운동 복합체의 상행 정보는 머리의 움직임과 반대방향으로 눈을 회전시키는 안뜰-안구반사(VOR)를 담당하며, 이 반사는 머리의 움직임과 반대방향으로 눈을 회전시켜, 머리가 움직일 때에도, 시선이 이미지에 고정되어 있도록 한다.

안뜰 안진(nystagmus)은 몸의 지속적인 회전에 반응하여, 눈이 빠르게 번갈아 움직이는 현상이다. 등받이 없는 의자에 앉아 있는 사람을 왼쪽으로 회전시킴으로써, 대상자에게 안뜰 안진을 발생시킬 수 있다. 가속이 최초로 시작될 때, 눈을 공간의 단일 점에 머무르도록, 눈을 천천히 오른쪽으로 이동시킨다. 눈이 궤도의 끝에 도달할 때, 왼쪽으로 신속하게 이동하여 "재설정(reset)"한다. 그 다음에 다시 오른쪽으로 천천히 이동한다.

머리 움직임과는 반대방향으로 번갈아 하는 느린 눈 움직임과 머리가 움직이는 방향으로의 눈의 빠른 재설정은 안진이라 불린다. 이것은 머리 가속의 정상적인 결과이다. 그러나, 머리를 움직이지 않고 안진이 일어날 경우는 보통 말초 또는 중추 신경계의 기능부전을 나타낸다.

회전 후 안진은 안진 방향이 반전한 것이다. 제자리회전을 하고 있는 사람이 갑자기 멈췄을 때에 발생한다. 회전 후 안진은 안뜰계의 기능을 평가하기 위해 임상적으로 사용되고 있다.

안뜰 장치에는 정적인 기능과 동적인 기능의 양쪽이 있다. 이 동적인 기능은 주로 반고리뼈관에 의해 조절되어, 우리가 머리 회전과 각가속도를 감지하는 것을 가능케 하고, VOR을 통해 눈의 조절을 가능케 한다. 정적인 기능은 타원주머니와 둥근주머니에 의해 조절되고 있어, 우리가 공간 내의 머리의 절대 위치를 모니터링 하는 것을 가능케 하며, 자세에서 중요하다. (타원주머니와 둥근주머니는 동적 기능인 선형 가속도도 검출한다.)

행동계 ACTION SYSTEMS

행동계는 운동겉질, 뇌줄기, 소뇌, 대뇌바닥핵과 같은 신경계의 영역이 포함되어 있으며, 이 시스템은 움직임의 협응에 필수적인 처리를 수행한다.

이 장의 초반에 제시한 예에서는 여러분이 목이 말라, 여러분 잎에 있는 우유팩에서부터 우유를 따르기를 원하고 있다. 감각 구조가 공간 내 여러분의 몸의 지도를 작성하고, 여러분의 팔과 관련해서 우유팩 위치를 찾아내는 데 어떻게 도움이 되는지에 대해서는 이미 살펴보았다. 이제는 여러분이 팩을 집어 들어 우유를 따를 수 있는 동작을 만들어낼 필요가 있다. 여러분은 움직이는 계획이 필요하고, 특정 근육(타이밍과 힘)을 지정할 필요가 있으며, 움직임을 수정하고 개선하는 방법이 필요하다. 그래서, 여러분이 이것을 할 수 있게 하는 구조에 대해 살펴보자.

운동겉질 Motor Cortex

1차 운동겉질과 겉질척수로
Primary Motor Cortex and Corticospinal Tract

운동겉질은 이마엽에 위치하고, 그림 3.12A에서 보여주는 것처럼, 1차 운동겉질(MI)과 보완운동영역(SMA)(때로는 MII라 불린다)을 포함하는 2개의 운동앞겉질 영역 및 운동앞겉질을 포함하는 다수의 서로 다른 처리영역으로 구성되어 있다. 이들의 영역은 마루엽의 감각처리 영역과 상호작용을 하고, 대뇌기저핵 및 소뇌영역과도 상호작용을 하여, 우리들이 이동하고자 하는 장소를 식별하고, 이동을 계획하며, 우리의 행동을 실행한다(Krakauer & Ghez, 2000).

이들 3개의 영역은 모두, 각자의 독자적인 신체의 몸운동영역 지도를 갖고 있기 때문에, 다른 영역이 자극되며, 다른 근육과 신체부위가 움직인다. 1차 운동겉질(브로드만 제4영역)에는 몸의 매우 복잡한 지도가 포함되어 있다. 초기의 실험에서는 1차 운동겉질에서 자극된 세포와 척수의 개개의 알파운동신경세포 활성화와의 사이에 1 대 1의 대응이 있다는 것을 시사하였다. 그러나, 더 최근에는 같은 근육이 겉질의 다양한 부위에서부터 활성화될 수 있다는 것을 보여주고 있고, 이것은 다양한 운동겉질 영역에서부터의 신경세포가 같은 근육에 두사한다는 것을 시사하고 있다. 게다가, 1차 운동겉질에서부터의 대부분의 자극이 많은 근육을 활성화한다는 것을 알게 되었다. 그러나, 자극은 단일 관절의 단순한 움직임을 활성화하는 경향이 있다. 이와는 대조적으로, 운동앞영역에 있는 신경세포의 자극은 일반적으로, 다양한 관절에서 다양한 근육을 활성화하여, 더 협응된 움직임을 일으킨다. 운동지도 또는 운동 호먼큘러스(그림 3.12B에 나타냈다)는 신체의 표현을

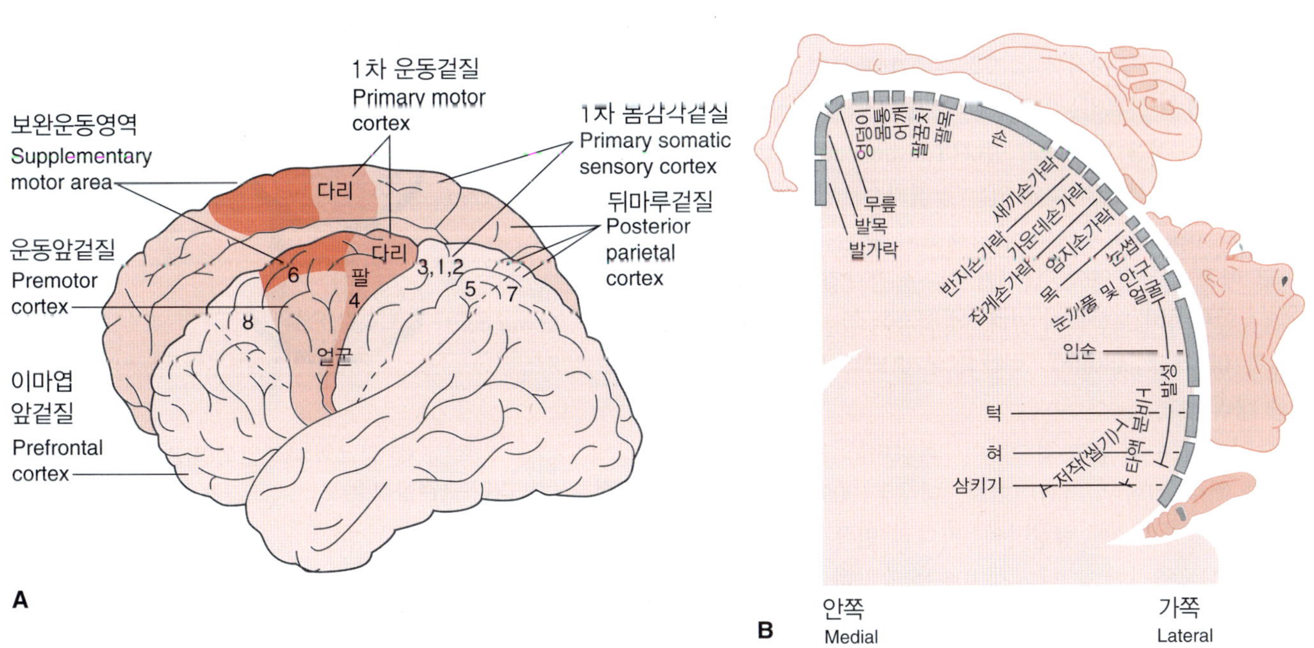

그림 3.12 운동겉질. **(A)** 1차 운동겉질, 보완운동영역, 운동앞겉질의 위치를 보여주는 뇌의 측면도. **(B)** 운동 호먼큘러스. (Kandel ER, Schwartz JH, Jessel TM, et al., eds. Principles of neural science, 5th ed. New York, NY: McGraw-Hill, 2013에서 변경).

일그러지게 한다는 점에서 감각지도와 유사하다. 두 경우 모두, 가장 세밀한 조절을 필요로 하는 부위(입, 목구멍 및 손)가 가장 높게 표현되어, 섬세한 움직임을 가능케 한다(Penfield & Rassmussen, 1950).

운동영역 입력은 대뇌기저핵, 소뇌 및 말초(시상 경유)를 포함하는 감각영역, SI 및 마루엽에 있는 감각연합영역에서부터 온다. 흥미롭게도 MI 신경세포는 근육 위의 피부만이 아니라, 자신의 근육에서부터도 감각입력을 받는다. 이 겉질 경유 경로(그림 3.4 참조)는 운동 중에 예상 밖의 부하에 조우하였을 때에, 근육에 추가적인 힘의 출력을 제공하기 위해 척수반사 경로와 병행해서 사용될지도 모른다는 것을 시사하고 있다. 이 경로는 자세조절에서 기능을 하는 중요한 고유감각 경로라는 가설도 세워져 있다.

1차 운동겉질에서의 출력은 겉질척수로('피라미드로'라고도 불린다)에 기여하고 많은 경우, 이 경로의 겉질 운동신경세포 구성요소를 통해, 알파운동신경세포에 흥분성 단일시냅스 연결을 만든다. 동물 모델은 겉질 운동신경세포 섬유의 상실이 먼쪽 근육의 분할(fractionation) 불량과 손가락을 독립하여 움직일 수 없게 된다는 것을 보여주고 있다(Porter, 1985). 또한, 겉질척수로는 근육방추의 길이를 조절하는 감마운동신경세포와 척수의 고유척수 사이신경세포에 다시냅스 접속을 보내고, 다른 소스에서부터 감각 입력을 받아 이동운동과 같은 움직임을 협응할 목적으로 인접하는(짧은 고유척수) 또는 먼쪽(긴 고유척수) 수준의 척수에 축삭을 보내고 있다(Laliberte et al., 2019). 게다가, 동물 연구에서는 겉질척수로가 손상된 후 섬세한 손의 움직임을 회복하는 동안에, 중요한 역할을 수행할지도 모른다는 것을 나타내고 있다(Tohyama et al., 2017).

그림 3.13에서 보여주고 있는 겉질척수로에는 1차 운동겉질(약 50%)에서부터의 신경세포와 보완운동겉질, 등쪽 및 배쪽 운동앞영역, 나아가서는 몸감각겉질을 포함하는 운동앞영역이 포함되어 있다. 이 섬유는 겉질에서부터 속섬유막(internal capsule), 중간뇌 및 숨뇌를 통해 같은 쪽으로 내려간다.

숨뇌에서는 섬유가 집중하여 "피라미드"을 형성하고, 숨뇌와 척수 접합부 가까이에서, 대부분(90%)이 교차하여 가쪽겉질척수로를 형성하여, 팔다리 먼쪽 근육의 정밀한 움직임을 조절한다. 나머지 10%는 교차하지 않고 앞부분(또는 배쪽) 겉질척수로를 형성하여, 팔다리 및 몸통의 몸쪽 근육의 별로 정확하지 않는 움직임을 조절한다. 앞쪽 겉질척수 신경세포의 대부분은 척수의 앞뿔(ventral horn)에서 끝나기 직전에 교차한다. 대부분의 축삭은 앞뿔에 들어

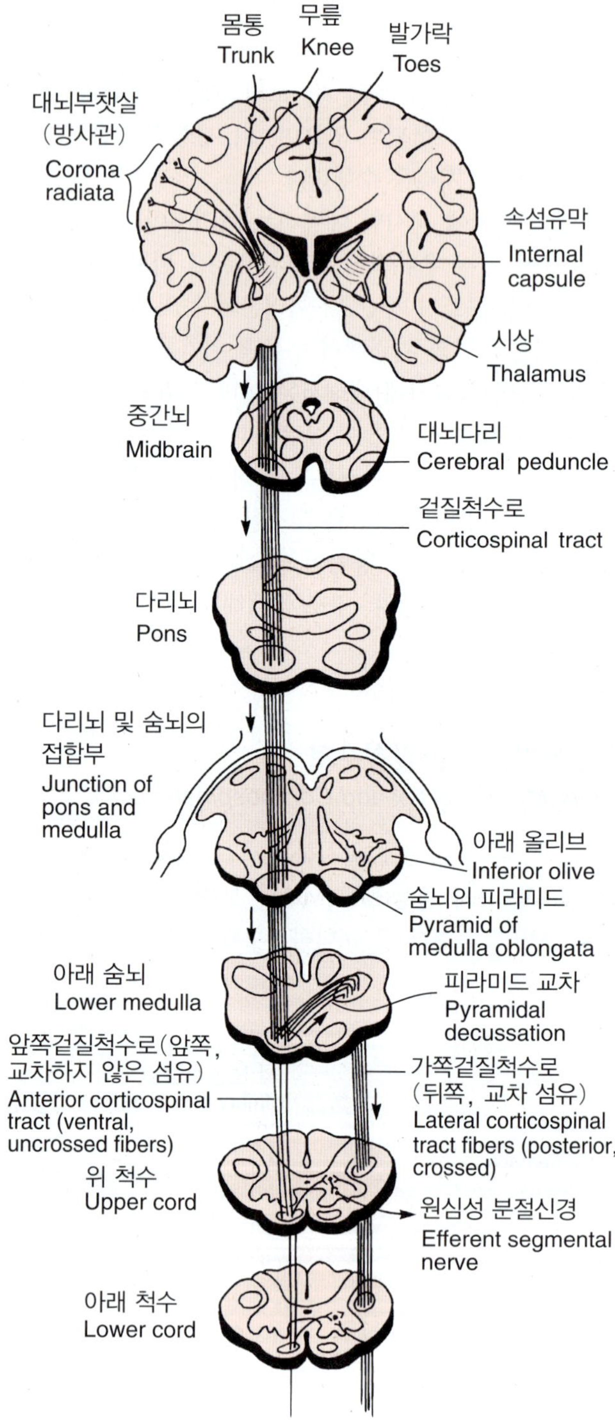

그림 3.13 가쪽(교차) 경로와 배쪽안쪽(비교차) 경로를 포함하는 피라미드(겉질척수)로.

가고, 사이신경세포와 운동신경세포의 중간영역과 복부영역에서 종료한다.

운동조절에서의 1차 운동겉질과 겉질척수로의 특정 기능은 무엇인가?

Evarts(1968)는 원숭이가 손목의 굽힘 및 폄 운동을 시행하고 있을 때의 겉질척수신경세포의 활동을 기록하였다. 그는 겉질척수신경세포의 발화율(firing rate)이 (a) 팔다리를 움직이기 위해 사용되는 힘, 그리고 (b) 경우에 따라서는 힘의 변화율을 부호화한다는 것을 발견하였다. 따라서, 운동의 절대적인 힘과 속도의 양쪽이 1차 운동겉질과 겉질척수로를 통한 척수의 접속에 의해 조절된다.

이제, 우리가 시행하는 전형적인 움직임에 대해 생각해보자. 예를 들어, 우유팩에 팔을 뻗는다고 하자. 운동겉질은 이러한 복잡한 움직임의 실행을 어떻게 부호화하는 것일까? Georgopoulos 등(1982)은 원숭이가 중앙의 시작점 주위에서 많은 서로 다른 목표물에 팔을 움직이는 실험을 시행하였다. 그들은 각 신경세포가 최대로 활성화되는 특정 움직임 방향이 있다는 것을 발견하였으나, 각각이 광범위한 운동방향에 대해 반응하였다. 신경세포가 매우 넓게 조정되어 있을 때, 움직임이 어떻게 섬세하게 조절될 수 있는지를 설명하기 위해, 이들 연구자는 행동이 신경세포집단에 의해 조절된다는 것을 시사하였다. 각 신경세포의 활동은 벡터(vector)로서 표현할 수 있으며, 이 길이는 임의 방향의 활동 정도를 나타낸다. 모든 신경세포의 벡터 합계는 움직임의 방향과 진폭을 예측한다.

만약 그렇다면, 예를 들어, 손으로 무언가를 움직일 때는 언제라도, 정확히 같은 신경세포가 1차 운동겉질에서 활성화된다는 것을 의미하는가? 아니다. 우리가 물체를 집어 올릴 때 활성화되는 대뇌겉질의 특정 신경세포는 분노의 몸짓(제스처)과 같은 유사한 움직임을 하면, 완전히 침묵해 있을지도 모른다는 것을 보여주고 있다. 이것은 이해해야 할 매우 중요한 요점이다. 그 이유는 감각 처리에 병렬경로가 있는 것과 마찬가지로, 일련의 행동(action sequence)을 실행하기 위한 많은 병렬 운동경로가 있을지도 모른다는 것을 의미하기 때문이다. 따라서, 어떤 상황에서 특정 움직임을 만들어내는 특정 근육 세트를 이용하도록 단순히 환사를 훈련하는 것만으로, 같은 근육 세트를 필요로 하는 다른 모든 활동으로 훈련이 자동적으로 옮겨간다는 것을 의미하는 것은 아니다(Krakauer & Ghez, 2000).

운동겉질 및/또는 겉질척수로를 손상시키는 뇌졸중은 척수에 보내는 하행 입력의 상실을 초래하고, 병변 크기에 따라, 반대쪽 팔다리의 마비(움직임의 완전 상실) 또는 불완전마비(움직임의 부분적 상실)와 연관성이 있다. 오른쪽 팔다리의 불완전마비가 왼쪽 뇌졸중 후의 Jean과 Genise 두 사람에서의 기능적 운동조절에 영향을 미치는 주된 문제이다.

보완운동영역 및 운동앞영역
Supplementary Motor and Premotor Areas

SMA와 운동앞영역의 기능은 무엇인가? 이들 영역은 브로드만 영역 6을 구성하여, 1차 운동겉질과 척수에 투사를 보낸다. 놀랍게도, 운동앞신경세포에서부터 손 및 몸쪽 팔다리 근육의 운동핵으로의 직접적인 단일시냅스 연결이 있으며, 이것은 이들의 신경세포가 1차 겉질과는 별도로 움직임을 조절할 수 있다는 것을 시사하고 있다. 게다가, 이들 영역은 시상과 기타의 겉질 영역에서부터 크게 구별되는 입력을 받는다. 이것은 이들이 매우 다른 기능을 갖고 있을지도 모른다는 것을 시사하고 있다.

이들의 각 영역은 운동 계획과 운동 학습의 다양한 측면을 조절한다. 내부적으로 시작되는 움직임은 주로 SMA에 의해 조절된다. [실제로, 실험대상자가 움직일 준비를 할 때 기록되는 음성의 준비 뇌파도(electroencephalogram) 또는 Bereitschafts 전위 뇌파도는 SMA의 활동과 연관성이 있는 것 같다.] 이 영역은 학습된 시퀀스(learned sequences)에 관여하는 운동프로그램의 활성화에도 기여한다. 시퀀스 자체의 학습에는 앞보완운동영역도 포함된다. 앞보완운동영역은 SMA의 입쪽(문측) 연장이다. 그러나, 시퀀스가 광범위한 훈련으로 과잉 학습이 되면, 운동 시퀀스의 조절이 1차 운동겉질에 이동될 수 있다(Krakauer & Ghez, 2000).

외부 자극(예: 적색에서 녹색으로 바뀌는 교통신호와 같은 시각적 단서)에 의해 활성화되는 움직임은 주로 가쪽 운동앞영역(등쪽 및 배쪽 운동앞겉질)에 의해 조절된다. 이들 영역은 행동을 지시하기 위해 자극을 사용하는 방법을 조절하며, 특히 주어진 감각 이벤트를 수행할 움직임과 연관시킨다. 이것은 연합학습(associative learning)이라 정의된다(상세한 것에 대해서는 제2장과 제4장을 참조할 것). 이 영역에 병변이 있는 원숭이는 특정이 자극을 하나의 동작에 연관시키는 것을 포함하는 새로운 과제를 학습할 수 없으나, 동작을 문제없이 실행할 수 있다.

Mushiake 등(1991)에 의한 연구는 운동이 어떻게 시작되고 유도되는가에 따라, 운동앞영역과 SMA의 활동이 다르다는 가설을 뒷받침하고 있다. 그들은 운동앞영역의 신경세포는 순차적인 과제가 시각적으로 유도된 경우에, 더 활동적으로 되고, 한편, SMA의 신경세포는 시퀀스가 기억되어 자기 결정된 경우에, 더 활동적이라는 것을 발견하였다.

이전의 연구자는 SMA와 운동앞겉질의 기능적 특수화에 대한 가설을 서로 다른 계통발생 기원에 기초하여 제안하고 있었다. SMA는 내부 참조 운동출력의 조절에 특화되고, 운동앞영역은 외부 참조 운동행동의 조절에 특화하여 있다(Passingham, 1985; Roland et al., 1980). 연구는 또한, 운동앞 병변이 시각적 단서에 따라 운동회복의 기능장애를 야기하고, 반면에, SMA 병변은 자기시작 운동의 회복을 방해한다(Passingham, 1985; Passingham et al., 1989).

흥미롭게도, SMA는 대뇌바닥핵 복합체의 조가비핵(putamen)에서부터의 입력을 받고, 운동앞영역은 소뇌에서부터의 입력을 받는다. 파킨슨병에서는 조가비핵에서 도파민이 대량으로 고갈되고, 우리의 환자인 Mike와 같은 파킨슨병 환자는 걷기와 같은 자발적인 움직임에 어려움이 있다(운동불능증). 따라서, 파킨슨병은 보완겉질 및 인근의 운동영역에 입력 손상을 야기할지도 모르며, 이것은 운동의 시작이 어려워지고(운동불능증) 그리고/또는 운동의 수행이 느려지게 한다(운동완만증)(Berardelli et al., 2001; Marsden, 1989).

Roland 등에 의한 연구(Lang et al., 1990; Roland et al., 1980)는 인간에서의 보완겉질의 역할을 조사하고, 그 기능을 밝히기 시작하고 있다. Roland 등(1980)은 실험대상자에게 매우 단순한 움직임에서부터 복잡한 움직임까지의 과제를 수행하도록 요청하였고, 실험대상자가 움직임을 하고 있는 동안에, 연구자는 뇌의 다양한 영역의 뇌 혈류량을 평가하였다. [혈류를 측정하기 위해서는 수명이 짧은 방사성 추적자를 혈액에 주입하고, 두피(scalp) 상의 검출기로 다양한 뇌 영역의 방사능을 측정한다.]

그림 3.14에서 보여주는 것처럼, 실험대상에게 단순한 과제(집게손가락의 단순한 반복 동작 또는 엄지손가락과 집게손가락 사이에서 용수철을 누르는 것)를 수행하도록 요청하였을 때, 혈류의 증가는 단지 1차 운동겉질과 감각겉질에서만 있었다. 이와는 대조적으로, 실험대상자가 복잡한 과제(4개의 손가락 모두가 포함되는 일련의 움직임, 다양한 순서로 엄지손가락에 접촉한다)를 실행하도록 요청받았을 때, 실험대상자는 양쪽 SMA와 1차 운동영역과 감각영역에서 혈류 증가를 보여주었다. 마지막으로, 그들이 과제를 연습하지만 실행하지 않도록 요청받았을 때, 혈류 증가는 SMA에서만 있었고, 1차 감각겉질 또는 운동겉질에서는 혈류 증가가 없었다.

Roland 등은 일련의 단순한 탄도운동이 계획되었을 때, 보충영역이 활동적이라 결론을 내렸다. 따라서, 그들은 이 영역이 중추운동프로그램의 조립에 참여하거나, 운동 서브루틴을 형성한다고 제안하였다.

연구에서는 마루겉질에서부터 운동앞영역으로 가는 2개

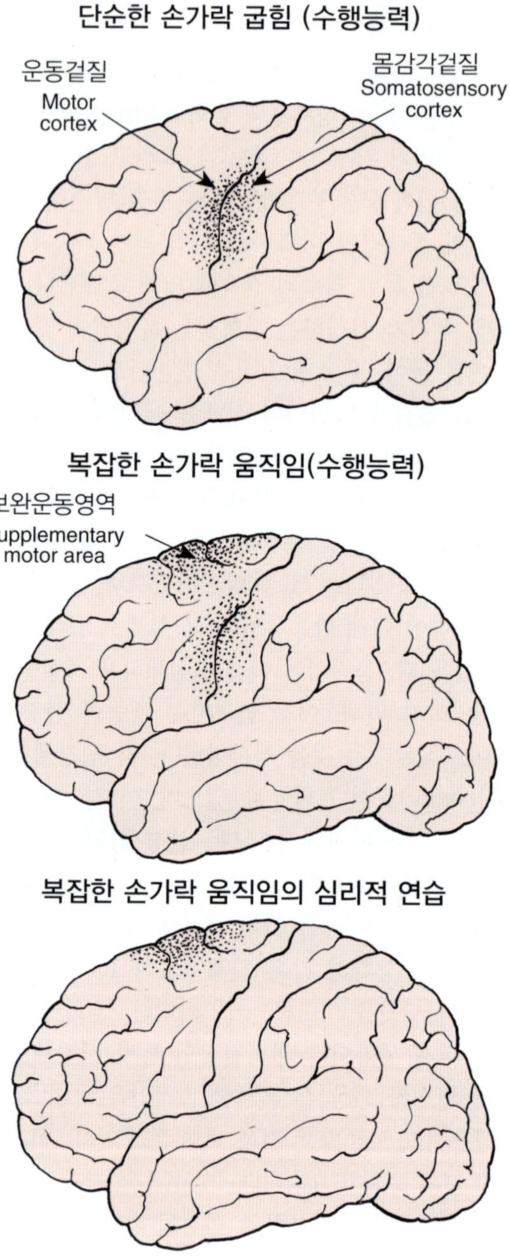

그림 3.14 다양한 운동 행동 중 혈류의 변화. 행동에 관여하는 운동겉질의 영역을 나타내고 있다(Roland PE, Larsen B, Lassen NA, et al. Supplementary motor area and other cortical areas in organization of voluntary movements in man. J Neurophysiol. 1980;43:118-136에서 허가를 받아 변경).

의 별도의 경로가 팔 뻗기와 움켜잡기를 조절한다는 것을 시사하고 있다. 팔 뻗기 경로는 마루-뒤통수 영역에서 시작하여 등쪽 운동앞영역에서 종료하며, 도중에 다른 영역과 시냅스를 형성하는 신경세포도 있다. 이 경로는 3차원 공간 내의 물체 위치에 관한 정보를 사용하여, 팔 뻗기 운동의 방향을 조절한다. 움켜잡기 경로는 뒤통수의 등쪽 줄무뇌체 바깥 영역에서 시작되고, 배쪽 운동앞영역에서 종료하며 다른 영역으로 중계된다. 이 경로는 물체 특성(모양, 크기 등)에 관한 시각정보를 상용하여, 움켜잡기 위한 손의 모양 만들기를 조절한다(Krakauer & Ghez, 2000).

Rizzolatti 등(1988)은 팔 뻗기에서의 배쪽 운동앞영역(F5)의 흥미로운 기능을 시사하고 있다. 그들은 팔 뻗기를 하는 동안의 원숭이의 F5의 단일 신경세포부터 기록하였다. 그들은 이들 신경세포의 대부분(85%)의 중요한 특성이 다양한 종류의 손으로 쥐기(hand grip): 즉, 정밀 쥐기(가장 일반적이다), 손가락으로 잡기 및 손 전체에 의한 잡기에 대한 선택성이라는 것을 발견하였다. 흥미롭게도, 정밀 쥐기 신경세포는 눈으로 볼 수 있는 작은 물체에 의해서만 활성화되었다(Jeannerod et al., 1995; Taira et al., 1990).

고위수준의 연합영역
Higher-Level Association Areas

이마엽 영역의 연합영역
Association Areas of the Frontal Regions

이마엽 영역의 연합영역(브로드만 영역 6의 입쪽 영역)은 운동계획과 기타의 인지 행동에 중요하다. 예를 들어, 이들 영역은 감각정보를 통합하여, 많은 가능성 있는 반응으로부터 적절한 운동반응을 선택한다고 가정되어 있다(Fuster, 1989).

이마앞겉질은 주된 고랑(sulcus)과 이마엽앞 볼록한 부분으로 나뉠지도 모른다. 실험은 주된 고랑의 신경세포가 더 높은 운동기능의 전략적 계획에 관여하고 있다는 것을 보여주고 있다. 예를 들어, 이 영역에 병변이 있는 원숭이는 미래의 행동을 유도하기 위해, 정보가 작업 기억에 저장되어야 하는 공간 과제를 수행하는 데 어려움이 있었다. 이 영역은 뒤쪽 마루엽 영역과 촘촘하게 연결되어 있다. 이들 영역은 주의를 필요로 하는 공간 과제에서 밀접하게 연계한다고 가정되어 있다.

이와는 대조적으로, 이마엽앞 볼록한 부분의 병변은 어떤 종류의 지연반응 과제를 실행함에 있어서 문제를 야기한다. 이들 병변이 있는 동물은 특정 순간에 특정 운동반응을 억제해야 하는 과제에 문제가 있다. 인접한 영역의 병변은 원숭이가 서로 다른 감각 단서가 주어졌을 때, 다양한 운동반응으로부터 선택하는 능력에 문제를 야기한다(Kupfermann, 1991).

주의 네트워크 *Attentional Networks*

대뇌겉질 내에는 또한 광범위하게 분포된 일련의 주의 네트워크가 있다. 이들 네트워크를 분류하기 위한 하나의 틀에서는 각성(양쪽 시상, 뇌줄기), 방향성(오른쪽 시상베개 및 관자–마루 영역) 및 갈등 해결 또는 실행적 주의(앞띠겉질, 이마–마루 겉질)의 3개의 별개의 주의 네트워크로 나누고 있다(Petersen & Posner, 2012). 주의를 특징짓기 위한 두 번째의 틀은 주의를 약간 다르게, 2개로 분리하지만 상호작용을 하는 네트워크로 분류한다. 첫 번째는 공간적 주의와 안구운동을 조절하고, 물체의 위치 또는 특징에 대한 하향식 자발적인 주의의 할당을 조절하는 등쪽 이마–마루 네트워크이다. 두 번째는 각성, 주의의 방향성의 변경 또는 이동, 예기치 않은 새로운 이벤트의 검출과 같은 비공간적 행동에 관여하는 배쪽 이마–마루 네트워크이다(Corbetta & Shulman, 2011).

이들 두 틀은 감각자극을 지각하는 우리의 능력에서 주의 네트워크가 기본적으로 중요하다고 일관되게 시사하고 있다. 이들 네트워크에서의 병변은 공간무시와 같은 뇌졸중과 연관성이 있는 특정 지각기능장애의 기초로도 된다. 위에서 "고차 시각겉질"이라는 제목의 절에서는 이들의 지각–주의의 상호작용에 대해 더 상세히 논의한다.

소뇌 Cerebellum

소뇌는 운동겉질과 대뇌바닥핵에 더하여, 운동의 협응에 기여하는 세 가지 중요한 뇌 영역의 하나라 생각된다. 그러나, 소뇌는 운동의 협응에서 중요한 역할을 수행하고 있음에도 불구하고, 척수에서의 알파운동신경세포에 가는 직접적인 경로를 갖고 있지 않는다는 의미에서, 운동기능에서 중요한 기능을 수행하고 있지 않다.

소뇌가 파괴된다 해도, 우리는 감각을 상실하거나 마비되는 일은 없다. 그러나, 소뇌의 병변은 매우 단순한 것에서부터 가장 우아한 것에 이르기까지 움직임을 수행하는 능력에 치명적인 변화를 일으킨다. 소뇌는 거의 모든 감각계에서부터 구심성 정보를 받고 있고, 이것은 운동출력의 조절인자로서의 그 역할과 일치하고 있다(Ghez & Thatch, 2000; Ito, 1984).

소뇌는 운동 시스템의 출력을 어떻게 조정하는 것일까? 그 기능은 그 신경세포 회로와 관련되어 있다. 이 회로와 그 입력과 출력의 접속에 의해, 의도(intention)와 수행능력을 비교함으로써 오차를 보상하는 시스템인 비교기(comparator)로서 기능을 하고 있는 것처럼 보인다.

소뇌의 입력과 출력의 접속은 오차검출기로서의 역할에 필수적이며, 그림 3.15에 요약하고 있다. 소뇌는 운동 프로그래밍과 실행에 관련되는 뇌의 다른 부분(겉질다리뇌 영역)에서부터의 정보를 받는다. 운동계획에 관한 1차 운동겉질에서부터의 정보는 척수에 보내지고, 이 계획의 사본은 소뇌에 보내진다. 이 사본은 원심성 사본 또는 수반발사(corollary discharge)라 불린다. 소뇌는 또한 수용기에서부터, 운동이 시행되고 있을 때의 감각 되먹임 정보(reafference: 자기 자신의 신체 움직임의 결과로서의 자극)를 받는다(척수 또는 삼차신경의 몸감각 입력, 시각, 청각 및 안뜰 입력). 이 정보를 처리한 후, 소뇌로부터의 출력(그림 3.15)은 운동겉질과 뇌줄기 내의 다른 시스템으로 가서, 이들의 운동 출력을 조절한다. 운동조절 과정에서의 그 역할에 더하여, 연구에서는 또한, 아래에서 논의될 인지를 포함하는 중요한 비운동 기능을 갖고 있을지도 모른다고 시사하고 있다(Fiez et al., 1992).

소뇌의 해부학적 구조 *Anatomy of the Cerebellum*

소뇌의 해부학적 구조를 이해하는 것은 그 기능을 설명하는 데 도움이 된다. 소뇌는 회색질의 바깥 층(겉질), 내부의 백색질(입력과 출력 섬유), 3쌍의 심층 핵(이마핵, 사이핵 및 치아핵)으로 구성되어 있다. 소뇌의 모든 입력은 먼저 이들 3개의 심층 소뇌핵의 하나로 가고, 다음으로 겉질로 진행한다. 소뇌의 모든 출력은 대뇌겉질 또는 뇌줄기로 진행하기 전에, 심층 핵으로 되돌아간다(Ghez & Thatch, 2000; Ito, 1984).

소뇌는 3개의 계통발생 구역으로 나눌 수 있다(그림 3.15 참조). 가장 오래된 구역은 타래결절엽에 대응하고, 기능적으로 안뜰계와 관련되어 있다. 계통발생학적으로 더 최근에 발달한 영역은 각각 (a) 대뇌반구의 충부와 중간부분 및 (b) 가쪽 대뇌반구이다. 그림 3.15에 나타낸 것처럼, 소뇌의 이들 3개 부분은 별개의 기능과 별개의 입출력 접속이 있다.

타래결절엽. 흔히 안뜰소뇌라 불리는 타래결절엽(flocculonodular lobe)은 시각계, 몸감각계 및 안뜰계에서부터 입력을 받고, 그 출력은 안뜰핵으로 되돌아간다. 이것은 평형 조절에 사용되는 축방향 근육의 조절에서 기능을 한다. 환자가 이 시스템의 기능부전을 경험한 경우, 실조보행, 발을 넓게 벌린 입각자세 및 안진이 관찰된다.

충부 및 중간반구. 흔히 척수소뇌라 불리는 충부와 중간반구는 시각, 안뜰 및 청각 정보에 더하여, 척수에서부터의 고유수용 및 피부 입력을(척수소뇌로를 통해서) 받는다. 연구자들은 이전에, 소뇌에는 몸 전체의 2개의 지도가 있다고 생각하고 있었으나, 현재는 지도가 훨씬 복잡하고, 많은 작은 지도로 나뉠 수 있다는 것을 보여주고 있다. 이것은 분할된 소마토토피(somatotopy) (중추신경계의 특정 지점에 대한 신체부위의 일대일 대응을 의미한다)라 불린다. 이들의 작은 지도는 기능적 활동과 관련되어 있는 것처럼 보인다. 따라서, 쥐에서는 입과 발의 RF가 서로가 가까이 위치하여 있어, 몸단장 행동(grooming behavior)의 조절에 기여하고 있을 가능성이 있다. 소뇌의 이 부분에의 입력은 꼭지핵(충부)과 사이핵(중간엽)을 통과한다(Shambes et al., 1978).

척수에서부터 소뇌에 정보를 중계하는 4개의 척수소뇌 경로가 있다. 2개의 경로는 팔과 목에서부터의 정보를 중계하고, 2개의 경로는 몸통과 다리에서부터의 정보를 중계한다. 입력은 또한, 척수–올리브소뇌로에서부터, 아래 올리브핵(오름섬유)을 통해 이루어진다. 이들의 입력은 학습에서 중요하며, 후에 논의된다.

척수소뇌의 출력 경로는 무엇인가? 출력은 (a) 뇌줄기 그물체, (b) 안뜰핵, (c) 시상 및 운동겉질 및 (d) 중간뇌의 적색핵으로 보내진다.

충부와 중간엽(척수소뇌)의 기능은 무엇인가? 먼저, 이들은 실제의 움직임의 실행을 조절하는 기능을 수행하고 있는 것 같다. 척수에서부터의 되먹임을 의도된 운동명령을 비교함으로써, 의도된 움직임으로부터의 일탈을 수정한다. 또한, 이들은 근육의 긴장을 조절한다. 이것은 근육방추에의 감마운동신경세포의 활동을 조절하는 꼭지핵 및 사이핵에서부터의 흥분성 활동의 연속적인 출력을 통해 발생한다. 이들의 핵에 병변이 있으면, 근육긴장이 현저하게 저하한다(근육긴장 저하)(Ghez & Thatch, 2000).

마지막으로, 척수소뇌는 움직임을 조절하는 피드포워드 기전에 관여하고 있다. 이것은 원숭이에 대한 실험에서 발견되었으며, 원숭이들이 팔을 움직인 후에, 정확한 팔꿈치 굽힘 운동(위팔두갈래근을 활성화함으로써)을 하고 목표물로 되돌아가는 동안에, 소뇌의 이 부분의 치아핵과 사이핵이 일시적으로 냉각되었다. 소뇌핵이 냉각되면, 팔이 목표물을 지나쳐버리지 않도록 하기 위해 사용된 위팔세갈래근은 더 이상 피드포워드 방식으로 활성화되지 않고, 위팔두갈래근이 팔꿈치를 너무 멀리 움직일 때 신장된 후, 되먹임 방식으로만 활성화되었다(Ghez & Thatch, 2000; Vilis & Hore, 1980).

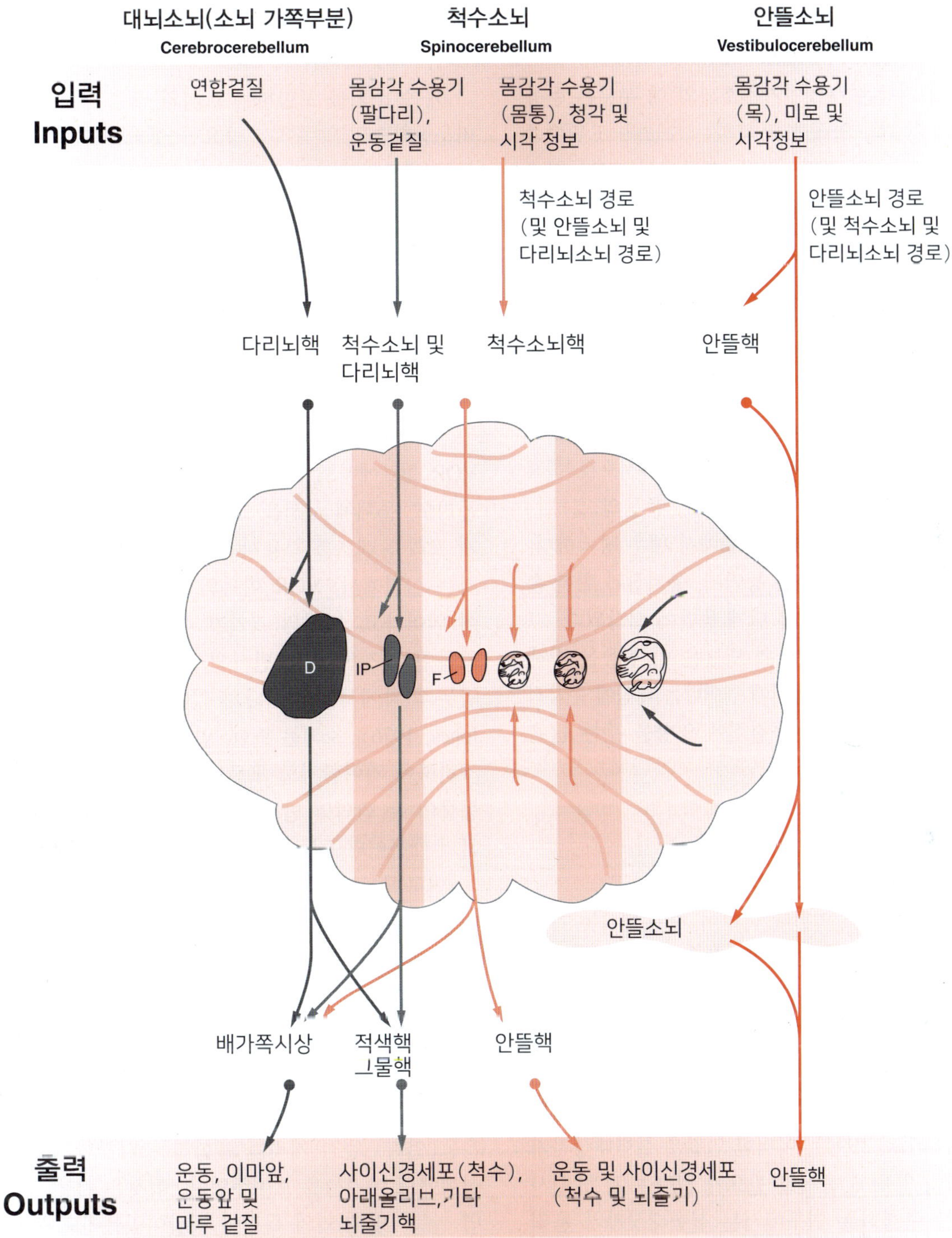

그림 3.15 입력 및 출력 경로를 포함하는 소뇌의 세 가지 기능영역(소뇌 가쪽부분, 척수소뇌, 안뜰소뇌). D: 치아핵, IP: 사이핵, F: 꼭지핵.

가쪽 반구. 소뇌의 마지막 부분이고, 계통 발생적으로 가장 새로운 부분은 소뇌반구의 가쪽 구역이며, 흔히 대뇌소뇌(cerebro-cerebellum)라 불린다(그림 3.15 참조). 인간의 진화과정에서 현저하게 확대되고, 그 레퍼토리에 많은 비운동 기능이 추가되었다. 뇌줄기의 다리뇌핵(pontine nuclei)에서부터의 입력을 받고, 대뇌겉질의 넓은 영역(감각겉질, 운동겉질, 운동앞겉질 및 뒤쪽 마루겉질)으로부터의 정보를 중계한다. 이 출력은 시상으로 보내지고, 그 다음에 운동겉질, 운동앞겉질, 마루겉질 및 이마앞겉질로 보내진다(Kandel et al., 2013; Middleton & Strick, 1994).

가쪽 반구의 기능은 무엇인가? 소뇌의 이 부분은 운동 기술과 비운동 기술의 양쪽을 포함하는 수많은 고위수준의 기능을 갖고 있는 것 같다. 먼저, 연구에서는 운동학습 과정의 일부로서 운동의 계획과 준비 및 행동을 위한 감각 정보의 평가에 관여하고 있다는 것을 시사하고 있다. 이와는 대조적으로, 중간엽은 되먹임 정보를 통해, 동작의 실행과 진행 중인 동작의 미세 조정에 기능을 한다. 소뇌의 가쪽 반구는 운동을 실행하기 위한 운동겉질의 프로그래밍에 관여하고 있는 것 같다.

예를 들어, 가쪽 소뇌 병변은 움직임의 타이밍을 교란시키기 때문에, 관절은 동시적이 아니라 순차적으로 움직여진다. 이 결손은 운동의 분해라 불린다. 운동의 분해는 소뇌 변성이 있는 우리의 판자인 John에서 매우 명백하다. 팔을 뻗어 움켜잡기 동작을 하는 동안에, 움켜잡기 위한 손의 모양 만들기는 팔을 이동하는 단계 동안에 시작된다. 그러나, 대뇌소뇌(소뇌 가쪽부분)의 병변은 이 협응을 방해하여 팔 뻗기와 움켜잡기가 동시에 일어나는 대신에 순차적으로 일어난다. 소뇌 경로는 운동겉질에 영향을 주는 많은 병렬 경로의 일부이다.

비운동 과제에서의 소뇌 관여

Cerebellar Involvement in Nonmotor Tasks

운동조절 과정에서 그 역할에 더하여, 연구에서는 가쪽 소뇌가 인지를 포함하는 중요한 비운동 기능을 갖고 있을지도 모른다는 것을 시사하고 있다(Fiez et al., 1992). 신경해부학적 실험에서는 소뇌의 가쪽 치아핵에서부터, 고위 인지 처리에 관여한다고 알려져 있는 이마 연합영역에의 투사를 보여주고 있다는 것에 주목하는 것은 흥미롭다(Middleton & Strick, 1994). 이러한 연결은 실험대상자가 소뇌를 활성화하기 위해 움직일 필요가 없다는 것을 시사한다. 뇌혈류를 측정하는 연구에서는 실험대상자가 움직임을 하는 것을 상상하는 것만으로, 소뇌 활동이 증가한다는 것을 보여주고 있다(Decety et al., 1990).

Ivry와 Keele(1989)는 소뇌가 중요한 타이밍 기능을 갖고 있다는 것을 보여주었고, 소뇌 병변이 있는 환자는 타이밍 생성과 지각의 양쪽에 문제가 있다는 것을 보여주고 있다. 가쪽 반구에 병변이 있는 환자는 지각 능력과 관련된 타이밍의 오류를 보였으며, 연구자는 이것이 중추 시계와 유사한 기전(central clock-like mechanism)과 관련이 있을지도 모른다고 생각한다. 이와는 대조적으로, 중간엽 병변을 가진 환자들은 운동 실행과 관련된 오류를 일으켰다.

가쪽 소뇌를 포함하는 소뇌의 많은 부분은 운동학습과 비운동학습의 양쪽에서 중요한 것처럼 보인다. 소뇌의 독특한 세포회로는 적응과 같은 단순한 유형의 학습을 포함하는 운동반응의 장기적인 수정에 완벽하다는 것을 보여주고 있다. 실험에서는 동물이 새로운 과제를 학습할 때, 오름섬유(운동 오류를 검출하는)가 과립세포 평행섬유와 조롱박세포(소뇌의 주요 출력세포) 사이의 시냅스의 효과성을 변화시킨다는 것을 보여주고 있다(Gilbert & Thatch, 1977).

이러한 유형의 소뇌 학습은 소뇌 경로를 포함하는 VOR 회로에서도 발생하는 것으로 보인다. VOR은 머리를 돌려도, 물체에 시선을 고정시킨 상태로 유지한다. 인간에게 프리즘 렌즈를 착용시켜, 눈에 비치는 이미지를 반전시키는 실험에서, VOR 이득의 적응이 시간의 경과와 더불어 일어나고, 반사의 크기가 서서히 작아지고, 그 다음에 방향이 반전하였다. 반사의 이러한 변경은 소뇌 병변이 있는 환자에서는 일어나지 않았다(Gonshor & Melville-Jones, 1976). 소뇌는 또한, 연합학습, 그리고 특히, 고전적 조건하에 기여할지도 모르며, 이것은 소뇌에 대한 병변은 동물이 눈 깜박임 반사를 획득하고 유지하는 능력을 제한하기 때문이다(Ghez & Thatch, 2000).

연구에서는 실험대상자가 동사(verb)를 소리를 내고 읽을 때는 오른쪽 가쪽 소뇌기 활성화되지만, 명사(noun)를 읽을 때는 활성화되지 않는다는 것을 보여주고 있으며, 이것은 동사 생성의 인지 처리에 관한 무언가가 소뇌를 필요로 하는 것에 반해서, 다른 단어의 동일한 처리에는 필요가 없다는 것을 시사하고 있다. 이와 관련해서, 특정 소뇌 결손이 있는 환자는 이들의 동사 생성 과제나, 복잡한 비운동(인지) 겉질 처리를 포함하는 다양한 과제의 학습과 실행에도 어려움을 보여주었다. 이것은 지능, 언어, "이마엽 기능" 및 기억의 득점이 정상이었음에도 불구하고, 마찬가지이다. 예를 들어, 환자는 운동 과제는 물론, 비운동 과제에서 범한 오류를 검출하는 데 문제를 나타냈다. 그들이 언어를 수반하는 것들을 포함하는 고차원의 분석에서, 지각과 생성의 양쪽 과정에 문제가 있었다는 것을 의미한다(Fiez et al., 1992).

소뇌 병변을 가진 환자의 학습장애에 관한 연구에서는 Wechsler 기억척도에 대한 득점은 정상이었으나, 그들은 몇 가지 유형의 학습 반응에 문제가 있었다는 것을 보여주고 있다. 특히, 반복을 통해 학습된 자동적 반응으로서 정의

되는 습관을 상기하는 데 문제가 있다는 것을 알게 되었다. 이것은 이전의 경험의 의식적인 상기(recall)에 의존하는 과제를 학습하지 않지만, 반복을 수반하는 다양한 기술 학습 과제에서 통상의 개선을 나타내는 중증의 기억상실증(해마 및/또는 정중선 사이뇌 손상에 기인하는)의 환자에서 볼 수 있는 학습 상의 문제와는 대조적이다(Fiez et al., 1992; Squire, 1986).

소뇌 치아핵의 특정 신경세포가 시각적인 단서에 기초하는 움직임의 생성 또는 유도에 우선적으로 관여한다는 것에 주목하는 것은 흥미롭다. 앞에서 언급한 것처럼, 이들의 신경세포는 대뇌겉질의 운동앞영역에 투사한다(Mushiake & Strick, 1993).

실험에서는 소뇌 결손이 있는 환자는 눈을 감거나 시각적 되먹임이 감소하면, 운동 수행능력이 향상된다는 것을 보여주고 있다. 실제로, Sanes 등(1988)은 소뇌 떨림은 환자가 움직임을 유도하기 위해 시각적 단서를 사용하였을 때에 최대라는 것에 주목하였다.

대뇌기저핵 Basal Ganglia

대뇌기저핵 복합체는 조가비핵, 꼬리핵, GP, 시상밑핵(STN) 및 치밀부(SNc)와 그물체부(SNr)로 세분되는 SN을 포함하는 대뇌겉질의 기저에 있는 일련의 핵으로 구성된다. Basal이란 문자 그대로 기저부, 즉, 겉질의 바로 아래를 의미한다. 소뇌 병변이 있는 환자와 마찬가지로, 대뇌기저핵에 손상을 받은 환자는 마비되어 있지 않지만, 움직임 협응에 문제가 있다. 대뇌기저핵의 기능에 대한 우리의 이해는 임상의 특히, 1817년에 처음으로 파킨슨병을 "흔드는 마비(shaking palsy)"로서 설명한 James Parkinson으로부터 발전하였다(Cote & Crutcher, 1991).

대뇌기저핵은 한때 피라미드바깥길(추체외로) 운동계의 일부라 생각되어 왔으며, 이것은 운동조절에서 피라미드계(겉질척수로)와 병행해서 기능을 한다고 생각되어 왔다. 따라서, 임상의는 피라미드로의 문제를 경직(spasticity) 및 마비와 관련되는 것으로 정의하고, 한편, 피라미드바깥길의 문제를 불수의운동과 강직(rigidity)으로 정의하였다. 우리가 이 장에서 보아온 것처럼, 다른 많은 뇌의 시스템도 움직임을 조절하고 있기 때문에, 이 구별은 더 이상 타당하지 않다. 게다가, 추체로계(pyramidal systems)와 추체외로계(extrapyramidal systems)는 독립하여 있지 않지만 움직임을 조절하는 데 함께 작용한다.

대뇌기저핵의 해부학적 구조
Anatomy of the Basal Ganglia

대뇌기저핵의 주요 연결은 그림 3.16에 요약하고 있으며, 이것에는 주요한 구심성, 내부 및 원심성 연결이 포함된다. 흥분성 연결은 적색으로 나타내고 억제성 경로는 회색으로 나타내고 있다. 대뇌기저핵 복합체의 주된 입력 핵은 꼬리핵과 조가비핵이다. 꼬리핵과 조가비핵은 같은 구조에서부터 발생하고, 흔히 ***줄무늬체***라는 단일의 단위로서 논의된다. 이들의 1차 입력(그림 3.16에서 겉질 입력이라 화살표로 표시)은 감각, 운동 및 연합 영역을 포함하는 새겉질(neocortex)의 광범위한 영역에서부터 나온다(Alexander & Crutcher, 1990).

그림 3.16의 상반부에 나타낸 것처럼, GP에는 내부와 외부(각각 GPi와 GPe)의 2개의 분절이 있고, 조가비핵에 인접하여 위치하고 있으며, 한편 SN은 중간뇌의 약간 꼬리 쪽에 위치하고 있나. GPi와 SNr은 대뇌기저핵의 주요 출력 영역이고, 시상(배쪽앞쪽핵, 배쪽가쪽핵 및 섬유판속핵)과 뇌줄기 영역에 입력을 보낸다. 시상 투사는 대뇌기저핵에서부터의 정보를, 입력을 대뇌기저핵에 보내는 이마엽의 같은 영역에 보낸다. GP와 SN에서부터의 투사는 다리다리뇌핵(pedunculopontine nucleus)과 위둔덕에도 보내진다. 따라서, 이들 경로는 뇌줄기와 척수의 운동회로 특히, 보행과 균형에 관련되는 회로에 직접 영향을 주고, 뇌줄기핵이 대뇌기저핵 입력을 소뇌 입력과 통합을 가능케 할지도 모른다.

게다가, SNr에서부터의 출력은 머리와 눈의 움직임을 조절하기 위해 위둔덕에 보내진다(Wichman & DeLong, 2013). 그림 3.16에 나타낸 것처럼, 대뇌기저핵과의 연결은 복잡하다. 줄무늬체는 흥분성 겉질 입력을 직접 받고, 직접 경로와 간접 경로의 2개의 주요한 투사 시스템을 통해, 대뇌기저핵(GPi)의 출력핵 및 SNr에 투사한다(Nambu et al., 2002). 직접 경로와 간접 경로의 상세한 것에 대해서는 확장지식 3.1에서 볼 수 있다. 또한, 시상과 SN 사이에 위치한 STN은 몇 가지 뇌 영역(GPe, 겉질, 시상 및 뇌줄기 중추)에서 입력을 받고, 출력을 GP와 SNr에 보낸다.

대뇌기저핵 회로의 "초직접 경로(hyperdirect pathway)"(cortico-subthalamo-pallidal)라 불리는 세 번째 경로가 최근에 설명되었다(그림 3.16 참조). STN은 오랜 동안, "간접" 경로의 일부라 생각되어 왔으나, 최근에, 대뇌겉질에서부터도 직접 신호를 받는다는 것을 보여주었다. 초직접 경로는 운동관련 겉질영역에서부터 STN에, 그리고 다음으로 GPi로 직접 투사를 보낸다.

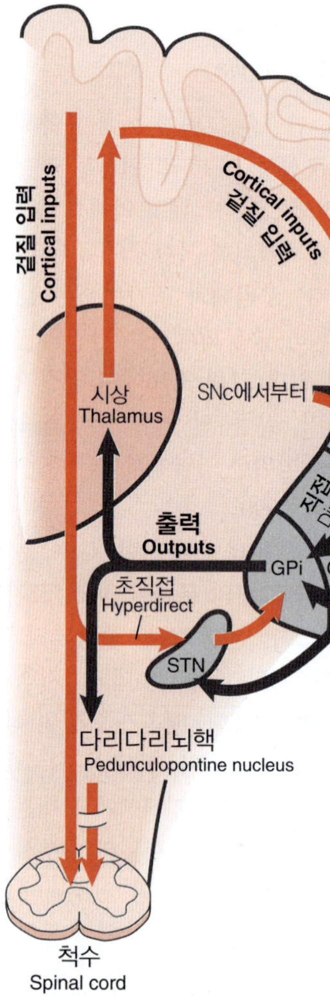

그림 3.16 내부경로, 입력경로 및 출력경로를 포함하는 대뇌기저핵 회로. 겉질 입력은 줄무늬체(그림에서는 그 일부인, 조가비핵으로 표시하고 있다)와 시상밑핵으로 간다. 대뇌기저핵 출력은 시상과 다리다리뇌핵으로 간다. 흥분성 경로는 적색으로 표시하고, 억제성 경로는 회색으로 표시되어 있다.
GPe 및 GPi = 창백핵(담창구)의 외부 및 내부 분절.
SNc = 흑색질.

이 정보의 전달 속도는 줄무늬체를 우회로 때문에 빠르고, 움직임을 억제하는 중요한 역할을 수행하고 있는 것처럼 보인다(Milardi et al., 2019; Wichman & DeLong, 2013).

STN은 파킨슨병이라 진단된 사람들의 신경외과적인 뇌 심부자극에 빈번하게 사용되는 해부학적 부위이다. 이 치료법은 생활의 질의 개선, 투약을 받고 있지 않을 때의 운동결손(떨림, 강직, 동작완만, 보행 및 자세의 불안정성)의 개선, 투약 중 운동이상증 감소 및 파킨슨병 관련 투약(예, L-dopa)의 복용 감소에 효과적이라는 것을 보여주고 있다(Hamani et al., 2005; Kleiner-Fisman et al., 2006).

확장지식 3.1

대뇌기저핵의 직접 경로와 간접 경로

직접 경로는 대뇌겉질에서 줄무늬체로 투사되는 것으로 시작되고, 줄무늬체는 단일시냅스로 GPi/SNr에 투사된다. GPi는 시상에 투사되고, 시상은 다시 대뇌겉질에 투사된다. 대뇌겉질에서 줄무늬체까지의 연결은 흥분성 연결인 반면, 줄무늬체에서 GPi에, GPi에서 시상에 이어지는 연결은 억제성 연결이다. 시상에서 대뇌겉질에 다시 연결되는 것은 흥분성 연결이다. 직접 경로의 활동은 어떻게 움직임을 촉진하는가? 대뇌겉질은 줄무늬체를 흥분시키고, 줄무늬체는 직접 경로를 통해 GPi를 억제한다. GPi는 보통, 시상에 대해 긴장성으로 활동적이고, 억제성이다. GPi가 억제되면, 시상의 긴장성 억제의 영향력이 감소하고(이것은 "탈억제"라 불린다), 대뇌겉질의 흥분성 구동이 높아져 목적으로 하는 움직임이 강화된다.

간접 경로는 대뇌겉질에서 줄무늬체로, 줄무늬체에서 GPe의 외부 분절에 투사되는 것으로 시작되고, GPe는 STN에 투사되고, 다음으로 GPi에 투사된다. GPi는 시상에 투사되고, 시상은 다시 대뇌겉질에 투사된다. 줄무늬체에서 GPe에, GPe에서 STN에의 투사는 억제성인 반면, STN에서 GPi에의 투사는 흥분성이다. 간접 경로에서의 활동은 불필요한 움직임을 어떻게 억제하는가? 대뇌겉질에서부터의 입력은 줄무늬체를 흥분시키고, GPe를 억제한다. GPe는 STN에 대해 억제성이기 때문에, STN은 더 활성화되고, GPi를 흥분시킨다. GPi의 활성화 증가는 시상을 억제하고, 그 결과, 시상은 대뇌겉질을 흥분시키지 않는다. 이와 같이, 줄무늬체에 의한 간접 경로의 활성화는 운동의 상태적인 억제를 야기한다.

세 번째의 "초직접(hyperdirect)" 경로도 제안되어 있으며, STN은 대뇌겉질에서부터 입력을 받고, 출력을 GPi/SNr에 보낸다. 대뇌겉질-STN-창백핵의 "초직접" 경로는 대뇌기저핵의 출력핵에 강력한 흥분성 효과를 초래하고, 그 결과, 시상 및 대뇌겉질의 넓은 영역이 억제된다(Nambu et al., 2002).

대뇌기저핵은 시상과 겉질을 포함하는 네 가지 서로 다른 기능회로로 구성되어 있다. 이들은 운동회로(운동앞겉질, 보완운동겉질 및 1차 운동겉질을 포함하는), 눈돌림회로(겉질의 이마영역과 보조안구영역을 포함하는), 실행/연합 회로 및 감정/동기부여 회로로 구성된다. 이들의 회로를 그림 3.17에 나타내고 있다. 이들의 서로 다른 기능회로의 존재는 대뇌기저핵의 기능부전을 수반하는 다양한 운동장애를 설명하고 있다(DeLong, 2000).

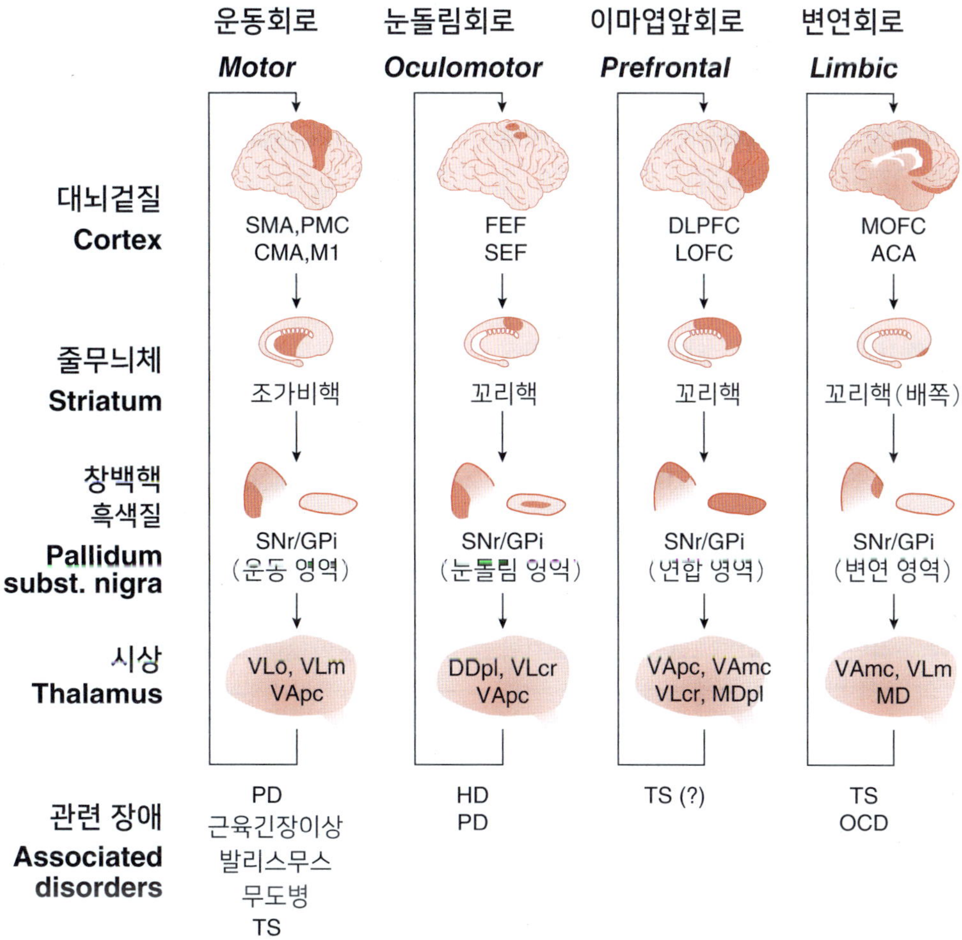

그림 3.17 시상과 겉질도 포함하는 대뇌기저핵의 4개의 기능 회로. 이들에는 운동회로, 눈돌림(안구운동)회로, 실행/연합(이마엽앞영역) 및 감정/동기부여(대뇌변연계) 회로가 포함된다. ACA = 앞띠이랑 영역; CMA = 띠이랑 운동영역; DLPFC = 등가쪽이마엽앞겉질; FEF = 이마엽 안구운동영역; GPi = 창백핵의 내부분절; LOFC = 가쪽안와이마엽겉질; M1 = 1차 운동겉질; MDpl = 시상의 안쪽등쪽핵, 가쪽부분; MOFC = 안쪽안와이마엽겉질; PMC = 운동앞겉질; SEF = 보조안구영역; SMA = 보완운동영역; SNr = 흑색질 그물체; VAmc = 시상의 배쪽앞쪽핵, 큰세포 부부; VApc = 시상의 배쪽앞쪽핵, 작은세포부분; VLcr = 시상의 배쪽가쪽핵 꼬리부분, 입쪽부분; VLm = 시상의 배쪽가쪽핵, 안쪽부분; VLo = 시상의 배쪽가쪽핵 입쪽부분; PD = 파킨슨병; HD = 헌팅턴병; OCD = 강박성 신경질환; TS = 투렛 증후군(Wichmann T, Delong MR. Deep brain stimulation for neurologic and neuropsychiatric disorders. Neuron. 2006;52:197-204에서 허가를 받아 변경)

대뇌기저핵의 역할 *Role of the Basal Ganglia*

겉질-대뇌기저핵-시상겉질 운동 투사는 높은 지형 분포를 나타내며, 회로는 운동과 관련된 겉질 영역에서 끝난다. 일반적으로, 대뇌기저핵 운동회로는 행동의 선택, 운동의 준비, 운동의 실행, 운동의 순서부여, 자기시작 또는 기억된 운동, 운동조절 파라미터, 강화운동 학습과 같은 다양한 운동행동에 관여하고 있다. 이 마지막 기능에서는 SNc에서의 도파민 작동성 신경세포에서부터 줄무늬체에의 투사 및 줄무늬체의 콜린 작동성 사이신경세포는 행동 강화의 단서와 보상 행동 동안에, 매우 활동적이다(Wichman & DeLong, 2013).

운동회로는 움직임의 준비와 실행의 양쪽에 기여하고 있다. 예를 들어, 운동앞영역과 대뇌겉질 운동회로에 있는 많은 신경세포는 나중에 수행할 움직임에 대한 정보를 제공하는 단서를 제시한 후에, 활동의 변화를 보인다는 것으로 나타났다. 활동은 움직임이 일어날 때까지 계속된다. 이것을 “운동 세트(motor set)”라 부른다. 운동회로 신경세포의 다른 하위 세트(subsets)는 움직임 관련 반응만 나타내며, 이들 2개의 기능에 대해서 별개의 신경세포 집단이 있다는 것을 나타내고 있다(DeLong, 2000).

대뇌기저핵의 회로는 일부 움직임 패턴을 선택적으로 촉진하고, 다른 패턴을 억제한다고 가정되어 왔다(Alexander & Crutcher, 1990; Nambu et al., 2002). 이러한 의미에서, 운동겉질은 의도되지 않은 운동 패턴을 억제하면서, 선택된 패턴이 해방되는 대뇌겉질에 보내지는 운동 패턴을 생성할 것이다(Milardi et al., 2019; Yanagisawa, 2018). 직접 경로에 기여하는 줄무늬체 신경세포의 겉질 활성화는 대뇌기저핵(GPi/SNr)의 출력핵에서의 움직임 관련 신경세포의 높은 자발적 방전률을 일시적으로 억제하고, 시상겉질 신경세포에서부터의 억제를 제거한다. 이 탈억제의 결과는 겉질영역의 활성화와 선택된 움직임의 촉진이다. 이와는 대조적으로, 간접 경로(줄무늬체-|GPe-STN-GPi/SNr)에 기여하는 줄무늬체 신경세포의 활성화, 또는 초직접 경로(STN-GPi/SNr)를 구성하는 운동관련 겉질에서부터의 활성화는 일시적으로 시상겉질 신경세포의 억제를 증가시키고, 이것에 의해 움직임을 억제한다. 자기 유발 움직임 동안에 이들 경로의 동시 발생적 및 협응된 활성화는 의도된 움직임을 촉진하고 경합하는 움직임을 억제한다(Milardi et al., 2019; Wichman & DeLong, 2013; Yanagisawa, 2018).

대뇌기저핵도 안구운동에서 중요한 역할을 수행하고 있다. 안구운동 회로는 신속안구운동의 조절에 관여한다. 실행/연합 회로와 감정/동기부여 회로는 비운동 기능에 관여하고 있다. 실행 기능에는 문제 해결에서의 언어 기술을 사용한 행동의 조직화와, 사회적으로 적절한 대응의 중재가 포함된다. 이 영역의 병변은 강박성 장애의 한 원인이 된다. 감정/동기부여 회로는 동기가 부여된 행동의 조절(행동에 대한 자극을 강화하기 위한 회로를 포함하는)과 절차학습에 관여하고 있다.

대뇌기저핵의 대부분의 장애는 지각보다도 행동에 문제가 있다. 이들은 과다활동/충동성(예, 헌팅턴병 또는 강박성 장애) 또는 활동 저하와 단조로운 감정(예, 파킨슨병, 우울증)을 수반할지도 모른다(DeLong, 2000).

예를 들어, 대뇌기저핵의 특정 질환은 근육의 긴장과 자세반사의 빈약하고 느린 움직임과 장애를 일으킬지도 모른다. 파킨슨병이 있는 환자는 안정시 떨림, 근육 긴장 또는 강직의 증가 및 움직임 시작의 느림(운동 불능) 및 움직임 실행의 느림(운동 완만)을 포함하는 증상을 나타내어 보인다. 파킨슨병의 병변부위는 SN에서 줄무늬체에로 가는 도파민 작동성 경로에 있다. 떨림과 강직성은 대뇌기저핵 내의 억제 작용의 상실에 기인하는 것일지도 모른다. 한편, 대뇌기저핵의 다른 질환은 불수의운동(운동이상)을 야기한다. 예를 들어, 헌팅턴병의 특징에는 무도병과 치매가 포함된다. 증상은 줄무늬체의 콜린 작동성 신경세포와 감마아미노부티르산 작동성 신경세포 상실에 의해 야기되는 것 같다(Alexander & Crutcher, 1990; Cote & Crutcher, 1991).

대뇌기저핵과 소뇌 사이의 기능적 차이는 무엇인가? 연구에서는 대뇌기저핵은 내부에서 생성된 움직임에 특히 관여하고 있을지도 모르며, 한편, 소뇌는 시각적으로 유발되고 유도된 움직임에 관여하고 있을지도 모른다. 예를 들어, 내부 GPi에서는 SMA에 투사하는 세포가 내부적으로 생성되는 움직임 동안에 활성화된다는 것을 실험에서 보여주고 있다(Mushiake & Strick, 1993). 이것은 파킨슨병 환자가 내부적으로 생성된 움직임에 큰 어려움을 갖고 있다는 것을 입증하는 임상 데이터와 일치하고 있다(Georgiou et al., 1993; Morris et al., 1996). Mike와 같은 동결보행증후군(보행의 시작 또는 유지가 어렵다)을 수반하는 파킨슨병 환자가, 시각적인 단서를 사용하여 보행능력을 향상시킬 수 있다는 것에 주목하는 것은 흥미롭다. 위에서 언급한 연구는 이것은 움직임을 유발하고 유도하기 위해, 소뇌로부터의 대체 경로를 사용하는 것에 기인할지도 모른다는 것을 시사하고 있다.

중간뇌 및 뇌줄기
Mesencephalon and Brainstem

중간뇌 및 뇌줄기에서 척수까지의 핵과 경로는 대뇌겉질, 소뇌 및 대뇌기저핵에서부터의 하행경로의 일부로서, 운동조절의 많은 측면을 중재한다. 이것에는 이동운동(locomotion) 리듬의 생성, 자세 긴장의 조절, 자세와 균형을 위한 감각정보의 통합 및 수의운동에 수반하는 예측성 자세조절에 대한 기여가 포함된다.

중간뇌의 이동운동 영역(및 시상밑의 이동운동 영역)을 자극하면, 이동운동이 시작되어, 발 내딛기 움직임이 조정된다. 이 시스템에서부터의 신호는 안쪽 그물체와 그물척수경로(다리뇌숨뇌 이동운동 띠를 포함하는)를 경유하여, 이동운동을 위한 척수의 중추 패턴 발생기에 중계된다. 이들 경로와 뇌줄기 중추를 그림 3.18A에 나타내고 있다. 뇌줄기에는 자세조절에 중요한 근육긴장의 촉진과 억제를 조절하는 중요한 중추가 있다.

그림 3.18A,B에, 뇌줄기 내의 이들 근육긴장의 촉진/억제 시스템을 보여주고 있다. 뇌줄기 그물체가 약리학적 수단으로 비활성화되면, 운동겉질의 활성화를 통해 시작된 수의운동을 안정화시키기 위해 정상적으로 활성화되어

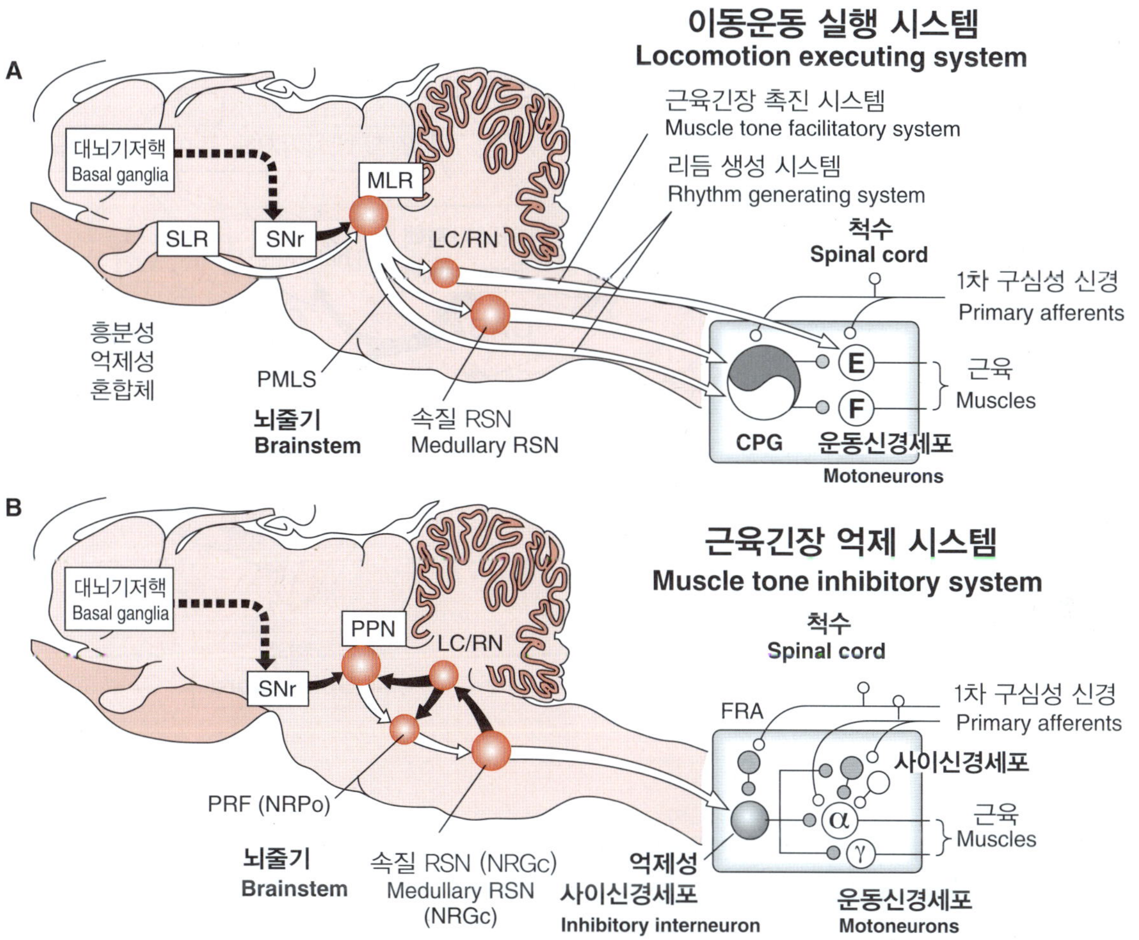

그림 3.18 이동운동과 근육긴장의 조절을 위한 대뇌기저핵, 뇌줄기 및 척수 사이의 중요한 접속. **A.** 근육긴장 촉진 시스템과 리듬 생성 시스템을 포함하는 이동운동 실행 시스템에 관여하는 회로이며, 척수에서의 이동운동을 위한 중추 패턴 발생기에 대한 접속이 있다. **B.** 근육긴장 억제 시스템을 위한 회로. E = 폄근 운동신경세포; F = 굽힘근 운동신경세포; FRA = 굽힘반사 구심성 신경; LC = 청반핵; MLR = 중간뇌 이동운동 영역; NRGc = 그물핵 큰세포; PMLS = 다리뇌숨뇌 이동운동 띠; PPN = 다리다리뇌 덮개핵; PRF = 다리뇌그물체; RN = 솔기핵; RSN = 그물척수 신경세포, SLR = 시상밑 이동운동 영역, SNr = 흑색질. (Takakusaki K, Saitaoh K, Harada H, et al. Role of the basal ganglia–brainstem pathways in the control of motor behaviors. Neurosci Res. 2004;50:141, Fig. 3에서 허가를 받아 변경).

야 할 예측성 자세 조절이 더 이상 활성화되지 않는다는 것에 주목하는 것은 흥미롭다(Takakusaki et al., 2004). 이러한 것은 예측성 자세조절에서의 뇌줄기 핵의 중요성을 나타내고 있다.

따라서, 그림 3.19에서 보여주는 것처럼 대뇌기저핵-겉질-척수 경로는 수의운동의 조절에 중요하며, 한편 대뇌기저핵-뇌줄기-척수경로는 주로 SN에서 비롯하는 경로를 통해서 이동운동과 자세긴장과 같은 움직임의 자동적 조절에 기여하고 있다. 그림 3.19는 대뇌기저핵에서부터 척수 운동신경세포에 이르는 이동운동 실행 시스템과 근육긴장 촉진/억제 시스템 경로 양쪽을 보여주고 있다(Takakusaki et al., 2004).

겉질척수로(또는 피라미드로)(운동겉질에서부터 척수에 가는 직접 경로)에 더하여, 시냅스 또는 뇌줄기핵에서 비롯하는 추가적인 간접 경로(안쪽 및 가쪽 하행 운동계로)가 있다. 이들 모두의 경로를 그림 3.20에서 보여주고 있다. 이들에는 적색핵에서 시냅스를 형성하고, 가쪽 시스템의 일부인 겉질적색핵척수로와, 그물핵에서 시냅스를 형성하는 겉질그물척수로, 위둔덕에서 비롯하는 덮개척수로 및 안뜰핵에서 비롯하는 안뜰척수로를 포함하는 안쪽 시스템을 구성하는 경로가 포함된다. 그림 3.20에서도 보여주고 있는 것처럼, 가쪽 시스템과 피라미드(겉질척수)로는 먼쪽 근육을 조절한다. 이와는 대조적으로, 안쪽 시스템은 몸쪽 근육 및 신체의 축 방향 근육을 조절한다.

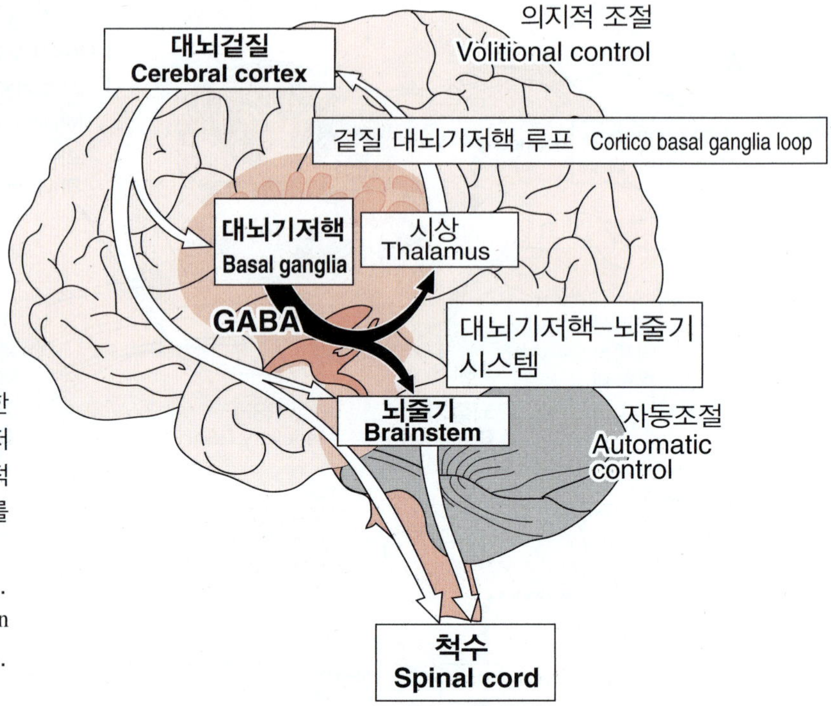

그림 3.19 대뇌기저핵에 의한 운동조절에 관한 가설 모델. 의지적 조절에 중요한 겉질–대뇌기저핵–척수경로와 근육긴장 및 이동운동의 자동적 조절에 중요한 대뇌기저핵–뇌줄기–척수경로를 보여주고 있다.
(Takakusaki K, Saitaoh K, Harada H, et al. Role of the basal ganglia–brainstem pathways in the control of motor behaviors. Neurosci Res. 2004;50:139, Fig. 3에서 허가를 받아 변경).

이것으로 운동조절의 생리학적 기초에 대한 검토를 마친다. 이 장에서, 우리는 움직임에 대한 신경 기질을 보여주려고 시도하였다. 이것에는 지각 시스템과 행동 시스템 및 그 정교화에 역할을 하는 높은 수준의 인지 과정에 대한 검토가 포함되어 있다. 우리는 이들 시스템의 계층적 성질과 분산적 성질의 양쪽 중요성을 보여주려고 시도하였다. 지각 시스템과 행동 시스템을 따로따로 제시하는 것은 약간 오해를 초래한다. 실생활에서는 다양한 환경에서 과제를 달성하기 위해 움직임이 생성되기 때문에, 지각, 행동, 인지 사이의 경계가 애매하게 된다.

요약 SUMMARY

1. 운동조절은 계층적이고 동시에 병렬적으로 조직화된 많은 뇌 구조의 협응적인 노력에 의해 달성된다.
2. 감각입력은 운동의 조절에서 많은 기능을 수행한다. 이들은 (a) 척수에서 조직화된 반사운동에 대한 자극으로서 역할을 한다. (b) 척수의 패턴 발생기의 활동으로부터 일어나는 움직임의 출력을 조정한다. (c) 신경계의 고위중추에서 비롯되는 명령을 조절한다. (d) 훨씬 복잡한 방법으로, 상행 경로를 통한 움직임의 지각과 조절에 기여한다.
3. 몸감각계에서는 근육방추, GTO, 관절수용기 및 피부수용기가 척수반사의 조절에 기여하고, 척수 패턴 발생기 출력을 조절하고 내림 명령을 조절하며, 상행경로를 통해 움직임의 지각과 조절에 기여한다.
4. 시각: (a) 공간 내의 물체를 식별하고, 이들의 움직임(외수용기 감각)을 판단하는 것을 가능케 하고, (b) 신체가 공간 내에 있는 위치, 한 신체부분과 또 다른 신체부분과의 관계 및 신체의 움직임에 대한 정보(시각적 고유감각)를 우리에게 제공한다.
5. 안뜰계는 공간 내의 머리의 위치와 머리의 움직임 방향의 갑작스런 변화라는 두 가지 유형의 정보에 민감하다.
6. 감각정보가 처리의 고위수준으로 올라감에 따라, 계층의 모든 수준은 아래에서부터 들어오는 정보를 조정하는 능력을 갖고 있고, 고위중추가 하위 중추에서부터 오는 정보를 선택적으로 조정하는(위 또는 아래) 것을 가능케 한다.
7. 감각수용기에서부터의 정보는 신경 계층을 올라갈수록 점점 처리되어, 정보의 의미 있는 해석이 가능해진다. 이것은 각각의 순차적으로 고위 신경세포의 수용영역을 선택적으로 확대함으로써 이루어진다.

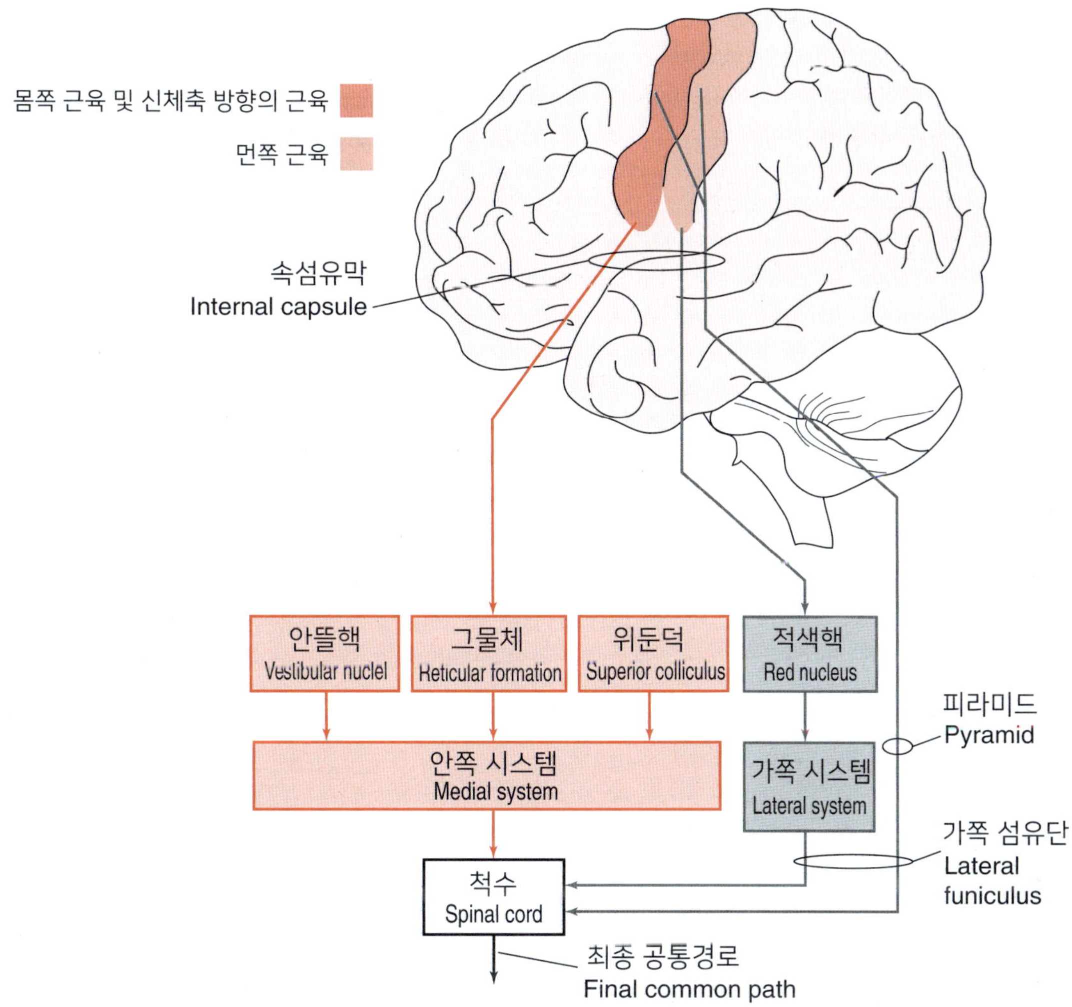

그림 3.20 안쪽 및 가쪽 운동계 경로. 안쪽 시스템에는 안뜰척수로, 그물척수로 및 덮개척수로가 포함되며, 몸쪽 근육과 신체축 방향의 근육을 활성화한다. 가쪽 시스템에는 적색핵척수로가 포함되며, 피라미드로와 함께 먼쪽 근육을 활성화한다. (Brooks DC. The Pixelated Brain, 2011에서 허가를 받아 변경)

8. 몸감각계와 시각계는 들어오는 정보를 처리하여 대조 민감도를 높이고, 다양한 물체 사이를 더 쉽게 식별하여 구별할 수 있도록 한다. 이것은 흥분된 세포가 인접한 세포를 억제하는 가쪽 억제에 의해 이루어지기 때문에, 신체 또는 시야의 흥분 영역과 비흥분 영역 사이의 대조를 높인다.
9. 움직이는 자극에 가장 잘 반응하고 방향성으로 민감한 몸감각계와 시각계 내에는 또한 특수 세포도 있다.
10. 연합겉질에서, 우리는 지각에서부터 행동으로의 전환을 보기 시작한다. 마루엽은 공간에 있는 물체의 위치와 조작에 주의를 기울이는 과정에 관여한다.
11. 행동계에는 운동겉질, 소뇌, 대뇌기저핵 및 뇌줄기와 같은 신경계 영역이 포함된다.
12. 운동겉질은 마루엽의 감각처리 영역, 대뇌기저핵 및 소뇌영역과 상호작용하여, 우리가 움직이고 싶은 장소를 식별하고, 움직임을 계획하고, 마지막으로 우리의 행동을 실행한다.
13. 소뇌는 의도와 수행을 비교함으로써 오류를 보상하는 시스템인 비교기로서 역할을 하는 것으로 보인다. 게다가, 근육의 긴장을 조절하고 움직임을 실행하기 위한 운동겉질의 프로그래밍에 관여하며, 움직임의 타이밍과 운동 및 비운동 학습에 기여한다. 이것은 시각적으로 유발된 그리고 유도된 움직임의 조절에 관여한다.
14. 대뇌기저핵의 기능은 복잡한 운동행동의 계획과 조절에 관여하고 있으며, 이것에는 움직임을 위한 중추

세트의 조절과, 운동앞영역 및 보완운동영역의 출력을 통한 자기시작 움직임의 조절이 포함된다. 게다가, 일부 움직임을 선택적으로 활성화하고, 다른 움직임을 억제하는 역할을 수행하고 있을지도 모른다.

15. 뇌줄기는 대뇌겉질, 소뇌, 대뇌기저핵에서 내려오는 경로의 일부로서, 운동조절의 많은 측면을 중재한다. 이것에는 이동운동 리듬의 생성, 자세 긴장의 조절 및 자세와 균형에 대한 감각정보의 통합이 포함된다.

제 4 장

운동학습과 기능회복의 생리학적 기초

Physiological Basis of Motor Learning and Recovery of Function

학습목표

이 장을 학습하면 독자는 다음과 같이 할 수 있다.

1. 가소성(plasticity)을 정의하고 기능회복과의 관계를 논의한다.
2. 비연합학습, 연합학습 및 절차학습을 포함하는 학습의 내재적 형태의 기저를 이루는 신경기전을 설명한다.
3. 서술적 학습을 포함하는 외재적 학습 형태의 기저를 이루는 신경기전을 논의하고, 이들이 내재적 학습 형태와 어떻게 다른지 설명한다.
4. 내재적 지식에서부터 외재적 지식으로의 전환과 관련되는 신경기전을 설명한다.
5. 중추신경계 손상 후에 일어나는 일과성 현상을 설명하고, 조기 기능회복에 대한 이들의 기여를 논의한다.
6. 시냅스 생성(synaptogenesis)의 서로 다른 형태를 설명하고 기능회복에서의 이들의 역할을 논의한다.
7. 이환된 쪽과 그 반대쪽 대뇌반구의 변화를 포함하는 후천성 및 퇴행성 신경병리 양쪽 모두에서 일어나는 겉질 재편성의 변화를 요약한다.
8. 후천성 뇌 손상과 신경 퇴행상태의 양쪽 모두에서 신경 가소성을 강화하고, 기능회복을 최적화하도록 설계된 최신의 전략 몇 가지를 간단히 설명한다.

서론 INTRODUCTION

제2장에서, 우리는 **학습**을 세계에 대한 지식을 습득하는 과정으로서 정의하고 **운동학습**을 숙련된 행동의 습득 그리고/또는 수정의 과정으로서 정의하였다. 우리는 또한 운동조절이 개인, 과제, 그리고 환경 사이의 상호작용을 감안하여 보아야 하는 것과 마찬가지로, 이것은 운동학습에도 적용된다고 언급하였다.

이 장에서, 우리는 운동학습의 생리학적 기초를 검토한다. 우리는 운동조절(제3장 참조)과 마찬가지로, 운동학습의 생리학적 기초는 전형적으로 뇌의 특정 학습영역에 국한하여 존재하기보다는 많은 뇌의 구조와 처리수준 사이에 분산된다는 것을 보여주고 있다. 마찬가지로, 기능회복을 위한 생리학적 기초는 회복이 병변 영역만이 아니라, 신경계 전체를 통해 일어나는 과정을 수반한다는 점에서, 학습과 유사하다. 이들 과정은 학습 중에 일어나는 것과 공통되는 많은 특성을 갖고 있다.

이 장은 이들 중요한 기능 사이의 유사점과 차이점을 보여주는 운동학습과 기능회복에 대한 생리학적 기초에 초점을 맞추고 있다. 이 장에서의 자료는 운동학습과 기능회복에 관한 제2장에서 제시한 자료에 기반을 두고 있다. 우리는 독자가 제2장과 제3장에서 제시한 개념에 기본적으로 정통하고 있다고 추정되기 때문에, 이들 개념은 이 장에서는 검토되지 않는다.

운동학습의 생리학적 기초에 대한 논의에 필수적인 것은 신경 가소성과 관련된 논제이다. 이 장에서 다루는 기본적인 질문은 다음과 같다: 신경 가소성과 운동학습과의 관계는 무엇인가? 구체적으로는 학습이 어떻게 하여 뇌 내 신경세포의 구조와 기능을 수정하는지를 알기를 원한다. 마찬가지의 관심사는 신경 가소성과 기능회복 사이의 관계를 이해하는 것이다. 구체적으로는 신경세포의 구조 및 기능의 어떠한 변화가 손상 후 또는 신경퇴행 상태에 직면하였을 때의 기능회복의 기저를 이루고 있는지를 알기를 원하는 것이다.

우리들은 또한 신경 병리에 이어지는 기능회복에 관련되는 생리학적 가소성이 정상적인 발달 및 학습과 관련되는 것과 같은지, 또는 서로 다른지, 즉, 신경 병리가 존재하지 않는 경우를 조사하는 연구를 살펴볼 것이다. 이전의 견해에서는 전형적으로 기능의 회복과 학습은 서로 다른 신경 기전에 의해 제공된다고 생각되어 왔다. 더 최근의 생리학적 연구에서는 신경 가소성의 같은 기전이 정상적인 발달과 학습은 물론 기능회복의 기저를 이룬다는 것을 시사하고 있다. 마지막으로, 이 장에서는 발달과정이 기능의 학습과 회복의 양쪽 모두의 기저를 이루는 신경 기전을 어떻게 수정하는지를 고찰한다. 발달과정에서, 시냅스 연결성은 발달하고 상호 작용하는 환경 및 유전 요인 때문에 임계기(critical periods) 동안에 미세 조정된다. 따라서, 발달 요인은 평생을 통해 어떻게 가소성이 나타나는가에 중요한 역할을 한다.

신경 가소성의 정의 Defining Neural Plasticity

가소성(Plasticity)은 구조물이 변형을 나타내는 능력을 설명하는 일반적인 용어이다. 이 책 전체를 통해, 우리는 신경의 수정 가능성(modifiability)과 관련된 기전에 관해서 ***가소성***이라는 용어를 사용한다. ***신경 가소성***(또는 신경 수정 가능성)이라는 용어는 Ioan Minea, Santiago Ramony Cajal 및 Jerzy Konorski와 같은 선구자적 연구자들에 의해 오랫동안 사용되어 왔다(Bijoch et al., 2019; Stahnisch et al., 2002). 전체로서, 신경 가소성은 시냅스 연결의 효율성 또는 강도의 단기적 변화에서부터 신경세포 사이의 조직과 연결의 수의 장기적 구조적 및 기능적 변화까지의 하나의 연속체로 간주할 수 있다. 신경 가소성은 다음의 것을 포함하는 많은 서로 다른 수준에서 공존할 수 있을지도 모른다:

- 뇌 수준 (신경아교세포 및 혈관의 지지)
- 네트워크 수준
  (신경 활성화 및 겉질 재매핑 패턴의 변화)
- 세포사이 수준 (시냅스 발아를 포함하는 시냅스 수준에서의 신경세포 사이의 변화)
- 세포 내 수준 (미토콘드리아 및 리보솜의 기능)
- 생화학적 수준 (단백질 입체 형태, 효소의 동원)
- 유전자 수준 (전사[transcription], 유전자 암호해독 및 암호해독 후 수정)

신경 가소성은 우리가 태어났을 때에 신경계에 존재하고 평생 동안 계속 존재한다. 항상 존재하고 있음에도 불구하고, 신경계의 가소성이 높아지고, 수정이 더 용이해지는 민감기 또는 임계기로서 알려진 특정의 제한적인 시간대(time window)가 존재한다. 우리가 태어날 때부터 갖고 있는 배아 회로(embryonic circuits)는 유전과 경험의 양쪽 모두에 반응하여 세련된다. 인간에서는 경험에 의존하는 신경의 수정은 지속적인 행동 변화와 연관성이 있다(Sanes & Jessell, 2013). 신경 가소성의 중요한 시간대에 대한 증거는 민감기(또는 임계기) 전, 동안, 또는 후에 다양한 자극에 대한 노출을 조사하는 연구에 기초하고 있다. 예를 들어, Elbert와 동료들(1995)은 현악기 연주자(예: 기타리스트, 바이올리니스트 또는 첼리스트)를 모델로 사용하여 왼손(소리의 높이를 변경하기 위한 지속적인 운지[fingering]활동)과 오른손(별로 활발하지 않은 운지활동, 예: 허리를 굽히는 동안)으로부터의 다양한 감각운동 입력이 대뇌겉질을 수정할 수 있는지를 조사하였다. 음악가가 아닌 사람과 비교하여, 현악기 연주자는 촉각 자극에 반응하여 손 영역의 확장된 겉질 네트워크(첫 번째 손가락보다 다섯 번째 손가락에 더 많음)를 갖고 있었다. 가장 중요한 것은 현악기의 연습에 노출된 대상자의 연령이 관찰된 체성감각 영역의 증가와 유의미하게 상관성이 있다는 것을 저자들이 발견하였다는 것이다. 한편, 연습의 양은 유의미하게 상관성이 없었다(Elbert et al., 1995). 이들 유형의 결과는 신경 가소성의 임계기(critical periods)의 중요성을 나타내어 보여주고 있다. 뇌 구조의 신경 성숙이 아동기에서부터 청년기까지 계속된다는 것에도 주목할 만한 가치가 있다. 예를 들어, 감각운동(속섬유막; internal capsule)과 왼쪽대뇌반구 언어능력 관련 신경전도로(활모양 섬유다발)의 출생 후 말이집 형성(nyelination)은 적어도 청년기까지 계속된다(Paus, 1999).

학습은 또한 숙련된 행동을 만들어내는 능력의 단기간에서부터 장기간에의 하나의 연속체로서 볼 수 있다. 단기

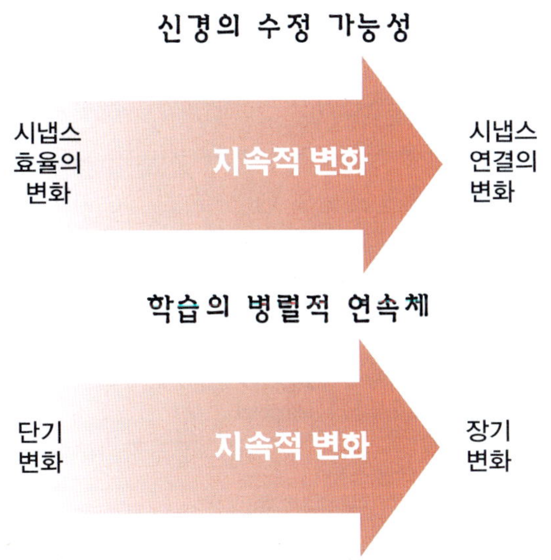

그림 4.1 단기학습에서부터 장기학습으로의 점진적인 이동은 신경 수정가능성의 연속체를 따라가는 움직임에 반영된다. 시냅스 효율의 향상과 연관성이 있는 단기적인 변화는 지속되고 장기적 학습의 기초가 되는 구조적 변화로 점진적으로 대체된다.

학습에서부터 장기 학습으로의 단계적인 이동은 시냅스 효율의 향상이 서서히 구조적 변화로 대체되기 때문에, 신경의 수정 가능성의 연속체를 따라가는 움직임을 반영하고 있다. 이것은 행동의 장기적인 수정의 기반이다. 이 관계를 그림 4.1에 나타냈다.

학습과 마찬가지로, 기능의 회복은 손상 직후 발생하는 단기적인 구조 변화(이미 존재하지만 약한 연결을 드러내는 것과 같이)에서부터 감각겉질 또는 운동겉질의 재매핑과 같은 장기적인 구조 변화의 연속체에 의해 특징지어질 수도 있다.

학습과 기억 Learning and Memory

학습은 지식 또는 능력의 습득이라 정의되며, 기억은 그 지식 또는 능력의 유지와 저장을 포함하는 학습의 결과이다(Kandel et al., 2000a). 학습은 우리가 지식을 습득하는 ***과정***을 반영하고 있고, 기억은 그 과정의 ***산물***이다. 제2장부터, 그 기억은 단일 과정이 아니라 두 가지의 주요 형태를 갖는다는 것을 상기하기 바란다. 첫 번째는 내재적 기억이고, 이것은 예를 들어, 지각과 운동기술은 물론 습관을 위한 기억에서와 같이, 무의식적으로 그리고 자동적으로 작동한다. 두 번째는 외재적 기억이고, 이것은 예를 들어, 사람, 장소, 그리고 물체를 위한 기억에서와 같이 의식적으로 작동한다(Kandel & Siegelbaum, 2013).

그림 4.2에 장기기억의 형태(그림 4.2 아래)를 요약하고, 이에 더해서, 이들 기억의 다양한 형태와 연관성이 있는 신경 구조를 보여주고 있다(그림 4.2 위).

기억 저장은 흔히 단기 · 장기 구성요소로 나뉜다. 단기기억은 정보의 용량에 제한이 있고 잠깐 동안만 지속되는 작업 기억을 말한다. 단기기억은 우리가 번호 키를 누르는 동안만 전화번호를 기억하고 그 다음에 잊어버릴 때와 같이, 어떤 것에 순간적으로 주의하는 것을 반영한다.

장기기억은 학습과정과 밀접한 관계가 있다. 장기기억은 또한 하나의 연속체로서도 볼 수 있다. 장기기억 형성의 초기단계는 시냅스 효율성에서의 기능적 변화를 반영한다. 기억형성의 후기단계는 시냅스 연결의 구조 변화를 반영한다. 이들 기억은 방해를 덜 받는다.

학습과 기억의 국소화 Localization of Learning and Memory

학습과 기억은 특정 뇌 구조에 국소적으로 존재하는 것일까? 제3장에서 언급하고, 그림 4.2에서 설명한 것처럼, 이들은 그렇지 않다. 실제로, 학습은 뇌의 모든 부분에서 일어날 수 있다. 학습과 그 학습의 저장인 기억은 중추신경계(CNS) 내에서 병렬처리와 계층처리의 양쪽을 수반하는 것처럼 생각된다. 비교적 단순한 학습과제일지라도, 정보의 다양한 병렬 채널이 사용된다.

우리는 뇌에 의해 사용되는 계산 학습방법에 기초하여, 학습의 세 가지 주요 유형인 비지도(자율) 학습, 강화 학습 및 지도학습으로 구별할 수 있다. 목표 지향적 행동의 학습 관련 정보는 각기 다르게 처리되고 뇌의 다양한 영역과 회로(겉질, 바닥핵 및 소뇌)에서도 발생한다(그림 4.3). 비지도 학습(그림 4.3A에 강조하여 표시함)에서는 입력 자체의 특징이 학습을 인도한다. 대뇌겉질은 감각 상태, 상황 및 행동의 표현을 제공한다. 그리고 이 정보는 다양한 겉질 영역에서의 서로 다른 양식(modalities)과 참조(references)의 틀로서 표현된다. 일반적으로, 겉질 신경세포는 감각 경험에 크게 좌우되는 응답 튜닝을 나타내고, 그들의 시냅스는 헤비안형(Hebbian-type)의 가소성 규칙을 따른다(시냅스 전 응답과 시냅스 후 응답이 각각 연관되어 있거나 연관되어 있지 않을 때, 시냅스는 강화되거나 억제된다)(Doya, 1999, 2000). 강화학습(그림 4.3B에서 강조 표시함)에서는 대뇌바닥핵이 현재의 상황 처리에 기여하고, 보수(reward)를 예측한 다음에, 다양한 선택지에서부터 가장 적합한 행동을 선택한다(Doya, 2000). 이 점에 관해서, Nakahara와 동료들(2001)은 사전보충영역(pre-

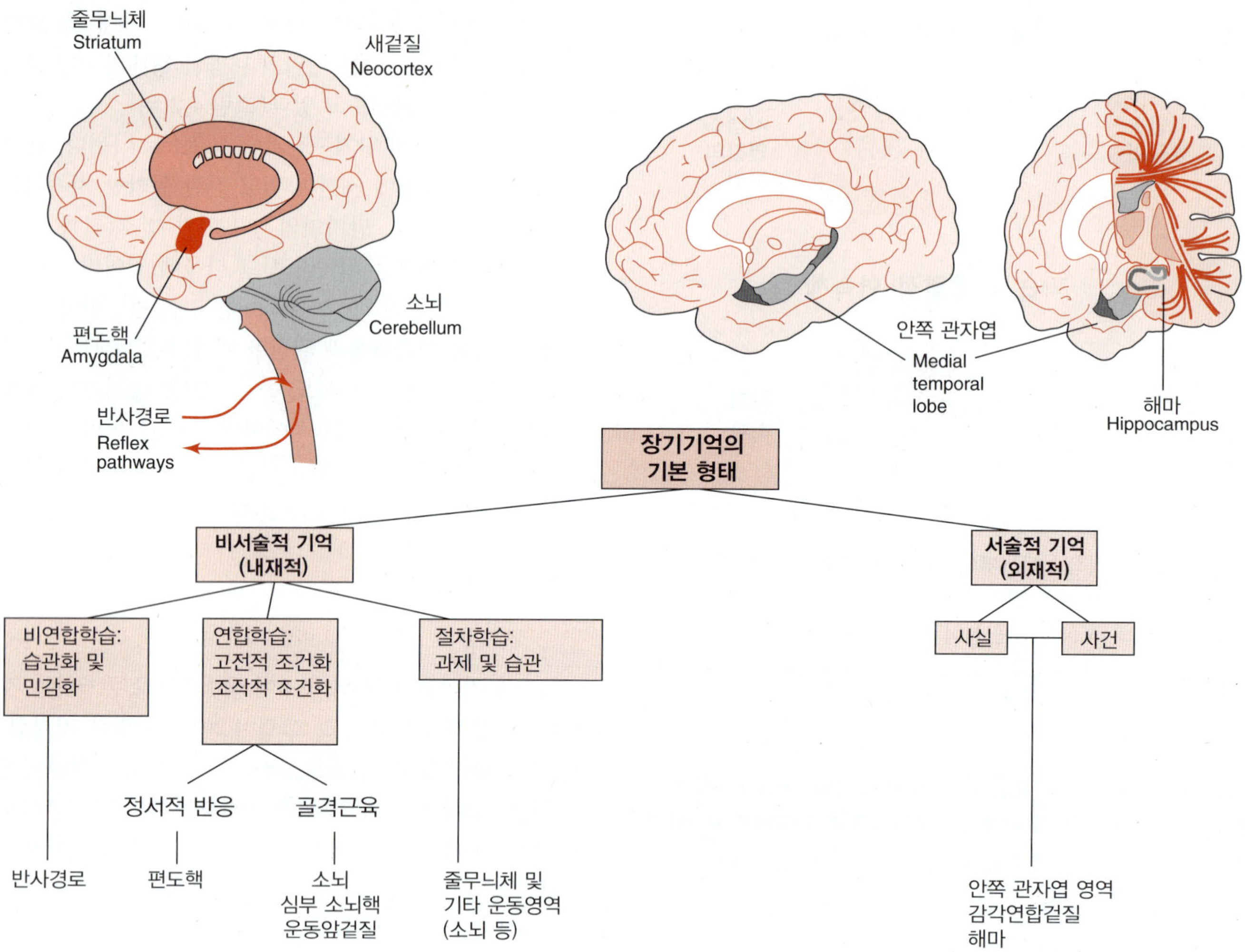

그림 4.2 다양한 형태의 장기기억(**아래**)과 이들 서로 다른 형태의 기억과 관련된 신경구조(**위**)의 요약이다. 비서술적(내재적) 기억은 새겉질, 줄무늬체, 편도핵, 소뇌 그리고 가장 단순한 경우에는 반사경로가 수반된다. 서술적(외재적) 기억은 안쪽관자엽, 감각연합겉질 그리고 해마뿐만 아니라, 어떤 새겉질 영역(그림에 나타내지 않았다)을 필요로 한다.

supplementary region)에 의해 협응된 시각 루프(등가쪽 이마엽앞 겉질 및 대뇌바닥핵의 앞쪽 영역을 포함한다)와 운동 루프(보완운동영역과 뒤쪽 대뇌기저핵을 포함한다)가 어떻게 순차적 시각운동성 과제의 학습을 촉진하는가를 탐구하기 위한 모델을 제시하였다. 시각 루프와 운동 루프에서의 동시 학습은 발산하는 도파민 작동성 연결에 의해 매개되는 강화 신호에 따라 달라진다. 저자들은 이 협응된 네트워크가 시각적으로 유도된 개별적인 움직임이 점진적으로 큰 운동기술(gross motor skill)이 되게 하는 것을 가능케 한다고 제안하고 있다(Nakahara et al., 2001).

마지막으로, 지도 학습(그림 4.3C)에서는 소뇌는 운동 조절의 피드포워드(feed-forward) 및 되먹임 모드를 실행하기 위한 신체 및 환경(동역학 및 운동학)의 내부 모델을 만들어내기 위한 신경 구조물로서의 역할을 할지도 모른다(Kawato, 1999). 소뇌회로는 아래 올리브핵에서부터 조롱박세포로 가는 등반섬유를 통해 그리고 유발된 장기강화(LTP)와 평행섬유와의 협응 저하를 통해 운동오류 신호 부호화함으로써 시행착오 학습(즉, 지도 학습)을 촉진한다(Doya 1999, 2000; Kitazawa et al., 1998; Kobayashi et al., 1998; Zang & Schutter, 2019).

분명히, 학습과 기억의 기저에 있는 기전은 학습이 상당히 단순한 회로에서 일어나는 경우에도 또는 중추신경계층의 많은 측면을 편입시키는 매우 복잡한 회로가 수반되는 경우에도 같다. 따라서, 기억의 현재의 신경 모델은 기억이 뇌의 많은 부위에 분포되어 있는 신경세포 네트워크 사이의 시냅스 연결의 변화의 패턴으로 구성되어 있다는 것을 시사하고 있다. 1929년에, Lashley가 기억은 신경계 전체를 통해 저장되어 있다는 가설을 처음으로 세운 것

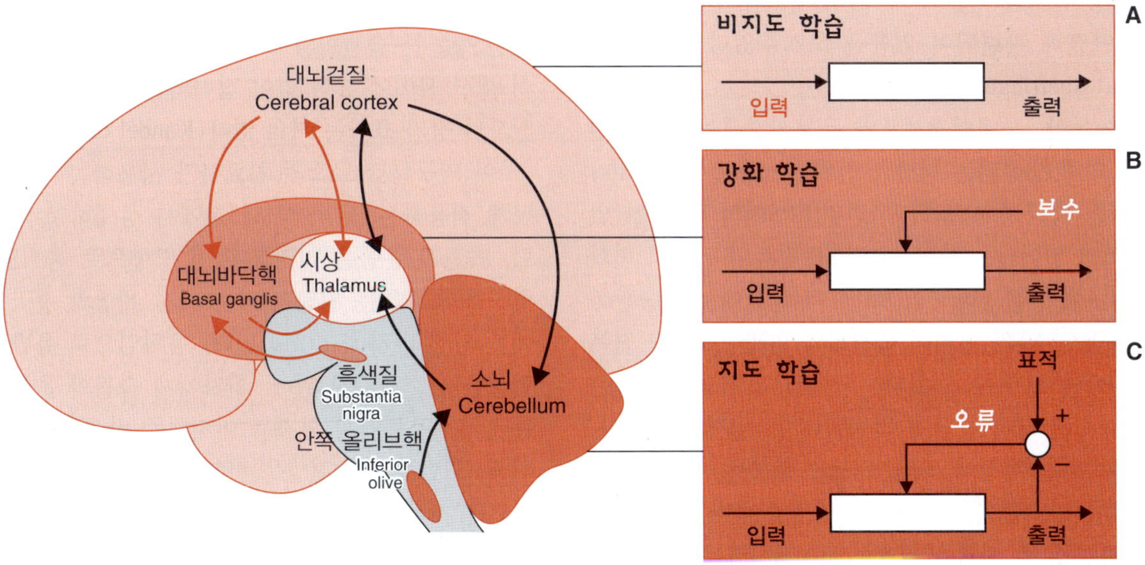

그림 4.3 비지도 학습, 강화 학습 및 지도 학습의 유형에 대해 제안된 세 가지 뇌 영역과 네트워크를 나타내는 뇌의 도표. 대뇌겉질에서의 비지도 학습(**A**); 대뇌바닥핵에서의 강화 학습 또는 보수 기반 학습(**B**); 소뇌에서의 지도 학습 또는 오류에 기초한 학습(**C**). (허가를 받아 Doya K. Complementary roles of basal ganglia and cerebellum in learning and motor control. Curr Opin Neurobiol 2000;10:732-739에서 변경).

에 주목하는 것은 흥미롭다(Lashley, 1929). 기억의 저장 위치를 찾도록 하기 위해, 그는 실험을 시행하였으며, 이 실험에서 그는 동물 겉질의 많은 영역에 병변을 만들었다. 놀랍게도, 그는 기억능력의 상실은 병변의 부위가 아니라 병변이 만들어진 겉질의 양과 관련되어 있다는 것을 발견하였다.

이 장에서는 학습, 특히 운동학습을 나타내는 신경계 내 가소성의 연속체에 대해서 설명하고 있다. 신경계에서 학습의 기저에 있는 과정 및 기능회복의 기저에 있는 과정이 설명되고 있다. 이 장과 이후의 장에서는 학습과 기능회복과 관련된 가소성의 원리가 신경 병리를 가진 환자 재활에 어떻게 영향을 미치는가를 탐구하기로 한다.

가소성과 학습
PLASTICITY AND LEARNING

많은 요인이 시냅스 연결을 수정시킬 가능성이 있다. 이 장에서 우리는 시냅스 연결의 활동 의존적 수정, 즉 경험으로부터 야기되는 시냅스의 일과성 및 장기적인 조절의 양쪽에 관심을 갖고 있다. 학습은 신경 경로의 효과성과 해부학적 연결의 양쪽을 변화시킴으로써 행동하는 능력을 바꾼다. 우리는 세포수준과 신경세포 전체 네트워크의 양쪽에서 시냅스 연결의 수정을 논의한다.

가소성과 비서술적(내재적) 학습 형태
Plasticity and nondeclarative (Implicit) Forms of Learning

비연합 학습은 내재적 학습의 한 형태이며, 대상자는 반복되는 자극의 특성에 대해서 학습하고 있다는 것을 상기하기 바란다. 무해한 자극에 대한 반응의 학습된 억제는 습관화(habituation)라 불린다. 예를 들어, 동물은 새로운 자극에 적응시킬 것이다. 그러나, 자극이 유익하지도 유해하지도 않은 경우, 동물은 반복된 노출에 의해 자극을 무시하는 것을 학습할 것이다(Kandel & Siegelbaum, 2013). 이와는 대조적으로, 유해한 자극이 일관되게 선행하는 하나의 자극에 대한 반응의 증가는 민감화(sensitization)라 불린다. 비연합 학습 형태는 단기적 또는 장기적일 수 있다는 것을 유념하기 바란다. 이들 단순한 학습 형태의 기저에 있는 신경 기전은 무엇인가? 그리고 같은 신경 기전이 단기적·장기적 변화의 기저에 있는가?

습관화 *Habituation*

내재적 학습의 가장 단순한 형태인 습관화는 굽힘 반사가 많은 자극의 반복으로 익숙해진다는 것을 발견한, Sherrington에 의해서 처음으로 연구되었다. 무척수동물의 비교적 단순한 신경세포 네트워크에서의 습관화를 조사하는 더 최근의 연구에서는 습관화는 감각신경세포 사이의 시냅스 활동 감소와 이들의 사이신경세포와 운동신경세포에 대한 연결과 관련되어 있음을 보여주었다(Kandel et al., 2000a; Sherrington, 1906).

습관화 동안, 사이신경세포와 운동신경세포의 감각신경세포에 의해 생성되는 시냅스 전위(synaptic potentials) 진폭의 감소(흥분성 시냅스 후 전위[EPSP]의 감소)가 있다. 습관화가 일어나는 동안 이 EPSP 진폭의 단기적 변화는 그림 4.4에서 설명하고 있으며, 이 그림에서는 습관화 이전의 시냅스(A)와 단기적 습관화와 연관된 EPSP 진폭의 감소(B)를 보여주고 있다. 학습의 초기단계에서는 EPSP의 감소된 크기는 단지 몇 분만 지속될지도 모른다. 자극의 계속되는 제시에 의해, 시냅스 효과성의 지속적인 변화가 일어나, 습관화를 위한 장기기억을 나타낸다.

학습 과정 중에, 자극을 지속적으로 제시하는 것은 감각세포 그 자체의 구조적 변화를 야기한다. 구조적 변화에는 그림 4.4C에서 도식적으로 나타낸, 감각신경세포와 사이신경세포 및 운동신경세포 사이의 시냅스 연결의 수의 감소가 포함된다. 이에 더해서, 기존의 연결 내의 능동적인 전달 구역의 수는 감소한다. 이들 구조적 변화의 결과로서, 습관화는 수 주 그리고 수 개월에 걸쳐서 지속되고, 습관화를 위한 장기기억을 나타낸다. 따라서, 습관화의 과정은 중추신경계의 특정 부위에서 볼 수 있는 특정의 기억 저장 신경세포를 수반하지 않는다. 오히려 기억(습관화의 유지)은 반응 경로의 정상적인 구성요소인 신경세포의 변화에 기인한다.

시냅스가 다르면 적응성의 수준도 다르다. 예를 들어, 몇 가지 시냅스는 높은 활성화의 수준에서도 거의 습관화를 보여주지 않지만 한편, 다른 것들, 특히 감각신경세포와 운동신경세포 그리고 몇 가지 사이신경세포는 적은 양의 훈련으로 큰 습관화를 보여주고 있다. 또한, 습관화 자극이 세션 사이에 휴식 없이 집적되는 경우, 큰 단기 효과가 있으나 장기 효과는 거의 없다(Kandel et al., 2000a).

이 연구는 진료소의 치료사가 사용하는 중재전략에 어떻게 적용하는 것일까? 제5장에서 상세히 논의되는 것처럼, 습관화 운동은 머리를 어떤 방향으로 움직일 때 어지럼증을 호소하는 원인이 되는 어떤 유형의 속귀(내이) 장애를 가진 환자에게 제공된다. 움직임으로 유발되는 어지럼증을 감소시키기 위해, 환자에게 습관화 운동이 제공되는데, 이 운동에서 환자는 어지럼증 반응을 습관화시키기 위해, 도발적인 움직임을 반복하도록 요구받는다. 환자가 치료를 시작할 때, 습관화 운동의 한 세션 과정 중에 어지럼 증상의 강도가 처음으로 감소하는 것을 경험할지도 모른다. 그러나 그 다음날, 어지럼증은 같은 수준으로 되돌아간다. 몇 날 그리고 몇 주에 걸쳐서 운동을 실행하면, 환자는 점차적으로 세션 전체에 걸쳐서 어지럼증의 감소가 지속되는 것을 보기 시작한다(Herdman, 2007; Shumway-Cook & Horak, 1990).

속귀 장애가 있는 환자에게 Kandel의 연구를 적용하면 도발적인 움직임 초기의 반복이, EPSP의 크기 감소로 인해서, 특정 안뜰신경세포의 시냅스 효과성의 일시적인 감소를 초래한다는 것을 시사하고 있다. 이들 움직임의 계속적인 반복은 시냅스 효과성의 더 영구적인 변화를 초래할 것이다. 게다가, 사이신경세포에 연결하는 안뜰신경세포 시냅스 수의 감소를 포함하는 구조적 변화가 일어날 것이다. 구조적 변화의 출현으로, 반복된 머리 움직임에 반응한 어지럼증의 감소는 지속될 것이고, 환자가 어지럼 증상을 다시

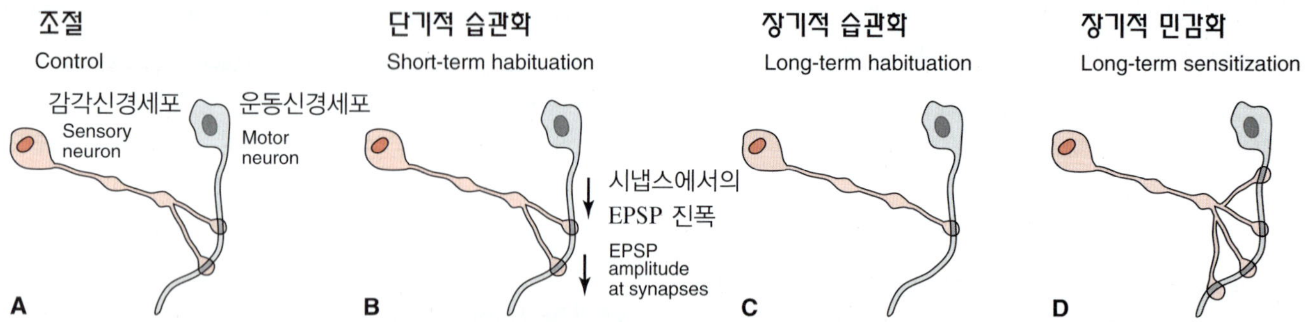

그림 4.4 단기 및 장기 비연합 학습의 기저에 있는 신경세포 수정. **(A)** 비연합 학습 전의 시냅스(조절이라 표시). **(B)** 단기 습관화는 감각신경세포와 운동신경세포 사이의 시냅스에서의 흥분성 시냅스 후 전위(EPSP) 진폭의 감소로부터 생기지만, 시냅스 구조의 변화는 없다. **(C)** 장기 습관화는 연결부위 수의 감소를 초래한다. **(D)** 장기 민감화는 연결부위 수의 증가를 초래한다.
(Kandel ER. Cellular mechanisms of learning and the biological basis of individuality. In: Kandel ER, Schwartz JH, Jessell TM, eds. Principles of neuroscience, 3rd ed. New York, NY: Elsevier, 1991:1009-1031에서 변경)

경험함이 없이 운동을 중단하는 것을 가능케 할 것이다. 운동을 너무 빨리 중단하거나, 많은 별개의 세션에 걸치기보다는 단일 세션 내에서 실행된다면, 감각 연결에서의 구조적 변화는 일어나지 않을 것이고 어지럼 증상은 지속되는 습관화의 기저에 있는 장기적 구조적 변화가 결여되기 때문에 재발할 가능성이 있다.

민감화 *Sensilization*

제2장에서 언급한 것처럼, 내재적 학습의 또 다른 형태인 민감화는 강렬하거나 또는 유해한 자극 다음에 오는 자극에 대한 반응의 강화에 의해 야기된다. 민감화는 또한 단기적 또는 장기적일지도 모르고, 습관화를 나타내는 정확한 시냅스의 집합(set)이 포함될지도 모른다. 그러나, 민감화에 관여하는 기전은 습관화에 관여하는 기전보다 약간 더 복잡하다. 민감화가 일어날 가능성이 있는 하나의 방법은 칼륨 전도도(potassium conductance)의 변화를 통해 활동전위를 연장하는 것이다. 이것에 의해 더 많은 전달물질(transmitter)이 종말에서부터 방출되는 것을 가능케 하여, EPSP를 증가시킨다. 이것은 또한 전달물질의 동원을 개선하여 방출에 더 이용 가능토록 하는 것 같다. 놀랍게도, 같은 시냅스가 습관화와 민감화의 양쪽에 관여할 수 있고, 서로 다른 유형의 학습은 서로 다른 세포 기전을 사용하기 때문에, 시냅스의 효능은 어떤 상황에서는 서하하고 또 다른 상황에서는 강화된다(Kandel et al., 2000a).

습관화와 마찬가지로, 민감화는 단기적 · 장기적이 될 수 있다. 민감화의 장기기억에 대한 기전은 단기기억과 동일한 세포가 포함되지만 이제는 이들 세포의 구조적 변화를 반영한다(Kandel & Schwartz, 1982; Sweatt & Kandel, 1989). Kandel(1989)은 무척수 동물에서 단기적 민감화는 기존의 단백질 구조의 변화를 수반하고, 반면에 장기적 민감화는 새로운 단백질의 합성을 수반한다는 것을 보여주고 있다. 시냅스에서의 이 새로운 단백질의 합성은 장기적 민감화가 유전적으로 영향을 받는 변화를 수반한다는 것을 의미한다.

이 유전적 영향에는 또한 그림 4.4D에서 설명하는 것처럼, 새로운 시냅스 연결의 성장도 포함된다. 장기적 민감화를 나타낸 동물은 훈련되어 있지 않은 동물과 비교하여 2배의 시냅스 종말을 갖고 있고, 시냅스 후 세포에서의 가지돌기(dendrites)가 증가하며, 그리고 시냅스 종말에서 활성영역의 수가 40%에서 65%로 증가하였다(Bailey & Chen, 1983).

요약하면, 습관화와 민감화에 대한 연구는 단기기억 및 장기기억은 따로따로의 범주가 아니라 단일의 등급화가 된 기억기능의 일부일지도 모른다는 것을 시사하고 있다. 민감화에서는 습관화에서와 마찬가지로, 장기기억과 단기기억은 같은 시냅스에서의 변화를 수반한다. 단기적 변화는 시냅스 효과성에서 비교적 일시적인 변화를 반영하지만, 반면에 구조적인 변화는 장기기억의 특징이다(Kandel et al., 2000a).

연합학습 *Associative Learning*

헵의 학습(Hebbian learning)으로서도 알려진 연합학습에는 두 요인 사이의 연합이 포함된다(Kussmierz et al., 2017). 내재적 학습의 한 형태인, 연합학습을 하는 동안, 사람은 한 자극의 또 다른 자극과의 관계(고전적 조건화)이든 한 결과에 대한 행동의 관계(조작적 조건화)이든 어느 것인가의 관계를 예측하는 것을 학습한다는 것을 상기하기 바란다. 연합학습을 통해, 우리는 우리의 행동을 환경에 적응시키는 것을 돕는 핵심적인 관계를 구축하는 것을 학습한다. 그림 4.2를 다시 참조하기 바란다.

연합학습의 생리학적 기초를 조사하는 연구자들은 복잡한 학습 네트워크를 필요로 함이 없이 시냅스 효율의 단순한 변화를 통해 일어날 수 있다는 것을 알게 되었다. 연합학습은 단기적이든 장기적이든, 공통적인 세포 과정(cellular processes)을 사용한다. 처음에, 2개의 신경세포가 동시에(즉, 연합하여) 활성화되는 경우, 시냅스 효율의 변화를 만들어내는 이들 2개의 신경세포 내에서 기존 단백질의 수정이 있다. 장기적인 연합은 새로운 단백질의 합성과 그 다음의 신경세포 사이의 새로운 시냅스 연결의 형성을 초래한다.

고전적 조건화 *Classical Conditioning*

고전적 조건화 동안에, 처음에 약한 자극(조건화된 자극)은 또 다른 강력한 자극(조건화되지 않은 자극)과 연합하게 될 때 반응을 만들어내는 데에 매우 효과적으로 된다. 그것은 비록 민감화보다는 더 복잡하지만, 민감화와 유사하다. 실제로, 고전적 조건화는 단순히 민감화와 관여하는 과정의 연장일지도 모른다.

고전적 조건화에서는 타이밍이 중요하다는 것을 상기하기 바란다. 조건화된 자극과 조건화되지 않은 자극이 동일한 신경세포에 수렴할 때, 조건화된 자극이 조건화되지 않은 자극이 도달하기 직전(보통 약 0.5초)에 신경세포의 활동 전위를 발생시킨다면, 촉진이 일어난다. 이것은 활동전위가 Ca+를 시냅스 전 신경세포로 이동시키는 것을 가능케 하며, 이 Ca+가 고전적 조건화와 관련된 특정의 조절 전달물질을 활성화시키기 때문이다. 조건화되지 않은 자극 후에 활동이 일어난다면, Ca+는 적절한 시기에 방출되지 않아, 자극은 효과가 없다(Abrams & Kandel, 1988; Kandel et al., 2000a).

조작적 조건화 *Operant Conditioning*

조작적 조건화와 고전적 조건화가 2개의 서로 다른 과정처럼 보일지도 모르지만, 실제로는 두 가지를 지배하는 법칙은 유사하기 때문에, 이것은 동일한 신경 기전이 이들을 조절할지도 모른다는 것을 보여주고 있다. 조건화의 각 유형에는 학습은 예측적인 관계의 개발이 포함된다. 고전적 조건화에서는 특정 자극은 특정 반응을 예측한다. 조작적 조건화에서 우리는 특정 행동의 결과를 예측하는 것을 학습한다. 그러나, 고전적 조건화의 기저에 있는 동일한 세포의 기전도 또한 조작적 조건화의 원인이 된다.

절차학습(기술과 습관)
Procedural Learning (Skills and Habits)

절차학습은 비서술적 또는 내재적 학습의 더 복잡한 형태의 하나이고 많은 기술과 습관의 습득에 관여한다. 이것에는 운동과 비서술적 인지 양쪽의 인지 기술, 특히 순서(sequences)가 수반되는 기술의 학습과 실행이 포함된다. 이것은 시행착오의 연습을 통해서, 그리고 정상적인 장면에서 수행될 행동의 상황 내에서 학습자 자신에 의해 움직임이 수행될 때에만 일어난다. 세계를 탐색하는 것을 학습하고, 우리가 가는 길에 있는 사람들을 포함하는 물체를 피하는 것과 같은 많은 습관은 조기에 학습되고 평생에 걸쳐서 유지되는 습관적인 움직임의 패턴이다(Kandel & Siegelbaum, 2013).

습관학습(절차학습)은 다음의 절에서 설명하는 외재적 또는 서술적 학습의 시스템과는 다른 신경계에 좌우된다. 절차학습의 기저를 이루는 내재적 시스템은 특정 이마엽 영역(감각운동겉질을 포함한다)의 네트워크, 대뇌바닥핵에 있는 4개의 핵, 마루엽 영역 및 소뇌 구조로 구성된다.

서술적 학습에 대한 다음의 절에서 언급되는 것처럼, 외재적 시스템의 기저를 이루는 신경 경로에는 앞띠이랑(anterior cingulate), 이마엽앞겉질(PFC), 꼬리핵의 머리 부분, 해마, 그리고 기타 안쪽관자엽 구조와 같은 이마엽 영역에 포함된다(Maddox & Ashby, 2004; Ullman, 2004). 절차학습에서 소뇌의 역할을 나타내어 보이는 실험은 확장지식 4.1에서 논의된다.

가소성과 서술적(외재적) 학습 형태
Plasticity and Declarative (Explicit) Forms of Learning

연합학습은 습득한 지식 유형의 측면에서도 생각할 수 있다는 것을 상기하기 바란다. 이미 논의한 것처럼, 비서술적 학습, 그리고 특히, ***절차학습***(결과적으로 내재적 지식이 되는)은 주의 또는 의식적인 생각(예: 많은 우리의 일상 습관) 없이 자동적으로 실행할 수 있는 학습과제를 가리킨다. 이와는 대조적으로, ***서술적 학습***(결과적으로 외재적 지식이 되는)은 의식과 주의와 같은 의식적인 과정을 필요로 하고 결과적으로 의식적으로 표현할 수 있는 지식이 된다. 절차학습은 학습된 과제의 개선된 수행을 통해 표현되는 한편, 서술적 학습은 학습된 것 이외의 형태로 표현될 수 있다. 그림 4.2에서 보여주는 것처럼, 서술적 또는 외재적 학습의 기저에 있는 신경 경로에는 안쪽관자엽과 해마는 물론 앞띠이랑, 이마엽앞겉질(PFC), 꼬리핵 머리 부분과 같은 이마엽 영역을 포함한다.

신경외과의사인 Wilder Penfield는 기억기능에서의 관자엽의 중요한 역할을 이해한 최초의 연구자의 한 사람이었다. 간질 환자의 관자엽 수술을 수행하는 동안에, 그는 정상적인 조직과 병변의 위치를 결정하기 위해 의식이 있는 환자의 관자엽을 자극하였다. 관자엽이 자극되었을 때, 환자는 마치 과거의 기억이 재현되고 있는 것처럼 경험하였다. 예를 들어, 어떤 환자는 오래 전에 있었던 한 행사에서 나왔던 음악을 듣고 그 상황을 보고 그 곡의 노래를 에워싼 감정을 느꼈으며, 모든 일이 실시간으로 일어나는 것 같았다(Penfield, 1958).

인간에게는 겉질 관자엽과 해마의 병변은 서술적 기억의 저장을 방해할지도 모른다. 간질 때문에 해마와 관련되는 관자엽 영역을 절제한 후의 몇 명의 환자에 대한 연구를 하였다. 수술 후, 환자는 비록 오래된 기억을 상기하였지만, 서술적 장기 기억을 더 이상 습득할 수 없게 되었다. 그들의 단기기억은 정상이었지만, 단기기억에 유지되어 있는 사항에서 주의를 다른 곳으로 돌리면, 그들은 이것을 완전히 잊어버렸다. 그러나, 기술(skill)의 학습은 이들 환자에서 영향을 받지 않았다. 그들은 흔히 복잡한 과제를 학습하지만 과제를 구성하는 절차나 과제학습을 에워싼

확장지식 4.1

절차학습에서의 소뇌의 역할

다음의 실험은 절차학습이 소뇌 및/또는 운동겉질을 포함한다는 가설을 뒷받침하고 있다. Gilbert와 Thatch(1977)는 매우 단순한 형태의 절차학습에서의 소뇌의 관여를 조사하였으며, 이것은 **적응**의 한 형태인, 힘의 증가 또는 감소가 필요할 때, 반응의 이득을 증가시키거나 감소시키는 것을 포함한다. 제3장에서부터 소뇌에는 두 가지 유형의 입력 섬유인 오름섬유(climbing fibers)와 이끼섬유(mossy fibers), 그리고 출력 섬유의 하나인 조롱박세포(Purkinje cells)가 있다는 것을 상기할 것이다. 조롱박세포에 오름섬유 입력은 전형적으로 오류의 신호를 보내고 진행되는 움직임의 수정에 중요하다. 이와는 내소석으로, 조롱박세포에 이끼섬유 입력은 이들 움직임의 조절에 중요한 진행되는 움직임에 대한 운동감각 정보를 제공한다. 그림 4.5B에서는 이들 섬유의 관계를 검토한다. 조롱박세포에 오류 신호를 보내는 오름섬유 입력은 동일한 조롱박세포에 대한 이끼섬유 시냅스의 강도를 증가시키거나 감소시킬지도 모른다는 것을 보여주고 있다. 이것은 운동학습에 기여하는 조롱박세포 출력의 장기적 변화를 초래한다.

Gilbert와 Thatch(1977)는 원숭이가 핸들이 왼쪽 또는 오른쪽으로 움직여질 때마다 핸들을 중앙 위치로 되돌리는 훈련을 받는 동안에 운동학습에서 소뇌의 역할을 조사하였다. 이 세션 중에, 조롱박신경세포의 활동을 소뇌 앞엽의 팔 영역에 기록하였다. 일단 과제가 학습되고 같은 방법으로 반복해서 수행되면, 팔 움직임은 가끔 오름섬유 입력과 더불어 움직임의 고유감각 효과를 전달하는 이끼섬유 입력에서 주로 일어나는 예측 가능한 변화를 동반하였다. 그림 4.5A1은 원숭이가 예상되는 힘 또는 부하에 대항하여 움직이고 있었을 때에 팔목의 굽힘 운동 중 이끼섬유(단순 스파이크) 및 오름섬유(복합 스파이크)의 활동을 보여주고 있다.

그 다음에 실험자들은 과제를 수정하여, 원숭이가 핸들을 원래의 위치로 되돌리기 위해 더 큰 힘을 사용할 것을 요구하였다. 처음에, 원숭이는 하나의 단순한 움직임으로 핸들을 되돌릴 수 없었다. 그러나 차츰, 원숭이는 바르게 반응하는 것을 학습하였다. 새로운 과제의 최초의 몇 회의 시도에서는 그림 4.5A2에서 보여주는 것처럼, 오름섬유 활동이 갑작스럽게 증가하여 오류신호를 보냈다.

이 오름섬유 활동의 증가는 이끼섬유가 조롱박세포에 연결되는 효율의 감소와 연관성이 있었다. 조롱박세포의 출력 감소는 그림 4.5A3에 나타낸 것처럼, 힘의 발생의 증가와 연관성이 있어 원숭이가 과제를 성공적으로 완료하는 것을 가능케 하였다. 따라서, 소뇌의 이들 신경세포 사이의 시냅스 효율의 변화는 절차학습을 통한 운동 수정과 중요한 관련이 있는 것처럼 생각된다.

이 유형의 소뇌 학습은 소뇌의 경로를 포함하는 안뜰안구반사 회로에서도 일어날지 모른다. 이 반사는 머리가 회전할 때에 눈을 하나의 목표물에 계속 고정시킨다. 인간이 눈의 이미지를 반전시키는 프리즘 렌즈를 착용한 실험에서는 안뜰안구반사는 시간의 경과와 더불어 반전하였다. 적응의 또 다른 형태인, 이 반사의 수정은 소뇌 병변이 있으면 일어나지 않았다(Melville-Jones & Mandl, 1983).

사건을 생각해낼 수 없다(Milner, 1966). 이 연구는 관자엽과 해마가 기억을 확립하는 데 중요할지 모르지만, 기억 저장 영역의 일부는 아니라는 것을 시사하고 있다.

겉질밑 구조이고, 관자엽 회로의 일부인, 해마는 그림 4.2에서 다시 보여주는 것처럼, 서술적 학습에 중요하다. 연구에서는 학습이 일어날 때 더 단순한 동물의 신경회로에서 발견되는 것과 유사한 해마 신경세포의 가소성 변화의 증거를 보여주었다.

연구자들은 해마의 신경경로가 민감화를 야기하는 기전과 유사한 ***장기 강화***(long-term potentiation, LTP)라 불리는 촉진현상을 나타낸다는 것을 보여주었다(Bliss & Lomo, 1973). 예를 들어, 해마의 한 영역에서는 약한 입력과 강한 입력이 신경세포 가지돌기의 같은 영역에 도달할 때 LTP가 발생한다. 이 약한 입력은 강한 입력과 연관성을 갖고 활성화되면 강화될 것이다.

이 과정은 그림 4.6에 나타냈으며, 이것은 첫 자극에 대한 자극의 크기와 LTP가 유발된 후의 동일한 자극에 대한 반응을 보여주고 있다. LTP는 시냅스 전 세포와 시냅스 후 세포 양쪽의 동시에 일어나는 발화를 필요로 하는 것처럼 생각된다. 이것이 발생한 후, LTP는 시냅스 전 전달물질 방출의 증가를 통해 유지된다. 신경 연결이 약화되고 시냅스 후 활동전위가 시냅스 전 활동전위에 선행하는 ***장기 우울증***(long-term depression [LTD])도 존재한다.

LTP와 LTD는 모두 생물학적으로 복잡하며 신경조절물질(도파민, 아세틸콜린 및 세로토닌), 감마아미노부티르산(GABA) 신경전달물질의 저해 및 칼슘기반 가소성과

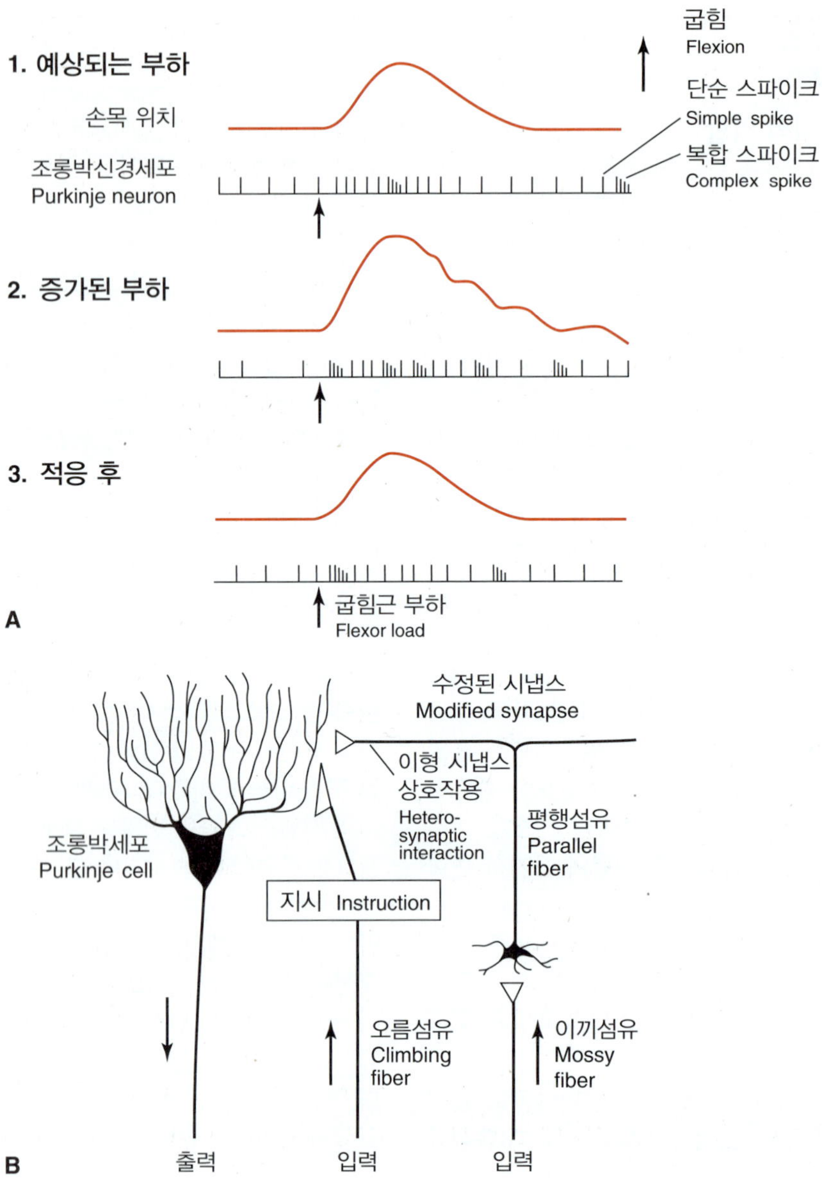

그림 4.5 **(A)** 원숭이가 (1) 예상된 부하, (2) 예상외로 증가한 부하 및 (3) 연습 후(적응 후)의 증가된 부하에 대항하여 움직이고 있을 때 손목을 굽히는 운동 중의 이끼섬유(단순 스파이크) 및 오름섬유(복합 스파이크)의 활동. 오름섬유(복합 스파이크) 활동은 부하의 증가와 더불어 증가하고, 손잡이를 그 원래의 위치로 되돌리고 이끼섬유/조롱박섬유 시냅스의 효율을 감소시키는 데에 오류의 신호를 보낸다는 것에 주목하기 바란다. 적응 후, 단순 스파이크 활동은 감소하고 복합 스파이크 활동은 낮은 수준으로 되돌아간다. **(B)** 소뇌. 이끼섬유 입력(평행섬유를 경유하는)과 학습에 중요한 오름섬유 사이의 관계를 보여주고 있다.
(Ghez C. The cerebellum. In: Kandel ER, Schwartz JH, Jessell TM, eds. Principles of neuroscience, 3rd ed. Norwalk, CT: Appleton & Lange, 1991:643에서 변경.)

같은 기타의 신경 화학적 과정에 의해 영향을 받을지도 모른다(Kussmierz et al., 2017).

단백질 합성을 필요로 하지 않는 LTP에 대한 단기 초기 단계(1~3시간)와 적어도 24시간 지속되고 고리모양 아데노신 1인산(cAMP; cyclic adenosine monophosphate) 유도성 및 단백합성에 수반하여 유전자 발현을 조정하는 cAMP 반응 요소 결합 단백질(CREB; cAMP-response element-binding protein)을 필요로 하는 장기·후기 단계의 양쪽이 있다. 초기단계는 새로운 시냅스 없이 기능적 변화를 수반하는 반면, 후기단계는 새로운 시냅스 방출 부위를 포함하는 구조적 변화가 수반된다(Kandel et al., 2000a).

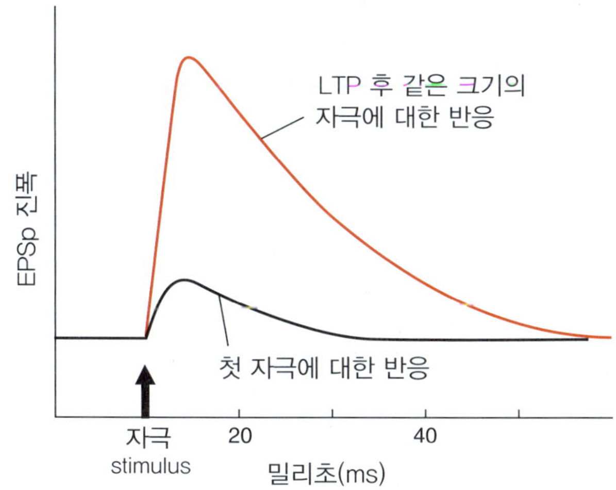

그림 4.6 LTP의 세포 기반(cellular basis). 첫 자극에 대한 작은 흥분성 시냅스 후 전위(EPSPs)와 LTP 후의 같은 크기 자극에 대한 큰 EPSPs를 보여주고 있다.

1970년대에, 해마는 우리들이 이동하는 공간영역의 인지 지도(cognitive map)를 부호화한다는 것이 발견되었다. 이 공간적 특성들을 부호화하는 세포는 장소세포(place cells)라 불려왔고, 각 세포는 동물이 그 환경의 특정 부분을 움직였을 때 최적으로 활성화된다. 이리하여, 동물은 장소 수용영역(place field) 또는 이들이 살고 있는 공간의 내부 표현을 만들어낸다. 이들 장소 수용영역은 동물이 새로운 공간에 들어가서 흔히 몇 개월이나 존재할 때 매우 신속하게(예를 들어, 몇 분) 만들어진다. 마찬가지 신경세포는 서로 다른 장소 수용영역의 일부로서 활성화될지도 모르기 때문에, 다양한 지도에서 사용될 수 있다(Kandel et al., 2000a; O'Keefe & Dostrovsky, 1971).

LTP가 장소 수용영역의 형성에 중요한지 어떤지를 판단하기 위해, 과학자는 LTP에 영향을 미치는 유전자 돌연변이를 가진 생쥐가 장소 수용영역을 만들어내는 능력을 밝혀냈다. 그들은 2개의 돌연변이가 장소 수용영역을 정상보다 더 애매하게 만들 뿐이었고, LTP가 장소 수용영역을 만들어내는 기초적 감각과정을 필요로 하지 않는다는 것을 보여주고 있다는 것을 발견하였다. 그러나, 장소 수용영역은 시간의 경과와 더불어 더 이상 안정하여 있지 않으며, 이것은 생쥐가 이들 장소 수용영역을 유지하는 장기적인 문제를 갖고 있다는 것을 시사하고 있는 것이다. 환경의 탐색을 가능케 하는 안정된 장소 수용영역을 형성하고 유지할 수 없다는 것은 안쪽관자엽 병변을 가진 환자에서 흔한 일이다(Kandel et al., 2000a).

공간 시노가 장기기억 형성에 중요하다는 것에 더하여, 해마 내의 LTP도 또한 공간기억에 중요하다는 것을 보여주고 있다(Kandel et al., 2000a). 예를 들어, Morris 등(1986)은 쥐가 물 밑에 있는 플랫폼을 찾기 위해 물속의 미로를 헤엄치는 실험을 수행하였다. 목표물을 찾는 데에 시각의 사용을 차단하기 위해 물을 불투명하게 하였다. 쥐를 미로의 서로 다른 부분에 풀어놓고 목표물을 찾기 위한 벽의 위치와 관련된 공간적 단서를 사용하도록 하였다. 쥐들은 또한 플랫폼이 수면 위에 있는 비공간 과제를 실행하고 쥐는 목표물로 헤엄쳐가는 데에 단순히 시각적 단서를 사용할 수 있었다.

이들의 실험자는 해마 신경세포에서의 특정 수용기[N-메틸-d-아스파르트산염(NMDA) 수용기]를 차단하면 쥐가 공간적 버전의 과제를 학습하지 못하는 원인이 된다는 것을 보여주었다. 이 소견은 이떤 해마 신경세포는 LTP를 통해 공간학습에 관여한다는 것을 시사하고 있다. LTP를 파괴한, NMDA 수용기에 영향을 미치는 유전자 돌연변이를 가진 생쥐는 물의 미로에 대한 공간기억에 심각한 결손을 나타냈다. 느린 LTP에만 영향을 미치는 유전자 결손을 가진 동물은 정상적인 학습과 단기기억을 보여주었지만 장기기억에는 결함이 있었다(Kandel et al., 2000a).

단기 및 장기 학습에 대한 실험결과를 비교할 때, 습관화 또는 민감화를 수반하는 비서술적 내재적 학습의 단순한 형대는 비록 시로 다른 뇌 구조가 관련되어 있을지도 모르지만, 복잡한 서술적 외재적 학습과 공통점이 많이 있다는 것은 주목할 만하다. 양쪽 모두 시냅스 출력의 기능적 변화만을 포함하는 단기기억 단계만 보여주고, 이어서 시냅스의 구조적 변화를 수반하는 장기기억 단계가 뒤따른다. 내재적 학습과 외재적 학습의 양쪽 모두에서 장기적인 변화는 cAMP 반응성 유전자 및 CREB 유전자 발현에 의해 활성화되고, 이것은 단백질 합성과 새로운 시냅스를 수반한다(Bailey & Kandel, 2004).

내재적 지식에서부터 외재적 지식으로의 전환

The Shift from Implicit to Explicit Knowledge

Pascual-Leone과 동료들(1994)은 외재적 지식이 향상된 운동수행과 연관성이 있을 때 운동겉질 출력의 조절이 일어나다는 것을 보여주었다. 게다가, 그들은 내재적 지식이 외재적 지식으로 변환될 때의 운동겉질 출력 변화를 탐구하였다.

그들은 대상자가 4개의 손가락으로 눌러야 하는 4개의 버튼이 있는 응답 패드를 갖춘 컴퓨터 앞에 앉아서, 순차적인 손가락의 움직임 과제를 사용하였다. 하나의 숫자가 화면에 표시될 때, 대상자는 가능한 한 빨리 적절한 버튼을 누르게 되어 있었다. 실험대상자 집단에게 반복되는 단서의 순서가 주어졌지만 반복의 성질에 대해서는 말하지 않았다. 그들의 수행은 무작위 순서가 주어진 대조집단의 수행과 비교되었다. 대상자는 그 순서가 무작위인지, 또는 그 순서의 10회 반복의 각 블록 마지막에서 반복적인 것인지의 질문을 받았다.

Pascual-Leone 등(1994)은 학습과정에서, 손가락 움직임 반응시간의 순서가 더 짧아지고, 움직임에 관여하는 손가락 근육을 나타내는 겉질 지도는 점차적으로 커진다는 것을 발견하였다(경두개 자기자극[TMS]에 의해서 측정하였다). 4 블록의 시도(trial) 후, 반응시간은 상당히 짧았고, 근육에 대한 피크 진폭과 겉질 출력의 크기는 상당히 높았다. 이 시점에서, 실험군의 모든 대상자는 제시되는 순서가 무작위가 아니라는 것을 알고 있었지만 아직도 전체 순서를 알지 못하였다. 근육에 대한 겉질 출력의 지도는 대상자가 순서(6~9 블록)의 외재적 지식을 얻을 때까지 계속해서 확대하였다. 이 시점에서, 대상자도 손가락의 누름에 대한 단서를 예측하기 시작하였기 때문에, 운동겉질 지도는 추가적인 3 블록의 시도 범위 내에서 기준 크기로 되돌아갔다. 저자는 순서에 대한 외재적 학습이 일어난 후에, 운동겉질의 기여가 감소하고 다른 뇌 구조가 과제 실행에서 더 적극적인 역할을 담당하기 시작한다는 것을 시사하고 있다(Pascual-Leone et al., 1994).

외재적 기억에서부터 내재적 기억으로의 전환
The Shift from Explicit to Implicit Memory

사람이 숙련된 행동의 규칙 또는 절차를 의식하게 됨에 따라, 실행이 내재적 기억에서 외재적 기억으로의 전환을 초래할 수 있다는 것을 보아 왔다. 또한 과제의 끊임없는 반복이 외재적 기억에서부터 내재적 기억으로의 전환을 초래한다는 것도 사실이다. 이에 대한 좋은 예는 자동차 운전에 대한 학습이다. 처음에, 자동차 운전을 하려면 운전의 규칙과 절차를 상기하는 많은 의식적인 노력을 필요로 한다(외재적 기억). 계속적인 연습으로, 운전의 많은 측면이 자동적이고 무의식적으로 된다(내재적 기억)(Kandal & Siegelbaum, 2013).

2개의 기억 시스템(내재적 및 외재적)을 함께 사용하는 것은 예외가 아닌 규칙이라는 것을 기억하는 것은 중요하다. 이 2개의 시스템은 중복되어 있고 대부분의 학습 경험에서 함께 사용된다.

운동학습의 복잡한 형태
Complex Forms of Motor Learning

운동학습에는 조작적 조건화와 고전적 조건화와 같은 단순한 형태만이 아니라, 숙련된 운동의 습득을 수반하는 더 복잡한 형태가 포함된다. Asanuma와 Keller(1991)는 더 복잡한 운동기술의 절차학습의 기저에 있는 신경기전을 조사하였다. 그들은 숙련된 행동의 절차학습의 기저에 있는 하나의 기전에는 몸감각 겉질의 세포에 의한 운동겉질에 있는 특정 세포의 LTP가 포함된다고 가정하였다.

이 가설을 검증하기 위해, Asanuma와 Keller(1991)는 다음의 실험을 시행하였다. 고양이를 앞면에 작은 개구부(opening)가 있는 투명한 플라스틱 상자에 넣었다(그림 4.7). 상자 앞에는 회전 비커(beaker)가 있었고, 그 비커 안에는 음식 알갱이를 넣었다. 비커와 상자 사이에는 틈새가 있었기 때문에, 고양이는 음식을 집어 올리는 동안 손목의 뒤침(회외, supination)을 하는 새로운 기술을 학습하지 않는 한, 음식을 떨어뜨릴 것이다. 훈련에 앞서, 한쪽의 대뇌반구에 있는 몸감각 겉질을 제거하였다. 병변의 반대쪽 팔다리에 의한 기술의 습득은 심각하게 침해되어 있었으며, 이것은 이 기술의 습득을 위한 몸감각 겉질의 중요성을 시사하고 있다. 이와는 대조적으로, 손상되지 않은 몸감각 겉질을 가진 대조군의 팔다리에서의 학습은 정상이었다.

그림 4.7A에서는 고양이가 좁고 기다란 틈(slit)을 통해 음식 알갱이를 회수하려고 반대쪽 팔다리를 뻗었으나, 예상한 대로 몸감각 겉질이 없기 때문에, 고양이는 뒤침을 학습하지 않아 음식 알갱이는 비커와 상자 사이로 떨어진다(그림 4.7B). 양쪽 팔다리를 훈련한 후, 다른 몸감각 겉질이 제거되었다. 흥미롭게도, 음식 알갱이를 회수하기 위한 팔다리의 뒤침이 수반된 이전에 학습한 기술은 영향을 받지 않았다. 따라서, 훈련된 고양이는 음식 알갱이를 회수하기 위해 발을 뒤침(회외)을 하고 굽힐 수 있었다(그림 4.7C). 이것은 몸감각 겉질이 LTP를 통해 운동기술의 학습에 참여한다는 것을 시사한다. 그러나, 숙련된 행동을 학습한 후, 시상겉질 경로와 같은 다른 영역이 이어받을지도 모른다.

이들 결과는 연습으로, 감각운동겉질 경로의 변화가 학습과정 동안에 동시 활성화되는 시상겉질 경로의 효율을 증가시킨다는 것을 시사하고 있다. 따라서, 훈련에 의해, 이들의 대체 경로(예: 시상겉질 경로)가 운동겉질의 활성화를 이어받을 수 있을 가능성이 있다. 감각운동겉질 입력이 더 이상 활성화되지 않을 때도 운동겉질의 시상 입력의

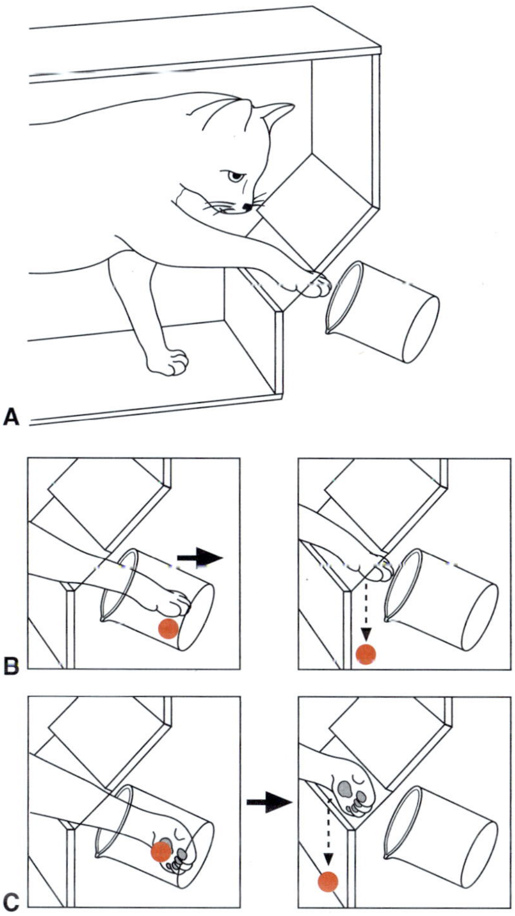

그림 4.7 **(A)** 고양이의 복잡한 운동기술 학습에서의 몸감각겉질의 역할을 연구하기 위해 사용되는 패러다임. **(B)** 같은 쪽의 몸감각겉질을 제거한 후, 고양이는 반대쪽 팔다리로 좁고 기다란 틈(slit)을 통해 음식 알갱이를 회수하려고 팔다리를 뻗었으나, 뒤침을 학습하지 않아, 음식 알갱이는 비커와 상자 사이로 떨어진다. **(C)** 양쪽 팔다리를 훈련한 후, 다른 몸감각 겉질이 제거되었다. 훈련된 고양이는 반대쪽 몸감각겉질이 제거되기 전에 훈련을 받았기 때문에, 같은 쪽 팔다리로 음식 알갱이를 회수하기 위해 발의 뒤침을 하고 굽힐 수 있었다.
(Sakamoto T, Arissian K, Asanuma H. Functional role of the sensory cortex in learning motor skills in cats. Brain Res. 1989;503:258-264에서 변경).

효율은 유지되었다(Asanuma & Keller, 1991). 이 몸감각겉질이 우회되고 다른 경로가 이어받을 수 있기 때문에, 학습 후에 움직임을 만드는 데 필요로 하는 감각입력의 결여를 설명할 수 있다.

이 연구의 임상적 의미는 무엇인가? 먼저, 이것은 운동학습과정 동안에 병렬 경로 개발의 중요성을 강조하고 있다. 예를 들어, 연습을 통해, 운동겉질의 신경세포는 몸감각겉질의 신경세포에 의해 강화된다. 게다가, 학습에 의해 시상에서부터 운동겉질의 경로가 발달되어, 운동겉질의 신경세포도 시상에 의해 직접 활성화될 수 있으며, 운동겉질에 감각입력 필요성이 감소한다. 다양한 숙련된 행동의 학습에 매우 적극적인 사람은 이들 병렬 경로를 개발하였을 것이다. 이들 병렬 경로는 신경 병변이 주요 경로를 방해할 때, 기능회복에 대한 중요한 영향을 미칠 것이다. 이 경우, 병렬 또는 대체 경로는 운동겉질을 활성화하는 데 이용될 수 있다.

기술의 습득: 자동성으로의 전환
Acquisition of Skill: The Shift to Automaticity

운동기술의 발달은 자동성으로의 전환으로서 특징지어져 있다(Fitts & Posner, 1967). 운동기술의 전문가가 되기 위한 중요한 단계 중의 하나는 개인이 명백히 힘이 들지 않고 자동적인 방식으로 운동을 수행할 수 있을 때 일어난다(Milton et al., 2004). 기술개발에 의한 자동화는 일반적인 주의 자원(attentional resources)이 다른 과제에 이용 가능해지도록 한다. 따라서, 자동성이 증가함에 따라, 두 번째 주의요구 과제를 동시에 수행하기 쉬워진다. 말하기, 글씨쓰기, 그리고 목표물을 가리키기는 것과 같은 많은 일상생활 활동은 자동으로 숙련된 수의운동의 예이다(Fitts & Posner, 1967). 운동조절에 영향을 미치는 신경학적 질환은 흔히 운동의 자동성을 변화시킨다. 따라서, 이전에 자동적으로 수행된 과제 즉, 충분한 주의를 기울이지 않아도 수행된 과제가 이제는 주의 자원을 필요로 한다.

많은 조사연구에서는 건강한 성인에서 새로운 운동기술을 학습할 때 일어나는 자동성으로의 전환과 연관성이 있는 신경활동의 변화를 조사하였고(Floyer-Lea & Matthews, 2004; Poldrack et al., 2005; Wu et al., 2004a) 고령자(Wu & Hallet, 2005) 및 신경학적 병리(Wu & Hallet, 2008)가 있는 사람이 학습하는 동안 활동패턴의 변화를 조사하였다.

Floyer-Lea와 Matthews(2004)는 기능적 자기공명 영상법(fMRI)을 사용하여 시각운동 기술의 단기간의 학습을 하는 동안 건강한 젊은 성인의 뇌 활동 수준과 패턴의 변화를 조사하였다. 자동성의 발달 단계를 평가하기 위해 fMRI의 외부에서 별개의 실험을 시행하였다. 시각적인 추적과제의 이중과제를 실행하는 동안의 간섭(interference)(2차 과제였던 순차적 뺄셈 과제)이 학습 중인 자동성의 전환을 판단하기 위해 사용되었다. 새로운 수준의 자동성에 도달하였을 때, 대상자는 fMRI 그 자체에 의해서 시각운동 추적과제를 수행하도록 다시 요청받았다. 이 연구에서는 이 과제의 학습과 연관성이 있는 뇌에서의 기능 변화의 두 가지 서로 다른 시간 의존적 패턴을 찾아냈다. 과제 수행이 더 주의 깊게 요구되는 학습의 초기단계는 이마엽앞영역, 양쪽의 감각운동겉질 및 마루엽겉질을 포함하는 널리 분포된 주요 겉질 영역에서의 활동과 연관성이 있었다. 구체적으로는 등가쪽 PFC, 꼬리핵 및 같은 쪽 소뇌반구는 학습의 초기단계에서 유의미한 활동을 보여주었다. 수행이 개선되고 뇌 활동의 패턴이 변화함에 따라, 특정 뇌 영역에서의 신경활동은 점진적으로 감소하였다. 학습의 후기 단계는 일차운동겉질의 감소와 연관성이 있었으나, 소뇌의 치아핵, 시상 및 조가비핵의 활동을 포함하는 겉질밑 운동영역에서의 활동의 증가와 연관성이 있었다. 저자들은 운동기술 학습이 실행기능, 몸감각 되먹임의 처리, 그리고 운동계획에 관여하는 겉질영역에서의 광범위하게 분포된 활성화의 점진적인 감소와 연관성이 있다는 것을 시사하고 있다. 초기 학습을 하는 동안의 수행의 향상은 이마엽앞영역-꼬리핵의 상호작용에 크게 좌우되지만, 수행에서의 후기학습의 개선은 과제가 더 자동적으로 됨에 따라 시상, 소뇌핵 및 바닥핵을 포함하는 겉질밑 회로에서의 활동의 증가가 수반된다.

Wu와 Hallet(2005)은 또한 단순한 운동기술(4개의 손가락을 움직이는 순서)과 더 복잡한 운동기술(12개의 손가락을 움직이는 순서)을 습득 동안에 젊은 성인과 비교한 건강한 고령자에서 자동성으로의 전환과 연관성이 있는 신경활동에서의 연령관련 변화를 조사하였다. 그들은 고령자가 단순한 학습과제와 더 복잡한 학습과제의 양쪽에서 자동성을 성취할 수 있었으나, 젊은 성인이 한 것보다 상당히 더 많은 훈련을 필요로 한다는 것을 발견하였다. 게다가, fMRI의 결과는 뇌 활동의 패턴이 훈련 전후의 두 집단 사이에서 유사하였으나, 젊은 성인과 비교하여 고령자에서 자동성의 동일한 수준을 성취하기 위해서는 상당히 많은 양의 뇌 활동을 필요로 한다는 것을 보여주었다.

이 연구의 임상적 의미는 무엇인가? 그들은 균형이 손상된 고령자인, Bonnie와 같은 고령자가 새로운 과제를 학습할 때, 젊은 성인처럼 같은 수준의 자동성을 성취할 수 있지만 더 많은 양의 연습을 필요로 할 것이다. 게다가, 자동성은 젊은 성인과 비교하여 Bonnie는 더 많은 뇌 활동을 필요로 할 것이다.

유사한 방법을 사용하는 연구에서, Wu와 Hallet(2005, 2008)은 파킨슨병(PD)을 가진 사람의 이중과제 수행에 대한 신경 상관성을 연구하였다. 그들은 파킨슨병을 가진 많은 사람이 단순 과제를 자동적으로 수행하는 것을 학습할 수 있다는 것을 발견하였다. 그러나, 많은 사람은 복잡한 과제를 자동적으로 수행할 수 없었고, 따라서, 복잡한 이중과제 수행은 장시간의 연습을 해도 손상되어 있었다. fMRI에서 나온 결과는 양쪽의 집단에 대해서, 단순한 순차적 움직임이 자동성이 성취되기 전후에 유사한 뇌 영역을 활성화시킨다는 것을 보여주었다. 그러나, 정상적인 대상자는 자동단계에서 뇌 활동을 감소시켰으나, 파킨슨병 환자는 자동운동을 하는 동안에 정상적인 대상자와 비교하여 소뇌, 운동앞영역, 마루엽, 쐐기앞부분(precuneus) 및 PFC에서의 더 큰 활동이 있었다. 저자들은 파킨슨병이 있는 사람은 자동적 운동을 수행하기 위해서는 바닥핵 기능부전을 보상하기 위한 더 많은 뇌 활동을 필요로 한다는 것을 시사하고 있다. 게다가, 몇 가지 숙련된 움직임은 완전히 자동적으로 수행되지 않을지도 모른다.

이 연구에서는 기술 습득을 하는 동안에 자동성으로의 전환은 소뇌반구, 운동앞영역, 그리고 등가쪽 PFC와 같은 일부 영역에서의 뇌 활성화의 감소와 연관성이 있다는 것을 시사하고 있다. 게다가, 대뇌바닥핵과 같은 특정 영역에서의 활동이 자동성과 함께 증가한다는 몇 가지 증거가 있다. 마지막으로, 노화와 신경학적 병리는 움직임을 자동적으로 조절하는 뇌의 능력에 영향을 미칠 수 있고, 이것은 이들 집단에서 이중과제 수행을 손상시킬 수 있다.

학습 형태의 요약

Summary of Forms of Learning

요약하면, 여러분이 알 수 있는 것처럼, 단순한 것에서 복잡한 것까지 많은 학습 형태가 있고, 중추신경계의 많은 부분이 학습과 기억에 관여하고 있다. 내재적 또는 절차적 기억 저장 특유의 특성은 기억을 상기하는 것이 의식적인 생각 없이 달성된다는 것이다. 우리들이 일상생활에서 하는 일의 상당 부분이 내재적 기억(즉, 일상생활 습관)에 의해 유도된다. 내재적 기억은 다양한 뇌의 시스템에 의해 조절되는 몇 가지 과정으로 구성된다. 새로운 운동(그리고 아마도 인지적) 습관이 형성되려면 신줄무늬체(neostriatum)를 필요로 한다. 새로운 숙련된 운동행동을 학습하려면 소뇌를 필요로 한다. 마지막으로, 단순한 반사학습은 감각 및 운동 경로에서 직접 일어난다. 그러나, 다양한 학습 조건에서, 내재적 기억 형성은 신경활동의 다양한 조합을 필요로 한다.

내재적 기억 시스템은 외재적 기억 시스템과 병행하여 기능을 한다. 외재적(서술적) 기억 시스템 특유의 특성은 사람, 장소, 사물에 대한 사실적 지식의 의식적인 회상(conscious recall)이다. 안쪽관자엽, 특히 해마는 외재적 기억의 저장을 조정한다. 따라서, 내재적 기억은 수행을 통해서만 "회상되고" , 한편 외재적 기억은 의식적인 회상을 수반한다.

신경 가소성과 기능회복
NEURAL PLASTICITY AND RECOVERY OF FUNCITON

금세기의 초기에, 스페인의 신경과학자인 Ramon y Cajal(많은 사람이 "신경과학의 아버지"라 생각하였다)은 신경조직의 퇴행과 재생에 관한 많은 조직학적 연구를 시행하였다. 그는 "일단 발달이 끝나면, 축삭과 가지돌기의 성장과 재생의 원천이 불가역적으로 고갈되었다"라고 결론을 내렸다(Ramon y Cajal et al., 1991; Stahnisch & Nitsch, 2002). Ramon y Cajal에 의한 이 결론은 성인의 신경계가 견고하고 불변의 연결을 가진 정적인 구조라는 견해로 이어졌다(Gordon, 1987; Stein et al., 1995). 신경과학 분야 내에서의 이 견해는 연구자들이 손상 후의 성인 중추신경계에서의 신경세포의 성장과 재생을 발견하기 시작한 1960년대 후반부터 1970년대까지 지속되었다. 이 연구에 의해 뇌는 구조적으로 정적인 것이 아니라 구조와 기능이 계속적으로 변화한다는 것을 밝혀냈다.

이 장의 이 절에서는 먼저, 손상으로 유발된 가소성과 기능회복의 관계에 대해 고찰한다. 우리는 이것을 세포 사이(시냅스 수준에서의 변화) 수준과 네트워크(겉질 재조직화) 수준의 2개의 수준으로부터 조사하여, 뇌졸중이 있었던 우리의 환자인 Genise에 대한 이 연구의 의미를 고찰한다. 그 다음에, 우리는 파킨슨병(PD)과 다발성경화증(MS)과 같은 신경퇴행성 질환과 관련되는 신경 가소성을 고찰하고 파킨슨병이 있는 환자인 Mike에 대한 이 연구의 임상적 의미를 고찰한다.

회복의 개념화 Conceptualizing Recovery

"***기능 회복***"이라는 용어는 몇 가지 방법으로 사용된다. 임상의는 흔히 "***기능 회복***"이라는 용어를 시간의 경과와 더불어 환자에서 관찰되는 기능적 행동의 출현을 설명하기 위해 사용되고 있다. 이것에는 "자연회복"(spontaneous recovery)(외부 중재와 관계없이 일어나는 최초 또는 조기의 회복)과 활동으로 유발된 기능의 회복(특정 활동 및 훈련과 연관성이 있는 개선)의 양쪽이 포함된다. 회복은 또한 동일한 시간의 틀(time frame)에서 일어나는 기저에 있는 신경구조의 변화를 설명하기 위해 사용되는 용어이다(Levin et al., 2009). 기초를 이루는 신경구조의 변화를 관찰된 행동변화와 연관시키는 능력은 이들 두 수준의 변화 사이에 반드시 단순한 1대 1의 관계에 있는 것은 아니기 때문에 매우 어려움이 있을 수 있다. 따라서, 관찰 가능한 행동변화를 기초를 이루는 신경 과정의 특정 변화와 연관시키는 것은 단순한 과제는 아니다(Levin et al., 2009; Nudo, 2011).

신경손상 후의 기능회복의 기저에 있는 기전은 회복(직접) 또는 보상(간접)의 어느 것인가로 분류된다(Friel & Nudo, 1998). 직접 또는 회복의 기전에는 일시적인 변화의 해결과 손상된 신경조직 자체의 회복이 포함된다. 또한, 인근의 신경조직은 원래의 손상된 조직과 동일한 신경기능을 이어받아, 기능의 회복을 가져온다. 간접적 또는 보상적인 회복에서 완전히 서로 다른 신경회로는 상실된 또는 손상된 기능의 회복을 가능케 한다. 보상적인 신경 재구성에는 기능을 가능케 하는 가소성과 기능을 불가능하게 하는 가소성의 양쪽 모두가 포함될 수 있다. 기능을 가능케 하는 가소성의 예에는 운동기능을 개선하는 강제적 사용 패러다임과 연관성이 있는 겉질 표현의 변화가 포함된다. 기능을 불가능하게 하는 가소성의 예에는 겉질의 재구성 및 감각의 기능을 상실시키는 가소성에 기인하는 절단 후의 운동능력 및 환지(phantom limb)의 감각을 감소시키는 불사용과 연관된 겉질 표현의 변화가 포함된다.

우리는 축삭 손상의 기저에 있는 기전에 대한 논의와 함께 손상과 관련된 신경 가소성에 대한 논의를 시작한다.

축삭 손상: 신경세포와 인접한 세포에 미치는 영향 Axonal Damage: Effects on Neurons and Neighboring Cells

중추신경계에 대한 손상은 신경세포 자체에 대한 직접적인 손상을 통해 기능에 영향을 미칠 수 있다. 신경세포는 긴 축삭과 비교적 작은 세포체를 갖고 있기 때문에, 중추신경계와 말초신경계 양쪽에 대한 대부분의 손상은 축삭에 대한 손상을 수반한다(Sanes & Jessell, 2013). 축삭을 두 부분으로 나누는(축삭 절단이라 불린다) 손상은 여전히 세포체에 부착된 몸쪽 부분과 더 이상 부착되어 있지 않는 먼쪽 부분을 갖고 있다. 축삭의 물리적 퇴행의 순서는 짧은 지연 후에 시작되고, 비교적 빨리 진행하며, 그리고 절단된 신경종말에서의 시냅스 전달의 상실을 초래한다. 이 8단계 과정을 그림 4.8(아래)에서 보여주고 있다. 손상되지 않은 축삭을 가진 정상적인 신경세포와 그 시냅스 연결을 그림 4.8(위)에서 보여주고 있다.

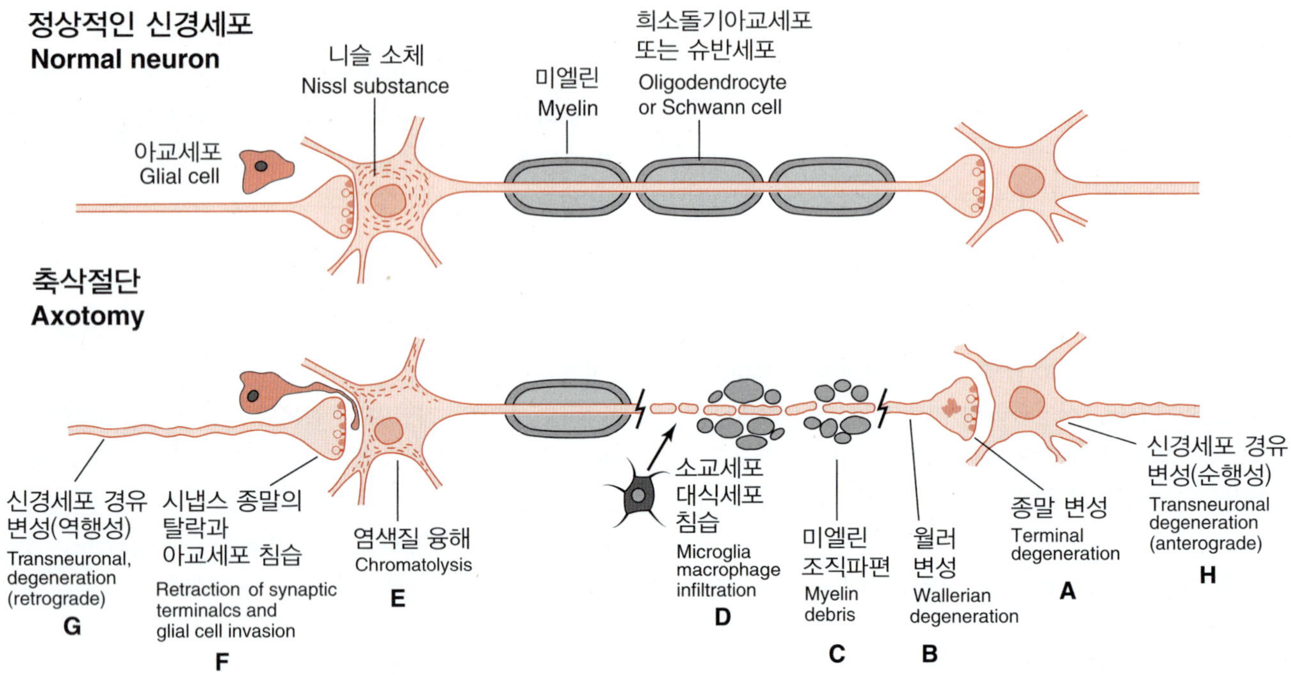

그림 4.8 손상된 축삭의 물리적 변성의 순서. 손상이 없는 축삭과 그 시냅스 연결을 가진 정상적인 신경세포(**그림의 위**). 축삭 절단 후(**그림의 아래**) 손상된 신경세포의 신경종말이 변성하기 시작한다(**A**). 먼쪽 축삭 절단 끝은 부모세포체로부터 분리되어 월러 변성을 받는다(**B**). 미엘린은 단편화하기 시작하고(**C**), 병변 부위는 포식세포에 의해 침습된다(**D**). 손상된 신경세포의 세포체는 염색질융해(chromatolysis)(세포체가 부풀고 핵은 편심이 된 위치로 이동한다)를 받는다(**E**). 손상된 신경세포와 연결하고 있는 시냅스 종말이 탈락하고 시냅스 틈새는 아교세포에 의해 침습된다(**F**). 손상된 신경세포의 입력(**G**)과 목표물(**H**)은 위축하고 변성한다(역행성[**G**]과 순행성[**H**] 변성).

축삭 절단(그림 4.8, 아래) 후에, 손상된 신경세포의 신경종말은 퇴행하기 시작한다(단계 A). 먼쪽 축삭 절단 끝은 부모세포체(parental cell body)로부터 분리하여 월러 변성(Wallerian degeneration)을 겪는다(단계 B). 미엘린(myelin)은 단편화되기 시작하고(단계 C), 병변부위는 포식세포에 의해 침습된다(단계 D). 손상된 신경세포의 세포체는 염색질융해(chromatolysis)를 (세포체가 부풀고 핵은 편심이 된 위치로 이동한다) 받는다(단계 E). 축삭 절단은 손상된 신경세포의 변성을 초래할 뿐만 아니라 인접 신경세포에 손상을 야기한다. 손상된 신경세포와 연결되고 있는 시냅스 전 종말이 탈락하고, 시냅스 틈새는 아교세포에 의해 침습된다(단계 F).

또한, 시냅스 전 신경세포는 위축-변성하고(역행성 변성)(단계 G), 시냅스 후 신경세포가 위축-변성한다(순행성 변성)(단계 H) (Sanes & Jessell, 2013). 그래서, 여러분이 아는 것처럼 손상 부위에서 신경세포의 상실은 신경세포 경로를 따라 변성을 야기하고, 시간 경과에 수반하는 신경세포 파괴의 정도를 증가시키는 연쇄하강효과(cascading effect)가 있다(Steward, 1989).

중추신경계의 손상된 축삭도 또한 기능에 영향을 미칠 수 있다. 예를 들어, 외상성 뇌 손상(TBI) 후 운동 및 기능의 결과는 뇌 병변의 위치, 유형 및 중증 정도에 따라 달라질 것이다. 그러나, 가속-감속 및 회전력에 의한 고속 충격은 광범위 축삭 손상을 야기할지도 모르고, 이것은 또한 기능 결손의 한 요인이 된다. 축삭 손상의 정도도 또한 TBI 후의 예후를 결정한다.

계통적 검토에서, van Eijck과 동료들(2018)은 MRI에 의해 진단된 광범위 축삭 손상과 연관성이 있는 TBI를 경험한 사람들은 TBI가 있지만, 광범위 축삭 손상이 없는 사람들과 비교하여 바람직하지 않은 기능적 결과의 위험성이 크다는 것을 입증하였다(van Eijck et al., 2018). 이 소견은 손상과 후천성 뇌 손상 후의 회복에서 축삭의 특정 역할을 강조하고 있다.

뇌 기능을 저하시키는 조기의 일시적인 현상

Early Transient Events That Depress Brain Function

중추신경계 손상에 대한 세포사이 반응을 논의하기 전에, 우리는 손상에 직접 기인하지 않는 뇌조직의 일시적인 파괴를 야기하는 손상에 뒤따르는 신경계 내에서 일어나는 다른 현상을 검토할 것이다. 이들 현상은 기능의 초기 상실의 하나의 요인이 될지도 모르며, 이들을 해결하면 기능의 조기회복을 가져온다.

기능해리 *Diaschisis*

1914년에 von Monakow에 의해 설명된 용어인, ***기능해리***(diaschisis)는 신경계 손상에 뒤따르는 최초의 사건의 하나이다(Feeney, 1991; von Monakow, 1914). 기능해리는 손상된 뇌의 해부학적으로 연결된 영역으로부터의 입력 상실로 인해서 구조적으로 손상되지 않은 뇌의 일부가 기능을 상실하는 일시적인 중추신경계 장애이다(Feeney & Baron, 1986). 기능해리와 그 하위 유형에 대한 상세한 논의는 Carrera와 Tononi(2014)에 의한 논평에 제시되어 있다. 손상의 주요 부위에서부터 떨어진 뇌 영역의 갑작스런 기능 저하는 혈류 또는 대사의 감소에 기인할 수 있다. 양전자 방출 단층촬영(PET) 정밀검사(뇌의 다양한 부위에 대한 혈류를 측정하고 이리하여 신경활동을 추측하기 위해)를 사용한 연구에서는 많은 경우, 시간의 경과와 더불어 정상적인 활동수준의 회복이 있다는 것을 지적하고 있다(Stein et al., 1995). 뇌졸중 후의 조기 기능회복은 기능해리의 해결에 기인한다는 것을 제안하고 있다.

이 이론과 상충되고 있는 것은 Bowler 등(1995)에 의한 연구이며, 그는 이 연구에서 기능해리(단일광자 방출 컴퓨터 단층촬영에서 관찰되는 감소된 뇌 혈류의 영역으로서 특정되는)와 뇌졸중 후의 조기 기능회복의 측정과의 사이에 상관관계가 없다는 것을 발견하였다. 이에 더해서, 행동의 기능회복이 관찰되기는 하였으나, 기능해리는 3개월의 추적 관찰 기간 동안 지속되었다. 저자들은 기능해리가 뇌졸중 후의 임상적 결손에 독립적으로 추가되지 않거나, 그 해결이 조기 회복에 유의미하게 기여하지도 않는다고 결론짓고 있다(Bowler et al., 1995).

부종 *Edema*

일반적으로 뇌 손상과 연관성이 있는 뇌부종은 머리뼈 안의 압력 상승을 야기할 수 있는 공간을 점유하는 병변이다. 뇌부종은 ***국소적***(즉, 좌상, 경색 또는 종양으로 인한 1차 손상부위에 인접하는) 또는 ***전신성***일 수 있다. 뇌부종은 1차 손상의 일부가 아닐지도 모르는 뇌조직의 기능 저하를 만들어낸다(Goldstein, 1993). 예를 들어, 국소적인 뇌부종은 뇌를 에워싸는 비교적 비순응성 막에 있는 뇌조직의 헤르니아(herniation)를 야기할 수 있다(Laterra &

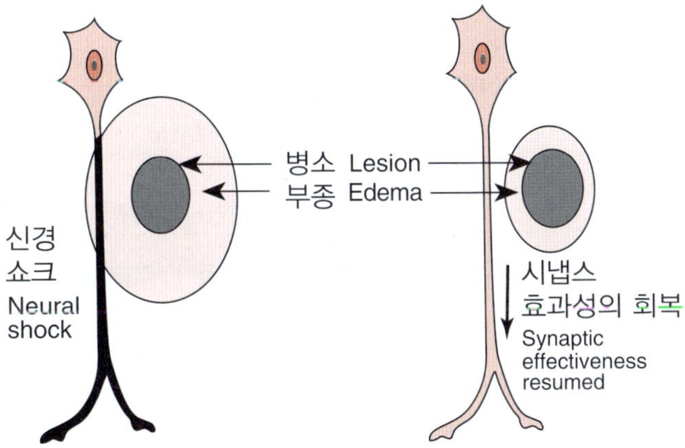

그림 4.9 부종의 해소에 의한 시냅스 효과성의 회복. 신경 전도를 재개시킨다(Craik RL. Recovery processes: maximizing function. In: Contemporary management of motor control problems Proceedings of the II Step Conference Alexandria, VA: American Physical Therapy Association, 1992:165-173에서 허가를 받아 변경).

Goldstein, 2013). 중간대뇌동맥이 관여하는 대뇌혈관 경색은 뇌졸중 후 2~5일에 나타나는 부종을 야기할 수 있다. 뇌졸중 동안에, 경색 크기, 관류 결손(perfusion deficits)의 존재 및 추가적인 뇌혈관 부위의 관여는 모두 생명을 위협할 가능성이 있는 뇌부종의 정도를 결정한다(Hofmeijer et al., 2008).

세포독성 뇌부종은 질식, 전체적인 뇌 허혈 또는 물 중독(전해질 불균형을 유발하는 과다 수분 공급)에서 보통 관찰되는 것처럼, 세포 내 액의 축적과 종창을 수반한다. 그러나, 혈관성 부종은 손상된 혈관으로부터 세포 밖 공간으로의 단백질 및 체액의 누출을 수반하는 모세혈관 내피세포의 투과성 증가에 기인하는 것이다. 이 상황은 백색질을 형성하는 기다란 축삭에 영향을 줄 수 있다(Laterra & Goldstein, 2013).

그림 4.9(왼쪽)에서 보여주는 것처럼, 신경 손상부위의 부종은 축삭의 압박과 신경세포 전도의 생리학적 차단으로 이어질지도 모른다(Craik, 1992). 부종을 감소시키면 기능 상실의 일부분이 회복될 것이다(그림 4.9 오른쪽).

축삭의 재생: 말초신경계 대비 중추신경계의 차이 Axonal Regeneration: Difference in the Peripheral versus Central Nervous Systems

손상 후에 중추신경 대비 말초신경이 재생되는 능력에는 상당한 차이가 있다. 말초신경은 손상 후에 회복될 수 있지만 중추신경은 회복할 수 없는 이유는 무엇일까?

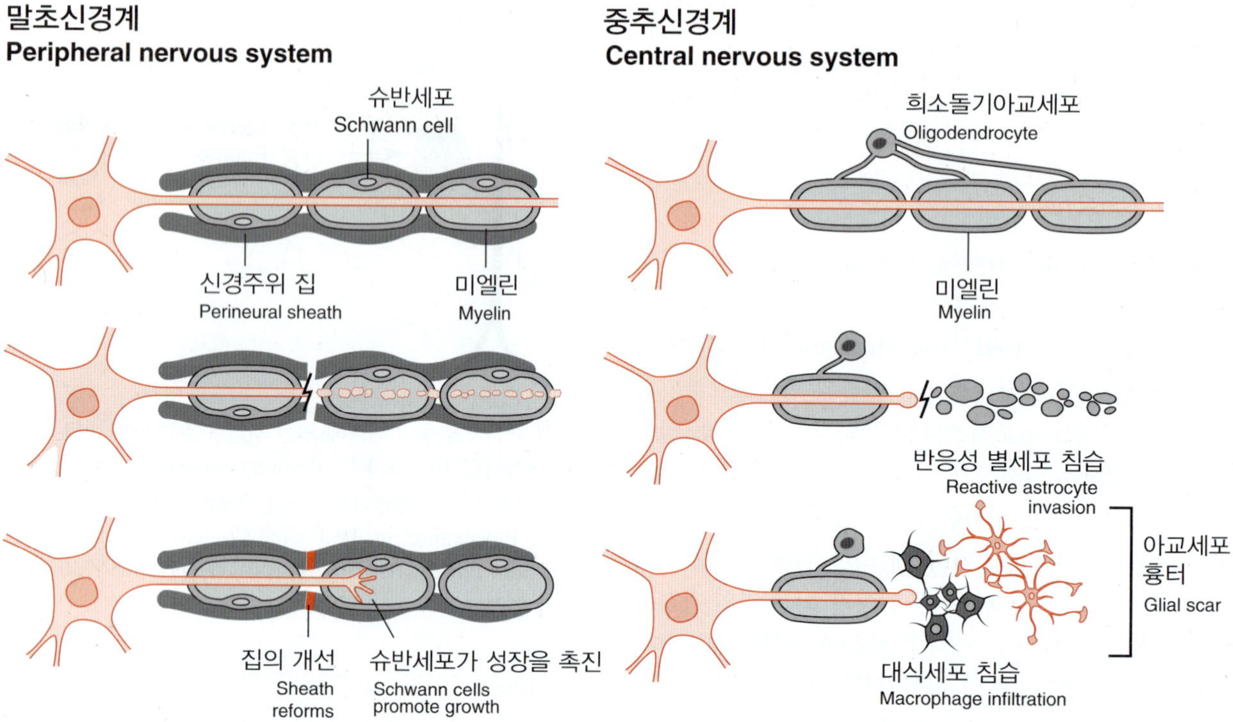

그림 4.10 중추신경계 대비 말초신경계의 재생능력 차이. 왼쪽에는 말초신경계로부터의 손상되지 않은 신경(**위**)과 축삭 절단을 받은 신경(**가운데**)이 있다. 축삭 절단 후에, 신경주위의 집(sheath)은 신속히 재형성되고, 슈반세포는 축삭 성장을 촉진하는 영양인자 및 접착성 단백질을 생성한다(**아래 그림**). 이와는 대조적으로, 축삭 절단 후(가운데 그림)의 중추신경계(오른쪽에 나타냈다)에서 축삭의 먼쪽 부분이 변성되고 주변 미엘린이 단편화한다(부서진다). 이에 더해서, 반응성 별세포와 대식세포는 병변부위로 끌어당겨져 축삭 재생을 억제하는 아교세포 흉터를 형성한다.

재생능력의 차이를 그림 4.10에서 보여주고 설명하고 있다. 왼쪽에는 말초신경계로부터의 손상되지 않은 신경(위)과 축삭절단을 받은 신경(가운데)이 있다. 축삭절단 후에 신경주위의 집(sheath)은 신속히 재형성되고 슈반세포는 축삭 성장을 촉진하는 영양인자 및 접착성 단백질을 생성한다(아래 그림). 이와는 대조적으로, 축삭절단 후(가운데 그림)의 중추신경계(오른쪽에 나타냈다)에서 축삭의 먼쪽 부분이 변성되고 주변 미엘린이 단편화한다(부서진다). 반응성 별세포와 대식세포는 병변부위로 끌어당겨져 축삭 재생을 억제하는 아교세포 흉터를 형성한다.

따라서, 중추신경계 대비 말초신경계의 변성 과정에는 유의미한 차이가 있다. 말초신경계의 3개 부분(운동신경, 감각신경, 그리고 자율신경) 내의 축삭은 재생될 수 있다. 일단 말초 축삭이 재생되어 그 의도한 표적 신경세포에 도달하면, 새로운 기능적 신경종말이 형성되고 말이집(myelin sheaths)은 재수초화되며, 세포체는 그 정상위치로 되돌아간다. 기능은 항상 손상 전처럼은 되지 않지만 회복된다.

이와는 대조적으로, 중추신경계의 축삭은 재생되지 않는다. 흥미롭게도, 연구자들은 같은 중추신경 축삭이, 말초신경계에 이식되었을 경우, 재생되지 않는다는 것을 발견하였다. 이러한 것은 중추신경계 축삭 내부에 있는 무엇인가가 이 재생 불가능에 기여하고 있다는 것을 시사하고 있다.

손상에 대한 중추신경계의 반응
CNS Response to Injury

중추신경계는 많은 수준에서 신경 손상에 반응한다. 이것에는 신경세포 수준(세포의 수준)과 겉질 수준에서의 변화가 포함된다. 우리는 신경세포 수준에서 손상에 대한 세포사이 반응을 논의하는 것부터 시작하고 다음으로 겉질 수준에서의 손상으로 유발된 변화를 고찰한다.

손상에 대한 세포사이 반응
Intercellular Responses to Injury

손상에 대한 세포사이 반응은 시냅스의 형성과 재생을 반영한다(시냅스 생성).

탈신경 초민감성(Denervation Supersensitivity). 탈신경 초민감싱은 신경세포가 또 다른 뇌 영역으로부터 입력상실을 보여줄 때 일어날 수 있다. 이 경우에, 신경세포의 시냅스 후막은 방출된 전달물질에 극도로 활동적으로 된다. 예를 들어, 파킨슨병은 바닥핵의 흑색질에서 도파민 생성 신경세포의 상실을 야기한다. 이 질병으로 유발된 탈신경에 반응하여 줄무늬체에 있는 시냅스 후 표적 신경세포는 잔존하는 흑색질 신경세포에 의해서 방출되는 도파민에 과민해진다. 이것은 더 많은 도파민을 포착하기 위해 더 많은 수용기를 형성하는 시냅스 후 세포를 통해 일어난다. 이 탈신경 초민감성은 흑색질에서 적어도 90%의 신경섬유가 없어진 경우에만 일어난다는 것은 흥미롭다. 따라서, 이것은 임계 신경세포 수(critical number of neurons)가 파괴되었을 때에만 일어난다(Stein et al., 1995).

활동하고 있지 않는 시냅스의 발현(Unmasking of Silent Synapses). 이전에 활동하고 있지 않던 시냅스의 동원도 또한 기능을 회복하는 동안에 일어난다. 이것은 구조적 시냅스가 신경세포 경로 내의 경쟁 때문에 보통은 기능을 하지 않을지도 모르는 뇌의 많은 영역에 존재한다는 것을 시사하고 있다. 그러나, 경험적 요인 또는 병변이 이들 이전의 영향으로부터 해방될 때 발현되는 것으로 이어질지도 모른다. 암페타민(amphetamines)과 같은 어떤 약물은 발현의 촉진에 의해 기능회복을 촉진할지도 모른다 (Goldstein, 1990).

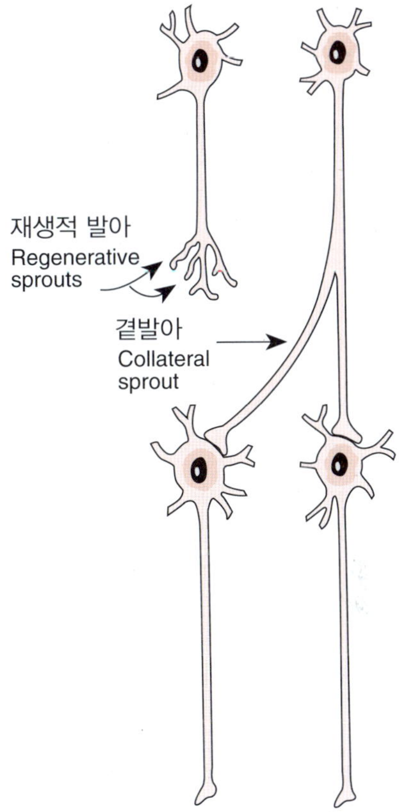

그림 4.11 손상에 뒤따르는 관련된 신경세포에서의 재생성 및 반응성 시냅스 생성. (그림 4.2 [변경]. Carr JH, Shepherd RB. Movement science: Foundation for physical therapy in rehabilitation, 2nd ed. (p.160). Austin, TX: PRO-ED, 2000. Copyright 2000 by PROED, Inc. 허가를 받아 변경).

신경 재생(재생적 시냅스 생성)(Neural Regeneration [Regenerative Synaptogenesis]). 신경 재생 또는 재생적 시냅스 생성은 손상된 축삭이 발아하기 시작할 때에 일어난다. 재생적 시냅스 생성의 예는 그림 4.11의 왼쪽 위에 나타냈다(Craik, 1992; Held, 1987). 스웨덴의 신경학자인, Bjorklund는 신경의 성장과 재생은 뇌 손상 후에 가능하다는 증거를 제공한 연구를 수행한 최초의 과학자의 한 사람이었다. Bjorklund와 그의 동료들은 파킨슨병에서 일어나는 경로의 변성을 시뮬레이션하기를 시도하여 쥐의 대뇌바닥핵 내의 흑색질 줄무늬체 경로에 병변을 만들었다. 다음으로 그들은 병변 후의 다양한 시간에 특별한 조직학적 형광기법(fluorescence techniques)을 사용하여 뇌를 검사하였다. 그들은 3~7일 내에 신경세포가 절단 영역 전체에서 성장하기 시작하였고 궁극적으로는 대뇌바닥핵 꼬리핵에 있는 표적 신경세포와의 연결을 재개한다는 것을 발견하였다(Bjorklund, 1994).

곁발아(반응성 시냅스 생성)(Collateral Sprouting[Reactive Synaptogenesis]). 곁발이, 또는 반응성 시냅스 생성은 인접하는 정상적인 축삭이 발아하여 손상된 축삭에 의해 이전에 활성화되었던 시냅스 부위를 신경지배할 때 일어난다. 이 과정은 그림 4.11(오른쪽)에 나타냈으며, 여기서는 오른쪽에 있는 신경세포는 탈신경이 된 가까운 시냅스 후 신경세포와 기능적 시냅스를 만들기 위해 곁발아를 성장시키고 있다. 전형적으로는 발아하기 시작하는 축삭은 원래 시냅스 부위를 신경지배한 것과 같은 신경계에 속한다. 쥐로 실험을 한 Steward(1989)는 단기기억에 관여하는 내후각-해마 회로(entorhinal-hippocampal circuitry)에서 곁발아가 일어나는지 어떤지를 판단하기로 결정하였다. 그는 뇌의 한쪽에 있는 내후각겉질(entorhinal cortex)에서 병변이 만들어졌을 때, 뇌의 반대쪽에 있는 손상이 없는 내후각겉질로부터의 섬유가 그 병변에 의해 손상된 해마 부위를 넘어서 신경지배하는 가지(branches)를 발아시킨

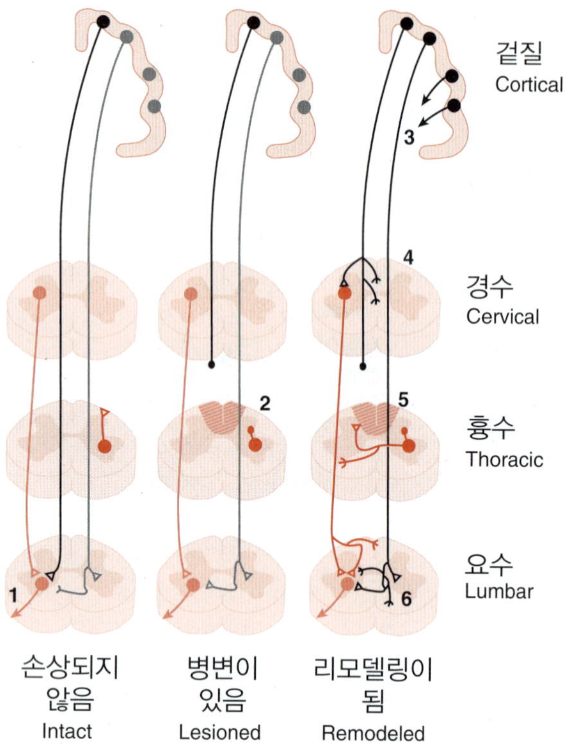

그림 4.12 척수의 흉수수준에서의 등쪽기둥에 대한 병변에 뒤따라서 발생하는 축삭 리모델링 과정에 대한 설명. 이 그림의 상세한 설명은 본문을 참조할 것(Kerschensteiner M, Bareyre FM, Buddeberg BS, et al. Remodeling of axonal connections contributes to recovery in an animal model of multiple sclerosis. J Exp Med 2004;200(8):1027-1038에서 허가를 받아 변경).

다는 것을 보여주었다. 새로운 연결은 원래의 연결과 마찬가지로 구성되어 있다. Steward(1989)와 Stein 등(1995)은 또한 섬유가 발아하여 연결하는 시간은 단기기억의 복귀를 나타내기 위해 사용된 행동의 복귀시간과 거의 같다는 것에 주목하였다.

아는 바와 같이, 신경 손상 후, 많은 기전이 상호작용을 하여 기능회복을 촉진한다. 그림 4.12는 척수의 가슴수준에서 등쪽 기둥(dorsal column)의 병변이 발생한 후에 일어나는 축삭 리모델링 과정의 한 예를 나타내고 있다. 손상이 없는 시스템은 허리운동신경세포에의 그 손상이 없는 겉질척수로(흑색으로 나타냈다)와 함께 맨 왼쪽에 나타내고 있다(1). 겉질척수로에 더해서, 이 손상이 없는 시스템에는 같은 허리운동신경세포(옅은 적색의 경로로서 나타냈다)로 가는 경수(cervical cord)와 또 다른 약하거나 가려진 겉질척수 연결(회색으로 나타냈다)의 양쪽으로 약하거나 가려진 연결이 있다. 병변이 발생하면(중간에 나타냈다)(2), 직접 내려가는 겉질척수로에 지장을 준다. 광범위한 리모델링은 맨 오른쪽에 나타낸 것처럼, 기능의 부분적인 회복에 기여한다. 병변의 가까이에서 사이신경세포가 발아한다(적색으로 나타내고 [5]라 표시했다). 손상되지 않고 이전에 가려져 있던 겉질척수 섬유가 드러나고(현재는 흑색으로 나타냈다) 더 많은 표적 운동신경세포와 접촉하는 이들의 곁발아를 증가시킨다(6). 병변 위에서 손상된 겉질척수섬유(이것 역시 흑색)는 보존된 사이신경세포와 접촉하기 위해 새로운 곁가지를 확장한다. 따라서, 허리운동신경세포와 연결하는 이전에 가려진 척수고유경로(propriospinal pathways)(적색으로 나타냈다)는 더욱 강력하게 활성화된다. 마지막으로, 이 가시사이 리모델링(interspinal remodeling)은 겉질 재구성에 의해 보완된다(3)(Kerschensteiner et al., 2004). 겉질 재구성은 다음 절에서 더 상세히 논의될 것이다.

이전의 연구에서는 조기 회복은 기능해리와 부종의 경감과 같은 신경 기능을 저해하는 일시적인 요인의 해소에 기인하고, 후기의 회복은 시냅스 조절 및 겉질 재구성을 포함하는 가소성 변화에 기인한다는 것을 시사하고 있다. 최근에는 시냅스 강화(synaptic potentiation), 가지치기 그리고 발아, 가지돌기 형성을 포함하는 가소성 변화가 손상에 뒤따라서 밀리초에서부터 수 시간 이내에 일어난다는 것이 문서로 입증되고 있다(Zucker & Regehr, 2002).

신경세포의 재생 : 새로운 신경세포의 탄생

Neuronal Regeneration: The Birth of New Neurons

이제까지, 우리는 말초 및 중추신경계 양쪽에서의 손상에 반응하는 축삭 리모델링과 연관성이 있는 기저에 있는 기전에 대해서 논의해왔다. 이제, 우리는 손상에 반응하는 새로운 신경세포의 기원에 대한 논의로 옮겨간다. 축삭에 대한 손상은 세포 그 자체의 죽음으로 이어질 수 있기 때문에, 축삭 재생은 물론 신경세포 생존을 지원하도록 설계된 기전이 중요하다. 게다가, 신경세포 사멸은 뇌졸중 또는 신경변성 질환과 같은 중증 신경장애의 일반적인 결과이기 때문에, 신경세포의 유지 또는 치환을 지원하는 기전이 매우 중요하다(Sanes & Jessell, 2013).

새로운 신경세포가 발달할 수 있는가? 이 장의 모두에서 논의된 것처럼, Ramon y Cajal(1920년대 초기)의 시대부터, 과학자들은 신경세포의 생성이 탄생에 의해 완료되고, 신경 신생(새로운 세포의 생성)은 성체 포유동물의 신경계에서는 불가능하다고 믿어왔다. 이 오랜 세월에 걸친 신념은 1960년대의 Joseph Altman의 연구에 의해 이의가 제기되었으며, 새로 태어난 새끼 쥐의 해마 및 후각망울에서의 새로운 신경세포의 성장을 입증하였다. 흥미로운 것은 이 조사결과가 30년 동안 회의적으로 다루어졌다(Sanes & Jessell, 2013).

최근 연구에서는 이 신경 발생이 비록 해마와 후각망울에 한정되어 있다 해도, 비인간 영장류 및 인간에서조차도 새로운 신경세포의 발달을 입증하는 Altman의 결과를 확인하고 있다(Sanes & Jessell, 2013). 새로운 신경세포가 발달하고, 축삭 및 가지돌기가 신장하며, 새로운 시냅스를 형성하고, 기존의 기능회로에 통합된다. 이들 새로운 신경세포가 어떻게 기능하는지는 완전히 명백하지 않다. 성체 동물에서의 새로운 신경세포의 생성이 방해되면, 후각망울 또는 해마의 어느 것인가에 의해 중재되는 특정 행동이 악화한다. 흥미롭게도, 성체 포유동물에서의 신경 발생은 우울증 또는 스트레스의 존재 하에서 감소될 수 있고 또는 그렇지 않으면 동물이 풍요로운 환경 또는 증가된 신체활동의 어느 것인가에 노출된 경우에는 증가될 수 있다. 더욱이, 외상성 또는 허혈성 (뇌졸중과 같은) 손상은 대뇌겉질과 같은 영역에서조차도 새로운 신경세포의 생성을 자극할 수 있다. 그러나, 이 신경 발생에도 불구하고, 기능의 회복은 여전히 빈약하다. 많은 과학자들은 손상으로 유발된 신경 발생이 신경성장인자의 투여와 같은 것들을 통해 어떻게 개선될 수 있는지를 검토하고 있다.

연구에서는 줄기세포가 성인과 배아의 양쪽에서 신경세포의 원천이라는 것을 확인하고 있다. 이것은 이들 새로운 신경세포가 손상 또는 질병의 영향을 역전시킬 수 있는지를 알아보기 위해, 실험동물에 이식된 발달중인 신경세포 또는 그 대안으로 줄기세포와 같은 신경전구세포를 실험적으로 사용하는 것으로 이어졌다. 인간에서 이 연구의 잘 알려진 예는 흑색질에서의 도파민 작동성 신경세포의 상실을 보상하기 위해 파킨슨병의 조가비핵에 이식된 배아성 중간뇌 도파민 작동성 신경세포를 사용하는 것이다. 이들 새로운 세포는 창백핵 출력 경로의 재활성화를 기능케 한다(Sanes & Jessell, 2013). 이 연구는 아직은 매우 실험적이지만, 중증의 신경 손상으로부터의 회복을 약속하고 있다.

병변 후와 기능회복을 하는 동안의 겉질 지도의 변화 Changes in Cortical Maps after Lesions and during Recovery of Function

건강한 성인에서는 활동, 행동 및 기술 습득에 반응하여 신체의 겉질 표현이 계속적으로 수정된다는 것을 입증하는 증거가 점차 커지고 있다. 겉질 재구성은 말초 손상(절단과 같은) 또는 중추신경계 손상(뇌졸중 또는 외상성 뇌손상과 같은) 후에도 일어난다. 신경 손상에 뒤따르는 겉질 재구성에 관한 연구는 국소 병변이 중추신경계에서의 가소성 증가의 창을 연다는 것을 시사하고 있다. 이 초기의 병변으로 유발된 겉질의 과다 흥분성은 겉질의 가소성을 촉진한다(Ward & Cohen, 2004). 신경학적 재활의 전문가에게 특히 흥미 있는 것은 손상 후에 일어나는 구조 및 기능의 활동의존성 변화에 관한 연구이다.

기능이 회복되는 동안에 신경 가소성을 연구하는 데 사용되는 기술에 익숙하지 않은 경우, 이들 방법의 몇 가지를 간단히 검토하기 위한 기술도구 4.1을 참조하기 바란다.

말초신경 병변 후의 재지도화
Remapping Following Peripheral Lesions

가능이 회복되는 동안에 겉질 지도가 어떻게 변화하는지에 대해서 연구자는 무엇을 학습하였는가? 원숭이의 정중신경(손의 털이 없는 영역의 방사모양 부분을 신경지배하는)이 절단되었을 때, 그것으로 들어오는 입력이 없을 것이기 때문에, 몸감각 겉질의 대응하는 부분이 활동을 하지 않게 될 것이라고 예상할 것이다. 이 문제를 검토하는 연구에서, Merzenich와 동료들(1983a, 1983b)은 병변 직후에, 박탈된 겉질의 대부분이 가벼운 피부자극에 반응하지 않았으나, 다음날과 수 주일에 걸쳐서, 신경세포는 다시 반응하기 시작하였다는 것을 발견하였다. 이제, 이들은 털이 있는 등쪽 표면이 자극되었을 때에 반응하였다.

수술 후에 겉질의 지도화를 검사하기 위해 실험을 수행하였더니, 인접한 지도가 탈신경이 된 영역의 대부분을 관장하기 위해 수용영역을 확대하였다는 것을 알게 되었다. 이들의 표현은 탈신경 후의 몇 주일에서 더욱 증가하였다(Merzenich et al., 1983a, 1983b). 겉질 재구성의 정도는 수 밀리미터였기 때문에, 이것이 이전에 약했던 기존의 연결의 증가한 반응성으로 인해서 일어났다고 추정되었다.

그러나, 손바닥과 손등의 일치하는 부분으로 가는 신경이 절단된 경우, 병변의 수개월 후에서도 반응하지 않는 상태 그대로 있는 겉질 구역이 있었다(Garraghty et al., 1994; Kaas et al., 1997). 이들의 연구는 겉질의 재활성화가 인접영역으로부터의 약한 입력의 반응성의 증가에 기인하는 것이고, 탈신경이 일정한 거리를 넘어선 경우, 활동하지 않는 영역이 남을 것이라는 제안을 뒷받침하고 있다(Kaas et al., 1997).

다른 관련된 연구에서는 기존의 연결 강화에 의해 설명하기에는 너무나도 큰 영역에서 겉질의 재활성화가 있을 수 있다는 것을 제안하고 있다. 예를 들어, Taub(1976)는

기술 도구 TECHNOLOGY TOOL 4.1 신경 가소성의 연구에 사용되는 방법

다양한 시간적 및 공간적 해상도를 가진 신경영상처리 기법(neuroimaging techniques)을 포함하는 중추신경계 손상 후의 기능회복의 기저에 있는 신경 가소성 및 겉질 재구성을 연구하는 연구자를 지원하기 위해 많은 방법이 발달하였다. 양전자방출 단층촬영(PET)은 시간 분해 능력이 분 단위이고 한편, fMRI의 분해 능력은 초 단위이며, 자기뇌파검사(MEG)는 밀리초이기 때문에, 연구자가 어디서 언제 활성화가 시작되는지를 판단하여 다른 뇌 영역으로의 시간적 확산을 추적하는 것을 가능케 한다(Johansson, 2004).

경두개 자기자극(Transcranial magnetic stimulation; TMS)은 뇌기능을 연구하는 또 다른 비침습적 방법이다. 펄스(pulse) 자기장은 뇌 내에 전류를 생성하고 일시적으로 시냅스 효율을 자극 또는 억제하여 뇌기능을 변화시킬 수 있다(Hallet, 2000). 운동유발 전위(MEPs)는 기록되고 운동계의 표현 및 흥분성의 변화를 결정하기 위해 사용된다(Chen et al., 2002). 예를 들어, 연구자는 피라미드로 신경세포를 활성화하기 위해 TMS를 사용하고, 절단 후에 일어나는 겉질 재구성의 정도를 판단하기 위해 절단의 몸쪽 근육의 MEP 진폭을 기록할지도 모른다.

국소적 뇌혈류를 플롯(plot)하고 특정 뇌 영역에의 혈류 수준에서부터 신경활동 수준을 추측하는 PET 정밀검사는 손상 후의 활성화 패턴 변화를 조사하기 위해 사용될 수 있다.

원숭이의 팔로부터의 감각입력을 제거하기 위한 등쪽 신경뿌리 절단(dorsal rhizotomy)으로부터 적어도 12년 후에, 몸감각 겉질은 주로 얼굴로부터의 잔여 입력에 의해 완전히 재활성화되었다는 것을 보여주었다. 이 영역은 브로드만 영역 3b의 10㎜ 이상을 관장하고 있었기 때문에, 이전에 약한 연결의 효과성 증가를 통해 발생하기에는 너무나도 컸다. 따라서, 새로운 연결이 신경계의 어딘가에 형성되어 있었다.

이들 연결이 어디서 일어나는가를 알아내기 위해, Florence와 Kaas(1995)는 손 또는 아래팔의 절단 병력이 있는 원숭이의 척수, 뇌줄기 및 겉질의 재구성을 연구하였다. 그들은 절단에 의해 손상되지 않았던 신경의 중추 종말이 절단 때문에 더 이상 사용되지 않았던 척수 및 뇌줄기의 영역에 발아하였다는 것을 발견하였다. 그들은 절단 후의 겉질에서의 팔의 표현 확대는 팔에 관한 정보를 이전에 손에 의해 점유되었던 척수 및 뇌줄기의 부분으로 전달한 축삭의 성장에 기인한다고 믿고 있었다. 따라서, 연구자들은 절단 및 등쪽 뿌리 손상 후의 대규모 재구성의 열쇠는 감각신경세포의 상실 그리고 척수 및 쐐기핵에서의 공간의 형성에 기인하는 것이며, 겉질의 재활성화로 이어지는 새로운 성장을 가능케 한다는 가설을 세웠다(Kaas et al., 1997).

인간에서는 몸감각계 및 운동계의 재구성도 또한 절단 후에 일어난다. 연구자들은 TMS를 사용하여 겉질 영역에 의해 활성화된 다양한 근육의 운동반응을 지도화하였다. 그들은 절단의 몸쪽 근육이 신체 반대쪽에 있는 동등한 근육의 유발전위보다 큰 유발전위를 나타냈다는 것을 발견하였다. 이들 근육은 또한 반대쪽 근육보다도 낮은 자극 수준에서 그리고 겉질의 넓은 영역에 걸쳐서 활성화되었다(Cohen et al., 1991; 1993; Lee & van Donkelaar, 1995). 연구자는 팔을 절단한 환자의 얼굴 및 상반신을 자극하면 환각지(phantom-limb) 감각을 유발할 수 있다는 것을 발견하였으며, 이는 팔 절단 후의 얼굴과 상반신의 몸감각 표현은 팔과 손의 영역을 차지하도록 확대되었다는 것을 시사한다(Chen et al., 2002; Ramachandran et al., 1992). 겉질 표현에서의 변화 정도는 환각지 감각의 양과 상관관계가 있었다(Chen et al., 2002). 이 연구는 겉질 지도화의 변화가 말초신경 병변 또는 절단 후에 일어난다는 것을 입증하고 있다.

중추신경 병변 후의 재지도화
Remapping Following Central Lesions

말초 손상에 더하여, 중추신경 구조에 대한 손상은 또한 겉질 지도의 변경 및 신경활성화 패턴의 변화를 초래한다. 중추신경에 대한 국소 손상은 임계기(critical periods) 중의 발달에서 일어나는 것 같은 중추신경계 내에서 구조적 및 기능적 변화를 일으킬 수 있는 능력을 증가시킬 수 있다(Ward & Cohen, 2004).

연구자는 기능의 완전 회복 대 불완전 회복과 연관성이 있는 과정을 이해하기 위해 종단적 연구를 사용하여 겉질 재구성과 기능회복 사이의 관계를 검토하고 있다. 게다가, 연구에서는 손상 후의 신경 가소성이 환경수정, 행동훈련 및 약리학을 포함하는 다양한 조작을 통해 어떻게 강화될 수 있는가를 탐구하고 있다. 기능회복과 겉질 재구성에 대한 연구는 동물 모델과 뇌졸중 및 외상성 뇌 손상과 같은 신경학적 손상으로부터 회복하는 인간에 대한 연구의 양쪽 모두를 사용하였다.

기능회복 중의 손상된 대뇌반구의 재구성. 1차 운동겉질 손상에 뒤따르는 운동회복은 손상된 부위의 기능을 대신하는 여분의 경로 또는 새로운 영역의 어느 것인가를 사용하는 것을 통해, 손상된 반구의 다른 겉질 영역에 의해 조정될지도 모른다(Chen et al., 2002; Nudo, 2006; 2007). Jenkins와 Merzenich(1987)는 뇌손상 후의 겉질 표현의 재구성이 겉질 병변으로부터의 회복의 기초가 되는 모델일 수 있다는 것을 재안한 가장 초기의 과학자의 일부였다. 그들은 원숭이에서 연구를 수행하였으며, 거기서 그들은 손가락의 하나를 나타내는 감각겉질 영역에서 절제(ablation)를 시행하였다. 그들은 원래 절제된 영역에서 나타냈던 피부 표면이 이제는 손상되지 않은 몸감각 영역 가까이에서 나타내고 있다는 것을 발견하였다. 속심유막(internal capsule)에 경색이 있는 인간 실험대상자에 대한 연구에서는 손 기능의 회복은 겉질의 손 영역이 일반적으로 얼굴에 의해 조절되는 영역으로 배쪽 확대가 되는 것과 연관성이 있다는 것을 보여주었다(Weiller et al., 1993). 또 다른 연구에서, Pons 등(1988)은 2차 몸감각 영역(SII)으로의 입력인, 1차 몸감각 겉질(SI)의 손 영역을 선택적으로 제거하였다. 그들은 SII의 손 영역이 더 이상 손의 피부자극에 반응하지 않았지만, 몇 주일간의 회복 후 그 영역은 발의 가벼운 접촉에 반응하게 되었다는 것을 발견하였다. 이들의 결과는 신경계가 중추 및 말초 병변에 뒤따라서 재구성할 수 있다는 것을 입증하고 있다.

1차 운동영역에 대한 손상은 또한 기능회복을 하는 동안에 신경활동의 재구성을 초래한다. 1차 운동겉질 병변은 운동앞영역, 보완운동겉질 그리고 띠 모양 겉질(cingulate cortex)을 포함하는 2차 운동영역의 활성화를 초래한다. 따라서, 속섬유막에 대한 작은 병변과 관련된 기능회복은 손상되지 않은 병렬 운동경로에 의해 조절될지도 모른다(Alexander & Crutcher, 1990; Chen et al., 2002; Fries et al., 1993; Lee & van Donkelaar, 1995; Strick, 1988).

2차 운동영역의 활성화가 뇌졸중 후 기능의 양호한 회복과 연관성이 있는가? 재구성된 신경 활성화 패턴과 뇌졸중 후의 기능회복 수준 사이의 관계를 연구하기 위한 신경영상처리기술을 사용한 종단적 연구에서는 이 질문에 답하기 시작하고 있다. 이들의 연구는 1차 운동겉질 손상 후에, 앞에서 설명한 것처럼, 2차 운동영역의 동원이 있다는 연구결과를 뒷받침하고 있다. 그러나, 양호한 운동회복을 나타내어 보여주는 개인 사이에서, 2차 운동영역에서의 이들 초기의 과다 활성화 패턴은 집중적이고 더 정상적인 활성화 패턴으로 대체된다. 활성화 패턴의 정상화는 양호한 운동회복과 연관성이 있고, 반면에 2차 영역의 계속되는 활성화는 최적의 기능회복보다 연관성이 적은 것처럼 생각된다(Ward et al., 2003).

인접하는 겉질이 손상된 영역의 기능을 대신한다는 증거도 있다. 예를 들어, 뇌졸중 후에 회복된 손의 움직임은 얼굴영역으로 확장된 운동겉질의 활성화와 연관성이 있었으며, 이것은 손의 표현이 얼굴영역으로 이동하였다는 것을 시사하고 있다(Weiller et al., 1993).

같은 쪽(교차하지 않는) 운동 경로의 기능회복에 대한 기여. 교차되지 않은 경로는 기능회복에서 중요한 역할을 수행하고 있는가? 이것은 많은 환자에서 사실인 것처럼 생각된다. 예를 들어, 난치성 간질을 조절하기 위해 특정 환자에서는 완전한 대뇌반구가 제거되었으나, 중증의 편마비는 관찰되지 않았다. 이 흔치 않은 일은 유아기부터 대뇌반구가 비정상이었다는 사실에 기인하였을지도 모르고, 따라서, 같은 쪽 대뇌반구가 점차적으로 팔다리의 조절을 대신할 수 있게 되기까지 몇 년이나 걸렸다(Lee & van Donkelaar, 1995).

Weiller 등(1992)은 PET 정밀검사를 사용하여 섬유막 경색이 있었고 결과적으로 초래된 불완전마비로부터 마침내 회복된 환자의 같은 쪽 운동 활동을 조사하였다. 환자는 같은 손의 서로 다른 손가락에 엄지를 순차적으로 접촉하도록 요구받았고 한편, 국소혈류가 측정되었다. 조사자는 대조군의 실험대상자와 환자의 비마비측 손에서는 반대쪽 운동겉질과 운동앞영역은 과제를 수행하는 동안 활성화되어 있었다는 것을 발견하였다. 그러나, 이전에 마비되었던 손을 사용하였을 경우, 같은 쪽과 반대쪽 운동영역 모두가 혈류 증가를 보였고, 이것은 같은 쪽 경로가 이제는 이 움직임의 조절에 기여하고 있다는 것을 보여주고 있다(Weiller et al., 1993).

그러나, 기능회복에 대한 병변 반대쪽의 1차 운동겉질

(손상된 겉질과 반대쪽에 있는 운동겉질)의 역할은 분명하지 않다. 연구자가 마비 쪽 손을 움직이는 동안 병변 반대쪽에 있는 1차 운동겉질의 활성화가 있다는 것을 나타내어 보여주었지만, TMS를 사용한 이 활동의 중단이 손의 움직임을 손상시키지 않았다. 병변 반대쪽 1차 운동겉질의 동원이 겉질 내 억제의 증가를 통해 회복을 방해할 수 있다는 몇 가지 증거도 있다(Hummel et al., 2005; Ward & Cohen, 2004).

겉질 손상으로부터의 회복에 대한 소뇌의 기여. 새로운 종단적 연구에서는 1차 운동겉질에 대한 병변 후의 운동 회복에 대한 소뇌의 중요성이 보고되어 있으며, 손상된 겉질척수로의 반대쪽 소뇌반구가 더 중요한 역할을 갖고 있는 것처럼 생각된다(Small et al., 2002). 이들 연구는 기능 회복에서의 소뇌의 역할이 운동학습에서의 그 역할과 관계가 있을지도 모른다고 시사하고 있다. 구체적으로는 소뇌는 자동운동 기술의 확립을 통해 운동 수행의 개선에 역할을 수행한다고 생각되고 있다. 소뇌가 운동 회복에 관여하는 것은 뇌졸중 후 2~3개월에 시작하여 6개월간 지속된다고 생각되고, 기능회복에서의 소뇌의 역할은 학습을 통한 것이라는 연구자의 신념을 뒷받침하고 있다(Kleim et al.; 1997, 1998).

뇌줄기 경로의 활성화. 겉질척수로계에 대한 뇌졸중과 관련된 손상 후에, 척수운동신경세포에의 뇌줄기 입력의 강화는 뇌졸중 후의 기능 회복에 기여하기도 하고 억제하기도 한다. Zaaimi 등(2012)은 성체 원숭이에서, 겉질척수로 병변 후의 기능회복이 망막척수로에서의 EPSP의 증가와 연관성이 있다는 것을 발견하였다. 이들 경로는 안쪽 뇌줄기에서 비롯되고 아래팔과 손의 폄근이 아니라, 굽힘근을 신경 지배하는 척수운동신경세포에 시냅스를 형성하였다. 폄근이 아닌 이 굽힘근과의 뇌줄기의 연결인 운동신경세포를 불균형하게 강화하는 것은 회복(폄근의 허약함과 연계한 굽힘근 활동)의 이 패턴이 왜 뇌졸중 생존자에서 일반적으로 발견되는가를 설명할지도 모른다(Zaaimi et al., 2012). 따라서, 겉질척수 병변 후의 그물척수로의 동원은 굽힘근 운동신경세포의 동원을 증가시킴으로써 기능회복을 지지할 뿐만 아니라 폄근 신경세포 활성화의 결여로 인해 기능적 회복도 억제한다.

겉질척수로계에 대한 손상과 손의 미세하게 조절되고 개별화된 움직임에 대한 그물척수로의 동원이 미치는 영향은 무엇인가? 척수 내에서 겉질척수 축삭은 소수의 운동신경세포 풀(pool)에만 분지하여 협동근의 작은 집단의 조절을 가능케 하고 손가락(digits) (개별화된 또는 분할된 조절)의 독립적인 조절을 보증한다. 이리하여, 겉질척수로계에 대한 손상은 손의 개별화된 움직임의 상실을 초래한다. 그물척수로 축삭은 척수 내에서 광범위하게 분지하고 많은 운동신경세포 풀에 접촉한다. 게다가, 그물척수로는 척수의 양쪽에 운동신경세포를 신경 지배하는 단일 축삭을 가진 양방향으로 조직화된 시스템이다. 따라서, 그물척수로의 활성화는 손의 섬세한 분할된 조절보다는 손과 팔 근육의 넓고 양측성의 활성화를 초래한다. 정상적이고 손상이 없는 시스템에서는 겉질척수로계는 그물척수로계에서의 활동을 억제한다. 겉질척수로계에 병변이 있으면, 이 겉질척수로 활동의 억제는 상실된다. 이 그물척수로 활동의 방출은 뇌졸중이 있었던 사람이 마비된 팔의 편측성 움직임을 시도할 때, 양측성 움직임이 일어나는 이유를 설명할지도 모른다고 생각된다(Ortiz-Rosarioa et al., 2014).

교차양식의 가소성. *교차양식의 가소성*(cross-modality plasticity)은 그 일반적인 입력이 박탈되었을 때, 그 입력에 일반적으로 반응하는 겉질의 부분이 이제는 다른 감각양식(sensory modalities)으로부터의 입력에 반응할지도 모른다는 생각을 가리킨다(Chen et al., 2002). 교차양식의 가소성은 시각계에서 가장 빈번하게 연구되어 왔다. 시각계는 시각겉질에 투사하고 한편, 청각계는 청각겉질에 투사한다. Sur 등(1990)에 의한 흰담비(ferrets)의 실험은 망막세포가 청각겉질에 투사하는 안쪽무릎핵(medial geniculate nucleus)에 투사하도록 유도될지도 모른다는 것을 보여주었다. 이것이 일어나면, 1차 청각겉질도 또한 방위 선택성(orientation-selective) 신경세포 및 방향 선택성(direction-selective) 신경세포 양쪽 모두를 사용하여, 시각 자극에 반응한다. 다른 연구자는 유사한 실험을 수행하여 시각 신경세포가 몸감각 시상에 투사되도록 유도하였고, 그런 다음 시각 자극에 반응하는 몸감각세포를 발견하였다. 이것은 서로 다른 1차 감각영역이 많은 공통된 특징을 갖고 있고, 이것은 하나의 양식으로부터의 감각 입력이 다른 겉질영역을 활성화하는 것을 가능케 한다는 것을 시사하고 있다. 그러나, 이들 새로운 연결이 기능적이었다 해도, 많은 비정상이 있었으며, 이것은 이전의 사양(prior specification)이 이미 이들 1차 겉질영역에서 일어났다는 것을 가리키고 있다(Sur et al., 1990). 인간에서, 점자 판독기(Braille reader)는 점자 읽기 손가락을 위한 감각 및 운동 표현을 확장하였고, 겉질 표현이 학습과 경험에 기초하여 역동적으로 조절된다는 것을 다시 보여주고 있다(Donoghue, 1995; Pascual-Leone et al., 1993).

신경영상처리(neuroimaging) 연구는 어린 나이부터 시각장애 대상자에서의 촉각, 청각, 기억 그리고 언어와 관련되는 신경 처리를 하는 동안의 뒤통수 겉질의 과제 의존성 활성화를 보여주었다. PET와 fMRI 양쪽의 연구에서는 청각공간 처리와 청각운동이 시력이 정상인 사람에서의 시공간적 및 시각운동 정보를 정상적으로 처리할 같은 영역에서 일어난다는 것을 보여주었고, 이것은 새로운 양식이 겉질 영역을 대신할 때 영역이 이들의 기능과 신경 부호화 능력을 유지한다는 것을 시사하고 있다. 만년에 시각장애인이 된 대상자의 겉질에서 일어날 수 있는 가소성 변화의 정도에 대한 상당한 논쟁이 있어왔다. 현재, 이들 개인은 이들의 구심로가 차단된(deafferented) 시각겉질의 기능 변화를 나타낸다는 것을 보여주었다. 그러나, 가소성의 정도와 청각 과제를 위해 동원된 영역은 발병 연령에 의해 영향을 받는다(Collignon et al., 2009).

행동 및 겉질 재구성은 시각적으로 정상인 개인에서도 단기간에 시력을 빼앗긴 경우에 일어날 수 있다. 예를 들어, Pascual-Leone 등(2005)은 5일간 눈가리개를 착용한 시력이 정상인 대상자에서 소리에 대한 뒤통수 겉질 반응의 유의미한 증가가 있다는 것을 보여주었고 한편, Lewald(2007)는 눈가리개를 착용한 90분 후의 소리의 위치 결정(sound localization)을 하는 동안에 정확성에서 가역적인 개선을 보여주었다. 그리고 작지만 유사한 영향이 시각장애 대상자에서 볼 수 있었다. 이러한 것이 이와 같이 어떻게 짧은 기간에 일어날 수 있었을까? 시력이 정상인 개인에서조차도 소리의 처리에 시각겉질의 관여가 있다는 것을 보여주었다(Collignon et al., 2008).

신경 가소성과 겉질 재구성을 강화하는 전략
Strategies to Enhance Neural Plasticity and Cortical Reorganization

이들 연구는 신경계의 믿어지지 않을 정도의 가소성을 입증하였고 신경손상 후의 기능 회복에 대한 이 가소성의 중요성을 보여주었다. 더 흥미진진한 것은 회복을 최적화하기 위해 신경 가소성을 강화하고 중추신경계 재구성을 촉진하는 전략의 효과를 조사하는 연구이다.

훈련의 효과 *Effect of Training*

Merzenich와 동료들에 의한 연구에서는 경험이 정상적인 원숭이의 몸운동영역 지도(somatotopic maps)의 재구성에 미치는 영향을 검토하였다(Jenkins et al., 1990).

한 실험에서는 원숭이는 중간의 3개 손가락(그림 4.13의 2, 3, 4번 손가락)만의 사용을 수반하는 전략을 사용해서 먹이에 팔을 뻗을 수 있었다. 이 과제에 의한 상당한 경험(즉, 몇 천 번의 시도!)을 쌓은 후, 원숭이의 겉질 지도는 이들 3개 손가락만의 영역에서 유의미한 증가를 나타냈다. 몸감각 겉질에서의 훈련으로 유도된 이 재구성을 그림 4.13에 나타냈고, 그림의 위는 자극 전 겉질 손가락 영역의 크기를 나타내고 그림의 아래는 자극 후의 이 영역의 크기를 나타내고 있다. 손가락의 오른쪽은 손가락의 피부 수용기 수용영역을 보여주고 있다. 훈련 후, 중간의 3개 손가락(2, 3, 4번 손가락)의 수용영역은 더 크다는 것에 주목하기 바란다. 후기의 실험에서 일단 새로운 과제가 학습되면, 오랜 기간 동안 지속되는 어떤 측면의 중추 지도화 변화가 있다(Nudo, 2006; 2007; Nudo et al., 1996).

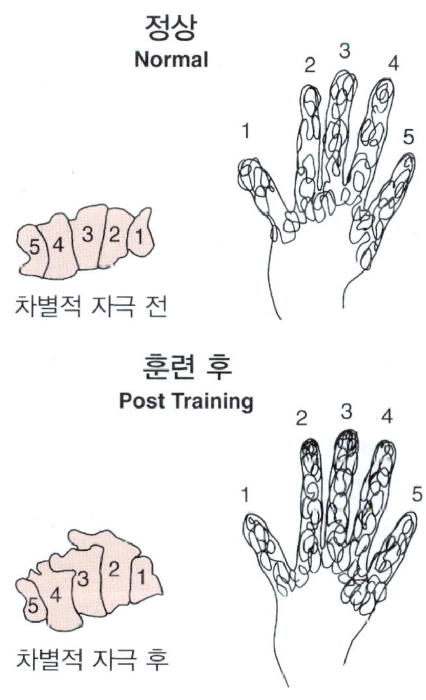

그림 4.13 원숭이가 중간의 3개 손가락(2, 3, 4번 손가락)만의 사용을 수반하는 전략을 사용해 먹이에 팔을 뻗도록 훈련되었다. 그림의 위는 훈련 전의 5개 손가락의 겉질 지도(**왼쪽**) 및 손가락의 피부수용기를 위한 수용영역의 크기(**오른쪽**)를 나타내고 있다. 그림의 아래(**왼쪽**)는 이 과제로 상당한 경험을 한 후 3개의 가운데 손가락에 대한 원숭이의 겉질 지도의 크기 증가를 나타내고 있다. 오른쪽은 훈련 후의 중간 3개 손가락의 증가된 수용영역을 보여주고 있다(Jenkins WM, Merzenich MM, Och MT, et al. Functional reorganization of primary somatosensory cortex in adult owl monkeys after behaviorally controlled tactile stimulation. J Neurophysiol 1990;63:82-104에서 허가를 받아 변경).

훈련 후 겉질 지도화는 인간에서도 보여주고 있고, 특히 뇌졸중 환자의 훈련 후 겉질의 재구성을 보여주고 있다. Leipert와 동료들은 TMS를 사용해서, 손상된 팔의 12일간의 집중훈련 후에 13명의 뇌졸중 환자에서 손상된 반구에 겉질의 손의 표현이 증가하였다는 것을 입증하였다. 그들은 손상된 반구의 운동출력 영역의 크기 증가는 손의 운동기능에서 유의미한 개선과 연관성이 있다고 보고하였다. 기능 개선은 훈련 6개월 후에도 역시 존재하였다. 게다가, 손의 기능을 나타내는 겉질 영역의 크기는 2개의 반구에서 같았고, 이것은 반구 사이의 흥분성 균형으로의 복귀를 시사하고 있다(Leipert et al., 2000).

연구는 또한 팔과 다리 양쪽을 포함하는 운동학습에 기초하는 치료(다리를 포함하는 손-팔 양손을 사용하는 집중훈련[Hand-Arm Bimanual Intensive Training: HABIT 또는 HABIT-ILE] 후의 뇌성마비(CP) 아동에서의 신경 가소성 변화의 존재도 입증하였다. 경직성편마비성 뇌성마비가 있는 아동 집단에서, Friel과 동료들(2016)은 세 가지 주요 파라미터(과제 난이도의 진행, 복잡한 운동 과제를 포함하는 고립된 움직임의 반복 연습 및 기능적인 목표의 반복)에 의해 특징지어지는 구조화된 기술훈련 프로그램이 운동계 내의 신경 가소성을 촉진하였다는 것을 보여주었다. 그들은 손상된 운동 지도의 크기 증가와 TMS 및 표면근전도로 측정된 운동유발 전위(MEPs)의 보다 큰 진폭을 발견하였다. 마찬가지로, 편측성 뇌성마비가 있는 아동이 수반된 연구에서는 확산 텐서 영상(DTI: diffusion tensor imaging)을 사용하여, HABIT-ILE과 같은 집중적인 운동기술훈련이 손의 기능은 물론 병변이 있는 그리고 병변이 없는 대뇌반구 양쪽으로부터의 겉질척수로의 해부학적 완전성을 개선하였다는 것을 입증하였다(Bleyenheuft et al., 2020).

모든 훈련이 겉질의 재구성을 유발하는가? 답은 아니라고 생각된다. 신경 가소성을 최대한으로 하기 위한 훈련의 최적의 타이밍과 강도를 밝히는 연구가 시작되고 있다. 동물 모델에서는 기술학습은 겉질 재구성과 연관성이 있었다. 그러나, 근력훈련은 그러하지 않았다(Maldonado et al., 2008; Remple et al., 2001). 기술습득과는 관계없이, 운동은 혈관 신생(angiogenesis)에 영향을 주었으나 쥐의 겉질에서의 운동 표현을 바꾸지 않았다(Kleim & Jones, 2008; Kleim et al., 2002). 신경 병변 후의 조기 및 격렬한 강제적인 운동행동은 취약한 신경조직에서 바람직하지 않은 신경 변성으로 이어질 수 있다(Kozlowski et al., 1996; Schallert et al., 2000). 그러나, 약리학적 치료 또는 신경이식과 같은 다른 중재와 조합한 훈련은 개개의 중재와 연관성이 있는 것을 넘어서 결과를 개선하였다(Dobrossy & Dunnett, 2001). 겉질 자극은 운동회복을 촉진하기 위해서도 사용되어 왔다. 이 연구의 더 상세한 것에 대해서는 확장지식 4.2를 참조하기 바란다.

인간에서의 신경 가소성의 변화와 연관성이 있는 재활훈련의 특정 유형에 대해서 상세한 것은 뒤에 나오는 장에서 더 상세히 논의된다. 이들 모든 연구는 우리에게 무엇을 가르치고 있는가? 그들은 기능적 활동을 나타내는 우세한 경로만으로, 감각겉질 또는 운동겉질의 임의의 부분을 신경지배하는 다양한 경로를 갖고 있다는 것을 시사하고 있다. 그러나, 병변이 하나의 경로에서 일어나면, 덜 우세한 경로

확장지식 4.2

겉질 자극이 운동회복에 미치는 영향

겉질 자극도 또한 운동회복을 촉진하기 위해 사용된다. 연구자들은 운동겉질에 대한 경두개 자극이 건강한 성인에서의 겉질 가소성에 미치는 운동훈련의 영향을 강화한다는 것을 보여주고 있다(Antal et al., 2004; Butefisch et al., 2004; Nitsche et al., 2003). 겉질 자극이 뇌졸중 후의 기능을 강화하는가? 반대쪽의 손상되지 않은 반구에 대한 자극은 겉질 활동을 감소시키기 위해 사용되어 왔고, 손상되지 않은 반구에 의해 손상된 반구의 비정상적인 억제를 감소시키고 있다(Kobayashi et al., 2004). Hummel과 동료들(2005)은 만성 뇌졸중 환자의 손 기능에 대한 겉질 자극의 영향을 조사하였다. 그들은 손상된 반구에 대한 겉질 자극을 하기 전과 겉질 자극을 하는 동안에 Jebsen Taylor 손 기능검사(JTT)를 사용하여 마비된 손의 기능 수행을 조사하였다. JTT에 대한 수행은 자극을 하는 동안에 약 12% 개선되었고 개선된 손 기능은 자극이 끝난 후 약 25분 동안 지속되었다.

기술훈련 중 또는 직전에 적용된 경두개 겉질 자극은 운동학습을 강화한다는 것을 보여주었지만, 훈련 후에 주어진 겉질 자극은 겉질 흥분성의 훈련의존성 증가를 감소시켰다(Rosenkranz et al., 2000). 훈련 중에 가소성을 활발하게 하는 행동신호가 여분의 자극의 존재에 의해 강화되기 때문에, 훈련을 자극과 동기화시키는 것이 수행을 개선한다는 것을 시사하고 있다. 이와는 대조적으로, 자극이 훈련 경험의 밖에서 적용되면, 기억통합 과정(memory consolidation process)이 방해되고 행동신호에 의해서 형성되지 않는 가소성을 유발할지도 모르며, 따라서, 수행에 해롭다(Kleim & Jones, 2008).

표 4.1 경험 의존성 가소성의 원칙

원칙	설명
1. 그것을 사용하라, 그렇지 않으면 그것을 상실하다.	특정 뇌기능의 활성화를 하지 못하면 기능저하로 이어질 수 있다.
2. 그것을 사용하면, 그것을 개선한다.	특정 뇌기능을 활성화하는 훈련은 그 기능의 강화로 이어질 수 있다.
3. 특이성	훈련 경험의 본질은 가소성의 본질을 좌우한다.
4. 반복의 문제	가소성의 유발에는 충분한 반복이 필요하다.
5. 강도의 문제	가소성의 유발에는 충분한 훈련강도가 필요하다.
6. 시간의 문제	서로 다른 형태의 가소성은 훈련 중의 서로 다른 시간에 일어난다.
7. 현저성의 문제	훈련 경험은 가소성을 유발하기 위해 충분히 두드러져야 한다.
8. 연령 문제	훈련으로 유발된 가소성은 젊은 뇌에서 더 쉽게 일어난다.
9. 전이	하나의 훈련 경험에 반응하는 가소성은 유사한 행동의 획득을 강화할 수 있다.
10. 간섭	하나의 경험에 반응하는 가소성은 다른 행동의 습득을 방해할 수 있다.

Kleim JA, Jones TA. Principles of experience-dependent neural plasticity: implications for rehabilitation after brain damage. J Speech Lang Hear Res 2008;51:S225–S239에서 변경.

가 즉각 기능적 연결을 보여줄지도 모른다. 이것은 성인에서조차도, 겉질 지도가 매우 역동적이라는 결론으로 유도한다. 시냅스 연결을 위한 신경세포 사이에서 사용 의존성 경합이 존재하는 것 같다. 따라서, 어떤 하나의 영역이 비활성 상태가 되면, 인접 영역은 그 이전의 표적을 대신하여 이들을 기능적으로 사용하게 한다.

이들 실험은 또한 겉질의 감각지도 및 운동지도가 말초입력에 의해 활성화되는 양에 따라 끊임없이 변화하고 있다는 것을 시사하고 있다. 우리들 각각이 서로 다른 환경에서 자라고 매우 서로 다른 유형의 운동기술을 실행하여 왔기 때문에, 우리의 각각의 뇌의 지도는 독특하고 이들 경험의 결과로서 끊임없이 변화하고 있다.

Kleim과 Jones(2008)는 활동의존성 신경 가소성에 대한 관련 연구의 광범위한 검토에 기초하여, 신경재활 실행에 잠재적으로 영향을 주는 10개의 원칙을 제안하였다. 이들 원칙은 표 4.1에 요약되어 있다.

- **원칙** 1. "그것을 사용하라, 그렇지 않으면 그것을 상실한다"라는 것은 장기간에 걸쳐서 과제 수행에 적극적으로 관여하지 않는 신경회로는 퇴화하기 시작한다는 것을 시사한다.
- **원칙** 2. "그것을 사용하면, 그것을 개선한다는 것"은 훈련은 손상 후에 상실되는 신경세포 및 네트워크를 보호할 수 있다는 것을 시사하고 있다.
- **원칙** 3. "특이성(specificity)"은 새로운 기술의 습득 또는 상실된 기술의 재습득과 연관성이 있는 연습이 운동겉질의 변화와 연관성이 있지만, 이미 학습한 움직임의 반복은 그렇지 않다는 것을 나타내고 있다. 연구에서는 신경 가소성이 특정 형태는 특정 종류의 경험에 좌우된다는 것을 시사하고 있다. 신경 가소성은 이미 학습된 또는 관계가 없는 운동의 반복이 아니라, 기술 습득과 관련된 연습 중에 촉진된다.
- **원칙** 4. "반복의 문제"는 신경 재구성에 대한 반복의 중요성을 반영한다. 새로이 학습된(또는 재학습된) 행동의 반복은 지속적인 신경 변화의 유발을 필요로 하고, 반복을 신경 재활에서 하나의 중요한 원칙이 되게 한다. Kleim과 Jones(2008)는 환자가 치료의 범위를 넘어서 손상된 기능을 계속해서 사용하고 유지하여 더 많은 기능의 이득을 얻게 하는 데에 충분한 수준의 뇌 구성을 얻기 위해서는 숙련된 움직임의 반복이 필요하다는 것을 시사하고 있다.
- **원칙** 5. "강도(intensity)"는 훈련이 경험에 의존하는 신경 가소성을 자극하기 위해서는 충분히 강력해야 한다는 것을 시사하고 있다. 이것은 또한 환자의

역동적이고 변화하는 기술수준에 합치하도록 훈련을 점차적으로 수정하고, 이리하여 회복 및 재활을 통해서 계속적인 신경 적응을 확실하게 하는 운동 강도의 수준을 유지하는 것을 필요로 한다. 그러나, 훈련 강도의 효과는 그 중재의 타이밍에 좌우될지도 모른다. 타이밍과 강도 사이의 상호작용을 뒷받침하는 연구는 확장지식 4.3에서 찾아볼 수 있다.

- **원칙** 6. "시간의 문제"는 기능의 학습과 회복의 기저에 있는 신경 가소성이 하나의 과정이고, 후기 유형의 가소성은 흔히 이 과정에서 조기에 일어나는 가소성에 좌우된다는 사실을 반영하고 있다. 예를 들어, 운동기술을 훈련하는 동안에, 유전자 발현이 시냅스 형성에 선행하고, 이것은 순차로 운동 지도 재구성을 선행한다(Kleim & Jones, 2008). 회복과정에서 시간의 중요성은 특정 유형의 중재가 도입된 시간에 따라 많든 적든 효과적일지도 모른다는 것을 입증하는 연구에 의해서 뒷받침되고 있다. 예를 들어, Biernaskie 등(2004)은 뇌경색 발병 30일 후에 시작된 5주간의 재활은 뇌경색 발병 5일 후에 시작된 동일한 요법(regimen)보다 기능적 성과의 개선과 겉질 가지돌기의 성장 촉진에서 훨씬 덜 효과적이었다는 것을 알게 되었다.
- **원칙** 7. "현저성(salience) 문제"는 활동에 의존하는 신경 가소성을 최대화하기 위해서는 훈련이 기능적으로 적절하고 개인에게 의미가 있어야 한다는 것을 시사하고 있다. 활동이 두드러지기 위해, 그 사람이 하기를 원하는 활동을 반영해야 한다(Hadders-Algra & Gramsberg, 2007; Kleim & Jones, 2008). 기능적으로 적절하지 않은 활동을 단순히 반복하는 것은 신경가소성과 뇌 손상 후의 재구성을 유발하지 않을 것이다. 그 대신에, 가소성과 관련된 활동은 두드러져야 하고, 즉, 훈련받는 사람에게 의미가 있어야 한다. 따라서, 환자가 과제를 수행하려는 욕망과 동기부여는 과제 특정의 훈련과 연관성이 있는 신경 적응 가능성을 높인다.
- **원칙** 8. "연령 문제"는 경험에 의존하는 시냅스 강화, 시냅스 형성 그리고 대뇌겉질 지도의 재구성은 모두 나이를 먹음과 더불어 감소한다는 것을 시사하며, 이것이 활동 의존적 신경 가소성이 될 때 연령이 중요하다는 것을 시사한다(Kleim & Jones, 2008). 그러나, 연구자들은 뇌의 변화가 젊은 뇌에서 관찰되는 것보다도 심각하지 않거나 또는 느려질 가능성이 있으나, 노화하는 뇌가 경험에 의존한 재구성을 나타낸다는 것을 보여주고 있다(Kleim & Jones, 2008).
- **원칙** 9. "전이(transference)"란 일습의 신경회로 내의 가소성이 다른 회로에서의 동시에 발생하는 또는 그 다음에 일어나는 가소성을 촉진하는 능력을 가리킨다. 따라서, 하나의 훈련 경험은 유사한 행동의 습득을 향상시킬 수 있다(Kleim & Jones, 2008).
- **원칙** 10. "간섭(interference)"이란 어떤 신경회로 내의 가소성이 같은 또는 다른 회로 내의 새로운 가소성의 유발이나 기존의 가소성의 발현을 방해하고 학습을 손상할 가능성이 있다는 것을 가리킨다. 예를 들어, 우리가 보아온 것처럼, 경두개 겉질 자극은 훈련 중 또는 그 직전에 적용하면 가소성을 개선하지만,

---

확장지식 4.3

훈련하는 동안의 타이밍과 강도 사이의 상호작용

훈련 타이밍과 강도 사이의 상호작용은 VECTORS 연구에서 설명되어 있다. 뇌졸중 재활 중 매우 조기의 제약에 의해 유발된 운동[Very Early Cons-traint-Induced Movement during Stroke Rehabilitation (VECTORS)] 연구에서는 팔 기능의 회복을 세 가지 유형의 훈련에 대응한 뇌졸중의 급성(뇌졸중 후 14일 이내) 환자 집단에서 비교하였다. 그 세 가지 유형은 제약에 의해 유발된 운동치료(constraint-induced movement therapy; CIMT)(2시간의 과제-특이성 훈련, 하루에 6시간 손상되지 않은 손의 억제), 전통적 훈련(2시간의 전통적 작업치료) 그리고 CIMT의 고강도 용량(3시간의 성형[shaping], 손상되지 않은 손의 90% 깨어있는 시간의 억제)이다(Dromerick et al., 2009).

무작위화 후 90일에서 행동연구 팔 검사(Action Research Arm Test; ARAT)를 사용한 팔 기능회복 척도는 CIMT와 전통적 치료를 받은 집단에서 가장 좋았고 둘 사이에는 차이가 없었다. 가장 놀라운 것은 고강도 CIMT 훈련을 받은 집단이 90일에서 팔 기능이 가장 좋지 않았다는 것이 판명되었다는 것이다. 따라서, VECTORS 연구에서는 급성기에서의 더 강력한 치료는 더 양호한 결과로 이어질 것이라는 가설을 지지하지 않았다. 그 대신에, CIMT의 ***높은 용량***은 적어도 회복의 급성기에는 ***운동회복과 별로*** 연관성이 없었다(Dromerick et al., 2009). 이 연구는 고도로 강력한 훈련 스케줄을 사용하는 이점은 환자가 회복과정의 어디에 있는가에 따라 달라질지도 모른다는 것을 우리에게 상기시켜준다. 조기 회복에서는 실제로는 그다지 많지 않을지도 모른다.

훈련 후에 주면 가소성을 방해(간섭)한다는 것을 보여주고 있다(Butefisch et al., 2004; Floel & Cohen, 2006; Rosenkranz et al., 2000).

요약하면, 손상되지 않은 뇌에서의 운동학습과 손상된 뇌에서의 재학습 양쪽의 기초로서 신경 가소성을 압도적으로 뒷받침하는 연구가 풍부히 있다. 활동의존성 신경 가소성에 대한 연구로부터 유도된 원칙은 신경 적응을 촉진시키고 운동조절 손상이 있는 환자의 기능 회복을 촉진하도록 설계된 중재의 적용을 알리고 인도할 수 있다.

후천적 뇌손상에서의 신경 가소성과 기능회복에 관한 연구의 임상적 의미

Clinical Implications of Research on Neural Plasticity and Recovery of Function in Acquired Brain Injury

세포사이 반응과 겉질 재지도화의 양쪽을 포함한, 기능 회복에 기여하는 손상에 의해 유발된 신경기전에 관한 연구의 임상적 의미는 무엇인가? 먼저, 손상에 뒤따라서 일어나는 신경 변화의 일부를 이해하는 데에 도움이 될 수 있다. 예를 들어, 왼쪽 반구의 속섬유막(internal capsule)에 허혈성 뇌졸중이 있었던 53세 여성인, Genise를 예로 들어보자. 우선, 신경 손상에 대한 세포사이 반응에 관한 연구가 뇌졸중 후의 Genise의 뇌에서 일어날 것 같은 사건에 대해서 우리에게 무엇을 가르쳐 주는지를 생각해보자. 즉각적이지만 일시적으로 일어나는 사건의 하나는 뇌졸중에 의해 손상된 뇌의 일부분으로부터 입력 상실에 기인하는 손상되지 않은 뇌 영역에 의해 조절되는 기능의 일시적인 상실인, 기능해리(diaschisis)이다. 기능해리의 해결이 Genise의 조기 기능회복에 기여하는 정도는 아직도 약간 불분명하다.

게다가, 이전에 활동하지 않은 신경세포(및 경로)의 드러남(unmasking)이 일어나기 시작하여, 기능회복에 기여한다. 손상된 신경세포에 인접하여, 손상되지 않은 신경세포는 재생성 시냅스 생성과 반응성 시냅스 생성의 양쪽을 나타내어 보여주기 시작할 것이다. 그래서, 이전에 손상된 신경세포에 의해 신경 지배가 되었던 표적 신경세포에의 곁경로(collateral pathways)가 발달하기 시작한다. 이들 새로운 세포가 그녀의 기능 회복에 기여할지는 불분명하지만, 신경 발생(새로운 신경이 만들어지는 것)이 운동겉질에서 일어날 가능성이 있다.

세포 내 반응에 더해서, Genise의 뇌졸중은 또한 손상된 반구와 손상되지 않은 반구 양쪽에서 겉질지도의 거의 즉각적인 변경과 신경 활성화 패턴의 변화를 초래한다. 손상된 반구에서, 그녀의 1차 운동영역에 대한 손상은 띠모양 겉질은 물론 운동앞겉질과 보완운동겉질을 포함하는 2차 운동영역과 손상되지 않은 병렬 운동경로의 활성화를 야기할 것이다. 게다가, 같은 쪽의(교차하지 않은) 내림 운동경로는 운동조절에서 더 활성화된다. 그러나, 회복이 최적이 되기 위해서는 2차 운동영역에서의 이들 초기의 과다 활성화 패턴은 초점을 맞춘 그리고 더 정상적인 활성화 패턴에 의해 대체되어야 한다. 병변이 있는 반대쪽 반구에서의 신경 활동은 아마도 증가할지도 모르지만, 이것은 그녀의 회복에 유해할지도 모른다. 또한, 그물척수로와 같은 뇌줄기에서부터 척수운동신경세포로 내려가는 경로는 강화될지도 모른다. 이들의 내려가는 뇌줄기 경로는 움직임의 회복에 기여할지도 모르지만, 이것은 움직임의 더 많은 협동작용의 질량 패턴에 반영될지도 모른다.

마지막으로, 연구에서는 경험이 기능 회복과 연관성이 있는 신경 기전에 강하게 영향을 줄 것이라고 말해주고 있다. 조기의, 강력하고, 집중적인 훈련, 특히 기술 습득에 초점을 맞춘 훈련은 그녀의 겉질지도 형성에 강력한 영향을 줄 것이다. 그녀의 뇌졸중 후의 재활훈련이 지연되면, Genise의 뇌는 기능 회복에 유해할 것인, 폐용(disuse)을 반영하여, 조직화의 변화를 보일 것이다. 그러나, Genise가 기술 재습득을 위한 훈련에 참여하는 경우, 기능 회복의 기저에 있는 겉질의 재구성이 일어나고 훈련이 끝난 후에 오래 유지될 것이다.

신경 가소성과 신경퇴행성 질환

NEURAL PLASTICITY AND NEURODEGENERATIVE DISEASE

신경퇴행성 질환의 측면에서 신경 가소성은 무엇을 의미하는가? 파킨슨병(PD) 또는 다발성경화증(MS)과 같은 만성, 진행성 신경학적 질환에서, 신경계의 변화가 기능의 저하만을 야기하는가? 그렇지 않으면, 기능을 유지하거나 가능케 하는 것을 돕는 신경계의 변화도 있는가?

중요한 것은 기능을 가능케 하는 가소성이 일어날 수 있는 경우, 어떠한 유형의 재활훈련이 이것을 촉진할 것인가? 이 장의 이전의 절에서는 후천성 뇌손상과 연관성이 있는 신경 가소성을 조사했지만, 이 절에서는 PD를 예로서 사용하여, 신경 변성질환의 측면에서 기능과 질병의 진행을 수정할지도 모르는 신경 기전을 논의한다. MS에서의 신경

가소성은 확장지식 4.4에서 상세히 논의된다. 이전에 언급한 것처럼, 관찰된 행동 변화와 신경계에서의 기저를 이루는 구조적 기능적 변화 사이에 복잡한 관계가 있다. 따라서, 후천성 뇌손상의 사례에서 지적한 것처럼, 퇴행성 신경학적 질환에서 기능적 변화와 신경 가소성의 기전 사이에는 단순한 1대 1의 관계는 없다.

신경 가소성과 파킨슨병

Neural Plasticity and Parkinson's Disease

PD는 서서히 진행하는 장애이며, 느리고 작은 진폭의 움직임, 근육긴장(경직성)의 항진, 떨림(tremor) 그리고 균형 및 보행의 기능장애를 포함하는 운동증상을 수반한다. PD의 병리학적 증상은 광범위하게 나타나고, 운동증상이 나타나기 수년 전에 시작된다고 제안되고 있는 변성(퇴행)을 수반한다. 병리학적 변화는 뇌줄기, 겉질밑 그리고 겉질 구조에 영향을 미칠 수 있으나, PD의 특징은 흑색질 치밀부에서의 도파민 생성 신경세포의 변성이며, 신경전달물질인, 도파민 이용 가능성의 제한으로 이어진다. 따라서, 도파민의 생성, 이용 가능성, 그리고 섭취의 보존은 약리학적 및 재활 양쪽의 치료적 중재의 주된 목표이다. 이 절에서는 도파민 이용 가능성을 중재하고 기능을 개선하는 수단으로서 신체활동과 운동의 역할에 특히 초점을 맞출 것이다(Kelly, 개인적인 서신, 2015).

신체활동과 운동이 행동의 결손과 기저에 있는 신경 변성 과정에 영향을 미치는가? 답은 '그렇다'인 것 같다. PD의 동물 모델은 도파민 생성, 대사 및 섭취의 측정에 의해 나타내는 것처럼 행동의 변화와 기저에 있는 신경생리학의 변화의 2개의 수준에서 신체활동 또는 운동의 영향을 연구함으로써 이 문제를 검토하였다. PD의 동물모델에서는 손상된 팔다리를 7일간 석고붕대를 함으로써 사용을 제한하였더니, 석고붕대를 하지 않은 동물과 비교하여 행동 결손의 증가와 도파민 상실의 증가를 초래하였다. 이 효과는 도파민 상실의 중증정도와는 관계가 없고 경증 및 중증의 도파민 작동성 병변의 양쪽을 가진 동물에서 발견되었다(Tillerson et al., 2001). 이와는 대조적으로, 손상된 팔다리의 사용을 강제했을 때, 동물은 팔다리 기능의 보존과 도파민 절약을 보여주었다. 실험적 병변 직후에 강제적 사용이 시작되었을 때, 행동적 및 생리학적 이득이 가장 컸다. 실험적 병변의 3일 후에 강제 사용이 시작된 경우, 부분적인 행동적 및 생리학적 이득이 관찰되었으나, 실험적 병변의 7일 후에 강제 사용이 시작된 경우는 행동적 또는 생리학적 이득은 발견되지 않았다(Tillerson et al., 2001). 이것은 강제 사용의 이득은 조기에 시작되었을 때 가장 크다는 것을 시사하고 있다.

PD의 동물 모델에서의 연구는 고강도의 유산소운동이 행동 및 도파민 이용 가능성을 개선할 수 있다는 것을 입증하고 있다. 실험적 병변 전이나 실험 중에 시작된 운동은 보호적이고 줄무늬체 도파민의 상실을 감소시키지만 한편, 실험적 병변 직후에 시작된 운동은 도파민 생성 세포의 상실에도 불구하고 도파민 이용 가능성을 개선하는 보상적 변화를 초래한다. 예를 들어, 실험적 병변으로부터 5일 이내에 집중적인 운동을 시작한 동물은 운동하지 않았던 동물과 비교하여 향상된 운동속도 및 균형시험에서 양호한 운동수행을 나타내어 보였다. 줄무늬체 도파민의 상실은 두 집단 사이에서 유사하였으나, 운동을 한 동물도 또한 방출의 증가, 섭취의 감소, 그리고 도파민 붕괴율의 감소를 포함하는 시냅스 도파민의 이용 가능성을 증가시키는 많은 변화를 나타냈다(Petzinger et al., 2007).

트레드밀 훈련과 같은 유산소운동이 왜 도파민 이용 가능성에 영향을 주는가? 동물 모델에서의 조사결과는 운동이 신경영양인자의 증가를 유발하고 스트레스에 대한 세포내 반응을 상승시키는 가벼운 세포 스트레스를 유도함으로써 도파민 작동성 세포를 보호할지도 모른다는 제안을 뒷받침하고 있다(Zigmond et al., 2009). 따라서, 운동 그리고 특히 집중적인 형태의 운동은 PD에서 신경 보호적일지도 모른다고 제안하고 있다. 이 사고방법과 일치하여, 역학적 연구(epidemiological studies)에서는 중등도에서부터 격렬한 것까지의 신체활동 경력을 가진 사람들에서는 PD가 발병하는 위험성이 감소한다는 것을 보여주었다(Chen et al., 2005; Thacker et al., 2008).

확실히, 운동은 PD의 신경보호에 중요하다고 제안되어 있고(Petzinger et al., 2013; Zigmond & Smeyne, 2014), 진행 중인 임상시험은 PD의 운동증상을 수정하기 위해서 고강도 운동을 사용하는 가능성을 검토하고 있다(Moore et al., 2013).

PD가 있는 인간에서는 치료적 유산소운동은 심폐 피트니스, 보행 중 운동 수행능력, 실행 기능 및 기능적 능력을 향상시킬 수 있다. 앞에서 설명한 동물 연구를 따라, 뇌혈류 증가, 신경전달물질의 방출, 신경계의 구조 변화, 강화된 각성 수준, 그리고 뇌 유도 신경영양인자(Brain-Derived-Neurotrophic Factor: BDNF)와 같은 신경영양인자의 과잉 발현과 같은 이들 이득을 설명하기 위해 다양한 기전이 제안되고 있다. 현재의 문헌에서는 유산소 운동프로그램(즉, 계획된 수 주일간에 걸쳐 정기적으로 실시되는 다양

확장지식 4.4

신경가소성과 다발성경화증(MS) (Neuroplasticity and Multiple Sclerosis)

다발성경화증(MS)은 일반적으로 성인기 초기에 시작되고 세계적으로 250만 명을 침해하는 심신을 쇠약하게 만드는 신경면역징애이다(Kingwell, 2012). 축삭 손상은 다발성경화증의 주요 병리학적 특징이고 새로운 염증성 탈수초 병변에서 가장 중증이지만 진행성 질환 동안에 더 느린 속도로 일어나고, 영구적인 기능상실로 이어진다. MS의 정확한 원인은 불명인 상태이고, 임상 경과는 환자 사이에서 고도로 이질적이다. 재발-완화성 MS(RRMS)는 이 질병의 가장 일반적인 형태이며, 보통 2차 진행성 MS(SPMS) 동안에 지속적인 열화(deterioration)에 뒤따르는 임상적 악화와 완화의 교체기간을 수반한다. 이들 난계의 각각은 다수의 질병기전을 수반한다. 따라서, MS는 다면적인 질병 과정을 나타낸다.

MS에서의 기능적 회복은 염증의 해소와 수초 재형성(remyelination)을 통한 손상의 수복, 그리고 또한 적응성 신경 재구성을 통해 달성되고 지속된다. 수초 재형성은 급성 염증성 탈수초 후의 축삭 기능 회복의 중요한 기전이다. 수초 재형성은 성인의 성체 희소돌기아교세포 전구세포가 분열 및 이동(migration)에 의해 손상에 반응하고 최종적으로 탈수초화된 축삭에 새로운 말이집(myelin sheaths)을 제공하는 희소돌기아교세포로 분화할 때에 일어난다. 신경 재구성은 시스템 수준의 기능적 접속의 변화를 만들어내는 분자 및 세포 기전에 의존한다. 적응적 신경 가소성을 촉진하고 기능적 회복을 높이기 위한 치료적 중재는 MS에서 개발되어 있고 약리학적 접근법과 활동 의존적 전략의 양쪽을 포함한다.

MS에서의 약리학적 접근법은 (1) 면역세포의 활동을 제한함으로써 새로운 병변의 발생률 및 강도를 낮추고, (2) 축삭의 상실을 늦추거나 방지하기 위한 수초 재형성을 강화하며, 그리고 (3) 겉질 내 연결의 적응적 기능적 재구성을 강화하는 것을 목표로 한다.

MS의 기능적 신경 재구성(적응적 신경 가소성)은 질병과정 그 자체에 대해 보상적일 수 있거나 또는 활동 및 훈련에 의해 외부적으로 추진될 수 있다. 게다가, 기능적 신경 재구성은 적응적 또는 부적응적일 수 있다. MS에서 부적응적인 신경 재구성의 일반적 형태는 뇌졸중 후에 보고된 것과 유사한 학습된 불사용과 연관성이 있다.

급성 탈수초 증상의 출현에 뒤따르는 신경 재구성은 지각계, 운동계 및 인지계에서 볼 수 있다. 예를 들어, 급성 탈수초성 시신경염 후의 시력 회복은 영구적인 축삭 상실에도 불구하고 전형적으로 수주일 내에 일어난다. 시신경염 발병 후 환자에서의 fMRI 연구에서는 손상된 눈의 시각 자극에 반응하여 시각겉질에서의 활성화가 감소되었다는 것을 보여주고 있다. 그러나, 질병 발병의 2~6주 이내에 시각겉질에서의 활동이 증가하였으나, 손상되지 않은 눈의 활동보다 낮은 상태 그대로 있다. 시각겉질의 활동 회복에는 시각기능을 부분적으로 회복시키기 위한 시신경의 수초 재형성, 1차 시각겉질의 시신경 입력의 손상을 보상하는 가쪽무릎핵 내의 기능적 재구성, 1차 및 2차 시각겉질, 그리고 줄무늬체 밖(extras-triate) 시각영역 내의 겉질 재구성을 포함하는 시각경로를 따라가는 많은 수준에서 일어나는 적응적 기능적 재구성과 연관성이 있다.

운동계에서는 감각운동 활성화의 기능적 패턴 변화가 모든 형태의 MS에서 일관해서 보고되어 있다. MS를 가진 사람은 건강한 자원자보다도 감각운동 네트워크의 보다 광범위한 동원을 보여주고 있다. 질병이 진행됨에 따라, 기능적 재구성 패턴은 점차적인 양측성 분포와 보통은 새롭거나 또는 복잡한 과제에만 동원되는 높은 조절 감각운동 영역을 보여준다. 재발 후의 기능회복으로 감각운동 동원의 양측성 패턴은 반대쪽(손상된) 반구로 향해서 역전한다. 실제로, 같은 쪽(손상되지 않은) 감각운동 겉질의 지속적인 동원은 좋지 못한 임상적 회복과 연관성이 있다(Tomassini et al., 2012a).

마지막으로, 기억, 정보처리의 효율성, 주의 그리고 실행기능과 같은 인지과정은 또한 건강한 사람보다도 MS가 있는 환자에서의 과제 특이적 영역의 더 넓고 더 양쪽 방향의 활동과 연관성이 있다. 인지적 동원의 정도는 인지적 부하의 증가와 더불어 증가하고 MS가 진행됨에 따라 더 두드러진다(Tomassini et al., 2012a).

활동 의존적인 겉질 가소성도 또한 MS가 있는 사람의 기능회복에 기여한다. 연구에서는 MS가 있는 사람의 기능장애는 상당한 뇌손상과 장애가 있는 사람에서조차도, 연습함에 따라 경감될 수 있다.

Tomassini와 동료들(2012b)은 건강한 대조군과는 달리, 시각운동의 추적 과제를 수행할 때, MS가 있는 사람은 뇌병변의 행동에 대한 영향을 제한하기 위해 병변과 같은 쪽의 감각운동영역을 동원한다고 보고하고 있다. MS가 있는 사람에 시각운동의 단기간 실행은 향상된 수행을 초래하였고 같은 쪽 감각운동영역의 기능적 재구성과 연관성이 있었다(Tomassini et al., 2012b).

이 연구와는 대조적으로, Morgen 등(2004)은 건상한 대상자와는 달리, MS가 있는 사람은 운동훈련 후에, 반대쪽 1차 운동겉질 및 마루엽의 운동 활성화의 감소를 보이지 않았다고 보고하였다. 저자들은 건강한 자원자에서는 겉질 활동의 감소가 훈련에 의존하는 신경 가소성의 한 형태를 반영하고 있다는 것을 시사하고 있는데, 이것은 노력을 필요로 하는 수행에서부터 더 자동화된 수행으로의 전환, 또는 그 대안으로, 지각 학습의 한 형태(적절한 출력을 유지하는 데 필요한 노력 모니터링의 감소)의 어느 한쪽을 반영한다. 이와는 대조적으로, MS가 있는 사람에서 훈련에 의존하는 겉질 활동의 감소가 없다는 것은 연습에 의한 운동 네트워크의 동원을 최적화하는 능력의 감소를 시사하고 있다(Morgen et al., 2004).

한 운동 세션)과 연관성이 있는 BDNF의 상향 조정은 그것이 가소성 관련 과정(가지돌기의 성장과 신경세포의 발아 및 LTP)을 향상시키기 때문에 PD와 같은 CNS 장애에서 유익하다는 것을 지적하고 있다(Mackay et al., 2017).

파킨슨병에서의 신경 가소성과 기능회복에 관한 연구의 임상적 의미

Clinical Implications of Research on Neural Plasticity and Recovery of Function in PD

파킨슨병(PD)이 있는 사람에 대한 이 연구의 임상적 의미는 무엇인가? Mike와 같은 파킨슨병을 가진 사람들의 행동 변화를 중재할 가능성이 있는 기저에 있는 신경 과정은 무엇인가? PD가 서서히 진행한다는 본질을 고려하면, Mike가 운동증상의 발병을 인지하기 전에 신경퇴행성 변화가 수년 동안 일어나고 있었을 가능성이 높다. 자전거 타기와 등산과 같은 격렬한 신체활동을 한 Mike의 경력은 운동증상 발병에 앞서 얼마간의 보호효과를 가져와서, 도파민 생성 신경세포의 손상 회피와 떨림, 경직 그리고 운동완만(bradykinesia)의 발병 지연을 야기하였을지도 모른다. 그가 진단을 받은 후, 질병과정의 초기에 자전거 타기, 걷기 그리고 크로스컨트리 스키를 포함하는 지속적인 유산소운동 활동이 잔존하는 도파민 생성 신경세포로부터의 방출 증가를 통한 도파민 사용 가능성 증가, 도파민 수용기 수의 증가, 그리고 시냅스 내의 도파민 사용 가능성을 연장시킨 도파민 대사의 변화로 이어졌을지도 모른다.

유산소 활동과 조합하여, 물리치료와 같은 재활치료에 Mike가 조기에 참여하는 것은 상태 악화 및 근력과 가동범위의 상실과 같은 많은 2차적인 근골격계 합병증을 예방하였을지도 모른다. 운동프로그램에서의 일관성 있고 정기적인 참여를 유지하는 것은 동기부여에 대한 PD의 영향 및 안전성을 유지하기 위한 연습 적응의 잠재적인 필요성 때문에 어려울지도 모른다. Mike는 특히 운동을 계속하려고 결심하였고 그를 매우 뒷받침하는 가족과 그의 능동적인 생활양식은 그가 이 질병의 15년이라는 과정에 걸쳐서 활동 상태를 유지하는 것을 도왔다. 그는 또한 질병과정의 초기에 재활 서비스를 받도록 의뢰되었고 그래서 그의 증상에 맞도록 개별화된 운동프로그램을 더 개선할 수 있게 하였다. 재활치료와 신체적으로 활동적인 생활양식은 기능적인 능력 즉, 그가 PD와 더불어 계속해서 잘 살면서, 2차적인 합병증을 최소화는 것의 보전을 통해 Mike에게 계속해서 유익할 수 있다(Kelly, *개인적인 서신*, 2015).

여러분이 알고 있는 것처럼, 중추신경계는 신경계 내의 많은 수준에서 가소성이 있다는 증거와 함께, (뇌졸중에서와 같이) 빨리 발생하든 (신경변성 질환과 같이) 느리게 발생하든 신경 병리에 적응한다. 또한, 경험은 가소성으로 이어진다. 이것은 불사용의 경우에서와 같이 부적응성 가소성일 수 있고 또는 활동 및 훈련에 반응하여 적응할 수 있다. 마지막으로, 우리는 Kleim과 Jones(2008)에 의해 제시되고 이 장의 앞부분에서 요약된 활동의존성 신경 가소성의 원칙이 후천성 뇌손상이 있는 Genise와 같은 환자 그리고 신경변성 질환을 가진 Mike와 같은 환자에 적용된다는 것을 알게 되었다.

요약 SUMMARY

1. 뇌는 믿을 수 없을 정도로 가소성이 있고, 변화하는 큰 능력을 갖고 있다. 이것에는 미성숙 뇌만이 아니라 성숙된 성인의 뇌도 포함된다.
2. 환경이 인간의 행동을 변화시키는 가장 중요한 방법은 학습을 통해서이다.
3. 중추신경계의 구조적 변화는 유전적, 경험적 및 환경적 요인 사이의 상호작용의 결과로서 일어난다.
4. 경험의 핵심 요소는 능동적 경쟁의 개념이며, 이것은 "삐걱거리는 바퀴가 기름을 얻는다(우는 아이 젖 준다)(the squeaky wheel gets the oil)"라는 어구로 요약될 수 있거나, 또는 이 경우에는 새로운 시냅스 연결을 얻는다. 이 개념은 단순한 회로에서부터 복잡한 신경 경로까지 적용할 수 있다.
5. 연구에서는 단기기억과 장기기억이 별개의 범주가 아니라 같은 시냅스를 수반하는 단일 단계의 기억 기능의 일부일 수 있을지도 모른다고 제안하고 있다.
6. 단기간의 변화는 시냅스 효과성의 비교적 일시적인 변화를 반영한다. 구조 변화는 장기기억의 특징이다.
7. 과학자들은 절차학습과 서술적 학습의 저장에 관여하는 회로는 새겉질, 줄무늬체, 편도, 소뇌를 포함하는 절차학습과 다르고, 가장 단순한 경우에는 새겉질의 특정 영역은 물론 안쪽관자엽과 해마를 포함하는 반사경로 및 서술적 기억과는 다르다고 믿고 있다.
8. 활동의존성 신경 가소성에 대한 연구로부터 유도된 원칙은 손상된 운동조절을 가진 환자의 신경 적응 및 기능 회복을 촉진하기 위한 재활 실행을 알려주고 인도할 수 있다.

제 5 장

운동조절에 대한 제약 : 신경학적 기능장애의 개요

Constraints on Motor Control: An Overview of Neurologic Impairments

학습목표

이 장을 학습하면 독자는 다음과 같이 할 수 있다.

1. 중추신경계(CNS) 병리와 연관성이 있는 기능장애를 분류하기 위해 사용되는 다음의 용어를 정의한다. 징후와 증상, 양성증상과 음성증상, 1차적 효과와 2차적 효과.
2. 운동 쇠약(불완전마비), 비정상적인 근육긴장(경직)을 포함하는 운동겉질에 대한 병태생리학 및 개별화의 상실과 움직임의 비정상적인 협동작용(synergy)의 존재를 포함하는 협응의 문제와 연관성이 있는 기능장애를 정의하고 설명한다. 이들 기능장애를 평가하고 치료하는 방법을 논의한다.
3. 소뇌와 대뇌바닥핵에 병리를 가진 사람의 기능장애를 비교하고 대비한다. 비정상적인 근육긴장, 떨림을 포함하는 이들의 겉질밑 구조 및 근육활동의 타이밍과 크기 조정에 영향을 주는 협응 문제와 연관성이 있는 기능장애의 평가와 치료를 논의한다.
4. 2차 근골격계 기능장애와 1차 신경근육 기능장애 사이의 관계를 논의한다. 신경학적 병리를 가진 사람의 근골격계 기능장애에 대한 관리를 설명한다.
5. 시각계, 몸감각계 및 안뜰계의 결손(deficits)과 연관성이 있는 1차 기능장애를 논의하고 이들 기능장애를 평가하고 치료하는 몇 가지 임상전략을 설명한다.
6. 주의와 공간 및 비공간 결손 사이의 관계를 논의한다. 지각/인지 결손을 평가하고 관리하기 위한 몇 가지 임상전략을 설명한다.

서론: 운동조절 병태생리학의 징후와 증상

INTRODUCTION: SIGNS AND SYMPTOMS OF PATHOPHISIOLOGY OF MOTOR CONTROL

운동조절 문제가 있는 환자의 임상치료에는 지식과 기술의 양쪽 모두를 필요로 한다. 운동 문제를 가진 환자의 치료에서 필수적인 지식기반의 일부분은 운동조절의 생리학과 병태생리학을 이해하는 것이다. 이러한 정보는 치료사가 특정 신경 병리를 가진 환자에서 발견할 수 있을 것 같은 기능장애 패턴에 관한 초기의 가설을 세우는 것을 가능케 한다. 움직임을 제약하는 기능장애를 이해하는 것은 임상의가 환자의 생활에 영향을 줄 것 같은 개연성이 있는 기능적 제한과 참여의 제약에 관한 초기 가설을 세우는 것을 가능케 한다.

가능성 있는 기능장애 및 기능적 제한 및 참여의 감소에 관한 최초 가설의 형성은 특정 환자에 관한 초기의 가정을 검토하기 위해 사용되는 적절한 검사 및 측정의 선택을 유도한다. 임상의는 검사절차를 통해서, 특정 환자의 기능장애 및 기능적 제한을 판단하고 이들이 환자가 일상생활에 참여하는 능력에 어떻게 영향을 주는가를 특정한다. 다음으로 이것은 그 환자에게 적절한 중재의 선택으로 이어진다. 이 치료계획에는 수정 가능한 요인의 변경에 초점을 맞춘 전략과 환자가 수정 불가능한 요인에 적응하는 것을 학습하는 것을 돕도록 설계된 전략이 포함되고, 이와 같이 하여 기능적 능력과 사회참여를 극대화한다.

운동은 감각/지각계, 인지계, 행동계, 또는 운동계에 관련되는 것들을 포함하는 다양한 과정의 상호작용으로 일어나기 때문에, 이들 시스템 내의 어느 것인가에 병변이 있으면 기능적인 움직임을 잠재적으로 제약하는 기능장애를 초래한다. 운동조절의 병태생리학에 대한 포괄적인 논의는 이 장의 범위를 벗어난다. 오히려, 이 장의 전반에서는 행동(운동), 감각/지각계 및 인지계 내에서의 병태생리학 및 관련되는 기능장애에 대한 개요에 초점을 맞춘다. 우리는 신경학적 병리를 가진 사람의 기능장애를 분류하는 또는 범주에 넣는 것과 관련된 문제의 논의로 시작한다. 이 장의 후반은 이들 시스템의 각각에서의 임상검사와 기능장애 치료에 대한 일반적인 접근법을 검토한다. 그 다음에 이 장은 특정 유형의 신경 병리를 가진 환자의 기능과 참여를 잠재적으로 제약하는 일반적인 기저에 있는 기능장애를 이해하는 데 초점을 맞추고 있다. 기저에 있는 기능장애와 기능 및 참여 양쪽 사이의 관계는 이 책의 후반의 장에서 논의되며, 이것은 또한 기능적 제한 및 제약된 참여를 평가하고 치료하는 것으로의 접근법을 설명한다.

중추신경계 병변과 연관성이 있는 기능장애의 분류

CLASSIFYING IMPAIRMENTS ASSOCIATED WITH CNS LESIONS

징후 대 증상 Signs versus Symptoms

뇌 병변은 특정 신경세포 집단의 파괴와 연관성이 있는 행동 징후 및 증상의 독특한 패턴을 만들어낸다. 신경학적 기능부전의 징후는 신체검진(예: 눈떨림[nystagmus]이 있다는 것은 환자가 안뜰장애를 갖고 있다는 것을 시사한다)에 의해 결정될 수 있는 병리학의 객관적 소견을 나타낸다. 이와는 대조적으로, 증상은 환자에 의해 지각되는 병리와 연관성이 있는 주관적인 보고이지만 검진에서 반드시 주관적으로 문서화되는 것은 아니다. 어지럼증은 안뜰 병변과 연관성이 있는 일반적인 증상이다.

양성 대 음성 징후 및 증상

Positive versus Negative Signs and Symptoms

Hughlings Jackson은 (a) "양성증상"이라 불리는 비정상 행동의 발현, 또는 (b) "음성증상"이라 불리는 정상적 행동 상실의 어느 것인가로 인해서 상위 운동신경세포 병변을 운동조절 장애를 야기하는 겉질과 겉질밑 구조에 대한 손상으로서 설명하였다(Foerster, 1977). 양성증상에는 경직을 야기하는 발바닥폄근반사(바빈스키 반사) 또는 과다활동 신장반사(hyperactive stretch reflexes)와 같은 비정상 반사가 포함될지도 모른다. 하위운동신경세포의 하행성 조절의 상실인, 불완전마비는 음성증상의 한 예이다. 재활환경에서는 신경학적 병리를 가진 환자의 기능적 결손을 이해하려고 하면, 근력 저하와 같은 음성증상을 희생하면서, 근육긴장의 증가와 같은 양성증상이 강조되는 일이 흔히 있다(Gordon, 1987; Katz & Rymer, 1989).

1차성 영향 대 2차성 영향

Primary versus Secondary Effects

중추신경계(CNS) 병변은 운동계(신경근육계), 감각/지각계, 또는 인지/행동계에 영향을 주는 매우 다양한 1차 기능장애를 초래할 수 있다. 불완전마비 또는 경직과 같은 1차 기능장애에 더하여, 2차적인 영향도 운동조절 문제의 한 원인이 된다. 2차적인 기능장애는 중추신경계 병변에 직접 기인하는 것이 아니라 오히려 원래의 문제의 결과로서 일어난다(Schenkman, 1990). 예를 들어, 그림 5.1에 나타낸 것처럼, 상위 운동신경세포(운동겉질) 병변은 불완전마비와 경직의 1차 기능장애를 초래한다.

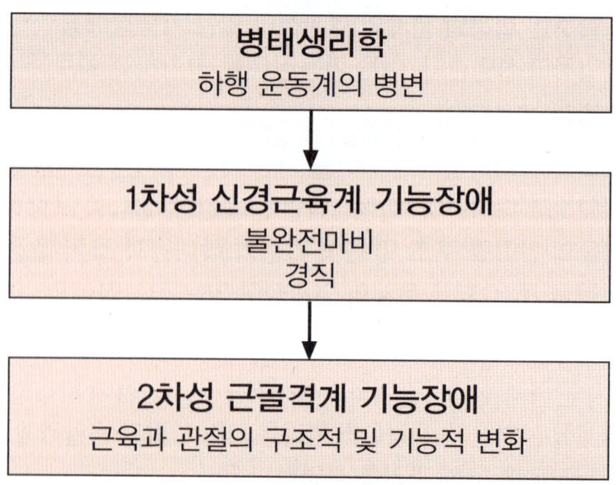

그림 5.1 중추신경계 내의 병태생리는 1차 기능장애와 2차 기능장애의 양쪽 모두를 초래할 수 있다. 예를 들어, 중추신경계 병변은 불완전마비 및 경직과 같은 1차 신경근육계 기능장애를 만들어낸다. 움직임을 제한하는 이들 기능장애는 근육과 관절의 구조 및 기능의 변화와 같은 2차 근골격계 기능장애의 전개를 야기할 수 있으며, 이것은 사람이 움직임 능력을 더욱 더 제약하게 된다.

이들 기능장애는 환자가 움직이는 능력을 제한하고 이 부동성(immobility)은 근육의 구조와 기능의 변화, 근육구축(muscle contracture), 그리고 관절가동범위의 감소와 같은 2차 근골격계 기능장애의 전개를 야기할지도 모르며, 이것은 사람이 움직이는 능력을 더욱더 제약하게 된다.

중추신경계 병변과 연관성이 있는 기능장애를 분류하는 방법에 대한 이 개요를 통해, 이제 우리는 이 장의 핵심 부분인 신경학적 병리가 있는 환자의 운동조절의 결손에 대한 병태생리학적 기초의 개요에 주의를 돌릴 수 있다.

행동계에서의 기능장애
IMPAIRMENTS IN THE ACTION SYSTEMS

행동계에는 움직임 조절에 필수적인 처리를 수행하는 운동겉질, 소뇌 및 대뇌바닥핵과 같은 신경계 영역이 포함되어 있다.

운동겉질 결손 Motor Cortex Deficits

운동겉질 신경세포(1차 운동신경세포) 또는 하행성 겉질척수로(하행성 운동계)에 대한 신경학적 손상은 신경학적 기능부전을 가진 사람의 기능적 움직임을 제약하는 광범위한 신경근육계 기능장애와 연관성이 있는 상위 운동신경세포증후군을 초래한다(Emos & Rosner, 2020).

초기 단계에서는 근육긴장저하(hypotonia)와 근육 이완(flaccidity)의 기간이 존재하는데, 이것은 척수에 대한 겉질 입력의 갑작스런 결여에 의한 척수의 쇼크이다. 이 일반적인 이완 상태에는 특징적인 운동 징후와 증상의 집단이 뒤따르며, 이에 대해서는 이 장의 후반에서 검토된다. 우리 환자들의 몇 가지 사례 연구, 예를 들어, 급성 뇌졸중이 있는 환자인 Genise, 만성 뇌졸중이 있는 환자인 Jean, 그리고 뇌성마비(CP)가 있는 아동들인, Thomas와 Malachi는 하행 운동계에 영향을 주는 신경 병리와 연관성이 있는 다양한 기능장애를 나타내어 보여주고 있다.

운동 근력 및 근력저하(불완전마비)
Motor Strength and Weakness (Paresis)

근력은 자세와 운동을 목적으로 하여 근육에 충분한 긴장을 만들어내는 능력이라 정의된다(Smidt & Rogers, 1982). 근력은 근육 자체가 가지는 근골격 특성과 그 근육의 신경 활성화의 양쪽으로부터 발생한다. 힘을 생성하는 신경적 측면은 (a) 동원된 운동단위의 수, (b) 동원된 운동단위의 유형, 그리고 (c) 발화빈도를 반영한다(Buchner & DeLateur, 1991; Duncan & Badke, 1987; Rogers, 1991).

근력저하는 정상 수준의 힘을 생성할 수 없는 상태라 정의된다. 이것은 운동겉질과 하행성 경로 병변을 가진 많은 환자에서의 주된 운동의 기능장애이다. 병변의 정도에 따라, 대뇌겉질 병변이 있는 환자에서의 근력저하(힘을 생성하는 능력의 저하)는 "완전마비(paralysis 또는 plegia)"라 불리는 근육활동의 완전 상실 또는 중증의 상실에서부터 "불완전마비(paresis)"라 불리는 근육활동의 경증 또는 부분적 상실까지 다양하다.

완전마비 또는 불완전마비(중추신경계 병리의 음성 징후)는 회전력(torque) 또는 움직임을 발생시키기 위해, 골격 운동단위, 특히 높은 문턱값(high-threshold)의 운동단위를 동원하거나 또는 조절하는 것이 불가능하거나 어려워지는 것으로 이어지고, 그리고 상위운동신경세포증후군의 하나의 구성요소이다(Gracies, 2005a, 2005b). 불완전마비와 완전마비는 흔히 그 분포상태에 따라서 언급된다. 편마비(hemiplegia) [또는 반신불완전마비(hemiparesis)]는 신체의 한쪽에 영향을 주는 근력저하이고 하반신마비(paraplegia)는 다리에 영향을 주며, 사지마비(tetraplegia)는 모든 팔다리에 영향을 준다.

많은 연구에서는 대뇌겉질 병변을 가진 환자의 운동단위 동원과 방전 특성(discharge behavior) 문제를 문서화하였다(Frascarelli et al., 1998; Yan et al., 1998a, 1998b). 하행성 구동력의 감소는 수의적인 힘을 증가시키려고 할 때 높은 문턱값의 운동단위를 동원하지 못하고 운동단위 방전률(discharge rate)을 조정하거나 증가시키는 능력의 감소와 연관성이 있다(Gracies, 2005a, 2005b).

연구에서는 또한 중추신경계 병변이 있는 사람에서 근력 손상의 강도와 분포에 대한 우리의 이해를 향상시켰다. Andrew와 Bohannon(2000)은 급성 뇌졸중이 있는 48명의 환자에서 뇌졸중에 뒤따르는 근력 손상의 분포를 정량화하였다. 근력은 신체의 양쪽에서 손상이 있었으며, 이것은 대뇌겉질 병변 양쪽에 영향이 있다는 것을 시사한다. 흥미로운 것은 예상한 것과는 반대로, 먼쪽 근육은 비마비 쪽에 있는 몸쪽 근육보다 덜 손상이 되었고, 양쪽에서 폄근의 활동이 굽힘근 활동보다 덜 영향을 받았다는 것이다. 다른 연구에서도 또한 대뇌겉질의 같은 쪽 병변에 대한 양쪽 영향을 보여주었다(Hermsdorfer et al., 1999; Marque et al., 1997; Winstein & Pohl, 1995). Wiley와 Damiano(1998)는 뇌성마비(CP)(경직성 양측마비가 있는 15명의 어린이와 경직성 편마비가 있는 15명의 어린이)가 있는 30명의

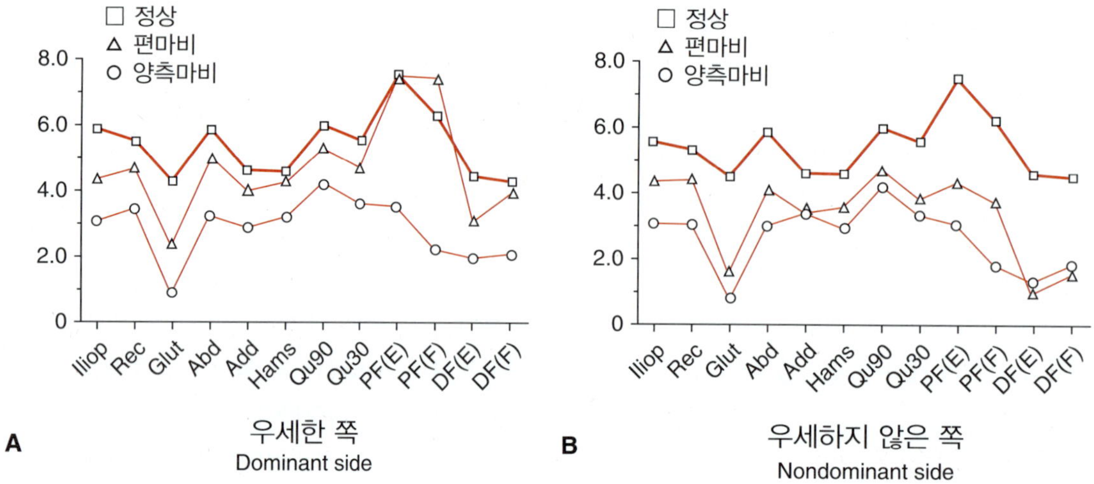

그림 5.2 경직성 편마비와 양측마비를 가진 어린이와 같은 나이또래("정상")에서 다리근육(체중에 대해서 정상화된) 근력 프로필의 비교. 우세한 쪽 근육의 근력을 **(A)**에 나타내고 우세하지 않은 쪽 근육의 근력은 **(B)**에 나타냈다. (Wiley ME, Damiano DL. Lower-extremity strength profiles in spastic cerebral palsy. Dev Med Child Neurol 1998;40:104에서 허가를 받아 변경).

어린이에서 다리근육의 근력 프로필을 16명의 같은 나이또래와 비교하였다. 그들은 휴대용 근력계(dynamometer)를 사용해서, 양쪽 다리의 주요 근육군의 등척성 근력을 정량화하였다.

이 연구결과는 그림 5.2 A와 B에 요약되었으며, 여기서는 X축을 따라 나타내고 있는 것처럼, 다양한 근육에 걸치는 3개 어린이 집단에서의 체중에 의해 정상화된 근력 수치를 비교하고 있다. 이 연구로부터의 유의미한 결과에는 다음의 것이 포함된다: (a) 뇌성마비가 있는 아동은 검사한 모든 근육에서 같은 나이또래보다 약하였다. (b) 편마비가 있는 어린이는 손상된 팔다리와 손상되지 않은 팔다리 양쪽 모두에서 유의미한 쇠약을 보였다. (c) 근력저하는 몸쪽 근육과 비교하여 먼쪽 근육에서 더 컸다. (d) 엉덩관절 굽힘근과 발목 발바닥근은 그 대항근보다 더 강하였다. 이 어린이들의 근력저하의 근거를 설명하려는 노력의 일환으로, 저자들은 이들 몇 사람의 대상자에 대한 근력검사를 하는 동안의 EMG 데이터를 수집하였다. 이 데이터들을 그림 5.3A와 B에 나타냈다. 정상적으로 발달하는 8세 어린이(그림 5.3A)와 뇌성마비가 있는 아동에서 근력검사를 하는 동안 작용근과 대항근에 대한 정류 근전도(rectified EMG) 기록을 보여주고 있다. 뒤넙다리근(hamstrings)을 최대한으로 수축시키도록 요구받았을 때, 정상적으로 발달하는 어린이는 대항근인 넙다리네갈래근(대퇴사두근)의 활성화 없이 왼쪽 뒤넙다리근에서 활동의 위상성 돌발파(phasic burst)를 보였다. 마찬가지로, 넙다리네갈래근의 최대 수축(그림 5.3B)은 대항근인 뒤넙다리근의 활성화와 연관성이 없었다. 이와는 대조적으로, 뇌성마비인 아동이 넙다리네갈래근을 활성화하도록 요구받았을 때(그림 5.3D), 대항근인 뒤넙다리근의 동시 활성화가 있었다. 흥미로운 것은 이 어린이가 최대한의 수축을 위해 그것을 활성화하려고 하였을 때 뒤넙다리근의 활성화는 빈약하였다(그림 5.3C). 따라서, 이 연구에서는 뇌성마비가 있는 아동의 근력저하는 신경생리학적 및 생체역학적 기초의 양쪽을 갖고 있는 것처럼 생각된다는 것을 시사하고 있다.

따라서, 불완전마비와 근력저하는 하행성 운동계에서 병리의 주요 부정적인 징후인 것처럼 생각된다. 게다가, 1차 신경근육 기능장애인, 장기간의 불완전마비/근력저하는 근육 자체의 말초 변화에 의해 정의되는 2차성 근골격 근력저하의 발병으로 이어진다. 이러한 유형의 근력저하는 이 장의 후반의 절에서 상세히 논의된다.

비정상 근육긴장 : 경직
Abnormal Muscle Tone : Spasticity

이 장에서는 우리는 보통 "상위운동신경세포 병변" 대신에 "하행 운동계의 병변"이라는 용어를 사용한다. 하행 운동계의 병변은 피라미드로 또는 겉질그물척수로와 같은 다른 가까이에 있는 하행 운동경로의 병리를 반영할 가능성이 있다. 이들 경로에 대한 손상은 알파 운동신경세포 흥분성 증가를 초래하고, 그 결과 근육긴장 증가(긴장성 신장반사의 과다활동성) 및 과장된 힘줄반사(tendon jerk)(위상성 신장반사)를 가져온다(Mayer, 1997).

근육긴장은 수동적인 스트레칭에 대한 근육의 저항력

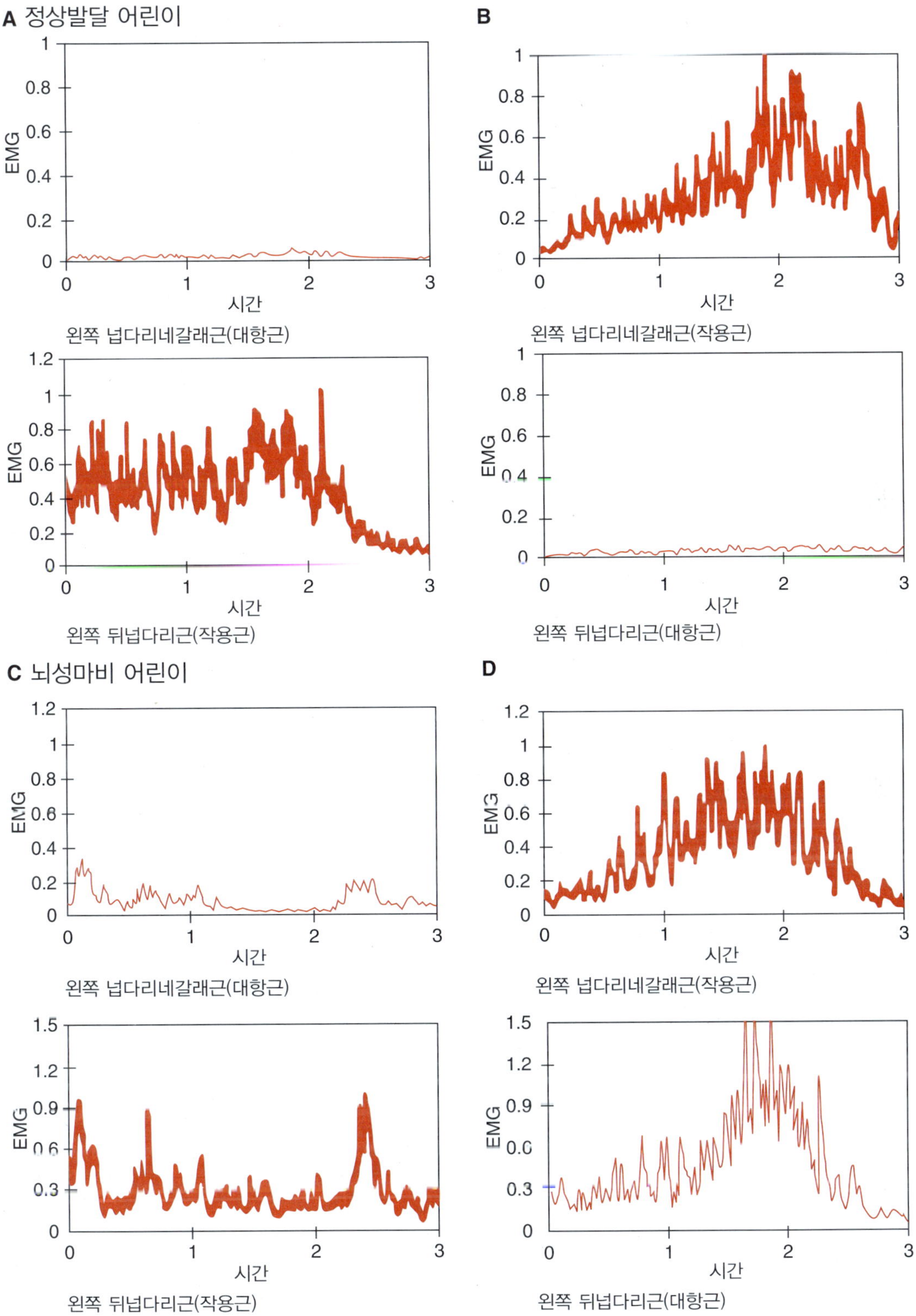

그림 5.3 왼쪽 뒤넙다리근(**A**) 및 넙다리네갈래근(**B**)의 등척성 근력검사를 하는 동안의 정상발달 8세 어린이에서의 작용근과 대항근의 수정된 통합 근전도 활동(rectified integrated EMG activity). 경직성 뇌성마비가 있는 8세 아동에서 같은 세트 근육의 근전도 활동(**C**, **D**). (Wiley ME, Damiano DL. Lower-extremity strength profiles in spastic cerebral palsy. Dev Med Child Neurol 1998; 40:105에서 허가를 받아 변경).

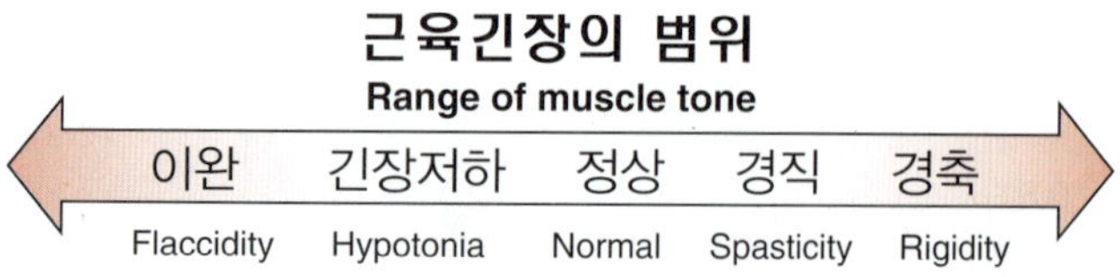

그림 5.4 근육긴장의 연속체. 도표의 중앙은 정상적인 근육긴장 범위를 보여주고 있다. 정상과 비교하여 근육긴장이 감소하는 것을 "근육긴장저하(hypotonia)"라 한다. 이와는 대조적으로, 정상과 비교하여 근육긴장이 증가하는 것을 "근육긴장항진(hypertonia)"이라 하며 경직 또는 경축의 어느 것인가에 의해 표현된다.

에 의해 특징지어지고, 일정 수준의 긴장은 정상적인 근육에서 전형적인 것이다. 긴장 스펙트럼의 상단(그림 5.4)에는 고장성(hypertonicity)이 있고, 이것은 경직 또는 강직(rigidity)(CNS 병리의 양성 징후)에 의해 표현된다. 또 한쪽 끝은 저장성(hypotonicity) 장애(음성 징후)가 있다. 중추신경계 병리가 있는 사람의 근육긴장의 비정상성이 존재한다는 것은 잘 알려져 있다. 그러나, 기능 결손에 대한 근육긴장 비정상의 정확한 기여는 잘 이해되어 있지 않다.

경직은 "신장반사의 과다흥분성에 기인하는 과장된 힘줄반사를 수반하는 긴장성 신장반사(근육 긴장)의 속도의존성의 증가를 특징으로 하는 하나의 운동장애이고, 상위운동신경세포증후군의 하나의 요소이다"라 정의된다(Lance, 1980, p.485). 반사회로의 흥분성은 안정 시(근육긴장이 빈번하게 검사되는 경우)와 운동 시에서 서로 다르다는 것을 명심해야 한다(Burke et al., 2013). 경직을 이해하는 것은 이 용어가 광범위한 비정상 행동을 다루기 위해 임상적으로 사용되기 때문에, 부분적으로 어렵다. 이것은 (a) 과다활동성 신장반사, (b) 팔다리의 비정상 자세, (c) 대항근의 과잉의 동시 활성화(coactivation), (d) 연합운동, (e) 클로누스(clonus), 그리고 (f) 상동운동 협동작용을 설명하는 데에 사용되며, 이것은 다양한 병리학적 기전들과 연관성이 있는 운동 결손이다. 따라서, 경직이라는 단어는 흔히 중추신경계 병리가 있는 환자에서 볼 수 있는 많은 비정상 행동을 설명하는 데에 사용된다.

경직의 중요한 징후는 수동 스트레칭에 대한 근육 또는 근육군 저항의 속도의존성 증가이다. 경직의 기저에 있는 신경기전은 분절성 신장반사 내의 비정상이다. 신장반사 기전에서의 장애는 신장에 반응하여 신장반사의 문턱값 또는 이득의 변화를 반영할 수 있다. 몇 가지 연구는 경직성 긴장항진이 있는 근육에서의 신장반사 이득보다는 오히려 문턱값의 변화를 일관성 있게 나타내어 보였다. 이것은 하행성 억제 입력의 상실, 시냅스 후 탈신경 과민성, 뒤뿌리 구심신경의 곁가지 발아(collateral sprouting), 그리고 고유의 운동신경세포 특성의 변화 즉, 운동신경세포 전위(potentials)의 플래토우, 증폭된 운동신경세포 입력(반사 이득) 및 자립적 발화전위를 야기하는 칼슘 및 나트륨의 지속적인 내향적 전류로 인해서, 분절수준에서의 알파운동신경세포 풀(pool)이 과다흥분성을 나타내기 때문이다(Burke et al., 2013; Katz & Rymer, 1989; Latash et al., 1998; Powers et al., 1989; Thilmann et al., 1991).

우리는 경직성 고장성(hypertonicity)의 기저에 있는 신경 기전을 깊이 이해하고 있지만, 기능적 수행능력의 상실에서 경직의 역할에 대한 합의는 아직도 없다(Rymer & Katz, 1994). 신장반사의 활성화는 속도에 의존하고 있기 때문에, 경직은 환자가 빨리 움직이는 능력을 제한한다는 것을 시사하고 있다. 대항근에서 신장반사 기전의 과잉활성화는 작용근의 단축 수축(shortening contraction) 중에 그 근육의 길이가 늘어나는 것을 방지하는 데 도움을 줄 수 있으나, 연구자는 중추신경계 병변에 뒤따르는 운동조절 장애의 주된 이유가 대항근의 활동 증가(양성 징후)가 아니라, 작용근 운동신경세포의 부적절한 동원(음성 징후)이라는 것을 보여주었다(Bohannon & Andrews, 1990; Dietz et al., 1991; Gowland et al., 1992; Sahrmann & Norton, 1977; Tang & Rymer, 1981). 따라서, 운동신경세포의 동원 불능(불완전마비), 작용근과 대항근 사이의 비정상적인 상반억제(reciprocal inhibition), 그리고 협동근의 협응장애와 같은 다른 문제가 단순한 고장성보다 운동조절과 관련하여 더 불가능하게 할지도 모른다(Katz & Rymer, 1989). 실제로, 연구에서는 경직의 감소가 반드시 기능을 개선하는 것은 아니며 역효과를 낳기까지 할지도 모른다는 것을 보여주고 있다. 중추신경계 병변이 있는 일부 환자에서, 경직이 있는 넙다리네갈래근이 이동운동을 도울 수 있고, 그리하여, 경직을 감소시키기 위한 치료적 수단은 보행능력에 부정적으로 영향을 줄지도 모른다(Burke et al., 2013).

이 연구는 임상실무(실행)에 엄청난 영향을 미치고 있다. 그것은 운동조절 재획득을 위한 주된 초점으로서, 주로 경직성 근육긴장항진의 감소(양성 징후)를 지향하는 치료 방법이 환자가 기능적 자립을 재획득하는 것을 돕는 것에 제한된 영향이 있을지도 모른다는 것을 시사하고 있다. 이것은 기능 자립의 상실이 흔히 운동조절 회복을 제한하는 많은 요인의 결과인 경우가 많고, 비정상 근육긴장의 존재에 한정되지 않기 때문이다.

선택적 근육 활성화의 상실과 비정상 협동작용
Loss of Selective Muscle Activation and Abnormal Synergies

하행 운동계(운동겉질 및 겉질척수로) 내의 병리는 개별화의 상실을 초래한다(음성 징후). ***개별화***(또한 운동의 분획[fractionation]이라고도 불린다)는 근육(또는 한정된 근육군)을 선택적으로 활성화하는 능력을 가리키고, 고립된 관절운동을 가능케 한다. 손상된 개별화는 관련 근육사이의 비정상적인 결합을 특징으로 한다. 개별화가 상실되면, 한 근육의 활성화는 다른 관련되는 근육과 비정상적으로 결합한다. 따라서, 수의운동 중에 선택적으로 이들 필요한 근육만을 활성화하기보다는 하나의 근육을 활성화하려고 시도하면, 비정상적으로 결합된 근육의 활성화를 초래한다(Zackowski et al., 2004). 예를 들어, 뇌졸중 후에, 어깨와 팔꿈치 굽힘근 사이에서 비정상적인 결합을 나타냈다(Dewald & Beer, 2001; Lum et al., 2003; Zackowski et al., 2004). 반신불완전마비가 있는 사람이 어깨에서 굽힘근 회전력(torque)을 발생시키면, 2차 회전력도 또한 팔꿈치에서 발생한다(Dewald & Beer, 2001). 팔뻗기 과제 내에서 동물 및 비인간 영장류의 연구는 고위중추 영역에서부터의 하행 운동명령을 협응하는 데 있어서의 목뼈의 고유척수 신경세포의 관련성을 입증하였다(Pierrot-Deseilligny & Burke 2009). 구체적으로는 C3-4 고유척수계는 선택적인 근육 협동작용의 활성화를 촉진할지도 모르는 팔다리로부터의 구심성 정보만이 아니라 겉질척수로, 그물척수로 및 덮개척수로의 신호를 받는다(Alstermark et al, 1999; Isa et al., 2006, 2007; Lemon 2008). 이 근육의 선택적 활성화 상실 및 이에 수반하는 관절운동 개별화의 감소는 기능저하와 연관성이 있다(Lang & Schieber, 2004).

재활 분야에서는 근육과 관절이 특징적인 움직임 패턴에 비정상적으로 결합하는 것은 역사적으로 "비정상적인 협동작용" 또는 "대량의 운동 패턴(massed pattern)"이라 불려 왔다(Brunnstrom, 1966; Fugl-Myer et al., 1975; Twitchell, 1951). 재활 문헌에서는 ***협동작용***(synergy)이라는 용어는 흔히 비정상 또는 장애가 있는 운동조절을 설명하기 위해 사용되어 왔다(Bobath, 1990; Brunnstrom, 1970).

비정상적 협동작용은 변화될 수 없거나 또는 과제 또는 환경 요구의 변화에 적응할 수 없는 움직임의 정형화된 패턴이다. 비정상적인 협동작용이 있는 근육은 너무 강하게 연결되어 있기 때문에, 고정된 패턴 밖에서의 움직임은 흔히 불가능하다.

Twitchell의 1951년 고전적인 문헌은 뇌졸중 후의 운동 회복의 단계적인 순서의 일부로서 협동작용의 역할을 설명하였다. 그는 뇌졸중 회복은 무반사(areflexia) 또는 이완마비(flaccid paralysis)로 시작된다고 시사하고 있다. 수의운동은 처음에 정형화된 굽힘근과 폄근의 협동작용으로서 나타난다. 회복이 계속됨에 따라, 협동작용에서부터 수의운동이 출현하고, 마침내, 움직이는 능력이 정상적으로 되돌아온다. Twitchell은 굽힘근의 운동이 팔에서 먼저 일어나고 폄근의 운동이 다리에서 먼저 일어나는 몸쪽에서부터 먼쪽으로 진행하는 회복과정을 설명하였다.

그림 5.5에 나타낸 팔의 굽힘 협동작용은 어깨뼈 뒤당김(retraction)과 올림, 어깨의 벌림(외전)과 바깥회전, 팔꿈치 굽힘, 아래팔 뒤침(회외), 그리고 팔목과 손가락 굽힘을 특징으로 한다. 다리에서 폄근 협동작용은 엉덩관절 폄, 모음(내전)과 안쪽회전, 무릎 폄, 발목 바닥쪽굽힘과 내번(inversion), 그리고 발가락 바닥쪽굽힘이 포함된다.

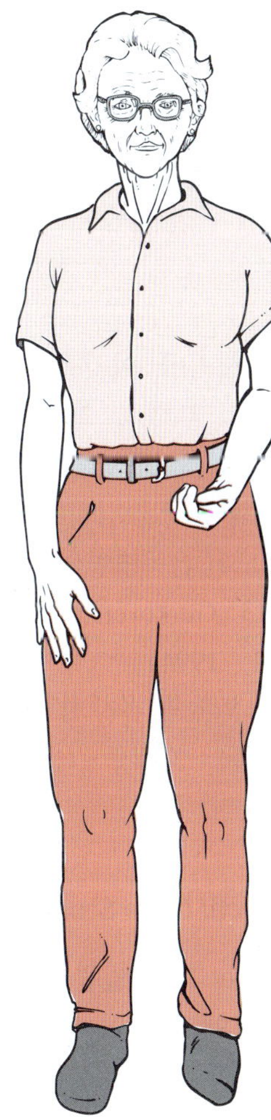

그림 5.5 팔의 굽힘 협동작용.

Twitchell의 제안과 일치하여, Signe Brunnstrom (1970)은 비정상적 협동작용의 출현 및 소실과 관련된 뇌졸중 회복과정을 특징지었다.

비정상적 협동작용의 기저에 있는 신경 기전은 무엇인가? 근력저하 또는 경직 및 비정상 협동작용의 존재 사이에는 연관성이 없다(Zackowski et al., 2004). 연구에서는 비정상 협동작용이 하행성 뇌줄기 경로의 동원 증가로부터 일어난다는 것을 입증하고 있다(Krakouer, 2005; Ortiz-Rosarioa et al., 2014; Zaaimi et al., 2012).

동시 활성화 Coactivation

비정상 협동작용의 절에서 논의된 것처럼, 정상적인, 숙련된 움직임은 완료하는 과제에 필요한 근육만의 활성화를 수반한다. ***동시 활성화***는 기능적 움직임 동안의 추가적인 근육(가장 빈번하게는 작용근과 대항근)의 동시에 발생하는 활성화를 특징으로 하고 신경학적 병리를 가진 사람만이 아니라 기술을 막 학습하는 신경학적으로 손상이 없는 사람의 양쪽에 존재한다. 따라서, 동시 활성화가 반드시 병리의 결과는 아니지만, 경우에 따라서는 정상적인 조절 전략을 나타낼 수 있다. 예를 들어, 동시 활성화는 복잡한 다관절 운동 중에 관절의 기계적인 뻣뻣함을 조절할 때, 또는 운동 중에 관절 진폭을 선택적으로 조정할 때 사용될 수 있다.

작용근-대항근 상호작용은 골격근 수축의 비선형 동역학(dynamics)을 변화시키며, 이것은 순간적인 전류와 이전의 신경 활성화, 외부 부하 및 이전의 움직임의 방향에 좌우된다. 따라서, 이들 작용근-대항근 상호작용을 조정하는 반사 기전은 뇌의 손상된 감각운동 영역에 기인하는 겉질 방향이 잘못 유도된 운동명령의 영향을 강조할 수 있다(Burke et al., 2013; Gorkovenko et al., 2012; Latash, 2018; Yamazaki et al., 1994).

이제 우리는 하행 운동계(겉질 및 겉질척수로)의 병리를 가진 사람에 존재하는 기능장애를 요약하기 위해 우리의 사례연구에 눈을 돌린다.

임상사례연구 Clinical Case Studies

Jean J.와 Genise T: 뇌혈관사고(CVA)와 연관성이 있는 운동 기능장애. Jean은 6년 전에 중간대뇌동맥(MCA)의 뇌혈관사고가 있었던 82세의 여성이다. Genise는 4일 전에 역시 중간대뇌동맥의 뇌혈관사고가 있었던 53세 여성이다. 뇌졸중, 또는 뇌혈관사고는 적어도 24시간 동안 지속되는 뇌 내의 혈액 공급 중단에 기인하는 갑작스럽고 국소적인 신경학적 결손으로서 정의된다. CVA에는 두 가지 주된 범주가 있다. 허혈(혈류 부족)과 출혈(혈관 밖 공간으로의 혈액 방출)이다.

뇌졸중에 기인하는 기능장애는 혈관 손상의 부위 및 정도에 따라 달라진다. Genise와 Jean은 몸통은 물론, 마비된 팔과 다리에서 근육을 활성화하는 능력을 상당히 제한하는 오른쪽 근력저하(불완전마비)를 포함하는 신경근육 기능장애가 있다. 불완전마비에 더하여, Genise와 Jean은 모두가 비정상적인 근육 긴장(경직)이 있으며, 이것은 반신불완전마비가 있는 팔과 다리 양쪽 모두의 근육의 빠른 스트레칭에 대한 저항에서 볼 수 있다. 반신불완전마비가 있는 팔다리에서의 개개의 근육(개별화)을 활성화시키는 능력은 두 여성에서 상당히 손상되어 있다. 수의운동은 반신불완전마비가 있는 팔(오른팔의 정지 자세와, 팔꿈치와 손가락을 굽히지 않고는 어깨를 굽힐 수 없는 것에서 볼 수 있는 것처럼)에 존재하는 굽힘근 협동작용과 함께 비정상적 협동작용을 특징으로 한다. 게다가, 다리에서는 두 환자는 굽힘근 협동작용(엉덩관절도 굽히지 않고는 무릎을 굽힐 수 없는 것에 의해서 보여주는 것처럼)과 폄근의 협동작용(보행에서 더 분명해진다)을 나타내어 보여주고 있다. 6년 전에 뇌졸중을 일으켰던 Jean은 기능적인 움직임을 제한하는 관절가동범위의 축소를 포함하는 중요한 근골격계의 문제를 일으켰다. 뇌졸중 후 4일에서, Genise는 2차 근골격계 문제를 일으키지 않았다. 그러나, 뇌졸중 후 1개월에서 그녀는 반신불완전마비의 팔다리에서 발목 바닥쪽 굽힘근은 물론 손가락과 손목 굽힘근에서 근육의 긴장 증가를 나타내어 보였다.

Thomas: 경직성 양쪽마비성 뇌성마비와 연관성이 있는 운동 기능장애. Thomas는 뇌성마비 형태의 경직성 양쪽마비를 가진 7세 아동이다. 뇌성마비는 태아기 또는 주산기의 중추신경계에 대한 손상에 기인하는 비진행성 장애이다. 발달하고 있는 중추신경계에 대한 손상의 장소 및 정도가 뇌성마비라고 진단된 환자에서 볼 수 있는 기능장애의 연속성을 결정한다. 분류는 발견된 운동장애의 유형과 손상된 팔다리에 기초하고 있다. 경직성 뇌성마비(편마비, 양쪽마비, 사지마비)가 증상사례의 50~60%를 차지한다. Thomas는 경직성 양쪽마비를 갖고 있기 때문에, 그의 기능장애는 팔보다도 다리에 더 영향을 미친다.

그의 신경근육 기능장애에는 고장성(경직)(빠른 스트레칭에 대한 저항에 의해 증명되는), 반사항진(hyper-reflexia)(그림에 나타내지 않음), 그리고 특히 그의 다리에서 비정상적인 협동작용의 존재와 함께 수의운동을 하는 동안의 빈약한 개별화(엉덩관절도 굽히지 않고는 무릎을 굽힐 수 없는 것에 의해 증명되는)가 포함된다. 그는 다리에 상당한 근력저하가 있으며, 이것은 신경 동원의 문제와 기저에 있는 근골격계 문제의 양쪽을 반영하고 있다. 관절 가동범위의 감소를 포함하는 그의 다른 근골격계 문제는 1차 신경운동 병리에 속발하여 발생하였지만 그의 기능적 능력을 제한하는 주된 요인이다.

겉질밑 병리와 연관성이 있는 운동 기능장애

Motor Impairments Associated with Subcortical Pathology

소뇌 병리와 연관성이 있는 운동 기능장애

Motor Impairments Associated with Cerebellar Pathology

소뇌의 장애는 1899년 Babinski와 1920년대와 1930년대의 Gordon Holmes에 의해서 설명된 것처럼, 독특한 증상과 징후를 초래한다(Kandel et al., 2000b). Holmes는 소뇌 병변의 징후와 증상을 (a)근육긴장저하(hypotonia), (b)운동실조(ataxia) 또는 수의운동의 협응장애, 그리고 (c)활동떨림의 세 범주로 나누었다. 다른 소뇌운동 징후는 근육협동장애(dyssynergia)(움직임 분해), 상반운동반복장애(dysdiadochokinesia)(급속히 번갈아 하는 운동을 수행하는 능력 손상), 구음장애(dysarthria)(단어의 소리를 만드는 것의 결손) 및 손상된 눈돌림 조절이다(Fahn et al, 2011; Schmahmann et al., 2019). 소뇌는 인지, 감정, 자율신경 기능을 조절하는 뇌의 영역과 관련되어 있기 때문에, 이들은 소뇌 손상에 의해서도 영향을 받을지도 모른다. 소뇌 내 특성 부위에 대한 병변은 특정 기능장애를 초래한다. 예를 들어, 소뇌충부(vermis)와 꼭지핵(fastigial nuclei)의 병변은 자세조절과 균형 및 특유의 언어능력 결손에 영향을 주는 체축 근육(axial muscle) 및 몸통근육의 조절장애를 만들어낸다.

이와는 대조적으로, 중간소뇌 또는 사이핵에 대한 손상은 팔다리에 활동떨림을 발생시키지만 한편, 가쪽 소뇌반구의 장애는 주로 움직임 시작의 지연 및 다관절 움직임 조절 손상을 야기한다. 뒤소뇌엽의 병변은 실행 기능, 시각공간 처리, 언어기술 및 정동의 조정 결손에 의해 특징지어지는 소뇌인지정동증후군(cerebellar cognitive affective syndrome)을 야기할지도 모른다(Schmahmann et al., 2019). 척수소뇌 변성이 있는 우리의 환자인 John의 사례 연구에서는 소뇌 병리로 나타나는 기저에 있는 몇 가지 기능장애를 나타내어 보여주고 있다.

근육긴장저하(hypotonia). 우리는 이전에 운동겉질의 결손과 연관성이 있는 긴장의 증가, 특히 경직에 관련된 결손에 대해서 설명하였다. 긴장 스펙트럼의 또 한쪽의 끝에는 저장성(hypotonicity)이 있으며, 이것은 길어지는 것에 대한 근육의 뻣뻣함의 감소라 정의된다.

근육긴장저하는 특징으로서 소뇌의 결손과 연관성이 있다. 그러나, 저장성은 척수소뇌 병변(Ghez, 1991)이 있는 환자를 포함하는 많은 서로 다른 종류의 환자에서(Ghez, 1991), 그리고 다운증후군이 있는 어린이와 같은(Shumway-Cook & Woollacott, 1985b), 많은 발달지체 어린이에서 설명되어 있다. 소뇌의 급성 손상은 근육방추 감수성의 회복과 병행하여 서서히 개선되는 경향이 있는 일과성 근육긴장저하와 연관성이 있으며, 이것은 주로 안뜰척수로 및 그물척수로를 통한, 소뇌 근육방추체 촉진의 상실에 의해 급격히 저하한다. 동물 모델은 주로 앞소엽(anterior lobule)을 포함하는 소뇌 손상이 근육방추 감수성의 조절 붕괴, 미로 또는 피부자극, 그리고 고유수용성 지지반응을 어떻게 야기하였는가를 설명하는 데에 도움이 되었다(Bodranghien et al., 2016; Gilman, 1969; Gilman & Ebel, 1970; Manto, 2018; Mukherjee & Chakravarty, 2010). 소뇌 병리가 있는 환자의 근육긴장저하는 흔히 흔들이반사(pendular reflexes)와 연관성이 있다. 소뇌질환이 있는 환자에서 짧은 시간의 힘줄 두드림에 반응하는 무릎반사(knee-jerk)는 다리의 오래 계속되는 진동을 초래할지도 모른다(Kandel et al., 2000b; Manto, 2018).

소뇌 병리와 연관성이 있는 협응의 문제. 운동 협응에서의 문제는 소뇌 내 병리의 특징이라 생각되고 있다. 협응 운동에는 원활하고, 효율적이며, 정확한 움직임이 일어나도록 적절한 시간에서 정확한 양의 힘으로 활성화되는 다양한 관절 및 근육이 수반된다. 따라서, 협응의 본실은 다양한 근육군 활성화의 순서배열, 타이밍 그리고 등급매기기이다. 협응의 협동작용 본질 때문에, 분리된 근육에서 근력을 발생시키는 능력은 그 근육이 과제 특유의 방법으로 다른 근육과 협력하여 작동하는 능력을 예측하는 것은 아니다(Giuliani, 1991).

건강한 사람에서는 하나 이상의 관절이 관여하는 움직임은 종(bell) 모양의 속도분포도를 가진 움직임 궤적과 연관성이 있다(Hogan et al., 1987). 이와는 대조적으로, 소뇌 병리가 있는 환자에서 움직임 궤적은 협동작용을 하는 근육과 관절사이의 협응된 결합의 상실 때문에 흔히 불균일하고 종 모양의 분포도가 결여되어 있다.

소뇌의 협응장애는 움직임 시작의 지연(지연된 반응시간), 움직임의 범위 및 방향의 오류("운동거리측정이상"이라 불린다) 그리고 규칙적이고 율동적인 움직임을 유지할 수 없는 것("상반운동반복장애[dysdiadochokinesia]"라 불린다)을 포함하는 수많은 방법으로 나타날 수 있다. 움직임 궤적은 분해(예: 한 번에 하나의 관절을 움직이는 것)를 특징으로 한다(Bastian et al., 1996).

소뇌의 협응 결손을 그림 5.6에 나타냈다. 단일관절 조절이 다관절 조절보다 양호한 것처럼 생각되기 때문에, 소뇌 병변이 있는 환자는 다관절 협응장애의 영향을 최소화하기 위한 전략으로서 개별적인 관절에서의 움직임을 순차적인 움직임으로 분해할 수 있을지도 모른다.

소뇌 병리를 가진 환자는 흔히 움직임을 끝내는 데에 어려움이 있으며, 이것은 움직임을 멈출 수 없는 것으로서 뿐만 아니라 움직임의 방향을 바꿀 수 없는 것으로서 나타날 수 있다. 움직임을 끝내는 문제는 움직임을 확인하거나 멈추는 것의 어려움으로서 나타날 수 있으며, 이것은 "반발"현상을 초래한다. 반발현상은 등척성 수축에 대한 저항이 갑자기 제거되었을 때에 팔다리의 불수의운동으로서 간주할 수 있다(Fredericks & Saladin, 1996).

근육 활성화의 적절한 타이밍에 더하여, 협응된 기능적 움직임에는 과제의 측정기준에 적합한 힘의 크기 조정 또는 등급 매기기를 필요로 한다. 측정과소(hypometria)는 필요로 하는 힘 또는 관절가동범위의 과소평가인 반면, 측정과다(hypermetria)는 특정 과제에 필요한 힘의 과대평가이다. 힘을 적절히 크기 조정하거나 등급을 매길 수 없는 것은 팔 뻗기(reaching) 또는 가리키기와 같은 과제에서 미치지 못하거나 지나쳐버리는 것으로서 간주될 수 있다(Bastian et al., 1996; Hore et al., 1991).

활동떨림. 떨림은 신체부위의 율동적이고, 불수의적인 진동운동으로서 정의된다(Deuschl et al., 1998). 활동떨림은 수의운동의 수행 중에 일어나는 떨림이며 소뇌 및 그 구심성 또는 원심성 경로의 병리 특징을 이루고 있다. 활동떨림은 5Hz 미만의 주파수 범위를 갖고 있으며 움직임의 마지막에 가장 두드러진다.

운동학습에 영향을 주는 손상된 오류 수정. 소뇌는 운동학습의 필수적인 부분인, 오류 수정에서 중요한 역할을 수행한다. 소뇌 내에서, 의도된 움직임을 알리는 내부 되먹임 신호는 실제의 움직임을 알리는 외부 되먹임 신호와 비교된다. 소뇌는 후속 움직임의 오류를 줄이기 위한 피드포워드 조절에서 사용되는 수정 신호를 만들어낸다.

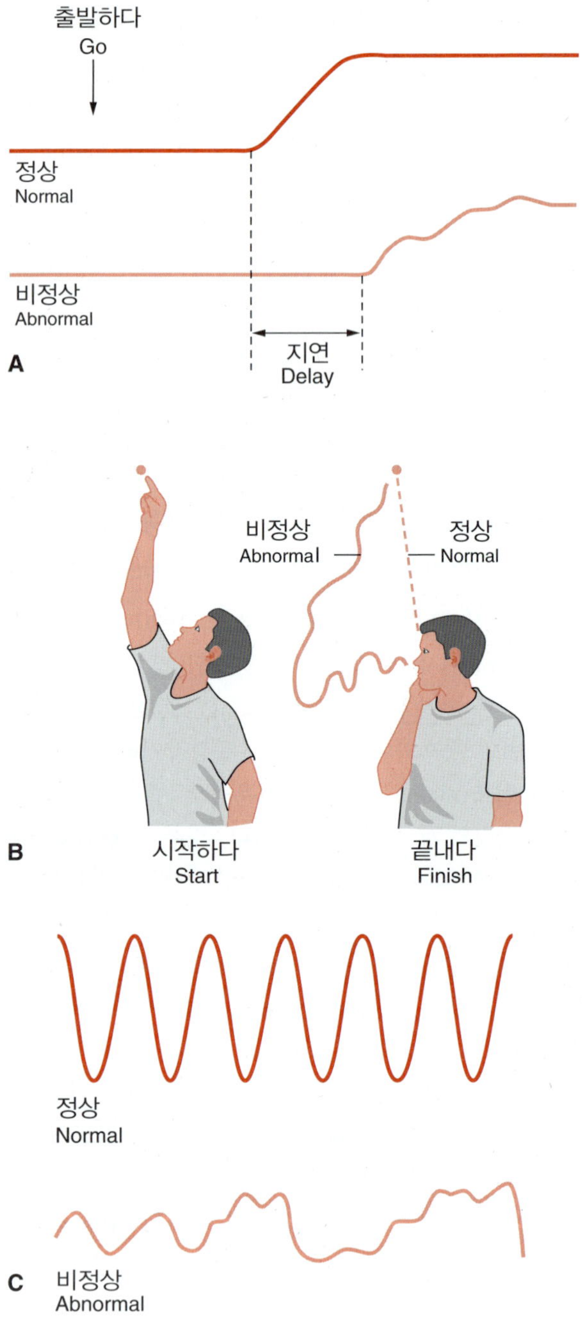

그림 5.6 **(A)** 소뇌질환이 있는 사람에서 관찰되는 움직임 결손. "출발(go)" 신호에 뒤따르는 움직임 시작의 지연은 그래프의 위쪽 선(trace)에서 보여주는 정상적인 반응시간과 비교하여 아래쪽 선에서 볼 수 있다. **(B)** 움직임 범위와 방향의 장애인, 운동거리측정이상은 사람에게 자기 팔을 표적에서부터 자기 코로 이동하도록 요구하였을 때 볼 수 있다. 활동떨림은 팔이 코로 접근할 때에 볼 수 있다. **(C)** 번갈아 하는 움직임의 불규칙적인 패턴인, 상반운동반복장애는 정상적인 위치의 선(trace)과 비교하여, 소뇌의 병리가 있는 사람이 아래팔을 번갈아 엎침(회내)과 뒤침(회외)을 할 때에 만들어지는 불규칙한 위치의 선에서 볼 수 있다. (Kandel ER, Schwartz JH, Jessell TM, eds. Principles of neuroscience, 3rd ed. New York, NY: Elsevier, 1991:849, Fig. 42.16.에서 변경)

따라서, 움직임 조절에서의 이들의 역할에 더해서, 소뇌 구조도 또한 많은 서로 다른 시스템에서 실행 의존성 운동 적응과 학습에서 중요하다(Morton & Bastian; 2004, 2007). 소뇌에 대한 손상은 사람이 새로운 상황에 움직임을 적응하는 정도와 속도에 영향을 미친다(Morton & Bastian; 2004, 2007). 이것은 소뇌 병변이 있는 사람의 훈련은 운동기능을 향상시키기 위해 보다 장기간 또는 연습의 강도를 필요로 할지도 모른다는 것을 시사하고 있다.

목표 지향적 움직임은 흔히 사전에 프로그래밍이 되어 있기 때문에, 오로지 감각 되먹임에만 의존하는 일은 없다. 움직임의 신경조절에 관한 최근의 연구에서는 뇌는 바람직한 운동을 실행하기 위해 필요한 감각운동 변환의 내부 표현을 사용하여 신경 모델을 만들 수 있다고 가정하고 있다. 순방향과 역방향의 두 가지 개념적 모델이 있다. ***순방향 모델***은 운동명령에 기초하여 움직임의 감각적 결과를 예측하지만, ***역방향 모델***은 운동명령을 계산하기 위해 움직임의 바람직한 목표와 감각적 결과를 사용한다(Stein, 2009). 따라서, 운동행동은 ***예측 오차***(즉, 예측된 감각운동 정보와 실제의 감각운동 정보 사이의 불일치)에 좌우된다. 운동계 내에서는 소뇌(주로 조롱박세포)가 운동명령에 관련된 감각 결과를 예측하고, 예측과 감각 되먹임을 비교함으로써 감각 예측 오차를 계산하기 위해 앞쪽 내부 모델을 나타내는 열쇠라 생각된다(Popa & Ebner, 2019).

Therrien과 Bastian(2019)에 의한 최근의 검토에서는 소뇌는 운동 출력에 이어서 발생하는 감각 결과에 대한 적응 가능하고 예측 가능한 정보를 만들어낼 수 있는 "움직임 센서의 유형"으로서 이해되고 있다. 감각적 추정은 운동계에 용이하게 이용 가능한 내부 되먹임 모델로서의 역할을 할지도 모른다. 뇌는 바람직한 움직임 또는 신체 상태가 달성되었는지 어떤지를 판단하기 위해 말초 감각 되먹임을 사용한다. 그러나, 뇌가 단지 감각 되먹임에 의존하여 진행되고 있는 운동 중의 감각운동 이벤트 사이의 불일치를 수정하는 경우, 이러한 운동 수정은 감각처리의 지연으로 인해서 불충분한 운동조절을 초래할 것이다. 새로운 연구는 현재, 뇌가 내부감각 되먹임 신호로서 기능을 하고, 운동명령의 복사본으로 현재의 감각정보를 전달하는 앞쪽 내부 모델을 사용하여 신체의 미래의 감각상태를 예측할 수 있을지도 모른다는 것을 강조하고 있다. 이 목적을 위해, 앞쪽 모델의 예측은 주위 환경의 특징 범위 내에서 신체역학을 학습하고 업데이트할 필요가 있다고 가정되고 있다(Therrien & Bastian, 2019).

소뇌 손상에 관한 연구는 운동계가 각 상황에서 가장 적절한 움직임을 정확히 평가하여 수행할 수 있도록 감각 결과를 예측하기 위한 앞쪽 모델의 구성에서의 소뇌 역할을 뒷받침하고 있다. 이러한 의미에서, 운동 중의 팔다리의 관성 특성의 영향을 예측하는 능력의 손상은 운동거리측정이상에서 파생될 수 있다. 다양한 관절을 수반하는 운동과제에서, 팔다리의 관성 또는 관절 사이의 상호작용을 하는 토크의 감각적 예측 결여는 소뇌가 손상된 환자에서 관찰되는 특징적인 협동장애(dyssynergia)를 초래할지도 모른다. 따라서, 다관절 운동을 단일관절에 의해 조절되는 작은 하위 운동으로 분해하는 것은 팔다리를 조절하는 보상전략으로서 이해될 수 있다. 마찬가지로, 손상된 감각 예측은 소뇌 병변이 있는 환자에서 관찰되는 전형적인 활동떨림의 원인이 될 수 있으며, 그 이유는 목표 지향적 과제를 하는 동안에 현재의 예측적인 신체 감각상태가 결여되면 운동계가 그 후의 지연된 운동 교정을 사용한 낡아빠진 말초감각 되먹임에 크게 의존하게 할 것이기 때문이다. 즉, 운동 교정은 현재의 감각이 아니라 이전의 감각 신체 상태와 일치하는 감각 되먹임에 기초하고 있기 때문이다. 움켜잡거나 받아 잡는 과제 동안에 시간과 힘의 크기를 선행적으로 조절할 수 있는 건강한 사람들과는 달리, 소뇌 손상이 있는 사람들은 물체의 관성 특성을 예측할 수 없기 때문에 손의 힘 조절에 결손을 보여준다. 특히, 소뇌 문제가 있는 사람들은 받아 잡는 과제에서 물체가 손에 접촉해서 약 100 밀리초 후에 쥐는 힘을 재조성하는 경향이 있다. 이것은 감각적 예측보다는 감각 되먹임에 기초하는 운동명령의 실행을 가리키고 있다(Therrien & Bastian, 2019).

임상사례연구 *Clinical Case Study*

John C.: 소뇌 변성과 연관성이 있는 기능장애.

John은 척수소뇌실조증 2형의 환자이며, 소뇌의 느린 변성을 야기하는 유전적 장애이다. John은 협응에 중대한 문제를 갖고 있다. 그는 운동거리측정이상과 협동장애(dyssynergia)(다관절 움직임의 타이밍과 측정기준 오류)를 나타내고 있다. 이러한 것은 그가 그의 코와 검사자의 손가락을 번갈아 만지도록 요구받았을 때와 한쪽 다리의 발꿈치가 다른 쪽 다리의 정강이를 미끄러져 내려가도록 요구받았을 때 볼 수 있다(발꿈치-정강이 시험). 두 경우에, 그의 움직임은 느리고, 덜컥거리고, 불규칙하며, 그리고 그가 움직이는 궤적은 원활하지 않다. 그는 또한 상반운동반복장애도 갖고 있으며, 이것은 그의 손의 엎침과 뒤침을 포함하는 빠르고 번갈아 하는 율동적 움직임을 유지할 수 없는 것에 의해 알 수 있다. 그는 저항이 없어질 때 팔의 반동에서 볼 수 있는 것 같은 움직임을 끝내는 것에 어려움이 있다. 소뇌의 병리가 있는 몇몇 사람은 근육긴장저하를 나타내지만, John는 근육긴장저하를 나타내지 않는다. 게다가, 그의 기저에 있는 근력은 우수하다.

Sue D.: 다발성경화증과 연관성이 있는 기능장애. Sue는 재발-완화형 다발성경화증(MS)을 진단받은 66세의 여성이다. MS는 미국에서 약 35만 명, 세계적으로는 200만 명이나 이환되고 있는 퇴행성 신경학적 질환이다(Noseworthy et al., 2000). MS는 뇌와 척수 내에서 탈수초(demyelination)와 변성을 야기하는 면역매개 질환이다. 증상은 탈수초의 위치와 중증정도에 따라 다르고, 매우 가변적이지만, 전형적으로는 감각, 인지, 그리고 운동 기능장애를 포함한다. MS는 진행성 능력장애를 초래하는 진행성 질환이며, 이것은 임상적으로 확장 능력장애 상태 척도[Expanded Disability Status Scale(EDSS)](Kurtzke, 1983)에 의해 측정된다. 그 척도는 0~10까지이고, 0.0은 MS에 기인한 장애가 없다는 것을 나타내며, 4.0은 유의미한 보행 시작의 기능장애, 7.5는 휠체어에 의존하게 됨을 나타낸다. 그리고 10.0은 MS로 인한 사망을 나타낸다. Sue는 또한 소뇌의 유의미한 병발증(involvement)을 갖고 있다. 그녀가 그녀의 코와 검사자의 손가락을 번갈아 만지도록 요구받았을 때, 그녀는 끝나는 점의 정확도에 약간의 어려움을 나타내어 보인다. 그녀의 소뇌 협응 문제는 다리에서 훨씬 더 분명하다. 그녀가 한쪽 다리의 발꿈치가 다른 쪽 다리의 정강이를 미끄러져 내려가도록 요구받았을 때(발꿈치-정강이 시험), 그녀는 발꿈치를 놓는(배치하는) 데에 상당한 어려움이 있고 그녀의 발꿈치를 정강이로 원활하게 미끄러져 내려가도록 할 수 없다.

바닥핵 병리에서의 운동 기능장애

Motor Impairments in Basal Ganglia Pathology

대뇌바닥핵 병리는 운동 감소를 특징으로 하는 파킨슨병(PD)과 같은 "운동과소 장애(hypokinetic disorders)", 또는 과도한 움직임을 특징으로 하는 헌팅턴병(HD) 또는 느린비틀림운동 뇌성마비(athetoid cerebral palsy)와 같은 운동과다장애(hyperkinetic disorders)의 어느 것인가를 초래한다. 우리의 사례연구인, Malachi는 느린비틀림운동 뇌성마비를 초래하는 대뇌바닥핵 손상을 가진 아동의 한 예이다. 대뇌겉질과의 복잡한 연결 때문에, 대뇌바닥핵 손상은 흔히 운동 결손에 더하여 인지장애 및 행동장애와 연관성이 있다.

운동감소 장애(Hypokinetic disorder): 파킨슨병(PD). 파킨슨병(PD)은 1817년에 James Parkinson에 의해 처음으로 설명되었다(Kandel et al., 2000b; Parkinson, 1817). 파킨슨병 관련 운동장애는 대뇌바닥핵-시상겉질 운동회로의 기능부전에 기인한 것이다(Wichmann & DeLong, 2013). 파킨슨병의 주요 징후에는 자발적인 운동의 부족(운동 불능), 느리고 진폭이 감소된 자발적 운동(운동 완만), 근육긴장의 증가(경축), 그리고 안정시떨림이 포함된다. 또한 파킨슨병의 특징은 굽은 자세와 손상된 균형 및 보행이다. 파킨슨병은 흑색질 치밀부에 있는 도파민작동신경세포의 변성에 기인한다.

운동완만과 운동불능. PD가 있는 환자에서는 일상생활 활동을 손상시키는 운동, 감각, 인지-감정 및 수면 변화의 복잡한 집합이 있다. ***운동불능***(akinesia)은 움직임을 시작 또는 실행을 할 수 없는 것이다. ***운동감소증***(hypokinesia)은 자발적 또는 자동적 운동(즉, 눈의 깜박임, 가면과 같은 표정을 초래하는 얼굴의 움직임, 또는 보행 중에 팔을 흔드는 것의 감소)의 빈도와 진폭이 감소하는 것이다. 소서증(micrographia)은 글씨쓰기를 하는 동안에 자동화된(잘 학습된) 손목 움직임의 진폭과 속도가 감소하는 운동감소증의 기능적 결과이다.

운동완만(bradikinesia)은 움직임의 느린 시작과 실행을 특징으로 한다. 그리고 반복적인 수의적 움직임을 하는 동안에, 진폭은 움직임이 없어질 때까지 서서히 감소하는 경향이 있다. PD의 이들 모든 운동감소성 특징은 순차적 움직임을 수행하고 동시적 과제를 수행하는 능력을 상당히 손상시키며, 이것은 대뇌바닥핵이 그러한 유형의 학습에서 중요한 역할을 수행하기 때문에, 절차학습 과정의 기능장애를 반영하고 있는 것 같다(Gordon et al., 1997; Horak, 1990; Rodriguez-Oroz et al., 2009; Shukla et al., 2012; Teulings et al., 1997; Wichmann & DeLong, 2013). 어떤 연구에서는 소서증, 동작완만 및 PD 환자의 특징적 발성 음량이 부드럽고 감소하는 발성부전(hypophonia)과 같은 기능적 결손 사이의 연관성을 발견하였다(Shukla et al., 2012). 운동완만은 대뇌바닥핵 병리의 특징인 반면, 연장된 운동시간은 뇌졸중(Levin et al., 1993; Levin, 1996), CP(Steenbergen et al., 1998) 및 소뇌기능부전(Van Donkelaar & Lee, 1994)을 포함하는 매우 다양한 신경 병리와 연관성이 있는 일반적으로 알려진 기능

장애이다.

경축(rigidity). 경축은 관절의 수동적인 움직임에 대한 근육 저항이 높아지는 것이 특징이다. 관절의 구심성 신경에 의해 유의미하게 영향을 받고 장기간에 걸치는 신장반사에 의해 중재되는 단축반응은 PD의 근육 경축을 중재하기 위해 제안되어 있다(Katz & Rondot, 1978; Xia & Rymer, 2004). 파킨슨증후군의 근육긴장은 속도에 의존하는 병리학적 반사인 경직(spasticity)으로서 나타나지 않는다. 그러나, 일부 연구와 저자는 PD 관련 근육의 경축이 큰 진폭의 관절운동 중에 속도와 진폭에 따라 달라질 수 있다는 것을 보고하고 있다. PD 관련 경축의 속도 의존적 변화는 대항근(신장된 근육)의 신장반사에서의 속도 의존성 증가와 작용근(단축된 근육)에서 볼 수 있는 단축반응의 속도 비의존성 활동에 대한 불변의 기여와의 사이의 상호작용에 기인할 수 있다(Andrews et al., 1972; Powell et al., 2012; Xia et al., 2009). 또한, PD에서 근육 경축은 방추운동계(fusimotor system)의 과다활동의 결과라 제안되어 있으며 굽힘근 근육에서 우세한 경향이 있다(Noth, 1991). 현재로서는 도파민 유발성 대뇌바닥핵 기능장애가 반사 기전에 어떻게 영향을 줄 수 있는가에 대한 명확한 증거는 없다. 또 다른 신경 관찰은 운동앞 영역과 이마엽앞 영역이 PD에서 저활동성인 반면에, 시상밑핵을 과도하게 활성화하여 그 후 반사 이득을 증가시킬지도 모르는 1차 겉질 흥분성(브로드만 영역 4)이 강화되어 있다는 것이다(Obeso et al., 2008). 경축에는 납관(lead pipe)(플라스틱 모양의 느낌)과 톱니바퀴의 두 가지 잘 정의된 유형이 있다. 납관 경축은 전체 가동범위에 걸쳐서 움직임에 대한 일정한 저항을 특징으로 하고 있다. 톱니바퀴 경축은 팔다리가 그 가동범위에 걸쳐서 수동적으로 움직일 때, 저항과 이완이 번갈아 나타나는 에피소드, 이른바 포착(catches)을 특징으로 한다(Rodriguez-Oroz et al., 2009).

떨림(tremor). 안정시 떨림은 파킨슨병 환자의 가장 중요한 기능장애이다. 이것은 먼쪽 분절에서 특정 우위성을 수반하는 불수의적인 4~6 Hz의 팔다리 진동으로 구성되어 있다. "알약 굴리기(pill-rolling)" 떨림은 손가락의 지속적인 진동운동으로 인해 발생한다. 이 임상 관찰의 일환으로, 연구에서는 또한 대뇌바닥핵(창백핵 및 시상밑핵) 및 시상(배쪽 중간핵)의 신경세포 기록에서 율동적인 4~6 Hz의 발화속도를 발견하였다.

턱 근육과 혀도 또한 관여하고 있을지도 모른다(Obeso et al., 2008; Rodriguez-Oroz et al., 2009). 안정시 떨림은 수의적으로 활성화되지 않고 중력에 거슬러서 지지되는 신체부위에서 발생한다. 그러나, 안정시 떨림의 진폭은 정신적인 스트레스가 있는 동안 또는 또 다른 신체부위가 움직이는(특히, 보행에 수반하는 움직임) 동안에 증가한다. 체위떨림(postural tremor)은 중력에 거슬러서 수의적으로 자세를 유지하고 있는 경우의 PD 환자에 존재한다. 운동떨림(kinetic tremor)은 수의적인 움직임 동안에 발생하고 단순한 운동떨림(목표물과 관련되지 않은)에서부터 활동떨림(목표지향적인 움직임 동안에 발생하는 떨림)까지 다양할 수 있다. 이 복잡한 주제에 대한 완전한 논의는 Deuschl 등(1998)과 Hallett(1998)의 검토에서 제공되어 있다.

운동과다장애. 헌팅턴병, 편무도병(hemiballismus) 및 느린비틀림운동성 뇌성마비와 같은 대뇌바닥핵의 운동과다장애(hyperkinetic disorders)는 과도하고 불수의운동과 근육긴장저하를 특징으로 하고 있다. 무도병 또는 무도병 형태의 움직임은 바닥핵 병변에 기인하는 불수의적이고 빠르고 불규칙하며, 덜컥거리는 움직임이다. 무도병은 파킨슨병이 있는 사람에서 항파킨슨병 약물치료의 부작용으로서 흔히 관찰되는 운동장애의 한 유형이다.

무도병 형태의 운동이상(dyskinesia)은 일반적으로 항파킨슨병 약물의 장기간 사용 후에 나타나고 일반적으로 항파킨슨병 약물 투여의 절정기 또는 끝에 관찰된다. 느린비틀림운동(athetosis), 또는 느린비틀림운동성 움직임은 느린 불수의적 몸부림을 치고 온몸을 비트는 움직임으로 구성되고 다리보다는 팔에서 더 많이 수반된다. 그러나, 이들은 또한 목, 얼굴 및 혀도 수반할지 모른다. 느린비틀림운동 뇌성마비는 두 번째로 가장 흔한 형태의 뇌성마비이다(Jellinger, 2019).

근육긴장이상. "근육긴장이상(dystonia)"이라는 용어는 1911년에 신경학자인, Hermann Oppenheim에 의해 처음으로 사용되었다(Marsden & Quinn, 1990에서 인용하였다). 근육긴장이상은 지속적 또는 간헐적인 근육수축에 의해 지배되는 증후군이며, 자주 근육긴장항진, 몸의 비틀림 및 반복적인 움직임 그리고 비정상 자세를 야기한다(Fahn et al., 1987). 근육긴장이상은 수의적인 행동에 의해 시작되거나 악화하는 일이 많으며, 1차 근육진장이상 패턴에 관여하는 것과는 다른 의도하지 않은 근육수축으로서 정의되는 넘쳐나는 근육 활성화와 연관성이 있다

(Albanese et al., 2013; Sanger, 2018). 근육긴장이상과 연관성이 있는 비정상 움직임은 다양하고 느린 비틀림운동에서부터 빠른 근육 클로누스성 근육긴장이상에 이르기까지 다양하다(Fahn et al., 1987).

근육긴장이상성 운동은 흔히 작용근과 대항근의 공동수축을 특징으로 한다(Hallett, 1993; Rothwell, 1995-1996). 근육긴장이상은 주로 대뇌바닥핵의 장애라 생각되고 있으나, 동물 모델과 인간 데이터는 근육긴장이상이 시상, 소뇌 및 뇌줄기의 병변으로부터도 발생할 수 있을지 모른다고 시사하고 있다(Sanger, 2018).

임상사례연구 *Clinical Case Studies*

Mike M.: 파킨슨병과 연관성이 있는 운동 기능장애(운동감소 장애). Mike는 PD가 있는 우리의 환자이다. Mike의 주된 신경근육 기능장애에는 경축, 운동완만, 안정시 및 자세 떨림 그리고 자세조절과 보행의 기능장애가 포함된다. Mike는 투약 중에 경증의 안정시 떨림, 중등도의 자세 떨림 및 경증의 운동성 떨림이 있다. 투약을 하지 않는 경우, 안정시 떨림은 경증 그대로 남아있지만, 자세 및 운동성 떨림은 상당히 증가한다. 손가락에서부터 코에 접촉하는 검사와 손가락 또는 발을 반복해서 두드리도록 요청된 경우의 양쪽에서의 그의 동작완만(또는 움직임의 둔화)은 투약 중과 비교하여 투약을 중단할 때 더 나쁘다. Mike는 그의 팔, 다리 및 목의 수동적 움직임에 대한 저항으로서 느껴지는 경축이 있다. 그의 모든 기능장애는 투약 중과 비교하여 투약을 중단했을 때 훨씬 더 나쁘다.

Malachi: 느린비틀림운동성 뇌성마비(운동과다장애). Malachi는 혼합형 뇌성마비를 가진 3.5세의 아동이다. 그는 얼굴근육의 조절과 팔의 움직임에 영향을 주는 유의미한 느린 비틀림운동과 근육긴장 이상의 요소를 갖고 있다. 손을 뻗어 잡을 때 그가 취하는 손가락과 손의 자세에 주목하기 바란다. 또한 특히 그가 흥분했을 때 그의 빠른 근육긴장이상 움직임에 주목하기 바란다.

2차적인 근골격계 기능장애
Secondary Musculoskeletal Impairments

중추신경계 병변이 있는 환자에서, 근골격계 장애는 1차 병변에 속발하여 가장 흔히 일어난다. 신체 활동은 근육과 골격 양쪽의 유지에 필요하기 때문에, 신경학적 병리와 연관성이 있는 움직임의 제한은 근육위축과 몸 상태의 불량(deconditioning), 구축(contracture), 퇴행성 관절질환, 그리고 골다공증을 포함하는 광범위한 근골격 문제로 이어진다(Fredericks & Saladin, 1996).

파킨슨병과 같은 중추신경계 병리에서는 신경근육 인자와 노화(근육감소증)로 인한 골격근 조직의 상실은 근력과 기능의 감소를 유발한다(Lima et al., 2020; Waltson, 2012). Lina와 동료들(2020)은 218명의 PD 환자에서 근육감소증(SARC-F 설문지)의 존재와 넘어질 위험성이 있는 낮은 근력 사이의 관계를 조사하였다.

저자들은 PD 환자의 55%가 SARC-F에서 양성으로 판정되고 이들 환자는 근육감소증이 음성이라 선별 검사된 환자와 비교하여 넘어짐의 발생빈도가 높다는 것을 발견하였다. 이것은 근육의 약화가 PD 환자에서의 넘어짐 가능성을 얼마나 증가시킬 수 있는가에 대한 또 다른 예이다. 그러나, 이 장의 앞부분에서 본 것처럼, 이 집단의 넘어짐의 위험성에 관여하는 많은 다른 신경학적 및 근골격적 요인이 있을지도 모른다. 경직은 섬유 크기 변동성의 증가를 포함하는 근육의 물리적 특성 변화(Ito et al., 1996) 및 세포 밖 기질(matrix) 물질의 양과 조성을 포함하는 다른 조직(Lieber et al., 2003)과 연관성이 있다. CP가 있는 어린이의 보행을 분석하는 연구자들은 장딴지근의 긴장 증가가 항상 해당 근육의 근육활동 증가와 연관성이 있는 것은 아니라는 것을 발견하였으며, 이는 움직임의 경직성 패턴이 부분적으로 고유 근육 특성의 변화 때문이라는 개념을 뒷받침한다(Berger et al., 1984a).

뇌졸중에서는 손상된 근육 동원과 겉질 활성화가 주로 근육 불완전마비와 이것에 이어지는 근육위축(근육량 감소)을 수반하는 근력저하의 원인이 되며, 차례로 보행속도 저하 및 체력 저하와 상관관계가 있다(Hunnicut et al., 2017). 따라서, 불완전마비는 기저에 있는 근육에 대한 구조적 변화를 야기하는 또 다른 주된 신경근육 기능장애이다. 불완전마비가 있는 근육을 단축된 위치에 두는 것은 근육 구축 발달의 최초의 단계인, 근육의 부하 제거(세로방향 장력의 감소)를 야기한다(Gracies, 2005a, 2005b).

또한, 근육의 부하제거는 근육 단면적의 감소, 근섬유분절의 상실(단축), 결합조직의 축적, 그리고 힘줄에서의 지방 침착 증가를 초래한다(Gracies, 2005a; 2005b). 단축된 범위에서의 근육 고정화(immobilization)는 또한 결합조직의 관절공간으로의 증식, 결합조직의 연골표면에 부착, 연골의 위축, 그리고 인대 정렬의 해체를 포함하는 관절의 변화를 초래한다(Liebesman & Carafelli, 1994). 고정화는 또한 뼈의 무기질화의 감소를 초래하여 국소적 골감소증 또는 골다공증으로 이어진다(Alzghoul et al., 2004).

따라서, 1차 신경근육 기능장애는 2차 근골격계 기능장애를 초래하고, 이것은 기능적인 운동에 중대한 제약이 된다.

감각계의 기능장애
IMPAIRMENTS IN SENSORY SYSTEMS

제3장에서 논의된 것처럼, 감각은 정상적인 움직임 조절에서 다양한 역할을 수행한다. 따라서, 감각 결손이 중추신경계 병변을 가진 환자의 운동조절 문제에 기여하는 주된 요인이라는 것은 놀라운 일이 아니다. 감각 문제의 유형은 병변의 크기는 물론 병변의 위치(즉, 병변이 감각경로의 어디에 있는가)에 좌우된다. 다음의 절에서는 중추신경계 병리가 운동조절의 감각적 및 지각적 측면에 미치는 영향을 논의한다.

몸감각 결손 Somatosensory Deficits

연구자와 임상의 양쪽 모두가 똑같이 손상된 몸감각과 중추신경계 손상 후 운동기능 회복과의 사이에 뇌졸중과 관련된, 대부분의 연구와 강력한 연관성이 있다는 것을 보여주었다. 뇌졸중 후의 몸감각 기능장애의 유병률(prevalence rates)은 그 범위가 11~85%에 이른다. 특정 결손은 손상의 위치와 그 정도에 따라 달리진다(Yekutiel, 2000). 손상이 특정 뇌 영역에 국소적으로 존재하는 일은 드물기 때문에 인간 환자에서 감각 결손을 조사하는 연구는 복잡하다.

1차 몸감각 겉질(S-I)의 손상은 촉각 및 고유감각의 병변 반대쪽 상실을 초래하지만, 온도와 통각의 상실은 흔하지 않다. 앞마루겉질(anterior parietal cortex)에서 특정의 그리고 국소화된 병변은 촉각 문턱값, 진동, 관절 위치감각 및 2점 식별과제에 중대한 어려움으로 이어진다. 질감(texture) 식별 및 입체감각인식(stereognosis)과 같은 더 복잡한 기능도 손상된다. 그러나, 환자는 공을 받아 잡거나 손끝 사이로 작은 물체를 집는 것 같은 탐색적이고 숙련된 움직임 과제의 기능장애는 비교적 적다(Gardner & Johnson, 2013a).

뒤쪽마루엽 겉질은 다중 모달 통합을 위한 영역이며, 대상 중심의 움직임을 계획하고 실행하는 데 중요한 주위 환경의 표현을 가능케 한다. 특히, 마루엽속고랑(intra-parietal sulcus)은 기능적으로 지향된 시각운동 및 물체의 도수조작 과제, 그리고 시각적 공간적 주의를 조절하는 데 중요한 운동 및 지각계 사이의 인터페이스 역할을 한다(Giacomo & Kalaska, 2013; Grefkes & Fink, 2005). 뒤쪽마루엽 겉질의 병변은 단순한 촉각검사로는 가벼운 어려움으로 이어지지만, 복잡한 촉각 인식과제로는 심각한 어려움으로 이어지고, 또한 탐색적이고 숙련된 움직임에서는 심각한 문제로 이이진다. 환자는 또한 물체의 방향성과 모양에 따라 손을 형성하는 데 어려움이 있으며 흔히 팔을 뻗는 동안 팔을 잘못된 방향으로 향하게 한다. 마지막으로, 2차 SS 겉질(S-II)에 국소적인 병변을 가진 환자는 입체감각인식(stereognosis)과 같은 복잡한 촉각 식별 과제에 어려움을 겪는다(Gardner & Johnson, 2013b).

몸감각계에서의 뇌졸중과 관련된 기능장애는 유의미한 기능의 상실과 연관성이 있다. 일반적으로, 손상된 몸감각 기능은 뇌졸중 후 입원기간이 길어지는 것과 관련되어 있다(Sommerfeld & Von Arbin, 2004; Tyson et al., 2008).

특정 기능장애도 또한 기능 회복을 예측할 수 있다. 예를 들어, 손상된 2점식별은 팔의 솜씨(dexterity)의 회복 불량과 연관성이 있었으며(Au-Yeung & Hui-Chan, 2009), 한편 손상된 고유수용감각은 기능적인 팔 움직임의 회복 불량과 연관성이 있었다(Desrosiers et al., 2002). 가벼운 접촉과 고유감각의 복합적 기능장애는 일부 연구에서 일상생활활동(ADL)의 회복 불량과 관련되어 있었다(Park et al., 2008). 그러나 다른 사람에게는 그러하지 않았다(Paci et al., 2009). 마지막으로, 뇌졸중에 관련되는 몸감각 결손은 손상된 운동학습과 관련이 있다(Vidoni & Body, 2009). 뇌졸중 환자인, Genise와 Jean의 양사 모두가 가벼운 접촉과 2점시별의 감소를 포함하는 몸감각이 크게 손상되어 있나. 다발성경화증 환자인, Sue도 또한 가벼운 접촉과 2점식별에 손상이 있다.

손상된 고유수용감각은 또한 PD 환자, 특히 수의운동을 조절하기 위해 시각적 유도에 의존하고 있는 환자에서도 보고되어 있다. 임상시험에서 HD 환자의 감각계 기능장애가 거의 밝혀지는 일은 없으나, 몸감각 유발전위 연구에서는 감각신경 자극에 대한 비정상 반응이 밝혀졌으며, 이것은 HD의 수의운동 조절에서의 손상된 감각운동 통합의 역할의 가능성을 시사하고 있다. 따라서, 연구는 감각정보, 특히 몸감각 정보를 통합하는 뇌의 능력의 비정상이 겉질 운동영역의 운동프로그램 처리를 방해하고, 대뇌바닥핵의 병리가 있는 환자의 움직임 장애에 기여한다는 것을 시사하고 있다(Abbruzzese & Berardelli, 2003).

여러분이 알 수 있는 것처럼, 몸감각계 병리는 병변의

위치와 크기에 따라 광범위한 감각 기능장애를 초래할 수 있다. 1차, 2차 및 연합영역을 포함하는 마루엽겉질에 대한 손상은 신체의 한 부분에서 몸감각 입력에서부터 들어오는 정보를 지각하는 능력을 단순히 감소시키지는 않지만, 몸감각 입력을 신체의 다양한 부위로부터의 다른 감각양식과 통합하는 능력에 영향을 미치고 이 정보를 해석하기 때문에, 이것은 복잡한 방법으로 사용될 수 있다.

시각 결손 Visual Deficits

제3장에서 논의된 것처럼, 시각은 자기 신체의 위치와 움직임(시각의 고유감각)은 물론 공간에서의 물체 위치와 움직임(외수용성 감각으로서의 시각)에 대한 정보를 제공한다. 몸감각계의 경우와 마찬가지로, 시각계의 장애는 병변 위치에 따라 달라진다(그림 5.7). 오른쪽 뒤통수엽에 뇌졸중이 있는 사람은 시야결손, 같은쪽반맹(homonymous hemianopsia) 또는 하나의 반시야(hemifield)의 시각정보의 상실이 있다. 같은쪽반맹을 초래하는 것에 더하여, 뇌(특히, 마루엽)의 오른쪽 뇌졸중은 또한 편측공간무시(hemispatial neglect)의 증후군으로 이어질지도 모른다. 그들의 뇌졸중은 왼쪽 반구에 있었기 때문에, Jean도 Genise도 시야결손이 없었다. 또한, 누구도 편측공간무시를 갖고 있지 않았다.

게다가, 시각겉질에서부터 오는 등쪽시각로(dorsal stream)와 배쪽시각로(ventral stream)의 중단은 다양한 유형의 기능장애를 야기한다. 뒤쪽마루엽에서의 등쪽시각로의 기능장애는 시각실조와 같은 시각운동 장애를 초래할 수 있다. 시각실조로 고통 받는 사람들은 병변 반대쪽 시야에 팔 뻗기, 움켜잡고 있는 동안 손상된 손의 모양을 미리 만들기(preshaping) 및 일렬로 팔을 뻗는 움직임을 교정할 수 없는 것의 문제를 보여주고 있다(Andersen et al., 2014). 이와는 대조적으로, 관자엽으로 투사하는 배쪽시각로는 인식, 식별, 계획과 같은 인지과제를 위한 세계에 관한 상세한 정보를 제공한다. 배쪽시각로의 기능장애는 시각 인식불능(visual agnosia)(시각자극의 손상된 인식)을 야기한다(Goddale et al., 2005).

안뜰 결손 Vestibular Deficits

안뜰계는 중력과 관련하여 머리의 움직임과 위치에 관한 감각정보를 제공한다. 안뜰계의 구심성 정보는 주시(gaze)의 안정화, 자세 및 균형을 위해 사용되고, 공간에서의 지남력에 대한 의식적인 감각에 기여한다. 따라서, 안뜰계 내의 병리는 (a) 안뜰안구반사의 붕괴에 기인하는 흐린 시력 또는 진동시각(oscillopsia)을 포함하는 주시(gaze)의 안정화, (b) 자세와 균형, (c) 현기증 또는 어지

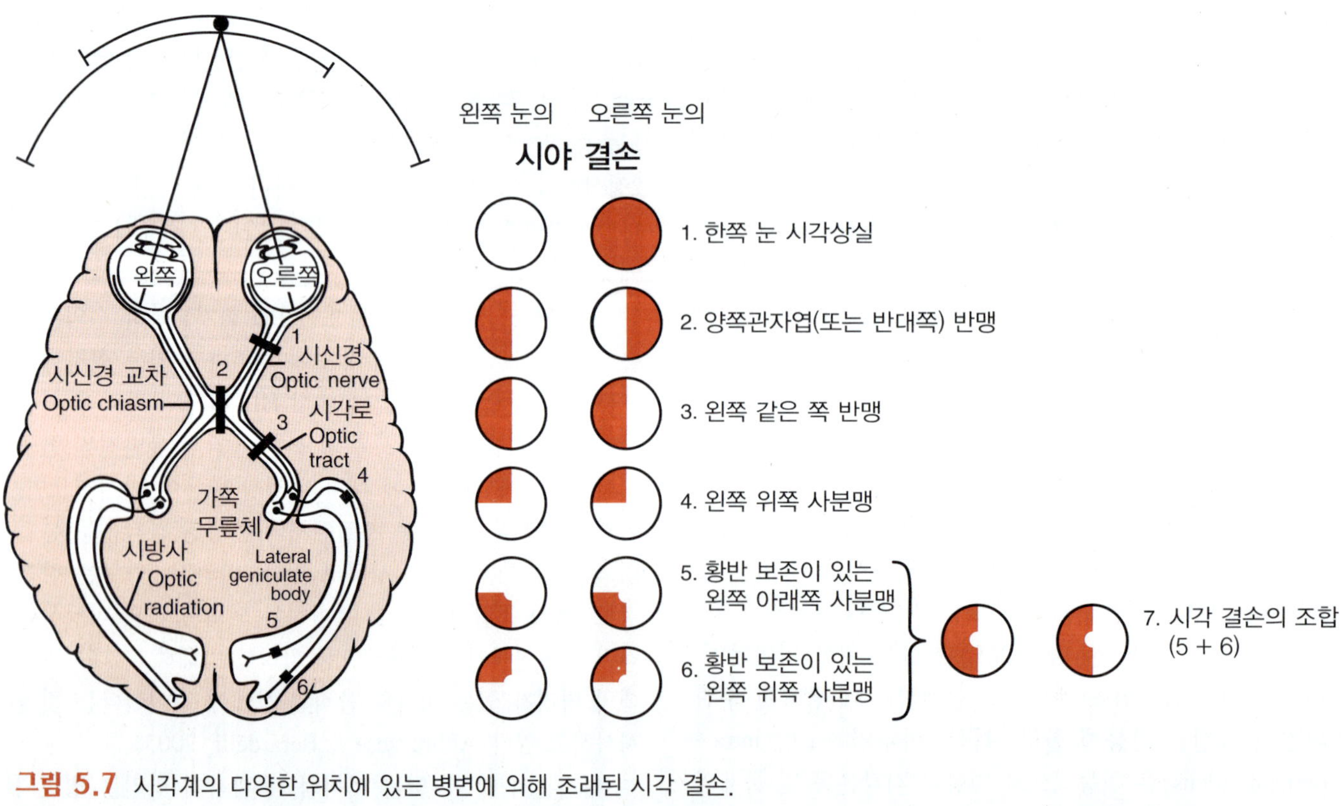

그림 5.7 시각계의 다양한 위치에 있는 병변에 의해 초래된 시각 결손.

럼과 관련된 문제를 만들어낼 수 있다(Herdman, 2007; Shumway-Cook & Horak, 1989; 1990).

어지럼(dizziness)이라는 용어는 환자가 자기 자신과 관련하여 환경이 빙빙 도는("회전성 현기증[vertigo]"이라 한다), 흔들리는 기울어지는 비틀거리는 그리고 어찔어찔한 것을 포함하는 다양한 감각을 설명하기 위해 환자에 의해 흔히 사용된다. 증상의 특정 유형은 안뜰계 내의 병리의 유형 및 위치에 따라 달라지고 안뜰장애의 임상관리에 관한 절에서 더 상세히 논의된다.

고차 연합겉질의 병리: 공간 및 비공간 기능장애

PATHOLOGY OF HIGHER-ORDER ASSOCIATION CORTICES: SPATIAL AND NONSPATIAL IMPAIRMENTS

Peter는 뇌졸중을 앓았던 68세의 남성이다. 검사에서는 그의 시야는 정상이지만, 그의 시선(주시)은 오른쪽으로 벗어나는(편위하는) 경향이 있다. 각각의 시야에 하나씩, 2개의 물체가 제시될 때, 그는 항상 오른쪽 물체를 쳐다보고 왼쪽에 제시한 물체의 존재를 부정한다. 그러나, 그가 눈을 왼쪽으로 움직이도록 요구받았을 때, 그는 그 물체를 보고 있다는 것을 알릴 수 있다. 물체를 테이블 위에 흩어지게 하여 제시하면, 그는 주로 테이블 오른쪽을 탐색하고, 지시를 받았을 때만 왼쪽을 탐색한다. 오른손의 터치는 용이하게 감지되지만 그는 왼쪽 터치를 일관성 있게 감지하지 못한다. 그의 운동기능이 양쪽의 근력, 협응, 그리고 손재주와 관련하여 정상이지만, 특별히 요구받지 않는 한 왼손을 사용하는 것을 꺼려한다. 이것은 오른쪽 마루엽 뇌졸중의 일반적인 결과인, 편측 공간무시의 중요한 특징의 몇 가지를 나타내고 있다.

이 환자의 공간무시 및 다른 행동장애에 기여하는 요인은 무엇인가? 이것은 특정 인식 상의 문제를 일으키는 국소 병변의 결과인가? 그렇지 않으면, 이것은 인식 기능에 영향을 주는 주의과정(attention processes)의 복잡한 분산형 네트워크 중단의 결과인가? 전통적으로, 무시 및 다른 유형의 공간적 및 비공간적 결손을 이해하기 위한 임상적 접근법은 중추신경계의 특정 영역에서의 국소 병변과 그와 연관된 기능장애 사이의 관계를 조사하거나, 또는 서로 다른 행동시험의 수행에 기초한 공간적 및 비공간적 기능장애의 서로 다른 유형 또는 형태를 하위분류하는 것이었다.

최근에는 무시, 비공간적 장애와 같은 공간 장애를 이해하기 위한 새로운 틀이 제안되어 있다. 이 틀에서는 이들 장애의 기저에 있는 핵심적인 결손은 몇 가지의 분산형 주의 네트워크 중의 하나에서의 붕괴이다. 이들에는 공간적 주의와 안구운동을 조절하는 등쪽-이마엽-마루엽 네트워크와 각성, 재 방향설정, 새로운 사건의 감지와 같은 비공간적 행동에 관여하는 배쪽-이마엽-마루엽 네트워크가 포함된다. 이들 2개의 네트워크 사이에는 비공간적 처리에 영향을 미치는 배쪽 네트워크의 결손이 등쪽 네트워크 처리와 공간적 주의에 직접 영향을 주는 것 같은 많은 상호작용이 있다(Corbetta & Shulman, 2011).

중추신경계 병리와 관련된 주의 및 그 후속 기능장애를 조사하기 위한 두 번째 틀은 경고(alerting)(양측 시상, 뇌줄기), 방향선택성(orientation)(오른쪽 시상베개, 관자마루 영역; 위에서 설명한 등쪽 및 배쪽 네트워크는 이 방향성 네트워크의 일부분이다), 그리고 갈등 해소 또는 실행 주의(앞쪽 띠 모양 겉질, 이마마루 겉질)의 분리된 세 가지 주의 네트워크에 따라, 약간 서로 다르게 주의를 분류한다(Petersen & Posner, 2012). 이들 2개의 틀은 공간적 및 비공간적 결손 양쪽에 대한 주의 기반을 일관성 있게 제안하고 있다.

오른쪽반구 공간 결손

Right Hemisphere Spatial Deficits

편측무시가 있는 환자의 주요 공간 기능장애는 병변 반대쪽 자기중심적인 공간(egocentric space)에서의 자극에 주의를 기울일 수 없다는 것이다(De Haan et al., 2012). 무시와 유사한 상태인, 소멸(extinction)은 같은 쪽 자극과 동시에 제시되었을 때에만 반대쪽 자극을 식별할 수 없다는 것을 나타낸다(De Haan et al., 2012). 편측무시와 소멸은 어떤 감각양식(예. 청각, 시각 또는 몸감각)에서도 일어날 수 있다. 시각무시(visual neglect, VN)는 신체 그 자체와 관련된, 자기중심적이거나, 또는 환경과 관련된 타인중심적(allocentric)일 수 있다. 진료소에서는 "시각무시" 또는 "편측무시"라는 용어는 주로 무시의 가장 일반적인 형태인, 자기중심적인 시각무시를 나타낸다. 편측무시와 같은 공간 결손은 등쪽 주의 네트워크 내의 붕괴와 관련되어 있다.

오른쪽반구 비공간 결손

Right Hemisphere Nonspatial Deficits

무시가 있는 환자에서의 오른쪽 배쪽 이마마루겉질의

손상은 또한 주의의 방향을 전환하거나, 새로운 자극에 주의를 기울이거나, 각성과 경계(vigilance)를 유지할 수 없는 것을 포함하는 비공간 기능을 손상시킨다. 무시가 있는 환자는 또한 예기치 않은 사건에 주의의 방향을 바꾸는 것에도 손상이 있다(Petersen & Posner, 2012). 환자는 병변과 같은 쪽의 표적을 예측할 때 병변과 반대쪽 표적을 감지하는 데에 더 큰 결손을 나타낸다. 이것은 주의를 병변과 같은 쪽의 시야로부터 딴 데로 돌리는 데에 결손이 있다는 것을 시사하고 있다(Corbetta & Shulman, 2011).

무시가 있는 환자를 포함하여, 오른쪽반구 병변이 있는 환자는 또한 반응시간의 지연을 나타내는 것처럼, 표적 감지의 결손을 보여준다. 청각반응 시간은 왼쪽반구 손상이 있는 환자와 비교하여 오른쪽반구의 손상을 가진 환자가 훨씬 더 느리다(Corbetta & Shulman, 2011; Howes & Boller, 1975). 이들 환자에서의 느린 반응시간은 운동결손의 결과가 아니라 대신에 각성과 처리능력의 결손을 반영하는 것 같다(Duncan et al., 1999). 마지막으로, 각성과 경계의 결손은 공간무시가 있는 환자 중에서 일반적이다(Corbetta & Shulman, 2011).

이것으로 운동계, 감각계 그리고 인지계에서의 병태생리학에 대한 검토를 마친다. 이제는 이들 기능장애를 검사하고 치료하는 임상적 방법에 대한 논의로 넘어간다.

행동(운동)계 기능장애의 임상관리
CLINICAL MANAGEMENT OF IMPAIRMENTS IN THE ACTION (MOTOR) SYSTEMS

운동겉질과 겉질척수로 기능장애
Motor Cortex and Corticospinal Tract Impairments

하행 운동계(운동겉질 및 안쪽과 가쪽의 겉질척수로)의 병리는 불완전마비와 근육긴장의 비정상을 특징으로 한다. 기능적 한계에 대한 이들 각각의 기능장애의 상대적 중요도에 관한 임상적 추론은 이 문제를 조사하는 연구에 대응하여 변화하고 있다. 그리고 이것은 순차적으로 임상실무에 영향을 주었다.

운동성 불완전마비/근력저하
Motor Paresis/Weakness

검사. 불완전마비/근력저하는 하행 운동계 병변의 특징이며 임상적으로 다수의 방법으로 평가된다. 팔다리와 몸통의 안정시 자세는 수의운동의 범위 및 분포와 마찬가지로 주목된다. 진료소에서는 도수근력검사(대상자가 중력에 대항하여, 또는 외부에서 가해진 저항에 대항하여 가동범위 사이로 신체분절을 움직이는 능력을 평가하는 것)는 근력 측정에 대한 가장 일반적인 접근법이다(Andrews, 1991; Buchner & DeLateur, 1991). 그러나, 중추신경계 병변이 있는 사람에서 근력을 검사해야 하는지 어떤지는 논의의 여지가 남아있다.

전통적으로, 임상의는 중추신경계 병리가 있는 사람의 정확한 근력측정이 가능하지도 적절하지도 않다고 믿었다. 이것은 기능적 수행에 영향을 미치는 주요 기능장애가 근력저하가 아니라 경직이라는 가정에 기초하고 있다. 게다가, 중추신경계 병변이 있는 사람의 근력훈련은 금기로 간주되어 왔으며, 그 이유는 근력훈련이 긴장 문제를 증가시킨다고 생각되었기 때문이다(Bobath, 1990). 그러나, 이 장의 전반에서 제시한 연구에 의해 보여준 것처럼 이 관점은 이 수년에서 변화하였으며, 이것은 근력저하(음성징후)가 중요하고, 경우에 따라서는 기능적 수행을 결정하는 데에 경직(양성징후)보다 더 중요하다는 것을 입증하고 있다(Andrews & Bohannon, 2000; Bohannon & Walsh, 1992; Katz & Rymer, 1989; Powell et al., 1999; Smith et al., 1999; Wiley & Damiano, 1998). 따라서, 근력을 측정하는 것은 등척성, 등장성 또는 등운동성의 어느 것으로 검사하였는지에 관계없이, 운동계 병리를 가진 환자의 검사에서 중요한 부분이 된다.

근력을 측정하는 최적의 표준 장비는 등운동성 힘 측정계이다. 대부분의 경우, 임상의는 Kendall(Kendall et al., 2005) 또는 Daniels 및 Worthingham(Avers & Brown, 2019)과 같은 저자들에 의해 설명된 것들과 같은 도수 근력검사에 따라 근력을 평가한다. 도수 근력검사에서, 환자는 표준화된 위치에서 특정 움직임을 끌어내도록 지시를 받고, 한편 검사자는 근육 또는 근육군에 저항하기 위한 특정 손의 배치를 제공한다. 중력의 사용과 검사자에 의해 제공된 외부 저항의 강도는 근력을 등급화하기 위해 매우 중요하다(Avers & Brown, 2019; Kendall et al., 2005). 예를 들어, Medical Research Council의 도수 근력검사 척도는 근력을 0~5 척도로 등급화한다(표 5.1) (Ciesla et al., 2011). 디지털방식 휴대용 힘 측정계는 실용적이고 가격이 적절하며, 그것은 객관적이고 정확한 근력 측정을 얻는 신뢰할 수 있고 타당한 도구가 될 수 있다. 일반적으로, 이 두 가지 기법이 있다. ***메이크 기법***(make-technique)에서

표 5.1 의학 연구 협의회 시스템에 따른 근력측정 평가척도

등급	저항
5	중력에 대한 움직임과 완전한 저항
4	중력에 대한 움직임과 일부 저항
3	중력에 대한 이용 가능한 검사 가동범위를 완료하지만, 저항은 허용되지 않는다.
2	환자는 중력이 제거된 상태에서 전체 가동범위 또는 부분 가동범위를 완료한다.
1	움직임이 없는 약간의 수축성
0	수축성의 증거가 없다(완전한 마비)

Ciesla N, Dinglas V, Fan E, Kho M, Kuramoto J, Needham D. Manual muscle testing: A method of measuring Extremity muscle strength applied to critically ill patients. J Vis Exp. 2011;50:2632.의 허가를 받아 전재.

는 검사자가 힘 측정계를 고정된 위치로 유지하고 있는 동안에, 환자는 최대의 등척성 수축을 발휘한다. 한편, ***브레이크 기법***(break-technique)에서는 환자에 의해 생성된 최대의 노력을 압도하려고 시도한다(Burns & Spanier, 2005). 휴대용 힘 측정계를 사용하는 것의 하나의 문제는 이 장치를 사용하여 어떻게 도수 근력검사를 수행하는가를 설명하는 표준화된 방법이 없다는 것이다(Mentiplay et al., 2015; Stark et al., 2011).

치료: 불완전마비 근육의 동원. 마비 근육의 동원을 개선하기 위해 많은 임상전략이 제안되어 있다. 생체 되먹임과 기능적 전기 자극(FES)은 기능적 활동을 위해 환자가 마비근육을 동원하는 것에 도움을 주는 데에 일반적으로 사용되는 중재이다. 예를 들어, 종아리신경(비골신경)의 전기 자극은 수의적 수축을 하는 동안 또는 보행 중에 앞정강근(전경골근)에 대한 조절을 개선하기 위해 편마비 환자에서 일반적으로 시행된다. 기능적 전기 자극은 뇌졸중 후의 마비성 팔 근육의 동원을 개선하기 위해 사용되어 왔다.

Powell 등(1999)은 뇌졸중 2~4주 후의 반신불완전마비(hemiparesis) 환자 60명에서 팔목 폄근의 기능적 전기 자극(FES)을 사용하였다. 대상자는 표준적 치료를 받은 대조군 또는 손목 폄근의 기능적 전기 자극에 더하여 표준 치료를 받은 실험군에 무작위로 배정되었다(1일 3회 30분씩 8주간). 그들은 기능적 전기 자극 집단이 대조군과 비교하여 손목 폄근의 등척성 근력이 유의미하게 컸다는 것을 발견하였고, 이것은 기능적 전기 자극이 뇌졸중 후 환자의 손목 폄근에서의 근력을 개선하기 위해 실행 가능한 치료적 중재라는 것을 시사하고 있다.

기능적 전기 자극을 뇌졸중 후의 팔의 기능적 과제훈련에 통합하는 것에 관한 증상사례 보고서가 발표되었다(Brown et al., 2000; Sullivan & Hedman, 2004). Sullivan과 Hedman(2004)은 뇌졸중이 발생한 5년 후의 67세 남성의 팔 기능을 개선하기 위해 감각자극과 기능적 전기 자극의 조합을 사용하였다. 반신불완전마비 손목 폄근에 대한 감각자극(감지되었지만 결과적으로 근육수축을 관찰할 수 있거나 촉지할 수 없게 된 전기 자극 [10초 켜지고 10초 꺼짐])이 하루에 2시간 동안 시행되었다. 기능적 전기 자극이 손목 폄근에 가해지고 한편 환자는 하루에 2회, 15분 동안, 들어 올리는 과제를 수행하였다(그림 5.8). 6회의 가정방문 물리치료를 포함한 18주간의 가정훈련 후, 행동 연구 팔 검사(Action Research Arm Test)(그림 5.9) 및 운동의 뇌졸중 재활평가(STREAM; Stroke Rehabilitation Assessment of Movement)에 대한 득점의 유의미한 개선이 있었다. 이에 더해서, 환자는 옷의 단추를 채우고, 나이프와 포크를 사용하며, 낚싯줄의 매듭짓기를 하는 기능적 능력이 개선되었다고 보고하였다(Sullivan & Hedman, 2004).

몇몇 연구자는 마비된 팔다리 기능의 회복을 개선하기 위해 양손 훈련을 사용할 것을 제안하였다. 이 접근법의 이론적 근거는 Kelso 등(1981)에 의한 팔다리 사이 협응 연구에 기초하고 있다. 이 연구자들은 양손이 똑같은 과제를 수행할 때, 한쪽 팔다리가 다른 쪽 팔다리를 "끌고 가서(동반하여)", 이들이 하나의 단위로서 기능을 하게 하는 것이 관찰된 긴밀한 위상관계가 있었다는 것을 보여주었

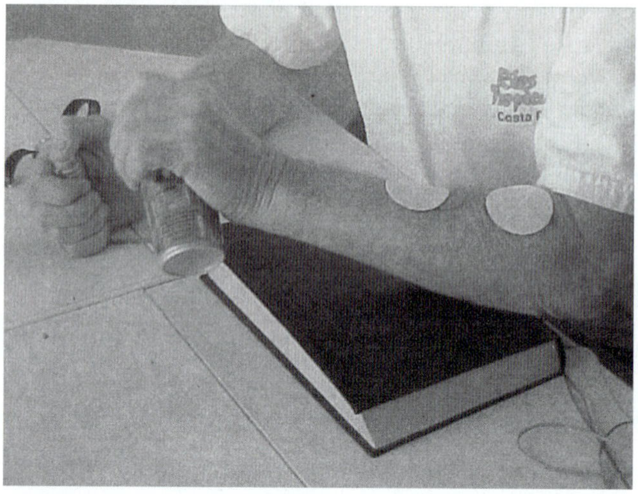

그림 5.8 뇌졸중 후의 기능적 들어 올리는 과제를 수행하는 동안에 마비된 근육의 동원을 촉진하기 위한 신경근육 전기 자극의 사용. (Sullivan JE, Hedman LD로부터 허가를 받아 변경. 뇌졸중 5년 후 환자에서의 팔 과제 연습을 수반한 감각 및 신경근육 전기 자극의 가정 프로그램. American Physical Therapy Association의 허가를 받아 Phys Ther 2004;84: 1049에서 게재. 이 자료는 저작권으로 보호되어 있으며 어떠한 복제 또는 배포도 APTA로부터 서면허가를 받아야 한다.)

다. Kelso는 또한 2개의 팔다리가 비대칭 과제를 수행하고 있을 때, 더 어려운 과제를 수행하는 팔다리가 더 쉬운 과제를 수행하는 팔다리에 영향을 준다는 것을 발견하였다. 이러한 것은 뇌졸중 반신불완전마비(hemiparesis) 환자의 양측성 운동의 수행에서도 발견되었다.

반신불완전마비성 뇌졸중 후의, 양측성 운동과제는 반신불완전마비가 없는 팔다리에서 느려진 운동시간을 초래하였고(Lewis & Byblow, 2004; Rice & Newell, 2001; 2004) 반신불완전마비 팔다리의 운동 특성(특히, 원활한 운동 프로필)을 개선하였다(Rose & Winstein, 2004). Rose와 Winstein(2004)은 양손을 사용하는 요건에 더하여, 다른 과제의 요건이 마비된 팔다리 기능 강화에 중요할지도 모른다는 것을 시사하고 있다. 예를 들어, 그들은 마비된 팔다리가 먼쪽의 표적을 겨냥하였을 때 비대칭의 빠르게 겨냥하는 과제를 하는 동안에 뇌졸중이 있는 대상자의 마비된 팔다리에서 최대속도가 증가한다는 것을 발견하였다.

과제 특유의 영향이 Lewis와 Byblow(2004)에 의해 발표되었으며, 그들은 몸쪽 근육을 수반하는 움직임 과제가 대부분 양측성 훈련(bilateral training)으로부터 혜택을 입었다는 것을 발견하였다. 마비된 팔다리 기능을 개선하기 위한 양손 훈련(bimanual training)을 사용하는 것에 대한 연구는 가지각색이었다. 뇌성마비에서는 구조화되고 점진적인 과제의 복잡성, 다수의 반복, 높은 강도 및 움직임의 변동성을 사용한 과제 지향적 실행과 같은 운동학습의 원칙에 기초한 치료 전략은 신경 가소성과 지속적인 기능 개선을 촉진한다는 것을 보여주고 있다.

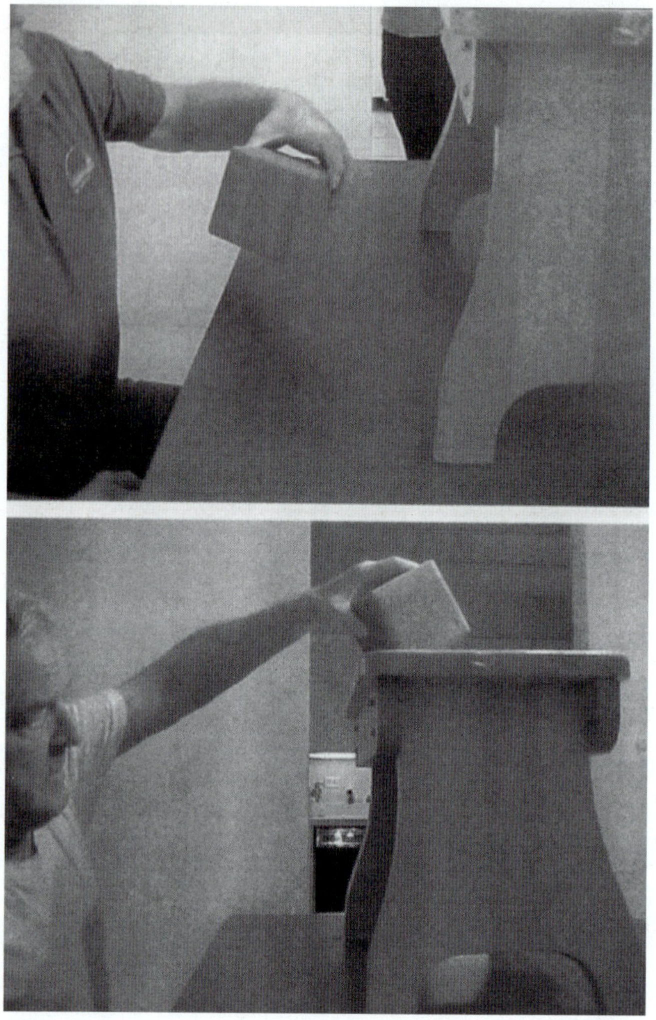

그림 5.9 18주간의 FES가 행동연구 팔 검사에 미치는 영향. **(A)** 사람이 블록을 들어 올리려고 시도할 때, 손목은 굽은 상태 그대로이다. **(B)** FES 치료 후에, 사람은 중립위치에 있는 손목으로 블록을 들어 올린다. (Sullivan JE, Hedman LD에서 허가를 받아 변경. 뇌졸중 5년 후 환자에서의 팔 과제 실행에 의한 감각자극 및 신경근육 전기 자극의 가정 프로그램. American Physical Therapy Association의 허가를 받아 Phys Ther 2004; 84:1049에서 게재. 이 자료는 저작권으로 보호되어 있으며 어떠한 복제 또는 배포도 PTA로부터 서면 허가를 받아야 한다).

이 유형의 훈련의 예에는 손–팔 양측성 집중훈련(Hand Arm Bilateral Intensive Training [HABIT]) 또는 다리를 포함하는 HABIT가 포함된다(Bleyenheuft et al.,

2015; Friel et al., 2016; Gordon et al., 2011). 이들 주제에 대한 더 완전한 검토는 Rose와 Winstein(2004) 및 이 책의 제20장에 제시되어 있다.

비마비 팔다리의 움직임 훈련과 조합된 시각적 거울 되먹임은 또한 팔 · 다리 양쪽에서 마비 근육의 동원을 증가시킨다는 것을 보여주고 있다(Ji & Kim, 2015; Sütbeyaz et al., 2007; 검토를 위해서는 Thieme et al. [2012]을 참조할 것). 이 접근법은 이 책의 제16장과 제20장에서 더 상세히 논의된다.

치료: 근력 향상. 중추신경계 병변이 있는 환자의 손상된 근력의 기능적 중요성에 대한 강조의 변화는 이들 환자의 근력훈련에 대한 스트레스의 증가로 이어졌다. 근력을 향상시키는 기법은 신체분절을 움직이는 힘을 발생시키는 데에 초점을 맞출 수 있거나 또는 그 대신에, 움직임에 저항하는 힘을 발생시키는 데에 초점을 맞출 수 있다. 점진적인 저항운동은 일반적으로 개개의 근육 내의 근력을 높이는 데 사용된다.

등운동성 장비는 또한 서로 다른 움직임 속도에서, 가동범위를 통해 그리고 개별 근육과 근육군 내의 반복된 노력을 통해 힘을 발생시키는 환자의 능력을 향상시키기 위해 사용될 수 있다(Duncan & Badke, 1987). 다양한 환자 집단에서 근력훈련 효과를 깁도하는 다수의 기사가 있다.

또한, 뇌성마비(Dodd et al., 2002; Mockford & Caulton, 2008; Scianni et al., 2009)와 뇌졸중(Morris et al., 2004; Riolo & Fisher, 2003)이 있는 사람들의 근력훈련에 관한 몇 가지 훌륭한 검토 기사가 있다. 이들의 검토는 근력훈련이 근력 향상에 미치는 영향과 관련된 상당히 강력한 증거가 있다는 것을 시사하고 있다. 그러나, 보행을 포함하는 기능적 활동의 향상에 대한 증거는 별로 설득력이 없었다.

개별화 및 비정상 협동작용
Individuation and Abnormal Synergies

검사. 개별화된 움직임의 검사 및 움직임의 비정상 협동작용의 존재에 대한 임상검사는 흔히 팔과 다리의 안정시 자세(resting postures)를 관찰하고 설명하는 것으로 시작된다. 게다가, 환자는 관절의 자발적이고 분리된 움직임을 수행하도록 요구받고, 다른 관절에서의 추가적인 움직임의 존재와 관련하여 이 움직임의 질과 성질이 설명된다.

후글-마이어 평가(Fugl-Meyer Assessment; FMA)는 뇌졸중 후 편마비가 있는 환자의 회복을 평가하도록 설계된 뇌졸중 특이적 기능장애 검사의 하나이다(Fugl-Meyer et al., 1975; Gladstone et al., 2002). 이 검사에서 사용되는 다리에 대한 과제의 예의 하나를 Jean의 사례연구 기능장애의 절에서 보여주고 있다. 이 검사는 뇌졸중 후의 운동회복의 자연 경과 및 Brunnstrom의 운동회복 단계에 관한 Twitchell의 설명에 기초하고 있으며, 기능장애 수준에서의 신경학적 회복의 척도로서 설계되어 있다(Gladstone et al., 2002; Poole & Whitney, 1988). 이 척도는 팔과 다리의 운동기능, 가벼운 터치와 관절 위치감각을 포함하는 감각기능, 균형, 관절가동범위, 그리고 관절 통증의 5개 영역으로 구성되어 있다. 항목은 0 = 수행할 수 없다, 1 = 부분적으로 수행한다, 2 = 완전히 수행한다는 3점 순서척도를 사용해서 채점이 된다. 운동 득점은 팔이 66점, 다리가 34점이 되는 0점(편마비)에서부터 100점(정상적인 운동수행)까지의 범위에 이른다. FMA를 올바르게 관리하기 위한 훈련이 권장된다. 검사는 실시하는 데 대략 30분이 걸린다.

FMA, 특히 운동 하위척도(Motor Subscale)의 심리 측정 특성은 광범위하게 연구되어 왔고 양호한 신뢰도를 보여주고 있다(Duncan et al., 1983; Sanford et al., 1993). 몇 가지 연구는 일상생활 활동의 수행 척도(Fugl-Meyer et al., 1975; Wood-Dauphinee et al., 1990) 및 뇌졸중에서 팔과 손의 기능의 다른 척도로 구성 타당성(construct validity)을 확립하였다(De Weerdt & Harrison, 1985; Malouin et al., 1994; Rabadi & Rabadi, 2006; van der Lee et al., 2001). 팔의 하위척도에 대한 Rasch 분석은 3개의 반사 항목 제거를 제안하였고, 자발적인 움직임의 30개 항목의 1차원성 척도를 남겼다(Woodbury et al., 2007). 이에 더해서, 연구는 운동 척도의 짧은 형식을 설명하고 검증하고 있다(Hsieh et al., 2007). 후글-마이어 운동척도의 계층적 특성을 조사하는 또 다른 연구에서는 이것이 단축된 방법과 사용된 요약 득점으로 시행될 수 있다는 것을 시사하고 있다(Crow et al., 2008).

경직 *Spasticity*

검사. 근육긴장을 평가하기 위해, 임상 척도와 계기 측정(instrumented measures)의 양쪽이 개발되었다. 근육긴장은 빠른 신장에 대한 근육의 저항을 설명함으로써 임상적으로 평가된다. 이 유형의 검사의 예는 파킨슨병이 있는 PD 환자인 Mike 및 뇌졸중이 있는 두 사람의 우리 환자인 Jean과 Genise에 대한 사례연구의 기능장애 부분에서 볼 수 있다.

평가도구 5.1에 나타낸 수정 Ashworth 척도(MAS)와 같은 주관적 평가척도는 근육긴장의 변동을 설명하기 위해 흔히 사용된다(Bohannon & Smith, 1987; Snow et al., 1990). Ashworth 척도는 뇌졸중 환자에서 평가자 사이 및 평가자 내의 양호한 신뢰도를 갖는다는 것을 보여주었으나(Brashear et al., 2002; Gregson et al., 1999), 뇌성마비가 있는 아동에서의 그 신뢰도는 낮거나 중등도 이었다(Mutlu et al., 2008). 이에 더해서, Ashworth 척도와 수정 Ashworth 척도 양쪽의 타당성과 심리측정 특성에 관한 의문이 제기되었다(Damiano et al., 2002; Haugh et al., 2006; Johnson, 2002; Patrick & Ada, 2006; Scholtes et al., 2006). Johnson은 1과 1+ 그리고 1+와 2 사이의 거리가 같고 본질적으로 계층적이라는 것이 명확하지 않기 때문에, 채점 체계에 1+를 추가하는 것은 이것이 지금 순서척도인지 어떤지에 관한 질문을 제기한다고 지적하고 있다(Johnson, 2002). 게다가, 경직성 근육에서의 근육 구축(contracture)과 연관성이 있는 연부조직의 변화도 수동적 움직임에 대한 저항에 기여하기 때문에, 수동적 움직임에 대한 저항감은 오로지 경직에만 기인하는 것은 아니다(Haugh et al., 2006; Patrick & Ada, 2006; Scholtes et al., 2006). Gracies(2005a; 2005b)는 근육의 뻣뻣함을 정확히 평가하기 위해서는 가능하다면, 그 다음의 신장(stretch)이 최초의 신장과 비교하여 뻣뻣함을 20~60% 감소시키기 때문에, 근육을 1회 이상 신장시키지 말아야 한다는 것을 시사하고 있다. 게다가, 근육수축도 신장에 대한 저항 증가의 원인이 되기 때문에, 근육이 안정 상태에 있는 것이 중요하다.

1950년대 초에 Wartenberg에 의해 처음으로 발표된 흔들이시험(pendulum test) 또는 낙하시험(drop test)은 다리에서의 고장성(hypertonicity)을 평가하기 위한 하나의 임상적 방법이다(Wartenberg, 1951). 이 시험에서, 환자는 테이블 가장자리에 다리가 매달려 있게 하여 앉아 있다(또는 반듯이 누워 있다). 그림 5.10에 나타낸 것처럼, 이완된 다리는 수동적으로 똑바로 되게 하고 다리는 중력에 의해서만 흔들리도록 풀어준다. 근육긴장이 정상적인 대상자에서, 다리는 약 70°로 굽히고 약 6회 흔들이 동작으로 앞뒤로 왔다 갔다 한다. 넙다리네갈래근 또는 뒤넙다리근에 경직이 있는 환자에서는 다리는 수직에 도달하지 않고 손상되지 않은 다리보다 적은 반복으로 흔들릴지도 모른다. 다리의 동작은 등운동성 운동장비, 전자각도계(electrogoniometer) 또는 다리의 운동학(kinematics)을 측정하는 컴퓨터화된 비디오 기구를 사용하여 정량화할 수 있다(Stillman & McMeeken, 1995). 낙하시험은 비정상 근육긴장의 비교적 단순하고, 신뢰할 수 있고, 실용적이고 객관적인 측정이라는 것을 보여주어 왔다(Brown, 1993; Katz et al., 1992). 경직의 측정은 이것이 임상적 또는 계기적인지에 관계없이, 반드시 운동 수행능력과 능력장애의 양호한 예측인자는 아니며, 다른 인자의 중요성을 시사하고 있다.

임상의는 경직, 근육긴장항진 및 경축을 객관적으로 구별할 수 있어야 한다. 이러한 목적을 위해, 근육긴장항진 평가도구(Hypertonia Assessment Tool [HAT])는 임상의가 각각의 팔다리에서의 경직과 근육긴장이상 및 경축을 구별하도록 인도하는 검증된 7개 항목의 기구이다(평가도구 5.2). 이것은 또한 채점을 통해 근육긴장의 조절장애가 어느 팔다리에서 발생하는지를 식별하는 데 도움이 된다. 즉, 2개의 경직 항목, 2개의 경축 항목과 3개의 근육긴장이상 항목이며, 네/아니요 형식으로 표시한다(Jethwa et al., 2010; Marsico et al., 2017; Sanger et al., 2003).

경직을 측정하기 위해 사용되는 다양한 방법의 타당성, 신뢰성, 그리고 임상적 유용성에 관해서 임상의와 연구자

평가도구 5.1

비정상 근육긴장의 등급부여를 위한 수정 Ashworth 척도

0 = 근육긴장의 증가(항진)가 없다.

1 = 약간의 근육긴장 증가가 있으며, 손상된 부위가 굽힘 또는 폄으로 움직여 졌을 때, 관절가동범위 끝에서 걸림(catch)과 해방감으로 나타나거나 또는 최소한의 저항감으로 나타난다.

1+ = 약간의 근육긴장 증가가 있으며, 관절가동범위의 나머지(절반보다 적다)에 걸쳐서 최소한의 저항에 뒤따라서 걸림으로 나타난다.

2 = 근육긴장이 더 두드러지게 증가하며, 수동적 움직임이 어렵다.

3 = 근육긴장의 상당한 증가가 있으며, 수동적 움직임이 어렵다.

4 = 손상된 부위가 굽힘 또는 폄에서 강직이 있다.

American Physical Therapy Association의 허가를 받아 Bohannon RW, Smith MB. Interrater reliability of a modified Ashworth scale of muscle spasticity. Phys Ther. 1987;67:206에서 변경.

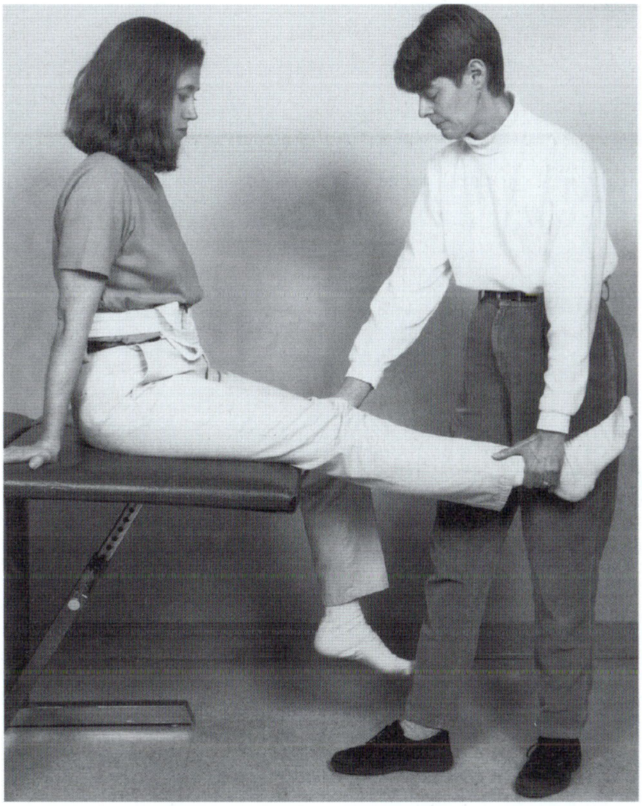

그림 5.10 다리의 경직에 대한 흔들이시험. 다리를 수동적으로 펴고 그 다음에 중력에 의해서만 흔들리도록 풀어준다. 진동수의 감소는 경직을 가리킨다.

사이에 상당한 논의와 의견의 불일치가 있다(Burridge et al., 2005; Pandyan et al., 2001; Platz et al., 2005; Scholtes et al., 2006; Wood et al., 2005에 의한 논평을 참조할 것). 흔히, 연구자의 사용에 적절한 방법이 임상의에게는 유용하지 않다. 따라서, 현시점에서는 근육긴장의 비정상성에 대한 평가와 관련된 최선의 실행을 식별하는 것은 어렵다.

치료. 약리학적, 외과적 및 물리적 접근법을 포함하는 경직(spasticity)을 관리하기 위한 수많은 치료적 중재가 개발되어 왔다. 선택되는 치료의 유형은 경직의 분포, 중증도 및 만성성(chronicity)을 포함하는 많은 인자에 따라 달라진다(Ward, 2002). 예를 들어, 경증의 경직은 치료적 운동, 부목 장착, 보조 장구 및 경구 투약의 조합으로 치료될 수 있다. 이와는 대조적으로, 중증의 경직은 구축의 감소와 운동조절의 개선을 위한 화학적 신경차단(신경차단 또는 보툴리눔 독소의 주사) 그리고/또는 수술을 필요로 할지도 모른다(Gormley et al., 1997; Ward, 2002).

비정상 근육긴장을 관리하는 몇 가지 물리적 접근법은 신경생리학적 근거에 기초하고 있고, 한편 다른 것은 생체역학에 기초하고 있다(Richardson, 2002). 신경생리학적 접근법은 근육의 운동신경세포 풀에서의 활동의 배경수준을 변화시킴으로써 근육긴장을 바꾸도록 설계된 기법을 사용한다. 운동신경세포 풀에서 활동의 배경수준이 증가함에 따라, 주변으로부터이거나 또는 하행 명령의 일부로서든 근육이 어떤 들어오는 자극에 반응할 가능성이 높아진다. 그 반대도 진실이다. 활동의 배경수준이 저하함에 따라 근육은 활성화될 가능성이 낮다. 운동신경세포 풀의 배경활동을 바꾸고 이것에 의해서 근육긴장에 영향을 미치기 위해 어떠한 기법을 사용할 수 있는가?

감각자극 기법(감각양식)의 사용을 포함하는 신경생리학적 접근법은 자극의 유형과 이것이 어떻게 적용되는가에 따라 근육긴장을 촉진 또는 억제하기 위해 전통적으로 사용되어 왔다. 그러나, 신경 병리를 가진 환자의 근육긴장을 바꿈에 있어서 이들 기법의 효용성을 뒷받침하는 연구는 결여되어 있다. 많은 치료사는 근육긴장저하(hypotonia)가 있는 환자의 근육긴장을 증가시키기 위해 얼음을 사용한다. 그 대신에, 오래 계속되는 얼음찜질은 억제성이라 생각되고 근육긴장항진을 감소시키기 위해 사용된다. 진동기(vibrator)는 또한 근육의 활동을 촉진하거나 억제하기 위해 사용되어 왔다. 고주파 진동은 근육활동을 촉진하는 경향이 있고, 반면에 저주파 진동은 근육활동 수준을 억제한다(Bishop, 1974). 마찬가지로, 근육에 대한 빠른 신장은 신장반사를 통해 근육 활성화를 촉진한다.

관절수용기를 활성화하는 접근운동(approximation)과 같은 기법도 또한 신경학적 기능장애가 있는 환자의 근육활동을 촉진하기 위해 사용되어 왔다. 관절의 접근운동에는 관절을 수동으로 또는 하중을 가하는 것을 통해 압축하는 것이 포함된다. 관절에 견인을 가하는 맨손기법도 또한 근육활동을 촉진하기 위해 사용된다(Voss et al., 1985).

고장성(hypertonicity)을 관리하기 위한 생체역학적 접근법은 장시간의 스트레칭(수동으로 또는 석고붕대, 부목 또는 보조 장구에 의해)을 통해서 근육길이를 바꾸는 것에 초점을 맞추고 있다. Bovend' Eerdt와 동료들(2008)에 의한 체계적 고찰에서는 경직에 대한 스트레칭의 임상적 이점은 불확실하다는 것을 시사하였다. 한편, 연구는 단일 스트레칭 세션의 즉각적인 효과를 지지하였으나, 스트레칭의 기능적 이점 및 장기적 결과는 불명확하였다. 스트레칭의 이점에 관한 불확실성은 부분적으로는 사용된 연구방법의 다양성에 기인하고, 연구 사이의 비교를 어렵게 하였다.

평가도구 5.2

근육긴장항진 평가 도구(HAT) - 채점 차트

근육긴장항진 평가 도구(HAT) – 채점 차트

이름: ______________________ 차트/파일 #: ______________________

임상진단명: ______________________ 생년월일: ______________________

팔다리 평가: ______________________ 성별: ☐ 남성 ☐ 여성

☐ 팔 ☐ 왼쪽 ☐ 오른쪽 HAT 평가자: ______________________

☐ 다리 ☐ 왼쪽 ☐ 오른쪽 평가일: ______________________

근육긴장항진 평가 도구(HAT)

HAT 항목	채점 지침 (0 = 음성 1 = 양성)	채점 0=음성 1=양성 (채점에 ○표)	근육 긴장항진의 유형
1. 또 다른 신체부위의 촉각자극에 의한 지정된 팔다리의 불수의운동/자세의 증가	0 = 불수의운동 또는 자세가 관찰되지 않는다.	0	근육긴장이상
	1 = 불수의운동 또는 자세가 관찰된다.	1	
2. 또 다른 신체부위의 의도적인 움직임에 의한 불수의운동/자세의 증가	0 = 불수의운동 또는 자세가 관찰되지 않는다.	0	근육긴장이상
	1 = 불수의운동 또는 자세가 관찰된다.	1	
3. 스트레칭에 대한 속도 의존적 저항	0 = 느린 스트레칭과 비교하여 빠른 스트레칭을 하는 동안에 저항 증가가 인지되지 않는다.	0	경직
	1 = 느린 스트레칭과 비교하여 빠른 스트레칭을 하는 동안에 저항 증가가 인지된다.	1	
4. 경직성 걸림(catch)이 존재한다.	0 = 경직성 걸림이 인지되지 않는다.	0	경직
	1 = 경직성 걸림이 인지된다.	1	
5. 관절의 양방향성 움직임을 하는 동안에 수동적 스트레칭에 동등한 저항이 있다.	0 = 양방향성 움직임에 수반하는 동등한 저항이 인지되지 않는다.	0	경축
	1 = 양방향성 움직임에 수반하는 동등한 저항이 인지된다.	1	
6. 또 다른 신체부위의 움직임에 수반하는 긴장의 증가	0 = 의도적인 움직임에 수반하여 긴장 증가가 인지되지 않는다.	0	근육긴장이상
	1 = 의도적인 움직임에 수반하여 더 큰 긴장이 인지된다.	1	
7. 수동적 움직임 후의 팔다리 위치의 유지	0 = 팔다리가(부분적으로 또는 전체적으로) 원래의 위치로 되돌아온다.	0	경축
	1 = 팔다리는 여전히 스트레칭의 최종 위치에 있다.	1	

요약 채점 – HAT 진단

			확인 상자	
근육긴장이상	→	적어도 항목 #1, 2 또는 6의 하나에 대해 양성 채점 (1)	☐ 네	☐ 아니요
경직	→	항목 # 3 또는 4의 하나 또는 양쪽에 대해 양성 채점 (1)	☐ 네	☐ 아니요
경축	→	항목 # 5 또는 7의 하나 또는 양쪽에 대해 양성 채점 (1)	☐ 네	☐ 아니요
혼합 긴장	→	1 또는 더 하위집단이 존재한다(예: 근육긴장이상, 경직, 경축)	☐ 네	☐ 아니요

HAT 진단 :

(해당되는 것을 모두 기입하시오) ______________________

Fehlings D, Switzer L, Jethwa A, Mink J, Macarthur C, Knights S, & Fehlings T. Development of the Hypertonia Assessment Tool (HAT): Dev Med & Child Neurol. 2020;52:e83–e87에서 허가를 받아 변경.

석고붕대, 부목 및 보장구가 근육긴장항진의 관리, 수동적 관절가동범위의 유지 또는 증가, 그리고 신경 병리가 있는 환자의 기능 개선을 위해 사용되어 왔다. Mortenson과 Eng(2003)는 체계적 고찰을 시행하여 이들 3개 영역에서의 석고붕대 사용에 대한 증거를 평가하였다. 그들은 증거가 수동적 관절가동범위를 개선하기 위한 석고붕대의 사용을 뒷받침한다고 결론을 내렸으나, 근육긴장의 관리와 기능적 성과의 개선에서의 석고붕대의 효용성을 판단하기 위해서는 더 많은 연구가 필요하였다.

환자 자세를 바꾸는 것도 근육긴장을 바꾸기 위해 사용될 수 있는 기법으로 제안되었다. 자세잡기(positioning)의 사용은 신경생리학적 및 생체역학적인 관점의 양쪽에서부터 논쟁이 있어 왔다. 생체역학적으로, 환자의 자세잡기는 근육 길이를 개선하기 위해 사용된다. 환자의 자세잡기를 위한 신경생리학적 근거는 환자를 어떤 특정 자세로 위치시키는 것은 주로 반사활동의 변화를 통해, 근육(그리고 자세) 긴장의 분포를 바꿀 것이라는 가정에 기초하고 있다. 예를 들어, 환자를 반듯이 누운 자세로 두는 것은 폄근의 긴장을 촉진시키고 한편, 환자가 엎드려 누운 자세로 있을 때에는 운동겉질 신경세포에 병변이 있는 환자에서 방출된 긴장성 미로반사의 존재 때문에, 굽힘근 긴장이 촉진된다. 옆으로 누운 자세를 사용하는 것은 비대칭 긴장성 목 반사가 근육긴장에 미치는 영향을 억제하고 좌우 대칭의 활동을 촉진하는 접근법으로서 흔히 제안되고 있다(Bobath & Bobath, 1984).

근력훈련이 경직에 미치는 영향. 근력을 개선하기 위한 훈련이 경직도 증가시키는가? Teixeira-Salmela 등(1999)은 워밍업, 유산소운동, 다리근육이 강화 및 쿨다운(cool-down)으로 구성되는 10주간(1주일에 3일) 프로그램 후 만성(> 9개월) 뇌졸중을 가진 대상자에서의 경직에 대한 근력훈련의 효과를 조사하였다. 마비된 다리, 넙다리네갈래근 및 발목 바닥쪽 굽힘근의 경직, 보행속도 및 계단 오르기 속도에서의 주요 근육군의 최고 등운동성 토크(torque)의 변화를 훈련 전후에 조사하였다. 연구자들은 훈련 후의 보행속도 및 계단 오르기 속도 증가는 물론 손상된 근육군에서의 근력의 유의미한 개선을 발견하였다. 근력의 개선은 넙다리네갈래근 또는 발목 바닥쪽굽힘근 경직 증가의 어느 것과도 연관성이 없었다.

Damiano와 Abel(1998)은 또한 다양한 형태의 경직성 뇌성마비를 가진 청년 집단에서의 근력훈련의 효과를 조사하였다. 그들은 경직의 중증 정도를 증가시킴이 없이 훈련이 손상된 근육의 힘을 유의미하게 개선한다는 것을 발견하였다. 마찬가지 결과가 Scholtes와 공동 연구자(Scholtes et al., 2010)에 의해 발견되었으며, 그들은 편측성 및 양측성 CP가 있는 51명의 어린이를 대상으로 무작위화 대조시험을 수행하였다. 중재 집단은 기능적 진행성 저항근육 훈련을 받았다(3×주일, 12주간). 저자들은 경직을 바꿈이 없이 14%까지의 근력 증가를 발견하였다(Scholtes et al., 2010). 요약하면, 연구에서는 하행 운동계 병리를 가진 환자의 근력을 개선하는 것은 경직 증가와 연관성이 없다는 것을 입증하였다.

소뇌 및 대뇌바닥핵 기능장애의 임상관리
Clinical Management of Cerebellar and Basal Ganglia Impairments

협응 *Coordination*

검사. 협응을 검사하기 위한 가장 일반적인 접근법은 기능적 움직임을 하고 있는 환자를 관찰하고 사용된 움직임의 특징에 주목하는 것이다. 환자는 기능적 운동을 시작하고 종료하는 데에 어려움이 있는가? 움직임이 느린가? 움직임의 궤적이 원활하고 흐르는 듯이 부드럽거나 또는 요동치는가? 더 공식적인 협응 검사가 제안되었고 비평형과 평형의 하위 범주로 나뉜다(Schmitz, 2001). 협응의 평형 검사는 일반적으로 자세 및 보행을 위한 다관절 운동의 협응을 반영하고 있으며, 후의 장에서 논의될 것이다.

비평형 검사는 표 5.2에 요약되어 있으며 흔히 소뇌 내의 특정 병리를 나타내기 위해 사용된다(Schmitz, 2001).

수행은 다음의 순서척도를 사용하여 주관적으로 등급분류가 된다. 5 = 정상, 4 = 최소한의 기능장애, 3 = 중등도의 기능장애, 2 = 중증 기능장애 그리고 1 = 수행할 수 없다. 손가락-코 시험, 발꿈치-정강이 시험을 포함하는 협응 시험의 예는 소뇌 병리가 있는 우리 환자인, John과 다발성경화증이 있는 우리 환자인 Sue의 두 가지 사례연구의 기능장애 부분에서 볼 수 있다.

협응 결손은 신경근육 기능장애 이외의 다른 요인에 의해 야기될 수 있다는 것을 기억해두는 것은 중요하다. 예를 들어, 하나의 연구에서는 사시(strabismus) 또는 양안시(binocular vision)의 결핍과 같은 시각 결손이 있는 어린이는 연령을 일치시킨 대조군과 비교해서 발달운동 협응 문제를 나타낼지도 모른다는 것을 보여주고 있다(Vagge et al., 2021). 따라서, 임상의는 협응 문제에 기여할지도 모르는 다양한 운동 및 감각 기능장애를 고려해야 한다.

표 5.2 협응의 비평형 시험

1. 손가락-코 시험	팔꿈치를 편 상태에서 어깨관절을 90°로 벌린다(외전). 환자는 집게손가락 끝을 코끝으로 가져가도록 요구받는다. 다양한 동작 평면에서부터의 수행을 평가하기 위해 최초의 시작위치에서 변경할 수 있다.
2. 손가락-치료사의 손가락 시험	환자와 치료사는 서로 마주보고 앉는다. 치료사의 집게손가락은 환자의 손가락 앞에 유지한다. 환자는 자기의 집게손가락 끝을 치료사의 집게손가락에 접촉하도록 요구받는다. 움직임의 거리, 방향 및 힘을 바꾸는 능력을 평가하기 위한 시험을 하는 동안에 치료사의 손가락 위치를 바꿀 수 있다.
3. 손가락-손가락 시험	양 어깨는 팔꿈치를 편 상태에서 90°로 벌린다(외전). 환자는 양손을 정중선을 향해서 가져가고 반대쪽 손가락에서부터 집게손가락을 접근시키도록 요구받는다.
4. 번갈아 하는 코-손가락 시험	환자는 집게손가락으로 코끝과 치료사의 손가락 끝에 번갈아 접촉한다. 움직임의 거리, 방향 및 힘을 바꾸는 능력을 평가하기 위한 시험을 하는 동안에 치료사의 손가락 위치를 바꿀 수 있다.
5. 손가락 맞섬시험	환자는 엄지손가락 끝을 각각의 손가락 끝에 차례로 접촉한다. 속도는 점차적으로 증가될지도 모른다.
6. 전체 잡기	주먹의 펴기와 쥐기를 번갈아 시행한다(손가락의 굽힘에서부터 완전히 펴기까지). 속도는 점차적으로 증가될지도 모른다.
7. 엎침/뒤침	팔꿈치를 90°로 굽혀서 몸 가까이에 유지한 상태에서 환자는 손바닥을 아래위로 번갈아 돌린다. 이 시험은 어깨를 90°로 굽히고 팔꿈치를 편 상태에서 수행해도 된다. 속도는 점차적으로 증가될 가능성이 있다. 마주보는 근육군 사이의 움직임을 역전시키는 능력은 많은 관절에서 평가할 수 있다. 그 예에는 무릎, 발목, 팔꿈치, 손가락 등의 굽힘과 폄 사이의 능동적 교체가 포함된다.
8. 반동시험	환자는 팔꿈치를 굽힌 상태에 위치시킨다. 치료사는 위팔두갈래근의 등척성 수축을 생성시키기 위해 충분한 수동적 저항을 가한다. 저항이 갑자기 해방된다. 일반적으로 마주보는 근육군(위팔세갈래근)은 수축하여 팔다리의 움직임을 저지한다. 어깨의 벌림근(외전근) 또는 굽힘근, 팔꿈치 폄근 등과 같은 다른 많은 근육군을 이 현상에 대해서 검사할 수 있다.
9. 가볍게 두드리기(손)	팔꿈치를 굽히고 아래팔을 엎침을 시킨 상태에서 환자는 무릎 위의 손을 가볍게 두드리도록 요구받는다.
10. 가볍게 두드리기(발)	환자는 무릎을 올림이 없이 마룻바닥 위에 있는 공을 한 발로 가볍게 두드리도록 요구받는다. 발꿈치는 바닥과의 접촉을 유지한다.
11. 손가락으로 가리키기 및 손가락으로 지나쳐 가리키기	환자와 치료사는 서로 마주보고 앉거나 선다. 환자와 치료사 양쪽 모두가 팔꿈치를 편 상태에서 어깨를 90° 굽힘의 수평위치로 가져간다. 집게손가락이 접촉하고 있거나 환자의 손가락을 치료사의 손가락 위에 가볍게 올려놓아도 된다. 환자는 어깨를 완전히 굽히고(손가락은 천장을 향해서 가리키고 있다) 그 다음에 수평위치로 되돌려서 집게손가락이 다시 접근하도록 한다. 양쪽 팔은 따로따로 또는 동시에 시험해야 한다. 정상적인 반응은 시작자세로의 정확한 복귀로 구성된다. 비정상적인 반응에서는 일반적으로 지나쳐 가리키거나 표적을 넘어선 움직임이 있다. 이 시험의 몇 가지 변형된 방법에는 어깨 벌림을 90°로 향하는 또는 어깨 굽힘을 0°로 향하는(손가락은 바닥을 향해서 가리킨다) 것과 같은 다른 방향으로의 움직임이 포함된다. 각각의 움직임에 뒤따라서 환자는 최초의 수평 시작자세로 되돌아가도록 요구받는다.

표 5.2 협응의 비평형 시험 (계속)

12. 번갈아 하는 발꿈치-무릎, 발꿈치-발가락 시험	반듯이 누운 자세에서부터 환자는 무릎과 엄지발가락이 반대쪽 발의 발꿈치와 번갈아 접촉하도록 요구받는다.
13. 발가락-검사자의 손가락 시험	반듯이 누운 자세에서부터 환자는 엄지발가락을 검사자의 손가락에 접촉하도록 지시받는다.
	손가락의 위치는 움직임의 거리, 방향 및 힘을 바꾸는 능력을 평가하기 위한 시험을 하는 동안에 바뀔 수도 있다.
14. 발꿈치를 정강이 위에 놓는 시험	반듯이 누운 자세에서부터 한쪽 발의 발꿈치는 반대쪽 다리의 정강이를 위아래로 활주한다.
15. 원 그리기	환자는 팔 또는 다리의 어느 것인가로 공중에 상상의 원을 그린다(테이블 또는 마루만을 사용해도 된다). 이것은 8자 패턴(figure-eight pattern)을 사용해서 할 수도 있다. 이 시험은 다리의 평가를 위해 반듯이 누운 자세에서 수행할 수 있다.
16. 고정 또는 자세 유지	팔 : 환자는 팔을 앞쪽에서 수평으로 유지한다. 다리 : 환자는 무릎을 편 자세로 유지하도록 요구받는다.

시험은 먼저 눈을 뜬 상태에서 시행하고 다음으로 눈을 감은 상태에서 시행해야 한다. 비정상 반응에는 점증적인 "유지" 자세로부터의 벗어남 그리고/또는 시야가 가려진 상태에서의 반응의 질의 저하가 포함된다. 별도의 표시가 없는 한, 시험은 환자가 앉은 자세에서 시행된다.
Schmitz TJ. Coordination assessment. In: O' Sullivan S, Schmitz TM, eds. Physical rehabilitation: assessment and treatment, 4th ed. Philadelphia, PA: FA Davis, 2001:212에서 허가를 받아 재게재.

치료. 신경학적 결손이 있는 환자의 협응 문제를 치료하기 위해 사용되는 많은 치료적 기법이 있다. 몇 가지 기법은 협응장애에 대한 "일반적인" 접근법이라 생각될 수 있으나 한편, 다른 기법은 타이밍, 순서배열(sequencing), 협동작용을 하는 근육활동의 등급부여의 문제를 더 구체적으로 대상으로 한다.

아마도, 협응된 움직임을 개선하기 위해 가장 자주 사용되는 기법은 기능적인 과제 특유의 움직임의 반복과 연습일 것이다. 예를 들어, 발달 협응장애가 있는 어린이인 경우, 과제 지향적 치료의 사용은 상당한 운동 이점을 보여준다(Smits-Engelsman et al., 2013). 정확성에 대한 요건이 협응에 대한 요구를 증가시킨다고 언급하는 것은 주목할 만한 가치가 있다. 따라서, 치료사는 운동수행능력에 대해서 환자를 훈련시키고, 운동학습과 조절 파라미터, 그리고 생태학적 원칙(즉, 실행되고 있는 행동에 대한 과제의 상대적인 비중과 환경의 제약)에 주의를 기울일 때 정확성 요구의 증가를 수반하는 기능적 과제를 선택할 수 있다. 환자가 협응된 움직임 수행에서 오류를 인식하는 것을 돕기 위해, 치료사는 되먹임(결과의 지식이거나 수행의 지식)을 제공할 수 있다. 간헐적인 되먹임이 끊임없는 되먹임보다 더 잘 학습을 촉진한다는 것을 제2장에서부터 상기하기 바란다.

다리에서 협응된 행동을 개선하기 위해 체중부하 활동이 권장되어 왔다. 기능적 움직임에 더하여, 치료사는 협응성을 개선하도록 기능적이지 않은 움직임을 환자에게 연습시키는 일이 많다. 기능적이지 않은 움직임의 예는 빠른 번갈아 하는 움직임, 손 또는 발의 왕복운동과 다리로 8자와 같은 형태와 숫자를 추적하는(따라 그리는) 것이다.

몇 가지의 서로 다른 치료전략은 기능적 움직임의 타이밍 요소(반응시간, 이동시간 및 종료시간)에 영향을 미칠 수 있다. 외부적으로 부과된 시간 제약 하에서의 기능적 움직임을 실행하는 것은 하나의 접근방법이다. 예를 들어, 환자로 하여금 음악에 맞춰서 기능적 움직임을 수행하게 하거나 메트로놈으로 시간에 맞춰서 기능적 움직임을 수행하게 하는 것은 움직임의 타이밍에 영향을 미치기 위해 사용될 수 있다. 환자가 기능적 과제를 수행하고 있는 동안 시간을 측정하고 과제를 완료하는 데에 소요되는 시간을 외부적 되먹임(결과의 지식)으로서 사용하는 것은 또 다른 접근법이다. 수행의 속도에 관한 구두에 의한, 시각 또는 손에 의한 되먹임도 사용될 수 있다. 운동신경세포의 동원을 용이하게 하기 위한 빠른 아이싱(icing) 또는 가볍게 두드리기와 같은 감각자극은 반응시간을 개선할지도 모른다. 이것들은 치료사가 협응 문제를 다루기 위해 사용하는 일반적인 기법이지만, 이들 기법의 어느 것인가가 실험적인 검사를 받는 일은 거의 없다.

크기조정 문제는 과제의 요구에 따라서 적절히 등급화를 할 수 없다는 것을 나타낸다. 치료는 환자가 정확한 등급부여를 필요로 하는 다양한 과제를 실행하고 결과의 지식 또는 수행을 통해서 외부 되먹임을 제공하는 것에 초점을 맞추고 있다. 신속하게 수행되는 기능적 움직임은 천천히 수행되는 것보다도 힘을 조절하는 정확성을 별로 필요로 하지 않는다. 게다가, 고도의 정확성이 요구되는 기능적 과제는 한정된 정확성이 요구되는 것보다도 더 정확한 힘의 등급부여를 필요로 한다. 예를 들어, 큰 표적으로 이동하는 것은 작은 표적으로 이동하는 것보다 힘을 조절할 필요성이 적다. 물이 가득 찬 종이컵을 집어 올리는 것은 빈 종이컵을 집어 올리는 것보다 더 정확성을 필요로 할 것이다. 자세조절, 이동성, 그리고 팔의 기능과 관련된 과제를 하는 동안에 협응 문제를 해결하는 것을 목표로 한 치료적 중재는 이 책의 이들 기능과 관련된 절에 제시되어 있다.

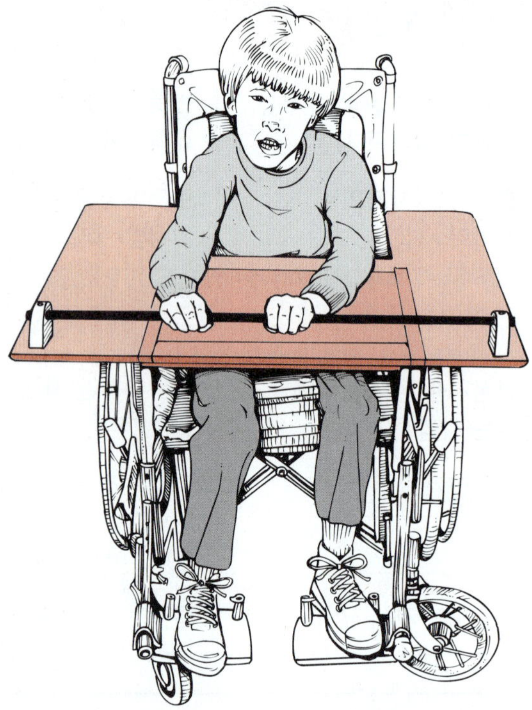

그림 5.11 랩보드 위에 있는 수평 막대는 아테토시스 운동을 조절하기 위해 먼쪽 고정에 사용된다(Kandel ER, Schwartz JH, Jessell TM, eds. Principles of neuroscience, 4th ed. New York, NY: McGraw-Hill, 2000:544에서 허가를 받아 변경).

불수의운동 *Involuntary Movements*

검사. 떨림을 포함하는 불수의운동은 주로 손상된 신체 부위와 떨림이 활성화되는 상태를 설명하는 체계적인 임상 관찰을 통해 식별된다. 전기생리학적 기법을 추가로 적용하여 떨림의 율동적인 흔들림을 판단할 수 있다(Gövert & Deuschl, 2015; Kamble & Pal, 2018). 예를 들어, 임상의는 떨림이 안정 상태에 있는지(안정시 떨림) 또는 활동과 연관성이 있는지(활동 떨림)를 관찰할 수 있을지도 모른다. 떨림의 강도는 순서척도로 등급부여를 할 수 있다. 떨림의 중증정도를 증가시키거나 감소시키는 조건도 기록된다.

치료. 불수의운동을 치료하기 위한 재활전략은 움직임 그 자체를 바꾸는 것에 초점을 맞추는 것이 아니라, 주로 운동을 보상하는 전략에 초점을 맞추고 있다. 예를 들어, 노력의 증가는 불수의운동을 확대시키는 경향이 있기 때문에, 환자는 노력을 줄여서 기능적 운동을 수행하도록 가르침을 받을 수 있다. 환자는 안정시 떨림을 경감시키기 위해 흔히 바지주머니에 손을 넣고 걷거나 또는 물건을 잡는 것과 같은 보상전략을 그들 단독으로 개발하는 경향이 있다.

무도병(chorea) 또는 느린비틀림운동(athetosis)이 있는 환자의 관절 안정성을 높이기 위한 방법으로, 감각통합 기법의 일종인 하중부하와 접근운동(approximation)이 권장되고 있다. 먼쪽 고정은 불수의운동을 조절하기 위해 사용되는 또 다른 방법이며 휠체어, 랩보드(lapboards) 또는 책상의 외부에 손으로 잡을 수 있는 곳을 설치함으로서 달성될 수 있다(그림 5.11). 불수의운동의 관리에서 팔다리에 하중부하를 사용하는 것은 약간 논쟁의 여지가 있다. 팔다리 분절의 먼쪽 부위에 하중을 가하는 것은 팔다리 전체 질량을 증가시키고 동작(motion)의 감소를 초래한다. 그러나, 하중을 제거하였을 때에 팔다리 동작이 악화한다는 몇 가지 증거가 있다.

이들의 치료 접근법은 운동장애가 있는 환자의 신경재활에도 사용되고 있다. 그러나, 지금까지 운동장애의 진행을 개선하기 위한 물리치료 및/또는 작업치료의 유효성을 조사하는 연구는 제한적이다. 이용 가능한 연구의 대부분은 근육긴장이상 또는 운동이상의 치료에서의 의학적 치료[– 즉 보툴리움독소 주사, 치료제(예, 도파민 고갈 약제) 또는 뇌의 심부 자극 –]의 효과성을 조사하고 있다(Jinnah & Factor, 2015; Monbaliu et al., 2017).

근골격계 기능장애의 임상관리
Clinical Management of Musculoskeletal Impairments

근골격계의 기능장애에 대한 검사와 치료는 다른 서적에서 상세히 다루고 있으며 이 장에서는 언급되지 않을 것이다(Kendall & McCreary, 1983; Kessler & Hertling, 1983; Magee, 1987; Saunders, 1991).

감각계 기능장애의 임상관리
CLINICAL MANAGEMENT OF IMPAIRMENTS IN THE SENSORY SYSTEMS

몸감각계, 시각계, 그리고 안뜰계를 포함하는 감각계에서의 기능장애의 검사 및 치료에 관한 문헌은 방대하다. 나음의 것은 간략한 검토이며, 독자가 이 중요한 주제에 대한 더 상세한 논의를 위해서는 다른 정보 출처를 찾아볼 것을 권장한다.

몸감각 기능장애 Somatosensory Impairments

몸감각의 평가는 복잡하며, 많은 방법이 제안되어 있다. 감각검사는 단순한 선별검사에서부터 감각기능의 유형 및 분포에 대한 복잡한 평가까지 다양하다. Fess(1990)는 감각기능의 계층을 설명하고 있다. 단일 지점 자극을 배경 자극과 구별하는 능력으로서 정의되는 검출(detection)은 계층의 최하위 수준이다. 그 다음이 자극 a와 자극 b의 차이를 구별하는 능력인, 식별(discrimination)이다. 그 다음의 수준은 정도(예: 거칠기 또는 무게)에 따라 촉각자극을 조직화하는 능력인, 정량화(quantification)이다. 마지막으로, 길질 감각이 가장 높은 수준이다. 이것은 환자가 눈을 감은 상태에서 손바닥(도서감각; graphesthesia) 또는 손가락 끝으로 추적된 문자 또는 숫자를 식별하게 하거나, 또는 한손으로(입체감각인식; stereognosis) 만져서 물체를 인식하도록 환자에게 요구함으로써 검사할 수 있다(Blumenfeld, 2010).

계층 내의 이들의 수준과 연관성이 있는 감각검사는 표 5.3에 요약하고 있다. Fess의 계층 구조는 환자의 모든 감각양식을 검사할 필요는 없을지도 모른다는 것을 시사하고 있다. 환자가 자극을 식별할 수 있는 경우는 감각검출 검사를 시행할 필요는 없다. 이에 더해서, 연구자는 감각검사 사이에는 높은 상관관계가 있다는 것을 보여주고 있고, 따라서 하나의 검사(2점식별과 같은)로부터의 결과가 손가락 고유감각과 같은 다른 검사에 대한 결과를 예측하기 위해 사용될 수 있다(Moberg, 1991). 따라서, 전체의 몸감각 기능수행을 예측하기 위해 감각검사의 표본을 선택할 수 있을지도 모른다.

감각검사로부터의 결과는 확립된 기준(해부학과 병리학에 기초한 예상되는 수행)과 관련하여 또는 손상되지 않은 영역과 비교하여 해석할 수 있다. 그러나 감각상실과 기능사이의 관계는 분명하지 않다. Dellon과 Kallman(1983)은 손의 기능을 가장 잘 예측하는 검사는 정적인 것과 움직이는 것의 2점식별 검사라는 것을 발견하였다.

임상의는 흔히, 감각기능 장애를 팔다리 위치감각의 상실 또는 물체 인식의 저하로 이어지는 몸감각 결손과 같은 영구적이거나 치료에 의해서 수정할 수 없는 것으로서 보는 경향이 있다. 그러나, 다수의 흥미 있는 연구는 치료가 감각자극을 처리하는 환자의 능력에 영향을 줄 수 있다고 시사하고 있다. 제4장에서 논의된, 영장류(Merzenich et al., 1983a; 1983b)에서 몸감각 겉질의 재조직화를 조사하는 몇 가지 연구에 기초하여, 수많은 연구자들은 환자가 감각정보를 식별하고 해석하는 능력을 향상시키는 구조화된 감각 재교육 프로그램을 개발하였다(Carey et al., 1993; Dannenbaum & Dykes, 1988; DeJersey, 1979). 이들 중재의 목표는 환자가 환경 내에서 정보를 검출하고 처리하는 능력을 개선하며 그렇게 함으로써 운동수행능력을 개선하는 것이다. 감각을 식별하기 위한 재훈련에 대한 제안은 제20장에서 더 상세하게 제시하고 있으며, 거기서는 팔의 조절을 재훈련하는 방법의 개요를 설명하고 있다.

시각 기능장애 Visual Impairments

시각검사(visual test)에는 시력, 심도인지, 시야 및 안구운동 조절에 관한 정보가 포함된다. 시력은 직접 검사하거나 자기 신고에 의해서 판단할 수 있다. 심도인지(depth perception)는 이동성 또는 운전과 같은 기능적 기술에 있어서 중요하다. 이것은 2개의 동일한 물체를 눈높이로 유지하고 하나의 물체를 다른 물체에 대해서 움직임으로써 환자에게 어느 것이 더 가까운지를 가리키도록 요구한다(Quintana, 1995). 시야결손은 시야대립검사(Visual Field Confrontation Test)를 이용해서 식별된다. 환자는 환자 앞에 앉아 있는 치료사를 앞쪽으로 쳐다보도록 지시를 받는다. 환자는 주변부에 제시된 시각자극(흔히 치료사의 손가락)을 감지했을 때 그것을 가리키도록 요청받는다. 시각사분면(visual quadrants) 4개 모두가 검사된다. 안구운동 검사는 눈의 움직임의 조절을 검사한다. 이들에 대해서는 제20장의 "팔 뻗기와 잡기의 한 구성요소인, 시각주시(visual regard)의 검토"에서 논의된다.

표 5.3 몸감각 검사방법의 요약[a]

감각양식	자극	반응	득점
촉각자극의 식별			
촉각의 인식	면봉으로 피부에 가볍게 접촉	시야를 가린 상태에서, 환자는 자극이 느껴지면 "네"라고 말하거나 또는 신호를 보낸다.	전체 중에서의 정답율 (예. 50%의 바르게 느껴진 촉각)
촉각의 위치결정	면봉 또는 모노필라멘트(No.4.17)로 가볍게 접촉	시야를 가린 상태에서, 환자는 접촉 부위를 가리킨다.	위치의 정확성의 오류를 기록한다.
양측성 촉각 (감각소실)	손가락 끝으로 환자의 신체 한쪽 및 양쪽을 접촉하여 대비한다.	시야를 가린 상태에서, 환자는 자극이 느껴진 수를 가리키면서 "하나" 또는 "둘"이라 말한다.	감각소실의 존재를 기록한다.
촉압각 문턱값	Semmes-Weinstein 모노필라멘트의 범위를 사용	시야를 가린 상태에서, 환자는 자기가 자극을 느꼈을 때 가리킨다.	느껴진 가장 가느다란 필라멘트의 번호를 기록한다(정상에서는 2.83의 필라멘트를 지각한다.)
2점식별	종이 집게를 사용하여, 피부의 두 점에 자극을 가한다; 5㎜ 떼어서 시작하고 차츰 두 점을 접근시킨다.	환자는 "하나" , "둘" 또는 "말할 수 없다"라 반응한다.	전체 중의 정답률
고유감각			
진동감각	피부에 음차 또는 진동계를 댄다.	환자는 자극을 느꼈을 때 표현한다.	전체 중의 정답률
관절위치감각	관절을 수동적으로 굽힘 또는 폄 위치에 둔다.	시각이 가려진 상태에서, 환자는 반대쪽 다리로 자세를 모방한다.	전체 중의 정답률
관절운동감각	관절을 수동적으로 굽힘 또는 폄으로 이동시킨다.	시각이 가려진 상태에서, 환자는 관절이 굽어 있는지 똑바르게 펴져 있는지를 알린다.	전체 중의 정답률
입체감각 인식	환자의 손에 일련의 작은 물체를 놓다.	환자는 물체의 이름을 말한다 (먼저 물품을 조작해도 된다.)	전체 중의 정답률
통각			
통각 : 예리한 통각/둔한 통각	안전핀의 예리한 끝과 무딘 끝을 피부에 무작위로 댄다.	시각이 가려진 상태에서, 환자는 "예리하다" "둔하다"를 표현한다.	전체 중의 정답률
온도감각			
온도감각	피부에 차가운 것(40° F) 또는 뜨거운 것(115° F)을 댄다.	환자는 "뜨겁다" 또는 "차갑다"를 표현한다.	전체 중의 정답률

[a]Bentzel K. Evaluation of sensation. In: Trombly CA, ed. Occupational therapy for physical dysfunction, 4th ed. Baltimore, MD: Williams & Wilkins, 1995에서부터의 자료를 기초로 하여 작성.

안뜰 기능장애 Vestibular Impairments

안뜰기능의 검사에는 주시 안정성, 자세와 균형조절 및 어지럼증에 대한 검사가 포함된다. 치료는 기저에 있는 원인에 따라, 달라진다. 주시 안정성 평가를 위한 구체적인 절차는 제20장에서 논의되지만, 한편 자세 및 균형을 평가하기 위한 절차는 제11장에 제시되어 있다. 따라서, 다음의 절에서는 어지럼증의 검사와 치료에 대한 개요를 간략하게 설명한다.

검사는 어지럼증이 일정한 것인지 또는 유발되는 것인지, 그리고 어지럼증을 자극하는 상황 또는 상태에 대한 환자의 지각을 판단하기 위해 주의 깊은 병력을 청취하는 것으로 시작된다. 현기증 자세와 움직임 검사(Shumway-Cook & Horak, 1990)는 앉거나, 서거나, 걷고 있는 동안에 머리의 움직임 또는 위치 변화에 반응하는 현기증의 강도와 지속시간을 조사한다. 환자는 0(현기증 없음)에서 10(중증의 현기증)까지의 척도로 현기증의 강도를 평가하도록 요구받는다. 또한, 증상의 지속시간은 구역질, 발한 및 창백함을 포함하는 눈떨림 및 자율신경계 증상의 존재와 마찬가지로 시간이 측정되고 기록된다.

Dix-Hallpike 조작(그림 5.12)은 뒤쪽 반고리뼈관 양성발작성위치현기증(benign paroxysmal positional vertigo; BPPV)을 검사하기 위해 사용된다. BPPV는 현기증의 가장 일반적인 원인이다(Fetter, 2000). 대부분의 경우, 환자는

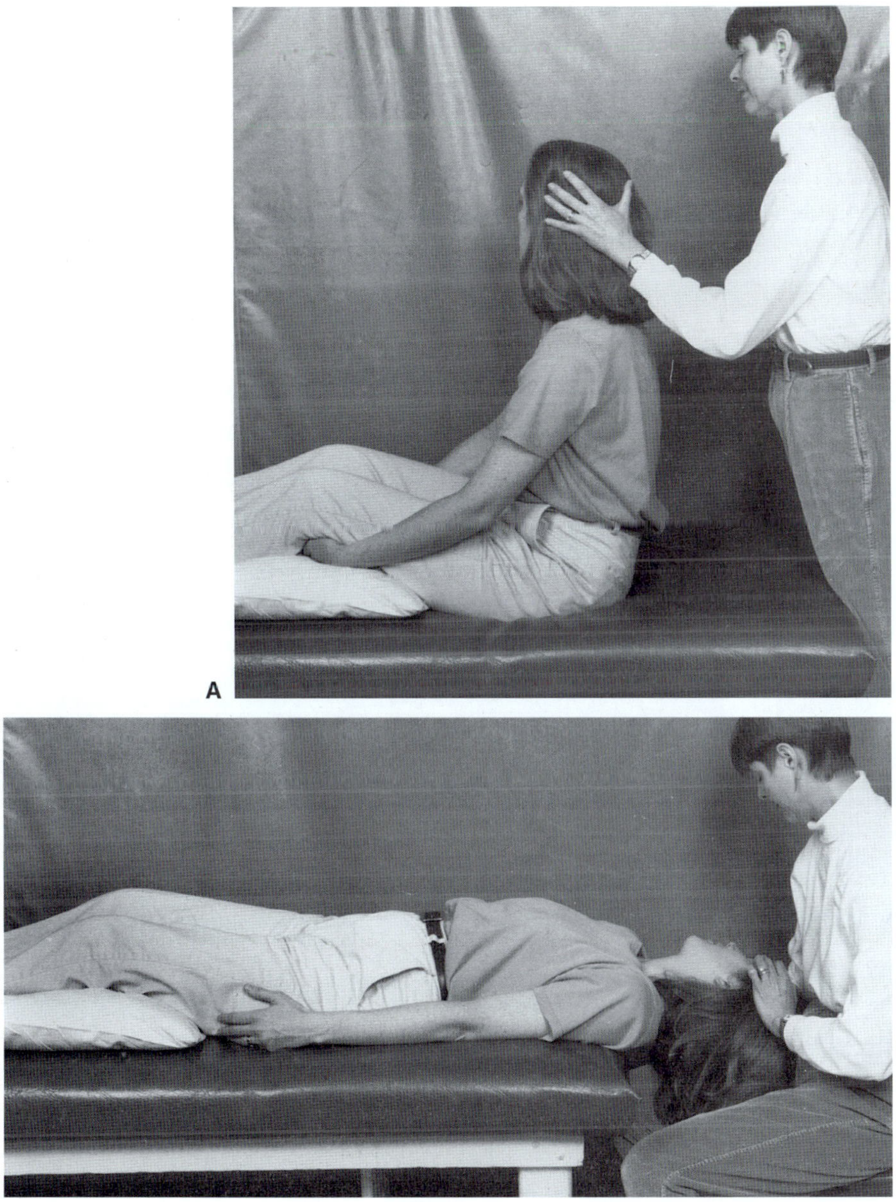

A

B

그림 5.12
(A) 양성발작성위치현기증에 대한 특정 검사인 Dix-Hallpike 자세. 이 검사는 환자가 앉은 자세로 시작한다. **(B)** 환자의 머리가 지지면 모서리에 매달려 있는 위치가 되도록 신속하게 지원한다.

목의 빠른 폄(높은 선반을 올려다보는 것 같은)이 수반되거나 또는 누워서 환부 쪽으로 몸 구르기를 할 때의 머리 위치와 연관성이 있는 현기증을 설명한다. BPPV 진단의 열쇠는 Dix–Hallpike 조작이다. 이 빠른 위치변화에 반응하여 환자는 30초~1분까지 지속되는 현기증을 묘사하고 아래를 향한 귀 방향으로의 휘돌림 눈떨림(torsional nystagmus)이 존재한다. BPPV의 병태생리학은 평형모래(otoconia)의 뒤쪽 반고리뼈관으로의 이동이라 생각되고 있다. 현기증 검사의 상세한 설명에 대해서는 독자가 다른 정보 출처를 참조하기 바란다(Herdman, 2007; Shumway-Cook & Horak, 1989; 1990).

"안뜰재활(vestibular rehabilitation)"이라 불리는 안뜰 병변의 치료는 안뜰계 내의 병리에 기인하는 어지럼증과 불균형의 증상을 치료하기 위해 운동을 사용한다. 대사 장애, 약물투여의 부작용, 기립성 저혈압과 같은 심혈관 문제, 그리고 말초 또는 중추 안뜰 구조 내의 병리를 포함하는 어지럼증에 대한 많은 잠재적 원인이 있기 때문에, 치료사가 운동에 기초한 접근법을 시작하기에 앞서 기저에 있는 진단을 안다는 것은 중요하다. 어지럼증을 치료하는 데에 사용되는 운동의 유형은 어지럼증을 일으키는 병리의 특정 유형에 따라 달라진다.

뒤쪽 반고리뼈관 BPPV에 속발하는 현기증은 반고리뼈관으로부터 위치가 옮겨진 평형모래를 기계적으로 이동하도록 고안된 재배치 조작(repositioning maneuver)으로 치료하는 일이 가장 많다(Herdman, 2007). 이 절차를 그림 5.13A–E에 나타냈다.

위치현기증(positional vertigo) 치료와는 대조적으로, 비대칭 안뜰상실과 연관성이 있는 어지럼증은 습관화운동으로 치료된다. 환자는 하루에 2~3회 잇달아서 5~10회 어지럼증을 유발하는 위치 또는 움직임을 반복하도록 지시받는다. 운동은 본질적으로 점진적이다. 환자는 앉은 자세에서 수평으로 머리를 움직이는 것 같은 상당히 단순한 운동으로 시작하고, 보행에 통합된 수평으로 머리를 움직이는 것 같은 더 어려운 과제로 진행시킨다. 이 접근법은 다른 곳에서 더 상세히 논의된다(Herdman, 2007; Shumway-Cook & Horak, 1989; 1990).

코크런 검토(Cochrane review)는 편측성 말초 안뜰기능부전이 있는 환자에서의 안뜰 재활의 안전성과 재활성에 대한 강력한 증거를 시사하고 있다. BPPV 사례에서, 이 검토는 운동에 기초한 안뜰 재활보다는 단기적으로는 신체적 조작이 더 효과적이라는 것을 시사하고 있다(McDonnell & Hillier, 2015).

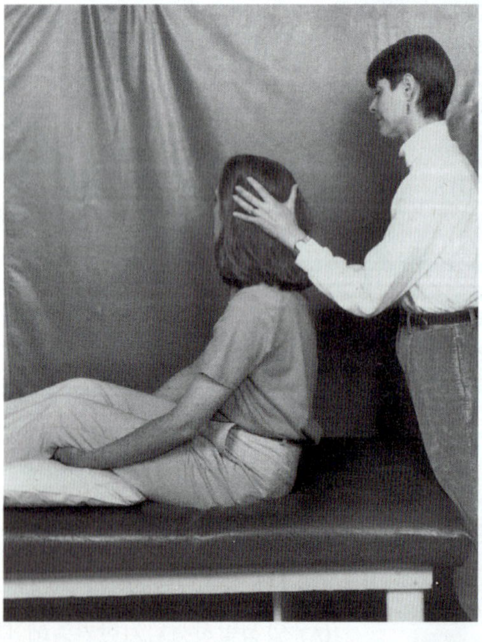
A

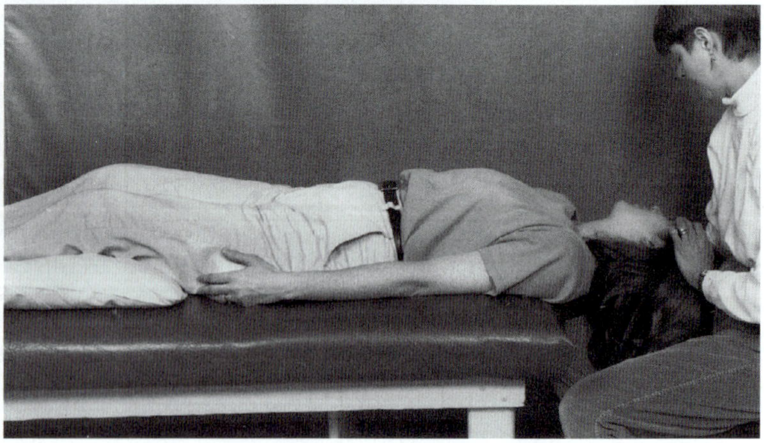
B

그림 5.13 양성발작성위치현기증의 치료를 위한 이관(canalith) 재배치 조작. 각각의 위치를 1~2분 또는 눈떨림과 현기증이 진정될 때까지 유지한다. 첫 두 위치(**A, B**)는 Dix–Hallpike 조작에서 발견된 위치와 같다.

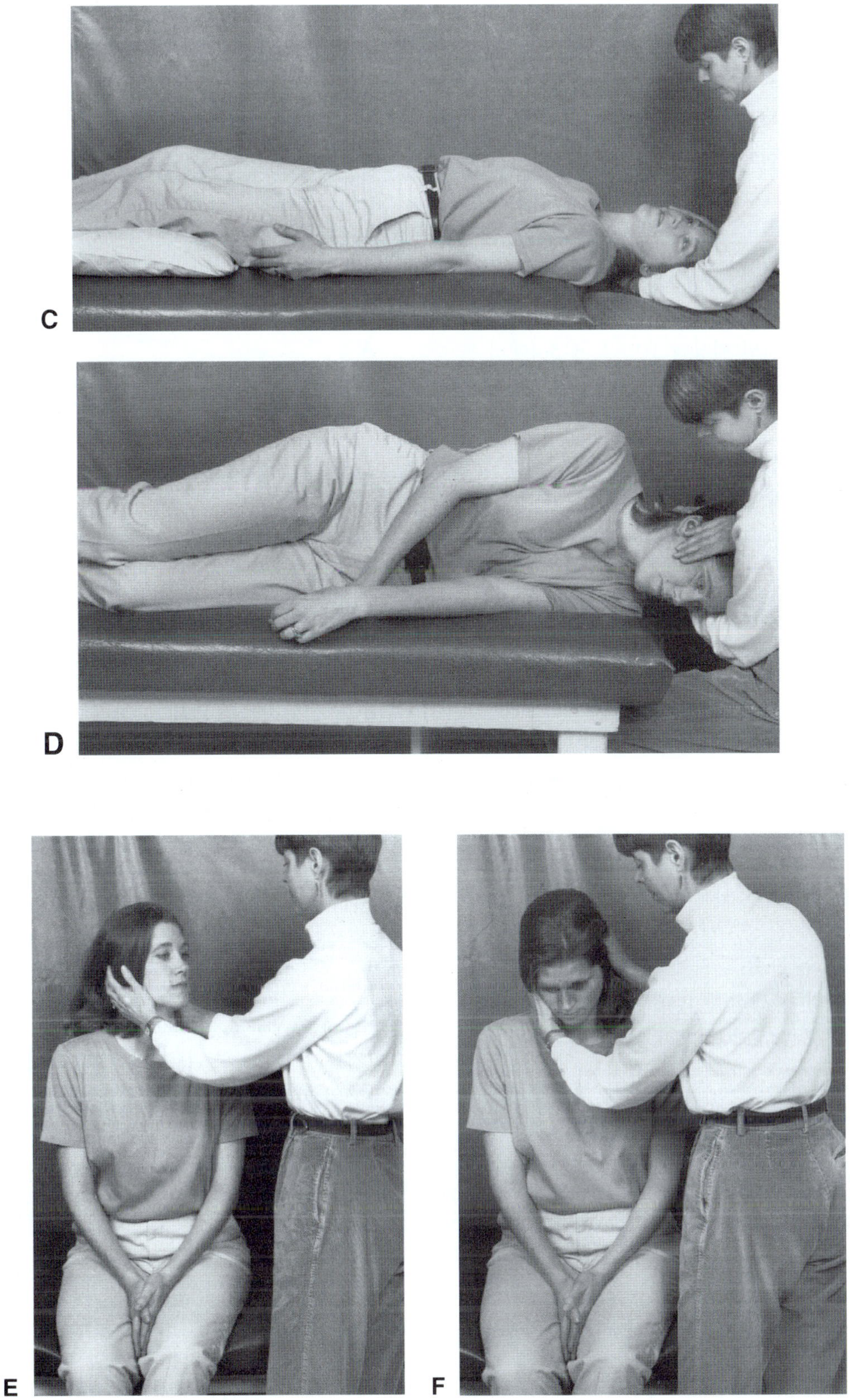

그림 5.13 *계속*— 위치 3(**C**)에서는 머리를 반대쪽 Dix-Hallpike 위치로 이동시킨다. 위치 4에서는 환자가 옆으로 누운 자세로 몸 구르기를 하고 코가 내려간다(**D**). 위치 5에서 환자는 머리가 정중선에서부터 45°로 회전한 상태에서 앉은 자세로 가져간다(**E**). 그리고 마지막으로, 머리를 굽힘 위치로 떨어뜨리고(**F**) 거기서 2분간 유지한다.

지각계와 인지계에서의 기능장애에 대한 임상관리
CLINICAL MANAGEMENT OF IMPAIRMENTS IN THE PERCEPTUAL AND COGNITIVE SYSTEMS

앞에서 논의한 것처럼, 고차 연합겉질의 병리는 다양한 상호작용을 하는 지각 및 인지 기능장애와 연관성이 있다. 이들 몇 가지 기능장애의 임상적 요약을 표 5.4에서 볼 수 있다. 이들의 광범위한 지각장애와 인지 기능장애에 대한 임상관리를 완전하게 논의하는 것은 이 책의 범위를 넘어서고 있다. 따라서, 선택된 공간적 및 비공간적 기능장애에 대한 간단한 검토만이 뒤따른다.

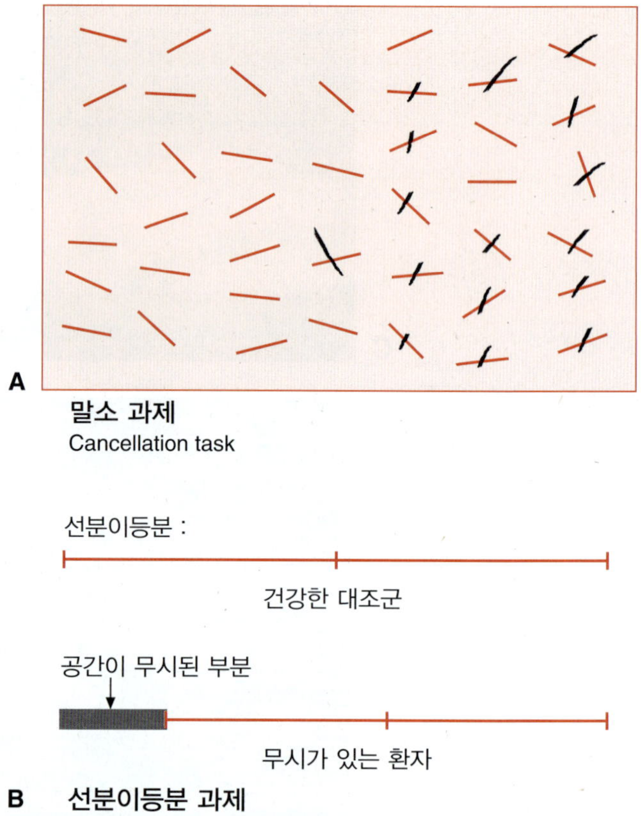

그림 5.14 시각무시를 식별하는 임상검사. 말소검사(cancellation test) **(A)**는 환자가 종이 시트 위에 있는 다양한 동일한 시각표적 기호를 삭제할 것을 필요로 한다. 한쪽의 불완전 또는 균형이 맞지 않는 삭제는 VN을 나타낸다. 선분이등분검사(LBT) **(B)**는 환자가 정중선을 추정하여 이등분함으로써 왼쪽/오른쪽 방위 편향성을 결정하는 것을 필요로 한다.

공간적 결손: 편측무시 Spatial Deficits: Hemineglect

편측공간무시(몸감각계 또는 시각계의 어느 것인가에서)는 표준화된 검사 또는 기능적 과제를 수행하는 환자를 관찰하는 것을 통해 평가될 수 있다. 이 장애는 기능적으로 접시의 절반에 있는 음식만 먹거나, 얼굴의 한쪽 면을 면도하거나, 병변 반대쪽 공간에 있는 물체로 걸어가는 것으로서 나타날지도 모른다.

예를 들어, 말소검사(cancellation test) 및 선분이등분검사(line bisection test)(그림 5.14에 나타냈다) 등의 다양한 검사가, 시각무시(VN)의 존재를 판정하기 위해 반구 뇌졸중이 있는 모든 환자에 대한 선별검사 도구로서 권장되고 있다(더 상세한 논의에 대해서는 Plummer et al., 2003을 참조). 말소과제(그림 5.14A)는 환자가 종이 시트 위에 있는 다양한 동일한 시각표적 기호를 삭제할 것을 필요로 한다. 한쪽의 불완전 또는 균형이 맞지 않는 삭제는 VN을 나타낸다. 정량적 득점에 더하여, 개인이 말소 패턴(가장 민감한 척도로서 간주된다)을 시작하는 최초점의 위치, 스캔 패턴, 검색시간 및 같은 표적을 다시 말소한 수를 포함하는 정성적 정보(qualitative information)가 수집된다. 선분이등분검사(LBT)(그림 5.14B)는 환자가 정중선을 추정하여 이등분함으로써 왼쪽/오른쪽 방위 편향성(orientation bias)을 판단하는 것을 필요로 한다. 무시의 척도로서 LBT의 민감도를 뒷받침하는 연구가 혼재하여 있다(Ferber & Karnath, 2001; Molengerghs & Sale, 2011).

Kerkhoff와 Schenk(2012)는 이 고차원적 뇌 기능장애를 수반하는 공간 편측무시와 다양한 감각 결손의 재활에 대한 검토를 제안하고 있다. 몇 가지 치료전략에는 시각적 스캔치료(Visual Scanning Therapy)(환자가 의식적으로 환경을 스캔하도록 가르치는 것), 의식을 높이기 위한 감각자극의 사용, 또는 기능장애를 수용하기 위한 환경의 수정이 포함된다(Quintana, 1995).

편측무시가 있는 사람들을 지원하기 위해 새로운 기술들도 또한 연구되고 있다. 일상생활의 양손 활동(쟁반을 운반하기, 셔츠에 단추를 채우기 또는 포크와 나이프 사용)을 하는 동안의 운동 불일치에 대응하여 지속적인 감각적인 시각-음향 되먹임을 제공하는 무게가 가벼운 팔찌의 적용에 의해 사람이 팔찌를 착용할 때 운동능력이 향상된다(Trejo-Gabriel-Galan et al., 2016).

비공간적 인지 결손 Nonspatial Cognitive Deficits

각성, 주의, 기억 및 학습과 관련된 비공간적 인지기능장애는 중추신경계 병변을 가진 환자에서는 상당히 일반

표 5.4 지각 결손과 인지 결손의 임상적 유형 분류체계

결손	정의	기능적 영향
지각 기능장애		
신체도식	신체부위의 인식, 환경과 관련된 신체의 위치	착의가 어렵다. 안전하지 않은 옮겨가기(transfer)
좌우 식별	좌우의 개념을 이해하는 능력	착의, 옮겨가기, 이동성, 좌우를 포함하는 방향을 따라가는 것의 어려움
신체부위의 식별	자기 자신과 다른 사람의 신체부위를 식별하는 능력	신체부위를 움직이라는 지시에 부정확한 반응
질병인식불능(질병실인)	결손을 인식하지 못하거나 부인한다.	안전하지 않은 기능적 활동
편측무시	신체의 한쪽 또는 신체 밖의 공간을 무시한다.	일상생활 활동이 신체의 절반으로 제한되고 옮겨가기와 이동성이 안전하지 않다.
공간에서의 위치	위, 아래, 주위, 바로 위, 바로 밑과 같은 개념을 이해하는 능력	이들 용어를 포함하는 방향을 따라가는 이동의 어려움
공간 관계	다른 물체와의 관계에서 자기 자신을 지각하는 능력	옮겨가기와 이동성이 안전하지 않다.
지형적 지남력	한 장소에서 다른 장소로 가는 길을 찾는 능력	이동이 안전하지 않다.
전경-배경 지각	전경과 배경을 구별하는 능력	복잡한 그림 안에 있는 물체를 찾을 수 없다.
팔다리 실행증	손상되지 않은 감각에서 목적이 있는 운동을 실행할 수 없다.	물체의 사용에 어려움으로 인해서 손상된 일상생활활동(ADL)
구성실행증	구성활동의 결손	ADL 실행증
착의실행증	자기 자신이 착의를 할 수 없다.	옷을 부정확하게 입는다.
인지 기능장애		
주의	정신이 산만하지 않고 특정 자극에 집중하는 능력	지시에 따를 수 없다.
지남력	사람, 장소 및 시간과 관련된 지식	지남력 상실
기억	정보의 등록, 부호화, 저장, 회상 및 검색	지남력이 상실된 것처럼 보인다. 이름, 스케줄 등을 잊는다. 학습능력이 감소하였다.
문제 해결	지식의 축적을 조작하고 이 정보를 새롭거나 익숙하지 않은 상황에 적용한다.	ADL에 어려움이 있고, 사회적으로 부적절하며 안전에 대한 위협을 인식할 수 없다.

ADL = 일상생활활동(activities of daily living)

Quintana LA. Evaluation of perception and cognition. In: Trombly CA, ed. Occupational therapy for physical dysfunction, 4th ed. Baltimore, MD: Williams & Wilkins, 1995에서 허가를 받아 변경.

적이다. 행동 상의 문제도 또한 일반적이고 무관심, 공격성, 낮은 욕구불만 내성, 정서적 불안정 및 충동성으로 이어지는 행동 억제의 상실이 포함될지도 모른다. 이 인지 결손과 행동 결손은 신경학적 장애를 가진 사람들의 의사결정 과정에 심각하게 영향을 미칠 수 있고, 그들의 주변과 어울리거나 적절히 상호작용을 하는 능력에 영향을 미칠 수 있다.

각성/의식의 수준 *Arousal/Level of Consciousness*

각성도(alertness)는 환자가 환경 내 자극에 반응할 수 있도록 하는 기본적인 각성 과정이다. Rancho Los Amigos 척도는 아마도 신경학적 기능장애를 가진 환자의 의식수준을 정량화하는 가장 잘 알려진 접근법이다. 이 척도는 평가도구 5.3에 나타냈다. 의식수준, 각성 또는 그 상태의

평가도구 5.3

의식수준의 Rancho Los Amigos 척도

I. **반응이 없다 :** 어떠한 자극에도 반응하지 않는다.

II. **일반화된 반응 :** 제한된, 일관성이 없는 목적의식이 없는 반응. 흔히 통증에만 반응한다.

III. **국소화된 반응 :** 목적의식이 있는 반응 : 단순한 명령에 따를지도 모른다. 제시된 물체에 초점을 맞출지도 모른다.

IV. **혼란스럽고, 동요된 상태 :** 활동이 고조된 상태. 혼란, 방향감각 상실. 공격적 행동. 셀프케어를 할 수 없다. 현재의 사건을 의식하지 못한다. 동요가 내부혼란과 관련해서 나타난다.

V. **혼란스럽고, 부적절한 상태 :** 동요되지 않은 상태. 경계하고 있는 것 같다. 명령에 반응한다. 정신이 산만하다. 과제에 집중할 수 없다. 외부자극에 대해서 동요된 반응을 보인다. 구두로는 부적절하다. 새로운 정보를 학습하지 않는다.

VI. **혼란스럽고, 적절하다 :** 방향부여가 잘 된 행동. 단서를 필요로 한다. 일상생활활동으로서 오래된 기술을 재학습할 수 있다. 심각한 기억문제. 자기와 다른 사람에 대한 약간의 의식.

VII. **자동적이고, 적절하다 :** 적절하고, 지향적인 것처럼 보인다. 매일의 일상사가 로봇 같다. 혼란이 최소이거나 없다. 피상적인 회상. 자기 자신과 환경에서의 상호작용에 대한 의식이 높아짐. 상태에 대한 통찰이 결여되어 있다. 감소된 판단과 문제해결. 미래를 위한 현실적인 계획이 결여되어 있다.

VIII. **목적의식이 있고, 적절하다 :** 경계하고 있고 지향적이다. 과거의 사건을 회상하고 통합한다. 새로운 활동을 학습하고 감시 없이 계속할 수 있다. 기정과 생활기술에서 자립하고 있다. 운전을 할 수 있다. 스트레스 내성, 판단 및 추상적인 추론(abstract reasoning)에서의 결손은 지속된다. 사회에서의 많은 기능이 감소된 수준에 있다.

(Hagen, C., Malkmus, D., Durham, P. (1979). Levels of Cognitive Functioning, Rehabilitation of the Head Injured Adult; Comprehensive Physical Management, Downey, CA: Professional Staff Association of Rancho Los Amigos National Rehabilitation Center에서 허가를 받아 재게재).

평가는 운동행동이 각성수준에 따라 매우 달라지기 때문에, 운동조절을 평가하는 데에 필수적인 부분이다(Duncan & Badke, 1987).

중추신경계 병변을 가진 많은 환자들은 재훈련 프로그램에 완전히 참여하는 환자 능력에 영향을 미치는 중대한 인지장애 또는 행동 기능장애를 나타낸다. 예를 들어, 우울증은 뇌혈관 사고 후 5년 내에 뇌졸중을 앓고 있는 사람들의 31%에서 발생한다고 추정된다(Hackett et al., 2014). 뇌졸중 후의 우울증은 운동회복, ADL의 수행능력 및 인지기능과 관련되어 있다(Robinson & Jorge, 2016). 이것을 염두에 두고, 그림 5.15는 인지 문제가 있는 환자를 다룰 때 치료전략을 수정하기 위한 몇 가지 제안을 제공하고 있다.

주의 *Attention*

제2장에서 본 것처럼, 주의는 외부자극에 반응하고 다양한 환경에서 목표 지향적인 행동을 생성하는 능력에 필수적인 복잡한 신경 기질을 수반하는 하나의 기본적인 인지과정이다. 따라서, 주의력의 결핍은 감각/지각 및 운동기능의 양쪽에 심각한 영향을 미치고, 따라서 중추신경계 병변이 있는 환자에서의 검사의 중요한 부분이다. 그러나, 주의를 이해하기 위해 사용되는 기저에 있는 틀에 기초하는 많은 서로 다른 접근법이 있다. 주의의 임상 모델은 뇌내의 신경처리 모듈에 특별히 결부되어 있는 것이 아니라 하위 유형을 설명하고 있다(Sohlberg & Mateer, 2001). 이들에는 다음의 것이 포함된다.

- 초점을 맞춘 주의(focused attention): 특정의 시각, 청각, 또는 촉각 자극에 개별적으로 반응하는 능력.
- 지속적인 주의(sustained attention)(경계): 계속적이고 반복적인 활동을 하는 동안에 일관된 행동반응을 유지하는 능력.
- 선택적 주의(selective attention): 주의를 산만하게 하거나 상충되는 자극에 직면하여 행동 또는 인지 집단을 유지하는 능력. 따라서 "주의산만성(distractibility)이 없는" 개념을 포함한다.
- 번갈아 하는 주의(alternating attention): 개인이 주의의 초점을 이동하고 서로 다른 인지적 요구를 가진 과제 사이를 이동하는 것을 가능케 하는 정신적 유연성의 능력.

1. 혼란의 감소 : 과제목표가 환자에게 명확한지를 확인한다.
2. 동기부여의 개선 : 환자에게 적절히고 중요한 과제에 대처한다.
3. 수행의 일관성을 조장 : 목표를 일관되게 하고 이들 목표와 적합한 행동만을 강화한다.
4. 혼란의 감소 : 단순하고 명백하며 간략한 지시를 내린다.
5. 주의력 향상 : 과제에 필수적인 지각 단서를 강조하고 환경 내의 관계가 없는 자극의 수를 최소한으로 한다.
6. 문제 해결능력의 개선 : 비교적 단순한 과제로 시작하고 점차적으로 과제요구의 복잡성을 증가시킨다.
7. 절차학습과 마찬가지로 서술적 학습의 조장 : 환자가 과제를 수행할 때 구두 또는 마음속으로 순서를 연습하게 한다.
8. 학습을 최적화하기 위한 적절한 각성수준의 추구 : 환경 내에서의 감각 자극을 조절한다. 흥분한 환자는 각성수준을 감소시키기 위해 자극의 강도를 줄일 것을 필요로 한다 (부드러운 목소리, 약한 불빛, 느린 접촉). 인사불성의 환자는 자극의 강도를 증가시킬 필요가 있다(활달하고 큰 목소리에 의한 지시, 빠른 움직임을 사용한다. 수직 자세로 한다).
9. 특히 재훈련의 초기단계에서 감독수준을 높인다.
10. 인지기능 장애가 있는 환자를 다룰 때 진행이 느려질지도 모른다는 것을 인식한다.

그림 5.15 인지 기능장애를 수용하기 위한 치료의 수정 전략.

- 분할된 주의(divided attention): 다양한 과제 또는 다양한 과제요구에 동시에 반응하는 능력.

이들 주의의 서로 다른 측면을 조사하기 위해, 특정의 검사가 개발되었다. 예를 들면, 무작위 문자검사(Random Letter Test)는 지속적인 주의에 대한 검사로서 사용되는 한편, 스트룹 검사(Stroop test)는 선택적 주의를 검사하기 위해 사용되며, 선 추적검사(Trail-Making Test) A부 및 B부는 두 과제 사이에서 주의를 번갈아 시행하는 능력을 조사하기 위해 사용된다(Sohlberg & Mateer, 2001).

Posner와 동료들(Fan et al., 2002)에 의해서 개발된 주의 네트워크 검사(attention network test; ANT)는 주의환기(alerting), 정위(orienting), 그리고 실행 조절의 세 가지 주의 네트워크를 검사하도록 설계되어 있다. 주의환기 네트워크는 경고신호의 제시로부터 생기는 반응시간의 변화에 의해 조사된다. 정위 네트워크는 표적이 어디서 발생하는가를 가리키고 있는 단서를 수반하는 반응시간의 변화에 의해 조사된다. 실행 조절 네트워크는 참여자가 정확히 합치하는 합치하지 않는 또는 중립의 화살표(flankers라 불린다)에 의해 에워싸인 중앙 화살표 방향(왼쪽 또는 오른쪽)을 가리키는 2개의 키를 누름으로써 반응하도록 요구하는 것에 의해 검사된다.

연구자들은 ANT 검사를 사용해서, 급성 뇌졸중이 있는 110명에서 세 가지 유형의 주의 결손 유병률(prevalence)을 조사하여 ANT 검사상의 수행능력과 MRI를 사용한 병변 부위와 관련시켰다(Rinne et al., 2013). 뇌졸중을 가진 대상자의 절반 이상이 세 가지 주의 네트워크 중 하나에 결손을 갖고 있었다. 주의환기 결손은 대상자의 17%에 존재하였고 시상과 상부 뇌줄기의 병변과 연관성이 있었다. 15%의 환자는 오른쪽 시상베개와 오른쪽 관자마루겉질에 대한 병변과 연관성이 있는 정위(orienting) 기능장애를 갖고 있었다. 그리고 23%의 환자는 양측성 이마앞영역 및 운동앞영역의 병변과 연관성이 있는 실행기능/갈등 해소의 문제를 갖고 있었다(Rinne et al., 2013).

복잡한 주의의 개념을 검토하기 위해 개발된 많은 접근법은 중추신경계 병리를 가진 환자의 운동장애를 이해하는 것에 대한 중요성을 강조하고 있다.

기억 *Memory*

주의와 마찬가지로, 기억은 많은 측면을 포함하는 복잡한 개념이다. 기억은 정보를 처리하고, 저장하고, 검색하는 능력이다. 뇌 손상 후, 단기기억(STM) 및 장기기억(LTM) 양쪽 모두에 결손이 있다는 것이 보고되어 있다. STM과 LTM의 평가에는 환자에게 4개의 단어를 기억하도록 요구하고 그 다음에 그 단어를 즉각 상기하는 것과 5분, 10분 그리고 30분 후에 상기하는 것을 검사하는 것이 포함된다(Strub & Black, 1977).

외재적 및 내재적 운동학습
Explicit and Implicit Motor Learning

치료사는 중추신경계 병리를 가진 환자의 운동기술 회복을 유도하기 위해 내재적(학습을 촉진하기 위한 운동의 반복) 및 외재적(과제를 수행하는 방법에 대한 지시) 양쪽 운동학습 전략에 의존한다. 중추신경계 병리가 외재적 및 내재적 학습에 미치는 영향을 이해하는 것은 환자가 기능적 운동기술을 습득하는 것을 도울 때에 사용하는 치료적 중재에 영향을 미치기 때문에 매우 중요하다.

몇 가지 연구에서는 한쪽의 중추신경계 병리가 내재적 및 외재적 학습에 미치는 영향을 조사하고, 다양한 결과를 얻었다. 안쪽관자엽 손상이 있는 환자에서는 외재적 학습은 손상된다. 그러나, 내재적 학습은 유지된다(Reber & Squire, 1998). 이마앞 겉질의 병변은 시각운동의 순서배열(sequencing) 과제의 내재적 및 외재적 학습 양쪽을 손상시키는 것처럼 생각된다(Beldarrain et al., 2002). 소뇌 병변을 가진 환자(Boyd & Winstein, 2003)와 마찬가지로, 감각운동겉질에 영향을 미치는 MCA 뇌졸중을 가진 환자는 내재적 운동 순서배열 학습을 위한 능력을 유지하는 것처럼 보인다(Boyd & Winstein, 2001; Pohl et al., 2001; Winstein et al., 1999). 이 연구는 내재적 및 외재적 기억과 학습의 기저에 있는 신경계가 해부학적으로 별개라는 개념을 강조하고 있고, 따라서 중추신경계 병리가 학습에 미치는 영향은 부분적으로 병변에 좌우된다. 게다가, 내재적 학습의 조절이 많은 뇌 구조에 분산되어 있기 때문에, 단일 병변이 내재적 학습의 능력을 완전히 배제하지 않는다는 것을 연구에서는 시사하고 있다(Boyd & Winstein, 2003).

외재적 정보를 제공하는 것이 운동기술의 내재적 학습을 개선하는가? 치료사는 일반적으로 그렇다고 추정하기 때문에, 그들이 운동기술을 연습하고 있는 동안에 우리는 일상적으로 환자에게 외재적 지시를 제공하고 있다. 그러나, 외재적 지시가 내재적 학습에 미치는 영향을 조사하는 현재의 연구로부터의 결과는 이들 추정을 재검토할 필요가 있다는 것을 시사하고 있다. 수많은 연구가 외재적 지시가 다양한 중추신경계 병변을 가진 환자에서의 내재적 운동기술 학습에 미치는 영향을 조사하였다.

Boyd와 Winstein(2003)은 감각겉질에 영향을 주는 MCA 뇌졸중이 있는 10명의 환자와 장애가 없는 10명의 대조군에서 이 영향을 조사하였다(이 연구의 몇 가지 결과를 그림 5.16에 나타냈다). 이 연구에서는 내재적 학습이 MCA 뇌졸중이 있는 환자에서 일어났다는 것을 알게 되었다. 대조군과 마찬가지로, 뇌졸중이 있는 대상자(그림 5.16B에 나타냈다)는 3일간에 걸친 반복적인 순서배열 운동과제를 실행하여 반응시간을 단축하였다(무작위 순서배열 운동과제를 실행할 때는 반응시간이 변화하지 않았다). 이 그림은 또한 두 집단에서 외재적 지시가 내재적 학습에 미치는 차별적인 영향을 보여주고 있다. 외재적 지시는 대조군에서의 내재적 학습을 개선하였다(그림 5.16A, 외재적 지시를 받지 않은 대상자[점선]와 비교하여 외재적 지시를 받은 대조군의 대상자[실선]에서 반응시간의 가파른 저하가 있었다).

이와는 대조적으로, 외재적 지시는 뇌졸중이 있는 대상자에서 학습에 유해한 영향을 미쳤다. 이것은 외재적 정보를 받은 뇌졸중이 있는 대상자(실선)가 외재적 정보를 받지 않은 뇌졸중이 있는 대상자(점선)와 비교하여 반응시간의 개선이 적다는 것을 나타내는 그림 5.16B에서 볼 수 있다. 외재적 지시가 내재적 학습을 손상시킨다는 이 결과는 또한 대뇌바닥핵 뇌졸중이 있는 환자에서도 발견되었다(Pohl et al., 2006). 이와는 대조적으로, 소뇌 뇌졸중이 있는 환자에서 외재적 지시는 내재적 학습을 개선하였다(Molinari et al., 1997). 이들의 결과는 외재적 지시가 내재적 학습에 미치는 영향은 중추신경계 병변 위치는 물론 지시의 유형, 타이밍 및 유의미성을 포함하는 많은 요인에 달려있다는 것을 시사하고 있다.

요약 SUMMARY

1. 운동조절의 생리학 및 병태생리학에 관한 지식은 운동문제를 가진 환자를 검사하고 치료하는 데에 필수적이다. 이 지식은 치료사가 특정 환자에 존재할 가능성이 있는 기능적 문제 및 기저에 있는 기능장애의 유형에 관한 초기의 가정을 형성하고, 이리하여 적합한 중재방법은 물론 적절한 검사 및 측정의 선택으로 유도하는 것을 가능케 한다.
2. 뇌 손상은 특정 신경세포 집단의 파괴와 연관성이 있는 행동징후 및 증상의 독특한 패턴을 만들어낸다. Hughlings Jackson은 중추신경계 병변과 연관성이 있는 비정상 행동을 양성 징후 및 증상(즉, 비정상 행동의 존재) 또는 음성 징후 및 증상(즉, 정상 행동의 상실)의 어느 것인가로 나누었다. 재활 환경에서는 신경학적 기능부전 환자의 수행능력 결손을 이해하려고 시도할 때 음성 징후 및 증상(근력의 상실과 같은)을 희생하여 양성 징후 및 증상(근육긴장의 비정상과 같은)에 흔히 중점을 둔다.

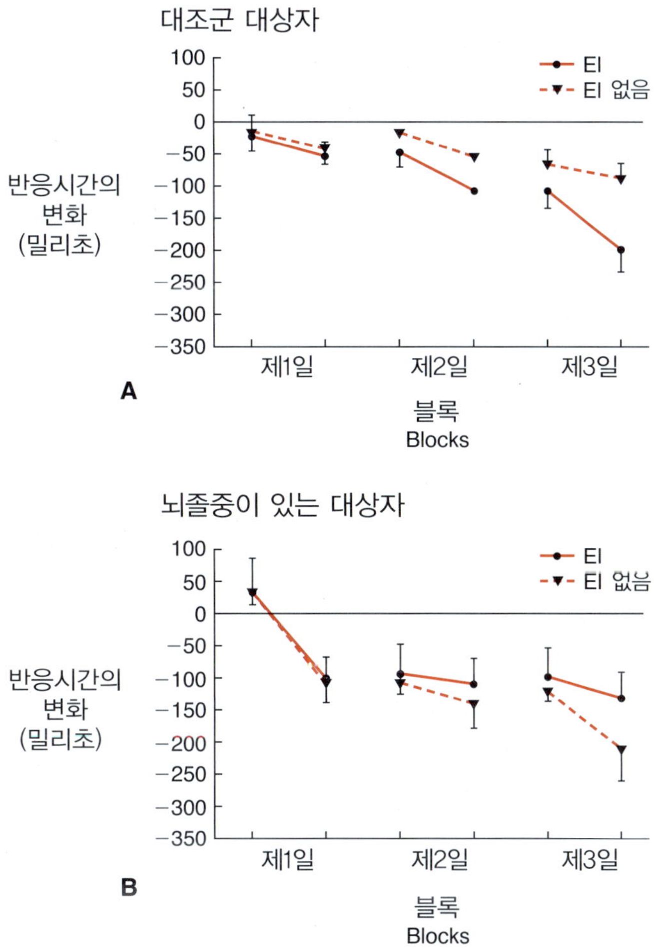

그림 5.16 뇌졸중 환자에서 외재적 지시가 내재적 운동 순서배열 학습에 미치는 영향. 대조군 대상자(**A**) 및 뇌졸중이 있는 대상자(**B**)의 양쪽 모두는 내재적 운동 순서배열 과제를 실행하는 3일간에 걸친 반응시간(RT)의 변화에 의해서 나타낸 내재적 학습을 보여주고 있다. EI(외재적 지시)는 그것을 받지 않은 대상자(*점선*으로 나타냄)와 비교하여 그것을 받은 대조군 대상자(*실선*으로 나타냄)에서 내재적 학습을 개선하였다. 이와는 대조적으로, 외재적 지시를 받은 뇌졸중이 있는 대상자(실선)는 그것을 받지 않은 대상자(점선)와 비교하여 반응시간의 개선이 적었다. 이것은 외재적 지시가 뇌졸중 후의 내재적 학습을 방해하였다는 것을 시사하고 있다(Boyd LA, Winstein CJ. Impact of explicit information on implicit motor sequence learning following middle cerebral artery stroke에서 허가를 받아 변경. American Physical Therapy Association의 허가를 받아 Phys Ther 2003;83:9830에서 게재. 이 자료는 저작권으로 보호되어 있으며 어떠한 복제 또는 배포도 APTA로부터 서면 허가를 받아야 한다).

3. 소뇌 및 대뇌바닥핵과 같은 운동겉질 및 겉질밑 구조를 포함하는 행동계 내의 병태생리는 운동조절에 영향을 주는 광범위한 기능장애를 초래한다.
4. 운동겉질의 병태생리학과 연관성이 있는 기능장애에는 운동저하(불완전마비), 비정상 근육긴장(경직) 및 운동의 비정상 협동작용을 포함하는 협응 문제가 포함된다.
5. 소뇌 및 대뇌바닥핵과 같은 겉질밑 구조의 병태생리는 비정상 근육긴장, 떨림 및 운동의 협응에 상당히 영향을 주는 근육활동의 타이밍과 크기조정(scaling)에 관한 문제를 포함하는 광범위한 기능장애를 일으킨다.
6. 신경학적 병리를 가진 환자에서는 근골격 기능장애가 신경근육 기능장애에 속발하지만, 기능적 운동을 상당히 제한할 수 있다.
7. 감각 결손은 중추신경계 병변을 가진 사람의 운동조절 장애에 기여하는 주된 요인이다. 감각 결손은 몸감각계, 시각계, 또는 안뜰계에서의 감각정보의 붕괴를 초래할 수 있다.
8. 공간결손을 포함하는 지각 문제도 또한 뇌 병리를 가진 사람에서의 기능적 운동을 제약한다. 이들 문제는 흔히 주의 네트워크에서의 병변의 결과이다.

9. 중추신경계 병리를 가진 사람에서 공통되는 비공간(인지) 문제는 의식수준의 변화, 정신상태의 변화 및 학습, 기억과 주의의 결손이 포함될 수 있다. 행동문제에는 무관심, 공격성, 낮은 욕구불만 내성, 정서적 불안정 및 행동 억제의 상실을 포함하고 충동성을 초래한다.

10. 외재적 및 내재적 학습과 기억은 서로 다른 해부학적 기질(substrates) 때문에 중추신경계 병리에 의해 차별적으로 영향을 받는다. 게다가, 외재적 정보를 제공하는 것이 운동기술의 내재적 학습에 미치는 영향은 지시의 유형과 타이밍 및 신경 병리의 위치에 따라 달라진다.

제 6 장

임상실무를 위한 개념적 틀

A Conceptual Framework for Clinical Practice

학습목표

이 장을 학습하면 독자는 다음과 같이 할 수 있다.

1. 개념적 틀과 임상실무 사이의 관계를 논의한다.
2. 미국물리치료협회(APTA)의 환자관리 과정의 각 요소를 논의한다.
3. 세계보건기구의 기능, 장애 및 건강에 대한 국제 분류(ICF)의 구성요소를 설명한다.
4. 가설을 정의하고 가설이 연구와 임상실무에서 어떻게 사용되는가를 설명한다.
5. 증거에 기초한 진료(실행)를 정의하고, 증거의 수준에 대한 개념을 논의한다.
6. 검사와 중재의 과제지향적 접근법을 설명한다.
7. 운동장애가 있는 환자를 검사하는 데 사용되는 검사와 측정의 선택에 영향을 주는 요인을 논의한다.
8. 기능회복과 보상에 초점을 맞춘 치료목표를 설명한다. 각 접근법을 선택할 때에 고려해야 할 요인을 논의한다.

서론 INTRODUCTION

신경학적 기능장애를 가진 환자의 움직임 재훈련을 담당하는 임상의는 압도적인 다수의 의사결정에 직면하게 된다. 나의 환자를 진찰하기 위한 가장 적절한 방법은 무엇인가? 기능적 능력과 참여수준의 문서화와 기능부전으로 이어지는 기저에 있는 기능장애의 평가에 얼마만큼의 시간을 소비해야 하는가? 우선순위의 문제가 무엇인지를 결정할 때에 어떤 기준을 사용해야 하는가? 현실적이고 의미있는 목표를 어떻게 수립해야 하는가? 중재에 대한 최상의 접근법과 치료 세션을 구성하는 가장 효과적인 방법은 무엇인가? 중재의 효과를 평가하기 위한 가장 적절한 결과는 무엇인가?

이들의 질문은 임상실무를 위한 개념적 틀이 매우 중요하다는 것을 반영하고 있다. 개념적 틀은 임상의가 임상실무를 하나의 응집력 있고 포괄적인 계획으로 정리하는 데에 도움이 되는 논리적 구조이다. 이것은 임상 정보가 수집되고 해석되는 상황을 제공한다(Campbell, 2006; Darrah et al., 2006; Schenkman et al., 2006; Trombly, 1995). 개념적 틀은 몇 가지 방법으로 임상실무에 영향을 준다. 이것은 환자를 진료하는 동안에 무엇을 측정해야 하는가에 대한 결정, 중재전략의 선택, 그리고 중재과정에 관해 도출된 결론에 영향을 준다.

이것은 임상의에게 임상 중재과정을 통해 어떻게 진행시켜야 하는지에 대한 가이드라인을 제공한다(Campbell, 2006; Darrah et al., 2006; Schenkman et al., 2006; Trombly, 1995). 마지막으로, 개념적 틀은 또한 임상의가 임상실무에 정보를 제공하는 급속히 확대되는 많은 양의 연구근거를 정리하기 위해 사용할 수 있는 구조도 제공한다. 마지막으로, 전문화된 임상영역 내 개념적 틀의 개발은 임상의가 가장 관련성이 있는 재활의 결과와, 그러한 결과에 의해 측정되는 측면(기능장애, 기능 또는 환경적 측면)을 정리하는 데 도움이 된다(Demers et al., 2004; Jesus & Hoening, 2015; King et al., 2018).

개념적 틀이 임상실무에 중요하다는 인식이 높아지고 있다는 것은 이 주제와 관련된 증가일로에 있는 많은 간행물에서 볼 수 있다(Campbell, 2006; Darrah et al., 2006; Rothstein et al., 2003; Schenkman et al., 2006). 운동조절 이론에서 그러한 것처럼, 각 개념적 틀은 그들의 실행에 대한 특정 요소의 상대적인 중요성과 유용성에 관한 개인의 관점을 나타내고 있다. 모든 형태의 실행에서 최상의 틀에 대한 합의는 없다.

이 장의 목적은 증거에 기초한 연구를 조직화하고 임상실무를 인도한다고 알려진 개념적 틀에 기여하는 요소를 고려하고, 움직임 장애가 있는 환자를 재훈련시키기 위한 개념적 틀을 설명하는 것이며, 이것을 우리는 "과제지향적 접근법"이라 부른다. 과제지향적 접근법은 후에 나오는 장에서 신경학적 결손이 있는 환자의 자세, 이동성 및 팔의 조절을 재훈련하기 위한 틀로 사용된다.

임상실무를 위한 개념적 틀의 구성요소
COMPONENTS OF A CONCEPTUAL FRAMEWORK FOR CLINICAL PRACTICE

진료를 위한 개념적 틀에 기여하는 많은 잠재적인 개념이 있으나, 식별된 것은 다음의 다섯 가지이다.

1. **진료 모델**, 이것은 환자의 목표, 문제 및 니즈에 일치하는 정보를 수집하고 케어 계획을 세우는 방법을 개략적으로 설명한다.
2. **기능과 능력장애의 모델**, 이것은 건강상태가 개인에 미치는 영향을 조사하기 위한 틀을 설명하고 임상의가 케어 계획을 세우는 데에 중요한 환자의 근력과 한계를 식별하는 것을 가능케 한다.
3. **가설지향적인 진료**, 이것은 운동조절 문제의 본질과 원인에 대한 가정을 체계적으로 검토하기 위한 수단을 제공한다.
4. **운동조절과 운동학습의 원칙**, 이것은 운동기술이 어떻게 학습되거나 또는 재학습되는가에 대한 가정은 물론 정상 및 비정상 움직임의 원인과 본질의 양쪽을 이해하는 것을 도와준다.
5. **증거에 기초한 임상실무**, 이것은 최상의 연구근거를 임상적 전문지식 및 환자의 가치와 통합하는 것의 중요성을 강조하는 임상실무에의 접근법이다 (Sackett et al., 1996).

다음의 절에서는 이들 각각의 중요한 구성요소를 상세하게 설명한다.

진료 모델 Models of Practice

제1장에서, 다수의 사례를 상기하기 바라며, 이 사례들에는 뇌졸중이 있었던 53세 여성인, Genise T.; 파킨슨병이 있는 59세 남성인, Mike M.; 척수소뇌 변성이 있는 33세의 John C.; 및 뇌성마비의 하위 유형인 경직성 양측마비성 뇌성마비가 있는 7세의 Thomas L.이 포함된다.

이 다양한 환자집단은 그들이 움직이고 일상생활활동(ADLs)을 수행하는 능력에 영향을 주는 운동조절 문제의 치료가 의뢰되는 사람들에게 전형적인 것이다. 파킨슨병이 있는 남성의 운동조절을 조사하는 과정의 기저에 있는 동일한 틀은 소뇌 변성이 있는 33세의 남성에게 적절할 수 있는가? 뇌졸중 후의 손상된 균형을 가진 53세 여성에 사용된 중재전략의 기저에 있는 동일한 개념적 틀을 뇌성마비가 있는 7세 어린이의 이동성을 회복시키는 데 사용할 수 있는가?

아는 바와 같이, 이들의 모든 질문에 대한 답은 "예"이다. 이들 환자의 다양성에도 불구하고, 정보를 수집하고 중재 프로그램을 설계하기 위해 사용되는 과정의 기저에 있는 개념적 틀은 모든 환자에게 같다. 따라서, 각 환자의 운동조절 문제 및 치료 상의 해결방법은 서로 다를지도 모르지만, 이들의 문제 및 해결방법을 식별하기 위해 사용되는 과정은 환자 사이에서 일관성이 있다.

미국물리치료협회의 진료 모델
American Physical Therapy Association Model of Practice

미국물리치료협회(APTA)는 "*물리치료사 실행 가이드 3.0*"이라는 간행물에서 환자/클라이언트의 케어를 관리하기 위한 과정을 설명하고 있다. APTA의 환자-지향적인 관리과정은 검사, 평가, 진단, 예후 및 중재의 다섯 가지 요소로 구성되어 있다. 이들 요소를 그림 6.1에 나타냈다. 과정의 다양한 구성요소를 연결하는 화살표에 의해 알 수 있는 것처럼, 이 과정은 반복적이다. 또한, "물리치료 실행 가이드"는 국제 기능, 장애 및 건강에 대한 분류(ICF)의 현재의 버전과 일치하는 언어를 채택하고 있다. 다음의 절에서는 간략한 개요를 제공하고, 이 관리과정의 상세한 설명은 APTA의 웹사이트에서 찾아볼 수 있다.

검사. 검사는 진단, 예후 및 케어계획을 구성하는 데 필요한 데이터를 얻는 과정이다. 검사과정에는 병력의 청취, 관련 시스템의 검토 및 적절한 검사와 측정의 수행이라는 세 가지 부분이 있다.

병력. 환자의 현재와 과거의 건강과 관련된 정보는 환자, 가족 또는 간병인, 진료기록 및 기타의 헬스케어 전문가로부터 수집할 수 있다. 환자 병력으로부터 만들어내어질 가능성이 있는 데이터의 유형에는 일반 통계자료(예: 연령, 인종, 성별), 현재의 심신 상태 및 그 상태의 병력(환자/가족/간병인에 의해 표현되는 특정의 관심사), 생활환경, 성장 및 발달이력(적절하다면), 가족력, 건강상태, 사회생활 이력(예: 가족 및 간병인 자원, 문화적 신념, 사회적 지원), 직업 또는 고용, 기능상태 및 활동수준[셀프케어와 가정관리에 관한 현재 및 이전의 기능수준(예: ADL 및 수단적인 일상생활활동(IADL)]이 포함된다. 또한 병력에는 다른 의료전문분야(APTA, 2014)로부터의 약물치료 및 관련되는 실험실적 검사 및 진단검사의 리스트가 포함되어 있다.

환자나 환자 가족을 면담하는 것은 검사과정의 중요한 부분이다. 이 면담은 치료적 중재의 결과에 영향을 미친다고 알려진 요인인, 환자와 치료사 사이의 양호한 신뢰관계를 확립하는 첫 단계이다. 면담은 환자의 목표, 기대치, 동기부여에 대한 정보를 수집하기 위해 사용되며, 이것은 임상실무에 대한 환자-지향적인 접근법의 중심적인 특징이다. 면담과정은 또한 치료사가 환자의 의학적 상태(병상) 및 치료과정에 관한 환자의 이해 수준을 통찰하는 것을 가능케 한다. 운동습관을 포함하는 과거 및 현재의 건강행동에 관한 정보는 중재를 계획할 때의 중요한 정보이기도 하다.

시스템 검토. 이 검사에는 특정 검사와 측정의 선택을 지시하고 진단과 예후의 결정을 지원하기 위해 관련 시스템을 간략하게 검토하는 것도 포함된다. 이 시스템의 검토

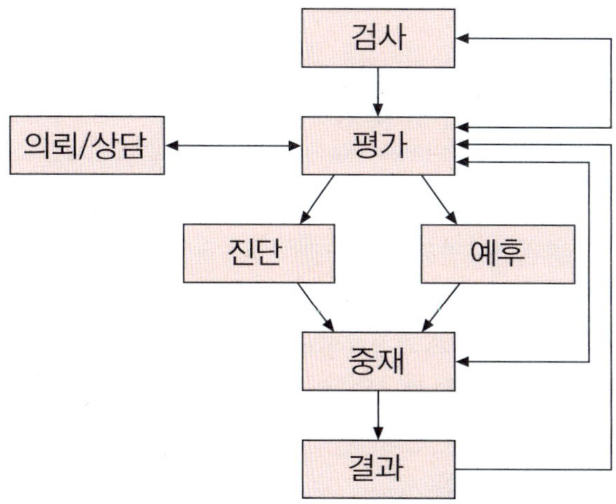

그림 6.1 미국물리치료협회가 제안한 환자/클라이언트 치료과정.(American Physical Therapy Association. Guide to physical therapist practice 3.0. Alexandria, VA: American Physical Therapy Association, 2014에서부터 허가를 받아 변경.)

에는 심폐계, 외피계, 근골격계 및 신경근육계의 해부학적 또는 생리학적 상태에 대한 간략한 결정이 포함된다. 또한 환자의 의사소통 능력, 인지, 언어 및 학습양식의 간략한 검사도 포함된다.

검사와 측정. 검사과정의 마지막 부분에는 환자가 그들의 삶에 중요한 역할과 활동에 참여하는 능력을 억제하는 특정 기능장애 및 기능적 한계에 대한 통찰력을 임상의에게 제공하는 특정 검사와 측정의 수행이 포함된다. 물리치료사에 의해 사용되는 검사와 측정은 26개 범주로 구성되어 있다:

- 유산소운동 능력과 지구력
- 인체 측정학적 특성
- 보조기술
- 균형
- 순환(동맥, 정맥, 림프)
- 지역사회생활, 사회생활, 시민생활
- 뇌신경 및 말초신경의 완전성
- 교육생활
- 환경요인
- 보행
- 외피의 완전성
- 관절의 완전성과 이동성
- 정신적 기능상태
- 이동성(보행을 포함)

- 운동기능
- 근육 수행능력(근력, 파워, 지구력 및 근육길이 포함)
- 신경운동 발달 및 감각처리
- 통증
- 자세
- 관절가동범위
- 반사의 완전성
- 셀프케어 및 가정생활
- 감각의 통합성
- 근골격의 완전성
- 환기와 호흡
- 직장생활

평가. 미국물리치료협회의 환자 및 클라이언트 관리과정의 그 다음 단계는 검사를 하는 동안에 수집된 데이터에 기초하여 임상판단을 하는 과정이라 정의되는 평가이다. 평가과정은 치료사에게 다음의 것을 할 수 있게 한다.

- 검사와 측정에 대한 개인의 반응을 해석한다.
- 검사와 측정 데이터를 병력 기간에 수집된 다른 정보와 통합한다.
- 물리치료사의 관리에 적합한 하나 또는 다양한 진단을 결정한다.
- 물리치료사의 관리 목표를 포함하는 예후를 결정한다.
- 케어계획을 세운다.

평가에 영향을 미치는 요인에는 검사와 측정에 관련된 임상소견만이 아니라 기능 상실의 정도, 사회적 배려, 전체적인 신체기능 및 건강상태가 포함된다. 평가는 현재 문제에 대한 중증도 및 지속기간, 공존하는 증상 또는 질환의 존재, 아울러서 증상의 안정성을 반영한다.

진단. 관리과정의 다음 단계는 물리치료 진단을 결정하는 일이다. 진단이란 시스템의 수준(예: 운동계)과 전인적(whole person) 수준의 양쪽에서 상태가 기능에 미치는 영향을 식별하는 표식(label)이다(APTA, 2014). 물리치료의 진단에는 가장 적절한 중재를 결정할 때 치료사를 유도하기 위해 사용되는 징후와 증상, 증후군, 그리고 문제의 범주가 포함된다. 물리치료의 전문직과 관련될 때의 "진단"이라는 용어는 의사가 내린 진단과는 구별된다. Sahrmann(1988, p.1705)은 물리치료 진단의 정의를 다음과 같이 제안하였다. "진단이란 물리치료사가 치료를 지시하는 주된 기능부전을 나타내는 용어이다. 기능부전은 치료사가 시행하는 또는 요청하는 병력, 징후, 증상, 검사로부터 얻은 정보에 기초하여 물리치료사에 의해 식별된다." 물리치료 진단에 의해, 임상의는 물리치료로부터 잠재적으로 이익을 얻을 징후와 증상의 무리를 명명하고 분류할 수 있다(Rose, 1989). 따라서, 물리치료 진단의 목적은 치료를 지시하는 것이다. 그것은 특정 치료에 잘 반응할 가능성이 높은 특정 문제를 식별할 수 있게 한다.

예후와 케어계획. 미국물리치료협회의 관리과정의 제4단계에는 환자의 예후와 케어계획을 결정하는 것이 포함된다. 예후에는 환자가 중재 후에 달성할 것으로 기대되는 기능적 자립 수준과 그 수준에 도달하는 데에 필요한 예상 시간의 양쪽이 포함된다. 예후를 결정할 때에, 치료사는 환자가 달성할 수 있는 최고수준의 기능과 그 환자로서 습관적일 가능성이 높은 최고수준의 기능 양쪽을 식별한다. 이에 더해서, 예후의 일부는 치료과정에서 달성될 기능의 중간 수준을 결정하는 것이다.

관리과정의 이 시점에서, 치료사는 목표, 최적의 개선의 예측수준, 사용되는 특정 중재, 그리고 목표와 성과에 도달하기 위해 필요한 중재의 제안된 기간과 빈도를 명시하는 케어계획을 수립한다. 목표는 케어계획이 기능수행(신체기능 및 구조, 활동, 참여)에 미치는 ***의도된*** 영향이다. 목표는 측정 가능하고, 기능 주도적이며, 시간이 제한되어야 하고 단기 또는 장기의 어느 것인가로 분류될 수 있어야 한다(APTA, 2014).

성과는 치료가 신체구조와 기능, 활동 및 참여를 포함하는 기능수행에 미치는 영향을 나타내는 케어계획을 실행한 실제의 결과이다. 예상되는 성과는 위험성의 경감, 예방, 사회적 자원에 미치는 영향 및 환자/클라이언트의 만족도에도 대처한다. 계획의 예상되는 성과는 특정 시간 한도 내에서 측정 가능해야 한다(APTA, 2014).

예상되는 성과는 환자가 달성할 가능성이 있는 기능수준에 대한 치료사의 전문가적 판단을 반영하고 있으나, 예상되는 성과에 대한 진척 정도를 측정하기 위해 목표를 사용할 수 있다(Quinn & Gordon, 2003).

임상실무의 환자-지향적인 접근법에서는 목표설정은 치료사, 환자(및 필요에 따라서 가족), 그리고 자주 다른 헬스케어 전문가를 포함하는 협동 과정이다. 환자 중심의 목표 즉, 환자의 욕구에 관련되는 목표는 성공적인 성과를 확실히 하는 데에 중요하다(Payton et al., 1990; Quinn & Gordon, 2003).

잘 작성된 기능적 목표의 필수적인 구성요소 – ABCDE

행위자(Actor)

- 활동을 수행할 사람
- 보통 환자, 때로는 가족구성원 또는 다른 간병인
- 예: "환자가 ... 할 것이다" 또는 "환자의 아내가 ... 할 것이다"

행동(Behavior)

- 활동의 설명(이해하기 쉬운 용어로)
- 예: "...보행할 것이다... " 또는 "... 옮겨갈(이동할) 것이다..." 또는 "...셔츠를 입을 것이다..."

상태(Condition)

- 행동이 수행되는 상황
- 수행의 모든 필수적인 구성요소가 포함되어야 한다(예: 보조기구, 환경적 상황)
- 예: "... 병원 복도에서 네발 지팡이를 짚고..."

정도(Degree)

- 수행의 정량적 명세
- 정량화의 예: 성공 또는 실패율, 보조의 정도 또는 수준, 소요시간, 거리, 반복횟수, 활동이 종료될 때의 심박수, 등
- "...10회 중 8회 성공 ...", 또는 "...4분 이내에..." 또는 "...3 블록을.." 또는 "...500피트..." 또는 "...심박수 증가는 110박/분 이내로.."
- 수행의 정성적 측면: "적당한 신체역학을 유지하면서" "효과적인 발가락의 지면에서부터의 높이로"

예상 시간(Expected time)

- 목표에 도달하는 데 소요되는 시간
- 일수, 주일 수, 개월 수 또는 그 대신에 방문 수로 말한다.
- 예: "...2주일 이내..." 또는 "...3 치료 세션 이내..."

그림 6.2 효과적인 임상 목표와 성과의 다섯 가지 구성요소(Quinn L, Gordon J. Functional outcomes: documentation for rehabilitation. Philadelphia, PA: Saunders, 2003:104, Fig. 9.1.에서 변경)

치료사는 흔히 단기 및 장기 치료목표를 수립하도록 요구받는다. 단기목표는 상당히 단기간에 달성된다고 예상되는 목표이며, 시간이 양은 환자가 케어를 받고 있는 장소에 따라 달라진다. 예를 들어, 재활 프로그램의 단기목표는 주 단위로 규정할 수 있고, 대신에 외래환자 프로그램의 단기 목표는 월 단위로 규정할 수도 있다.

장기목표는 중재과정의 마지막에 환자의 예상되는 수행 수준을 규정한다. 장기목표는 (a) 자립의 양, (b) 감시 또는 과제를 수행하는 데 필요한 지원의 수준, 또는 (c) 과제를 수행하는 데 필요한 기기 또는 환경 적응과의 관련성과 같은 기능적 이득과 관련하여 흔히 표현된다.

Quinn과 Gordon(2003)은 중재 목표를 설명하기 위한 대체 접근법을 제안하고 있다. 그들은 능력장애의 목표, 기능적 목표 및 기능장애 목표의 세 가지의 서로 다른 수준에서의 목표와 성과를 작성할 것을 제안하고 있다. 능력장애의 목표는 환자에게 중요한 특정 역할 및 활동에 참여하는 것의 회복과 관련된 성과를 가리킨다. 기능적 목표는 중요한 기능 과제와 ADL 수행의 회복을 반영한다. 마지막으로, 기능장애 목표는 기능적 제한의 원인이 되는 기저에 있는 기능장애의 변화를 표현한다. 따라서, 이들의 목표는 관련되는 기능적 목표에 연결되어야 한다(Quinn & Gordon, 2003).

효과적인 목표를 작성하는 것은 치료사가 객관적이고, 측정 가능하며, 환자-중심적인 목표를 만들어내도록 유도하는 구조를 사용하는 것에 의해 촉진된다. 그림 6.2에서 보여주는 "ABCDE" 구조는 효과적인 목표의 다섯 가지 필수적인 구성요소에 기초하고 있다(Quinn & Gordon, 2003). 첫 번째 요소는 목표를 달성할 개인인, 행위자(actor)(a)이다. 두 번째 요소는 행동(behavior)(b) 또는 수행될 행동(action)이다. 세 번째 요소는 행동이 수행될 조건(condition)(c)이다. 네 번째 요소는 정도(degree)(d)이고, 수행의 수준을 정량화한다. 그리고 다섯 번째는 목표가 달성되는 예상 시간의 틀(expected time frame)(e)이다.

중재. 미국물리치료협회(APTA) 관리과정의 마지막 단계는 중재이다. 중재는 치료사와 환자 사이의 목적의식이 있고 숙련된 상호작용이다. 물리치료사의 중재는 9개의 범주로 분류된다.

- 환자 또는 클라이언트의 지도
(모든 환자 및 클라이언트에게 사용)
- 기도 확보 기술
- 보조기술
- 생물물리학적 치료수단
- 셀프케어 및 가정, 직장, 지역사회, 사회, 시민생활에서의 기능훈련
- 피부의 수복 및 보호기법
- 도수치료기법
- 운동기능훈련
- 치료적 운동

환자관리 과정(검사, 평가, 진단 및 예후) 전체를 통해서 얻어진 정보에 기초하여, 치료사는 특정 환자의 목표에 적합한 중재를 선택하고, 처방하며, 시행한다. 치료 중에 사용되는 특정 중재는 환자의 반응에 따라 변화할지도 모른다(APTA, Guide to Practice 3.0, 2014).

임상실무 모델은 치료과정을 통한 진행을 위한 폭넓은 틀을 제공하지만, 각 단계에서 어떻게 시행되어야 하는지에 관한 상세한 것은 제공하지 않는다. 이것은 다음과 같은 중요한 질문에 대한 회답은 제공하지 않는다: 질병 또는 손상이 나의 환자에게 미치는 영향을 어떻게 측정해야 하는가? 어떠한 목표를 지향하여 나의 중재를 지시해야 하는가? 어떠한 순서로 문제에 대처해야 하는가? 기능수행(functioning)과 기능적 능력의 상실(disablement) 모델은 이들의 질문에 대답하는 데 도움이 될 수 있다.

기능수행과 능력 장애 모델
Models of Functioning and Disability

기능수행과 능력 장애 모델은 건강상태가 개인의 기능적 측면에 미치는 영향을 구조화하기 위한 틀을 재안하고 있다. "기능적 능력의 상실(disablement)"이라는 용어는 많은 서로 다른 수준에서 질병이 인간의 기능수행에 미치는 영향을 가리키는 포괄적인 것이다(Jette, 1994). 헬스케어 전문가로서, 우리는 질병, 상해 및 선천적 이상이 개인의 건강과 기능수행에 미치는 영향을 다룬다(Rothstein, 1994). 치료적 중재의 목표는 기능을 최적화하고 그렇게 함으로써 참여를 최대화하는 것이다. 그러나, 이들의 목표를 달성하기 위해서는 우리는 건강상태가 각 개인이 기능을 하고 그들에게 중요한 활동과 역할에 참여하는 능력에 미치는 영향을 이해할 필요가 있다.

세계보건기구 모델 *World Health Organization Model*

ICF는 건강과 건강 관련 상태를 설명하기 위해 세계보건기구(WHO)가 제안한 하나의 틀이다(WHO, 2001). 이것은 건강한 상태에 있는 사람들이 일상생활에서 어떻게 기능을 하는지를 설명하기 위한 표준적인 언어 및 틀을 제공한다. 새로운 ICF는 1980년에 제안된 원래의 국제장애분류[International Classification of Impairments, Disabilities, and Handicaps(ICIDH)]의 주요 개정판이다(WHO, 1980).

2001년에, 세계보건기구(WHO) 191개의 회원국은 ICF를 세계 중의 건강 및 능력 장애에 관한 데이터의 과학적 표준화를 위한 기초로서 채택하는 것에 동의하였다. 어린이와 청년을 위한 ICF(ICF-CY)는 ICF와 동일한 공통의 기반을 공유하지만 영유아기, 소아기 및 청년기에 걸치는 발달과정을 고려하면서 학습과 놀이의 측면에 대처하는 새로이 파생된 분류이다. 2008년 6월에, 미국물리치료협회 의장회의(APTA House of Delegates)는 WHO의 ICF를 공식적으로 승인하고 채택하였다.

그림 6.3에 나타낸, ICF 모델은 인간의 기능수행(및 그 제약)에 영향을 미치는 요인을 2개의 주요 부분으로 분류하고, 그 각각에 2개의 구성요소가 있다. 제1부, 기능수행과 능력 장애에는 신체 기능/구조와 활동 및 참여가 포함된다. 제2부, 상황적 요인에는 환경요인 및 개인적 요인의 구성요소를 포함되고 있다. 각 구성요소는 긍정적인 것(기능수행) 또는 부정적인 것(능력 장애)의 어느 것인가의 용어로 표현될 수 있다.

제1부 내에는 신체기능에는 신체의 생리학적 기능과 심리학적 기능의 양쪽이 포함되고, 한편 신체구조에는 신체의 해부학적 부분이 포함된다. 이들 개념의 부정적 표현은 신체 기능 또는 구조의 두드러진 일탈(deviation) 또는 상실로서 정의되는 기능장애(impairment)이다. 활동은 개인에 의한 과제 또는 행동의 실행으로서 정의되고, 따라서, 기능의 개개의 관점을 나타낸다. 참여는 생활 상황에의 관여를 반영하고 기능수행에 대한 사회적 관점을 나타낸다(WHO, 2001). 활동의 제한과 제한된 참여는 이들 개념의 부정적 측면이다.

세계보건기구(WHO)에서는 학식과 지식의 응용, 일반

<table>
<tr><th></th><th colspan="2">제1부 : 기능수행과 능력 장애</th><th colspan="2">제2부 : 상황적 요인</th></tr>
<tr><td>구성요소</td><td>신체기능과 구조</td><td>활동과 참여</td><td>환경적 요인</td><td>개인적 요인</td></tr>
<tr><td>영역</td><td>신체기능 신체구조</td><td>생활영역 (과제, 행동)</td><td>기능수행과 능력 장애에 미치는 외부적 영향</td><td>기능수행과 능력 장애에 미치는 내부적 영향</td></tr>
<tr><td>구성개념</td><td>신체기능의 변화(생리학적)

신체구조의 변화(해부학적)</td><td>표준 환경에서 과제를 수행하는 허용능력

현재의 환경에서 과제를 수행하는 수행능력</td><td>물질적, 사회적 및 태도적 세계의 특성에 대한 영향을 촉진하거나 저해한다.</td><td>사람의 속성의 영향</td></tr>
<tr><td rowspan="2">긍정적 측면</td><td>기능적/구조적 통합성</td><td>활동 참여</td><td rowspan="2">촉진 요인</td><td rowspan="2">해당 없음</td></tr>
<tr><td colspan="2">기능수행</td></tr>
<tr><td rowspan="2">부정적 측면</td><td>기능장애</td><td>활동제한 참여제약</td><td rowspan="2">장애물(장벽)/ 저해 요인</td><td rowspan="2">해당 없음</td></tr>
<tr><td colspan="2">능력장애</td></tr>
</table>

그림 6.3 기능수행과 능력 장애의 국제 분류(World Health Organization. International Classification Functioning, Disability and Health [ICF]. Geneva, Switzerland: World Health Organization, 2001:11, Table 1.에서 변경)

적인 과제와 요구, 의사소통, 이동성, 셀프 케어, 가정생활, 대인관계와 관련된 상호작용 및 관계, 주요 생활영역 및 지역사회, 사회 및 시민생활을 포함하는 활동과 참여의 9개 영역을 열거하고 있으며, 그 대부분은 활동과 참여의 양쪽을 반영하는 것으로 생각할 수 있다. 예를 들어, 이동성(mobility)은 활동(개인이 수행하는 과제)과 참여의 구성요소(서로 다른 장소로 이동하는 것과 교통편을 이용하는 것에 대한 사회적 관점)의 양쪽이다.

"수행능력(performance)"과 "허용능력(capacity)"이라는 용어는 9개 영역에서의 개인의 행동을 설명하기 위해 사용된다. 수행능력 수식 어구(qualifier)는 개인이 현재의 환경 즉, 그 개인이 생활하고 있는 실제의 상황 속에서 무엇을 하는지를 설명한다(WHO, 2001, p.15). 이와는 대조적으로, 허용능력 수식 어구는 그 사람의 능력에 맞춰 조정된 환경에서 달성할 수 있는 최고의 가능성 있는 기능수행 수준을 설명한다. 따라서, 허용능력은 사람의 실제 환경에서의 능력을 정량화하는 "수행능력"과는 대조적으로 표준적 또는 획일적인 환경에서의 능력을 정량화한다.

ICF 모델의 제2부에서는 개인의 기능수행에 대한 건강상태의 영향을 수정하고 영향을 줄 수 있는 환경적인 것과 개인적인 것의 양쪽 상황요인을 식별한다. 개인적인 요인에는 연령, 교육, 사회경제적인 지위, 그리고 다른 동반질환의 존재가 포함될 수 있다. 다른 예로는 생활양식과 운동 및 다이어트와 같은 건강관련 행동, 긍정적인 정서, 기도(prayer) 및 자기효능감과 같은 심리사회적 속성, 그리고 잠재적으로 존재하는 제한에 적응하고 그 제한을 수용하는 능력이 포함된다(Verbrugge & Jette, 1994; WHO, 2001).

환경요인은 개인의 외부에 있고 신체적, 사회적, 그리고 태도적인 요인이 포함된다. 이들의 요인은 그 사람이 생활하고 있는 아주 가까이에 놓여있는 환경을 반영하는 개인의 수준에서, 또는 태도 및 문화적 가치는 물론 사회단체, 서비스, 법률 및 규제를 반영하는 사회적 수준에서 영향을 줄 수 있다.

환경요인은 긍정적(기능/참여의 강화) 또는 부정적(기능/참여의 제한) 영향의 어느 것인가를 가질 수 있다. 능력장애(disability)는 개인의 요인과 개인이 생활하고 있는 환경을 반영하는 외부요인 사이의 복잡한 관계에서부터 나타나기 때문에 환경요인은 중요하다(WHO, 2001).

환경에 따라서는 기능수행을 촉진하고 능력 장애를 감소시키는 한편, 다른 환경은 기능수행을 제한하고 능력 장애를 증가시킨다. 따라서, 능력 장애를 결정하는(참여 제한) 것은 개인에 내재된 요인에 의해서만 이루어질 수 없어 환경의 요구도 고려해야 한다(Patla & Shumway-Cook, 1999). 예를 들어, 뇌졸중으로 인해서 보행능력이 제한되어 있는 사람은 샌프란시스코처럼, 지리적으로 언덕이 많은 장소보다는 시카고처럼, 평탄한 장소에서 장애가 덜 할지도 모른다. 시력 제한이 있는 사람은 낮 시간에는 자립하여 기능을 할 수 있지만, 빛 밝기 정도가 낮을 때는 참여에 제한을 받을 수 있을지도 모른다. 따라서, 환경과 개인의 특성이 공동으로 참여하는 능력을 결정한다.

요약하면, ICF는 개인의 활동 및 환경을 포함하는 건강상태에 의해 영향을 받는 기능수행의 구성요소를 검토하기 위한 틀을 제공한다. 이것은 환경상황과 개인적 요인의 양쪽을 고려하여 건강한 상태에 있는 개인이 환경상황과 개인적 요인을 고려하여 건강한 상태에 있는 개인이 일상생활에서 어떻게 기능을 하는가에 대한 데이터 수집을 가능케 하는 도구이다. 이것은 세계 40개국 이상에서 이문화사이 적용 가능성(cross-cultural applicability)을 위해 개발되고 시험되었으며, 인간의 기능수행에 관한 정보를 정리하고 전달하기 위한 세계 공통의 틀을 제공하고 있다(WHO, 2001).

실습 활동 6.1

목적: 신경학적 병리가 있는 우리의 사례연구의 하나에 ICF의 틀을 적용한다.

절차: 제1장에서 제시한 하나 또는 그 이상의 사례연구를 선택한다. ICF의 틀을 사용하여 병리가 이 개인에게 미치는 영향을 설명한다.

과제

1. 질환 또는 손상의 건강상태를 정의한다.
2. 이 질환과 연관성이 있는 가능성이 있는 기능장애 (신체의 구조 및 기능의 제한)의 리스트를 작성한다.
3. 환자가 급성 상태에서 만성 상태로 옮겨감에 따라 몸의 구조나 기능의 제한은 어떻게 변화할 것인가?
4. 기능장애의 범위를 고려해볼 때 어떠한 기능적 활동이 영향을 받을 것 같은가? 무엇이 영향을 받지 않게 할 것 같은가?
5. 이 환자의 참여수준은 어느 정도일까?
6. 이 사람은 참여할 수 있는 역할과 활동에서 제한 (장애)을 받을 것인가?
7. 상황 요인이 이 사례에 어떻게 영향을 줄 것인가를 고려한다. 이 건강상태의 효과가 이 환자의 기능에 영향을 미치는 개인적 요인은 무엇인가? 어떠한 환경요인이 환자의 기능수행에 영향을 미칠 것 같은가?

임상적 의미 *Clinical Implications*

기능과 능력장애의 모델은 건강상태가 개인에 미치는 영향을 조사하기 위한 개념적 틀을 제공한다. 이들은 정보를 전달하기 위한 공통언어를 제공하고, 임상의와 비임상의의 양쪽 모두가 이해하는 능력을 향상시킨다. 이들의 모델은 임상의가 중재를 위한 임상 계획을 세우는 데 어떻게 도움이 되는가? 다음으로 계속 진행하기 전에, 실습활동 6.1을 끝마치기 바란다.

임상의는 건강상태가 활동 및 참여(기능적 한계 및 참여 제약)는 물론, 신체구조와 기능(기능장애)에 미치는 영향을 식별하여 문서화하는 데 관여하고 있다(Campbell, 2006; Jette, 1994; Schenkman et al., 2006). 검사 동안에, 임상의는 기능적 능력을 제약하고 참여를 제한할 가능성이 있는 감각, 운동 및 인지의 기능장애를 식별하여 문서화한다. 이들의 기능장애는 신경학적 병변(예를 들어, 불완전마비)의 직접적인 결과 또는 다른 기능장애(불완전마비가 있고 움직이지 못하는 환자에서 구축의 발생과 같은)의 간접적인 영향일 수 있다. 검사에는 기능적 활동(개인이 수행한 과제)의 제한에 대한 식별과 문서화, 예를 들어, 걷고, 이동하고, 팔을 뻗고, 그리고 물체를 도수 조작하는 능력이 포함된다. 임상의는 또한 건강상태가 개인의 일상생활에 필요한 활동 및 역할에 참여하는 능력에 미치는 영향을 조사한다. 마지막으로, 포괄적인 검사에는 개인의 기능수행과 능력 장애에도 영향을 미치는 상황요인(개인적 및 환경적)에 대한 설명이 포함된다.

기능적인 문제와 그 기저에 있는 원인을 식별하는 과정

은 반드시 쉬운 것만은 아니다. 대부분의 중추신경계 병리는 다양한 시스템에 영향을 미쳐, 다양한 기능장애를 초래한다. 이것은 신경학적 결손이 있는 환자의 기능적 문제는 흔히 많은 가능성 있는 원인과 연관성이 있다는 것을 의미한다. 치료사는 기능장애와 기능적 제한 및 제약된 참여 사이의 관련성을 어떻게 확립하는가? 어느 기능장애가 기능상실에 중요하고 어느 기능장애가 감소한 참여에 중요한가? 어느 기능장애를, 어떠한 순서로, 치료해야 하는가? 중재에 대한 가장 효과적인 접근법은 무엇인가? 가설 주도의 임상실무는 임상의가 이들 질문의 몇 가지에 답하는 것을 도울 수 있다(Rothstein & Echternach, 1986; Rothstein et al., 2003).

가설-지향적 임상실무
Hypothesis-Oriented Clinical Practice

가설이란 무엇이고, 우리는 진료실에서 그것을 어떻게 사용하는가? 가설은 특정 사실을 설명하기 위한 제안으로서 정의될 수 있다. 임상실무에서, 가설은 환자 문제의 하나 또는 그 이상의 원인에 대한 하나의 가능한 설명이라 간주될 수 있다(Platt, 1964; Rothstein & Echternach, 1986; Rothstein et al., 2003). 생성된 가설은 신경학적 질환이 있는 환자의 기능 및 기능부전의 원인과 본질에 대해서 임상의가 갖고 있는 이론을, 크게 반영하고 있다. 제1장에서 언급한 것처럼, 운동의 본질과 원인에 대한 여러 자기 관점을 제시하는 운동조절 이론이 많이 있다. 결과적으로, 신경학적 기능부전이 있는 환자에서의 운동조절 문제의 기저에 있는 원인에 대한 서로 다른 많은 가설이 있을 수 있다.

기능적인 운동문제의 원인을 명백히 하기 위해서는 임상의가 (a) 가능성이 있는 원인에 대한 몇 가지의 대안이 되는 가설을 만들어내는 것, (b) 하나 또는 그 이상의 가설을 세외시길 중요한 검사와 이들의 예상되는 결과를 결정하는 것, (c) 그 검사를 실행하는 것, (d) 가설을 만들어내고 검토하는 과정을 계속하여, 그 문제의 원인에 대한 이해를 심화시키는 것을 필요로 한다(Platt, 1964). 가설 검증은 기능적 제한과 참여의 제약과 연관성이 있는 요인을 설명하기 위해 사용될 수 있다.

예를 들어, 뇌혈관사고(CVA: cerebral vascular accident)에 속발하는 오른쪽 편마비를 가진 환자인, Genise는 반복되는 넘어짐 때문에 균형 재훈련이 의뢰되었다. 여러분의 평가과정에서, 여러분은 그녀가 기능적인 과제를 수행하고 있는 동안에 안전하게 서 있을 수 없고 주로 뒤로 넘어지는 경향이 있다는(기능수준의 문제) 것을 관찰하게 된다. 정상적인 자세조절에 대한 여러분의 지식은 입각자세 균형을 회복하는 동안에 발목근육의 중요성을 알게 된다. 여러분은 어째서 그녀가 뒤로 넘어지는가를 설명할 수 있는 가능성 있는 기능장애에 관한 세 가지 가설을 만들어낸다. (a) 약한 앞정강근, (b) 단축된 장딴지근 및 (c) 자세반응 협동작용 내에서 앞정강근을 협응시키는 문제이다. 이들의 가설을 구별하기 위해, 어떠한 임상검사를 사용할 수 있는가? 근력검사는 Genise가 수의적으로 힘을 발휘하는 능력을 갖고 있다는 것을 시사하고 있다. 따라서, 첫 번째 가설의 뒷받침을 약화시키고 있다. 관절가동범위(ROM) 검사는 발목의 수동적 가동범위가 정상이라는 것을 시사하고 있어, 두 번째 가설의 뒷받침을 약화시키고 있다. 살짝 미는 검사(nudge test)(난시산의 뒤쪽방향으로의 전위)에 반응하여 Genise는 편마비가 있는 다리의 발의 등쪽굽힘을 하지 않는다. 수의적으로 힘을 만들어내는 능력이 있어도 발의 등쪽굽힘을 달성할 수 없다는 것은 세 번째 가설을 뒷받침한다는 것을 시사한다. 그것이 이용 가능한 경우, 앞정강근이 후방 불안정성에 반응하여 자세 협동작용의 일부로서 활성화되는지 어떤지를 더 조사하기 위해 표면 근전도를 사용할 수 있다.

가설의 생성과 검증은 임상실무의 중요한 부분이다. 그러나, 연구실에서의 가설 검증과 진료소에서의 가설 검증 사이에는 차이가 있다. 연구실에서는 흔히 가설을 검증하기 위한 신중하게 조절된 실험을 설정하는 것이 가능하다. 그 결과는 "순수한 결과(clean result)" 즉, 하나의 가설을 받아들이고 대립가설(alternative hypothesis)을 거부하는 결과이다. 이와는 대조적으로, 진료소에서는 흔히 우리는 순수한 결과를 달성할 수 없다. 임상검사는 2개의 가설을 분명히 구별하기에는 충분히 민감하고 특이적이지 않은 일이 흔히 있나. 오히려 이들은 문제의 근원에 대한 가능성을 나타내고 있다. 예를 들어, 이전에 제시한 사례에서, 수동적 관절가동범위 검사는 동적 활동을 하고 있는 동안에 근육의 능동적 가동범위를 예측하는 타당한 방법이 아닐지도 모른다. 또한, 도수근력검사는 균형회복 또는 보행과 같은 과제를 위해 환자가 자동적으로 근육을 동원하는 능력을 예측하는 타당한 방법이 아닐지도 모른다. 순수한 결과를 제공함에 있어서 임상검사의 한계가 있음에도 불구하고, 대립가설을 만들어내고, 검토하고, 수정하는 것은 임상 케어의 중요한 부분이다. 가설을 만들어내는 것은 임상의가 기능적 한계와 기저에 있는 기능장애 사이의 관계를 결정하는 것을 돕는다. 우리는 기능적 한계에 직접 관련되고 우리가 이용 가능한 치료범위 내에 있는 기능장애를 치료한다(Rothstein & Echternach, 1986; Rothstein et al., 2003).

운동조절과 학습의 이론
Theories of Motor Control and Learning

임상실무를 위한 포괄적인 개념적 틀에 기여하는 네 번째 요소는 운동조절 및 기술 (재)습득의 기저에 있는 학습을 위한 신경의 기반(neural basis)을 이해하는 것이다.

제1장 및 제2장에서 논의된 것처럼, 운동조절과 학습의 이론은 이들 이론으로부터의 가정을 움직임 조절의 개선에 적용하는 임상실무의 개발로 이어졌다. 따라서, 운동장애를 가진 환자를 검사하고 치료할 때 임상의가 선택하는 접근법은 부분적으로 기저에 있는 운동조절과 운동학습의 이론과 연관성이 있는 내재적 및 외재적 양쪽 모두의 가정에 기초하고 있다(Gordon, 1987; Horak, 1991; Woollacott & Shumway-Cook, 1990). 이 책에서는 임상실무를 위한 틀의 일부로서 운동조절의 "시스템 이론"이라는 용어를 사용한다. 이 이론에서는 움직임은 행동목표를 중심으로 조직화되고 환경에 의해 제약되는 여러 시스템 사이의 동적인 상호작용으로부터 일어난다.

운동조절 문제를 가진 환자의 재훈련과 관련된 임상실무는 부분적으로 운동조절 및 운동학습의 생리학적 기초에 관한 새로운 관점을 반영하기 위해, 끊임없이 변화하고 있다. 새로운 모델이 진화함에 따라, 임상실무는 뇌가 어떻게 움직임을 조절하는지, 신경 재구성에 영향을 미치는 요인, 가소성 및 손상 후의 숙련된 운동의 (재)습득의 기저에 있는 운동학습과 관련된 최근에 생겨난 개념을 반영하도록 수정된다. 따라서, 임상실무를 구축하기 위한 개념적 틀은 역동적이어야 하고, 운동조절과 학습에 관한 새로운 과학적 이론에 대응하여 변화하고 있다.

증거에 기초한 임상실무
Evidence-Based Clinical Practice

증거에 기초한 진료(실행)(EBP)는 이용 가능한 최상의 연구, 임상의의 전문지식 및 클라이언트의 특성을 통합하는 임상실무에의 철학적인 접근법이다(Jette et al., 2003; Sackett et al., 1996).

Sackett 등(1996, p.71)에 의해 정의된 것처럼, 증거에 기초한 의료는 "개개의 환자의 케어에 관한 결정을 내릴 때에, 현재의 최상의 증거를 양심적이고, 명시적이며, 신중하게 사용하는 것이다. 증거에 기초한 의료를 실행한다는 것은 개개의 임상 전문지식을 체계적인 연구에서부터 얻어지는 최상의 이용 가능한 외적인 임상 증거와 통합하는 것을 의미한다."

Sackett 등(1996)은 "이용 가능한 최상의 연구"란 진단검사, 예후 표지자(prognostic markers)의 정확성과 정밀성, 그리고 치료적, 재활 및 예방적 중재의 효능과 안전성을 높이는 기초과학과 임상과학의 양쪽으로부터의 임상적으로 관련된 연구라 정의하고 있다.

EBP는 권위자의 의견 또는 입증되지 않은 증거에 기초한 임상실무에서부터 데이터에 기초한 임상적으로 관련된 조사와 연구에 중점을 두는 것으로의 전환을 반영하고 있다(Jette et al., 2003). EBP에서는 기초과학과 임상과학의 양쪽으로부터의 포괄적인 검토가 임상실무를 위한 증거의 기초에 기여하고 있다.

연구는 임상적 의사결정 과정에 중요한 기저에 있는 증거를 제공할 수 있다. 운동조절의 생리학 및 병태생리학에 관한 기초적 연구는 기능장애, 기능적 한계 및 특정 진단을 받은 환자의 참여 제약의 기저에 있는 원인에 대한 임상적 가설의 증거 기반을 제공할 수 있다. 이 연구는 또한 환자의 예후에 관한 가설을 만들어내는 것을 도울 수도 있다. 다양한 환자집단에서의 타당성, 신뢰성, 감수성 및 반응성을 포함하는 검사와 측정의 심리측정 특성(psychometric properties)에 대한 연구는 특정 진단을 받은 환자를 평가하기 위한 적절한 검사 및 측정을 선택할 때 임상의에게 지침(guidance)을 제공할 수 있다.

마지막으로, 다양한 치료적 중재의 상대적 효과에 관한 연구는 중재를 선택하고 특정 환자에서의 중재의 적절한 용량(dose) 및 예상되는 반응의 양쪽을 결정하는 증거 기반을 제공한다. 따라서, 증거에 기초한 의료는 관련된 연구, 임상의의 전문지식 및 환자의 선호도를 의사결정 과정에 통합하는 것이며, 임상실무가 이 분야에서 진화하는 연구 기반과 일치하는 것을 보증하는 데에 중요하다.

개념적 틀을 임상실무에 적용하다
Applying a Conceptual Framework to Clinical Practice

임상실무를 위한 포괄적인 틀을 제공하기 위해 이들의 요소는 어떻게 협동하는가? 운동조절과 학습의 이론은 운동학습과 기능회복에 영향을 미치는 요인은 물론, 정상 및 비정상 운동의 본질과 원인에 관한 가정의 틀을 제공한다. 진료 모델은 검사, 목표와 결과의 식별, 이들을 달성하기 위한 중재계획의 수립을 포함하는 임상중재 과정 동안에 따라야 할 단계를 식별한다. 건강관련 기능과 능력장애(disability)의 모델은 건강상태가 개인에 미치는 다양한 영향을 조사하기 위한 체계적인 방법을 제공한다. 이것은 운동조절 문제를 갖고 있는 환자의 건강과 기능의 기저에 있는 요소에 관한 정보를 생각하고 전달하는 일반적인 방법을 제공한다. 가설-지향적인 진료는 신체 구조와 기능의 장애, 활동과 참여 영역에서의 제한과 제약을 포함하는 건강상태와 기능의 구성요소 사이의 연관성을 탐구하는 것에 도움이 된다. 이것에 의해서 개인의 건강과 기능수행에 대한 제약과 자원의 양쪽을 고려한 중재 프로그램의 개발이 가능해진다. 증거에 기초한 임상실무는 기초임상과학과 응용임상과학의 양쪽으로부터 최상의 연구근거를 임상 전문지식 및 개개의 환자의 목표와 가치를 통합하는 것의 중요성을 강조한다.

임상실무를 위한 개인적인 개념적 틀의 개발
Developing a Personal Conceptual Framework for Clinical Practice

이 장에서는 저자인 우리가, 유용하고 우리 자신의 임상실무에 관련이 있다고 생각하는 임상적 틀의 요소를 제시한다. 그러나, 운동조절 이론에 대한 논의(제1장 참조)에서 알게 된 것처럼, 모든 임상의에 의해서 보편적으로 받아들여지는 하나의 임상적 틀은 없다. 임상의가 이것을 인식하고 있는지 어떤지에 관계없이, 기저에 있는 개념적 틀은 그들의 임상 행동을 결정하기 위한 추진 요인이다. 따라서, 모든 임상의는 치료의 실행을 합리화하고, 임상 상황에 필요한 만큼 많은 수정을 정당화하는 것의 양쪽에 도움이 되는 기저에 있는 개념적 틀을 의식하려고 노력할 것을 제안한다. 게다가, 운동조절 이론에 대해서도 그러하였던 것처럼, 개념적 틀이 실행에 가져오는 정보는 시간의 경과와 더불어 변화할 것이다. 따라서, 증거에 기초한 정보를 최신의 상태로 유지하기 위해 임상의가 채택하는 틀도 또한 변경할 필요가 있을 것이다. 여러분 자신의 개념적 틀을 검토하고, 정기적으로 업데이트하는 것은 여러분의 임상실무에 중요하다고 우리는 강하게 믿고 있다.

이 장의 나머지 절에서는 이들의 개념이 환자의 치료에 대한 "과제-지향적" 접근법으로 어떻게 통합되는지를 논의한다. 뒤의 장에서는 신경학적 기능부전(dysfunction)이 있는 환자의 자세, 이동성 및 팔의 기능을 재훈련하기 위한 이 접근법의 특정 적용을 보여줄 것이다.

검사에 대한 과제지향적 접근법
TASK-ORIENTED APPROACH TO EXAMINATION

임상실무에 대한 과제-지향적 접근법은 중추신경계 병리를 가진 환자에서의 운동조절 문제의 임상관리에 대한 다면적인 접근법을 사용한다.

ICF 틀 내에 통합된, 과제-지향적인 접근법은 (1) 기능적 활동과 참여의 평가, (2) 기능적 기술(skills)을 달성하기 위해 사용되는 전략의 설명 및 (3) 기능적 활동의 수행을 제한하고 참여를 제약하는 기저에 있는 감각, 운동 및 인지 기능장애(기저에 있는 신체 구조 및 기능의 제한)의 정량화를 포함하는 많은 서로 다른 수준에서의 행동을 조사한다. 게다가, 과제-지향적인 접근법은 사회적 및 물리적 상황에서 개인의 기능이 어떻게 기능하는가에 영향을 주는 사람 및 환경 특성을 포함하는 상황요인의 중요성을 인식하고 있다. 이들 모든 요소에 대한 정보의 수집을 가능케 하는 단일의 검사 또는 측정은 없기 때문에, 임상의는 모든 분석수준에서 문제를 문서화할 수 있도록, 일련의 수많은 검사와 측정을 조립할 필요가 있다.

기능적 활동과 참여에 대한 검토
Examination of Functional Activities and Participation

활동과 참여에 대한 검토에서는 표준적(임상적) 환경(ICF에서 "능력 측정"이라 불린다)과 그 사람의 실제의 환경(ICF에서는 "성과 측정"이라 불린다)에서 개인이 중요한 과제와 활동을 수행하는 능력을 살핀다. 기능적 활동 및 참여의 평가에는 자기보고(또는 대리인의 보고) 그리고/또는 검사를 시행하는 개인의 관찰이 포함될 수 있으며, 이것은 "수행능력에 기초한 측정"이라고도 불린다.

수행능력에 기초한 측정은 환자가 기능적인 과제를 수행하는 능력을 검사하지만, 면담 측정은 환자가 기능적인 활동을 수행하고 참여의 모든 측면에 관여하는 능력에 대한 환자의 보고(또는 대리인의 보고)에 의존하게 된다. 연구자는 자기보고(self-report)와 수행능력에 기초한 측정 사이에는 높은 상관관계가 있다는 것을 발견하였고, 자기보고가 기능적 활동과 참여를 조사하는 타당한 방법일 수 있다고 시사하고 있다. 자기 보고한 측정은 환자가 일시적으로 어떤 활동을 수행할 수 없을 때 사용할 수 있다(최근에 엉덩관절 골절이 있었던 환자에게 이전의 자기의 일상생활활동에 대해 보고하도록 요구하는 것과 같은 것).

참여의 측정 - 사회적 및 물리적 상황에서의 기능
Measuring Participation—Function in a Social and Physical Context

운동조절 문제가 있는 환자에 대한 검사의 중요한 측면은 ICF의 틀에서 참여라 불리는 그 사람의 생활 상황 속에서 건강상태의 영향을 조사하는 것이다. 기능적 활동의 한계는 표준화된 환경에서의 특정 과제와 활동을 시행하는 능력에 의해서 정의되고 한편, 참여는 사회적 및 물리적 상황에서의 행동과 관련하여 정의된다(WHO, 2001). 참여와 그 반대인 능력장애(disability)를 평가하는 것은 명확한 조작적 정의(operational definition)와 타당한 측정방법이 결여되어 있기 때문에 흔히 어렵다. 게다가, 참여의 개념에는 복잡한 과제가 포함되고, 이 과제는 흔히 다른 과제와 함께 수행되고 환경요인에 의해 강력한 영향을 받는다(Jette, 2003; Yorkston et al., 2008).

참여에는 객관적인 · 주관적인 차원의 양쪽이 있다. 참여와 능력 장애의 전통적인 측정은 흔히 객관적인 차원에 초점을 맞추고 ADL(기본적 ADL 또는 수단적 ADL의 어느 것이든)을 수행할 때의 참여 빈도 또는 자립 수준을 정량화한다. 예를 들어, 노년기 기능 및 능력 장애 도구(Late-Life Function and Disability Instrument) (Haley et al., 2002; Jette et al., 2002)는 활동(기능적 한계)과 참여(능력 장애)를 별개의 차원으로 정량화하도록 설계된 평가척도의 예이다. 어린이에게 사용될 수 있는 능력 장애 평가척도의 예는 소아의 능력장애 평가표(Pediatric Evaluation of Disability Inventory)이다(Haley et al., 1992). 또한, 참여를 측정하는 많은 도구는 특정 영역만을 다룰지도 모른다. 예를 들어, 뇌졸중 재활에서는 빈번하게 사용되는 참여관련 도구에는 뇌졸중 영향 척도(Stroke Impact Scale: SIS), 런던 핸디캡 척도(London Handicap Scale, 생활습관의 평가(Assessment of Life Habits: LIFE-H), 프렌차이 활동 지수(Frenchay Activities Index) 및 활동 카드 분류(Activity Card Sort: ACS)가 포함된다. 이들 도구의 각각은 참여(예: 지역사회, 사회생활 및 시민생활, 가정생활 및 이동성)를 위한 ICF 틀 내의 다양한 영역을 다룬다. 현재, 지식의 학습과 적용, 일반적인 과제, 요구 또는 의사소통과 같은 다른 관련되는 참여 영역을 조사하는 도구가 부족하다(Tse et al., 2013).

참여도를 측정하기 위한 두 번째 접근법은 개인 자신이 희망하는 참여수준과 관련된 실제의 참여수준에 대한 의견과 감정을 개인 스스로가 보고하는 주관적 차원에 초점을 맞추고 있다. 예를 들어, "어린이의 참여와 즐거움의 평가(Children's Assessment of Participation and Enjoyment: CAPE)"와 이에 부수되는 척도인 "어린이 활동의 선호도(Preferences for Activities of Children: PAC)는 6세의 어린이에서부터 21세까지에 대한 참여를 측정하는 것이다(King et al., 2004; Law et al., 2006). CAPE는 참여의 6개 차원(다양성, 강도, 어디서, 누구와, 즐거움, 선호도)의 55개 항목의 평가척도이며, 다음의 3개 수준의 득점이 있다. 즉, (a) 전체적인 참여 득점, (b) 공식적인(즉, 조직화 또는 구조화된 활동) 및 비공식적인 활동을 반영하는 영역 득점, (c) 5개 유형의 활동(레크리에이션 활동, 능동적 신체활동, 사회활동 기술에 기초한 활동 그리고 자기개선 활동)에서의 득점이 있다. CAPE는 양호한 신뢰성(King et al., 2004; Law et al., 2006)과 구성개념 타당성(construct validity)(King et al., 2006)을 갖고 있다는 것을 보여주었다.

몇몇 연구자는 참여의 객관적 및 주관적 측정 사이에는 연관성이 낮다는 것을 발견하였다. 이것은 참여의 객관적 측정과 주관적 지각이 서로 독립하여 있다는 것을 의미한다(Brown et al., 2004; Johnston et al., 2002, 2005; Robinson et al., 2010; Yorkston et al., 2008). 연구자들은 기능적 활동에 참여하는 빈도는 이들 활동의 인지된 만족도 및 중요성과는 약간의 관계만 있다는 것을 발견하였으며, 이것은 중요성과 만족도를 참여 빈도의 객관적 평가척도로부터 추론할 수 없다는 것을 시사하고 있다. 따라서, 참여의 객관적 평가척도는 내부자의 관점을 반영하는 주관적 평가척도에 의해서 보완되어야 한다.

기능의 임상 측정 *Clinical Measures of Function*

기능적인 활동을 수행하는 능력을 측정할 때, 임상의는 선택지가 매우 다양한 측정치를 갖고 있고 임상문헌에 더 많은 측정치가 나와 있다. 검사와 측정은 과제, 연령 또는 진단에 특이적일 수 있다.

과제-특이적 검사와 측정. 일부의 검사에서는 균형, 이동성 또는 팔 조절과 같은 특정 과제에 제한적으로 초점을 맞춘다. 이들 유형의 평가도구의 예로서는 버그균형척도(Berg Balance Scale: BBS)(Berg, 1993), 수행-지향적 이동성 평가(Performance-Oriented Mobility Assessment)(Tinetti, 1986), 에르하르트 조작기술검사(Erhardt Test of Manipulatory Skills)(Erhardt, 1982)가 포함된다. 이들 검사는 임상의가 재훈련에 직접 관여하는 한정된 일련의 과제와 관련된 환자의 기능적 기술의 명확한 이미지를 임상의에게 제공하기 위해 개발된 것이다. 이들의 과제-특이적 검사는 자세, 균형, 이동성 및 팔의 기능의 재훈련에 대해서 논의하는 뒤에 나오는 장에서 설명한다.

연령-특이적 검사와 측정. 연령-특이적 검사와 평가척도 역시 만들어져 있다. 대운동 기능 측정(Gross Motor Function Measure)(Russell et al., 1993), 영유아 운동수행능력 검사(Test of Infant Motor Performance)(Campbell et al., 1995; Kolobe et al., 2004), 피바디 발달운동 척도(Peabody Developmental Motor Scales)(Folio & Fewell, 1983), 베일리의 영유아발달 척도(Bayley Scales of Infant Development)(Bayley, 1969) 및 소아의 능력장애 지수 평가(Pediatric Evaluation of Disability Index)(Feldman et al., 1990)를 포함하는 소아 환자의 검사에 이용 가능한 수많은 검사가 있다.

Bruininks-Oseretsky 검사는 흔히 학령아동의 운동기능을 조사하기 위해 사용된다(Bruininks, 1978). 연령대(연령범위)의 다른 쪽 끝에는 특별히 노인집단을 위해 고안된 검사가 있다. 이들 검사의 예에는 수행-지향적 이동성 평가(Performance-Oriented Mobility Assessment)(Tinetti, 1986), 기능적 팔 뻗기 검사(Functional Reach Test)(Duncan et al., 1990) 및 체력 및 이동성 검사(Physical Performance and Mobility Examination)(Lemsky et al., 1991)가 포함된다.

성인용으로 개발된 많은 검사의 소아용 버전이 현재 이용 가능하다. 예를 들어, 기능적 팔 뻗기(Functional Reach)(Bartlett & Birmingham, 2003; Gan et al., 2008), BBS(Gan et al., 2008; Kembhavi et al., 2002), 균형의 감각 상호작용에 대한 임상검사(Clinical Test for Sensory Interaction in Balance)(Gagnon et al., 2006; Richardson et al., 1992), 그리고 기립-보행 소요시간 검사(Timed Up and Go test)(Gan et al., 2008; Williams et al., 2005)가 있다.

진단-특이적 검사와 측정. 특정 환자집단의 기능적 한계와 기저에 있는 기능장애를 조사하기 위한 수많은 평가도구가 개발되었다. 이 유형의 평가도구의 가장 일반적인 것은 뇌졸중 후의 기능검사에 관련된 것이다. 이들의 예에는 뇌졸중 환자를 위한 운동평가척도(Carr et al., 1985), Fugl-Meyer 시험(Fugl-Meyer et al., 1975), 편마비의 운동평가(Brunnstrom, 1966) 및 움직임의 뇌졸중 재활운동평가(Stroke Rehabilitation Assessment of Movement: STREAM)(Ahmed et al., 2003; Daley et al., 1999)가 포함된다. 통합 파킨슨병 평가척도(Hoehn & Yahr, 1967), 슈바브의 파킨슨병 진행정도 분류(Schwab, 1960) 및 다발성경화증이 있는 환자를 위한 확대 능력장애 상태 척도(Kurtzke, 1983)를 포함하는 파킨슨병과 연관성이 있는 증상의 중증정도를 평가하기 위한 척도가 개발되었다.

적절한 검사와 측정의 선택. 알 수 있는 것처럼, 선택 가능한 다수의 검사와 측정이 있다. 임상의는 어떠한 도구를 사용할 것인가를 어떻게 결정하는가? 기구를 선택할 때 수많은 요인을 고려할 수 있다. 연령 및 진단과 같은 환자 관련 요인을 고려해야 한다. 또한 바닥효과(floor effects) 또는 천장효과(ceiling effects)의 어느 것인가를 가진 측정을 피하기 위해 기능의 수준도 고려해야 한다. 바닥효과는 환자의 기능 수준으로서는 너무 어려운 검사가 선택될 때 발생한다. 이리하여, 득점은 모두가 일률적으로 너무 낮다. 그 대신에, 검사가 너무 쉬우면 득점이 모두 일률적으로 너무 높아지고, 이리하여 천장효과를 만들어내는 결과가 될 것이다.

임상검사 또는 측정을 선택할 때는 검사관련 요인도 고려해야 한다. 검사의 목적과 그 목적을 달성하기 위한 검사능력은 검사 또는 측정을 선택할 때 고려해야 할 중요한 요인이다. 하나의 검사는 다양한 목적에 도움이 될 수 있다. 즉, 식별하고, 평가하고, 또는 예측하는 데에 사용할 수 있다(Campbell, 1991; Ketelaar et al., 1998). 식별 측정은 특정이 문제를 갖고 있는 사람과 그렇지 않은 사람을 식별하기 위해 사용된다. 예를 들어, 기립-보행 소요시간 검사(Up and Go Test)(Podsiadlo & Richardson, 1991)는 고령자의 기능적 의존성에 대한 상대적인 위험성을 결정한다. 이 검사결과에 기초하여, 고령자는 위험성이 낮은 집단 또는 위험성이 높은 집단으로 분류될 수 있다. 또 다른 예는 버그균형척도(BBS)이며, 이것은 넘어지는 경향이 있는 고령자와 그렇지 않은 고령자를 식별할 때에 유용하다는 것을 알게 되었다(Muir et al., 2008; Shumway-Cook et al., 1997a, 1997b).

평가척도는 시간 경과에 따른 변화 또는 치료 후의 변화를 측정하기 위해 사용된다. 대운동 기능 척도(Gross Motor Function Measure)는 뇌성마비 아동의 시간 경과에 따른 대운동 기능의 변화를 측정하기 위해 개발된 표준화된 관찰도구이다(Russell et al., 1993). 예측성 평가척도는 미래의 상태에 기초하여 사람들을 분류한다. 블레크 척도

(Bleck scale)는 취학 전의 연령에서 평가된 자세 및 반사 활동을 사용하여 7세 어린이의 보행을 예측한다(Bleck, 1975). 보행-대화 검사(Walk and Talk test)의 결과는 시설에 수용된 고령자 집단에서의 미래의 넘어짐을 예측한다(Lundin-Olsson et al., 1997).

많은 경우, 치료사는 이론적인 이유보다는 개인의 선호도에 기초하여 검사 또는 측정을 선택하고 있으며, 이것은 수많은 문제를 초래할 수 있다. 예를 들어, 치료사로서의 여러분의 의도는 여러분의 중재에 뒤따르는 변화를 측정하는 것일지도 모른다. 주로 사람을 식별하도록 설계된 평가척도를 선택한 경우, 중재 전과 후의 득점에 유의미한 차이가 없다는 것을 알게 되는데, 이것은 환자가 치료에 반응이 없었기 때문이 아니라 변화에 민감하지 않은 검사를 선택하였기 때문이다.

신뢰성, 타당성, 감수성 및 특이성과 같은 심리측정 특성은 검사마다 다르다. 신뢰성은 검사의 의존성 또는 일관성, 즉, 참된 변화가 일어나지 않았을 때에 변동 없이 정확하고 동시에 예측 가능하게 평가하는 능력을 반영하고 있다(Dobkin, 1996). 일관성은 평가자 내(intrarater) 신뢰성 및 평가자 사이(interrater) 신뢰성의 양쪽을 통해서 반영된다. 평가자 내 신뢰성은 같은 치료사가 검사를 반복해서 적용하는 것에 의해 수행을 측정할 때의 고도의 상관성을 나타낸다. 평가자 사이 신뢰성은 다수의 평가자 사이에서 높은 일치성을 나타낸다. 1명 이상의 치료사가 환자를 시간의 경과와 더불어 검사하는 경우, 평가자 사이 신뢰성은 정확한 데이터 수집에 중요하다(Guccione, 1991).

검사 타당성은 계측기기가 평가하려고 하는 것을 측정하는 정도를 반영하는 복잡한 개념이다(Dobkin, 1996). 타당성에는 많은 측면이 있다. 많은 경우, 전문가 패널에 의해 결정되는 내용 타당성(content validity)은 검토되는 구성개념(construct)의 정의에 연결되어 있다. 이것은 항목의 집단이 검사기기 또는 검사에 의해 검사되는 영역을 나타내는 규모를 객관적으로 검사한다. 내용 타당성과 마찬가지로, 표면적 타당성(face validity)은 측정하기로 되어 있는 것을 계기가 측정하는 주관적인 정도를 나타낸다. 구성개념 타당성(construct validity)은 검토 구성개념(즉, 검토 중인 이론적 또는 개념화된 아이디어)이 다른 구성개념을 검토하는 잘 확립된 측정과 비교하여 가상적으로 설계된 것을 측정하는지 어떤지를 결정한다. 동시 타당성(concurrent validity)은 같은 요인을 측정하고 동시에 실행되는 2개의 계측기기의 수행이 서로 일치하는 정도이다(Dobkin, 1996; DeVellis, 2017).

마지막으로, 감수성(sensitivity)과 특이성(specificity)은 양쪽 모두가 계측기기의 중요한 속성이다. 감수성은 진단검사가 장애 또는 기능부전(dysfunction)이 존재할 때, 그것을 검출하는 정도를 말한다. 이와는 대조적으로, 특이성은 장애 또는 기능이상이 존재하지 않을 때(또는 참으로 부정적일) 이것을 제거하는 검사의 능력을 반영한다(Altman & Bland, 1994).

재활과정에서 일반적으로 사용되는 검사와 측정의 측정 특성을 검토하는 새로운 연구가 계속해서 출현하고 있다. 이러한 유형의 연구는 연구자와 임상의의 양쪽 모두가 특정 기기의 품질과 가치를 판단할 수 있게 한다. 이러한 유형의 연구를 통해서만, 임상의는 어떤 환자에 대해서 수집된 데이터의 타당성, 신뢰성, 정확성을 보증하고 임상적 의사결정 과정을 구축하기 위한 강력한 증거에 기초한 기반을 확립할 수 있다.

마지막으로, 검사를 선택할 때에 ***자원관련*** 요인이 고려될지도 모른다. 검사를 시행하는 치료사의 기술과 훈련수준을 고려해야 한다. 많은 표준화된 검사는 확립된 수준의 숙달된 검사를 하도록 훈련될 필요가 있다. 이것은 시설이 기꺼이 제공하지 않을지도 모르는 시간과 자원을 필요로 한다. 검사에 이용 가능한 시간의 양과 이용 가능한 공간과 설비도 고려할 필요가 있다.

기능검사와 측정의 한계. 임상적인 기능의 측정에는 많은 한계가 있다. 기능적 측정에 의해 치료사는 기능적 상태(예: 특정 기능적 과제와 활동의 수행과 연관성이 있는 자립수준)를 문서화할 수 있지만, 환자가 왜 기능적 기술을 수행하는 것에 의존하는지의 이유에 대한 정보를 제공하지 않는다. 따라서, 기능검사에서는 치료사가 운동 기능부전(motor dysfunction)의 원인에 대한 가설을 검증할 수 없다.

운동장애가 있는 환자를 재훈련하는 치료사는 환자가 과제를 수행할 수 있는 정도만이 아니라 과제를 어떻게 수행하는가에 대해서도 염려하고 있다. 일반적으로 기능적 측정은 전자에 관한 정보를 제공하는 것에 한정되어 있지만, 후자의 정보를 제공하는 일은 거의 없다. 마지막으로, 기능의 임상 측정은 상당히 제한된, 그리고 흔히 비교적 이상적인, 상황 하에서 어떤 순간에서의 수행을 평가하는 것에 한정된다. 기능에 기초한 검사의 결과는 반드시 참여, 즉 가정 또는 지역사회에서의 수행을 예측하는 것은 아니다. 예를 들어, 환자가 진료소에서 지팡이를 짚고 안전하게 자립하여 걸을 수 있다고 해서, 어수선하고 어두컴컴한 가정환경에서, 반드시 안전하게 자립해서 걸을 수 있다는 것을 의미하는 것은 아니다.

이들의 제한에도 불구하고, 기능의 임상 측정은 임상의가 환자의 기능적 상태를 문서화하는 것을 가능케 하고 환자, 환자의 가족 및 제3자 보험회사에 대한 치료를 정당화하는 중요한 부분이다.

전략수준의 검토
Examination at the Strategy Level

전략수준에서의 검토는 기능 과제를 수행하기 위해 사용되는 전략을 검토하기 때문에, 기능적인 활동을 측정하는 ***정성적인*** 접근법(qualitative approach)이다. “전략”이라는 용어는 과제를 완수하기 위해 사용되는 움직임 패턴의 평가에 한정되지 않고, 다양한 환경에서 과제를 수행하기 위해 필요한 감각정보를 사람들이 어떻게 정리하는가, 그리고 주의자원(attentional resources)이 어떻게 배분되는지를 포함하고 있다.

기능적인 과제를 수행할 때에 환자가 사용하는 전략을 임상의가 조사하는 것이 어째서 중요한 것일까? 하나의 대답은 과제를 수행하기 위해 사용되는 전략이 주로 수행의 수준을 결정한다는 것이다.

영국 출신 심리학사인, Welford(1982)에 따르면, 수행은 네 가지 요인에 좌우된다고 한다. 첫 번째는 과제 요구와 특정의 달성 기준에 대한 개인의 욕구와 관련이 있다. 두 번째는 사람이 그 과제에 가져오는 정신적, 신체적 능력의 양쪽과 관련이 있다, 세 번째는 사람이 과제 요구를 충족하기 위해 사용하는 전략과 관련이 있는 한편, 네 번째는 제약을 고려하여 주어진 과제에 대해서 가장 효율적인 전략을 선택하는 능력과 관련이 있다.

네 가지 요인 중 두 가지는 전략과 관련이 있고, 수행의 수준을 결정할 때의 그 중요성을 강조하고 있다는 것에 주목하기 바란다 따라서, 우리가 사용하는 전략은 과제 요구를 그것을 수행하는 우리의 능력과 연관시키고 있다. 우리들이 빈약한 전략을 선택하고, 과제가 어려운 경우, 우리는 과제의 요구를 충족하기 전에 능력의 한계에 도달할지도 모른다. 이와는 대조적으로, 비효율적인 전략은 단순하고, 별로 요구가 엄격하지 않을 과제를 수행하는 데에, 여전히 효과적일지도 모른다. 연령 또는 질병의 어느 것인가 때문에 과제수행 능력이 저하함에 따라, 우리는 수행 수준을 유지하기 위한 대체전략을 사용하지 않는 한, 그 요구를 충족할 수 없을지도 모른다.

예를 들어, 젊은 성인으로서, 여러분은 팔을 사용할 필요 없이 의자에서부터 신속하게 일어난다. 앉은 자세에서 일어나려면, 여러분은 몸통의 움직임과 다리의 힘을 사용하여, 모멘텀(momentum)을 만들어내는 능력에 의존한다. 나이가 들어감에 따라, 여러분은 일어나기 위한 이 전략을 사용하는 능력에 영향을 줌이 없이 근력이 서서히 저하할지도 모른다. 그러나 어떤 문턱값에서는 다리 근력의 상실은 여러분이 옛날에 효과적이었던 모멘텀 전략을 사용하여 더 이상 일어날 수 없다는 것을 의미한다. 그 대신에, 여러분은 일어나기 위해 팔을 사용하기 시작하고, 이것에 의해 비록 새로운 전략이기는 하지만, 의자에서부터 일어나는 기능적 능력을 유지하고 있다. 따라서, 신경학적 결손이 있는 사람에서, 기능적 자립을 유지하는 것은 그 사람이 특정 환경에서의 과제 요구를 충족하는 그 개인의 능력에 좌우된다.

기능장애가 잘 학습된 전략을 사용하는 능력을 제한할 때, 환자는 이들 제한에도 불구하고 기능적인 과제를 달성하기 위한 새로운 방법을 학습해야 한다. Genise는 그녀의 뇌졸중 전에, 팔을 사용하지 않고 빠르고 효율적으로 일어설 수 있었다. 뇌졸중 후 4일에서, Genise는 중증의 반신불완전마비(hemiparesis) 때문에, 치료사의 상당한 신체적 지원 없이는 일어설 수 없다. 뇌졸중 후 1개월에서, 그녀의 불완전나비는 여전히 중대한 기능장애로 남아있지만, 그녀는 일어서기 위한 새로운 전략을 학습하였고, 이제는 주로 그녀의 비마비 측 팔과 다리를 사용하여 자립하여 일어설 수 있다. 뇌졸중 후 6개월에서, 그녀는 자기 팔을 사용하지 않고 의자에서부터 다시 일어설 수 있다.

기능의 전략적 검토의 한계
Limitations to a Strategy Examination of Function

임상의는 일상의 과제를 수행하기 위해 사용되는 감각, 운동 및 인지 전략을 검토하는 능력이 방해를 받고 있다. 그 이유는 이들 전략을 검토하는 방법은 현재 개발 중이기 때문이다. 신경학적으로 손상이 없는 대상자에서 감각, 운동 및 인지 전략을 정의하는 제한된 정보가 있을 뿐이다. 게다가, 우리는 신경학적 기능장애의 결과로서 보상전략이 어떻게 발전하는가에 대해서는 거의 알 수 없다.

연구자는 보행, 입각자세 조절과 같은 기능적 과제, 그리고 앉은 자세에서 선 자세로, 반듯이 누운 자세에서부터 엎드려 누운 자세로, 그리고 반듯이 누운 자세에서 선 자세에로 이동하는 것과 같은 이동기술에서 사용되는 움직임의 전략을 정량화하기 시작하였다. 움직임 전략을 검토하는 임상적 도구는 이들 분석에서부터 발전하였다. 하나의 예는 보행 중 사용되는 움직임 전략을 정의하기 위한 관찰적인 보행분석을 사용하는 것이다.

신체 구조의 기능장애의 검사 및 기능
Examining Impairments of Body Structure and Function

마지막으로, 세 번째 수준에서의 검사는 잠재적으로 기능적인 움직임 기술(skills)을 제약하는 기능장애를 식별하는 것에 초점을 맞춘다. 이것에는 움직임 조절에 기여하는 개개인의 감각계, 운동계 및 인지계 내의 기능장애와 동시에 자세, 균형, 보행의 다중 시스템의 기능장애에 대한 검사가 필요하다. 운동계의 검사에는 신경근육계 및 근골격계의 양쪽이 포함된다. 지각은 행동에 필수적이기 때문에, 운동조절에서의 감각능력 및 지각능력의 검사가 필요하다. 그리고 과제 특이적 움직임은 의욕과 동기부여의 상황 내에서 수행되기 때문에, 정신상태, 주의, 동기부여 및 정서적 배려를 포함하는 운동조절의 인지적 측면이 검토되어야 한다.

요약하면, 검사에 대한 과제-지향적 접근법은 다음 질문에 답하는 것을 지향하고 있다.

1. 표준화된 검사 중 환자의 기능적 **능력**은 어느 정도인가? 그리고 환자는 별로 이상적이지 않은 더 복잡한 환경에서, 기능적인 과제를 어느 정도 ***수행***할 수 있는가?
2. 기능적 제한은 환자가 적절한 사회적 역할과 일상생활활동에 참여하는 능력을 어떻게 제한하는가(기능적 능력의 상실)?
3. 기능적 과제를 수행하기 위해 어떠한 전략이 사용되고, 변화하는 과제와 환경조건에 적응하는 이들 전략은 무엇인가?
4. 환자가 과제를 수행하는 방법을 제한하는 기능장애의 집단은 무엇인가? 그리고 이들 기능장애가 중재를 통해서 변화할 수 있는가?
5. 현재의 일련의 기능장애를 고려할 때, 환자가 최적의 수준에서 기능하고 있는가? 또는 치료에 의해서 기능적 과제를 달성하기 위해 사용되고 있는 전략 또는 기저에 있는 전략의 어느 것인가가 개선될 수 있는가?

일단 검사가 완료되면, 임상의는 검사에 의해 얻어진 정보를 기능의 제한 및 기능적 능력의 상실(disablement)과 기저에 있는 기능을 제약하는 연합영역을 반영하는 환자의 문제 리스트로 변환할 수 있다. 이 포괄적인 리스트에서부터, 치료사와 환자는 가장 중요한 문제를 식별하며, 이것은 초기의 중재전략의 초점이 될 것이다. 따라서, 단기 및 장기 치료목표의 리스트가 만들어지고 식별된 각각의 문제에 대해서 특정 치료계획이 만들어진다.

중재에 대한 과제지향적 접근법
TASK-ORIENTED APPROACH TO INTERVENTION

포괄적인 케어 계획을 수립하기 위한 과제지향적 접근법에는 검사에서부터 유도된 다음의 목표를 달성하도록 설계된 중재전략이 포함된다.

1. 신체 구조 및 기능의 장애를 해결, 경감 또는 예방한다.
2. 기능적 과제 목표를 달성하기 위한 효과적이고 동시에 효율적인 과제-특이적 전략을 개발한다.
3. 참여를 최대화하고 기능적 능력의 상실(disablement)을 최소화하기 위해 기능적 목표-지향적 전략을 변화하는 과제와 환경조건에 적응시킨다.

이들의 목표는 순차적으로 접근되는 것이 아니라, 오히려, 동시에 접근된다. 따라서, 임상의는 동일한 치료 세션 내에서 앞에서 언급한 목표의 하나 이상에 초점을 맞추도록 설계된 중재전략을 사용할 수도 있다. 예를 들어, 뇌졸중이 있었던 우리 환자인 Genise의 이동성을 재훈련하는 경우, 임상의는 치료기법을 사용하여, (a) 마비된 팔다리의 근육 동원을 개선하고 경직과 비정상 협동작용(신체 구조 및 기능의 장애)의 영향을 감소시키며, (b) 더 대칭적인 보행 패턴을 만들어내기 위해 보행의 입각단계(stance phase) 동안에 손상된 다리에 걸리는 하중부하를 개선하며(전략 수준의 중재), (c) 진료소의 평탄한 지면에서 100피트 거리를 걷는다(기능적 활동의 개선된 수행), 그리고 (d) 대화를 하면서 고르지 못한 지면을 진료소에서 자동차가 있는 곳까지 걸어간다(참여-지향적인 중재).

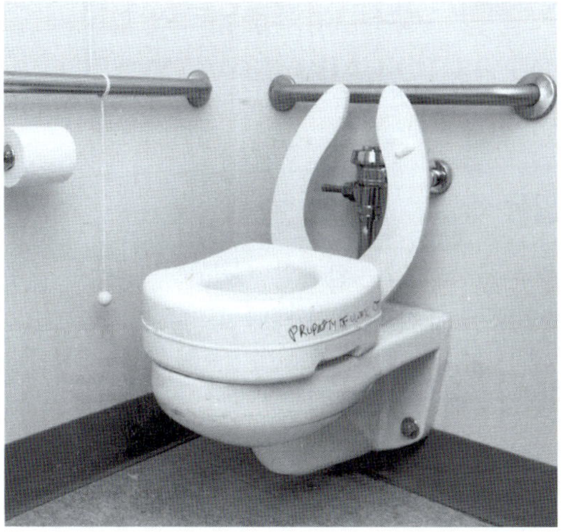

그림 6.4 기능제한에 대응하기 위해 환경을 바꾼다—변기좌석과 변기 주변의 가로대를 높여 이동을 용이하게 한다.

회복 대 보상
Recovery Versus Compensation

중추신경계 병변이 있는 환자의 재활과정에서 자주 발생하는 질문은 "정상적인" 전략 즉, 환자가 손상 전에 사용하고 있었던 전략 회복을 촉진하는 것과 현재의 기능장애를 고려하여 과제를 수행하기 위한 보상전략을 가르치는 것에 얼마만큼의 중점을 두어야 하는가라는 점이다. 기능에 대한 손상 전 전략의 회복(즉, 회복적 중재)은 손상 전에 사용되었던 기전을 사용하여 과제를 수행하는 개인의 능력을 회복하는 것이라 정의된다. 보상 전략은 환자의 잔존능력을 이용하는 비정형적인(atypical) 접근법이라 정의될 수 있다. 이들 전략은 전형적으로는 사용되지 않는 대체 기전(예: 뇌졸중 후의 비마비 측 다리에 체중을 이동한 상태에서 서 있는 것)을 사용하여 과제의 요건을 충족하도록 설계되어 있다. 보상전략은 과제 자체의 요구를 단순화하는 환경으로의 수정을 반영할 수도 있다. 예를 들어, 그림 6.4에서 보여주는 것처럼, 환자가 변기 좌석에 앉거나 일어서는 것을 돕기 위해 높이를 올린 변기좌석과 가로대(grab bar)를 설치할 수 있다.

손상 전("정상적인") 전략과 보상전략을 언제 촉진할 것인가를 결정하는 것은 쉬운 일이 아니며 환자에 따라 서로 다르다. 많은 경우, 언제 보상전략을 가르쳐야 하는가를 결정하기 위해 사용되는 기준은 시간이다. 즉, 급성 손상이 있는 환자에서는 손상 전의 기능적 전략의 회복에 중점을 두는 한편, 만성 질환이 있는 환자에서는 보상전략을 통해 기능을 최대화하는 것으로 중점이 옮겨간다.

우리는 손상 전의 전략과 보상 전략의 어느 쪽을 가르쳐야 하는지를 결정함에 있어서 기능장애 그 자체의 본질을 고려하는 것이 의사결정 과정에서 유용하다는 것을 알게 되었다. 환자가 급성 또는 만성 질환에 있는지에 관계없이 보상전략은 영구적이고, 변화하지 않는 기능장애의 사례에서는 필요하게 된다. 예로서는 안뜰기능이 영구적으로 상실되어 있는 환자에게 기능적 과제를 하는 동안에 균형을 유지하기 위해 대체 시각과 몸감각 단서에 의존하도록 가르치는 것 또는 완전한 척수 병변이 있는 환자에게 보상전략을 사용하여 일상생활활동에서 자립하도록 가르치는 것이다. 그 대신에, 기능장애가 일시적이고 변경할 수 있는 경우(자연회복을 통해서 또는 치료에 반응하여), 기능장애의 수복과 행동을 위한 손상 전 기능 전략의 회복에 중점을 둘 것이다.

기능장애가 해결될지 어떨지를 알 수 없을 때에 문제가 발생한다. 예를 들어, 중증의 반신불완전마비를 수반하는 급성 뇌혈관사고가 있는 우리 환자인 Genise에서, 불완전마비가 지속될 것인지 또는 하나 또는 양쪽의 손상된(이환된) 팔다리에 대한 조절을 재획득할 것인지를 반드시 예측할 수 있는 것은 아니다. 이 사례에서, 임상의는 시간에 기초한 의사결정 과정으로 되돌아가서, 급성기에는 정상적인 전략의 회복을 위해 노력하고 만성기에는 보상적인 것에 초점을 맞추는 것으로 전환할 수 있다.

요약 SUMMARY

1. 이 장에서 제시된 임상실무의 개념적 틀은
   (a) 중재를 위한 단계를 확립하는 진료 모델,
   (b) 운동조절 문제의 본질과 원인에 관한 가정을 검증하기 위한 과정을 제공하는 가설-지향적 진료,
   (c) 선상의 구성요소와 질병이 개인에 미치는 영향을 검증하는 기능수행과 능력장애 모델
   (d) 검사와 치료에 필수적인 요소를 제안하는 운동조절과 학습의 이론, 그리고
   (e) 임상실무에서의 연구근거, 임상 전문지식 및 환자 특성의 통합을 강조하는 증거에 기초한 임상실무(EBP)의 5개 핵심 요소로 구성되어 있다.
2. APTA 진료모델은 (a) 검사, (b) 평가, (c) 진단, (d) 예후 및 (e) 중재를 포함하는 5단계 과정이다.

3. 기능수행(functioning)과 능력장애 모델은 건강상태가 개인의 기능수행에 미치는 영향을 검증하는 시스템을 제공한다. 기능수행과 그 반대인 기능적 능력의 상실(disablement)은 검사 데이터를 조직화하고 해석하기 위한 틀로서 사용될 수 있다.
4. 임상적 중재의 과정 중에, 임상의는 문제와 그 원인에 관한 가능한 설명을 제안하는 다양한 가설을 만들어낼 필요가 있으며, 관찰, 검사 및 측정을 통해 이들 가설을 조사해야 한다.
5. 운동조절 이론은 운동의 본질과 조절, 운동장애 및 치료에 관한 가정에 기여하지만, 한편 운동학습의 이론은 기능적 운동기술의 (재)습득에 중요한 요인을 식별한다.
6. 과제-지향적 접근법은 기능적 과제와 활동을 수행하기 위해 사용되는 능력과 전략, 기능적 활동 수행 능력의 한계가 사회적 및 환경적 상황에 참여하는 것을 제약하는 정도, 그리고 감각기능 장애, 운동기능 장애, 인지기능 장애를 포함하는 신체 구조와 기능의 기저에 있는 기능장애를 포함하는 많은 수준에서의 건강상태의 영향을 검토한다.
7. 중재에 대한 과제-지향적 접근법은 (a) 기능장애의 해결 또는 예방, (b) 효과적인 과제-특이적 전략의 개발, c) 기능적인 목표-지향적 과제를 변화하는 환경조건에 적응시키고, 따라서 참여를 최대화하고 기능적 능력의 상실을 최소화하는 것에 초점을 맞춘다.

실습활동 과제에 대한 해답 ANSWERS TO LAB ACTIVITY ASSIGNMENTS

실습활동 6.1

급성 뇌졸중이 있는 환자인, Genise를 선택한 경우, 이 실습활동에 대한 아래의 해답이 적용된다.

1. 건강상태 : 뇌혈관사고
2. 뇌졸중 후 4일에서, Genise의 신체 구조와 기능의 제한(기능장애)에는 근력의 신경조절(불완전마비), 비정상적인 근육긴장, 협응 감소, 감각상실 및 손상된 균형과 보행의 문제가 포함된다. 그러나, 그녀는 손상된 기억, 판단, 주의력을 포함하는 인지의 문제는 없다.
3. 뇌졸중 후 1개월에서, Genise는 비록 불완전편마비가 있는 팔의 회복은 제한을 받고 있지만, 다리의 근력을 만들어내고 조절하는 능력은 향상되었다. 비정상적 근육긴장이 실제로 악화되었다(경직의 증가). 지속적으로 활동을 하지 않고 긴장이 증가하는 것은 발목관절 및 손목과 손의 굽힘근 양쪽에서의 긴장을 포함하는 2차적 근골격계 문제 발생의 원인이 된다.
4. 1개월 시점에서, Genise는 침대 이동성, 앉기, 서기 및 보행을 포함하는 모든 기능 과제의 자립성을 발달시키고 있다. 그녀는 개인적인 일상생활활동에서 자립하고 있으나, 그녀가 단지 자기의 비마비 측 팔을 사용하는 것만을 학습하였기 때문이다. 그녀는 양손을 사용하는 활동은 할 수 없다.
5. 그녀의 회복 초기단계에서, Genise는 자기에게 중요한 대부분의 활동과 역할에 참여하는 데에 심한 제약이 있었다. 그녀는 회복에서부터 6개월에 걸쳐서 참여가 증가하였다.

제 II 부

자세조절

Postural Control

"공간에서 우리의 신체 위치를 조절하는 능력은 우리가 하는 모든 것에 기본적인 것이다."

제 7 장

정상적인 자세조절

Normal Postural Control

학습목표

이 장을 학습하면 독자는 다음과 같이 할 수 있다.

1. 자세조절을 정의하고, 자세 방향성과 안정성을 구별한다. 그리고 안정성 한계에 대한 동적인 정의를 설명한다.
2. 정상상태(steady-state)의, 반응성(reactive) 및 선행적(proactive)(예상하는) 자세조절을 정의하고, 각각이 기능적 움직임의 조절에 어떻게 기여하는가를 설명한다.
3. 전략과 협동작용을 정의할 수 있는 자세조절의 행동(운동) 요소를 설명하고, 그리고 이들이 균형과제(정상상태의, 반응성 및 선행적) 및 환경요구에 따라 어떻게 변화하는지를 설명한다.
4. 개개의 감각의 역할, 감각 조직화를 위한 현재의 이론, 그리고 감각 조직화가 변화하는 과제와 환경요구에 어떻게 적응하는지를 포함하는 자세조절에서의 감각계를 설명한다.
5. 자세조절의 인지적 요구와 복합 과제 상황에서의 안정성 유지를 위해 이것이 의미하는 바를 설명한다.
6. 자세의 방향성과 안정성을 조절하는 신경의 하위체계를 설명한다.

서론 INTRODUCTION

왜 우리는 이 책의 전체 부분을 자세조절을 이해하는 데 할애하고 있는 것일까? 자세조절은 앉기, 서기 및 보행과 같은 기능적 과제의 자립에 중요하다. 임상의는 손상된 자세조절이 근골격계와 신경학적 집단 양쪽에서의 공통된 문제이며, 손상된 균형의 결과가 중요하다는 것을 이해하고 있다. 손상된 자세조절은 기능적 자립의 상실뿐만 아니라 일상생활활동 참여의 감소, 낙상 위험성 증가, 그리고 사망률 및 이환율 위험성 증가의 원인이 된다.

자세조절(postural control)이 기능적 자립에 매우 중요하다는 보편적인 합의가 있으나, 환자의 손상된 자세조절을 평가하고 치료하는 최선의 방법이라는 것에 반드시 동의하는 것은 아니다. 자세조절과 균형의 정의 및 이들 기능조절의 기저에 있는 신경기전에 대한 의견일치의 결여를 포함하는 다양한 요인이 합의가 결여되는 원인이 된다. 손상된 자세조절을 평가하고 치료하는 임상의의 접근법은 지식과 기술의 양쪽, 정상과 손상된 균형조절을 위한 근골격계와 신경기반을 설명하는 연구와 관련된 지식, 그리고 평가와 치료를 위한 증거에 기초하는 임상전략의 숙련된 사용에 좌우된다.

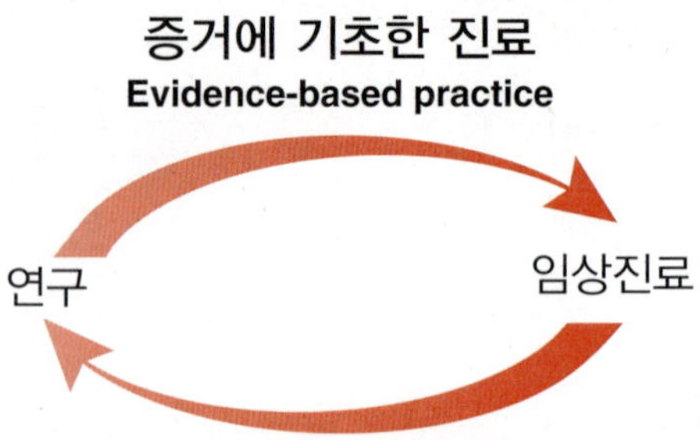

정상 균형과 손상된 균형의 신경기반	어떠한 요인이 나의 환자의 불균형의 원인이 될 것 같은가?
균형을 검사하기 위한 임상적 방법 (검사 및 측정)	나의 환자의 균형을 평가하기 위해 어떠한 전략을 사용할 수 있는가?
손상된 균형에 대한 증거에 기초한 치료	나의 환자의 균형을 치료하기 위해 어떠한 전략을 사용할 수 있는가?

그림 7.1 연구와 임상실무 사이의 상호작용

연구와 임상실무는 서로 엄청난 영향을 미치고 있다. 그림 7.1에 나타낸 것처럼, 정상 및 손상된 자세조절의 신경기반에 관한 연구는 임상의가 환자의 불균형의 원인이 될 것 같은 가능성이 있는 요인을 식별하는 데 도움이 된다. 연구는 또한 임상의가 실제로 불균형의 원인이 되고 있는 특정 요인을 평가하고 검증하기 위해 사용되는 타당하고 신뢰할 수 있는 임상적 수단을 식별하는 데 도움이 된다. 마지막으로, 연구는 임상의가 손상된 자세 및 균형 조절을 개선하기 위한 효과적인 치료전략을 식별하는 데 도움이 된다. 그러면 임상실무가 연구에 어떻게 영향을 미치는가? 그들의 진료를 통해, 임상의는 연구의 촉매 역할을 할 수 있는 충족되지 않는 욕구를 식별한다. 예를 들어, 많은 임상 측정은 다른 측정에서는 다루어지지 않은 기능의 특정 측면을 평가하는 필요성에 부응하여 임상의에 의해서 처음으로 개발되었다. 이 최초의 개발에 잇따라서 이 임상 측정의 신뢰성과 타당성을 검사하는 다양한 조사 연구가 시행되고 있다.

이 장에서는 정상적 자세조절을 위한 신경기반을 설명하는 연구에 초점을 맞추고 있다. 일반적으로 사용되고 있는 용어의 정의로 논의를 시작한다. 다음으로 균형 과제에 기여하는 운동, 감각 및 인지를 포함하는 정상적 자세조절을 위한 시스템의 틀에 대한 논의로 진행하며 환경적 측면이 어떻게 자세조절에 중요한 과정의 구성을 제약하는지를 고찰한다.

자세조절의 정의 Defining Postural Control

자세조절(Postural control)에는 안정성(stability)과 방향성의 두 가지 목적을 위해 공간에서의 신체의 위치를 조절하는 것이 포함된다. 안정성이란 무엇인가? 안정성이 방향성과는 같은 것인가 다른 것인가? **자세의 방향성**(Postural orientation)은 과제를 위한 신체분절 사이 및 신체와 환경사이의 적절한 관계를 유지하는 능력이라 정의된다(Horak & Macpherson, 1996). "자세"라는 용어는 신체의 생체역학적 정렬과 신체의 환경에 대한 방향성의 양쪽을 설명하기 위해 흔히 사용된다. 우리는 이들 개념의 양쪽을 포함시키기 위해 "자세 방향성"이라는 용어를 사용한다. 대부분의 기능적 과제를 위해서, 우리는 신체의 수직 방향성을 유지한다. **자세 안정성**은 지지기저면(base of support; BOS)과의 관계에서 질량중심(center of mass; COM)을 조절하는 능력이다. **질량중심**(COM)은 각 신체분절의 질량중심의 가중평균을 구함으로써 결정되는 총 신체질량(total body mass)의 중심에 있는 점이라 정의된다. 질량중심의 수직 투사는 **중력중심**(center of gravity: COG)으로서 정의된다. **지지기저면**(BOS)은 지지면과 접촉하는 신체의 영역으로서 정의된다. 연구자는 흔히 지지기저면에 관련된 질량중심을 조절하는 것으로서 안정성에 대해서 이야기하고 있지만, 이들은 흔히 지지기저면에 관련된 질량중심의 수직 투사인 중력중심을 조절하는 것을 의미하고 있다. 이 책에서는 흔히 "질량중심"과 "중력중심"을 같은 의미로 사용한다. 자세조절이라는 용어는 흔히 "균형"과 "평형"이라는 용어와 호환성 있게 사용된다. 이 교과서에서는 "자세", "균형", "평형"이라는 용어를 "자세조절"이라는 용어와 동의어로서 사용한다.

질량중심이 자세조절을 하는 동안에 신경계에 의해 조절되는 중용한 변수라는 증거는 무엇인가? 이 질문을 조사하는 연구는 상자 글 "확장지식 7-1"에서 볼 수 있다.

압력중심(center of pressure: COP)이란 무엇이고, 이것이 안정성에서 어떠한 역할을 하는가? 이 장의 후반부분에서 더 상세히 논의하는 것처럼, 안정성을 보장하기 위해, 신경계는 질량중심의 움직임을 조절하는 힘을 만들어낸다. 압력중심은 지지면에 가해지는 전체 힘이 분포하는 중심이다. 압력중심은 지지기저면 내에 질량중심을 유지하기 위해 질량중심 주위를 끊임없이 이동한다(Benda et al., 1994; Winter, 1990). 그러나, 질량중심이 지지면의 밖에 있는 경우, 반드시 넘어짐(낙상)이 일어난다는 것을 의미하는 것은 아니다. 예를 들어, 프로의 빙상 스케이팅 선수의 질량

확장지식 7.1

자세조절 시스템은 실제로 어떠한 조절을 하고 있는가?

대부분의 연구자는 자세조절 중에 조절되는 것은 질량중심이라고 가정하고 있으나, 질량중심은 물리적 실체(physical entity)가 아니라 모든 신체분질의 위치에 좌우되는 공간 내의 가상 점(virtual point)이기 때문에, 이것을 실험적으로 검증하는 것은 어렵다. 그 대신에, 균형을 잡고 있는 동안에 조절되는 중요한 변수는 관절의 위치 또는 특정 근육의 활성화일 수 있다. 신경계가 질량중심을 조절하고 있는 경우, 다양한 감각수용기로부터 정보를 사용해서 질량중심의 위치를 추정할 수 있어야 한다(Scholz et al., 2007). 자세조절 중에 질량중심이 신경계에 의해 조절되는 주요 변수인지 아닌지를 판단하기 위해, Scholz 등(2007)은 새로운 분석도구인, 조절되지 않은 다양체(uncontrolled manifold: UCM) 접근법을 사용하였다. 이 접근법을 사용하여, 이들의 연구자는 균형의 상실로부터 회복할 때, 실험 대상자는 외부교란 전 관절구성(joint configuration)보다는 외부교란 전 질량중심 위치를 재확립하는 경향이 있다는 것을 보여주었다. 이 조사결과는 자세조절 중에 중추신경계에 의해 조절되는 중요한 변수가 질량중심이라는 가설을 뒷받침하고 있다(Scholz et al., 2007).

중심(그림 7.2A를 참조)은 지지면을 넘어서 있는 경우가 있으나, 그럼에도 스케이팅 선수는 몸을 완전히 조절할 수 있다. 뒤에 상세히 설명하는 것처럼, 이 예는 과제와 환경을 고려함이 없이 자세조절을 완전히 정의할 수 없는 이유를 보여주고 있다.

모든 과제는 자세조절을 필요로 한다. 즉, 과제마다 방향성 요소와 안정성 요소가 있다. 그러나, 안정성과 방향성의 요건은 과제와 환경에 따라 달라진다. 몇 가지 과제는 안정성을 희생하여 적절한 방향성을 유지하는 데에 중점을 둔다. 축구에서 골을 성공적으로 막으려면 선수는 항상 계속해서 공의 방향에 맞춰져 있을 필요가 있고(그림 7.2B를 참조), 때로는 골을 막아보려고 지면에 넘어지기도 한다. 이와는 대조적으로, 그림 7.2C의 줄타기 곡예사(tightrope walker)는 넘어짐과 생명을 위협하는 부상을 방지하기 위해 어떤 일이 있어도 안정성을 유지해야 한다(즉, COM을 BOS 내에 유지해야 한다). 따라서, 자세조절

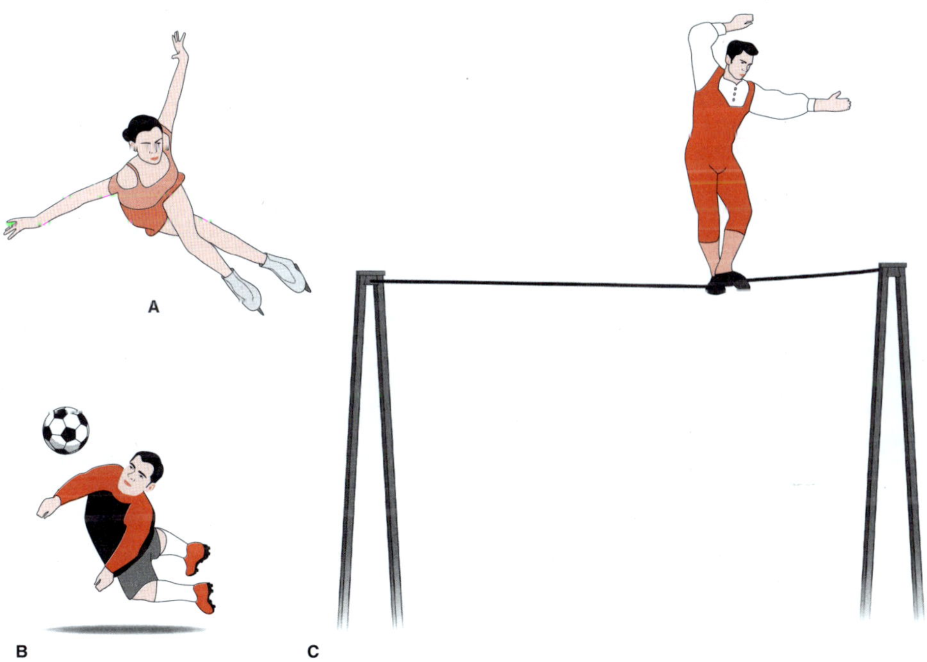

그림 7.2 안정성과 방향성 요건은 과제에 따라 달라진다. **(A)** 프로의 빙상 스케이팅 선수는 넘어지지 않고 지지기저면을 넘어서서 질량중심을 유지할 수 있다. **(B)** 안정성은 축구공을 향한 적절한 방향성을 유지하기 위해 희생된다. **(C)** 이와는 대조적으로, 줄타기는 주의 깊은 안정성의 조절을 필요로 한다.

은 대부분의 과제가 공통으로 가지는 요건이지만, 안정성과 방향성 요구는 과제마다 달라진다(Horak & Macpherson, 1996; Shumway-Cook & McCollum, 1990).

과제와 환경의 양쪽이 과제의 방향성과 안정성의 요구에 영향을 준다. 예를 들어, 벤치에 앉아서 독서를 하는 과제는 머리와 시선(gaze)을 읽을거리에 안정되게 고정하도록 유지하는 자세 방향성을 필요로 한다(그림 7.3A). 이 과제의 안정성 요건은 너그럽다. 신체가 벤치, 등받이 및 좌석과 접촉하는 것은 상당히 큰 지지기저면을 제공하기 때문에, 주된 자세조절 요건은 몸통의 질량에 관해서 머리의 지지되지 않는 질량을 조절하는 것이다. 이와는 대조적으로, 서서 책을 읽는 과제는 머리, 눈, 팔 및 책에 관해서 자세의 방향성 요건이 거의 같지만, 안정성 요건은 상당히 엄중하다(그림 7.3B). 그 이유는 2개의 발에 의해서 규정되는 훨씬 작은 지지기저면과 관련된 질량중심의 조절을 수반하기 때문이다. 마지막으로, 보행 중의 안정성을 조절하는 과제(그림 7.3C)는 입각단계의 균형 과제와는 크게 다르다(Winter et al., 1991). 보행에서, 질량중심은 발의 지지기저면 내에 머물지 않으며, 따라서, 신체는 계속적으로 불균형 상태에 있다. 넘어짐을 방지하기 위해, 휘두르는 발(유각)은 전진할 때에 중력중심의 앞쪽 및 가쪽에 놓이며, 이리하여 움직이는 지지기저면에 관해서 질량중심의 조절을 보장한다. 따라서, 이들 과제는 자세조절을 요구하지만, 특정 방향성과 안정성 요건은 과제와 환경에 따라 달라진다는 것을 알 수 있다.

자세조절을 위한 시스템의 틀

A Systems Framework for Postural Control

제1장에서 언급한 것처럼, 시스템 틀은 운동조절의 모든 측면과 마찬가지로, 자세조절이 개인과 과제 및 환경과의 상호작용으로부터 나온다는 것을 시사하고 있다(그림 7.4).

자세조절을 위한 개별 시스템

Individual Systems for Postural Control

공간에서 신체의 위치를 조절하는 능력은 그림 7.5에 나타낸 것처럼, 총칭하여 "자세조절 시스템"이라 불리는 근골격계와 신경계의 복잡한 상호작용으로부터 나온다. 근골격계 구성요소에는 관절가동범위, 척주의 유연성, 근육특성 및 연계된 신체분절 사이의 생체역학적 관계와 같은 것이 포함된다.

자세조절에 필수적인 신경 구성요소에는 (a) 몸 전체의 근육을 근육 협동작용으로 조직화하는 것을 포함하는 운동과정, (b) 개개의 감각신호(시각, 안뜰감각 및 몸감각)의 검출 및 공간 내 또는 환경에 관해서 팔다리와 신체

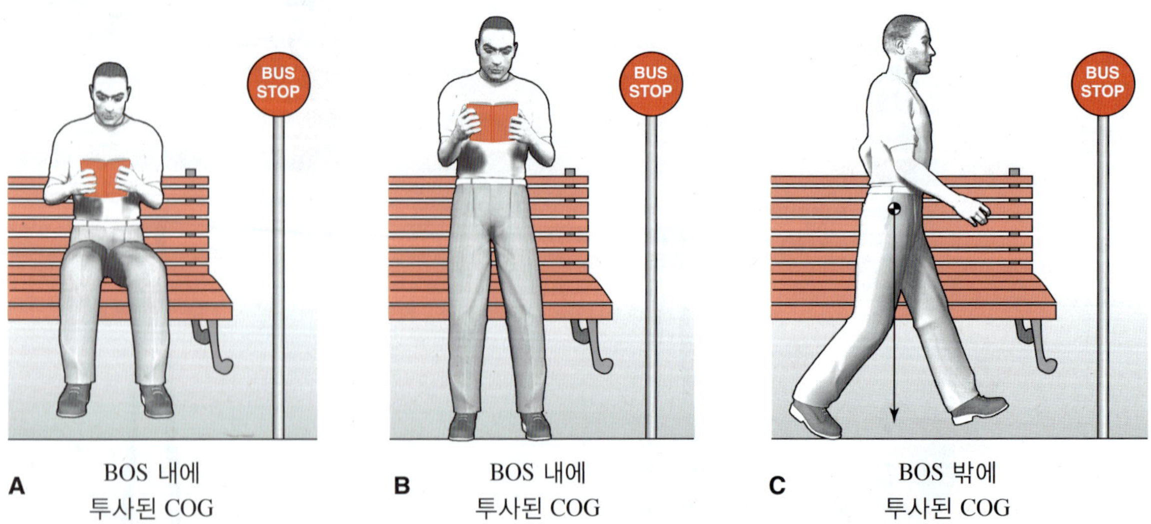

그림 7.3 **(A)** 과제와 환경의 양쪽 모두가 과제의 방향성과 안정성 요구에 영향을 미친다. 예를 들어, 벤치에 앉아서 독서를 하는 과제는 머리와 시선(gaze)을 읽을거리에 안정되게 고정하도록 유지하는 자세 방향성 요건을 필요로 한다. **(B)** 신체가 벤치, 등받이 및 좌석과 접촉하는 것은 상당히 큰 지지기저면을 제공하기 때문에, 이 과제의 안정성 요건은 너그럽다. 서서 책을 읽는 과제는 자세 방향성의 요건이 같지만, 안정성 요건은 더 엄중하다. **(C)** 보행 중 안정성을 조절하는 과제는 입각단계 동안의 균형 과제와는 매우 다르다. 그 이유는 보행 시에는 중력중심이 흔히 지지기저면 밖으로 나가기 때문이다.

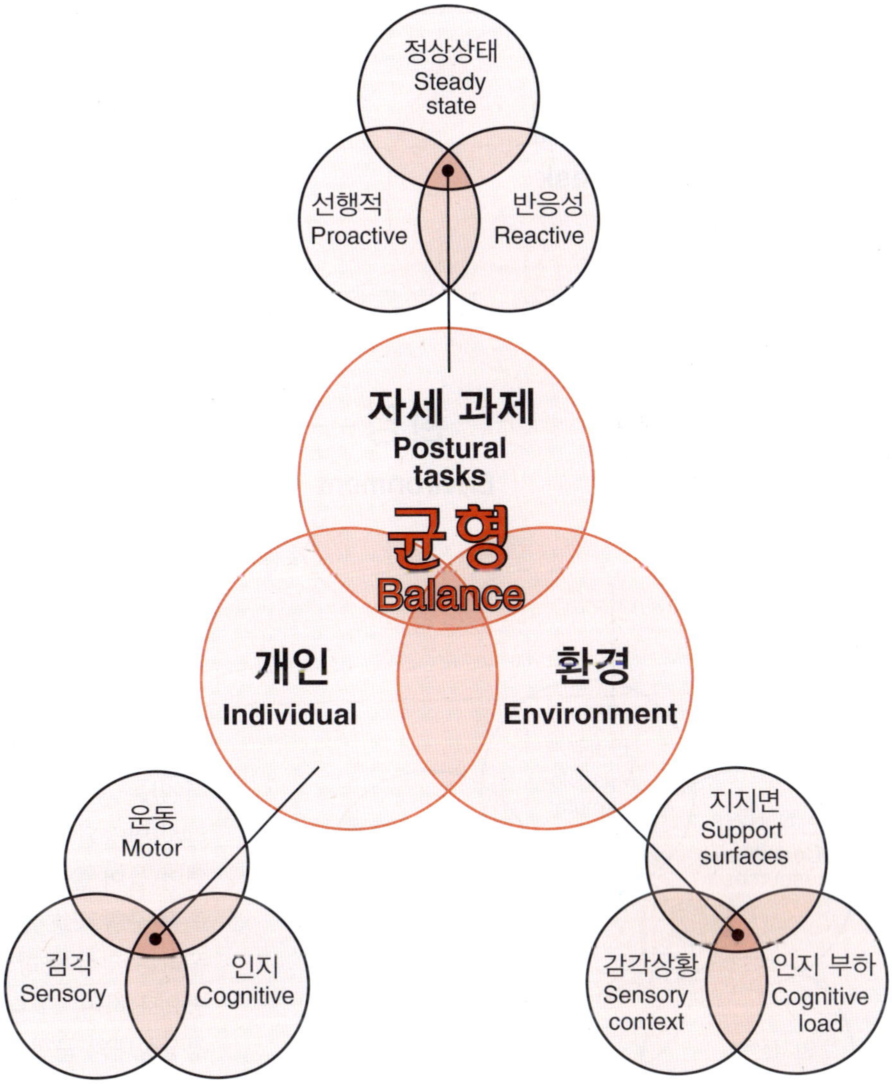

그림 7.4 균형은 그림 중앙의 3개의 원으로 나타낸 것처럼, 개인, 과제 및 환경의 상호작용으로부터 나온다. 기능적 과제에는 정상상태, 반응성, 선행적 세 가지 유형의 자세조절을 필요로 한다. 지지면의 유형, 감각적 단서 및 인지적 요구와 같은 환경적 제약도 균형조절에 영향을 준다.

의 방향성과 운동을 만들어내기 위한 이들의 통합과 조직화를 포함하는 감각과정, 그리고 (c) 감각을 행동에 지도화하고 자세조절의 예측적 및 적응적인 측면을 보장하기 위해 필수적인 전략의 양쪽을 포함하는 높은 수준의 인지과정이 포함된다(Peterka, 2018).

이 책에서 우리는 높은 수준의 신경 과정을 자세조절에 미치는 인지적 영향이라 부른다. 그러나, 여기서 사용되고 있는 것 같은 "인지적(cognitive)"이라는 용어는 반드시 의식적인 조절을 의미하는 것은 아니라는 것을 이해하는 것은 매우 중요하다. 자세조절의 높은 수준의 인지적 측면은 자세조절의 적응적이고 예측적 측면의 학습과 유지(기억)를 위한 기초이다. 적응적 자세조절에는 변화하는 과제 및 환경 요구에 대응하여 감각계와 운동계를 수정하는 것이 포함된다. 자세조절의 예측적인 측면은 이전의 운동 경험과 학습에 기초한 자세 요구에 대한 감각계와 운동계를 미리 조정한다. 자세조절에 영향을 주는 인지의 다른 측면에는 주의, 동기부여 및 의도와 같은 과정이 포함된다.

따라서, 시스템 접근법에서는 자세조절은 몸의 방향성과 안정성 양쪽을 협동적으로 조절하도록 작용하는 많은 신체 시스템 사이의 복잡한 상호작용으로부터 생긴다. 자세 시스템의 특정 구성은 기능 과제와 이것이 수행되는 환경의 양쪽에 의해 결정된다.

과제의 제약 *Task Constraints*

일상생활은 정상상태, 반응성 및 선행적 균형이라는 세 가지 유형의 균형조절을 필요로 하는 다양한 기능과제 및 활동의 수행을 특징으로 한다(그림 7.4를 참조). 정상상태의 균형은 상당히 예측 가능하고 변화가 없는 조건에서, 지지기저면에 대한 질량중심을 조절하는 능력으로서 정의

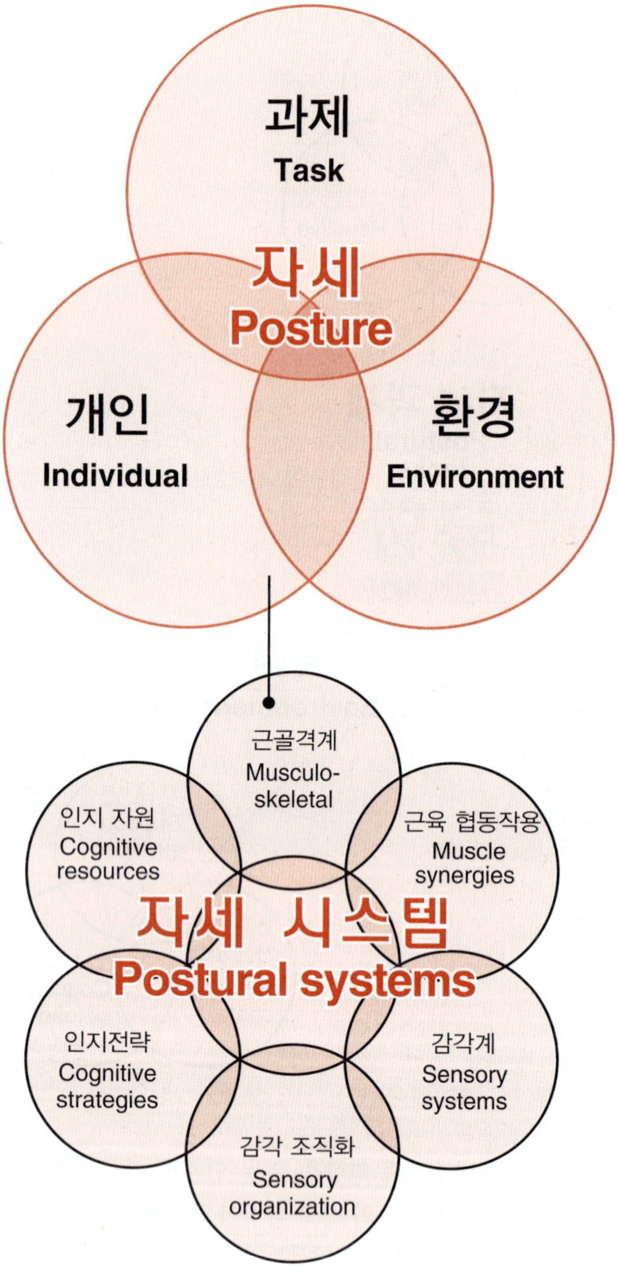

그림 7.5 연구자에 의해 조사된 자세조절의 많은 구성요소를 나타내는 개념적 모델. 자세조절은 단일 시스템에 의해 조정되는 것이 아니라 많은 시스템의 상호작용으로부터 나온다.

된다. 앉고, 조용히 서고, 일정한 속도로 걷는 것은 정상상태의 균형조절을 필요로 하는 과제의 예이다. 반응성 자세조절은 예기치 않은 외부교란 후에 안정된 자세를 회복하는 능력이다. 예를 들어, 걷다가 장애물에 발이 걸려 넘어지거나 또는 군중 속에서 부딪히는 경우, 지지기저면에 대한 질량중심의 안정된 자세를 회복하기 위해서는 다리와 몸통의 다양한 근육을 활성화시킬 필요가 있다. 균형을 회복하기 위해 적절하고 바로잡는 근력을 신속하게 만들어내어 적용할 수 없으면, 넘어짐으로 이어질 수 있다. 선행적 또는 예측적 균형은 수의적 움직임을 불안정하게 할 가능성이 있기 전에 균형조절을 위해 다리와 몸통 근육을 활성화시키는 능력이다. 예상하는 균형을 필요로 하는 두 가지 과제의 예는 식료품 봉지와 같은 무거운 물건을 들어 올리거나, 또는 경계석 위로 올라가는 것이다. 예상하는 근육활동이 늦어지거나 또는 결여될 때, 이들 과제 수행은 균형 상실과 넘어짐으로 이어질 수 있다.

반응성 균형조절은 되먹임 기전에 의존한다. 이와는 대조적으로, 선행적 균형은 주로 피드포워드 기전을 이용하고 있다. ***되먹임 조절***이란 외부교란이 있은 후 검출된 감각 오류(시각, 안뜰감각 또는 몸감각)에 반응하여 일어나는 교정 자세조절 전략을 가리킨다. ***피드포워드 조절***이란 움직이는 중의 안정성을 유지하기 위해 불안정하게 할 가능성이 있는 수의적 움직임을 예상하여 실행되는 예측적 자세조정을 가리킨다. 이 개념들을 그림 7.6에 나타냈다.

대부분의 기능과제는 어느 시점 또는 또 다른 시점에서 균형조절의 세 가지 측면 모두를 필요로 한다. 예를 들어, 서 있는 동안에 무거운 물건에 팔을 뻗으려면 팔을 뻗기에 앞서 안정된 위치를 유지하기 위한 정상상태의 균형, 팔을 뻗어 들어 올리는 동안에 안정성 상실을 방지하기 위한 예측적 균형조절, 물건이 예상한 것보다 무거워 그것을 들어 올리는 것이 균형 상실을 야기한다면, 반응성 균형조절을 필요로 하며, 그 다음에 마지막으로 과제가 완료된 후 다시 정상상태의 균형을 필요로 한다.

환경의 제약 *Environmental Constraints*

시스템의 틀은 또한 환경조건(그림 7.4를 다시 참조)이 감각계, 운동계 및 인지계가 균형을 조절하도록 구성되는 방법에 영향을 준다는 것을 인식하고 있다. 지지면의 변화는 균형을 위해 필요한 근육과 근력의 구성에 영향을 준다. 시각과 표면 상태의 차이는 감각정보가 균형조절에 사용되는 방법에 영향을 준다. 마지막으로, 일상생활에서는 많은 경우, 복수 과제를 수행할 필요가 있으며, 주의와 같은 인지계가 균형을 위해 사용되는 방법에 영향을 준다.

이 장의 나머지 부분에서는 앉아 있고 서 있는 상태에서 정상상태의, 반응성, 그리고 선행적 균형에 대한 운동의 기여를 논의한 뒤에, 이어서 이들 균형조절 측면에 대한 감각적 및 인지적 기여에 대해 논의한다. 보행 중의 균형조절과 관련된 문제는 "이동성 기능"에 대한 제Ⅲ부에서 다루어진다.

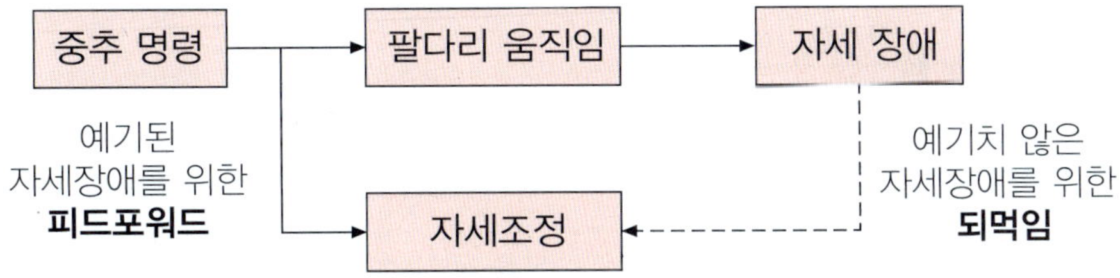

그림 7.6 자세조절의 피드포워드와 되먹임 측면

자세조절에서의 운동계 MOTOR SYSTEMS IN POSTURAL CONTROL

운동계는 방향성과 안정성을 보장하기 위해 공간에서의 신체 위치와 움직임을 조절하는 적절한 근육에서의 충분하고 협응된 근력을 생성하는 것을 보장한다. 운동계에는 높은 수준의 계획(이마엽겉질 및 운동겉질), 자세 학습(대뇌바닥핵 및 소뇌), 협응(자세근육 협동작용을 협응시키는 뇌줄기 및 척수 네트워크), 그리고 공간에서의 신체 위치를 조절하는 데 효과적인 움직임을 만들어내는 근력의 생성(운동신경세포 및 근육)에 관여하는 시스템들이 포함된다.

정상상태의 균형 Steady-State Balance

조용히 앉아 있는 자세나 조용히 서 있는 자세의 기저에 있는 안정성은 그 지지기저면(BOS)이 변화하지 않기 때문에, 흔히 "정적 균형(static balance)"이라 불리고 있다. 그러나, 이 용어는 오해의 소지가 있다. 조용히 앉아 있거나 서 있는 자세는 신체가 그 지지기저면 내에서 끊임없이 움직임에 따라 자세 흔들림이 양이 변화하는 것을 특징으로 한다. 따라서, 정상상태의 균형조절은 매우 동적이다.

많은 요인이 우리가 정상상태 안정성을 유지하는 능력에 기여하여, 지지기저면 내에서 자세의 흔들림을 유지하는 것을 보증한다. 첫째, 신체 정렬은 우리를 중심에서 벗어나게 끌어당기는 경향이 있는 중력의 영향을 최소화할 수 있다. 둘째, 근육긴장은 중력의 인력에 대응하여 신체가 무너지지 못하게 하며, 그 이유는 (a) 근육 자체 고유의 뻣뻣함과 (b) 신경의 기여로 인해서 보통 모든 근육에 존재하는 배경근육(background muscle)의 긴장이 있기 때문이다. 셋째, 자세 긴장이란 정적인 입각자세를 취하고 있는 동안의 항중력 근육의 활성화이다. 다음의 절에서는 정상상태의 안정성에 기여하는 이들 세 가지 요인을 살펴본다(Basmajian & De Luca, 1985; Kendall & McCreary, 1983; Roberts, 1979; Schenkman & Butler, 1992).

정렬 Alignment

그림 7.7A 및 B에서 보여주는 것처럼, 완벽하게 정렬된 선 자세에서는 중력의 수직선은 (a) 꼭지돌기(유양돌기), (b) 어깨관절 바로 앞의 점, (c) 엉덩관절(또는 바로 뒤), (d) 무릎관절 중심 바로 앞의 점 및 (e) 발목관절 바로 앞의 점 사이의 정중선에 오게 된다(Basmajian & De Luca, 1985). 신체 정렬을 유지하기 위해 척추근육을 활성화하는 것은 직립 입각자세로 있는 동안 자세 흔들림을 최소화하는 데 중요한 요소이다. 연구에서는 척추옆근육의 피로는 발목관절, 무릎관절, 또는 어깨관절 근육의 피로보다 더 극적인 자세조절 변화를 야기할 수 있을지 모른다(Ghamkhar & Kahlaee, 2019).

골격의 정렬(그림 7.7C)과 긴장성 근육활동도 또한 앉은 자세에서 정상상태의 균형을 유지하기 위한 중요한 측면이기도 하다(Masani et al., 2009). 그러나, 일반적으로 성장 중인 영유아, 어린이 및 성인은 앉은 자세에서 완벽하게 수직으로 정렬된 자세를 유지하는 일은 거의 없다. 그 대신에, 시상면에서 자세 정렬에 큰 차이가 있어, 척추후만 자세(kyphotic posture)가 되는 경향이 있다(Curtis et al., 2015; Rachwani et al., 2017). 그럼에도 불구하고, 서서 있거나 앉아 있을 때의 이상적인 정렬은 신체가 최소한의 내부 에너지 소비로 평형을 유지하는 것을 가능케 한다.

자세조절에 관한 검토를 계속하기 전에, 기술도구 7.1, 7.2 및 7.3에 기재되어 있는 정보를 반드시 검토하기 바란다. 이것에는 근전도(EMG)(기술도구 7-1), 운동학(기술도구 7-2) 및 운동역학(기술도구 7-3)을 포함하는 다양한 조절수준에서의 움직임 분석기법에 대한 논의를 포함되어 있다.

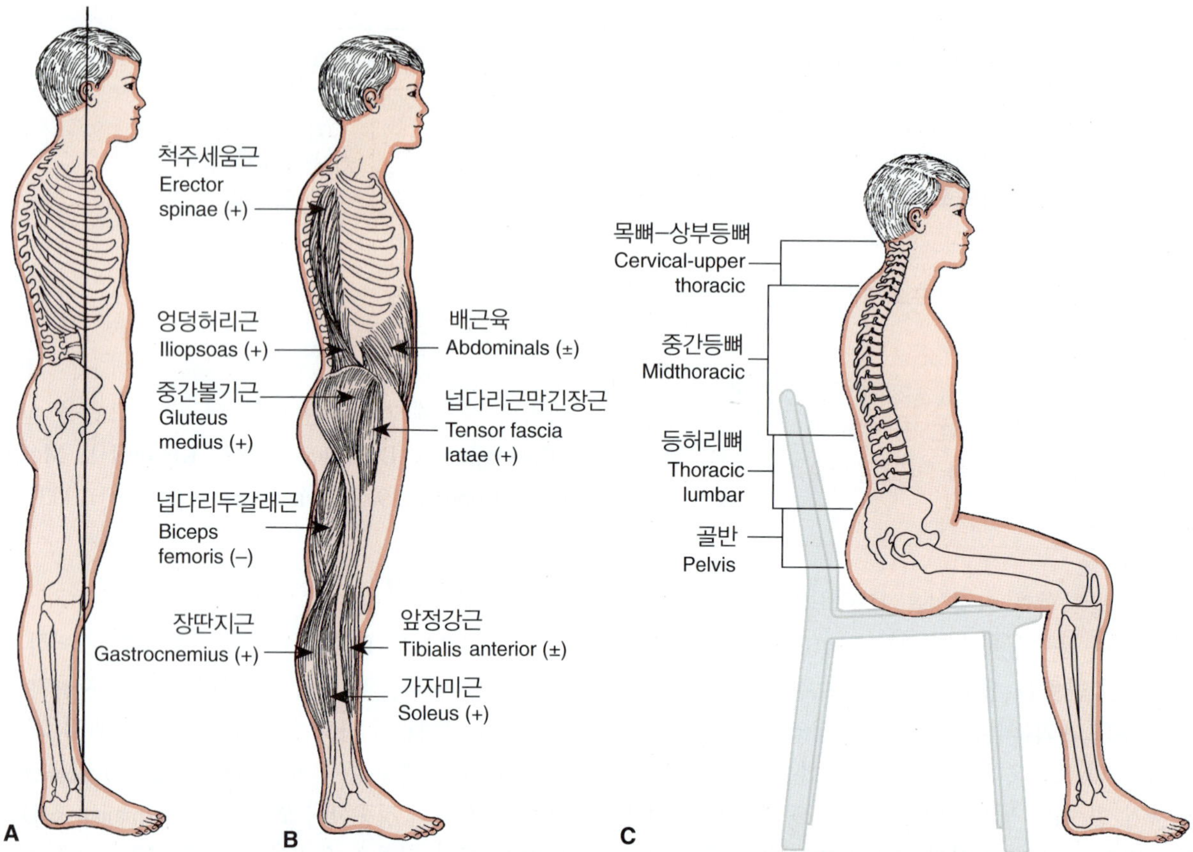

그림 7.7 **(A)** 수직 자세를 유지하기 위해 최소한의 근육의 노력을 필요로 하는 입각자세에서의 이상적인 정렬. **(B)** 정적 입각자세 조절을 하고 있는 동안에 긴장성으로 활동하는 근육들. **(C)** 목뼈–상부등뼈, 중간등뼈, 등허리뼈, 골반을 포함하는 몸통 조절의 제안된 분절을 보여주는 앉은 자세의 정렬. (Parts A와 Parts B는 Kendall FP, McCreary EK. Muscles: testing and function, 3rd ed. Baltimore, MD: Williams & Wilkins, 1983:280에서부터 변경)

기술 도구 TECHNOLOGY TOOL 7.1 근전도(Electromyography)

표면 근전도는 피부표면, 기록되는 근육의 위 또는 근육 자체에 놓인 전극을 통해서 근육의 활동을 측정하기 위해 사용되는 기법이다. 전극에서부터의 출력신호(근전도 또는 EMG)는 운동신경세포 풀(pool)에서부터 근육계의 출력을 표현한다. 이것은 (a) 운동 중에 활동하고 있는 근육의 정체성, (b) 근육수축의 타이밍과 상대강도, c) 길항적 또는 협동적 근육활동이 일어나는지의 여부에 대한 정보를 제공한다. 표면전극이 가장 흔히 사용된다. 그러나 인접하는 근육활동을 구별하기 위한 이들 전극의 능력은 별로 효과적이지 않다.

EMG 신호의 진폭은 흔히 근육에서 생성되는 긴장의 대략적인 척도로서 해석된다. 그러나, EMG 진폭 측정을 해석할 때는 주의가 필요하다. EMG 신호의 진폭에 영향을 줄 수 있는 변수에는 근육의 길이가 변화하는 속도, 피부조직 및 피하지방과 연관성이 있는 저항 그리고 전극의 위치 등 많은 것이 있다. 따라서, 일반적으로, 대상자 사이 또는 같은 대상자 내의 EMG 활동의 절대 크기를 서로 다른 날에 비교하는 것은 정확하지 않다. 서로 다른 날에 대상자 사이 또는 대상자 내의 근육의 EMG 활동의 시간적 및 공간적 패턴을 비교하기 위해 EMG 진폭 데이터를 사용하는 연구자는 일반적으로 절대 진폭 측정값을 상대 진폭 측정값으로 변환한다. 예를 들어, 반응의 진폭("적분 EMG" 또는 IEMG라 불리는 특정 시간대의 근전도 활성 곡선 아래의 면적)과 그 근육의 최대 수의수축의 진폭 사이의 비율을 알아낼 수 있다. 또는 관절에서의 작용근과 대항근에 대한 IEMG의 비율을 알아낼 수 있다. 마찬가지로, 협동근에 대한 IEMG의 비율도 알아낼 수 있다. 그 다음에 이 비율이 변화하는 과제 또는 환경조건의 함수로서 어떻게 변화하는지를 조사할 수 있다 (Gronley & Perry, 1984; Winter, 1990).

기술 도구 TECHNOLOGY TOOL 7.2 운동학적 분석(Kinematic Analysis)

운동학적 분석은 선형 전위 및 각 전위, 속도, 가속도를 포함하는 물체 움직임의 특성에 대한 설명이다. 전위 데이터(displacement data)는 보통 해부학적 경계표시 위에 놓인 표지(marker)의 위치 측정으로부터 수집되고 해부학적 좌표계(즉, 상대적 관절각도) 또는 외부 공간 기준계의 어느 것인가와 관련하여 보고된다. 신체 움직임의 운동학(kinematics)을 측정하는 데는 다양한 방법이 있다. 각도계(goniometer), 또는 전기식 전위차계(electrical potentiometer)를 관절에 부착하여, 관절 각도를 측정할 수 있다(관절각도가 변화하면 그에 비례해서 전압이 변화한다). 가속도계는 보통 신체분절의 가속과 연관성이 있는 반작용력을 측정하는 힘 변환기(force transducers)를 말한다. 신체 질량은 힘 변환기에 대항하여 가속되고, 가속도에 비례한 신호 전압을 만들어낸다. 마지막으로, 영화 촬영, 비디오 촬영, 또는 광전자 시스템을 포함하는 영상측정기법을 사용하여 신체의 움직임을 측정할 수 있다. 광전자 시스템에서는 대상 환자는 각 해부학적 경계표시 위에 특수 적외선 또는 반사성 표지를 착용할 필요가 있다. 하나 이상의 카메라가 이들 빛을 기록한다. 빛 또는 표지의 위치는 2차원 시스템에서는 x좌표 및 y좌표로 표현되고, 또는 3차원 시스템에서는 x좌표, y좌표 및 z좌표에 의해 표현된다. 이들 시스템에서부터의 출력은 분절 전위, 관절각도, 속도 또는 가속도의 변화로서 표현되고, 데이터는 공간에서의 신체 움직임을 재구성하기 위해 사용된다(Gronley & Perry, 1984; Winter, 1990).

기술 도구 TECHNOLOGY TOOL 7.3 운동역학적 분석(Kinetic Analysis)

운동역학적 분석은 내부의 힘 및 외부의 힘 양쪽 모두를 포함하는 움직임을 야기하는 힘의 분석을 말한다. 내부의 힘은 근육활동, 인대, 또는 근육과 관절에서의 마찰로부터 발생한다. 외부의 힘은 지면 또는 외부 부하로부터 발생한다. 운동역학적 분석은 움직임에 기여하는 힘을 통찰하게 한다. 힘의 측정기기 또는 힘의 변환기는 힘을 측정하는 데에 사용되고, 출력신호는 가해진 힘에 비례한다. 힘판(force plates)은 압력중심(COP) 데이터가 계산되는 발 영역 밑의 힘인, 지면반발력(ground-reaction forces)을 측정한다. "신체의 중력중심(COG)"이라는 용어는 "압력중심(COP)"과 같지 않다. 신체의 중력중심은 수직방향에서의 질량중심(COM)의 실제의 위치이다. 압력중심은 힘판 위의 수직방향의 지면반발력의 위치이며, 모든 아래로 향하는 작용력과 동등하고 그 방향은 반대이다(Gronley & Perry, 1984; Winter, 1990).

근육긴장 Muscle Tone

근육긴장이란 무엇이며, 그것이 균형을 유지하는 데에 어떻게 도움이 되는가? "근육긴장"이란 근육이 길게 늘어나는 것에 저항하는 힘, 즉 그 뻣뻣함(stiffness)을 가리킨다(Basmajian & De Luca, 1985). 근육긴장은 이완된 환자의 팔다리를 수동적으로 펴거나 굽혀서 근육에 의해 주어지는 저항의 느낌을 임상적으로 검사하는 일이 흔히 있다. 비신경성 및 신경성 기전의 양쪽이 근육긴장 또는 뻣뻣함에 기여한다.

어떤 일정한 수준의 근육긴장은 정상적이고, 의식적이며, 그리고 이완되어 있는 상태의 사람에 존재한다. 그러나, 이완된 상태에서는 EMG를 사용하여 정상적인 인간의 골격근에서 전기적 활동이 기록되지 않는다. 이것에 의해, 연구자는 근육긴장에 대한 비신경적 기여는 근섬유 내의 소량의 유리 칼슘의 결과이며, 교차결합(cross-bridges)의 낮은 수준의 연속적 재순환을 야기한다고 추론하기에 이르렀다(Hoyle, 1983).

Lakie와 Campbell(2019)의 검토에서는 근육의 점탄성 특성이 틱소트로피(thixotropy)라 불리는 근육 특성에 기여한다는 것을 보여주고 있다. 틱소트로피는 수동적이고, 내인성의, 그리고 비선형 근육의 특성이며, 작은 움직임에서는 근육의 저항이 커지고 큰 움직임에서는 저항이 작아진다. 흥미로운 것은 작은 움직임을 하는 동안의 이 근육의 저항은 움직임의 반복으로 사라지지만, 움직임이 없을 때는 재구축된다. 틱소트로피와 같은 수동적 근육 특성은 조용히 서 있을 때에 근육의 뻣뻣함을 유지하기 위해 특히 중요하다. 건강한 상태에서는 오래 지속되는 직립 입각자세는 에너지 비용이 낮고, 피로 저항성의 지근섬유(slow-twitch muscle fibers)의 활성화를 통해 조절된다(Herbison et al., 1981; Ivanenko & Gurfinkel, 2018). 그러나, 조용한 자세로 서 있으면 중력의 영향과 비활성 근섬유에 의해 제공되는 저항을 극복하기 위해 최대 이하의 활성화에서 부분적인 수의 운동단위를 통해 낮은 힘을 생성하는 것을 필요로 한다. 연구에서는 이완된 근육이 근육의 뻣뻣함에 크게 기여한다는 것을 보여주고 있다.

Lakie와 Campbell(2019)은 이완된 종아리근육이 각 발목의 총 뻣뻣함의 5%~20%까지 기여할지도 모른다고 제안하고 있다(300 N*m/rad). 근육 긴장 또는 뻣뻣함에 대한 중요한 신경의 기여도 있다. 근육긴장은 머리의 위치(긴장성 목과 안뜰반사)에 민감한 오래 지속되고 피로 저항성 근육활동이라 정의된다. 축 방향 근육조직(몸통 및 몸쪽 팔다리 분절)의 근육긴장 조절은 정적 및 동적 상태의 양쪽에서 자세를 유지한다. 몸의 하행성 뇌줄기 경로, 모노아민 작동성 하행 시스템(세로토닌 작동성, 노르아드레날린 작동성 및 도파민 작동성 경로), 그리고 심지어 변연계가 근육긴장을 조정한다(Gurfinkel et al., 2006). 운동겉질 내에는 부하와 관련된 활동 또는 움직임에 고유의 신경세포가 존재하며, 부하와 관련된 신경세포는 자세를 유지하고 있는 동안에만 탈분극하고 움직이는 동안에는 탈분극하지 않는다. 또한 그 반대의 경우도 마찬가지다(Ivanenko & Gurfinkel, 2018). 근육긴장 조절의 또 다른 측면은 근육활동을 각각 증가시키고 감소시키는 ***단축*** 및 ***연장*** 반응에 의해 조절될지도 모른다는 것이다. 흥미롭게도, 이 근육의 효과는 신장반사(stretch reflexes)에서 관찰되는 효과와 반대이다(Gurfinkel et al., 2006). 신장반사가 흔히 입각단계 자세를 유지하는 동안에 되먹임 역할을 수행한다고 추정되고 있다. 바꿔 말하면, 우리가 서 있는 동안에 발목을 앞뒤로 흔들면 발목근육은 신장되어 신장반사가 활성화된다. 이것에 의해 근육의 반사가 단축되고 그 후 앞뒤로의 흔들림이 조절된다. 그러나, 연구자들은 입각단계 중에는 발목근육에서의 척추 신장반사의 이득이 매우 낮아, 입각단계 조절에서의 신장반사 관련성에 대한 의문으로 이어진다는 것을 보여주고 있다(Gurfinkel et al., 1974).

자세의 흔들림은 중추신경계에의 동적인 감각 입력의 흐름을 유지하는 데 중요한 역할을 수행할지도 모른다(CNS; Carpenter et al., 2010). 새로운 증거는 서 있는 특정 자세상태의 조절은 다른 말초신경 기전에 의해 조정될지도 모른다는 것을 보여주고 있다. Horslen과 동료들(2013, 2018)은 균형의 위협과 연관성이 있는 과제(예: 넘어짐의 위험성을 야기하는 높은 플랫폼 위에 서 있는 것)를 하는 동안의 힘줄 수준(T반사) 및 척수 수준(H반사)에서의 가자미근의 척수신장반사를 조사하였다. 그들은 H반사의 진폭 또는 배경근육 활동이 대폭적으로 증가함이 없이 힘줄을 매개로 한 신장반사의 증폭이 있다는 것을 발견하였다. 따라서, 저자들은 근육방추 민감도의 결정적인 증가는 자세의 움직임이 제한되는 경우에 필수적인, CNS에 대한 감각관련 자세정보의 증가를 가능케 하는 적응 전략이라는 것을 제안하고 있다.

자세 긴장 *Postural Tone*

직립자세로 서 있을 때, 중력에 대항하기 위해 항중력 자세근육의 활동이 증가한다. 이것을 ***자세 긴장***이라 한다. 다양한 시스템에서부터의 감각입력은 자세 긴장에 중요하다. 척수의 뒤(감각)뿌리에 병변이 있으면 자세 긴장이 저하하며, 이것은 자세 긴장에 대한 몸감각 입력의 중요성을 보여주는 것이다. 발바닥에 대한 피부감각 입력의 활성화는 발두기 반응(placing reaction)을 야기하고, 이것은 발이 지지면을 향해서 자동적으로 펴지게 하여, 폄근의 자세 긴장이 증가한다. 머리의 방향성 변화에 의해 활성화된 몸에서부터의 몸감각 입력도 또한, 몸통과 팔다리 자세 긴장의 분포에 영향을 줄 수 있다. 이들은 "긴장성 목 반사(tonic neck reflexes)라 불려왔다(Ghez, 1991; Roberts, 1979). 시각계 및 안뜰계부터의 입력 또한 자세 긴장에 영향을 준다. 머리의 방향성 변화에 의해 활성화된, 안뜰입력은 목과 팔다리의 자세 긴장 분포를 바꾸고 "안뜰목"반사 및 "안뜰척수"반사라 불려왔다(Massion & Woollacott, 2004).

임상문헌에서는 중력에 대항하여 몸을 지지하는 주된 기전으로서 몸통근육 자세긴장의 개념에 중점을 두어왔다(Schenkman & Butler, 1989).

외부 몸통 지지를 한 젊은 성인이 좌석에 앉은 상태에서의 팔 뻗기 과제 전의 근육활동을 조사하는 연구에서는 정상상태 균형을 유지하는 동안의, 허리, 가슴 및 목의 척주옆 근육(paraspinal muscles)에 유의미한 기준치 긴장성 EMG(baseline tonic EMG) 활동이 있었다(Santamaria,

2015). 따라서, 몸통근육 활동은 좌석에 앉은 자세에서의 정상상태 균형 유지에 중요한 것처럼 생각된다. EMG 연구에서는 정적 입각자세에서 활동하고 있는 근육에 대해서 무엇을 보고하였는가?

연구자는 신체의 많은 근육이 정적인 입각자세를 취하는 동안에 긴장성으로 활동하고 있다는 것을 발견하였다(Basmajian & De Luca, 1985). 이들 근육의 몇 가지를 그림 7.6B에 나타냈고 이것에는 다음의 근육이 포함된다: (a) 중력선이 무릎과 발목의 약간 앞으로 내려감으로 인해서 가자미근과 장딴지근, (b) 신체가 뒤쪽 방향으로 흔들릴 때의 앞정강근, (c) 큰볼기근이 아닌, 중간볼기근과 넙다리근막긴장근, (d) 뒤넙다리근과 넙다리네갈래근이 아닌, 엉덩근육의 과다신장을 방지하는 엉덩허리근, (e) 중력선이 척주 앞에 오는 것에 기인해서, 몸통(배근육의 간헐적 활성화와 더불어)의 흉부 척주세움근. 연구에서는 "코어 안정성(core stability)"에 관하여 흔히 논의된, 배근육과 다른 몸통근육의 적절한 활성화가, 호흡에 의해 유발되는 신체의 움직임에 대한 자세 보상을 포함하는 효율적인 자세조절에 중요하다는 것을 시사하고 있다(Hodges et al., 2002; Mok et al., 2004).

이들의 연구는 신체 전체의 근육이 정적 입각자세 동안에 좁게 국한시킨 수직위치로 신체를 유지하기 위해 긴장성으로 활동한다는 것을 시사하고 있다. 비록 ***"정적" 자세조절***이라는 용어가 전통적으로 정적 입각 자세 또는 앉은 자세 동안의 자세조절을 설명하기 위해 사용될지도 모르지만, 실제로는 조절이 동적이라는 것을 알 수 있다. 실제로, 연구에서는 자세조절에는 지각에서부터 행동의 끊임없는 지도화(mapping)를 수반하는 능동적 감각처리가 포함되기 때문에, 자세 시스템은 신체가 공간의 어디에 있는가를 계산하고 신체가 어디로 향하고 있는가, 이 움직임을 조절하기 위해 어떠한 행동이 필요한가를 예측할 수 있다.

운동전략 *Movement Strategies*

정적 입각자세는 정말 정적인가? 또한, 자세의 흔들림과 자세의 흔들림을 조절하기 위해 사용되는 움직임은 지지기저면(BOS)에 따라서 어떻게 달라지는가? 이들 질문에 여러분 스스로가 답하기 위해서는 실습활동 7.1을 시행한다. 여러분이 알 수 있는 것처럼, 우리가 안정성 한계 내에서 질량중심(COM)을 유지하려고 시도할 때 많은 기전

실습 활동 7.1

목적: 정상상태 및 반응성 자세조절에 사용되는 운동 전략을 탐구한다.

절차: 파트너와 함께, 다음 조건에서 신체 움직임을 관찰한다.

1. 양발을 어깨너비로 벌리고 1분간 선다. 파트너의 정렬과 신체 흔들림의 정도를 관찰한다.
2. 조금씩 몸을 앞뒤로 기울여보고 그 다음에 발의 내디딤을 하지 않은 상태에서 가능한 한도로 기울여본다. 발을 내딛지 않으면 안 될 정도로 멀리 앞쪽 또는 뒤쪽으로 기울인다.
3. 발끝으로 서서 같은 것을 한다.
4. 한 벌의 스키 부츠를 신고(발목의 움직임을 제한하다) 앞뒤로 흔들어본다.
5. 이번에는 파트너가 여러분의 복장뼈(흉골)에 3개의 손가락을 놓고 처음에는 살짝, 그 다음에 더 힘을 주어 여러분을 뒤쪽으로 밀게 한다.

과제

서로 다른 조건하에서 여러분과 파트너의 균형에 대한 관찰 결과에 기초하여 다음의 질문에 대한 답을 적는다.

1. 정적인 입각자세 동안에, 여러분은 완벽하게 정지 상태로 서 있었는가, 그렇지 않으면 매우 약간 움직였는가? 어느 방향으로 자신이 가장 흔들린다고 느꼈는가? 안전하고 동시에 자립하여 서 있는 능력의 기저에 있는 것은 어떤 유형의 균형조절인가?
2. 능동적으로 흔드는 동안에, 신체의 흔들림을 조절하기 위해 사용한 움직임의 선택을 설명한다.
3. 여러분의 파트너가 살짝 미는 것에 반응할 때 사용되는 움직임 전략을 설명한다. 예기치 않은 질량중심(COM)에의 전위 후에 안정된 자세를 회복하는 능력의 기저에 있는 것은 어떠한 유형의 균형조절인가?
4. 이들의 전략이 (a) 지지기저면(BOS)의 크기, (b) 움직임의 속도, (c) 지지기저면(완전히 안쪽, 모서리 부근, 바깥쪽)과 관련이 있는 질량중심이 있는 장소, 그리고 (d) 발목의 움직임이 제한되었을 때(스키 부츠를 착용)의, 함수로서 어떻게 변화하는가를 논의한다.
5. 이들 조건에서의 몸의 흔들림을 조절하기 위해 활동적이었다고 생각되는 근육을 열거한다. (a) 약간 흔들렸을 때 균형을 유지하기 위해 어떤 근육이 작동한다고 느꼈는가? (b) 더 흔들렸을 때 어떤 근육이 작동하였는가? (c) 질량중심이 발의 지지기저면 밖으로 이동할 만큼 훨씬 앞으로 기울였을 때 어떠한 일이 일어났는가?

이 활동적으로 되기 때문에, 신경조절 과정의 관점에서부터는 "정적인" 입각자세는 정적이지 않다.

이전에는 입각 자세 중 안정성 한계가 지지기저면인, 발의 물리적 특성에 의해선만 정의되어, 상당히 정적으로 개념화되었었다. 더 최근의 연구에서는 안정성 한계는 고정된 경계가 아니라, 과제, 근력, 관절가동범위와 같은 것을 포함한 개인의 특성, 질량중심의 특성, 그리고 환경의 다양한 측면에 따라 변화한다고 시사되어 왔다. 입각 자세 조절에 대한 초기의 연구에서는 안정성 한계와 관련된 질량중심의 위치에 대한 중요성을 강조하는 경향이 있었으나, 더 최근의 연구에서는 안정성을 이해하려면 어떤 주어진 순간에서의 질량중심의 위치와 속도의 양쪽을 고려해야 한다는 것을 시사하고 있다(Pai et al., 2000). 사람이 자기의 현재의 지지기저면 내에서 안정 상태를 유지할 수 있는지, 또는 안정성을 재획득하기 위해 발을 내딛거나 또는 지지를 위한 팔 뻗기를 필요로 하는지를 결정하는 것은 단지 질량중심의 위치보다는 이들 두 변수 사이의 상호작용이다. 정상상태 균형에서 질량중심의 위치와 속도가 어떻게 상호작용을 하는가에 대한 추가적인 정보는 상자 글 확장지식 7.2를 참조하기 바란다.

안정성 한계(사람이 안정성을 달성하기 위해 지지기저면의 구성을 바꾸는 점)는 넘어짐에 대한 두려움 및 안전성의 지각과 같은 다른 지각적 및 인지적 요인에 의해서도 영향을 받는다(Pai et al., 2000). 따라서, 안정성 한계는 시스템의 생체역학에 의해서만 정의되는 것이 아니고, 지각적 및 인지적 요인도 안정성 한계와 관련하여 우리가 형성하는 내적 모델에 기여한다.

정적인 입각자세와 앉은 자세 양쪽 모두가 신체의 흔들림에 의해 특징지어지기 때문에, 근육과 자세 긴장과 연동한, 수동적인 골격의 정렬은 충분하지 않고, 오히려 정적으로 서 있거나 앉아 있을 때에도 안정성을 유지하기 위한 움직임 전략이 필요하다. 게다가, 흔들림을 조절하기 위해 필요한 움직임 전략은 또한 안정성 한계의 본질에도 좌우될 것이다. 예를 들어, 그림 7.9A에 나타낸 것처럼, 점 위에 있는 이 무용수의 안정성 한계는 매우 작기 때문에, 엉덩이에서의 최소의 흔들림과 움직임 조절을 필요로 한다. 이와는 대조적으로, 스키를 장착하고 있는 사람은 자기의 지지기저면(BOS)을 확장하여(그림 7.9B) 훨씬 큰 안정성 한계를 갖고 있기 때문에, 훨씬 멀리 기울여서 안정성을 계속해서 유지할 수 있다.

전통적으로, 인간의 입각자세와 앉은 자세 조절을 연구하는 연구자들은 신체를 하나의 단일 분절로 모델화하여 왔다. 입각자세에서는 머리, 몸통 및 다리를 하나의 단일 분절로 하여, 역진자(inverted pendulum)와 유사하게 흔들림이 발목을 중심으로 일어난다. 앉은 자세에서는 머리, 몸통 및 팔을 하나의 단일 신체분절로 간주하고 흔들림은 엉덩이 주위에서 일어난다. 이 모델에서는 흔들림은 선 자세에서는 발목관절 주위에서의 움직임에 의해 조절되고 또는 좌석에 앉은 자세에서는 엉덩관절 주위에서의 움직임에 의해 주로 조절된다.

더 최근의 연구에서는 조절이 이것보다 더 복잡하다는 것을 보여주고 있다. 정적인 입각 자세 동안에, 신체는 2개의 공존하는 조절 모드를 가진 다중연결 흔들이(multilink pendulum)(다리와 몸통)와 같이 행동한다(Creath et al., 2005). 이들 조절 모드는 흔들림 주파수가 낮을 때(<1 Hz)의 발목전략(다리와 몸통 분절 양쪽 모두가 같은 위상에서

확장지식 7.2

질량중심 전위와 속도 사이의 상호작용

질량중심의 속도와 위치의 양쪽을 포함하는 많은 요인이 입각자세에서의 신체의 안정성 한계와 관련하여 질량중심이 어떻게 조절되는가에 영향을 준다. 그림 7.8은 이러한 점을 보여주고 있다. 이 그림에서는 선 자세에서의 외부교란(perturbation)에 반응하는 질량중심(속도와 전위를 결합하는)의 세 가지 가능한 궤적이 도표에 그려져 있다. 음영 영역은 발의 내딛기(step-ping)가 필요하다고 예측되는 질량중심 상태 공간의 영역을 나타낸다. 질량중심의 초기 위치는 화살표 머리로 나타냈고 외부교란 전의 발허리(중족) 부근이다.

궤적 1에서는 질량중심의 위치와 속도의 결합된 변화는 지지기저면의 변화 없이 안정성이 회복될 만큼 충분히 작게 유지된다. 이와는 대조적으로, 궤적 2에서는 전위와 속도는 질량중심을 안정성 경계를 넘어서 이동시키기에 충분하여, 안정성 회복을 위한 발의 내딛기(step)가 필요하다. 궤적 3도 또한 질량중심 전위의 진폭이 크기 때문이 아니라, 속도가 빨라서, 결과적으로 안정성을 회복하기 위한 발의 내디딤의 필요성을 야기하기 때문에, 발의 내디딤을 필요로 한다. 궤적 2와 궤적 3의 양쪽에 대해서 질량중심의 최종 위치는 발가락의 앞에 있으며, 이것은 발의 내디딤이 일어났다는 것을 보여준다(Pai et al., 2000).

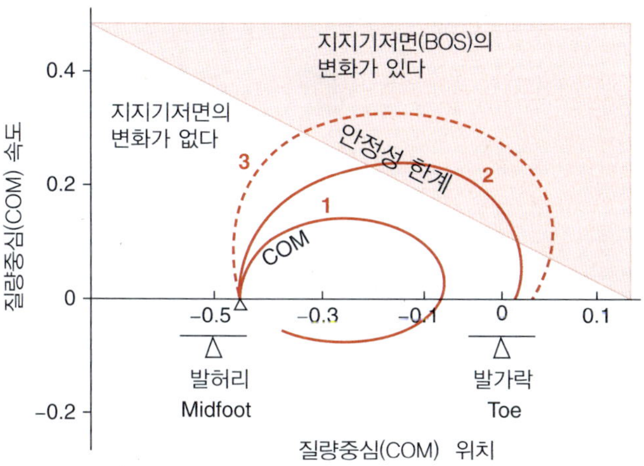

그림 7.8 질량중심 운동(y축의 속도와 x축의 전위에 의해 특징지어지는)과 외부교란 후의 안정성을 회복하기 위해 사용되는 반응의 유형 사이의 상호작용. 음영영역은 발 내디딤이 필요하다고 예측되는 질량중심 상태공간의 영역을 나타낸다. 외부교란에 반응하는 질량중심이 세 가지 가능한 궤적을 보여주고 있다. 궤적 1에서는 질량중심의 위치와 속도의 결합된 변화는 충분히 작은 상태를 유지하고 그래서 질량중심은 안정성 경계를 넘지 않는다. 따라서, 안정성은 발의 내디딤 없이 회복된다. 이와는 대조적으로, 궤적 2에서는 질량중심의 전위와 속도가 안정성 경계를 넘어서 이동시키기에 충분하여 안정성 회복을 위한 발의 내딛기가 필요하다. 이 발의 내딛기는 원래 지지기저면의 발끝을 넘어선 점에서 안정화된 궤적에 의해서 반영된다. 궤적 3도 또한 발의 내디딤을 필요로 하지만, 이것은 전위가 최초에는 비록 작지만 초기의 질량중심 속도가 빠르기 때문이다. 이 모델은 안정성의 회복을 위한 전략을 결정함에 있어서, 단지 위치가 아니라, 질량중심 속도의 중요성을 나타내고 있다(Pai YC, Maki BE, Iqbal K, et al. Thresholds for step initiation induced by support surface translation: a dynamic center of mass model provides much better prediction than a static model. J Biomech 2000;33:390, Figure 3에서부터 허가를 받아 변경).

움직인다) 또는 흔들림 주파수가 높을 때(>1 Hz)의 엉덩관절 전략(다리와 몸통분절이 다른 위상에서 움직인다)으로서 설명될 수 있다. 조건에 따라서, 중추신경계는 이들 조절 모드 사이를 앞뒤로 움직일 수 있다. 양쪽 모두가 항상 존재하지만, 감각정보와 과제조건에 따라 한쪽이 우세할지도 모른다.

Goodworth와 Peterka(2012)는 상반신과 하반신으로 분할된 분절화 모델을 가정하여, 다양한 진폭으로 회전하는 경사면에 양발을 한데 모아 서 있을 때에, 개인이 정상상태(steady-state) 선 자세를 어떻게 유지하는가를 조사하였다. 시각 및 안뜰 정보 출처가 조작되었다. 이 실험의 결과는 하반신의 조절이 감각 되먹임의 재가중치 부여

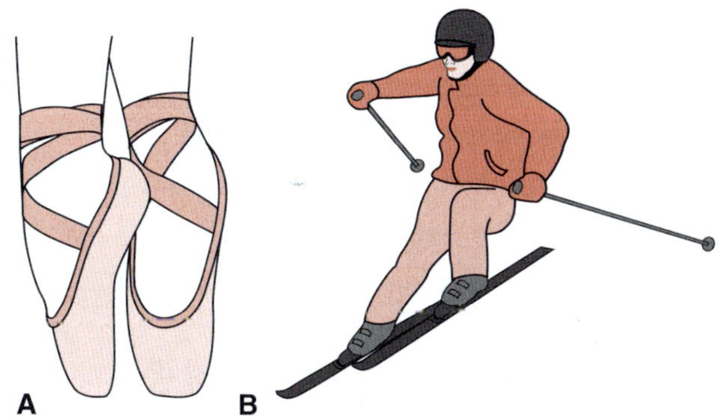

그림 7.9 안정성 한계는 과제의 함수로서 변화한다. 점 위에 서 있는 무용수(**A**)의 안정성 한계는 매우 작다. 이와 비교해서, 스키를 장착한 사람(**B**)의 안정성 한계는 상당히 크다.

(reweighting)에 의존하는 것에 반해서, 상반신 조절은 주로 근골격 기전에 의존한다는 것을 보여주었다. 이들 분절 사이 상호작용을 적절히 조절하는 것은 자세를 취하는 것의 효과적인 유지를 보증하였다. 따라서, 새로운 연구에서는 직립 자세의 조절에 대한 설명으로서, 역진자 모델에 도전하고 있다. 이 연구는 정적인 선 자세는 다차원적이어서 엉덩관절과 발목관절을 제외하고 신체의 장축을 따라가는 많은 다른 관절의 협응을 수반할지도 모른다고 결론을 내리고 있다. 운동의 변동성을 만들어내는 많은 관절이 있기 때문에, 지지기저면의 경계 내에서 신체 질량중심을 효과적으로 유지하기 위해서는 중추신경계가 이들을 협응시킬 필요가 있다(Hsu et al., 2007).

연구에서는 좌석에 앉은 자세 조절도 또한 이전에 생각한 것보다 더 복잡하다는 것을 보여주고 있다. 예를 들어, 최근의 연구에서 좌석에 앉은 자세 정렬에서, 대부분은 시상면에서, 대상자 내 및 대상자 사이의 상당한 변동성이 있다는 것을 나타내어 보여주었다. 지지되지 않은 정적인 앉은 자세 동안에, 전형적으로 발달하고 있는 사람은 흔히 척주후만 자세(kyphotic posture)를 취한다. 신경학적 기능부전이 있는 사람에서 이 동일한 척주후만 자세가 관찰된다면 흔히 좌석에 앉은 자세 조절이 불충분한 증상으로서 해석된다(Curtis et al., 2015).

게다가, 연구에서는 몸통이 하나의 단일 분절로서 조절될 수 있지만, 조절은 또한 분절 구역에서도 일어난다는 것을 입증하였다(Saavedra et al., 2012; Santamaria, 2015). 전형적으로 발달하고 있는 어린이와 젊은 성인에서는 몸통 자세조절의 기저에 있는 근육활동은 제공된 외부 지지의 장소 및 정도에 따라 달라지고, 조절의 분절구역에 대한

개념을 뒷받침하고 있다(Saavedra et al., 2012; Santamaria et al., 제출). 그림 7.7C에 나타낸 것처럼, 목뼈-상부등뼈, 중간등뼈, 등뼈-허리뼈 및 골반의 4개 분절구역이 제안되고 있다(Saavedra et al., 2012). 이 연구는 몸통이 역진자(inverted pendulum) 방식으로 단일 분절로서 조절되지 않지만 몸통의 특정 분절에 걸친 근육활동의 복잡한 협응을 필요로 한다는 개념을 지지하고 있다.

정상상태 균형에 대한 연구의 임상적 응용
Clinical Applications of Research on Steady-State Balance

분명히, 정상상태 균형은 앉아 있거나 정적으로 서 있을 때와 같은 예측 가능하고 교란되지 않은 조건 하의 공간에서의 신체 위치 및 움직임을 유지할 수 있게 하기 때문에, 하나의 기능의 종요한 요소이다. 이 연구에 기초하여, 여러분은 임상장면에서 정상상태 균형을 어떻게 평가할 것인가? 여러분은 정상상태의 균형을 평가하기 위해 환자가 어떠한 과제를 시행하도록 요구할 것인가? 버그 균형척도(Berg Balance Scale: BBS)와 같은 환자가 자립하여 앉거나 서거나 하는 능력을 조사하는 임상검사와 측정에서는 정상상태 균형을 검사하는 것이다. 검토한 연구에 기초하여, 여러분은 환자가 정적으로 앉거나 서 있을 때 어떠한 행동을 관찰할 것인가? 정상상태 균형에는 방향성(orientation)이 포함되어 있기 때문에, 몸통의 서로 다른 분절을 포함하는 신체분절의 상호간 그리고 중력과 지면에 대한 정렬을 관찰하는 것은 중요하다. 이것에는 앞뒤쪽(anteroposterior: AP) 및 안가쪽(mediolateral: ML) 정렬의 검사가 포함된다. 환자가 지지기저면 내에서의 질량중심을 유지하는 능력인, 안정성도 또한 관찰하는 것이 중요하다. 지지기저면에 관해서 질량중심이 얼마나 움직이는가(자세 흔들림)를 주목하는 것도 또한 중요하다. 정상상태 균형의 검사에 대한 추가적인 정보는 제10장에서 볼 수 있다.

반응성 균형조절 Reactive Balance Control

많은 연구실에서는 그림 7.10에 나타낸 것 같은 다양한 움직이는 플랫폼을 사용하여, 반응성 균형조절, 특히 지지면의 짧은 전위에 대응하여 안정성을 회복하기 위해 사용되는 움직임 전략의 구성을 연구하였다(Allum & Pfaltz, 1985; Diener et al., 1982; Nashner, 1976). 게다가, 시상면에서의 안정성을 회복하기 위해 사용되는 자세 움직임 전략과 연관성이 있는 "근육 협동작용(muscle synergies)"이라

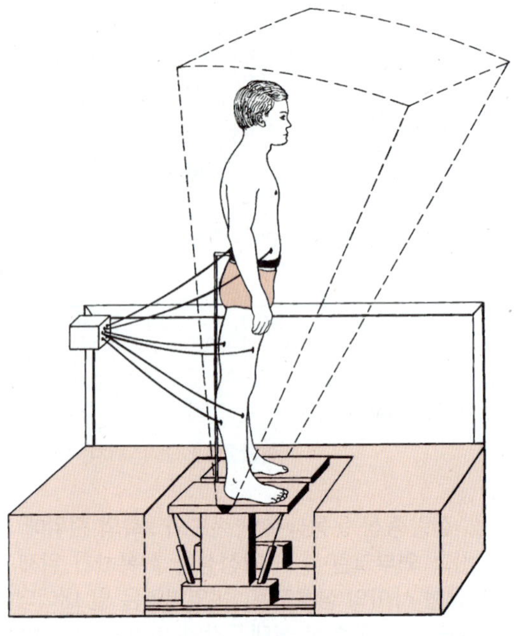

그림 7.10 자세조절 연구에 사용되는 움직이는 플랫폼 자세동요검사(posturography). (Woollacott MH, Shumway-Cook A, Nashner LM. Aging and posture control: changes in sensory organization and muscular coordination. Int J Aging Hum Dev 1986;23:108에서 변경)

불리는 근육활동의 특징적인 패턴이 설명되어 왔다(Horak & Nashner, 1986; Nashner, 1977; Nashner & Woollacott, 1979).

균형에 대한 위협에 대응하기 위해 우리는 어떠한 운동 전략을 사용하는가? 이 질문에 답하려면, 실습활동 7.2를 완료하기 바란다. 실험실 운동에서 보여주는 것처럼, 질량중심의 전위 후의 안정성을 회복하기 위해 사용되는 특정 움직임 패턴은 외부교란의 특성(예: 방향 및 크기), 근골격 기하학 및 개인 신체의 분절사이 동역학을 포함하는 생체역학적 제약(Kuo & Zajac, 1993), 그리고 환경 조건을 포함하는 많은 요인에 기초한 중추신경계에 의해 선택된다. 반응성 균형조절에 사용되는 운동 패턴은 발목관절, 엉덩관절, 발의 내디딤(step) 및 팔을 뻗어-잡기 전략으로서 설명되고 있다(그림 7.11에서 나타냈다). 그 대안으로서, 전략은 연구실험실에 따라 고정된 지지(발목관절 및 엉덩관절) 대비 지지의 변경(발 내디딤 또는 팔을 뻗어 잡기) 전략으로서 특징지어져 왔다(Maki et al., 2003). 몇몇 연구자는 일반적으로 미끄러지거나 헛디딘 후에 균형을 회복하는 동안에 별개의 전략이 관찰되지 않기 때문에 발목관절 또는 엉덩관절 전략과 같은 용어보다는 고정된 지지라는 용어를 선호하고 있다. 오히려 실험 대상자는 발목

실습 활동 7.2

목적: 입각 자세조절에 대한 감각입력의 중추조직과 적응을 조사한다.

절차: 이 실습은 파트너를 필요로 한다(안전을 위해서). 필요한 기기는 스톱워치, 18×18×3 인치의 중밀도 스펀지와 파트너 바로 옆에 어깨 높이의 벽에 수평으로 설치된 미터 자(meter stick)이다. 네 가지 조건에서, 정적인 입각 자세로 있는 20초 동안에 앞뒤 방향으로 최대 흔들림을 측정한다.

조건 1에서, 파트너는 발을 한데 모으고, 손을 허리에 대며, 눈을 뜨고 견고한 바닥(예: 리놀륨 또는 나무) 위에 서야 한다. 앞뒤 방향으로 어깨의 최대 전위(displacement)를 기록한다.
조건 2에서는 앞에서 언급한 것처럼 서지만, 눈을 감는다. 전위를 기록한다.
조건 3에서는 실험 대상자는 폼(foam) 위에 발을 모아서 서고, 눈을 뜬다. 전위를 기록한다.

조건 4에서는 눈을 감고 스펀지 위에 선다. 이 조건에서는 균형상실의 위험성이 증가한다. 따라서 파트너 가까이에 서서 파트너를 잘 지켜야 한다. 전위를 기록한다.

과제

1. 각 조건에 대해서, 자세조절에 이용 가능한 감각 단서의 리스트를 작성한다. 모든 조건에 걸쳐서, 전위 측정치를 사용하여 흔들림을 비교한다.
2. 이용 가능한 감각 단서의 함수로서 흔들림이 어떻게 변화하는가?
3. 여러분의 결과는 그림 7.16에 있는 Woollacott 등(1986)의 결과(조건 1, 2, 4 및 5)와 어떻게 비교하는가?

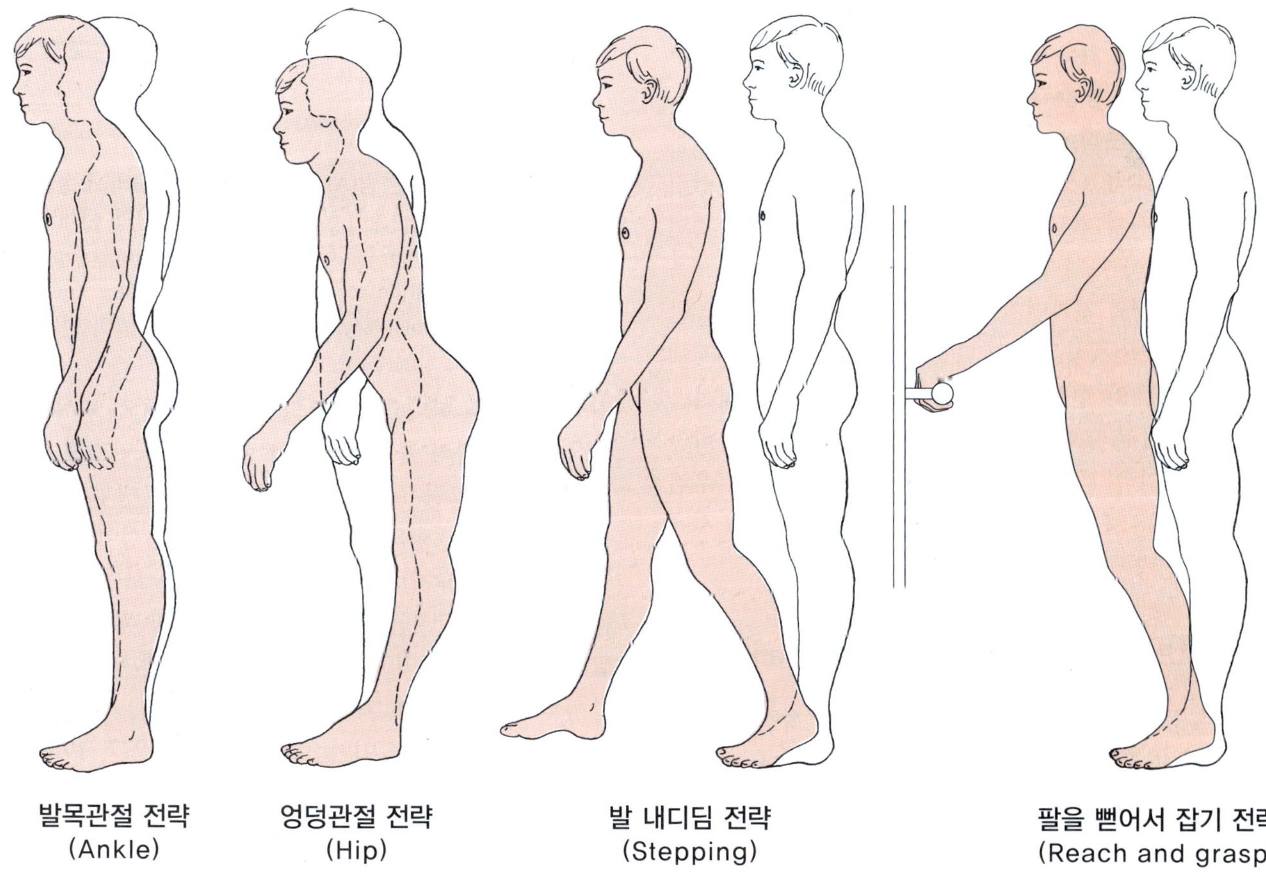

그림 7.11 균형에 대한 위협 후에 안정성을 회복할 때, 정상적인 성인이 사용하는 네 가지 자세의 움직임 전략: 발목관절 전략, 엉덩관절 전략, 발 내디딤 전략, 팔뻗기 전략(Shumway-Cook A, Horak F. Vestibular rehabilitation: an exercise approach to managing symptoms of vestibular dysfunction. Semin Hearing 1989;10:199에서 변경)

에서부터 엉덩관절에 이르기까지의 연속된 움직임을 나타낸다. 게다가, 정적인 입각자세에 대해 앞에서 보여준 것처럼, 이들 두 가지 양식은 감각 및 과제 조건에 따라 한쪽이 우위를 차지하면서, 두 가지 모두가 자세조절에 존재할지도 모른다. 일부 저자는 또한 동적인 균형에 도전하는 동안의 팔과 몸통의 움직임도 또한 균형 유지에 중요하다는 것을 제안하고 있다(Kim et al., 2018). 자세 균형을 유지 또는 회복하기 위한 상반신의 움직임을 사용하는 것은 좁은 들보(beams) 위를 걷은 것 같은 어려운 보행 과제에서 더 일반적이기 때문에, 이들 상반신의 전략에 대해서는 제13장에서 추가로 설명될 것이다.

Nashner와 동료들에 의한 초기의 자세조절 연구는 (Horak & Nashner, 1986; Nashner, 1977; Nashner et al., 1979; Nashner & Woollacott, 1979) 균형을 위한 움직임 전략의 기저에 있는 근육 패턴을 탐구하였다. 신경학적으로 손상이 없는 젊은 성인에서의 자세조절 연구의 결과는 신경계가 비록 연관성은 있지만, 독립적인 근육을 "근육 협동작용"이라 불리는 단위로 조합한다는 것을 시사하고 있다. 협동작용은 하나의 단위로서 함께 작용하도록 제약되는 근육집단의 기능적 결합이라 정의된다. 이것은 중추신경계에 대한 조절 요구를 단순화한다.

반응성 균형조절에 중요한 움직임 전략의 기저에 있는 몇 가지의 근육 협동작용은 무엇인가? 과학자는 이들 신경근육 반응이 신경 프로그램(즉, 협동작용)으로 인한 것인지, 또는 이들이 기계적으로 결합된 관절에서의 개별 근육의 독립적 신장의 결과인지를 어떻게 아는 것일까? AP 안정성 대비 ML 안정성을 위한 다양한 유형의 전략과 기저에 있는 근육반응의 협동작용이 있는가? 다음의 절에서는 AP, ML 그리고 또한 동작의 다중방향 평면을 포함하는 다양한 방향의 안정화에 사용되는 전략을 검토한다. 우리는 앉은 자세는 물론 선 자세 안정성을 회복하기 위해 사용되는 운동 전략에 대한 연구를 검토한다.

앞뒤쪽(AP) 안정성 *Anteroposterior (AP) Stability*

실습활동 7-1에서 알아낸 것처럼, 건강한 성인의 선 자세와 앉은 자세 양쪽에서, 대부분의 흔들림은 AP 방향으로 일어난다. 이것이 연구자들이 AP 안정성을 조절하기 위한 자세 회복과 근육활동 패턴의 움직임 전략을 연구한 이유이다.

발목관절 전략. 발목관절 전략 및 그와 관련된 근육 협동작용은 식별되어야 할 직립의 흔들림을 조절하기 위한 최초의 패턴의 하나였다. 발목관절 전략은 주로 발목관절을 중심으로 한 몸의 움직임을 통해 질량중심을 안정성 위치로 회복시킨다. 그림 7.12A는 플랫폼을 뒤쪽 방향으로 이동시킬 때의 앞쪽방향의 균형상실 교정과 연관성이 있는 전형적인 협동적 근육활동과 신체의 움직임을 보여주고 있다. 근육활동은 장딴지근에서의 외부교란 시작 후 약 90~100밀리초 후에 시작되고, 20~30밀리초 후에 뒤넙다리근의 활성화가 뒤따르며, 마지막으로 척주옆근육(paraspinal muscles)의 활성화로 이어진다(Nashner, 1977, 1989).

장딴지근이 활성화되면 신체의 앞쪽으로의 움직임을 감속시키고, 이어서 역전시키는 발바닥쪽굽힘 토크(plantarflexion torque)가 생성된다. 뒤넙다리근 및 척주옆근육의 활성화는 엉덩관절과 무릎관절을 연장된 위치로 유지한다. 뒤넙다리근 및 척주옆근육의 협동적 활성화가 없으면, 몸쪽 신체분절에 미치는 장딴지근의 발목관절 토크의

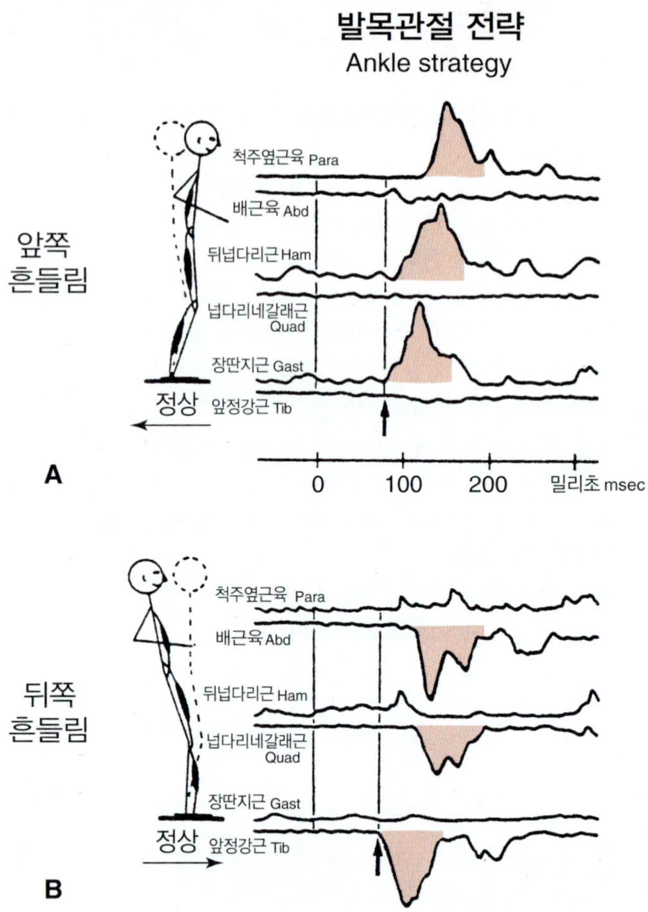

그림 7.12 앞쪽 흔들림(A) 및 뒤쪽 흔들림(B)의 조절을 위한 발목관절 전략과 연관성이 있는 근육 협동작용과 신체의 움직임(Horak F, Nashner L. Central programming of postural movements: adaptation to altered support surface configurations. J Neurophysiol 1986;55:1372.에서 허가를 받아 전재).

확장지식 7.3

신경근육 협동작용 대비 개별 관절 조절: 그 증거는 무엇인가?

과학자들은 발목관절, 무릎 및 엉덩관절의 근육이 각 개별 관절의 스트레칭에 반응하여 활성화되는 대신에, 신경근육 협동작용의 일부라는 것을 어떻게 알고 있는가? 자세조절에서의 첫 실험의 일부는(Nashner, 1977; Nashner & Woollacott, 1979) 근육의 협동적 조직화에 대한 몇 가지의 증거를 제공한다.

이들의 초기 실험에서는 플랫폼을 발가락 올림 방향 또는 발가락 내림 방향으로 회전시켰다. 발가락 올림 회전에서, 플랫폼의 움직임은 장딴지근의 스트레칭과 발목의 등쪽굽힘을 제공하지만, 이들의 입력은 기계적으로 연결된 무릎과 엉덩관절의 움직임과는 연관성이 없다. 발가락을 올린 플랫폼 회전에 대응하여 일어나는 신경근육 반응에는 발목관절에서만 움직임이 일어난다는 사실에도 불구하고, 발목관절, 무릎, 엉덩관절에서의 근육 활성화가 포함된다. 이들 실험으로부터의 증거는 신장된 발목근육과 같은 쪽 몸의 무릎 및 엉덩근육을 포함하는 신경적으로 프로그램화된 근육 협동작용(Nashner, 1976, 1977; Nashner & Woollacott, 1979)에 대한 가설을 뒷받침한다.

회전에 대한 이들 반응은 불안정하기 때문에, 균형을 재획득하기 위해, 신체의 반대쪽 근육이 활성화된다. 이들 반응은 시각과 안뜰 입력에 반응하여 활성화된다고 가정되어 있고(Allum & Pfalz, 1985), 때로는 M1반응, 즉 단시냅스성 신장반사, 그리고 M2 반응이라 불려온 긴 대기시간(longer-latency) 신장반응과는 대조적으로 M3 반응이라 불리고 있다(Diener et al., 1982).

간접적인 영향은 다리와 관련하여 몸통 질량의 앞쪽 움직임을 야기할 것이다.

그림 7.12B는 뒤쪽 불안정성에 대응하여 안정성을 재확립할 때 사용되는 협동적 근육활동과 신체 움직임을 보여주고 있다. 근육활동은 먼쪽 근육인, 앞정강근에서 시작되고, 넙다리네갈래근과 배근육의 활성화가 뒤따른다. 과학자들은 발목관절, 무릎관절 및 엉덩관절의 근육이 각 개별 관절의 스트레칭에 반응하여 활성화되는 대신에, 신경근육 협동작용의 일부라는 것을 어떻게 알고 있는가? 이 질문에 대한 답은 상자 글 확장지식 7.3에서 볼 수 있다.

앞에서 설명한 움직임 전략은 평형에 대한 외부교란이 작고 지지면이 견고한 상황에서 가장 일반적으로 사용된다고 생각된다. 발목관절 전략의 사용에는 발목의 온전한 가동범위와 근력을 필요로 한다. 균형에 대한 외부교란이 크거나 또는 발목관절의 근육을 사용하여 근력을 만들어 낼 수 없는 상황에 있다면 어떠한 일이 일어날까?

엉덩관절 전략. 과학자들은 신체 흔들림을 조절하기 위한 또 다른 제자리 전략(in place strategy)인, 엉덩관절 움직임 전략을 식별하였다(Horak & Nashner, 1986). 이 전략은 발목의 역위상 회전(antiphase rotations)을 수반하는 엉덩관절에서의 크고 빠른 움직임을 만들어냄으로써 질량중심의 움직임을 조절한다.

그림 7.13A는 엉덩관절 전략과 연관성이 있는 전형적인 협동적 근육활동을 나타내고 있다. 플랫폼이 뒤쪽 방향으로 움직이면 대상자는 다시 앞쪽으로 흔들리게 된다. 그림 7.13A에 나타낸 것처럼, 대상자가 좁은 들보(beam) 위에 서 있을 때에 앞쪽으로의 흔들림에 전형적으로 반응하는 근육은 평탄한 지면에 서 있을 때에 앞쪽으로의 흔들림에 반응하여 활성화되는 근육과는 다르다. 근육활동은 복부근육에 외부교란이 발생한 후 약 90~100 밀리초에서 시작되고, 이어서 넙다리네갈래근의 활성화가 일어난다. 그림 7.13B는 엉덩관절 전략과 연관성이 있는 근육 패턴과 신체의 움직임을 나타내고, 뒤쪽으로의 흔들림을 수정하고 있다.

Horak과 Nashner(1986)는 엉덩관절 전략이 더 크고, 더 빠른 외부교란에 반응하여 평형을 회복하기 위해서, 또는 지지면이 발에 적합하거나 발보다 작을 때 – 예를 들어, 들보 위에 서 있을 때에 사용된다는 것을 제안하고 있다. 앞에서 언급한 것처럼, 연구자들은 각 개인이 증가하는 진폭과 속도의 외부교란에 반응할 때에 순수한 발목에서부터 발목관절에 엉덩관절을 더한 것에 이르기까지의 움직임 전략의 연속체가 존재한다는 것에 주목하였다. 중추신경계는 또한 사람들이 서 있는 조건에 따라 서로 다른 조절전략을 선택할지도 모른다. 예를 들어, 건강한 사람이 난간을 잡고 서 있는 경우, 발목의 조절전략과 비교하여 손목 수준에서 지배적인 소설이 있다(Blenkinsop et al., 2017).

지지를 변경하는 전략. 고정된 지지 전략(fixed-support strategies)(발목관절과 엉덩관절)에 더하여, 균형 회복은 또한 "지지를 변경하는" 전략("change-in-support" strategies)을 사용하여 달성된다. 이들에는 발을 한걸음 내딛거나 또는 지지할 물체에 팔을 뻗어서 잡는 것에 의해, 팔다리를 신속하게 움직여 지지기저면(BOS)을 변경시키는 것이 포함된다. 발의 내디딤 전략(step strategy)은 내려가는 질량중심을 재조정하지만, 팔을 뻗어 잡기 전략은 팔을 사용하여

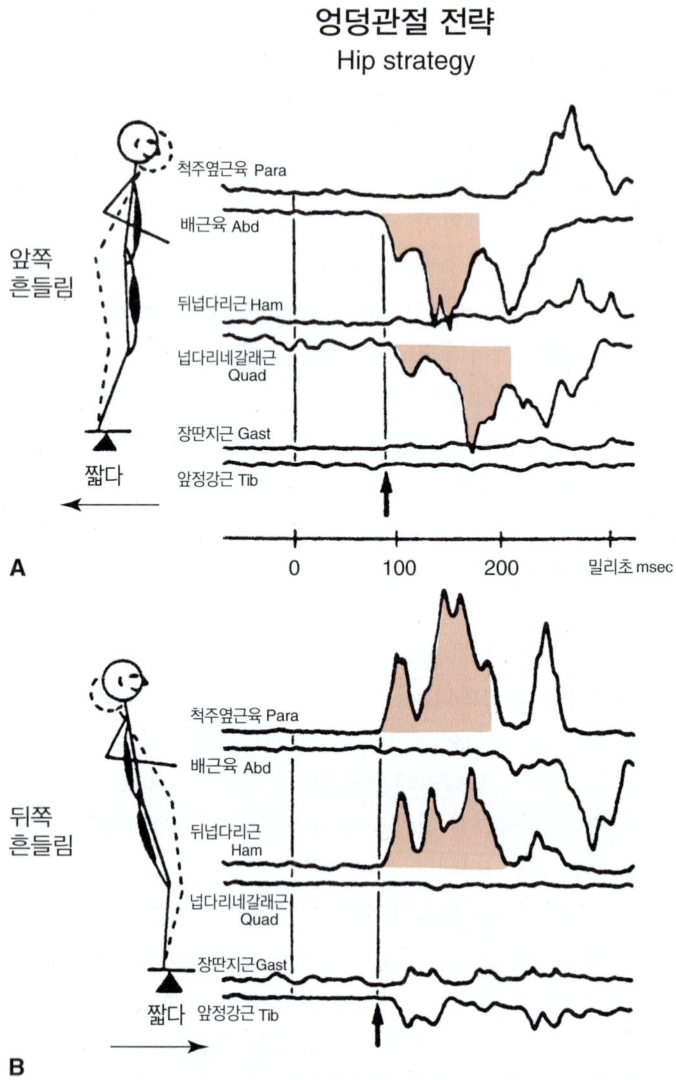

그림 7.13 앞쪽 흔들림(**A**)과 뒤쪽 흔들림(**B**)의 조절을 위한 엉덩관절 전략과 연관성이 있는 근육 협동작용과 신체 움직임. (Horak F, Nashner L. Central programming of postural movements: adaptation to altered support surface configurations. J Neurophysiol 1986;55:1372에서 허가를 받아 전재)

지지기저면을 확장하는 것에 의존한다(그림 7.11 참조). 처음에, 연구자들은 질량중심을 지지기저면 밖으로 이동시킨 큰 외부교란에 대한 반응처럼, 고정된 지지 전략이 안정성을 회복시키기에 부적합하였을 때에 "지지를 변경하는" 전략이 사용된다고 믿었다(Horak, 1991; Nashner, 1989; Shumway-Cook & Horak, 1989). 더 최근의 연구에서는 질량중심이 지지기저면 내에 잘 있는 경우에도 많은 조건에서, 발의 내딛기와 팔을 뻗어 잡기가 일어난다는 것을 알게 되었다(Brown et al., 1999; Maki et al., 2003; McIlroy & Maki, 1993). 지지를 변경하는 전략의 조절은 고정된 지지 전략보다 더 복잡하다고 생각되며, 그 이유는 균형을 방해하는 특성과 주위환경 제약의 양쪽에 적합해야 하는(예를 들어, 발의 내디딤을 가능케 하는 가로막는 것이 없는 공간의 존재 및 팔을 뻗어 잡아서 지지하기 위한 손잡이가 존재하는 것) 복잡한 팔다리의 움직임이 필요하기 때문이다(Maki et al., 2003).

지지를 변경하는 균형반응은 유사한 수의적인 팔다리의 움직임(예: 수의적인 발의 내디딤 또는 팔 뻗기)과 같은가? 또는 다른가? 연구에서는 타이밍이 수의적 움직임과 균형반응 사이의 중요한 차이라는 것을 시사하고 있다. 발의 내디딤과 팔을 뻗어 잡기의 양쪽을 포함하는 지지를 변경하는 균형반응은 유사한 수의적 움직임을 수행하는 데에 걸리는 시간의 절반으로 시작되고 완료된다. 또 다른 중요한 차이점은 수의적인 팔다리 움직임이 사전에 계획될 수 있다는 것이다. 이와는 대조적으로, 보상적 지지를 변경하는 전략의 방향, 진폭 및 속도는 예측할 수 없는 신체 움직임에 대응하여 프로그램을 만들어야 한다(Gage et al., 2007; Maki et al., 2003).

마지막으로, 수의적인 발의 내딛기(stepping)는 유각(swing limb)을 들어올리기 전에 질량중심을 입각(stance limb)을 향해서 이동시키는 ML 예측성 자세조정(anticipatory postural adjustment: APA)이 항상 선행하고, 이리하여 지지되지 않은 쪽으로의 균형상실을 회피하고 있다. APA는 또한 보상적 발의 내디딤에 선행하고 있는 것일까? 보상적 발의 내디딤 반응에 앞서 APA의 존재와 관련된 모순되는 증거가 있으며, 일부 연구자는 APA의 존재를 보고하고 있으나(Brauer et al., 2002), 한편 다른 연구자는 APA의 존재는 과제조건에 좌우된다고 보고하고 있다. 예를 들어, 새로운 외부교란에 뒤이어서, APA는 없어지거나 또는 심하게 축소되어, 결과적으로 유각(swing limb)이 바닥과 접촉한 후에 대응해야 할 가쪽 불안정성의 빈도가 증가하게 된다(McIlroy & Maki, 1999; Maki et al., 2003).

안가쪽(ML) 및 다방면 안정성
Mediolateral (ML) and Multidirectional Stability

자세반응 전략에 관한 초기의 연구에서는 AP방향의 안정성에 대해서만 탐구하였다. 더 최근의 연구에서는 ML 또는 다른 방향의 안정성을 회복하기 위해 대체전략이 사용된다는 것을 밝혔다. 이것은 신체분절과 근육의 정렬이 안정성을 회복하기 위해 서로 다른 관절 및 서로 다른 방향의 근력의 활성화를 필요로 하기 때문이다. 예를 들어, 다리에서는 발목관절 및 무릎관절에서 ML방향 운동 가능성은 거의 없다. 따라서, 엉덩관절은 ML 방향의 안정성을 회복할 때에 수반되는 주된 관절이다.

많은 연구자들(Day 등, 1993; Kapteyn, 1973; Rozendal., 1986; Winter 등, 1996)은 AP 자세조절과는 대조적으로, ML 균형조절은 발목관절보다는 오히려 엉덩관절 및 몸통에서 주로 일어난다고 제안하였다. 그들은 신체의 주요 ML 운동은 골반에서의 가쪽 운동이며, 이것은 한쪽 다리의 모음(내전, adduction) 및 다른 쪽 다리의 벌림(외전, abduction)을 필요로 한다고 언급하고 있다. 입각자세 폭이 좁으면, 발목관절에서의 움직임도 있다. 그러나, 이것은 최소한이고 입각의 폭은 8㎝보다 넓다(Day et al., 1993).

연구자들은 단지 AP 또는 ML 방향만이 아니라, 복수 방향의 불안정성에 대응하는 근육활동 패턴을 탐구하기 시작하였다. Henry 등(1998)은 서 있는 인간의 12개의 서로 다른 방향의 플랫폼 외부교란에 대한 반응을 조사하였다(그림 7.14A 참조). 근전도는 다리근육 및 몸통근육에서부터 기록되었다. 다음으로 근육반응의 타이밍 및 진폭은 플랫폼 움직임의 방향과 관련되어 있었다. 그림 7.14B 및 C에 나타낸 것처럼, 근육은 3개 방향 중의 한 방향의 움직임에 반응하는 경향이 있었다. 2개의 근육(넙다리곧은근 및 근막긴장근)은 가쪽 외부교란에 반응하여 가장 활동적으로 되는 경향이 있었다(그림 7.14B 참조). 다리와 몸통 양쪽의 나머지 근육은 대각선 외부교란에 반응하여 최대한으로 활동적으로 되는 경향이 있었다(그림 7.14C 참조). 이 연구결과는 30~60°의 대각선상에서 토크 생성을 위한 최적의 견인선(line of pull)을 가진 앞정강근과 같은 근육에 대해서 놀라운 일은 아니지만 한편, 몸통과 다리의 굽힘근 및 폄근의 양쪽이 이 패턴을 나타낸다는 것은 놀라운 일이며, 이들은 시상면 운동에 크게 관여하기 때문이다(Henry et al., 1998).

요약하면, 다방향 자세조절을 조사하는 이 연구는 AP 또는 ML 방향이 불안정성으로부터 회복하기 위해 사용되는 고정된 지지의 협동작용의 특성에 대한 이해를 바꾸고 있다. 초기의 연구는 특정의 근육군이 단일 평면(예를 들어, AP 또는 ML의 어느 것인가)에서의 불안정성에 주로 반응하는 개별적인 협동작용에 조합되었다는 것이 시사되고 있었다. Henry 등(1998)에 의한 연구는 다리근육과 몸통근육은 대각선 방향 또는 ML 방향에서 지배적으로 활동하는 3개의 주요 협동작용으로 집단화되는 것처럼 생각된다는 것을 시사하고 있다. 이것은 신경조절 및 생체역학적 이유의 양쪽의 결과일 수 있다. 근육 협동작용 개념이 어떻게 진화되는가에 대한 더 상세한 정보는 상자 글 확장 지식 7.4를 참조하기 바란다.

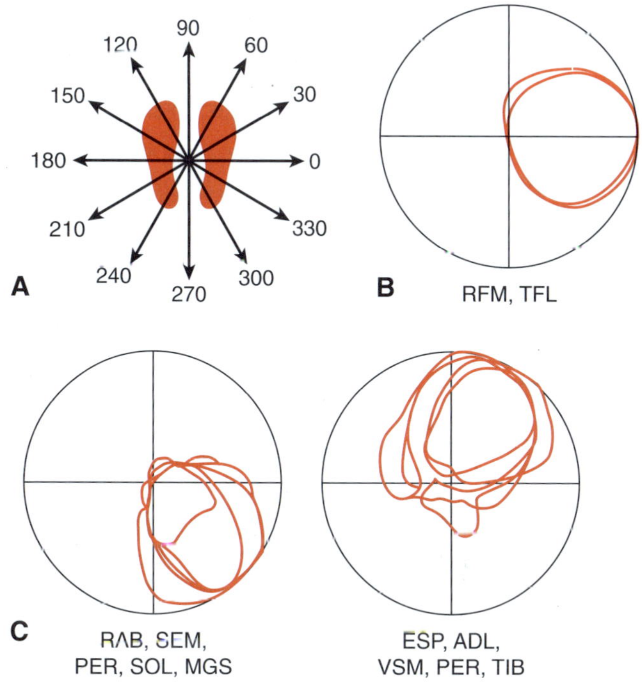

그림 7.14 다방향의 외부교란에 대응하는 근육 활성화 패턴. **(A)** 다방향의 불안정성을 조사하기 위해 사용된 12개 방향의 플랫폼 움직임. **(B)** 2개의 근육(넙다리곧은근[RFM] 및 넙다리근막긴장근[TFL])이 외부교란의 서로 다른 방향에 관하여 근육 활성화를 나타내는 가쪽 외부교란(2개의 원을 배치하여 나타냈다)에 반응하여 활성화된다(원으로 표시). **(C)** 다리와 몸통의 나머지 근육(원으로 표시)은 대각선 외부교란에 반응하여 활성화되었다. 그림의 오른쪽은 뒤쪽 대각선 외부교란에 반응하여 활성화된 근육을 나타낸다. 그림 왼쪽은 앞쪽 대각선 외부교란에 반응하여 활성화된 근육을 나타낸다.
RAB: 오른쪽 배근육, SEM: 반막모양근, PER: 긴종아리근, SOL: 가자미근, MGS: 안쪽장딴지근, ESP: 척주세움근, TIB: 앞정강근, VEM: 안쪽넓은근, ADL: 긴모음근.
(Henry SM, Fung J, Horak FB. EMG responses to maintain stance during multidirectional surface translations. J Neurophysiol 1998;80:1943–1944, Figures 3 and 4에서 변경).

근육 협동작용의 개선과 조율

Refining and Tuning Muscle Synergies

앞에서 논의된 연구가 보여주는 것처럼, 자세의 협동작용은 고정되고, 정형적인 반응이 아니라 과제와 환경에서의 변화하는 요구에 대응하여 개선되고 조율된다. 과제 요구에 대응하여 움직임을 개선하고 조정하는 이 과정은 흔히 적응이라 불린다. 몇 가지 연구에서는 개인이 어떻게 변화하는 과제와 환경조건에 움직임 전략을 적응시키는가를 조사하였다. 이들의 연구는 신경 병리가 없는 실험대상자

확장지식 7.4

협동작용의 신경조절에서의 새로운 개념

최근 연구에서는 자세를 조절하기 위해 사용되는 근육의 협동작용은 별개의 실체라는 초기의 견해(Horak & Nashner, 1986)에 이의를 제기하기 시작하였다. Runge와 동료들은 서서히 증가하는 플랫폼 외부교란의 속도에 대응하는 근육활동을 조사하였다. 그 결과, 발목관절과 엉덩관절 전략은 분명하게 그리고 따로따로 조절되는 것이 아니라 더 연속적인 방식으로 혼합되는 경향이 있다는 것을 보여주었다. 실험대상자는 주로 낮은 속도의 발목에서의 힘을 사용하는 것에서부터 높은 속도를 위한 주로 엉덩관절에서의 힘을 사용하는 것으로 단순히 옮겨가지는 않았다. 그 대신에, 그들은 발목에 가해진 힘을 계속해서 증가시키고, 그 다음에 엉덩관절에 힘을 가하기 시작하였다. 그 사람이 엉덩관절의 힘을 가하기 시작한 특정의 시점은 실험대상자에 따라 다양하며, 몇몇 실험대상자는 대부분의 외부교란 속도에 대해 주로 발목에서 힘을 사용하고 있다. 실험대상자가 좁은 지지면 위에 서 있는 동안에(Horak & Nashner, 1986) 자세의 외부교란에 반응할 때 이전에 EMG 패턴을 사용하여 식별된, 순수한 엉덩관절 전략은 외부교란의 크기 또는 속도에 관계없이, 평탄한 지면에 서 있는 동안에 교란된 실험대상자에서는 관찰되지 않았다(Jensen et al., 1996; Runge et al., 1999).

Latash 등(2005)은 그의 연구에서 별개의 고정된 협동작용의 개념을 수정하였으며, 거기서 협동작용 내 근육활동의 변동성(variability)이 질량중심의 정확한 조절을 위해 필요하다는 것을 보여주었다. 많은 연구(Ting & Macpherson; 2005; Torres-Oviedo et al., 2006; Torres-Oviedo & Ting, 2007)는 인간과 고양이 양쪽 모두에서 제한된 수의 협동작용(5~6개)이 모든 외부교란 방향에 걸쳐서 근육활동을 설명하는 데에 충분하다는 것을 보여주었다.

그림 7.15에서 보여준 것처럼, 질량중심 조절기는 협동작용을 연관시킨 체중 지지와 균형의 2개의 목표를 명시하고 있다. 그림에서, S1은 체중 지지와 연관성이 있는 협동작용이며, 한편 S2–S5는 서로 다른 방향에서의 불안정성에 대응하여 균형을 조절하기 위해 다양한 양으로 활성화된다. 각 협동작용은 일정한 양의 근육의 특정 집단을 활성화한다. 그림에서는 이것은 각 협동작용을 서로 다른 근육집단(원으로 나타냈다)에 연결하는 선에 의해서 나타내고 있다. 이들 근육의 활성화는 엉덩관절, 무릎관절 및 발목관절(H[hip, 엉덩관절], K[knee, 무릎관절] 및 A[ankle, 발목관절]라 표시된 원)에서 토크를 발생시킨다. 그 다음에 3개의 관절에서부터 조합된 토크는 발과 바닥 사이의 종점의 힘(end point force)을 만들어내며, 이것은 균형 조절(질량중심의 위치와 움직임)에 도움이 된다. 따라서, 종점의 힘은 몇 가지 협동작용에 의해 생성된 힘의 합계이다.

는 필요에 따라 자세운동 전략을 바꾸고 혼합할 수 있다는 것을 시사하고 있다. 우리는 플랫폼 외부교란의 증가하는 속도에 대응한 근육의 반응을 조사하는 이 연구에서 이것을 보았다. 미소한 속도에서는 발목관절 전략 반응이 지배적이었다. 플랫폼 속도가 올라감에 따라, 엉덩관절 전략이 추가되고 발목관절 전략과 통합되었다. 어떤 시점에서는 개인에 따라서는 이들 고정된 지지 전략에서부터 지지를 변경하는 전략으로의 옮겨감이 있을 것이다.

연구는 또한 과제 요구가 변화하지 않을 때조차도, 예로, 같은 속도의 반복되는 외부교란에 대응하여 근육활동의 진폭을 감소시키고, 이들을 더 효율적으로 하는 등, 우리의 대응을 개선시킨다는 것을 보여주었다(Woollacott et al., 1988).

마지막으로, 균형을 유지하기 위해 외부교란에 대한 자세조정의 진폭을 조정할 때에도 예측을 사용한다. 근육반응의 진폭은 다가올 외부교란의 크기 또는 진폭에 관한 우리의 기대와 관련이 있다. 예를 들어, 실험대상자는 그들이 받는 것보다 더 큰 외부교란을 기대하였을 때 과다반응을 하였고 그들이 더 작은 외부교란을 기대하였을 때 과소반응을 하였다. 연습은 또한 자세반응의 크기 및 대항근의 근육반응의 진폭 감소를 야기하였다(Horak et al., 1989a). 이 연구는 임상적인 함축성을 갖고 있다. 첫째, 자세조절 훈련 중 환자에게 주어진 특정 지시는 환자가 자세의 외부교란에 어떻게 반응하는가에 실질적인 영향을 줄지도 모른다. 외부교란을 경험하기 전에 환자가 외부교란의 크기(크거나 작거나)를 예측할 수 있도록 하는 지시는 환자의 반응에 큰 영향을 미친다. 따라서, 연습에는 다양한 크기의 예측 가능한 외부교란과 예측 불가능한 외부교란의 양쪽이 포함되어야 한다. 둘째로, 연습은 같은 방향에서의 반복된 시행(trail)으로 자세반응을 습관화하는 것을 피하기 위해 가변적인 방향에서 외부교란을 포함해야 한다.

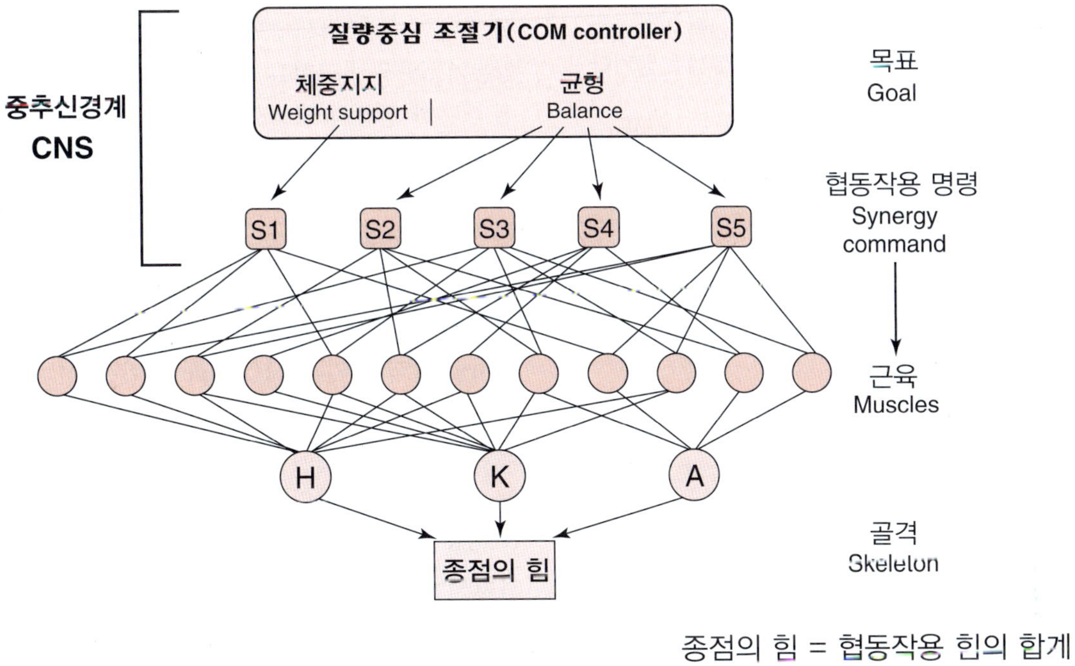

그림 7.15 협동작용 조절 구조. 도식의 최상부에는 질량중심 조절기가 있으며, 이것은 자세조절, 체중지지 및 균형의 두 가지 목표를 명시하고 있고, 연관된 협동작용이 있다. 정적인 입각자세 동안에 하나의 협동작용(S1)이 체중 지지를 위해 활성화된다. 다른 4개의 협동작용(S2–S5)은 서로 다른 방향의 불안정성에 대응하여 균형을 조절하기 위해 다양한 양으로 활성화된다. 각 협동작용은 일정한 양의 근육의 특정 집단을 활성화한다. 그림에서는 이것은 각 협동작용을 서로 다른 근육집단(원으로 나타냈다)에 연결하는 선에 의해 설명되고 있다. 이들 근육의 활성화는 엉덩관절(H), 무릎관절(K) 및 발목관절(A)에서의 토크를 야기한다. 그 다음에 3개의 관절로부터의 조합된 토크는 발과 바닥 사이의 종점의 힘을 만들어내고, 이것은 균형의 조절(질량중심의 위치와 움직임)에 도움이 된다. 따라서, 종점의 힘은 다양한 협동작용의 활성화에 의해 생성된 힘의 합계이다.

앉은 자세에서의 반응성 균형조절
Reactive Balance Control in Sitting

좌석에 앉은 자세에서의 안정성 회복은 입각자세와 마찬가지로 조절된다. 어느 근육이 좌석에 앉은 자세 외부교란 후의 균형 회복에서 중요한가? 이것은 경우에 따라 다르다. 이것은 특정 과제와 환경 조건에 따라 다르다. 예를 들어, 균형에 대한 AP 플랫폼 외부교란에 대응하여, 발을 축 늘어뜨리고, 등받이가 없는 의자(stool)에 지지되지 않고 앉아 있는 사람은 몸통의 근육활동을 사용하여 안정성을 회복한다(Horak & Nashner, 1986). 이와는 대조적으로, 같은 플랫폼 외부교란이라도 사람이 다리를 앞쪽으로 펴고 좌석에 앉아 있을 때는 다리의 활동을 유발한다(Forssberg & Hirshfeld, 1994). 좌석에 앉은 자세에서의 다방향의 외부교란은 입각자세에서 볼 수 있는 많은 같은 특성을 가진 보상적 근육반응을 야기한다. 긴장성 근육활동은(이 경우에는 몸통에서) 정적 앉은 자세(정상상태 균형) 동안에 머리와 몸통을 지지하고 안정화시키는 데에 도움이 된다. 균형 상실에 대한 위상성(phasic) 근육반응은 불안정성 방향으로 조정된다. 게다가, 앉은 자세에서의 근육반응은 신속하게 시작된다(수의적 움직임보다 빠르다). 이들은 또한 대항근의 비교적 적은 활동으로 협동근의 시간적 및 공간적 협응을 수반한다. 좌석에 앉은 자세에서의 반응성 균형을 조사하는 하나의 접근법을 그림 7.16A에 나타냈다. 좌석에 앉아 있는 실험대상자는 다양한 방향으로 몸통에 직접적으로 외부교란을 받았다. 그림 7.16B는 8개의 서로 다른 방향의 외부교란에 대응하는 복부 및 등의 근육에서의 근육활동 범위를 나타내고 있다. 입각자세에서와 같이, 개개의 근육은 불안정성의 방향에 따라 상대적 활성화를 변화시킨다. 예를 들어, 그림 7.16B에 나타낸 것처럼, 복부근육은 뒤쪽 방향으로의 불안정성에 반응하여 가장 활동적으로 된다. 이와는 대조적으로, 등(back)의 폄근은 앞쪽 방향으로의 불안정성에 반응하여 가장 활동적으로 된다(Masani et al., 2009).

몸통근육의 활동(고정된 지지 전략으로 대응하는)에 더하여, 앉은 자세에서의 균형에 대한 외부교란은 보상적 팔을 뻗어–잡기(reach–to–grasp) 반응(지지를 변경하는

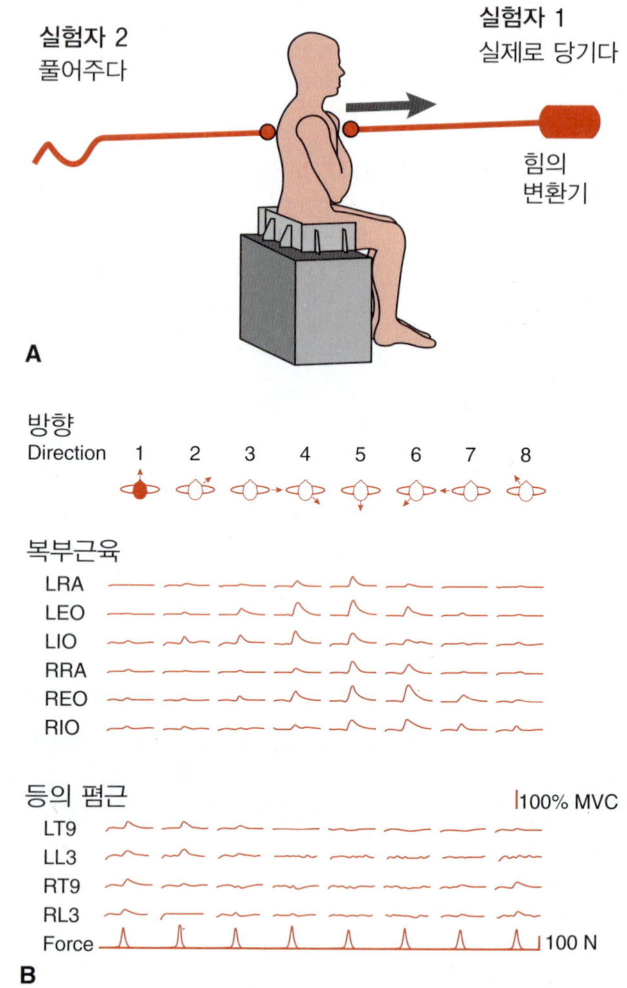

그림 7.16 좌석에 앉은 자세에서 질량중심 외부교란에 대응하는 근육활동. **(A)** 좌석에 앉아 있는 실험대상자가 8개 방향 중 한 방향으로 균형이 무너진다. **(B)** 앞(복부근육)과 뒤(펌근)에서 근육활동의 진폭은 불안정성의 방향에 따라 달라진다. 불안정성의 8개 방향을 "방향"이라는 제목 줄에 나타냈다(Masani K, Sin VW, Vette AH, et al. Postural reactions of the trunk muscles to multidirectional perturbations in sitting. Clinical Biomechanics 2009;24:176–182.에서 허가를 받아 변경).

전략으로 반응)을 유발할 수 있다(Gage et al., 2007). 보상적 팔을 뻗어-잡기 반응은 수의적으로 팔을 뻗어 잡기 움직임(수의적인 팔 뻗기에 대해서 137 밀리초 대 239 밀리초)보다 빨리 일어난다. 그러나, 근육활동의 순서와 관절운동의 운동학은 유사하다(Gage et al., 2007).

반응성 균형에 대한 연구의 임상 응용

Clinical Applications of Research on Reactive Balance

반응성 균형은 명백히 기능적 자립의 기저에 있는 자세조절의 중요한 측면이다. 이러한 것을 알고 있으면, 환자의 선 자세와 앉은 자세에서 반응성 균형을 어떻게 평가할 수 있는가? 반응성 균형은 안정성에 대한 예상 밖의 외부교란에 대응한 반응이라는 것을 상기하기 바란다. 진료소에서, 서 있거나 또는 앉아 있는 환자의 질량중심의 위치를 전위하기 위해 살짝 밀어서 그 반응을 관찰할 수 있었다.

수행-지향적 이동성 평가(Performance-Oriented Mobility Assessment: POMA) 또는 몸통조절의 분절 평가(Segmental Assessment of Trunk Control; SATCo) 일부로서의 살짝 밀기 검사(nudge test)는 선 자세에서 작은 살짝 밀기를 사용하여 고정된 지지 반응을 유발하는 반응성 균형에 대한 임상검사의 한 예이다.

더 최근의 검사인, 좌석에 앉은 자세와 팔 뻗기 조절(SP&R-co) 검사에서는 반응성 균형조절을 검사하기 위해 잡았다-풀기 기법(hold-and-release technique)을 사용한다. 이 검사에서는 환자가 외부교란의 방향을 인식하고 있으나(살짝 밀기검사와 마찬가지로) 외부교란의 타이밍을 인식하고 있지 못한 상태이다. 이 검사에 대한 더 상세한 것은 제11장에 포함되어 있다. 지지를 변경하는 반응을 조사하기 위해 추가적인 검사들이 설계되어 있으며, 이것은 또한 낙상을 방지하기 위해서도 필수적이다(Okubo et al., 2017).

연구에서는 안정성의 회복 동안에, 우리는 상황적 요인에 따라, 끊임없이 다양한 협동작용을 조정하고 추가한다는 것을 입증하고 있다. 이것은 균형을 재훈련할 때, 훈련을 단일 협동작용의 활성화(예를 들어, 발목관절 대 엉덩관절 대 발의 내딛기 대 팔 뻗기)로 제한하는 것이 아니라 전략이 끊임없이 조정되는 조건을 만들어내는 것이 중요하다는 것을 시사한다. 예를 들어, Creath 등(2005)은 발목관절 전략(다리와 몸통이 같은 위상으로 움직인다)의 사용이 견고한 지면에 서 있을 때 지배적이라고 보고하고 있다. 그러나, 스펀지 표면에 서 있을 때는 엉덩관절 전략(다리와 몸통의 위상이 다르다)을 사용하는 것으로 바뀐다. 반응성 균형을 평가하고 훈련하기 위한 추가적 아이디어는 제10장에서 볼 수 있다.

선행적(예측성) 자세조절

Proactive (Anticipatory) Balance Control

무겁다고 예측하고 들어 올린 상자가 가볍다는 것을 알게 된 일이 있는가? 상자를 예상한 것보다 높이 들어 올렸다는 사실은 중추신경계가 그 과제에 필요로 하는 것을 예상하는 것에 기초하여 사전에 힘을 프로그램화하였다는 것을 나타내는 것이다. 유사하거나 서로 다른 형태와 무게의 상자를 들어 올린 이전의 경험에 기초하여, 중추신경계는 이 과제를 달성하기 위해 어떠한 지각 또는 행동의 하위시스템이 필요한가에 대한 표현을 만들어낸다. 그것은 과제를 위한 이들의 시스템을 미리 조정한다. 우리들의 잘못은 중추신경계가 행동을 조절함에 있어서 예측 과정을 사용한다는 증거이다.

실습활동 7.3을 수행한다. 이 실험실 경험을 통해 인지할지도 모르는 것은 책을 자신의 손에서부터 들어 올리고 있을 때는 손이 무의식적으로 위로 이동하지 않도록 예측성 자세조정(APA)을 사용할 수 있지만, 다른 누군가가 같은 책을 당신의 손에서부터 들어 올리고 있을 때는 이들 조정을 사용할 수 없다는 것이다. 이 경우, 팔 위쪽으로의 움직임에 대항하기 위해 팔이 위치 변화에 관한 감각 되먹임에 의존해야 한다.

예측성 자세활동은 또한 한쪽 다리로 서 있거나 경계석(curb) 위에 올라가는 것과 같은 다리의 활동에도 중요하다. 오른쪽 다리를 들어 올리는 활동을 시도함으로써 여러분 스스로가 이것을 경험할 수 있으며, 이것을 다음 실험에서 설명하고 있다. 알 수 있는 것처럼, 오른쪽 다리를 들어올리기에 앞서, 왼쪽 다리의 근육을 활성화해야 하며, 오른쪽 다리를 올릴 수 있기 전에, 왼쪽 다리를 향해서 체중을 이동시켜야 한다. Man'kovskii와 동료들(1980)은 젊은 성인에게 조명등을 켜는 것에 반응하여 오른쪽 다리를 올리도록 요구하였을 때, 이러한 것을 보여주었다(그림 7.17A 참조). 오른쪽 다리(주작용근[prime mover])와 왼쪽 다리의 양쪽에서부터 근전도가 기록되었다. 그림 7.17B에 나타낸 것처럼, 모든 실험대상자(각 대상자는 선으로 나타냈다)에 대해서, 오른쪽 다리의 넙다리두갈래근(대퇴이두근)이 활성화하기 훨씬 전에 왼쪽 다리 넙다리곧은근(대퇴직근)의 근육활동이 일어났다. 이것은 자세 활동이 수의운동을 예상하여 이 과제의 실행 중에 신체의 안정성을 보증한다는 것을 나타내어 보여주고 있다.

다리와 몸통에서의 예측성 자세근육활동은 수의적인 팔의 움직임 전에도 존재한다(Belen'kii et al., 1967). 신속한 팔의 움직임에 수반하는 자세근육활동은 두 부분에서 일어난다. 첫 번째는 팔 움직임의 불안정화 영향을 미리 보상하기 위해 자세근육이 주작용근(동작 중에 신체 구조를 전위시키는 근육)의 50 밀리초 이상 미리 활성화되는 준비단계이다. 두 번째 단계는 보상단계이며, 주작용근 후에 자세근육이 되먹임 방식으로 다시 활성화되어 신체를 더욱 안정화시킨다. 활성화되는 자세근육의 순서는 과제의

실습 활동 7.3

목적: 들어 올리는 과제에서의 예측성 자세 조정의 이용을 탐구한다.

절차: 파트너와 함께 진행한다. 여러분이 서 있는 장소 가까이의 벽에 자(ruler)를 수직으로 붙인다. 손바닥을 위로 하여, 대략 허리 높이에서 팔을 뻗고 선다. 뻗은 손바닥 위에 무거운 책을 놓고 파트너로 하여금 자 위에 있는 여러분 손의 수직위치를 기록하게 한다. 파트너로 하여금 그 손에서 책을 들어 올리게 하고 파트너가 책을 들어 올렸을 때의 여러분 손의 움직임을 기록하게 한다. 책의 위치를 바꾼다. 이번에는 당신의 반대쪽 손으로 자기 손에서부터 책을 들어 올린다. 파트너로 하여금 이 상태에서의 당신 손의 움직임을 기록하게 한다.

과제

다음의 질문에 답한다.

1. 파트너가 책을 들어 올렸을 때에, 책을 들고 있는 여러분의 손은 무슨 일을 하였는가?
2. 안정되어 있었는가? 그렇지 않으면, 책이 들려 올라갈 때에 위로 이동하였는가? 얼마만큼 움직였는가?
3. 여러분 스스로가 책을 들어 올렸을 때에 무슨 일이 일어났는가? 안정되어 있었는가? 얼마만큼 움직였는가?
4. 이들 두 가지 소선의 어느 것에서 예측성 자세조정(APA)에 대한 증거가 있는가?
5. 예측성 자세조정이 일어나기 위해서는 무엇이 필요하였는가?
6. 두 가지 조건의 차이를 설명한다.

본질과 상황에 특유한 것이다. 예측성 자세조정(APA)은 보상적 자세조정과 마찬가지로, 변화하는 과제와 환경상황에 적응한다. 예를 들어, 신체를 안정화시키기 위한 외적 지지가 잠재적으로 불안정하게 만드는 팔의 움직임에 앞서 제공되는 경우, 다리에서의 예측성 자세근육 활동은 일어나지 않는다(Cordo & Nashner, 1982).

Hall과 동료들(2010)에 의해 시행된 연구에서는 건강한 성인이 네 가지 서로 다른 조건 하에서 무작위로 다리를 들어 올리는 동작을 수행하였다. 네 가지 조건이란, 지지되지 않은 상태에서의 선 자세, 양쪽 손잡이를 잡고 있는 동안, 접시를 물고 있는 동안, 또는 손잡이와 접시를 물기(bite)의 조합이다. 데이터는 가장 익숙하지 않은 조건(접시 물기)에서도 예측성 반응은 조정되고 적절히 상황에 적응하였다는 것을 보여주고 있다. 게다가, 저자들은 APA가

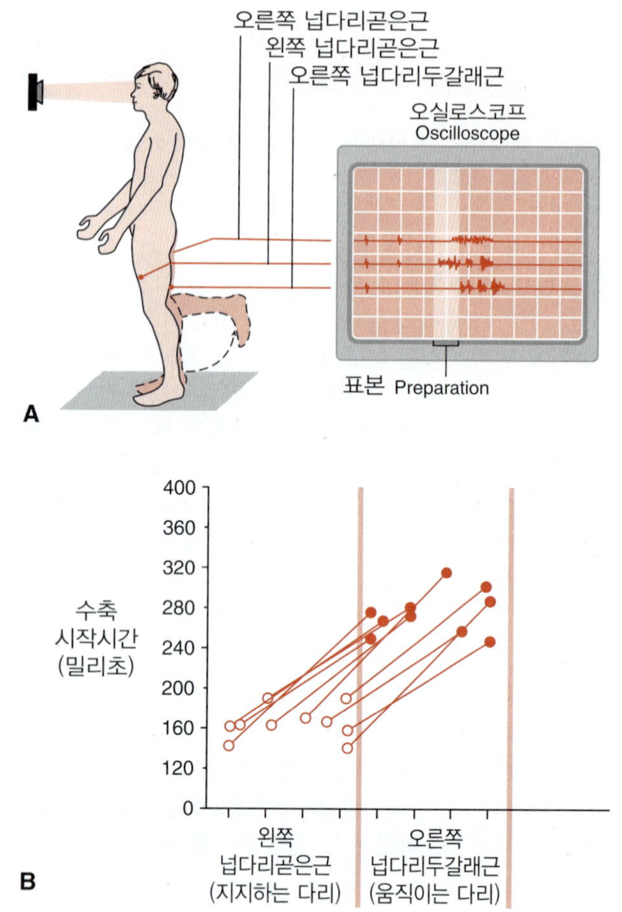

그림 7.17 수의적인 다리의 과제에 앞서 예측성 자세 활동의 존재를 조사하는 연구. **(A)** 젊은 성인이 빛에 반응하여 오른쪽 다리를 들어 올린다. 근전도는 오른쪽 다리(주작용근)과 왼쪽(입각) 다리의 양쪽에서부터 발생한 것이다. **(B)** 모든 실험대상자에 대해서, 왼쪽 넙다리곧은근(자세근육)에서의 근육활동은 오른쪽 넙다리두갈래근(수의적 주작용근)의 활성화에 선행한다(각 실험대상자에 대한 자세근육과 수의근육 사이의 관계는 선으로 나타냈다). (Part **A**는 Spirduso W, Physical dimensions of aging. Champaign, IL: Human Kinetics, 1995; Figure 6.7, page 166에서부터 변경. Part **B**는 Man' kovskii NB, Mints AY, Lysenyuk VP. Regulation of the preparatory period for complex voluntary movement in old and extreme old age. Hum Physiol Moscow 1980;6:46–50에서 변경).

연습에 의해 더 이상 개선되지 않았다는 것을 보여주었다.

앉은 자세에서의 선행적 균형

Proactive Balance in Sitting

수의운동에 선행하는 예측성 자세근육 활동의 조직화는 자세와 수의운동 과제 양쪽 요구의 특성에 좌우되는 것처럼 생각된다(Moore et al., 1992; Shepherd et al., 1993; van der Fits et al., 1998). Van der Fits 등(1998)은 서로 다른 자세 조건하에서(예: 앉아있는 상태와 서 있는 상태) 한쪽 및 양쪽 팔을 올리는 것과 연관성이 있는 예측성 자세근육 활동의 변화를 조사하였다(그림 7.18에 나타냈다). 모든 실험대상자에 대해서, 예측성 자세근육 활동의 조직화는 사람의 위치, 따라서 자세의 요구에 좌우되었다. 예를 들어, 입각자세(그림 7.18 왼쪽에 나타냈다) 동안에, 주작용근이 활성화되기에 앞서, 다리, 몸통 및 목의 등쪽 자세근육이 꼬리 쪽에서부터 머리 쪽으로의 순서로 활성화되었다. 이것은 팔이 움직이고 있는 동안에 질량중심이 지지기저면 내에 유지되도록 하였다.

이와는 대조적으로, 팔 뻗기가 앉은 상태(그림의 오른쪽에 나타냈다)에서 수행되었을 때, 예측성 근육활동은 뒤넙다리근(HAM)에서는 결여되어 있었고 허리 폄근(LE)에서는 지연되어, 동원의 순서에 반전을 야기하였다(머리쪽에서부터 꼬리쪽으로). 따라서, 예측성 자세근육 활동은 신체에 대한 지지가 증가함에 따라 감소하였다. 게다가, 예측성 자세근육 활동은 과제의 부하가 증가하였을 때(부하가 걸린 상태에서의 양쪽 팔의 움직임 또는 한쪽 팔의 움직임; 데이터는 나타내지 않음) 증가하였다(van der Fits et al., 1998). 예측성 자세조정(APA) 전에 "자세 세트"를 준비하는 초기 단계가 일부 운동과제에 존재할지도 모른다. 예를 들어, 건강한 성인은 손으로 미는 과제를 수행하기 전에 앉은 상태에서 자세의 설정을 준비하기 위해 다리의 먼쪽 근육(장딴지근)의 근전도 활동이 커진다는 것을 보여준다. 이들 먼쪽 근육은 일반적으로 예측성 근육 조정의 일부가 아니다. 그러나, 이 연구에서는 미는 행동을 하는 동안에 불안정한 표면에 앉았을 때 이들의 조기 근육 조정이 우세하게 된다(Tsai et al., 2018).

이 연구는 선 자세에서와 마찬가지로, 앉은 자세에서 APA의 구성이 과제 요구와 환경 특성 양쪽 함수로서 변화한다는 것을 입증하고 있다.

선행적 균형에 대한 연구의 임상적 응용

Clinical Applications of Research on Proactive Balance

선행적 균형은 몸을 불안정하게 만들 가능성이 있는 수의운동의 중요한 부분이다. 여러분은 진료소에서 어떻게 선행적 균형을 평가할 수 있는가? 환자에게 한쪽 다리로 서도록 요구하려면, 다리를 들어올리기에 앞서 신체를 안정화시키는 선행적 자세활동을 필요로 한다. 이 예측성 자세조정이 없으면, 환자는 다리를 들어 올릴 수 없게 되거나 또는 들어 올리는 동안에 균형을 상실할 것이다. 게다가, 환자

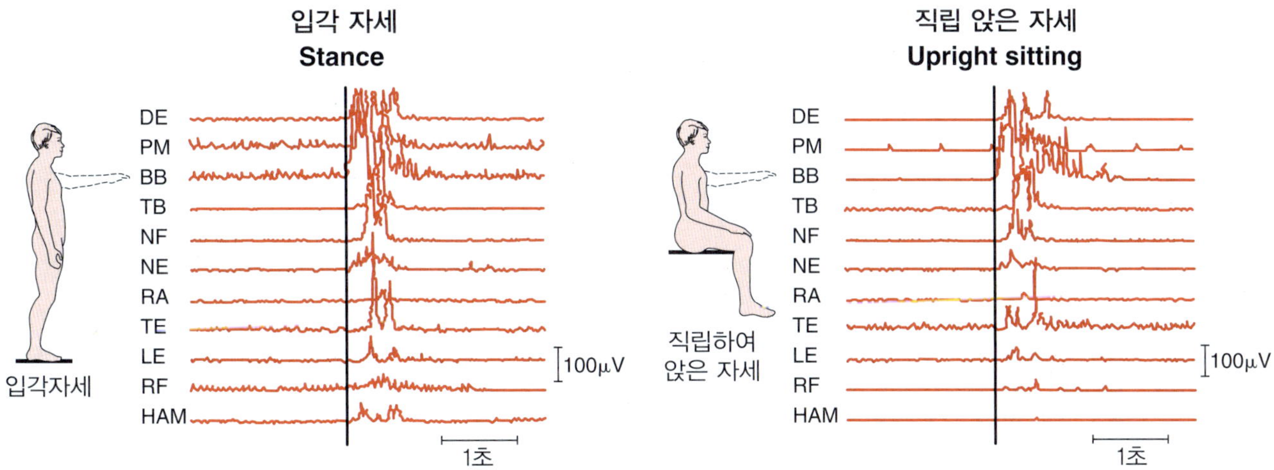

그림 7.18 예측성 근육활동에서 위치 의존성 변화. 빠른 팔의 올림이 선 자세(**왼쪽**) 또는 앉은 자세(**오른쪽**)에서 시행된다. 선 자세에서는 목, 몸통 및 다리에서의 자세근육 활동은 주작용근의 활동에 선행한다. 앉은 자세에서는 다리의 예측성 근육활동은 없었다. (DE: 어깨세모근; PM: 큰가슴근; BB: 위팔두갈래근; TB: 위팔세갈래근; NF: 목 굽힘근; NE: 목 폄근; TA: 배곧은근; TE: 가슴폄근; LE: 허리폄근; RF: 넙다리곧은근; HAM: 뒤넙다리근). (van der Fits IBM, Klip AWJ, vanEykern LA, et al. Postural adjustments accompanying fast pointing movements in standing, sitting and lying adults. Exp Brain Res 1998;120:202–216, Figures 1 and 2에서 변경).

에게 무거운 물체를 들어 올리도록 요구하는 것도 또한 예측성 자세활동을 필요로 한다. 이들 유형의 과제(BBS와 같은)를 포함하는 임상검사는 선행적 자세조절을 조사하는 것이다. 다른 검사에 대한 더 상세한 정보에 대해서는 제10장에서 볼 수 있다.

자세조절에서의 감각 및 지각계
SENSORY AND PERCEPTUAL SYSTEMS IN POSTURAL CONTROL

효과적인 자세조절은 공간에서의 신체 위치를 조절하기 위한 힘을 만들어내어 힘을 가하는 능력 이상의 것을 필요로 한다. ***언제***, 그리고 ***어떻게*** 복원력을 가하는가를 알기 위해서, 중추신경계는 신체가 공간의 ***어디에 있고*** 그것이 정지하여 있는지 또는 움직이고 있는지에 대한 정확한 상황을 파악하고 있어야 한다. 이것을 시행하기 위해서는 중추신경계는 시각계, 몸감각계(고유감각수용기, 피부수용기 및 관절수용기) 및 안뜰계를 포함하는 신체 전체를 통해 감각수용기에서부터의 정보를 체계화해야 한다. 각각의 감각은 신체의 위치 및 움직임에 대한 특정 정보를 중추신경계에 제공한다. 이리하여, 각각의 감각은 자세조절을 위한 서로 다른 ***기준 틀***을 제공한다(Gurfinkel & Levick, 1991; Hirschfeld, 1992).

어느 감각이 자세조절에 가장 중요한가? 우리가 알 수 있는 답은 "상황에 따라 다르다!"이다. 자세조절을 위해 가장 중요한 감각입력의 특정 조합은 개인의 특성(연령과 같은), 균형을 위한 감각 단서의 이용 가능성에 영향을 미치는 환경조건, 그리고 마지막으로 수행될 자세과제를 포함하는 많은 요인에 좌우된다. 연구에서는 중추신경계가 어떻게 자세조절을 위한 감각정보를 체계화하고 선택하는가는 정상상태이고, 반응성 및 선행적 자세조절을 하는 동안에 다를 수도 있다는 것을 시사하고 있다.

정상상태 균형을 위한 감각입력
Sensory Inputs for Steady-State Balance

광범위한 연구에서는 중추신경계가 정상상태 균형(steady-state balance)을 위해 시각계, 몸감각계 및 안뜰계로부터의 감각정보를 이용한다는 것을 보여주었다.

시각계의 기여 *Visual Contributions*

시각입력은 창문이나 도어와 같은 우리들을 에워싸고 있는 많은 것들이 수직으로 정렬되어 있기 때문에, 수직성의 기준만이 아니라 에워싸고 있는 물체에 관해서 머리의 위치와 움직임에 관한 정보를 제공한다. 게다가, 시각계는 머리가 앞쪽으로 움직이면, 주위의 물체는 반대방향으로 움직이기 때문에, 머리의 움직임을 알려준다. 시각입력은 주변(또는 큰 시야) 자극이 자세조절을 위해 더 중요하다는 것을 시사하는 몇 가지 증거가 있기는 하지만, 주변 시각정보와 중심오목 정보의 양쪽을 포함하고 있다(Paillard, 1987).

시각입력은 정상상태 자세조절을 위한 중요한 정보 출처이지만, 이들이 절대적으로 필요한 것인가? 아니다, 그 이유는 대부분의 사람이 눈을 감고 있어도 또는 어두운 방 안에 있을 때에도 서 있는 동안에 균형을 유지할 수 있기 때문이다. 게다가, 시각입력이 항상 ***자기운동***(self-motion)에 대한 방향성 정보의 정확한 출처가 되는 것은 아니다. 여러분이 정지신호에서 자동차 안에 앉아 있고 여러분 옆의 자동차가 움직인다면, 여러분은 어떻게 하겠는가? 여러분은 신속하게 브레이크에 발을 올려놓는다. 이러한 상황에서는 시각 입력은 ***움직임의*** 신호를 보내고, 뇌는 처음에 이것을 자기의 움직임, 즉 내 차가 ***굴러가고 있다고*** 해석한다. 따라서, 뇌는 다리와 발의 운동신경세포에 신호를 보내며, 이리하여, 브레이크를 밟아 움직임을 ***멈춘다***. 이리하여, 뇌는 시각정보를 잘못 해석할지도 모른다. 시각계는 "외심적 운동(exocentric motion)"이라 불리는 물체의 움직임과 "자기중심적 운동(egocentric motion)"이라 불리는 자기운동을 구별하기 어렵다.

체계적 고찰에서는 선천성 실명이 있는 사람들이 처음에 자세조절(정적 및 동적)의 결손을 나타낼지도 모른다는 것을 보여주고 있다. 그러나, 이들 결손은 다른 기능을 하고 있는 감각계(고유수용성 및 안뜰성)에 의해서, 그리고 대뇌겉질의 신경 가소성 변화를 통해 보상된다(Parreira et al., 2017). 따라서, 시각은 정상상태 균형의 조절에 절대적으로 필요한 것은 아니다. 그러나 시력이 존재할 때, 그것은 정적인 입각자세 때에 정상상태 균형조절에 능동적으로 기여한다(Edwards, 1946; Lee & Lishman, 1975; Paulus et al., 1984). 예를 들어, 흔들림 진폭은 눈을 감은 상태와 눈을 뜬 상태에서 증가한다. 눈을 뜬 상태와 눈을 감은 상태에서의 몸의 흔들림의 비율은 "롬버그 지수(Romberg quotient)"라 불리고 진료소에서 안정성 척도로서 흔히 사용된다(Romberg, 1853). 게다가, 연속적 또는 일시적 시각운동의 단서에 대응한 흔들림을 조사하는 연구는 정상상태 자세조절에 대한 시각입력의 중요성을 뒷받침하고 있다(Brandt et al., 1976; Butterworth & Hicks, 1977; Butterworth & Pope, 1983; Lee & Lishman, 1975; Sundermier et al., 1996). 이러한 유형의 첫 실험은 스코틀랜드의 에든버러에 사는 David Lee와 그의 동료들에 의해 수행되었으며, 이 실험에서는 바닥이 고정되어 있으나 벽과 천장이 앞뒤로 이동 가능한 방에 실험대상자가 서서, 반대방향으로 흔들리는 것처럼 보이는 환상을 만들어낸다는 새로운 패러다임을 사용하였다(Lee & Lishman, 1975). 움직이는 방은 정적인 입각자세가 흔들리는 동안의 시각적 단서를 시뮬레이션 하는 느린 진동, 또는 예상하지 못한 균형사실을 시뮬레이션 하는 시야에 대한 갑작스런 외부교란을 만들어내기 위해 사용되었다. 작은 연속적인 방의 진동에 반응하여, 신경학적으로 손상이 없는 성인은 방의 진동으로 흔들리고 따라서, 시각입력이 정적인 입각자세 동안의 성인의 정상상태 균형에 영향을 준다는 것을 보여주고 있다.

몸감각계의 기여 *Somatosensory Contributions*

몸감각계는 지지기저면에 관해서 신체에 대한 위치 및 움직임 정보를 중추신경계에 제공한다. 또한, 신체 전체에 걸치는 몸감각 입력은 신체분절 상호간의 관계에 대한 정보를 알려준다. 보통은 단단하고 평탄한 표면에 서 있을 때, 몸감각 수용기는 수평면에 대한 신체의 위치와 움직임에 관한 정보를 제공한다. 그러나, 여러분과 상대적으로 움직이고 있는 표면(예: 보트) 또는 수평이 아닌 표면(경사로와 같은)에 서 있다면, 표면을 기준으로 하여 수직방향성을 설정하는 것은 적절하지 않다. 그 이유는 이들 조건하에서 그것은 안정된 기준이 아니기 때문이다. 이들의 상황에서, 지지면과 관련된 신체의 위치를 알려주는 몸감각 입력은 도움이 되지 않는다.

정상상태 자세조절에서 몸감각 단서의 중요성은 혈관허혈(마취 또는 냉각)에 기인하는 다리에서부터 구심성 입력의 감소가 정적 입각자세 동안 COP 운동 증가를 야기한다는 것을 보여주는 연구에 의해서도 입증되었다(Asai et al., 1994; Diener et al., 1984a, 1984b; Magnusson et al., 1990). 그러나, 신체의 모든 부위의 몸감각 입력은 정적인 입각자세 동안에 정상상태 균형에 기여하고 있는 것 같다(Andersson & Magnusson, 2002; Kavounoudias et al., 1999; Roll & Roll, 1988). 눈, 목 및 발목의 근육을 자극하기 위해 소형 진동기(minivibrator)를 사용하는 연구에서는 선 자세의 실험대상자의 방향을 특정한 신체 흔들림을 만들어냈다(Kavounoudias et al., 1999, 2001; Roll & Roll, 1988). 예를 들어, 앞정강근(TA)을 진동시키면, 뒤쪽으로의 신체 흔들림으로 일어나는 것과 같이, 근육방추들신경을 신장시키고 흥분시켰다. 중추신경계는 보상적인 앞쪽으로의 흔들림을 만들어낸, 앞정강근을 수축시킴으로써 지각된 뒤쪽으로의 신체 흔들림에 반응하였다. 눈, 목

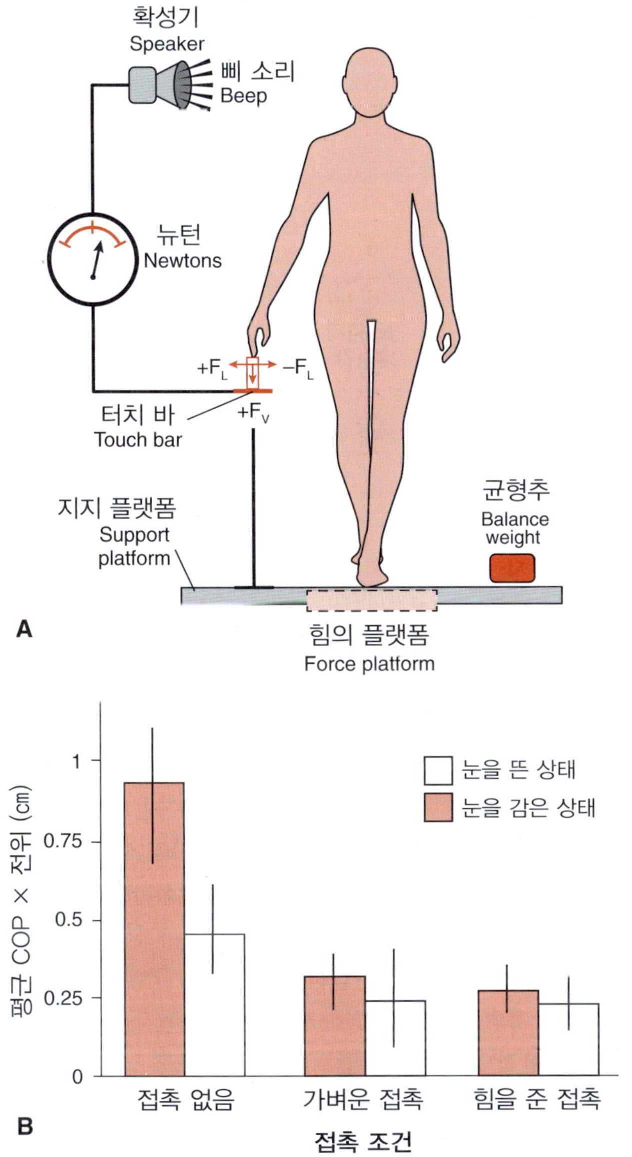

그림 7.19 몸감각 입력이 정상상태 입각자세 균형에 미치는 영향. **(A)** 참가자가 감소된 지지기저면에 서서 단단한 표면에 가볍게 접촉하고 있다. **(B)** 신체의 흔들림은 접촉하지 않은 조건(특히 눈을 감은 상태에서)에서 가장 컸지만 가볍게 접촉한 조건과 힘을 주어 접촉한 조건에서는 동등하게 감소하고 있다 (Jeka JJ. Light touch contact as a balance aid. Phys Ther 1997;77:477–487, Figures 1 및 2에서 변경)

및 발목의 근육을 동시에 진동시키면, 그 효과는 추가되었다(Andersson & Magnusson, 2002).

Jeka(1997)는 안정된 표면(그림 7.19A 참조)에 손가락 끝을 가볍게 접촉시키면 감소된 지지기저면에 서 있는 실험대상자의 자세 흔들림을 감소시킨다는 것을 보여주었다. 그림 7.19B에서 보여주는 것처럼, 흔들림은 특히 눈을 감고, 접촉이 없는 조건에서 가장 컸다. 흔들림은 가벼운 접촉 및 힘을 주고 접촉하는 조건에서 동등하게 감소하였으며, 이것은 흔들림을 감소시키는 이용 가능한 지지라기보다는 몸감각 방향성 난서였다는 것을 시사하고 있는 것이다. 이들의 모든 연구로부터의 결과는 신체의 모든 부위로부터의 몸감각 정보가 정상상태 자세조절의 유지에서 중요한 역할을 수행한다는 것을 실증하고 있다. 이 패러다임은 고령자만이 아니라 양측성 안뜰 기능부전, 다운증후군, 또는 손상된 근골격 구성요소(앞십자인대)가 있는 사람들에게도 임상적으로 적용할 수 있다는 것을 보여주고 있다. 연구에서는 최소한의 추가적인 몸감각 정보조차도 이들 환자의 자세 흔들림을 감소시킬 수 있다는 것을 시사하고 있다(Baldan et al., 2014).

안뜰계의 기여 Vestibular Contributions

안뜰계에서부터의 정보는 정상상태 자세조절을 위한 강력한 정보출처이기도 하다. 안뜰계는 중력과 관성력에 관하여 머리의 위치 및 움직임에 대한 정보를 중추신경계에 제공하여, 자세조절을 위한 ***중력-관성력의*** 기준틀(gravitoinertial frame of reference)을 제공한다. 안뜰신호 단독으로는 신체가 공간에서 어떻게 움직이고 있는가에 대한 참모습을 중추신경계에 제공할 수 없다. 예를 들어, 중추신경계는 안뜰 입력만을 사용하여 단순한 머리의 끄덕임(안정된 몸동에 대한 머리의 움직임)과 앞쪽으로의 굽힘(움직이는 몸통과 연동시킨 머리의 움직임)을 구별할 수 없다(Horak & Shupert, 1994).

감각통합 Sensory Integration

일상생활에서는 예를 들어, 어두운 방, 움직이는 표면, 시각적인 환경과 같은 다양한 감각 환경에서 균형을 유지할 필요가 있다. 중추신경계는 이들의 다양한 조건하에서 자세조절을 위한 감각정보를 어떻게 조직화하고 선택하는 것일까? Nashner와 그 동료들은 중추신경계가 정상상태 균형을 위한 세 가지 감각입력을 어떻게 조직화하는가를 조사하였다. 그들은 정상상태 선 자세 균형에 대한 감각입력의 이용 가능성과 정확성을 조절하기 위해 움직이는 플랫폼과 시각적 환경(visual surround)을 사용하였다(Nashner, 1976; 1982).

Nashner의 프로토콜에서는 실험대상자가 자세 방향성을 위한 시각 및 몸감각 입력의 이용 가능성과 정확성을 바꾸는 여섯 가지의 서로 다른 조건하에서 정적으로 서 있는 동안에 신체 흔들림이 측정되었다.

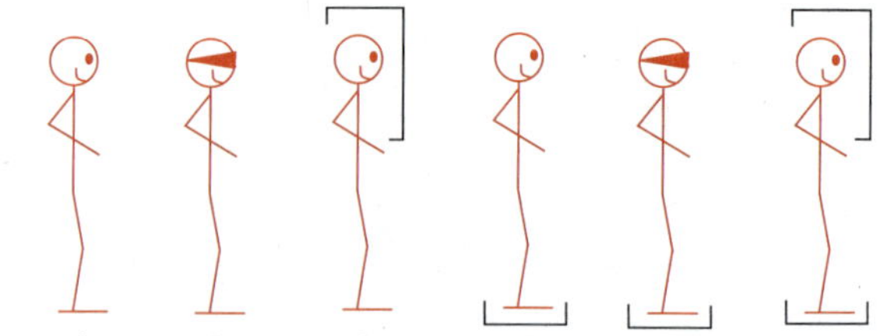

감각조건	1	2	3	4	5	6
감각정보						
정확한 감각	안뜰감각 시각 몸감각	안뜰감각 몸감각	안뜰감각 몸감각	안뜰감각 시각	안뜰감각	안뜰감각
부정확한 감각	없음	없음	시각	몸감각	몸감각	시각 몸감각

그림 7.20 사람들이 입각자세를 유지하고 있는 동안에 감각을 변화하는 감각조건에 어떻게 적응하는가를 검사하기 위해 사용된 여섯 가지 감각조건. (Horak F, Shumway-Cook A, Black FO. Are vestibular deficits responsible for developmental disorders in children? Insights Otolaryngol 1988;3:2.에서 변경).

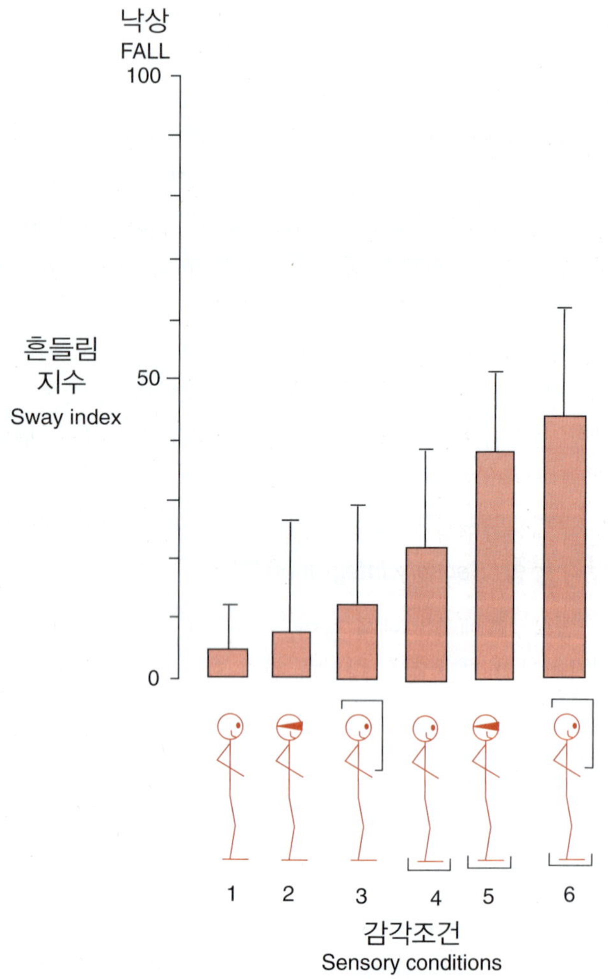

그림 7.21 입각자세 조절 동안에 감각 적응을 검사하기 위해 사용된 6가지 감각조건의 건강한 젊은 성인의 신체 흔들림. RMS = 제곱평균제곱근(root mean square). (Woollacott MH, Shumway-Cook A, Nashner L. Aging and posture control: changes in sensory organization and muscular coordination. Int J Aging Hum Dev 1986;23:108에서 변경).

이들 조건은 그림 7.20에 나타냈고, 이 그림에서 각 조건 내에서 이용 가능한 정확한 감각입력과 부정확한 감각입력도 또한 설명하고 있다. 조건 1~3에서, 실험대상자는 눈을 뜬 상태(1)와, 눈을 감은 상태(2), 또는 자기가 움직이고 있지 않다는 착시(visual illusion)를 주면서 사람이 흔들리는 것과 같은 방향 및 속도로 움직이는 상자와 같은 갇힌 공간 내에서 단단하고 평탄한 표면 위에 서 있다. 조건 4~6은 신체의 흔들림과 함께 지지면이 회전하는 것을 제외하고 1~3과 동일하다. 서로 다른 조건에서 신체 흔들림의 양의 차이는 감각입력의 변화가 있을 때 균형을 유지하는 실험대상자의 능력을 결정하기 위해 사용된다.

신경학적으로 손상이 없는 성인의 대규모 집단 내의 6개 감각조건에 걸친 신체 흔들림의 평균적 차이를 그림 7.21에 나타냈다. 성인은 표면이 다단하고 평탄할 때에 흔들림이 가장 적었다. 이 조건에서, 지지면 방향성의 입력은 시각입력의 이용 가능성과 정확성(조건 1, 2 및 3)에 관계없이 표면과 관련된 신체의 위치를 정확히 알려주고 있다. 지지면 정보가 더 이상 정확한 방향성 정보의 출처로서 이용 가능하지 못할 때(예: 표면이 실험대상자의 AP 흔들림과 연계하여 회전할 때의 조건 4, 5 및 6에서), 성인은 더 흔들리기 시작한다. 가장 큰 흔들림은 조건 5, 6에서 볼 수 있고, 이 조건에서 단지 하나의 정확한 입력인, 안뜰입력만이 자세조절을 조정하기 위해 이용 가능하다(Peterka & Black, 1990). 이 개념의 적용은 실습활동 7.2에서 볼 수 있다.

이 연구와 다른 연구에서는 성인과 7세 이상의 어린이가 6개의 모든 감각조건하에서 균형을 유지한다는(즉, 자기들 질량중심을 자기들 안정성 한계 내에 잘 유지한다는) 것을 보여주었다(Jeka et al., 2000; Nashner, 1982; Peterka, 2002; Peterka & Black, 1990; Peterka & Loughlin, 2004;

Woollacott et al., 1986).

이들의 연구에서부터 내릴 수 있는 결론은 무엇일까? 그들은 건강한 젊은 성인에서는 3개의 감각 모두가 존재할 때, 각각이 정상상태 균형 동안에 자세조절에 기여한다는 것을 시사하고 있다. 그러나, 감각이 신체 위치에 관한 최적의 또는 정확한 정보를 제공하지 않는 환경에서는 중추신경계는 균형을 위해 감각정보를 사용하는 방법을 수정할 수 있다. 이것은 감각 가중치조정(sensory reweigh-ting)이라 불린다. 감각 가중치조정은 자세조절을 위한 하나의 감각계에 대한 의존성이 증가함과 동시에, 또 다른 감각계에 대한 의존성이 감소할 때에 일어난다(Peterka, 2002). 예를 들어, 시각(vision)이 부정확한 환경(환경이 개인에 대해서 움직이고 있을 때와 같은)에서는 중추신경계는 시각의 사용을 줄이고 이것을 대신하는 정확한 감각입력(예, 몸감각 및 안뜰감각 입력)에 의존하게 된다. 중추신경계는 자세조절을 위한 어떤 하나의 감각에 대한 상대적 중요성을 수정할 수 있기 때문에, 개인은 다양한 환경에서 안정성을 유지할 수 있다. 감각 가중치조정을 적절하게 이용하지 못하면 균형의 손상이나 넘어짐으로 이어질 수 있다(Nashner, 1982; Peterka, 2002). 중추신경계가 정상상태 자세조절을 위해 감각정보의 통합을 어떻게 달성하는가에 대한 더 상세한 정보는 상자 글 확장지식 7.5를 참조하기 바란다.

과제 의존적 감각 가중치조정
Task-Dependent Sensory Reweighting

우리들은 감각 가중치조정이 변화하는 "감각적인" 환경에서 정상상태의 균형을 유지할 수 있기 위해 얼마나 중요한지를 보아왔다. 연구에서는 중추신경계가 변화하는 과제조건 하에서도 자세조절을 위한 감각정보에 가중치를 조정한다는 것을 시사하고 있다. 예를 들어, 정상상태 균형을 조절하기 위해 사용되는 감각입력은 입각자세 중의 지지기저면의 특성에 좌우된다. 건강한 성인이 좁은 지지기저면(발을 한데 모으고 서 있는 것 같은)을 취하는 경우, 감각 가중치조정은 고유수용성 단서에 의존하는 것에서부터 신체를 직립 자세로 방향성을 부여하는 안뜰 그리고/또는 시각 단서에 의존하는 것으로 옮겨가기 위해 사용된다. 이것은 건강한 젊은 성인이 눈을 뜨고 있는 경우와 비교해서 좁은 지지기저면 위에 서서 눈을 감은 경우의 자세 흔들림의 증가에 의해 보여주고 있다. 이와는 대조적으로, 보통의

확장지식 7.5

감각통합의 과정을 설명하는 이론
(Theories Explaining the Process of Sensory Integration)

자세조절을 위해 감각을 어떻게 사용하는가를 적응시키는 것은 다양한 환경에서의 안정성을 유지하는 것의 중요한 측면이고 몇몇 연구자에 의해 연구되어 왔다. 중추신경계가 자세의 방향성을 위해 감각정보를 조직화하는 과정을 설명하는 두 가지 가설이 있다. 감각 방향성의 양식사이 이론(intermodal theory)에서는 세 가지의 모든 감각은 항상 자세 방향성에 동등하게 기여한다. 중추신경계가 적절한 자세 방향성을 유지할 수 있는 것은 세 가지의 모든 감각의 상호작용에 의해서 뿐이다. 이 이론과는 대조적인 것이 감각 가중치 모델(sensory weighting model)이고, 이것은 중추신경계가 방향성을 위한 감각입력으로서 그 상대적 정확성에 따라 감각입력의 비중 또는 중요도를 수정한다는 것을 시사한다. 이 모델에서는 중추신경계는 자세조절에 대한 감각입력의 상대적 비중을 변경함으로써 감각 충돌(감각입력 사이에 불일치가 있는 상황)을 해결해야 한다.

감각 조직화의 양식 사이 이론
(Intermodal Theory of Sensory Organization)

Stoffregen와 Riccio(1988)는 감각정보가 어떻게 방향성에 사용되는가를 설명하기 위해 생태학적 접근법을 사용하였다. 그들은 자세의 방향성에 중요한 정보는 다양한 감각계의 상호작용을 통해 얻어진다는 것을 시사하고 있다. 자세 방향성을 위한 감각정보의 조직화는 감각자극의 패턴과 환경 특성 사이의 정당한 관계에 기초하고 있으며, 이들의 정당한 관계는 "불변관계(invariant)"라 불린다. 불변관계는 지각계 전체에 걸친 양식 사이 관계를 설명한다. 이러한 관점에서는 감각 충돌은 결코 없다. 오히려, 모든 감각은 조절 및 지각에서의 특이성을 높이는 정보를 제공한다. 감각정보의 상대적인 가중치는 없다. 오히려, 방향성은 세 가지 감각 모두의 상호작용에서부터 나온다. 그들은 이 양식 사이 조직화의 개념을 설명하기 위해 삼각형을 사용한다. 이것은 삼각형을 만드는 3개의 선 사이의 관계이다. 3개의 선의 상호관계를 이해하는 것만으로 삼각형을 이해할 수 있다. 마찬가지로, 중추신경계

(계속)

확장지식 7.5 *(계속)*

에 자세 방향성에 대한 중요한 정보를 제공하는 것은 세 가지 감각 상호간의 관계이다.

감각 가중치 가설(Sensory Weighting Hypothesis)

양식 사이 이론과 대조를 이루고 있는 것이 감각 가중치 이론이며, 이 이론은 자세조절 시스템이 바뀐 감각환경에서 입각자세를 최적화하기 위해 감각입력 가중치를 조정할 수 있다는 것을 시사하고 있다(Oie et al., 2002).

감각 가중치 가설은 각 감각이 자세조절에 독특한 기여를 제공한다고 예측한다. 게다가, 감각 가중치 가설은 서로 다른 감각조건에서의 자세반응의 변화가 감각 가중치의 변화에 기인하는 것이라고 예측한다. 감각 가중치는 감각 입력의 "이득"이 신체 움직임의 기준으로서의 그 정확성에 좌우된다는 것을 의미한다. 예를 들어, 시각이 자기운동의 지표로서 신뢰성이 저하함에 따라, 시각 입력은 덜 가중치가 주어질 것이고 몸감각 단서는 더 가중치가 주어질 것이다. 접촉이 자기운동의 신뢰성이 저하하는 지표가 되는 상황에서는 시각 입력은 더 가중치가 주어진다. 감각 가중치 가설은 수많은 연구자에 의해 지지되고 있다(Jeka & Lackner, 1994, 1995; Kuo et al., 1998; Nashner, 1976, 1982). 이 연구는 감각 전략 즉, 감각에 주어지는 상대적인 가중치가 연령, 과제 및 환경의 함수로서 변화한다는 것을 시사하고 있다.

Peterka(2002)에 의한 연구는 감각 재가중치 가설에 대한 증거를 제공하였다. 그의 실험에서는 신체의 흔들림을 측정함으로써 몸감각과 안뜰 입력이 균형과 방향성의 조절에 대한 상대적인 기여를 조사하였고 한편, 눈가리개를 한 실험대상자는 진폭이 8°까지 다양하게 연속적으로 상하로 회전하는 표면 위에 정적으로 서 있었다. 그들은 건강한 젊은 성인과 안뜰기능 상실이 있는 사람들 양쪽을 검사하였다. 그림 7.22에 그 결과를 요약하였다. 왼쪽 그래프는 신체 흔들림 측정치를 수직방향과 관련하여 비교하고 있다. 이것은 도(degree) 단위의 제곱평균제곱근(RMS)의 흔들림으로서 나타내고 있다. 점선은 몸의 흔들림과 플랫폼의 흔들림이 정확히 비교될 수 있는 상황을 도표에 표시하고 있다. 건강한 참가자(적색선)에서는 2° 미만의 낮은 진폭의 자극에 대해서 신체 흔들림과 플랫폼 흔들림은 같았고 이것은 몸감각 정보를 사용하여 이 참가자가 몸의 축을 지지면과 관련해서 적응시키고(방향부여를 하고) 있다는 것을 시사하고 있다. 표면 회전의 더 큰 진폭에서는 건강한 참가자는 신체의 흔들림을 최소화하는 더 수직 자세를 유지하였고, 이것은 자세조절을 위해 안뜰 입력에 더 의존하고 몸감각 입력에는 별로 의존하지 않았다는 것을 시사하고 있다.

건강한 참가자와는 대조적으로, 안뜰기능의 상실(회색선)이 있는 눈가리개를 한 참가자가 회전하는 플랫폼 위에 섰을 때, 참가자는 작은 진폭의 플랫폼 회전 중에(자세조절을 위해 몸감각 입력에 의존한다) 신체 축을 표면에 방향을 맞추고 균형을 유지하였으나, 큰 진폭의 경사에 대한 균형은 유지할 수 없었다. 시각입력(눈가리개를 착용)과 안뜰입력이 없기 때문에, 참가자는 신체 축의 방향을 표면에 방향을 맞추는 것에 고집하고 있었으나(균형을 위해 몸감각 입력에 의존한다), 이것은 진폭이 큰 플랫폼 경사에 직면하여 효과적이지 않아, 결과적으로 불균형과 넘어짐을 초래하였다. 오른쪽 그래프는 조건의 변화에 수반하여 특정 감각의 우위성이 변화하는 것을 나타내고 있다. 균형을 조절하는 동안에, 몸감각 정보의 영향은 감소하지만, 안뜰정보의 영향은 플랫폼 경사의 증가와 더불어 증가한다. 따라서, 신체의 흔들림은 참가자가 지지면이 아니라 중력의 수직방향으로 이동하여 방향을 맞춤에 따라 최소화된다.

이 연구는 자세조절을 위해 중추신경계가 어떻게 감각정보를 조직화하고 적응시키는가에 대한 수많은 것들을 시사하고 있다. 이것은 공간에서의 신체의 위치와 움직임을 알릴 때의 상대적인 정확도에 기초하여 자세조절을 위한 감각입력의 계층적 가중치의 개념을 뒷받침하고 있다. 감각이 신체 위치에 관한 최적 또는 정확한 정보를 제공하지 않는 환경에서는 방향성의 원천으로서의 그 감각에 주어지는 비중은 감소하고 한편, 다른 더 정확한 감각의 비중은 증가한다. 방향성을 위해 이용 가능한 감각의 불필요한 중복과 자세조절을 위한 어떤 하나의 감각의 상대적 중요성을 수정하는 중추신경계의 능력 때문에, 개인은 다양한 환경에서의 안정성을 유지할 수 있다.

지지기저면보다 넓은 입각자세는 감각 가중치조정을 필요로 하지 않는 것처럼 생각된다. 그 이유는 자세의 흔들림은 성인에서는 눈을 뜬 조건과 눈을 감은 조건에서 동일하기 때문이다. 이들 결과는 시각의 방향성 단서가 넓은 입각자세에서의 균형조절에 거의 영향을 미치지 않는다는 것을 시사하고 있다(Goodworth et al., 2014).

마찬가지로, 감각 가중치조정은 새로운 운동기술을 학습하는 과정에 일어나는 것처럼 생각된다. Lee와 Lishman(1975)은 성인이 단지 하나의 과제를 학습하고 있을 때 시각입력의 가중치가 증가한다는 것을 발견하였다. 과제가 더 자동화됨에 따라, 자세조절을 위한 시각입력의 상대적 중요성의 감소가 있었고 몸감각 입력에 주어진 가중치 표면의 경사가 증가하면 고유수용감각의 영향이 감소하고 안뜰감각의 영향이 증가한다.

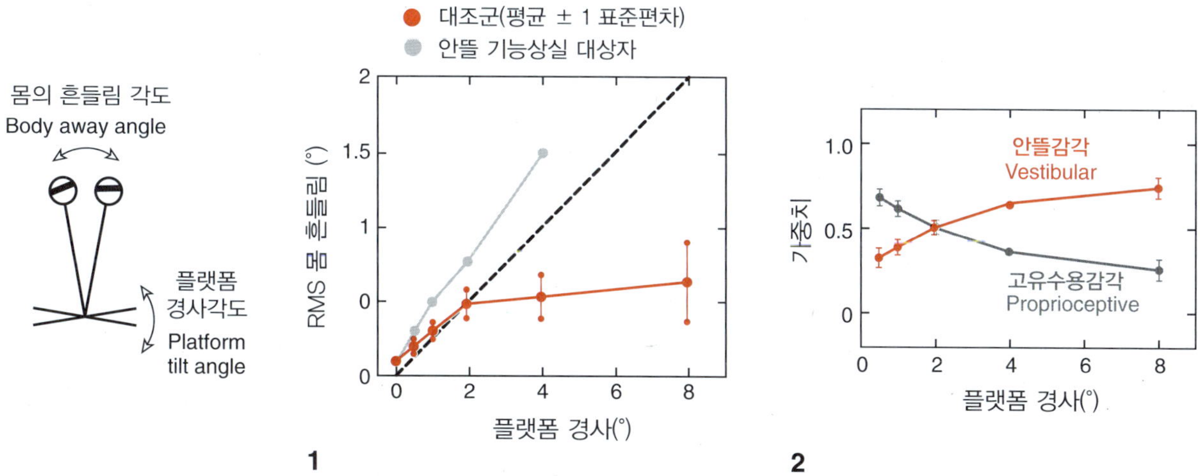

그림 7.22 다양한 조건하에서의 감각정보의 역동적 이용을 설명하기 위한 실험. 상세한 설명은 본문을 보기 바란다(Peterka RJ. Sensorimotor integration in human postural control. J Neurophysiol 2002;88:1102, Figure 4에서 변경).

증가가 있었다. Van Dieën와 동료들(2015)은 이마면에서 완전히 회전하는 판자(board) 위의 한쪽다리 입각자세라는 새로운 과제를 하는 중에 건강한 성인이 신체 균형을 잡는 방법을 조사하였다. 그들은 30분 세션 동안에 시각계 및 안뜰계를 조작하여 개인을 훈련하였다. 결과는 성인이 과제의 초기 학습 중에 시각입력에 더 의존한다는 것을 보여주었으나, 반면에 자세 흔들림의 그 후의 변화는 고유수용성 뇌먹임 사용의 증가에 기인하는 것이었다.

새로운 과제를 학습할 때 자세조절을 위한 시각정보의 가중치조정은 신경학적 병변에서부터 회복하는 성인에게도 적용할 수 있을지 모른다. 회복의 조기 단계에서, 자세조절은 주로 시각입력에 의존한다. 운동기술이 재획득됨에 따라, 환자는 시각에 덜 의존하게 되고 자세조절을 위한 몸감각 입력을 더 잘 사용할 수 있는 것처럼 생각된다(Mulder et al., 1993).

반응성 균형을 위한 감각입력
Sensory Inputs for Reactive Balance

시각, 안뜰 및 몸감각 입력이 어떻게 반응성 자세조절에 기여하는가? 이 질문을 조사하는 몇 가지 연구를 살펴보자.

시각계의 기여 *Visual Contributions*

움직이는 방은 일시적인 외부교란으로부터 회복에 대한 시각입력의 기여를 조사하기 위해서도 사용되어 왔다. 갑작스런 방의 움직임이 일어나면, 어린이(1세)는 이 환상에 불과한 균형 상실을 수직 자세를 회복하도록 설계된 운동반응으로 보상한다(Lee & Aronson, 1974; Lee & Lishman, 1975). 연장의 어린이 및 성인은 전형적으로는 이들 움직임에 대한 큰 흔들림 반응을 보여주지 않으며, 이것은 성인에서는 시각이 일시적인 시각적 외부교란을 보상하는 데에 중요한 역할을 수행하지 않는다는 것을 가리킨다. 시각적 단서는 안정성을 회복하기 위해 지지를 변경하는 전략이 사용될 때 매우 중요한 기여를 한다. 이 경우, 환경에 관한 시각정보(예를 들어, 발을 내딛는데 방해받지 않는 공간 또는 지지를 위해 난간의 이용 가능성)는 이들 전략이 사용될 수 있는지 어떤지의 중용한 결정요인이다. 시각적 정보는 사람이 환경에 들어가자마자 수집되어 환경적 아포던스(affordances)의 시노(map)를 형성한다. 이것은 균형에 대한 외부교란이 일어난 후에는 얻을 수 없다(Maki et al., 2003).

몸감각계의 기여 *Somatosensory Contributions*

몸감각 입력은 특히 표면 외부교란에 반응하여, 반응성 자세조절에서 매우 중요한 것처럼 생각된다. 또한, 균형에 대한 교란의 신호를 보내는 몸감각 단서에 대한 근육반응 잠복시간은 80~100 밀리초에서 활성화된다.

이와는 대조적으로, 시각 단서에 대한 반응 잠복시간은 대략 200밀리초로서 매우 느리다(Dietz et al., 1991; Nashner & Woollacott, 1979). 건강한 실험대상자에서는 혈압측정 띠(blood pressure cuff)를 사용해서 발과 발목의 부분적 마비(anesthesia)를 일으켜 몸감각 입력을 감소시켰을 때, 보상적 근육활동반응이 나타나는 잠복시간은 변화하지 않았다. 실험대상자는 그 대신에 균형을 회복할 때에 발목전략에서부터 엉덩관절 전략으로 바꾸었다(Horak et al., 1990). 그러나, 발의 몸감각 입력이 발의 냉각에 의해 감소된 두 번째 연구에서는 가자미근의 시작 잠복시간은 지연되고 가자미근과 장딴지근의 진폭은 증가하였다(Ferguson et al., 2017). 게다가, 말초 신경병증이 있는 사람에서는 보상성 근육반응은 현저하게 느리다(Inglis et al., 1994).

지지면 전환에 대한 몸감각 반응은 시각계 또는 안뜰계에 의해 유발되는 것보다 훨씬 빠른 것처럼 보이기 때문에, 연구자들은 신경계는 지지면의 빠른 전위에 의해 불균형이 야기될 때 신체의 흔들림을 조절하기 위한 몸감각 입력에 우선적으로 의존한다고 시사하고 있다.

안뜰계의 기여 *Vestibular Contributions*

표면 외부교란을 지지하기 위한 자세반응에 대해 안뜰계가 상대적으로 기여하는 것은 무엇인가? Dietz 등(1991, 1994) 및 Horak 등(1994)에 의한 실험들에서는 안뜰계의 기여가 몸감각계 입력이 기여하는 것보다 훨씬 작다는 것을 보여주고 있다. 이들의 실험에서는 근육반응의 발현 잠복시간 및 진폭을 두 가지의 서로 다른 입각자세 외부교란에 대해서 비교하였다. (a) 지지면이 앞쪽 또는 뒤쪽으로 움직여서 몸감각 입력을 자극한 경우, (b) 머리에 부착된 하중(2kg)의 앞쪽 또는 뒤쪽으로 위치를 이동하여 안뜰계를 자극한 경우(안뜰계 결손이 있는 환자에서는 반응이 없었다)이다. 비슷한 가속도에 대해서는 안뜰 신호에 대한 근육반응은 발의 전위(위치이동)에 의해 유도된 몸감각 유발반응보다 약 10배 작았다. 이것은 지지면이 수평으로 전위될 때 안뜰입력이 자세조절의 회복에 약간의 역할 밖에는 할 수 없을지도 모른다는 것을 시사하고 있다.

그러나, 특정 조건하에서는 안뜰 및 시각입력은 일시적인 외부교란에 대한 반응을 조절하는 데 중요하다. 예를 들어, 지지면이 발가락 위쪽방향을 향해서 회전시키고, 장딴지근을 신장하여 활성화할 때, 이 반응은 불안정해져, 신체를 뒤쪽으로 당긴다. Allum의 연구에서는 균형의 회복에 사용된, 앞정강근의 그 후에 일어나는 보상반응은 눈을 떴을 때 시각계 및 안뜰계에 의해 활성화된다는 것을 보여주고 있다. 눈을 감았을 때, 이것은 주로(80%) 안뜰반고리뼈관(semicircular canals)에 의해 활성화되었다(Allum & Pfaltz, 1985). 표면이 기우는 속도도 또한 입각자세의 조절에 중요한 요인이 될 수 있다. Horak과 동료들(2016)은 경사진 판자가 4도/초(생리학적 자세 흔들림의 대략적인 속도)로 회전하면 양측성 안뜰 결손이 있는 사람들이 일관하여 균형을 상실한다는(시도의 90%) 것을 보여주었다. 흥미롭게도, 판자가 느린 속도(0.25 – 1도/초) 또는 더 빠른 속도(16 – 32도/초)로 회전하는 경우, 양측성 안뜰 상실이 있는 사람들은 좀처럼 넘어지지 않았다.

저자들에 따르면, 시력이 없는 양측성 안뜰 상실이 있는 사람들은 균형을 조절하기 위해, "매우 낮은 문턱값 수용체" 즉, 소화압력 센서(alimentary pressure sensors) 및 골지힘줄기관으로부터의 중력 정보(토크 관련 정보), 발의 압력 센서, 그리고 이석(otoliths)을 사용할지도 모른다고 한다. 그러나, 빠른 속도로 경사지는 경우는 근육방추와 같은 "높은 문턱값 수용체"에 의존할 수도 있다. 게다가, 안뜰 상실이 있는 사람의 중추신경계는 신체, 표면 및 공간 사이에 기준을 만들지 않고서는 자연스런 흔들림 주파수 내의 다양한 감각자극을 구별할 수 없을지도 모른다.

이들의 연구는 세 가지 감각입력 모두가 예기치 않은 외부교란 후의 안정성 회복에 역할을 수행한다는 것을 시사하고 있다. 개개의 감각이 상대적으로 기여하는 것은 각 감각계 내의 처리속도를 포함하는 많은 요인에 좌우되는 것처럼 생각된다. 예를 들어, 입각자세에 대한 일시적인 수평방향 외부교란에 대한 초기의 자세반응은 이들의 처리속도가 빠르기 때문에, 몸감각 입력에 크게 의존할지도 모른다. 그러나, 처리속도가 느린, 시각 및 안뜰 입력은 비록 그 정도가 훨씬 낮지만 조기 반응에 기여한다. 그러나, 자세반응의 후의 측면에서는 시각 및 안뜰 입력이 더 중요해질지도 모른다. 종합하면, 이들 연구는 신경운동 장애가 있는 사람들의 감각관련 균형 결손을 검사 또는 도전하기 위해 진료소에서 기기(예, 경사진 판자)를 사용하는 것을 정당화한다.

자세조절의 감각/지각 측면에 대한 연구의 임상적 응용

Clinical Applications of Research on Sensory/Perceptual Aspects of Postural Control

자세조절의 감각적 측면에 관한 연구의 이 검토에서 알 수 있는 것처럼, 적절한 감각입력을 조직화하고 선택하는 능력은 변화하는 과제 및 환경상황 하에서 안정성을 유지하는 중요한 측면이다. 제10장에서 논의된 것처럼, 불안정성은 자세조절(예: 시각 또는 몸감각 입력의 상실)에 중요한 개개의 감각입력의 상실뿐만 아니라 과제 및 환경적 상황에 적절한 감각입력을 효과적으로 조직화하고 선택할 수 없는 것에서부터도 생겨날 수 있다. 균형의 재활에는 개개의 감각 시스템의 완전성과 균형조절을 위한 감각입력을 조직화하는 능력의 양쪽을 평가하기 위한 임상전략이 포함되어야 한다.

균형을 개선하기 위한 임상전략에는 근육활동의 조직화를 개선하는 활동만이 아니라 감각정보가 균형조절을 위해 사용되는 방법도 포함되어야 한다. 특정 감각입력이 영구적으로 상실되는 경우(예, 머리 외상 또는 몇 가지 유형의 약물치료 후의 안뜰입력의 상실), 시각 및 몸감각 입력과 같은 대체감각에 대한 의존성을 촉진하는 활동을 사용할 수 있다.

자세조절에서의 인지계
COGNITIVE SYSTEMS IN POSTURAL CONTROL

많은 일상생활 과제에는 한 번에 하나 이상의 과제를 실행하는 것이 포함된다(예: 전화로 친구와 이야기하고 있는 동안에 선 자세 균형을 유지한다). 일반적인 자세조절은 의식적 노력 없이, 자동적으로 일어나기 때문에, 균형을 조절할 때에 필요로 하는 주의자원(attentional resources)은 거의 없다고 전통적으로 추정되었다. 주의자원은 과제를 완료하기 위해 필요한 정보처리 자원으로서 정의된다. 두 가지 과제가 동시에 수행될 때, 이용 가능한 주의자원의 경합에 의해 하나 또는 그 이상의 과제수행이 감소될지도 모른다. 이것은 이중과제 간섭(dual-task interference)이라 불린다. 자세조절의 주의 요구를 조사하는 방법의 하나는 자세 과제를 단독으로 수행하고 다음으로 또 다른 과제와 동시에 수행하여 단일 과제조건에서부터 이중과제 조건까지의 수행의 변화를 측정하는 것이다. 이 이중과제의 연구는 자세조절을 위한 상당한 주의요건(attentional requirements)이 있다는 것을 보여주고 있다. 게다가, 주의요건은 일정하지 않고 자세과제, 개인의 연령 및 균형능력에 따라 변화한다(Woollacott & Shumway-Cook, 2002).

Kerr 등(1985)은 입각(stance) 자세조절의 주의요구(attentional demands)를 입증하기 위한 최초의 연구를 수행하였다. 그들은 자세조절이 시각 및 공간 처리를 수반한다고 추정되기 때문에, 어려운 균형과제가 공간적(시각적) 기억을 방해하지만 언어기억 과제는 방해하지 않는다고 가정하였다. 시각적 및 공간적 인지과제는 Brooks의 공간기억 과제이었고, 이것은 상상상의 행렬(매트릭스)에 숫자를 배치하고 그 다음에 이들 숫자의 위치를 기억하는 것이었다. 비공간적 언어기억 과제는 유사한 문장을 기억하는 것을 수반하였다. 그들은 기억과제를 균형과제와 동시에 수행하면, 공간적 기억과제에서 오류의 수가 증가하는 원인이 되었으나 비공간적 기억과제에서는 그러하지 않았다는 것과 어느 인지과제를 수행하는 동안에 자세의 흔들림에 유의미한 차이가 없었다는 것을 알게 되었다. 그들은 젊은 성인의 자세조절에는 주의가 요구된다는 결론을 내렸다.

Lajoie 등(1993)에 의한 연구는 주의요구는 수행되는 자세과제의 유형의 함수로서 변화한다고 판단하였다. 그들은 젊은 성인에게 앉아 있는 동안, 정상적인 지지기저면 대비 축소된 지지기저면에 서 있는 동안, 그리고 보행하는 동안(한쪽 다리로 지지하는 단계 대비 양쪽다리로 지지하는 단계)에 청각 반응시간(RT) 과제를 수행하도록 요구하였다. 그들은 반응시간이 앉아 있는 동안에 가장 빨랐고 서 있는 동안과(정상적인 입각보다 좁은 입각에서 더 느리다) 보행 과제 동안(양쪽다리 지지와 비교해서 한쪽다리 지지단계 동안 더 느리다)에 느려졌다는 것을 알게 되었다. 그들은 안정성에 대한 요구가 높아짐에 따라, 자세조절 시스템에 의해 사용되는 주의자원도 이에 수반하여 증가한다고 결론지었다.

주의요구는 또한 감각 상황의 함수로서 변화한다. 자세조절을 위한 감각입력이 감소함에 따라(눈을 감고 서거나 스펀지 위에 서는 것 같은) 안정성 유지와 연관성이 있는 주의요구가 증가한다(Lajoie et al., 1993; Redfern et al., 2001; Shumway-Cook & Woollacott, 2000). 이것은 그림 7.23에서 볼 수 있으며, 여기서는 좌석에 앉은 자세, 고정된 표면 위에 선 자세(고정), 흔들림의 참조표시를 한 바닥[sway-referenced floor(SRF)] 위에 선 자세(이것은 정확한 몸감각 입력의 이용 가능성을 바꾼다), 그리고 정확한 몸감각 및 시각 입력의 이용 가능성을 바꾸는 흔들림의 참조표시를 한 바닥 및 시각(SRFV)을 포함하는 네 가지 자세조건하에서의 시각 및 청각반응을 비교하고 있다. 가장 어려운 감각조건인 SRFV에서 볼 수 있는 가장 빠른 반응시간으로, 자세 과제가 더 어려워짐에 따라 반응시간은 유의미하게 증가하였다(Redfern et al., 2001).

2차 과제의 수행이 자세조절에 반드시 유해한 영향을 미치는 것은 아니다. Stoffregen 등(2000)은 개인이 시표(visual target)를 응시하고 시각과제(문서 본문의 한 부분에서 같은 문자가 나오는 빈도를 세는 것)를 수행하도록 요구받았을 때, 그들은 공백의(글자가 없는) 표적(blank

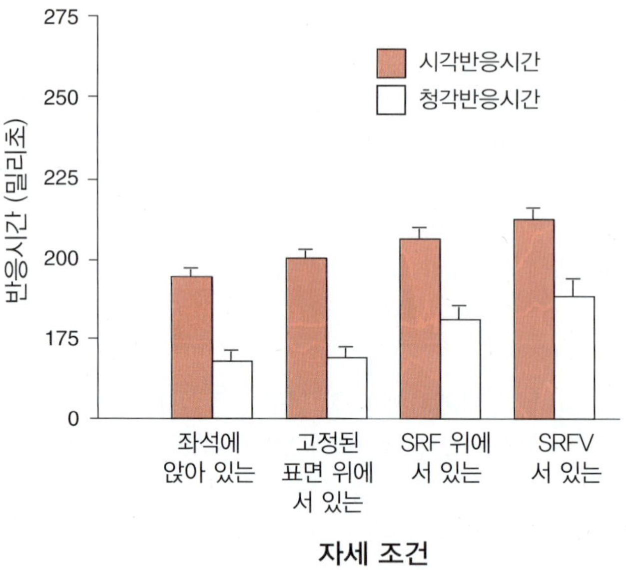

그림 7.23 자세과제의 요구에 따라, 주의요구가 증가한다. 시각(*적색 막대*) 및 청각(*백색 막대*) 반응시간은 좌석에 앉아 있는 고정된 표면 위에 서 있는(고정), 흔들림의 참조표시를 한 바닥(sway-referenced floor; SRF) 위에 서 있는(정확한 몸감각 입력의 이용 가능성을 바꾼다), 그리고 정확한 몸감각 및 시각 입력의 이용 가능성을 바꾸는 SRF 및 시각(SRFV)을 포함하는 네 가지 자세조건하에서의 젊은 성인의 시각반응 및 청각반응을 비교하고 있다. 가장 어려운 감각조건인 SRFV에서 볼 수 있는 가장 빠른 반응시간으로 자세 과제가 더 어려워짐에 따라, 반응시간은 유의미하게 증가하였다. (Redfern MS, Jennings JR, Martin C, et al. Attention influences sensory integration for postural control in older adults. Gait Posture 2001;14:211–216, Figure 2b에서 변경)

target)을 검사할 때보다도 흔들림이 적다는 것을 보여주었다. 또한, 가까운 표적에 초점을 맞추는 것은 먼 표적에 초점을 맞추는 것에 비하여 흔들림을 감소시켰다. 이 경우, 자세조절은 2차 과제를 수행하는 동안에, 저하되지 않고, 강화된다. 저자들은 자세조절이 통합된 지각/행동 시스템의 일부로서 조직화되고 다른 과제의 수행을 용이하게 하기 위해 수정될 수 있다고 결론을 내리고 있다.

Stoffregen과 동료들의 결과와 마찬가지로, 다른 연구자들은 다양한 2차적 과제를 추가함으로써 젊은 성인에서 입각자세 흔들림과 흔들림의 변동성 양쪽을 감소시킬 수 있고 이들 연구결과에 대한 다른 가능한 설명을 제공할 수 있다는 것을 보여주었다(Huxhold et al., 2006; Riley et al., 2005; Vuillerme & Nafati, 2007). 예를 들어, Huxhold 등(2006)은 젊은 성인에게 어깨너비로 발을 벌려 서 있는 동안에 2차 과제(청각녹음에서 1개, 2개, 또는 3개를 재생하여 제시한 숫자를 그들이 기억해야 하는 작업기억 과제)를 수행하도록 요구했을 때, 그들은 이중과제 조건에서 자세 흔들림의 감소를 보였다. 저자들은 이들의 이중과제 조건하에서의 자세조절 개선은 자세조절과 같은 고도로 자동화된 과정에 실험대상자의 주의를 기울이게 하면 실제로 자세 기전(postural mechanisms)의 효율성을 저하시킬지 모르고, 그리고 주의를 이차적 과제에 돌리도록 하는 것은 실제로 자세조절 과정의 자동성 및 효율성을 개선시킬지도 모를 가능성이 있기 때문이라고 제안하였다.

다른 연구자들은 이중과제 장면에서의 흔들림의 감소는 이차과제를 수행할 때 각성도가 높아지는 것에 기인할지도 모르고, 이것은 수행의 향상을 가져온다고 제안하고 있다(Andersson et al 2002). 비록 이들의 효과가 일반적으로 젊은 성인에 있지만, 매우 단순한 인지과제를 수행할 때는 고령자 또는 균형이 손상된 사람에서만 존재한다는 것은 흥미롭다. 인지과제의 난이도가 높아짐에 따라 고령자와 균형이 손상된 집단에서는 자세 흔들림과 변동성이 증가한다(Huxhold et al., 2006).

이중과제 조건하에서는 균형을 유지하는 것이 다른 과제보다도 우선하는 것인가? 답은 "상황에 따라 다르다"고 생각된다. 균형조절이 우선사항인지 어떤지는 안정성에 대한 위협이 얼마나 큰지에 달려있다. 안정성에 대한 위협이 클 때, 건강한 젊은 성인은 다른 과제보다도 자세조절을 우선하고, 이것은 "자세 우선순위부여(postural prioritization)" 전략 또는 "자세우선(posture first)" 전략이라 불린다.

Müller 등(2007)은 건강한 젊은 성인에서 플랫폼 외부교란을 가하기 전, 가하는 동안, 그리고 가한 후의 시각반응 또는 청각반응시간 과제의 어느 것인가에 대한 반응시간(RT)을 조사함으로써 자세우선 조절전략을 입증하였다. 그들은 반응시간이 플랫폼 외부교란의 직전에 가장 느렸다고 보고하였다. 외부교란 후의 시간이 증가함에 따라 (일단 적절한 자세반응이 시작되면) 반응시간은 차츰 빨라졌다. 반응시간의 차이는 자세의 우선순위에 대한 증거를 시사하고 있다. 이차적 과제에 대한 반응시간 과제 처리는 여전히 발생할 자세 사건(event)을 예상하여 늦어진다. 일단, 자세자극의 본질이 결정되고 적절한 자세반응이 시작되면, 반응시간 처리가 더 빨라진다. 후의 장에서 논의되는 것처럼, 자세의 우선순위부여는 많은 균형이 손상된 고령자 및 신경학적 병리가 있는 환자에서는 발생하지 않는다.

요약하면, 이중과제의 연구는 젊은 성인에서는 자세조절에 주의가 필요하고 안정성에 대한 위협이 클 때, 자세조절이 우선사항이 된다는 것을 시사하고 있다. 건강한 젊은 성인에서, 자세조절 과제의 난이도를 올리거나, 또는 그 대신에 실험대상자에게 더 복잡한 이차과제를 수행할 것을 요구하지 않는 한 주의 효과는 작다. 또한, 몇 가지 이차과제가 자세의 흔들림을 증가시킬 수 있지만(흔히 자세조절에 대한 간섭이라 해석된다), 다른 이차과제는 흔들림을 감소시킨다(흔히 개선된 자세조절이라 해석된다). 후의 장에서 논의되는 것처럼, 자세조절과 연관성이 있는 주의 요구는 균형 기능장애가 있는 고령자와 신경학적 기능장애가 있는 사람에서 다른 것처럼 생각된다.

자세조절의 인지적 측면에 대한 연구의 임상 응용 Clinical Applications of Research on Cognitive Aspects of Postural Control

일상생활에서는 주의력이 요구되는 다양한 과제를 실행하면서 균형을 유지하는 것을 필요로 한다. 연구에서는 추가적인 과제를 수행하는 것이 자세 안정성에 유해한 영향을 미칠 수 있다는 것이 입증되어 있고, 그것은 자세 과제가 단독으로 수행될 때에는 명백하지 않을지도 모르기 때문에, 단일과제와 이중과제 양쪽의 조건하에서 균형을 평가하는 것은 매우 중요하다. 게다가, 단일과제와 이중과제 양쪽의 조건하에서 자세 안정성을 개선하도록 설계된 치료는 필수적이다.

자세의 방향성과 안정성을 조절하는 신경 하위 시스템 NEURAL SUBSYSTEMS CONTROLLING POSTURAL ORIENTATION AND STABILITY

자세의 방향성과 안정성 조절에 기여하는 다양한 신경의 하위 시스템은 무엇인가? 체계적인 검토에서는 균형의 조절이 뇌 전체의 현상이라는 것을 알게 되었다. 그러나, 가장 많이 연구되어 있고 균형조절에 관여하는 71개의 뇌 구조 중에서, 소뇌, 대뇌바닥핵, 시상, 해마, 아래마루엽, 이마엽이 특히 연관성이 있다(Surgenta et al., 2019). 그림 7.24는 자세조절의 다양한 측면에 대한 뇌와 척수 시스템의 가정된 기여를 요약하고 있다.

척추의 기여 Spinal Contributions

자세조절에 대한 척추의 기여를 밝히기 위해, 연구에서는 손상이 없는 척수를 가진 동물과 가로로 절단된 척수(척추표본)를 가진 동물을 조사하였다. 자세조절의 방향성 구성요소에 대한 척수의 기여에는 체중지지를 위한 폄근의 긴장성 활성화가 포함되었다는 것을 알게 되었다. 게다가, 외부교란에 대한 방향-특이적 반응도 또한 척수 수준에서 존재하였다. 그러나, 동물의 척추표본(spinal preparations)에는 반응성 자세조절이 존재하지만, 척추위 구동(supraspinal drive)이 없으면 반응은 극적으로 감소하고, 따라서 이들은 기능적이지 않다는 것을 시사하는 증거가 있다(Deliagina et al., 2012).

어떠한 몸감각 입력이 자세조절에 기여하고 있는 것일까? 제 I 군과 제 II 군 근육방추 양쪽의 구심성 신경섬유는 자세 흔들림과 자세 외부교란에 매우 민감하고 양쪽 모두 방향-특이적인 반응에 기여한다는 것을 보여주었다(Deliagina et al., 2012; Honeycutt et al., 2012). 게다가, 피부 구심성 신경섬유는 방향-특이적이지는 않지만, 자세 반응의 진폭에 기여하고 있다(Honeycutt & Nichols, 2010). 마지막으로, 골지힘줄기관(GTOs)도 또한 자세조절에 기여하고 있다(Dietz et al., 1992). 이들의 몸감각 입력이 자세조질을 위한 기능회로를 만들어내는 것을 가능케 하는 것은 무엇일까? 그것은 뇌줄기와 고차 대뇌중추 양쪽으로부터의 내림 구동(descending drive)이다.

뇌줄기의 기여 Brainstem Contributions

뇌줄기핵에 관한 연구는 이들 중추가 자세긴장 조정 및 자동적 자세 협동작용에서 활동적이고 자세조절에 안뜰입력을 처리하기 위한 중요한 핵을 포함하고 있다는 것을 보여주었다. 예를 들어, 뇌줄기는 자세조절에 중요한 근육 긴장의 촉진(솔기척수로 및 청색척수로를 통해서) 및 근육 긴장의 억제(메소다리뇌피개로 및 그물척수로에 있는 다리다리뇌핵)를 조절하기 위한 중요한 중추를 갖고 있다.

Stapley와 Drew(2009)는 고양이의 뇌줄기에서의 다리뇌숨뇌그물체(pontomedullary reticular formation) 신경세포가 지지면 외부교란에 반응하여 강력하게 방전한다는 것을 보여주었고, 이것은 뇌줄기의 핵이 균형 위협에 뒤따르는 평형의 회복에 기여한다는 것을 시사하고 있다.

뇌줄기(brainstem)는 또한 예측성 자세조절에서도 중요하다. Massion(1979)은 주로 움직이는 다리를 들어 올릴 때에 다른 3개 다리의 자세근육을 동시에 활성화시킬 필요

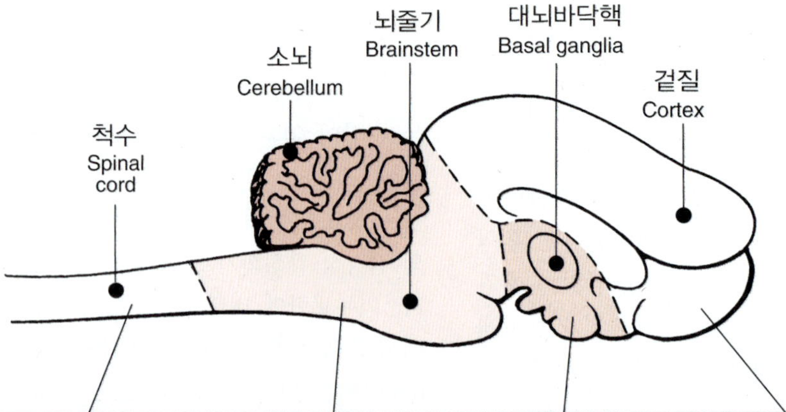

척추 표본	뇌줄기 수준	대뇌바닥핵/소뇌	손상이 없는 시스템
감소하였지만 방향성을 위한 지면 반발력이 존재한다. 자세 방향성을 위한 항중력 지지에 대하여 긴장성으로 활동하는 폄근 가쪽 안정성이 없다. 자세조절에 대한 몸감각의 기여	소뇌와 연합하여 자세긴장 수준을 조절한다. 자동적 자세 협동작용을 위한 회로(가정) 자세조절에 대한 안뜰계의 기여	**소뇌**에 의한 적응능력의 조절 — 변화하는 과제 및 환경조건에 대응하여 자세근육 진폭을 수정하는 능력 ***대뇌바닥핵***에 의한 자세설정의 조절 — 변화하는 과제 및 환경조건에 반응하여 근육패턴을 빠르게 바꾸는 능력	어떤 환경에서 안정성과 방향성의 목표를 충족시키기 위한 적응적 자세조절 시스템 자세조절에 대한 시각계의 기여

그림 7.24 자세조절에서의 뇌 및 척수회로의 기여에 대한 제안

가 있는 다리 들어올리기 과제를 동물에게 훈련하여 그 과제를 실행시켰다. 그들은 또한 앞다리 굽힘근 영역에 있는 운동겉질 또는 적색핵을 직접 자극하여 다리 들어올리기 운동을 만들어낼 수도 있다는 것을 알게 되었다. 그들이 이것을 시행하였을 때, 그 움직임은 항상 피드포워드 방식으로 시작된, 다른 다리들의 자세조정을 수반하였다. 그들은 예측성 자세조정이 뇌줄기 수준에서 조직화되고 피라미드로(운동겉질에서부터의)가 주작용근을 활성화시키기 위한 내림 명령을 보낼 때 예측성 자세근육 활동을 위한 뇌줄기 경로를 활성화한다는 것을 시사하고 있다.

마지막으로, 뇌줄기 그물체가 약리학적 수단에 의해 불활성화가 되면, 운동겉질의 활성화를 통해 시작된 수의운동을 안정화시키기 위해 일반적으로는 활성화되는 예측성 자세조절은 이미 활성화되지 않게 되어, 예측성 자세조절에서 뇌줄기 핵(brainstem nuclei)의 중요성을 뒷받침하고 있다(Takakusaki et al., 2004).

대뇌바닥핵과 소뇌의 기여
Basal Ganglia and Cerebellar Contributions

제10장에서 상세히 논의되는 대뇌바닥핵 및 소뇌에 병리가 있는 환자의 자세조절에 관한 연구는 자세조절에 대한 이들 신경구조의 기여에 대한 이해를 높이고 있다. 소뇌는 자세반응의 적응을 조절하는 것 – 즉, 변화하는 환경 및 과제 조건에 대응하여 자세근육 반응의 진폭을 수정하는 능력이 있다는 것이 알려져 있다. 예를 들어, 소뇌장애를 가진 환자는 변화하는 외부교란의 진폭에 대한 반응에 적응할 수 없다(Horak & Diener, 1994). 대뇌바닥핵은 자세설정의 조절 – 즉, 변화하는 과제 및 환경조건(예를 들어, 앉은 자세 대비 고정된 지지 전략 또는 지지를 변경하는 전략)에 반응하여 반응성 균형근육 패턴을 신속하게 변화시키는 능력에 관여한다. 파킨슨병 환자는 과제와 환경 요구의 변화에 대해서 운동 전략을 적절하게 바꿀 수 없다

(Horak et al., 1992) (연구의 더 상세한 것은 제10장을 참조할 것).

마지막으로, 모든 시스템이 손상되지 않은 경우, 개인은 적응 가능한 자세조절을 보여주고 어떤 환경에서도 안정성과 방향성의 목표를 충족할 수 있다.

요약 SUMMARY

1. 자세조절 과제에는 공간에서의 신체위치를 조절하는 다음의 것이 포함된다. (a) 지지기저면(BOS)에 대해서 신체질량의 중심을 조절하는 것으로서 정의되는 안정성, (b) 과제를 위한 신체분절 사이 그리고 신체와 환경 사이의 적절한 관계를 유지하는 능력으로서 정의되는 방향성.
2. 앉은 자세와 선 자세에서의 정상상태 균형을 유지하고 있는 동안에 수많은 요인이 자세조절에 기여하고 있으며, 그 요인에는 (a) 중력의 영향을 최소화하는 신체 정렬, (b) 근육긴장 및 (c) 중력의 인력에 대응하여 신체가 무너지는 것을 방지하는 자세긴장이 포함된다.
3. 예기치 않은 질량중심(COM) 전위 후의 안정성 회복으로서 정의되는 반응성 균형은 주로 지지기저면에 의해 결정되는 안정성 한계 내로 질량중심을 되돌리는 것에 효과적인 운동 전략을 필요로 한다.
4. 균형회복을 위해 사용되는 움직임 패턴은 고정된 지지 전략(발목관절 및 엉덩관절 전략)과 지지를 변경하는 전략(발 내딛기 및 팔을 뻗어 잡기)으로 분류된다. 건강한 젊은 성인은 한 자세 움직임 전략에서부터 다른 자세 움직임 전략으로 비교적 신속하게 옮겨감으로써 변화하는 과제 및 환경의 제약에 적응할 수 있다.
5. 중추신경계는 기계적으로 관련된 관절에서의 협동근을 활성화시키며, 이것은 아마도 균형조절을 위해 하나의 관절에서 발생된 힘이 신체 이외의 다른 곳에서 불안정성을 만들어내지 않게 하기 위해서일 것이다.
6. 자세근육은 또한 움직임이 일으킬지도 모르는 가능성이 있는 균형에 대한 방해를 최소화하기 위해 수의적 움직임 전에 활성화된다. 이것은 ***예측성 자세조절***이라 불린다.
7. 시각계, 몸감각계(고유감각, 피부감각 및 관절수용체) 및 안뜰계로부터의 입력은 중력과 환경과 관련해서 공간 내의 신체의 위치 및 움직임에 대한 중요한 정보 출처이다. 각각의 감각은 신체의 위치 및 움직임에 대한 서로 다른 종류의 정보를 중추신경계에 제공한다. 따라서, 각각의 감각은 자세조절을 위한 서로 다른 기준틀을 제공한다.
8. 방향성을 위해 이용 가능한 감각의 불필요한 중복과 자세조절을 위한 어떤 하나의 감각의 중요성을 수정하는 중추신경계의 능력 때문에, 개인은 다양한 환경에서 안정성을 유지할 수 있다.
9. 자세 과제는 주의력 처리를 필요로 하고 따라서 동시에 수행되는 2차 과제의 수행을 저하시킬 수 있다. 게다가, 복잡한 2차 과제는 어떤 경우에는 동시에 수행되는 자세 과제의 수행을 저하시킬 수 있다. 그러나, 몇 가지의 2차 과제에 주의를 기울임으로써 자세조절 자동성의 개선을 통해서, 각성을 높이는 것을 통해서, 또는 자세에 관여하는 것의 윗부분에 있는 신체부분(머리와 같은)과 관련된 과제(supra-postural task) 수행의 효율성을 지원하기 위한 감소된 자세 흔들림의 사용을 통해서, 자세조절을 개선한다.
10. 자세의 신경조절은 척수 및 뇌 계통(brain systems)에 널리 분포되어 있다.

실습활동 과제에 대한 해답 ANSWERS TO LAB ACTIVITY ASSIGNMENT

실습활동 7.1

1. 완벽하게 가만히 서 있을 수 있는 일은 거의 없기 때문에, 아마도 여러분은 약간 움직였을 것이다. 여러분은 또한 보통 대부분이 앞뒤(AP) 방향으로 움직일 것이지만, 어느 정도의 안·가쪽(ML) 방향의 흔들림도 있을 것이다. 우리는 정적인 입각자세 및 앉은 자세를 조절하기 위해 사용되는 이 유형의 균형을 "정상상태(steady-state)" 균형조절이라 부른다.
2. 소량의 앞뒤방향 흔들림에 대한 움직임은 발목관절에서 일어날 것이다. 흔들림이 안정성 한계에 가까울 때는 엉덩관절에 대해서 움직임이 일어날 것이다.
3. 살짝 미는 것에 반응할 때 발가락이 올라가는 것은 앞정강근이 활성화되었다는 것을 가리킨다. 아마도

여러분은 더 힘껏 미는 것에 반응하여 한 발짝 뒤로 물러날 것이다. 입각자세 또는 앉은 자세에서 예기치 않은 전위 후 안정성 회복을 위해 사용되는 이러한 유형의 균형은 반응성 자세조절이라 불린다.

4. (a) 지지기저면이 클수록 발목관절 전략을 사용하여 균형을 잡는 것이 더 쉬워질 것이다.
   (b) 움직임이 빠를수록 균형의 회복은 어려워진다.
   (c) 질량중심이 이미 지지기저면의 끝에 가까워졌을 때 발목관절 움직임으로 대응하는 것은 가장 어렵다. 사람은 엉덩관절 또는 발의 내디딤 전략을 사용하는 경향이 있다.
   (d) 발목관절 전략을 사용할 수 없었기 때문에, 엉덩관절에 대한 움직임으로 옮겨갈 것이다. 이용 가능한 손잡이(handhold)가 있었다면, 지지하려고 손을 뻗었을 것이다.
5. (a) 앞뒤 흔들림에 대해서는 대부분 발목근육을 사용할 것이고 안 · 가쪽 흔들림에 대해서는 엉덩관절 근육을 사용할 것이다.
   (b) 엉덩관절 근육.
   (c) 발을 내딛었다.

실습활동 7.2

1. **조건 1:** 발을 한데 모으고 손을 허리에 대며 눈을 뜬 상태에서의 단단한 표면(예: 리놀륨 또는 목재). 감각 단서가 이용 가능하다: 즉, 시각, 안뜰감각, 몸감각 단서. 어깨 전위의 진폭: 낮은 수준이다.
   조건 2: 눈을 감은 상태에서 단단한 표면. 감각 단서가 이용 가능하다: 즉, 몸감각 및 안뜰감각 단서. 어깨 전위의 진폭: 약간 크다.
   조건 3: 눈을 뜨고 스펀지 위에서 발을 한데 모은다. 감각 단서가 이용 가능하다: 즉, 시각, 안뜰감각 및 일그러진 몸감각 단서.
   어깨 전위의 진폭: 조건 1 및 조건 2보다 크다.
   조건 4: 눈을 감고 스펀지 위에서 발을 한데 모은다. 감각 단서가 이용 가능하다: 즉, 안뜰감각 및 일그러진 몸감각 단서. 어깨 전위의 진폭: 네 가지 조건 중에서 가장 크다.
2. 감각단서가 제거되거나 정확성이 떨어짐에 따라 더 커진다.
3. 같은 네 가지 조건에 대해서 상대적 진폭이 같아야 한다.

실습활동 7.3

1. 위쪽으로 움직였다.
2. 이것은 사람에 따라 달라질 것이다. 사람이 매우 이완되어 있다면, 손은 더 움직일지도 모른다. 사람이 매우 경직되어 있으면, 별로 움직이지 않을지도 모른다.
3. 그것은 거의 변화가 없었고 있었다 해도 거의 움직이지 않았다.
4. 두 번째.
5. 책을 들어 올리는 것은 힘이 외부에서 생성되는 것보다 내부에서 생성되어야 한다.
6. 실험대상자가 중량물을 들어 올릴 때, 팔은 위팔두갈래근의 예측성 억제 때문에, 움직이지 않는다. 그러나, 누군가 다른 사람이 중량물을 들어 올릴 때에는 위팔두갈래근의 예측성 억제가 없기 때문에, 팔은 올라간다.

제 8 장

자세조절 발달

Development of Postural Control

학습목표

이 장을 학습하면 독자는 다음과 같이 할 수 있다.

1. 시스템의 틀을 사용하여 자세조절의 발달을 설명한다. 시스템의 틀을 지세발달의 반사/계층적 틀과 대비시킨다.
2. 운동발달을 특징짓는 획기적 단계(milestone)와 획기적 단계가 전형적으로 나타나는 연령을 개략적으로 서술한다.
3. 머리 조절, 몸통 조절(앉은 자세 균형) 및 자립한 입각자세 발달의 기저를 이루는 정상상태, 반응성 및 예측성 자세조절의 출현에 대한 감각계 및 운동계의 기여에 대해서 논의한다.
4. 지세조절에서의 적응능력의 발달을 설명한다. 학습과 연습이 자세조절의 발달에 어떻게 영향을 주는가를 논의한다.

서론 INTRODUCTION

태어나서 몇 년 동안의 어린이들은 기어가기, 혼자걷기 및 달리기, 올라가기, 눈과 손의 협응, 그리고 다양한 방법으로 물건을 조작하는 것을 포함하는 믿을 수 없을 정도의 기술 레퍼토리를 발달시켜간다. 이들 모든 기술의 출현에는 주된 움직임을 지탱하는 자세활동의 발달을 필요로 한다.

어린이의 이동성과 소삭기술의 출현을 이해하려면, 치료사는 이들 기술에 대한 자세 기질(postural substrate)을 이해할 필요가 있다. 마찬가지로, 걷기와 팔 뻗기 기술에 어려움이 있는 어린이를 위한 최상의 치료적 접근법을 이해하려면, 어린이 자세능력의 한계에 대한 지식이 필요하다. 따라서, 정상적인 자세발달에 대한 기초를 이해하는 것은 손상된 자세발달을 이해하기 위해 필요한 첫걸음이며, 이들 양쪽 모두가 기능적인 자세기술을 개선하기 위한 최상의 치료적 접근법을 결정하기 위해 필요하다.

이 장에서는 자세조절의 발달과 그것이 안정성과 이동성 기술의 출현에 어떻게 기여하는가에 대한 연구에 대해서 논의한다. 이 장의 후반에서는 비정형적 발달이 있는 사람들의 집단에서의 자세조절을 평가하고 치료할 때 이 연구의 의미에 대해서 검토한다.

자세조절과 발달
Postural Control and Development

먼저 자세조절이 운동발달의 중요한 부분이라는 것을 보여주는 몇 가지 증거를 살펴보자. 조기 발달에 관한 연구는 자세, 보행 및 조작 시스템의 동시적 발달이 이들의 모든 영역에서의 기술의 출현과 개선에 필수적이라는 것을 보여주었다. 신생아에서는 영유아의 좌석에 앉은 자세 균형을 자주 흩뜨리는 머리의 무질서한 움직임이 안정될 때, 더 성숙한 영유아에서 일반적으로 볼 수 있는 움직임과 행동이 출현한다(Amiel-Tison & Grenier, 1980). 예를 들어, 그림 8.1에 나타낸 것처럼, 임상의가 신생아의 머리를 안정시키면, 그 신생아는 임상의를 주목하기 시작하고, 물체에 팔을 뻗고, 손가락을 벌린 상태에서 팔을 옆으로 유지하며, 이것은 잡기반사(grasp reflex)와 모로반사(Moro reflex)가 억제되었다는 것을 시사한다.

이들의 결과는 미성숙한 자세 시스템이 반사의 억제는 물론, 협응된 팔과 손의 움직임과 같은 다른 행동의 출현에 대한 제한요인 또는 억제가 된다는 개념을 뒷받침하고 있다. 자세 시스템의 발달 지연 또는 비정상적인 발달도 또한 어린이가 이동성과 조작기술의 자립성을 발달시키는 능력을 제약할지도 모른다는 것을 시사하고 있다.

운동의 획기적 단계와 출현하는 자세조절
Motor Milestones and Emerging Postural Control

자세조절의 발달은 전통적으로 "운동의 획기적 단계"라 불리는 예측 가능한 일련의 운동행동과 연관성이 있었다. 그림 8.2에 나타낸 것처럼, 발달에서의 주요 운동의 획기적 단계의 몇몇은 일반적으로 평균 시작 연령 및/또는 백분위수(percentile)와 함께 도표에 표시된다. 이들에는 머리 조절, 몸 구르기(roll over), 앉기, 당겨서 일어서기(pull to stand), 배밀이/네발기기(creeping/crawling), 잡고 걷기(cruising), 자립 입각자세(independent stance) 및 걷기가 포함된다. 이들 운동의 획기적 단계의 출현 순서와 타이밍은 발달 연구자의 초기 선구자에 의해 잘 설명되어 왔다.

1946년, 소아과 의사인, Arnold Gesell은 생후 첫 몇 년간에서 출현하는 행동의 일반적인 패턴을 설명하였다. 그는 행동발달의 일반적인 방향이 머리에서부터 골반으로, 그리고 분절 내에서 몸쪽에서부터 먼쪽 방향으로 이동하는 것에 주목하였다. 따라서, 그는 발달방향의 법칙을 만들어 내었다(Gesell, 1946). 게다가, Gesell은 발달을 하나의 나선형으로 움직이는 계층으로서 묘사하였다. 그는 숙련된 행동의 발달이 엄격한 선형 순서를 따르지 않고, 항상 진보하고, 시간 및 성숙과 더불어 끊임없이 개선된다는 것을 시사하고 있다. 그 대신에, Gesell은 발달이 본질적으로 훨씬 더 동적이고 기술을 발휘하는 능력의 진보와 퇴보가 번갈아 반복되는 것에 의해 특징지어는 것 같다고 믿었다.

Gesell은 어린이가 네발기기를 학습한 다음에 배밀이를 학습하는 예를 들었다. 처음에는 네발기기를 학습할 때, 어린이는 주로 대칭적인 팔의 패턴을 사용하고, 최종적으로는 네발기기의 기술이 완벽해짐에 따라 더 복잡한 번갈아 하는 팔의 패턴으로 전환한다. 어린이가 처음으로 배밀이를 하기 시작할 때, 대칭적 팔의 패턴으로 되돌아간다. 결국은 배밀이가 완벽해짐에 따라, 번갈아 하는 팔의 패턴의 출현이 일어난다. 이리하여, 어린이가 기술발달의 각각의 새로운 단계로 진행됨에 따라 , 이들 기술의 새롭고 더 성숙하고 적응할 수 있는 형태가 출현할 때, 초기의 행동 양식으로 퇴행하는 것처럼 보일지도 모른다.

운동발달의 동적인 성질은 현대의 발달연구자들에 의해서도 설명되어왔다. 그들은 영유아가 다양한 순서로 기술을 습득하고, 단계를 건너뛰고, 이전의 형태로 되돌아갈 수 있다는 것에 주목하였다(Adolph et al., 2011; Atun-Einy et al., 2012). 예로, 대부분의 영유아는 벽 등을 잡고 걷기 전에 네발기기를 학습하지만, 일부 영유아는 네발기기를 하기 전에 벽 등을 잡고 걷는 것을 학습하며, 일부 영유아는 전혀 네발기기를 학습하지 않는다(Adolph et al., 2011). 걷기가 출현함에 따라 네발기기와 벽 등을 잡고 걷기 기술이 결국은 영유아의 레퍼토리에서부터 사라지지만, 영유아는 걷기를 시작하기 전에 양쪽의 기술을 장기간 동시에 나타내어 보여주며, 이것은 전형적인 획기적 단계 도표의 묘사에 의해 암시되고 있는 것처럼, 기술의 단계적 진보보다는 기술의 연습에 시간적인 중복이 있다는 것을 시사하고 있다.

운동발달에서 이들 개인차의 원인은 무엇인가? 물론, 개개의 운동능력은 개개인의 발달 궤적을 보게 되는 주된 이유이다. 그러나 영유아가 습득하는 기술의 유형, 나타나는 연령 및 그 후의 기술의 궤적은 육아의 실행, 영유아의 일상의 경험 및 영유아의 움직이는 동기부여에서 문화적 및 역사적 차이에도 고도로 민감하다(Adolph & Hoch, 2019).

운동행동의 출현을 평가하기 위해 만들어진 종전의 평가척도의 대부분은 McGraw(1932)와 Gesell에 의해 확립된

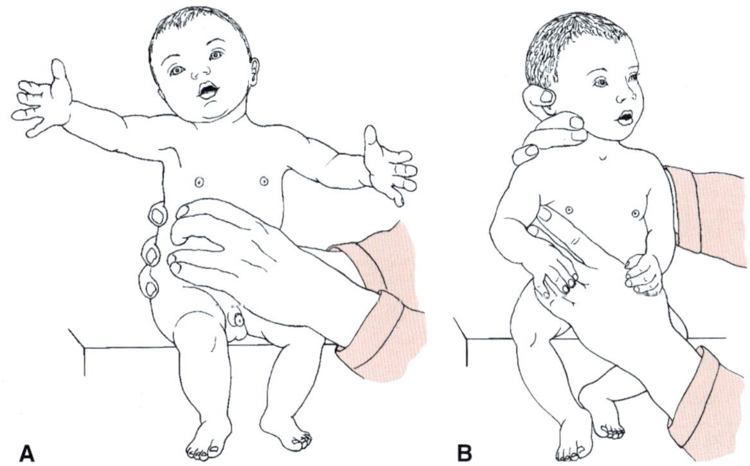

그림 8.1 신생아의 머리를 안정시키면 행동에 극적인 변화를 일으킬 수 있다. **(A)** 머리의 움직임이 조절되지 않으면 모로반응이 발생한다. **(B)** 어린이의 머리와 몸통을 외부에서 지지하면 사람과 물체에 주목하고 팔 뻗기도 포함하는 더 성숙된 행동으로 이어진다. (Amiel–Tison C, Grenier A. Evaluation neurologique du nouveau–né et du nourrisson. [Neurological evaluation of the human infant.] Paris, France: Masson, 1980:82에서 변경)

발달규범을 사용하고 있다. 이들의 척도를 사용하여, 치료사는 자세조절을 필요로 하는 기능적 기술에 대한 영유아 또는 어린이의 연령과 수행을 평가한다. 이들의 기술에는 앉기, 서기, 지지받지 않고 걷기, 앞쪽으로 팔 뻗기, 그리고 앉은 자세에서 선 자제로 이동하기가 포함된다. 발달검사와 측정의 예에는 크고 투박한 운동기능평가척도(GMFM) (Russell et al., 1993), Peabody의 발달운동척도(Folio & Fewell, 2000), Bayley의 영유아와 갓난아기의 발달척도(Bayley, 2006), 그리고 앨버타 영유아 운동척도(AIMS) (Piper et al., 1994)가 포함된다. 이들의 검사 및 다른 검사는 통상적인 발달을 따르고 있고 전형적으로 발달하는 어린이와 비전형적으로 발달하는 어린이를 구별

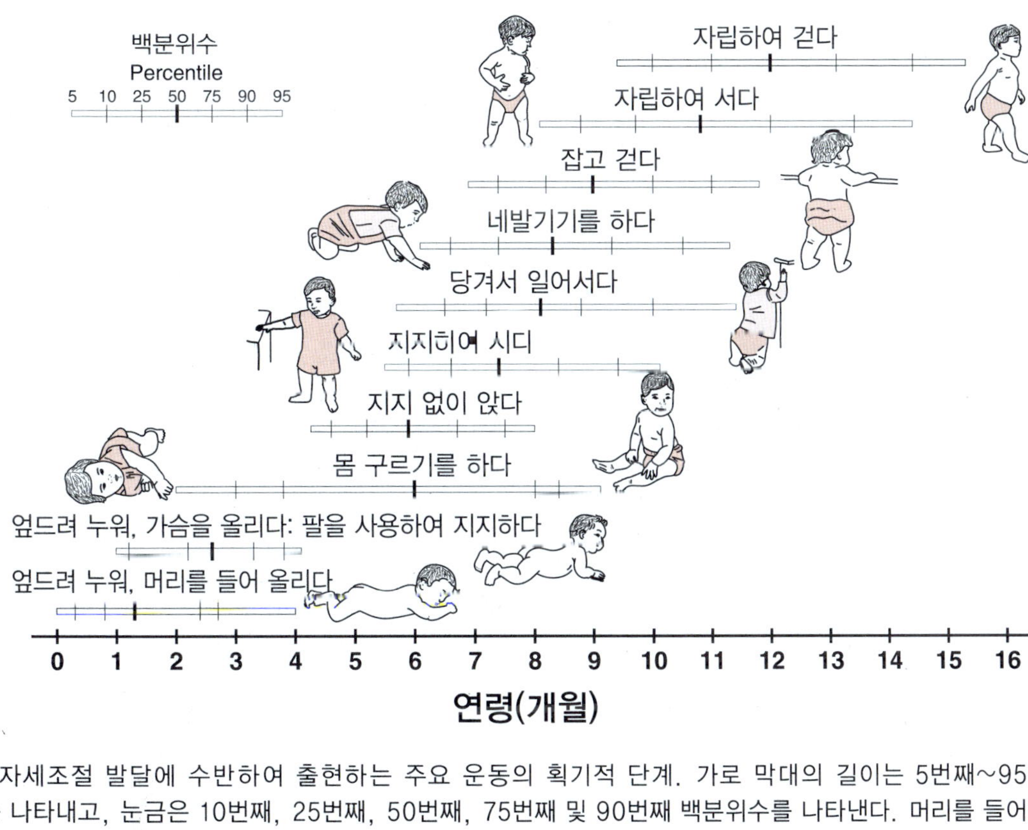

그림 8.2 자세조절 발달에 수반하여 출현하는 주요 운동의 획기적 단계. 가로 막대의 길이는 5번째~95번째 백분위수(percentile)를 나타내고, 눈금은 10번째, 25번째, 50번째, 75번째 및 90번째 백분위수를 나타낸다. 머리를 들어올리기, 엎드려 누워 있는 동안 가슴을 떠받쳐 올리기, 몸 구르기 및 당겨서 일어서기는 앨버타 영유아 운동척도[Alberta Infant Motor Scale (AIMS)]에 의한 것이다. 지지하여 앉기, 네발기기, 잡고 걷기, 자립 입각자세 및 걷기는 세계보건기구(WHO) 표준에 의한 것이다. (Rachwani J, Hoch JE, Adolph KE. Action in development: Variability, flexibility, and plasticity. In C.S. Tamis–LeMonda & J.J. Lockman (Eds.). Handbook of infant development. Cambridge University Press. 2020; Figure 17.1.에서 변경).

하기 위해 사용된다. 그러나, 운동기술 습득의 동적인 성질 때문에, 이들 검사에 대한 어린이의 수행은 하나의 지침으로서 그리고 비정형 발달에 기여할지도 모르는 다른 요인(예를 들어, 육아 연습)과 조합하여 사용되어야 한다.

자세조절 발달 이론
THEORIES OF DEVELOPING POSTURAL CONTROL

이 예측 가능한 일련의 운동행동의 기저에 있는 자세조절 발달에 기초가 되는 것은 무엇인가? 어린이 발달에 대한 몇 가지 이론은 발달도상에 있는 영유아에서의 신경 구조와 행동을 연관시키려고 시도하고 있는 것이다.

반사/계층이론 Reflex/Hierarchical Theory

어린이 발달에 대한 고전적 이론에서는 성숙한 인간의 행동패턴 출현을 위한 반사기질(reflex substrate)을 매우 중요시하고 있다. 이것은 정상적인 어린이에서는 자세와 움직임 조절의 출현은 반사의 출현과 그것에 이어지는 반사의 통합에 좌우된다는 것을 의미한다. 이들 이론에 따르면, 이들 반사의 출현 및 소멸은 중추신경계 내의 하위수준에서 조절되는 반사를 억제하고 더 기능적인 자세 및 수의적인 운동반응으로 통합하는 겉질 구조의 성숙도가 증가하였다는 것을 반영하고 있다(이전으로 돌아가 그림 1.5를 참조). 이 고전적 이론은 반사/계층이론이라 불려왔다(Horak & Shumway-Cook, 1990; Woollacott & Shumway-Cook, 1990). 자세발달(postural development)의 반사/계층이론의 더 상세한 설명에 대해서는 상자 글 확장지식 8.1을 보기 바란다.

시스템 이론 Systems Theory

시스템 이론과 같은 더 최근의 운동조절 이론은 발달에는 중추신경계 내의 반사의 성숙을 훨씬 초월하는 것이 포함된다고 시사하고 있다. 발달은 복잡한 과정이며, 새로운 행동과 기술은 어린이(그리고 성숙한 신경계와 근골격계)와 환경과의 상호작용에서 나온다. 시스템 이론에서는 자세조절의 출현은 다음의 발달을 포함하는 신경계와 근골격계 사이의 복잡한 상호작용에서 비롯된다:

1. 근력과 다양한 신체분절의 상대 질량의 변화
2. 정상상태, 반응성 및 예측성 균형의 조절을 위한 운동협응 전략
3. 몸감각계, 시각계 및 안뜰계를 포함하는 개개의 감각계
4. 정상상태, 반응성 및 예측성 자세조절에서의 이들 다양한 입력을 조직화하기 위한 감각전략
5. 다중과제 조건하에서의 자세조절에 중요한 인지 자원과 전략

감각정보를 해석하고 자세조절을 위한 행동을 협응하는 것의 중요한 부분은 신체의 내부 표현, 또는 신체도식(body schema)의 존재이다. 이 신체도식에서는 다양한 감각입력이 통합되어, 뇌가 운동을 생성하기 위해 사용할 수 있는 자세의 기준틀이 확립된다. 중추신경계는 신체도식과 수신한 감각신호 사이의 오차에 기초하여 신체의 움직임을 수정할 수 있다(Chiba et al., 2016). 이 신체도식은 들어오는 감각입력을 위한 비교로서 사용될 뿐만 아니라, 자기운동(self-motion)의 해석에 필수적인 부분이기도 하며 운동행동을 교정하기 위해 사용된다는 가설이 세워져 있다(Gurfinkel & Levik, 1978).

자세조절에서 감각, 운동 및 인지 측면의 발달에는 감각입력을 조직화하고 운동행동과 협응시키기 위한 규칙을 반영하는 자세와 관련된 적절한 내부표현을 구축하는 능력이 포함된다고 가정하였다. 예를 들어, 어린이가 중력 환경에서 움직이는 경험을 쌓아감에 따라, 감각/운동 지도가 발달할 것이다. 이들 지도는 시각계, 몸감각계 및 안뜰계에서부터 들어오는 감각입력과 행동을 연관시킬 것이다. 이와 같이 하여, 움직이기 위한 규칙이 발달하고 변환된 시냅스 관계에 반영된다. 따라서, 연구자들은 감각에서부터 운동행동으로의 경로는 내부표현 구조 또는 신체도식을 통해 진행된다고 주장하고 있다(Gurfinkel & Levik, 1978; Hirschfeld, 1992).

자세조절에 영향을 미치는 서로 다른 시스템은 서로 다른 속도로 발달하기 때문에, 어느 구성요소가 각 발달단계에서 속도를 제한하고 있는지 또는 반대로, 그들이 성숙해졌을 때 어느 것이 시스템을 새로운 기능수준으로 밀어 올리는가를 이해하는 것이 중요하다. 발달의 새로운 모델에 따르면, 중요한 자세의 구성요소와 발달 사이의 연관성을 발견하는 것은 궁극적으로 임상의가 어느 시스템을 검사해야 하고 이들 시스템의 기여가 다양한 발달단계에서 어떻게 변화하는가를 판단하도록 유도한다. 이것은 또한 임상의가 기능부전 상태인 시스템에 특유의 적절한 중재를 결정할 수 있게 한다.

확장지식 8.1

자세조절의 반사/계층 이론

자세반사는 20세기 초반에 Magnus(1926), DeKleijn (1923), Rademaker(1924), 그리고 Schaltenbrand(1928)와 같은 연구자에 의해 연구되었다. 이 초기의 연구에서, 연구자들은 중추신경계의 다양한 부위에 병변을 선택적으로 만들어내어 동물이 방향성을 바꾸는 능력을 조사하였다. Magnus와 그 동료들은 그들이 자세반사 활동이 유발되지 않는 조건인, "제로 조건(zero condition)"이라 부르는 상태까지 동물들을 해체시켰다. 잇달아서 동물은 선택적인 병변을 받아, 중추신경계의 손상이 없는 부분이 체계적으로 차츰 더 많아지도록 하였다. 이와 같이 하여, Magnus는 다양한 유형의 동물에서 자세 방향성을 유지하기 위해 협동적으로 작용하는 모든 반사를 개별적으로 그리고 집합적으로 식별하였다.

동물의 자세반사는 Magnus에 의해 국소적인 정적 반응, 분절의 정적 반응, 전신의 정적 반응 및 바로잡기 반응(righting reaction)으로 분류되었다. 국소적인 정적 반응은 중력에 대항하여 체중을 지지하기 위해 팔다리를 경직시킨다. 분절의 정적 반응은 하나 이상의 신체분절이 수반되고 굽힘근 회피반사와 교차 폄근반사를 포함한다. "태도반사(attitudinal reflex)"라 불리는 전신의 정적 반응은 머리위치의 변화에 대응하여 신체 전체 위치의 변화를 수반한다. 마지막으로, Magnus는 일련의 다섯 가지의 바로잡기 반응을 설명하였는데, 이것은 동물이 그 환경에 관해서 신체의 종-특이적(species-specific) 방향성을 취하거나 원래의 위치로 되돌아가는 것을 가능케 하였다.

많은 연구자들은 정상 어린이에서의 자세반사 출현 및 소멸에 대한 시간 틀을 정확히 기록하려고 시도하였고, 그 결과는 매우 다양하였다. 이들 반사의 존재 및 시간경과, 또는 정상 및 비정상 발달에 대한 이들 반사의 중요성에 대해서는 거의 의견의 일치가 없다(Claverie et al., 1973).

태도반사(Attitudinal Reflexes)

자세조절의 반사이론(reflex theory)에 따르면, 긴장성 태도반사는 머리위치의 변화에 기인하는 신체 자세의 지속적 변화를 만들어내며, 이들 반사에는 (a) 비대칭 긴장 목반사(ATNR), (b) 대칭 긴장 목반사(STNR) (그림 8.3A에 나타냈다), 그리고 (c) 긴장성 미로반사(TLR)가 포함된다(Milani-Comparetti & Gidoni, 1967). ATNR은 머리가 회전하였을 때 얼굴 쪽 팔의 폄과 머리뼈 쪽 팔의 굽힘을 만들어낸다. STNR은 머리를 굽혔을 때에 팔의 굽힘과 다리의 폄을 초래한다. 그러나, 머리를 폈을 때, 팔은 펴지는 한편, 다리는 굽혀진다.

바로잡기 반응(Righting Reactions)

반사/계층 모델에 따르면, 다섯 가지 바로잡기 반응의 상호작용은 공간에서의 머리의 방향성과 머리와 지면에 대한 관계에서 신체의 방향성을 만들어낸다. 바로잡기 반응은 사람이 정상적인 선 자세를 취하고 자세를 바꿀 때에 안정성을 유지할 수 있게 하는 자동반응이라 생각된다(Barnes et al., 1978).

세 가지 바로잡기 반응(그림 8.3B)은 공간에서 머리의 방향성을 부여하고 (a) 시각입력을 사용하여 머리의 반사 방향성에 기여하는 시각적 바로잡기 반응, (b) 안뜰신호에 반응하여 머리를 직립 수직자세로 방향부여하는 미로 바로잡기 반응(Ornitz, 1983; Peiper, 1963), 그리고 (c) 지지면과 접촉하고 있는 신체로부터의 고유감각 및 촉각 신호에 반응하여 머리를 방향부여하는 몸통-머리 바로잡기 반응을 포함한다. 란다우반응(Landau reaction)은 세 가지 머리 바로잡기 반응 모두의 효과를 아울러 갖고 있다(Cupps et al., 1976).

두 가지 반사가 머리와 표면에 관해서 신체의 방향성을 유지하도록 상호작용한다. 목-몸통 바로잡기 반응(그림 8.3C)은 머리와 목의 위치변화를 알리는 목의 들신경 정보에 반응하여 신체의 방향부여를 한다. 그림 8.3C 오른쪽에 나타낸, 몸통-몸통 바로잡기 반응은 머리의 위치에 관계없이 지면에 관해서 신체 방향성을 유지한다.

균형반응과 보호반응(Balance and Protective Reactions)

반사/계층 이론에 따르면, 균형은 순차적으로 조직화된 일련의 평형반응과 연관성을 갖고 출현하며, 이 평형반응에는 경사면에 반응하여 중력중심을 조절하기 위해 사용되는 경사반응(tilting reactions)(그림 8.3D), 신체를 낙상에서부터 보호하는 낙하산반응 또는 보호반응(그림 8.3E), 그리고 가쪽 방향의 불안정성에 대응하는 반응인, 비틀거림 반응(staggering reactions)(게걸음)을 포함한다.

최근에 자세발달을 설명함에 있어서 시스템 모델 대비 반사/계층 모델의 상대적인 장점에 대한 많은 논쟁이 일어나고 있다. 많은 측면에서, 이 두 가지 모델은 일관성이 있다. 이들의 차이점에는 다음의 것이 포함된다. (a) 반사/계층 모델은 균형조절을 반응성 관점에서 보고 있고 한편, 시스템 모델은 시스템의 선행적, 반응적 및 적응적 측면의 중요성을 강조하며 (b) 반사/계층 모델은 경험보다는 중추신경계의 성숙의 역할에 더 많이 가중치를 주는 경향이 있는 한편, 시스템 모델은 다른 것에 우선하는 하나의 역할을 강조하지 않는다.

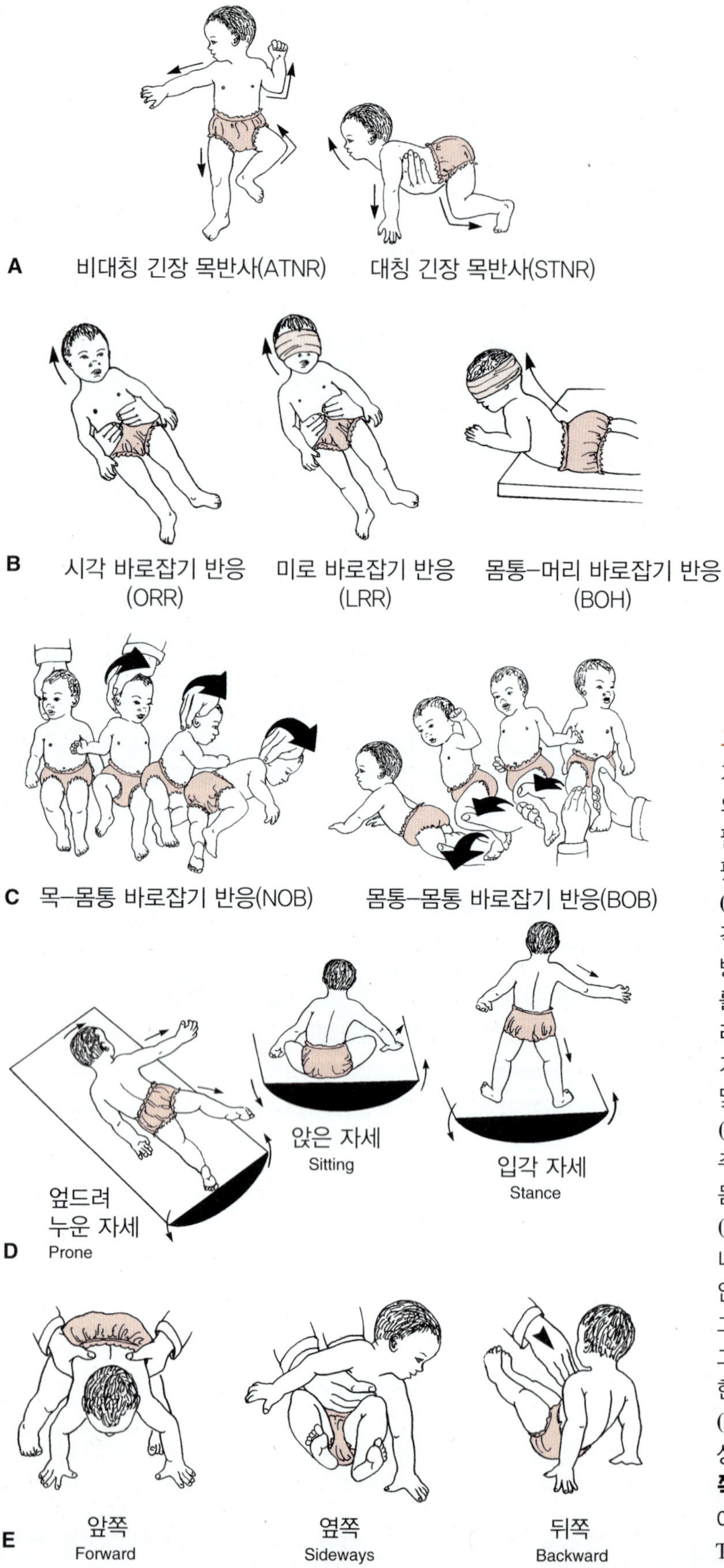

그림 8.3 **(A)** 태도반사. **왼쪽:** ATNR 반사: 머리가 회전하였을 때의 얼굴 쪽 팔의 폄과 머리뼈 쪽 팔의 굽힘. **오른쪽:** STNR 반사: 머리를 굽혔을 때에 팔의 굽힘과 다리의 폄을 초래한다. 그러나 머리를 폈을 때 팔은 펴지는 한편, 다리는 굽혀진다.
(B) 머리를 방향부여하는 바로잡기 반응. **왼쪽:** 시각적 바로잡기 반응은 머리를 시각적으로 수직으로 방향을 부여한다. **중앙:** 미로 바로잡기 반응은 머리를 수직으로 신호를 보내는 안뜰신호에 반응하여 머리의 방향을 부여한다. **오른쪽:** 몸통-머리 바로잡기 반응은 머리를 수직으로 방향부여하기 위해 촉각 및 고유감각 정보를 사용한다.
(C) 신체의 바로잡기 반응. (L)의 성숙한 형태를 보여주고 있다. 목-몸통 바로잡기 반응(**왼쪽**) 및 몸통-몸통 바로잡기 반응(**오른쪽**).
(D) 경사반응. 경사반응은 먼저 엎드려 누운 자세가 나타나고(**왼쪽**), 다음으로 바로 누운 자세(나타내지 않았다), 그 다음에 앉은 자세(**중앙**)가 나타나며, 그리고 팔다리 전체에 나타난다(나타내지 않았다), 그리고 마지막으로 선 자세가 된다고(**오른쪽**) 주장한다.
(E) 보호반응. 이들의 반응은 넘어짐에 기인하는 손상으로부터 신체를 보호하고 먼저 앞쪽 방향으로(**왼쪽**), 이어서 옆쪽(**중앙**) 그리고 뒤쪽(**오른쪽**)으로 일어 난 다. (Barnes MR, Crutchfield CA, Heriza CB. The neurophysiological basis of patient treatment. Morgantown, WV: Stokesville, 1978:222.에서 변경).

자세조절 발달: 시스템의 관점
DEVELOPMENT OF POSTURAL CONTROL: A SYSTEMS PERSPECTIVE

1946년에 발달의 머리꼬리 방향(cephalocaudal)의 본질을 설명한 Gesell의 최초의 연구 이래, 많은 연구자는 그의 일반적 발달규칙의 몇 가지에 예외를 발견하였다. 예를 들어, 몇몇 연구에서는 균형을 안정시키기 위해 기울어진 판자에 영유아를 묶었을 때, 생후 8주가 되는 영유아는 같은 영유아가 손을 뻗어 장난감에 닿을 수 있었던 때보다 1개월 빨리 발을 성공적으로 뻗어 장난감에 닿을 수 있었다(Galloway & Thelen, 2004). 따라서, 영유아는 공간에서 팔을 조절할 수 있기 훨씬 전에 다리를 조절할 수 있다는 것을 보여주고 있는 것이다. 그러나, 균형 및 자세조절의 영역에서는 발달이 머리꼬리방향의 순서를 따르는 것 같다.

영유아에서의 전신운동
General Movements in Infants

네덜란드의 연구자이고 의사인 Heinz Prechtl(1986)은 의도적이고 중력에 대항하는 움직임이 우위가 되는 태아의 발달에서부터 생후 첫 6개월까지의 영유아의 자발적 레퍼토리의 일부인 전신운동을 연구하였다.

그는 발달 초기에, 몸 전체(팔, 다리, 목 및 몸통의 다양한 순서에 의한 움직임)가 수반되는 복잡한 몸부림치는 움직임(writhing movements)이 나타나고, 이것은 태아기 초기에서부터 생후 2개월 마지막까지 자주 일어난다는 것에 주목하였다. 이들 움직임은 완만하게 시작하여 완만하게 끝나고 강도와 속도가 변화하는 것처럼 보이며, 협응과 유동성을 보여주고 있다. 생후 6~9주에서는 몸부림치는 움직임이 점차 사라지고 반면에 안절부절 못하는 움직임(fidgety movements)(중간 속도로 이루어지는 목, 몸통 및 팔다리의 작은 움직임)이 서서히 나타난다. 안절부절 못하는 움직임은 정상적으로 발달하는 3~5개월이 된 영유아가 잠에서 깨어난 상태에서 두드러진다.

그의 연구에서는 또한 신경계가 손상되면, 움직임이 단조로워지고 분화(differentiation)가 불충분해진다는 것을 보여주고 있다. 실제로, 움직임 패턴의 두 가지 특이적 변화가 그 후의 뇌성마비 진단을 예측한다는 것을 확실하게 보여주었다. 이들에는 (a) 경련성으로 동시에 발생하는 전신운동(정상적인 유동성의 부족) 그리고 (b) 안절부절 못하는 성격의 전신운동의 결여가 포함된다(Einspieler & Prechtl, 2005). 이 연구는 조산기에서부터 출산 후 15주까지의 영유아에서의 자발적 움직임 패턴의 평가척도인 전신운동 평가(General Movements Assessment)의 개발로 이어졌다. 이 척도는 신경발달장애를 가진 영유아를 식별하기 위한 효과적이고 동시에 신뢰할 수 있는 예후 진단의 도구(수단)라는 것을 보여주었다(Darsaklis et al., 2011).

머리조절의 출현
Emerging Head Control

운동 협응 *Motor Coordination*

공간에서의 머리의 항중력 조절을 수반하는 정상상태 자세조절은 출생 시에는 존재하지 않는다. 이것은 근력의 부족(근골격의 제약) 때문인가 또는 그 대신에, 중력에 대해서 머리를 조절하기 위한 협응된 근육활동의 부족에 기인하는 것인가? Prechtl과 동료들은 협응된 근육활동이 존재하는지 아닌지를 판단하기 위해 근전도(EMG)와 비디오 녹화 양쪽을 사용하여 자발적인 머리 움직임을 조사하였다. 그들은 어떤 일관성을 갖고 중력의 힘에 대응하는 것처럼 보이는 조직화된 근육활동의 패턴을 발견하지 못하였고, 이것은 신생아의 머리조절 부족은 오로지 근력부족의 결과뿐만 아니라 또한 조직화된 근육활동의 부족으로도 야기된다는 것을 시사하고 있는 것이다(Schloon et al., 1976).

머리의 반응성 균형조절은 언제 발달하는 것일까? 영유아의 반응성 균형조절의 발달을 조사하는 실험이 많은 연구실에서 시행되었다(Harbourne et al., 1993; Hedberg et al., 2005; Hirschfeld & Forssberg, 1994; Woollacott et al., 1987). 그림 8.4는 가지각색의 발달수준에서 영유아의 반응성 균형을 조사하기 위해 사용된 실험적 패러다임을 비교하고 있다. 머리의 자세 조절에서 반응성 균형을 검사하기 위해, 영유아를 움직일 수 있는 플랫폼 위의 영유아용 좌석에 두거나(a) 또는 영유아를 실험자의 손으로 지지하여 앉히고 플랫폼이 움직임에 따라 손을 놓는다(b). 앉은 자세에서의 반응성 균형을 검사하기 위해 영유아를 플랫폼 위에 지지하지 않고 앉히고, 그 다음에 움직인다(c). 마지막으로, 입각자세에서의 자세조절이 출현하는 동안의 반응성 균형은 움직일 수 있는 플랫폼 위에 서 있는 어린이로 검사된다(d). Hedberg와 그 동료들은 그림 8.4A에 나타낸 실험 패러다임을 사용하여, 반응성 균형조절의 기저에 있는 목 근육의 방향-특이적인 자세반응의 출현이

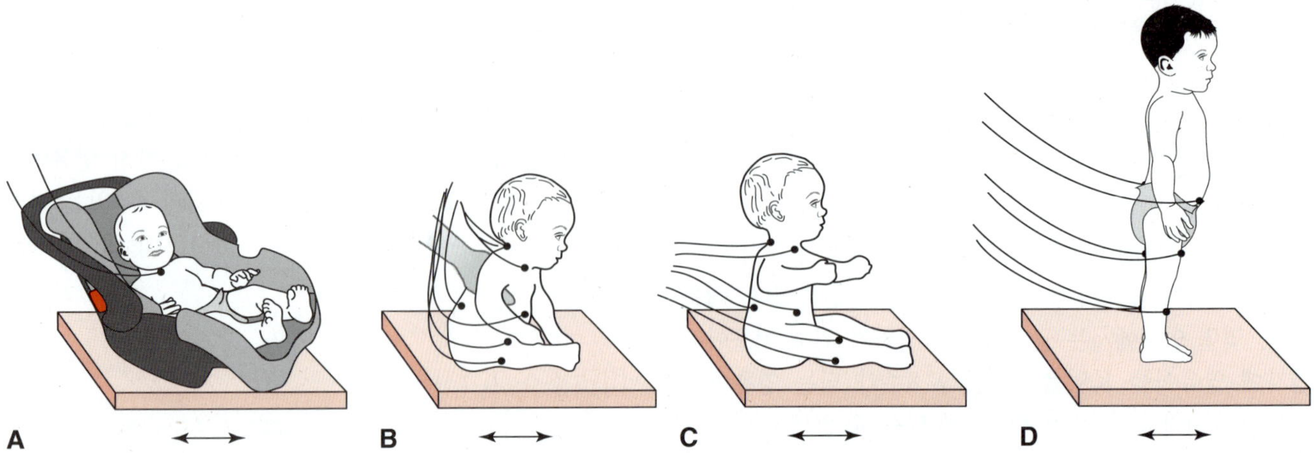

그림 8.4 앉는 자세의 다양한 단계에서 움직이는 표면에 반응하는 영유아의 자세반응 패턴을 연구하기 위해 사용된 움직이는 플랫폼 체위기록법(posturography) 및 근전도 검사. **(A)** 1단계. 영유아의 좌석에 부착된 몸통 받침으로 머리를 떠받치고 있다. 근육반응은 목 근육에서부터 기록된다. **(B)** 2단계. 팔로 떠받치고 앉거나 잠시 동안 지지 없이 앉아 있다. 실험자는 외부교란 직전에 영유아의 몸통을 지지한 손을 뗀다. 근육반응은 목, 몸통 및 다리에서부터 기록된다. **(C)** 3단계. 넘어짐이 없이 자립하여 앉는다. **(D)** 선 자세. 양쪽(**C**와 **D**)에 대한 외부의 지지 없이 외부교란이 주어지고, 근육활동이 다리와 몸통에서부터 기록된다. (Harbourne RT, Stergiou N. Nonlinear analysis of the development of sitting postural control. Dev Psychobiol 2003;42:368.에서 변경)

생후 1개월밖에 안 되는 영유아에서 시작되지만, 그 반응은 목 굽힘근에 대해서는 영유아 전체를 통한 시도의 28%~30%에만 존재한다는 것을 알게 되었다(Hedberg et al., 2004, 2005).

감각계의 기여 *Sensory Contribution*

제7장에서 논의한 것처럼, 세 가지 감각입력 모두는 성인의 정상상태 균형조절에 중요하다. 과제와 환경상황에 따라 어느 감각의 조합이 가장 기여를 하는가? 개개의 감각 시스템은 머리 조절 출현의 기저에 있는 정상상태 자세조절의 발달에 어느 정도 기여하는 것일까?

시각계의 기여. 조기 실명이 있는 영유아에 대한 연구에서는 시각이 머리 방향성의 발달에 복잡한 방법으로 기여한다는 것을 시사하고 있다. 그것은 자세조절 및 기능적 기술의 출현에 필수적인, 자세의 내부 모델의 개발에 기여하는 안뜰 및 고유수용계의 양쪽의 교정에서 중요한 것처럼 생각된다. 흥미로운 것은 시각상실이 머리 조절의 출현에 미치는 영향은 영유아가 공간에서 머리 방향을 정하기 위해 시각입력을 사용하여 보통 머리의 항중력 조절을 나타내는 생후 약 2~3개월까지는 쉽게 알 수 없다. 실명한 영유아는 기울어지게 하였을 때 머리를 수직으로 방향을 정하기 위해 정상적인 안뜰입력을 사용할 수 없었으며, 이것은 미로기능의 교정에 시각입력이 중요하다는 것을 시사하고 있다. 마지막으로, 실명한 영유아는 시력이 정상인 영유아가 자기 손을 보고 있지 않을 때와 비교해도, 물건을 섬세하게 조작하는 데에 기능장애를 나타내어 보였으며, 이것은 고유수용 기능의 교정에 말초 시각입력이 중요하다는 것을 시사하고 있다(Prechtl et al., 2001).

생후 60시간에 불과한 손상되지 않은 시력을 가진 영유아는 시각자극의 원천을 향해서 스스로 방향을 정할 수 있고 머리의 방향을 정확하게 정하여 움직이는 물체를 따라갈 수 있다(Bullinger, 1981; Bullinger & Jouen, 1983). 시각 방향성의 기저에 있는 신경 프로그램은 태어날 때 존재하는 것 같다. 그러나, 이들은 유지되고 개선되기 위해 경험과 학습을 필요로 하는 것처럼 생각된다. 실명한 영유아는 생후 6개월의 연령에서 자기 손에 놓인 물체의 방향으로 다시 머리를 돌린다(마치 그것을 보고 있는 것처럼). 그러나, 이 행동은 생후 약 10개월의 연령에서 사라지는데, 이것은 방향 선택성(지남력) 반응은 편입되지만 유지가 보통은 시각계에 의해 제공된다는 것을 시사하고 있다. 따라서, 시력이 결여되면(실명한 영유아와 같이) 방향성은 소멸된다(Prechtl et al., 2001).

앞에서 논의한 것처럼, 자세조절 출현에서 시각의 역할을 연구하기 위한 하나의 접근법은 시력이 정상인 영유아와 실명한 영유아의 머리 조절의 발달을 비교하는 것이다. 또는 그 대안으로서, 연구자는 자세조절에서 시각의 역할을 조사하기 위해 움직이는 시각자극을 사용하였다.

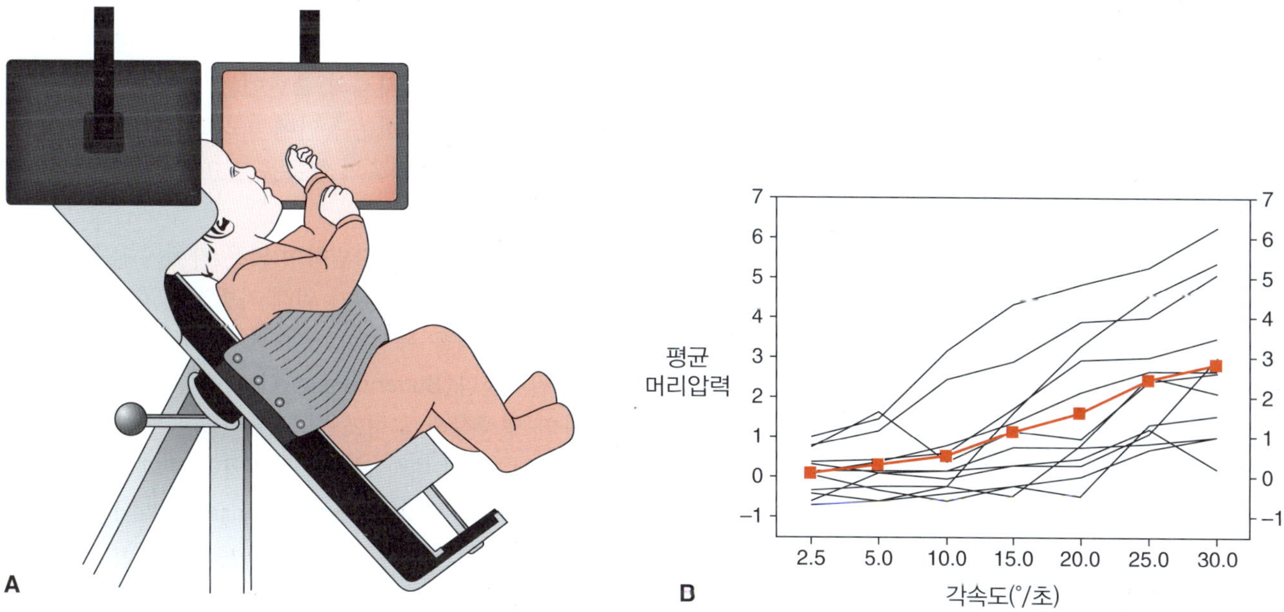

그림 8.5 신생아에서의 머리의 자세조절에 대한 시각 흐름의 영향의 검토. **(A)** 영유아는 머리를 압력감지 베개(pressure-sensitive pillow) 위에 얹어놓는 영유아용 좌석에 지지되어 누워있다. 모니터는 시각 흐름 자극을 제공한다. **(B)** 모든 영유아(개개의 선으로서 표시되어 있다)에 대해서, 머리 압력은 시각 흐름의 각속도 증가와 더불어 증가한다. *적색의 선*과 *적색의 사각형*은 영유아 집단의 평균을 나타낸다. (Part **B** 데이터의 출처 : Jouen F, Lepecq JC, Gapenne O, et al. Optic flow sensitivity in neonates. Infant Behav Dev 2000;23:271–284.).

Jouen과 동료들(Jouen, 1993; Jouen et al., 2000)은 움직이는 시각자극에 대응하여 신생아의 머리와 목의 자세 반응을 조사하였으며, 이것은 공간에서의 머리 움직임의 착각을 만들어낸다. 이 패러다임과 결과를 그림 8.5에 나타냈다. 머리의 양쪽에 있는 비디오 모니터는 영유아의 좌석이 25° 기울어진 상태에서 생후 3일이 되는 영유아에게 시각 흐름 자극(optic flow stimuli)(수평방향으로 움직이는 의사-무작위[pseudo-random] 수출 섬의 패턴)을 주었다. 머리는 머리의 자세조절과 연관성이 있는 압력의 변화를 측정하기 위해 사용된 압력감지 베개에 얹혔다(그림 8.5A). 영유아와 모니터는 어두운 방 안에 있었다. 연구자들은 시각 흐름의 각속도(angular velocity)가 증가함에 따라, 이에 상응하는 머리 압력의 상승이 있다는 것을 알게 되었다(그림 8.5B). 예를 들어, 시각 패턴이 영유아를 향해서 움직였을 때, 영유아는 마치 지각된 머리의 앞쪽으로의 흔들림을 보상하는 것처럼 머리를 베개 속으로 뒤쪽으로 이동시켰다. 이들의 결과는 영유아에서의 조기 시각 흐름 감수성에 대한 Prechtl의 연구결과를 뒷받침하고 있고, 이것은 (a) 자세의 시각적 고유감각 조절에 기여하는 겉질밑 신경망이 태어날 때 존재하고, (b) 학습은 시각 흐름 감수성의 조기 출현을 필요로 하지 않는 것에 반하여, 경험 및 시각 되먹임은 시각-자세 결합의 유지 및 개선을 위해 중요하다는 것을 시사하고 있다(Jouen et al., 2000; Prechtl et al., 2001).

안뜰계의 기여. 안뜰계의 성숙은 유전적으로 프로그램화되어 있으나, 또한 안뜰 입력에 대한 노출에도 좌우된다. 안뜰 발달은 자세조절(공간에 대한 머리와 몸통 및 몸통에 대한 머리), 시선 안정화, 항상성 조절 및 공간기억과 같은 기능에 필수적이다(Jamon, 2014). 안뜰 결손, 주로 양측성 결손이 있는 어린이는 서로에 대한 신체부위의 뇌의 표현, 또는 환경 내에서의 신체의 방향성과 위치의 발달에 문제를 나타낼지도 모른다(Wiener-Vacher et al., 2013). 예를 들어, 비정상적 안뜰기능을 가진 청각장애인으로 태어난 어린이는 청각장애가 있지만 정상적인 안뜰기능을 가진 어린이와 비교하여 머리 조절과 자립보행의 습득이 크게 지연된다는 것을 보여주고 있다(Inoue et al., 2013). 그러나 이제까지 보아온 것처럼, 시각정보가 자세조절을 위한 안뜰정보를 교정하는 데 중요한 것처럼 생각된다.

몸감각계의 기여. 만삭후 출생 3개월 연령까지에, 1차 몸감각겉질 회로는 1차 운동겉질 및 시각겉질과 함께 발달하고 있다(Hadders-Algra, 2018a). 이 연령에서는 감각

운동 행동의 중요한 이행(transition)이 있다. 예를 들어, 목표지향적 움직임(즉, 팔 뻗기)은 자발적인 움직임을 대체하고, 영유아는 앉은 자세로 유지되고 있는 동안, 몸통에 대해 머리를 유지하는 능력을 발달시킨다(Hadders-Algra, 2018b). 따라서, 몸감각 입력도 또한 정상적인 영유아의 머리 조절의 출현에 기여하지만, 안뜰 입력과 마찬가지로, 시각정보는 머리 자세를 조절하기 위한 몸감각 입력을 교정하는 데 중요한 것처럼 생각된다.

머리 조절의 수정 가능성
Modifiability of Head Control

연습이 머리 조절의 출현에 미치는 영향은 무엇인가? Lee와 Galloway(2012)는 훈련이 머리 조절의 발달에 미치는 영향을 조사하였다. 영유아는 생후 1개월 때에 간병인에 의해 제공된 자세 및 움직임 활동을 매일 20분씩 4주간 받았다. 이 활동은 목, 팔이음뼈, 몸통근육 및 팔 뻗기(reaching)를 위한 팔의 움직임의 사용을 대상으로 하였다. 훈련 받은 영유아는 훈련을 받지 않은 영유아와 비교해서 훈련기간 동안 및 훈련 후에 머리 조절이 향상되었다. 게다가, 훈련 받은 영유아는 훈련 받지 않은 영유아와 비교하여 머리를 수직 및 정중선 위치로 더 오래 유지하였다. 이들 결과는 치료를 위한 기초를 제공한다. 치료사는 머리 조절이 결여된 어린이를 대상으로 할 때 마찬가지 활동의 사용을 고려할지도 모른다.

자립하여 앉기의 출현
Emergence of Independent Sitting

영유아가 자립하여 앉기 시작하고, 이리하여 몸통조절이 발달함에 따라, 영유아는 머리와 몸통 양쪽의 자발적인 배경 흔들림의 조절을 완전히 익히고 균형에 대한 외부교란에 대응하는 것을 학습해야 한다. 이것은 자세의 조절에서 2개의 신체 분절(머리와 몸통)을 함께 연관시키는 감각/운동 정보의 협응을 필요로 한다. 신생아가 머리의 자세조절을 위한 감각/운동 관계에 관해서 사용한 규칙이 이미 몸통근육의 조절을 위해서 이용 가능한가, 또는 앉은 자세의 경험으로 학습할 필요가 있는가? 다음의 절에서 논의되는 연구에서 알 수 있는 것처럼, 신생아에서 이용 가능한, 타고난 조절요소와 영유아가 역동적인 방법으로 환경과 상호작용하는 것에 기인하는 창발적인 측면의 양쪽이 있는 것처럼 생각된다.

운동협응 *Motor Coordination*

자립하여 앉은 자세의 출현에는 정상상태, 반응성 및 예측성 균형조절을 하는 동안에 머리와 몸통의 위치를 조절하기 위해 다양한 근육의 협응을 필요로 한다.

정상상태 균형. 자립하여 앉은 자세의 출현은 영유아가 계속 직립 상태로 있기 위해 자발적인 흔들림을 충분히 조절하는 능력을 특징으로 한다. 이것은 생후 약 6~8개월에서 일어난다(Butterworth & Cicchetti, 1978). 앉은 자세 동안의 정상상태 균형조절의 출현(때로는 "정적인 균형"이라 불린다)에 대한 연구는 머리와 몸통의 자세발달이 출현하는 동적인 기술(emergent dynamic skill)이라는 가설을 뒷받침하고 있다.

Harbourne과 Stergiou(2003)는 앉은 자세에서의 정상상태 균형조절의 발달에 대한 연구에서, 비선형 역학의 방법을 사용하여 앉은 자세 발달의 3개 단계에 걸친 압력중심(COP) 데이터의 복잡성(예측 가능성의 수준)과 차원성(dimensionality)(자유도)을 분석하였다. 그 자세발달의 3개의 단계는 : 제1단계(영유아가 머리와 상부 몸통을 떠받치고 있을 수 있으나 자립하여 앉을 수 없는 시기라 정의되고 연령범위는 생후 4~5.5개월), 제2단계(영유아는 잠깐, 즉 10~30초 동안 자립하여 앉거나 자기 팔로 떠받칠 수 있고 연령범위는 생후 5~6.5개월), 그리고 제3단계(자립하여 앉지만, 아직도 네발기기를 하지 못하고 연령범위는 생후 6~8개월)이다. 그들은 영유아가 제2단계 앉은 자세에 도달함에 따라 감소한 제1단계 앉은 자세에서 고도의 복잡성과 차원성이 있다는 것을 알게 되었고, 이것은 움직임의 자유도가 감소하고 아마도 몸통 조절을 위한 전략에 초점을 맞추게 된다는 것을 보여준다. 이러한 것은 개인이 새로운 기술을 학습할 때에 볼 수 있다. 그 다음에 그들은 영유아가 앉은 자세 기술을 터득하고 자세조절에서 적응성과 유연성이 높아짐에 따라, 몸통/머리 움직임의 자유도가 차츰 증가하는 것을 보여주는 차원이 제2단계에서부터 제3단계로 높아졌다는 것을 알게 되었다. 이 연구는 앉은 자세 조절의 발달이 영유아가 앉은 자세 균형의 발달의 세 가지 단계를 통해 머리/몸통 조절에 관여하는 자유도를 조절하는 것을 차츰 학습하는 역동적인 과정이라는 것을 시사하고 있다.

영유아에서 자세발달이 연구될 때 몸통은 전통적으로 단일의 분절로서 모델화되어 왔으나, 몸통은 분명히 근육의 조합에 의해 조절되는 다양한 분절로 구성되어 있다. Saavedra 등(2012)은 영유아가 직립하여 앉는 것을 학습

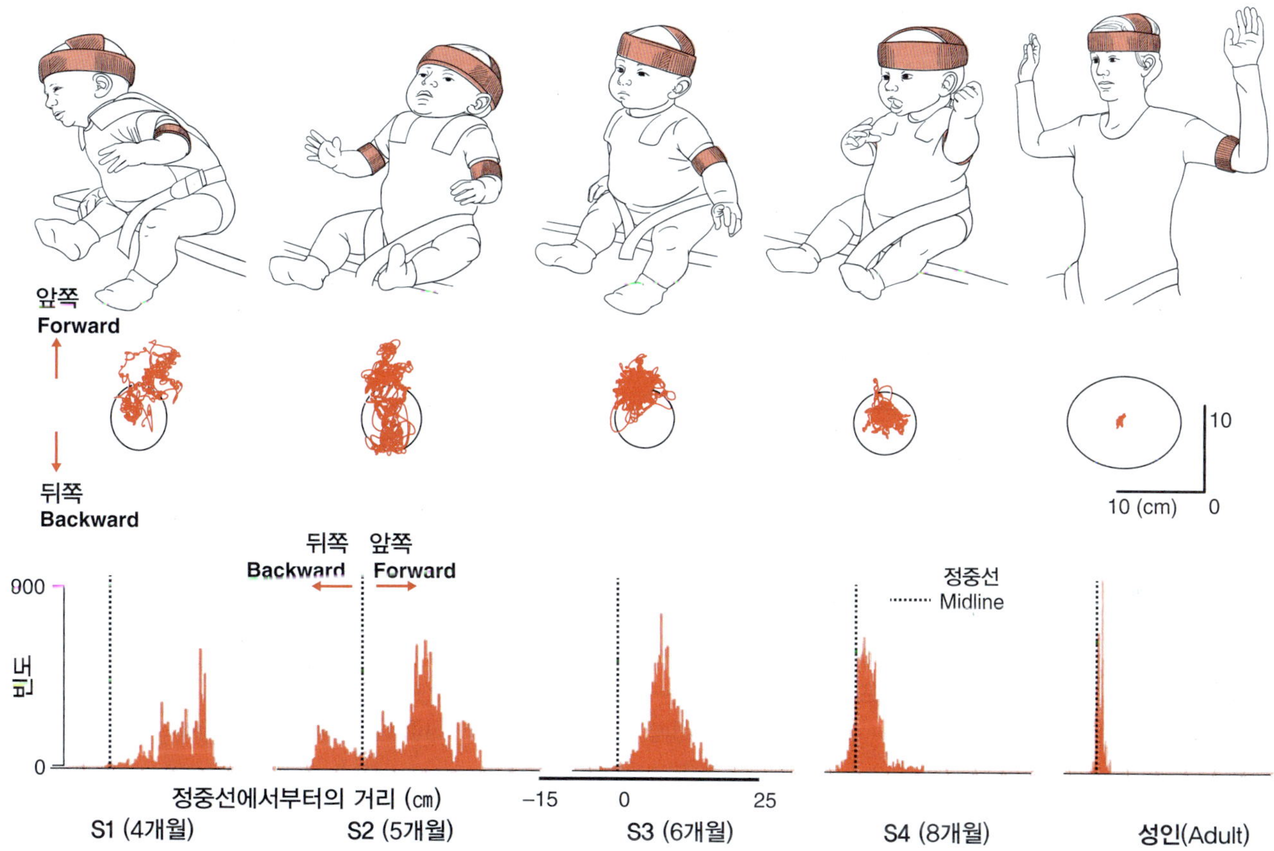

그림 8.6 완전한 조절을 하는 성인과 함께 몸통조절의 습득에 관련되는 4개 단계를 보여주는 어린이의 그림이다. 그림에 바로 뒤따르는 원은 데이터를 수집하는 기간 동안의 이 지지기저면 둘레에 관하여 엉덩관절 높이에서의 지지기저면 둘레와 몸통의 흔들림을 나타낸다. 제1단계(**맨 좌측**)에서는 어린이는 단순히 앞쪽으로 넘어져 앉은 자세 균형을 회복할 수 없다는 것에 주목하기 바란다. 제2단계에서는 영유아가 균형 잡기를 시작하려고 시도하지만, 앞쪽이거나 또는 뒤쪽으로 끊임없이 균형을 상실한다. 제3단계에서는 직립한 상태로 있을 수 있으나, "기우뚱하고" 앞쪽으로 기운다. 한편, 제4단계에서는 조절된 앉은 자세 균형을 보여준다. 그러나, 흔들림은 여전히 성인(**맨 우측**)보다 심하다. 그림의 맨 아래에서는 엉덩관절 조절발달의 각 단계의 앞뒤면(수직 막대가 정중선이다)이 다양한 위치에서 소비된 시간의 양을 나타내는 막대그래프를 보여주고 있다. 성인의 데이터는 오른쪽에 표시했다. (데이터 출처 : Saavedra S, Woollacott MH. Contributions of spinal segments to trunk postural control during typical development. Dev Med Child Neurol 2009;51(Suppl. 5):82.)

하는 문제를 어떻게 해결하는가와 몸통분절 조절에서의 특정 순서의 변화가 자립하여 앉는 것을 학습하는 과정의 기저를 이루는지의 여부를 연구하였다. 생후 3~9개월이 되는 영유아에 대한 종단적 연구에서는 4개 수준의 지지(팔 아래, 중간 갈비뼈, 허리 및 엉덩이의 지지)에서 정상 상태 자세조절을 조사하여 앉은 자세에서의 몸통 조절이 생후 3개월(조절 없음)과 생후 9개월(기능적 조절) 사이에서 하향식 방법으로 발달한다는 것을 알게 되었다. 그들은 대부분의 영유아(조절이 없고, 직립 앉은 자세를 시작하려고 시도하며, 넓은 범위의 몸의 흔들림을 수반하는 부분적인 조절, 그리고 최소한의 흔들림을 수반하는 기능적 조절이 있다)에서 존재하는 서로 다른 4개 단계로 차츰 발달한다는 것을 알게 되었다. 이것을 그림 8.6에 나타냈다.

이 그림은 한 어린이의 시간경과에 따른 앉은 자세 균형의 종단적 발달(longitudinal development)을 설명하고 또한 성인 실험대상자도 포함하고 있다. 영유아는 연구자의 손의 배치에 의해 보여주는 것처럼 엉덩이에서만 연구자에 의해 지지되고 있다. 그림에서 각각의 조절단계에서의 몸통의 흔들림을 보여주고 있으며, 원은 엉덩관절 수준에서의 지지기저면의 둘레를 나타내고 있다. 제1단계에서 어린이는 단순히 앞쪽으로 넘어져 앉은 자세 균형을 회복할 수 없고, 제2단계에서는 영유아가 균형을 잡으려고 시도하지만 앞쪽이거나 또는 뒤쪽으로 끊임없이 균형을 상실하며, 제3단계에서는 직립한 상태로 있을 수 있으나 "기우뚱하고" 앞쪽으로 기울고 한편, 제4단계에서는 조절된 앉은 자세 균형을 보여준다는 것에 주목하기 바란다.

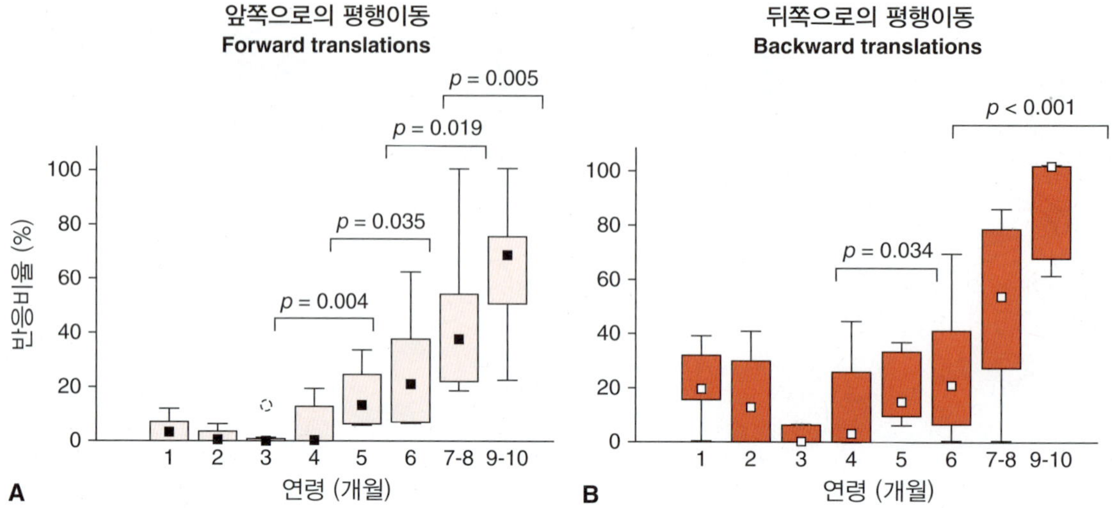

그림 8.7 생후 1~10개월 연령의 어린이에게 좌석에 앉은 자세 교란이 가해지는 동안의 완전한 근전도 패턴(목, 몸통 및 다리의 근육으로부터의)의 반응비율. **(A)** 앞쪽으로의 평행이동에 대한 반응. **(B)** 뒤쪽으로의 평행이동에 대한 반응. 수직 막대는 범위를 나타내고, 직사각형 상자는 사분위수 범위(interquartile ranges)를 나타내며, 작은 사각형은 각 집단의 중앙값을 나타낸다. 연한 색깔의 상자는 3개의 굽힘근(목, 몸통, 엉덩이)의 반응을 나타내고 한편, 어두운 주황색 상자는 폄근(목, 몸통, 엉덩이)을 나타낸다. p값은 연령 집단에 걸쳐서 반응비율의 분포가 상당히 다르다는 것을 나타내고 있다. (Hedberg, A, Carlberg EB, Forssberg H, et al. Development of postural adjustments in sitting position during the first half year of life. Dev Med Child Neurol 2005;47:318.에서 허가를 받아 전재).

앞뒤면(수직 막대가 정중선이다)의 다양한 위치에서 소비된 시간의 양을 나타내는 막대그래프(histograms)는 또한 시간의 경과와 더불어 조절이 없음에서부터 기능적 조절까지의 이동을 나타내고 있다. 비교를 위해, 그림의 오른쪽에 성인에서부터의 데이터를 나타냈다.

게다가, 이 연구에서는 앉은 자세에서의 머리의 안정성 및 조절이 연속적인 몸통 분절에 대한 조절의 발달에 의해 개선된다는 것을 알게 되었다. 이 연구결과는 신경학적 병리를 가진 어린이의 앉은 자세 균형을 위해 손상된 몸통분절을 평가하고 치료하기 위한 임상전략의 개발에 기여하였다. 목표로 하는 훈련은 몸통조절의 손상이 있는 어린이와 성인에서의 앉은 자세 균형을 점진적으로 훈련하기 위해 서로 다른 몸통분절에서의 외부 지지를 체계적으로 사용한다. 이 치료 접근법 및 그 연관성이 있는 평가도구는 제11장에서 상세히 논의된다.

반응성 균형조절. 앉은 자세에 대한 반응성 균형조절이 정상상태의 균형조절과 동시에 발달하는 것인가? 아니면 조기에 이용 가능한 것인가? 실험결과(Harbourne et al., 1993; Hedberg et al., 2005; Hirschfeld & Forssberg, 1994; Woollacott et al., 1987)는 몸통에서의 반응성 균형조절은 앉은 자세가 발달하기 훨씬 전의(생후 1개월이라는 이른 연령에) 영유아에서 제한적으로 이용 가능한 것처럼 보이고 자립하여 앉은 자세의 시작을 통해 계속 발달한다. 따라서, 출생 시에 이용 가능한 선천적인 구성요소가 있을지도 모르며, 이것은 연습으로 개선된다.

머리의 반응성 균형조절에 대해서 앞에서 논의한 Hedberg 등(2005)에 의한 연구에서는 또한 앉아 있는 동안의 균형 위협으로부터 회복할 때의 몸통 및 다리 근육에 대한 측정을 포함하는 반응성 앉은 자세 균형의 발달도 조사하였다. 그림 8.7은 생후 1~10개월 연령의 어린이에서의 앞쪽 및 뒤쪽으로의 평행이동에 대한 완전한 반응 패턴(모두 3개의 굽힘근 또는 폄근)이 관찰되는 개연성을 보여주고 있다. 완전한 반응은 생후 1개월에서 낮은 개연성으로 존재하고, 그 다음에 생후 3개월까지 존재할 가능성이 더 감소하며, 마침내 생후 4~5개월에서 다시 증가하기 시작한다는 것에 주목하기 바란다.

Hirschfeld와 Forssberg(1994)는 뒤쪽으로의 흔들림을 야기하는 플랫폼의 움직임은 앞쪽으로의 흔들림을 야기하는 움직임보다 훨씬 더 강력하고 변동이 더 적은 자세의 근육반응 협동작용을 제공하다는 것을 보여주었다. 이것은 좌석에 앉아 있는 영유아의 앞쪽 방향에서의 더 큰 자세 지지면에 의해 야기될지도 모른다(Hirschfeld & Forssberg, 1994). 이 연구에서는 너무 어려서 혼자서 앉아 있을 수 없는 영유아(생후 5~7개월)는 대부분의 앞쪽으로의 외부 교란에 대해서 단지 1~2개의 근육만으로 반응하였고 3개

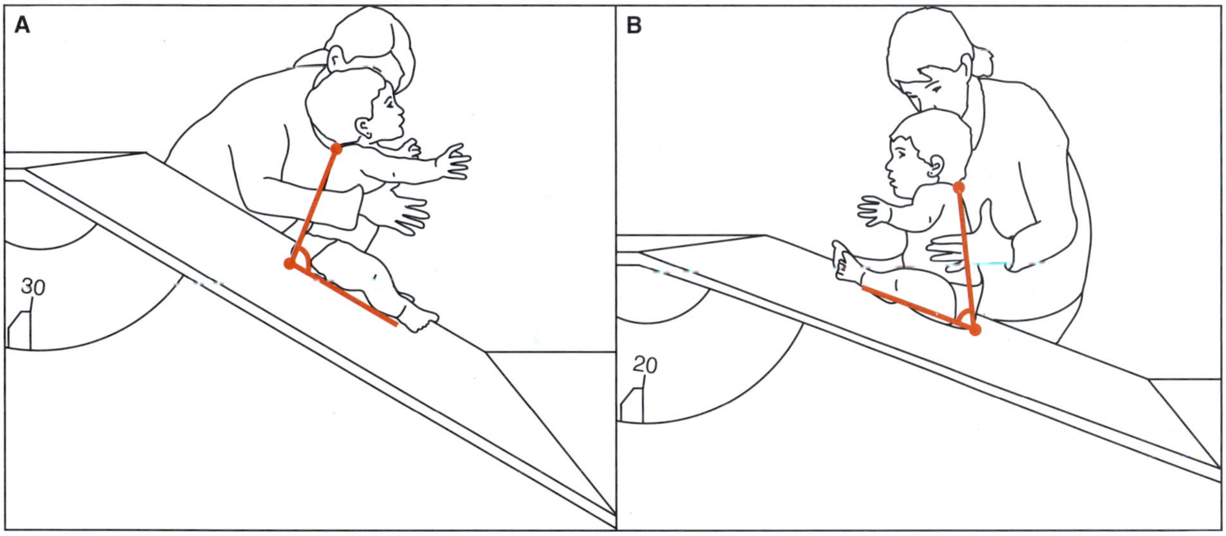

그림 8.8 앞쪽(A) 및 뒤쪽(B) 방향에서의 영유아의 예. 평균적인 가장 가파른 경사에서 영유아는 넘어짐 없이 앉을 수 있었다. 주황색의 선은 몸통-넓적다리의 각도를 나타내고 있다. 앞쪽 방향에서, 몸통-넓적다리의 각도는 98°로 증가하기 때문에, 영유아는 뒤쪽으로 기울고 있다. 뒤쪽 방향에서는 몸통-넓적다리의 각도는 63°로 감소하기 때문에, 영유아는 앞쪽으로 기울고 있다. (Rachwani J, Soska KC, Adolph KE. Behavioral flexibility in learning to sit. Dev Psychobio. 2017;59:8, Figure 3에서 변경)

의 모든 앞쪽 근육(목의 굽힘근, 배곧은근 및 넙다리곧은근)은 전체 시도의 25%에서 활성화되었다. 영유아가 자립하여 앉을 수 있게 되었을 때(생후 7~8개월)까지는 3개 근육 모두가 전체 시도의 100%에서 활성화되었다. 이들의 결과는 또한 반응의 협동작용이 자립하여 앉은 자세의 출현에 앞서 몇 개월 동안에 형성되고 영유아가 자립하여 앉을 수 있을 때까지는 모든 시도에서 적절하게 조직화된다는 것을 시사하고 있다.

생후 1개월까지는 자세반응의 협동작용이 존재한다. 그러나, 이들은 매우 가변적이고 전체 시도의 낮은 비율로만 존재한다. 역설적으로, 이들은 생후 3~4개월이 되는 영유아에서 별로 자주 나타나지 않고(Hedberg et al., 2005; Woollacott et al., 1987) 그 다음에 어린이가 자립하여 앉는 것을 학습함에 따라 높은 빈도와 개선으로 다시 나타난다. 따라서, 어린 영유아에서 존재하는 이들 초기의 더 가변적인 협동작용은 좌석에 앉은 자세 조절 발달의 기저에 있는 나중에 더 개선된 자세 협동작용의 전조라 생각될 수도 있다.

자세의 협동작용이 더 개선되면, 영유아는 수평의 플랫폼만이 아니라, 다양한 앉은 자세 조건 하에서 반응할 수 있다. 예를 들어, Rachwani 등(2017)은 영아가 자립하여 앉을 수 있을 때까지는 가파른 앞 경사면에서는 몸통과 넓적다리의 각도를 크게 하거나, 가파른 뒤쪽 경사면에서는 몸통과 넓적다리 각도를 작게 하여 안정성을 유지함으로써 앉은 자세를 신속하게 조정할 수 있다는 것을 보여주었다(그 예시를 그림 8.8에 나타냈다). 가장 인상적인 것은 영아가 경사를 조금씩 변화시킴으로써 체계적인 조정을 한다는 것이다. 게다가, 수평의 플랫폼과 마찬가지로, 경사면에서의 자세 조정에는 방향 특이성이 있고 영유아는 뒤쪽 경사보다도 가파른 앞쪽 경사에서 균형을 성공적으로 유지한다. 이것은 앞쪽 방향의 지지기저면이 더 크기 때문인 것 같다.

예측성 균형조절. 연구에서는 예측성 자세조절의 발달과 그 좌석에 앉은 영유아의 팔 뻗기와의 관계 및 몸통에 외부로부터의 지지를 제공하는 것이 팔 뻗기 행동에 미치는 영향을 조사하였다(Rachwani et al., 2015). 생후 2.5~8개월이 되는 연령의 10명의 영유아를 2주마다 조사하였다.

그림 8.9에 나타낸 것처럼, 영유아를 좌석에 앉혀, 가슴부위 또는 골반부위에 지지를 제공하고, 장난감을 어린이의 팔 길이가 되는 앞에 떨어뜨렸다. 몸통과 팔에서의 근전도와 마찬가지로, 몸통 동작과 팔 뻗기의 운동학이 기록되었다. 먼저, 생후 4개월이 되는 자립하여 앉지 못하는 영유아에서 몸통 지지가 팔 뻗기에 미치는 영향을 조사해보자(그림 8.10에 나타냈다). 골반만의 지지로는(아래쪽 그림에 나타냈다), 영유아는 앞쪽으로 흔들리고(몸통의 궤적에 의해 나타낸 것처럼) 팔 뻗기와 연관성이 있는 팔의 궤적은 덜컥거리고 훨씬 길어진다. 이와는 대조적으로, 가슴부

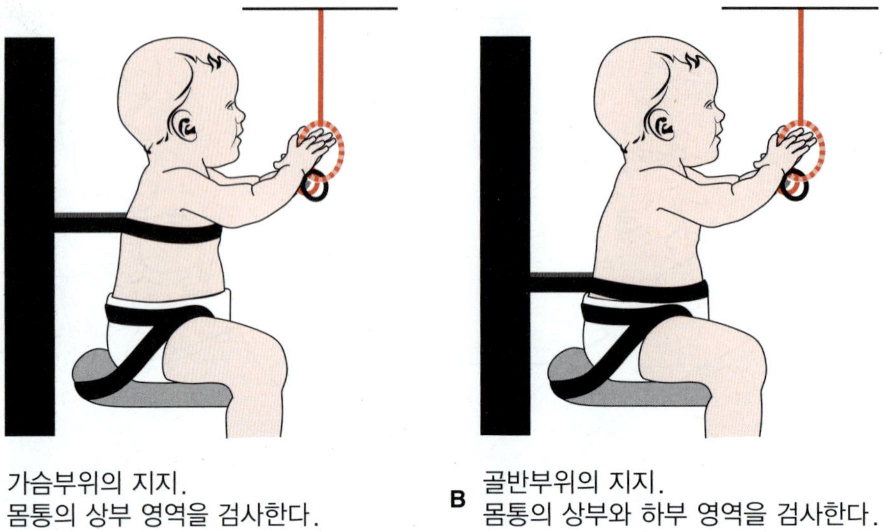

그림 8.9 예측성 좌석에 앉은 자세 조절을 연구하기 위한 연구 패러다임. 영유아를 좌석에 앉혀 가슴부위의 지지(**A**) 또는 골반부위 지지(**B**)를 제공하고, 장난감을 어린이의 팔 길이가 되는 앞에 떨어뜨린다. 몸통과 팔에서의 근전도와 마찬가지로, 몸통 동작과 팔 뻗기의 운동학(kinematics)이 기록된다. (Rachwani J, Santamaria V, Saavedra SL, et al. The development of trunk control and its relation to reaching in infancy: a longitudinal study. Front Hum Neurosci 2015;9:94, Figure 1.에서 변경)

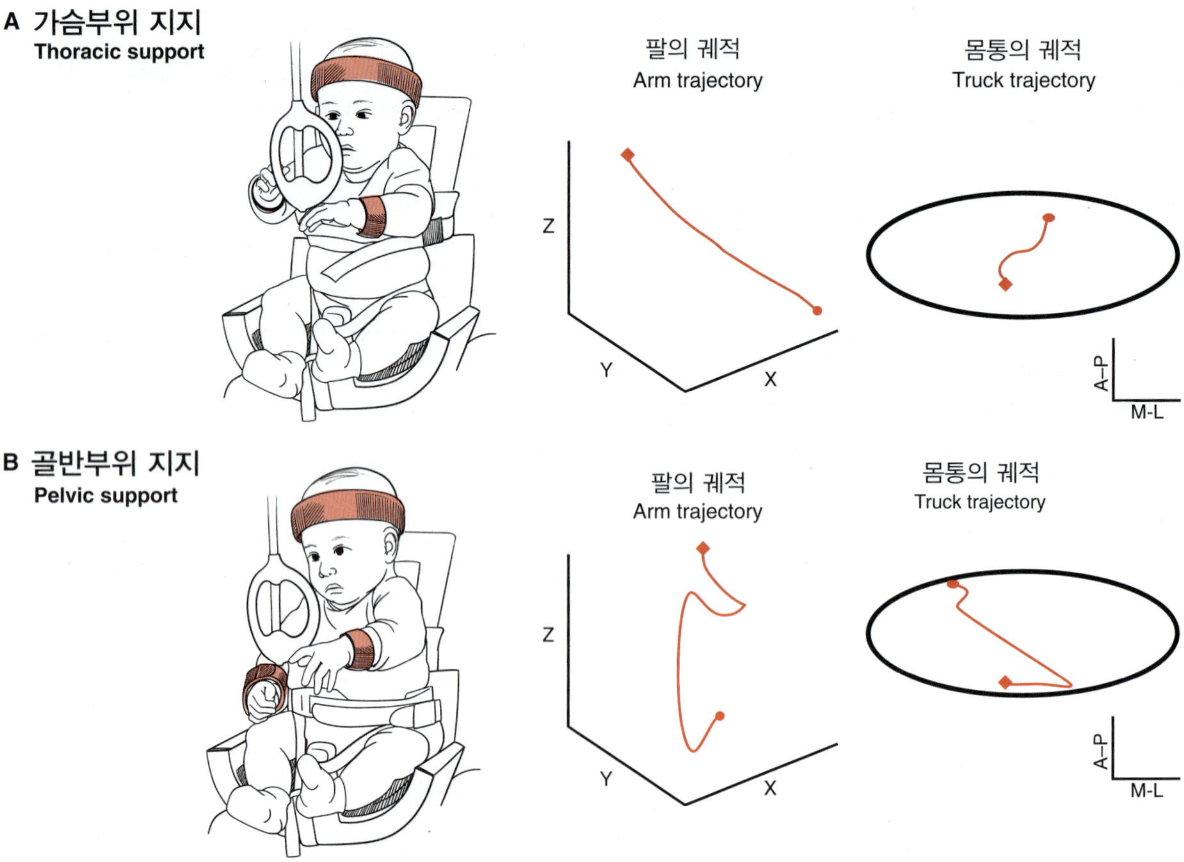

그림 8.10 외부 지지가 생후 4개월이 되는 자립하여 앉지 못하는 영유아의 몸통조절과 팔 뻗기에 미치는 영향. 골반의 지지만으로는(**맨 아래쪽 그림**에 나타냈다), 영유아는 앞쪽으로 흔들리고(몸통의 궤적에 의해 나타낸 것처럼) 팔 뻗기와 연관성이 있는 팔의 궤적은 덜컥거리고 훨씬 길어진다. 이와는 대조적으로, 가슴부위의 지지를 제공하면(**맨 위쪽 그림**에 나타냈다), 몸통의 흔들림은 훨씬 작고 팔 뻗기 궤적은 더 원활하고 빠르다. A-P = 앞쪽-뒤쪽; M-L = 안쪽-가쪽; X, Y, Z는 3차원 데카르트 좌표계를 나타낸다. (Rachwani J, Santamaria V, Saavedra SL, 등에서부터 얻은 데이터. The development of trunk control and its relation to reaching in infancy: a longitudinal study. Front Hum Neurosci. 2015;9:94.)

위의 지지를 제공하면, 몸통의 흔들림은 훨씬 작고 팔 뻗기 궤적은 더 원활하고 빨라졌다. 이러한 것은 자세조절, 특히 몸통의 조절은 어린 영유아의 팔 뻗기에서의 속도제한적인 요인이라는 조기의 연구를 뒷받침하고 있다.

그림 8.11에 나타낸 것처럼, 영유아가 발달함에 따라, 몸통 조절이 개선되고(시간경과에 따른 몸통 궤적의 변화에 주목할 것), 이것은 개선된 팔 뻗기 궤적과 연관성이 있다. 몸통에서의 근육에 대한 근전도 분석(데이터를 나타내지 않았다)은 팔 뻗기 전 약 300 밀리초에서 시작되는 예측성 자세활동이 생후 3개월의 조기 시도의 약 40%에 존재한다는 것을 입증하였다. 영유아가 발달함에 따라, 몸통의 예측성 활동에 대한 개연성은 60%로 증가하였다 (Rachwani et al., 2015). 가장 어린 영유아에서, 예측성 자세활동이 전체 시도의 40%에서만 일어났지만, 보상적인 자세활동은 전체 시도의 거의 80%에 존재하였다는 것에 주목하는 것은 흥미롭다. 이것은 반응성 균형조절이 예측성 조절에 앞서 나타난다는 것을 시사하고 있다.

발달하는 동안의 분절적 자세조절에 대한 이들 연구로부터의 데이터는 몸통이 단일의 단위로서 발달한다는 개념을 반박하고 있다. 오히려 앉은 자세 균형의 기저에 있는 몸통 조절의 발달은 몸통의 연속되는 분절을 하향식 순서로 조절하는 순차적인 발달을 수반하고 있다(Rachwani et al., 2015; Saavedra et al., 2012).

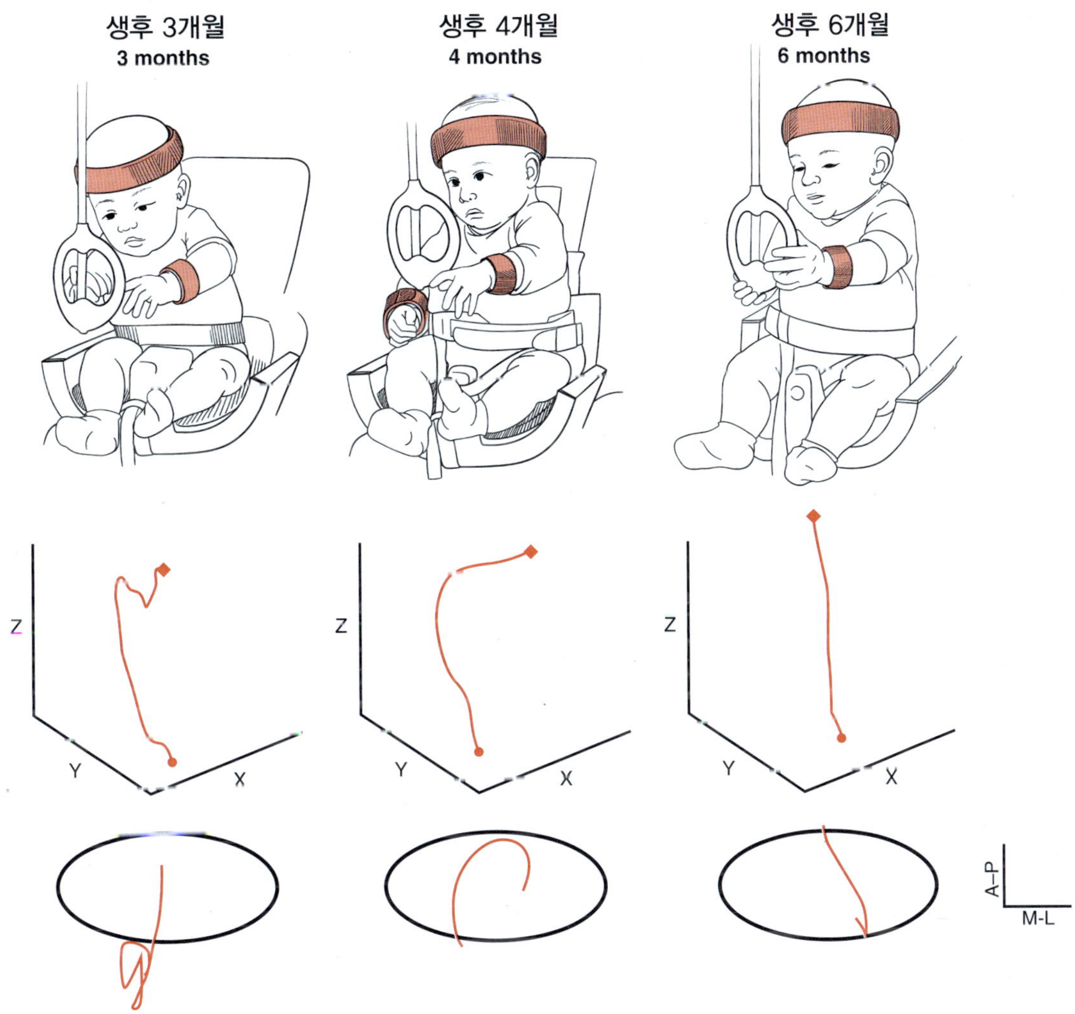

그림 8.11 생후 3개월, 4개월 및 6개월의 영유아로부터 얻은 데이터이며, 팔 뻗기를 지지하는 예측성 자세조절의 종단적 발달을 보여주고 있다. 영유아가 발달함에 따라, 몸통조절은 개선되며(원 안에 나타낸 시간경과에 따른 몸통 궤적의 변화에 주목할 것. 이것은 지지기저면의 경계선이다) 이것은 개선된 팔 뻗기 궤적과 연관성이 있다(**가운데 줄**에 나타냈다).
A–P = 앞쪽–뒤쪽; M–L = 안쪽–가쪽; X, Y, Z는 3차원 데카르트 좌표계를 나타낸다. (Rachwani J, Santamaria V, Saavedra SL, 등에서부터 얻은 데이터. The development of trunk control and its relation to reaching in infancy: a longitudinal study. Front Hum Neurosci. 2015;9:94.).

감각계의 기여. 초기의 연구에서는 자세교란의 착각을 주어(움직이는 방의 패러다임), 시각자극에 대한 자립하여 앉은 자세 발달의 서로 다른 단계에서의 반응을 조사함으로써 좌석에 앉은 자세 조절에서의 시각의 역할을 조사하였다(Butterworth & Hicks, 1977; Butterworth & Pope, 1983). 자립하여 앉은 자세의 경험이 비교적 적은 영유아는 시각자극(단일의 경사로 자극)에 반응하여 완전한 균형을 상실하였고, 앉은 자세 경험이 증가함에 따라, 반응의 진폭은 감소하였다. 이것은 이제 막 앉은 자세를 취하기 시작한 영유아가 흔들림을 조절할 때 시각입력에 크게 의존하고, 영유아는 몸감각 입력에 더 의존하기 때문에, 이 의존성은 자립하여 앉은 자세의 경험이 증가함과 더불어 감소한다는 것을 의미한다.

Bertenthal 등(1997)에 의한 실험에서는 영유아가 자립하여 앉은 자세를 터득하였을 때, 연속적인 진동을 사용하여 시각 단서에 대한 영유아의 반응을 조사하였다. 이 연구에서는 생후 5~13개월이 된 영유아가 다양한 속도와 진폭에서 연속적으로 진동하는 방에 있는 어린이용 자전거 좌석(등받이가 있는)에 앉았다. 자세반응은 자전거 좌석 밑에 있는 힘판(force plate)으로 측정하였다. 그들은 아직 자립하여 앉지 못하였던 생후 5개월의 영유아조차도 움직이는 시각자극에 대해서 약간의 동조(entrainment)를 나타낸 것에 주목하였다. 그러나, 이 반응은 연령 및 경험에 의해 더 일관성이 있는 것이 되었다. 그들은 자립하여 앉는 것을 학습하는 과정에서, 영유아는 시각적 감각정보를 자세활동에 대한 크기조정 및 지도화하는 것을 학습하고 있다고 결론을 내렸다.

다른 연구에서는 단지 시각 단독이 아니라, 세 가지 감각 모두를 활성화하는 지지면의 외부교란을 사용하여 자립하여 앉은 자세 균형의 출현에 대한 감각의 기여를 조사하였다. Woollacott 등(1987)은 시력이 있는 경우와 시력이 없는 경우의 좌석에 앉은 영유아에서의 플랫폼 외부교란에 반응하는 머리와 몸통의 근육 패턴을 연구하였다. 그들은 시각자극을 제거해도 움직이는 플랫폼에 반응하여 근육의 활성화 패턴이 변화하지 않는다는 것을 알게 되었다. 그들은 몸감각계 및 안뜰계가 처음으로 앉는 것을 학습하는 영유아의 시각에서 분리하여 자세 행동을 이끌어낼 수 있다고 결론지었다.

머리의 움직임을 알리는 안뜰 및 시각입력과, 몸통으로부터의 고유수용감각 입력 사이의 관계를 이해하기 위한 노력으로, Hirschfeld와 Forssberg(1994)는 플랫폼 외부교란을 받고 있는 좌석에 앉은 영유아에서 머리의 방향성이 체계적으로 변화하는 실험을 수행하였다. 몸통을 안정시키는 협응된 근육활동은 머리의 방향성이 어떻게 정해지는지와 관계없이 변화하지 않았다. 이것은 좌석에 앉은 자세에서는 외부교란에 대한 자세반응은 안뜰 자극 또는 시각 자극 단독에 의해서가 아니라, 엉덩관절에서의 몸감각 입력에 의해 주로 조절된다는 것을 시사하고 있다.

최근의 연구에서는 몸감각 입력의 변화에 적응하는 영유아의 능력을 보여주고 있다. 예를 들어, Kokkoni 등(2017)은 힘판 위에 앉아 있는 영유아(모두가 자립해서 착석한 어린이)를 조사하였다. 몸감각 정보는 서로 다른 밀도의 스펀지를 사용하여 앉는 지지기반이 바뀌었다. 결과는 영유아를 그 지지상태에서 정착되도록 한 후, 영유아의 신체 흔들림은 지지면의 변경에 의해 영향을 받지 않았으며, 이것은 자립하여 좌석에 앉은 영유아가 지지면의 일그러짐을 신속하게 감지하여 적응할 수 있다는 것을 시사하고 있다. 이어서, Kyvelidou 및 Stergiou(2018)는 변경된 몸감각(스펀지 패드 위에 앉아 있다) 자극과 시각(조명이 꺼져 있는 동안 앉아 있다) 자극이 영유아의 앉은 자세 조절에 미치는 영향을 비교하여 밑에 스펀지 패드의 유무에 관계없이 조명을 끈 조건에서 영유아의 몸의 흔들림이 증가하였다는 것을 알게 되었다.

이들 모든 연구는 영유아가 앉는 것을 학습함에 따라, 감각계와 운동계 사이에 일관성 있는 관계를 획득할 수 있다는 것을 시사하고 있다. 먼저, 영유아의 앉은 자세조절은 시각계에 크게 의존하고 있기 때문에, 상충되는 시각정보(예, 움직이는 방)에 의해 방해를 받는다. 그러나, 앉는 경험이 증가함에 따라, 영유아는 시각, 몸감각, 또는 안뜰 입력의 변화에 대한 자세반응을 성인과 같은 정밀도로 크기 조정을 할 수 있다. 전체적으로 보아, 이 데이터는 신경운동 결손이 있는 영유아와 어린이가 자립하여 앉도록 훈련할 때, 치료사가 세 가지 감각계 모두를 대상으로 하는 것이 중요하다는 것을 시사하고 있다.

자세반응의 수정 가능성

Modifiability of Postural Responses

연습이 좌석에 앉은 자세 반응의 출현에 미치는 영향은 무엇인가? Hadders-Algra 등(1996)은 아직도 자립하여 앉지 못하는 영유아의 자세조절의 발달에 훈련이 미치는 영향을 조사하였다(그들은 부모가 가정에서 영유아를 [5분씩 1일 3회, 3개월간] 훈련시키는 방법을 사용하였다). 훈련은 영유아의 안정성 한계에서 옆쪽 또는 반 뒤쪽에 장난감을 제시하는 것으로 구성되어 있다. 훈련 전과 훈련 후를 대비하는 플랫폼 외부교란에 대한 근전도 반응을 비교할 때, 그들은 훈련된 영유아(훈련되지 않은 영아와 비교하여)가 외부교란에 대한 완전한 반응의 높은 개연성과 감소된 골반의 전위와 함께 높은 외부교란속도에서의 반응조절의 증가를 나타냈다는 것을 알게 되었다. 근육반응의 시작에는 변화가 없었다.

이들의 결과는 운동 지체가 있는 어린이에서의 유사한 유형의 자세훈련 프로그램에 대한 근거를 제공한다. 제11장에서 더 상세하게 논의되는 것처럼, 뇌성마비가 있는 어린이의 좌석에 앉은 자세조절을 훈련하는 것은 앉은 자세에서의 자세 흔들림을 감소시키는 데에 효과적이었다(Curtis et al., 2018).

자립한 입각자세에의 전환
Transition to Independent Stance

운동협응 *Motor Coordination*

정상상태 균형의 발달. 정상상태 앉은 자세와 입각자세 균형에 대한 자세요구는 매우 다양하다. 자립하여 서기 위한 학습과정에서, 영유아는 (a) 앉은 자세 동안에 사용된 것과 비교하여 상당히 감소된 안정성 한계 내에서 균형을 잡는 것, (b) 다리와 넓적다리 분절의 협응을 몸통과 머리의 협응에 추가할 때, 많은 추가적인 자유도를 조절하는 것, 그리고 (c) 자립한 입각자세의 자세조절을 위한 개선된 내부 모델을 만들어내는 균형을 위한 넓적다리, 정강이 및 발을 포함하도록 자세조절에 대한 감각운동을 재교정하는 것을 학습해야 한다. 연구는 새로운 행동발달에서의 전환의 중요한 부분은 감각운동계의 재교정이라는 것을 시사하고 있다.

Chen 등(2007)은 자립보행으로 전환하는 동안에 영유아의 앉은 자세조절이 변화하였는지 어떤지를 조사하였다. 그들은 그림 8.12에 나타낸 것처럼, 힘판 위에 배치한 안장모양 의자에 앉아 있는 동안 앉은 자세의 시작에서부터 자립보행을 하는 9개월째까지의 영유아의 자세 흔들림을 매월 종단적으로 평가하였다. 2족 보행으로의 전환은 앉은 자세 안정성의 저하와 연관성이 있을 것이라는 가설이 세워졌고, 이것은 흔들림의 감각운동 조절을 위한 일반화된 내부표현의 재교정 또는 조율(tuning)을 시사하고 있다. 11개월간에 걸친 데이터를 비교하였을 때, 그림 8.13에 나타낸 것처럼, 압력중심(COP) 궤적의 흔들림 진폭, 변동성, 면적 및 속도는 보행의 직전 또는 시작할 때에 피크를 나타냈고, 이 시점에서 흔들림의 피크는 어떤 다른 단계에서보다 컸다. 저자들은 앉은 자세의 이 일시적인 붕괴는 자립보행의 새로이 출현하는 두 발로 걷는 행동을 시행함에 따라 자세의 감각운동 조절을 위한 영유아의 내부 모델의 재교정을 수반하는 과정에 기인한다고 결론지었다.

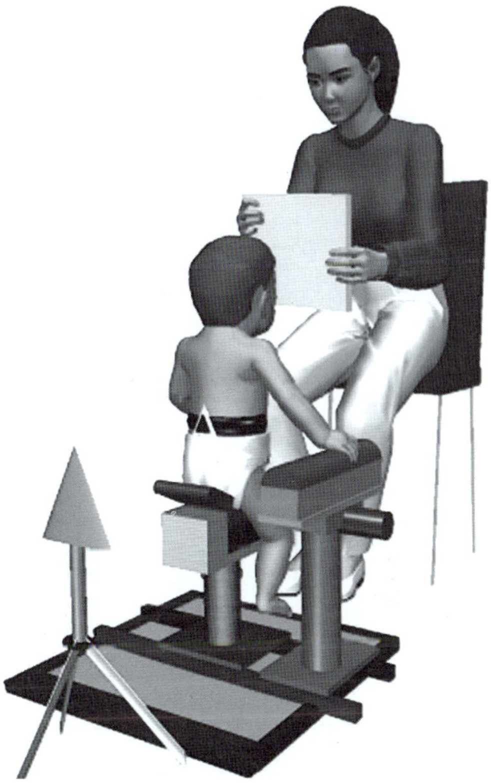

그림 8.12 영유아는 비접촉 조건 또는 접촉 조건(그림)의 어느 것인가의 조건에서 힘의 플랫폼에 부착된 안장모양 의자에 자립하여 앉아 있고, 손은 터치 패드(touch pad) 위에 놓고 있다. 실험자는 과제에 계속해서 주의를 기울이기 위해 영유아 앞에 앉아 있다(Chen LC, Metcalfe JS, Jeka JJ, et al. Two steps forward and one back: learning to walk affects infants' sitting posture. Infant Behav Dev 2007;30:19.에서 허가를 받아 전재).

연구에 따르면 감각운동계의 재교정의 과정은 비교적 단순하고 잘 습득된 기술에 영향을 미치지 않는 것 같다. Boxum 등(2019)은 두 가지 조건, 즉 몸통 지지를 제공하는 영유아용 의자에 앉아 있을 때와 지지 없이 바닥 위에 "다리를 길게 뻗고" 앉아 있을 때의 영유아의 근육활동을 검사하였다. 그들은 자립보행의 발달 전, 발달 중 또는 발달 후가 아니라, 시간 경과에 수반하는 근육활동의 변화를 발견하지 못하였으며, 자세활동은 두 가지 앉은 자세 사이에서 유사하였다. 따라서, 자립보행이 출현하는 동안의 앉은 자세의 일시적인 혼란은 검사 상황 또는 검사 중의 균형에 대한 도전에 따라 달라진다.

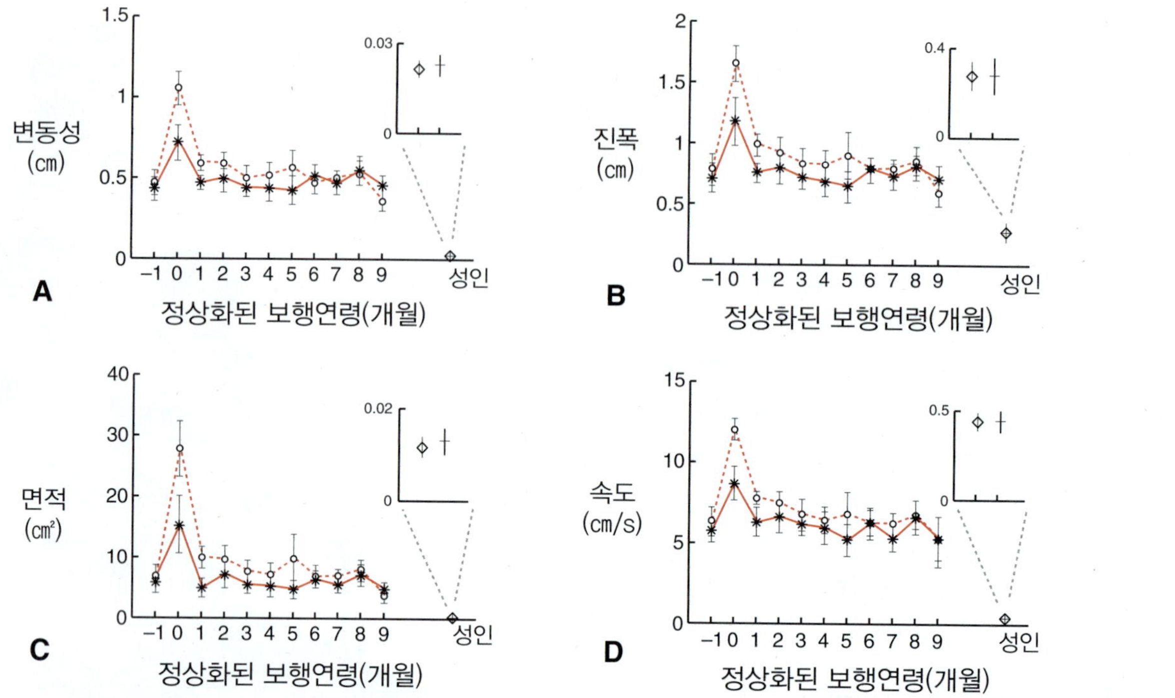

그림 8.13 그림 8.12에 나타낸 실험적 패러다임에서부터 얻은 힘의 플랫폼 데이터. 결과로서 얻어지는 압력중심(COP)의 흔들림은 안가쪽 및 앞뒤쪽의 압력중심에서부터 파생되었다. 결과로서 얻어지는 압력중심의 흔들림은 정상화 보행연령 및 접촉조건에서 **(A)** 변동성 (cm), **(B)** 진폭 (cm), **(C)** 90% 타원인 면적 (㎠) 및 **(D)** 속도 (cm/sec)이다. 영유아의 자세 흔들림은 평균 ±SE로서 나타냈다. 좌석에 앉은 자세의 모든 압력중심 변수의 피크는 보행시작의 연령에서 일어난다는 것에 주목하기 바란다. 성인의 평균 자세 흔들림은 비교를 위해 (•) 영유아 비접촉; (*) 영유아 접촉; (◆) 성인 비접촉; (+) 성인 접촉으로 나타냈다. 영유아와 성인 사이의 크기의 차이에 주목하기 바란다(Chen LC, Metcalfe JS, Jeka JJ, et al. Two steps forward and one back: learning to walk affects infants' sitting posture. Infant Behav Dev 2007;30:22에서 허가를 받아 전재).

서거나 걷는 것을 이제 막 학습하고 있는 영유아는 어째서 그렇게 많이 흔들리는 것처럼 보이는 것일까? 그것은 조절의 결여인가? Newell 등은 처음으로 서거나 걷는 것을 학습하는 영유아는 자세의 흔들림을 조절하기 위해 2개의 기전 또는 전략을 조합한다고 제안하였다. 첫 번째는 탐색적인 것이고 두 번째는 수행적인 것이다(Newell, 1991; Reed, 1982; Riley et al., 1997). 탐색적인 자세 흔들림은 자세조절을 위한 감각운동의 작업공간을 조사하고 탐색하기 위해 사용된다. 탐색적 흔들림의 증가는 자세조절의 기저에 있는 감각운동의 관계를 개선하는 데에 필수적인 감각정보를 만들어낸다. 한편, 수행적인 자세 흔들림은 자세를 조절하기 위해 감각정보를 사용한다. 따라서, 서거나 걷는 것을 학습하는 영유아의 탐색적인 흔들림 행동이 흔들림을 조절하는 능력의 개선을 저지할지도 모른다.

근력의 역할. 몇몇 연구자는 자립한 입각자세와 보행의 출현에 대한 주된 속도 제한적인 요인은 선 자세와 보행 동안에 몸을 지지하는 데에 충분한 근력의 발달이라고 시사하고 있다(Thelen & Fisher, 1982). 영유아의 다리 근력을 검사하여 이것이 사실인지를 판단할 수 있는가?

연구자들은 생후 6개월까지에 영유아가 자기 체중을 훨씬 넘어서는 힘을 만들어낼 수 있다는 것을 보여주었다(Roncesvalles & Jensen, 1993). 이들 실험은 선 자세에서 중력에 대항하여 체중을 지지하는 능력은 자립하여 선 자세가 출현하기 훨씬 전에 일어난다는 것을 시사하고 있다. 그래서 이것은 아마도 영유아의 입각자세 조절의 출현에 대한 주요 제약은 아닌 것이라 생각된다.

반응성 균형: 근육 협동작용의 발달. 이제 막 선 자세를 취하는 영유아에서 균형에 대한 위협을 보상하는 자세반응의 협동작용은 어떻게 나타나기 시작하는가? 종단적 연구에서는 자립한 압각자세로 전환하는 동안의, 생후 2~18개월이 되는 영유아에서 자세반응의 협동작용의 출현을 탐구하였다(Sveistrup & Woollacott, 1996; Woollacott & Sveistrup, 1992). 영유아가 움직이는 플랫폼 위에서 다양한 정도의 지지를 받고, 서 있는 동안에 균형상실에 대응

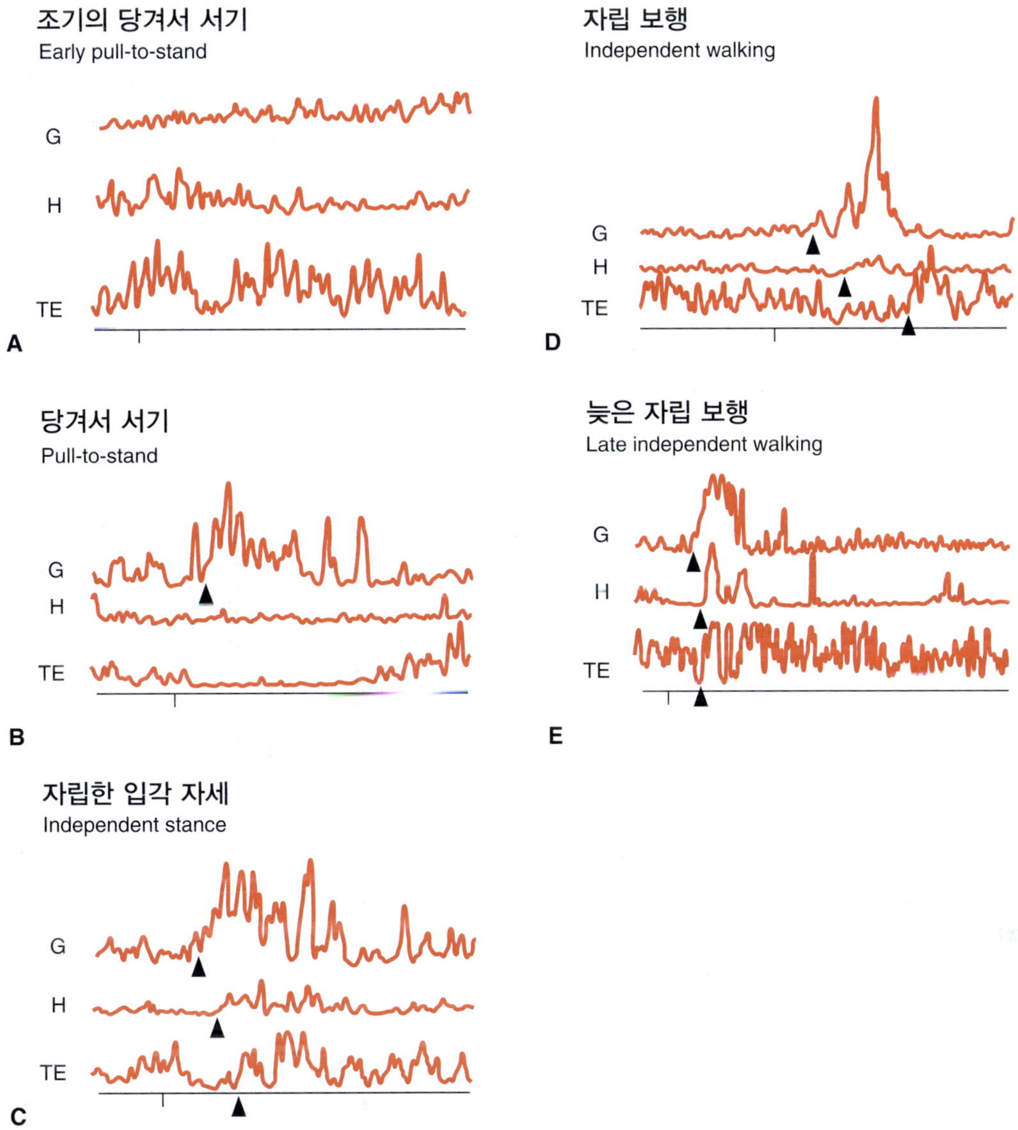

그림 8.14 다음의 플랫폼 외부교란에 반응하여 다리 및 몸통 근육의 협응된 근육활동이 출현하는 동안 한 어린이로부터의 반응. **(A)** 조기의 당겨서 서기; **(B)** 당겨서 서기; **(C)** 자립한 입각자세; 그리고 **(D** 및 **E)** 자립보행 및 늦은 자립보행. 조기의 당겨서 서기에서는 반응이 없었고 그 후의 행동수준에서 반응이 점진적으로 일어났다는 것에 주목하기 바란다. G: 장딴지근, H: 뒤넙다리근, TE: 몸통 폄근. 몸통 폄근 밑의 수직선은 플랫폼 움직임의 시작을 나타낸다. 화살표는 근육반응의 시작을 나타낸다. 각 출력 파형(trace)은 1초간의 기록에 대응한다(Sveistrup H, Woollacott MH. Longitudinal development of the automatic postural response in infants. J Motor Behav 1996;28:63.에서 허가를 받아 변경).

하는 다리와 몸통의 근육활동을 기록하기 위해 근전도가 사용되었다.

그림 8.14는 뒤쪽으로 넘어짐에 대응하여 다리와 몸통 근육의 협응된 근육활동이 출현하는 동안의 한 어린이로부터의 근전도 반응을 보여주고 있다. 생후 2~6개월에서 검사한 영유아는 협응된 근육반응을 보이지 않았다(그림 8.14A). 당겨서 일어서기 행동이 진행됨에 따라(생후 7~9개월), 영유아는 발목근육에서 방향적으로 적절한 반응을 나타내기 시작하였다(그림 8.14B). 당겨서 일어서기 기술이 향상됨에 따라, 넓적다리 부분의 근육이 추가되고, 늦은 당겨서 서기와 자립한 입각자세 및 보행을 하는(생후 9~11개월) 동안에 일관된 먼쪽에서부터 몸쪽으로의 순서가 나타나기 시작하였다(그림 8.14C–E). 이 시점에서, 몸통근육은 일관되게 활성화되어, 완전한 협동작용으로 이어졌다. 그림 8.15는 이 전환기 동안에 하나의 근육반응에서 점진적인 감소(진한 주황색으로 나타냈다)가 있다는 것을 보여주고 있다. 동시에, 2개 및 3개 근육반응 패턴의 점진적인 증가(연한 주황색 및 베이지색)가 있다.

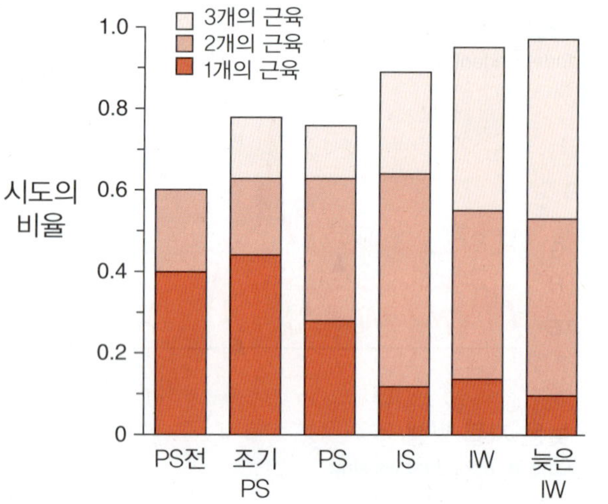

그림 8.15 입각자세 발달의 각 단계에서 플랫폼 외부교란에 뒤따르는 1개, 2개, 또는 3개 근육의 반응이 기록된 시도의 비율. PS: 당겨서 서기, IS: 자립한 입각자세, IW: 자립보행 (Sveistrup H, Woollacott MH. Longitudinal development of the automatic postural response in infants. J Motor Behav 1996;28:67.에서 허가를 받아 변경).

감각계의 기여 *Sensory Contributions*

영유아가 하나의 감각에 관련하여 입각자세를 조절하기 위한 협동근을 조직화하는 방법을 일단 학습하면, 이것은 흔들림을 알리는 다른 감각으로 자동적으로 옮겨가는 것일까? 이것은 반드시 그러한 것은 아닐지도 모른다.

시각은 몸감각계 지도화에 앞서, 그리고 영유아가 선 자세에서 많은 경험을 갖기 훨씬 이전에 적어도 생후 5~6개월까지에 입각자세를 조절하는 근육군에 대한 지도를 만드는 것처럼 생각된다(Foster et al., 1996). 이것은 몸감각 입력이 입각자세 조절을 위해 지도화가 되었을 때 영유아가 협동작용을 재구축해야 한다는 것을 시사하고 있다.

움직이는 방에 의해 만들어진 시각 흐름에 반응하는 근전도 반응 및 흔들림 패턴이 가지각색의 연령과 능력을 가진 영유아와 어린이에서 조사되었고 젊은 성인의 그것과 비교되었다(Foster et al., 1996). 그림 8.16은 움직이는 방에 놓인 영유아의 예를 보여주고 있다. 어린이의 흔들림은 방 밖에 비디오카메라를 설치하여 편면 유리(one-way glass)를 통해 기록되었고, 근육반응은 다리 및 엉덩관절에서부터 기록되었다. 자립하여 설 수 없었던 영유아는 부모에 의해 엉덩관절 주위가 지지되었다.

생후 5개월의 영유아는 방의 움직임에 반응하여 흔들렸다. 흔들림의 진폭은 당겨서 서기 단계에서 증가하였고, 자립 보행자에서 피크에 도달하였으며, 경험이 있는 보행자에서 낮은 수준의 흔들림으로 떨어졌다(Foster et al., 1996). 흔들림 반응은 어린이를 시각 자극의 방향으로 잡아당긴 근육반응의 명확한 패턴과 연관성이 있었다.

이들 실험은 시각계가 몸감각계보다도 조기의 연령에서 서 있는 영유아에서의 조직화된 자세반응을 유발한다는 것을 입증하고 있다.

자세반응의 수정 가능성 *Modifiability of Postural Responses*

적응능력의 발달. 적응과정이 언제 영유아에게 이용 가능한가를 판단하기 위해, 연구자들은 시각 흐름(움직이는 방)에 대한 자세반응의 감쇠(attenuation)를 조사하였다(Foster et al., 1996). 발달의 모든 단계(당겨서 서기, 입각자세 및 보행)에서 영유아는 최초의 시각적 외부교란(균형의 상실을 야기하는)에 대해서 부적절하게 큰 근육반응이 있었고 그 다음의 다섯 번의 시도에 걸쳐서 이들

그림 8.16 자세조절에 대한 시각적 기여의 발달을 조사하기 위해 사용되는 움직이는 방의 패러다임을 나타내는 그림이다. 방이 어린이를 향해서 움직일 때, 어린이는 앞쪽으로의 흔들림을 감지하고 뒤쪽으로의 흔들림에 의해 반응한다
(Sveistrup H, Woollacott MH. Systems contributing to the emergence and maturation of stability in postnatal development. In: Savelsbergh GJP, ed. The development of coordination in infancy. Amsterdam, Netherlands: Elsevier, 1993:324에서 허가를 받아 전재).

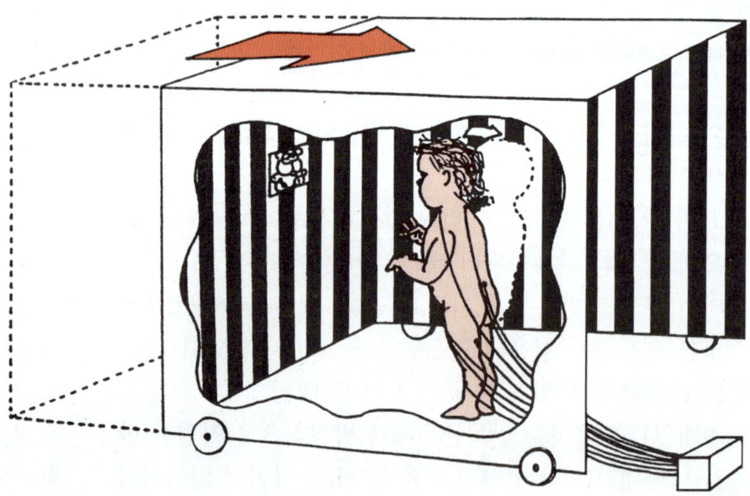

자세반응의 크기에 적응할 수 없었다. 연구자들은 자세조절에 관련된 높은 수준의 적응 과정은 자립보행이 출현할 때까지는 아직 성숙되지 않았다고 결론지었다.

지지면 특성의 변화에 대한 반응에 적응하는 능력은 언제 출현하는 것일까? 한 연구에서는 좁은 들보(beam) 위에 십자형으로(옆으로) 서 있는 것은 물론, 높은 마찰(높은 마찰 플라스틱) 표면, 낮은 마찰(베이비오일을 코팅한 포마이카) 표면 및 스펀지 표면을 포함하는 변경된 지지면 조건에 적응하는 생후 13~14개월이 되는 영유아의 능력을 조사하였다(Stoffregen et al., 1997). 영유아에게는 균형 잡기를 돕기 위해 잡을 수 있는 2개의 장대(pole)가 있었다. 지지가 없이 서 있기(free standing)에 소요된 최대 시간은 최소한으로 손의 지지를 사용한, 높은 마찰 표면(high-friction surface)에서였다. 표면이 더 순응적으로 되거나(스펀지) 또는 낮은 마찰(베이비오일)이 됨에 따라, 장대를 잡는 것이 실질적으로 증가하였고, 이에 수반하여 지지받지 않고 홀로 서기가 저하하였다. 마지막으로, 영유아가 자립하여 서 있는 동안 들보 위에 십자형으로(옆으로) 서 있는 것은 불가능하였다. 들보 위에 십자형으로(옆으로) 서 있는 것은 순수하게 발목관절 움직임을 조절하는 것보다는 엉덩관절을 능동적으로 조절하는 것을 필요로 하기 때문에, 이것은 균형에서 엉덩관절을 사용하는 이 적응능력은 영아의 보행이 출현하는 동안에 습득되지 않는다는 것을 시사하고 있다.

성인에 대한 이전의 연구에서는 균형 위협의 크기를 증가시키면 질량중심(COM)이 지지기저면의 가장자리에 가까워지기 때문에, 발목관절의 전략이 아니라 엉덩관절의 전략(복부근육 활동에 의해 활성화되는)을 흔히 이끌어낸다는 것을 보여주고 있다. 균형을 회복하는 동안에 엉덩관절을 조절하는 능력이 언제 출현하는지를 판단하기 위해, 연구자들(Roncesvalles et al., 2003; Woollacott et al., 1998)은 이제 막 걷기 시작하는 어린이(생후 10~17개월)에서부터 깡충깡충 뛰는 어린이(2~3세), 질주하는 어린이(4~6세) 및 줄넘기를 하는 어린이(7~10세)까지의 어린이에게 (이들 어린이가 이용 가능한 경우) 엉덩관절 전략을 이끌어내기 위해 크기가 증가하는 균형 위협을 주었다. 연구자들은 엉덩관절의 지배적인 반응이 보행 경험이 3~6개월 밖에 안 되는 보행하는 어린이에게 존재한다는 것을 알게 되었다. 그러나, 이들 반응은 최소한의 복부근육 활동을 사용하여, 수동적으로 활성화되었다. 어린이들이 7~10세(줄넘기를 하다)의 나이에 도달해서야 비로소 높은 수준의 복부근육 활동을 수반하는 전략의 일관된 능동적 조절을 보여주기 시작하였다.

연습의 효과. 서 있는 것을 학습하는 영유아의 자세반응 특성의 발달에 경험이 중요한지 어떤지를 판단하기 위해, 균형발달의 당겨서 서기 단계에서의 두 집단의 영유아에서 자세반응을 비교하였다(Sveistrup & Woollacott, 1997). 영유아의 한 집단에게는 플랫폼 외부교란으로 광범위한 경험이 주어졌고, 3일에 걸쳐서 300회의 외부교란을 받았다. 두 번째 집단(대조집단)의 영유아는 이 훈련을 받지 않았다.

플랫폼 위에서 광범위한 경험을 쌓은 영유아는 자세근육 반응을 더 활성화할 가능성이 있고, 이들 반응은 더 잘 조직화되었다. 그림 8.17은 훈련 전과 후의 양쪽에서, 뒤쪽으로의 흔들림을 야기하는 플랫폼 움직임에 대응하여 앞정강근, 넙다리네갈래근 및 복부근육의 반응을 볼 수 있는 확률을 나타냈다. 3개의 근육 모두에서 반응을 볼 수 있는 확률은 유의미하게 증가하였다는 것에 주목하기 바란다.

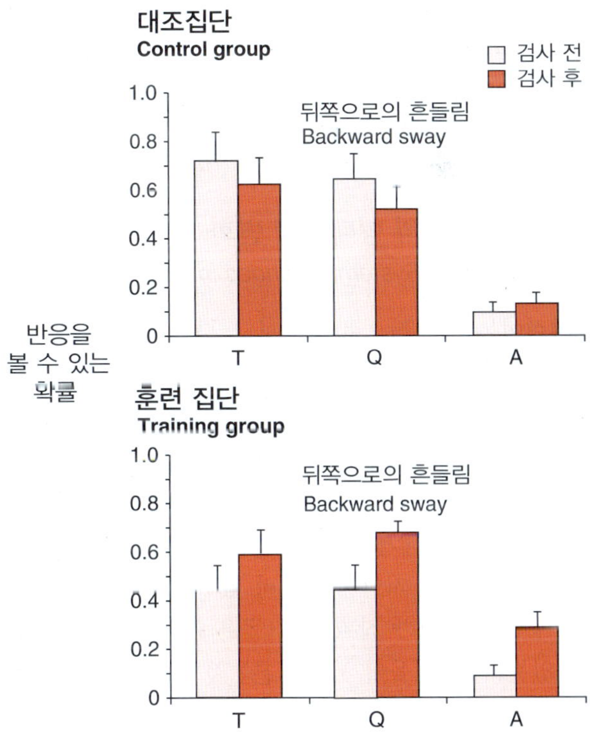

그림 8.17 3일간의 균형훈련 전과 후의 양쪽에서, 뒤쪽으로의 흔들림을 야기하는 플랫폼 움직임에 대응하는 앞정강근(T), 넙다리네갈래근(Q) 및 복부근육(A)의 반응을 볼 수 있는 확률. 3개의 근육 모두에서 반응을 볼 수 있는 확률은 유의미하게 증가하였다는 것에 주목하기 바란다(Sveistrup H, Woollacott M. Can practice modify the developing automatic postural response? Exp Brain Res 1997;114:41에서 허가를 받아 변경).

그러나, 자세반응 활성화의 시작은 변화하지 않았다.

이들의 결과는 경험이 균형을 조절하는 감각경로와 운동경로 사이를 접속하는 힘에 영향을 미칠지도 모르고, 따라서 자세반응을 만들어낼 개연성이 증가한다는 것을 시사하고 있다. 그러나, 근육반응 시작에 대한 훈련효과가 없다는 것은 신경 성숙이 발달에 수반하는 근육 시작(muscle onsets)을 감소시키는 속도 제한 요인일지도 모른다는 것을 시사하고 있다. 발달하는 동안에 자세반응의 시작을 감소시키는 원인이 되는 신경계 경로의 말이집 형성(myelination)이 훈련에 의해 영향을 받지 않을 개연성이 있다.

자세조절의 개선
Refinement of Postural Control

이제까지, 우리는 앉은 자세와 입각자세의 출현에 기여하는 인생의 첫 12개월에서 자세조절 시스템 내의 변화를 조사하였다. 연구자들은 자세조절은 본질적으로 생후 10~12개월까지에는 성숙한다는 것을 알게 되었다. 이 자세조절의 개선에 기여하는 중요한 변화는 무엇인가? 성인 수준의 조절의 출현은 자세조절의 다양한 측면에 대해서 다양한 시기에 일어나는 것 같다.

근골격계: 신체의 형태학적 변화
Musculoskeletal System: Changes in Body Morphology

어린이는 선천적으로 성인보다 더 안정되어 있는가? 어린이는 키가 작고 따라서 지면에 아주 가까이 있다. 이들 높이가 균형 잡기 과제를 더 쉬워지도록 하는가? 두려움이 없는 어린 아이가 스키를 타고 가파른 경사를 비교적 쉽게 활강하고 넘어지고 다시 일어나는 것을 본 사람은 누구나가 그들의 과제가 쉬운 것이라 생각할지도 모른다. 그들은 넘어질 만큼 지면에서 멀리 있지 않은 것이다! 어린이는 성인보다 키가 작지만, 그들은 서로 다르게 균형이 잡혀 있는(몸의 비율이 서로 다른) 것으로 드러났다. 어린이는 위쪽이 무겁다. 다리와 비교한 머리의 상대적인 크기는 질량중심을 성인이 5번 허리뼈(L5)~1번 엉치뼈(S1)에 두는 것에 비해서, 어린이는 대략 12번 등뼈(T12)에 질량중심을 둔다. 키가 작아, 질량중심의 위치가 다르기 때문에, 어린이는 성인보다 빠른 속도로 흔들린다. 따라서, 신체가 불균형 상태로 있는 동안에 더 빠른 속도로 움직이고 있기 때문에, 균형과제는 약간 더 어렵다. 그러나, 7세 이후에는 인체의 구조적 성장(키, 체중, 연령)과 정상적인 정적 입각자세 동안의 흔들림 사이에는 상관성이 없다(Lebiedowska & Syczewska, 2000; Zeller, 1964).

운동협응 *Motor Coordination*

정상상태 입각자세의 개선. 어린이가 초기의 자립한 입각자세 이상으로 발달함에 따라 정상상태 입각자세 동안에 자발적인 흔들림의 조절이 어떻게 개선되는가? 몇 가지의 연구에서는 발달(예: 2세에서 14세까지)에 따른 자발적인 흔들림의 개선을 조사하여 자세 흔들림의 진폭과 빈도의 양쪽 모두가 이 기간 동안에 감소한다는 것을 보여주었다(Hayes & Riach, 1989; Kirshenbaum et al., 2001; Taguchi & Tada, 1988). 어린 아이들은 그들이 지지기저면 내에서 질량중심을 유지하려고 시도할 때 압력중심을 크고 빠르게 교정하는 고속 균형전략을 사용한 반면에, 8~9세 무렵에서는 더 짧은 거리 이동(shorter excursions)과 더 정확한 조절을 보여주었다(Riach & Starkes, 1994).

연구는 또한 어린 아이들의 흔들림 진폭의 상당한 변동성을 보여주고 있다. 이 변화량은 연령 및 어린이의 개선된 균형과 더불어 체계적으로 낮아졌다. 눈을 감은 상태의 영향은 정적인 입각자세 동안에 시각이 균형에 기여하는 정도를 나타내는 롬버그 지수(Romberg quotient)(눈을 뜬 상태에서의 흔들림의 퍼센티지로서 표현된 눈을 감은 상태에서의 흔들림)에 의해 나타냈다. 과제를 완성한 최연소의 어린이(4세)에 대해서는 100% 미만의 값으로 매우 적은 롬버그 지수가 기록되었다. 이것은 이들 어린이들이 눈을 감고 있는 것보다도 눈을 뜨고 있는 것이 더 흔들리고 있었다는 것을 나타내고 있다(Hayes & Riach, 1989). 어린이의 자발적인 흔들림은 눈을 뜬 상태에서 9~12까지에서, 그리고 눈을 감은 상태에서는 12~15세에서 성인수준에 도달하였다. 흔들림 속도도 또한 연령과 더불어 감소하여, 12~15세에서 성인수준에 도달하였다(Taguchi & Tada, 1988).

정적인 입각자세 동안에 균형조절의 변화를 조사하기 위해 비선형 분석기법(앞에서 설명한 상관관계의 차원과 복잡성)을 사용한 연구에서는 3세의 어린이는 감소된 압력중심의 차원 수(dimensionality)와 복잡성을 보여준다는 것을 나타냈고, 이것은 그들이 정적 입각자세 동안에 균형의 제한된 자유도를 사용한다는 것을 나타내는 것이다.

5세에서는 성인과 마찬가지로, 그들의 압력중심 방향(COP path)의 차원 수와 복잡성이 상당히 증가하였다는 것을 보여주었고, 이것은 그들이 정적 입각자세 동안에 균형능력에 더 많은 조절과 적응성을 갖고 있다는 것을 보여주고 있는 것이다(Newell, 1997).

반응성 자세조절의 개선. 생후 15개월부터 10세 어린이의 보상적 균형조정의 개선은 자세조절의 변화를 조사하기 위해 몇몇의 연구자가 움직일 수 있는 플랫폼을 사용하여 연구하였다(Berger et al., 1985; Forssberg & Nashner, 1982; Hass et al., 1986; Shumway-Cook & Woollacott, 1985a). 연구에서는 영유아(생후 15개월)의 보상적 자세반응이 성인의 자세반응보다 더 가변적이고 느리다는 것을 보여주었다(Forssberg & Nashner, 1982). 어린 아이에서 관찰되는 이들 느린 근육반응과 더 빠른 속도의 흔들림 가속은 연장의 어린이와 성인의 것들보다 더 크고 흔히 더 진동하는 흔들림 진폭(균형의 위협에 대응하여)을 야기한다.

1.5세부터 3세의 어린이에서조차도 서 있는 동안에 자세 외부교란에 대응해서 잘 조직화된 근육반응을 만들어낸다(Shumway-Cook & Woollacott, 1985a; Forssberg & Nashner, 1982). 그러나, 이들 반응의 진폭은 더 크고 이들 반응의 시작 및 지속시간은 성인의 그것보다 더 길다. 다른 연구에서도 또한 어린 아이의 자세반응의 지속시간이 더 길어진다는 것을 알게 되었고 어린 아이에서 플랫폼 외부교란에 반응하여 단시냅스의 신장반사가 활성화된다는 것을 언급하였다. 이들 반응은 어린이가 성숙함에 따라 소실된다(Berger et al., 1985; Hass et al., 1986).

놀랍게도, 4~6세 어린이의 자세반응은 일반적으로, 생후 15개월에서 3세까지의 어린이, 7~10세 어린이, 또는 성인에서, 발견되는 자세반응보다도 느리고 더 변동이 심하며, 이것은 자세반응 구조의 분명한 퇴행이 있다는 것을 시사한다. 그림 8.18은 4개 연령집단의 근전도 반응을 비교하고 있다.

이들의 연구에서는 7~10세까지에, 자세반응은 기본적으로 성인의 자세반응과 같았다. 이들 연령집단과 성인 사이의 다리의 협동작용 내에서의 근육사이의 활성화의 시작, 변동성, 또는 시간적인 협응에 유의미한 차이는 없었다(Shumway-Cook & Woollacott, 1985a).

4~6세의 어린이에서는 왜 자세행동의 변동이 그렇게 훨씬 더 심한가? 4~6세 어린이의 반응 파라미터의 변동성은 신체형태의 중대한 변화에 관해서 균형이 맞지 않는 성장기간 동안에 일어난다는 것은 특별한 의미가 있을지도 모른다. 자세조절을 포함하는 많은 기술의 발달에서 볼 수 있는 불연속적인 변화는 성장하는 어린이의 신체에서

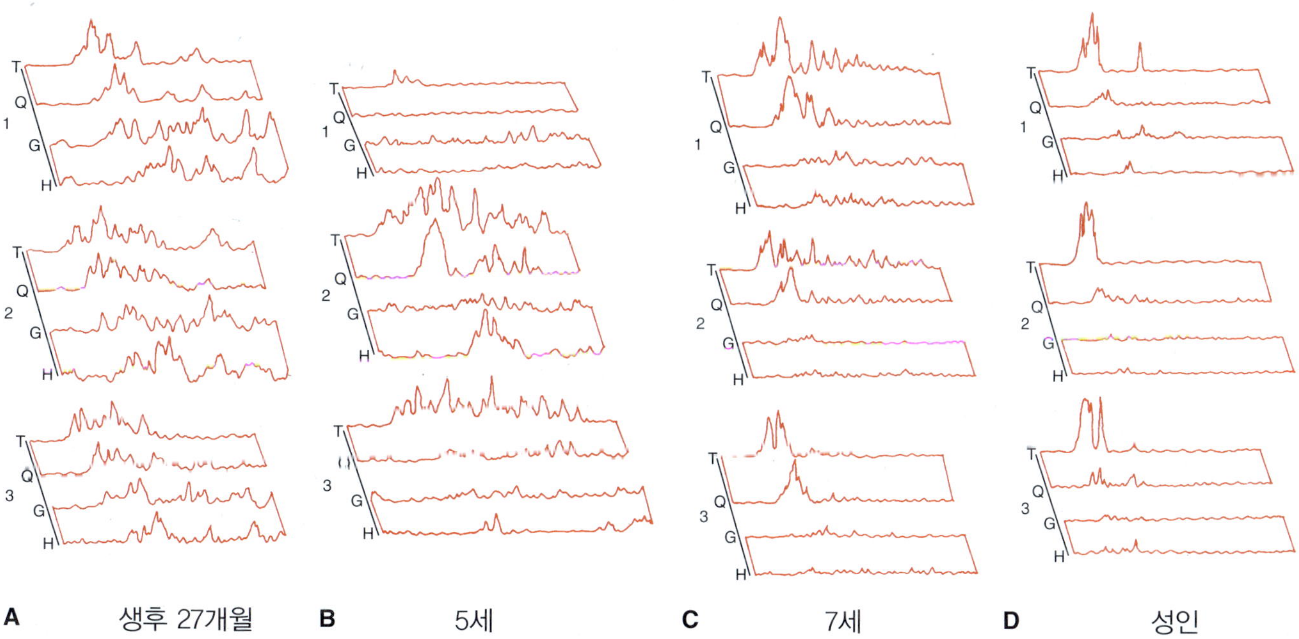

그림 8.18 4개 연령집단(**A:** 생후 27개월, **B:** 5세, **C:** 7세, **D:** 성인)의 어린이에서 뒤쪽 흔들림을 야기하는 앞쪽으로의 플랫폼 외부교란에 대응한 다리근육 및 몸통근육의 근육 활성화 패턴의 비교. 플랫폼 외부교란에 대한 3개의 연속된 반응을 각각의 어린이에 대해서 보여주고 있다. 근전도 기록이 시작될 때에 플랫폼 교란이 시작되었다. 기록은 600 밀리초이다.
T = 앞정강근, Q = 넙다리네갈래근, G = 장딴지근, H = 뒤넙다리근. (Shumway-Cook A, Woollacott M. The growth of stability: postural control from a developmental perspective. J Mot Behav 1985;17:136.에서 허가를 받아 전재)

의 중요한 크기 변화의 결과일지도 모른다고 시사하고 있다(Kugler et al., 1982). 시스템은 크기 변화가 이전의 운동 프로그램이 더 이상 고도로 효과적이지 않는 시점에 도달할 때까지 안정 상태를 그대로 유지할 것이다. 그 시점에서, 시스템은 불안정성과 변동성에 의해 특징지어지는 과도기를 겪고 그 다음에 안정성의 새로운 안정기(plateau)를 겪게 될 것이다.

어린이와 성인의 양쪽 모두에서 플랫폼 외부교란에 반응하여, 신체의 서로 다른 부분의 움직임을 분석하는 연구(Woollacott et al., 1988)에서는 플랫폼 평행이동에 의해 야기된 수동적 신체의 움직임에 대한 운동학은 4~6세, 7~9세 및 성인에서 매우 유사하다는 것을 보여주었다. 따라서, 4~6세에서 볼 수 있는 반응 시작의 변화와 변동성은 신경계 그 자체의 발달변화를 나타낼 개연성이 있다.

신경생리학적 관점에서부터의 반응성 균형조절의 발달을 바라보는 것에 더해서, 균형의 위협으로부터 회복하기 위해 사용되는 힘의 발달을 조사하는 생체역학적인 관점에서 그것을 바라볼 수 있다. 연구에서는 균형 위협으로부터 회복됨에 따라, 생후 9개월부터 10세까지의 아동에서의 힘의 능력 발달의 개선을 조사하기 위해 동역학을 사용하였다(Roncesvalles et al., 2001). 균형 위협으로부터 회복하기 위해 사용된 압력중심 궤적을 조사함에 있어서, 이제 막 서고 걷는 방법을 학습하는 어린이는 연장의 어린이(7~10세, 1.1초)의 궤적보다 2배 이상 큰 압력중심 궤적이기 때문에 안정성을 회복하는 데 가장 느렸다(약 2초)는 것을 알게 되었다. 왜 이러한 결과가 되는 것일까? 발목, 무릎, 엉덩관절의 토크 프로필(torque profiles)의 조사에서는 큰 토크를 신속하게 발생시킨 연장의 어린이와 성인과는 대조적으로, 어린 아이(생후 9~23개월의 서고 걷는 아이)는 조절을 재획득하기 전에 다양한 토크 조정을 사용하였다. 그림 8.19는 생후 9~13개월(이제 막 서기 시작한 아이), 생후 14~23개월(걷기가 진전된 아이), 2~3세(달리고 뜀질하는 아이), 4~6세(질주하는 아이) 그리고 7~10세(줄넘기를 하는 아이) 어린이의 토크 프로필을 보여주고 있다. 서 있거나 걷는 아이의 발목, 무릎 및 엉덩관절에서 적어도 3회의 토크가 발생하지만, 이것은 2회로 줄어들고 그 다음에 연장의 집단에서는 1회가 된다. 가장 어린 연령집단은 토크의 반전이 많고 토크 요건을 웃돌거나 밑도는 경향이 있다.

이들의 데이터는 신경생리학적 및 운동학적 측정을 사용한 균형전략의 개선에 관한 이전의 연구를 뒷받침하고 있으며(Forssberg & Nashner, 1982; Shumway-Cook & Woollacott, 1985a), 이것은 1~3세의 어린이가 크고 진동적인 흔들림 이동범위를 나타내는 한편, 반응 패턴은 서서히 개선되고 7~10세까지에는 성인의 패턴과 비슷해진다는 것을 보여주고 이다.

반응성 자세조절의 개선은 방향 특이적인가? 7세까지에는 어린이는 발목과 엉덩관절 전략의 일관된 활동을 보여준다. 그러나, 최근의 연구에서는 앞뒤쪽 및 안 · 가쪽의 균형 위협에 대한 수행능력은 같은 속도로 성숙하지 않는다는 것을 보여주고 있다. Walchli 등(2018)은 6~7세의 어린이는 11~13세의 어린이보다 앞쪽–뒤쪽 면의 균형 위협에 반응하여 더 흔들렸다는 것을 알게 되었다. 이와는 대조적으로, 저자들은 안 · 가쪽 면에서의 외부교란에 대응하는 능력에는 연령차이가 없다는 것을 알게 되었다. 이 발견에 대응하여, 저자들은 안 · 가쪽 방향에서의 균형 위협에 대한 반응의 조절은 6세까지에는 성숙하거나, 또는 이 방향의 주된 적응이 13세 이후에 일어난다는 것을 제안하고 있다.

예측성 자세조절의 개선. 팔 뻗기와 같은 숙련된 움직임에는 자세요소와 수의적인 요소의 양쪽이 있다. 자세구성요소는 두 번째 구성요소와 주된 움직임의 구성요소를 지지하는 안정화 틀을 확립한다(Gahery & Massion, 1981). 이러한 지지하는 자세 틀이 없으면, 다양한 운동문제가 있는 환자에서 볼 수 있는 것처럼, 숙련된 행동이 악화한다. 앞부분에서 논의된 것처럼, 앉아 있는 영유아의 예측성 자세조절의 발달은 효율적인 팔 뻗기 출현의 기저를 이룬다.

선 상태에서는 생후 10개월 영유아는 팔의 움직임에 앞서 자세근육을 활성화할 수 있다(Forssberg & Nashner, 1982; Witherington et al., 2002). 생후 10~17개월이 되는 영유아가 서 있는 동안 준비를 위한 자세조절의 발달을 조사하는 횡단연구에서는 서 있는 영유아가 장난감을 꺼내기 위해 캐비닛 서랍을 열도록 요구받았고, 한편 당김에 저항하는 힘이 서랍에 가해졌다. 결과는 위팔두갈래근이 활성화(서랍을 당겨서 열다)되기 전에 장딴지근의 예측성 자세활동을 수반하는 시도(trial)의 타이밍과 비율의 양쪽 모두가 생후 10개월에서 17개월까지에 점진적으로 개선되었다는 것을 보여주었다. 생후 10~11개월(영아는 막 자립하여 서기 시작하였다)에서, 예측성 활동이 존재하였으나, 고도로 일관성이 없었다. 생후 13개월까지에는 보행경험을 획득하였기 때문에, 영유아는 일관된 예측성 자세활동을 보여주기 시작하였다. 자립보행을 시작한 후, 영유아의

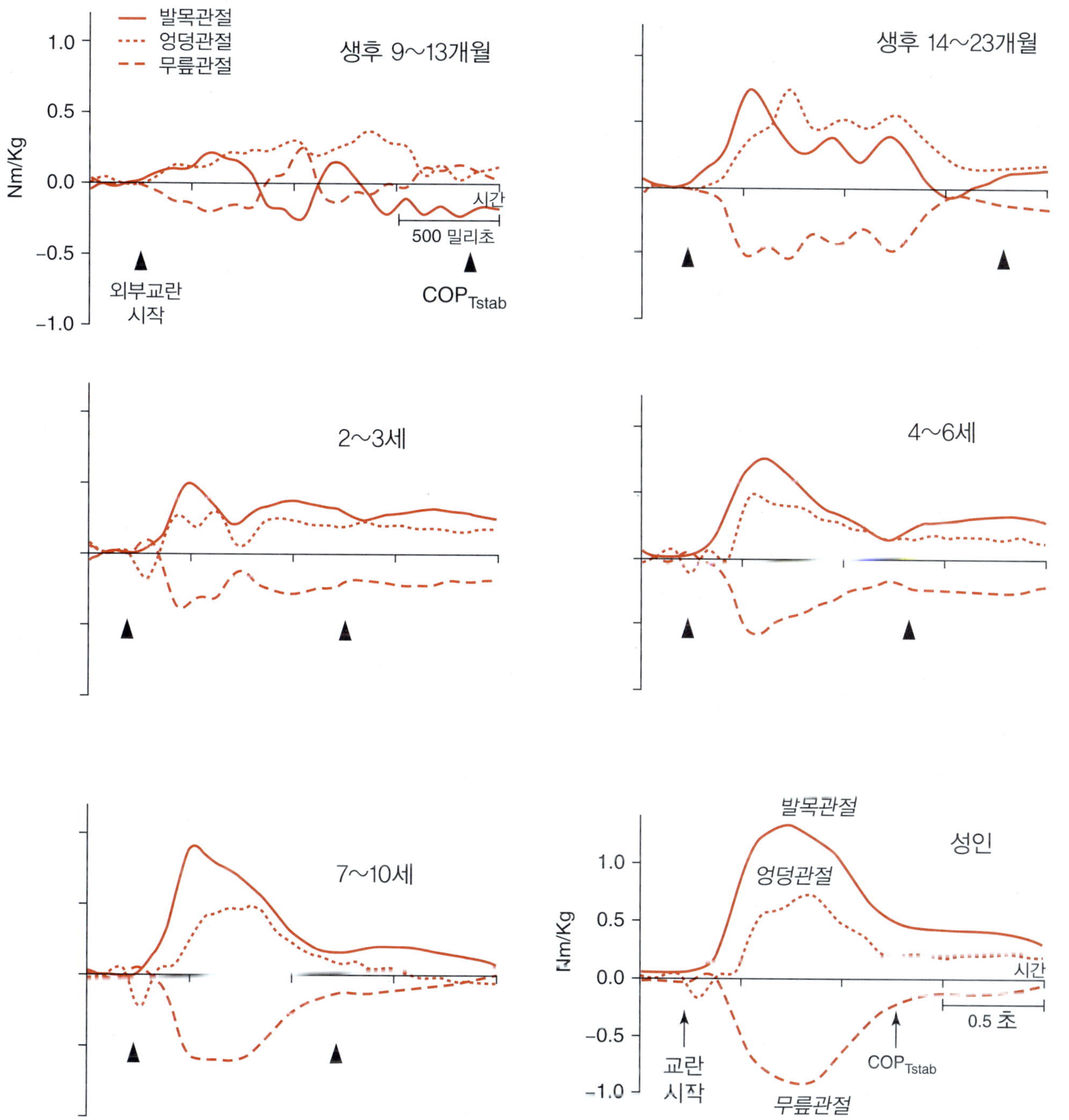

그림 8.19 앞쪽으로의 흔들림을 야기하는 뒤쪽으로의 플랫폼 움직임에 반응하는 생후 9~13개월(이제 막 서기 시작한 아이), 생후 14~23개월(걷기가 진전된 아이), 2~3세(달리고 뜀질하는 아이), 4~6세(질주하는 아이) 그리고 7~10세(줄넘기를 하는 아이) 어린이의 토크 프로필이다. 서 있거나 걷는 아이의 발목관절, 무릎관절 및 엉덩관절에서 적어도 3회의 토크가 발생하지만, 이것은 2회로 줄어들고 그 다음에 연장의 어린이 집단에서는 1회가 된다는 것에 주목하기 바란다. 외부교란과 균형회복의 시작은 ▲표로 표시하였다. 발목관절 및 엉덩관절 토크는 폄근(+ 위상)이고 질량중심(COM)을 안정범위로 되돌리는 역할을 한다. 무릎의 토크는 굽힘근이며, 발목관절 및 엉덩관절에서 발생한 폄근 토크의 균형을 잡아준다. 근육 토크는 신체질량으로 정상화되고 모든 그래프는 같은 척도로 그렸다(plot). 시간척도는 500 밀리초이다.

Nm/kg = Newton meters/kilogram. COP Tstab = 압력중심의 안정화를 위한 시간.

(서랍의) 잡아당기기의 절반 이상이 잡아당김의 시작 240 밀리초 이내에 장딴지근에서의 예측성 조정이 수반되었다. 그러나, 영유아가 서랍을 잡아당기는 동안 다양한 외부저항을 다루는 영유아의 능력(적응능력)은 생후 약 15개월까지는 발생하지 않았다(Witherington et al., 2002).

4세에서 6세까지에, 서 있는 동안의 팔의 움직임에 선행하는 예측성 자세조정은 본질적으로 성숙하여 있다(Nashner et al., 1983; Woollacott & Shumway-Cook, 1986).

감각 조직화의 개선

Refinement of Sensory Organization

자세조절은 우리가 공간에서의 신체의 위치 및 움직임에 관한 감각정보를 활용하는 방법을 변화하는 과제와 환경조건에 맞춰서 적응시키는 능력을 특징으로 한다. 중추신경계는 어떻게 하여 시각, 안뜰 및 몸감각 수용체로부터의 정보를 해석하고 그것을 자세행동에 관련시키는 것을 학습하는 것일까? 하나의 이론은 어린이와 성인이 환경상황 내에서 정확한 정보를 제공하는 입력에 주로 의존하기 위해 변화하는 감각조건하에서 감각입력 가중치를 조정하는 것을 학습한다는 것이다. 예를 들어, 개인이 실제로 안정된 상태를 그대로 유지하고 있을 때 환경으로부터의 시각정보가 흔들림에 대한 착각을 일으키게 한다면, 중추신경계는 시각에 대한 의존도를 줄이고 주로 몸감각 및 안뜰입력에 의존할 것이다.

우리는 시각계가 자세행동의 발달에서 지배적인 역할을 수행한다는 것을 시사하는 움직이는 방의 실험에서부터의 증거에 대해서 이미 설명하였다. 즉, 공간에서의 신체위치를 알리는 시각입력이 다른 감각계로부터의 입력보다 일찍 근육행동에 지도화되는 것처럼 보인다. 어린 아이에서는 자세조절을 위한 시각입력을 변함없이 사용하는 것은 때로는 자세행동을 활성화하기 위한 다른 감각의 능력을 감출 수 있다. 시각입력 없이 어린이가 균형을 잡는 실험으로부터의 결과는 특정 연령집단에서는 다른 감각입력에 의해 활성화된 자세행동이 시각과 연관성이 있는 것보다도 더 잘 조직화될 수 있다는 것을 시사하고 있다.

움직이는 시각적 주변과 연동한 움직이는 플랫폼 자세동요검사(posturography)도 또한 감각사이 통합의 발달과 자세조절을 위한 감각입력 가중치를 조정하는 능력을 조사하기 위해 사용되어왔다. 자세조절을 위한 감각의 조직화 및 선택을 연구하기 위해 사용된 플랫폼 프로토콜은 제7장에서 상세히 설명하였다.

2~14세 어린이의 감각 적응의 발달은 이 프로토콜을 사용하는 많은 조사자에 의해 연구되어왔다(FerberViart et al., 2007; Forssberg & Nashner, 1982; Foudriat et al., 1993; Shumway-Cook & Woollacott, 1985a). 이 조합된 연구의 결과에서는 1.5~3세의 어린이가 3개의 감각입력 모두가 존재하는 경우라도(조건 1), 연장의 어린이 및 성인보다도 더 흔들린다는 것을 시사하고 있다. 수행능력은 14세까지의 모든 연령집단에 걸쳐서 약간 계속해서 향상되고 있다. 눈을 감은 상태(조건 2)에서, 가장 어린 연령집단에서, 어린이의 안정성은 더 이상 크게 저하하지 않았다(Forssberg & Nashner, 1982). 그러나, 4세 이상의 어린이를 검사한 연구에서는 대부분의 연령집단에서 눈을 감은 상태이거나 또는 시각적인 주위가 안정되어 있는 상태(조건 2 및 3)에서 안정성이 약간 저하하여 있음을 보여주었다. 그림 8.20에 나타낸 것처럼, 이들 조건에서의 안정성은 14세까지 개선된다.

영유아의 흔들림과 연관시켜서 플랫폼 표면을 회전시킴으로써 자세조절을 위한 몸감각 정보의 정확성을 감소시키고, 신뢰할 수 있는 발목관절의 입력을 감소시키면(조건 4), 모든 연령집단의 안정성을 더욱더 감소시켰다. 마지막으로, 어린이가 눈을 감았을 때(조건 5) 또는 지지면 및 시각적인 주변의 흔들림 기준 조건(조건 6)에서 균형을 잡을 때, 특히 가장 어린 연령집단에서 안정성이 계속 감소하였다(그림 8.20).

이들의 결과는 7~8세 미만의 어린이는 몸감각 및 시각적 단서의 양쪽이 부정확하거나, 또는 안정성을 조절하기 위한 안뜰 단서만을 남기고, 제거되었을 때 균형을 효율적으로 잡을 수 없다는 것을 시사하고 있다. 이에 더해서, 7~8세보다 어린 아이들은 이들 감각의 하나(또는 그 이상)가 신체 방향성 정보를 부정확하게 알릴 때 자세조절의 감각을 적절하게 적응하는 능력이 감소한다는 것을 보여주고 있다.

변화하는 감각입력에 적응하는 능력의 발달을 조사하는 또 다른 방법은 그림 8.21에 나타낸 것처럼, 작은 진폭의 몸감각 움직임(하나의 손가락으로 접촉하는 움직이는 막대의)과 시각적 환경의 움직임(아이들 앞에 있는 시각적 장면의)을 동시에 지각하는 상황에 어린이를 두는 것이다. 실험 프로토콜에서는 이들 움직임의 진폭은 서로 다른 조건에 걸쳐서 독립적으로 변화한다. 그 다음에 실험자는 접촉 이득(touch gain)과 시각적 이득(vision gain)을 판단하기 위해 각각의 자극 진폭에 관하여 몸 흔들림의 진폭을 측정한다. 감각계의 이득은 시스템이 그 입력과 출력 사이의 신호를 증폭하는 양으로서 정의된다. 따라서, 이것은

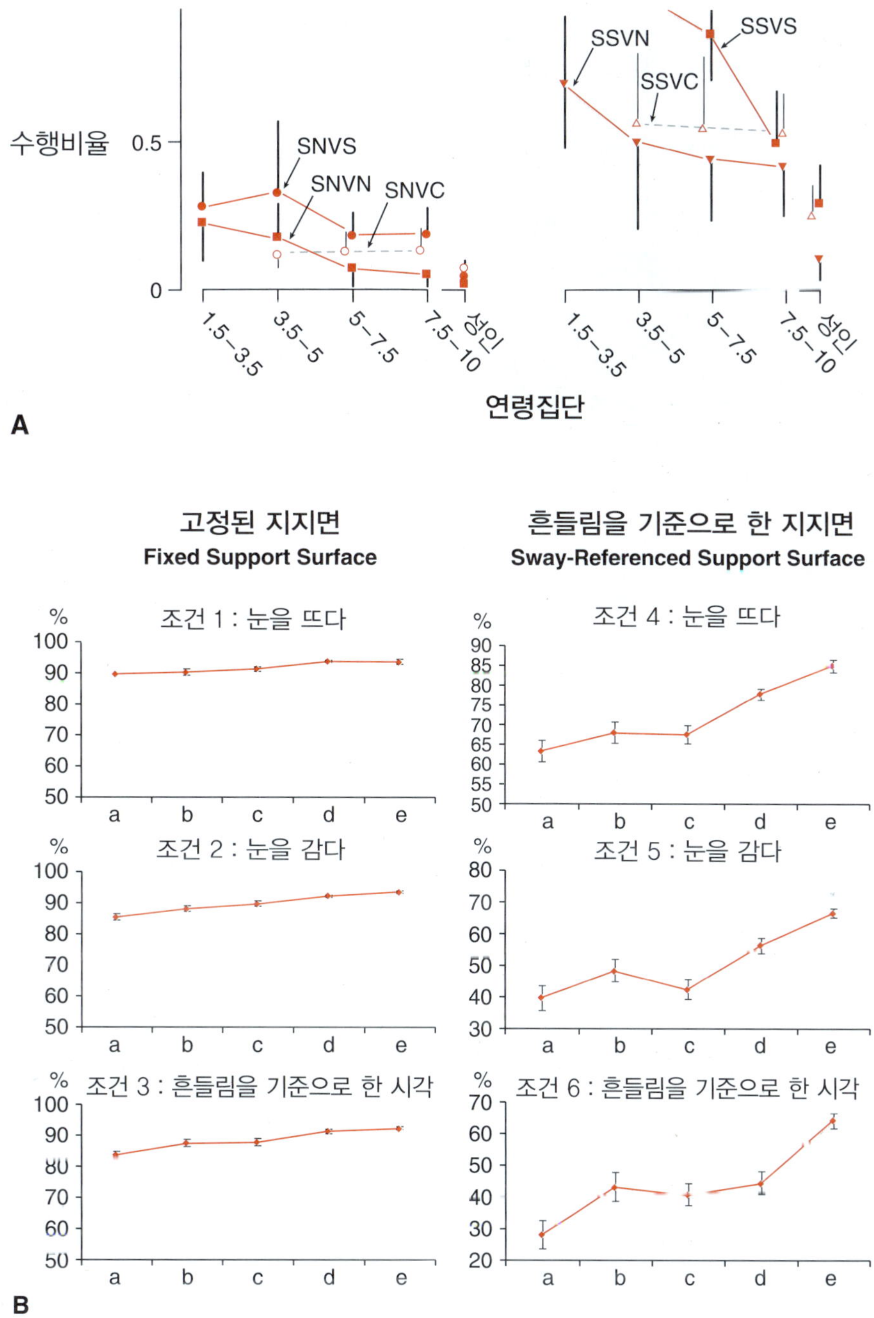

그림 8.20 **(A)** 감각방향성 검사(Sensory Orientation Test: SOT)의 서로 다른 여섯 가지 조건하에서 서 있는 다양한 연령집단 어린이의 평균(±SD) 수행비율. 좌측은 고정된 지지면이고 눈을 뜨고 있다(SNVN), 눈을 감고 있다(SNVC), 그리고 시각적 표면이 안정되어 있다(SNVS). 우측은 지지면이 안정화되어 있고 눈을 뜨고 있다(SSVN), 눈을 감고 있다(SSVC), 그리고 시각면도 또한 안정화되어 있다(SSVS)(x축 상에서, 1은 넘어짐과 동등하고 0은 흔들림이 없는 완벽한 안정성과 동등하다).
(데이터의 출처 : Forssberg H, Nashner L. Ontogenetic development of postural control in man: adaptation to altered support and visual conditions during stance. J Neurosci. 1982;2:549.) **(B)** 정상적인 표면(고정된 지지면)(왼쪽)과 흔들림을 기준으로 한 지지면(우측)의 양쪽의 플랫폼 시도(trial)에서의 각 집단(a. 6–8세; b. 8–10세; c. 10–12세; d. 12–14세; 및 e. 20세)에 대한 감각방향성 검사(SOT)의 평형 득점(x축 상에서, 100%는 완벽한 안정성과 동등하고 0은 넘어짐과 동등하다).
(Part **A** 데이터의 출처는 Forssberg H, Nashner L. Ontogenetic development of postural control in man: adaptation to altered support and visual conditions during stance. J Neurosci 1982;2:549이다. Part **B**는 Ferber-Viart C, Ionescu E, Morlet T, et al. Balance in healthy individuals assessed with Equitest: maturation and normative data for children and young adults. Int J Pediatr Otorhinolaryngol 2007;71:1043–1044에서 허가를 받아 재게재).

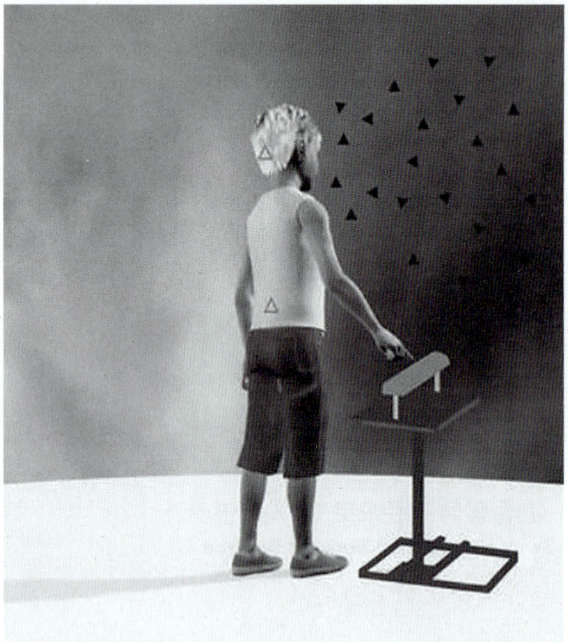

그림 8.21 어린이가 다감각 자세 과제를 수행하고 있는 실험 장치(설명을 위해 방 조명은 어둡게 하지 않았다. 어린이의 자세를 명확히 볼 수 있도록 점을 그려 넣었다). (Bair WN, Kiemel T, Jeka JJ, et al. Development of multisensory reweighting for posture control in children. Exp Brain Res 2007;183:437.에서부터 허가를 받아 재게재).

어린이가 서로 다른 조건하에서 균형을 잡으려고 시도할 때 이들 감각입력을 가중치를 조정하는 방법을 보여주고 있다(Bair et al., 2007).

Bair 등(2007)은 4~10세 어린이에게 이 과제를 수행하도록 요청하였다. 그들은 어린이들이 이미 4세에 다감각 입력에 대한 반응 가중치를 조정할 수 있다는 것을 관찰하였다. 그들은 ***양식내 가중치 조정***(intramodal reweighting)을, 예를 들어, 시각적 움직임의 진폭에 대한 시각계 이득의 의존성이라 정의하고, 양식사이 가중치 조정을 터치 바(touch bar) 움직임의 진폭에 대한 시각계 이득의 의존성이라 정의하고 있다. 그들은 4세 어린이에서 양식내 가중치 조정이 존재한다는 것을 발견하였다. 그러나, 양식사이 가중치 조정은 연장의 어린이(10세)에서만 관찰되었다. 나이가 듦과 더불어, 어린이는 가중치 조정의 양 증가를 나타냈고, 이것은 변화하는 감각조건에 더 잘 적응한다는 것을 시사하고 있는 것이다. 따라서, 이들 결과는 감각조직화 검사(sensory organization test)를 사용한 다른 사람에 대한 이전의 결과에 명확하게 추가하여, 다감각 가중치 조정의 발달이 4세에서 존재하고 직립 입각자세의 더 안정되고 유연한 조절에 기여한다는 것을 보여주고 있다.

자세발달에서의 인지계

Cognitive systems in Postural Development

제7장에서 언급한 것처럼, 자세조절에는 주의 자원(attentional resources)을 필요로 하고, 자세과제의 복잡성이 증가함에 따라 추가적인 주의 자원을 필요로 한다. 어린이가 수행하는 많은 활동에는 자세와 인지의 양쪽 요소가 있기 때문에, 어린이가 2개의 과제를 수행하고 있는 동안에 주의력이 초과되면 자세과제, 인지과제 또는 그 양쪽에 대한 수행능력이 떨어질 가능성이 있다. 예를 들어, 학문적 환경에서는 어린이가 인지과제도 수행하면서 자세과제(서기, 걷기 또는 물체에 팔 뻗기)를 수행할 때, 운동과제에 대한 주의 요건은 어린이의 제한된 주의 능력 내에서 자원의 처리를 위해 경합할지도 모른다.

발달하는 동안에 자세조절의 주의력 요구의 변화가 있는지 어떤지를 판단하기 위해, 연구자는 2개의 서로 다른 연령수준(4~6세 및 7~13세)의 어린이와 성인에게 단독으로 그리고 인지과제(어린이가 일습의 색칠한 사각형을 기억해두고 다음으로 새로운 일습의 사각형이 5초 전에 본 것과 같은지 어떤지를 판단해야 했던 시각 기억 과제)와 연합하여 자세과제를 수행하도록 요구하였다.

다음으로 그들은 동시적인 이중과제를 수행하는 동안에 자세과제 또는 인지과제의 어느 것인가에 대한 수행이 감소한 정도를 조사하였다. 인지과제는 모든 집단이 단독으로 시행할 때(서로 다른 집단은 서로 다른 수의 사각형을 기억해야 했다) 과제에 대해서 같은 정확도를 나타내도록 교정되었지만, 성인과 연장의 어린이는 부담이 큰 자세과제(수정 롬버그 과제)를 동시에 수행할 때, 더 어린 아이들보다 2.5배 및 1.7배 더 큰 정확도를 가진 것 같았다.

게다가, 연소한 어린이는 인지과제와 동시에 일자보행 롬버그 과제(tandem Romberg task)에서 균형을 잡도록 요구받았을 때, 연장의 어린이와 성인보다도 자세 불안정성(COP 속도가 더 크다)이 더 크게 증가하였다(Reilly et al., 2008a). 이것은 연소한 어린이의 자세요구가 연장의 어린이보다 그들의 주의자원에 더 부담을 준다는 것을 시사하고 있고, 이것은 이중과제 상황에서 그들의 인지 및 과제 수행의 양쪽에 영향을 줄지도 모른다.

Olivier 등(2007)은 또한 다양한 수준의 복잡성 자세과제(정적인 입각자세 대비 근육방추 반사를 활성화하기 위해 아킬레스힘줄에 발목 진동기를 부착하여 자세 흔들림에 대한 외부교란을 야기하는 선 자세)를 동시에 수행하는 동안 인지과제(수정 Stroop 과제)를 수행하는 어린이

(7세)의 능력이 감소하였음을 보여주었다. 그들은 발목 진동의 외부교란 상태에서 인지과제를 수행하고 있는 동안 어린이의 흔들림이 상당히 높다는 것을 발견하였다. 성인에서는 인지과제가 COP의 평균속도에 영향을 미치지 않았다. 흥미롭게도, 인지과제의 난이도가 높아짐에 따라, 흔들림은 7세 집단과 성인에서 약간 감소하였다. 저자들은 이것을 더 복잡한 인지과제 조건하에서, 더 안정성을 주는 서로 다른 자세전략을 어린이가 채택하였다는 것을 의미한다고 해석하고 있다.

먼저, 어린이가 더 복잡한 인지과제 조건하에서 더 안정성을 보여주기 때문에, 이러한 유형의 행동은 반직관적(counterintuitive)으로 보일지도 모른다. 그러나, 이러한 유형의 행동은 특정 이중과제 조건하에서의 몇 가지의 다른 실험에서도 볼 수 있었다. 이러한 수행의 향상은 각성의 증가 가능성, 시각 과제에 시선을 더 일관되게 고정시키는 것 또는 주의를 자세조절 과제에서부터 또 다른 과제로 옮겨서 과제가 더 자동적으로 되도록 하는 것을 포함하는 수많은 가능성 있는 요인에 기인한다고 가정하고 있다.

이들 저자들은 두 번째 연구에서 4세에서 11세까지의 어린이는 가능한 한 안정 상태를 유지하도록 하는 지시와 더불어 TV 화면 중앙에 있는 십자(+)를 바라보는 것과 비교하여 비디오(자세에 대한 지시가 없이)를 바라볼 때 더 안정되어 있다는 것을 보여주었다. 마찬가지로, 생후 7개월의 앉아 있는 영유아는 영유아가 장난감을 들고 있을 때와 비교하여 누군가 다른 사람이 들고 있는 장난감에 시각적으로 보고 있을 때 덜 흔들린다(Arnold et al., 2020). 이들 모든 연구는 특정 이중과제 조건하에서 자세 흔들림을 개선하는 중요한 인자의 하나로서 자동성 가설을 뒷받침한다.

이 연구에서는 생후 10개월과 13세 사이에서 일어나는 자세조절 시스템의 구성요소에서 몇 가지 중요한 개선을 설명하고 있다. 운동요소의 변화에는 근육반응 협동작용의 개선은 물론 신체 형태학의 변화가 수반되며, 이것에는 (1) 시작 잠복기의 감소, (2) 근육반응의 타이밍과 진폭 개선 및 (3) 근육반응 변동성 감소가 포함된다. 자세운동 행동의 개선은 흔들림 속도의 감소와 진동 흔들림 행동 감소와 연관성이 있다.

자세조절의 감각 측면에서의 개선에는 3세까지에 균형의 시각적 조절의 우위성에서부터 균형의 몸감각 조절로 전환되는 것이 포함된다. 연령의 증가와 더불어, 자세조절의 자동성은 높아지고, 따라서 주의자원을 덜 필요로 한다. (a) 이들 감각의 하나 또는 그 이상이 신체의 방향성 정보를 부정확하게 알릴 때 자세조절에 대한 감각을 적절하게 적응시키는 능력과 (b) 이중과제 상황에서 자세과제 및 인지과제 양쪽을 수행하는 능력이 7세 이상의 어린이에서 상당히 개선된다.

요약 SUMMARY

1. 자세조절의 발달은 보행 및 조작과 같은 숙련된 행동 발달의 필수적인 측면이다.
2. Gesell의 발달원리와 일치하여, 자세 발달은 머리에서 꼬리방향으로 조절이 진행하는 것을 특징으로 하는 것 같다.
3. 자세조절의 출현은 반응성 조절의 한정된 선천적 구성요소의 존재와 이것에 이어지는 환경에 관해서 신체의 위치를 알리는 감각입력을 신체위치를 조절하는 운동행동과 연관시키는 더 개선된 규칙의 양쪽을 특징으로 할 수 있다.
   a. 조절은 머리분절에서 시작된다. 머리조절에 대해서 지도화되어 있는 첫 번째 감각은 시각인 것 같다.
   b. 영유아가 자립하여 앉기 시작함에 따라, 그들은 머리와 몸통분절과 관련된 감각/운동 정보를 협응시키는 것을 학습하고, 머리의 자세조절을 위한 감각운동 규칙을 몸통근육까지 확장시킨다.
   c. 행동에 대한 개개의 감각을 지도화하는 것은 행동에 대한 다양한 감각의 지도화에 선행할지도 모르고, 따라서 협응된 자세능력에 필요한 신경의 내적 표현을 만들어낸다.
4. 숙련된 운동을 위한 시시의 틀을 제공하는 예측성 또는 선행적 자세조절은 비록 팔 뻗기에서 반응성 또는 보상적 조절이 예측성 조절 전에 존재한다 해도, 반응성 자세조절과 병행하여 발달한다.
5. 어린이가 변화하는 과제와 환경조건에 대한 감각 및 운동 전략을 수정하는 것을 가능케 하는 적응능력은 후에 발달한다. 자세에 대한 감각 및 운동 전략을 사용하는 경험은 적응능력의 발달에서 역할을 수행할지도 모른다.
6. 자세조절의 발달은 운동의 획기적 단계의 불연속적인 계단모양 진행에서 행동적으로 나타나는 다양한 감각 및 운동 시스템의 연속적인 발달로서 가장

잘 특징지어진다. 감지 및 이동을 위한 새로운 전략은 어린이가 자세조절을 위해 새로운 전략을 자신의 레퍼토리에 포함시킬 때 행동에서 퇴행하는 것처럼 보이는 것과 연관성이 있을 수 있다.

7. 자세조절의 출현에 기여하는 모든 시스템이 같은 속도로 발달하는 것은 아니다. 속도제한(ratelimiting) 구성요소는 독립적인 행동이 출현하는 속도(pace)를 제한한다. 따라서, 자세조절의 출현은 가장 느린 중요한 구성요소의 발달을 기다려야 한다.

제 9 장

노화와 자세조절

Aging and Postural Control

학습목표

이 장을 학습하면 독자는 다음과 같이 할 수 있다.

1. 노화에 기여하는 요인을 설명하고, 고령자의 재활에 대한 이들의 영향을 논의한다.
2. Spirduso의 신체기능의 연속성을 설명하고, 노화의 이질성에 기여하는 요인을 논의한다.
3. 고령자의 넘어짐 유병률에 대해 논의하고, 지역사회에 거주하는 고령자와 입원한 고령자 사이의 넘어짐에 대한 내새성 및 외새성 위험요인을 검토한다.
4. 근골격계 및 신경계의 양쪽을 포함하는 자세조절에 중요한 시스템의 연령과 관련된 변화를 설명한다.

서론 INTRODUCTION

90세의 George M은 마라톤을 달릴 수 있는데, 78세의 Lew N은 요양원에 입원해 있고, 휠체어에서 떠날 수 없으며, 보조 없이는 욕실에 걸어길 수 있는 것은 왜일까? 분명히, 이 질문에 대한 대답은 복잡하다. 많은 요인이 건강과 기능적 능력에 관해서 우리들이 어떻게 노화하는가에 영향을 준다. 이들의 요인은 고령자 사이에서 관찰되는 능력의 엄청난 차이의 원인이 된다.

이 장에서는 노화의 모든 측면에 대해서 설명하지는 않는다. 그보다는 자세조절에 중요한 시스템에서 일어나는 연령관련 변화에 초점을 맞추고 있다. 우리는 기능부전이 고령자 사이의 불안정성의 원인이 될지도 모르는 시스템에서의 연령관련 변화를 조사하는 연구를 검토한다. 고령자에서 일어나는 변화를 조사하는 연구에 대한 몇 가지 서론적 논평이 중요하다.

노화에 기여하는 요인
Factors Contributing to Aging

다양한 연구가 노화의 과정을 조사하고 많은 고령자에서의 수많은 감각 및 운동과정의 감소를 밝혀 왔지만, 대부분의 연구에서 보여주는 놀라운 특징은 노화과정에서 큰 이질성이 있다는 것이며, 같은 실제 연령대의 고령자에서도 신체적으로 엘리트에서부터 신체적으로 의존적이고 능력 장애가 있는 사람까지 광범위한 신체기능을 나타낸다는 것이다(Aniansson et al., 1978; Duncan et al., 1993; Kosnik et al., 1988; Lewis & Bottomly, 1990; Sloane et al., 1989; Spirduso et al., 2005; Tinetti & Ginter, 1988). 이러한 것은 유전과 같은 내부 요인과 사람의 생활양식 및 자기가 생활하는 환경과 같은 외부 요인을 포함하는 건강과 장수(longevity)에 기여하는 많은 요인이 있다는 것을 이해할 수 있게 하였다(Birren & Cunningham, 1985; Davies, 1987; Woollacott, 1989).

노화에 대한 일련의 이론에서는 노화의 원인이 되는 하나의 중요한 요인은 DNA 손상이라고 언급하고 있다. 예를 들어, 연구에서는 우리들 신체의 세포는 시간당 약 800개의 DNA 병변, 또는 세포마다 하루에 19,200개의 DNA 병변이 생긴다는 것을 보여주었다(Lu et al., 2004; Vilenchik & Knudson, 2000). 이들 병변의 대부분은 수복되지만, 몇 가지 오류가 있다. 뇌, 근육 및 간에 있는 비복제 세포(non-replicating cells)는 대부분의 손상을 축적한다. 흥미 있는 것은 정상적인 노화로 이어지는 DNA 손상의 주된 원인은 정상적인 대사로부터의 활성산소이며, 이것은 식생활이나 운동에 의해 영향을 받을 수 있다는 것이다. 생애 초기에 일어나는 노화의 증상이 있는 특정의 유전적으로 연관성이 있는 질병(평균수명이 47세인 Werner 증후군 및 평균수명이 13세인 유전조로증)은 DNA 수복을 야기하는 효소의 유전적 결함에 기인하고 따라서 이 이론에 대한 뒷받침을 한다(Ly et al., 2000; Spirduso, et al., 2005). 그들은 DNA 수복의 효율이 장수에 기여하는 하나의 요인이고 실제로, DNA 수복 능력은 인간 및 다른 동물 양쪽에서 장수와 높은 상관관계가 있다는 것을 시사하고 있다(Bürkle et al., 2005).

두 번째 범주에는 생체 외부에 있는 장수에 기여하는 요인이 포함되어 있으며, 방사선(유전적 돌연변이를 야기한다), 오염물질, 세균/바이러스, 식품/독소와 같은 환경 요인에 의해 야기되는 상해 또는 손상, 그리고 시스템에 손상을 일으키는 치명적인 상해 및 운동과 같은 장수에 미치는 긍정적인 영향이 포함된다. 흥미롭게도, 연구에서는 유전적 요인이 장수에 약 20%의 기여를 하고, 한편 생활양식, 식생활 및 운동수준, 스트레스 및 자기효능감(self-efficacy)(자기의 성공하는 능력을 지각하는 것)을 포함하는 건강관련 행동은 80%의 기여를 한다는 것을 나타내고 있다(Bortz & Bortz, 1996). 그러나, 나이가 들어감에 따라 신경계 기능의 주된 결정인자로서 유전적 요소에만 초점을 맞추는 것은 기능적 상실이 노화의 변화하지 않는 부분이라는 것을 시사하고 있기 때문에, 노화에 대한 상당히 비관적인 견해를 초래한다. 이 유형의 추론은 그들이 무엇을 할 수 있는가에 관한 일부의 고령자에 대한 자기-제한적 인식으로 이어질 수 있다(Tinetti et al., 1990). 자기-제한적 인식은 고령자가 달성할 수 있는 것(성과)에 관한 제한된 견해를 가질지도 모르는 의료전문가에 의해 흔히 의도하지 않게 강화된다. 예를 들어, 고령자를 평가할 때, 치료사는 환자의 연령을 고려하여 환자의 근력이 양호하다고 인식할지도 모른다. 결과적으로, 30세에서는 결코 받아들여질 수 없는 근력 등급 5점 만점 중의 3점이 70세에서는 흔히 정상으로서 받아들여진다.

이와는 대조적으로, 장수에 기여하는 2차적인 요인에 초점을 맞추는 것은 더 낙관적인 견해로 이어진다(Woollacott, 1989). 이 모델에서는 최적의 경험적 요인의 존재 하에서 예기치 않은 병리가 발생하지 않는 한, 중추신경계(CNS)의 높은 수준의 기능을 기대한다. 경험적 요인에는 건강하고 활동적인 생활을 영위하는 것이 포함된다. 따라서, 노화에 대한 이러한 관점을 가진 치료사가 고령자를 평가할 때, 그들은 기능이 최적이 될 것이라 예상한다. 신경계의 어떤 영역에서 쇠퇴가 있다는 것이 발견된 경우, 이 관점은 치료사가 건강한 젊은 성인의 기능으로 되돌리는 것을 지향한 재활전략에 몰두할 수 있게 할 것이다.

1차적 요인과 2차적 요인 사이의 상호작용
Interactions between Primary and Secondary Factors

연구는 노화에 대한 2차적 또는 경험적 요인의 엄청난 역할을 뒷받침하고 있다(Colman et al., 2009; van Praag, 2009; Wang et al., 2002). 2차적, 또는 경험적인, 요인은 거의 우리의 조절 하에 있고, 우리의 심신에 영향을 미치는 영양(nutrition), 스트레스, 운동 및 병리를 포함하고 있다.

과학자들은 적절한 영양이 오래 계속되는 건강한 생활을 가져온다는 것을 보여주고 있다(Lee et al., 1993). 게다가, 동물의 연구에서는 식사 제한이 수명을 연장한다는 것을 보여주었다(Colman et al., 2009). 게다가, 운동프로그램은 심혈관 건강을 개선하고, 비만을 조절하며, 신체적 및 정신적 기능을 향상시킨다는 것을 보여주었다(Kramer et al., 2006). 결과적으로, 얻어지는 유산소운동 능력(aerobic power), 근력 및 유연성은 생물학적 나이를 10~20년 향상시킬 수 있다. 이것은 의존하게 되는 연령을 늦추고 나머지 인생의 질을 높이는 결과가 될 수 있다(Fries, 2002;

Wang et al., 2002). 심리사회적 요인(사회적 관계, 고독감, 그리고 삶과 노화에 대한 만족)은 장수와 연관성이 있다는 것이 알려져 있다(Ailshire & Crimmins, 2011). 우리가 어떻게 노화하는가는 우리가 어떻게 사는가에 따라 대부분 결정된다는 이 연구결과는 예방적 헬스 케어 대책에 중점을 두는 것으로 이어진다. 이것은 또한 재활에 대해서도 영향이 있다. 치료사는 병리를 경험한 고령의 환자가 최적의 생활양식으로 복귀하는 것을 지원하도록 대처하고 있다 (Tinetti, 1986).

따라서, George M과 Lew N의 건강과 이동성을 결정하는 요인은 조절이 제한되어 있는 주로 유전적인 것인 1차적 노화요인과 상당한 조절이 가능한 2차적(경험적) 노화요인의 조합이다.

노화는 또한 이것이 유전적 요인으로 인한 것이든 또는 생활양식 요인으로 인한 것인가에 관계없이, 반드시 기능의 전체적인 쇠퇴에 의해 특징지어지는 것은 아닐지도 모른다. 이것보다는 쇠퇴는 특정 신경의 구조 및 기능에 한정될지도 모른다. 이것은 기능과 기능부전이 일반화되어 있지 않지만 개인이 특정 환경상황 내에서 특정 과제를 수행하는 능력의 상호작용을 통해 출현한다는 이 책의 주요 테마와 일치하고 있다.

노화의 이질성 Heterogeneity of Aging

노화에 관한 문헌을 검토해보면 연령과 더불어 자세와 보행을 조절하는 신경 하위시스템의 기능에 변화가 없다고 보고한 몇 가지 연구도 있으나(Gabell & Nayak, 1984), 한편 다른 연구에서는 고령자에서 기능의 심각한 쇠퇴를 나타낸다는 보고도 있다(Imms & Edholm, 1981). 자세와 보행을 위한 시스템의 연령과 관련된 변화를 보고하는 연구에서 어떻게 해서 그러한 불일치가 존재하는 것일까? 이것은 연구자가 개인을 고령자로서 분류하는 데 사용하는 정의에 근본적인 차이가 있는 것이 원인일지도 모른다.

예를 들어, 몇몇 연구자는 60세 이상이면 누구라도 고령자로서 분류하고 있다. 고령자의 연구에서 배제 기준을 사용하지 않는 경우, 연구자가 연구 대상자를 포함시키기 위해 제한적 기준을 사용하는 경우와는 결과가 크게 달라질 수 있다. 예를 들어, 노화가 보행능력에 미치는 영향에 대한 연구에서는 가능성 있는 병리에 대한 배제 기준을 사용하지 않고, 60세에서 99세까지에 이르는 71명의 대상자 집단을 선정하였다(Imms & Edholm, 1981). 이들 연구자는 고령자의 평균 보행속도가 이전의 연구에서 보고된 어느 것보다 느렸다는 것에 주목하였다.

이와는 대조적으로, 또 다른 연구에서는 건강한 고령자의 보행을 조사하였다. 이 연구에서는 65세 이상이 되는 1,187명의 고령자를 대상으로 선별검사를 하였고 그 중에서 병리가 없는 32명을 발견하였다. 즉, 이 32명은 근골격계, 신경계, 또는 심혈관계의 장애가 없었거나 이전에 넘어진 어떠한 병력도 없었다(Gabell & Nayak, 1984).

흥미롭게도, 이 연구에서는 보행의 변동성을 측정하는 네 가지 파라미터를 비교할 때, 젊은 성인 집단과 고령자 집단 사이에 유의미한 차이는 발견되지 않았다. 따라서 그들은 고령자 사이의 보행주기의 변동성 증가는 정상적이지 않았고, 항상 몇 가지 병리에 기인하였다고 결론지었다.

이들 유형의 결과는 고령자 사이에는 이질성이 많다는 것을 시사하고 있다. 이 경이로운 변동성은 모든 고령자에서 신체능력이 쇠퇴한다고 상정하지 않는 것이 중요하고 또한 연구에서는 연령 단독이 아니라 기술 수행능력의 변동성에 기초하여 고령자를 분류해야 한다는 것을 우리에세 상기시키고 있다.

고령자 사이의 이러한 기능의 연속체는 고령자 사이에서 발견된 기능의 연속체를 설명한 Spirduso 등(2005)에 의해서 잘 서술되고 있다. 이 연속체를 그림 9.1에서 설명하고 있다. 연속체의 상단에는 신체적으로 엘리트이고, 스포츠 경기에 참여하여, 최적의 노화를 겪고 있다고 생각되는 고령자가 있다. 연속체를 아래로 이동해가면 신체적으로 건강한(탄탄한), 즉 스포츠, 게임 및 취미활동을 하고 그리고 중등도의 육체 작업을 할 수 있는 고령자가 있다. 신체적으로 자립한 성인도 또한 활동적이지만, 골프 또는 사교춤과 같은 신체적으로 활동이 덜 요구되는 활동에 참여한다. 기본적 일상생활활동(BADLs)과 수단적 일상생활활동(IADLs) 모두에서 자립하고 있는 것이 이 집단의 특징이다. 신체적으로 허약한 집단의 성인은 BADLs에서는 보통 자립하고 있으나 많은 IADLs에는 자립하고 있지 않다. 그들은 가벼운 집안일은 할 수 있으나, 생활을 계속해서 자립하려면 자주 도움을 필요로 한다. 신체적으로 자립하지 않은 성인은 능력 장애가 있는 것이다. 그들은 BADLs과 IADLs의 양쪽에서 자립하고 있지 않다. 그들은 항상 보조를 필요로 하거나 시설에서의 케어를 필요로 한다. 이 연속체를 사용해서 George M은 신체적으로 엘리트 집단인 이 연속체의 상단에 오게 되고, 한편 Lew N은 하단에 오게 된다는 것을 알 수 있다.

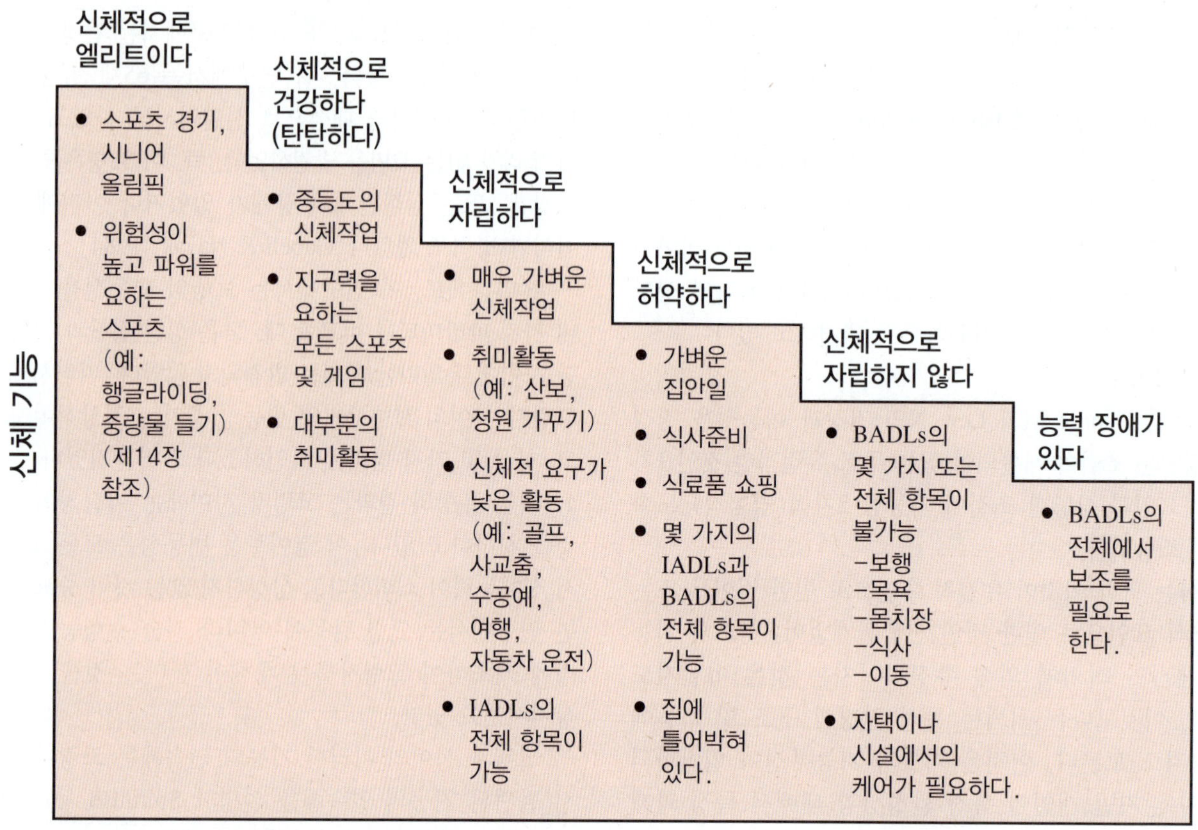

그림 9.1 고령자 사이의 신체기능의 연속체(Spirduso W, Francis K, MacRae PG. Physical dimensions of aging. Champaign IL: Human Kinetics, 2005:264, Figure 11.1에서 변경)

불안정성의 행동지표 BEHAVIORAL INDICATORS OF INSTABILITY

넘어짐의 정의 Defining Falls

넘어짐과 그 원인을 더 상세히 논의하기 전에, 넘어짐의 정의와 경험할 수 있는 넘어짐의 다양한 범주를 명확히 이해하는 것이 중요하다. 이 지식에 의해서, 치료사는 넘어짐의 빈도와 성질에 관해서 더 효과적으로 환자에게 질문할 수 있다. 이것은 또한 다양한 유형의 균형 리스크를 수반하는 상황에 적합한 재활전략의 유형을 더 잘 이해할 수 있게 한다. 넘어짐은 흔히 임상 현장과 연구 환경에서 서로 다르게 정의된다. 예를 들어, 진료소에서는 넘어짐은 흔히 고령자가 지면에 넘어지거나 지면에 누워있는 것이 발견되는 상황으로 정의된다. 이에 더해서, 이것은 흔히 의자, 카운터 또는 벽과 같은 지지면에 의도하지 않은 접촉을 하는 것이라 정의된다.

연구 환경에서는 고령자의 안전이 가장 중요하다고 생각되고 있으며, 따라서 균형시험은 일반적으로 고령자가 실제로 넘어지는 것으로부터 보호하는 안전벨트를 착용하고 시행된다. 실험실에서는 균형위협은 흔히 고령자 밑의 거리가 변화하도록 지지면을 이동시키거나 또는 지지기저면의 중심에서 떨어져 거리가 변화하도록 사람의 질량중심을 이동시키는(밀거나 당기는) 것에 의해 시뮬레이션을 한다. 넘어짐은 안정성을 자주적으로 회복할 수 없는 것으로서 정의되고, 따라서 넘어짐을 방지하기 위해 (다른 사람에 의하거나 또는 안전벨트에 의해) 보조를 필요로 한다.

"넘어짐"이라는 용어는 다양한 상황에서 사용되기 때문에, 임상의가 환자에게 넘어짐에 대해서 이야기할 때는 자기 자신의 용어 의미를 정의하는 것이 중요하다. 넘어짐을 정의하기 위해 사용되는 하나의 임상적 정의는 사람이 지면 위 또는 다른 더 낮은 높이에 부주의로 멈추는 결과가 되는 사건이며, 그리고 강력한 타격을 받는 것, 의식의 상실, 뇌졸중에서와 같은 갑작스런 마비 또는 간질발작으로 인한 것을 제외한 기타의 사건이다(Hauer et al., 2006).

이 정의에서는 지지면은 오로지 바닥에 의해서만 정의되는 것이 아니라, 의자(사람이 일어서기 시작하고 뜻하지 않게 의자에 주저앉을 때와 같이) 또는 벽(사람이 균형을 잃고 비틀거려 엉덩이 또는 어깨가 벽에 접촉할 때와 같이)이 될 수도 있다.

넘어짐의 위험요인
Risk Factors for Falls

통계에 따르면, 뜻하지 않게 일어난 부상은 고령자 사망(심혈관질환, 암, 폐의 장애, 뇌졸중, 알츠하이머병 및 당뇨병에 이어지는)의 일곱 번째 주요 원인이며, 넘어짐은 이들 사망의 최대의 비율을 차지한다(CDC, 2016).

65세 이상의 미합중국 주민의 대략 4명 중 1명이 매년 넘어지고 있다고 보고하고 있다(Bergen et al., 2016). 중요한 것은 넘어짐에 의한 사망의 약 3/4이 65세 이상의 사람에서 일어난다는 것이다(Ochs et al., 1985; Rubenstein, 2006). 또한, 65세 이상의 고령자에서 넘어짐 발생률은 지역사회에 거주하는 고령자에서는 적어도 1년에 33%가 되고, 여성은 남성보다 더 자주 넘어진다는 것이 판명되었다(Campbell et al., 1981; Nevitt et al., 1989; Shumway-Cook et al., 2009). 이들 균형의 상실에는 어떠한 요인이 관계하고 있는 것일까? 고령자에서 관찰되는 균형 상실에 대한 많은 연구에서는 회전성현기증(vertigo), 감각신경병증 또는 체위저혈압(postural hypotension)과 같은 특정 고령자에 대한 넘어짐의 단일 원인을 분리하기를 기대하였다.

이와는 대조적으로, 더 최근의 연구에서는 고령자의 많은 넘어짐은 외재성 환경요인과 생리학적 요인, 근골격계의 요인 및 심리사회적 요인과 같은 내재성 요인을 포함하는 다양한 기여 요인이 있다는 것을 보여주고 있다(Campbell et al., 1989; Lipsitz et al., 1991; Tinetti et al., 1986).

실습활동 9.1을 실행하여 넘어짐의 위험성을 판단하는 것과 관련된 문제들을 조사해보자. 여러분은 넘어짐의 위험성을 판단하려고 시도할 때, 그 사람이 참여하는 활동에 대한 활동수준과 넘어짐의 위험성의 양쪽을 아는 것이 중요하다는 것을 알게 되었을지도 모른다. 넘어짐은 개인 내의 요인(예: 균형 불량)에 의해서만 결정되는 것은 아니다. 넘어짐은 어떤 환경에서 특정 과제를 수행하는 개인의 상호작용에서부터 나온다. 실제로, 연구에서는 고령자(75세 이상)는 자택에서 넘어지는 경향이 있고, 연소한 고령자(70~75세)는 집 밖에서 더 자주 넘어진다(그래서 더 심각한 부상을 입는다)(Shumway-Cook et al., 2009; Speechley & Tinetti, 1991; Tinetti et al., 1988).

실습 활동 9.1

목적: 넘어짐 위험성의 판단과 관련된 문제를 탐구한다.

절차: 과거 12개월 동안에 몇 번 넘어졌는가를 자기 자신에 질문해본다. 여러분이 넘어졌을 때에 수행하고 있었던 활동에 대해서 생각해보고 리스트를 작성한다. 어러분이 넘어졌을 때 어떠한 환경조건이었는가? 여러분이 넘어진 결과는 어떠하였는가? 여러분은 부상을 입었는가? 넘어진 이래, 그 활동에 복귀하는 것을 두려워하거나 꺼려하였는가? 그 다음에 지역사회 또는 은퇴자 생활보조 센터 또는 숙련된 간호시설과 같은 복지시설 내에서 생활하는 고령자를 찾아낸다. 이 고령자에게 같은 질문을 한다. 그들의 넘어짐 비율은 어떠한가? 그들이 넘어질 때 어떠한 활동을 수행하고 있었는가? 어떠한 환경이었는가? 그들은 부상을 입었는가? 그리고 넘어짐에 대한 심리적 영향은 어떠하였는가? 그들은 이전 수준의 활동에 복귀하는 것을 더 두려워하고 꺼려하였는가?

과제

1. 위의 질문에 대한 답을 적고, 여러분의 반응을 고령 성인의 반응과 비교한다. 여러분의 넘어짐과 여러분이 70대~80대 연령에서 볼 것으로 예상되는 넘어짐 사이의 차이는 무엇인가? 그 결과는 어떠하였는가?

미국과 영국의 노인병학회와 미국정형외과학회(Kenny et al., 2011)가 발행한 "고령자 넘어짐 예방을 위한 가이드라인"에 따르면, 근력저하, 넘어진 병력, 보행 결손(장애), 균형 결손(장애), 보조기구의 사용, 시각 결손, 관절염, 손상된 일상생활활동(ADLs), 우울증, 인지기능장애 및 80세 이상의 연령을 포함하는 지역사회에서 생활하는 고령자 중에서 넘어짐과 연관성이 있는 수많은 위험요인이 있다. 넘어짐의 위험성을 증가시키는 환경요인에는 계단의 존재, 작은 카펫, 미끄러운 표면 및 어두운 조명이 포함된다(Kenny et al., 2011; Rubenstein et al., 1988; Sheldon, 1960).

이 연구에 기초하여, Rubenstein 등(2011)은 넘어짐의 위험성이 있는 고령자를 식별하기 위한 자기평가 넘어짐의 설문지를 개발하고 검증하였다. 평가도구 9.1에 나타낸 설문지는 넘어짐 위험성과 관련된 임상 소견과 강력한 상관관계가 있었다. 구분점(cut point)이 4점보다 크면 미래에 넘어질 위험성이 증가한다는 것을 나타낸다. 확실히, 넘어

평가도구 9.1

넘어짐 위험성에 대한 설문지

1. 나는 과거 6개월에서 넘어졌다. 네 = 2점
2. 나는 넘어짐이 걱정된다. 네 = 1점
3. 나는 걸을 때 때때로, 불안정하게 느낀다. 네 = 1점
4. 나는 자택에서 걸을 때 가구를 잡고 스스로 균형을 잡는다. 네 = 1점
5. 나는 안전하게 돌아다니기 위해서는 지팡이 또는 보행기를 사용하도록 권고를 받았다. 네 = 2점
6. 나는 의자에서 일어나기 위해 나의 손으로 밀 필요가 있다. 네 = 1점
7. 나는 경계석 위로 올라가는 데에 몇 가지 트러블이 있다. 네 = 1점
8. 나는 자주 화장실에 서둘러가야 한다. 네 = 1점
9. 나는 내 발의 감각을 어느 정도 잃었다. 네 = 1점
10. 나는 약을 복용하면 약간 어지럼을 느끼거나 평소보다 더 피곤해지는 일이 있다. 네 = 1점
11. 나는 수면을 돕거나 나의 기분을 개선하기 위해 약을 복용한다. 네 = 1점
12. 나는 자주 슬픈 기분이 들거나 우울해진다. 네 = 1점

합계 ________/14

넘어짐에 대한 위험성 증가 ≥4

Rubenstein LZ, Vivrette R, Harker JO, Stevens JA, et al. Validating an evidence-based, self-rated fall risk questionnaire (FRQ) for older adults. J Safety Res 2011;42:493-499에서 허가를 받아 재게재.

짐의 위험성이 높은 고령자는 설문지에 기재되어 있는 항목을 수행할 때 큰 어려움을 겪는다는 것을 보여주는 일이 많다. 예를 들어, Ko와 동료들(2020)은 장애물 넘어가기 과제(경계석을 넘어가기)에 실패한 고령자는 장애물 넘어가기 과제에 성공한 고령자와 비교하여, 지난해에 넘어진 가능성이 높고, 균형 문제가 더 많으며, 보행능력이 낮고 의자 서기 5개를 완료하는 데 더 긴 시간을 필요로 한다는 것을 보고하였다. 게다가, 장애물 넘어가기 과제에 실패한 고령자는 과제에 합격한 고령자에 비해 무릎의 가동범위가 작아 보행속도가 느렸다. 저자들은 장애물 넘어가기 과제는 기능적으로는 온전한 것처럼 보이지만, 그럼에도 불구하고 넘어짐의 위험성이 높은 고령자를 식별하는 데 유용하다고 결론짓고 있다.

입원한 고령자가나 복지시설에 사는 사람들 사이에서도 넘어짐은 큰 문제이다(Oliver et al., 2004). 입원환자의 넘어짐은 입원기간의 연장이나 계획에 없었던 재입원 또는 자택 또는 요양원 간병을 위해 퇴원하는 기회가 증가하는 것과 연관성이 있다(Bates et ap., 1995). 병원과 복지시설에 있는 고령자의 위험요인은 지역사회에 사는 고령자의 위험요인과 같은가? 지역사회 고령자의 넘어짐을 예측하는 많은 요인은 병원에 입원중인 환자에게는 적용되지 않을지도 모르며, 이들에게는 이동성 변화와 연관성이 있는 급성질환에서부터의 회복이 더 일반적이다. 넘어짐의 발생은 임상 진료 및 간호 실행과 같은 환자의 특성과 보호시실의 특성에 좌우되기 때문에, 위험요인은 특정 병동(hospital units)(예: 급성기 병동과 입원재활병동)에 특이적일지도 모른다(Oliver et al., 1997). 많은 연구에서 입원한 고령자의 넘어짐에 대한 위험요인을 조사하였고, 다음의 요인을 지속적으로 식별하였다. 그 요인이란 보행 불안정성, 다리의 근력약화, 요실금/빈뇨 또는 화장실 사용 보조의 필요성, 손상된 인지(초조, 혼란 또는 손상된 판단력), 넘어짐의 경력 및 특정 약물의 복용, 특히 중추신경에 작용하는 진정제의 사용이다(Oliver et al., 2004).

입원중인 고령성인의 넘어짐을 예측하는 요인을 식별하는 것은 병원과 거주환경에서 사용하기 위한 수많은 위험요인 평가도구의 개발로 이어졌다(Oliver et al., 2004; Perell et al., 2001, "위험평가 도구의 검토에 대해서"를 참조할 것).

평가도구 9.2는 입원중인 고령자의 넘어짐을 예측하기 위해 영국의 연구자가 개발하고 검증한 평가도구 STRATIFY(St. Thomas's risk assessment tool in falling elderly inpatients: St. Thomas의 입원중인 고령 환자의 넘어짐을 예측하는 위험평가 도구)의 하나의 예이다. 병원에 입원한 고령자 중에서 위험 득점 2 이상은 입원환자의 넘어짐을 예측하기 위한 민감도는 93%, 특이도는 88%였다(Oliver et al., 1997).

고령자 중에는 병원에서부터 퇴원해서 1~6개월 후에도 넘어짐의 위험성이 높다. 몇 가지 연구에서는 고관절 골절 때문에 입원한 고령자의 퇴원 후 넘어짐의 비율을 조사하였다. McKee 등(2002)은 57명의 환자를 2개월간 추적하여 고관절 골절 환자의 17.5%가 다시 넘어졌다고 보고하고 있다. Colon-Emeric 등(2000)은 지역사회에 거주하

평가도구 9.2

단계화(Stratify)

1. 환자는 넘어짐 때문에 입원하였는가, 아니면 입원 후 병동에서 넘어진 것인가?
   (네 = 1, 아니요 = 0)

   여러분은 다음의 질문 2–5에서:

2. 환자가 마음의 동요가 있다고 생각하였는가?
   (네 = 1, 아니요 = 0)
3. 환자는 일상적인 기능이 영향을 받을 정도로 시각적으로 손상되어 있다고 생각하였는가?
   (네 = 1, 아니요 = 0)
4. 환자가 특히 자주 화장실에 갈 필요가 있다고 생각하였는가?
   (네 = 1, 아니요 = 0)
5. 환자의 이동(transfer)과 이동성(mobility)의 득점이 3 또는 4*가 된다고 생각하였는가?
   (네 = 1, 아니요 = 0)

총 득점(범위: 0–5)

득점이 2와 같거나 크면(≥2) 넘어짐의 위험성이 증가하였다는 것을 가리킨다.

*이동에 관한 득점:
0 = 불가능, 1 = 많은 보조(1~2명, 신체적 보조)가 필요하다, 2 = 약간의 보조(구두 또는 신체적 보조), 3 = 자립.
이동성 득점: 0 = 부동, 1 = 휠체어를 사용하여 자립, 2 = 1명의 보조로 걷는다, 3 = 자립.

Oliver D, Britton M, Seed P, et al. Development and evaluation of evidence based risk assessment tool (STRATIFY) to predict which elderly inpatients will fall: case-control and cohort studies. BMJ 1997;315:1049-1053에서 허가를 받아 재게재.

는 남성 및 남성 재향군인의 19%가 첫 고관절 골절 후 1년 이내에 두 번째 고관절 또는 골반 골절상을 입었다고 보고하고 있다.

Shumway-Cook 등(2005a)은 넘어짐과 관련된 고관절 골절 때문에 입원하였다가 퇴원 후 6개월간 90명의 고령자를 추적하여 환자의 53.3%(90명 중 48명)가 입원 후 6개월에서 1회 이상 넘어졌다고 보고하고 있다. 퇴원 후 넘어진 고령자는 ADL 자립도가 상당히 저하하였고 균형과 이동성의 측정에 대한 수행능력이 낮았다. 이 저자들은 질병이 생기기 전의 넘어짐 경력 및 보행보조기구(손상된 이동성의 지표가 된다)의 두 가지 요인이 퇴원 후 6개월에서의 넘어짐을 예측하였다는 것을 알게 되었다.

저자들은 조기의 엉덩관절 치료의 결과가 좋지 못할 위험성이 있는 고령자를 식별하는 것은 개선된 퇴원계획을 가져올 수 있다고 시사하고 있다. 구체적으로는 추가로 넘어짐의 위험성이 있다고 판단된 고령자는 넘어짐의 위험성을 줄이기 위해 균형과 이동성 기능을 개선하도록 특별히 설계된 운동을 위한 골절 치유 후의 추가적인 물리치료를 의뢰할 수 있다(Shumway-Cook et al., 2005a).

많은 연구가 넘어짐 위험성에 기여하는 생리학적 요인을 조사하였다(Campbell et al., 1989; Lipsitz et al., 1991; Lord et al., 1993; Maki et al., 1994; Nevitt et al., 1989; Tinetti et al., 1988). 이들 연구의 결론은 고령자의 대부분의 넘어짐은 다양한 위험요인이 수반되고 이들 요인의 대부분은 수정될지도 모른다는 것이었다. 넘어짐의 위험성은 위험요인의 수와 더불어 증가한다. 지역사회에 거주하는 고령자 집단에서 넘어짐에 대한 위험성은 위험요인이 없는 사람들 중 8%에서부터 4개 이상의 위험요인을 가진 사람들의 78%로 증가하였다(Tinetti et al., 1988). 따라서, 고령자를 치료하는 임상의는 특정 넘어짐과 연관성이 있는 내재적 및 외재적 요인의 양쪽을 판단하여 가능한 한 많은 요인을 줄이거나 교정해야 한다는 것을 시사하였다(Lipsitz et al., 1991).

넘어짐으로 이어지는 내재적 요인을 조사하는 연구에는 균형조절의 역할을 조사하는 것이 포함되어 왔다. 미국의 Tinetti 등, 캐나다의 Berg 등, 그리고 영국의 Mathias 등을 포함하는 몇몇 연구자는 고도의 넘어짐 위험성이 있는 사람들을 식별하기 위해 균형과 관련된 기능적 기술을 측정하였다(Berg et al., 1989; Mathias et al., 1986; Speechley & Tinetti, 1990; Tinetti et al., 1986). 기능적 기술에는 앉은 자세, 선 자세와 부주 없이 걷기; 선 자세와 앞쪽으로 팔 뻗기; 360° 회전; 그리고 앉은 자세에서 선 자세로의 이동이 포함된다. 고령자의 균형기능을 이해하기 위한 더 최근의 접근법은 정상적인 자세조절과 관련된 특정 변수를 조사하여 고령자의 안정성과 이동성 상실의 원인이 되는 기능 저하의 정도를 판단한다.

이 장의 나머지 부분에서는 시스템적 관점에서 고령자의 균형문제와 관련된 내재적 요인을 조사한다. 우리는 수의운동을 시행하기 전에 예측성 자세조절은 물론 운동계, 감각계 및 고위수준의 적응과 인지계의 변화를 논의한다. 고령자가 균형조정을 보행주기에 통합하는 능력에 대한 연구는 이 책의 이동성 부분에서 다룬다.

자세조절 시스템의 연령과 관련된 변화
AGE-RELATED CHANGES IN THE SYSTEMS OF POSTURAL CONTROL

Bonnie B는 90세의 여성이고, 균형 감각이 손상되어 여러 번 넘어졌으며, 그 중 두 번은 입원을 필요로 하였다. Bonnie는 손상된 균형의 원인이 되는 수많은 기저에 있는 감각, 운동 및 인지의 기능장애를 갖고 있다. 연구자는 이들 시스템의 연령관련 변화가 어떻게 Bonnie와 같은 고령자의 넘어짐 가능성 증가에 기여하는가에 대해서 무엇을 알게 되었는가?

운동계 Motor Systems

자세조절에서 연령관련 변화에 기여하는 운동계의 문제에는 신경근육계와 근골격계 양쪽의 기능장애가 포함된다. 척주후만증과 같은 이들 변화의 대부분은 신경학적 병리를 가진 환자에서 볼 수 있는 변화와 유사하지만, 많은 고령자에서 경증의 형태로 관찰된다.

근골격계 *Musculoskeletal System*

근력(Muscle Strength). 몇몇 연구자는 많은 고령자의 근골격계 변화를 보고하였다(Aniansson et al., 1986; Buchner & deLateur, 1991; Frontera et al., 2000; Narici et al., 2008). 근력, 또는 근육이 만들어내는 힘의 양은 연령과 더불어 저하한다. 다리의 근력(근육이 단일의 최대 수축을 하는 동안 생성되는 힘의 양이라 정의된다)은 30~80세 사이에서 40%나 감소될 수 있다(Aniansson et al., 1986). 고령자(연구를 시작할 때의 평균연령은 60세)에서 10년간에 걸친 근력 변화를 추적하는 종단적 연구에서는 두 가지 유형의 근육에 대한 무릎의 굽힘근 및 폄근 근력이 12~17% 상실되었음을 보여주었다. 발바닥 굽힘, 발등 굽힘, 엉덩관절 굽힘, 엉덩관절 벌림(외전), 엉덩관절 모음(내전) 근력도 또한 균형 회복에 중요한 역할을 수행하고 또한 연령과 더불어 감소한다(Afschrift et al., 2019; Inacio et al., 2019; Koushyar et al., 2019; Porto et al., 2019). 그러나, 노화과정의 이질성을 나타내는 몇몇 사람에서도 근력의 획득이 관찰되었다(Hughes et al., 2001). 근력 저하는 넘어진 경력이 있는 고령의 요양원 거주자에서 더 심각하였다(Whipple et al., 1987). 이들 실험 대상자에서 평균 무릎 및 발목 근력은 넘어진 경력이 없는 사람과 비교하여 각각 2배 및 4배 감소하였다.

근육이 최대 이하 수준에서 연속적으로 수축하는 능력인, 지구력도 연령과 더불어 감소한다. 그러나, 지구력은 근력보다는 연령과 더불어 더 잘 보존된다. 근육이 노화함에 따라, 근육은 작아진다. 이 근육질량의 감소는 팔보다는 다리에서 더 크다(Medina, 1996). 근육세포가 사멸함에 따라, 이들 근육은 결합조직과 지방으로 대체된다. 많은 연구에서 노화와 더불어 우선적으로 상실되는 근육섬유 유형을 조사하였고, 그 결과는 가지각색이었다. 제I형(자세조절 및 장거리 달리기와 같은 활동에 사용되는 느린 산화형) 근섬유와 제II형(속근이고, 단거리 질주 등에 사용된다) 근섬유의 양쪽에 연령관련 상실이 있는 것 같다. 이것은 노화와 더불어 제II형 속근섬유가 제I형 섬유보다도 빠른 속도로 상실될지도 모른다고 생각되어왔지만(Timiras, 1994), 새로운 증거는 근섬유 수가 증가하면 단순히 제I형 및 제II형 양쪽의 특성을 아울러 가진 근섬유 수가 많아질 뿐이라는 것을 시사하고 있다(Anderson et al., 1999; Spirduso et al., 2005). 연구자들은 또한 운동단위의 수가 연령과 더불어 감소한다는 것을 보여주었고, 크고 작은 유수섬유(myelinated fibers) 양쪽의 감소가 있다. 게다가, 신경근육 접합부에서 연령관련 변화가 있다(Medina, 1996).

골격근의 변화는 근육의 기능적 능력에 영향을 미친다. 최대 등척성 근력이 약화되고, 근육이 더 빨리 피로해지며, 긴장 발달의 속도는 느려진다. 구심성 수축은 원심성 수축보다도 신경근육계의 연령관련 변화에 의해서 더 영향을 받는 것 같다. 빠른 속도의 근육수축은 느린 속도의 근육수축보다도 더 영향을 받는다.

연구자들은 근력과 신체기능 사이의 연관성이 크고, 기능적 상태에서의 변동의 20% 이상이 상대적 근력에 의해 설명된다는 것을 보여주었다(Buchner & deLateur, 1991). 게다가, 다리의 여윈 근육질량과 저하된 근력은 고령자의 중증 기능장애의 강력한 독립된 예측인자이었다(Reid et al., 2008). 흥미롭게도, 근육파워(muscle power)가 근력(muscle strength)보다도 신체기능과 더 높은 상관성을 나타낸다는 것을 알게 되었고, 근력저하가 있는 고령자의 신체기능을 개선하려면 근력훈련보다는 근육파워 훈련이 더 효과적이라는 것을 보여주었다(Bean et al., 2003; Miszko et al., 2003).

그러나, 신체기능에 필요한 근력 또는 근육파워의 양은 과제에 따라 달라진다. 예를 들어, 전형적인 건강한 80세의 여성이 의자에서 일어서는 데에 필요한 넙다리네갈래근의 근력의 문턱값과 같지는 않지만, 문턱값에 매우 가깝다는 것을 시사하고 있다(Young, 1986). 근력이 과제에 필요한 문턱값 아래로 떨어지면 기능적 능력 장애가 발생한다.

관절가동범위. 많은 고령자에서 관절가동범위가 감소되고 척주 유연성이 상실되면 특징적인 굽은 자세 또는 앞으로 구부정한 자세로 이어진다(그림 9.2) (Balzini et al., 2003; Katzman et al., 2007). 척주의 유연성, 특히 척수의 신장성(extensibility)은 나이를 먹음과 더불어 최대의 감소를 나타낸다는 것을 보여주고 있다(Einkauf et al., 1987; Katzman et al., 2007). 이것은 고령자가 뒤쪽으로의 폄을 필요로 하는 활동은 거의 하지 않고, 이 유형의 일상활동을 가장 흔히 수행하게 되는 주된 원인일지도 모른다(Spirduso et al., 2005).

척주 유연성의 상실은 신체 질량중심을 발꿈치를 향해 뒤쪽으로 수직방향 전위를 함에 있어서의 보상적 이동을 포함하는 자세 정렬의 나쁜 변화와 연관성이 있을 수 있다.

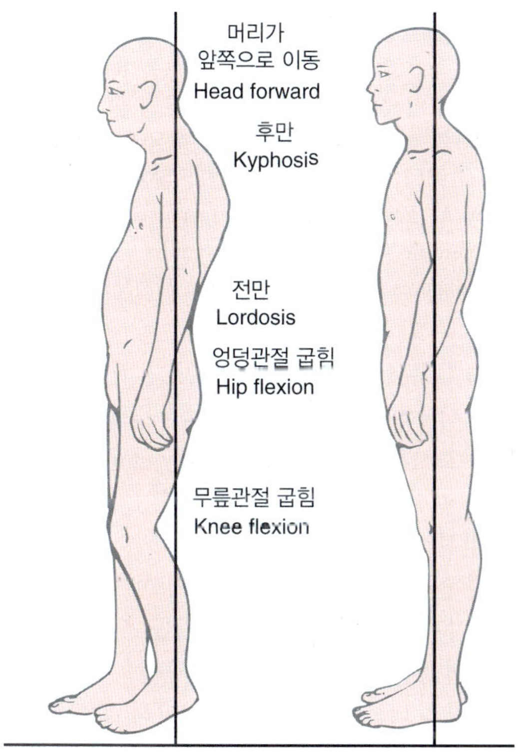

그림 9.2 젊은 성인과 고령자의 자세 정렬 비교. 척주 유연성에 변화가 일어나면 많은 고령자가 앞으로 구부정한 자세 또는 굽은 자세로 이어질 수 있다(Lewis C, Bottomley J. Musculoskeletal changes with age. In: Lewis C, ed. Aging: health care's challenge, 2nd ed. Philadelphia, PA: FA Davis, 1990:146.에서 변경).

약 50세부터, 성인은 목뼈 전만, 등뼈 후만, 그리고 무릎의 굽힘이 증가하며, 이들 변화는 여성 사이에서 더 두드러진다(Gong et al., 2019). 자세조절에 중요한, 발목관절의 유연성은 55~85세 사이에서 여성은 50%, 남성은 35% 감소한다(Vandervoort et al., 1992).

관절염과 같은 다른 질환은 신체 전체의 많은 관절에서의 가동범위 감소로 이어질 수 있다. 게다가, 통증은 특정 관절의 기능적 가동범위를 제한할지도 모른다(Horak et al., 1989). 척추 후만증의 증가는 손상된 균형, 느린 보행과 계단 오르기, 짧은 기능적 팔 뻗기, 그리고 일상생활활동 수행능력 감소는 물론 척주 폄근 근력의 감소와 연관성이 있다(Balzini et al., 2003; Katzman et al., 2007).

근골격계에 더하여, 노화는 신경근육계, 특히 정상상태, 반응성 및 선행적 균형조절을 조절하는 힘의 협응에 변화를 초래한다.

임상적 의미 *Clinical Implications*

Bonnie와 같은 고령자의 균형을 평가할 때, 균형의 기능장애를 가진 많은 고령자에서 이들 시스템의 결손이 발견되기 때문에, 임상의는 불안정성에 대한 1차 신경근육 및 2차 근골격 양쪽의 기여에 대한 평가를 반드시 포함시켜야 한다.

정상상태 균형으로의 변화
Changes to Steady-State Balance

고령자의 정상상태 균형기능을 평가하기 위한 종전의 방법에서는 정적인 입각자세 동안에 자발적 흔들림의 결정과 같은 균형조절의 글로벌 지표(global indicators)를 사용하였다. 가장 초기 연구의 하나에서는 6세~80세까지의 연령집단의 실험대상자가 정적 입각자세 동안의 흔들리는 정도를 조사하였다. 연령 스펙트럼의 양쪽 끝에 있는 실험대상자(6~14세와 50~80세)는 시험한 다른 집단보다도 정적 자세에서의 자발적인 흔들림을 최소화하는 것에 큰 어려움이 있었다(Sheldon, 1963). 이 연구에서는 아주 다양한 고령자를 시험하였고 고령집단의 대상자를 병리가 없는 대상자로 제한하려고 하지 않았다.

많은 연구에서는 평형검사(stabilometry) 또는 정적인 힘판(static force plates)을 사용하여 다양한 연령집단의 자발적인 흔들림을 측정하였다. 몇몇 연구자들은 특히 넘어진 경력이 있는 성인 중에서, 나이 증가와 더불어 흔들림이 증가하였다는 것을 기록하였고(Fernie et al., 1982;

Shumway-Cook et al., 1997c; Toupet et al., 1992), 한편 다른 연구자는 젊은 성인과 고령자 사이의 흔들림 차이를 거의 발견하지 못하였다(Peterka & Black, 1991; Wolfson et al., 1992).

몇몇의 연구자는 균형능력을 추론하기 위해 정적인 입각자세 동안에 흔들림의 측정을 사용하는 것에 주의할 것을 표명하였다. Patla 등(1990)은 압력중심(COP)의 큰 전위(일탈)는 일반적으로 빈약한 균형조절 시스템을 반영하는 것이라 해석되지만, 고령자 중에는 그들의 안정성 한계 내로 잘 유지하면서 자세에 대한 감각정보를 향상시키기 위해 크고 높은 빈도의 압력중심의 전위를 사용하는 사람도 있다는 것에 주목하였다(Patla et al., 1990).

그들은 정적인 균형이 눈을 뜨거나 눈을 감은 상태에서 발을 앞뒤로 일자로 서기 입각자세(tandem stance)와 같은 도전적인 조건 하에서 평가될 것을 제안하고 있다. Horak 등(1992)은 또한 정적인 입각자세에서 정상 또는 감소된 흔들림이 있는 파킨슨병과 같은 신경학적 장애를 가진 다양한 환자가 있다는 것을 우리에게 상기시키고 있다. 이것은 이들이 경직 또는 경축의 증가를 보여준다는 사실에 기인할지고 모르고 이것은 정적 입각자세 동안에 더 작은 범위로 흔들림을 제한한다. 이것은 보통의 정적인 입각자세 동안에 눈을 뜬 상태에서 흔들림을 측정하는 것이 고령자의 기능부전(dysfunction)을 평가하는 최선의 방법이 아닐지도 모른다는 하나의 이유이다.

기능적 안정성 한계의 연령과 관련된 변화
Age-Related Changes in Functional Stability Limits

연구자들은 추정된 기하학적 안정성 경계(발의 경계)와 관련하여 압력중심(COP)의 궤적(전후, 좌우 및 대각선 방향의 최대 흔들림을 위한 노력을 하는 동안의 압력중심의 움직임)을 측정함으로써 기능적 안정성 한계의 변화를 조사하였다. 60세~96세까지의 실험대상자를 조사하는 연구에서는 기하학적 및 기능적 안정성 경계 양쪽 범위에 대한 압력중심의 움직임 범위의 비율이 연령과 더불어 증가한다는 것을 보여주었다. 기능적 안정성 경계는 기하학적 경계보다 훨씬 작았고 연령 증가와 더불어 작아졌으며, 이것은 발의 경계만을 사용한 안정성 한계의 측정이 고령자에서는 부적절할지도 모른다는 것을 시사하고 있다. 자세 안정성 경계와 접촉하는 가상 시간(virtual time)의 측정도 또한 연령과 더불어 감소하였고, 이것은 고령자가 발을 한 걸음 내딛거나 또는 넘어짐을 무릅써야 할 불안정성이 높은 위험에 놓여있다는 것을 시사하고 있다(Slobounov et

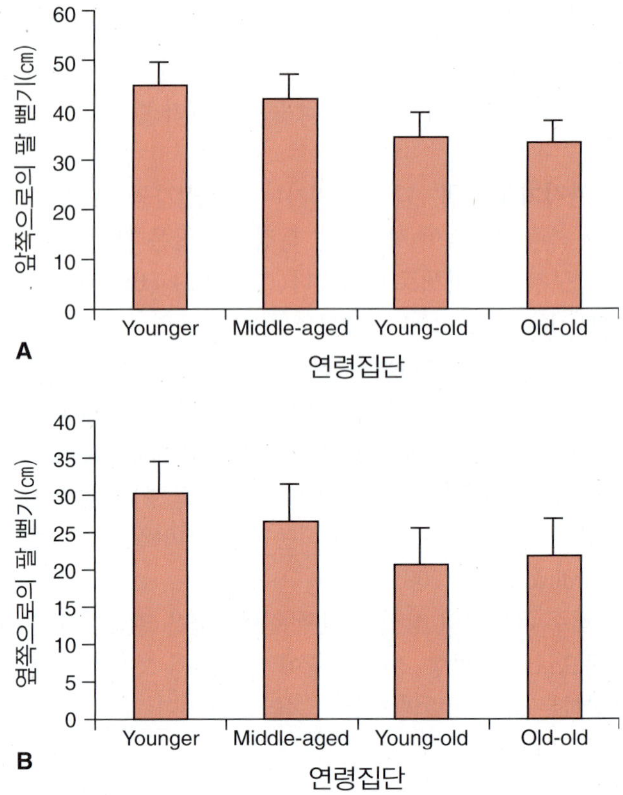

그림 9.3 4개의 서로 다른 연령집단(Young: 21–39; Middle-aged: 40–59; Young-old: 60–79; Old-Old: 80–97 years)에 대한 앉은 자세에서 앞쪽으로의 팔 뻗기(**A**)와 옆쪽으로의 팔 뻗기(**B**)의 평균 및 표준편차를 설명하는 막대그래프. 젊은 연령과 중년 연령의 참여자가 고령의 참여자보다 더 멀리 팔을 뻗었다(Thompson M, Medley A. Forward and lateral functional reach in sitting in younger, middle aged, and older adults. J Ger Phys Ther 2007;30:46, Figures 2, 3에서 허가를 받아 재게재).

al., 1998). 다른 연구자들은 압력중심을 연장할 때에 개인이 기꺼이 사용하는 지지기저면의 백분율로서 기능적 안정성 한계를 조사하였다(Holbein-Jenny et al., 2007). 그들은 기능적 안정성 한계가 연령과 더불어 상당히 감소한다는 것을 발견하였다.

기능적 안정성 한계는 개인이 다양한 방향으로 얼마나 멀리 기울이거나 팔을 뻗을 수 있는지를 조사함으로써 추정된다. 이 접근법을 사용하여, 연구자들은 기능적 안정성 한계가 연령과 더불어 감소한다고 보고하고 있다(Horak et al., 1989). Thompson과 Medley(2007)는 4개의 연령집단에 걸쳐서 앉은 자세에서의 앞쪽 및 옆쪽으로의 팔 뻗기를 측정하였다. 결과는 그림 9.3에 나타냈고 양쪽 방향으로의 팔을 뻗어 닿은 거리가 연령과 더불어 상당히 감소한다는 것을 보여주고 있으며, 이것은 기능적 안정성 한계("동적 앉은 자세 균형"은 그들의 용어이다)는 연령과 더불어 감소한다는 개념을 뒷받침하고 있다. 선 자세와는 달리, 앉은 자세에서 팔을 뻗어 닿는 거리의 변화는 인체 형태측정(anthropometric measurements)과는 관계가 없었다.

정상상태 균형에 대한 연령관련 변화의 임상적 의미 *Clinical Implications of Age-Related Changes to Steady-State Balance*

신경학적 장애가 있는 다양한 환자 및 정적인 입각자세에서, 흔들림이 정상이거나 감소한 균형의 기능장애가 있는 고령자가 있기 때문에, 정상적인 정적 입각자세를 취하고 있는 동안 눈을 뜬 상태에서 흔들림을 측정하는 것은 이들 집단에서 균형의 기능부전을 평가하는 최선의 방법은 아닐지도 모른다. 따라서, 눈을 감은 상태에서 tandem Romberg와 같은 더 도전적인 정적 입각자세 조건은 임상의가 변화하는 정상상태 균형조건 하에서 균형을 잡는 고령자의 참된 능력을 판단하는 것을 가능케 할 것이다.

반응성 균형조절의 변화
Changes in Reactive Balance Control

예기치 않은 균형에 대한 위협에 이어서 안정성을 회복하는 능력에 영향을 미치는 자세근육 협동작용(제자리 전략과 지지를 변경하는 전략의 양쪽)의 협응에서의 연령관련 변화에 대해서 광범위한 연구가 수행되었다.

근육반응 협동작용의 협응에 영향을 미치는 문제는 (a) 순서배열 문제, (b) 자세반응의 시기적절한 활성화에 관한 문제, 그리고 (c) 자세활동을 변화하는 과제와 환경 요구에 적응시키는 문제로 분류된다.

제자리 전략 *In-Place Strategies*

고령자는 균형이 위협을 받았을 때에 적절한 타이밍, 힘 및 근육반응 조직화에 의해, 근육반응 협동작용을 활성화할 수 있는가? 대부분의 연구에서는 균형에 대한 외부 위협을 제공하기 위해 움직이는 플랫폼을 사용함으로써, 이 문제에 대처하고 있다. 다음의 페이지에서는 노화 및 넘어짐과 상관관계가 있는 EMG, 운동학적 및 운동 변수의 변화를 조사한 연구를 요약한다.

Woollacott 등(1986)은 균형이 위협을 받았을 때에 유발된 자세근육반응 특성의 연령과 관련된 변화를 조사하기 위한 첫 연구의 하나를 수행하였다. 그들은 고령자(61~78세) 및 젊은 성인(19~38세)의 근육반응 조직화가 대개 유사하며, 반응은 신장된 발목근육에서 처음으로 활성화되고 넓적다리 근육을 향해서 위쪽으로 방사되고 있다는 것을 발견하였다.

그러나, 특정 반응 특성에서 두 집단 사이에도 또한 차이가 있었다. 고령자는 앞쪽으로의 플랫폼 움직임에 반응하여 발목 등쪽굽힘근의 상당히 느린 시작잠복시간을 나타내어, 뒤쪽으로의 흔들림을 야기한다는 것을 보여주었다. 이것은 다른 연구실에서도 관찰되었다(Studenski et al., 1991). 이에 더해서, 일부 고령자에서는 근육반응 조직화는 방해를 받아, 몸쪽 근육이 먼쪽 근육 이전에 활성화되었다(순서배열 문제). 이 반응 조직화는 또한 중추신경계 기능부전이 있는 환자에서도 볼 수 있었다(Nashner et al., 1983).

고령자 집단은 또한 젊은 성인보다 상당히 더 빈번하게 특정 관절에서 작용근과 함께 대항근을 동시 활성화하는 경향이 있었다. 따라서, 연구된 고령자의 대부분은 흔들림 외부교란을 보상할 때에 젊은 성인보다 상당히 큰 정도로 관절을 경직시키는 경향이 있었다.

몇몇 연구실에서는 많은 고령자는 발목관절 움직임보다는 엉덩관절 움직임을 수반하는 전략을 젊은 성인보다 상당히 자주 사용하였다는 것을 발견하였다(Horak et al., 1989; Manchester et al., 1989). 엉덩관절의 움직임은 일반적으로 젊은 성인이 흔들림을 보상함에 있어서 발목 토크를 사용할 수 없는 짧은 지지면 위에서 균형을 잡을 때에 사용된다. 고령자에서의 균형조절을 위한 엉덩관절 전략을 사용하는 방향으로 옮겨가는 것은 발목근육 근력저하 또는 말초감각 기능 상실과 같은 병리학적 상태와 관련될지도 모른다는 가설을 세웠다. Horak 등(1989)은 고령자에서는 몇 가지 넘어짐, 특히 미끄러짐과 연관성이 있는 넘어짐은 이 전략의 사용과 연관성이 있는 순수한 힘에 저항할 수 없는 표면의 미끄러운 상태에서, 예를 들어, 얼음 위에서, 엉덩관절 전략을 사용한 결과일지도 모른다는 것을 시사하고 있다.

더 최근의 연구에서는 이 연구를 확장하여 젊은 성인을 안정된 고령자 및 균형에 문제가 있는 고령자와 비교하였다(Chandler et al., 1990; Lin & Woollacott, 2002). 그림 9.4는 이들 연구에서 알게 된 몇 가지 효과를 요약하고 있다. 그림 9.4A는 젊은 성인, 건강한 고령자 및 균형과 넘어짐에 문제가 있는 고령자에서 뒤쪽으로의 흔들림을 야기하는 앞쪽으로의 플랫폼 움직임에 대한 반응(개별적인 시도에서부터)의 예를 보여주고 있다. 앞정강근 및 넙다리네갈래근의 자세근육의 수축 시작이 안정된 고령자에 대해서 그리고 그 다음으로 불안정한 고령자에 대해서 차츰 늦어

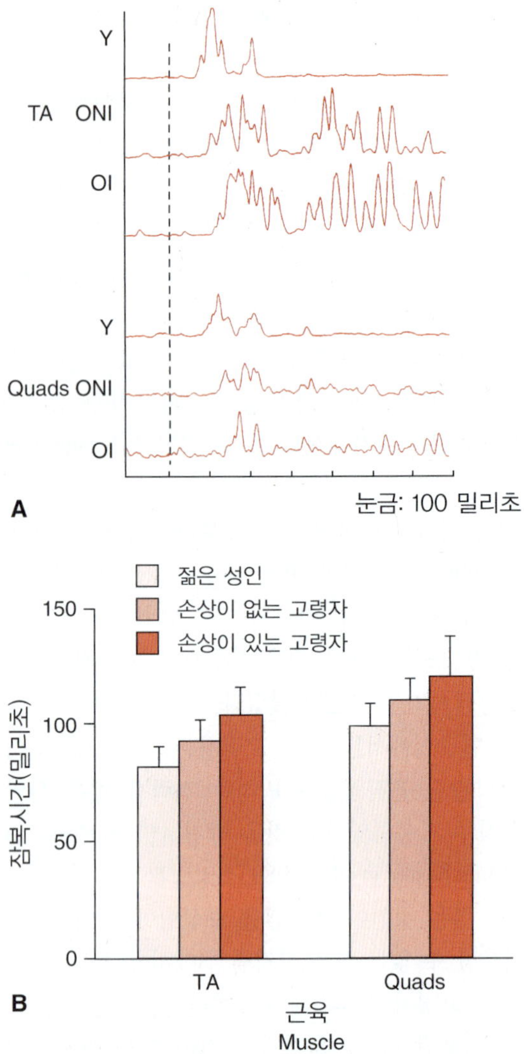

그림 9.4 고령자에서의 근육반응 협동작용 타이밍 변화. **(A)** 젊은 성인(Y), 건강한 고령자(손상이 없는 고령자, *ONI* = older nonimpaired), 그리고 균형과 넘어짐에 문제가 있는 고령자(손상이 있는 고령자, *OI* = older impaired)에서 뒤쪽으로의 흔들림을 야기하는 앞쪽으로의 플랫폼 움직임에 대한 근육반응의 예. 앞정강근(*TA*)과 넙다리네갈래근(*Quads*)의 자세근육에 대한 시작 잠복시간은 안정된 고령자(*ONI*) 그리고 그 다음에 불안정한 고령자(*OI*)의 순서로 점진적으로 늦어진다는 것에 주목하기 바란다. **(B)** 각각의 실험대상자 집단의 앞정강근과 넙다리네갈래근에 대한 평균 반응시작 잠복시간을 보여주는 그래프이다.

진다는 것에 주목하기 바란다. 그림 9.4B는 각 집단의 모든 개인에 대한 평균 근육수축 시작을 나타내고 있다.

회전하는 동안에 균형 조절을 유지하는 것은 고령자에게는 어려우며 넘어짐으로 이어질지도 모른다. Mileti와 동료들(2019)은 비정상적 반응성 자세반응은 이 어려움에 기여하는 요인일지도 모른다는 것을 관찰하였다. 젊은 성인과 고령자는 움직일 수 있는 플랫폼에 의해 제공된 외부의 지속적인 한쪽으로 기우뚱해지는 외부교란을 받았다. 고령자는 젊은 성인과 비교해서 질량중심 전위의 감소는 물론, 신체분절 및 관절의 수평회전의 상당한 감소가 있었다. 저자들은 이 더 보수적이고 덜 불안정하게 만드는 동작은 신체능력의 저하를 보상하기 위해 고령자가 사용하는 더 신중한 자세전략일지도 모른다는 것에 주목하고 있다.

게다가, 고령자는 젊은 성인보다 반응성 자세반응의 변동성이 더 컸다.

적응의 변화: 변화하는 과제와 환경에 대한 움직임의 수정 *Changes in Adaptation: Modifying Movements to Changing Tasks and Environments*

이들 초기의 연구에서는 단일 크기의 균형위협에 대응한 연령관련 변화에 대한 정보를 제공하였다. 고령자에서의 이들 자세반응 특성의 변화는 초기의 문헌에서 시사된 것처럼, 자세근육반응의 효율 저하의 지표에 불과할 가능성이 있다. 그러나, 이들 변화의 몇 가지는 근육의 약화, 발목관절 감각의 감소, 또는 관절의 뻣뻣함과 같은 노화와 연관성이 있는 특정 제약에 적응하는 하나의 방법으로서, 젊은 성인에서 볼 수 있는 것과는 다른 반응전략을 사용하는 고령자 때문일 가능성도 있다. 예를 들어, 균형조절에서 엉덩관절 움직임을 사용하는 방향으로 옮겨가는 것은 발목근육의 근육 약화와 발목관절에서 다량의 힘을 발생시킬 수 없다는 것 때문일지도 모를 가능성이 있다(Horak et al., 1989; Manchester et al., 1989). 이것은 고령자가 발목에서의 근육반응 능력을 넘어서는 큰 균형위협을 받을 때 더 명확히 볼 수 있을지도 모른다. 게다가, 균형문제가 있는 고령자는 신경계 및 근골격계 내에서 더 극심한 제약을 나타낼지도 모르고 따라서 더 한정된 반응능력을 나타낼지도 모른다.

이 의문을 더 탐구하기 위해, 연구에서는 변화하는 균형조건이 수반되는 환경상황을 시뮬레이션하기 위해, 크기와 속도가 증가하는 균형 위협이 있는 동안에 균형이 잘 잡힌 고령성인과 안정성이 떨어지는 고령자 양쪽에 대한 반응특성을 조사하였다(Lin & Woollacott, 2002; Lin et al., 2004). 젊은 성인(평균 [±표준편차] 연령, 25±4세) 및 고령자가 연구를 위해 지역사회로부터 모집되었다. 고령자(평균연령 75±4세)는 세 가지 임상 균형 검사에 대한 득점에 따라 안정된 집단과 불안정한 집단으로 나뉘었다(Berg[Berg et al., 1992], Dynamic Gait Index[Shumway-Cook & Woollacott, 1995], and self-perceived balance ability).

작거나 또는 느린 외부교란에 반응하여, 자세근육 활동의 시작은 젊은 성인과 비교하여 고령자의 양쪽 집단에서 지연되었으나, 크고/빠른 외부교란에 대해서는 불안정한 고령자만이 근육의 시작 지연을 보여주었다. 이것은 안정된 고령자가 작거나 또는 느린 외부교란의 시작을 감지하는 데에 어려움이 있었으나 큰 크기조정 요인(scaling factors)에 대해서는 적절히 보상할 수 있었다는 것을 시사하고 있다.

큰 외부교란에 대응하여, 고령자의 양쪽 집단은 젊은 성인과 비교하여 진폭이 작은 근육반응을 나타냈다. 작은 외부교란에 대응하여, 불안정한 고령자만이 작은 진폭의 근육반응을 나타냈으며, 이것은 안정된 고령자와 불안정한 고령자 양쪽이 젊은 성인과 비교하여 제한된 반응 능력을 나타낸다고 시사하고 있으나, 이것은 균형 위협이 커질 때까지는 안정된 고령자에서 분명하지 않다.

고령자는 균형 위협에 대응하여 높은 비율의 최대 수의적 능력을 사용하고 있었는가? Lin과 Woollacott(2002)는 외부교란이 있는 동안 자세반응의 진폭을 장딴지근의 최대 수의수축의 진폭과 비교하였다. 그림 9.5는 작은 외부교란에 대해서, 젊은 성인과 안정된 고령자가 같은 양의 최대 능력(약 20%)을 사용하였으나, 불안정한 고령자는 상당히 더 많이(약 40%) 사용하였다. 외부교란 속도가 40㎝/초로 증가함에 따라, 안정된 고령자는 또한 젊은 성인보다 상당히 많은 양의 최대 능력을 이용한다는 것을 보여주었다.

신경근육 반응의 이들 연령과 관련된 변화는 균형을 회복하는 동안의 행동변화와 어떻게 상호 연관성이 있었는가? 발의 내디딤을 필요로 하지 않는 매우 작거나 느린 외부교란 조건에 대해서조차도, 이들 집단에서 사용된 전략에는 분명한 차이가 있었다. 안정된 고령 성인과 불안정한 고령자 양쪽은 젊은 성인보다 발목이 우세한 반응은 상당히 적게 사용하고 엉덩관절이 우세한 반응은 많이 사용하였다. 또한, 불안정한 고령자는 무릎을 굽히거나 팔을 사용해서 균형을 잡는 것 같은 대체전략을 사용한다. 이들의 차이는 빠른 외부교란에 대해 증가하였으며, 고령자는 젊은 성인이 여전히 제자리 반응(in-place response) (발목관절 및 엉덩관절에서)을 사용하고 있을 때, 유의미한 비율의 발의 내디딤 반응을 나타냈다.

이들의 차이는 젊은 성인, 안정된 고령자 및 불안정한 고령자의 플랫폼 외부교란에 반응하여 COP 변화를 보여주는 정량적 데이터에서도 볼 수 있다. 그림 9.6은 젊은 성인에게 플랫폼 외부교란이 주어졌을 때, COP를 안정된 위치로 효율적으로 되돌렸지만, 안정된 고령자 및 불안정한 고령자는 각각 안정된 자세가 되기 전에 COP의 진동을 더 많이 나타냈고, 불안정한 집단은 COP의 가장 큰 전위(일탈)를 나타냈다. 이것은 COP가 안정화에 이르기 위한 시간의 증가를 수반하였다. 이들 변수의 증가에도 불구하고, 이 집단 사이의 피크 질량중심(COM) 전위의 차이는 없었다는 것은 흥미롭다(Lin et al., 2004). 이것은 각 집단이 상당히 낮은 COM 전위를 유지하는 것을 지향하였고, COM 전위가 이 지점을 넘어서면, 고령자는 단순히 전략을 바꿔서 발을 내디뎠다는 것을 시사하고 있다.

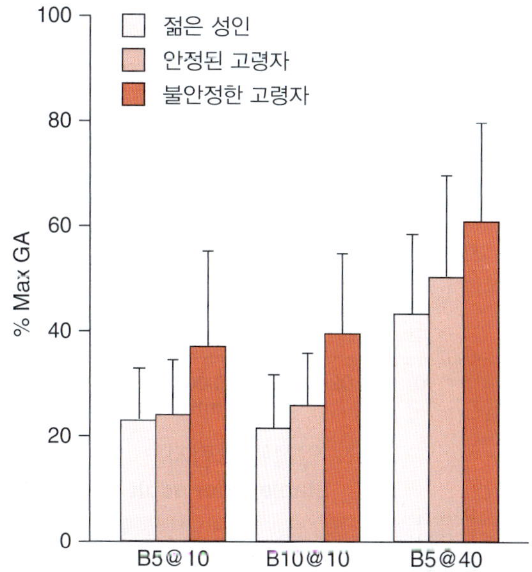

그림 9.5 안정된 젊은 성인, 안정된 고령자 및 불안정한 고령자가 최대한 발끝으로 서 있을 때(상딴지근의 최대 능력)와 서로 다른 크기와 속도의 균형 위협에 대응할 때의 같은 간격에 대한 자세반응의 진폭(IEMG)을 비교한 것이다. 작은 외부교란에 대해서, 젊은 성인과 안정된 고령자는 같은 양의 최대 능력(약 20%)을 사용하였으나, 불안정한 고령자는 상당히 더 많은 양의 최대 능력(약 40%)을 사용하였다는 것에 주목하기 바란다. 외부교란 속도가 40㎝/초로 증가함에 따라, 안정된 고령자는 또한 젊은 성인보다 상당히 많은 양의 최대 능력을 이용하였다는 것을 보여주었다. GA=장딴지근; B5@10, 10㎝/초에서 5㎝ 뒤쪽으로의 외부교란; B10@10, 10㎝/초에서 10㎝ 뒤쪽으로의 외부교란; B5@40, 40㎝/초에서 5㎝ 뒤쪽으로의 외부교란. (Lin S-I, Woollacott MH. Differentiating postural responses following dynamically changing balance threats in young adults, healthy older adults and unstable older adults. electromyography. J Mot Behav 2002;34:42. Figure 5에서 변경).

외부교란에 대한 자세반응 특성의 연령관련 변화의 원인은 무엇일까? 임상검사에서는 근력은 검사한 대부분의 근육에 대해서 젊은 성인과 안정된 고령자보다 불안정한 고령자가 상당히 낮았다는 것을 보여주었다. 이에 더해서,

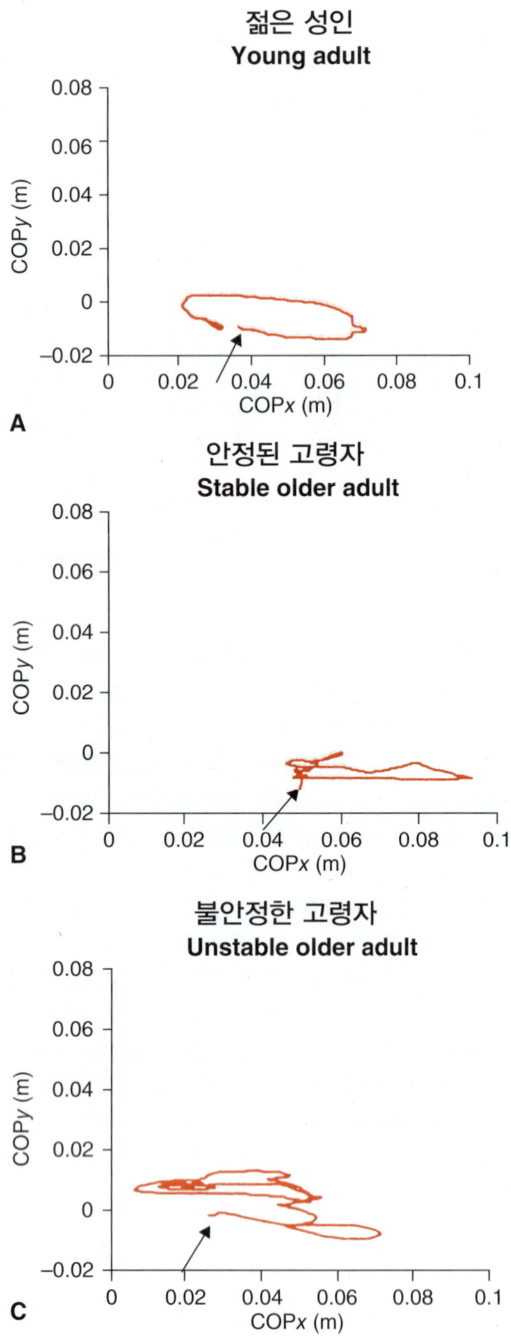

그림 9.6 그래프는 젊은 성인(**A**), 안정된 고령자(**B**), 불안정한 고령자(**C**)에 대한 외부교란 시작에서부터 외부교란 후 2초까지의 COP 궤적(x좌표와 y좌표)을 나타내고 있다. 화살표는 외부교란 시작을 나타내고 있다. COP 궤적은 불안정한 고령자가 2초 이내에 더 많은 움직임을 보여주고 있다는 것에 주목하기 바란다

(Lin S-I, Woollacott MH, Jensen J. Differentiating postural responses following dynamically changing balance threats in young adults, healthy older adults and unstable older adults: kinematics and kinetics. Aging Clin Exp Res 2004;16:373, Figure 4에서 허가를 받아 재게재).

검사한 근육의 힘은 검사한 거의 모든 근육에 대해서 세 가지 기능적 균형 검사의 득점과 상당히 상관성이 있다는 것을 알게 되었다.

균형 수행능력과 감각/운동계 기능 사이의 상관성을 조사한 다른 연구에서는 시력, 낮은 진동촉각 문턱값, 등척성 근력 및 높은 심리운동성 속도(psychomotor speed) (반응시간 [RT] 및 운동시간) 사이의 유의미한 상관성을 보여주었다(Era et al., 1996; Kristinsdottir et al., 2001).

예를 들어, Craig와 Doumas(2019)는 고령자에서 움직이고 있는 지지체(support)에서부터 안정된 지지체로 이행될 때에 목격된 자세의 잔존효과(aftereffects)가 플랫폼 안정화의 인지 지연을 수반하는지 어떤지를 조사하였다. 그들은 고령자가 플랫폼 안정화를 지각하는 데에 젊은 성인의 5배의 시간이 걸렸고, 이것은 넘어지기 쉬운 고령자에서 더 현저하다는 것을 발견하였다. 이들의 결과는 고령자(특히, 넘어지는 사람)의 감각 재통합 능력이 낮고 균형조절을 더욱 방해할 수 있다는 것을 시사하는 연구를 더욱 뒷받침한다.

지지기저면 전략의 변화: 발의 내딛기와 팔 뻗기

Change in Base-of-Support Strategies: Stepping and Reaching

균형을 회복하는 동안에 보상적 발의 내딛기가 언제 넘어짐을 야기하는가? 표 9.1에는 노화와 넘어짐의 위험성 증가에 관계되는 보상적 발의 내딛기와 팔 뻗기 반응의 특징을 보여주고 있다(Maki & McIlroy, 2006). 균형을 회복하는 동안 첫 내딛기 반응 후에 한 걸음 또는 그 이상 추가적으로 발을 내딛는 것은 노화와 넘어짐의 위험성 양쪽과 연관성이 있다는 것에 주목하기 바란다. 게다가, 고령자는 이들 반응적인 발 내딛기의 실행에 결함이 있으며, 이것은 넘어짐 위험성의 상승과 연관성이 있을지도 모른다(Shulman et al., 2019). 옆으로 발 내딛기 시퀀스(side-step sequence: SSS)를 사용하는 것은 교차 발 내딛기(cross-over step: COS)와 비교하여 더 빈번하게 균형회복을 가져온다(Borrelli et al., 2019a). 따라서, 회복하는 동안의 SSS는 노화와 연관성이 있으나, 옆쪽으로의 발 내딛기를 하는 동안에 지속적으로 다리가 부딪히는 것은 노화와 넘어짐의 양쪽과 연관성이 있다. 마지막으로, 팔을 뻗어-잡기 운동을 느리게 시작하여 시행하는 것은 노화 및 넘어짐의 양쪽과 연관성이 있다. 균형을 회복하는 동안에 다양한 발 내딛기가 존재한다는 것도 Mille 등(2013)에 의해 보고되었으며, 그들은 고령의 넘어진 사람 중에서 옆방향의 불

표 9.1 노화 및 넘어짐의 위험성 증가와 관련된 보상적 발 내딛기와 팔 뻗기 반응의 특징

반응의 특징	예	유의미한 연관성이 있다	
		노화	넘어짐의 위험성
발 내딛기 반응(stepping reactions)			
첫 발의 내딛기 후에 추가로 한걸음 또는 그 이상 내딛는다.	주: 화살표는 넘어짐 동작의 방향 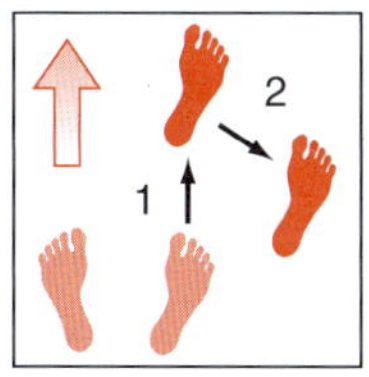	있다	있다(AP falls) (앞뒤 쪽으로 넘어짐)
한걸음 또는 그 이상의 옆쪽으로의 내딛기와 더불어 앞쪽 또는 뒤쪽으로의 내딛기 반응이 뒤따른다.		있다	있다(ML falls) (안·가쪽으로 넘어짐)
옆쪽으로의 발 내딛기 반응을 하는 동안, 교차 내딛기(crossover step: COS)보다는 옆으로 내딛기(side-step sequence: SSS)를 사용하는 경향이 있다.	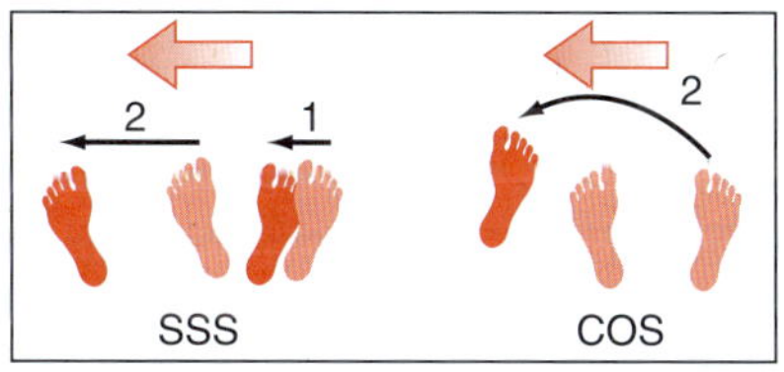	있다	없다
옆쪽으로의 내딛기를 하는 동안 지속적으로 다리가 부딪힌다(입각자세 동안 그러나 특히 제자리걸음을 할 때)	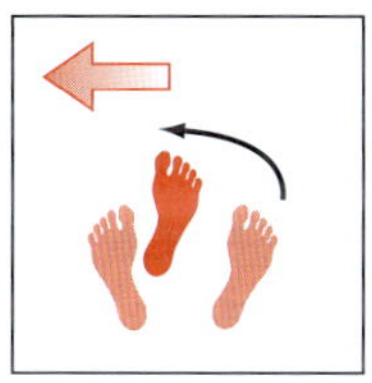	있다	있다(AP falls) (앞뒤 쪽으로 넘어짐)
팔 뻗기 반응(reaching reactions)			
팔을 움직이지 않도록 지시하였음에도 불구하고 팔의 움직임을 시작한다.		있다	있다(AP falls) (앞뒤 쪽으로 넘어짐)
팔을 뻗어-잡기 움직임을 느리게 시작하여 시행한다.		있다	있다(all falls) (전체방향으로 넘어짐)

AP, 앞뒤 쪽; ML, 안·가쪽

(Maki BE, McIlroy WE. Control of rapid limb movements for balance recovery: age-related changes and implications for fall prevention. Age Ageing 2006;35-S2:ii 14에서 변경.)

안정성으로부터 회복하는 동안의 다리사이 부딪힘이 넘어지지 않는 사람과 젊은 성인과 비교하여 증가하였다는 것에 주목하였다.

균형이 손상된 고령자 사이에서 다양한 내딛기 필요성의 기저에 있는 잠재적 기전은 무엇인가? Ochi 등(2014)은 넘어진 경력이 있는 경우와 없는 경우의 고령 여성(평균연령 81세)에서의 발 내딛기 반응의 특징을 조사하기 위해 EMG를 사용하였다. 넘어진 경력이 있는 고령자는 넘어지지 않은 사람과 비교하여 보폭(step length)이 짧고 보행속도가 느렸다. 장딴지근이 피크에 도달하는 EMG 시간은(이것은 발을 지면에서 떼기 전에 박차고 나가는 힘을 제공한다) 넘어지는 사람에서 느렸고 발을 내딛는 동안에 작용근과 대항근의 동시 활성화의 증가가 있었다. 저자들은 넘어지는 고령자 중에서 근육 활성화 패턴에서의 기능장애는 단일의 내딛기를 사용하여 안정성을 회복할 수 없는 원인이 된다는 것을 시사하고 있다.

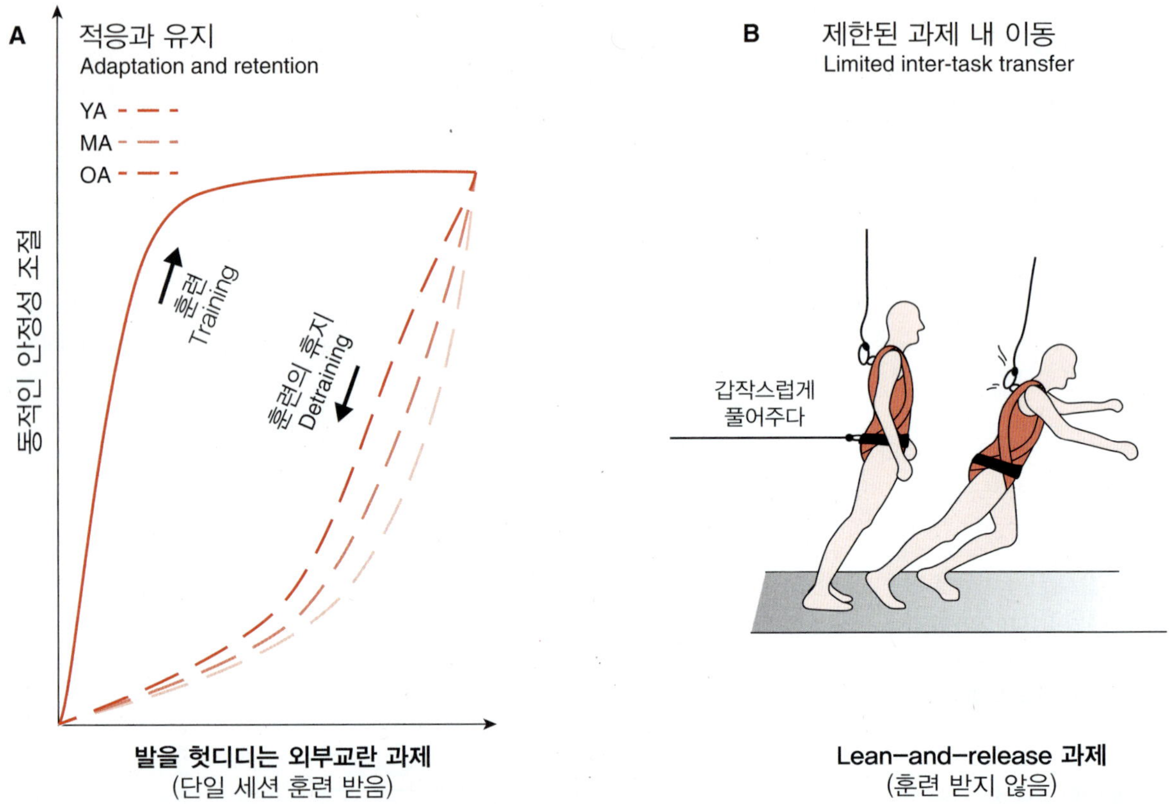

그림 9.7 반응성 균형조절의 적응성에 대한 개략도. **(A)** 젊은 성인(*YA*), 중년의 성인(*MA*) 및 고령자(*OA*)에서의 발의 헛디딤 외부교란(trip-perturbation) 훈련으로 인한 균형회복반응 적응의 관찰된 유사한 비율과 규모에 의해 나타낸 것처럼, 반응 안정성의 획득은 연령과 관계가 없다(훈련). 학습의 유지는 나이가 듦에 따라 감소한다(훈련의 휴지). **(B)** 발의 헛디딤 외부교란 훈련에 대한 적응은 반응성 안정성 조절 기전의 유사성에도 불구하고 훈련받지 않은 균형 과제(lean-and-release 과제)로 이동하지 않는다. (König M, Epro G, Seeley J, et al., Retention and generalizability of balance recovery response adaptations from trip perturbations across the adult life span. J Neurophysiol. 2019;122:1890, Figure 6.에서 변경).

발의 내딛기를 필요로 하는 외부교란에 반복해서 노출되면, 균형을 회복하기 위해 최초에 다양한 내딛기를 사용한, 몇몇 고령자는 네 번째의 시도까지에는 단일의 내딛기를 사용할 수 있도록 반응에 적응한다(Barrett et al., 2012). 그러나, 이 유형의 적응이 어느 정도 유지되는지는 분명하지 않다. 따라서, 현실세계에서의 넘어짐(네 번째 시도가 아니라 첫 번째 시도에서 일어나는)을 방지하는 것과의 관련성은 불확실하다. 예를 들어, König와 동료들 (2019)에 의한 또 다른 연구에서, 고령자는 보행 중에 반복되는 발을 헛디디는 것 같은 외부교란에 적응하는 능력을 갖고 있었으나(단일의 회복 발 내딛기 후의 안정된 입각자세를 유지함으로써) 젊은 성인과 비교하여 첫 번째 시도 동안에 더 회복 발 내딛기가 필요하였다.

그럼에도 불구하고, 고령자는 반복되는 시도를 경험한 지 14주 후에 최초에 획득한 회복 반응의 적응을 유지할 수 없었고 훈련의 최초의 시도와 마찬가지로, 그들은 하나 이상의 발 대딛기를 필요로 하였다. 게다가, 모든 성인에 대해서, 외부교란 훈련은 반응성 보행의 안정성에서의 양쪽 과제의 유사성에도 불구하고, 훈련되지 않은 lean-and-release(역주: 케이블로 지지되어 있는 상태에서 앞쪽으로의 기울임에서부터 갑자기 풀어주는 기법)의 과제로 일반화되지 않았다. 저자들은 반응성 균형조절이 빠르고 과제 특이적이며 연령과 무관하다는 가설을 세웠으나, 이들 학습효과의 유지는 연령에 좌우되고 과제 사이의 이동이 제한적이다(이것은 그림 9.7에서 설명된다).

발 내딛기 반응과 마찬가지로, 성인은 갑작스런 균형상실에 의해 유발되는 팔의 반응을 나타내어 보일지도 모른다. 난간이 있는 경우, 이들 팔의 반응은 흔히(71%) 팔을 뻗어 잡기 반응을 수반한다. 그러나 난간이 없는 경우, 유발된 팔의 움직임은 넘어짐 동작을 상쇄하기 위해(27%) 또는 충격으로부터 보호하기 위해(13%) 발생한다. 따라서, 이들 팔의 반응은 과제 조건에 좌우되고 보호반응은 비교적 드물다(Borrelli et al., 2019b). 고령자는 이들 팔의 반응의 지연을 나타내어 보인다. Komisar와 동료들(2019)은 성인이 로봇 플랫폼에 탑재한 8°의 경사면을 따라 걷는 동안의 팔을 뻗어 잡기 균형반응의 시간과 속도를 검사하였다. 그들은 노화가 느린 EMG 잠복시간, 손의 가속시간의 감소 및 손의 감속시간의 증가와 연관성이 있다는 것을 알았다.

또한 지팡이를 짚는 것은 균형회복 동안에 난간을 잡는 것을 방해한다는 것에 주목하는 것도 중요하다(Bateni et al., 2004a, 2004b). 실험대상자가 지팡이나 또는 단지 지팡이 맨 윗부분만을 잡았을 때, 그들은 난간에 거의 팔을 뻗을 수 없었고, 난간에 닿지 않았을 때, 균형은 상실되었다. 이것은 우리가 손에 무언가를 들고 있을 때, 신경계는 균형을 도우려고 팔을 뻗기보다는 들고 있는 물건을 우선으로 한다.

요약하면, 이들 데이터는 균형문제가 있는 경우와 없는 경우의 고령자는 자세조절에 영향을 주는 운동계의 변화를 나타내고 이들이 균형을 유지할 수 없게 되는 하나의 큰 원인이 된다는 것을 시사하고 있다. 이들 운동계 변화의 일부에는 (a) 근육 약화; (b) 불안정성에 반응하여 활성화된 협동근육 사이의 손상된 타이밍과 조직화, (c) 변화하는 과제와 환경요구에 대응하여 균형을 유지하기 위한 움직임에 적응하는 능력의 한계가 포함된다.

반응성 균형의 임상적 의미
Clinical Implications of Reactive Balance

연구에 따르면 고령자의 반응성 균형조절에 대한 다음의 측면을 평가하는 것이 중요하다고 시사하고 있다: (a) 균형회복을 위해 사용된 운동 전략의 유형(예를 들어, 제자리에 있기와 발 내딛기의 사용[단일 및 다양한 발 내딛기 사용을 포함하는] 전략 또는 팔 뻗기 전략 사용); (b) 반응의 타이밍과 속도(예를 들어, 환자가 균형을 회복하기 전에 복장뼈를 살짝 밀었을 때 오랜 시간 동안 흔들리는가?); (c) 근육 활성화의 순서(이것은 균형을 회복하는 동안에 무릎꺾임과 같은 관절사이 협응 문제를 조사함으로써 볼 수 있다); (d) 적응(예를 들어, 도수적 외부교란의 크기 변화에 대한 반응을 수정하는 능력).

예측성 자세조절의 변화
Changes in Anticipatory Postural Control

자세조정은 수의운동을 시행하기 전에 신체를 안정시키기 위해 적극적인 방법으로 사용되는 일이 흔히 있다. 70대 및 80대의 성인은 물건을 들어 올리거나 운반하는 것 같은 계속 진행되는 수의운동에 균형조정을 통합하는 능력의 일부를 상실하였기 때문에 조작이 더 어려워지기 시작할지도 모른다. 따라서, 수의운동의 상황 속에서 연령이 자세반응을 적극적으로 사용하는 능력에 미치는 영향을 연구하는 것이 중요하다. 대부분의 넘어짐은 걷기, 물건을 들어 올리기, 물건의 운반과 같은 이들 동적인 조건 하에서 일어난다.

예측성 자세 조정에서의 연령과 관련된 변화를 연구하는 최초의 연구자의 한 사람은 러시아의 Man′kovskii이었다(1980년). 그는 한쪽 다리를 무릎에서 굽히고(작용근 반응) 한편 다른 쪽 다리는 쾌적하면서도 빠른 속도로 지지하기 위해(자세반응) 사용하는 난순한 과제를 수행할 것을 요구받은 젊은 성인(19~29세), 중년 성인(60~69세) 및 노인 고령자(90~99세)에 대해서 예측성 자세반응과 작용근(수의적) 반응의 특성을 비교하였다. 중년 고령자 및 노인 고령자 양쪽 모두가 쾌적한 속도에서의 움직임을 위해 자세근육(반대쪽 넙다리곧은근) 및 작용근(같은 쪽 넙다리두갈래근) 양쪽 근육반응 시작의 지연을 보였으나, 이 지연은 균형을 상실할 개연성의 증가를 초래하지는 않았다.

그러나, 그림 9.8에서 보여주는 것처럼, 빠른 속도에서, 중년의 성인 및 노인 고령자의 양쪽에 대해서: (a) 자세근육과 작용근 사이의 상관관계가 감소하였고, (b) 자세근육과 작용근에 대한 반응시작 사이의 시간감소가 있었다. 노인 고령자에서, 자세근육과 작용근은 거의 동시에 활성화되었다. 작용근이 활성화되기 이전에 자세근육을 충분히 활성화할 수 없는 것은 많은 시도에서 균형의 상실을 야기하였다(Man′kovskii et al., 1980).

제7장에서, 우리는 건강한 젊은 성인에서, 입각자세 균형조절 중에 활성화되는 같은 자세반응의 협동작용은 서 있는 동안에 수의운동을 만들어내기 전에 예측적인 방법으로 활성화된다고 언급하였다. 따라서, 젊은 성인이 손잡이를 잡아당기도록 요구받으면, 먼저 장딴지근이 활성화되고, 이어서 뒤넙다리근, 몸통 폄근이 활성화되며, 그 다음에 작용근 즉, 위팔두갈래근이 활성화된다. 수축 시작의 지연 또는 이들 자세 협동작용의 활성화 순서의 붕괴는 고령자가 물건을 들어 올리는 것 같은 움직임을 만들어내는 능력에 영향을 미칠 수 있다. 실험은 고령자가 예측적 방법으로 자세근육 반응 협동작용을 활성화시키는 능력의 연령과 관련된 변화를 조사하기 위해 시행되었다(Frank et al., 1987; Inglin & Woollacott, 1988).

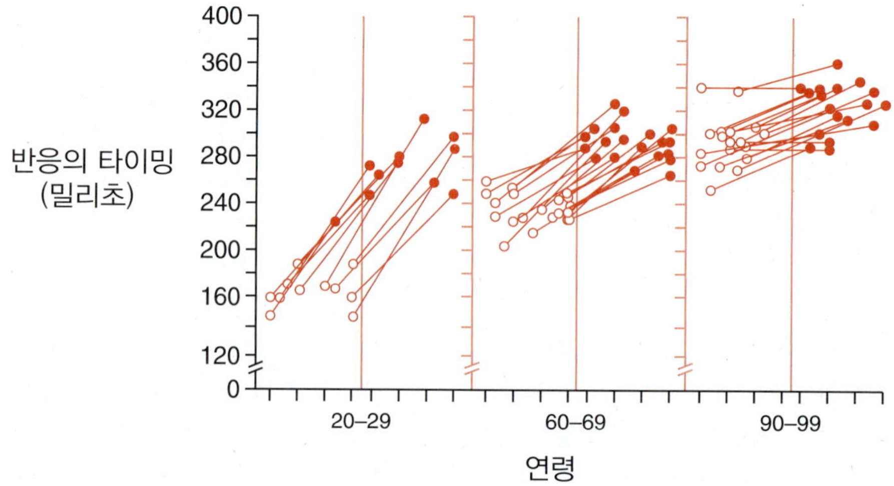

그림 9.8 20~29세, 60~69세, 90~99세의 세 가지 연령 범주에서의 개인에 대한 예측성 자세반응(*색칠하지 않은 원*)과 작용근(수의적) 반응(*색칠한 원*)의 타이밍. (Man'kovskii NB, Mints AY, Lysenyuk VP. Regulation of the preparatory period for complex voluntary movement in old and extreme old age. Hum Physiol. 1980;6:49, Figure 2.에서 변경).

하나의 연구에서, 서 있는 젊은 성인(평균연령 26세) 및 고령자(평균연령 71세)가 시각 자극에 반응하여 어깨 높이로 조정된 손잡이를 밀거나 잡아 당겼다. 이 연구결과는 자세근육의 수축 시작이 복잡한 반응시간의 과제에서 활성화되었을 때 젊은 성인보다 고령자에서 유의미하게 길었다는 것을 보여주었다. 또한 수의근의 시작 시간이 연령과 관련하여 크게 지연되었다. 시스템 관점에 따르면, 고령자의 수의적 반응시간(RT) 지연은 이미 지연되고 약한 자세근육에 의한 고도의 안정화의 필요성 또는 수의적 조절 시스템 그 자체의 지연의 어느 것인가에 의해서 야기될 수 있다. 젊은 성인과 고령자 사이의 시작 시간의 절대적 차이는 자세근육에 대해서보다 수의근에 대해서 더 컸기 때문에, 고령자에서는 양쪽의 시스템에서 지연이 있을지도 모른다(Woollacott et al., 1988).

고령자가 앉은 자세에서 선 자세가 되는 과제에서 예측성 및 반응적 자세조절 사이의 상호작용에 대한 연구에서(Pai et al., 2003), 고령자는 그들이 의자에서 일어설 때 예기치 않은 앞쪽으로의 미끄러짐이 주어졌다. 반복적인 시험으로, 고령자는 안정성을 개선하기 위해 미리 적응적 조정을 시행하였다는 것(예측성 조절)을 알게 되었다. 미끄러짐 시험과 미끄러짐 방지 시험의 양쪽에 노출되었을 때, 고령자는 양쪽의 조건하에서 안정성을 개선하는 최적의 움직임을 선택하기 시작하였다. 저자들은 질량중심(COM) 안정성 한계의 내부 표현이 안정성의 예측성 조절에서의 개선을 유도한다고 가정한다면 이들의 결과가 설명될 수 있다는 것을 시사하고 있다.

또 다른 연구에서는 고령자에서의 예측성 자세조절과 정상상태 자세조절 사이의 상호작용에 대해 조사하였다(Kasahara & Saito, 2019). 저자들은 시각적인 단서가 주어졌을 때에 압력중심의 앞쪽으로의 움직임을 가능한 한 빨리 수행하면서 힘판 위에 서 있는 참여자를 검사하였다. 다음으로, 참여자는 압력중심의 위치를 모니터 상의 표적 위치와 가능한 한 정확하게 일치시키기 위해 신속하게 멈출 필요가 있었다. 고령자집단의 반응과 움직임 시간이 젊은 성인집단보다도 상당히 길었다. 게다가, 추진과 제동의 시퀀스가 고령자집단에서 더 길었다.

이들 연구의 결과는 많은 고령자가 특히 사전연습이 없이, 예측성 자세조정을 신속하고 동시에 효율적으로 시행하는 것에 문제가 있다는 것을 시사하고 있다. 물건을 들어 올리는 것이나 운반하는 것과 같은 수의적 움직임 과제와 관련하여 신체를 안정화할 수 없는 것은 많은 고령자에서 넘어짐의 주된 원인일지도 모른다.

예측성 균형의 임상적 의미
Clinical Implications of Anticipatory Balance

손상된 예측성 자세활동의 유병률(prevalence)과 그것이 수의적 기능과제의 수행에 미치는 악영향은 늙어가는 성인을 평가하는 것은 균형조절의 중요한 측면이라는 것을 시사하고 있다. 기능적 팔 뻗기 시험(Functional Reach Test)과 같은 예측성 자세조절을 평가하기 위한 임상적 검사는 11장에서 논의된다.

감각계/지각계의 노화
AGING IN THE SENSORY / PERCEPTUAL SYSTEMS

자세와 균형조절에 중요한, 감각계의 변화는 사람이 나이를 먹음에 따라 안정성 저하에 어떻게 기여하고 있는 것일까? 다음의 절에서는 개별 감각계 내에서의 변화를 검토하고 이들의 변화가 균형 상실로부터 회복하는 능력은 물론 정적 입각자세에서의 안정성에 어떻게 영향을 미치는가를 조사한다.

개별 감각계에서 일어나는 변화
Changes in Individual Sensory Systems

몸감각 *Somatosensory*

연구에서는 엄지발가락에서 *진동*감각 문턱값이 90세까지에 3배로 증가한다는 것을 보여주었다(Kenshalo, 1979). 일반적으로 진동 문턱값은 팔에서보다는 다리에서 더 증가한다. 실제로, 몇 가지 사례에서, 연구자는 많은 고령의 실험대상자가 그 부위에서 감각을 지각할 수 없었기 때문에, 발목으로부터의 진동반응을 기록할 수 없다고 보고하였다(Whanger & Wang, 1974).

많은 연구에서는 촉각자극에 대한 문턱값(Bruce, 1980; Kalisch et al., 2009) 또는 수동적 동작(Barela et al., 2018)에 의해 측정될 때, *촉각* 민감도가 연령과 더불어 감소한다는 것을 보여주고 있다. 연구자는 마이스너 종말기관과 파치니 소체에 의해 매개되는 미세한 접촉 및 압력 또는 진동감각이 저하한다는 것을 문서화하였다. 노화는 마이스너와 파치니 소체의 양과 질의 양쪽에 영향을 준다. 그러나, 기능적인 영향은 주로 상실된 수용기의 수에 의해서 결정된다고 생각되고 있다. 수용기의 상실에 더해서, 말초의 수용기를 신경지배하는 감각섬유의 30%까지 감소가 있고, 이것은 말초신경병증을 야기한다. 몸감각의 결여는 기능적 및 주관적 균형 문제와 고령자의 넘어짐 위험성 증가의 한 원인이 된다(Hafström, 2018). 그럼에도 불구하고, 촉각입력을 추가하면 고령자의 넘어짐 방지에 도움이 된다. 예를 들어, Oates와 동료들(2020)에 의한 연구는 고령자에서, 보행 중에 난간에 가볍게 접촉하는 것을 통해, 추가된 촉각입력의 영향을 조사하였다. 그들은 촉각 입력을 추가하면, 보다 신중한 보행 패턴, 균형과 보행 패턴의 개선 및 근육활동의 증가를 가져온다는 것을 발견하였다.

이러한 말초신경병증은 시각계 및 안뜰계와 같은 다른 감각계에 대한 의존성을 증가시키는 원인이 된다. 말초신경병증에 의해 야기된 몸감각 결손이 있는 환자에서의 자세반응을 조사하는 연구에서는 플랫폼 외부교란에 반응하여 근육반응 시작 잠복시간의 유의미한 지연과 자극의 크기와 관련하여 반응의 크기를 조정할 수 없음을 보여주었다. 그림 9.9A는 플랫폼 외부교란에 반응하는 말초신경병증이 있는 환자와 건강한 실험대상자로부터의 근전도를 보여주고 있다. 그림 9.9B는 건강한 실험대상자와 신경병증이 있

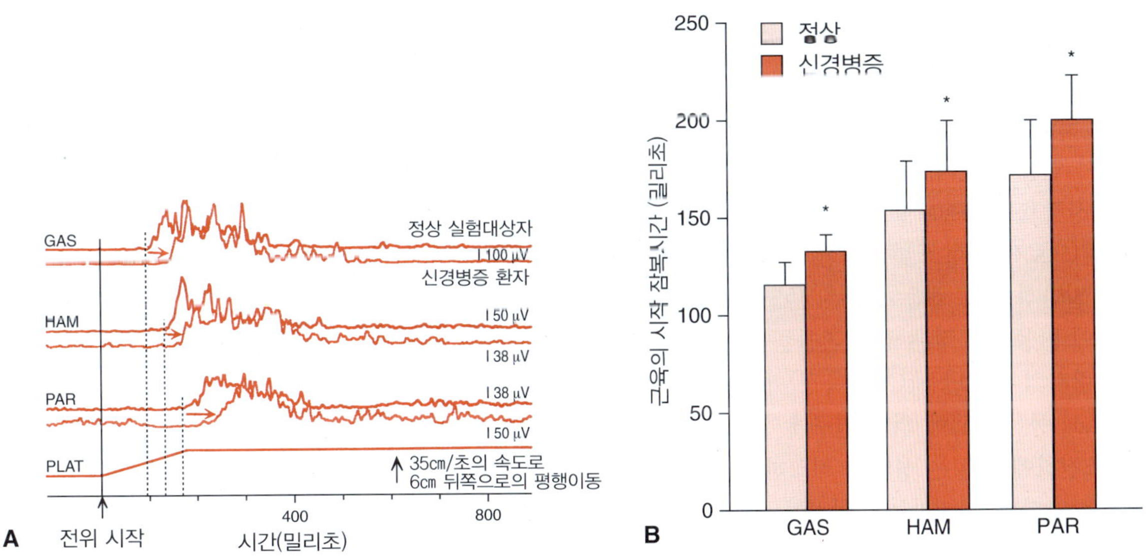

그림 9.9 **(A)** 플랫폼 외부교란에 반응하는 말초신경병증이 있는 환자와 건강한 실험대상자의 다리와 몸통 근육의 근전도. 기록된 모든 근육으로부터의 근전도는 동등하게 느리다는 것에 주목할 것. *GAS*, 장딴지근; *HAM*, 뒤넙다리근; *PAR*, 척주주위근; *PLAT*, 플랫폼의 전위. **(B)** 대조군(정상)과 말초신경병증이 있는 환자의 GAS, HAM, PAR 근육의 평균 시작잠복시간(Inglis JT, Horak FB, Shupert CL, et al. The importance of somatosensory information in triggering and scaling automatic postural responses in humans. Exp Brain Res 1994;101:161에서 허가를 받아 재게재).

는 실험대상자의 근육반응 시작 잠복시간을 비교하고 있다. 기록된 모든 근육으로부터의 근전도는 동등하게 느리다는 것에 주목하기 바란다(Inglis et al., 1994). 다발성경화증이 있는 환자는 말초신경병증이 있는 환자와 마찬가지의 문제를 나타내고 있다(Jackson et al., 1995; Nelson et al., 1995).

게다가, 골관절염과 이에 수반되는 관절의 위치 감수성 저하는 고령자에서 눈을 뜨거나 감은 어느 것인가의 상태에서 정적인 입각자세 균형을 잡고 있는 동안 흔들림의 증가를 야기한다. 그러나, 이것은 반응성 균형에는 영향을 주지 않는다(McChesney & Woollacott, 2000).

시각 *Vision*

시각계에 관한 연구에서는 마찬가지의 기능저하를 보여준다. 눈 그 자체의 구조내 다양한 변화 때문에, 빛이 망막에 전달되는 일은 적다. 따라서, 시각의 문턱값(물체를 보기 위해 필요한 최소한의 빛의 양)은 연령과 더불어 증가한다. 이에 더해서, 일반적으로 시야 상실, 시력 저하 및 시각의 대조민감도의 감소가 있으며, 이것은 윤곽과 심도인지(depth perception)의 문제를 야기한다(Sturnieks et al., 2008). 시력의 상실은 백내장 및 황반변성으로부터 생길 수 있고, 말초 시력의 상실은 허혈성 망막질환 또는 뇌질환에 기인할 수 있다. 이들 연령과 관련된 시각계의 변화는 자세조절을 포함하는 광범위한 기능적 기술에 영향을 준다(Pastalan et al., 1973; Pitts, 1982). 예를 들어, 몇 가지 연구에서는 정적인 입각자세 동안에 연령과 관련된 흔들림 증가는 시각적 단서가 제거되면(눈을 감은 상태) 더 커진다는 것을 나타내고 있다(Patla et al., 1990; Schultz et al., 1993; Sheldon, 1963; Wolfson et al., 1992).

제8장에서 언급한 것처럼, 실험용 움직이는 방에 의해 만들어지는 시각흐름(visual flow)을 통해 자세 흔들림의 착각을 일으킴으로써 균형조절에 대한 시각의 영향을 검사할 수 있다. 일반적으로, 젊은 성인은 흔들림의 착각을 주는 시각흐름에 반응하여 작은 양의 흔들림을 보여준다. 시각흐름이 고령자의 자세반응(COP 측정)에 미치는 영향을 비교하는 Wade 등(1995)에 의한 연구에서는 건강한 고령자는 이들 조건하에서 젊은 성인과 비교하여 흔들림이 증가한다는 것을 나타냈다. 저자들은 이것이 젊은 실험대상자와 비교하여 고령의 실험대상자에게 이용 가능한 몸감각 정보의 감소 때문일지도 모른다는 것을 시사하고 있다.

Sundermeier 등(1996)에 의한 두 번째 연구에서는 시각 흐름이 젊은 성인, 안정된 고령자 및 불안정한 고령자의 자세반응에 미치는 연향을 비교하였다. 그림 9.10A는 사용된 패러다임을 나타내고 있다. 방이 앞쪽으로 움직이면(a), 실험대상자는 자기가 뒤쪽으로 흔들리고 있다고 인식하고(b), 이것을 보상하기 위해 앞쪽으로 흔들린다(c). 그림 9.10B는 각 집단의 개개의 COP 반응을 보여주고 있다. 여러분이 알 수 있는 것처럼, 불안정한 고령자는 COP에 의해 측정하였을 때 젊은 성인 또는 안정된 고령자보다도 시각 흐름에 상당히 많은 의존성을 보여주었다. 게다가, 그들은 방의 움직임이 멈춘 후에도 계속에서 COP의 진동을 나타냈다. 연구자들은 또한 불안정한 고령자는 시뮬레이션을 한 자세 흔들림에 대한 보상을 할 때에 높은 수준의 순수한 힘(sheer force)을 사용하였다는 것에 주목하였고 이리하여, 자세에 대한 시각적 외부교란에 반응하는 것에서조차 엉덩관절 전략을 더 많이 사용한다는 것을 시사하고 있다. 이들 방의 움직임에 대한 근육반응 특성을 분석할 때, 방이 실험대상자로부터 멀어지면, 불안정한 고령자는 더 큰 발목관절 등쪽굽힘근(앞정강근) 반응을 사용하였고, 이것이 많은 양의 앞쪽방향으로의 흔들림을 야기하였다는 것을 알게 되었다(그림 9.10B)

마찬가지의 연구에서, Ring 등(1988)은 실험대상자의 앞에 있는 스크린 위의 시각적 이미지를 사용하여 실험대상자를 향해서 움직이는 것처럼 착각을 일으키게 하였다. 이들의 "비주얼 푸쉬(visual push)" 실험에서, 그는 최근에 넘어진(2주일 이내) 실험대상자와 과거 1년 내에 넘어진 실험대상자는 넘어진 일이 없는 고령자(65~86세)보다 상당히 더 흔들렸다는 것에 주목하였다. 이리하여 그는 비주얼 푸쉬 시험이 넘어짐의 위험성이 있는 고령자를 식별할 수 있을 것이라 결론을 내렸다.

또 다른 연구에서는 성인이 예기치 않은 시각적 외부교란에 대해 어떻게 그들의 표적 지향적인 손의 움직임을 빨리 조정하였는지를 조사하였다(Zhang et al., 2018). 그들은 비록 젊은 성인과 고령자가 양쪽의 시각 자극(표적을 향한 점프 또는 배경 움직임)에 동등하게 정확히 두드렸다 해도, 고령자는 젊은 성인과 비교하여 반응에 더 오래 시간이 걸렸고, 표적을 향한 점프보다 배경의 동작에 더 민감하다는 것을 발견하였으며, 이것은 아마도 고령자는 균형을 유지하기 위해 시각정보에 더 의존하였기 때문일 것이다.

안뜰 *Vestibular*

안뜰계도 또한 70세가 되기까지 안뜰털세포(vestibular hair cells)와 신경세포의 40%가 상실되고 안뜰핵세포(vestibular nucleus cells)는 40세에서 90세 사이에 10년당

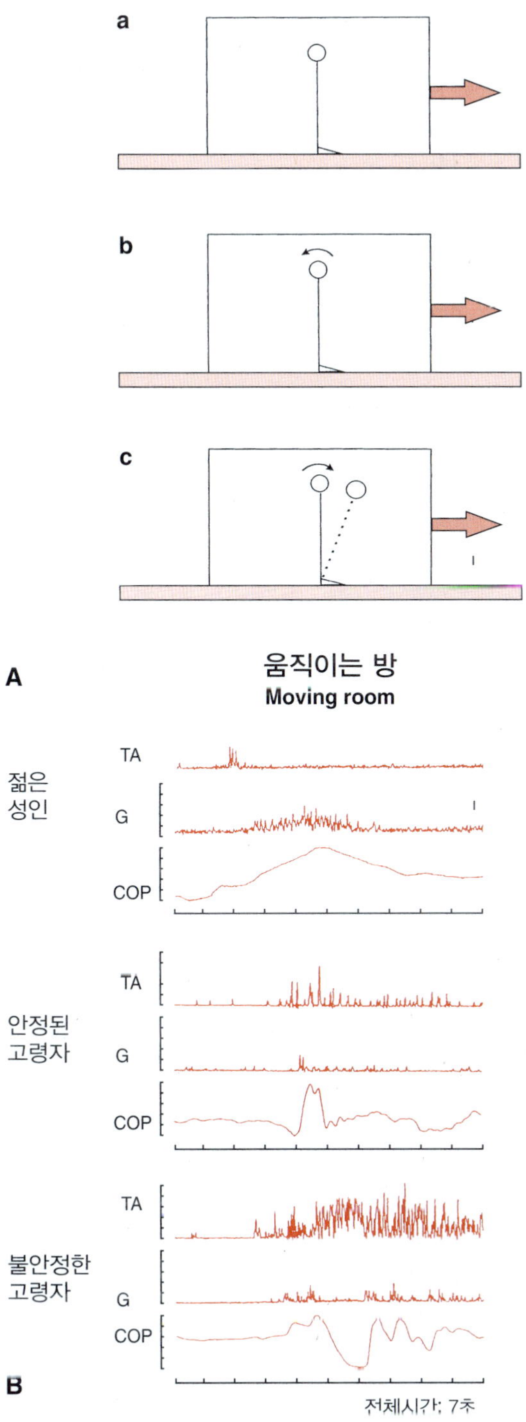

그림 9.10 움직이는 방이 실험대상자의 흔들림에 미치는 영향. **(A)** 방이 앞쪽으로 움직이면(a) 뒤쪽으로 흔들린다고 인식하고(b) 능동적인 앞쪽으로의 흔들림을 야기한다(c). **(B)** 앞정강근(TA), 장딴지근(**G**) 및 방의 움직임에 대응하는 젊은 성인, 안정된 고령자, 불안정한 고령자에 대한 COP 움직임과 시간의 근전도이다. (Sundermeier L, Woollacott M, Jensen J, Moore S. Postural sensitivity to visual flow in aging adults with and without balance problems. J Gerontol 1996;51:M49에서 허가를 받아 변경)

3%의 상실이 수반되어, 기능저하를 나타낸다(Rosenhall & Rubin, 1975).

안뜰계 기능 중 하나는 다른 시스템(시각계 및 몸감각계)을 비교하고 보정할지도 모르는 절대기준계(absolute reference system)의 기능이다(Black & Nashner, 1985). 안뜰계는 시각계와 몸감각계가 상충하는 상황에서 균형조절에 특히 중요하다. 나이를 먹음과 더불어 일어나는 안뜰계 기능의 저하는 이 절대기준계의 신뢰성을 떨어뜨리고, 따라서 신경계는 시각계 및 몸감각계로부터 들어오는 상충되는 정보를 처리하는 것이 어려워질 것이다. 이것은 안뜰계 결손이 있는 고령자가 시각 입력과 몸감각 입력이 모순되는 환경에 있을 때의 현기증과 불안정성의 문제를 갖게 되는 이유일지도 모른다.

절대기준계로서의 안뜰계 기능에 더하여, 안뜰계의 입력은 균형위협에 대한 자동적 자세조정의 크기에 기여한다. 따라서, 안뜰계 결손이 있는 고령자는 부적절하게 작은 자세반응을 보일 것이다(Allum et al., 1994).

다중감각 결손 Multisensory Deficit

"다중감각 결손"은 균형과 이동성 기능을 위해 중요한 하나 이상의 감각 상실을 설명하기 위해 사용되는 용어이다(Brandt & Daroff, 1979). 다중감각 결손이 있는 많은 고령자들에서는 자세조절에 중요한 모든 감각계에서의 수많은 기능장애 때문에 하나의 감각 상실을 대체감각으로(또 다른 감각으로) 보상하는 것은 불가능하다.

실제로, 다중감각 통합의 규모는 기능 수행과 넘어짐 발생률의 강력한 예측인자이다. Mahoney와 동료들(2019)에 의한 연구에서는 시각-몸감각 통합이 저하한 고령자는 균형 과제(한쪽다리 입각자세) 수행능력이 저하하고 넘어짐 발생률이 증가하였다는 것을 보여주었다.

자세조절을 위한 감각 적응
Adapting Senses for Postural Control

특정 감각계 내에 일어나는 기능 저하를 보여주는 것에 더하여, 많은 연구실에서부터 나온 연구는 몇몇 고령자가 자세조절을 위한 감각정보가 심하게 감소한 조건하에서 안정성을 유지하는 것이 젊은 성인보다 더 어려움이 있다는 것을 보여주었다(Brandt & Daroff, 1979; Horak et al., 1989; Peterka & Black, 1990-1991; Speers et al., 2002; Teasdale et al., 1991; Toupet et al., 1992; Wolfson et al., 1985; Woollacott et al., 1986).

고령자의 정적인 입각자세 동안에 흔들림 조절에 대한 시각의 기여를 이해하기 위해, 연구자들은 변경된 시각조건 하에서의 흔들림을 조사하였다. 젊은 사람들이 눈을 감았을 때, 그들은 몸의 흔들림이 약간 증가하였고, 이러한 것은 건강한 고령자에게도 해당된다(Teasdale et al., 1991; Woollacott et al., 1986).

게다가, 눈을 뜬 상태에서, 건강한 고령자는 신체 흔들림을 알리는 몸감각 입력의 효과성을 감소시키는 조건인 스펀지(foam)와 같은 순응성이 있는 표면 위에 서 있을 때, 젊은 성인만큼 안정하여 있는 일도 흔히 있었다. 그러나, 건강한 고령자가 눈을 감은 상태에서 순응성 표면 위에 서도록 요구 받은 경우, 자세조절을 위해 안뜰 입력만을 사용하게 되면 흔들림은 젊은 성인과 비교하여 상당히 증가하였다(Teasdale et al., 1991).

몇 가지 연구에서는 자세 흔들림 검사(posturography testing)를 사용하여 건강한 고령자가 정적 입각자세를 취하고 있는 동안에 감각을 변화하는 조건에 적응시키는 능력을 조사하였다(Horak et al., 1989; Peterka & Black, 1990; Speers et al., 2002; Wolfson et al., 1985; Woollacott et al., 1986). 대부분의 연구에서는 건강한 활동적인 고령자는 발목관절 입력과 시각입력의 양쪽이 왜곡되거나 결여된 조건(조건 5 및 6)을 제외하고는 신체가 흔들리는 양(그림 9.11)에서 젊은 성인과의 유의미한 차이를 보이지 않았다는 것을 알게 되었다. 어떤 연구에서는 고령자가 조건 2(눈을 감다), 조건 4(몸감각이 부정확하고 눈을 뜨다), 조건 5(몸감각이 부정확하고 눈을 감다), 그리고 조건 6(몸감각 및 시각이 부정확하다)에서 정강이와 엉덩관절 각도의 변동이 커졌다는 것을 알게 되었다. 저자들은 고령자에서 흔들림이 증가하는 것은 플랫폼의 작은 움직임을 검출하는 능력이 감소하였기 때문이라고 시사하고 있다(Speers et al., 2002).

자세조절을 위한 시각 및 몸감각 입력의 양쪽이 감소하였을 때(조건 5 및 6), 고령자의 절반이 이들 조건의 첫 시도에서 균형을 상실하여 보조가 필요하였다. 그러나, 고령자의 대부분은 이들 두 가지 조건 내에서의 두 번째 시도에서는 균형을 유지할 수 있었다. 따라서, 그들은 자세조절을 위한 감각을 적응시킬 수 있었으나, 감각적응이 가능해지는 것은 그 조건에서 연습을 하였을 때 뿐이었다(Woollacott et al., 1986).

이러한 결과는 건강한 고령자가 자세조절을 위한 단일 감각의 이용 가능성 또는 정확도가 저하하였을 때 젊은 성인보다 더 크게 흔들리지 않았다는 것을 시사하고 있다.

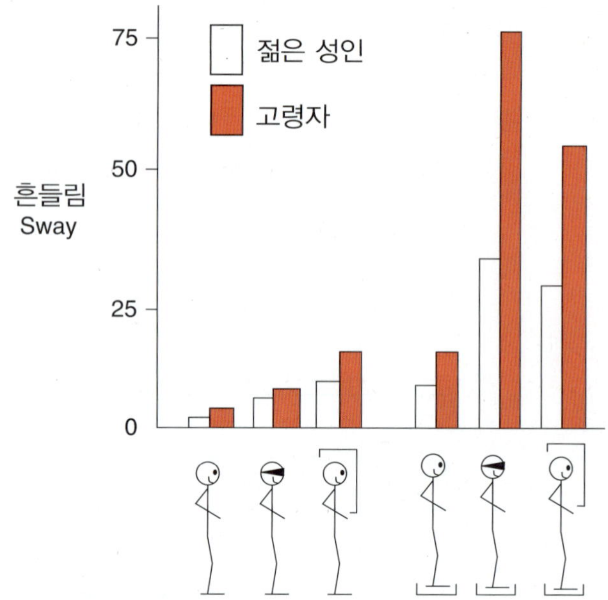

그림 9.11 젊은 성인과 활동적인 고령자의 여섯 가지 감각 조건에서의 신체 흔들림 비교.
(Woollacott MH, Shumway-Cook A, Nashner LM. Aging and posture control: changes in sensory organization and muscular coordination. Int J Aging Hum Dev 1986;23:340.에서 변경)

그러나, 젊은 성인과는 대조적으로, 두 가지 감각의 이용 가능성을 저하시키는 것은 분명히 건강한 고령자에서조차 자세의 안정성에 큰 영향을 미치는 것 같다.

위에서 요약된 변화는 신경계 기능의 필연적인 감퇴에 의한 결과인가? 그렇지 않으면 자세기능에 기여하는 특정 하위 시스템의 경계선 상의 병리의 결과인가?

자세 연구에 참여하여 자기 자신이 신체적으로 적합하고 활동적인 고령자라고 생각하는 실험대상자에게 경계선 병리의 증거가 존재하는지 아닌지를 판단하기 위해, 연구자들은 각각의 실험대상자에게 신경학적 검사를 받게 하여 경계선 병리를 균형 과제의 수행과 연관시켰다.

모든 고령자가 자기 자신은 건강하다고 생각하였지만, 이 연구에 참여하고 있는 신경과 의사는 이 집단의 많은 성인에서 심부힘줄반사의 감소, 경증의 말초신경 결손, 앞정강근 및 장딴지근 먼쪽 근력 약화, 그리고 비정상적인 눈 떨림과 같은 신경학적 기능장애가 있다는 것을 알게 되었다. 2명의 실험대상자에서의 균형 상실은 전체 균형 상실의 58%를 차지하였다(Manchester et al., 1989).

이들 실험대상자에게는 신경학적 기능장애의 병력이 없었으나, 신경과 의사는 그들을 중추신경계 기원의 경계선 병리가 있다고 진단하였다. 이러한 결과는 수행능력의

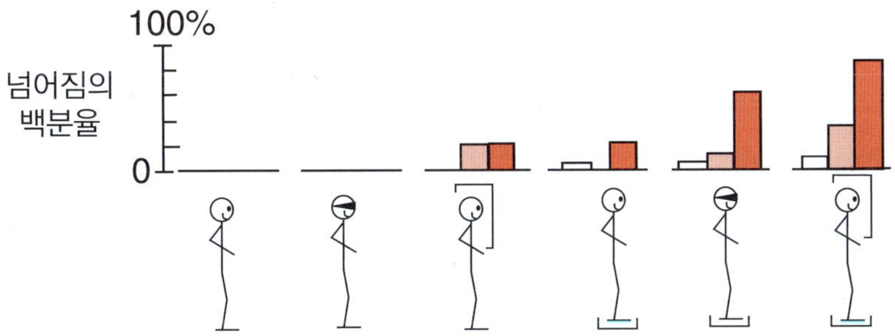

그림 9.12 젊은 성인, 넘어진 경력이 없는 고령자 및 넘어진 경력이 있는 고령자의 여섯 가지 감각조건에서의 넘어짐 횟수의 비교. 색칠이 없는 막대 = 20~39세의 성인; 연한 색칠한 막대 = 넘어진 경력이 없는 70세 이상의 성인; 진한 색칠한 막대 = 넘어진 경력이 있는 70세 이상의 성인. (Horak F, Shupert C, Mirka A. Components of postural dyscontrol in the elderly: a review. Neurobiol Aging 1989;10:732에서 허가를 받아 재게재).

일반적인 감소라기보다는 고령자의 불균형 원인이 되는 특정 하위 시스템 내의 병변의 중요성을 다시 시사하고 있다.

다른 연구자도 또한 고령자가 정적인 입각자세를 취하고 있는 동안의 변화하는 감각정보에 대한 적응을 연구하였다(Horak et al., 1989). 고령자의 한 집단은 활동적이고 건강하며 넘어진 경력이 없었다("무증상"이라 표시). 두 번째 집단은 넘어짐의 증상을 보였다. 그림 9.12는 이들 연구결과의 몇 가지를 설명하고 있으며, 균형에 대한 시각정보가 부정확할 때(조건 3), 20~39세의 젊은 실험대상자에서는 균형을 상실한 사람이 없었던 것과 비교하여, 고령자(무증상과 증상이 있는 양쪽)의 20% 이상이 균형을 상실하였다는 것을 보여주고 있다. 시각정보 및 몸감각 정보의 양쪽이 신체 흔들림이 부정확하게 알려졌을 때, 조건 6하에서는 무증상 고령자의 40%가 균형을 상실하였다. 이와는 대조적으로, 건강한 젊은 성인의 10% 미만이 이 조건하에서 넘어졌다. 증상이 있는 고령자는 흔들림과 관련된 어떠한 조건, 즉 몸감각 단서를 잘못 유도하는 조건(조건 4, 5 및 6)에서 넘어짐의 비율이 높았다.

이러한 것에 의해 연구자는 대체가 되는 방향성 기준을 적응적으로 선택하여 가중치를 줄 수 없다는 것이 많은 고령자에서 자세 조절장애에 기여하는 중요한 요인이라는 결론을 내리게 하였다. 이것은 균형문제에 대한 증상이 있는 사람들에서 특히 그러하다(Horak et al., 1989).

감각계 적응을 연구하는 것에 대한 또 다른 접근법에는 플랫폼 회전운동의 사용이 포함된다. 이들의 실험은 이전의 장에서 더 상세하게 설명되었다. 고령자를 대상으로 한 플랫폼 회전 연구의 결과에 의해 건강한 고령 실험대상자의 50%가 첫 번째 시도에서 균형을 상실하였다는 것을 알게 되었다. 그러나, 한 사람을 제외한 실험대상자 모두가 그 다음의 시도에서 균형을 유지할 수 있었다(Woollacott et al., 1986). 이 연구결과는 이 집단에서의 자세조절에 적응하는 능력이 느리다는 것을 시사하고 있다고 할 수 있다.

새로운 조건의 첫 번째 시도에서 넘어지는 경향은 고령자의 자세조절을 조사한 많은 연구에서 반복해서 언급되는 연구결과이다(Horak et al., 1989; Peterka & Black, 1990, 1991; Teasdale et al., 1991; Woollacott et al., 1986). 아마도 이것은 많은 고령자에서, 적응성이 전체적으로 결여되어 있다기보다는 적응성 획득을 위한 속도가 느리다는 것을 의미한다. 새롭거나 전혀 경험이 없는 상황에서 넘어지는 경향은 손상된 예측성 기전의 결과일수도 있다. 자세조절과 관련된 예측성 과정은 특정 과제 또는 환경에 필요한 적절한 감각 및 운동 전략의 선택을 가능케 한다.

Zettel 등(2008)은 고령자가 균형을 회복하는 동안에 장애물을 제거하기 위해 시각을 사용하는 능력에 연령과 관련된 변화가 있는지 아닌지를 조사하였다. 그들은 고령자가 평소에 장애물을 효과적으로 제거하고 있었음에도, 젊은 성인과 마찬가지로 두 번째 시각과제를 수행할 때는 장애물 제거를 위해 거의 아래쪽을 쳐다보지 않았다는 것을 알게 되었다. 이것은 젊은 성인과 고령자 양쪽 모두가 그들이 장애물을 넘어가는 새로운 환경에 처음으로 들어갈 때 얻은 기억된 시공간 정보를 사용한다는 것을 시사하고 있다. Kunimune와 Okada(2019)는 젊은 성인 및 고령자가 장애물을 횡단할 때의 자세 안정성을 유지하기 위한 시야의 역할을 검사함으로써 이것을 더욱 뒷받침하였다. 참여자는 (a) 완전한 시야, (b) 장애물의 2단계 전에서의 전체 시야의 폐쇄 및 (c) 장애물의 2단계 전에서의 낮은 시야 폐쇄의 3개 조건 하에서 장애물을 횡단할 때에 가속도계와 액정 셔터 고글을 착용하였다. 저자들은 시각조건의 영향을 발견하지 못하였다. 그러나, 자세의 옆방향 불안정성은 젊은 성인과 비교하여 고령자에서 높았다. 따라서, 말초 시각정보는 적어도 참여자가 장애물에 접근하기 전에 주변 환경과 장애물의 크기를 충분히 인식하는 기회가 있는 경우, 장애물을 횡단할 때의 안정성 유지에 최소한의 기여를 하고 있는 것처럼 보인다.

감각계 또는 지각계에 대한 연령관련 변화의 임상적 의미 *Clinical Implications of Age-Related Change to the Sensory or Perceptual Systems*

자세조절에 중요한 감각계의 연령과 관련된 변화에 관한 연구에서는 개별 감각계의 완전성을 평가하는 것에 더하여, 자세조절을 하는 동안의 감각 조직화 및 적응을 조사하는 것이 중요하다고 시사하고 있다. 변화하는 감각조건 하에서 개개인의 안정성 유지 능력을 평가하는 것은 복잡하고 변화하는 환경 조건 하에서 안정성을 유지하는 능력을 이해하는 데에 중요하다.

인지 문제와 자세 조절 COGNITIVE ISSUES AND POSTURE CONTROL

80세의 Eulalia H부인은 보통 넘어짐에 문제가 없다. 그녀는 백화점에서 방금 구입한 깨지기 쉬운 크리스털 제품을 들고, 친구와 이야기를 나누면서, 시내의 붐비는 인도를 걸어가고 있다. 갑자기, 한 마리의 개가 그녀 앞에 뛰어들었다. 그녀는 조용한 거리를 혼자서 걷고 있을 때만이 아니라 이러한 상황에서도 균형을 잡을 수 있을까?

Eulalia의 친구인 Shelby L씨는 지난 6개월 이내에 일련의 심각한 넘어짐으로부터 회복하였다. 이들의 넘어짐은 자신감의 상실과 넘어짐에 대한 두려움으로 이어졌고, 이러한 것은 전체적인 활동수준이 저하하고 안전한 자기 집에서 떠나는 것을 마음에 내키지 않아하는 결과를 초래하였다. 넘어짐에 대한 두려움이 우리가 균형조절에 관하여 어떻게 인식하고 움직이는가에 큰 영향을 미칠 수 있는가?

자세조절에서의 인지적 문제의 복잡한 역할에 관련된 이들 질문 및 다른 질문에 대한 답을 결정하는 것은 몇몇 고령자의 균형상실을 이해하기 위한 열쇠가 될지도 모른다.

이 장의 첫 부분에서 언급한 것처럼, 개인의 능력, 과제의 요구 및 사람이 과제를 성취하기 위해 사용하는 전략은 사람이 다양한 환경에서 기능을 하는 능력에 기여하는 중요한 요소이다. 사람이 나이가 들어감에 따라, 균형조절과 같은 특정 과제를 수행하는 능력은 20세 때의 능력과 비교하여 저하할지도 모른지만, 과제에 집중할 수 있는 보통의 상황에서도 여전히 기능을 할 수 있다. 그러나, 방금 설명한 것 같은 다양한 과제를 동시에 수행할 필요가 있는 상황에 직면한 경우, 주의 또는 정보처리능력과 처리의 견고성(robustness)이 나이가 듦과 더불어 감소하기 때문에, 그

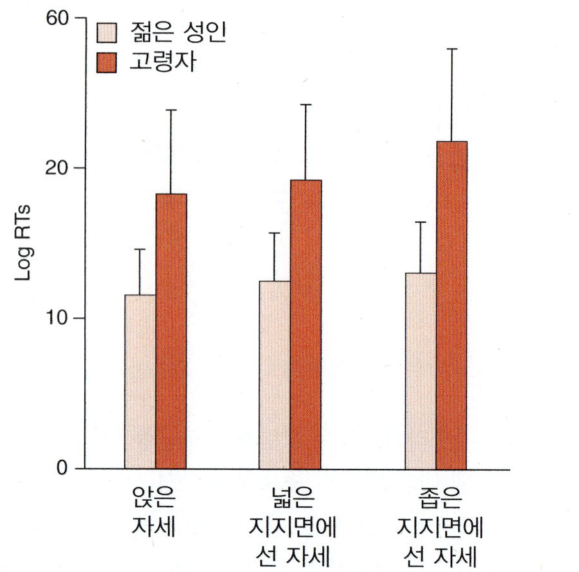

그림 9.13 앉은 자세, 넓은 지지기저면에 선 자세 및 좁은 지지기저면에 선 자세의 세 가지 자세조건 하에서의 고령자와 젊은 성인의 반응시간(RTs)의 비교.
(Woollacott M, Shumway-Cook A. Attention and the control of posture and gait: a review of an emerging area of research. Gait Posture 2002;16:6, Figure 5에서 변경).

들은 양쪽 과제를 수행하는 주의능력이 없을지도 모른다(Gilchrist et al., 2008; Li et al., 2004). 허약한 고령자 중에는 이야기를 하면서 걸을 수(보행과 2차적 인지과제를 수반하는 2중 과제) 없는 것은 미래의 넘어짐에 대한 예측인자이다(Lundin-Olsson et al., 1997). 또한, 또 다른 운동과제(물이 있는 유리컵 또는 물건을 담은 쟁반을 운반하는 것 같은)와 함께 자세과제(균형의 회복과 같은)를 수행하는 것은 많은 고령자에서 불안정성을 초래할 수 있다(Papegaaij et al., 2012). 연구자들은 우리들의 주의능력이 다양한 환경에서의 균형능력에 어떻게 영향을 주는가를 탐구하기 시작하고 있다(검토를 위해서는 Woollacott & Shumway-Cook, 2002를 참조).

우리는 제7장에서부터, 안정성 요구가 증가함에 따라, 안정성을 유지하기 위해 필요한 주의력도 증가한다는 것을 알았다. 질문은 안정성을 유지하기 위해 필요한 주의요구가 젊은 성인과 비교하여 고령자에서 더 큰가? 하는 것이다. Lajoie 등(1996)은 점점 더 어려워지는 균형조건 하에서 젊은 성인과 고령자 사이의 주의력 요구(청각 반응시간 과제를 사용하여)를 비교하였다. 그림 9.13에서, 요약된 결과는 가장 단순한 조건(앉은 자세)에서조차, 반응시간(RT)이 젊은 성인과 비교하여 고령자에서 느리다는 것을 입증하고 있다. 가장 어려운 균형과제(좁은 지지면에서

의 선 자세)에서는 고령자의 반응시간은 더 느려졌으며, 이것은 안정성에 문제가 있을 때 고령자는 젊은 성인에 비해서 주의요구가 증가한다는 것을 시사하고 있다. 이것은 이 연구의 고령자에서는 주의자원이 젊은 성인과 비교하여 제한되어 있기 때문인지, 그렇지 않으면, 실제로, 자세조절이 더 많은 주의자원을 필요로 하는지는 분명하지 않다.

자세과제의 난이도를 높이는 것이 젊은 성인보다 고령자에서 주의력 처리를 더 필요로 하는 경우, 감각정보를 줄이는 것도 또한 주의력을 더 필요로 하는지 그리고 이러한 상황 하에서 고령자가 젊은 성인보다 더 어려움이 있는지를 물어볼지도 모른다.

Teasdale 등(1993)은 보통의 표면과 스펀지 표면 위에 눈을 뜬 상태와 눈을 감은 상태로 앉은 자세(대조 조건)와 선 자세 동안의 젊은 성인과 고령자의 균형(COP 측정)을 연구하였다. 스펀지 표면은 균형조절을 위해 이용 가능한 흔들림과 관련된 몸감각 정보를 감소시키기 위해 사용되었다. 그들은 또한 실험대상자가 청각 단서의 소리에 버튼을 누른, 2차적인 과제에 대한 반응시간(RT)을 측정하였다. 그림 9.14는 네 가지 조건하에서의 젊은 성인과 고령자에 대한 반응시간을 보여주고 있다. 감각정보가 감소함에 따라, 반응시간은 젊은 성인과 고령자 양쪽에 대해서 유의미하게 길어졌으나, 고령자에서 그 효과는 과장되었다는 것에 주목하기 바란다. 이것은 주의력이 양은 과제를 수행하는 동안에 이용 가능한 감각입력의 정도에 좌우되고 고령자는 젊은 성인이 감소된 감각입력으로 과제를 수행하는 것보다 더 주의력을 필요로 한다는 것을 의미한다.

더 최근에, Doumas 등(2008)은 감각조직화 검사의 여섯 가지 감각조건(위에서 설명하였다)하에서 균형을 잡을 때, 특히 서로 다른 감각으로부터의 감각정보가 상충되거나 감소하여 있을 때, 고령자가 이중과제 비용을 어떻게 분담하는가를 물었다. 이 경우, 인지과제는 N-back 과제이었으며, 이 과제에서 참여자는 화면상의 숫자의 흐름을 끊임없이 감시하고 2~3 사이클 전에 본 숫자를 말해야 한다(난이도는 성납률 80%를 기초로 하여 선택하였다). 그들은 안정된 표면 위에 있는 고령자는 이중과제 조건에서 흔들림이 40% 증가하였고, 한편 젊은 성인은 증가하지 않았다는 것을 알게 되었다.

그러나, 흔들림 참조 조건(sway-referenced condition)에서는 단일과제 조건과 이중과제 조건에서의 자세 수행능력은 같았고, 이중과제 조건에서의 인지과제에 대한 비용은 15% 증가하였다. 어째서 이렇게 되는 것일까? 안정된 표면에서는 고령자는 그들의 안정성 한계 내에 충분히 들

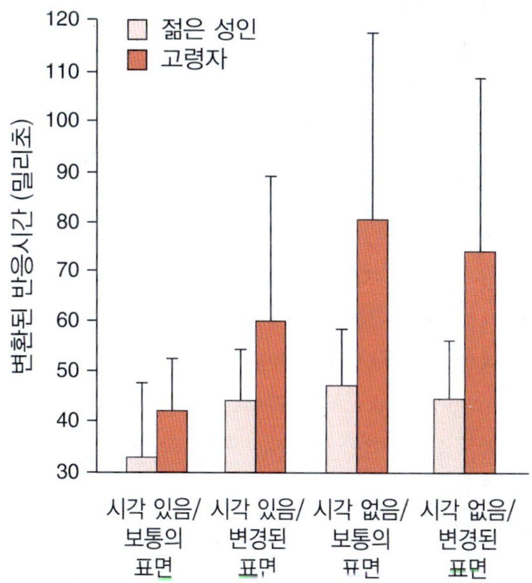

그림 9.14 네 가지 감각조건하에서 수행된 반응시간(RT) 인지과제와 자세과제로 구성되는 2중 과제 패러다임에 대한 젊은 성인과 고령자의 변환된 반응시간 득점. 감각정보가 감소함에 따라, 인지과제에 대한 반응시간이 젊은 성인과 비교해서 고령자에 대해서 유의미하게 길어졌다는 것에 주목하기 바란다. 이것은 자세조절을 위해 사용된 주의력의 양이 과제에 내재하는 불안정성의 정도에 좌우된다는 것을 의미한다(Teasdale N, Bard C, LaRue J, et al. On the cognitive penetrability of postural control. Exp Aging Res 1993;19:8.에서 변경).

어가 있었기 때문에, 그들이 주의를 2차 과제로 돌렸을 때, 2중 과제 조건에서의 흔들림을 증가시키는 유연성을 갖고 있었다. 그러나, 흔들림 참조 표면에서는 그들은 단일과제 조건에서조차도 높은 수준의 흔들림이 있었고, 따라서 주의자원을 이중과제 조건에 돌려서 흔들림을 증가시킬 수 없었으며, 그 대신에, 주의를 인지과제로부터 다른 데로 돌려서 인지과제 수행능력을 감소시켰다. 이것은 건강한 고령자에서의 주의자원 배분에 대한 유연성을 보여주고 있다.

고령자는 이중과제 조건 하에서 어떻게 감각정보를 전개하는가? Dominquez-Zamora와 동료들(2020)은 이중과제 조건(숫자를 세거나 또는 랜드마크를 찾으면서 걷는다) 하에서 일련의 장애물을 피하면서 지나갈 때에 젊은 성인과 고령자 사이의 서로 다른 시선 패턴(gaze patterns)을 관찰하였다. 그들은 고령자가 젊은 성인보다도 더 일찍 장애물로부터 시선을 옮기고 더 자주 장애물에 접촉한다는 것을 발견하였다. 게다가, 고령자는 단일과제 조건과 비교하여 이중과제를 수행하는 동안에 마찬가지의 탐색 수행능력을 유지하기 위해 랜드마크 탐색 조건에서 랜드마크에

더 크게 시선을 할당해야 하였다. 따라서, 고령자는 젊은 성인과 비교하여 일련의 장애물을 피하면서 지나가는 동안 서로 다른 시선 전략을 사용하고 이중과제 조건 하에서 더 큰 어려움을 겪는다.

주의력을 필요로 하는 과제를 수행하는 것이 건강한 고령자와 넘어진 경력이 있는 고령자에서의 자세 흔들림에 어떻게 영향을 주는가? 많은 연구소에서 이 문제를 조사하였다(Redfern et al., 2001; Shumway-Cook et al., 1997c; Shumway-Cook & Woollacott, 2000).

Shumway-Cook 등(1997c)은 젊은 성인, 건강한 고령자 및 넘어짐의 경력이 있거나, 또는 최근에 반복되는 넘어짐 사고가 있는 고령자가 인지를 필요로 하는 2차 과제를 수행하는 동안에, 변화하는 난이도(보통의 표면 위에서의 선 자세와 스펀지 위에서 선 자세)의 자세과제를 수행하는 능력을 조사하였다. 그들은 자세과제와 인지과제를 동시에 수행하는 동안에 젊은 성인, 건강한 고령자 및 균형이 손상된 고령자에 대한, 인지 평가척도보다는 자세 안정성 평가척도 수행능력의 감소가 있었다는 것을 알게 되었다. 과제의 복잡성이 2차 과제의 추가 또는 더 어려운 자세조건의 추가에 의해 증가되었을 때에만 젊은 성인과 건강한 고령자 사이의 차이가 명백해졌다는 것은 흥미롭다. 그러나, 균형이 손상된 고령자는 별로 복잡하지 않은 과제조건에서조차 문제를 나타냈다.

2차 과제가 넘어짐 경력의 유무에 관계없이 고령자의 입각자세에서의 자세 흔들림에 미치는 영향은 그림 9.15에서 볼 수 있다. 흔들림은 각각이 2차 과제가 없이 정적으로 서 있을 때(그림 좌측의 상자) 고령의 넘어진 사람이 넘어지지 않은 사람과 비교하여 더 컸다. 2차 과제가 추가되었을 때(문장을 완성하는 과제), 넘어지지 않은 사람(우측 위 상자)과 비교하여 넘어진 사람(우측 아래의 상자)에서 크게 증가하였다.

흥미 있는 것은 감각정보가 제거된 후에 감각정보를 재통합하는 과제는 고령자의 주의요구 증가를 야기한다는 것이다. 시각 및 발목의 고유감각 입력이 제거되거나 외부교란이 있어 갑자기 다시 삽입된 연구에서는 고유감각 입력을 재통합할 필요가 있을 때, 고령자가 젊은 성인보다도 빠른 COP 속도를 보여주었다. 감각정보의 이용 가능성이 높아졌다는 사실에도 불구하고, 이 증가한 COP 속도는 고령자에 대해서 감각의 가중치 조정은 젊은 성인과 비교하여 추가적인 주의자원을 필요로 한다는 것을 시사하고 있다(Teasdale & Simoneau, 2001).

이들의 실험에서는 정적 입각자세 상황에서의 고령자에 대한 주의 제약(attentional constraints)을 조사하였으나, 입각자세에 대한 외부교란으로부터의 회복이 젊은 성인보다 고령자에서 주의를 더 필요로 하는지 아닌지를 아는 것도 중요하며, 따라서 이들 상황에서의 넘어짐의 가능성이 증가하는 원인이 된다. 이것을 탐구하기 위해, Brown 등(1999)은 고령자와 젊은 성인 실험대상자에게 2차 과제가 없이, 또는 수학과제(3개씩 거꾸로 센다)를 수행하는 동안에 예기치 않은 플랫폼 전위에 대응하도록 요구하였다. 그들은 젊은 성인보다 고령자 쪽이 균형회복을 위한 주의요구가 높았다는 것을 알게 되었다.

2차 과제를 수행하면 발의 내디딤 전략(stepping strategy)을 사용할 때 실험대상자가 조기에 발을 내딛게 하였다. 고령자의 자세근육 반응은 2차 인지과제를 수행할 때에 작아졌다는 것에 주목하는 것은 흥미가 있다. 이것은 실험대상자가 조기에 발의 내딛기를 필요로 한 이유이었을

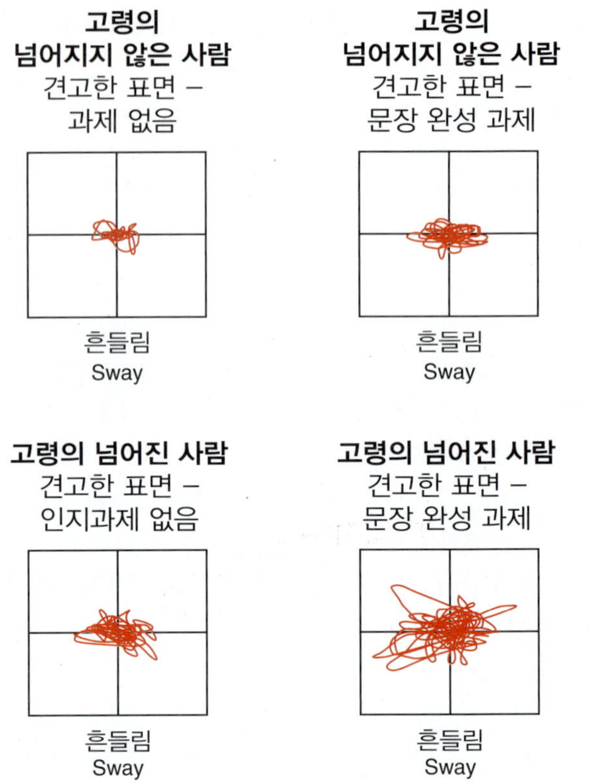

그림 9.15 넘어진 경력이 없는 고령자와 넘어진 경력이 있는 고령자에서의 2차 과제 없이(과제 없음) 견고한 표면 위에 서 있을 때와 문장완성 과제를 수행하면서 서 있을 때(이중과제 조건)의 압력중심(COP) 전위의 비교.
(Shumway-Cook A, Woollacott, M. Baldwin M, et al. The effect of cognitive demands on postural control in elderly fallers and non-fallers. J Gerontol: Med Sci 1997;52A:M237, Figure 4 에서 변경).

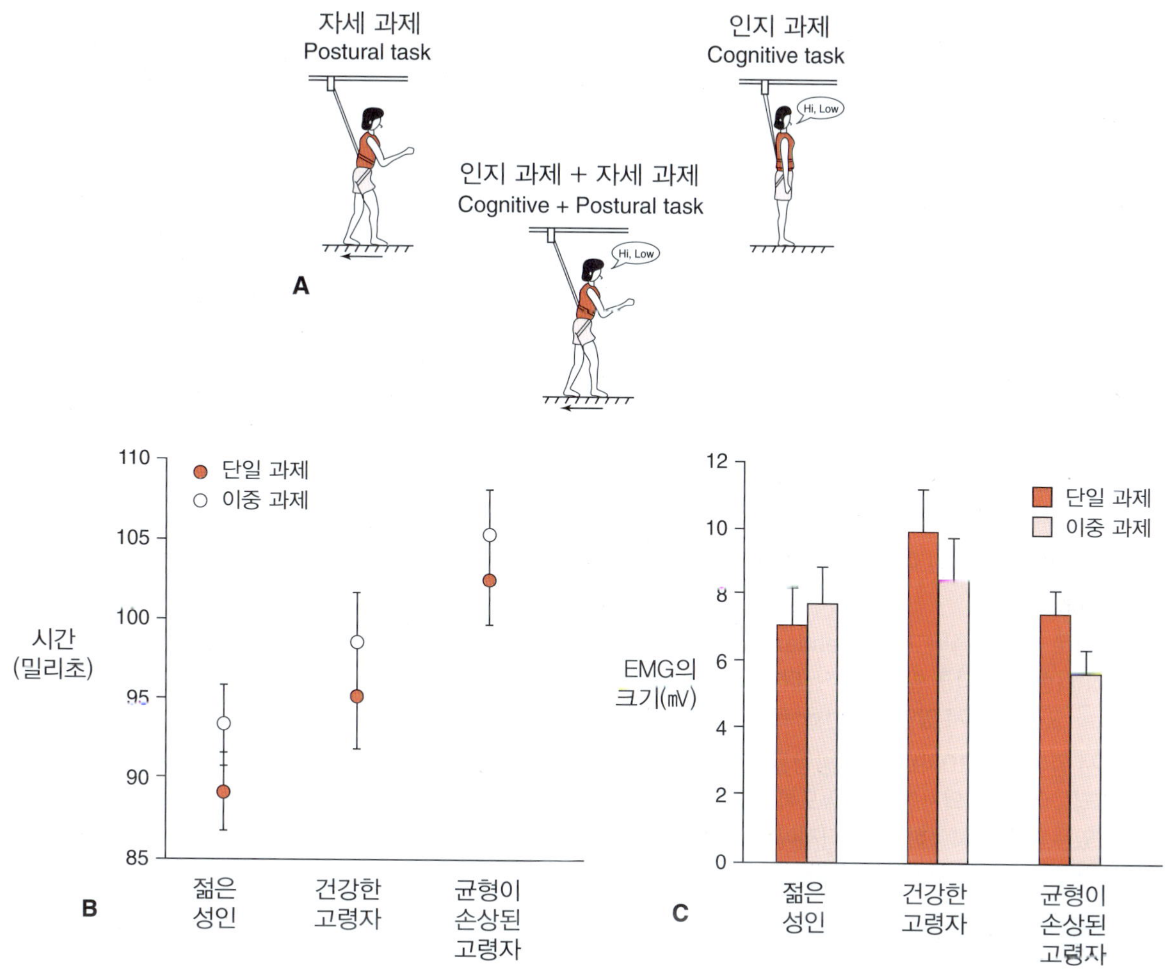

그림 9.16 단일과제 및 이중과제의 패러다임. **(A)** 자세과제와 인지과제 수행은 따로따로 ("자세과제" 및 "인지과제") 그리고 동시에 수행될 때("인지과제 + 자세과제") 측정되고 단일과제 조건과 이중과제 조건 사이의 차이가 비교된다. **(B)** 젊은 성인, 건강한 고령자 및 균형이 손상된 고령자의 단일과제와 이중과제 조건에서의 장딴지근에 대한 수축시작 시간. 세 집단 모두가 연령 및 균형 기능장애와 연관성이 있는 반응의 지연에 더하여 단일과제 조건과 비교한 이중과제에서의 지연을 나타낸다는 것에 주목하기 바란다. **(C)** 단일과제 및 이중과제 조건에서의 3개 실험대상자 집단에 대한 장딴지근의 근육반응(근전도) 크기의 변화. 건강한 고령자 및 균형이 손상된 고령자는 이중과제 조건에서 반응 진폭의 감소를 나타낸다는 것에 주목하기 바란다(Brauer SG, Woollacott M, Shumway-Cook A. The influence of a concurrent cognitive task on the compensatory stepping response to perturbations in balance-impaired and healthy elders. Gait Posture 2002;15:91, Figure 4에서 허가를 받아 재게재).

지도 모른다. 그들의 근육반응은 너무 작아서 제자리 전략을 사용할 수 없었다(Rankin et al., 2000).

젊은 성인과 고령자의 자세 외부교란이 있는 동안에 주의력의 시간적 역학(temporal dynamics)을 조사하는 두 번째 연구에서 Redfern 등(2002)은 참여자에게 플랫폼 외부교란의 시작을 서로 다르게 늦춰서 단순한 시각적 또는 청각적 반응시간 과제를 수행하도록 요청하였다. 그들은 특히 고령자에 대해서 플랫폼이 움직이기 전과 움직이는 동안의 양쪽에서(시각적 단서에 대해서보다는 청각적 단서에 대해서 더 많이) 반응시간(RT)이 느렸다는 것을 알게 되었다. 그러나, 외부교란 후 250 밀리초까지에는 그 영향은 소멸되었다.

이 유형의 연구는 2차 과제가 균형이 손상된 고령자의 외부교란으로부터의 균형회복에 미치는 영향을 비교하기 위해 확장되었다(Brauer et al., 2001, 2002). 결과는 균형이 손상된 고령자는 자세과제에만 반응할 때보다 이중과제 조건에서의 안정된 자세를 재획득하는 데 더 긴 시간이 걸렸다는 것을 보여주었다. 균형을 재획득하기 위해 보상적 발의 내딛기가 필요할 때 반응시간은 제자리 전략으로 균형을 회복할 때보다 모든 실험대상자에서 더 길었고 젊은 성인보다 균형이 손상된 고령자에서 더 길었다(이중과제 패러다임에 대한 그림은 그림 9.16A 참조).

실습 활동 9.2

목적: 면담과정을 통해, 건강한 고령자와 균형이 손상된 고령자의 균형능력을 조사하고, 그들의 현재의 기능 상태까지 이르게 한 가능성 있는 사건을 정의한다.

절차: 여러분이 면담을 할 수 있는 지역사회에 있는 2명의 고령자(1명은 매우 활동적이고 균형이 양호한 사람이고 다른 1명은 균형에 문제가 있고 넘어진 경력이 있는 사람)를 찾아낸다. 면담에서는 다음의 질문을 한다.

1. 몇 살입니까?
2. 규칙적으로 운동을 합니까?
   그렇다면, 얼마나 합니까?
3. 균형능력에 영향을 미친 어떠한 의학적인 문제가 있었습니까?
4. 발을 일렬로 늘어선 롬버그 자세(tandem Romberg position) (한 발을 다른 발의 앞에 둔다)로 20초 동안 서 있도록 요청한다. 서 있었던 시간을 측정한다.
5. 의자에서 일어서서, 10피트 걷고, 방향을 바꿔서, 걸어서 되돌아와, 그 의자에 다시 앉도록 요청한다. 초침이 있는 시계를 사용하여, 그 과제에 소요된 시간을 측정한다(Timed Up and Go [TUG] test).

과제

다음의 정보를 기초로 하여, 고령자 각각에 대한 평가서를 작성한다.

1. 면담한 각각의 사람들이 Spirduso(2005) 척도에서 다음의 어디에 해당한다고 생각하는가?
   즉, 신체적으로 엘리트이다, 신체적으로 적합하다, 신체적으로 자립하다, 신체적으로 허약하다, 그리고 신체적으로 보조가 필요하다.
2. 생활연령과 비교하여 생리학적 연령은 어떠하다고 생각하는가?
3. 정적인 균형과제와 TUG 검사에 대한 수행능력을 비교한다. TUG 검사를 하는 동안에 의자에서 일어설 때 그들의 각각은 어떻게 하였는가?
4. 그들의 현재의 균형 상태에 기여하는 요인은 무엇이라 생각하는가?

저자들은 젊은 성인과 균형이 손상된 고령자 사이의 이 차이가 주의요구에 관련되기보다는 2개 과제의 우선순위 부여와 관련되어 있었을지도 모른다는 것에 주목하였는데, 그 이유는 젊은 성인이 양쪽 과제를 동시에 수행한 것에 반하여 고령자는 반응시간 과제 전에 발의 내딛기를 완료하였기 때문이다.

건강한 고령자 및 균형이 손상된 고령자도 또한 젊은 성인과 비교하여 이중과제 패러다임에서 보상적 발의 내디딤을 할 때 지연된 근육반응 시작과 감소된 반응의 진폭을 나타냈다. 이것은 그림 9.16의 패널 B와 C에 나타냈다.

장딴지근 반응의 시작시간이 젊은 성인, 건강한 고령자 및 균형이 손상된 고령자에 대해서 지연되고(B) 근육반응 크기가 이중과제 조건에서 건강한 고령자와 균형이 손상된 고령자 양쪽에 대해서 감소된다는(C) 것에 주목하기 바란다.

많은 연구에서 넘어진 경력이 있는 사람과 넘어진 경력이 없는 사람 사이의 자세 수행능력의 차이를 조사하였으나, 넘어짐에 대한 두려움이 균형조절에 미치는 영향을 조사한 연구는 거의 없었다. 현재, 넘어짐에 대한 불안과 두려움이 균형조절 검사에서 고령자의 수행능력에 영향을 미친다는 실험적 증거가 있다(Maki et al., 1991; Tinetti et al., 1990). 결과적으로, 고령자는 아마도 자세의 위협 수준에 대한 지각(perception)에 기초하여 자세조절을 위한 전략을 조정할 것이다. 따라서, 균형 기술 수준에 관한 빈약한 지각과 관련하여 넘어짐에 대한 불안감이 큰 고령자는 이들 지각을 반영하는 방식으로 움직일 것이다. 넘어짐에 대한 두려움과 자세조절 사이의 관계를 완전히 이해하기 위해 더 많은 작업이 필요하다. 실습활동 9.2는 이 장에서 논의된 많은 개념을 적용하고 있다.

연령과 관련된 자세장애를 이해하기 위한 사례연구 접근법
A CASE STUDY APPROACH TO UNDERSTANDING AGE-RELATED POSTURAL DISORDERS

Bonnie B는 균형이 손상된 90세의 여성이고 몇 번이나 넘어졌으며, 그 중 두 번은 입원이 필요하였다. Bonnie는 혼자서 아파트에 살고 있다. 그녀에게는 1주일에 3회 방문하여 매회 4시간 동안 쇼핑, 요리, 청소 및 세탁을 보조하는 가정 건강 도우미가 있다. Bonnie의 주된 관심사는 자기의 균형 저하와 관련된 것이다. 그녀는 여러 번 넘어졌기 때문에 갈수록 더 두려움이 생긴다.

Bonnie는 다수의 기저에 있는 감각, 운동 및 인지 기능장애가 있다. 그녀는 몸통을 회전시키는 능력을 제한하는 척추 유연성의 감소가 있다. 그녀는 팔과 다리의 근력저하가 있고 중력에 저항하여 움직일 수는 있으나 그 이상의 저항은 할 수 없다. 그녀는 연령과 관련된 시력의 변화와 몸감각 민감도의 감소가 있다. 게다가, 그녀는 안뜰기능의 부분적 상실 때문에, 양쪽 감각신경성 난청(sensorineural hearing loss)있고 회전성 현기증(vertigo)의 기왕력이 있다. Bonnie는 그녀의 기억과 실행기능에 영향을 주는 경증의 인지 결손이 있다.

이들 감각, 운동 및 인지의 기능장애는 모두 손상된 자세조절의 큰 원인이 된다. Bonnie는 발을 바닥에 놓고 지지를 받지 않고 앉을 수 있다. 그녀는 보조 없이 설 수 있으나, 그녀가 보행기를 잡고 있지 않을 때는 긴밀한 감시를 필요로 하며, 이것은 입각자세에서 정상상태 균형의 손상이 있다는 것을 시사하고 있다.

Bonnie는 반응성 균형조절에 손상이 있어, 크고 작은 외부교란의 양쪽에 대응하여 안정성을 회복하기 위해 팔을 사용한다. 그러나 그녀는 넘어짐을 방지하기 위해 보조를 필요로 한다. 연구자는 Bonnie와 같은 고령자에서의 손상된 반응적 자세활동은 제자리 전략 및 발의 내디딤 전략의 양쪽에 영향을 미친다는 것을 보여주었다. 손상된 전략(제자리 전략 및 발의 내딛기 전략의 양쪽)은 느린 근육 반응, 몸쪽 근육과 먼쪽 근육 사이의 부적절한 시간적 협응, 작은 진폭 및 작용근과 대항근 집단의 동시 활성화에 기인한다. 발의 내딛기 반응의 경우는 흔히 다양한 내딛기를 필요로 하고, 특히 옆쪽으로의 내딛기를 하는 동안에 잦은 다리 사이 충돌이 있다.

Bonnie는 특정 환경에서의 불안정성의 원인이 되는 감각 조직화의 손상이 있다. 그녀는 근접해서 보호할 필요가 있으나, 그녀는 균형조절을 위해서 세 가지 감각 모두를 이용 가능한 조건인 눈을 뜬 상태에서 견고한 표면 위에 설 수 있다. 그녀가 눈을 감고 견고한 표면에 서 있을 때, 그녀는 흔들림 증가를 나타내고 보조를 필요로 한다. 그녀는 눈을 뜨거나 감거나 한 상태에서 스펀지 표면에 서 있을 수 없다. 이러한 패턴은 Bonnie가 자세조절을 위한 어떤 감각입력이 감소하였을 때에 균형을 유지하는 데에 어려움이 있다는 것을 시사하고 있다. 이것은 카펫을 깐 표면을 걷고 있을 때 또는 낮은 조명수준의 영역에서 걷고 있을 때, 그녀가 털어놓는 고충과 일치한다. 샤워를 할 때, 그녀는 균형을 잡을 수 없고 눈을 감고 머리를 감기 때문에 반드시 샤워의자를 사용해야 한다.

Bonnie는 선행적 균형조절이 크게 손상되어 있고 이것으로 인해, 몸을 앞쪽으로 기울여서 팔을 뻗거나, 또는 바닥에서 물건을 집기 위해 몸을 구부리는 것 같은 과제를 수행하는 능력을 감소시킨다. 그녀는 자기의 아파트에서 바닥에서부터 물건을 집어 올리려고 시도하다가 몇 번 넘어진 일이 있어 현재는 그녀가 바닥에서부터 물건을 집어 올리는 것을 보조하는 보조기구(연장된 리처)를 사용하고 있다. 그녀는 보행기를 사용해도 보조 없이는 층계를 올라가거나 내려갈 수 없다. 연구자는 많은 고령자에서 수의운동과 연관성이 있는 예측성 자세조정의 시작이 지연된다는 것을 알게 되었다.

마지막으로, Bonnie는 이중과제 조건하에서 균형 유지에 중대한 문제를 갖고 있다. 이것은 수의능력의 저하와 가장 단순한 자세조건하에서조차 안정성 유지와 연관성이 있는 주의요구의 증가를 포함하는 몇 가지 원인에 의한 것이다.

여러분이 알 수 있는 것처럼, 많은 요인이 Bonnie의 손상된 균형조절의 원인으로 되어 있다. 이들 요인의 몇몇은 균형조절에 중요한 시스템의 연령관련 변화를 반영하고 있다. 기타의 것은 노화와는 별로 관련이 없고 몸을 많이 움직이지 않는 생활양식과 더 연관성이 있다. 균형 기능장애는 Bonnie의 생활에 큰 영향을 주고 있다. 이들은 그녀의 자립성을 저하시키고 장차 넘어질 가능성을 크게 증가시킨다. 그녀는 넘어짐과 관련된 몇 가지 부상을 입었기 때문에, 다시 넘어지는 것을 매우 두려워하고 이로 인해서 그녀의 활동을 제한하고 있다.

요약 SUMMARY

1. 많은 과학자들은 노화에 기여하는 요인이 1차적인 요인 또는 2차적인 요인에 의해 일어나는 것으로 간주할 수 있다고 믿고 있다. 유전학과 같은 1차적 요인은 어떤 시스템의 신경세포 기능의 필연적인 쇠퇴를 일으키는 원인이 된다. 2차적인 요인은 경험적인 요인이며, 영양, 운동, 상해 그리고 병리를 포함한다.
2. 모든 분야의 연구자들은 고령자 중의 기능에는 많은 이질성이 있고, 이것은 신체능력 쇠퇴에 관한 가정은 모든 고령자에게 일반화할 수 없다는 것을 시사하고 있다.
3. 의도하지 않은 부상은 고령자의 일곱 번째 주요 사망 원인이며, 넘어짐은 이러한 사망의 2/3를 차지한다. 고령자의 넘어짐에는 내재성 생리학적 및 근골격계 요인 그리고 외재성 환경요인을 포함하는 다양한 기여 요인이 있다. 자세와 균형능력 쇠퇴의 역할을 이해하는 것은 고령자의 넘어짐을 예방하는 것을 돕는 데에 중요한 관심사이다.
4. 고령자에서는 일반적으로 근육반응 시작의 지연과 작은 반응의 크기를 나타내고, 이것은 결과적으로 균형을 다시 안정화하는 데에 소요되는 시간이 길어진다. 예측성 또는 선행적 균형조절을 하는 동안의 자세반응의 활성화는 흔히 지연되어, 다리를 들어 올리거나 문을 여는 것 같은 과제 수행에서 불안정성을 야기한다. 게다가, 균형조절을 위한 감각입력이 감소되거나 왜곡될 때, 고령자는 균형을 유지하는 데에 어려움이 있어 과도하게 흔들리거나 또는 균형을 상실한다. 마지막으로, 많은 넘어짐은 이중과제 조건하에서 손상된 자세반응 때문에 일어난다.
5. 불균형과 넘어짐의 증상을 보이는 고령자에서는 많은 요인이 균형조절 쇠퇴의 원인이 될 수 있다. 연구자들은 균형조절에 기여하는 모든 시스템의 기능장애를 문서화하였다. 그러나, 넘어짐의 경력이 있는 모든 고령자의 특성인 예측 가능한 패턴은 하나도 없다.
6. 긍정적으로 말하면, 젊은 성인의 균형기능과 동등한 균형기능을 가진 고령자가 많다. 이것은 균형의 쇠퇴는 반드시 필연적인 노화의 결과는 아니라는 것을 시사하고 있다. 운동과 같은 경험적인 요인은 균형을 양호하게 유지하는 것을 도울 수 있고 사람이 나이를 먹음에 따른 넘어짐의 가능성을 감소시킬 수 있다.

실습활동 과제에 대한 해답 ANSWERS TO LAB ACTIVITY ASSIGNMENTS

실습활동 9.1

질문 1. 반응은 면담을 한 사람에 따라 다르다.

실습활동 9.2

질문 1, 2, 3, 4. 결과는 면담을 한 사람들에 따라 다르다.

제 10 장

자세조절의 이상

Abnormal Postural Control

학습목표

이 장을 학습하면 독자는 다음과 같이 할 수 있다.

1. 신경학적 병리가 있는 사람의 정상상태(steady-state) 균형의 변화를 논의하고 정상상태 균형이 손상되는 원인이 되는 몇 가지 요인을 설명한다.
2. 정적 입각자세와 앉은 자세를 취하고 있는 동안에 예기치 않은 외부교란에 뒤따르는 안정성 회복을 위해 사용되는 자세운동 전략에 신경병리가 미치는 영향에 대해서 논의한다. 자세운동반응의 협응에 영향을 미치는 순서배열과 타이밍 문제의 예를 든다. 이들 유형의 문제를 야기할 것 같은 신경 병리에 대해서 논의한다.
3. 손상된 분절적 몸통 조절이 앉은 자세에서의 정상상태, 반응성 및 예측성 균형조절에 미치는 영향을 논의한다.
4. 손상된 예측성 자세조절이 수의운동에 미치는 영향을 논의한다. 이들 유형의 문제를 야기할 것 같은 신경 병리에 대해서 논의한다.
5. 다양한 유형의 감각 문제가 정상상태, 반응성 및 예측성 자세조절에 미치는 영향을 설명한다. 자세조절에 중요한 손상된 지각(perception)을 설명한다.
6. 다양한 유형의 인지문제가 정상상태, 반응성 및 예측성 자세조절에 미치는 영향을 논의한다.
7. 뇌졸중, 파킨슨병, 뇌성마비, 소뇌실조 및 다발성경화증이 있는 사람에서 볼 수 있는 자세조절 결손을 비교하고 대비시킨다.

서론 INTRODUCTION

균형은 일상생활활동(ADLs)의 자립에 중요하다. 안정성 상실을 초래하는 자세조절 기능장애는 신경병리가 있는 사람의 일상생활에 중대한 영향을 미친다. 안정성 손상의 결과에는 기능적 자립의 상실, ADLs의 참여 감소 또는 제한, ADLs를 안전하게 수행하는 능력에 대한 자신감의 저하와 넘어짐에 대한 위험성 증가가 포함된다.

신경학적 병리가 있는 사람의 넘어짐
Falls in Persons with Neurologic Pathology

넘어짐은 신경학적 병리를 가진 사람 사이에서 주된 문제이며, 그 유병률은 진단과 환경에 따라 다양하다. 뇌졸중 생존자 중 넘어짐 비율은 25~46%이며 회복과정의 모든 단계에서 문제가 되는 것으로 생각된다(Ashburn et al., 2008; Divani et al., 2009; Nyberg & Gustafson, 1997; Teasell et al., 2002; Ugur et al., 2000). 뇌졸중에 뒤따르는 넘어짐은 환경과 민첩성에 따라 다양하며, 급성 뇌졸중 생존자의 36%에서부터 지역사회에 거주하는 뇌졸중 만성 생존자의 46%까지 다양하다(Divani et al., 2009; Kerse et al., 2008; Lamb et al., 2003; Nyberg & Gustafson, 1997). 넘어짐은 복잡한 보행과제를 수행하는 동안 많이 발생한다. 장애물을 안전하게 넘어서 걷지 못하는 것은 뇌졸중 환자의 넘어짐에 대한 예측인자이다(Said et al., 2013).

넘어짐의 대략 15%는 의학적 처치(치료)를 필요로 하고(Divani et al., 2009), 마비측 및 비마비측 양쪽 모두의 팔다리의 골다공증 발생률 증가로 인해서(Jorgensen et al., 2000; Poole et al., 2009; Ramnemark et al., 1999) 엉덩관절 골절의 위험성은 4배 증가한다는 보고가 있다(Smith et al., 2001).

넘어짐은 또한 파킨슨병(PD)에서도 중대한 문제이고, 넘어짐의 비율은 40~68%에 이른다(Ashburn et al., 2001; Bliem et al., 2001; Gray & Hildebrand, 2000; Wielinski et al., 2005; Wood et al., 2002; Woodford & Walker, 2005). 게다가, 다발성경화증(MS)이 있는 사람 중에서는 넘어짐의 비율이 높다(Cattaneo et al., 2002; Finlayson et al., 2006; Matsuda et al., 2009; Nilsagård et al., 2009a, 2009b; Peterson et al., 2007, 2008). 고령자에서 그러하였듯이, 신경학적 병리를 가진 사람에서 넘어짐의 대부분은 보행, 이동 및 계단 오르기 중에 일어나는 이동성과 연관성이 있다(Forster & Young, 1995; Lamb et al., 2003; Matsuda et al., 2009; Nilsagård et al., 2009a, 2009b; Teasell et al., 2002).

손상된 균형은 신경학적 병리를 가진 모든 사람의 넘어짐에 대한 주요 위험요인이라는 것이 판명되었고, 이들 집단에서의 균형조절 회복의 중요성을 강조하고 있다(Ashburn et al., 2001; Bloem et al., 2000; Finlayson et al., 2006; Harris et al., 2005; Hyndman & Ashburn, 2003; Marchese et al., 2003; Matsuda et al., 2009; Nilsagaard et al., 2009a, 2009b).

치료 환경에서, 균형을 개선하기 위해 자세조절을 재훈련하는 능력에는 불안정성의 기초에 관한 지식뿐만 아니라 정상적 자세조절을 위한 생리학적 기초에 관한 정보를 통합하는 개념적 틀을 필요로 한다. 불안정성의 생리학적 기초에 관한 우리의 이해는 뇌혈관사고 후의 편마비, 외상성 뇌손상, 파킨슨병, 다발성경화증, 소뇌장애, 그리고 다운증후군 및 뇌성마비와 같은 발달장애와 같은 신경학적 병리의 다양한 범주에서 자세조절을 조사하는 연구에서 비롯된다. 이것은 손상된 정상상태, 반응성 및 예측성 자세조절의 기저에 있는 감각, 운동 및 인지 문제의 서로 다른 유형에 대한 이해로 이어졌다. 우리가 알 수 있는 것처럼, 흔히 같은 유형의 자세조절 문제(예를 들어, 자세반응 시작의 지연)는 매우 다양한 신경학적 장애에서 나타날 수 있다.

우리들은 (a) 안정된 자세(정상상태 균형)를 유지하는 능력, (b) 외부교란(반응성 균형) 후의 안정성을 회복하는 능력, 그리고 (c) 신경학적 결손이 있는 사람에서의 수의운동(예측성 균형)의 잠재적인 불안정화에 앞서 자세근육을 활성화시킴으로써 불안정성을 예방하는 능력에 영향을 미치는 자세조절의 운동계 문제를 조사한 연구를 탐구하는 것으로 시작한다. 우리는 또한 감각/지각 문제가 자세조절의 이들 세 가지 측면에 미치는 영향을 탐구하는 연구를 검토한다. 이 장에서는 다양한 유형의 신경학적 진단을 받은 사람들에서 볼 수 있는 문제의 유형에 대한 이해를 제공하기 위해 우리들의 사례연구에서의 자세조절 문제의 요약으로 마무리를 짓는다.

운동계의 문제
PROBLEMS IN THE MOTOR SYSTEMS

비정상적인 자세조절에 기여하는 운동계의 문제에는 신경근육계 및 근골격계 양쪽의 기능장애가 포함된다. 신경학적 병리에 기인하는 가장 흔한 신경근육계 및 근골격계 문제의 대부분은 제5장에서 상세히 논의되었다. 따라서 여기서는 반복하지 않기로 한다. 그 대신에 서 있거나 앉아 있을 때 안정성의 유지, 회복, 또는 상실 예방을 하기 위해 근육활동을 활성화하고 협응하는 능력에 영향을 주는 문제에 초점을 맞출 것이다.

손상된 정상상태 균형
Impaired Steady-State Balance

안정된 선 자세 또는 좌석에 앉은 자세를 유지할 수 없게 되는 손상된 정상상태 균형은 신경학적 병리를 가진 사람에게는 엄청난 기능적 결과를 가져온다. 움직일 수 있는 안정된 자세를 취하거나 유지할 수 없으면 흔히 지지와 균형을 위해 팔을 사용하는 것이 필요해지고, 따라서 일상생활의 기능적 과제를 위한 팔의 이용 가능성을 제한하게 된다. 게다가, 정상상태 균형이 손상되면 넘어짐과 부상의 위험성을 증가시킨다. 제7장에서 논의된 것처럼, 신체정렬, 근육과 자세의 긴장, 자발적인 흔들림을 조절하는 움직임 전략을 포함하는 수많은 요인이 정상상태 안정성에 기여한다.

정렬 *Alignment*

신체의 정렬이란 신체분절 상호간의 관계만이 아니라, 주변, 중력 및 지지기저면을 기준으로 한 신체 위치를 가리킨다. 지지기저면 위에 신체분절을 정렬시키는 것에 의해 중력에 대항하여 신체를 지지하기 위해 필요한 노력이 대부분 결정된다. 게다가, 정렬에 의해 자세조절에 효과적인 일련의 움직임 전략이 결정된다. 초기의 위치 또는 정렬의 변화는 흔히 신경학적 결손이 있는 사람의 특징이다. 정렬에서의 비정상은 한 신체부위의 다른 신체부위에 대한 정렬의 변화 또는 지지기저면에 대한 질량중심 정렬의 변화를 반영할 수 있다.

파킨슨병이 있는 사람의 특징적으로 구부정한 자세는 수직방향에 대한 신체분절의 정렬 변화의 한 예이다. 구부정한 자세는 몸통이 앞쪽으로 기울어진 것과 엉덩관절 및 무릎관절에서의 굽힘이 증가한 것이 원인이다. 파킨슨병이 있는 사람의 구부정한 자세는 굽힘근의 경축과 같은 신경근육 기능장애와, 감소된 몸통 운동과 척추 유연성의 감소와 같은 2차 근골격의 제한의 양쪽에 기인할지도 모른다(Schenkman, 1990).

뇌성마비가 있는 아동은 흔히 발목관절, 무릎관절 및 엉덩관절을 포함하는 많은 관절의 가동범위 제한을 나타낸다. 엉덩관절, 무릎관절 및 발목관절 근육의 구축은 앉은 자세(그림 10.1A) 및 선 자세(그림 10.1 B 및 C)의 비정형 자세정렬을 초래하여 자세조절 결손을 야기한다(Domagalska-Szopa & Szopa, 2017; Abd El-Nabie & Saleh, 2019). 자세 정렬은 근육이 안정성 회복을 위해 어떻게 동원되고 협응되는가에 영향을 미친다. 예를 들어, 경직성 양측마비를 가진 아동의 자세조절에 대한 연구에서, Burtner와 동료들(1999)은 웅크린(무릎과 엉덩관절을 굽힌) 입각자세를 유지하는 경직성 양측마비가 있는 어린이가 외부교란 후 균형을 회복하는 동안에 다리와 몸통의 동시 활성화(coactivation)를 보였다는 것을 알게 되었다.

흥미 있는 것은 양측마비가 있는 어린이의 자세를 모방하여, 웅크린 자세로 서 있는 건강한 어린이는 플랫폼 외부교란에 반응하여 더 흔히 대항근을 사용하였다는 것이고, 이것은 웅크린 자세로 서 있는 것과 연관성이 있는 근골격의 제약은 경직성 양측마비가 있는 어린이에서 볼 수 있는 비정형 근육반응 패턴에 유의미한 역할을 수행한다는 것을 시사하고 있으며, 교란된 입각자세 동안의 손상된 움직임 전략에 대한 부분에서 더 상세히 설명하고 있다(Burtner et al., 1999; Woollacott et al., 1998).

비정상적인 정렬은 또한 환경, 중력 및 지지기저면을 기준으로 한 신체 위치의 변화로서 표현될 수도 있다. 예를

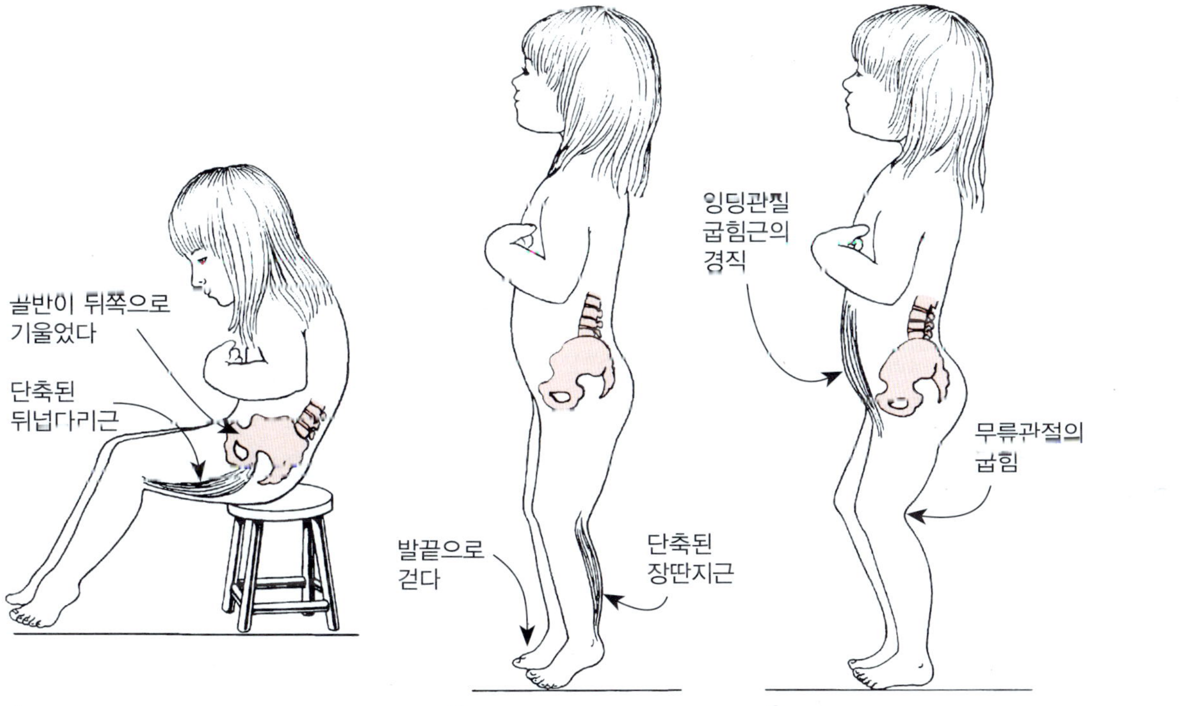

그림 10.1 근골격 기능장애로 인한 비정형 자세. **(A)** 앉은 자세에서의 골반의 과도한 뒤쪽으로의 경사가 단축된 뒤넙다리근을 수용한다. **(B)** 장딴지근의 단축은 발끝으로 걷기를 초래한다. **(C)** 엉덩관절 굽힘근의 경직은 골반의 기울기와 무릎관절의 굽힘을 초래할 수 있다.(Reimers J. Static and dynamic problems in spastic cerebral palsy. J Bone Joint Surg. 1973;55:822-827에서 변경.)

들어, 뇌졸중이 있었던 사람 사이의 직립 입각자세는 비마비측 다리에 더 체중을 실은 체중부하 비대칭성(weight-bearing asymmetry; WBA)에 의해서 특징지어진다(Duncan & Badke, 1987; Shumway-Cook et al., 1988).

뇌졸중 후의 비대칭 정렬도 보상전략의 일부로서 발전할 가능성이 있다. 그림 10.2A에 나타낸 것처럼, 건강한 대조군과 비교하여 편마비가 있는 사람에서 볼 수 있는 신체의 정렬과 비대칭 체중부하의 옆쪽방향으로의 이동(그리 10.2B 참조)은 신체도식(body scheme)과 관련된 지각기능장애가 원인일지도 모른다. 뇌졸중 환자는 서 있는 자세의 흔들림에 관련되는 구심성 정보를 이용할 능력이 결여되어 있을지도 모르며, 이것은 다시 자세 비대칭과 관련된다. 예를 들어, Pollack과 동료들(2019)은 뇌졸중 환자의 발목 바닥쪽굽힘근의 활성화가 비마비측 다리와 비교하여 마비측 다리의 앞-뒤쪽 흔들림의 변화에 동조하지 않는다는 것을 발견하였다. 그 대신에, 편마비가 있는 사람은 반신불완전마비 다리의 불완전마비(paresis)와 같은 더 이상 체중을 지탱할 수 없는 운동기능 장애를 보상하기 위한 전략을 세울 수 있을지도 모른다. 뇌혈관사고에 속발하는 반신불완전마비가 있는 우리 환자인 Genise와 Jean의 두 사람 모두가 비대칭 자세로 서 있다. 이들 차이를 이해하는 것은 중요하며, 그 이유는 대칭적으로 정렬된 자세를 성취하는 것은 반신불완전마비의 다리가 체중 하에서 무너지지 않도록 확실히 하기 위해 기저에 있는 기능장애가 충분히 해소될 때까지는 편마비가 있는 사람에게는 합리적인 목표가 아닐지도 모르기 때문이다.

신경학적 결손이 있는 많은 사람은 질량중심이 앞쪽 또는 뒤쪽 어느 쪽인가로 전위된 상태로 서 있다. 예를 들어, 넘어짐의 두려움을 가진 고령자는 질량중심이 앞쪽으로 전위하여 앞쪽으로 기운 자세로 서 있는 경향이 있다(Maki et al., 1991). 그러나, 다른 유형의 자세 결손이 있는 사람은 질량중심이 뒤쪽으로 전위하여 서 있다(Shumway-Cook & Horak, 1992). 신체정렬의 변화는 정적인 입각자세에서의 신체 흔들림의 특성과 외부교란 후의 안정성 회복을 하는 동안에 근육이 활성화되는 방법을 포함하는 자세조절의 많은 측면에 영향을 미친다.

자세의 흔들림 *Postural Sway*

정적 입각자세 동안 안정성 평가에 대한 가장 일반적인 접근법의 하나는 압력중심(COP) 전위(excursion)의 특성을 정량화하기 위해 단일 또는 이중의 힘판을 사용하는 것이다.

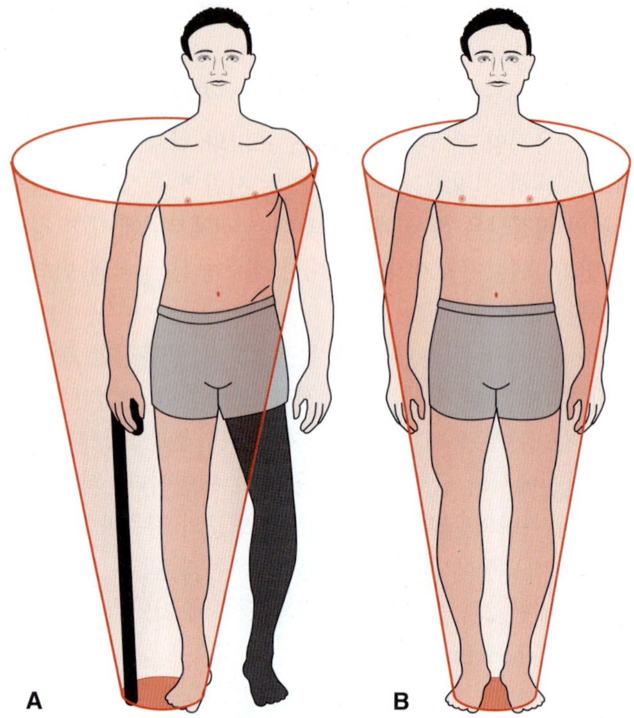

그림 10.2 건강한 대조군(**B**)과 비교한 뇌졸중이 있는 사람(**A**)의 비대칭 정렬과 안정성 한계.

대부분의 연구에서 압력중심 궤적을 흔들림의 지표즉, 자세 안정성의 징후로서 사용하고 있으나, Patla와 동료들(2002)은 COP의 변화가 신체 정렬을 유지하고 중력에 관해서 신체 붕괴를 방지하기 위해 필요한 관절 모멘트와 관련되어 있을지도 모른다는 것을 입증하였다.

파킨슨병이 있는 사람은 흔들림의 범위와 속도 증가를 포함하는 입각자세에서의 비정상적 자세 흔들림이 있다(Rocchi et al., 2004). 안 · 가쪽(mediolateral) 흔들림 증가가 있다는 것이 몇몇 연구에서 보고되었고(Beuter et al., 2008; Viitasalo et al., 2002), 한편 앞뒤쪽(antero-posterior)으로의 흔들림은 하나의 연구에서 정상에 맞먹는다는 것이 보고되었으나(Viitasalo et al., 2002) 또 다른 연구에서는 증가하였다(Rocchi et al., 2002).

Rocchi와 동료들은 레보도파에 의한 치료는 자세 흔들림의 비정상성을 증가시켰으나, 뇌의 심부자극에 의한 치료는 자세의 흔들림을 개선시켰다고 보고하였다(Rocchi et al., 2004, 2006).

이와는 대조적으로, 파킨슨병의 초기단계에 있는 사람들에 대한 연구에서는 레보도파가 정적인 입각자세에서 자세의 흔들림을 유의미하게 감소시켰다. 그림 10.3은 약물치료를 중단한 사람(A)과 약물치료 중인 사람(B)에서의 COP 전위 변화를 설명하고 있다.

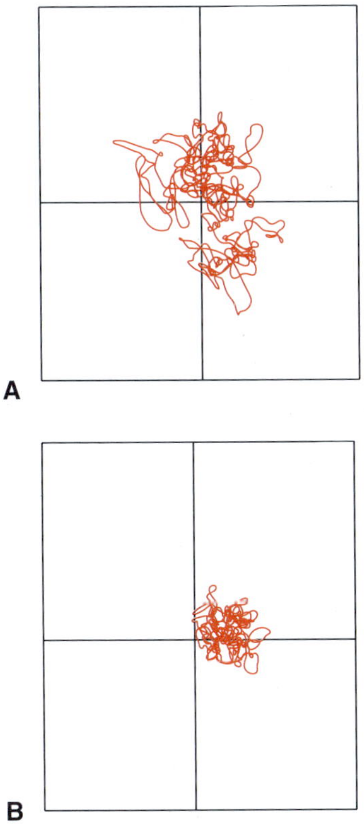

그림 10.3 초기단계의 파킨슨병(PD) 환자가 정적인 입각자세를 취하고 있는 동안의 레보도파(levodopa)를 투약하지 않을 때(**A**)와 레보도파를 투약할 때(**B**)의 압력중심(COP)의 변화 (Beuter A, Hernández R, Rigal R, et al. Postural sway and effect of levodopa in early Parkinson' s disease. Can J Neurol Sci 2008;35:67.에서 변경).

소뇌의 서로 다른 부위에서의 병리는 방향-특이적으로 증가한 자세 흔들림을 초래할지도 모른다(Dichgans & Fetter, 1993; Diener et al., 1984a, 1984b; Mauritz et al., 1979; Sullivan et al., 2006). 몇 가지의 연구에서는 앞엽(anterior lobe)의 척수소뇌(상부 충부 및 중간의) 부분에서의 병리가 대부분 약 3Hz의 주파수로 앞뒤쪽으로의 신체 흔들림을 초래한다고 보고하였다(Dichgans & Fetter, 1993; Diener et al., 1984a, 1984b; Mauritz et al., 1979; Sullivan et al., 2006). 하부(안뜰소뇌) 충부의 병변은 전방향성 자세 흔들림의 증가와 연관성이 있으나, 척수소뇌 구심성 신경 병변(프리드라이히 운동실조: Friedreich's ataxia)은 낮은 주파수, 큰 진폭의 옆쪽으로의 흔들림 패턴과 연관성이 있다(Dichgans & Fetter, 1993; Diener et al., 1984a, 1984b; Mauritz et al., 1979). 마지막으로, 앞엽 소뇌 병리를 가진 환자 중에서 자세 흔들림은 시각입력이 없는 경우에 유의미하게 증가하였으나 몸감각계(가벼운 손가락 끝의 접촉)에서부터의 추가적인 방향성 입력으로 감소하였다(Sullivan et al., 2006). 척수소뇌 퇴행이 있는 우리 환자인, John에 대한 사례연구의 자세조절 부분에서는 그는 넓은 지지기저면으로 서 있고 발을 어깨너비로 하여 서 있도록 요구받았을 때 자세 흔들림은 유의미하게 증가하였다.

Liao와 Hwang(2003)은 뇌성마비(CP; 유형은 특정되어 있지 않다)가 있는 5~12세의 어린이 15명의 정적인 입각자세에서 흔들림이 증가하였다는 것을 알게 되었고 눈을 감은 조건에서의 자세 안정성은 크고 투박한 운동(gross motor) 기능의 최상의 예측인자라고 보고하였다. Rojas와 동료들(2013)은 양측마비성 뇌성마비가 있는 아동은 편마비가 있는 어린이와 비교하여 눈을 뜨거나 눈을 감은 상태에서 흔들림이 증가하였다. 그러나, 양측마비성 뇌성마비가 있는 어린이의 모두가 정적인 입각자세에서 비정상적인 자세 흔들림을 나타내는 것은 아니다. 경직성 양측마비성 뇌성마비(5~18세)를 가진 23명의 보행 가능한 어린이 및 청소년에 대한 연구에서, 대다수(14명)는 정상적인 선 자세 균형 값을 나타냈다(Rose et al., 2002).

Donker와 동료들(2007)은 동적인 분석을 사용하여, 뇌성마비가 있는 10명의 어린이와 9명의 전형적으로 발달하고 있는(TD; typically developing) 어린이에 대한 COP 궤적의 구조를 눈을 뜬 상태, 눈을 감은 상태에서, 그리고 주의에 대한 외적인 집중을 만들어낸 동시발생적인 시각 되먹임 과제를 수행하면서 조사하였다. 그들은 TD 어린이와 비교하여 CP가 있는 어린이에서 흔들림의 진폭이 더 크고 더 규칙적이라고 보고하였다(Donker et al., 2007; Roerdink et al., 2006). 게다가, 주의에 대한 더 외적인 집중을 만들어낸, 동시발생적인 시각 되먹임을 제공함으로써, 흔들림의 양과 규칙성의 양쪽을 감소시켰다. 마찬가지로, TD 영유아, 미숙아 및 CP가 있는 영유아를 집중적인 주의(장난감의 시각적 수동적 탐색)와 연관성이 있는 좌석에 앉아 하는 운동과제에서 검사했을 때, TD 영유아와 CP가 있는 영유아는 그들이 장난감을 탐색하고 있지 않을 때와 비교하여 몸통/골반 움직임이 적어졌다(Berger et al., 2019). 이것은 (움직임 그 자체 대신에 행동결과에 초점을 맞추는) 주의에 대한 외적인 집중을 채택하는 것이 운동기술을 수행하거나 학습할 때 유익하다는 Wulf와 동료들(2001)에 의한 제안과 일치한다.

이와는 대조적으로, 주의에 대한 내적 집중(예를 들어, 주의를 자기 자신의 신체에 돌리는 것)은 이것이 자세와 움직임의 자동적 조절을 방해하기 때문에 해롭다(검토를 위해서는 Wulf & Prinz, 2001을 참조한다. 또한 McNevin

& Wulf, 2002; McNevin et al., 2003; Wulf et al., 2001을 참조할 것).

몇몇 연구자는 뇌졸중 후의 COP 궤적을 정량하여 정적인 입각자세에서 비대칭적이고 흔들림 범위가 증가였다고 보고하고 있다(DiFabio & Badke, 1991; Genthon et al., 2008; Shumway-Cook et al., 1988). 이들 연구는 많은 요인이 운동 약화(Bohannon, 1990; Genthon et al., 2008), 비대칭 근육긴장(Pérennou, 2005), 몸감각 결손(DiFabio & Badke, 1991; Genthon et al., 2008) 및 무시 증후군과 일그러진 신체도식(Pérennou, 2006)을 포함하는 뇌졸중 후의 체중부하 비대칭(WBA)에 기여한다는 것을 보여주었다. 게다가, 시각 수직성 및 자세 수직성과 관련된 손상된 지각과 같은 공간인지장애도 관련될지 모른다(Barra et al., 2009; Bonan et al., 2006; Genthon et al., 2008).

비대칭 입각자세 정렬은 시간의 경과와 더불어 개선되는가? 수많은 연구자가 뇌졸중 후 입각자세 조절의 회복을 조사하였다(de Haart et al., 2004; Geurts et al., 2005; Roerdink et al., 2009). de Haart 등(2004)은 마비측 및 비마비측 팔다리의 입각자세조절에 대한 기여를 조사하기 위해 뇌졸중 후의 환자 30명에 대한 종단적 추적조사를 실시하였다. 이 연구에서는 기준선에서(환자가 처음에 지지를 받지 않고 서 있을 수 있었을 때), 그 다음에 2, 4, 8, 12주 후에 각 다리 밑의 COP를 분리하여 연구하기 위해 2개의 힘판을 사용하였다. 환자는 눈을 뜬 상태, 눈을 감은 상태, 그리고 수학 과제(이중 과제 조건)를 수행하는 동안의 세 가지 조건하에서 서 있었다. 회복의 초기에는 입각자세에서 마비측 다리와 비교하여 비마비측 다리에서 범위와 속도가 증가하는 현저한 비대칭이 있었다. 흔들림의 범위와 체중부하 비대칭(WBA)의 양쪽이 후속조치 평가로 현저하게 개선되었다. 그러나, 비마비측 다리는 대부분의 동적 안정화를 위한 역할을 계속해서 하였다. 시간의 경과에 따른 세 가지 조건하에서 흔들림의 변화를 그림 10.4에 나타냈다. 저자들은 체중부하 비대칭(WBA)의 증가와 가로방향 조절(비마비측 다리에 의한 능동적 조절)은 특히 유의미한 운동기능 장애가 있는 환자에서 안정된 입각자세를 유지하기 위한 효과적인 보상전략이라는 것을 시사하고 있다. 게다가, 그들은 마비측 다리의 심한 운동기능 장애가 있는 환자에서 WBA를 감소시키는 재활전략은 권장할 수 없을지도 모른다고 시사하고 있으며, 그 이유는 이것이 현저한 운동, 감각 및 인지 기능장애에 직면하여 합리적인 보상전략일지도 모르기 때문이다.

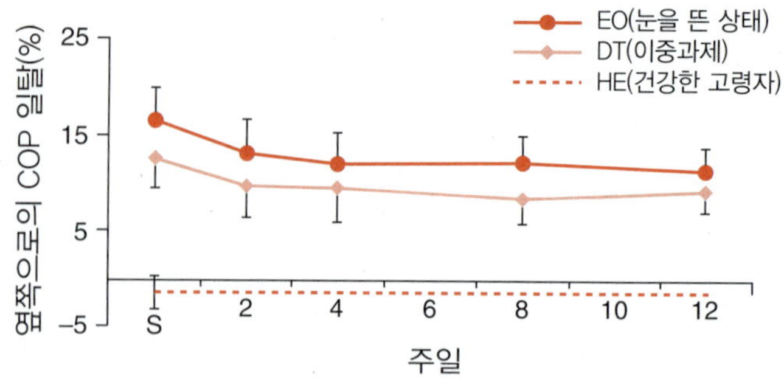

그림 10.4 눈을 뜬 상태(*EO*)로 선 자세에서와 이중 과제(*DT*)를 수행하는 동안의 뇌졸중 환자의 12주간에 걸친 신체 흔들림의 변화. 또한 같은 12주간에 걸친 건강한 고령자(*HE: 점선*으로 나타냈다)의 자세 흔들림도 나타냈다(de Haart M, Geurts AC, Huidekoper SC, et al. Recovery of standing balance in postacute stroke patients: a rehabilitation cohort study. Arch Phys Med Rehabil 2004;85:886–895에서 변경).

기능적 안정성 한계 *Functional Stability Limits*

제7장에서 논의된 것처럼, 자세조절계의 주된 목표는 기능적 안정성 한계와 관련된 질량중심을 조절함으로써 안정성을 보장하는 것이다. 안정성 한계는 부분적으로는 신체의 생체역학에 의해 결정되지만 또한 주관적 지각, 자세조절 능력 및 환경요인을 포함하는 다른 요인에 의해서도 영향을 받는다(Holbein & Redfern, 1997; Mancini et al., 2008). 안정성의 기능적 한계는 흔히 가능한 한 멀리 앞쪽 또는 뒤쪽으로 기울이도록 요구하여 최대 COP 전위를 기록함으로써 정량화된다(Adkin et al., 2005; Bartolic et al., 2005; Mancini et al., 2008; Schieppati et al., 1994; van Wegen et al., 2001).

그림 10.5는 기능적 안정성 한계를 탐구하기 위해 그들이 안전하게 할 수 있는 한도에서 앞쪽으로 멀리 기울이도록 요구받은 2명의 고령자의 반응을 비교하고 있다. 고령자 남성(A)은 앞쪽으로 흔들 수 있고 한편, 고령자 여성(B)은 그녀의 지지기저면(BOS)과 관련하여 질량중심(COM)을 앞쪽으로 움직이는 것을 피하기 위해 엉덩관절에서 굽힌다. 뒤쪽으로 젖히도록 요구받았을 때, 그녀는 발을 내딛는다(C).

수의적으로 기울이는 동안에 COP 전위의 감소에 의해 보여주는 것 같은 안정성 한계의 감소는 발달성 협응 장애(developmental coordination disorder: DCD)가 있는 어린이(Fong et al., 2016), 다발성경화증(MS)이 있는 성인(Karst et al., 2005)과 파킨슨병(PD)이 있는 사람(Adkin et al., 2005; Bartolic et al., 2005; Mancini et al., 2008; Schieppati et al., 1994; van Wegen et al.,

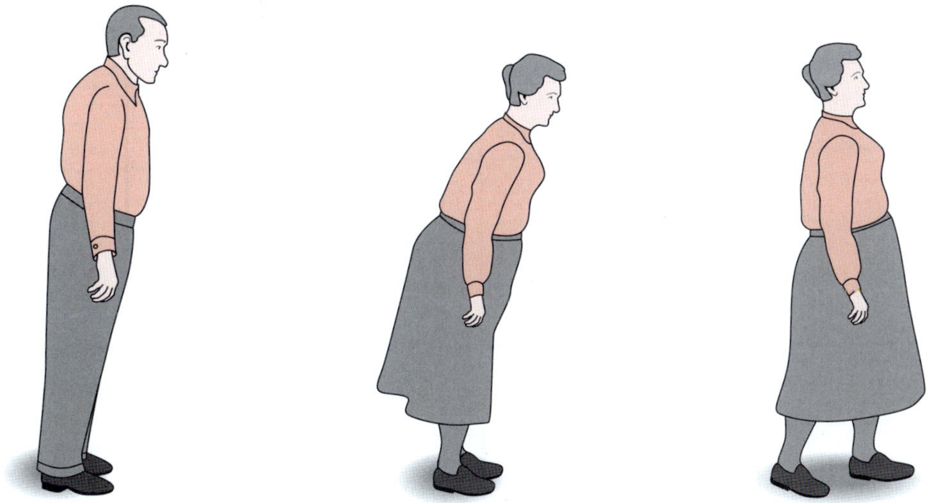

그림 10.5 2명의 고령자에서의 기능적 안정성 한계. 자기의 안정성 한계까지 앞쪽으로 흔들도록 요구받았을 때, 고령자 남성(**A**)은 앞쪽으로 흔들 수 있고, 자기의 질량중심(COM)을 지지지거면(BOS)보다 앞쪽으로 가져온다. 이와는 대조적으로, 고령자 여성(**B**)은 엉덩관절을 굽혀서, 자기의 질량중심이 앞쪽으로 움직이는 것을 피하고, 뒤로 젖히도록 요구받았을 때(**C**), 발을 내딛는다(Horak FB, Shupert CL, Mirka A. Components of postural dyscontrol in the elderly: a review. Neurobiol Aging 1989;10:727–738에서 변경).

2001) 중에서 보고되었다. 약물 레보도파를 사용하면 파킨슨병을 가진 실험대상자의 안정성의 기능적 한계를 개선한다(Mancini et al., 2008). 몇 가지 요인은 구부정한 자세(Bloem et al., 1999; Mancini et al., 2008), 경축(rigidity) 증가 및 수의적인 기울임을 위한 손상된 자세 준비(Mancini et al., 2008)를 포함하는 파킨슨병에서의 안정성의 앞쪽으로의 기능적 한계의 감소에 기여할지도 모른다.

앉은 자세에서의 정상상태 균형
Steady-State Balance in Sitting

93명의 뇌졸중 환자를 대상으로 한 정상상태 앉은 자세 균형에 대한 전향적인 연구에서는 48%가 재활을 시작할 때에 자립하여 앉을 수 없었고, 한편 27%는 재활이 끝날 때에도 여전히 앉을 수 없었다(Mayo et al., 1991). 게다가, 급성 뇌졸중 환자는 지지되지 않은 앉은 자세 과제 동안 건강한 대조군보다 더 불안정하였다(흔들림이 컸다)(Genthon et al., 2008; Harley et al., 2006). 이 선을 따라서, 척수손상(SCI)이 있는 사람은 그들의 척수 병변이 하부 등뼈(T7–T12)에 있거나 상부 등뼈(T1–T6)에 있거나에 관계없이, 30초간 지지되지 않은 상태에서 정적 앉은 자세 동안에 자세 흔들림이 증가했음을 보여주었다(Chen et al., 2003b). 30초간의 좌석에 앉은 자세 과제에서, 시력의 유무에 관계없이 SCI가 있는 사람들은 건강한 대조군과 비교하여 앞뒤 쪽 및 안·가쪽 방향에서 정상상태 균형조절의 손상을 보였다. 정적인 앉은 자세조절의 결여는 압력중심 범위의 증가와 자세 흔들림 변동성에 의해 특징지어진다(Serra-Añó et al., 2013).

앉은 자세 균형은 뇌졸중(Feigin et al., 1996; Kwakkel et al., 1996; Loewen & Anderson, 1990; Morgan, 1994; Sandin & Smith, 1990) 및 외상성 뇌손상에 뒤따르는 기능적 결과의 좋은 예후 지표라는 것을 보여주었다. 재활을 위해 입원했을 때의 앉은 자세 균형의 손상은 퇴원 시와 외상성 뇌손상 후 1년에서의 보행(locomotion)과 이동(transfers)의 의존성과 연관성이 있었다(Duong et al., 2004). Black 등(2000)은 재활병동에 입원한 외상성 뇌손상이 있는 237명의 환자를 추적 관찰하여, 연령 다음으로, 입원 시에 자립하여 앉는 능력이 퇴원 시 기능적 자립도 평가척도(functional independence measure: FIM) 득점의 최상의 예측인자라는 것을 발견하였다.

연구는 또한 신경학적 병리가 있는 아동의 보행에 대한 예측인자로서 앉은 자세 시작연령의 중요성을 확인하였다. 연구에서는 생후 18~24개월까지의 앉은 자세를 취하는 것이 경직성 양측마비성 뇌성마비가 있는 아동의 보행결과를 예측한다는 것을 보고하고 있다(Badell-Ribera, 1985; Wu et al., 2004b).

정상상태 앉은 자세 균형의 하나의 중요한 구성요소는 몸통의 조절이다. 임상의와 연구자들은 흔히 몸통을 단일

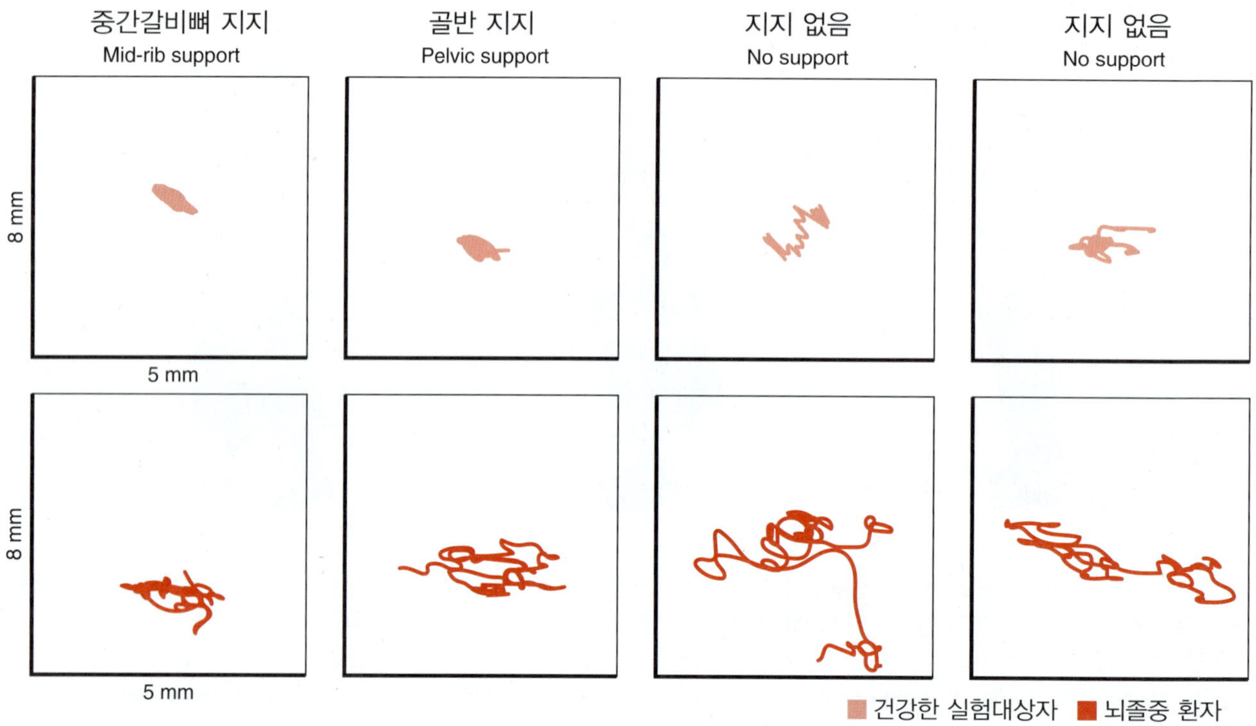

그림 10.6 앉은 자세에서의 정상상태 자세 흔들림에 대한 외부적인 몸통 지지의 비교. 분절적 몸통조절이 불충분한 뇌졸중 환자에서는 좌석에 앉은 자세에서의 몸통 흔들림은 몸통에 제공된 외부 지지의 양(아래의 추적선)에 정비례하여 감소한다. 이와는 대조적으로, 건강한 연령에 일치시킨 대조군은 온전한 분절적 몸통 조절(위의 추적선)을 갖고 있기 때문에, 모든 지지 수준(높이)에 걸쳐서 비교적 적은 흔들림을 보여주고 있다(Woollacott M, 미발표 데이터).

의 분절로서 모델화하였다. 그러나, 더 최근의 연구는 이 모델에 의문을 나타내고 있으며, 이것은 몸통의 분절적 조절은 좌석에 앉은 자세 조절을 달성하거나 완전히 회복하기 위해 중요할지도 모른다는 것을 시사하고 있다. 제8장에서 살펴보았던 것처럼, 전형적으로 발달하고 있는(TD) 어린이의 정상상태 앉은 자세 균형의 기저에 있는 몸통조절의 발달에는 하향식으로 몸통의 연속적인 분절에 대한 조절의 순차적인 발달이 수반되었다(Rachwani et al., 2015; Saavedra et al., 2012). 연구자들은 신경학적 병리가 있는 환자 중에는 앉은 자세 균형의 발달 또는 회복은 유사한 패턴을 따른다는 것을 실증하기 시작하였다.

그림 10.6에서 보여주는 것처럼, 분절적 몸통조절이 불량한 뇌졸중 환자에서는 좌석에 앉은 자세에서의 자세 흔들림은 몸통에 주어지는 외적인 지지의 양에 정비례하여 감소한다(아래 도표의 추적선[trace]). 이와는 대조적으로, 건강한 동일 연령의 대조군에서는 온전한 분절적 몸통조절(위 도표의 추적선)을 갖기 때문에 지지의 모든 수준에 걸쳐서 비교적 적은 흔들림을 보여주고 있다.

앉은 자세 균형의 손상은 중등도~중증의 뇌성마비가 있는 어린이의 특징이다(Saavedra & Woollacott, 2015). 좌석에 앉은 자세 균형조절에 대한 분절적 몸통조절의 기여를 이해하기 위해, 연구자들은 중등도 및 중증 뇌성마비(Gross Motor Function Classification Systems [GMFCS] levels IV 및 V)가 있는 어린이의 네 가지 수준(높이)의 외적인 지지(겨드랑이, 중간갈비뼈, 허리 및 엉덩관절) 하에서의 머리 및 몸통의 운동학(kinematics)을 정량화하였다. 네 가지 높이의 지지를 제공하기 위해 사용되는 장치를 그림 10.7에 나타냈다(왼쪽 세로줄). 지지기저면의 중심부에 위치하는 수직선에 대한 머리의 추정 질량중심의 각도전위(angular displacement)를 측정함으로써 몸통의 자세방향성 및 안정성을 평가하였다. 결과를 그림 10.7의 중간과 오른쪽 세로줄에 나타냈다. 엉덩관절 지지만으로는 뇌성마비가 있는 어린이의 몸통 안정성(머리의 움직임에 의해 나타냈다)에 현저한 손상이 있었다. 이것은 그림 10.7의 가장 아랫부분에서 볼 수 있고, 뇌성마비가 있는 두 어린이(왼쪽에 GMFCS IV와 오른쪽에 GMFCS V)에서의 지지기저면(양쪽의 정렬과 안정성을 보여주고 있다)에 대한 머리의 움직임을 그래프에서 추적하고 있다. 몸통을 지지하는 높이가 엉덩관절에서부터 겨드랑이까지로 증가함에 따라, 몸통의 안정성은 머리의 움직임이 감소하는

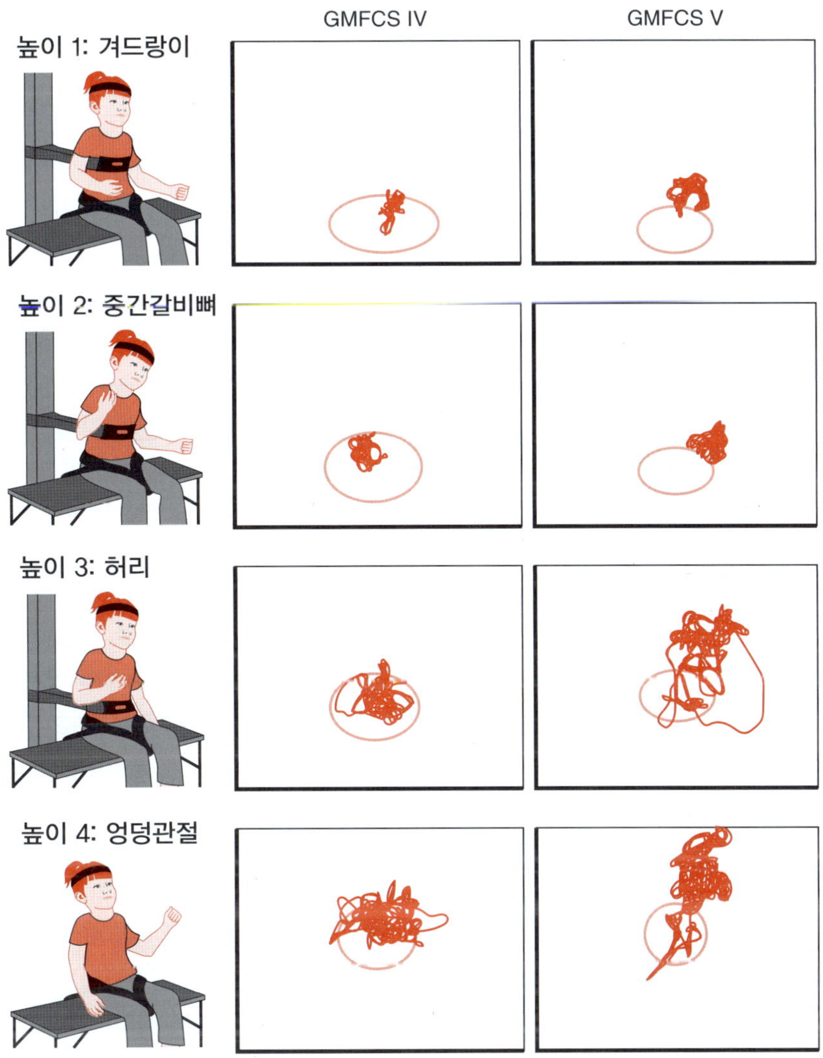

그림 10.7 좌석에 앉은 자세에서 몸통을 지지하는 네 가지 높이를 제공하기 위해 사용된 장치(**왼쪽**)와 각 지지 높이에서 정상상태 앉은 자세 동안에 GMFCS level IV(**중간**) 및 V(**오른쪽**)로서 분류된 어린이의 지지기저면(*원*)과 관련하여 머리의 질량중심(COM) 움직임 추적선(*선*). 그림에서 볼 수 있는 것처럼, 중증의 뇌성마비가 있는 아동에서 몸통 안정성은 몸통을 지지하는 높이와 반비례하 였 다. (Saavedra SL, Woollacott MH. Segmental contributions to trunk control in children with moderate-to-severe cerebral palsy. Arch Phys Med Rehabil. 2015;96(6):1088–1097에서 변경.)

것에 의해서 알 수 있는 것처럼, 두 어린이에서 유의미하게 개선되었다. 중증의 어린이(GMFCS level 5)에 대해서 지지를 제공하지 않거나 또는 최소한으로 제공할 때, 그 어린이는 머리 또는 몸통의 어떤 부분도 조절하는 능력을 보여주지 않았다(가장 아래 도표의 추적선). 그러나, 높은 수준(위 등뼈부분)에서 지지를 제공할 때, 지지하는 높이 위의 머리와 몸통분절의 조절이 나타났다(위의 2개 도표의 추적선). 마찬가지로, 중등도로 이환된 어린이(GMFCS IV)에게 낮은 높이에서부터 중간갈비뼈 높이까지에 지지를 제공하였을 때, 이 지지하는 높이 위의 머리 및 몸통분절을 조절하는 능력이 나타났다(맨 위의 2개의 도표 추적선을 맨 아래의 도표 추적선과 비교한다). 외부지지가 있었던 양쪽 어린이에서 안정성이 개선되었으나 지지기저면에 대한 머리 정렬에 차이가 있었다. 조금 이환된 어린이(GMFCS IV)는 지지 위로 머리를 유지하였으나 많이 이환된 어린이(GMFCS V)는 머리를 지지기저면에 대해서 앞쪽 및 옆쪽으로 유지하였다.

이 연구는 머리 및 몸통의 조절, 나아가서는 앉은 자세에서 어린이의 정상상태 균형능력을 이해하는 것에 대한 주요한 부분은 이 행동이 나타나는 몸통 지지의 최적 높이를 찾아내는 것이라 시사하고 있다(Saavedra & Woollacott, 2015).

정상상태 균형에 대한 연구의 임상적 의미
Clinical Implications of Research on Steady-State Balance

연구에서 알 수 있는 것처럼, 앉은 자세 또는 선 자세에서 정상상태 균형에 대한 평가에는 정렬, 자세 흔들림 및 안정성 한계를 포함하는 다양한 요인에 대한 조사가 포함된다. 특히, 좌석에 앉은 자세조절에서 분절적 몸통조절의 중요성을 인식하기 시작함에 따라, 몸통의 서로 다른 분절을 조절하는 능력에 대한 평가는 중요할 것이다. 몸통조절에 대한 분절적 평가(SATCo: Segmental Assessment of Trunk Control) 및 좌석에 앉은 자세 및 팔 뻗기 조절(Seated Postural and Reaching Control: SP&R-co)과 같은 새로운 도구가 정상상태, 반응성 및 선행적 앉은 자세 균형에서 분절적 몸통조절을 검사하기 위해 개발되었다. 이 방법은 제11장에서 상세히 논의될 것이다.

손상된 반응성 균형 Impaired Reactive Balance

많은 연구자들이 예기치 않은 외부교란 후에 안정성을 회복하는 능력에 영향을 미치는 자세근육 협동작용(제자리 전략과 지지를 변경하는 전략의 양쪽)의 협응에 신경학적 결손이 어떻게 영향을 미치는가를 탐구하기 시작하였다. 근육반응 협동작용의 협응에 영향을 미치는 문제는 (a) 순서배열 문제, (b) 자세반응을 적시에 활성화하는 문제 및 (c) 변화하는 과제와 환경요구에 자세활동을 적응시키는 문제로 분류된다.

손상된 제자리 전략 *Impaired In-Place Strategies*

제7장에서 논의된 것처럼, 제자리 전략은 지지기저면을 변경하지 않고 안정성을 회복하는 능력에 의해 정의된다. 입각자세에서는 이들은 발목관절 전략 또는 엉덩관절 전략의 어느 것인가로 분류된다.

순서배열의 문제(Sequencing Problems). 반응성 균형에 영향을 미치는 운동협응 문제에 대한 정보를 보고한 가장 초기의 연구 중 하나는 다양한 유형의 뇌성마비를 가진 아동에서의 반응성 자세조절을 연구한, Nashner 및 동료들(1983)에 의해 이루어졌다. 다양한 유형의 뇌성마비가 있는 보행 가능한 어린이(7~10세)가 앞쪽 또는 뒤쪽 방향으로 입각자세 균형을 교란시킨 플랫폼 위에 서 있었다. 근전도(EMGs)와 지면 반발력(ground reaction force)을 사용하여 이 유발된 흔들림에 반응하는 다리근육의 협응을 조사하였다. 그림 10.8은 경직성 편마비가 있는 어린이 중 한 사람으로부터의 근전도 기록의 예이다. 앞쪽으로의 흔들림을 발생시키는 뒤쪽으로의 플랫폼 외부교란에 반응하여 경직성 편마비가 있는 다리 및 편마비가 없는 다리의 양쪽에서의 근육활동(장딴지근, 뒤넙다리근, 앞정강근 및 넙다리네갈래근)을 보여주고 있다. 비편마비측 다리(정상이라 표시)에서 근육활동의 순서부여는 대략 100 밀리초에서 장딴지근에서 시작되었고, 30밀리초 후에 뒤넙다리근 활성화가 뒤따랐다. 이와는 대조적으로, 경직성 다리에서

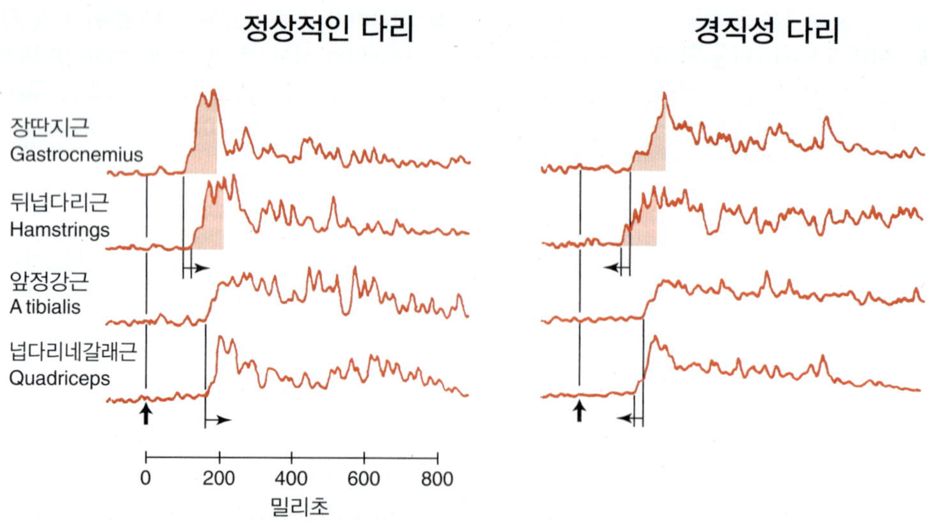

그림 10.8 움직이는 플랫폼의 뒤쪽으로의 이동에 반응하는 편마비가 있는 어린이 근육의 비정상적 순서배열. 근전도 기록은 이른바 경직성 먼쪽 근육(장딴지근)에 앞서 활성화된 몸쪽 근육(뒤넙다리근)을 수반하는 앞쪽으로의 흔들림에 반응하는 부적절한 활성화를 보여주고 있다. 위쪽을 향한 화살표는 플랫폼 움직임의 시작을 나타낸다. 수평의 화살표는 근육활동의 시작을 나타낸다(Nashner LM, Shumway-Cook A, Marin D. Stance posture control in select groups of children with cerebral palsy: deficits in sensory organization and muscular coordination. Exp Brain Res 1983;49: 393-409에서 허가를 받아 재게재).

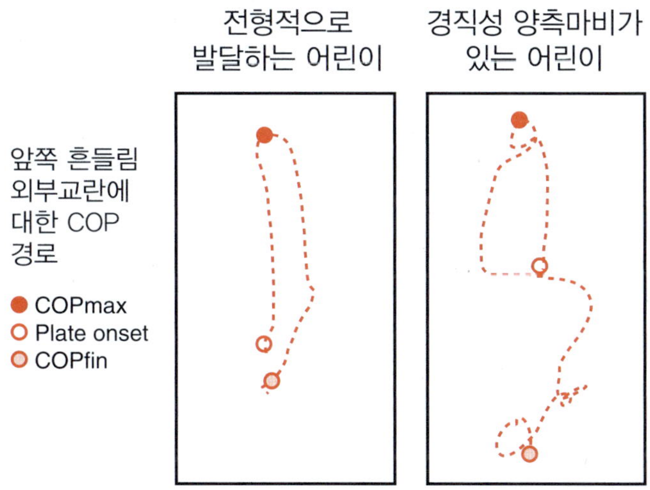

그림 10.9 플랫폼 교란에 반응하는 전형적인(보통의) 어린이와 뇌성마비의 경직성 양측마비가 있는 어린이에서 얻은 COP 프로필의 표본. 색칠하지 않은 원은 플랫폼 움직임에 앞선 첫 시작위치를 나타낸다. 색칠한 원은 플랫폼이 뒤쪽 방향으로 움직인 결과로서의 COP의 최대 앞쪽 움직임을 나타낸다. COPmax(*색칠한 원*)과 COPfin(*연한 색칠한 원*) 사이의 경로는 COP의 회복 궤적이다.(Burtner PA, Woollacott MH, Craft GL, et al. The capacity to adapt to changing balance threats: a comparison of children with cerebral palsy and typically developing children. Dev Neurorehabil 2007;10:249–260에서 변경.)

근육활동은 뒤넙다리근에서 먼저 시작되었고, 30~50밀리초 후에 장딴지근의 지연된 활성화가 뒤따랐다.

Burtner와 동료들(2007)은 또한 연령과 일치시키고 발달적으로 일치시킨 어린이뿐만 아니라, 경직성 양측마비성 뇌성마비가 있는 아동의 반응성 균형조절을 조사하였다. 뇌성마비가 있는 아동은 어느 대조군이 한 것보다도 낮은 플랫폼 속도에서 더 빈번하게 발을 내디뎠다(또는 그들이 착용한 지지용 벨트에 걸려 균형을 상실하였다). 게다가, 뇌성마비가 있는 아동은 외부교란이 변화에 대한 근육활동의 크기 조정에 커다란 문제를 나타냈다(Mills et al., 2018; Roncesvalles et al., 2002). 입각자세 균형에 대한 온화한 외부교란 후에 안정성을 회복할 수 없는 것은 경직성 양측마비가 있는 우리 어린이의 한 사람인, Thomas에 대한 자세조절 부분에서 볼 수 있을 것이다. Thomas는 어떤 방향이든 작은 외부교란으로부터도 회복할 수 없어 넘어짐을 예방하기 위해 벨트에 묶여 있어야 했다.

균형상실에 반응하는 자세근육의 타이밍과 크기조정 기능장애는 어떠한 결과를 가져오는 것일까? 이것은 전형적으로 발달하고 있는(TD) 어린이와 뇌성마비가 있는 아동의 COP 궤적을 그려서 표시한, 그림 10.9에서 볼 수 있다. 전형적인 어린이에서의 회복 궤적 경로는 근육활동의 정상적인 타이밍과 순서를 반영하여, 훨씬 짧다. 이와는 대조적으로, 뇌성마비가 있는 아동에서의 COP 회복 궤적은 외부교란 후의 균형을 회복하기 위한 근육반응의 조직화에서의 기능장애를 반영하여, 훨씬 길고, 다양한 반전 자세 방향을 갖고 있다.

앞에서 언급한, 경직이 있는 다리에서의 장딴지근 활성화의 지연은 많은 이유 때문에 놀라운 것이었다. 이들 어린이의 장딴지근 경직의 존재를 고려해볼 때, 장딴지근이 빠른 플랫폼 움직임에 의해 신장될 때의 장딴지근 과다활동을 예측할 수 있을지도 모른다. 그러나, 플랫폼에 의해 유발된 신장에 반응하여, 장딴지근은 느리게 활동적으로 되고, 근육활동의 진폭은 이환되지 않은 쪽과 비교하여 낮았다. 신장된 "경직성" 근육의 지연된 활성화에 대한 연구결과는 경직성 근육긴장항진(spastic hypertonia)이 있는 사람의 운동신경세포의 발화빈도를 회복하고 조정하는 능력이 없다고 보고한 다른 연구자의 연구결과와 일치한다(Badke & DiFabio, 1990; Sahrmann & Norton, 1977).

버팀대(brace)를 사용하여 하나 또는 그 이상의 관절에서의 움직임을 제한하는 것이 근육활동의 순서배열에 미치는 영향은 무엇인가? 이 질문에 대한 연구는 확장지식 상자 글 10.1에서 볼 수 있다.

순서배열(sequencing) 문제는 몸쪽근육 협동근의 동원에 비정상적으로 오랜 지연으로서 나타날 수도 있다. 이 유형의 타이밍 문제는 다운증후군 어린이(Shumway-Cook & Woollacott, 1985b)와 국소성 겉질 좌상을 수반한 외상성 뇌손상이 있는 성인(Shumway-Cook & Olmscheid,

확장지식 10.1

발목-발의 장구(Ankle–Foot Orthoses)

관절의 움직임을 제한하는 것이 균형회복에 사용되는 근육활동의 조직화에 미치는 영향은 무엇인가? 발목–발 보조기(AFOs: Ankle–Foot Orthoses)는 임상의가 경직을 조절하고 과도한 발바닥쪽굽힘(plantar flexion)을 방지하기 위해 흔히 사용한다. 발목관절을 움직이지 못하게 하는 견고한 AFOs와 어느 정도의 동적인 발목관절 움직임을 허용하는 나선형 또는 경첩식 AFOs의 양쪽을 포함하는 다양한 보조기가 사용된다. Burtner와 동료들(1999)은 견고한(고정식) AFOs와 동적(가동식) AFOs가 경직성 양측마비가 있는 어린이와 전형적으로 발달하고 있는(TD) 어린이 양쪽에서 자세조절을 위한 근육의 협응에 미치는 영향을 조사하였다. TD 어린이와 경직성 양측마비가 있는 어린이의 양쪽에 대해서, 발목관절 전략이 사용된 시도(trials)의 비율은 AFO를 착용하지 않은 조건 및 동적 AFO를 착용한 조건과 비교하여 견고한 AFO로 균형을 잡을 때 유의미하게 감소하였다. 견고한 AFO를 사용하는 것은 장딴지근에서 상당히 지연된 반응의 시작 및 정상적인 먼쪽에서부터 몸쪽으로의 근육반응 순서 빈도의 감소와 연관성이 있었다. 이들의 결과는 그림 10.10의 A 및 B에 나타냈고 발목에서의 위치 및 움직임을 조절하기 위해 사용되는 장치의 유형이 균형회복을 위해 사용된 근육반응의 순서배열 및 타이밍에 큰 영향을 미칠 수 있다는 것을 시사하고 있다. 발목의 움직임을 제한하는 AFOs는 안정성의 조절에서의 발목관절 근육의 관여를 감소시키고, 균형조절을 위해 엉덩관절 및 몸통근육의 사용을 증가시키는 결과에 이르게 한다.

1990)에서 보고되어 있다. 플랫폼 외부교란에 이어지는 몸쪽 근육의 활성화 지연은 그림 10.11에서 볼 수 있고, 이 그림에서는 다운증후군이 있는 어린이에서의 근전도 반응을 동일 연령의 정상적인 어린이와 비교하고 있다. 정상적인 어린이에서, 몸쪽 근육의 지연은 다운증후군이 있는 어린이의 60~80 밀리초와 비교하여, 대략 36 밀리초 정도이었다(Shumway–Cook & Woollacott, 1985b).

먼쪽 근육과 비교한 몸쪽 근육의 지연된 활성화의 생체역학적 결과는 무릎관절 및 엉덩관절에서의 과다운동을 포함한다. 이것은 협동근의 타이밍이 발목에서 발생한 힘이 더 몸쪽 관절에 미치는 간접적인 영향을 조절하는 데에 효율적이지 않기 때문이다.

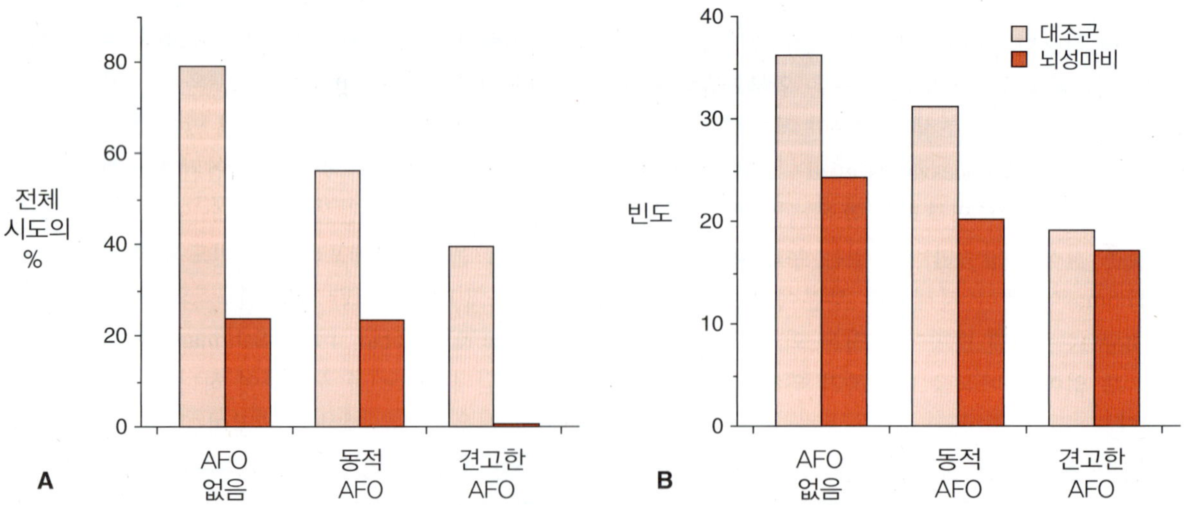

그림 10.10 (A) AFO를 착용하지 않음, 동적인 AFO를 착용, 견고한 AFO를 착용하였을 때 대조군 어린이와 뇌성마비가 있는 어린이 양쪽에서 사용된 발목관절 전략을 시도한 백분율(%). (B) 동적인 AFO와 견고한 AFO 착용 조건과 비교한 AFO를 착용하지 않은 조건에서의, 대조군 어린이와 뇌성마비가 있는 어린이에서의 정상적인 먼쪽에서 몸쪽으로의 근육반응이 관찰된 빈도. 견고한 AFO는 발목관절의 사용의 감소와 먼쪽에서부터 몸쪽으로의 반응 순서배열의 감소를 야기한다는 것에 주목하기 바란다(Burtner PA, Woollacott MH, Qualls C. Stance balance control with orthoses in a group of children with spastic cerebral palsy. Dev Med Child Neurol 1999;41:748–757에서 변경).

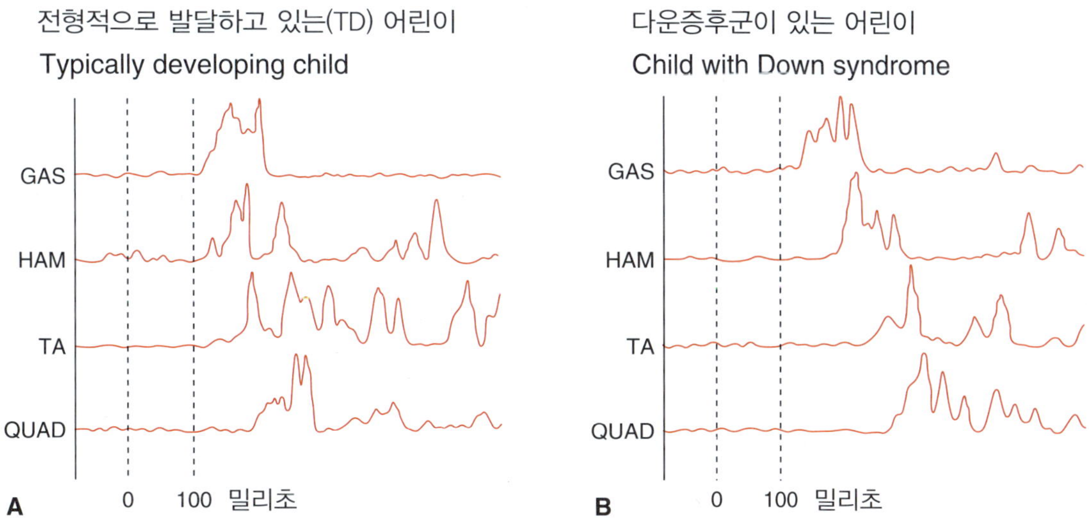

그림 10.11 다운증후군이 있는 어린이(**B**)를 연령을 일치시킨 전형적으로 발달하고 있는(TD) 어린이(**A**)와의 근전도(EMG) 반응을 비교한 것이며, 균형을 회복하고 있는 동안의 몸쪽 근육 활성화의 지연을 그림으로 설명하고 있다. 전형적으로 발달하고 있는 어린이에서 몸쪽 근육 지연은 다운증후군이 있는 어린이의 60~80밀리초와 비교해서 약 35밀리초 이었다. GAS: 장딴지근, HAM: 뒤넙다리근, QUAD: 넙다리네갈래근, TA: 앞정강근. (Shumway-Cook A, Woollacott M. Postural control in the Down's syndrome child. Phys Ther 1985;9:13174에서 허가를 받아 변경).

동시 활성화(Coactivation). 근육의 동시 활성화는 보통 움직임 중에 짝을 이룬 작용근과 대항근의 동시 활성화로서 정의된다. 그러나, 근육 동시 활성화는 다른 근육 그리고 근육의 근 집단으로까지 이어질 수 있을지도 모른다. 근육 동시 활성화의 주요 기계적 효과는 움직임의 감소이다. 균형을 유지하기 위해 사용되는 근육 동시 활성화는 과제 특이적이며 예기치 않은 외부교란이 있을 때에 신경학적 병리가 없는 개인(손상이 없는 개인) 중에서 관찰될 수 있다(Latash, 2018).

동시 활성화의 존재는 매우 어리고 건강한 어린이와 뇌성마비(Crenna & Inverno, 1994; Nashner et al., 1983; Woollacott et al., 1998), 뇌혈관시고(Duncan & Badke, 1987), 외상성 뇌손상(Shumway-Cook & Olmscheid, 1990), 다운증후군(Shumway-Cook & Woollacott, 1985b) 및 파킨슨병(Dimitrova et al., 2004a; Horak et al., 1992)을 포함하는 다양한 신경학적 결손이 있는 사람들의 양쪽에서 보고된 흔히 있는 자세 협응 전략이다.

Chalard와 동료들(2019)에 의한 연구에서는 경직보다 더, 동시수축이 능동적인 움직임 생성의 기능장애와 높은 연관성이 있음이 밝혀졌다. 게다가, 비정상적인 근육의 동시 활성화는 근골격 수술(예: 인대 무릎 재건술) 후에도 존재할지 모르고 발을 앞으로 내딛기(stepping up)과제를 손상시킬지도 모른다(Song et al., 2018).

파킨슨병이 있는 개인에서의 동시 활성화는 그림 10.12에서 볼 수 있으며, 이 그림에서는 파킨슨병이 없는 사람과 파킨슨병이 있는 고령자에서의 근전도 반응을 비교하고 있다. 관절 양쪽에 있는 근육의 이 활성화는 신체의 경직화(뻣뻣함)를 초래하여 균형회복을 위해서는 매우 비효율적인 전략이다(Horak et al., 1992).

Carpenter 등(2004)은 또한 지지면의 다방향성 회전에 반응하여 파킨슨병이 있는 사람의 동시 활성화가 증가한다는 것을 보고하였고, 그리고 Colebatch와 Govender (2019)는 중증의 파킨슨병이 있는 사람들의 앞쪽 및 뒤쪽으로의 외부교란에 반응하여 몸통 및 넓적다리 근육의 신상성 활성화의 증가가 있다는 것을 보고하였다. 이들의 결과는 파킨슨병 환자에서는 평형반응 및 바로잡기 반응이 없다고 보고한 Purdue Martin(1967)에 의한 파킨슨병에 대한 고전적 연구와 일치하지 않는다. 경사시험(tilt tests)을 하는 동안에 발견된 경축과 균형 상실은 평형반응이 없었다는 것을 시사하고 있다. 그러나, 파킨슨병 환자의 근육에 근전도 전극을 붙이면, 연구자들이 파킨슨병 환자가 실제로 불균형(disequilibrium)에 반응하지만, 사용된 근육의 활동 패턴은 균형 회복에 비효율적이라는 것을 알 수 있게 하였다.

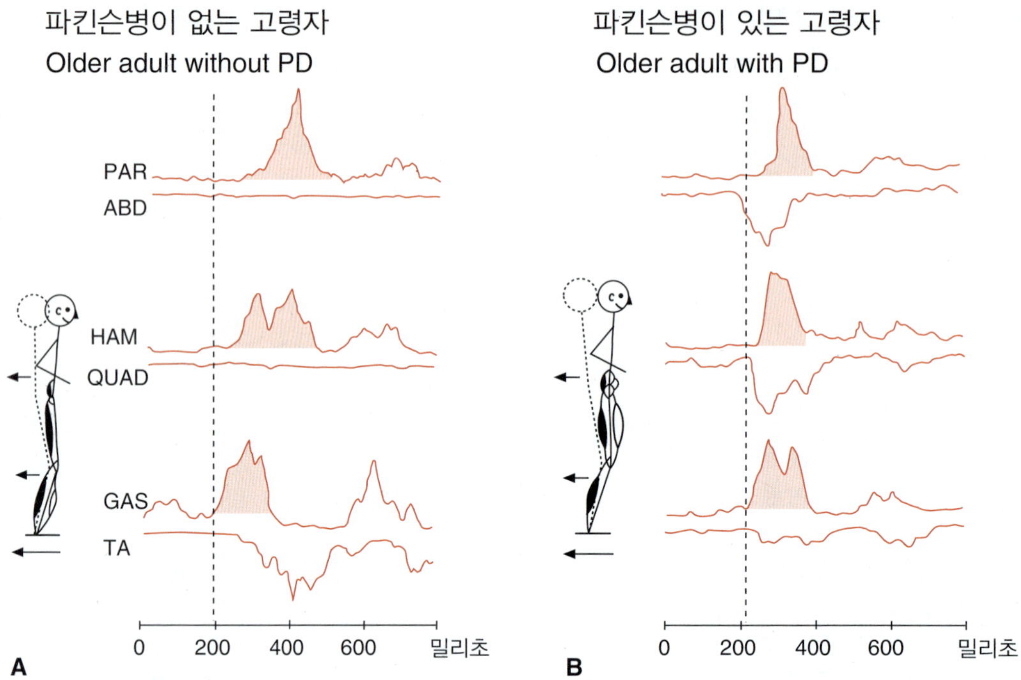

그림 10.12 파킨슨병이 없는 고령자(**A**)와 파킨슨병이 있는 고령자(**B**)에서 근육 활성화 패턴의 비교. 이 그림에서는 앞쪽으로의 흔들림에 반응하는 근육 활성화 패턴을 설명하고 있다. 파킨슨병이 있는 사람은 대항근을 엉덩관절 및 무릎관절 주위에서 동시 활성화시키지만, 파킨슨병이 없는 실험대상자는 동시 활성화시키지 않는다. 근전도 반응과 그 반응의 도식에 의한 표현을 보여주고 있다. ABD = 배근육; GAS = 장딴지근; HAM = 뒤넙다리근; PAR = 척주주위근; QUAD = 넙다리네갈래근; TA = 앞정강근. (Horak FB, Nutt JG, Nashner LM. Postural inflexibility in Parkinsonian subjects. J Neurol Sci 1992;111:49, Figure 1, parts B and C.에서 변경).

자세반응 시작의 지연. 연구자들은 또한 자세반응 시작의 현저한 지연이 신경학적 결손이 있는 사람의 불안정성의 원인이 될 수 있다는 것을 알게 되었다. 플랫폼 외부교란(수평 이동과 회전의 양쪽)에 반응하는 근육활동이 뇌혈관사고(CVA)로 편마비를 갖게 된 사람에서 연구가 이루어졌다(Diener et al., 1984a, 1984b; DiFabio et al., 1986; Ikai et al., 2003; Slijper et al., 2002). 연구자들은 마비측 다리의 자세근육 활동의 순서배열, 타이밍, 진폭의 결손이 있다는 것을 보고하였다. 그림 10.13은 앞쪽으로의 흔들림 외부교란에 대응한 편마비가 있는 사람의 마비측 및 비마비측 다리의 EMG 반응을 보여주고 있다(DiFabio et al., 1986). 마비측 먼쪽근육의 시작 잠복시간(onset latencies)은 비마비측보다 상당히 길었고 진폭이 더 작았다. 마비측 다리의 먼쪽 근육 활성화 지연은 비마비측 몸쪽 근육의 조기 활성화에 의해 보상되었다.

뇌졸중 후, 외부교란으로부터 회복하는 동안 근육활동의 타이밍과 조직화 문제는 넘어짐 위험성이 증가하는 원인이 될 수 있다. Marigold와 Eng(2006)은 입각자세에 대한 앞쪽 및 뒤쪽으로의 외부교란에 반응하는 44명의 뇌졸중이 있었던 후의 환자(11명의 넘어진 사람과 33명의 넘어지지 않은 사람)의 신체 운동학 및 자세근육 활동(표면 근전도)의 차이를 조사하였다. 그림 10.14에 나타낸, EMG 분석은 넘어진 집단에서는 비마비측 다리가 아니라, 마비측 다리에서 자세반응이 넘어지지 않은 집단과 비교하여(각각 131 및 119 밀리초) 더 느리고 진폭이 더 작았다는 것을 입증하였다. 더욱이, 넘어진 집단에서는 몸쪽 협동근(오른쪽 넙다리곧은근)의 활성화가 넘어지지 않은 사람들과 비교하여 마비측 및 비마비측 다리 양쪽에서 상당히 지연되었으며, 이것은 협동근 사이의 다리내 결합(intralimb coupling)이 손상되었다는 것을 시사하고 있다.

자세활동 시작의 상당한 지연이 다운증후군(Shumway-Cook & Woollacott, 1985b)과 몇 가지 형태의 뇌성마비(Nashner et al., 1983)를 포함하는 발달 이상에서 보고되어 있다. 뇌성마비의 경직성 편마비 및 양측마비(GMFCS I–III)가 있는 아동들은 큰 COP 이동 거리를 보여주고 있으며, 균형을 회복하는 데 오랜 시간이 걸리고, TD 어린이와 비교하여 움직이는 플랫폼에 의해 유발된 외부교란 후

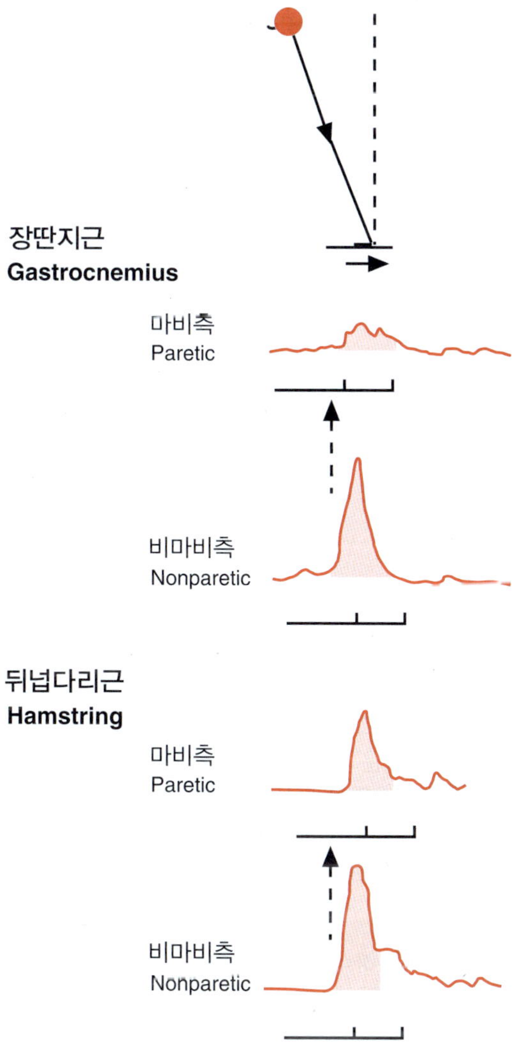

그림 10.13 앞쪽으로의 흔들림 외부교란에 반응하여 뇌혈관 사고(CVA) 후의 편마비가 있는 사람의 마비측 및 비마비측 다리의 장딴지근과 뒤넙다리근에서의 EMG 반응. 마비측 다리의 근육 반응은 느리고 진폭이 감소하였다(DiFabio RP, Badke MB, Duncan PW. Adapting human postural reflexes localized cerebrovascular lesion: analysis of bilateral long latency responses. Brain Res 1986;363:259.에서 변경).

의 제자리 반응보다는 발 내딛기를 자주 사용한다(Pavão et al., 2013). 이것은 그림 10.15에서 볼 수 있고, 건강한 대조군 어린이, 다운증후군 어린이와 뇌성마비가 있는 아동(경직성 편마비와 실조증)에서 앞쪽으로의 흔들림에 대한 근육반응 시작을 비교하고 있다.

자세반응 시작은 대조 실험대상자(102±21 밀리초)와 비교하여 다발성경화증(평균, 161±31 밀리초)이 있는 사람과 비교하여 상당히 길었으며, 양쪽 다리사이의 상당한 비대칭성이 있고, 양쪽 모두 몸감각 전도(conduction) 지연과 상관관계가 있었다. 저자들은 척수 뒷기둥의 말이집 탈락(demyelination)이 몸감각 전도 지연의 직접적인 원인이고 이것이 대부분의 다발성경화증 환자에서 자세반응 지연과 불균형을 야기한다는 것을 시사하고 있다(Cameron et al., 2008). 이들의 결과는 또한 표면 평행이동에 대한 자세반응이 근육방추에서부터의 1차 또는 2차 들신경에 의해 유발된다는 가설을 뒷받침하고 있다(Stapley et al., 2002).

자세전략 수정의 문제. 정상적인 자세조절은 변화하는 과제 및 환경요구에 반응하여 자세전략을 수정하는 능력을 필요로 한다. 이것에는 "자세 적응"이라 불리는 연습으로 자세활동을 수정하는 능력과 "중심자세 이동(shifting central set)"이라 불리는 변화하는 과제조건에 반응하여 자세근육 활동 패턴을 신속하게 변화시키는 능력을 포함한다(Chong et al., 2000; Horak, 1996). 변화하는 과제 요구에 대한 자세반응을 수정할 수 없는 것은 신경학적 병리를 가진 많은 사람들의 특징이다.

균형을 유지하기 위해서는 공간에서의 신체 위치를 조절하기 위해 생성된 힘을 불안정성의 정도에 따라서 적절히 크기조정을 할 필요가 있다. 이것은 안정성에 대한 작은 외부교란에는 적절한 크기의 근육반응이 대응한다는 것을 의미한다. 따라서, 힘의 출력은 불안정성의 진폭에 대해서 석설해야 한다. 신경학적으로 손상이 없는 사람들은 자세 안정성에 필요한 힘의 크기조정을 위한 피드포워드 또는 예측성 및 피드백 조절 기전의 조합을 사용한다. 이들의 조절 기전은 다양한 신경 기질, 즉 겉질-다리뇌-소뇌 경로를 통한 예측성 조절 및 척수소뇌 연결을 통한 실시간 감각 되먹임에 관여한다. 적응에 대한 제약은 증가하는 외부교란의 크기에 반응하여 작용근의 동원을 증가시키는 능력의 한계(근력의 문제) 또는 자세반응의 진폭을 크기조정, 또는 조정하는 능력의 문제 또는 균형에 대한 서로 다른 크기의 외부교란에 대응하여 자세반응의 진폭을 상향 또는 하향으로 크기 조정 또는 조절하는 능력의 문제를 포함한 다양한 문제에 기인할 수 있다.

연구자들은 뇌성마비가 있는 아동은 증가하는 거리와 속도의 외부교란에 대한 자세반응의 진폭에 적응시키는 데 중대한 문제가 있다는 것을 알게 되었다(Roncesvalles et al., 2002). 작용근의 진폭을 적응적으로 증가시키는 이 능력의 저하는 그림 10.16에서 볼 수 있고, 이 그림에서는 3개 수준의 외부교란 난이도에 반응하는 전형적으로 발달하는(TD) 어린이와 뇌성마비가 있는 아동의 근육활동의 예시를 제시하고 있다. TD 어린이는 외부교란의 크기와

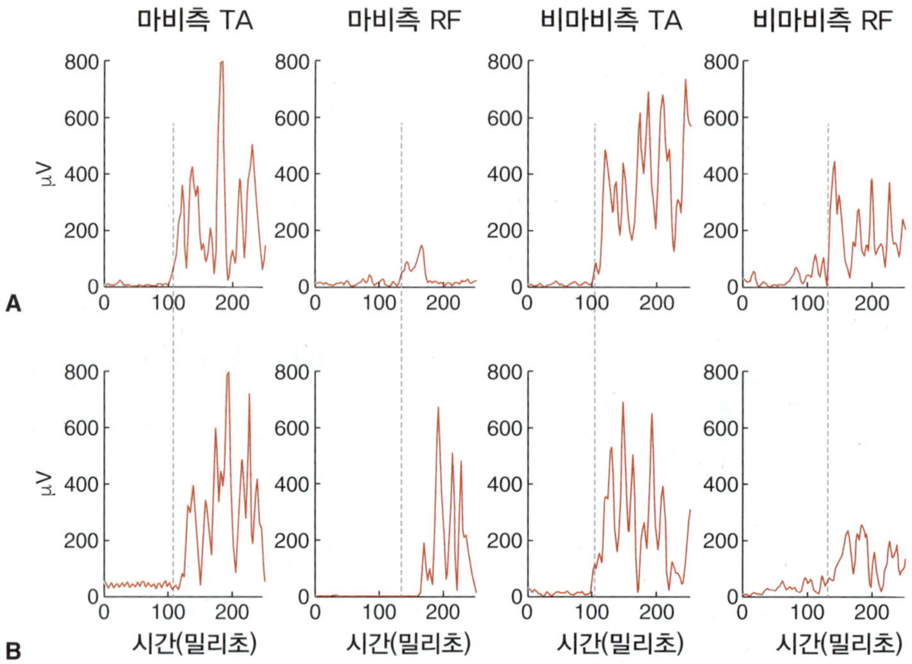

그림 10.14 뇌졸중이 있는 2명의 실험대상자의 뒤쪽으로의 흔들림을 유발하는 앞쪽으로의 플랫폼 평행이동에 반응하는 마비측 및 비마비측 앞정강근(TA)과 넙다리곧은근(RF)에서의 근육활동의 차이. 넘어지지 않은 사람(**A**)과 비교하여, 넘어진 실험대상자(**B**)는 마비측 앞정강근에서 시작 잠복시간이 느렸고 마비측 및 비마비측 넙다리곧은근 양쪽 모두가 반응이 느렸으며, 이것은 다리 내 결합(intralimb coupling)이 빈약하다는 것을 시사한다(Marigold DS, Eng JJ. Altered timing of postural reflexes contributes to falling in persons with chronic stroke. Exp Brain Res 2006;171:454, Figure 3에서 허가를 받아 변경).

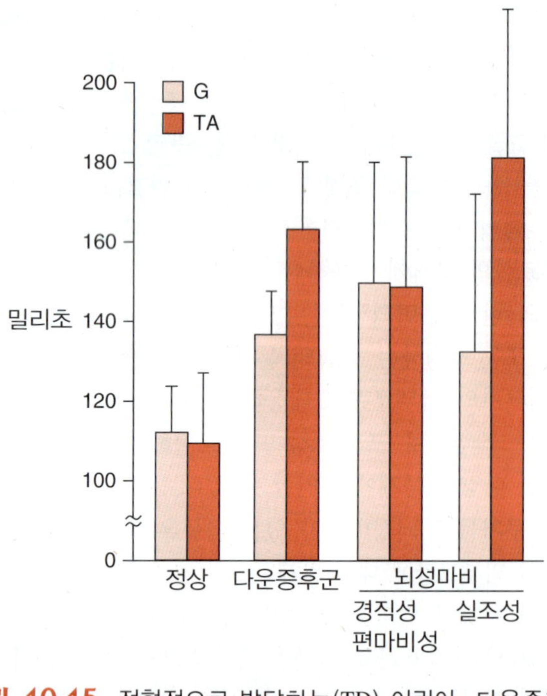

그림 10.15 전형적으로 발달하는(TD) 어린이, 다운증후군이 있는 어린이 및 뇌성마비(경직성 편마비와 실조성)가 있는 어린이에서의 플랫폼 외부교란에 대한 자세근육의 수축 시작. 신경학적 결손이 있는 어린이에서의 근육수축 시작은 전형적으로 발달하고 있는 어린이보다 상당히 느리다.
G = 장딴지근, TA = 앞정강근.

속도 증가에 대응하여 장딴지근의 진폭을 증가시켰으나, 뇌성마비가 있는 아동은 그러하지 않았다. 마찬가지로, Mills와 동료들(2018)은 TD 어린이와 비교하여, 뇌성마비의 경증 손상이 있는 어린이는 플랫폼에 의해 유발된 외부교란의 빈도가 증가함에 따라, 균형을 유지하기 위해 애쓴다는 것을 발견하였다. 이것은 발을 내딛는 횟수가 많고, 관절 조절이 비효율적이며, 그리고 다리의 뒤쪽 근육에서의 자세근육 파열활동(bursting activity)의 비율이 낮다는 것에 의해 증명되었다. 이들의 연구결과는 다리근육, 그리고 특히 먼쪽 발목관절 근육의 최대 수의수축 수준이 뇌성마비가 있는 아동에서 상당히 낮았다는 것을 보여주는 연구와 일치한다(Wiley & Damiano, 1998). 이것은 뇌성마비가 있는 아동에서 볼 수 있는 근육활동의 진폭을 조절하는 능력에 대한 제한이 수의적 조절계 및 자동적 자세반응계 양쪽 모두에 영향을 준다는 것을 시사하고 있다.

소뇌 앞엽(anterior lobe) 병변이 있는 사람에서는 다양한 크기의 외부교란에 대한 힘 출력을 등급분류 또는 크기조정할 수 없다는 것이 보고되었다(Horak & Diener, 1994; Horak et al., 1989a, 1990). 앞엽에 영향을 미치는 편측 소뇌병리가 있는 사람은 신체의 이환된 쪽에 대한 측정과다

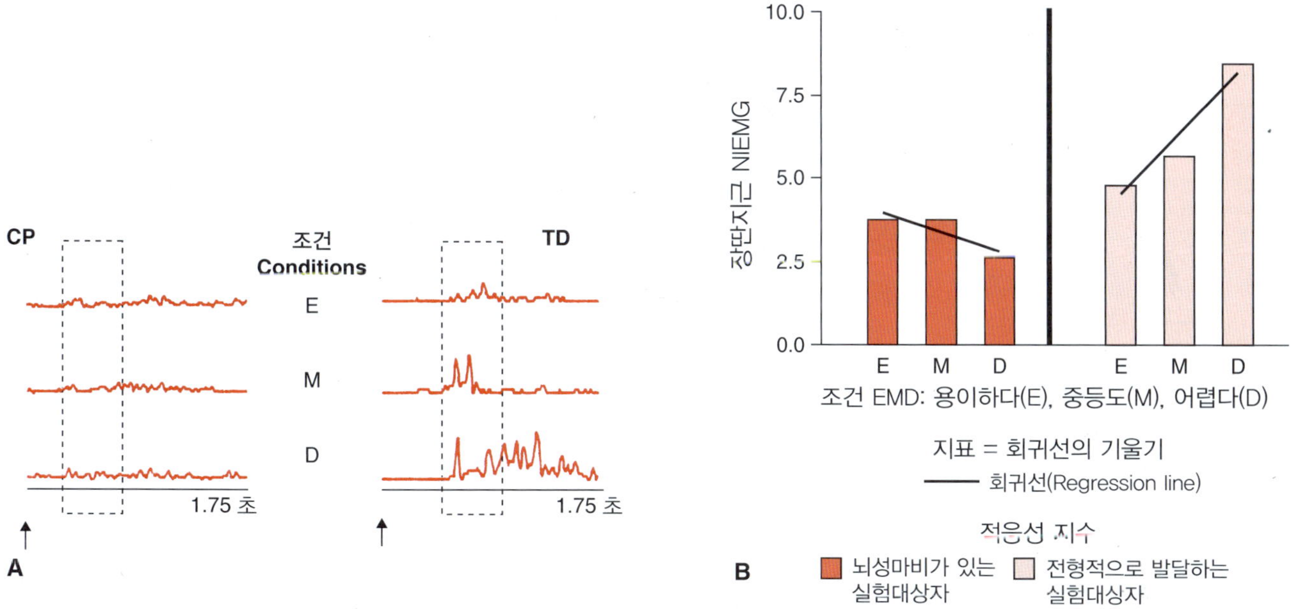

그림 10.16 (**A**) 뇌성미비(*CP*)가 있는 1명의 아동과 선형적으로 발달하는(TD) 1명의 어린이 장딴지근 표면근전도이며, 근육활동을 용이한(*E*), 중등도의(*M*) 및 어려운(*D*) 플랫폼 외부교란에 적응적으로 증가시키는 난이도를 설명하고 있다. 외부교란의 난이도가 증가함에 따라 근육반응의 크기가 증가한다는 것에 주의하기 바란다. 이와는 대조적으로, 뇌성마비가 있는 어린이의 다양한 플랫폼 조건에서의 근육활동 수준에 변화는 없다. 화살표는 플랫폼 움직임의 시작 시간을 나타낸다. 점선으로 표시된 창은 어린이 집단에 걸친 반응을 비교하기 위해 사용된 EMG 데이터를 나타낸다. (**B**) 뇌성마비가 있는 아동(**왼쪽**)과 전형적으로 발달하는(TD) 어린이(**오른쪽**)의 각 조건에서의 장딴지근의 평균 진폭의 변화를 나타내는 적응성 지수. (Roncesvalles MN, Woollacott MW, Burtner PA. Neural factors underlying reduced postural adaptability in children with cerebral palsy. NeuroReport 2002;13:2409, Figure 1에서 허가를 받아 변경).

자세반응을 나타낸다. 측정과다에 의한 자세반응은 너무나도 크고 불안정성의 초기 방향과 반대방향으로의 과도한 보상적 자세 흔들림과 연관성이 있다. 소뇌 앞엽 손상이 있는 사람에서 볼 수 있는 측정과다에 의한 자세반응의 예는 그림 10.17에 나타냈다. 소뇌질환이 있는 사람의 EMG 반응은 대조군에서 볼 수 있는 것보다 진폭이 더 크고 지속시간이 더 길다. 그림 10.17에 나타낸 흔들림과 토크의 기록을 조사해보면 측정과다에 의한 근육활동이 안정성을 회복하는 동안에 흔들림(진신의 진동으로서 볼 수 있다)의 과도한 토크 및 괴잉 교정을 야기한다는 것을 보여주고 있다(Horak & Diener, 1994). 소뇌병리가 있는 사람의 측정과다에 의한 자세활동은 다방향성 외부교란에 반응한다는 것이 보고되어 있다(Kung et al., 2009).

마지막으로, 자세반응은 또한 정상인보다 다발성경화증이 있는 사람에게서 더 큰 것처럼 보이며, 아마도 수축 시작의 지연을 보상하기 위한 것이라 생각된다. 다발성경화증이 있는 실험대상자에서 볼 수 있는 더 큰 자세반응은 소뇌성 실조증이 있는 실험대상자에서 볼 수 있는 측정과다에 의한 자세반응과 비슷하였지만, 더 크지는 않았다 (Cameron et al., 2008). 뇌성마비가 있는 아동은 자세의 안정성을 회복하기 위한 근육 토크 파열의 횟수가 많고 다양한 크기의 지지면의 외부교란에 반응하여 토크 활성화 패턴의 시간·공간 구성이 효율적이지 않다는 것을 보여주는 증거가 있다(Chen & Woollacott, 2007).

손상된 중심 자세(Impaired Central Set). 파킨슨병이 있는 사람에서는 지지면 특성의 변화에 적응하기 위해 움직임 전략을 신속하게 바꿀 수 없다는 것을 알게 되었다(Horak et al., 1992b). 이 연구에서는 정상적 대조군과 파킨슨병이 있는 사람의 집단이 평탄한 면에 서기, 두 발로 좁은 들보 위에 서기, 그리고 다리를 지지하지 않고 등받이가 없는 의자(stool) 위에 앉기를 포함하는 다양한 상황에서 입각자세 균형을 유지하도록 요구받았다. 대조군의 사람들은 변화하는 과제요구에 대응하여 자세근육 반응을 신속하게 수정할 수 있었다(그림 10.18A).

이와는 대조적으로, 파킨슨병이 있는 사람은 평탄한 면에 서 있을 때, 균형회복에 사용된 복잡한 움직임 전략을, 들보(beam) 위에 서 있는 동안이나 또는 좌석에 앉아

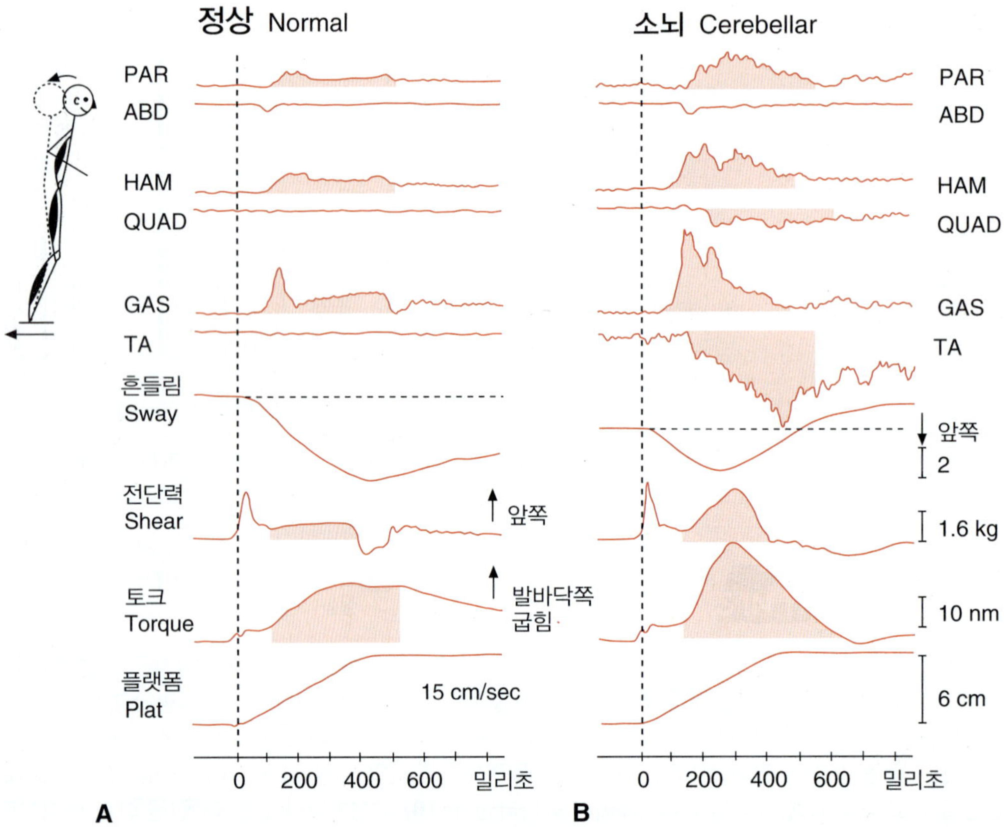

그림 10.17 대조군(**A**)과 소뇌 앞엽 퇴행(변성)이 있는 사람(**B**)의 EMG 활동. 소뇌 퇴행이 있는 사람의 근육반응은 측정과다성이다. 즉, 대조군에서보다 진폭이 상당히 크고 지속시간이 길다. ABD = 배근육, GAS = 장딴지근, HAM = 뒤넙다리근, PAR = 척주주위근, QUAD = 넙다리네갈래근, TA = 앞정강근. (Horak FB, Diener HC. Cerebellar control of postural scaling and central set in stance. J Neurophysiol 1994;72:483에서 허가를 받아 변경).

있는 동안에 사용하도록 수정할 수 없었으며, 이것은 환경과 과제 요구에서의 변화에 반응하여 움직이는 방법을 수정할 수 없다는 것을 보여주고 있다(그림 10.18B). 연구자들은 이들의 결과가 대뇌바닥핵이 그 목표를 달성하기 위해 신경계를 자극 또는 설정하도록 기능한다는 것을 시사하고 있다고 믿고 있다(Chong et al., 2000). 파킨슨병이 있는 사람은 어떤 움직임의 설정에서부터 또 다른 움직임의 설정으로 바꾸는 것이 어렵다. 파킨슨병이 있는 사람의 자세전략을 수정하는 능력이 저하하는 것은 다방향성 표면 외부교란에 대한 반응과 입각자세 너비를 바꾸는 것에 대한 반응에서도 보여주고 있다(Dimitrova et al., 2004a, 2004b; Horak et al., 2005).

다양한 유형의 신경 병리가 있는 사람들에서는 변화하는 과제 및 환경조건에 반응하여 자세활동을 수정할 수 없다는 것을 알게 되었으며, 이것은 자세 유연성의 기저에 있는 기전이 많은 신경구조 사이에 분포되어 있다는 것을 시사한다.

지지전략 변경의 손상 *Impaired Change in Support Strategies*

예기치 않은 외부교란으로부터 회복하기 위해 사용되는 자동적 발 내디딤 또는 지지를 위한 팔 뻗기 전략(reach-for-support strategies)에 신경 병리가 미치는 영향을 연구한 연구자는 거의 없다. 신경 병리가 있는 사람의 발 내디딤과 관련된 연구의 대부분은 수의적인 발 내디딤의 상황 속에서 이루어졌고 비정상 이동성에 관한, 제14장의 보행 시작 부분에서 다루고 있다.

King과 Horak(2008)은 파킨슨병이 있는 사람을 대상으로 하여 약물을 투여할 때와 투여하지 않을 때의 옆(측면)으로의 발 내디딤 전략을 조사하였다. 파킨슨병이 있는 사람과 건강한 대조군 참여자가 옆으로 발 내딛는 것을 이끌어내기 위해 가동식 힘판이 사용되었다. 파킨슨병이 있는 참여자는 옆으로의 이동에 반응하여 대조군과 마찬가지의 옆으로의 발 내디딤 전략을 사용하였다. 그러나, 파킨슨병이 있는 집단 사이에서는 예측성 옆으로의 체중

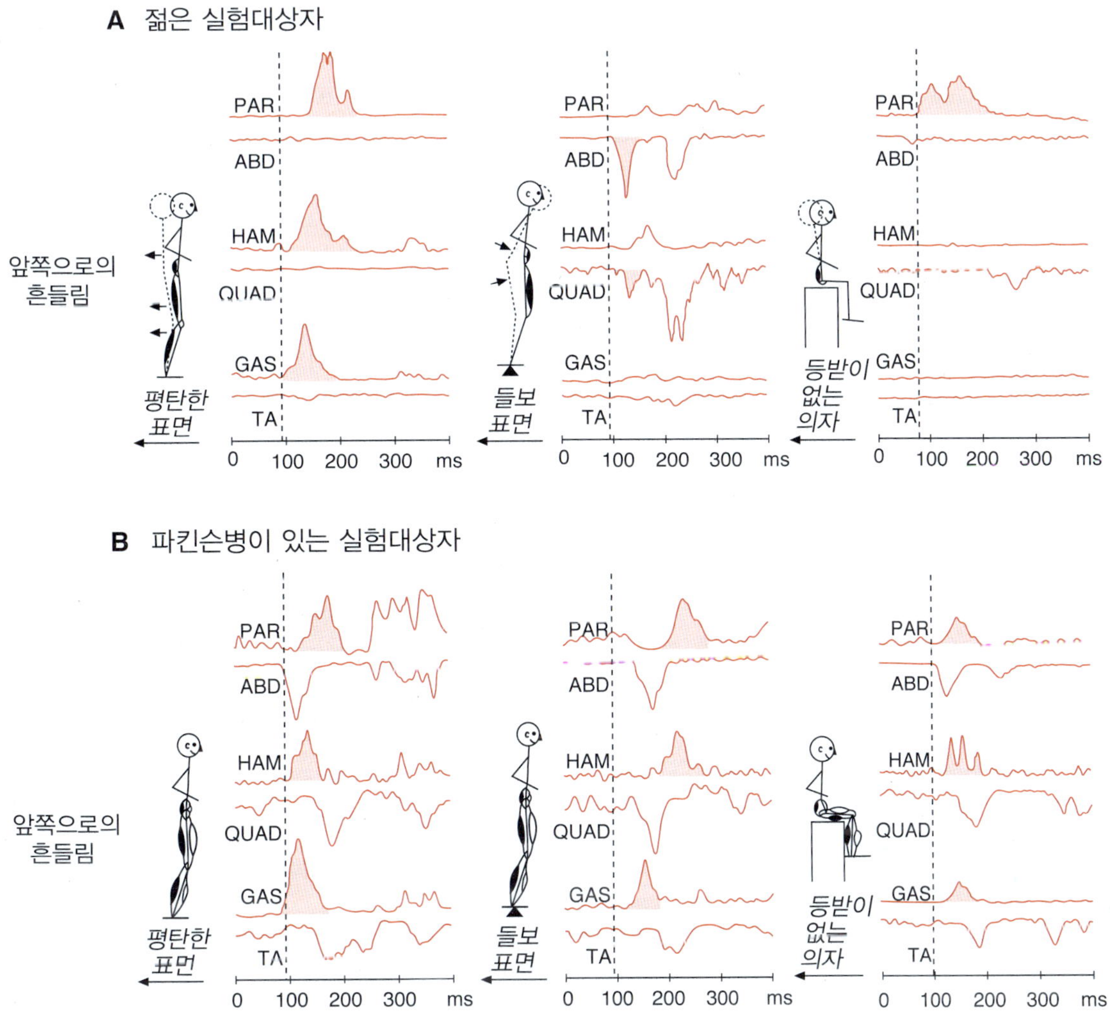

그림 10.18 정상 및 비정상의 자세설정 변화. **(A)** 세 가지의 서로 다른 과제 조건하에서 앞쪽으로의 흔들림을 만들어내는 외부교란에 반응하는 근육활동의 정상적인 조절. 세 가지 과제 조건 = 평탄한 면에 선 자세, 들보 위에 선 자세 및 등받이 없는 의자에 앉은 자세이다. **(B)** 대조군의 젊은 실험대상자**(A)**와는 대조적으로 파킨슨병이 있는 사람의 EMG 패턴은 과제요구에 반응하여 변화하지 않는 근육활동의 복잡한 전략을 명백히 하였다.
ABD = 배근육, GAS = 장딴지근, HAM = 뒤넙다리근, PAR = 척주주위근, QUAD = 넙다리네갈래근, TA = 앞정강근.
(Horak FB, Nutt JG, Nashner LM. Postural inflexibility in Parkinsonian subjects. J Neurol Sci 1992;111:52에서 변경.)

이동의 결여 및 시작의 지연은 옆으로의 발 내디딤 전략의 효과성을 감소시키고, 결과적으로 상당히 많은 균형 상실(보조를 필요로 한다)을 야기하였다. 게다가, 건강한 대조군은 단일의 발 내디딤으로 회복하는 경향이 있었으나, 파킨슨병이 있는 참여자는 회복을 위해 여러 번의 작은 발 내디딤을 하였다. 옆으로의 발 내디딤보다는 빈번하지 않았으나, 두 집단은 모두 옆으로의 외부교란에서부터 회복하기 위해 교차전략(crossover strategy; 한쪽 다리가 몸의 정중선을 가로지르는 전략)을 사용하였다. 그러나, 이 교차전략은 흔히 파킨슨병이 있는 집단의 넘어짐과 연관성이 있었다.

앉은 자세에서의 반응성 균형
Reactive Balance in Sitting

몇몇 연구에서는 뇌성마비 및 다른 유형의 발달운동장애가 있는 어린이의 앉은 자세에서의 반응성 균형조절을 조사하였다. 이들의 연구에서는 다양한 유형의 뇌성마비를 가진 아동의 앉은 자세 안정성 회복의 기저에 있는 근육 활성화 패턴을 연구하기 위해 표면 근전도를 사용하였다(Brogren et al., 1996, 1998; van der Heide et al., 2004). 그들은 방향 특이적인 자세반응(신체 흔들림의 방향과 반대되는 근육이 활성화되었다)이 존재한다는 것을 일관되게 보고하였다. 그러나, 동원 순서는 전형적인 어린이가 사용한 순서가 아니었다. 생후 8~10개월이 넘는 전형적으로 발달하는 영아에서 볼 수 있는 상향식 동원 패턴이 아니라, 뇌성마비가 있는 아동은 머리 조절을 우선하는 하향식 동원 순서를 나타냈고 변화하는 과제 상황에 반응하여 근육활동을 조정하는 데에 어려움이 있었다(Carlberg & Hadders-Algra, 2005). 게다가, 대항근에서 높은 수준의 동시 활성화가 있었다. Brogren 등(1996)에 의해 보고된 앉은 자세 균형에 대한 외부교란에 반응하는 근육 동원에서의 변화는 그림 10.19에서 볼 수 있다.

유사한 연구결과가 Washington 등(2004)에 의해 보고되었으며, 그들은 생후 8개월의 전형적으로 발달하는 영아와 발달지체가 있는 고위험 영아에서의 좌석에 앉은 자세 외부교란에 반응하는 근육 활성화 패턴을 비교하였다. 일반적으로, 고위험 영아의 근육활동은 위상성 근육활동보다는 증가한 긴장에 의해 특징지어졌다. 게다가, 고위험 영아가 근육을 위상성으로 동원하였을 때, 패턴은 방향-특이적이었으나, 상향식 순서보다는 하향식 순서로 동원되었고, 상당한 동시 활성화가 있었다.

외적인 지지가 않은 자세에서의 반응성 균형에 미치는 영향을 임상 측정인 SATCo(제11장에서 상세히 설명한다)를 사용하여 뇌성마비가 있는 아동에서 검증하였다. 앉은 자세에서 정상상태 균형에 대해서도 그러하였던 것처럼, 중등도~중증의 뇌성마비가 있는 어린이에서는 몸통 지지를 최적화함으로써, 지지하는 수준 이상으로, 모든 방향에서 살짝 미는 것에 이어서 안정된 자세를 회복하는 능력에 의해 나타낸 것처럼, 머리와 몸통의 반응성 균형조절의 출현을 가능케 하였다(Saavedra & Woollacott, 2015).

뇌성마비가 있는 아동의 손상된 자세조절이 생체역학적인 이유(굽은 자세로 좌석에 앉은 어린이) 때문인가, 아니면 신경 결손에 기인하는 것인가?

이 질문에 답하기 위해, Brogren 등(2001)은 경증에서부터 중증 형태까지의 경직성 양측마비가 있는 20명의 3~7세 어린이와 10명의 연령과 성별을 일치시킨 전형적으로 발달하는(TD) 어린이가 직립 또는 굽은 자세로 앉아 있는 동안의 반응성 자세조정을 조사하였다. 중증 경직성 양측마비가 있는 어린이는 플랫폼 평행이동으로의 회복을 하는 동안에 근육 활성화 패턴에 상당한 손상이 있었다. 이것은 굽은 자세와 비교하여 직립으로 앉은 자세에서 더 확연히 드러난, 뒤쪽으로의 흔들림으로부터 회복하는 동안의 방향-특이적인 근육 활성화의 상실이 포함되었다. 저자들은 뇌성마비가 있는 많은 아동이 채택한 굽은 앉은 자세 패턴은 부분적으로는 직립자세에서 경험한

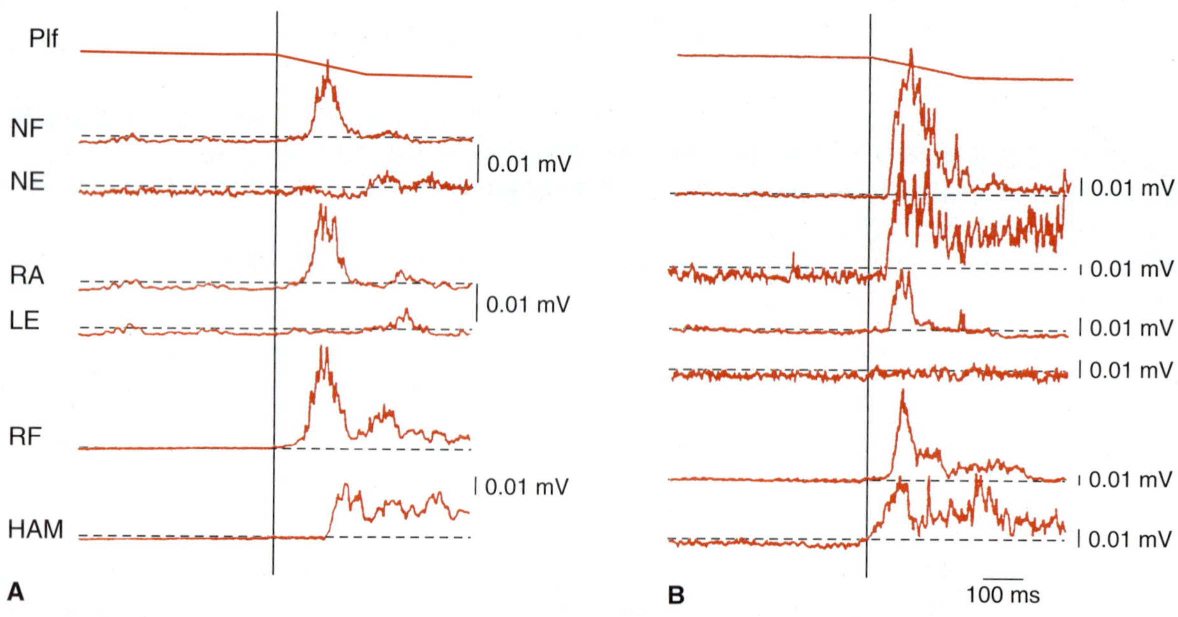

그림 10.19 대조군의 어린이(**A**)와 경직성 양측마비가 있는 어린이(**B**)의 EMG 기록을 비교한 것이다. 좌석에 앉은 자세에 있는 동안의 움직이는 플랫폼(Plf)의 뒤쪽으로의 평행이동(translation)에 반응하는 경직성 양측마비를 가진 어린이 근육의 순서배열은 대조군 어린이의 근육의 활성화와 비교하여 비정상이다. EMG 기록은 먼쪽 몸통근육(*RA* 및 *LE*) 및 다리근육(*RF* 및 *HAM*)과 동시에 발화하는 몸쪽 목의 굽힘근 및 폄근(*NF*와 *NE*)과 함께 앞쪽 흔들림에 반응하는 근육의 부적절한 활성화를 보여주고 있다(Brogren E, Hadders-Algra M, Forssberg H. Postural control in children with spastic diplegia: muscle activity during perturbations in sitting. Dev Med Child Neurol 1998;38:381에서 허가를 받아 재게재).

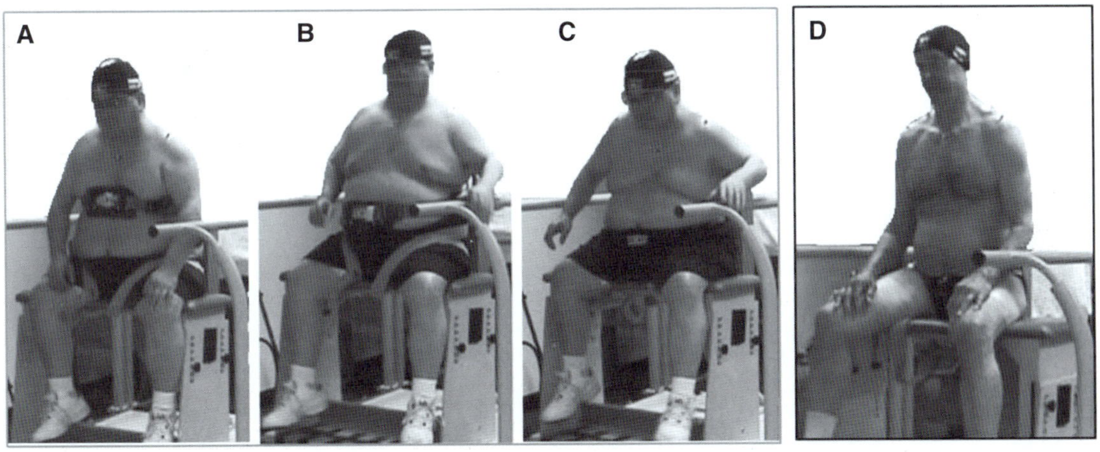

그림 10.20 좌석에 앉아 있는 동안에 외적인 지지가 플랫폼 외부교란에 대응하여 사용되는 회복전략에 미치는 영향을 보여주는 영상이다. 지지가 없는 경우(C), 뇌졸중이 있는 환자는 제자리 전략(D)으로 회복하는 연령을 일치시킨 건강한 대조군과는 달리 작은 플랫폼 외부교란에 대응하여 지지를 위한 팔 뻗기 전략을 사용한다. 골반을 지지하는 경우(B), 지지를 위한 보상적 팔 뻗기 전략과 연관성이 있는 궤적은 더 똑바르고 더 효율적이다. 중간갈비뼈의 지지에서는(A) 제자리 전략이 출현한다. (Woollacott, 미발표 데이터; 영상은 Jaya Rachwani와 Victor Santamaria가 제공하였다.)

불안정성에 대한 보상적인 해결책일지도 모른다는 것을 시사하고 있다.

분절적 몸통조절이 예기치 않은 외부교란으로부터 좌석에 앉은 자세로 회복하는 능력에 미치는 영향을 뇌졸중 후의 성인에서 조사되고 있다. 그림 10.20에서 보여주는 것처럼, 연령을 일치시킨 건강한 대조군은 작은 플랫폼 외부교란에 반응하여 제자리(몸통 단독으로) 회복전략(D)을 사용하여 안정성을 회복할 수 있다. 이와는 대조적으로, 같은 외부교란에 반응하여 지지되지 않은 위치에 있는 뇌졸중 환자(C)는 안정성을 회복하기 위해 지지물에 팔을 뻗어야 한다(B). 그러나, 중간갈비뼈 높이에서 추가적인 외적 지지가 있으면, 제자리 전략이 나타난다(A).

손상된 반응성 균형 대한 연구의 임상적 의미

Clinical Implications of Research on Impaired Reactive Balance

앞에서 언급한 연구는 반응성 균형조절의 기능장애가 신경병리가 있는 성인 및 어린이에서의 기능적 자립에 상당한 영향을 미친다는 것을 시사하고 있다. 반응성 균형 손상의 원인이 되는 요인은 복잡하며, 타이밍, 순서배열 및 균형을 잡기 위한 외부 위협에 대응하는 근육을 적응시키는 등의 문제가 포함된다. 균형 재활에의 포괄적인 접근법에는 회복전략을 개선하도록 설계된 치료 프로그램은 물론 반응성 균형에 대한 평가가 포함되어야 한다. 이들은 다음의 장에서 상세히 논의된다.

예측성 자세조절의 손상

Impaired Anticipatory Postural Control

자세조절 장애의 또 다른 원인은 잠재적으로 불안정하게 하는 수의운동에 앞서 자세조정을 활성화하는 예측성 과정의 상실이다. 예측성 자세활동은 이전의 경험과 학습에 크게 좌우된다.

수의적인(voluntary) 팔의 움직임을 예상하여 자세근육을 활성화할 수 없는 것에 대해서는 뇌졸중이 있었던 사람(Horak et al., 1984; Slijper et al., 2002), 외상성 뇌손상이 있었던 사람(Arce et al., 2004), 뇌성마비가 있는 아동(Nashner et al., 1983; van der Heide et al., 2004; Santamaria, 2015), 다운증후군이 있는 어린이(Shumway-Cook & Woollacott, 1985b) 및 파킨슨병이 있는 사람(Aruin et al., 1996; Latash et al., 1995; Rogers, 1990, 1991)을 포함하는 신경 병리가 있는 성인과 어린이의 양쪽에서 설명되어왔다.

경직성 편마비가 있는 어린이에서 수의적 팔의 운동에 앞서 자세근육 활동을 시작할 때의 문제를 그림 10.21에 나타냈다. 어린이에게 서 있는 동안에 손잡이를 밀거나 당기도록 요구하였을 때에 정상적인 측과 비교하여 편측부전마비가 있는 다리근육의 준비성 자세활동의 결여가 있다(Nashner et al., 1983). 마찬가지로, TD 어린이와 비교할 때, 경직성 양측마비가 있는 아동은 하중을 들어올리기에 앞서 장딴지근의 활동 지연과 저하를 나타내고 있으며,

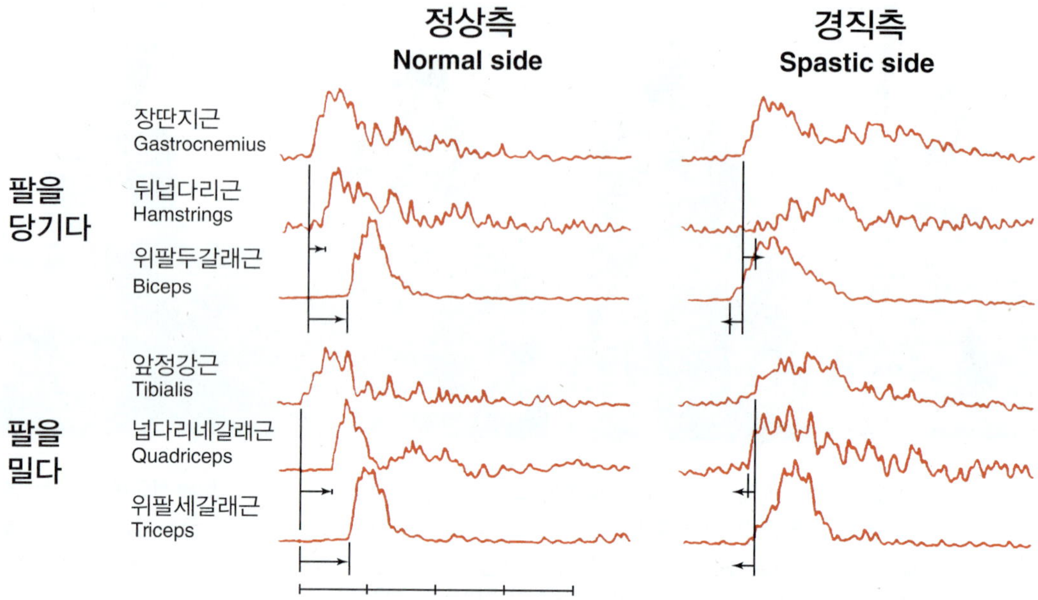

그림 10.21 정상 및 비정상적 예측성 자세조절. 경직성 편마비가 있는 어린이의 정상 쪽과 경직이 있는 쪽에 대한 밀거나 잡아당기는 과제 동안에 팔(위팔두갈래근/위팔세갈래근) 및 다리(장딴지근/뒤넙다리근 및 앞정강근/넙다리네갈래근)에서의 EMG 반응. 정상 쪽에 대한 근육반응은 팔의 주동근(prime mover)에 앞서 다리의 자세근육의 활성화를 나타낸다. 이와는 대조적으로, 경직이 있는 쪽에 대해서는 팔의 근육활동이 다리의 자세활동에 선행되고, 결과적으로 불안정성을 야기한다. (Nashner LM, Shumway-Cook A, Marin O. Stance posture control in select groups of children with cerebral palsy: deficits in sensory organization and muscular coordination. Exp Brain Res 1983;49:401에서 변경).

이것은 들어올리기 전의 선 자세의 차이에 기인하는 것 같지는 않다(Tomita et al., 2011). TD 어린이를 직립자세와 앞으로 구부정한 자세에서 시험하였을 때(뇌성마비 집단의 어린이를 모방하기 위해), 장딴지근의 예측성 자세조정(APAs)의 타이밍에 유의미한 변화는 발견되지 않았다. 이것은 뇌성마비가 있는 아동에서 발견되는 예측성 자세조절 손상이 초기 정렬의 손상과 연관성이 있는 생체역학적 요인의 결과인 것 같지는 않다는 것을 시사하고 있다.

몇몇 연구에서는 뇌졸중이 있었던 사람에서 빠른 팔의 움직임과 연관성이 있는 예측성 자세조정에 손상이 있다는 것이 보고되었다(Garland et al., 2003; Horak et al., 1984; Slijper et al., 2002). Garland 등(2003)은 뇌졸중 직후와 재활 1개월 후의 빠른 팔의 굽힘 운동 동안의 다리 및 몸통으로부터의 EMG 활동을 기록하였다. 뇌졸중 직후에, 팔을 올리는 과제를 수행하는 동안에 마비측 뒤넙다리근의 활성화에 상당한 지연이 있었고, 이것은 예측성 자세조절이 손상되었다는 것을 보여주는 것이다. 1개월간의 재활 후, 예측성 자세활동의 개선은 참여자 사이에서 각기 달랐다. 그림 10.22는 1개월간의 재활에 걸쳐서 나타난 세 가지의 변화 패턴을 설명하고 있다. 첫째 집단(그림의 A)에서는 마비측 및 비마비측 양쪽 뒤넙다리근의 동원에서 상당한 개선이 있었으나, 팔의 가속에 주목할 만한 변화는 없었다. 두 번째 집단(B)에서는 팔의 가속에서 어떤 눈에 띄는 변화가 없이, 마비측 뒤넙다리근에서만 상당한 개선이 있었다. 마지막으로, 세 번째 집단(C)에서는 개선된 팔의 가속과 연관성이 있는 비마비측 뒤넙다리근의 상당한 개선이 있었고 저자들은 이것을 보상성 회복이라 불렀다.

어떠한 유형의 재활기법이 뇌졸중 환자의 APAs를 개선할 수 있는가? Curuk와 동료들(2013)은 예측성 및 반응성 자세 기전의 양쪽 모두를 표적으로 하기 위해 이환되지 않은 팔로 메디신 볼(medicine ball: 운동용으로 던지고 받는 무겁고 큰 공)을 밀고 잡는 것으로 구성된 단일 연습 세션의 효과를 테스트하였다. 그림 10.23은 이 연습을 설명하고 있으며, 또한 들려 올라간 팔에 충격을 주는 흔들이(pendulum)가 수반되는 사전 및 사후 테스트를 보여준다. 밀기와 잡기를 120회 반복하고 각 40회 반복 후 2분간 휴식을 취하는 단일 세션에서, 뇌졸중 환자는 팔을 들어올릴 때의 APAs의 개선과 신체 양쪽(이환된 쪽과 이환되지 않은 쪽)에 흔들이 충격을 가한 후의 반응성 근육반응의 잠복시간을 보여주었다.

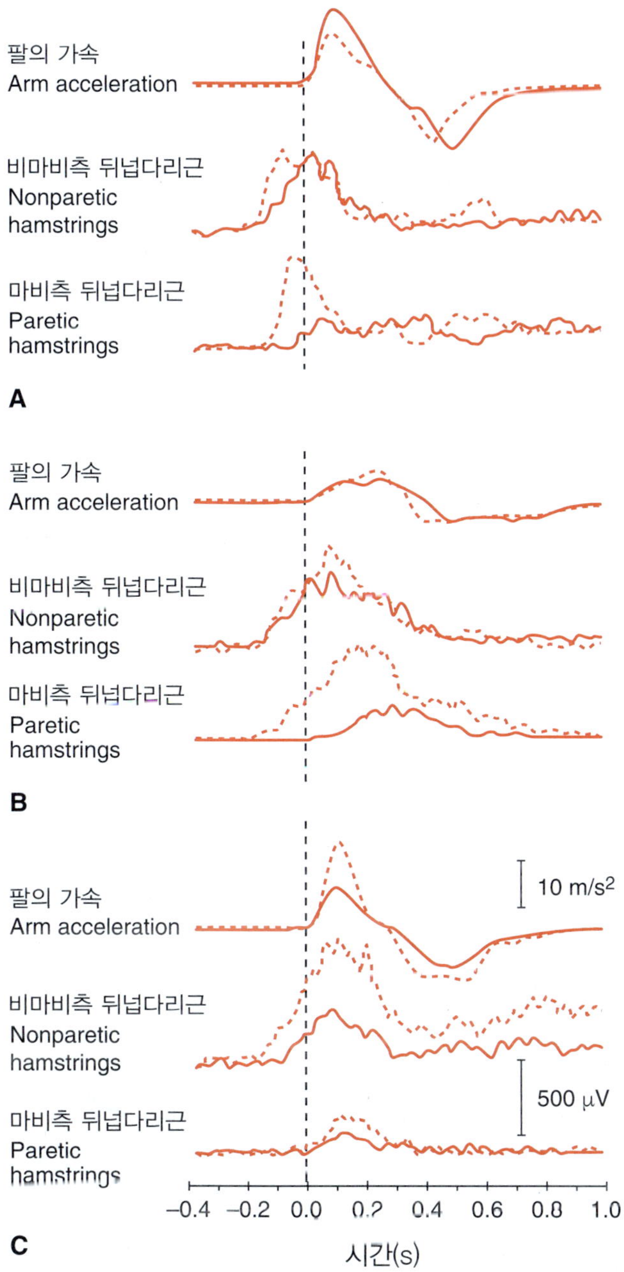

그림 10.22 뇌졸중에 대한 재활 1개월 전(*실선*)과 1개월 후(*점선*)의 팔의 빠른 움직임과 연관성이 있는 마비측 및 비마비측 뒤넙다리근의 예측성 자세활동의 세 가지 변화 패턴. 첫 번째 집단(그림의 A)에서는 마비측 및 비마비측 양쪽 뒤넙다리근의 동원에서 상당한 개선이 있었으나(점선을 실선과 비교), 팔의 가속에 주목할 만한 변화는 없었다. 두 번째 집단(**B**)에서는 팔의 가속에서 어떤 눈에 띄는 변화가 없이 마비측 뒤넙다리근에서만 상당한 개선이 있었다. 마지막으로, 세 번째 집단(**C**)에서는 개선된 팔의 가속과 연관성이 있는 비마비측 뒤넙다리근의 상당한 개선이 있었고, 저자들은 이것을 보상성 회복이라 불렀다. (Garland SJ, Willems DA, Ivanova TD, et al. Recovery of standing balance and functional mobility after stroke. Arch Phys Med Rehabil 2003;84:1753–1759, Figure 3.에서 변경).

왜 신경계의 그렇게 많은 영역에서 병변이 예측성 자세조절에 문제를 일으키는가? 예측성 자세조절의 기저에 있는 전기회로망에는 보조운동겉질, 대뇌바닥핵 및 소뇌를 포함하는 많은 신경 구조가 포함된다. 따라서, 이들 영역의 어떤 한 곳에서의 병변은 예측성 자세전략에 기여하는 중요한 경로에 지장을 줄 수 있다.

앉은 자세에서의 예측성 균형
Anticipatory Balance in Sitting

Dickstein과 동료들(2004)은 수의적인 몸통 굽힘과 폄을 하고 있는 동안, 수의적인 팔과 다리의 움직임을 수행하면서 뇌졸중이 있는 사람과 대조군의 근육활동을 조사하였다. 그들은 수의적인 굽힘 및 폄을 하는 동안의 몸통 속도가 대조군과 비교하여 뇌졸중이 있는 사람에서 느렸고 마비측의 근육활동이 이환되지 않은 쪽과 비교해서 활동의 크기가 감소하고 지연되었다는 것을 발견하였다. 몸통의 근육활동은 또한 앉은 자세에서 수행된 팔 또는 다리의 수의적인 움직임과 연관성이 있는 예측성 자세조정을 하는 동안에 지연되고 감소하였다.

외적인 몸통 지지를 제공함으로써 몸통의 손상된 예측성 자세조정이 뇌졸중에서의 수의적 팔 뻗기에 미치는 영향을 감소시킬 수 있다. 이것은 그림 10.24에 나타냈으며, 서로 다른 높이의 외적인 지지 하에서 뇌졸중이 있는 사람의 수의적 팔 뻗기를 비교하고 있다. 외적인 몸통 지지가 없는(지지가 없는 조건) 경우, 팔 뻗기 궤적은 길고 협응이 되어있지 않으며, AP(앞뒤 쪽) 몸통의 움직임은 크다(아랫부분에 타원형으로 표시). 높은 수준의 몸통 지지(골반 지지 및 중간갈비뼈 지지)에서는 팔의 궤적이 개선되고 AP 몸통의 움직임은 감소한다. 마지막으로, 가장 높은 수준의 지지에서(겨드랑이 지지) 환자의 팔의 궤적 및 AP 몸통의 움직임은 지지되지 않은 연령을 일치시킨 대조군(B)의 것에 근접해 있다.

몸통에 대한 외적인 지지에 의한 수의적 팔 뻗기의 개선은 뇌성마비가 있는 아동에게서도 보여주고 있다. 이것은 그림 10.25에 나타냈으며, 이것은 세 가지 높이의 지지 하에서 정중선에 놓인 물체에 뇌성마비가 있는 아동이 팔 뻗기를 하는 것을 보여주고 있다. 골반의 지지만으로는(맨 오른쪽에 있는 그림) 몸통의 안정성은 현저하게 손상되고(몸통의 움직임은 오른쪽 아래의 도표에 그린 선 상에 나타냈다) 팔 뻗기 궤적은 불규칙하다(가운데 줄의 3차원 궤적을 도표에 그린 선 상에 나타냈다). 이와는 대조적으로, 지지가 골반에서부터 중간갈비뼈로, 그리고 겨드랑이로 올라

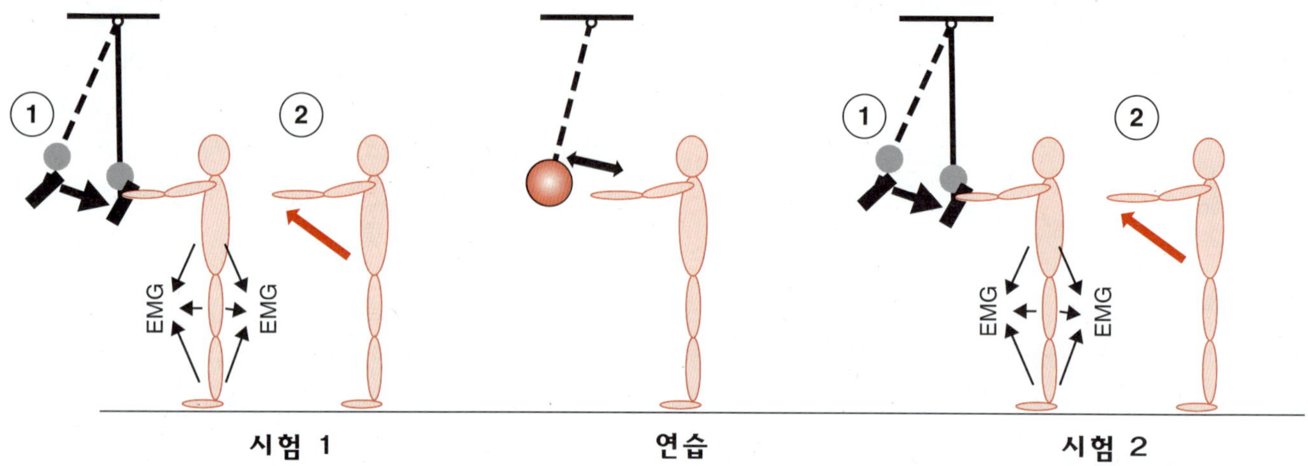

그림 10.23 이환되지 않은 팔로 메디신 볼을 밀고 잡는 것으로 구성된 하나의 연습 세션을 나타내는 개략도와, 예측성(팔을 들어올리기) 및 반응성 자세 기전(흔들이의 충격에 대응하여)이 수반되는 사전 및 사후 테스트(Curuk E, Lee Y, Aruin AS. Individuals with stroke improve anticipatory postural adjustments after a single session of targeted exercises. Hum Mov Sci. 2020;69:3.에서 변경).

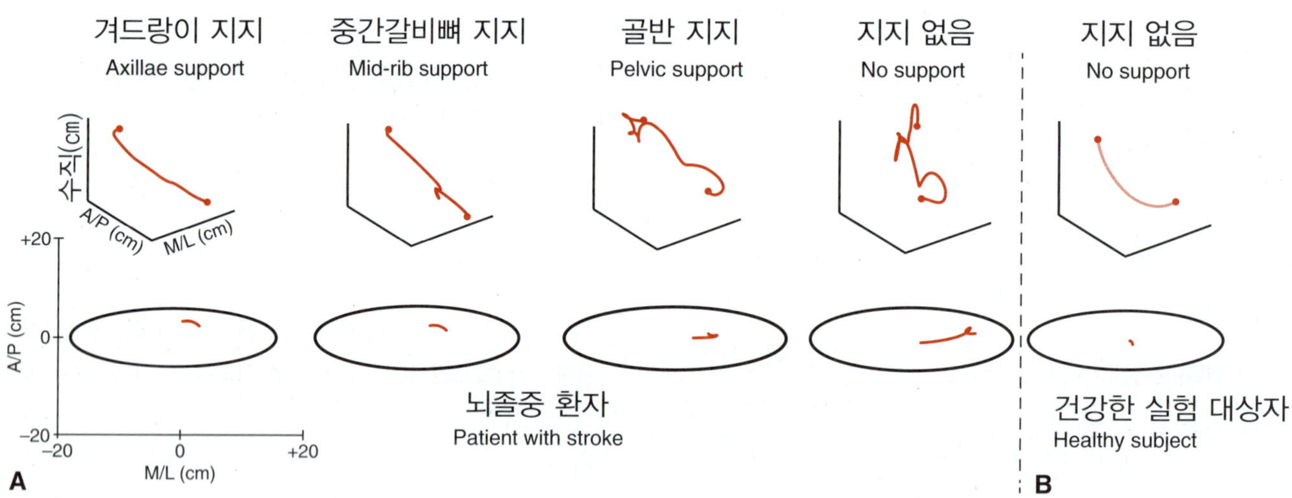

그림 10.24 건강한 대조군(**B**)과 대비한 다양한 몸통지지 높이에서 뇌졸중 환자의 수의적 팔 뻗기의 궤적을 비교한 것이다. 외적인 몸통지지가 없으면(지지가 없는 조건), 환자의 팔 뻗기 궤적은 더 길고 협응되어 있지 않다(**위의** 도표 상 선). 게다가, AP 몸통 움직임(**아래의** 그림)은 컸다(타원 안에 나타냈고, 지지기저면의 경계선을 나타내고 있다). 다음으로 높은 수준의 몸통지지(골반 지지)에 의해서 팔의 궤적이 개선되었고 AP 몸통의 움직임이 감소하였다. 마지막으로, 가장 높은 수준의 지지(겨드랑이 지지 및 중간갈비뼈 지지)에 의해서 환자의 팔의 궤적 및 AP 몸통의 움직임은 지지되지 않은 연령을 일치시킨 대조군(**B**)의 것에 근접하여 있다(Woollacott의 미발표 데이터).

감에 따라, 몸통의 안정성 및 팔 뻗기 궤적의 양쪽이 개선된다(Santamaria, 2016).

EMG 분석에서는 더 중증의 몸통조절 기능장애(겨드랑이 및 흉부 아래영역)를 가진 뇌성마비 아동과는 대조적으로, 경증의 몸통조절 기능장애(하부 흉부 및 허리 아래영역)를 가진 어린이는 팔 뻗기의 시작과 더 근접한 예측성 자세조정을 나타내어 보였다. 게다가, 몸통 결손이 증가함에 따라, 몸통에서 예측성 자세조정을 만들어내는 능력은 감소하였다(Santamaria, 2015).

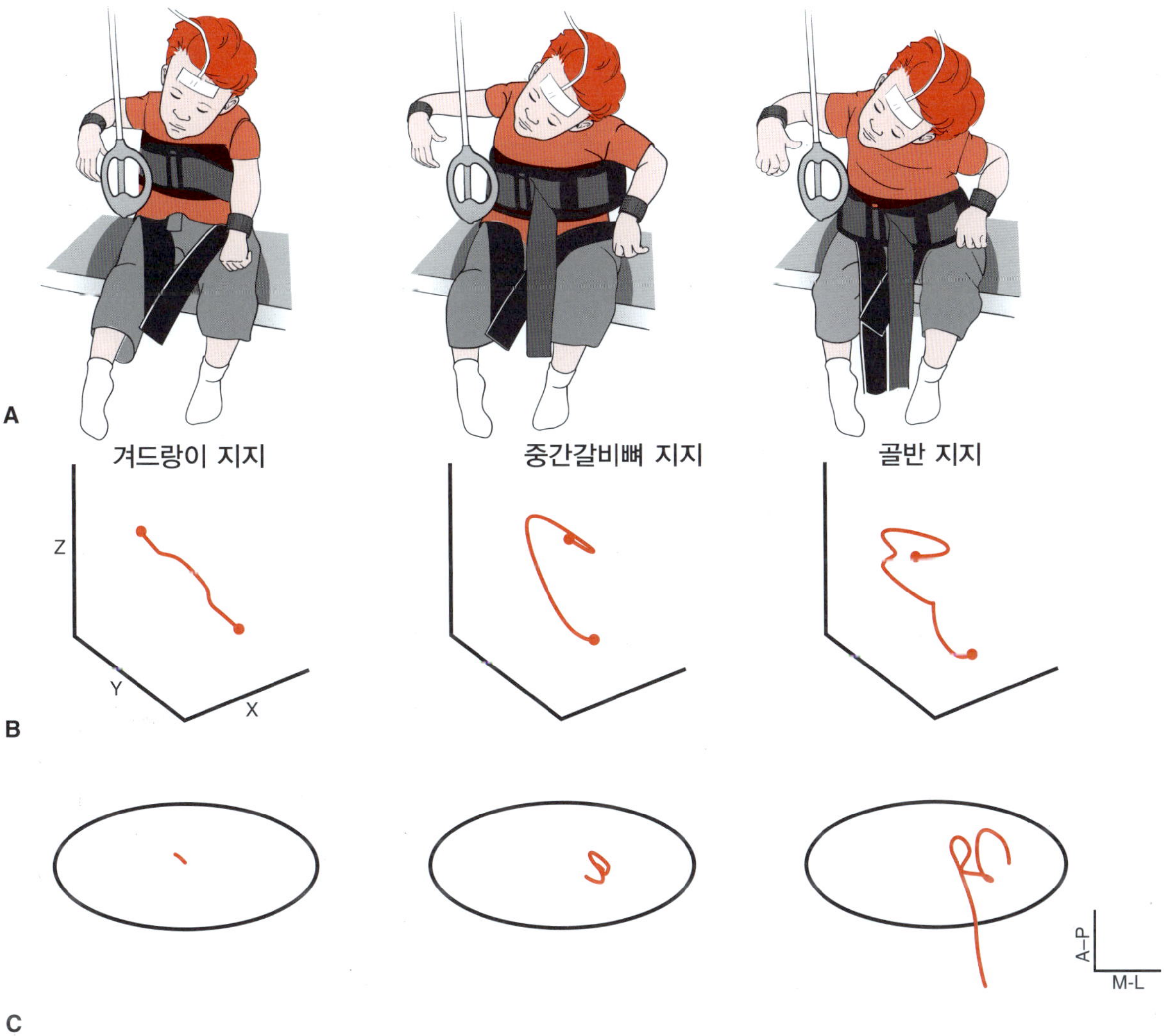

그림 10.25 (A)에 나타낸 뇌성마비가 있는 아동(GMFCS level IV로서 분류)에서의 몸통에 대한 외적 지지에 의한 수의적 팔 뻗기의 개선. 골반의 지지만으로는(그림의 맨 **오른쪽**) 몸통의 안정성(이 그림의 C줄에 나타낸 몸통의 데이터)은 심하게 손상된다(팔 뻗기 동안의 몸통의 움직임은 지지기저면의 경계선을 보여주는 타원 내에 나타냈다). 팔 뻗기 궤적(팔 뻗기 데이터는 이 그림의 B줄에 나타냈다)은 직접적이지 않다(3차원 궤적의 플롯으로 나타냈다). 이와는 대조적으로, 지지가 중간갈비뼈에서부터 겨드랑이로 올라감에 따라, 몸통의 안정성 및 팔 뻗기 궤적의 양쪽 모두가 개선된다. A-P, 앞뒤 움직임 면; M-L, 안쪽-가쪽 움직임 면. (저자의 허가를 받아, Santamaria V. The effect of different levels of external trunk support on postural and reaching control in children with cerebral palsy. Ph.D. Dissertation, University of Oregon, 2015; Figure 19로부터 전재).

예측성 자세조절 손상에 대한 연구의 임상적 의미
Clinical Implications of Research on Impaired Anticipatory Postural Control

예측성 자세조절은 많은 일상생활활동의 효율적이고 안전한 수행의 주요한 요소이다. 잠재적으로 불안정한(무거운 식료품 봉지와 같은) 물체에 팔을 뻗어 들어 올리는 것, 무거운 도어를 여는 것, 또는 경계석 위로 올라가는 것 같은 활동은 모두 수의적 움직임에 앞서 질량중심(COM)을 안정화시키는 자세근육 활성화를 필요로 한다.

손상된 예측성 자세조절은 이들 활동에 현저한 영향을 미치기 때문에 신경학적 병리를 가진 어린이 및 성인에서 평가될 필요가 있는 균형조절의 중요한 측면이다. 게다가, 분절적 몸통 지지를 제공하는 것 같은 예측성 자세조절을 개선하는 치료전략은 기능적 기술을 상당히 개선할 것이다. 예측성 자세조절을 평가하고 치료하는 임상전략은 11장에서 논의된다.

감각계 및 지각계에서의 문제
PROBLEMS IN THE SENSORY/PERCEPTUAL SYSTEMS

정상적인 자세조절에는 환경과 관련된 신체의 위치 및 움직임에 대한 정보를 제공하는 시각, 몸감각 및 안뜰계로부터의 감각정보의 조직화와 감각정보의 운동행동과의 협응을 필요로 한다.

감각의 문제는 감각입력을 과제와 환경요구의 변화에 적응시키는 사람의 능력에 영향을 미쳐 정상상태, 반응성 및 예측성 균형의 조절을 방해함으로써 자세조절에 지장을 줄 수 있다. 게다가, 감각 문제는 자세조절에 중요한 신체의 정확한 내부 모델과 지각의 발달을 방해한다.

정상상태 균형에 영향을 미치는 감각 문제
Sensory Problems Affecting Steady-State Balance

신경학적 손상이 자세조절을 위한 적절한 감각입력을 조직화하고 선택하는 능력에 미치는 영향을 조사하는 연구자들은 Nashner와 그 동료들에 의해 처음으로 개발된 움직이는 시각적 환경과 함께 컴퓨터화된 힘 플랫폼의 사용에 주로 중점을 두었다(Black et al., 1988; Horak et al., 1990; Shumway-Cook et al., 1988). 정상적인 자세조절에 대한 장에서 상세히 설명된, 이 접근법은 자세조절을 위해 감각정보가 감소되거나 또는 부정확해지게 하는 상황에서의 입각자세 동안 신체 흔들림의 변화를 측정한다. 또는 그 대신에, 치료사는 진료소에서의 감각 적응을 조사하기 위해 시각 돔(visual dome)과 함께 순응성이 있는 스펀지 표면을 사용하였다. 균형의 감각적 상호작용에 대한 임상검사(Clinical Test of Sensory Interaction in Balance: CTSIB)라 불리는 이 검사는 여섯 가지의 서로 다른 감각조건 하에서 사람이 설 수 있는 초(second)의 수(최대 30초)를 측정한다(Horak, 1987; Shumway-Cook & Horak, 1986).

감각입력의 상실이 자세조절에 미치는 영향은 무엇일까? 경우에 따라 다르다! 몇몇 중요한 요인에는 (a) 공간에서의 신체위치를 감지하는 다른 감각의 이용 가능성, (b) 그 환경에서의 정확한 방향성 단서의 이용 가능성, 그리고 (c) 방향성을 위한 감각정보를 정확히 해석하고 선택하는 능력이 포함된다. 연구자들은 어떤 감각을 상실한 사람이 나머지 감각의 민감도를 증가시킴으로써 보상할 수 있는 정도를 조사하기 시작하고 있다.

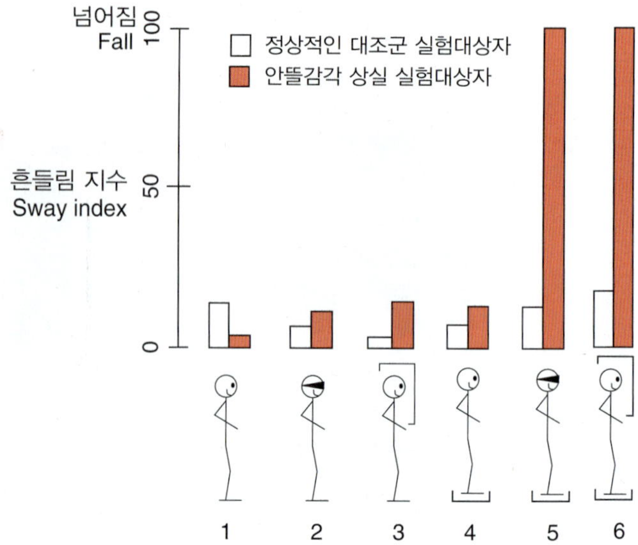

그림 10.26 신경학적으로 온전한 성인과 안뜰 기능상실이 있는 사람의 감각조직화 검사(SOT)에 대한 여섯 가지 감각조건에서의 신체 흔들림의 비교. 결과는 안뜰기능의 상실이 있는 사람의 불안정성은 시각 및 몸감각 입력을 자세조절을 위해 이용할 수 없는 조건(조건 5 및 6)에서만 일어난다는 것을 보여주고 있다(Horak F, Nashner LM, Diener HC. Postural strategies associated with somatosensory and vestibular loss. Exp Brain Res 1990;82:418에서 변경).

그림 10.26에서 보여주는 것처럼, 자세조절을 위한 안뜰정보를 상실한 사람은 시각계 또는 몸감각계로부터의 대체 감각정보가 방향성을 위해 이용 가능한 한 대부분의 조건하에서 안정적일지도 모른다. 자세조절을 위해 주로 안뜰입력(그림 10.26에서 마지막 두 가지 조건)을 남겨두고, 시각 및 몸감각 입력이 감소되는 상황에서, 사람은 흔들림 지수에서 100점으로 표시되는 갑작스런 넘어짐을 경험할지도 모른다(Horak et al., 1990).

기능적으로는 이 유형의 자세 조절장애가 있는 사람은 검사가 조명이 밝은 환경과 견고하고 평탄한 표면 위에서 수행되는 한, 대부분의 균형 검사에 대해서 정상적으로 수행할지도 모른다. 그러나, 이상적인 감각조건하에서 균형과제를 수행하는 것은 야간에 화장실에 가기 위해 일어나서 어둠속에서 카펫을 깐 바닥을 지나갈 때와 같은 더 복잡한 조건에서 사람이 넘어질 가능성을 반드시 예측하는 것은 아닐 것이다.

몸감각 정보의 혼란은 정상상태 자세조절에 어떻게 영향을 주는가? 시각 및 안뜰감각으로부터의 대체정보를 이용할 수 있는 한, 몸감각 정보를 갑자기 상실한 사람은 안정성을 유지할 수 있다고 기대할 수 있을지도 모른다.

Horak과 동료들(1990)은 정상적인 성인의 발목에 압박띠(혈압측정용 띠; pressure cuff)를 적용하여 발과 발목의 피부감각이 일시적으로 상실될 때까지 팽창시킴으로써 이 질문을 조사하였다. 그림 10.27에 나타낸 것처럼, 신경학적으로 온전한 사람은 그들이 방향성을 위해 이용 가능한 대체감각(시각 또는 안뜰감각의 어느 것)을 항상 갖고 있기 때문에, 발과 발목에서부터의 몸감각 단서의 상실에도 불구하고, 모든 감각조건에서 균형을 유지할 수 있었다.

신경학적으로 영향을 받은 개인에는 무슨 일이 일어나는가? Jayakaran과 동료들(2018)은 감각조직화 검사(SOT)에서 사시(strabismus)가 있는 어린이(편위된 눈에서부터 시각적 억제를 나타낸다)와 정상적인 시력을 가진 어린이(사시가 없다)의 자세조절을 탐구하였다. 저자들은 정상 시력을 가진 어린이와 비교하여, 사시가 있는 어린이의 자세조절은 모든 감각계가 이용 가능할 때 악화하였고 사시가 있는 어린이는 균형을 유지하기 위해 몸감각계에 고도로 의존하고 있다는 것을 발견하였다.

Jeka와 동료들(1996)은 시력이 정상인 사람과 시각장애인에서의 정상상태 자세조절을 위한 감각 단서를 사용하는 것을 연구하였다. 그들은 촉각 단서의 증가가 시각장애인의 자세 방향성을 개선할 수 있는지 어떤지를 이해하는 것에 대해서 관심이 있었다. 촉각지각 단서는 표면 특성(미찰과 같은)에 대한 정보를 제공하는 피부수용기와 신체의 움직임 및 위치에 대한 정보를 제공하는 운동감각수용기의 양쪽을 포함한다. 발을 일렬로 늘어선 롬버그 자세를 유지하고 있는 시력이 정상인 사람과 시각장애인에서는 지팡이와의 접촉에 의해 촉각단서가 제공되었다. 비스듬히 기운 지팡이로 접촉하는 것이 수직이 된 지팡이에 의한 물리적 지지력으로 접촉하는 것보다 더 자세 흔들림을 감소시켰다. 이것은 손에 든 지팡이가 시각장애인에서의 자세 안정성을 개선하기에 충분한 정확성으로 촉각 감각 단서를 제공한다는 것을 시사하고 있다.

촉각 단서(지지면에 대한 손끝 접촉)의 사용을 통해 정상상태 자세조절을 위한 추가적인 감각정보를 제공하면 소뇌 병리가 있는 사람을 포함하는 신경학적 병리가 있는 많은 사람들에서(Sullivan et al., 2006); 다운증후군이 있는 성인에서(Gomes & Berela, 2007); 뇌졸중이 있는 성인들에서(Martinelli et al., 2018); 그리고 오래된 당뇨병으로 인한 말초신경병증을 가진 사람들(Dickstein et al., 2001, 2003)에서 자세 안정성이 개선된다는 것을 알게 되었다. 연구자들은 또한 당뇨병성 말초신경병증을 가진 사람에서 몸감각 상실은 안뜰 자극에 대한 감수성 증가와

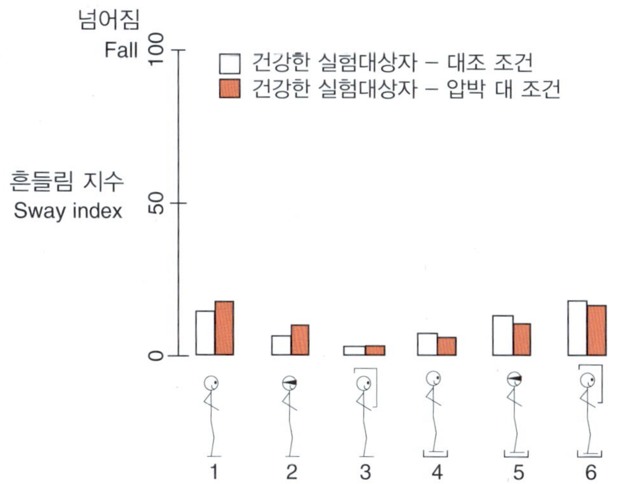

그림 10.27 발목에 압박 띠를 사용하기 전(*백색 막대*)과 압박 띠의 사용으로 피부감각의 일시적인 상실 후(*주황색 막대*)의 정상적인 사람의 감각 조직화 검사(SOT)의 여섯 가지 감각 조건에서의 신체의 흔들림. 압박 띠 밑의 몸감각 상실은 대체 감각의 이용 가능성과 변화하는 요구에 나머지 감각을 적응시키는 능력 때문에 이들 신경학적으로 온전한 사람이 균형을 유지하는 능력에 영향을 미치지 않았다.
(Horak F, Nashner LM, Diener HC. Postural strategies associated with somatosensory and vestibular loss. Exp Brain Res 1990; 82:418에서 변경).

연관성이 있다는 것도 보여주었다(Horak & Hlavacka, 2001). 이 유형의 감각 치환 기전(substitution mechanism)은 만성적으로 안뜰 단서를 상실하고 있는 사람에게서 몸감각계 입력 획득의 적응적인 증가를 보여준 연구와 일치하고 있다(Strupp et al., 1999).

이 분야의 연구에서는 기계적 또는 전기적인 하위 감각 확률적 공명자극(subsensory stochastic resonance stimulation)을 적용하여, 감각 민감도를 향상시키는 새로운 기법이 개발되었으며, 이 자극은 약한 신호가 수용체의 감각 문턱값을 넘고 그 다음에 감지되도록 강제하는 하나의 연속적인 낮은 수준의 소음이다. 확률적 공명자극은 당뇨병성 신경병증과 뇌졸중이 있는 사람들에서 직립으로 서 있는 동안의 균형을 향상시킨다. 어떤 연구에서는 뇌성마비가 있는 아동과 TD 대조군 어린이가 시각이 있는 상태와 시각이 없는 상태에서 힘판 위에 서 있는 동안 다리와 발목 인대의 측면에 자극 전극을 배치하였다. 이 자극은 뇌성마비가 있는 아동의 COP 흔들림을 감소시켰고 TD 집단과 비교하여 뇌성마비 집단의 균형 개선비율이 더 높았다(Zarkou et al., 2018). 이 연구의 결과는 몸감각 입력의 강화, 감각 결손의 감소가 정상상태 균형조절을 어떻게 개선할 수 있는지를 강조하고 있다.

경우에 따라서는 불안정성은 자세조절을 위해 적절한 감각입력을 효과적으로 조직화하고 선택할 수 없는 것에 기인한다. 감각 조직화의 문제는 방향성을 위한 감각정보의 유연성이 없는 가중치로서 나타낼 수 있다. 이것은 사람이 자세조절을 위해 하나의 특정 감각에 크게 의존할지도 모른다는 것을 의미한다. 예를 들어, 사람은 시각에 의존하거나 몸감각계에 의존하는 것일 수 있을지도 모른다. 그 감각을 이용할 수 없거나 또는 자기운동을 정확히 전달할 수 없는 상황이 제시되면, 사람들은 비록 불안정성이 결과로서 일어날지 모르더라도, 선호하는 감각에 계속해서 의존할 것이다. 예를 들어, 몇 가지 연구에서는 뇌졸중 후에 회복의 초기단계에서 입각자세 조절을 위한 시각입력에 대한 의존도가 증가한다고 보고하고 있다(Bonan et al., 2004; Geurts et al., 2005). 몇몇 연구자는 회복과 더불어, 시간이 경과함에 따라, 입각자세 조절을 위한 시각입력에 대한 의존성이 감소한다고 보고하였고(de Haart et al., 2004), 한편 다른 연구자는 시각에 대한 의존도의 증가가 지속된다고 보고하였다(Laufer et al., 2005).

감각의 유연성이 없는 이 유형과 연관성이 있는 흔들림의 패턴을 그림 10.28에서 요약하고 있다. 자세조절을 위해 시각정보에 의존하는(그림 10.28에서는 "시각 의존적"이라 부르고 있다) 사람은 시각 단서가 감소된(눈을 감고 서 있는 것 같은) 또는 부정확해진(그 환경 속에서 시각운동의 존재 하에서 서 있는 것 같은) 어떤 조건에서 비정상적인 흔들림의 증가를 보여주는 경향이 있다(Black & Nashner, 1984a, 1984b).

자세조절을 위해 몸감각 입력을 유연성 있게 사용할 수 없는 사람(표면 의존성)은 표면 입력이 수직 방향성을 확립하여 유지할 수 없게 하는 조건에서 불안정해진다(Horak & Shupert, 1994). 이러한 것은 조건 4~6(그림 10.28)에서 과도한 양의 신체 흔들림으로서 볼 수 있다. 따라서, 모래 또는 두꺼운 카펫과 같은 순응성이 있는 표면 위, 경사로(ramp)와 같은 경사진 표면 위, 또는 보트(boat)와 같은 움직이는 표면 위에 서 있을 때 발목관절의 위치와 발 및 다리로부터의 다른 몸감각과 고유수용성 정보는 나머지 신체의 방향성과 상관성이 별로 없다(Horak & Shupert, 1994). 이들 환경에서의 자세조절을 위한 몸감각 입력에 대한 과도한 의존성은 불안정성을 초래한다.

하나 또는 그 이상의 방향성 단서가 공간에서의 신체 위치를 부정확하게 전달하는 환경에서 자세조절을 위한 감각을 적절하게 선택할 수 없는 것은 "감각 선택문제"라 불려왔다(Horak et al., 1988; Shumway-Cook et al., 1988). 감각 선택문제가 있는 사람은 자세조절을 위한 감각정보가 일관되어 있는 환경에서 흔히 균형을 유지할 수 있다. 그러나, 감각 사이에 불일치가 있을 때는 안정성을 유지할 수 없다. 감각 선택문제가 있는 사람은 어떤 하나의 감각에서 반드시 과다의존성의 패턴을 나타내는 것은 아니고 오히려 정확한 방향성 기준을 올바르게 선택할 수 없는 것 같다. 따라서, 이들은 감각 방향성 기준이 정확하지 않은 어떤 환경에서는 불안정하다. 이것은 그림 10.28에 나타냈고 조건 3~6에서 비정상적인 흔들림을 볼 수 있다.

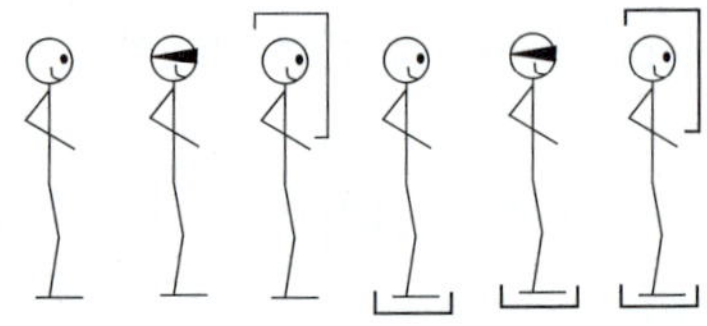

	1	2	3	4	5	6
정상						
성인 (7~60세)	N	N	N	N	N	N
어린이 (1~7세)	N	N	A	A	A	A
비정상						
시각 의존성	N	N/A	A	N	N/A	A
표면 의존성	N	N	N	A	A	A
안뜰감각 상실	N	N	N	N	A	A
감각선택 문제	N	N	A	A	A	A

그림 10.28 동적인 자세 흔들림 검사(posturography testing)를 하는 동안에 사용된 감각조직화 검사(SOT)의 6가지 감각 조건에서의 정상 및 비정상 흔들림 패턴에 기초하여 입각자세 조절을 위한 감각정보의 조직화와 관련된 서로 다른 문제를 식별하는 분류도식. A: 비정상적 흔들림, N: 정상적 흔들림.

감각선택의 문제는 뇌졸중이 있는 사람들에서 보고되어 있다(Bensoussan et al., 2007; DiFabio & Badke, 1990; Laufer et al., 2005; Marigold et al., 2004). CTSIB 검사를 사용하여, Laufer 등(2005)은 현재 뇌졸중 재활을 받고 있는 20명의 감각조직화 능력을 조사하였다. 여섯 가지 감각조건 하에서 환자가 힘판 위에 서 있는 동안에 흔들림을 측정하였다. 검사는 뇌졸중 후 1개월과 2개월에서 2회 시행되었다. 연령을 일치시킨 대조군도 또한 검사가 시행되었다. 결과는 표 10.1에 나타냈다. 뇌졸중이 있는 집단에서, 눈을 뜬 조건과 비교하여, 균형을 위해 시각 단서를 변화하는 것은(눈을 감은 조건 또는 돔 조건) 뇌졸중 후 30일(T1)에서 견고한 표면과 스펀지 표면의 양쪽 위에서 흔들림의 상당한 증가를 야기하였고 뇌졸중

표 10.1 각각의 입각자세에서 첫 번째 (T1) 및 두 번째 (T2) 검사에서의 환자의 대조군의 흔들림 지수(평균 ± 표준편차[SD])

입각자세	견고한 표면			스펀지 표면		
	눈을 뜨다	눈을 감다	돔	눈을 뜨다	눈을 감다	돔
대조군	15.6 ± 5.7	18.7 ± 5.7	19.5 ± 6.4	19.7 ± 7.9	30.3 ± 8.8	27.1 ± 4.7
T1에서의 환자	32.5 ± 16.3	43.2 ± 23.8	40.7 ± 21.6	33.9 ± 14.5	45.8 ± 15.2	42.0 ± 16.6
T2에서의 환자	28.3 ± 14.1	43.8 ± 22.5	36.6 ± 20.9	28.8 ± 12.6	49.8 ± 21.6	44.2 ± 15.8

후 60일(T2)에서조차도 계속해서 흔들림 증가가 있었다.

흥미 있는 것은 눈을 뜬 상태에서, 견고한 표면에서부터 스펀지 표면으로 이동하는 것이 뇌졸중이 있는 사람에서 흔들림이 증가하지 않았으나, 건강한 대조군에서는 흔들림이 증가하였나는 것이다. 이들의 결과는 뇌졸중 후, 환자는 연령을 일치시킨 대조군보다 자세조절을 위한 시각입력에 대한 의존성이 크다는 것을 시사하고 있다.

감각 조직화의 문제는 외상성 뇌손상(Shumway-Cook & Olmscheid, 1990) 후와 뇌성마비(Cherng et al., 1999; da Costa et al., 2019; Nashner et al., 1983), 다운증후군(Shumway-Cook & Woollacott, 1985b) 및 학습능력 장애(Shumway-Cook et al., 1988)를 포함하는 발달장애가 있는 어린이에서도 보고되어 있다. 뇌성마비가 있는 아동인, Thomas도 또한 바뀐 감각조건하에서 안정성을 유지하는 문제를 나타내어 보이고 있다. 그는 눈을 뜬 상태와 눈을 감은 상태에서 안정된 자세를 유지할 수 있으나, 시각 돔(visual dome)을 착용할 때는 균형을 상실한다(균형을 위한 부정확한 시각 입력).

Gatev 등(1996)은 소뇌 병리가 있는 참여자는 여섯 가지의 모든 감각조건 하에서 대조군 참여자보다 더 흔들렸고, 시각 및 몸감각 입력의 양쪽 모두 감소하였을 때, 조건 5 및 6에서 대부분 넘어졌다고 보고하였다. 저자들은 바뀐 감각조건 하에서의 선 자세 균형을 검사하는 것은 보통의 입각자세(예를 들어, 눈을 뜨고 서거나 감고 서 있는 것)에서 검사하는 것보다 민감도가 더 좋았다는 것에 주목하고 있다. 이 연구와 일치하여, 소뇌기능장애가 있는 우리 환자인, John은 CTSIB 검사에 대한 수행에서 보여준 것처럼, 바뀐 감각조건하에서 균형을 유지하는 능력이 감소하였다는 것을 보여주었다.

Cherng 등(1999)은 시각조건에 관계없이, 몸감각 정보가 신뢰될 수 있을 때(고정된 발의 지지) 흔들림은 전형적으로 발달하는(TD) 어린이와 비교하여 경직성 양측마비가 있는 어린이들 사이에서 유의미한 차이는 없다고 보고하였다(그림 10.29, SOT test의 조건 1~3을 참조할 것). 이와는 대조적으로, 몸감각 정보를 신뢰할 수 없을 때(순응성이 있는 발의 지지), 경직성 양측마비성 뇌성마비가 있는 아동과 그들과 일치시킨 대조군 사이의 입각자세 안정성의 차이는 시각입력을 박탈(차단)하거나 또는 신뢰할 수 없을 때 이것을 신뢰할 수 있을 때보다 상당히 컸으며, 이것은 감각 선택문제가 존재한다는 것을 시사한다.

뇌성마비가 있는 아동 모두가 같은 패턴의 감각조직화 문제를 나타내어 보이는 것은 아니다. 예를 들어, 편마비가 있는 어린이의 흔들림은 감각조건 1~5에서 연령을 일치시킨 대조군과 큰 차이가 없었다. 그러나, 그들은 조건 6에서 덜 안정되었다. 이것은 편마비가 있는 어린이는 흔들림을 조정하는 데에 도움이 되는 하나의 정상적인 다리를 갖고 있기 때문인 것 같다. 유의미한 운동실조를 가진 어린이는 여섯 가지의 감각조건 모두에서, 연령을 일치시킨 대조군과 비교하여, 유의미한 흔들림의 증가를 나타내어 보였다. 뇌성마비가 있는 모든 아동 중에서, 여섯 가지 감각조건에서의 수행에 큰 변동성이 있었다. 몇몇 어린이는 흔들림을 조정하는 데에 상당한 어려움이 있었으나, 다른 어린이는 그러하지 않았다(Nashner et al., 1983).

마지막으로, 다발성경화증이 있는 성인에서 감각조직화의 문제가 보고되었다(Cattaneo & Jonsdottir, 2009). 다발성경화증 환자 중에서, 버그 균형척도(Berg Balance Scale), 동적 보행지수(Dynamic Gait Index) 및 활동-특이적 균형신뢰척도(Activities-Specific Balance Confidence Scale)를 포함하는 기기에 의한 감각조직화 검사 및 균형의 임상 측정에 대한 수행능력 사이에는 상관관계가 없었고,

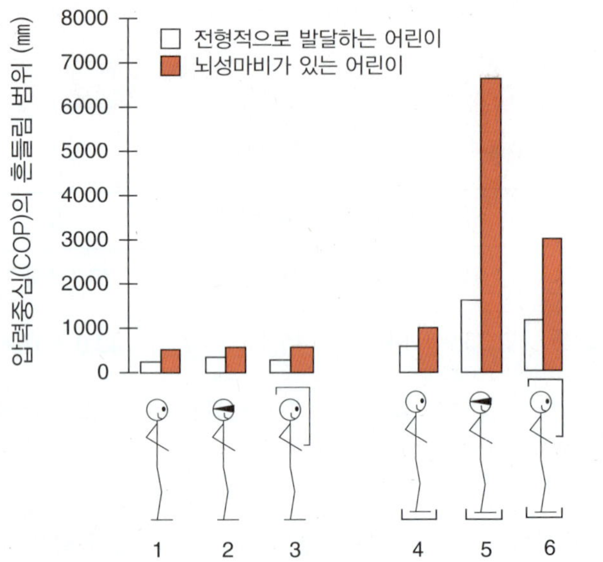

그림 10.29 장애가 없는 건강한 대조군과 경직성 양측마비성 뇌성마비가 있는 어린이의 서 있는 두 집단에서 감각조직화 검사(SOT)의 여섯 가지 감각조건에서의 압력중심 범위 비교. (Cherng RJ, Su FC, Chen JJ, et al. Performance of static standing balance in children with spastic diplegic cerebral palsy under altered sensory environments. Am J Phys Med Rehabil 1999;78:336–343에서 변경).

이것은 저자들로 하여금 검사는 균형조절의 서로 다른 측면을 평가하였다는 결론을 내리게 하였다(Cattaneo & Jonsdottir, 2009). 이 연구와 일치하여, 다발성경화증이 있는 우리 환자인, Sue는 CTSIB 검사에서의 낮은 수행능력에 의해 나타내어 보여준 것처럼, 바뀐 감각조건 하에서 균형을 유지하는 데에 어려움이 있다.

반응성 균형에 영향을 미치는 감각 문제
Sensory Problems Affecting Reactive Balance

정상적인 자세조절에 관한 제7장에서 논의한 것처럼, 다리에서부터 몸감각 입력은 반응성 균형, 특히 표면 외부교란을 지지하기 위한 근육반응의 유발에서 중요한 역할을 수행한다. 손상된 몸감각 입력이 입각자세 반응성 균형조절에 미치는 영향을 조사하기 위해, Inglis 등(1994)은 플랫폼 외부교란에 대응하는 당뇨병성 신경병증을 가진 환자와 건강한 대조군의 근육반응을 조사하였다. 신경병증이 있는 환자는 건강한 대조군과 동일한 먼쪽에서부터 몸쪽으로의 근육 활성화 패턴을 보여주었지만, 근육반응의 시작은 모든 근육에서 20~30밀리초 지연되었다. 이것은 그림 10.30A에 나타냈으며, 이 그림에서는 뒤쪽으로의 플랫폼 평행이동에 반응하여 한 사람의 건강한 대조군과 신경병증이 있는 한 환자의 다리의 EMG 반응을 비교하고 있다. 3개의 다리근육(그림 10.30B) 모두에서 근육활동의 시작이 지연된다. 게다가, 환자는 표면 평행이동의 속도와 진폭 양쪽의 변화에 대한 근육반응 진폭의 크기조정을 하는 능력의 손상이 있다는 것을 보여주었다.

결과는 다리로부터의 몸감각 정보가 두 가지 방법으로 반응성 규형조절에 영향을 준다는 것을 시사하고 있다: (a) 중추적으로 조직화된 자세 협동작용을 유발하는 방법 및 (b) 이전의 경험과 조합한 직접적인 감각 되먹임을 제공하는 것은 자동적 자세반응 진폭의 크기조정을 하는 데에 필수적이다.

예측성 균형에 영향을 미치는 감각 문제
Sensory Problems Affecting Anticipatory Balance

감각의 문제가 예측성 균형에 미치는 영향을 조사한 연구의 대부분은 이동(locomotion)의 상황 속에서 시행되었으며 그 결과는 그 장에서 상세히 설명되어 있다. 그러나, 이 연구는 몇 가지 흥미 있는 통찰력을 제공하고 있다. 예를 들어, 이동에서, 뇌졸중이 있는 환자는 균형을 유지하는 것을 돕는 하나의 보상전략으로서 시각정보(하나의 고정된 점의 응시 또는 아래쪽으로 응시)를 사용한다(Aoki et al., 2017). 마찬가지로, 말초 신경병이 있는 사람에서 몸감각 입력의 상실은 운동적응의 엄청난 변화와 보상전략으로서의 예측성 자세조정의 조기 활성화를 초래한다(Bunday & Bronstein, 2009). 이것은 손상된 감각은 입각자세와 앉은 자세에서도 예측성 자세활동의 조기 활성화를 초래하는 것 같지만, 이것에는 추가적인 연구가 필요하다.

자세조절에 영향을 미치는 지각 문제
Perceptual Problems Affecting Postural Control

우리들은 감각정보의 선택과 조직화에 영향을 미치는 감각의 문제가 정상상태, 반응성 및 예측성 자제조절에 어떻게 유의미하게 영향을 줄 수 있는지에 대해서 논의하였다. 다음 절에서는 지각 문제가 자세조절에 미치는 영향을 논의한다.

수직성의 지각 *Perceptions of Verticality*

많은 연구는 인간의 수직에 대한 지각은 특히 직립자세에서, 매우 정확하다는 것을 보여주고 있다. 뇌는 시각, 안뜰 및 몸감각계로부터의 감각입력을 통합하여 수직성과 관련된 지각을 만들어낸다(Barra et al., 2010). 수직방향

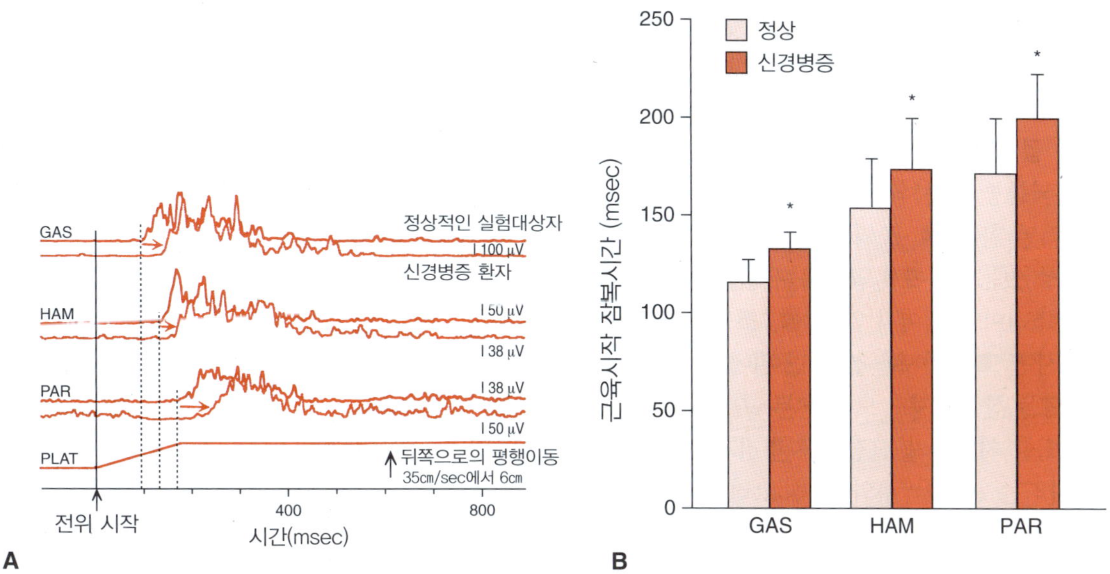

그림 10.30 **(A)** 말초신경병증이 있는 환자와 건강한 대조군 참여자로부터의 뒤쪽으로의 플랫폼의 평행이동에 반응하는 다리근육의 EMG 활동. **(B)** 건강한 대조군과 비교한 말초신경병증이 있는 환자에서 3개의 다리근육 모두의 근육활동 시작이 지연된다. GAS: 장딴지근, HAM: 뒤넙다리근, PAR: 척주주위근, PLAT: 플랫폼의 움직임.
(Inglis JT, Horak FB, Shupert CL, et al. The importance of somatosensory information in triggering and scaling automatic postural responses in humans. Exp Brain Res 1994;101:159–164에서 허가를 받아 재게재).

의 지각(인식)은 몇 가지 구성요소로 세분할 수 있다. 주관적인 시각적 수직(SVV)은 실험대상자가 완전한 어둠 속에서 눈으로 볼 수 있는 발광선(luminous line)을 그들이 직립, 연직(earth vertical)이라 생각하는 것으로 소성하게 함으로써 결정할 수 있다. 촉각적 수직(HV)은 실험대상자가 눈을 감고 있는 동안에 막대를 연직 위치로 조작함으로써 결정된다. 주관적 자세 수직(SPV)은 참의 수직에 대한 머리 또는 신체의 위치를 지각하는 것이며, 보통 눈을 감고 검사된다.

수직성과 관련된 손상된 지각은 신경학적 기능장애가 있는 많은 환자에서 볼 수 있고 손상된 균형조절과 강하게 연관성이 있다. 균형재활에 관여하는 임상의는 손상된 지각이 균형조절에 미치는 영향을 인식할 필요가 있다. 주관적 VV는 급성 뇌졸중이 있는 많은 환자에서 손상되고 손상된 균형(Bonan et al., 2006) 및 WBA(체중부하 불균형)(Barra et al., 2009)와 큰 상관관계가 있다. 시각적 수직성의 손상된 지각은 몸감각 상실이 있는 환자 사이에서 더 악화되어 있다(Barra et al., 2010).

주관적 자세 수직(SPV)(자기 자신의 신체의 "직립성"에 대한 지각된 감각)도 또한 신경학적 병리가 있는 많은 환자에서 크게 손상되어 있다. Pérennou와 동료들(1998)은 비록 시각적 단서가 있다 해도, 연구된 뇌졸중이 있는 환자의 대부분(19/22)은 SPV의 손상이 있다고 보고하였다. 손상된 SPV는 연령, 근육 약화의 중증정도, 또는 경직성과 상관관계가 없었다. 그러나, 이것은 편마비 쪽 공간무시의 중증정도 및 감각 상실의 정도에 좌우되었다(Pe'rennou et al., 1998).

마지막으로, 신체를 마비측 팔다리를 향해서 능동적으로 밀기 위해 비마비측 팔다리를 사용하는 반대방향으로 밀기(contraversive pushing)("푸셔 증후군")는 자세 수직의 손상된 지각으로부터 야기될지도 모른다는 몇 가지 증거가 있다. 흥미로운 것은 이들 환자가 흔히 정상적인 시각 수직을 나타내어 보인다는 것이다(Karnath & Broetz, 2003; Karnath et al., 2000; Karnath & Broetz, 2003).

감각/지각 및 자세조절 손상에 대한 연구의 임상적 의미

Clinical Implications of Research on Impaired Sensation/Perceptions and Postural Control

이들의 연구는 손상된 감각이 자세조절의 모든 측면에 상당한 영향을 미치고 다수의 중요한 임상적 의미를 시사한다는 것을 실증하고 있다. 먼저, 널리 분포된 뇌 영역에서의 병리가 정상상태, 반응성 및 선행적 자세조절에 필수적인 감각정보를 조직화하고 선택하는 능력을 방해할 수 있다. 손상된 감각 조직화와 선택의 문제에 관한 연구는 신경학적 병리를 가진 환자의 불안정성이 "상황–특이적"일 수 있다는 것을 우리에게 상기시키고 있다. 이것은 불안정성이 일부 환경에서는 존재할 수 있지만 다른 환경에서는 존재할 수 없다는 것을 의미한다.

예를 들어, 뇌졸중 또는 외상성 뇌손상이 있는 사람은 감각정보가 최적인 환경(예, 조명이 잘 된 환경에서 견고한 표면 위에 서 있는 것)에서 균형을 유지할 수 있을지 모르지만, 감각조건이 최적이지 않은(예, 조명이 좋지 않은 조건에서 경사면 또는 카펫을 깐 표면 위에 서 있는 것) 환경에서는 균형을 상실할지도 모른다.

이 연구는 또한 치료사가 신경학적 병리가 있는 사람의 균형을 검사하는 조건을 주의 깊게 고려해야 한다는 것을 시사하고 있다. 환자가 이상적인 또는 최적의 감각조건(예를 들어, 눈을 뜬 상태에서 견고하고 평탄한 표면 위)에서 검사될 때 자세 불안정성은 쉽사리 발견되지 않을지도 모르기 때문에, 균형은 표면 그리고/또는 자세조절을 위한 시각 입력이 방해될 때와 같은 더 복잡한 감각조건 하에서 검사되고 치료될 필요가 있을지도 모른다. 감각조직화 능력은 바뀐 감각조건하에서 균형을 검사하지 않는 일반적인 균형의 임상 측정을 사용하여 쉽사리 특정할 수 없을지도 모른다. 다음의 장에서 더 상세히 논의되는 것처럼, 균형의 다양한 검사에서는 자세조절의 다양한 측면을 측정한다. 마지막으로, 공간에서의 신체위치 및 움직임과 관련된 감각정보를 조직화하는 문제도 또한 자세조절에 관련된 지각의 발달에 영향을 준다는 것은 명백하다. 기능적 균형조절에 대한 손상된 지각의 상대적인 역할을 이해하는 것은 중요하다. 따라서, 균형 재활 프로그램은 균형조절에 영향을 주는 오인(misperception)의 평가와 치료를 포함시켜야 한다.

인지계의 문제
PROBLEMS IN COGNITIVE SYSTEMS

신경학적 병리를 가진 사람에서의 손상 인지 및 자세조절의 상호작용 효과를 입증하는 증거가 증가하고 있다. 이 영역의 연구는 빠르게 확대되고 있다. 다음의 절에서는 (a) 손상된 균형의 자기효능감(self-efficacy)과 일상생활활동에 참여하는 것과의 관계, (b) 인지부하가 신경학적 병리를 가진 사람의 자세 안정성에 미치는 영향, 그리고 (c) 알츠하이머병을 포함하는 다양한 형태의 치매가 있는 사람에서의 자세 결손을 조사하는 연구의 3개 영역에서의 연구를 검토한다.

균형과 넘어짐의 자기효능감
Balance and Falls Self-Efficacy

손상된 균형의 결과는 중대하며, 기능적 자립의 상실은 물론 넘어짐의 위험성 증가로 이어진다. 게다가, 균형능력은 균형의 자기효능감과 넘어짐의 자기효능감에 영향을 미치며, 이것은 사람이 자기의 균형을 상실하지 않고(균형의 자기효능감) 또는 넘어지지 않고(넘어짐의 자기효능감) 일상 활동을 수행하는 능력에 어떻게 자신감을 갖는가를 반영하고 있다. 뇌졸중(Salbach et al., 2006; Robinson et al., 2011), 다발성경화증(Matsuda et al., 2011) 및 파킨슨병(Rahman et al., 2011)이 있는 사람들을 포함하는 신경학적 병리를 가진 많은 사람들에서 균형과 넘어짐의 자기효능감이 저하한다는 것이 보고되었고 또한 넘어짐의 경력이 없는 사람 사이에서조차 존재할 수 있다(Matsuda et al., 2011). 손상된 균형과 넘어짐의 자기효능감은 신체활동 회피 및 일상생활활동 제한과 연관성이 있다(Bertera & Bertera, 2008; Peterson et al., 2007). 또한, 균형의 자기효능감은 뇌졸중 후의 지역사회 이동에 참여하는 것을 예측하는 주된 요인이다(Robinson et al., 2011; Schmid et al., 2012). 일상생활활동에 참여하려는 의욕은 사람의 실제 균형능력에 의해서만이 아니라 그들이 지각한 균형능력에 의해서도 영향을 받는다는 것은 분명하다. 균형과 넘어짐 자기효능감에 대한 임상 측정은 제11장에서 논의된다.

손상된 자세 안정성과 이중 과제 간섭
Impaired Postural Stability and Dual-Task Interference

우리는 제7장에서 건강한 젊은 성인 사이에서조차도, 정상적인 자세조절에는 주의 자원(attentional resources)을 필요로 한다는 것을 알았다. 필요로 하는 주의의 양은 수행되는 자세과제의 난이도에 따라 다르다. 신경학적 병리가 있는 환자에서 관찰되는 손상된 자세조절은 균형의 주의요구를 증가시키는가? 답은 그렇다 이다. 이것은 그림 10.31에서 볼 수 있으며, 여기서는 서로 다른 자세과제가 편마비가 있는 사람과 건강한 대조군의 2차적인 과제에 대한 수행(반응시간)에 어떻게 영향을 미치는가를 조사한 실험의 결과를 요약하고 있다. 연구자는 1차 과제의 주의 요구를 추론하기 위해 2차 과제(이 경우는 반응시간)에 대한 수행의 변화를 사용한다는 것을 제7장에서부터 상기하기 바란다. 건강한 대조군에서는 반응시간이 앉은 자세, 발을 벌리고 선 자세 또는 발을 한데모아 선 자세(StandTo)에서 차이가 나지 않았으며, 이것은 3개의 과제 모두가 이 집단에 대해서 비슷한 주의요구를 갖고 있다는 것을 시사하고 있다. 이와는 대조적으로, 뇌졸중이 있는 참여자는 자세 과제가 더 어려워짐에 따라 점점 더 느려지는 반응시간을 나타냈는데, 이것은 이 집단에 대한 주의 요구가 자세과제 요구의 증가와 더불어 증가하였다는 것을 시사하고 있다(Brown et al., 2002).

이 연구는 손상된 자세조절이 균형을 유지하는 것과 연관성이 있는 주의 요구에 영향을 미치며, 더 어려운 균형 과제는 더 많은 주의가 필요하다는 것을 시사한다. 손상된 자세조절과 연관성이 있는 주의요구의 증가가 낯익은 얼굴들을 인식하는 것 같은 일상생활에서 수행되는 과제의 수행능력에 영향을 미치는가?

이 실문에 답하기 위해, Suzuki 등(1997)은 증가하는 자세 요구가 한쪽공간무시(USN)를 가진 오른쪽 대뇌반구 뇌졸중과 왼쪽 대뇌반구 뇌졸중 환자의 얼굴 인식에 미치는 영향을 조사하기 위해 이중 과제 방법을 사용하였다. 그들은 환자가 앉은 자세, 선 자세 또는 제자리 발 디딤을 하는 동안에 정중선의 오른쪽 또는 왼쪽에 제시된 얼굴을 인식하는 능력을 조사하였다.

각 환자에 대한 검사의 수행능력을 표 10.2에 요약하고 있다. 몇몇 환자(실험대상자 8 및 12)는 병변이 있는 같은 쪽(ipsilesional side)에 제시되었을 때 모든 얼굴을 인식할 수 있었으나 병변이 있는 반대쪽(contralesional side)에 제시되었을 때는 어떤 얼굴도 인식할 수 없었고, 이것은 모든 자세 과제에 걸쳐서 사실이었다. 그러나, 일부 환자(예를 들어, 실험대상자 1, 5 및 6)는 앉아 있거나 서 있을 때 병변이 있는 반대쪽에 제시된 15명의 얼굴 모두를 관찰할 수 있었다. 그러나, 그들은 제자리 발 디딤을 하는 동안에 어떤 얼굴도 인식할 수 없었다(득점 = 0). 이들의 조사결과는 USN은 상황-특이적이라는 것을 나타내고 있다. 즉, 자세 요구가 클 때에는 공간 과제에 지장을 줄 뿐이지만 자세 요구가 적을 때는 명백하지 않을지도 모른다. 흥미가 있는 것은 발의 내딛기에서 비디오 얼굴 시험(득점 = 15)을 정상적으로 수행한 USN이 있는 사람 중의 2명(실험대상자 9 및 10)은 시험을 하는 동안에 발의 내디딤에 더 보조를 필요로 하였으며, 이것은 그들이 발의 내디딤 과제보다는 비디오 과제에 주의를 할당하였다는 것을 시사하고 있는 것이다. 다른 실험대상자는 최소한의 보조 또는 보조 없이 계속해서 발의 내디딤을 할 수 있었다(Suzuki et al., 1997).

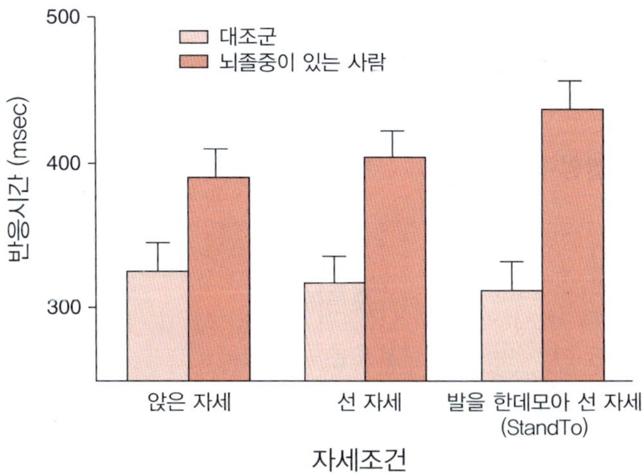

그림 10.31 뇌졸중이 있는 사람과 연령 및 성별을 일치시킨 대조군에서 세 가지의 서로 다른 자세과제(앉은 자세, 선 자세, 발을 한데모아 선 자세[StandTo])와 연관성이 있는 주의요구. 2차적 구두 반응시간(RT) 과제에 대한 반응시간(RTs)은 세 가지 조건의 모두에서 대조군과 비교하여 뇌졸중이 있는 실험대상자에서 더 느리다. 게다가, 반응시간은 뇌졸중이 있는 환자에서의 선 자세 과제와 비교하여 앉은 자세에서 상당히 더 빠르지만 대조군에서는 그러하지 않았으며, 이것은 뇌졸중 후의 자세조절이 더 부담이 크다는 것을 시사하고 있다(Brown LA, Sleik RJ, Winder TR. Attentional demands for static postural control after stroke. Arch Phys Med Rehabil 2002;83:1732–1735, Figure 1에서 허가를 받아 재게재).

이제까지 검토한 연구에서는 손상된 자세조절은 균형을 유지하는 데에 필요한 주의 양에 영향을 미치며, 이것은 낯익은 사람들의 얼굴을 인식하는 것 같은 다른 과제의 수행에 지장을 줄 수 있다. 2차 과제의 수행이 신경학적 병리가 있는 환자의 자세 안정성에 어떻게 영향을 미치는가?

연구자는 다양한 과제를 수행하는 동안에 균형을 유지하는 능력이 저하하는 것은 다양한 유형의 신경학적 병리를 가진 사람 중에서 일반적이라는 것을 보여주었다. 정상사태 선 자세 균형에 대한 이중 과제의 간섭은 모두는 아니지만, 파킨슨병이 있는 일부 사람들에서도 보여주고 있다. Marchese 등(2003)은 2차 과제가 파킨슨병(PD) 환자와 건강한 대조군에서 압력중심(COP) 영역(정상상태 입각자세 균형)에 미치는 영향을 조사하였다. 그림 10.32A에 나타낸 것처럼, 건강한 대조군(NC)과 비교하여, 흔들림 영역은 기준선 조건(정적인 입각자세 단독)에서 크지 않았으나 뺄셈(Calc) 및 엄지손가락/손가락 맞섬(Seq) 과제 양쪽에 대한 파킨슨병 환자(주황색)에서는 상당히 증가하였다. 그러나, 모든 환자가 문제를 나타내는 것은 아니다. 그림 10.32B에서 보여주는 것처럼, 이중 과제의 간섭은 파

표 10.2 한쪽공간무시를 가진 환자의 비디오 얼굴검사에 대한 득점: 앉은 자세, 선 자세 및 걷기에서 오른쪽 또는 왼쪽에 제시된 얼굴을 바르게 식별한 수

실험대상자 번호	대뇌반구 병변이 있는 쪽	앉은 자세		선 자세		발의 내디딤	
		오른쪽	왼쪽	오른쪽	왼쪽	오른쪽	왼쪽
1	오른쪽	15	15	15	15	14	0
2	오른쪽	15	15	15	15	15	7
3	오른쪽	14	15	15	15	13	7
4	오른쪽	14	15	15	15	15	0
5	오른쪽	15	15	15	15	15	0
6	오른쪽	15	15	15	15	15	0
7	오른쪽	15	15	15	15	15	9
8	오른쪽	15	0	15	0	15	0
9	오른쪽	15	15	15	15	15	15
10	오른쪽	14	15	15	15	15	15
11	왼쪽	14	15	15	15	10	15
12	왼쪽	0	15	0	15	0	15

전체가 가능하면 15점.

Suzuki E, Chen W, Kondo T. Measuring unilateral spatial neglect during stepping. Arch Phys Med Rehabil 1997;78:176에서 허가를 받아 재게재.

킨슨병이 있는 더 안정된 사람(흑색으로 나타냄)과 비교하여 불안정성을 나타내는 파킨슨병이 있는 사람(주황색으로 나타냄) 사이에서 가장 컸다(Marchese et al., 2003). 마찬가지로, 보행의 동결을 수반하는 파킨슨병이 있는 사람은 동결이 없는 사람보다 이중 과제를 수행하는 동안에 자세 안정성이 더 손상된다(Bekkers et al., 2018). Bloem 등(2006)은 또한 파킨슨병이 있는 사람의 이중 과제 조건하에서의 손상된 안정성을 보고하였고 파킨슨병이 있는 사람은 균형과제보다는 인지과제가 이중 과제 조건하에서 우선적으로 처리되는 "자세의 우선순위는 두 번째(posture second)" 전략을 사용한다는 것을 시사하고 있다.

외상성 뇌 손상(Brauer et al., 2004)과 뇌졸중(Bensoussan et al., 2007; Cockburn et al., 2003; Hyndman & Ashburn, 2003, Hyndman et al., 2009)에 이어서 손상된 이중 과제 수행능력도 또한 보여주고 있다. Bensoussan 등(2007)은 이중 과제 조건하에서, 특히 넘어짐 경력이 있는 뇌졸중 생존자 사이에서 흔들림이 증가하였다고 보고하였고, 반면에 Hyndman과 동료들(2009)은 뇌졸중 후의 이중 과제 조건에서 넘어진 경력이 있는 사람에서조차 흔들림이 감소하였다고 보고하였다. Hyndman 등은 이중 과제 조건하에서 흔들림의 감소는 균형을 보존하기 위한 전략이었다는 것을 시사하고 있다. 참여자는 2차 과제보다도 균형과제를 우선적으로 처리하였다(다른 사람들이 "자세우선 전략[posture-first strategy"]이라 부르는 것). 그러나, 저자들은 어느 조건하에서도 2차 과제의 변화가 있다고 보고하지 않았다. 따라서, 균형을 보존하는 것(자세우선 가설)이 2차 과제의 수행을 희생하여 이루어졌는지 어떤지를 판단하는 것은 어렵다.

신경학적 병리를 가진 어린이에서도 이중 과제 수행능력의 손상이 있다는 것이 보고되었다. 발달성 협응장애(DCD)가 있는 어린이(평균연령 5세)는 전형적으로 발달하는(TD) 어린이와 비교하여 이중 과제 조건(물건 이름을 대는 것)하에서 흔들림의 증가를 나타내어 보였다.

인지 수행능력(cognitive performance)은 TD 어린이의 이중 과제에 의해서 영향을 받았지만, DCD가 있는 어린

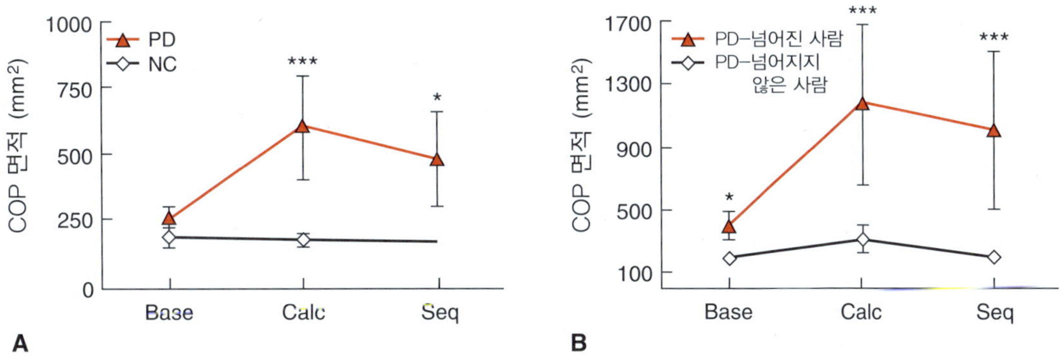

그림 10.32 2차 과제가 파킨슨병(PD) 환자와 건강한 대조군(NC)에서의 압력중심(COP) 면적(정상상태 입각자세 균형 동안에)에 미치는 영향에 대한 조사. **(A)** 흔들림 면적은 단일 기준선의 입각자세 조건에서 크지 않았으나 뺄셈(Calc) 및 엄지손가락/손가락 맞섬(Seq) 과제 양쪽에 대한 파킨슨병 환자(주황색)에서는 상당히 증가하였다. **(B)** 이중 과제의 간섭은 균형상태가 양호한 파킨슨병이 있는 사람과 비교하여 더 불안정성을 수반하는 파킨슨병이 있는 사람(이전의 넘어짐, 주황색)사이에서 가장 컸다. (Marchese R, Bove M, Abbruzzese G. Effect of cognitive and motor tasks on postural stability in Parkinson's disease: a posturographic study. Mov Disord 2003;18:652–658.에서 변경).

이에서는 영향을 받지 않았다. 따라서, 이중 과제 조건하에서는 DCD가 있는 어린이는 흔들림이 증가하였으나 인지 과제 수행능력에는 변화가 없었고, 이것은 그들이 인지 과제를 우선적으로 처리한다는 것을 시사하고 있다(Laufer et al., 2008). 마지막으로, Reilly 등(2008b)은 이차 과제가 경직성 뇌성마비 대비 실조성 뇌성마비가 있는 아동 그리고 TD 어린이의 균형에 미치는 영향을 조사하였다. 이중 과제 패러다임은 어린이가 시각적 작업기억 과제를 동시에 수행하면서 발 사이를 넓게 벌린 입각자세 또는 좁게 벌린 입각자세의 어느 것인가로 서는 데에 사용되었다. 양쪽의 입각자세에 대해서, 뇌성마비가 있는 아동은 비슷한 나이의 TD 어린이보다 더 불안정하였으나, 이중 과제 조건에서만 불안정하였다(즉, 큰 이중 과제 간섭을 나타냈다). 또한, 실조성 뇌성마비가 있는 어린이는 경직성 양측마비가 있는 어린이와 비교하여 자세조절에 영향을 주는 보다 큰 이중 과제 간섭을 나타냈다.

그림 10.33은 한 TD어린이와 실조성 뇌성마비가 있는 한 아동의 단일과제 및 이중 과제 조건하에서의 압력중심을 비교하고 있다. 게다가, 실조증이 있는 어린이에 대해서, 자세요구(발을 한데모아 서는 것)가 증가하면 2차 기억과

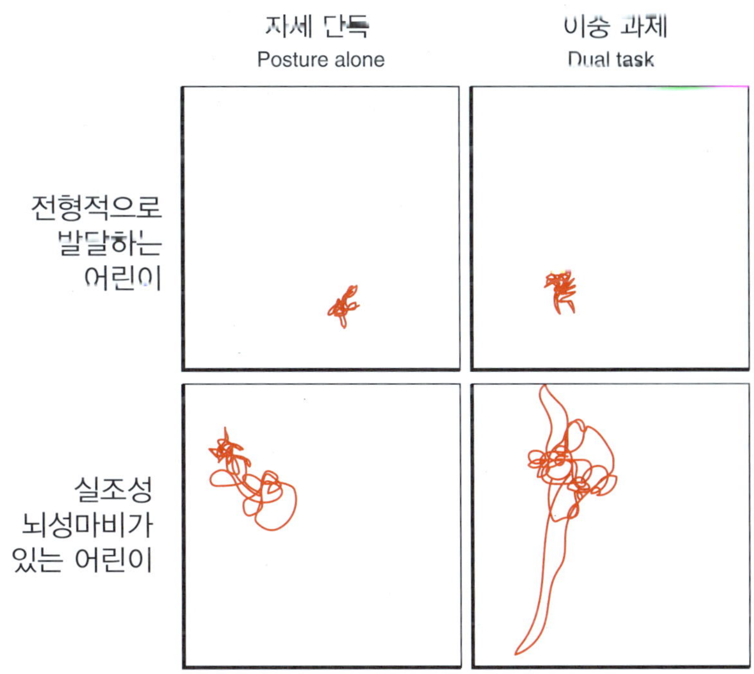

그림 10.33 전형적으로 발달하는(TD) 한 어린이와 실조성 뇌성마비가 있는 한 어린이의 단일 과제(자세 단독) 및 이중 과제 조건하에서의 압력중심(COP) 전위의 비교. (Reilly DS, Woollacott MH, van Donkelaar P, et al. The interaction between executive attention and postural control in dual-task conditions: children with cerebral palsy. Arch Phys Med Rehabil 2008;89:834–842에서 변경).

확장지식 10.2

치매가 있는 사람의 자세조절

인지기능 장애와 자세조절 사이의 관계는 많은 연구자에 의해서 연구되고 있는데, 그 이유는 부분적으로 알츠하이머병을 포함하는 다양한 유형의 치매를 가진 사람에서 보고된 높은 비율의 넘어짐 때문이다(Ballard et al., 1999; Camicioli & Licis, 2004; Kallin et al., 2005). 인지기능 장애는 고령자의 넘어짐에 대한 하나의 알려진 예측인자이다(Buchner & Larson, 1987; Morris et al., 1987; Tinetti et al., 1995). 넘어진 후의 사망률 및 이환률은 인지기능 장애가 없는 사람과 비교하여 인지기능 장애가 있는 사람에서 훨씬 높다(Buchner & Larson, 1987; Lord et al., 2001). 치매가 있는 사람의 넘어짐에 대한 위험요인에는 운동기능, 균형 및 보행의 기능장애가 포함된다(Alexander et al., 1995; Camicioli & Licis, 2004; Kallin et al., 2005; Visser, 1983). 이중 과제 조건하에서의 수행능력의 저하는 몇몇 연구에서(Hauer et al., 2003; Pettersson et al., 2005) 넘어짐 위험요인으로서 보고되었으나 다른 연구에서는 보고되어 있지 않다(Camicioli & Licis, 2004; Camicioli et al., 1997). 연구자는 치매가 있는 사람의 넘어짐 증가의 기저에 있는 신경 기전을 더 잘 이해하기 위해 인지능력 손상이 자세조절의 다양한 구성요소에 미치는 영향을 연구하기 시작하였다.

운동협응(Motor Coordination)

알츠하이머병이 있는 사람의 자세운동 활동을 연구하기 위해 움직이는 플랫폼 방법이 사용되어 왔다. 변화하는 과제조건에 수반하는 자세운동 전략을 변경하는 능력의 기저에 있는 중심 자세(central set)의 문제가 알츠하이머병이 있는 사람에서 조사되었다(Chong et al., 1999). 뒤쪽으로의 플랫폼 평행이동(translation)을 하는 동안 다리근육 활동을 알츠하이머병이 있는 사람과 없는 사람에서 그들이 자유로이 서 있거나, 지지용 틀을 잡고 있거나, 또는 앉아 있을 때에 조사하였다. 놀랍게도, 알츠하이머병이 있는 사람은 지지된 상태에 있을 때, 다리근육의 활동을 신속하게 억제할 수 있었고, 이것은 중심 자세가 손상되지 않았다는 것을 시사하고 있다.

팔의 수의적 운동에 선행하는 예측성 자세활동 또한 알츠하이머병이 있는 사람에서 손상되지 않은 것 같다(Elble & Leffler, 2000). 알츠하이머병이 있는 사람이 지지되지 않은 상태로 서 있는 동안에 그들 앞에 놓인 컴퓨터 화면 위의 표적 창에 커서를 신속히 움직이기 위해 단단한 수평 막대를 밀거나 당기도록 요구받았다. 비록 알츠하이머병이 있는 사람이 대조군보다 반응시간이 느렸고 과제의 정확도가 상당히 떨어졌으나, 다리의 예측성 자세활동은 두 집단에서 같았다.

요약하면, 알츠하이머형 치매가 있는 사람을 대상으로 한 연구결과는 비록 이 분야의 연구는 막 시작된 것이고, 이용 가능한 연구의 수가 비교적 제한되었지만, 자세조절의 운동요소 결손이 비교적 적다는 것을 보여주었다.

감각의 조직화(Sensory Organization)

자세조절을 위한 감각정보를 조직화하는 능력은 이전에 설명한 움직이는 플랫폼 및 시각적 환경(visual surround)의 방법을 사용하여 경증과 중등도의 알츠하이머형 치매가 있는 사람에서 조사되었다(Chong et al., 1999; Dicken & Rose, 2004). 알츠하이머병이 있는 사람은 정상적인 안뜰 기능에도 불구하고, 안뜰 정보만이 자세조절(SOT검사의 조건 6)을 위해 이용 가능할 때 연령을 일치시킨 대조군보다도 안정성을 유지하는 것이 더 어려웠다. 게다가, 경증의 알츠하이머병이 있는 사람은 시각정보가 차단되었을 때에 중등도의 치매가 있는 사람보다 더 어려움이 있었다. 저자들은 이들의 연구결과를 해석하여 치매의 중증도가 증가함에 따라, 자세조절을 위한 시각정보에 대한 의존성이 감소한다는 것을 시사하고 있다.

결과적으로, 시각정보를 차단하는 것은 경증의 치매 환자와 비교하여 중등도에서부터 중증의 알츠하이머병 환자에서는 별로 효과가 없다. 치매가 있는 사람의 자세조절 결손을 조사하는 연구는 이 취약한 집단의 넘어짐의 비율을 줄이는 능력을 향상시키고 있다.

제 수행능력 감소를 야기하였다. 이것은 경직성 양측마비성 뇌성마비가 있는 어린이에서는 발견되지 않았다. 마찬가지로, 이중 과제 중에 수행에 대한 제약은 경증의 뇌성마비가 있는 아동에서는 적다는 것을 보여주고 있다 (Palluel et al., 2019).

이중 과제 간섭이 많은 유형의 신경학적 병리에서 불안정성의 중요한 원인이라는 것은 이 간략한 검토로부터 명백하다. 이중 과제 조건하에서의 불안정성은 몇 가지 이유로 발생할지도 모른다. 신경학적 병리는 주의 능력에 영향을 줄지도 모른다. 이중 과제 조건하에서는 제한된 주의 능력을 초과하여 안정성은 손상된다. 신경학적 병리는 이중 과제 조건하에서 주의력의 배분에 영향을 주고, 또한 균형에 손상을 일으키는 실행 주의(executive attention)의 결손을 만들어낼지도 모른다. 마지막으로, 연구자는 안정성을 유지하려면 능력 장애가 없는 사람과 비교하여 신경학적 병리를 가진 사람에서 더 많은 주의 자원을 필요로 하고, 이것은 이중 과제 조건하에서의 불안정성의 원인이 될지도 모른다. 기저에 있는 원인에 관계없이, 2차 과제를 수행하는 것이 균형조절에 미치는 영향을 조사하는 것은 신경학적 병리가 있는 사람의 안정성 문제를 이해하는 데에 중요하다. 기능의 감소와 넘어질 가능성의 증가로 이어지는 자세조절의 손상은 치매가 있는 사람 중에서 흔한 일이다. 치매가 있는 사람의 자세조절에 대한 연구의 검토는 확장지식 상자글 10.2에서 볼 수 있을 것이다.

자세 조절장애를 이해하기 위한 사례연구 접근법
A CASE STUDY APPROACH TO UNDERSTANDING POSTURAL DYSCONTROL

이제까지, 신경학적 병리에 뒤따르는 자세 조절장애에 대한 우리의 논의는 불안정성으로 이어지는 다양한 감각, 운동 및 인지의 문제를 제시하는 것에 중점을 두었다. 문제 범위가 크다는 것을 알 수 있고, 이것은 중추신경계에 영향을 주는 문제의 복잡성을 반영하고 있다.

이 장의 마지막 절에서, 우리는 진단에 의한 자세조절 문제를 요약하기 위해 우리의 사례연구를 사용한다. 이 절을 시작하기에 앞서 몇 가지 경고를 해야 한다. 같은 진단을 받은 사람에서조차 매우 서로 다른 자세 문제를 나타낼 수 있다는 것을 기억하기 바란다. 자세조절 문제의 차이는 신경 병변의 유형, 위치 및 정도의 변동성이 원인일 수 있다. 연령, 발병 전의 상태, 보상의 정도와 같은 다른 요인도, 관찰될 수 있는 행동에 심각한 영향을 준다. 사례연구를 읽기 전에, 실습활동 10.1을 완료하기 바란다. 이 실습활동에 대한 답은 사례연구에서 볼 수 있다. 또한 신경학적 진단을 받은 환자의 자세조절 문제를 조사하기 위한 많은 임상시험도 보여주고 있다.

Jean J 및 Genise T: 뇌혈관사고 후 자세 문제

4년 전 뇌졸중 후에 오른쪽 반신불완전마비가 있는 82세 여성인 Jean J와 1개월 전에 뇌졸중이 있었던 53세의 여성인 Genise, 두 사람 모두가 자립하여 기능을 수행하는 능력에 영향을 주는 심각한 자세조절 문제를 가지고 있다. 자세반응은 마비측 오른쪽 팔다리에서 지연되고 반응의 진폭이 감소하여 있다.

Jean과 Genise의 양쪽 모두가 정적으로 앉아 있거나 서 있을 때에 비대칭적인 체중부하를 나타내어 보인다.

> **실습 활동 10.1**
>
> **목적:** 비정상적 자세조절을 위한 생리학적 기초에 대한 연구를 특정 신경학적 진단을 받은 환자의 불안정성의 잠재적 기저에 있는 원인에 대한 가설로 전환하기 위해서이다.
>
> **과제**
>
> 1. 이 장의 끝에 열거한 각각의 환자 사례연구에 대해서, 각 환자의 불안정성의 원인이 되는 가능성 있는 감각, 운동 및 인지 요인에 관한 가설의 리스트를 만든다. 이들의 기능장애가 앉은 자세 및 선 자세에서 정상상태, 반응성 및 선행적 균형에 어떻게 영향을 줄 것이라고 기대하는가?
> 2. 이 장에서 제시한 정보에 기초하여, 어떠한 연구가 당신의 가설을 뒷받침하는가?

이에 더해서, 자세 흔들림이 증가하는데, 이것은 정상상태 균형에 기능장애가 있다는 것을 시사하고 있는 것이다. 도수적인 외부교란에 반응하여, Jean은 균형을 회복하기 위해 반신불완전마비가 없는 팔을 뻗는 것에 의존하거나 또는 대부분의 경우, 넘어짐을 방지하기 위해 잡아주어야 한다. Genise는 미비측 팔다리로 힘을 만들어낼 수 없고 균형에 대한 작은 외부교란에서부터도 회복할 수 없다.

이들 두 환자의 마비측 팔다리 근육의 협동적인 조직화를 살펴본다고 가정하면, 마비측 팔다리의 근육을 동원하는 능력이 저하하는 것은 물론 비마비측 팔다리의 근육 활동에 대한 시간적 및 공간적 순서배열에 상당한 지장이 있다는 것을 알게 될 것이다.

수의적인 움직임을 하는 동안에 자세근육의 예측성 활성화 상실도 또한 존재한다. 이것은 물선을 들어 올리거나, 팔을 뻗거나, 또는 운반하는 것과 같은 기능적인 활동을 수행할 때 불안정성을 야기한다. 변화된 과제요구에 대한 자세 움직임을 수정하고 적응시키는 것의 어려움은 뇌졸중이 있는 사람에서도 나타난다. 이러한 것이 지지기저면의 변화에 대응하거나, 또는 속도와 진폭이 다른 균형 문제에 적절하게 대응하여, 안정성을 유지하는 것을 어렵게 한다.

뇌졸중에 기인하는 신경근육의 문제도 Genise와 Jean의 두 사람 모두의 자세조절에 영향을 주는 2차적 근골격 문제를 야기하고 있다. 근육 약화(weakness)는 비마비측과 한쪽 불완전마비측 모두에서 발생하고 있다. 팔과 다리의 관절가동범위 제한도 발생하였다.

운동 변화에 더해서, Genise와 Jean의 양쪽 모두가 손상된 자세조절의 원인이 되는 많은 감각 문제를 갖고 있다. Genise도 Jean도 그렇지 않지만, 뇌졸중이 있는 많은 사람은 시각계로부터의 감각정보가 감소하였다(반맹: hemi-anopsia). Genise는 반신불완전마비측 팔다리에서 몸감각이 상당히 감소하였다. 이에 더해서, 두 여성은 변화하는 환경요구에 감각정보를 적응시키는 데에 어려움이 있다. 이것은 조명이 낮은 수준이거나 표면이 부드럽거나 불안정할 때와 같은 어떤 환경에서 안정성을 유지하는 능력에 영향을 준다. 감각의 불필요한 중복(sensory redundancy)의 상실이 있는 조건에서 균형을 유지할 수 없는 것은 Jean의 균형문제를 이해하는 데에 하나의 중요한 요인이다. 여러분은 이러한 것을 어떤 감각입력이 감소하였을 때(눈을 감고 서 있거나 또는 스펀지 표면 위에 서 있을 때와 같은) 그녀가 서 있을 수 없는 것에서 볼 수 있다. Jean은 다른 주의를 필요로 하는 과제를 수행하는 동안 균형을 유지하는 데에 어려움이 있다. 마지막으로, 감각/운동 기능장애 때문에 Jean과 Genise 두 사람 모두 몇 번 넘어진 일이 있었고, 미래에도 넘어질 위험성이 높아지고 있다.

Mike M: 파킨슨병에서의 자세 문제

Mike는 파킨슨병(PD)이 있는 67세의 남성이다. 그는 침대 이동성(mobility), 이동(transfer) 및 보행을 포함하는 이동성 기술의 어려움이 증가하고 있다. 방향감과 안정성에 영향을 주는 자세 문제는 특히 그가 약물복용을 중단할 때에, 자립성이 감소하는 중요한 요인이다. 일반적으로 굽은 자세로 서 있기는 하지만, 투약 시의 정상상태 균형(방향성, 정렬 및 흔들림)은 상당히 양호하다. 그가 투약을 중지하였을 때에, 그의 굽은 자세는 악화한다. 그는 구두지시로 이 자세를 교정할 수 있으나, 주의가 산만해지면, 그는 척추후만 입각자세로 되돌아간다. 그는 투약 중의 반응성 균형은 양호하다. 그는 작은 외부교란에 대응하여 제자리 회복전략을 사용할 수 있다. 더 큰 외부교란에 대응하여, 지지의 변경(change-in-support)(발의 내디딤)을 필요로 할 때는 투약의 효과를 알 수 있다. 투약 중에, 그는 단일 발의 내디딤을 사용하여 회복할 수 있다. 투약을 중지하면, 다양한 발의 내디딤(후방돌진; retro-pulsion)이 발생한다. 그의 근육활동을 기록하기 위해 근전도를 사용한다면, 그가 파킨슨병에 흔히 있는 상당한 운동완만 또는 느려진 수의운동을 갖고 있다는 사실에도 불구하고, 그의 자동 자세반응의 시작 잠복시간은 정상일 가능성이 높다는 것을 알게 될 것이다. 그러나, 불안정성에 반응할 때에, 그는 신체 양쪽에 대한 근육의 동시 활성화를 수반하는 복잡한 패턴의 근육활동을 사용한다는 것을 알게 될 것으로 예상된다. 신체의 양쪽에 있는 근육의 이 동시 활성화는 그의 신체 경직을 초래하여 안정성을 적절히 회복할 수 없게 한다. 게다가, 그는 변화하는 과제요구에 대응하여 신속하게 움직임의 패턴을 수정할 수 없을 것이다. 중심 자세(central set)에서의 이 문제는 그가 앉아 있거나 서 있는 동안에 균형에 대한 외부교란에 대응할 때에 같은 패턴의 근육활동을 사용하게 된다.

손상된 예측성 자세조절의 때문에, 그는 물건을 들어 올리거나 물건에 팔을 뻗는 것과 같은 불안정하게 만들 가능성이 있는 기능적인 과제를 수행할 때 불안정하다. 투약을 중지하면, 그가 예측성 자세조정을 필요로 하는 등받이가 없는 의자를 만지는 것 같은 과제의 수행이 느려진다는 것을 알 수 있다. 경축 및 운동완만과 같은 1차 신경근육 기능장애에 더하여, 2차 근골격 문제가 발생함으로써, 자세조절을 위한 움직임을 더 제한하게 된다.

파킨슨병이 있는 많은 다른 사람과 마찬가지로, Mike는 감각 조직화 문제를 갖고 있다. 그는 네 가지 감각조건 하에서, 특히 투약을 중지하였을 때의 증가한 흔들림에 의해서 보여주는 자세조절에 대한 감각정보를 조직화하고 선택하는 데에 어려움이 있다. 게다가, 그는 이중 과제 조건 하에서 균형을 유지하는 것이 어렵다.

John C: 소뇌장애에서의 자세 문제

John은 중증의 실조증을 야기하는 제2형 척수소뇌변성증을 가진 33세의 남성이다. 소뇌장애를 가진 사람의 자세조절에 대한 많은 연구는 앞엽 소뇌 변성이 있는 사람들을 대상으로 한 것이었다. 따라서, 이러한 연구결과는 소뇌의 더 일반화된 손상을 가진 John이나, 특정의 가쪽 대뇌반구 병변 또는 안뜰소뇌 병변이 있는 사람들에게 반드시 완전하게 적용할 수 있는 것은 아닐지도 모른다. 그러나, 확실히, 손상된 자세조절은 소뇌장애의 하나의 특징이다.

John은 넓은 지지기저면으로 서 있고, 지지기저면을 좁히도록 요구받으면, 흔들림이 극적으로 커져 넘어짐을 방지하기 위해 가까이서 지켜보아야 한다. 균형에 대한 작은 외부교란에 대응하여, John은 제자리 전략을 사용하여 회복할 수 있으나, 회복하는 동안 안정된 위치에 도달하기 전에 진동하고 있다는 것을 알 수 있다. EMG를 기록하고 있는 경우, John의 자세근육의 수축 시작은 정상일 가능성이 높다는 것을 알 수 있지만, 운동실조성 형태의 뇌성마비 아동에서는 수축의 시작이 늦어지는 일이 흔히 있다. John은 자세활동의 크기를 조절하는 데에 어려움이 있어 자세반응의 측정 과다를 초래한다. 이것은 균형에 대한 뒤쪽으로의 작은 외부교란에 반응하여, John은 과다 수정을 한다는 것을 의미하며, 이것은 그의 신체의 상당한 진동을 초래한다. 연구에서는 이 과다 수정이 측정 과다 근육반응 즉, 도전하는 크기와 비교하여 지나치게 큰 반응에 기인한다는 것을 시사하고 있다. 따라서, 그는 안정된 위치로 되돌아가려고 시도할 때 지나쳐버린다. 더 큰 외부교란에 대응하여, 그는 처음에 몇 걸음을 내딛지만 연습으로 적절하게 대응을 적응시켜 크기조정을 할 수 있다. John은 넘어짐을 방지하기 위해 치료사가 그를 붙잡아줘야 할, 등받이가 없는 의자에 손을 대는 것 같은 과제를 수행할 때 불안정성을 나타내는 것처럼, 예측성 자세조절에 중대한 문제를 갖고 있다.

John은 또한 변화하는 환경요구에 대응하여, 자세조절을 위해 감각정보를 어떻게 사용되는가를 적응시키는 것에도 문제를 갖고 있다. 그는 자세조절을 위해 감각정보를 적응시켜야 하는 상황에서 균형을 유지하려고 시도할 때 어려움이 있다. 그는 눈을 감은 상태에서 견고한 표면에 서 있을 때 균형을 유지할 수 없으나 눈을 뜬 상태에서는 스펀지 표면 위에서 흔들림이 증가해도 안정성을 유지할 수 있다. 그는 눈을 감은 상태에서는 스펀지 표면 위에서 균형을 상실한다. 이 패턴은 John이 자세조절을 위해 시각에 의존하고 있다는 것을 시사하고, 이것은 그가 밤에 균형을 잃고 넘어지는 이유를 부분적으로 설명할지도 모른다.

Thomas L: 경직성 양측마비성 뇌성미비에서의 자세 문제

Thomas는 경직성 양측마비성 뇌성마비를 가진 7세의 소년이다. 그는 증상이 중등도로서 투박하고 큰 운동기능 분류척도(Gross Motor Function Classification Scale)에서 득점이 3이다. 그는 자세조절에 영향을 주는 신경근육 및 근골격 양쪽의 문제를 갖고 있고, 이것은 1주일 단위로 여러 번 넘어지는 원인이다. Thomas는 앉은 자세와 선 자세 양쪽에서 정상상태 균형에 심각한 손상이 있다. 그는 자립하여 바닥에 앉을 수 있으나, 골반이 뒤쪽으로 경사지고, 후만이 있는 몸통 및 머리가 앞으로 기운 자세가 된다. 그는 내부적으로 회전하고 엉덩관절, 무릎관절 및 발목관절에서 굽어 있어 안정된 자세 유지에 어려움이 있다. 그는 자립하여 설 수 있으나, 엉덩관절이 크게 굽고 골반이 앞으로 경사진다. 그는 머리와 몸통을 수직으로 하기 위해 과도한 척주 전만을 사용한다. 그의 무릎은 과도하게 펴지고 발목은 발바닥쪽으로 굽는다. 지지가 없으면, 그의 흔들림은 상당히 증가한다.

반응성 균형도 손상되어 있다. 선 자세에서, Thomas는 앞쪽 또는 뒤쪽 방향으로 작은 외부교란으로 회복할 수 없다. 그는 안정을 위해 자기 팔을 사용하고 넘어짐을 방지하기 위해 보조를 필요로 한다. 큰 외부교란에 대응하여 그는 발 내디딤 반응을 사용하지만, 넘어짐을 방지하기 위해 보조를 필요로 한다. 그는 더 큰 뒤쪽으로 외부교란에 대응하여 발을 내디딜 수 없다. 외부교란으로부터 회복 동안에 우리가 Thomas에 대한 EMG를 기록하고 있는 경우, 경직된 근육에 과다활동성 신장반사가 있음에도 불구하고, 자세근육의 수축 시작은 상당히 지연되고 진폭이 감소한다는 것을 알게 될 것이다. 경직성 근육의 시작 지연에 더해서, 그는 근육 활성화 패턴의 정상적인 순서배열의 혼란을 나타낼 개연성이 있다. 근육 순서배열 문제의 원인이 되는 다른 요인은 자세의 정렬(특히 그의 웅크리고 선 자세)의 변화와 발목-발의 장구(AFOs)의 사용이다. 그는 수의적 운동행동을 수행하는 동안 그의 안정성에도 영향을 주는 예측성 자세조절 문제를 갖고 있다. 근육 약화, 관절가동범위 감소 및 골격근의 구조와 기능의 변화를 포함하는 근골격계 문제도 또한 균형 문제의 원인이 된다. Thomas는 또한 균형을 상실하지 않고, 앞쪽으로 팔을 뻗거나, 또는 공을 걷어차는 능력의 감소를 나타내는 예측성 자세조절의 문제를 보여주고 있다.

감각 적응의 문제는 경직성 편마비 형태의 뇌성마비가 있는 모든 어린이에서 일관되게 존재하지 않는 것 같다. 그러나, 경직성 양측마비 및 유동실조성 형태의 뇌성마비에서는 문제가 있는 것처럼 생각된다. 이것은 변경된 감각조건 하에서 서 있을 때 Thomas가 입각자세 안정성을 유지하는 능력이 감소하여 있는 것에서 볼 수 있다. 그는 눈을 뜨거나 감은 상태에서, 또는 시각적으로 상충되는 돔(visual conflict dome)을 착용할 때, 견고한 표면 위에 자립하여 서 있을 수 있으나, 그는 눈을 뜨거나 감은 상태에서 스펀지 표면 위에 단지 15초만 서 있을 수 있고 시각적으로 상충되는 돔을 착용하면 즉각 넘어진다.

Malachi: 중증 아테토이드/경직성 뇌성마비

Malachi는 중증이고, 혼합형태의 뇌성마비를 가진 4세의 소년이다. 주로 긴장이상 요소를 가진 느린비틀림운동(athetoid)이지만, 그는 다리에 경직이 있어 뒤넙다리근, 모음근(내전근) 및 아킬레스힘줄의 구축(contracture)을 풀기 위해 수술을 받았다. 그는 투박하고 큰 운동기능 분류 시스템의 수준 IV로 분류된다. 기능적으로는 Malachi는 좌석에 앉은 자세로 옮겨가기 위해서는 보조를 필요로 한다. 일단 그가 그곳에 있게 되면, 그는 무너지기 전에 잠깐 동안 버틸 수 있다. 그는 자립해서 서거나 걸을 수 없다.

Sue: 다발성경화증에서의 자세 문제

Sue는 재발-완화형(relapsing remitting) 다발성경화증 환자이다. Sue는 자립하여 서고 걷는 능력에 주로 영향을 주는 중대한 자세조절장애가 있다. 정상상태, 반응성 및 선행적 균형을 포함하는 앉은 자세조절은 양호하다. 그러나, 자세조절의 세 가지 측면은 모두 선 자세에서 상당한 손상이 있다. 그녀는 지지 없이 서 있을 수 있으나 상당한 자세 흔들림을 나타내고, 이것은 입각자세에서의 정상상태 균형에 손상이 있다는 것을 시사한다. 그녀는 서 있을 때 작거나 큰 외부교란으로부터 회복할 수 없고, 이것은 반응성 균형에 상당한 손상이 있다는 것을 시사한다. 다발성경화증이 있는 사람의 반응성 균형에 대한 연구에서는 상당히 지연된 자세근육 반응은 Sue의 반응성 균형 손상의 원인이 되는 하나의 요인이라는 것을 시사하고 있다. 게다가, Sue는 앞쪽으로 팔을 뻗거나 바닥에서 물건을 집기 위해 몸을 기울이는 것 같은 예측성 자세조정을 필요로 하는 과제 수행에 어려움이 있다. 연구에서는 수의적인 운동에 앞서서 자세근육 활성화의 지연이 다발성경화증에서 예측성 자세조절 손상의 원인이 된다는 것을 시사하고 있다.

수정된 CTSIB 검사에서, Sue는 균형을 위한 어떤 감각입력이 감소되었을 때(눈을 감고 서 있거나 스펀지 표면 위에 서 있을 때) 균형 유지에 어려움이 있다. 이것은 다발성경화증이 있는 사람이 자세조절을 위한 감각입력을 조직화하고 선택하는 것에 어려움이 있다는 것을 시사하는 연구와 일치하고 있다.

Sue는 단일과제 및 이중 과제 조건의 양쪽에서 22초에 Timed Up and Go test를 완료할 수 있다. 그러나, 그녀는 2차 과제에 많은 오류를 범하는데, 이것은 보행 중에 이중 과제 간섭이 존재한다는 것을 시사한다.

요약 SUMMARY

1. 방대한 범위의 문제는 신경학적 결손이 있는 사람의 자제 조절장애의 원인이 될 수 있다. 치료환경에서, 자세조절을 재훈련하는 능력은 불안정성에 대한 기초에 관한 지식은 물론, 정상적인 자세조절에 대한 생리학적 기초에 관한 정보를 포함시키는 개념적 틀이 필요하다.
2. 신경학적 병리는 앉아 있거나 서 있을 때에 안정성을 유지하는 능력을 포함하는 균형 조절의 많은 측면에 영향을 줄 수 있다. 정렬과 흔들림을 포함하는 정상상태 균형을 평가하기 위해 몇 가지의 행동이 사용된다. 정적 입각자세 및 앉은 자세 동안의 흔들림은(압력중심 또는 질량중심의 전위로 나타낸 것 같은) 흔히 증가하지만, 항상 증가하는 것은 아니다. 정렬의 문제, 근육긴장의 변화, 감각/지각계의 기능장애 및 2차 근골격계 문제를 포함하는 이례적인 흔들림 패턴에 기여하는 많은 요인이 있다.
3. 입각자세 및 앉은 자세에서의 반응성 균형도 또한 신경학적 환자에서 손상된다. 기능장애의 정도는 병리의 정도 및 위치에 따라 달라진다. 자세운동 전략의 협응을 방해하는 신경근육 문제는 외부교란으로부터 회복하는 능력에 영향을 미친다. 협응 문제에는 (a) 순서배열의 문제, (b) 근육반응 협동작용의 시기적절한 활성화의 문제, (c) 자세근육 활동의 크기조정과 관련된 장애, (d) 변화하는 과제조건에 대한 운동반응에 적응하는 문제가 포함된다.
4. 예측성 자세 문제는 또한 신경학적 병리가 있는 많은 환자의 기능적 자립 상실에 원인 제공을 한다. 팔 또는 다리의 수의운동에 앞서 자세근육을 활성화할 수 없으면 불안정성과 넘어짐 위험성 증가를 야기한다. 몸통에 대한 외적 지지는 손상된 예측성 자세조절의 영향을 감소시키고 팔 기능을 개선할 수 있다.
5. 감각 문제는 (a) 과제와 환경요구의 변화에 감각입력을 적응시키는 사람의 능력에 영향을 주고, (b) 자세조절과 관련된 정확한 지각에 필수적인 신체의 정확한 내부 모델의 발달을 방해하는 것에 의해서 자세조절을 혼란시킬 수 있다.
6. 인지 문제도 또한 다양한 과제에 관여할 때 안정성을 유지할 수 없는 것을 포함하여, 자세 안정성에 상당한 영향을 준다.
7. 자세조절 문제의 차이는 신경 병변의 유형, 위치 및 정도의 변동성에 기인할 수 있다. 연령, 발병 전의 상태 및 보상의 정도와 같은 다른 요인도 또한 자세 행동에 큰 영향을 준다.

제 11 장

자세조절 장애 환자의 임상적 관리

Clinical Management of the Patient with a Postural Control Disorder

학습목표

이 장을 학습하면 독자는 다음과 같이 할 수 있다.

1. 정상 및 비정상 자세조절 간의 관계와 운동장애가 있는 환자의 손상된 자세조절의 평가 및 치료를 위한 임상적 방법을 이해한다.
2. 균형장애의 평가와 치료에 대한 국제 기능·장애·건강 분류(ICF)와 시스템 체제에 대한 임상적 함의를 논의한다.
3. 균형 평가를 위한 임상검사와 측정을 논하고 소아, 고령자 및 신경학적 집단에 시행한 이들의 검사의 신뢰도, 타당도, 민감도 및 특이도에 관한 근거를 논의한다.
4. 다양한 수준의 기능적 능력이 있는 환자들의 자세조절을 평가할 때 적절한 검사 및 측정을 선택하기 위한 임상 의사결정과정을 개발한다.
5. 정상 자세조절 및 비정상 자세조절의 시스템 이론에 기초하는 중재 실무의 이론적 근거와 함께 앉은 자세와 선 자세에서의 자세조절 개선을 위한 과제지향적 접근법을 기술한다.
6. 고령자 및 신경학적 집단의 균형 재훈련에 관계되는 최선의 실무를 위한 근거를 논의한다.

서론 INTRODUCTION

이 단원에서는 자세조절 장애 환자의 자세조절의 평가와 치료를 위한 임상적인 방법에 초점을 맞춘다. 우리는 정위와 균형(지지기저면과 관련된 질량중심의 조절)에 관한 평가와 치료를 포함하는 자세조절 장애의 평가와 치료에 사용되는 특정 치료법의 효과성을 지지하는 연구의 근거를 조사할 것이나, 균형훈련의 효과에 관련된 연구는 증가하고 있지만, 이것을 균형 문제가 있는 사람들의 임상치료에 적용하는 데에는 종종 어려움이 있다. 많은 사례에서 연구자들이 다양한 균형에 대한 훈련의 효과를 입증했지만, 균형 개선에 사용되는 특정 전략에 관하여 제한된 정보를 제공했다.

결과적으로, 연구자들은 높은 수준의 치료 충실도를 특징으로 하는 중재를 고안할 필요성을 강조하고 있다. 재활에서 중재 충실도는 결과의 효과를 손상시키지 않기 위해 중재가 구축된 주요 기능의 체계적이고 정확한 실행을 다룬다(An et al., 2020). An과 동료들(2020)은 준수(주요 중재 구성요소의 적절한 전달), 중재의 질(치료전략의 실행을 따라 전달되는 중재에 의한 수단), 용량(중재의 양), 참가자 반응성(중재 하는 동안 참가자의 참여) 및 프로그램 차별화(중재 사이에 치료과정과 구성요소들의 차이)을 포함하는 다차원적 접근을 제안한다. 중재 충실도는 치료사들이 관련된 두 중재를 실행하기 위해 계획할 때 특히 주요할 것이고, 특정 환자를 위한 가장 유익한 중재를 평가하기 위해 필요로 할 것이다. 연구자들은 이제 복제 가능성을 보장하기 위하여 충분한 세부 정보와 함께 중재를 설명하는 12개 항목의 체크리스트–중재 및 복제를 위한 템플릿[Template for Intervention and Replication Purpose (TIDieR)]–을 사용하여 중재 충실도를 개선할 수 있다 (Hoffmann et al., 2014).

균형 개선이 기능활동에 미치는 영향을 조사하는 근거가 증가하고 있지만, 균형 개선이 사회적 역할 참여와 복잡한 일상활동에 미치는 영향에 대한 근거는 제한적이다. 이러한 이유 때문에 임상의가 균형재활에 관련된 최선의 실무를 식별하는 것이 어렵다. 이 장에서 기술된 설문지와 자기 지각된 균형자신감 척도는 균형이 얼마나 환자의 활동과 참여와 관련된 것인지를 연구자와 임상의가 탐색하는데 도움이 되는 좋은 도구가 될 수 있다. Pua와 동료들 (2017)은 낙상효능감과 자세균형 간의 상호작용과 낙상위험과 관련성을 측정하기 위하여 고령자들에게 수정된 낙상효능감 척도(Modified Falls Efficacy Scale [MFES]) (실내 활동과 실외 활동의 수행 시 자기지각된 자신감을 측정하는 설문지)를 사용했다. 그들은 MFES 점수가 높지만(더 많은 자신감이 있고 넘어짐에 대한 공포가 적은) 자세균형이 좋지 않은 고령자들은 넘어질 위험이 높다는 것을 발견했다. 게다가, 저자들은 낮은 MFES 점수가 나쁜 보행수행을 강력하게 예측한다는 것을 발견했다.

균형재활에 대한 개념적 체제
Conceptual Framework for Balance Rehabilitation

그렇다면 우리는 환자들의 자세조절을 어떻게 평가하고 치료할 것인가? 우리 환자들의 균형을 평가하는데 가장 적합한 결과 측정(outcome measures)은 무엇인가? 6장에서 논의된 바와 같이, 임상 결과 측정에 대한 자세한 정보를 제공하는 웹사이트가 다수 존재한다. 그러나 어떤 것도 치료사들이 특정 환자에 가장 적절한 결과측정을 선택하는데 도움이 되는 의사결정 체계를 제공하지 못한다. 이것은 심각한 제한이 되는데, 왜냐하면 표준화된 결과측정을 사용하는 데 있어서 장애가 되는 것은 특정 환자를 위해 가장 좋은 측정법을 선택하고 적용하는 방법을 이해하는 것이라고 임상의들이 보고하기 때문이다(Huijbregts et al., 2002). 이것은 균형 분야에서 잘 알려진 사실이다. 개념적 틀은 특정 환자에게 가장 적합한 결과 측정 및 치료전략에 대한 결정을 할 때 지침을 제공한다. 여러 의사결정 모델이 제시되었지만 임상의가 결과 측정을 선택할 때 사용해야 하는 가장 적절한 모델에 대한 합의는 아직 이루어지지 않았다(Potter et al., 2011; Schenkman et al., 2006; Sibley et al., 2015).

균형재활에 대한 과제지향적 접근법(task-oriented approach)은 국제 기능 · 장애 및 건강 분류[International Classification of Functioning, Disability and Health(ICF)]와 자세조절의 시스템 모델을 모두 통합하는 개념적 체제를 기반으로 한다. 자세조절/균형은 ICF 체제의 어디에 적합한가? 이 질문에 대답하기는 쉽지 않다. 왜냐하면 자세조절은 ICF의 세 영역(신체구조/기능, 활동 또는 참여) 중 하나에 쉽게 들어맞지 않기 때문이다. 균형은 앉기, 서기 또는 걷기 등과 같은 기능적 활동의 맥락에서 평가되는데, 이것은 균형이 ICF 활동영역에 속한다고 믿기 때문이다. 그러나 서기 또는 걷기와 같은 기능적 활동의 수행은 많은 요소들(예, 근력, 협조성 및 관절가동범위)을 필요로 하지만 단지 균형만은 아니다. 그래서 우리는 균형을 독립적인 기능 활동으로 생각하지 않는다.

그림 11.1A에 보이는 바와 같이, 우리의 체제에서 자세조절(균형)은 신체의 다중체계 기능이고 그래서 ICF의 신체구조와 기능영역에 위치하게 된다. 자세조절의 시스템 모델(그림 11.1B)은 또한 과제지향 체제에 기여한다.

개인의 감각계, 운동계 및 인지계는 수행되고 있는 기능적 활동(예, 앉기, 서기 또는 걷기) 안에서 자세요구(정상상태, 반응성 및 선행적 균형)에 상응하기 위하여 조직되고, 향후 상황적 요소들(동기부여와 일반적인 건강과 같은 개인 및 건물이나 대중 교통수단과 같은 환경 둘 다)에 의해 영향을 받는다. 그래서 과제지향 체제는 참여의 다른 측면들에 대한 손상된 자세조절의 효과를 검사한다. 추가적으로 다양한 감각 및 인지 맥락 하에서 정상상태, 반응성 및 선행적 균형조절은 기능적 활동(예, 앉기, 서기 및 이동)의 연속체 내에서 검사된다. 마지막으로, 운동계(근골격계 및 신경근계), 감각계 및 인지계의 손상은 균형조절의 손상에 기여할 것이다.

자세조절을 평가하기 위한 임상 체제는 많은 차원에서 복잡하다. 이런 모든 차원을 검사하는 하나의 검사는 없기 때문에 여러 검사와 측정을 사용하는 것이 필요하다. 불행하게도 초기 평가를 할 때 여러 기능수준을 포함하는 균형의 모든 측면을 검사하기 위한 충분한 시간이 없다. 또한

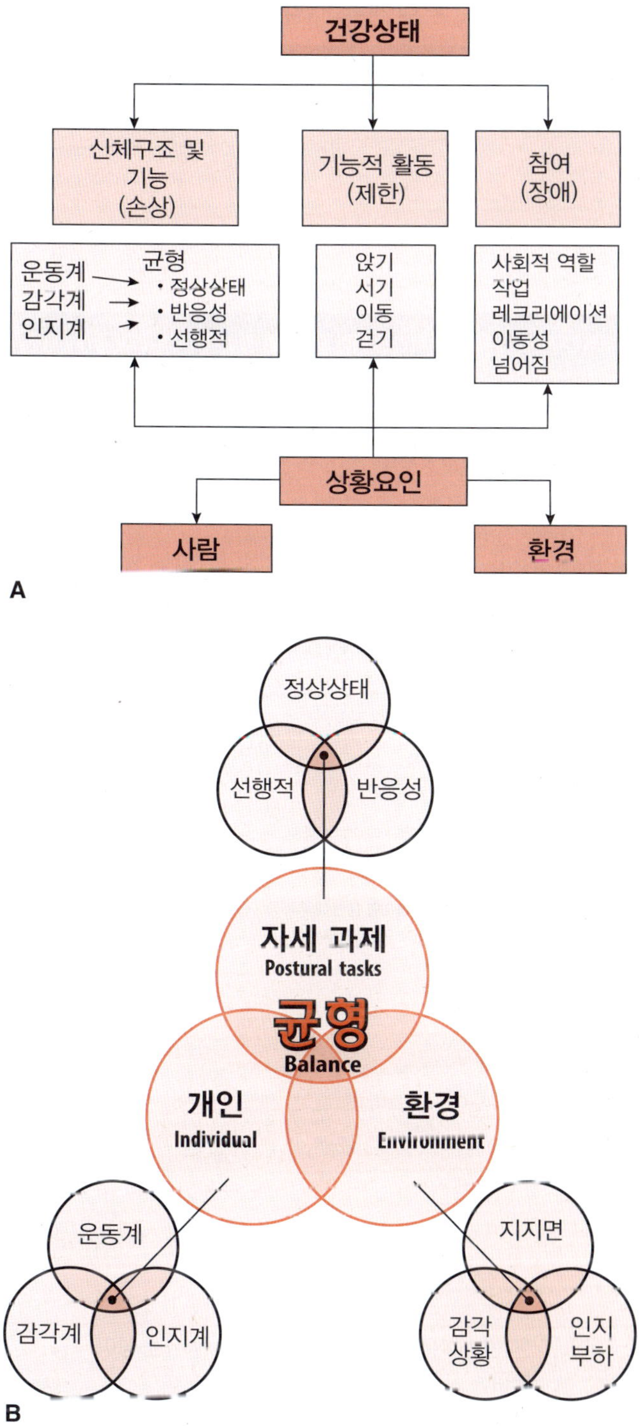

그림 11.1 균형재활에 대한 근본적인 과제지향적 접근법의 기초가 되는 두 가지 모델. **(A)** 신체의 다중 시스템 기능인 국제기능 분류에서의 균형. **(B)** 균형조절의 시스템 모델

환자에 대한 검사의 부담을 줄이기 위하여 임상의는 과다한 정보를 제공하는 다중 측정들을 사용하는 것을 피하고 선택적이어야 할 필요가 있다. 그래서 각 측정방법은 균형조절의 독특한 측면에 대한 통찰을 제공해야 한다. 시간과 환자특성이 초기평가에 사용될 수 있는 검사의 수를 제한하는 경우에, 임상의는 사용되고 있는 검사가 균형에 있어서 어떤 측면이 평가되고 있고 어떤 측면이 검사되지 않고 있는지를 이해해야만 한다.

이 장에서 균형재활은 앉기와 서기의 상황에서 자세조절 문제의 평가와 치료를 의미한다. 그러나 제시되고 있는 체제가 이동상황에서 균형 재훈련을 위한 기초로서 기여할 것이고, 그 체제는 15장에서 상세히 논의할 것이다. 대부분의 경우 앉기와 서기에 수행되는 균형의 임상검사가 이 장에 제시되어 있으며 이동성의 임상 검사(균형을 평가하기 위해 고안된 것들 조차)가 15장에 포함되어 있다. 따라서 균형재활에 대한 포괄적 접근법은 이 장과 15장의 개념 모두를 포함한다.

검사 Examination

안전—최우선 사항 Safety–The First Concern

자세조절을 검사하는 과정에서 불안정을 야기할 가능성이 있는 많은 과제를 수행하도록 환자에게 요청될 것이다. 안전이 가장 중요하다. 모든 환자는 검사하는 동안에 보행벨드를 착용해야 하고 항상 면밀히 보호되어야 한다. 어떤 과제와 활동이 균형을 잃게 하는지를 결정할 때는 환자에게 불안정을 경험할 수 있도록 해야 한다. 그러나 치료사는 환자가 넘어지지 않도록 항상 환자를 보호해야 한다.

균형이 참여에 미치는 영향 검사 Examining the Effect of Balance on Participation

균형평가의 중요한 부분이 환자(또는 환자의 가족)가 일상생활에 필수적인 것으로 간주하는 사회적 역할 및 활동 참여에 있어서 균형의 영향에 대한 자기보고식 정보(self-report information)를 수집하는 것이다.

넘어짐 *Falls*

일상생활기능에 대한 균형의 영향을 평가하기 위한 중요한 측면은 넘어짐(의도치지 않게 낮은 표면에 정지하는 것으로 정의되는) 횟수와 넘어짐을 야기하는 환경에 대한 질문을 포함한다(그림 11.2). 질병통제센터(Centers for Disease Control)는 낙상 위험 선별, 평가 및 중재를 위한 알고리즘(algorithm for Fall Risk Screening, Assessment, and Intervention [STEADI])을 개발했다. STEADI는 어떤

지역사회 거주 65세 이상 성인에게 있어서 넘어질 위험의 선별, 평가 및 중재를 위한 STEDI 알고리즘

여기서 시작 ❶ 환자가 매년 또는 급성 넘어짐을 보일 때마다 넘어질 위험에 대하여 **검사**한다.

사용 가능한 넘어질 위험 선별 도구:

- **독립성 유지: 12개 질문으로 구성된 툴** [점수가 4점 이상일 경우 위험]
  - **중요:** 점수가 4점인 경우, 환자가 지난해에 넘어졌는지 묻는다 (만약 '**예**'인 경우, 환자가 위험하다).
- 환자를 위한 **세 가지 핵심 질문**(어떤 질문에도 '**예**'인 경우 위험)
  - 서 있거나 걸을 때 불안정함을 느끼나요?
  - 넘어질까 봐 걱정되나요?
  - 작년에 넘어졌나요?
  - 만약 "**예**" 인 경우 "몇 번이나?" "다치셨나요?"라고 묻는다.

위험하지 않을 때 검사

효과적인 예방 전략을 권장하여 미래의 위험을 **방지**한다.

- 넘어짐 예방에 대하여 환자를 교육한다.
- 비타민 D 섭취량을 평가한다.
  - 만약 부족한 경우 일일 비타민 D 보충제를 권장한다.
- 공동체 운동 또는 넘어짐 예방프로그램에 의뢰한다.
- 매년 또는 환자가 급성 넘어짐을 보일 때마다 재평가한다.

위험 시 검사

❷ 환자의 수정 가능한 위험 요소 및 넘어짐 이력을 **평가**한다.

아래 목록에 실린 넘어질 위험요인을 평가하는 일반적인 방법:

보행, 근력 및 균형 평가
일반적인 평가:
- 일어서서 가기
- 30초 동안 의자에서 일어서기
- 4단계 균형 검사

넘어질 위험을 증가시키는 의약품 확인(예: 맥주 기준)

잠재적인 가정 내 위험요소에 대한 질문 (예: 깔개, 미끄러운 욕조 바닥에서 이동하기)

기립성 혈압 측정 (누운 자세와 선 자세)

시력 검사
일반적인 평가 도구:
- 스넬렌 시력 검사

발/신발 평가

비타민 D 섭취량 평가

중복이환 확인 (예: 우울증, 골다공증)

❸ 효과적인 전략을 사용하여 확인된 위험 요소들을 감소시키기 위하여 **중재**한다.

확인된 넘어질 위험요소 감소
- 환자 및 공급자는 건강 목표·논의
- 개별화된 환자 관리 계획 수립(아래 참조).

넘어질 위험을 줄이기 위해 사용되는 일반적인 중재들은 아래와 같다:

좋지 않은 걸음걸이, 힘 및 균형 관찰
- 물리치료 의뢰
- 근거 기반 운동 또는 넘어짐 예방 프로그램(예: 태극권) 의뢰

넘어질 위험을 증가시킬 수 있는 약물
- 넘어질 위험을 증가시키는 약물의 투여 중지, 전환 또는 감소시킴으로써 약물 최적화

가정의 위험 가능성
- 가정의 안전을 평가하기 위해 작업치료사에게 의뢰

기립성 저혈압 관찰
- 넘어질 위험을 증가시키는 약물의 투여 중지, 전환 또는 감소
- 운동(예: 발 펌프)의 중요성 교육
- 적절한 혈압 목표 설정
- 적절한 수분 공급 권장
- 압박 스타킹 고려

시각 손상 관찰
- 안과의사/검안사에게 의뢰
- 시각에 영향을 주는 약물(예: 항콜린약) 투여 중지, 전환 또는 투여량 감소
- 백내장 수술의 이점 고려
- 깊이 지각 및 단일 렌즈와 다초점 렌즈에 대한 교육 제공

발/신발 문제 확인
- 신발 착용, 정지마찰력, 깔창 및 굽 높이에 대한 교육 제공
- 발 전문가(podiatrist)에게 의뢰

비타민 D 결핍 관찰 또는 가능성이 있는 경우
- 매일 비타민 D 보충제 권장

중복이환 기록
- 확인된 치료상태 최적화
- 낙상 위험을 증가시키는 약물 주의

30–90일 내에 환자를 추적 조사한다.

치료계획에 대한 환자의 수용성 개선 및 장애물을 해결하는 방법 논의

질병 통제 및 예방 센터
국립 손상 예방 및 통제 센터
Centers for Disease Control and Prevention
National Center for Injury Prevention and Control

당신의 넘어질 위험 점검

각 아래 진술문에서 "예" 또는 "아니오"에 동그라미를 친다.			중요한 이유
예 (2)	아니오 (0)	나는 지난 1년 동안 넘어졌다.	한 번 넘어진 사람들은 다시 넘어질 가능성이 높다.
예 (2)	아니오 (0)	나는 안전하게 돌아다니기 위해 지팡이 또는 보행기를 사용하거나 사용하라고 조언을 받았다.	지팡이나 보행기를 사용하라는 조언을 받은 사람들은 이미 넘어질 가능성이 더 높다.
예 (1)	아니오 (0)	나는 걸을 때 때때로 불안정함을 느낀다.	걷는 동안 불안정하거나 지지가 필요한 것은 균형이 좋지 않다는 신호이다.
예 (1)	아니오 (0)	나는 집에서 걸을 때 가구를 붙들고 안정을 취한다.	이것은 또한 균형이 좋지 않다는 신호이다.
예 (1)	아니오 (0)	나는 넘어질까 봐 걱정이다.	넘어질 것을 걱정하는 사람들은 넘어질 가능성이 더 높다.

그림 11.2 (A) 65세 이상 지역사회거주 성인의 넘어질 위험 선별, 평가 및 중재를 위한 STEDI 알고리즘[질병 통제 및 예방 센터에서 수정됨(2019). 국립 손상 예방 및 통제 센터(National Center for Injury Prevention and Control). https://www.cdc.gov/steadi/pdf/STEADI-Algorithm-508.pdf에서 사용가능]

예 (1)	아니오 (0)	나는 의자에서 일어서려면 손으로 밀어야 한다.	이것은 다리 근육이 약하다는 신호이며, 넘어지는 주요 원인이다.
예 (1)	아니오 (0)	나는 연석에 오르는 데 약간의 어려움이 있다.	이것은 또한 다리 근육이 약하다는 신호이다.
예 (1)	아니오 (0)	나는 종종 화장실에 급히 가야 한다.	특히 밤에 화장실로 돌진하는 것은 넘어질 가능성을 높인다.
예 (1)	아니오 (0)	나는 발에 감각이 없어졌다.	발에 감각이 없을 경우 발을 헛디뎌 넘어질 수 있다.
예 (1)	아니오 (0)	나는 가끔 머리가 어지럽거나 평소보다 더 피곤하게 만드는 약을 먹는다.	약물의 부작용은 때때로 넘어질 가능성을 증가시킬 수 있다.
예 (1)	아니오 (0)	나는 잠을 자거나 기분을 좋게 하기 위해 도움이 되는 약을 먹는다.	이 약들은 때때로 넘어질 가능성을 증가시킬 수 있다.
예 (1)	아니오 (0)	나는 종종 슬프거나 우울하다.	기분이 좋지 않거나 기분이 느려지는 등 우울증 증상은 넘어짐과 관련이 있다.
합계		각 "예" 답변에 대한 점수를 합산한다. 만약 4점 이상을 얻으면 넘어질 위험이 있다. 이 소책자를 담당 의사와 상의한다.	

그림 11.2 *(계속)* **(B)** 1단계의 선별을 위한 12개의 설문 도구. (국립 손상 예방 및 통제 센터 및 질병 통제 및 예방 센터. [2017]. 독립 소책자(데이터 세트)를 이용하시오. https://www.cdc.gov/steadi/pdf/STEADI-Brochure-StayIndependent-508.pdf에서 검색됨.

사람이 잠재적 낙상자로 분류될 경우, 적용해야 하는 균형 검사를 포함하여 넘어질 위험이 있을지도 모르는 사람들을 선별하기 위한 단계별 가이드를 제공한다. STEADI 알고리즘은 또한 넘어짐 가능성, 가정 위험, 혈압, 시각, 발 상태 및 신발, 비타민 D 섭취 및 다른 의학적 중복이환을 증가시키는 약물과 같은 자세 불균형과 관련된 다른 요인을 식별한다.

또한 "넘어짐과 가까운 상태" 또는 발을 잘못 디딤(missteps)(회복으로 인해 넘어짐을 방지한 헛디딤, 미끄러짐 또는 다른 균형상실로 정의되는)의 빈도가 중요한데 왜냐하면, 넘어짐보다는 발 잘못 디딤이 더 자주 일어나기 때문이다(Srygley et al., 2009). 불안정하거나 넘어지는 상황에 관한 자기보고식 정보는 임상의가 자세조절의 어느 측면이 손상되어 있는가에 관한 가설을 만들어내고 검사 과정에서 다음의 단계를 결정하는 데에 도움이 될 수 있다. 예를 들어, 환자가 몸을 구부리고 무언가를 집어 올릴 때 불안정해졌다고 보고한다면, 임상의는 자세조절 중 예측성 측면에 장애가 있다는 가설을 세우고, 서기(예: 걸상을 잡거나 몸을 구부리고 바닥에서 슬리퍼를 들어 올리는 것은 버그균형척도의 과제이다)에서 특히 자세조절의 예측성 측면을 검사하는 검사방법이나 측정법을 선택할 수 있다. 이와는 반대로, 샤워 중에 머리를 감다가 균형을 잃었다고 보고한다면, 균형조절의 감각요소, 특히 시각 단서가 제거된 상태에서 균형 유지의 어려움에 관련된 가정을 암시한다. 이런 활동은 전형적으로 비교적 안정된 서기 자세와 관련된 여러 동적 및 정적 머리 동작을 포함한다. 이런 기능적 상황에서 예를 들어, 4단계 균형단계(4-Stage Balance Step), 균형 감각상호작용에 대한 임상 검사[Clinical Test for Sensory Interaction on Balance(CTSIB)], 균형평가시스템 검사[Balance Evaluation Systems Test (BEST)]와 같은 검사를 하는 동안에 특히 환자가 기울어짐이 증가하거나 넘어짐을 막기 위한 보조가 필요한지를 관찰하면서 검사될 수 있다.

균형 또는 낙상 자기효능감
Balance or Falls Self-Efficacy

균형과 관련된 환자의 지각(균형 자기효능감 또는 낙상효능감)을 평가하기 때문에 일상생활의 참여에 강력히 균형과 관련된 지각이 중요하다(Robinson et al., 2011a; Schmid et al., 2012). 이것은 평가 도구 11-1에 보이는 바와 같이, 활동 특정 균형자신감[Activities-specific Balance Confidence(ABC)] 척도(Powell & Myers, 1995) 또는 낙상효능감 척도(Falls Efficacy Scale)(Tinetti et al., 1990)와 같은 표준화된 자기보고식 척도를 사용할 수 있다. 임상의가 유사한 구조를 측정할 때 두 검사를 드물게 사용한다. 낙상효능감 척도가 아닌 균형 자기효능감 척도(ABC 척도에 의해 측정된 것처럼)는 뇌졸중 환자들의 참여 수준을 예측하기 위해 사용되었는데, 왜냐하면 이것은 이런 모집단을 위해 더 좋은 선택일 수 있기 때문이다(Robinson et al., 2011; Schmid et al., 2012).

평가도구 11.1

균형자신감에 대한 자기보고식 측정의 두 가지 사례

활동 특이적 균형자신감(ABC) 척도[a]

아래의 활동을 수행하는 능력에 대한 자신감의 정도를 등급 매긴다(0 = 전혀 자신 없다, 100 = 완전히 자신 있다). 총점은 16항목 각 점수의 평균이다.

1. 집 주위를 걸어 다닌다.
2. 계단을 오르고 내린다.
3. 바닥에서 슬리퍼를 집어 든다.
4. 눈높이로 팔을 뻗는다.
5. 물건에 닿기 위해 발뒤꿈치를 든다.
6. 팔뻗기를 하려고 의자 위에 선다.
7. 바닥을 청소한다.
8. 가까이 있는 차까지 걸어간다.
9. 차에 타고 내린다.
10. 주차장을 건너 지나간다.
11. 경사진 곳을 오르고 내린다.
12. 붐비는 시장(쇼핑몰)을 걸어 다닌다.
13. 사람들이 붐비거나 사람들과 부딪치는 장소를 걷는다.
14. 난간을 잡고 에스컬레이터를 탄다.
15. 난간을 잡지 않고 에스컬레이터를 탄다.
16. 빙판길을 걷는다.

낙상효능감 척도[b]

넘어지지 않고 각 활동을 할 때 자신감수준을 평가한다 (0 = 전혀 자신 없다, 10 = 완전히 자신 있다). 총점은 10개 항목 각 점수의 합이다 (범위: 0[낮은 자기효능감]에서 100[높은 자기효능감]).

1. 집을 청소한다.
2. 옷을 입고 벗는다.
3. 간단한 식사를 준비한다.
4. 목욕 또는 샤워를 한다.
5. 간단한 쇼핑을 한다.
6. 차에 타고 내린다.
7. 계단을 오르고 내린다.
8. 동네를 산책한다.
9. 찬장과 옷장에 팔 뻗기를 한다.
10. 서둘러 전화를 받는다.

a. Powell LE, Myers AM. The Activities-specific Balance Confidence(ABC) scale. J Gerontol A Biol Sci Med Sci, 1995;50A(1) : M28-M34에 허락 받아 재게재.

b. Tinetti ME, Richman D, Powell L. Falls efficacy as a measure of fear of falling. J Gerontol Physiol Sci, 1990;45: 239-243에 허락 받아 재게재.

시간을 절약하기 위해 환자가 최초 방문하기 전에 자기보고식 측정을 완료하도록 한 다음에 사람을 검사할 수 있다. 또 다른 방법으로는 ABC와 같은 표준화된 척도를 완성하기에 충분한 시간이 없다면 제한적인 설문지 세트를 사용할 수 있다. 예를 들어, 환자가 1(자신감이 전혀 없는)에서 5(완전히 자신감이 있는)의 척도에서 등급을 매기도록 요구된다: (a) 당신이 균형을 상실(또는 넘어짐)하지 않고 일상활동 수행에 얼마나 자신감이 있는가, 그리고 (b) 당신은 얼마나 자주 좋지 않은 균형(또는 넘어지는 것에 대한 두려움 때문에)으로 인하여 활동을 피하는가? 균형자신감이 뇌졸중 후 참여의 가장 강한 예측자 중 하나라고 하는 연구의 관점에서 균형자신감을 평가하는 것은 중요하다(Robinson et al., 2011b). 활동을 안전하게 수행할 수 있는 능력에서 자신감의 부족은 균형 재훈련뿐만 아니라 균형이 개선됨에 따라 자기효능감을 향상시키는 훈련 전략이 필요하다는 것을 가리킨다. 균형지각뿐만 아니라, 넘어짐에 대한 치료 효과를 이해하려면 훈련 후 결과측정을 반복하는 것이 필요하다.

기능적 활동에서 균형 검사

Examining Balance in Functional Activities

기능적 관점에서 균형 검사는 사람이 자세조절 시스템에 대한 서로 다른 요구를 부과하는 다양한 기능적 과제를 얼마나 잘 수행할 수 있는지를 나타내는 검사와 측정을 사용한다. 예를 들어, 구르기 또는 엉덩이로 이동하기(scooting)와 같은 침대 이동과제의 기능적 과제(신체 각 부위와 과제에 대한 정위)는 신체가 완전히 지지되기 때문에 더 많은 정위조절과 분절간 협조성 조절(신체부위들이 각기 다른 부위와 과제에 정위하는) 및 최소 안정성 조절(중력중심의 조절)이 필요하다. 그러나 앉기 또는 서기와 같은 대부분의 기능적 과제들은 (a) 정상상태의 자세조절(예, 안정위치 유지하기), (b) 예측성 자세조절(예, 팔뻗기, 기대기 또는 무거운 물건 들어올리기와 같은 잠정적으로 불안정한 과제 수행을 할 때 안정 자세를 유지하는 능력), 그리고/또는 (c) 반응성 자세조절(예, 예상치 못한 교란이 일어난 후 안정 자세의 회복)의 조합의 필요성을 반영한다.

균형을 요구하는 기능적 기술(functional skill)의 표준화된 측정은 임상의에게 확립된 규준(norms)과 관련된 환자의 능력에 대한 정보를 제공한다. 결과는 치료의 필요성을 나타낼 수 있고, 수행의 기준 수준으로 작용할 수 있으며, 정기적으로 반복될 때 치료사와 환자 모두에게 기능적 상태의 변화에 대한 객관적인 문서를 제공할 수 있다. 다음 절에서는 자세조절과 관련된 기능적 기술을 측정하는 유용한 검사들 중 몇 개를 검토한다. 이러한 검사 중 다수는 넘어질 위험을 확인하기 위해서도 사용되었다.

각 검사를 검토할 때, 독자는 검사(전체 검사뿐만 아니라 개별 항목 모두)가 표 11.1에 제시된 체제의 어디에 적합한지 생각해 볼 것을 권장한다. 어떤 기능적 과제가 측정(예, 앉기, 서기, 이동, 걷기 등 포함하는)에 포함되는가? 정상상태, 반응성 또는 예측성 자세조절의 어떤 측면이 검사되고 있는가? 기능적 과제수행의 어떤 측면이 점수화에 사용되는가(예, 시간, 요구되는 보조 수준)? 균형과 관련된 어떤 행동이 관찰되고 점수화되는가(예, 정렬, 흔들림, 사용된 전략 또는 보조를 위한 요구)? 마지막으로, 균형의 운동, 감각 또는 인지적 측면이 조작되고 있는지 여부를 고려한다. 예를 들어, 눈 뜬 상태 또는 눈 감은 상태에서 서기를 검사하는 것은 감각조건을 조작하여 정상상태의 균형을 측정하는 것이고, 정상 지지기저면에서 좁은 지지기저면으로 변경하는 것은 운동조작의 일례가 된다. 마지막으로 단일 과제와 이중과제 조건에서 수행을 비교하는 것은 인지적 요구를 변경하는 것이다.

버그 균형 척도 *Berg Balance Scale*

버그 균형 척도(Berg Balance Scale[BBS])는 캐나다 물리치료사인 Kathy Berg에 의해서 개발되었다(Berg, 1993). 이 검사는 평가도구 11-2에 보이는 바와 같이, 0~4점으로 등급을 매기는 14개 다른 항목을 사용한다. 이 검사는 양호한 검사-재검사와 평가자간 신뢰도(등급 내 상관계수 ICC = 0.98)와 양호한 내적 합치도(internal consistency)(Cronbach의 알파 = 0.96)가 보고되었다(Berg et al., 1989). BBS는 Tinetti 수행중심 이동성 평가[Tinetti Performance-Oriented Mobility Assessment (POMA)] (r = 0.91)와 TUG(r = 0.76)를 포함하는 균형과 이동성에 관한 다른 검사와 좋은 상관관계를 갖고 있다(Berg et al., 1992).

BBS는 자세조절의 어떤 측면을 평가하는가? 잠시 시간을 내어 실습 활동 11-1을 완성해보라. BBS의 각 항목을 검토해보라. BBS는 정상상태, 반응성 또는 선행적 균형을 측정하는가? 어떤 기능적 활동들이 검사되고 있는가(예, 앉기, 서기, 걷기)? BBS는 균형조절의 완전한 측정인가? 즉, 시스템 체제 안에서 균형의 모든 측면을 측정하는가? 만약 임상의가 BBS를 사용하기 위해 선택한다면, 시스템 체제에 따라 환자의 균형조절에 대한 완전한 검토를 하기 위해 어떤 검사와 측정방법을 추가하여 선택해야 하는가?

당신이 실습활동으로부터 볼 수 있는 것처럼, Berg는 일차적으로 앉기와 서기 상황에서 균형조절의 정상상태 균형(항목 2, 3, 6)과 예측성 측면(항목 1, 4, 5, 7, 8, 9, 10, 11, 12, 13 및 14)의 조합을 검사하고, 또한 이동성과 관련된 몇 과제들(지지기저면을 움직이는 것)을 포함한다(항목 1, 4, 5, 11, 12). Berg는 반응성 균형조절을 검사하지 않고 보행상황에서 균형을 검사하지 않는다.

Berg의 단축 형태의 2가지 버전이 제안되었다(Chou et al., 2006; Hohtari-Kivimaki et al., 2012). 원본 BBS는 단축 형태에 비해 균형능력의 변화를 감지하는 데 있어서 더 민감한 것으로 보인다. 따라서 뇌졸중 환자에게 선호되는 형태이다(Chen et al., 2015).

Shumway-Cook와 동료들(1997a)은 BBS가 신경학적 병변이 없는 지역사회 거주 고령자의 넘어지는 상태에 대한 최고의 단일 예측 변수였다고 보고했다. BBS 점수의 감소

표 11.1 균형의 임상 측정에 포함된 균형 범위 요구 및 기능적 과제를 결정하기 위한 체제

	앉기	서기	걷기
정상상태			
반응성			
예측성			

평가도구 11.2

버그 균형 척도(Berg Balance Scale)[c]

1. **앉은 자세에서 일어서기**
   지시: 팔걸이가 있는 의자를 사용한다. 환자에게 일어서라고 지시한다. 환자가 의자의 팔걸이를 사용해서 일어날 때 손을 사용하지 않고 일어서도록 요청한다.
   등급 매기기: 적용되는 가장 낮은 범주를 표시한다.
   ____ (4) 손을 사용하지 않고 일어설 수 있다 독립적으로 안정될 수 있다
   ____ (3) 손을 사용하여 독립적으로 설 수 있다
   ____ (2) 손을 사용해서 몇 번의 시도 끝에 일어설 수 있다
   ____ (1) 일어서거나 안정되기 위해 최소한의 도움이 필요하다
   ____ (0) 일어서기 위해 중등도 또는 최대의 도움이 필요하다

2. **지지 없이 서 있기**
   지시: 외부 지지를위하여 손으로 붙잡지 않고 2분 동안 서 있으세요.
   등급 매기기: 적용되는 가장 낮은 범주를 표시한다.
   ____ (4) 2분 동안 안전하게 서 있을 수 있다
   ____ (3) 감독 하에 2분 동안 서 있을 수 있다
   ____ (2) 지지 없이 30초 동안 서 있을 수 있다
   ____ (1) 30초 동안 서 있으려면 여러 번 시도해야 한다
   ____ (0) 지지 없이 30초 동안 서 있을 수 없다
   대상자가 자가 2분 동안 안전하게 서 있을 수 있는 경우, 만점을 받는다. 선 자세에서 앉은 자세로 변경하여 진행한다.

3. **발을 바닥에 지지하지 않고 앉기**
   지시: 팔짱을 끼고 2분 동안 앉으시오.
   등급 매기기: 적용되는 가장 낮은 범주를 표시한다.
   ____ (4) 2분 동안 안전하고 확실하게 앉을 수 있다
   ____ (3) 감독하에 2분 동안 앉을 수 있다
   ____ (2) 30초 동안 앉을 수 있다
   ____ (1) 10초 동안 앉을 수 있다
   ____ (0) 10초 동안 지지 없이 앉을 수 없다

4. **선 자세에서 앉기**
   지시: 앉으시오.
   등급 매기기: 적용되는 가장 낮은 범주를 표시한다.
   ____ (4) 손을 최소한으로 사용하여 안전하게 앉는다
   ____ (3) 손을 사용하여 하강을 조절한다
   ____ (2) 하강을 조절하기 위해 의자에 기대어 다리 뒤를 사용한다
   ____ (1) 독립적으로 앉지만 하강을 조절할 수 없다
   ____ (0) 앉으려면 도움이 필요하다

5. **이동(transfers)**
   지시: 이 의자(팔걸이가 있는 의자)에서 이 의자(팔걸이가 없는 의자)로 이동한 후 다시 돌아가시오.
   등급 매기기: 적용되는 가장 범주를 표시한다.
   ____ (4) 약간의 손 사용만으로 안전하게 이동할 수 있다
   ____ (3) 확실하게 손을 사용하면 안전하게 이동할 수 있다
   ____ (2) 구두 신호 및/또는 감독으로 안전하게 이동할 수 있다
   ____ (1) 도와줄 사람이 한 명 필요하다
   ____ (0) 안전을 위해 도움 또는 감독할 두 사람이 필요하다

6. **눈을 감고 지지 없이 서 있기**
   지시: 양쪽 눈을 감고 10초 동안 가만히 서 있으시오.
   등급 매기기: 적용되는 가장 낮은 범주를 표시한다.
   ____ (4) 10초 동안 안전하게 서 있을 수 있다
   ____ (3) 감독 하에 10초 동안 서 있을 수 있다
   ____ (2) 3초 동안 서 있을 수 있다
   ____ (1) 3초 동안 눈을 감고 있지 못하지만 안정적으로 유지된다
   ____ (0) 넘어지지 않도록 도움이 필요하다

7. **두발 모으고 지지 없이 서 있기**
   지시: 외적 지지를 위하여 아무것도 잡지 않고 두 발을 모으고 서 있으시오.
   등급 매기기 : 적용되는 가장 낮은 범주를 표시한다.
   ____ (4) 독립적으로 두 발을 모을 수 있고 1분 동안 안전하게 서 있다
   ____ (3) 독립적으로 두 발을 모으고 감독하에 1분 동안 서 있다
   ____ (2) 독립적으로 발을 맞출 수 있지만 30초 동안 유지할 수 없다
   ____ (1) 자세를 취하는 데 도움이 필요하지만 두 발을 모으고 15초 동안 설 수 있다
   ____ (0) 자세를 취하는 데 도움이 필요하고 두 발을 모으고 15초 동안 설 수 없다
   지지하지 않고 서는 동안 다음 항목을 수행해야 한다.

8. **서있는 자세에서 팔을 편 상태에서 앞으로 뻗기**
   지시: 팔을 90도까지 들어 올리시오. 손가락을 펴고 가능한 앞으로 뻗으시오. 검사자는 팔이 90°에 있을 때 손가락 끝에 자를 놓는다. 앞으로 뻗을 때 손가락이 자를 만지면 안된다. 대상자가 가장 앞으로 기울어진 자세에서 손가락이 뻗은 거리를 측정값으로서 기록한다.

평가도구 11.2

버그 균형 척도 (계속)

등급 매기기: 적용되는 가장 낮은 범주를 표시한다.
____ (4) 자신있게 앞으로 10인치 이상 뻗을 수 있다
____ (3) 5인치 이상 안전하게 뻗을 수 있다
____ (2) 2인치 이상 안전하게 뻗을 수 있다
____ (1) 앞으로 뻗을 수 있으나 감독이 필요하다
____ (0) 넘어지지 않도록 도움이 필요하다

9. **바닥에서 물체를 집어 올리기**
지시: 발 앞에 놓인 신발/슬리퍼를 집어 올리시오.
등급 매기기: 적용되는 가장 낮은 범주를 표시한다.
____ (4) 안전하고 쉽게 슬리퍼를 주울 수 있다
____ (3) 슬리퍼를 주울 수 있지만, 감독이 필요하다
____ (2) 슬리퍼를 집어 올릴 수 없으나 슬리퍼에서 1~2인치까지 뻗을 수 있고 독립적으로 균형을 유지한다
____ (1) 슬리퍼를 집어 올릴 수 없고 감독이 필요하다.
____ (0) 시도할 수 없고 넘어지지 않고 유지하려면 도움이 필요하다

10. **왼쪽 어깨와 오른쪽 어깨 너머로 뒤를 돌아보기**
지시: 왼쪽 어깨 너머로 뒤를 바라보시오. 오른쪽으로 반복하시오.
등급 매기기: 적용되는 가장 낮은 범주를 표시한다.
____ (4) 양쪽에서 뒤를 돌아 볼 수 있고 체중을 잘 이동한다
____ (3) 한쪽으로만 돌아 볼 수 있고 다른 쪽으로는 체중이동을 하지 못한다
____ (2) 옆으로만 돌지만 균형은 유지한다
____ (1) 돌 때에 감독이 필요하나
____ (0) 넘어지지 않도록 도움이 필요하다.

11. **360° 회전하기**
지시: 완전한 원을 그리며 회전하시오. 잠시 멈추세요. 그리고 나서, 다른 방향으로 전체 원을 회전하시오.
등급 매기기: 적용되는 가장 낮은 범주를 표시한다.
____ (4) 각 방향으로 4초 이내에 안전하게 360° 회전할 수 있다
____ (3) 한 방향으로만 4초 이내에 안전하게 360° 회전할 수 있다
____ (2) 안전하지만 천천히 360° 회전할 수 있다
____ (1) 면밀한 감독 또는 구두 단서가 필요 필요하다
____ (0) 회전하는 동안 보조가 필요하다

12. **발을 발판에 닿은 횟수 세기**
지시: 각 발을 번갈아 발판에 올려 놓으시오. 각 발을 발판에 4회씩 총 8회 접촉할 때까지 계속하시오.
등급 매기기: 적용되는 가장 낮은 범주를 표시한다.
____ (4) 독립적이고 안전하게 설 수 있고 8보를 20초에 완료할 수 있다
____ (3) 독립적이고 안전하게 설 수 있고 8보를 20초 이상에 완료할 수 있다
____ (2) 감독의 도움 없이 4보를 완료할 수 있다
____ (1) 4보 미만으로 완료할 수 있고 최소한의 도움이 필요하다
____ (0) 시도할 수 없거나 넘어지지 않도록 도움이 필요하다

13. **한발을 다른 발 앞에 놓고 지지없이 서기**
지시: (대상자에게 시연한다) 한발을 다른 발의 바로 앞에 놓으시오. 만약 또 한 발 앞에 바로 놓을 수 없으면 앞 발의 발뒤꿈치를 다른 쪽 발끝의 앞으로 충분히 멀리 놓아 보시오.
등급 매기기: 적용되는 가장 낮은 범주를 표시한다.
____ (4) 독립적으로 두 발을 직렬로 놓고 30초 동안 유지할 수 있다
____ (3) 독립적으로 한쪽 발을 다른 쪽 발 앞에 놓고 30초 동안 유지할 수 있다
____ (2) 독립적으로 발을 약간 내딛고 30초 동안 유지할 수 있다
____ (1) 발을 내딛는 데 도움이 필요하지만 15초 동안 유지할 수 있다.
____ (0) 발을 앞으로 내딛거나 서 있는 동안 균형을 상실한다

14. **한 다리로 서있기**
지시: 외부의 지지를 받지 않고 가능한 오랫동안 한 발로 서시오.
등급 매기기: 적용되는 가장 낮은 범주를 표시한다.
____ (4) 독립적으로 다리를 들어올리고 10초 이상 유지할 수 있다
____ (3) 독립적으로 다리를 들어올리고 5~10초 동안 유지할 수 있다
____ (2) 독립적으로 다리를 들어올리고 3초 이상 유지할 수 있다
____ (1) 다리를 들어 올릴 수는 있으나 3초 동안 유지할 수 없지만, 독립적으로 서 있다
____ (0) 넘어짐을 방지하기 위해 시도할 수 없거나 도움이 필요하다

[c] 출처: Berg K. Measuring balance in the elderly validation of an instrument. Dissertation. Montreal: McGill University, 1993.

실습 활동 11.1

목적: 균형의 임상 검사와 자세조절 시스템 체제의 특정 측면들간, 특히 검사된 과제의 범위와 환경 간의 관계를 조사한다.

순서: BBS의 개요를 쓴 평가도구 11-2를 검사한다. 각 검사 항목별로 과제가 정상상태, 반응성 또는 선행적 자세조절이 필요한지 여부를 나타낸다. 각 항목의 환경 조건을 조사한다.

과제

1. 정상상태 균형조절을 검사하는 항목은 몇 개인가?
2. 예측성 균형조절을 검사하는 항목은 몇 개인가?
3. 반응성 균형조절을 검사하는 항목은 몇 개인가?

표 11.2 지역사회 거주 고령자들의 넘어질 위험의 기울기 및 버그 균형척도 점수

BBS 점수	다중 넘어짐의 가능성
≥ 55	10%
50–54	11%
45–49	16%
40–44	31%(2.07 × 넘어질 가능성이 높은)
< 40	54%(5.19 × 넘어질 가능성이 높은)

출처: Muir SW, Berg K, Chesworth B, et al. Use of the BBS for predicting multiple falls in community-dwelling elderly people: a prospective study. Phys Ther 2008;88:449-459에서 변경

는 넘어질 위험의 증가와 관련이 있으나 그림 11.3에서 볼 수 있는 것처럼 이 관계는 비선형적이었다. 5~54점의 점수 범위에서 버그 점수가 1점 하락할 때마다 넘어질 위험이 3~4% 증가하는 것과 관련이 있었다. 그러나 54~46점 범위에서 버그 점수가 1점 변화하면 넘어질 위험이 6~8% 증가하는 것과 관련이 있었다. 36점 미만이면 넘어질 위험은 100%에 근접하였다. 따라서 버그 점수의 1점 변화는 기준 점수가 척도의 어느 위치에 있는지에 따라 넘어짐에 대한 매우 다른 예측 가능성으로 이어질 수 있다.

Berg와 동료들에 의한 한 연구(Muir 등, 2008)에서는 전향적으로 1년 동안 187명 고령자들의 단일 넘어짐과 재발성 넘어짐을 식별하는 BBS의 예언타당도를 검사하였다. Shumway-Cook 등(1997a)과 같이, Berg와 동료들은 표 11.2에서 나타나는 Berg 점수의 감소와 넘어질 위험성의 기울기가 증가하는 것을 보여주는 넘어질 위험과 BBS 점수 사이의 비선형 관계를 보고하였다. 그들은 버그 균형척도 점수가 45점 미만의 점수를 받은 고령자들의 58%가 넘어진 반면에 45점 이상의 점수를 받은 고령자들의 39%가 넘어졌다고 보고하였다. 저자들은 BBS가 다중 넘어짐을 예측하는 판별능력이 좋으나 45점의 임계값으로 BBS를 사용하는 것은 미래에 넘어질 위험이 있는 대다수 사람들을 식별하는 데는 부적합하다고 보고하였다. 그래서 넘어지기 쉬운 고령자들을 확인하기 위해 45점을 차단점(cutoff point)으로 사용하지 않기를 제안하고 있다. 이런 자료는 Berg 척도가 앉기, 서기 및 걷기에서 기능적 능력이 있는 균형 손상 고령자인 Bonnie에게 사용하기에는 좋은

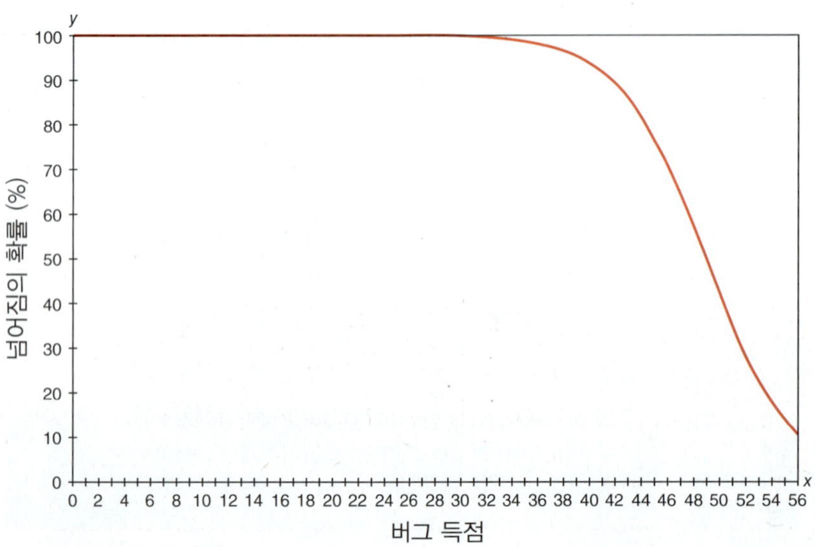

그림 11.3 BBS 점수와 넘어질 위험 간 관계. Y축에는 넘어질 위험이 있을 것으로 예상되는 확률이 표시되며, BBS 점수는 X축에 표시된다.(Shumway-Cook A, Baldwin M, Pollisar N, et al. Predicting the probability of falls in community dwelling older adults. Phys Ther. 1997;77:817에서 허가를 받아 재게재)

검사이고 총점은 미래의 재발성 넘어짐을 예측할 수 있을 것임을 시사한다.

BBS는 신경학적 장애가 있는 사람들의 넘어질 위험에 대한 좋은 예측 변수가 아닐 수 있다. Harris 등(2005)은 만성 뇌졸중이 있는 99명의 지역사회 거주 고령자의 BBS 점수와 넘어짐의 관계를 조사하여 BBS에서의 수행능력은 넘어질 위험이 높은 사람과 낮은 사람 사이에서는 차이가 없다는 것을 알게 되었다. 따라서 그들은 임상의가 만성 뇌졸중 환자의 넘어짐을 예측하기 위해 BBS를 사용할 때는 주의가 필요하다고 제안하였다. 이런 자료들은 BBS가 뇌졸중을 앓고 있는 Genise와 Jean 모두에서 정상상태 균형과 선행적 균형을 검사하는 데 좋은 검사이지만, BBS 총점은 미래의 넘어짐에 대한 좋은 예측변수가 아닐 수 있음을 시사한다.

Berg의 소아용 버전[Pediatric Balance Scale (PBS)]은 뇌성마비아동들의 균형에 대한 신뢰할 수 있고 타당한 측정방법으로 나타났다(Franjoine et al., 2003; Gan et al., 2008; Kembhavi et al., 2002). PBS는 GMFM 총점과 상관이 있지만 GMFCS 수준 I과 II의 뇌성마비아동을 구별하지 못했다(Gan et al., 2008). PBS는 중등도 뇌성마비 아동인 Thomas의 균형 요소들을 검사하기 위한 적절한 선택일 것이지만 독립적으로 앉거나 설 수 없는 Malachi에게는 부적절할 것이다.

Donoghue와 Stokes(2009)는 BBS에서 측정 오류에 기인하지 않는 결과의 최소 실제 변화로 정의되는 최소 감지 변화값[minimal detectable change(MDC)]은 기준 점수의 함수로 변한다고 보고했다. MDC는 기준 버그 점수가 45–56점일 경우 4점이고, 35–44점일 경우 5점이며, 25–34점일 경우 7점이고, 0–24점 이내일 경우 5점이다.

팔뻗기 검사 Reach Tests

기능적 팔뻗기 검사(Functional Reach Test). 기능적 팔뻗기 검사는 고령자의 여러 균형 문제와 넘어질 위험성을 빠르게 선별하는 방법으로서 개발된 단일항목의 검사이다(Duncan et al., 1990). 그림 11-4A에 나타낸 것처럼 피험자는 발을 어깨 폭으로 벌려서 선 자세를 취하고 한쪽 팔(주먹을 쥐고)로 팔을 90° 굽혀서 올린다. 그 후 균형을 유지한 채로 발을 움직이지 않고 가능한 앞쪽으로 멀리 팔 뻗기

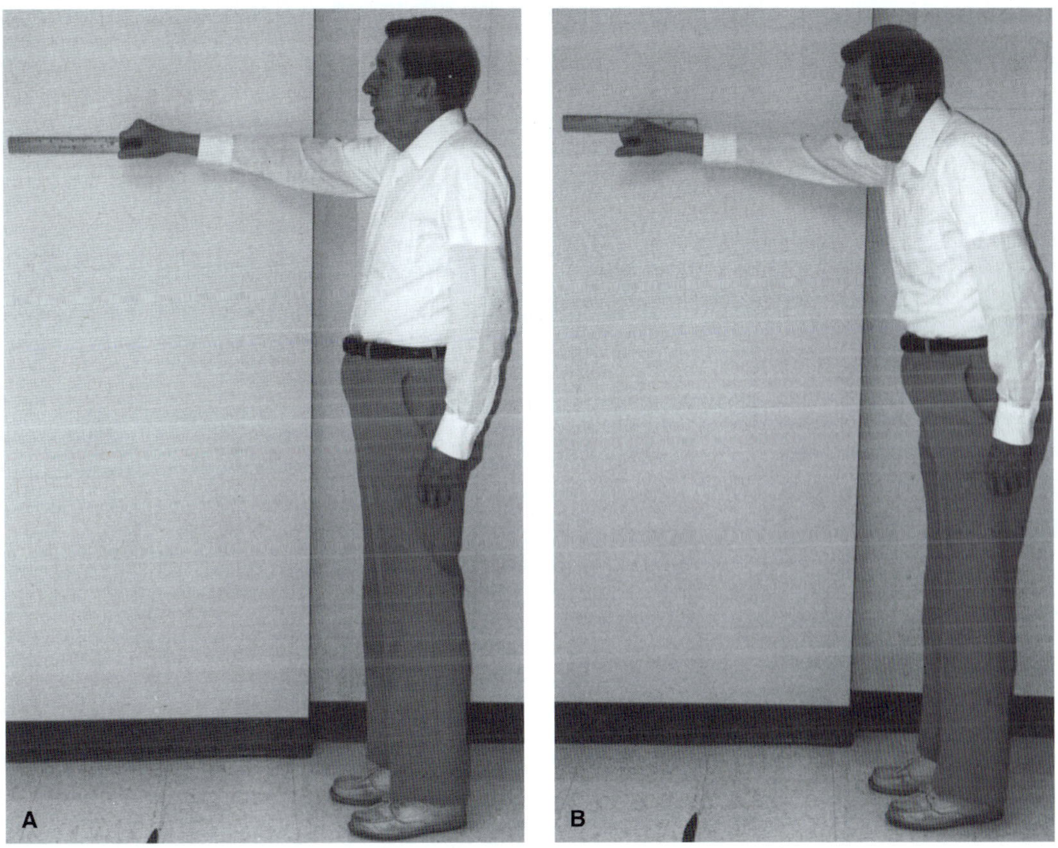

그림 11.4 기능적 팔뻗기 검사. (A) 대상자는 발을 어깨 폭으로 벌리고 팔을 90°로 올리는 것으로 시작한다. (B) 환자는 균형을 유지하면서 가능한 한 앞으로 팔을 뻗는다.

표 11.3 기능적 팔뻗기 규준

연령(세)	남성(평균±표준편차: 인치)	여성(평균±표준편차: 인치)
20–40	16.7 ± 1.9	14.6 ± 2.2
41–69	14.9 ± 2.2	13.8 ± 2.2
70–87	13.2 ± 1.6	10.5 ± 3.5

출처: Duncan PW, Weiner DK, Chandler J, et al. Functional reach: a new clinical measure of balance. J Gerontol, 1990; 45:M195

를 한다(그림 11.4B). 팔 뻗기가 가능한 거리를 측정하고 표 11.3에 나타낸 연령관련 기준과 비교한다. 기능적 팔뻗기 검사는 양호한 평가자간 신뢰도가 있으며 신경학적 손상이 없는 고령자들의 넘어짐을 예측하는 것으로 나타났다(Duncan et al., 1990).

수정된 기능적 팔뻗기 검사[Modified Functional Reach Test(MFRT)]가 개발되었고 뇌졸중 회복의 급성 단계(14–21일)에서 검사되었다. 이 검사는 앉은 자세에서 지지되지 않고 앞쪽 및 가쪽 방향으로 팔뻗기를 측정한다.

이 검사는 높은 신뢰도를 가지고 있고, 마비측 운동수행 개선에 대해 민감하다(효과 크기, 0.80)(Katz-Leurer et al., 2009). 또한 Thompson과 Medley(2007)는 21~39세, 40~59세, 60~97세의 세 가지 건강한 나이에 앉아 있을 때 수행되는 앞쪽 및 가쪽 팔뻗기 수행에 대한 기준 연령 및 성별 관련 기준을 발표했다.

소아용 팔뻗기 검사[Pediatric Reach Test(PRT)]는 앉은 자세와 선 자세에서 모두 앞쪽 및 가쪽 팔뻗기를 측정하며, 일반적인 발달아동과 뇌성마비아동 모두에게 있어서 양호한 평가자간 신뢰도와 평가자내 신뢰도가 갖는 것으로 나타났다. 구조 타당도는 대운동 기능 분류체계[Gross Motor Function Classification System(GMFCS)]와 높은 상관관계를 통해 확립되었다(Bartlett과 Birmingham, 2003). 앞쪽 팔뻗기 검사는 예측성 자세조절과 지각된 기능적 안정성 한계 두 가지 모두를 평가하는 데 사용되었다. 기준이 유용하다면 우리의 중등도 뇌성마비아동인 Thomas를 위해 양호한 측정이 될 것이다.

다방향 팔뻗기 검사[Multi-Directional Reach Test(MDRT)]. MDRT는 앞쪽 및 뒤쪽 방향뿐만 아니라 안쪽 및 가쪽 방향의 안정성 한계를 검사하기 위해 제안되었다. 그림 11.5에 나타낸 것처럼 야드 자(yardstick)를 망원경의 삼각대에 붙여서 피험자의 봉우리돌기(acromion process) 높이로 야드 자의 수직방향 높이를 조절할 수 있도록 되어 있다. "발을 움직이거나 발을 내딛거나 하지 않고 야드 자에 손을 댄 채로 가능한 멀리(주어진 방향으로) 뻗으시오"라는 지시를 한다(Newton, 2001, p M249). 대상자는 앞쪽 및 뒤쪽 팔뻗기를 위해 어느 쪽 팔을 사용하는 가를 선택할 수 있으나, 안쪽 및 가쪽 팔뻗기는 각각의 방향으로 양쪽 모두 검사된다.

Newton은 254명의 지역사회 거주 고령자를 대상으로 MDRT를 조사했다. 이 집단의 팔뻗기 거리(인치로 표시)는 표 11.4에 나와 있다. MDRT는 BBS와 상관관계가 있었고(r = 0.476~0.356), TUG 점수와는 반비례 관계(r = −0.26~−0.442)가 있었으며, 앞쪽 팔뻗기와 가장 강한 상관관계가 나타났다.

기능적 팔뻗기 검사(어느 방향으로든 앉거나 서 있는 것)은 기능적 안정성 한계와 예측성 자세조절의 측정으로 자주 사용되며, 둘 다 평가할 균형의 중요한 측면이다. 선자세 기능적 팔뻗기(앞쪽 방향에서)는 BBS에 포함되지만, 가쪽 방향에서 기능적 안정성 한계와 예측성 자세조절을 이해하려면 추가적인 검사를 추가해야 한다.

명백히 정의되지 않은 팔뻗기 검사들의 많은 측면이 있다. 예컨데, 손가락들을 펴야 되는가 또는 주먹을 쥐는가? 두 발을 함께 모아야 하는가 또는 어깨넓이로 벌려야 하는가? 환자들이 그들의 지지기저면을 변경할 수 있는가(발가락으로 서는)? 그들이 신체의 수직축 둘레로 회전할 수 있는가? 분명한 지시가 없어서 우리는 임상의들이 그들 자신들과 그들의 클리닉을 위한 지침을 확립하고 합의가

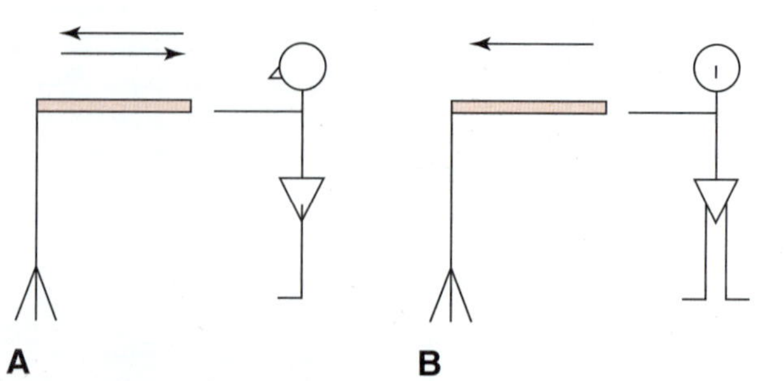

그림 11.5 다방향 팔뻗기 검사를 위한 위치. **(A)** 앞쪽 및 뒤쪽 뻗기를 위한 위치. **(B)** 오른쪽 기울이기를 위한 위치(야드 자는 왼쪽 기울이기를 측정할 때는 재배치된다.)
(출처: Newton R. Validity of the Multi-Directional Reach Test: a practical measure for limits of stability in older adults. J Gerontol Med Sci. 2001;56A:M249에서 허가를 받아 재게재)

표 11.4 254명의 지역사회 거주 고령자 중 표본의 다방향 팔뻗기 검사 점수 (평균 [±표준편차] 연령, 74.1±7.9세)

검사 (인치)	평균	표준편차	최소	최대
앞쪽 팔뻗기(FR)	8.89	3.4	0.5	16.8
뒤쪽 기울이기(BR)	4.64	3.1	0.4	14.0
오른쪽 팔뻗기(RR)	6.86	3.0	0.7	18.2
왼쪽 팔뻗기(LR)	6.61	2.9	0.0	14.4

FR= 앞쪽 팔뻗기, BR= 뒤쪽 기울이기, RR= 오른쪽 팔뻗기, LR= 왼쪽 팔뻗기.

출처: Newton R.: Validity of the Multi-Directional Reach Test: a practical measure for limits of stability in older adults. J Gerontol Med Sci, 56A: M250, 2001의 허가로 변경.

되어야 함을 시사한다. 이것은 표준화된 검사를 위해 합당한 말이다.

수행중심 이동성 평가

Performance-Oriented Mobility Assessment

예일 대학의 의사이자 연구원인 Mary Tinetti는 고령자들의 균형과 이동성 기술을 선별하고 넘어질 가능성을 결정하기 위해 수행중심 이동성 평가라고 하는 검사를 발표했다(Tinetti, 1986; Tinetti & Ginter, 1988). 평가도구 11-3은 3점 척도로 수행을 평가하는 Tinetti의 균형 및 이동성 척도를 제시한다. 최대 점수는 28점이다. POMA의 균형 부분의 개별 항목에 대한 검사는 앉은 자세와 선 자세에서의 정상상태 균형(항목 1과 5), 선행적 균형(항목 2, 3, 9), 반응성 균형(항목 6)을 평가하고 또한 감각요소(항목 7)도 포함한다.

POMA는 지역사회에 사는 신경학적으로 손상되지 않은 고령자의 넘어질 위험에 대한 좋은 측정법으로 나타났다. 19점 미만이면 넘어질 위험이 높다는 것을 의미한다. 점수가 19~24점이면 중등도의 넘어질 위험을 나타낸다. 검사를 시행하는 데는 10~15분이 필요하고 이 검사의 평가자간 신뢰도는 양호하다(Tinetti & Ginter, 1988). 네 가지 균형 검사(TUG, 한쪽 다리 서기, 기능적 팔뻗기 및 POMA)를 비교한 결과, POMA는 1,200명의 65세 이상 고령자들의 넘어질 위험에 있어서 검사-재검사 신뢰도, 판별 타당도 및 예언 타당도가 가장 높았고 또한 일상생활동작과 관련된 상황의 변화에 대해서 가장 민감하였다(Lin et al., 2004).

POMA는 균형이 손상된 지역사회 고령자인 Bonnie에게 좋은 결과척도이다. 그것은 아동 또는 실조증 환자에게는 표준화되어 있지 않다. 따라서 그 검사는 소뇌 기능부전 환자인 John과 같은 사람들의 이동성의 균형을 검사하는데 사용될 수 있지만, 넘어짐을 예측하기 위해 총점을 사용할 수는 없다.

풀러톤 상급 균형척도

Fullerton Advanced Balance Scale

풀러톤 상급 균형척도(Fullerton Advanced Balance Scale [FAB])는 BBS를 사용할 때 가끔 나타나는 천장효과를 피하기 위해 높은 기능을 가진 성인을 위하여 개발되었다(Rose, 2003). FAB에는 0점에서 4점까지 점수가 매겨진 10개의 항목(평가도구 11.4에 표시됨)이 포함되며, 점수 범위는 0점(좋지 않은 균형)에서 40점(양호한 균형)이다.

균형평가시스템 검사 *Balance Evaluation Systems Test*

균형평가시스템 검사(Balance Evaluation Systems Test [BESTest])는 자세조절의 다중 측면을 검사하기 위하여 Horak과 동료들(2009)에 의해 개발되었다. BESTest는 생역학적 제약, 안정성 한계/수직성, 예측성 자세조정, 자세조절 반응, 감각정위 및 보행 시 안정성의 6가지 시스템으로 분류된 36개 항목으로 구성된다. 균형평가시스템 검사는 양호한 신뢰도를 가지고 있고 활동 특이적 균형자신감 검사(Activities-Specific Balance Confidence test)의 점수와 상관관계가 있다(Horak et al., 2009). 이 검사는 다양한 균형 구성 요소를 체계적으로 검사함으로써 임상의가

평가도구 11.3

수행중심 이동성 평가[d]
(Performance-Oriented Mobility Assessment)

I. 균형 검사

초기 자세 : 대상자는 딱딱하고 팔걸이가 없는 의자에 앉는다. 다음의 방법으로 검사한다.

1. 앉기 균형 ______
   의자에 기대거나 미끄러져 넘어진다 = 0
   안정되고 안전하다 = 1
2. 일어나기 ______
   도움 없이는 불가능 = 0
   돕기 위해 팔을 사용하면 가능 = 1
   팔을 사용하지 않고 가능 = 2
3. 일어나는 시도 ______
   도움 없이는 불가능 = 0
   가능하지만 2회 이상의 시도가 필요 = 1
   1회 시도로 가능 = 2
4. 즉시 일어나기 균형(처음 5초간) ______
   불안정(비틀거리다, 발을 움직이다. 몸통이 동요하다) = 0
   안정적이나 보행기 또는 다른 지지가 필요 = 1
   보행기 또는 다른 도움 없이도 안정적 = 2
5. 선 자세 균형 ______
   불안정 = 0
   안정적이나 발의 폭을 넓히고(두 발꿈치의 안쪽을 약 10㎝ 보다도 넓게 벌리고) 지팡이나 다른 지지가 필요 = 1
   지지 없이 발의 폭을 좁히고 선 자세가 가능 = 2
6. 살짝 밀기
   (대상자는 가능한 한 두 발을 붙인 자세가 되고 검사자가 손바닥으로 대상자의 복장뼈를 가볍게 3회 민다) ______
   넘어지기 시작하다 = 0
   비틀거리고 손으로 잡으려 한다 = 1
   안정 = 2
7. 눈 감은 상태(6번 검사에서 사용한 최대 자세에서) ______
   불안정 = 0
   안정 = 2
8. 제자리에서 360° 회전하기 ______
   불연속적인 걸음 = 0
   연속적인 걸음 = 1
   불안정한 걸음(잡기, 비틀거리기) = 0
   안정된 걸음 = 1
9. 선 자세에서 앉기 ______
   불안전하다(거리를 오인, 의자로 넘어진다) = 0
   팔을 사용하거나 동작이 매끄럽지 않다 = 1
   안전하고 동작이 매끄럽다 = 2

균형 점수 : ______ /16

II. 보행검사

초기 자세 : 대상자는 검사자와 함께 서서 복도나 방을 가로질러 걷는다. 처음에는 평소의 속도로 걷고, 그 다음에 빠른 속도로 돌아오지만 안전한 속도로 걷는다(보행 보조기구 사용)

10. 보행개시("가요"라고 말한 직후) ______
    시작을 망설이거나 여러 번 시도할 경우 = 0
    망설임 없음 = 1
11. 발디딤 거리 및 높이 ______
    a. 오른발을 내디딜 때
       왼발을 통과할 수 없다 =0
       왼발을 통과할 수 있다 =1
       오른발을 바닥에서 완전히 뗄 수 없다 = 0
       오른발을 바닥에서 완전히 뗄 수 있다 = 1
    b. 왼발을 내디딜 때
       오른발을 통과할 수 없다 =0
       오른발을 통과할 수 있다 =1
       왼발을 바닥에서 완전히 뗄 수 없다 = 0
       왼발을 바닥에서 완전히 뗄 수 있다 = 1
12. 걸음의 대칭성 ______
    오른쪽 및 왼쪽 걸음(step)이 같지 않다(대략) = 0
    오른쪽 및 왼쪽 걸음이 같다 = 1
13. 걸음의 연속성 ______
    걸음 간 중지 또는 불연속 = 0
    걸음이 연속적 = 1
14. 보행로(직경 12인치, 약 10피트 이상 보행로에서 1피트의 이동 관찰) ______
    현저한 일탈 = 0
    경도나 중등도 일탈 또는 보행 보조기구 사용 = 1
    보행 보조기구 없이 직진 = 2
15. 몸통 ______
    걸을 때 흔들림은 없지만 무릎 굽힘 또는 요통이 있거나, 팔을 벌림 = 1
    무릎 굽힘 또는 요통이 있거나, 팔을 벌림 = 1
    걸을 때 흔들림 또는 무릎 굽힘이 없고 팔이나 보행 보조기구 사용하지 않음 = 2
16. 발디딤 간격 ______
    양 발뒤꿈치가 떨어져 있다 = 0
    걸을 때 양 발뒤꿈치가 거의 닿는다 = 1

보행 점수 : ______ /12

균형 및 보행 점수 : ______ /28

[d] 출처: Tinetti M : Performance-oriented assessment of mobility problems in elderly patients. J Am Geriatr Soc, 1986;34:119-126에 재게재.

평가도구 11.4

풀러톤 상급 균형척도(FAB)[e]의 10개 검사항목

1. 눈을 감고 발을 맞댄 채 서 있다.
2. 물건을 잡기 위해 앞쪽으로 팔뻗기를 한다.
3. 오른쪽과 왼쪽으로 완전히 원을 그리면서 회전한다.
4. 벤치(bench)에 올라가서 넘는다.
5. 두 발을 직렬로 걷는다.
6. 눈 뜨고 한쪽다리로 선다.
7. 눈 감고 폼(foam) 위에 선다.
8. 멀리 두 발 점프
9. 머리를 돌린 채로 걷는다.
10. 예상치 않게 뒤쪽 지지를 제거한다.

[e] 출처: Rose D. Fall proof: a comprehensive balance and mobility program. Champaign, IL : Human Kinetics, 2003.

불안정에 기여하는 특정 요인을 결정할 수 있게 하여 균형 개선을 목표로 하는 치료의 특수성을 증가시킨다. Rasch 분석은 미니 BESTest(mini-BESTest)라고 불리는 BESTest의 더 짧은 버전을 개발하는 데 사용되었다(Franchignoni et al., 2010). 미니 BESTest는 14개 항목으로 구성되어 있고 다음과 같은 원래 6개 부문 중 4개 부문 즉, 예측성 자세조절(앉은 자세에서 일어서기, 발끝 서기, 한쪽 다리로 서기), 반응성 자세반응(4개 다른 방향으로 내딛기), 감각정위(눈 뜨고 서기, 눈 감고 발포수재면 위에 서기, 눈 감고 몸통 기울이기) 및 보행 중 균형잡기(속도가 변하는 동안 보행하기, 머리를 돌리고 보행, 제자리 돌기, 장애물; 이중과제를 하면서 일어나 걷기 검사[timed Up and Go test])으로 분류된다. 미니 BESTest는 원래 4개 수준 대신에 3개 수준의 순위 점수체계를 추가하여 사용한다.

표 11.5에는 원본 BESTest와 미니 BESTest의 범주와 항목이 요약되어 있다. 미니 BESTEST는 많은 진단에 대해 미국물리치료협회(APTA)가 권장하는 결과 측정이다. 그러나 BESTest와 미니 BESTest는 앉은 상태에서 균형에 대한 정보를 제공하지 않으므로 기능 수준이 낮은 환자에게는 적합하지 않을 수 있다.

수많은 임상 측정이 낮은 기능적 능력의 환자를 평가하기에 유용하고, 급성관리환경(acute care settings)에서 자주 사용된다.

급성기 후 관리를 위한 보스턴 대학의 활동측정: 기본 이동성 단축형

Boston University's Activity Measure for Postacute Care: Basic Mobility Short Form

급성기 후 관리를 위한 보스톤 대학의 활동 척도(Boston University's Activity Measure for Postacute Care [AM-PAC])는 급성기 후 관리 환경에서 사용하기 위해 개발된 활동제한 측정이다. AM-PAC는 기본 이동성, 일상 활동 및 응용인지 영역의 세 가지 기능 영역에서 활동 제한을 측정하고, 각 영역의 항목은 아이템 뱅크(item banks)를 만드는 데 난이도의 연속체를 따라서 조정된다. 항목들은 2개의 입원환자 양식(기본적인 이동성 및 일상생활활동), 3개의 일반적인 외래환자 양식(기본적인 이동성, 일상생활활동, 응용 인지 영역) 및 외래환자 환경에서 의료보장(Medi care) 환자들을 위한 3개 양식(기본적인 이동성, 일상생활 활동, 응용인지 영역)을 포함한 8개 단축형을 만드는데 사용된다.

급성기 관리에 사용하기 위한 6-클릭 기본 이동성 단축형(6-Clicks basic mobility short form)은 침대에서 뒤집기, 앉은 자세에서 일어서기, 바로누운자세에서 일어나 앉기, 침대에서 의자로의 이동, 걷기 및 계단 오르기와 같은 기본 이동성 기술과 관련된 6개 과제를 완료하는 데 필요한 난이도와 보조를 모두 정량화한다. 6-클릭 기본 이동성 단축형은 양호한 평가자간 신뢰도(Jette et al., 2014)를 갖고 있다. 그것은 만성 뇌졸중 환자인 Jean을 위해 적합한 검사가 아니지만, 급성 뇌졸중 환자인 Genie에게는 좋은 선택이 될 것이다. AM-PAC 단축형에 대한 자세한 정보는 Mediware 웹 사이드를 통해 확인할 수 있다.

뇌졸중 자세평가 척도

Postural Assessment Scale for Stroke

뇌졸중 자세평가 척도(Postural Assessment Scale for Stroke patients [PASS])는 자세조절이 매우 제한된 뇌졸중 환자들의 자세를 유지하거나 변경할 때 자세조절을 검사하기 위하여 개발되었다(Benaim et al., 1999). 척도는 평가도구 11.5에 나와 있다. PASS는 양호한 신뢰도, 구성 타당도, 예언 타당도 및 내적 항상성을 갖춘 광범위한 심리측정 검사이다(Benaim 등, 1999). 이것은 미국물리치료협회 뇌졸중 프로젝트팀(APTA StrokEDGE task force)으로부터 매우 권장되는 결과 측정방법 중 하나이고, 급성 뇌졸중 환자인 Genise에게 좋은 선택이 될 것이다.

표 11.5 균형평가시스템 검사(BESTest) 항목 및 하위시스템 범주 요약

동적 균형을 위한 간이 균형평가시스템 검사의 14개 항목은 굵게 표시되어 있다. 11번 항목(한 발로 서기)과 18번 항목(가쪽 내딛기)에서 최악의 수행만 반영하면 된다. 또한 27번 항목(인지적 일어나서 걷기)의 수행은 26번 기준 항목의 수행과 비교해야 한다.

I. 생체역학 제한	II. 안정성 한계	III. 예측성 이동
1. 지지기저면	6 a. 왼쪽 가쪽 기울이기	**9. 앉은 자세에서 일어서기**
2. 배열	b. 오른쪽 가쪽 기울이기	**10. 발끝 서기**
3. 발목 근력	c. 왼쪽 수직으로 앉기	**11. 한쪽 다리로 서기 (오른쪽 및 왼쪽)**
4. 엉덩이 근력	d. 오른쪽 수직으로 앉기	
5. 바닥에 앉아서 일어선다	7. 앞쪽 팔 뻗기	12. 교대로 계단 접촉하기
	8 a. 왼쪽 팔뻗기	13. 선채로 팔 들어올리기
	b. 오른쪽 팔뻗기	
IV. 자세반응	V. 감각정위	VI. 동적 보행
14. 앞쪽 제자리에서	**19 a. 눈 뜨고 서기 (단단한 표면)**	21. 자연적인 보행
15. 뒤쪽 제자리에서		**22. 속도 변화**
16. 앞쪽으로 발 내딛기	b. 눈 감고 서기(EC)	**23. 머리 돌리기**
17. 뒤쪽으로 발 내딛기	(단단한 표면)	**24. 중심축 돌기(pivot turns)**
18. 가쪽 발 내딛기 (오른쪽 및 왼쪽)	c. 폼 위에서 눈 뜨고 서기(EO)	**25. 장애물 지나기**
	d. 폼 위에서 눈 감고 서기	26. 일어나서 걷기(Get up and Go)
	20. 경사면에서 눈 감고 서기	**27. 인지적 일어나서 걷기 (Cognitive Get up and Go)**

EC, eyes closed; EO, eyes open; L, left; R, right.

출처: Franchignoni F, Horak F, Godi M, et al. Using psychometric techniques to improve the Balance Evaluation System's Test: themini-BESTest. J Rehabil Med 2010;42:323-331.

몸통조절 분절 평가

Segmental Assessment of Trunk Control

몸통조절 분절 평가(SATCo)는 앉은 자세에서 균형기능을 평가하기 위한 체계적인 방법을 제공한다. 이 검사는 특히 기간 및 조산기에 태어난 건강한 유아와 CP 아동의 개별적인 몸통조절 수준을 평가한다(Butler et al., 2010; Pin et al., 2018). 여기에는 (a) 지지없이 안정된 자세를 유지하는 개인의 능력을 검사하는 정적 또는 정상상태 균형, (b) 머리를 돌릴 때 균형능력을 검사하는 예측성 균형 조정, (c) 살짝 밀기와 같이 짧은 교란 후에 균형을 되찾을 수 있는 개인의 능력을 검사하는 반응성 균형에 대한 검사가 포함된다. 그 사람은 골반을 안정시키고 중립 위치에 유지하기 위해 끈으로 묶는 시스템이 있는 벤치에 앉는다. 평가자가 기능적 몸통조절 수준을 확인하기 위하여 목뼈(머리)조절의 평가와 같은 어깨에서의 높은 지지수준으로 시작해서 겨드랑이(위쪽 등뼈조절), 아래쪽 어깨뼈(중간 등뼈조절), 아래쪽 갈비뼈(아래쪽 등뼈조절), 갈비뼈 아래(위쪽 허리뼈조절), 골반(아래쪽 허리뼈조절) 지지와 마지막으로 지지를 하지 않음으로써 점진적으로 몸통지지 수준을 변경시킨다(예, 앉은 자세에서 정상상태, 반응성 및 예측성 균형조절을 최대한 활용하는데 필요로 하는 지지수준). SATCo는 평가도구 11-6에 나와 있다. SATCo를

평가도구 11.5

뇌졸중 자세평가 척도 채점 양식[f]
(PASS Scoring Form)

자세 유지하기

아래에 적힌 대로 각 항목에 대한 지시를 대상자에게 준다. 항목에 대해 점수를 매길 때 각 항목에 적용되는 가장 낮은 응답 범주를 기록한다.

1. **지지 없이 앉기**

검사자: 바닥에 두발을 편평하게 놓고 등받이 없이 작은 의자/매트에 앉도록 한다.

_____ (3) 지지 없이 5분간 앉을 수 있다
_____ (2) 지지 없이 10초이상 앉을 수 있다
_____ (1) 약간 지지하고 앉을 수 있다(예컨대, 한손을 지지하고)
_____ (0) 앉을 수 없다

2. **지지하고 서기**

검사자: 필요로 할 때 지지를 제공해주고 대상자를 서게 한다. 지지를 받거나 지지하지 않고 설 수 있는 능력만을 평가한다. 서기의 질을 고려하지 않는다.

_____ (3) 한 손으로 지지하고 설 수 있다
_____ (2) 한 사람의 중등도 지지를 받고 설 수 있다
_____ (1) 두 사람의 강한 지지를 받고 설 수 있다
_____ (0) 지지를 받을지라도 설 수 없다

3. **지지 없이 서기**

검사자: 지지 없이 대상자를 서게 한다. 지지하거나 지지없이 능력만을 평가한다. 서기의 질을 고려하지 않는다.

_____ (3) 지지 없이 1분 이상 설 수 있고 동시에 어깨수준에서 팔 움직임을 수행할 수 있다
_____ (2) 지지 없이 10분 동안 설 수 있거나 약간 비대칭적으로 설 수 있다
_____ (1) 지지 없이 10초간 설 수 있거나 한 다리에 크게 기댄다
_____ (0) 지지 없이 설 수 없다

4. **비마비측 다리로 서기**

검사자: 대상자는 비마비측 다리로 서게 한다. 비마비측 다리에 전체적인 체중부하 능력만을 평가한다. 대상자가 어떻게 과제를 수행하는 지는 고려하지 않는다.

_____ (3) 비마비측 다리로 10초 이상 설 수 있다
_____ (2) 비마비측 다리로 5초 이상 설 수 있다
_____ (1) 비마비측 다리로 몇 초간 설 수 있다
_____ (0) 비마비측 다리로 설 수 없다

5. **마비측 다리로 서기**

검사자: 대상자는 마비측 다리로 서게 한다. 마비측 다리에 전체적인 체중부하 능력만을 평가한다. 대상자가 어떻게 과제를 수행하는 지는 고려하지 않는다.

_____ (3) 마비측 다리로 10초 이상 설 수 있다
_____ (2) 마비측 다리로 5초 이상 설 수 있다
_____ (1) 마비측 다리로 몇 초 동안 설 수 있다
_____ (0) 마비측 다리로 설 수 없다

자세 유지하기 소계 _________

자세 변경하기

6. **바로누운자세에서 마비측으로 돌아눕기**

검사자: 대상자는 치료매트에서 바로누운자세에서 시작한다. 대상자가 마비측(가쪽 움직임)으로 돌아눕도록 지시한다. 대상자의 수행을 필요로 하는 도움의 양으로 평가한다. 수행의 질을 고려하지 않는다.

_____ (3) 도움 없이 수행할 수 있다
_____ (2) 약간의 도움으로 수행할 수 있다
_____ (1) 많은 도움으로 수행할 수 있다
_____ (0) 수행할 수 없다

7. **바로누운자세에서 비마비측으로 돌아눕기**

검사자: 대상자는 치료매트에서 바로누운자세에서 시작한다. 대상자가 비마비측(가쪽 움직임)으로 돌아눕도록 지시한다. 필요하다면 돕는다 대상자의 수행을 필요로 하는 보조의 양으로 평가한다. 수행의 질을 고려하지 않는다.

_____ (3) 도움 없이 수행할 수 있다
_____ (2) 약간의 도움으로 수행할 수 있다
_____ (1) 많은 도움으로 수행할 수 있다
_____ (0) 수행할 수 없다

8. **바로누운자세에서 매트 끝에 일어나 앉기**

검사자: 대상자는 치료매트에서 바로누운자세에서 시작한다. 대상자가 매트 끝에 일어나 앉도록 지시한다. 대상자의 수행을 필요로 하는 도움의 양으로 평가한다. 수행의 질을 고려하지 않는다

_____ (3) 도움 없이 수행할 수 있다
_____ (2) 약간의 도움으로 수행할 수 있다
_____ (1) 많은 도움으로 수행할 수 있다
_____ (0) 수행할 수 없다

9. **매트 끝에 앉은 자세에서 바로 눕기**

검사자: 대상자는 치료매트 끝에 앉은 자세에서 시작한다. 대상자가 바로누운자세로 돌아가도록 지시한다. 대상자의 수행을 필요로 하는 도움의 양으로 평가한다. 수행의 질을 고려하지 않는다.

_____ (3) 도움 없이 수행할 수 있다
_____ (2) 약간의 도움으로 수행할 수 있다

(계속)

평가도구 11.5

자세 변경하기 (계속)

_____ (1) 많은 도움으로 수행할 수 있다
_____ (0) 수행할 수 없다

10. **앉은 자세에서 일어서기**

검사자: 대상자는 치료매트 끝에 앉은 자세에서 시작한다. 대상자가지지 없이 일어서도록 지시한다. 대상자의 수행을 필요로 하는 도움의 양으로 평가한다. 수행의 질을 고려하지 않는다.

_____ (3) 도움 없이 수행할 수 있다
_____ (2) 약간의 도움으로 수행할 수 있다
_____ (1) 많은 도움으로 수행할 수 있다
_____ (0) 수행할 수 없다

11. **선 자세에서 앉기**

검사자: 대상자는 치료매트 끝 옆에 선 자세에서 시작한다. 대상자가 지지 없이 매트 끝에 앉도록 지시한다. 필요하면 보조한다. 대상자의 수행을 필요로 하는 도움의 양으로 평가한다. 수행의 질을 고려하지 않는다.

_____ (3) 도움 없이 수행할 수 있다
_____ (2) 약간의 도움으로 수행할 수 있다
_____ (1) 많은 도움으로 수행할 수 있다
_____ (0) 수행할 수 없다

12. **서서 바닥에서 연필 집기**

검사자: 대상자는 선 자세에서 시작한다. 대상자가 지지 없이 바닥에서 연필을 집어 올리도록 지시한다. 필요하면 도움을 준다. 대상자의 수행을 필요로 하는 도움의 양으로 평가한다. 수행의 질을 고려하지 않는다.

_____ (3) 도움 없이 수행할 수 있다
_____ (2) 약간의 도움으로 수행할 수 있다
_____ (1) 많은 도움으로 수행할 수 있다
_____ (0) 수행할 수 없다

자세 변경하기 소계 _____

총점 _____

[f] Benaim C, Perennou DA, Villy J, Rousseaux M, et al. Validation of a standardized assessment of postural control in stroke patients: the Postural Assessment Scale for Stroke Patients (PASS). Stroke 1999;30: 1862 - 1868에서 재게재.

완료하기 위한 세부사항은 Butler 등(2010)의 연구에서 확인할 수 있다. 또한 전형적으로 발달하는 중인 유아와 뇌성마비아동에게 수행되고 있다. SATCo는 뇌성마비아동과 성인을 위한 적절한 결과 측정으로 권장되었다(Seether et al., 2013). SATCo는 좋은 신뢰도를 가지고 있으며 생후 첫 달 동안 몸통조절 변화를 감지하는 반응성을 보여준다(Butler et al., 2010). 그러나 영유아의 경우 5~6개월 영아와 독립적인 앉는 아이는 손을 사용하여 지지하는 경향이 있으므로 검사자는 검사 중에 주의해야 한다. 또한 SATCo는 만삭아와 조산아 사이의 반응성 몸통조절을 8개월 이전에 구분할 수 있지만 이전에는 구분할 수 없다(Pin et al., 2018).

앉은자세 및 팔뻗기 조절 검사

Seated Postural and Reaching Control Test

앉은자세 및 팔뻗기 조절 검사(Seated Postural and Reaching Control [SP&R-co] test)는 CP 아동에 대해 검증되었다. SATCo처럼 SP&R-co 검사는 분절 접근 방식을 적용하여 4가지 자세 차원(정적, 능동, 선행적[양 손 및 한 손] 및 반응성)에서 앉은자세 및 팔뻗기 조절 검사를 평가하고 객관적으로 점수를 매긴다. 정적 차원은 20초 동안 정상상태 자세조절을 평가한다. 능동적 차원은 어린이가 몸통을 안정적으로 유지하면서 머리 돌림을 수행하는 방법을 측정한다. 선행적 조절은 빠른 목표 지향적인 양팔 및 한팔 뻗기(농구 또는 목표를 가리키는 뻗기)로 측정된다. 그리고 반응성 조절은 방향별 자세 근육 수축을 수행하는 아이의 능력을 결정하고 검사자가 가하는 저항에 대해 자발적으로 발생하는 힘의 양을 상쇄하기 위해 유지-해제 기법(hold-and-release technique)으로 측정된다. SP&Rco 검사는 SATCo와 함께, 양호한 점수 일관성, 우수한 내적 항상성, 꽤 우수한 항목별 신뢰도, 우수한 평가자내 및 평가자간 신뢰도, CP 관련 측정과의 중등도 우수한 상관관계(대동작 기능 분류[GMFCS], 대동작 기능 평가[GMFM], 손 능력 분류 시스템[Manual Ability Classification System], 젭슨-

평가도구 11.6

몸통조절 분절 평가[a]
(Segmental Assessment of Trunk Control[SATCo] Assessment)

고객 이름: 참조#: 검사자 이름: 날짜:	표시된 경우를 제외하고 사용된 골반/넙다리 스트랩의 수동지지 수준	기능적 수준 표시된 경우를 제외하고 공중에 팔과 손	정적	능동적	반응성	설명
			머리와 몸통의 수직 중립 위치를 수동 지지 수준 이상으로 유지한다.			
			최소 5초	팔을 들어올린 채 머리를 돌리면서	활발한 움직임에 따라 유지/신속하게 회복	
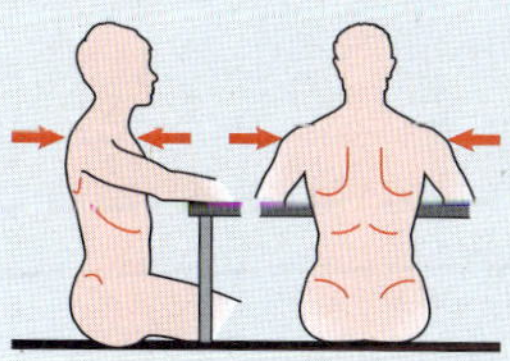	팔이음뼈 검사자의 손 위치는 수평 위치와 다를 수 있다.	**머리 조절** 팔은 전체적으로 지지될 수 있다.			머리 조절에 대해 검사되지 않음	
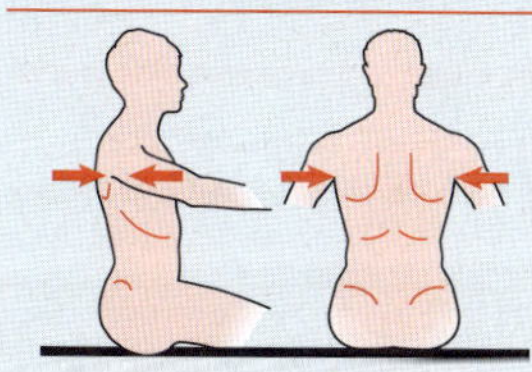	겨드랑이	**위 등뼈 조절**				
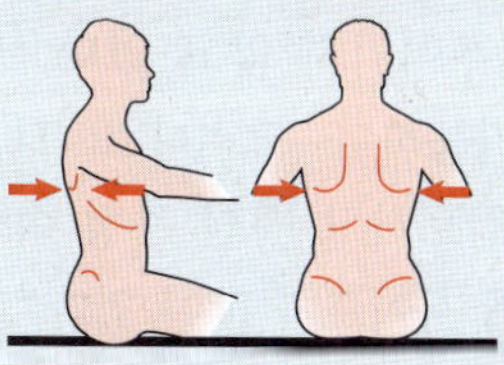	아래 어깨뼈	**중간 등뼈 조절**				
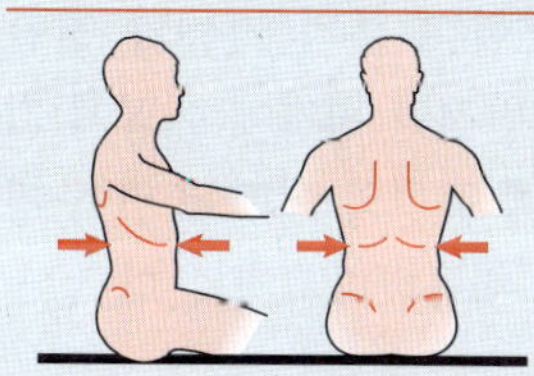	아래 갈비뼈 이상	**아래 허리뼈 조절**				
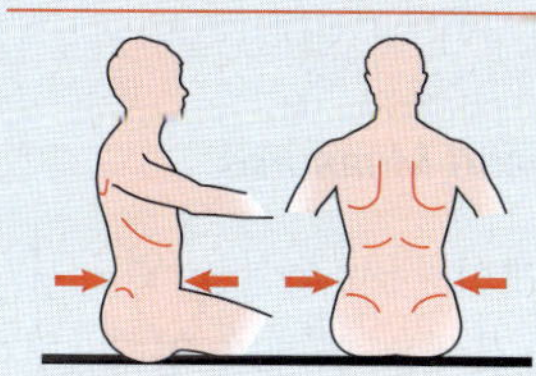	갈비뼈 아래	**위쪽 등뼈 조절**				
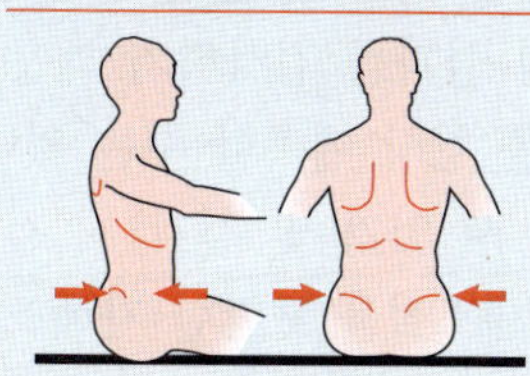	골반	**아래 허리뼈 조절**				

(계속)

평가도구 11.6

몸통조절 분절 평가[a] (계속)

			정적	능동적	반응성	
고객 이름: 참조#: 검사자 이름: 날짜:	표시된 경우를 제외하고 사용된 골반/넙다리 스트랩의 수동지지 수준	기능적 수준 표시된 경우를 제외하고 공중에 팔과 손	머리와 몸통의 수직 중립 위치를 수동 지지 수준 이상으로 유지한다.			설명
			최소 5초	팔을 들어올린 채 머리를 돌리면서	활발한 움직임에 따라 유지/신속하게 회복	
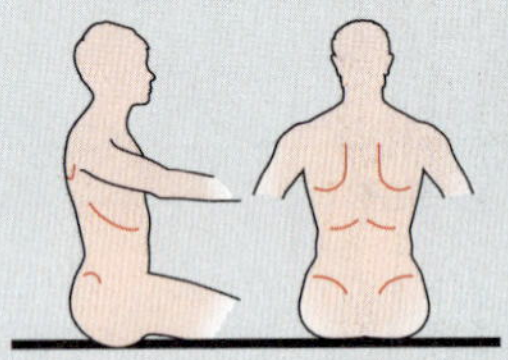	지지없이 골반/넙다리 스트랩 제거	**전체 몸통조절**				

고정된 척추 기형? 예 _____ 아니오 _____ 설명 ____________________

목뼈 돌림 제한 왼쪽 _____ 오른쪽 _____ 설명 ____________________

[a] Butler P, Saavedra S, Sofranac M, et al. Refinement, reliability and validity of the segmental assessment of trunk control (SATCo). Ped Phys Ther 2010;22: 257, Appendix 1.에서 재게재.

테일러 손 기능 검사[Jebsen-Taylor Hand Function Test] 및 상자와 블록 검사[Box & Blocks])를 보여준다) 및 우수한 동시 타당도를 나타낸다. SP&R-Co 점수가 시간에 따라 변화하는 능력으로 정의되는 반응성은 아직 조사되지 않았다(Santamaria et al., 2020).

앉기 균형 척도 *Sitting Balance Scale*

앉기 균형 척도는 대부분의 균형 측정에서 바닥 효과를 나타내는 보행이 불가능한 허약한 고령자가 앉은 상태에서 균형을 검사하기 위해 개발된 11개 항목으로 구성된 검사이다(Medley & Thompson, 2011). 이 11개 항목 검사는 앉은 자세에서 균형조절의 정상상태(지지 없이 앉음) 및 예측성(가쪽 팔뻗기, 기대어 다리 들어올리기 등의 항목 포함) 측면에 초점을 맞춘다. 또한 이 척도는 검사 중 감각 정보의 유효성을 변화시킨다. 이것은 고령자에게 사용하기에 좋은 신뢰도와 타당도를 가지나, 다른 모집단에서도 유용성이 있는지는 검사되지 않았다.

균형을 검사하기 위하여 특정 환자 모집단에 대한 더 많은 측정들이 개발되었고 끊임없이 떠오르고 있다. 모든 측정에 대한 완전한 검토가 이루어지지 않고 있다. 모든 측정에 대한 완전한 검토는 불가능하다. 그러나 표 11.6에서 볼 수 있듯이 결과 측정을 검토하고 정신 측정 속성에 대한 연구를 요약하는 우수한 웹 사이트가 많이 있다. 우리는 이 장에 제시된 체제가 다양한 수준의 기능과 진단을 받은 환자의 균형조절에 대한 전반적인 평가에 어떻게 기여하는지 이해하기 위해 임상의에게 균형의 어떤 측면이 평가에 포함되는지 이해하는 방법을 제공한다고 믿는다.

기능적 검사와 측정의 한계
Limitations of Functional Tests and Measures

기능적 과제는 시스템 관점에서 자세조절을 얼마나 잘 포착하는가? 대부분의 기능적 측정에는 한계가 있다. 첫째, 제한된 환경조건 하에서 환자의 성과를 검사하기 때문에 더 복잡한 환경에서 실제 수행을 항상 예측할 수는 없다. 또한 기능 활동 범위(예: 앉기, 서 있기 및 걷기)에 걸친 정상상태, 반응성 및 예측성 자세조절을 포함한 자세조절의 세 가지 측면을 모두 조사하는 검사는 거의 없다. 또한 대부분의 기능적 검사가 균형을 달성하는 데 사용되는 감각,

표 11.6 결과 측정 및 임상적 유용성에 대한 정보가 있는 웹 사이트

사이트명	사이트 창설자
Hooked on Evidence	미국 물리치료 협회 (American Physical Therapy Association)
Physiotherapy Evidence Database	근거기반 물리치료센터 (Center for Evidence-Based Physiotherapy)
Neurology Section Outcome Measures Recommendations	미국 물리치료협회 미국 물리 치료 협회 신경학 섹션 EDGE 태스크포스 (American Physical Therapy Association Neurology Section EDGE Task Force)
Center for Outcome Measurement in Brain Injury	산타클라라 밸리 메디컬 센터의 재활연구 센터 (Rehabilitation Research Center at Santa Clara Valley Medical Center)
Rehabilitation Assessment Measures in Multiple Sclerosis	다발성 경화증 희회(MS Society)
Clinical Practice Guidelines for Patients with Parkinson's Disease	왕립 네덜란드 물리치료학회 (Royal Dutch Society for Physiotherapy)
Stroke Engine-Assess	캐나다 뇌졸중 네트워크-맥길 대학교 (Canadian Stroke Network & McGill University)
Evidence-Based Review of Stroke Rehabilitation	캐나다 뇌졸중 네트워크(Canadian Stroke Network)
Rehabilitation Measures Database	셜리 라이언 능력 연구소(Shirley Ryan Ability Lab)

운동 및 인지 전략에 대한 통찰을 거의 제공하지 못한다. 마지막으로 대부분의 기능적 검사가 수행능력의 저하를 일으키는 신체 내 특정 하위시스템에 대한 통찰을 거의 제공해주지 못한다. 균형을 달성하기 위해 사용되는 운지인 전략과 불균형에 기여하는 기본 시스템 손상에 대한 통찰을 얻으려면 추가적인 검사가 필요하다.

균형을 위한 전략 평가
Assessing Strategies for Balance

균형 손상(balance impairment)을 이해하려면 안정성의 유지 또는 재획득에 사용되는 감각, 운동 및 인지 전략을 통찰하는 것이 필요하다.

운동전략 *Motor Strategies*

자세조절을 위한 운동전략의 검사는 교란 없는 조건에서 앉은 자세와 선 자세에서의 신체분절의 정렬(이동성 과제에서 정렬은 15장에서 논의됨)과 다관절의 움직임을 생성하는 환자의 능력이나 안정성을 유지하기 위하여 질량중심(COM)과 지지기저면을 변화시키는 전략을 평가한다(Shumway-Cook & Horak, 1990; Shumway-Cook & McCollum, 1990; Woollacott & Shumway-Cook, 1990).

정위(정렬)(Orientation [Alignment]). 자세정렬은 ICF의 "신체 기능 및 구조" 구성 요소 내에서 분류된다. 자세조절 검사에는 앉은 상태와 선 상태에서 환자의 방향 또는 정렬 상태를 관찰하는 작업이 포함된다. 환자가 수직인가? 무세가 좌우, 전후 대칭으로 분포되어 있는가? 격자선(grid)과 함께 연직선(plumb line)은 머리, 어깨, 몸통, 골반, 엉덩이, 무릎, 발에서의 정렬 변화를 정량화하는 데에 이용할 수 있다. 또한, 서 있을 때 환자의 지지기저면의 폭은 테이프를 사용하여 안쪽 복사뼈(또는 발허리뼈 머리) 사이의 거리를 측정함으로써 측정 및 기록될 수 있다. 척추 정렬 및 운동범위 측정(SAROMM; Spinal Alignment and Range of Motion Measure)과 같은 자세정렬 및 근육 상태를 다루는 것을 목표로 하는 표준화된 검사가 있다. SAROMM은 뇌성마비가 있는 사람에게 사용하도록 고안되었으며 재활 훈련을 받은 인력이 필요하다. 15분~30분

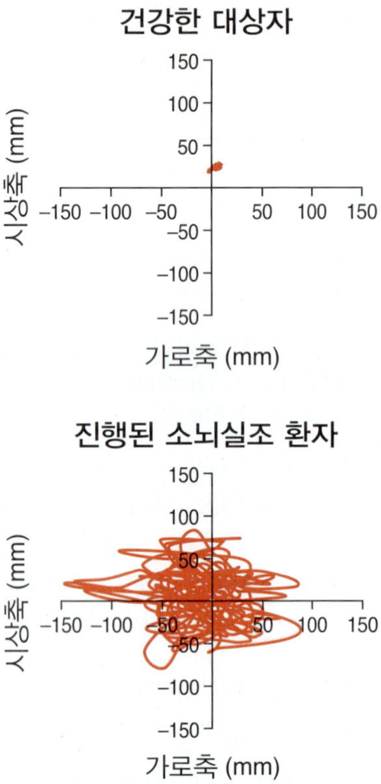

그림 11.6 건강한 대조군(**위**)과 일치하는 연령에 비해 중증 소뇌실조증 환자(**아래**)에서 COP 전위의 유의한 증가를 입증하는 데 사용되는 동적 자세측정. (Marquer A, Barbieri G, Pérennou D. The assessment and treatment of postural disorders in cerebellar ataxia: A systematic review. Ann Phys Rehabil Med 2014;57:68에서 변경)

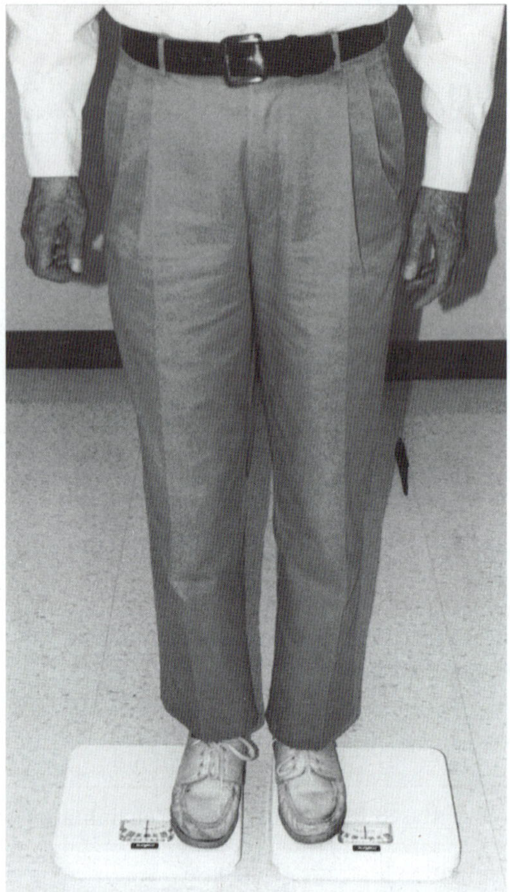

그림 11.7 두 가지 표준척도를 사용하여 정적 비대칭 서기 정렬을 정량화할 수 있다.

정도 걸릴 수 있으며, 환자가 독립적으로 앉아 있을 수 없는 경우, 검사를 수행하기 위해 두 사람이 필요할 수 있다. SAROMM은 척추정렬 및 운동범위와 근육 신장성의 두 부분으로 구성된다. 대상자는 척추정렬과 자세를 적극적으로 교정해야 하며, 이것이 성공하면 환자는 0점을 받는다. 검사의 일부인 정렬 도표에 따라 3번의 시도 후에 사람이 "정상" 정렬을 달성할 수 없는 경우, 수동 교정을 수행하고 특정 기준 세트에 따라 한계를 채점한다(Bartlett & Purdie, 2005).

선 자세에서의 질량중심(COM)의 전위를 객관적으로 정량화하는 대안적인 방법으로서 정적 힘판(static force plates)을 사용해서 발의 압력중심(COP)의 전위를 측정하는 방법이 포함된다. 예를 들어, 그림 11.6은 퇴행성 소뇌 병리를 가진 환자의 COP 전위를 연령에 맞는 대조군과 비교하기 위해 동적 체위기록법(posturography)을 사용한다. 이런 종류의 기술은 우리의 소뇌 변성 환자인 John의 증가된 흔들림을 기록하는 데 사용될 수 있다. 클리닉에서는 두 표준척도를 사용하여 양쪽 사이에 체중 차이가 있는지 여부를 확인할 수 있다(그림 11.7). 또한 균형을 재훈련하는 동안, 이 두 가지 방법은 사람이 신체의 위치와 전위를 조절하는 것을 배우도록 피드백을 제공하는 데에도 사용될 수 있다.

반응성 균형 움직임 전략. 제자리 전략(in-place strategy)과 지지기저면 변화전략(change-of-support strategy)은 자세 안정성을 위해 필요하다. 또한 불안정성은 한 평면(plane)에 국한되지 않기 때문에 우리는 다양한 상황에서 모든 운동 평면에서 COM의 움직임을 조절할 수 있어야 한다. 공간에서 신체조절에 사용되는 움직임 전략은 외부로부터 유도된 흔들림에 대해 반응하고 잠재적으로 불안정한 팔 또는 다리의 움직임에 대한 예측으로 자기-개시 흔들림이 일어나는 중에 검토된다.

환자가 자발적으로 체중을 앞, 뒤, 옆으로 이동할 때에 자기-개시 신체 흔들림에 사용되는 움직임이 관찰된다.

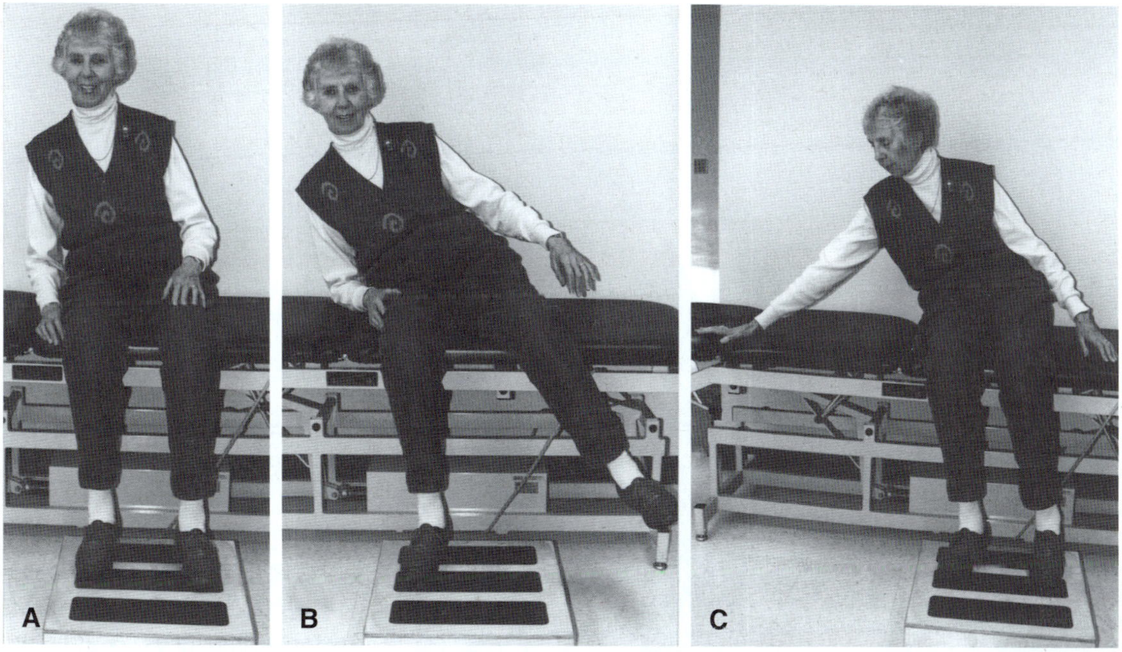

그림 11.8 앉은 사세에서 몸통의 움직임으로 자기개시 체중이동 시 안정성 유지. (A) 작은 움직임은 머리와 몸통의 조정이 이루어진다. (B) 움직임이 클수록 팔과 다리와의 균형을 맞춰야 한다. (C) 머리와 몸통의 움직임이 현재 지지기저면으로 더 이상 안정성을 조절할 수 없을 때 지지기저면을 변경하고 넘어지지 않기 위해 팔을 뻗는다.

환자는 앉은 자세와 선 자세에서 검사한다. 그림 11.8은 신경학적으로 손상되지 않은 사람이 앉아 있는 동안 몸통을 더 멀리 그리고 더 옆으로 움직일 때 보이는 움직임 패턴의 범위를 보여준다. 체중이 신체의 한쪽으로 이동함에 따라 몸통은 체중이 실리지 않은 쪽으로 휘기 시작하여 체중부하되는 쪽은 늘어나고 체중이 실리지 않은 쪽은 짧아진다(그림 11.8A). 체중이 계속해서 옆으로 이동함에 따라 안정성을 유지하려면 피험자가 몸통 질량을 지지기저면 내에 유지하기 위해 반대쪽 팔과 다리를 구부리고 벌림으로써 보상적 자세조정을 실행해야 한다(그림 11.8B). 마지막으로, 팔은 지지대를 변경하고 넘어짐을 방지하면서 표면을 향해 편다(그림 11.8C).

그림 11.9는 서 있을 때 자발적인 앞쪽 흔들림을 조절하는 데 사용되는 두 가지 유형의 움직임 전략을 보여준다. 환자 A(그림 11.9A)는 흔들기 위해 발목관절 전략을 사용하는 반면, 환자 B(그림 11.9B)는 COM의 앞쪽 움직임을 최소화하기 위해 엉덩관절 전략을 사용한다.

조정된 움직임 전략의 존재는 외부교란으로부터 회복하는 동안에도 검사될 수 있다. 그림 11.10은 엉덩관절의 외부 전위에 대한 반응으로 안정성을 회복하는 데 사용되는 움직임 패턴을 평가하는 한 가지 접근법을 보여준다(Carr & Shephard, 1998; Shumway-Cook & Horak, 1992). 치료사는 환자의 엉덩이를 잡고 엉덩이를 여러 방향(앞, 뒤, 옆, 대각선으로)으로 이동시킨다. 시상면의 교란에 반응하여 안정성을 회복하는 전략을 그림 11.10A와 B에 나타내고 있으며, 제자리 전략(발목관절 또는 엉덩관절 전략)이 작은 전위로부터 안정성을 회복하는 데에 사용되는 반면에 제자리 전략으로는 충분하지 않을 때 안정성을 회복하기 위해 한 걸음 내딛기(그림 11.10C)가 사용될 것이다.

반응성 균형을 검사하기 위한 대안적 접근법은 균형평가시스템 검사(BESTest)에 설명되어있고 모든 사례연구 비디오의 자세조절 분절에 나와 있다. 제자리 전략을 유도하기 위해 작은 양의 압력을 각 어깨에 가한 뒤 예기치 않게 해제한다(Horak et al., 2009; Jacobs et al., 2006). 환자에게 검사관의 손에 몸을 기대라고 하면 COM을 안정성 한계에 이르게 하고, 그런 다음 해제는 발디딤 반응(stepping response)을 유도하는 데 사용된다(Horak et al., 2009; Jacobs et al., 2006). BESTest는 모든 방향에서 크고 작은 교란으로부터 회복하는 능력을 검사한다. 안정성 한계와 관련된 지각, 균형을 회복할 수 있는 지각된 능력, 넘어짐에 대한 두려움뿐만 아니라 불안정한 자극의 진폭과 속도를 포함하여 많은 요인들이 운동 전략이 변경되는 방법과 시기를 결정한다는 점을 기억하시오. 앞에서 설명한 것처럼 SP&R-co는 앉아있는 뇌성마비 아동의 반응성 몸통조절을

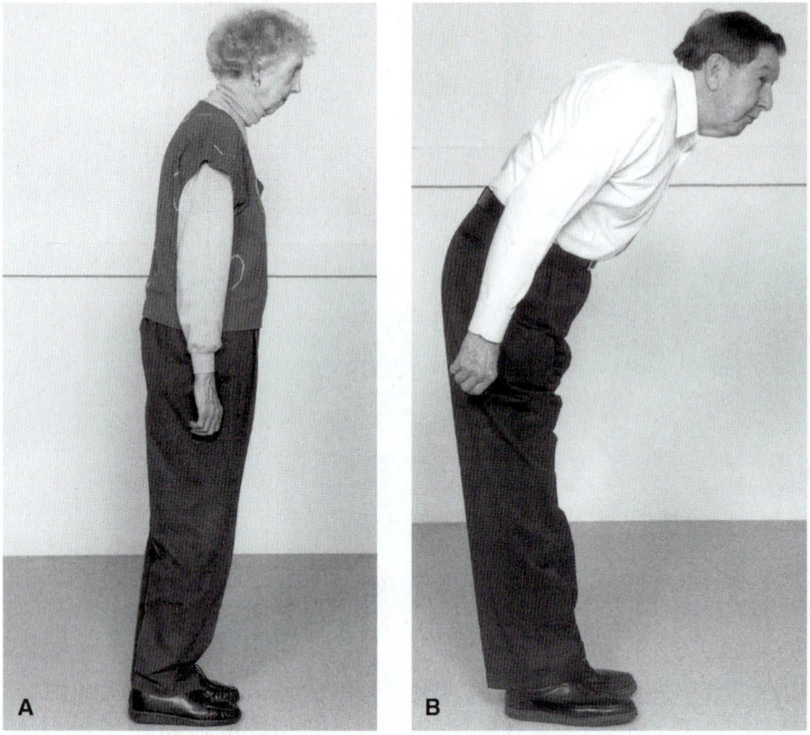

그림 11.9 선자세에서의 자발적 흔들림은 기능적 안정성 한계와 안정성 조절에 사용되는 이동 전략을 검사하는 데 사용되는 임상 전략이다. 표시된 것은 선자세에서의 자발적인 흔들림을 조절하기 위해 사용되는 두 가지 유형의 움직임 전략이다: COM(및 더 큰 안정성 한계)의 더 큰 움직임과 관련된 발목관절 전략(**A**)과 제한된 기능적 안정성 한계와 관련된 엉덩관절 전략(**B**).

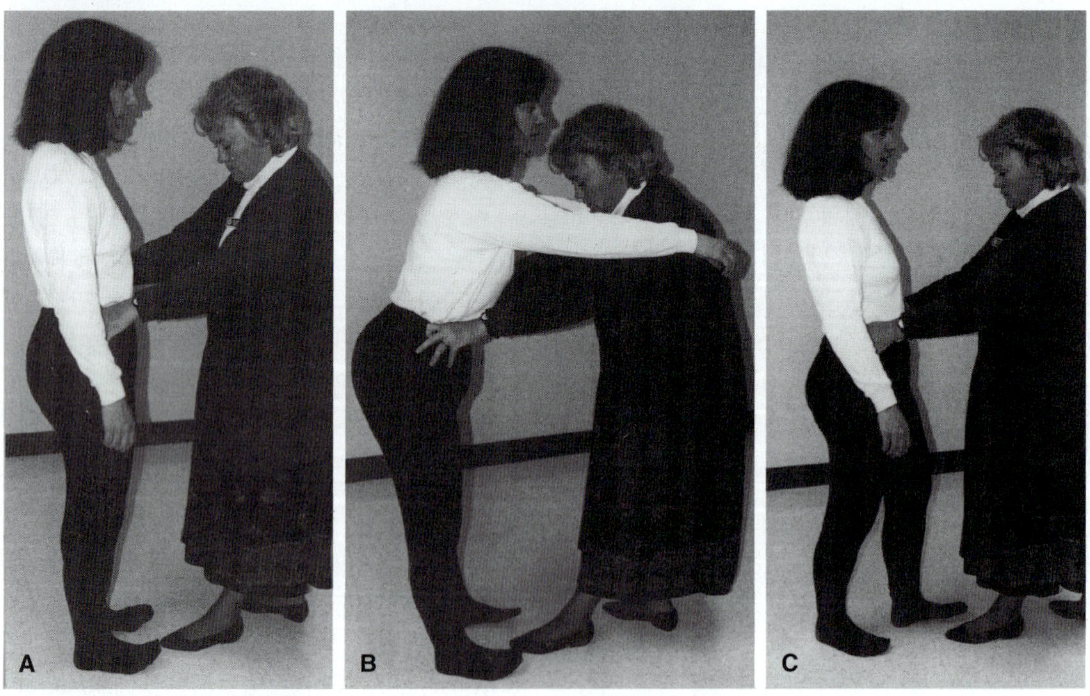

그림 11.10 균형에 대한 외부교란으로부터 회복하는 데에 사용되는 운동전략. (**A**) 발목관절 전략은 엉덩관절에서 약간의 전위로부터 회복하는 데에 사용된다. (**B**) 보다 큰 전위에 의하여 엉덩관절 전략이 나타난다. (**C**) 제자리 전략에서는 존재하는 지지기저면과 관계로부터 질량중심(COM)의 조절이 안될 때, 지지기저면을 변화시키고 넘어짐을 방지하기 위해 한 발 내딛기를 한다.

검사하기 위해 ***유지-해제 기법***(hold-and-release technique)을 적용한다. ***유지*** 단계는 아이가 작용근에서 방향에 따른 수축을 유도하는 능력이 있는지 여부를 검사하는 반면, ***"해제"*** 단계는 대항근이 "제자리" 전략 또는 "지지변경" 전략(예: 지지를 위해 손을 뻗음)으로 앉기 실패를 방지하기 위해 효율적으로 반응할 수 있는지를 검사한다.

잠재적으로 불안정한 운동을 예측하여 불안정성을 최소화하는 데에 사용되는 움직임 전략은 환자에게 가급적 빠르게 무거운 물선을 들어 올리도록 요구하거나(그림 11.11), 발판 위에 한쪽 발을 올려놓게 하여 평가할 수 있다. 이러한 두 과제는 모두 안정성 유지를 위해 수의적 움직임(들기 과제에서 팔의 움직임 또는 내딛기 과제에서 다리의 움직임) 이전에 COM의 미묘한 이동이 필요하다. 예측성 조질이 지연되거나 나타나지 않는 것은 과제수행 중 안정성의 감소와 관련이 있으며 경우에 따라 과제가 더 천천히 수행될 수 있다. 마지막으로, 변화하는 과제 요구에 반응하여 안정성을 유지하기 위해 수행된 움직임을 관찰하면 자세조절에 이용 가능한 조정된 움직임 전략의 범위를 통찰할 수 있다. 한 발 서기(그림 11.12A) 또는 직렬서기 롬베르크(발뒤꿈치와 발끝을 붙인) 자세(tandem Romberg [heel/toe] position)(그림 11.12B)와 같이 일반적으로 사용되는 균형과제는 지지기저면을 줄이고 이마면의 안정성에 대한 요구를 증가시킨다. 이러한 균형과제는 안정성을 유지하고 넘어짐을 방지하기 위해 엉덩관절 전략 또는 내딛기 전략을 흔히 사용하는 결과를 낳는다.

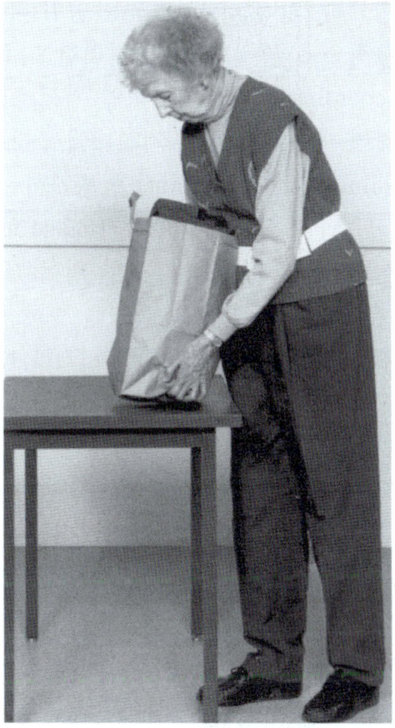

그림 11.11 예측성 자세조절은 환자가 식료품이 든 무거운 가방을 드는 것과 같은 잠재적으로 불안정한 과제를 수행하도록 하여 검사할 수 있다.

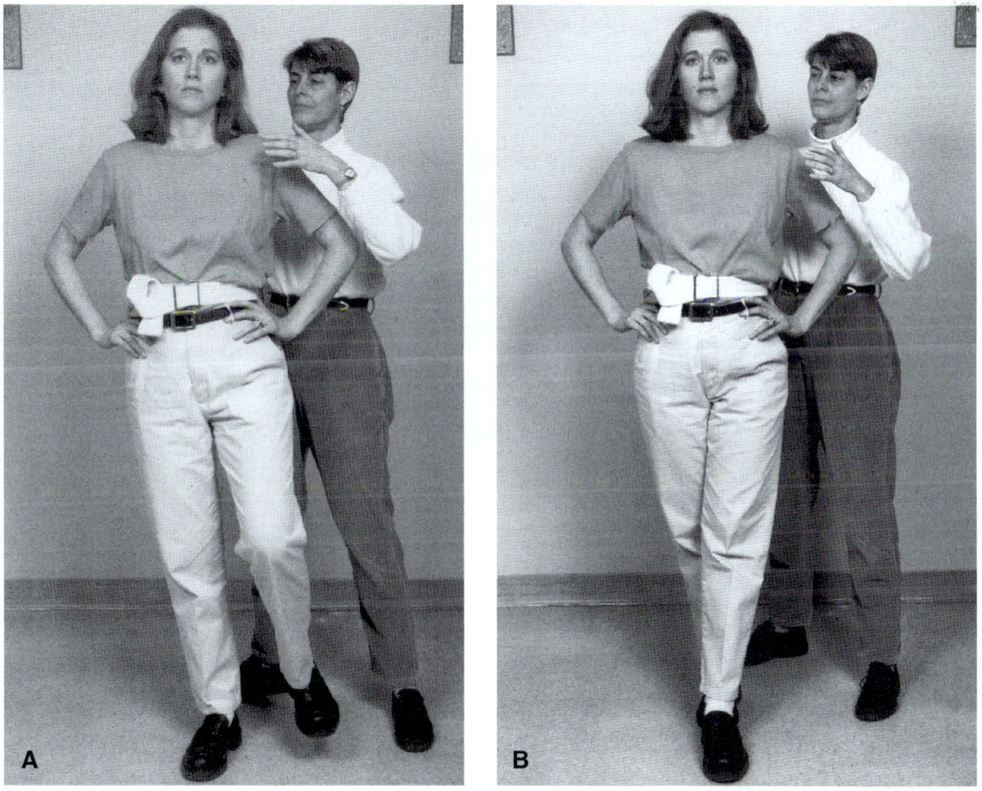

그림 11.12 한쪽다리 서기(**A**) 또는 양발을 일렬로 서는 롬베르크 자세(**B**)를 통해 지지기저면을 변경하기 위한 움직임 전략의 적용.

연구에 따르면, 안정성이 회복되는 동안 다리와 몸통의 근육이 상승적으로 활성화되며, 이러한 다관절 협조성(multijoint coordination)은 정상적인 자세조절의 특징이다. 자세조절에 사용되는 운동 전략 내에서 다관절 협조성 장애(multijoint dyscoordination)을 평가하는 가장 일반적인 임상 접근법은 살짝 밀기 검사(nudge test)(Tinetti, 1986) 또는 BESTest의 반응성 균형 항목(Horak et al., 2009)과 같은 검사 중 관찰 및 설명을 통해 이루어진다. 임상의는 뒤쪽으로 약간의 교란 후(그림 11.13A)에 환자가 서기균형을 회복하는 동안 과도한 무릎관절의 굽힘이나 과도한 몸통 굽힘 또는 돌림이 나타나는 것을 주목할 수 있다. 뒤쪽으로의 외부교란에 반응하여 발가락이 올라갈 때 왼쪽 및 오른쪽 대칭성을 검사함으로써 왼쪽 및 오른쪽 양쪽에서 나타나는 근육반응 개시의 차이를 확인할 수 있다(그림 11.13B와 C). 그러나, 불안정에 반응하여 협조근육의 특정 타이밍이나 진폭 오류 즉 협조성 장애의 근본적인 특성을 결정하기 위해서는 대부분의 경우 근전도 검사와 같은 기술적 검사를 사용해야 한다(Shumway-Cook & McCollum, 1990).

감각전략 *Sensory Strategies*

안정성은 폭넓은 다양한 환경(밝은 곳, 어두운 곳, 움직이는 시각적 단서가 있는 곳 및 다른 지리적 및 물리적 특징이 있는 표면 위와 같은 환경)에서 유지되어야 하고 자세조절에 감각정보가 사용되는 방법의 변화가 필요하다. 자세조절의 평가에서 중요한 부분은 감각조건의 변화에 반응하여 감각정보를 조직화하고 선택하는 사람의 능력을 검사하는 것이다. 어떤 감각단서가 유용하지 않을 때에 나타나는 불안정성은 불안정을 초래할 가능성이 있는 환경조건에 대한 통찰을 제공할 수 있다.

균형감각 상호작용에 대한 임상검사(Clinical Test For Sensory Interaction In Balance [CTSIB]). Shumway-Cook과 Horak은 선 자세에서의 자세조절에서 감각조직화 요소를 평가 방법을 제안하였다(Horak, 1987; Shumway-Cook & Horak, 1986). CTSIB에서는 수정된 일본랜턴(Japanese lantern)과 중등도 밀도의 24인치×24인치의 가변 폼(temper foam)을 사용한다. 큰 일본랜턴의 뒷부분을 잘라내고 거기에 머리밴드가 붙여져 있다. 랜턴 안에 세로줄 무늬가 있고 랜턴의 위와 아래는 흰 종이로 덮여 있다(그림 11.14).

CTSIB는 Nachner(1982)에 의해 개발된 개념에 기반하고 있으며 6개의 다른 감각조건 하에서 대상자에게 30초간 서기 균형을 유지시키는 것이다. 이들의 6개 조건은

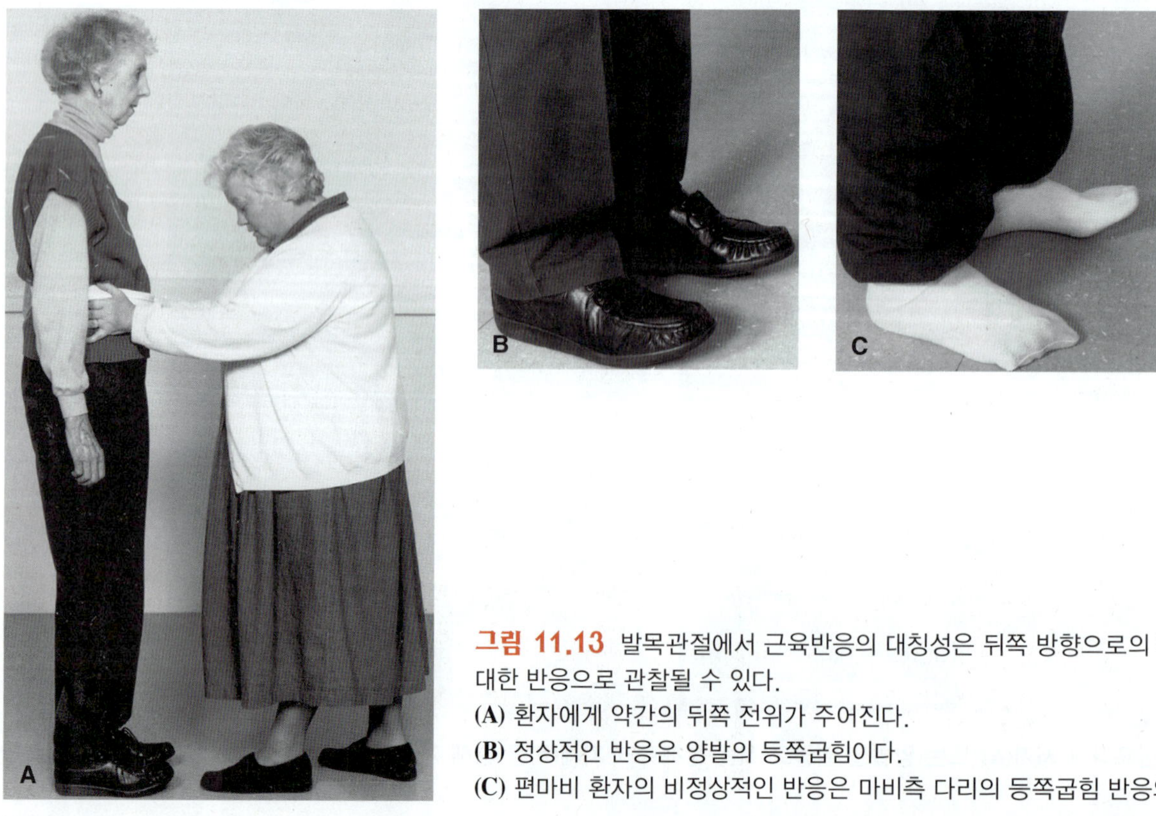

그림 11.13 발목관절에서 근육반응의 대칭성은 뒤쪽 방향으로의 전위에 대한 반응으로 관찰될 수 있다.
(A) 환자에게 약간의 뒤쪽 전위가 주어진다.
(B) 정상적인 반응은 양발의 등쪽굽힘이다.
(C) 편마비 환자의 비정상적인 반응은 마비측 다리의 등쪽굽힘 반응의 소실이다.

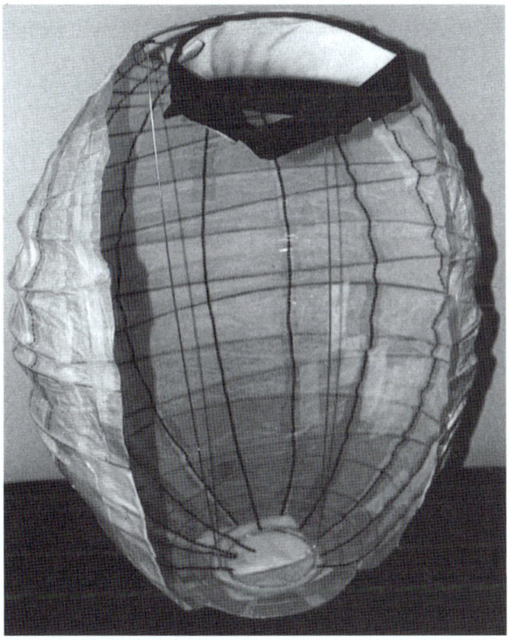

그림 11.14 수정된 일본 랜턴은 자세 정위에 대한 시각적 입력의 정확도를 변경하는 데 사용된다.

입력을 배제하거나, 부정확한 시각 및 표면 정위 입력을 발생하게 하는 것으로 그림 11.15에는 이들 6개 조건이 제시되어 있다. 환자는 양 발을 한데 모으고 양 손은 엉덩관절에 놓은 상태에서 검사된다. 만약 두발을 모으고 서는 것이 불가능하면 환자에게 정상적인 지지기저면에서 있는 것이 허용되는 데, 이는 평가에 명시되어 있다. 기준선 기준으로 조건 1을 사용하여 치료사는 후속 5개 조건에 걸쳐 흔들리는 양과 방향의 변화에 대해 환자를 관찰한다. 환자가 30초 동안 서 있을 수 없으면 두 번째 시도가 시작된다(Horak et al., 1992b).

신경학적 손상이 없는 젊은 성인들은 최소한의 신체 흔들림을 보이면서 6개 모든 조건에서 30초간 균형을 유지할 수 있다. 컴퓨터화된 감각조직화 검사와 마찬가지로, 정상 성인들은 조건 1보다 조건 5와 6에서는 평균 40% 더 많이 흔들린다(Horak et al., 1992b). 돔 조건을 제거하고, 단단한 표면에서 눈을 뜨고 감는 조건 및 폼 표면에서 눈을

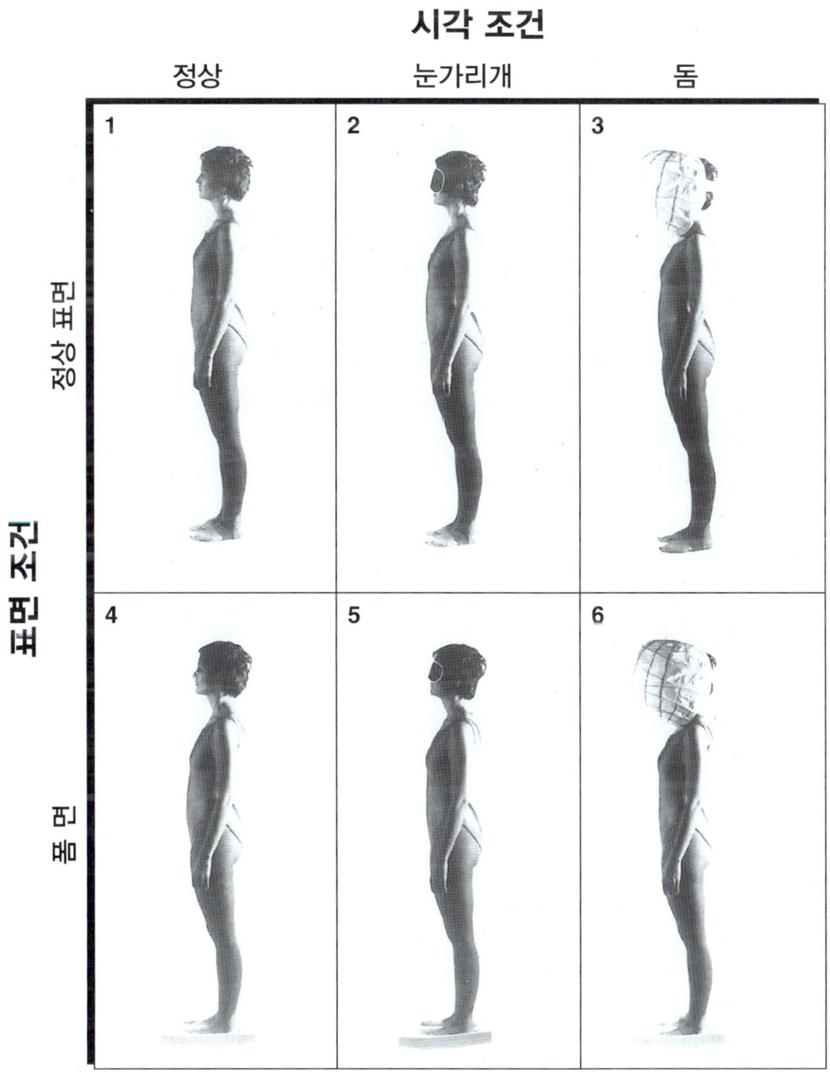

그림 11.15 변화된 감각 상황에서 자세 방향을 검사하는 데 사용되는 6가지 감각 조건. 이 접근 방식은 정위를 유지하기 위해 감각이 사용되는 방식을 조정하는 능력을 검사한다.
(출처: Shumway-Cook A, Horak F. Assessing the influence of sensory interaction on balance. Phys Ther. 1986;66:1549, with permission of the American Physical Therapy Association. This material is copyrighted, and any further reproduction or distribution requires written permission from APTA.)

뜨고 감는 조건의 4개 조건을 유지하는 CTSIB의 수정된 버전이 제안되었다(Allison, 1995; Whitney & Wrisley, 2004). 돔 조건을 제거하기 위해 주어진 한 가지 이유는 환경에서 시각적 움직임에 민감한(증가된 흔들림으로 입증된) 환자를 식별하는 데 민감도가 부족했기 때문이다.

이동 플랫폼 또는 CTSIB를 사용한 다수의 연구(Cohen et al., 1993; DeFabio & Badke, 1990; Horak et al., 1992b; Peterka & Black, 1990 - 1991) 결과에서 다음과 같은 채점 기준을 제시한다. 조건에 관계없이 한 번의 넘어짐(즉, 안정을 회복하기 위해 치료사의 도움이 필요함)은 비정상으로 간주되지 않는다. 그러나 두 번 이상 넘어지는 것은 자세조절을 위해 감각정보를 적응시키는 데 어려움이 있음을 나타낸다.

결과 해석을 위해 제안된 모델은 그림 11.16에 요약되어 있다. 조건 2, 3, 6에서 흔들림의 양이 증가하거나 균형을 잃는 환자는 시각적으로 의존적인 것으로 생각된다. 즉, 자세조절을 위한 시력에 크게 의존한다. 조건 4, 5 및 6에서 문제가 있는 환자는 지지면에 의존적이라고 생각되는 데, 즉 자세조절을 위하여 일차적으로 지지면과 접촉된 발로부터의 몸감각정보에 의존적이다(Shumway Cook & Horak, 1990). 조건 5와 6에서 더 많이 흔들리거나 넘어지는 환자는 안뜰 손상 패턴을 보여 유용한 시각 및 몸감각 단서가 없는 경우, 자세조절을 위해 안뜰 입력을 선택할 수 없음을 시사한다. 마지막으로 조건 3, 4, 5 및 6에서 균형을 잃은 환자는 감각 선택에 문제가 있다고 한다. 이것은 자세조절을 위한 감각정보에 효과적으로 적응하지 못하는 무능으로 정의된다(Shumway Cook & Horak, 1992).

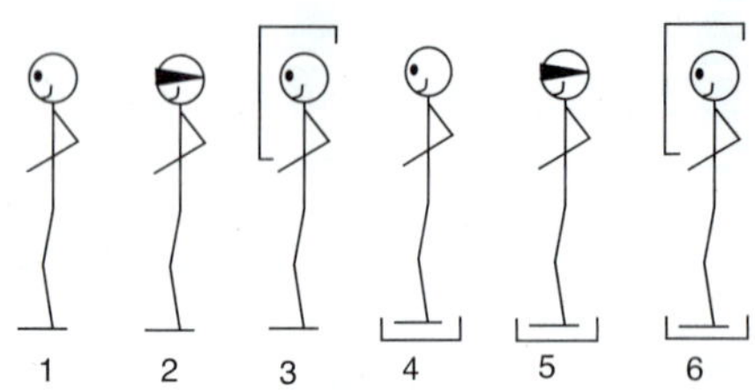

Patterns	1	2	3	4	5	6
		A				
시각 의존성	N	N/A	A	N	N/A	A
지면 의존성	N	N	N	A	A	A
안뜰기능 상실	N	N	N	N	A	A
감각 선택	N	N	A	A		A

N = 정상한계 내의 신체동요
A = 비정상적인 신체동요

그림 11.16 동적 체위기록 검사(dynamic posturography testing)를 통해 얻은 정보를 기반으로 CTSIB 검사를 해석하기 위해 제안된 모델.

순응성 표면에서 증가된 흔들림을 나타내는 결과를 해석할 때 다음의 주의사항을 기억하는 것이 중요하다. 우리는 폼 표면에 서 있는 것의 주요 효과가 자세 정위에 대한 들어오는 몸감각정보의 유효성을 변경하는 것과 관련이 있다고 가정하지만, 추가적인 요인은 이 조건에서의 수행에 영향을 미칠 수 있다. 폼 위에 서면 표면에 대한 힘 생성의 역학이 변화하며, 이는 이 조건에서 수행에 영향을 미치는 중요한 요인이 될 수 있다. 건강한 성인을 대상으로 한 연구에서 힘판에 배치된 세 가지 다른 유형의 폼 블록을 사용하여 눈을 뜨고 눈을 감은 상태에서 앞뒤쪽 및 옆쪽 방향의 토크 변화량을 평가한 결과, 저자들은 조건 간에 유의한 차이가 있음을 발견했다(Patel et al., 2008). 따라서 임상의는 폼의 특성이 기록된 신체 움직임에 영향을 미칠 수 있으므로 폼 조건을 사용 시 결과를 해석할 때 주의해야 한다.

6개 항목으로 구성된 CTSIB 검사는 지역사회 거주 고령자와 젊은 성인에서 양호한 검사-재검사 신뢰도를 보이는 것으로 나타났다(Cohen et al., 1993). CTSIB 검사는 안뜰 기능부전 환자(Allison, 1995; Cohen et al., 1993; Weber & Cass, 1993)의 시간 경과에 따른 변화를 평가하고 추적 관찰할 수 있는 유효한 방법이고, 고령자(Anacker & DeFabio, 1992) 및 뇌졸중후 환자(DeFabio & Badke, 1990)의 넘어질 위험을 결정하는 데 사용된다. Richardson과 동료들(1992)은 직렬서기 자세를 포함한 CTSIB가 미취학 아동(4~5세)의 연령 및 성별 관련 차이를 구별할 수 있음을 보여주었다. CTSIB의 소아 버전(Crowe et al., 1990; Gagnon et al., 2006; Richardson et al., 1992)과 수정된 CTSIB (Geldhof et al., 2006)는 정상발달 아동과 외상성 뇌손상 아동의 자세조절에서 감각조직화 요소를 검사하는 데에 사용되었다(Gagnon et al., 2004).

경사 검사(Incline Test). Horak과 동료들(2009)은 그들의 BESTest에서 자세조절을 위하여 사용할 수 있는 시각 및 몸감각이 없는 경우에 균형을 유지하는 능력을 검사하는 또 다른 접근법을 제안하였다. 이 검사에서 정위와 흔들림은 10도 각도의 경사판과 비교해서 단단한 표면에서 서 있는 동안 눈을 감고 측정한다(그림 11.17A 및 B). 이 검사는 건강한 대상자들이 두 조건에서 몸통과 다리가 중력-수직선에 가까운 위치로 정렬되어 서 있음을 입증한 Kluzik 등(2005; 2007)의 연구에 기반한 것이다. 그러나, 안뜰 소실 환자들은 눈을 감고 경사면에 서 있는 동안 균형을 유지하고 수직으로 정위하는 데 있어서 어려움이 있다(Horak et al., 2009).

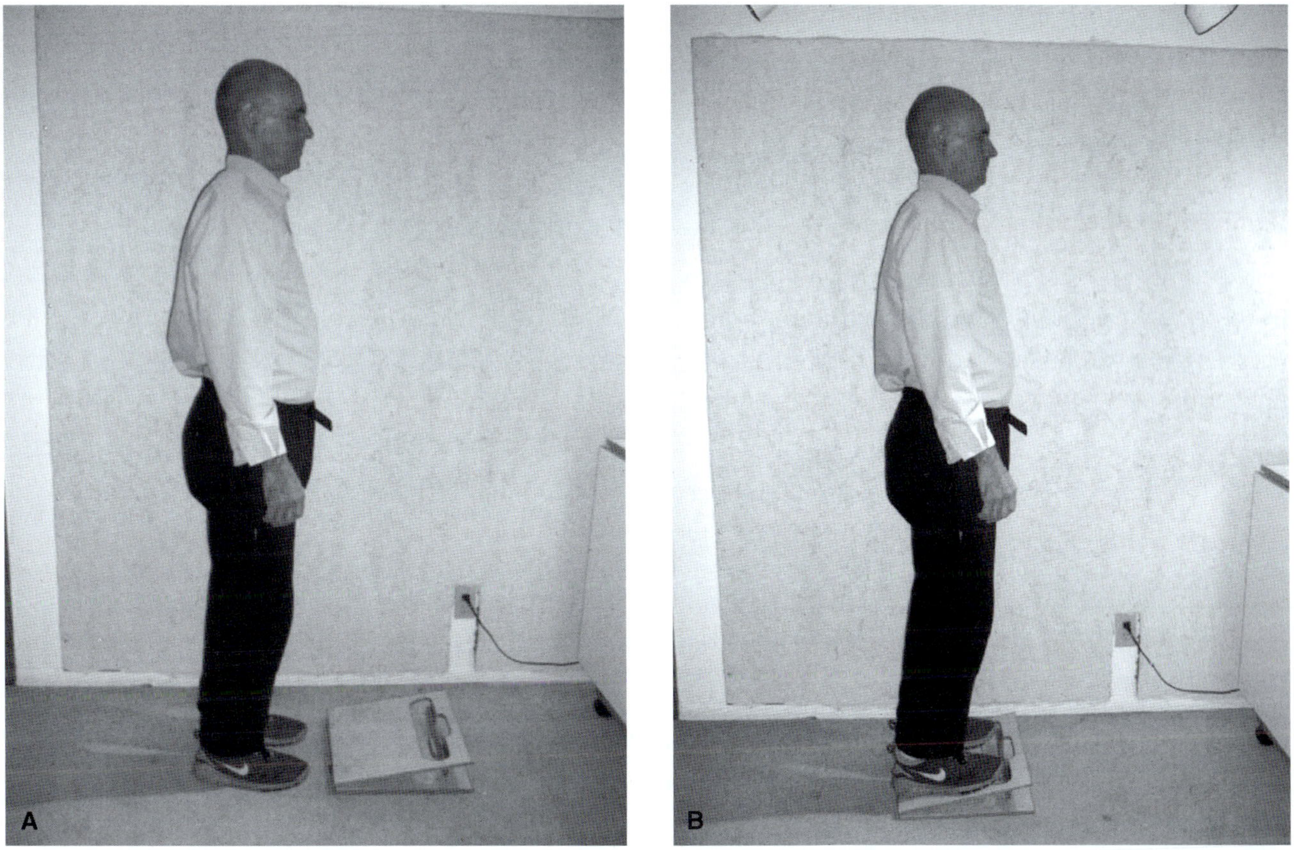

그림 11.17 경사 검사. 경사 검사는 균형평가시스템 검사(BEST)의 일부이며 유용한 시각적 단서(눈을 감음)와 표면 입력(경사면에 서 있음)이 없는 경우 수직으로 방향을 잡기 위해 안뜰 입력을 사용하여 균형을 유지하는 개인의 능력을 검사한다. 환자는 단단한 평면(**A**)에 서서 눈을 감은 상태에서 검사를 하고(**A**), 10도 각도의 경사판위에서 눈을 감고 선사세에서 검사한다(**B**).

인지전략 *Cognitive Strategies*

고령자들과 신경학적 장애가 있는 사람들에게 이차적 인지 또는 운동 과제를 수행하는 것이 균형을 유지하는 능력에 해로운 영향을 미칠 수 있다는 것을 보여주는 상당한 연구 증거가 있다. 이중과제는 자동적인 움직임을 더욱 주의 깊게 요구한다. 이중과제에서는 두 가지 과제를 동시에 수행할 수 있는 분산된 주의 또는 주의력이 요구된다(Fritz et al., 2015). 이중과제는 이중 운동과제(즉, 두드리거나 협조성 양 손 과제를 수행하면서 단단하거나 순응성 표면에 서 있거나 다른 속도로 걷는 동안 물건 또는 유리컵을 들고 있는 경우), 이중 인지-운동 과제(역방향 계산, 정신적 계산, 단어 철자, 구두 작업 기억 과제 또는 시각적 탐색 활동) 또는 복잡한 활동(즉, 운전)을 수행할 때 균형을 손상시킬 수 있다. 운동 수행에 대한 추가적 과제의 영향은 상대적 이중-과제 비용 방정식으로 측정할 수 있다.

$$\text{이중과제 비용 (DTC)} = \frac{(\text{이중과제 성과 운동} - \text{단일과제 성과 운동})}{\text{단일과제 성과 운동}} * 100$$

DTC = 이중과제 비용(dual-task cost),
DT = 이중과제 성과(dual-task outcome)
(이중과제를 동시 수행하는 동안),
ST = single task outcome

특히, 이중과제의 수행 중 균형 손상은 TUG 또는 BBS와 같은 검증된 임상 검사를 통해 문서화할 수 있다(Fritz et al., 2015; Ghai et al., 2017; Leon et al., 2017; Matthews et al., 2006; Tazali et al., 2017; Rabagliettiet al., 2019; Sertel et al., 2017). 그러나, 균형조절에 대한 이차적 과제의 효과를 조사하는 유일한 표준화된 검사는 걷기의 맥락에서 수행되었으므로 15장에 제시되어 있다. 그러나 단일과제 및 이중과제 조건에서 앉아 있는 상태 및 서 있는 상태의 균형을 조사하면 자세조절의 중요한 측면에 대한 통찰력을 줄 수 있다. 이에 대한 주요 한계는 임상의가 균형을 유지하는 동안 인지 전략을 평가할 때 지침을 제공할 표준화된 프로토콜과 규범 데이터가 부족하다는 점이다.

근본적인 손상의 검사
Examination of Underlying Impairments

과제지향적 접근법의 마지막 단계는 자세조절에 기여하는 감각, 운동(신경계와 근육뼈대계) 및 인지의 하위 시스템을 검토하는 것이다. 이 부분의 검사에서 자세조절에 가장 직접적인 영향을 미칠 손상을 검사하는 것에 중점을 둔다. 따라서 근력검사는 앞정강근과 장딴지근 또는 가자미근과 같은 발목관절 근육에 특히 주의를 기울이면서 다리 근육의 근력 검사에 중점을 둔다. 왜냐하면 발목관절 전략에서 직립 자세를 조절하는 데 있어서 이러한 근육의 역할 때문이다. 같은 이유로 발목관절의 운동범위를 검사하는 것도 중요한 것으로 간주된다. 유사한 사고방식에서, 잠재적인 척추 또는 가슴 기형뿐만 아니라 배, 척추주위 및 목 근육의 근육–힘 생성의 평가는 앉은 상태의 자세조절 검사에서 매우 중요하다.

시각 및 발과 발목관절의 몸감각과 같이 자세조절에 있어 중요한 감각입력의 온전성을 이해하는 것도 손상수준에서 검사의 중요한 부분이다. 손상의 검사방법에 관한 설명은 5장을 참조하시오. 치료로 넘어가기 전에 독자는 그림 11.18을 검토하고 검사에 과제지향적 접근법을 적용하여 실습 활동 11.2를 완료할 것을 권장한다.

53세 여성인 Genise T는 오른쪽 약화로 병원에 입원했다. MRI에 의해 바깥쪽 피막(capsule)의 확장되고 왼쪽 안쪽 피막이 침범된 허혈성 뇌졸중이 발견되었다. 그녀는 현재 뇌졸중으로 1개월이다.

의뢰 이유: 그녀의 뇌졸중과 관련된 지속적인 손상 및 기능적 제한에 대한 외래 치료

의학적 병력: 그녀는 제2형 당뇨병, 고혈압 및 고지혈증의 병력이 있어 약을 복용하고 있다.
그녀는 4일간의 급성기 치료 후 그녀는 2주 동안 재활 치료를 받고 집으로 퇴원했다.

사회 및 직장 경력: Genise는 남편과 단칸방에서 살고 있다. 그녀는 뇌졸중 이전에 모든 일상생활과 도구적 일상생활에서 독립적이었다. 뇌졸중 이전에 그녀는 교회에서 예배 지도자로 일하면서 작곡과 연주를 했다.

검사

I. 자기보고식 참여 및 넘어짐/균형 이력

Genise는 일차적으로 그녀의 집과 지역사회에서 이동을 위하여 휠체어에 의존한다. 그녀는 지팡이와 뒤쪽 정지 발목–발 보조기(posterior stop AFO)로 그녀의 집에서 보행을 하는 것으로 보고한다. 그녀는 자조활동(몸치장, 옷입기, 용변보기 등)에서 독립적이나, 모든 도구적 일상생활에서 도움이 필요하다. 그녀의 주된 사회적 지원은 남편이지만, 그녀의 어머니와 여동생은 근처에 살고 필요에 따라 도움을 줄 수 있다.

II. 신체구조 및 기능 손상

A. 운동시스템 손상

1. **수의적, 분리된 움직임:** 오른팔을 움직이도록 요청받았을 때, 그녀는 팔꿉과 어깨에서 부분적인 굽힘을 굽힘 공동작용(flexor synergy) 내에서 수행한다. 중력의 효과를 최소화하기 위해 팔이 지지된 상태에서 그녀는 마비측 팔에서 능동적인 폄을 하지 못한다. 그녀는 손목 또는 손가락의 능동적 폄을 못한다. 그녀는 손과 손목을 펴기 위해 노력하면, 폄근을 동원하는 대신에 굽힘근 공동작용이 동원되어 팔 굽힘이 일어난다. 그녀에게 마비측 다리를 굽히도록 요청하면 그녀는 엉덩관절과 무릎관절에서 굽히고, 굽힘근 공동작용 패턴으로 발목관절 발등굽힘근을 동원하기 시작한다. 유사하게, 그녀의 다리를 펼 때 발바닥굽힘근들이 폄근 공동작용 패턴으로 동원된다. 그녀의 발목만을 움직이도록 요청하면, 발목만 움직이라고 하면 발목 움직임을 분리할 수 없고 대신에 총 공동작용 패턴 내에서 발목관절 발등굽힘근과 발바닥굽힘근이 모두 동원된다.
2. **관절가동범위:** 그녀는 어깨와 팔꿉에서 전 관절가동범위를 가지고 있지만, 손목과 손가락 굽힘근의 단축이 발달되기 시작한다. 그녀는 오른쪽 발등굽힘근의 관절가동범위가 제한적이다.
3. **경직(Spasticity):** 위팔두갈래근을 빠른 신장을 하면, 손목 굽힘근 및 발목 발바닥굽힘근에 경직이 나타난다. 그녀의 Ashworth 점수는 3점이다.

그림 11.18 급성 뇌졸중 환자인 Genise T의 사례연구

B. 감각

Genise는 마비측 팔과 다리 모두에 가벼운 촉각, 이점식별 및 고유수용감각이 손상되고 몸쪽 소실보다 먼쪽 소실이 더 크다. 그녀는 시각적 문제는 없다.

C. 인지

그녀는 인지손상은 없다.

III. 자세조절

손상된 자세조절은 Genise의 제한된 기능적 능력에 중요한 요인으로 작용하고 있다. 그녀는 집으로 돌아온 이래로 서서 몇몇 물건을 집어 올리기 위해 몸을 기울일 때 또는 걸을 때 여러 번 넘어짐을 경험했다.

A. Berg 균형 척도. 뇌졸중 후 1개월에 Genise는 BBS에서 56점 만점에 19점을 받았다. 특정 항목에 대한 그녀의 점수는 다음과 같다.

1. 앉은 자세에서 일어서기 - 2점: 여러 번 시도 후 손을 사용하여 설수 있다
2. 서기 - 1점: 지지없이 30초간 서기위해 여러 번 시도가 필요하다
3. 지지 없이 앉기 - 4점: 2분간 안전하게 앉을 수 있다
4. 선 자세에서 앉기 - 3점: 손을 사용하여 하강을 조절한다
5. 이동하기 - 3점: 손 사용이 확실히 필요하고 안전하게 이동할 수 있다
6. 눈 감고 서기 - 3점: 감독 하에 10초간 설 수 있다
7. 두발 함께 모으고 서기 - 0점: 자세를 유지하기 위해 보조가 필요하고, 15초간 유지할 수 없다
8. 앞쪽으로 뻗기 - 1점: 앞쪽으로 뻗기가 가능하나 감독이 필요하다
9. 기대기 - 1점: 집어 올릴 수 없고 시도할 때 감독이 필요하다
10. 어깨 뒤로 돌아보기 - 1점: 돌릴 때 감독이 필요하다
11. 360° 회전하기 - 0점: 회전 할 때 보조가 필요하다
12. 작은 의자 접촉 - 0점: 넘어지지 않으려면 보조가 필요하고 시도할 수 없다
13. 한쪽 다리 서기 - 0점: 내딛기나 서기를 하는 동안 균형을 잃는다
14. 발뒤꿈치-발가락 서기 - 0점: 시도할 수 없거나 넘어짐을 방지하기 위해 보조가 필요하다

B. 자세조절의 요소

1. 앉기

정상상태 균형: 정상상태 앉기균형은 꽤 양호하다. 그녀의 체중은 약간 그녀의 왼쪽으로 전위되어 있으나 최소한 기울어짐을 보인다. 그러나 질문에 대한 반응하기 위해 그녀의 주의가 이동하면 기울기가 증가된다. 그녀는 눈 감고 독립적인 정상상태 앉기 균형을 유지할 수 없다. 눈을 감고서 수직적으로 전위하면 그녀는 대칭적인 수직 위치로 회복될 수 없고 마비측 팔로 지지를 위해 뻗기를 할 수 없고 넘어짐을 방지하기 위해 잡아줘야 한다.

반응성 균형: 그녀는 앉을 때 모든 방향으로 작은 교란으로부터 독립적으로 회복할 수 있다. 그러나, 마비측에 대한 큰 전위에 반응할 때 그녀는 마비측 팔로 지지하기 위해 뻗기를 할 수 없고 넘어짐을 방지하기 위해 잡아줘야 한다.

선행적 균형: 그녀는 앉기에서 양호한 선행적 균형을 가지고 있고 바닥으로부터 물건을 집어 올릴 때 10인치 이상 앞쪽으로 팔 뻗기를 할 수 있고 균형 소실 없이 머리와 몸통을 돌릴 수 있다.

2. 서기

정상상태 균형: 1개월에 서기를 할 때 그녀의 정상상태 균형은 유의하게 손상된다. 그녀는 몇 분간만 안정성을 유지하고 왼쪽으로 그녀의 체중을 이동하고 비대칭적으로 선다. 잡아당기면 그녀는 뒤로 균형을 잃고 넘어짐을 방지하기 위해 보조가 필요하다. 정상상태 균형은 그녀가 눈을 감을 때 변화되지 않는데 이것은 그녀가 시각에 전적으로 의지하지 않고 자세조절을 위해 몸감각 및 안뜰입력을 사용할 수 있음을 시사한다.

반응성 균형: 그녀는 제자리 전략을 사용하여 앞쪽이나 뒤쪽 방향으로 균형소실로부터 회복할 수 없고 넘어짐을 피하기 위하여 도움이 필요하다. 기대기 및 해제 검사(lean and release test)에 대한 반응으로 Genise는 비마비측 다리로 내딛기를 한다. 그녀가 비마비측 다리로 내딛기 위하여 마비측 다리에 체중부하를 할 때 무릎은 마비측 다리의 붕괴를 막기 위해 과폄으로 뒤쪽으로 펴지게 된다. 그녀는 넘어짐을 막기 위해 마비측 다리로 충분히 빨리 내디딜 수 없다.

선행적 균형: 그녀는 앞쪽 팔 뻗기를 하는 동안 균형을 유지하는 데 어려움이 있고, 과제를 수행하기 위해 도움이 필요하다. 그녀는 서 있을 때 바지 다리를 올리기 위해 몸을 구부릴 때 몇 번 넘어졌다고 보고한다.

그림 11.18 *(계속)*

실습 활동 11.2

목적: 편마비 환자의 자세조절을 검사하기 위한 과제 지향적 접근법을 적용하고, 평가정보에 기초한 자세와 균형을 개선하기 위한 목표와 관리계획을 설정한다.

절차: 그림 11-18에 있는 Genise의 사례연구를 읽는다.

연구과제: 당신이 가지고 있는 정보를 기초로 하여 다음의 질문에 답하시오.

1. 무엇이 기능적 제한인가?
2. BBS 점수에 기초하여 무엇이 현재 넘어질 위험성인가 (그림 11. 2를 보라)?
3. 정상상태 균형에 문제가 있는가? 예측성 조절의 문제인가? 반응성 조절의 문제인가? 일차적으로 앉기 또는 서기에서 이런 문제들이 있는가?
4. 균형조절을 위해 어떤 운동전략을 사용하고 있는가? 어떤 손상이 그녀의 운동조절 선택에 기여하고 있는가?
5. 그녀는 자세조절을 위해 감각정보를 얼마나 잘 조직화 할 수 있는가? 그녀의 CTSIB 검사 결과에 기초하여 당신은 그녀가 어떤 환경에서의 균형 유지가 어렵다고 생각하는가?

평가: 검사결과의 해석
Evaluation: Interpreting the Results of the Examination

1장에서 논의한 바와 같이, 개인, 과제 및 환경의 상호작용으로부터 움직임이 생겨난다. 특히 환자의 움직임을 평가할 때 임상의는 "능력(capacity)", "역량(capability)" 및 "수행(performance)"이라는 용어를 숙지해야 한다. 이 세 가지 구조는 관련이 있지만 조작적 정의는 서로 다르다. ***능력***은 표준화되고 통제된 환경에서 환자가 ***할 수 있는 것***이다. ***역량***은 일상생활(ADL) 동안 환자가 ***수행할 수 있는 것***을 말한다. 그리고 ***수행***은 일상생활활동을 하는 동안 환자가 ***실제로 하는 것***으로 설명된다(Holsbeke et al., 2009).

일단 임상의가 유효한 표준화된 자세 검사를 하는 동안 환자의 성과, 그들이 성취할 수 있는 것, 그리고 ADL 동안 환자가 진정으로 무엇을 하는지를 알게 되면, 임상의는 결과를 해석하고 문제를 식별하며, 이러한 목표를 달성하기 위한 단기적이고 장기적인 목표와 치료계획을 수립해야 한다. 적절한 치료계획을 수립하는 데 중요한 부분은 균형 개선, 기능 회복 및 참여 극대화를 위한 다양한 치료 접근법을 지원하는 근거를 고려하는 것이다.

과제지향적 균형재활
Task-Oriented Balance Rehabilitation

자세조절 문제가 있는 환자를 치료하는 데 있어서 과제지향적 접근법은 (a) 자세조절에 영향을 주는 신체구조 및 기능의 손상을 수정(또는 방지)하고 (b) 기능적 활동을 수행하는 동안 균형요구를 충족하는 능력을 개선하기 위해 치료전략을 활용한다. 기능 활동 수행 중 균형을 개선하려면 다양한 기능 과제와 관련된 안정성(정상상태, 예측성 및 반응성) 요구를 충족하고 환자에게 이러한 전략을 환경적 맥락의 변화에 적응하도록 가르치는 데 효과적인 감각, 운동 및 인지 전략의 개발을 촉진해야 한다.

과제지향적 균형재활의 궁극적인 목표는 환자의 일상생활에서 중요한 사회적 역할, 과제 및 활동에 안전하게 참여할 수 있는 향상된 능력이 반영된 참여 성과를 개선하는 것이다. 참여 개선은 일상적인 과제와 활동을 수행할 때 참여 빈도가 증가하거나 독립성과 안전성(넘어짐 및 유사한 넘어짐의 감소)이 증가함으로써 입증될 수 있다. 참여 개선은 또한 자신감 증가, 두려움 감소, 참여 수준에 대한 만족도 증가에 반영될 수 있다. 균형조절 결함을 점수화하고 넘어짐의 가능성을 예측하는 검사는 치료적 과제지향적 접근법을 적용하는 임상의에게 특별한 관심사이다. 예를 들어, 고령자인 경우 Lusardi 등(2017)은 50점 이하의 BBS 점수, TUG에서 12초 이상의 완료시간 및 5회 앉은 자세에서 일어서기 검사(5 times sit-to-stand test)에서 12초 이상일 때 잠재적인 미래에 넘어질 위험을 정확하게 예측할 수 있음을 제안했다.

다음 절에서는 균형조절을 위한 운동, 감각 및 인지 시스템을 중심으로 치료적 전략을 논의한다. 손상수준(근본적인 신체구조와 기능 중심으로 하는)에서 치료 검토를 시작한 다음, 기능적 활동을 수행하는 동안, 균형(정상상태, 반응성 및 선행적)을 개선하도록 고안된 치료에 대해 논의한다. 각 절은 다양한 유형의 치료에 대한 검토로 시작하여 이러한 치료를 뒷받침하는 근거를 고려한다. 우리는 균형재활에 대한 통합 접근방식에 대한 논의로 마무리하고 참여 측정, 특히 넘어짐에 대한 영향을 논의한다.

운동시스템 Motor System

근본적인 운동손상의 치료
Treating Underlying Motor Impairments

손상수준에서 중재의 우선순위는 기능적 과제에서 자세조절에 대한 가장 큰 영향을 미치는 손상을 줄이는 것이다. 예를 들어, Jean에 대한 우리의 사례 연구에서, 편마비측 다리에서 마비, 약화와 제한된 관절가동범위와 관련된 근본적인 손상은 앉기, 서기 및 걷기와 같은 기능적 과제들의 안정성 요구를 효과적이고 효율적으로 충족하기 위한 그녀의 능력을 제한한다. 그녀는 다리의 손상 때문에 다른 가능한 신경 운동 요소들 중에서 안정성을 유지하기 위해 비마비측 팔로 뻗기에 의존해야 한다. 그녀의 환경에서 지지가 불가능하다면 넘어짐이 발생한다. 5장에는 운동시스템의 병리학적 결과로 발생하는 근본적인 손상에 영향을 미치는 데 사용되는 치료가 요약되어 있다. 근본적인 운동 손상이 있다면(추가적인 과제훈련이 없는 경우) 목표로 하는 치료가 기능적 과제에서 균형을 개선할 수 있다는 근거는 무엇인가?

균형에 대한 근력훈련의 효과(Effect of Strength Training on Balance). 수많은 연구에서 근력 결함이 최소한 부분적으로 소아, 고령자 및 신경학적 집단에서 가역적이라는 것이 밝혀졌다. 그러나 근력 증가와 개선된 균형 간 관계를 보여주는 근거가 여전히 엇갈리고 있다.

많은 연구에서 고령자들에게 있어서 저항적 근력강화 훈련은 근력을 증가시키는 데 효과적이라는 것을 보여주었다. 그러나 몇몇 연구들에서 이것은 균형 개선과 관련이 있었지만(Chandler & Hadley, 1996; Fiatarone et al., 1990; Fiatarone et al., 1994; Hess & Woollacott, 2005; Hess et al., 2006; Wolfson et al., 1996), 다른 경우에는 그렇지 않았다(Judge et al., 1994). Orr 등(2008)은 고령자들의 균형에 미치는 영향을 조사하기 위해 무작위 대조시험의 체계적인 검토를 수행했다. 29개의 연구 중 총 14개의 연구가 포함 기준을 충족하였으며 근력 훈련을 통한 균형 개선을 보고하였다. 하지만, 그들은 또한 저항 훈련을 단독으로 고령자들의 균형조절을 개선할 만큼 충분히 강력한 중재는 아닐 수 있다고 제안한다.

고령자들을 대상으로 한 연구와 마찬가지로 신경학적 인구의 균형조절에 대한 근력 훈련 결과도 엇갈린다. DeBolt와 McCubbin(2004)은 다발성경화증 환자들에 대한 저항운동이 다리 파워의 현저한 증가를 초래했다고 보고했다. 그러나 자세-흔들림 측정(앞뒤쪽 및 안가쪽 흔들림 및 흔들림 속도) 또는 TUG 수행에는 유의한 영향이 없었다. 저자들은 저항적 근력강화 훈련이 다발성경화증 환자들에게 질병에 대한 부작용 없이 가능하고, 이러한 형태의 운동은 근력을 향상시키지만, 균형과 이동성을 향상시키지는 않는다고 결론짓는다(그들의 측정에 의해 결정된 것처럼). Ada 등(2006)은 15회의 실험 데이터를 검토하여 뇌졸중을 앓은 참가자의 근력 훈련이 경련을 증가시키지 않고 근력을 향상시키는지 여부와 균형이 구체적으로 식별되지는 않았지만 근력 증가가 기능을 향상시켰는지 여부를 결정했다. 메타분석 결과, 근력강화 중재는 근력과 기능 활동 모두에 작은 긍정적인 영향을 미쳤으며, 경직에는 거의 영향을 미치지 않았다. 그들은 근력강화 프로그램이 뇌졸중 재활의 일부가 되어야 한다고 결론지었다. 이런 연구의 결과들은 근력 향상에 대한 훈련효과를 보여주는 상당한 근거가 있지만 근력강화 훈련만으로 균형이 향상이 이루어지는 지는 불분명하게 남아있고, 개선되는 정도는 여전히 불분명하다고 제안한다. 따라서 이 책에 제시된 재활의 균형을 맞추기 위한 과제지향적 접근법은 기능적 과제 실행의 맥락 내에서 균형을 개선하기 위해 기본적인 손상의 치료와 임상 활동을 결합한다. 뇌성마비에서도 유사한 결과가 관찰되었다. 근력강화 훈련은 뇌성마비를 가진 성인(18세 이상)의 보행에 대한 이점이 있는 것으로 밝혀졌으나 활동과 참여에서 일관성 없는 긍정적 변화가 있는 것으로 확인되었다. 보행이 가능한 뇌성마비로 진단된 아동의 경우, 근력강화훈련으로 자가 선택의 보행속도는 향상되지만 전체 보행속도는 향상되지 않는 것으로 보인다. 훈련의 유형과 관련하여, 기능 및 보행은 등속성 훈련보다 등장성 훈련 후에 더 많이 개선되는 것 같다. 또한 근력강화 운동의 장점은 나이가 많은 사람들에 비해 젊은 사람들에게서 더 강조된다(Moreau et al., 2016; Ross et al., 2016).

기능적 전기 자극. 5장에서 논의한 바와 같이 기능적 전기 자극(Functional Electrical Stimulation[FES])은 흔히 동원을 개선하고 뇌졸중을 앓고 있는 사람들의 마비된 근육을 강화시키기 위해 사용된다. 다리, 특히 발등굽힘근에 대한 FES는 서기와 걷기와 같은 기능적 과제들의 수행을 향상시키기 위해 사용된다. FES를 적용하는 위치는 결과에 영향을 주는가? 대답은 예이다. 소규모 연구에서는 아급성기 뇌졸중 환자 9명에서 마비측 다리의 발등굽힘근에 적용된 FES의 효과를 비교했는데, 그들 중 5명이 선 자세에서 치료를 받았고, 4명이 바로 누운 자세에서 치료를 받았다. FES는 8주간 주당 6회, 30분 동안 최대수축 강도에서 적용되었다. FES 강도뿐만 아니라 TUG와 BBS를 포함한 결과 측정에서 매 2주마다 8주간 측정되었다. 결과는 선 자세에서 적용된 FES가 바로 누운 자세에서 적용된 경우보다 BBS와 TUG에서 수행이 더 크게 향상된 것으로 나타났다. 그래서 과제 특이적 훈련(선 자세에서 정상상태 균형의 이런 사례실습에서)과 함께 근본적인 손상(발등굽힘근의 동원)을 개선하기 위한 치료는 기능적 과제 연습이 없이 제공된 동일한 치료보다 더 효과적이었다(Kim et al., 2012b). 이 연구와 다른 연구들은 근본적인 손상에서 치료는 균형에 영향을 줄 수 있고 그 효과성은 적당한 기능적 과제훈련과 함께 결합될 때 유의하게 증가될 것으로 제안한다. 예를 들어, 뇌성마비아동들에게 신장과 능동운동훈련을 30분 수행하기 전에 발목에 로봇장치를 부착하여 기능적 과제의 과제별 연습을 선행함으로써 TUG와 소아균형척도(소아용 BBS 버전)에서 유의한 개선, 발목관절의 관절가동범위의 유의한 개선 및 발바닥굽힘근 경직 감소, 발등굽힘근 및 발바닥굽힘근 근력 증가의 유의한 개선이 발생하였다(Sukal-Moulton et al., 2014). 이러한 결과에 따라, Moll과 동료들(2017)은 ICF 체제를 참조하여 경련성 뇌성마비청년들의 발등굽힘근에게 적용된 FES에 대한 체계적인 검토를 수행했다. 그들은 개선된 발목 각도(굽힘), 근력, 선택적 운동 조절, 균형 및 보행을 보고하는 연구에 의해 신체 구조 및 기능 영역에서 FES의 이점이 있다는 근거를 발견했다. 그럼에도 불구하고, FES는 활동과 참여를 개선한다는 것을 보여주는 근거가 제한적이다.

기능적 균형훈련: 운동전략의 향상

Functional Balance Training: Improving Motor Strategies

기능적 상황에서 균형훈련은 다음을 포함한다. (a) 정상상태, 반응성 및 예측성 균형조절에 사용되는 기본적인 운동전략의 향상과 (b) 변화하는 환경조건에 기능적 과제의 적용.

정상상태 균형조절(Steady-State Balance Control). 정상상태 균형조절의 개선은 환자가 초기 위치를 개발하는 데 도움이 되는 정위와 정렬의 재훈련에 가장 중점을 둔다. 초기 위치는 (a) 과제를 위해 적합하고, (b) 그 자세를 유지하기 위한 최소 근육활동 요구와 함께 수직적 정렬과 관련되어 효과적이고, (c) 안정성을 최대화시키는 즉, 환자의 안정성 한계 안에서 중력의 수직선을 잘 위치하게

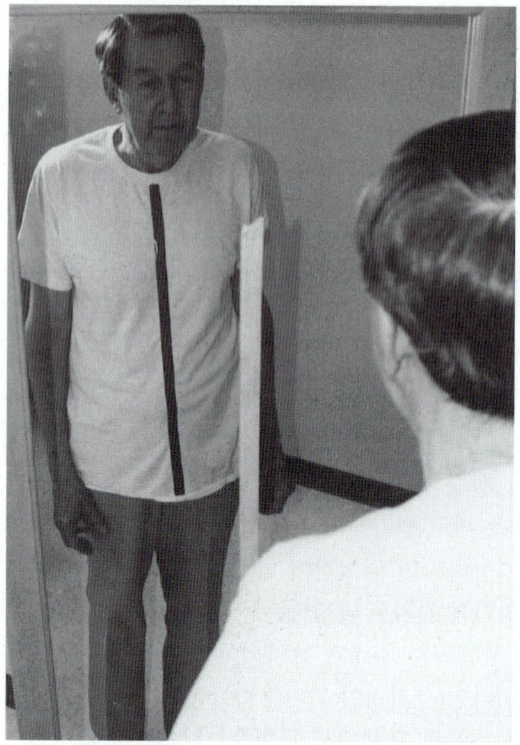

그림 11.19 정렬을 재훈련할 때 거울을 사용하여 시각적 피드백을 제공한다. 환자는 자신의 티셔츠에 있는 세로 줄무늬를 거울에 있는 세로 줄무늬와 정렬하도록 요청받는다.

하며, 이는 자세조절을 위한 움직임의 가장 큰 범위를 허용한다. 많은 과제가 대칭적 수직자세를 사용하지만, 이는 모든 환자들에게 현실적인 목표가 아닐 수 있다(Shumway-Cook & McCollum, 1990).

Cohen과 동료들(2015)은 자세정렬을 목표로 하는 치료프로그램이 균형 관련 결손에 긍정적인 영향을 미칠 수 있는지 조사했다. 그들은 과도한 근육활동을 감소시키는 데 사용되는 알렉산더 기법(Alexander Technique)이 축성 경직을 감소시키고 직립 자세정렬을 향상시키며 파킨슨병 환자들의 자세 흔들림과 움직임에 도움이 되는 지 여부를 조사했다. 저자들은 근육활동과 몸통 안정화를 향상시키기 위해 알렉산더 기법(근육활동 감소 기법)을 다른 자세 프로그램과 비교하고, 이완 조건을 가진 대조군을 비교했다. 그들은 두 자세정렬 프로그램이 대조군에 비해 직립 자세 정렬을 향상시킨다는 것을 보여주었다. 그러나 단, 근육활동을 감소시키기 위한 자세 지침에 기초한 프로그램(알렉산더 기법)만이 자세 흔들림과 축 근육긴장을 감소시키고 결과적으로 단계 시작 중 부드러운 COP 궤적인 이동성을 향상시켰다(Cohen et al., 2015).

수많은 접근법들은 환자들이 대칭적인 수직자세를 터

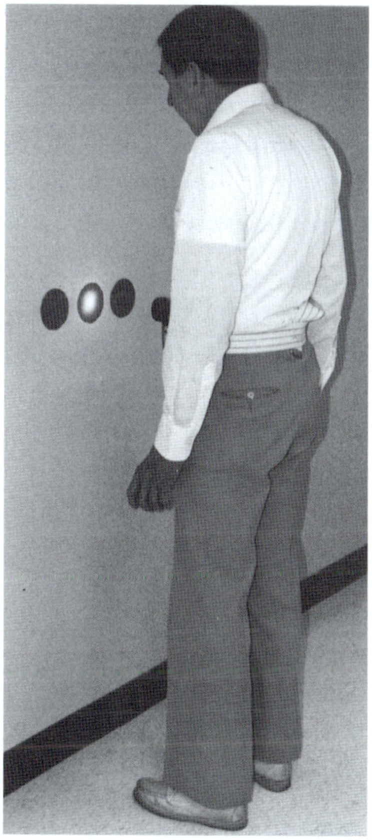

그림 11.20 손전등을 벽의 표적과 함께 지속적인 시각적 피드백으로 사용하여 환자가 COM 움직임을 조절하는 방법을 배울 수 있도록 한다.

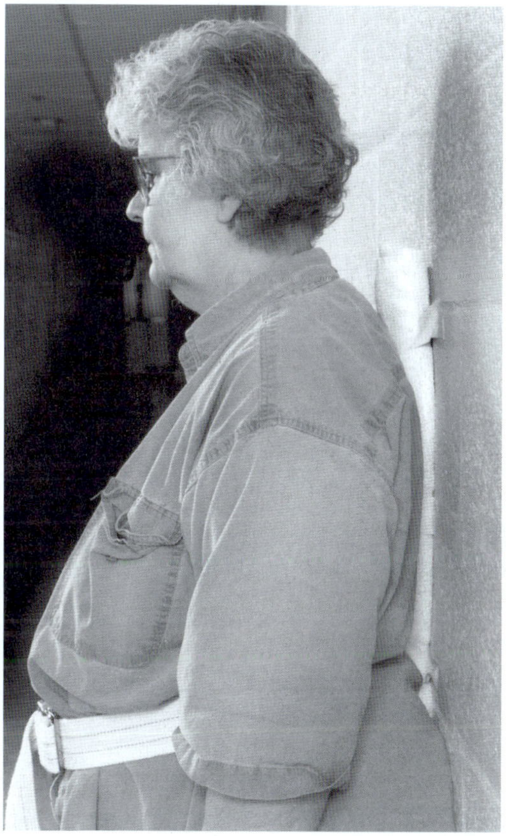

그림 11.21 환자를 벽에 수직으로 놓인 작은 롤에 기대게 하여 수직 자세의 재훈련 시 수직성에 대한 몸감각 강화

득하도록 도와주는 데 사용될 수 있다. 일반적으로 구두와 맨손 단서가 임상의가 환자가 적절한 수직자세를 발견하고 유지하도록 도움으로써 사용된다. 환자들이 시각적 단서가 없을 때에 수직자세를 유지하기 위한 학습을 위해 눈을 뜨고 감은 채로 연습한다. 환자들에게 공간에서 자세에 대한 시각적 피드백을 제공하는 데 또한 거울이 사용될 수 있다. 한자에게 중간 부분을 지나는 수직의 줄무늬가 들어간 백색의 티셔츠를 입히고 티셔츠의 세로 줄무늬와 기울에 붙인 수직의 줄무늬와 일치시키도록 지시하면 거울의 효과를 높일 수 있다(그림 11.19). 물건에 팔 뻗기와 같은 동작에서는 몸을 수직선에서부터 멀리 움직이고 그 다음에 수직자세로 돌아가도록 요구된다. 2장에서 결과 지식(Knowledge of Result, KR)의 빈도에 관한 운동학습의 연구 결과에 의하면, 중간선 정렬에 관한 간헐적인 시각적 피드백이 매 시도마다 주어지는 것보다 학습이 더 잘될 것이다. 예를 들어, 치료사는 거울을 돌리거나 가려서 시각적 피드백이 없는 상태에서 환자에게 과제를 반복하도록 요청할 수 있다.

그림 11.20에 보이는 바와 같이, 수직정렬의 재훈련을 시행하는 또 하나의 접근법은 벽의 표적과 일치시키도록 한자이 몸에 부착된 손전등을 사용한다(Shumway-Cook & Horak, 1992). 이 과제에서는 환자에게 표적과 일직선으로 조명을 맞추도록 요청한다. 그리고 또한 과제를 수행하는 동안에 조명을 켜고 끌 수 있으므로 시각적 피드백이 간헐적으로 발생한다.

수직자세 재훈련에 대한 또 다른 접근법은 환자가 벽에 등을 기대고 서도록 하는 것을 포함하며, 이는 공간에서 환자의 위치에 대한 향상된 몸감각 피드백을 제공한다. 이 피드백은 야드 자나 작은 롤을 벽에 수직으로 놓고(그림 11.21) 환자가 기대도록 하면 더욱 증가할 수 있다. 환자가 벽에서 몸을 젖혀 KR을 얻기 위해 가끔 뒤로 젖혀지는 것을 통해, 일부 감각피드백이 간헐적으로 이루어질 수 있다.

운동역학적 피드백 또는 힘 피드백 장치는 환자에게 자세정렬 및 체중부하의 상태에 관한 정보를 제공하는 데에 흔히 이용된다(Herman, 1973; Shumway-Cook et al., 1988A). 운동역학적 피드백은 욕실용 체중계와 같은 간단한 장치

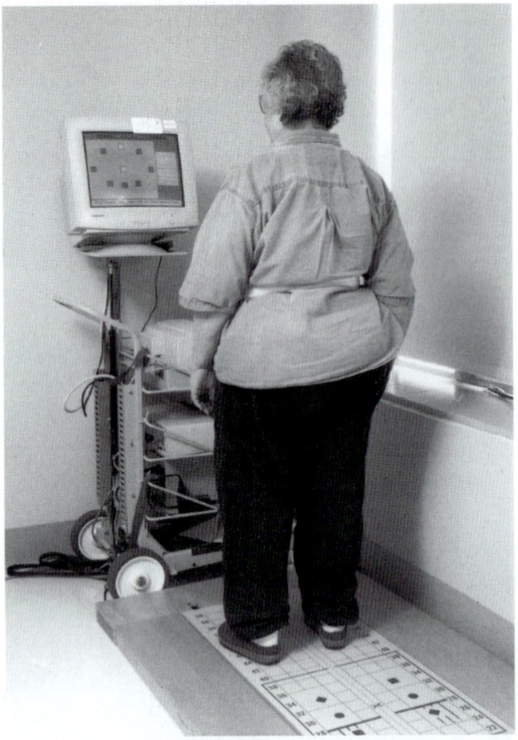

그림 11.22 정렬 및 체중부하 상태에 대한 시각적 피드백을 제공하기 위한 힘판 바이오 피드백 시스템 사용

로 제공될 수 있다. 또는 운동역학적 피드백은 다리-부하 모니터(load-limb monitor)(Herman, 1973), 피드백 지팡이(Baker et al., 1979), 또는 그림 11.22에 보이는 것과 같은 힘판 바이오피드백 시스템(force-plate biofeedback system)으로 제공될 수 있다.

연구근거(Research evidence). 힘판 바이오피드백 방법이 환자가 대칭적인 자세정렬을 재확립하는 데에 도움이 된다는 것에 대해서 우리는 어떠한 근거를 갖고 있는가? Shumway-Cook과 동료들(1998)은 편마비환자가 선 자세에서 대칭적인 체중부하를 재획득하는 데에 있어서 자세흔들림 바이오피드백의 효과와 일반적으로 시행되는 물리치료 관리를 비교하였다. 뇌혈관장애(CVA) 후 6개월 경과한 16명의 환자가 피드백 집단이나 일반적인 관리 집단에 무선 배치되었다. 치료에 앞서서 전체 환자가 비마비측 다리에 전체 체중의 약 70%를 부하하고 있었다. 피드백 집단은 2주간 하루에 두 번 선 자세에서 15분 동안 힘판 시각적 바이오피드백을 받았다. 일반관리 집단은 균형 재훈련을 같은 시간 동안 15분간 받았다. 2주간 훈련 후 실험군은 대조군(그 중 6명은 2주간 치료 끝에 비대칭이 더 많았다)보다 가쪽 전위가 유의하게 적었다.

Winstein과 동료들(1989)은 편마비 환자에게서 선 자세 균형에서의 마비측과 비마비측으로의 상대적 체중분포와 운동수행에 관한 시각피드백 제공의 효과를 검사하였다. 그들은 무선으로 실험군에 할당된 21명의 환자에게는 선 자세 피드백 훈련으로 시각적 피드백을 제공하였고 대조군의 21명 환자에게는 전통적인 치료를 제공하였다. 이전의 연구와 일치하게 결과는 시각적 피드백 치료에 의해서 선 자세에서의 좌우 대칭성이 유의하게 개선되기는 하였으나 비대칭적인 이동패턴(locomotor pattern)에는 변화가 없었다. 이 저자들은 우리가 균형과 이동의 조절기전은 높은 상관관계를 가지고는 있으나, 선 자세에서 비대칭성이 감소하는 것이 반드시 비대칭적 이동패턴의 감소로 이어지지 않을 것임을 상기시킨다.

뇌졸중 후에 서기 균형을 증진하기 위한 힘판 바이오피드백의 효과성을 검사하는 두 개의 체계적 고찰(systematic reviews)이 있었다. 그들의 고찰에서 Barclay-Goddard 등(2004)은 힘판 바이오피드백의 제공이 환자가 더 대칭적으로 서게 했으나 기능적 활동을 하는 동안 균형이 개선되거나 총체적인 독립성이 향상되지는 못했다고 결론지었다. van Peppen 등(2006)은 뇌졸중 환자들의 체중분포, 자세 흔들림, 균형 및 보행속도에 대한 시각적 피드백 치료의 유의한 효과를 발견하였다. 그들은 뇌졸중 후 체중부하의 비대칭성을 개선하기 위하여 전통적인 치료법보다 이점을 보여주지 않았다고 결론지었다. 그들은 Winstein 등(1989)의 경고와 유사하게 뇌졸중 후 서기와 보행을 하는 동안 비대칭적 정렬과 균형 간의 관계에 관해서 많은 질문이 남아있다고 제안한다.

임상의들은 불안정한 환자에게 지팡이나 보행기와 같은 보조기구를 제공하는 일이 흔히 있다. 지팡이와 같은 외부 지지를 하면 자세정렬과 안정성에는 어떠한 효과가 있는 것일까? 지팡이와 같은 보조 장치는 지지기저면을 증가시킨다. 안정성을 얻으려면 지지기저면 안에 중력중심을 유지해야 하기 때문에 지지기저면을 증가시키면 안정성 과제가 쉬워진다. Milczarek과 동료들(1993)은 다양한 지지조건에서 발의 압력중심(COP)의 변화를 기록하기 위해 힘판을 사용하여 편마비환자의 선 자세 균형에 대한 지팡이의 효과를 연구하였다. 그림 11.23에 나타난 바와 같이, 그들은 지팡이를 사용하면 지팡이를 잡은 쪽에 유의하게 발의 압력중심 위치가 이동하고 앞 · 뒤쪽 방향과 안 · 가쪽 방향으로 자세 흔들림이 감소했음을 발견하였다. 그러므로, 지팡이를 사용하는 것이 자세의 흔들림을 줄였지만, 환자들의 비대칭적인 정렬을 증가시켰다(Milczarek et al.,

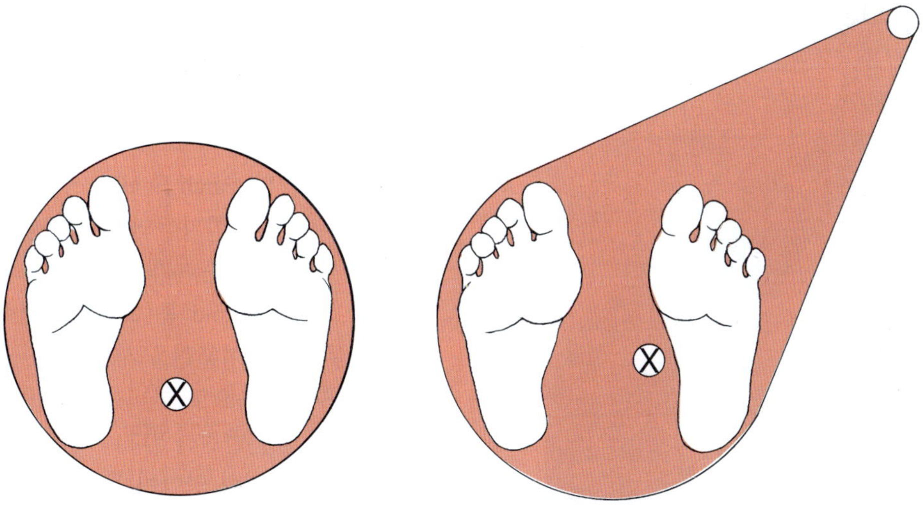

그림 11.23 서 있는 동안 지팡이를 잡는 것의 효과는 지지기저면을 넓히고 COP의 평균 위치를 지팡이 쪽으로 가쪽으로 이동하는 것이 포함된다. (Milczarck JJ, Kirby LM, Harrison ER, et al. Standard and four-footed canes: their effect on the standing balance of patients with hemiparesis. Arch Phys Med Rehabil. 1993;74:283에서 변경)

1993). 가장 최근의 연구에서 Bateni 등(2004a)은 건강한 대상자에서는 지팡이나 보행기를 사용하면 보상적인 내딛기 반응(stepping response)을 방해한다는 것을 입증했다. 보조기구를 사용하면 흔드는 발과 보조기구가 사이에 충돌이 발생하고 가쪽 발디딤 거리(lateral step length)에 유의한 감소가 일어나는 것은 외부교란에 대한 반응으로 자세 안정성을 회복하는 데 도움이 되는 보조 기구의 본질적인 한계를 가리키는 것이다.

반응성 균형조절의 재훈련(Retraining Reactive Balance Control). 반응성 균형조절을 재훈련 시 목표는 환자가 예상치 않은 균형 상실 후에 안정성 회복에 효과적인 제자리 전략(in place strategy)과 지지 변경 선택(change-in-support strategies)을 포함하는 협조적인 다관절 움직임을 개발하도록 돕는 것이다. 반응성 균형조절의 훈련은 환자를 방향, 속도 및 크기가 다른 외부교란에 노출시키는 것을 포함한다. 외적 교란은 맨손으로 엉덩관절 또는 어깨를 당기고 밀기를 하거나 또는 바닥면을 움직이는 방법(흔들판과 같은) 또는 다양한 케이블 해제시스템(cable release systems)의 사용이 포함될 수 있다. 작은 교란은 균형조절을 위해 제자리 전략의 이용을 촉진하고, 크고 빠른 교란은 내딛기 또는 뻗기의 사용을 촉진할 수 있다.

내딛기와 뻗기 반응 모두를 향상시키기 위하여 교란 훈련프로그램(perturbation training programs)이 개발되었다(Maki & McIlroy, 2006; Mansfield et al., 2007, 2010). 환경조건은 내딛기 또는 뻗기의 사용을 촉진하기에 다양

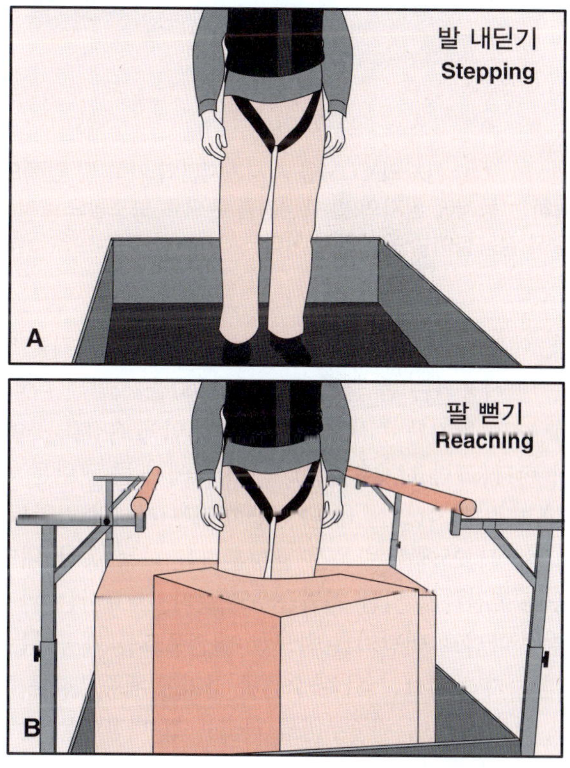

그림 11.24 지지 반응의 변화를 촉진하기 위해 사용되는 환경조건. **(A)** 발 내딛기를 쉽게 하도록 발걸음을 수용할 수 있을 만큼 충분히 큰 바닥 공간이 다음과 같이 사용된다. **(B)** 팔뻗기를 촉진하고 발 내딛기를 방지하기 위하여 폼 블록과 함께 핸드레일을 사용한다. (Mansfield A, Peters AL, Liu BA, et al. Effect of a perturbation-based balance training program on compensatory stepping and grasping reactions in older adults: a randomized controlled trial. Phys Ther. 2010;90:476, Figure 1 A, page 479에서 변경)

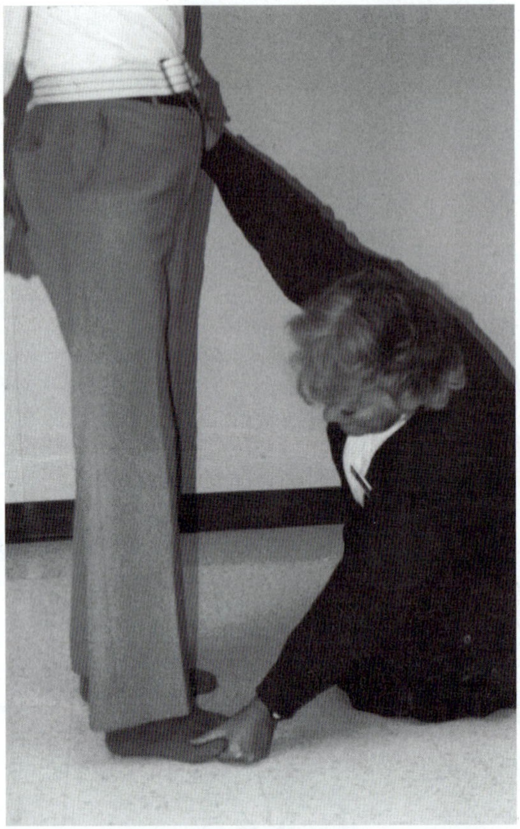

그림 11.25 환자의 COM을 지지기저면의 가쪽 및 앞쪽으로 이동하는 동시에 환자의 발 내딛기를 손으로 보조함으로써 자동적 걸음걸이를 용이하게 한다.

하다. 예를 들어, 뻗기 반응을 개선하기 위해 내딛기를 억제하는 데 사용되는 폼 블록(foam blocks)을 사람의 다리 주위에 놓고, 뻗기를 촉진하기 위해 환경 안에 손잡을 곳이 있어야 한다(그림 11.24 참조). 선 자세에서 큰 교란은 가능한 한 빨리 뻗기(또는 내딛기)를 하라는 지시와 결합된다.

그림 11.25에서 반응성 균형훈련을 하는 동안 내딛기 반응을 촉진하기 위한 기법을 보여준다. 치료사는 환자가 오른쪽 다리로 내딛기를 하도록 맨손보조를 제공하는 한편, 환자가 처음에는 왼쪽(오른쪽 다리에 체중부하를 하지 않고 왼쪽 다리에 체중부하를 하고), 그 다음에는 앞쪽과 오른쪽으로 빠르고 부드럽게 이동하도록 보행벨트를 사용한다.

효과적인 제자리 반응과 지지면 변화(내딛기와 뻗기) 반응의 발달을 촉진하기 위하여 다양한 조건하에서 앉기 또는 서기(환자의 능력에 따라)를 하는 동안 외적 교란에 대한 반응을 여러 방향으로 연습한다. 뇌졸중 환자의 반응성 균형훈련의 예는 뇌졸중 치료에 대한 비디오 사례연구에서 확인할 수 있다. 환자들이 개선되면 운동은 감각조건(예: 시각의 유무, 단단한 표면, 폼 및 경사면)과 인지조건(혼자서 하는 경우와 다른 과제를 수행하면서 하는 경우 모두)을 변경함으로써 점진적으로 더 어려워진다.

연구근거(Research Evidence). 반응성 균형조절 훈련이 신경학적 결손 환자들의 자세반응의 조직화와 타이밍을 개선시킨다는 근거가 증가하고 있다(Mansfield 등, 2015 참조). Marigold 등(2005)은 만성기의 뇌졸중 환자에게 10주간의 균형훈련을 시행한 후, 플랫폼에 의한 외적 교란에 대한 반응으로 마비측 다리근육의 개시잠복기가 개선된다는 것을 발견하였다.

경직성 편마비와 양마비 유형의 뇌성마비아동들에서도 움직이는 플랫폼 위에서의 5일간의 집중적인(하루에 다양한 크기와 진폭의 100회 교란) 반응성 균형훈련 후에 플랫폼 교란에 대한 다리근육 반응의 개시잠복기와 조직화에 개선이 있었음이 보고되었다(Shumway-Cook et al., 2003; Woollacott et al., 2005).

무작위 통제 시험을 사용하여 균형이 손상된 고령자들이 훈련프로그램을 수행한 후에 내딛기나 뻗기 능력의 개선이 입증되었다(Mansfield et al., 2010). 내딛기와 뻗기를 향상시키기 위하여 고안된 교란 훈련프로그램 또는 이완/유연성 프로그램에 균형손상이 있는 고령자 30명이 무작위로 배당되었다. 훈련은 30분, 주당 3회, 6주간 동안 이루어졌다. 교란훈련을 받는 집단만이 내딛기 반응(더 적은 다중 내딛기와 다리사이 충돌로 나타남)과 뻗기(더 빠른 난간 접촉)에서 향상을 보였다.

또한 다른 유형의 훈련을 통해 예상치 못한 교란 후에 균형을 회복하기 위해 사용되는 근육반응의 조직화와 타이밍이 개선되는 것으로 나타났다. Gatt와 Woollacott(2006, 2007)는 균형이 손상된 고령자들의 보행을 하는 동안 예상하지 못한 교란으로부터 회복하는 능력에 대한 3주간의 집중적인(1시간 30분, 주당 5일) 태극권 훈련(Tai Chi training)의 효과를 검사하였다. 저자들은 태극권 훈련은 유의하게 흔듦기(유각기) 다리의 내딛기 전략의 조직화와 타이밍을 개선함으로써 균형반응을 증진시켰음을 발견하였다. 또한 교란된 다리에서 길항근의 동시수축이 유의하게 감소되었다. 이런 연구는 훈련이 안정성에 대한 예상치 못한 교란 이후 안정성을 회복하는 데 사용되는 근육반응의 조직화와 타이밍을 개선할 수 있다는 근거를 제공한다. 경우에 따라 교란훈련은 넘어질 위험을 유의하게 감소시킬 수 있다(Mansfield et al., 2014). 신경학적 인구 및 고령자 인구 모두에서 반응성 자세조절을 개선하는 데 있어서 효과적인 중재유형을 결정하기 위해 더 많은 연구가 필요하다. 보행 중 반응성 균형훈련의 효과를 조사하는 연구는 16장에서 논의한다.

예측성 균형조절의 재훈련(Rretraining anticipatory balance control). 모든 방향으로 수의적인 흔들림이 일어나는 동안에 질량중심(COM)을 조절하는 움직임 전략을 연습할 수 있다. 환자들은 연습을 통해 속도를 변화시키면서 점점 더 넓은 영역에 걸쳐 COM 움직임을 조절하는 방법을 배운다. 자기개시 흔들림 동안 COM이 얼마나 멀리 이동하는지에 관한 KR은 정적 힘판 재훈련 시스템을 사용하여 촉진될 수 있다. 벽에 있는 목표물에 일치하도록 환자에게 부착된 손전등을 사용하여 환자가 좌우로 움직이도록 장려할 수도 있다.

매우 불안정하거나 또는 넘어지는 것을 극단적으로 두려워하는 환자는 평행봉 또는 벽의 가까이에 서거나, 환자의 앞에 의자 또는 테이블을 놓고 모서리에서 움직임을 연습할 수 있다(그림 11.26). 이러한 방법으로 환경(집이나 클리닉에서)을 수정하면 안전하고 또한 치료사의 지속적인 감시가 없이도 환자는 계속적으로 균형조절을 위한 움직임 전략을 연습할 수 있다.

예측성 자세조절을 훈련할 때 환자에게 뻗기, 들어올리기 및 던지기와 같은 다양한 조작 과제를 수행하도록 요청할 수 있으므로 환자가 예측성 자세조절을 위한 전략을 개발하는 데 도움이 된다. 예측성 자세조절에 대한 요구를 반영하는 과제 계층은 이 중요한 영역에서 환자를 재훈련할 때에 도움이 될 수 있다. 예측성 자세활동의 크기는 과제에 내재된 불안성성의 삼재력과 직접적으로 관련된다. 잠재적 불안정성은 속도, 노력, 외적 지지 정도 및 과제의 복잡성과 관련된다. 그래서 치료사에 의해서 외적으로 지지되고 있는 환자에게 가벼운 부하를 천천히 들어 올리도록 요구하면 최소한의 예측성 자세활동을 필요로 한다. 반대로 환자가 지지를 받지 않은 채로 무거운 부하를 빨리 들어 올리도록 하면 안정성을 유지하기 위해 상당량의 예측성 자세활동을 사용해야 한다.

연구근거(Research Evidence). 많은 연구들이 기능적 과제의 반복적인 연습은 BBS, 기능적 뻗기 및 TUG와 같은 기능적 균형측정에 대한 수행능력을 유의하게 향상시킨다고 문서화했지만, 개선된 과제 수행과자세조절의 예측성 측면과 관련 여부를 결정하기 위해 기초적인 근육 활동을 조사한 연구는 거의 없었다. Garland 등(2003)은 뇌졸중 후 편마비환자들의 팔 들기 과제에서 팔 운동의 개시와 관련되는 다리(뒤넙다리근과 가자미근)의 근육 활동의 타이밍을 검사하기 위하여 표면 근전도를 사용하였다. 재활 이전에 비마비측의 경우와 같이 마비측 다리의 근육은 팔 운동이 시작된 후에 활성화되었다. 재활치료 1개월 후에 팔 움직임이 빨라졌고 뒤넙다리근과 가자미근의 동원이 두 다리 모두 유의하게 빨랐다. 27명의 환자 중 10명의 환자들은 팔이 움직이기 전에 편마비측에서 예측성 근육활동의 활성화가 나타났고(저자들은 "진정한 회복"이라고 언급한다), 12명의 환자들은 비마비측 팔다리에 타이밍이 개선되었을지라도(보상전략) 편마비측 근활동의 타이밍에는 어떤 변화도 없었다. 이 연구는 몇 환자들에게 훈련을 통하여 자세조절의 예측성 측면이 개선될 수 있다는 근거를 제공한다. 이러한 발견을 검증하고 다른 환자 집단으로 확대하기 위해서는 더 많은 연구가 필요하다.

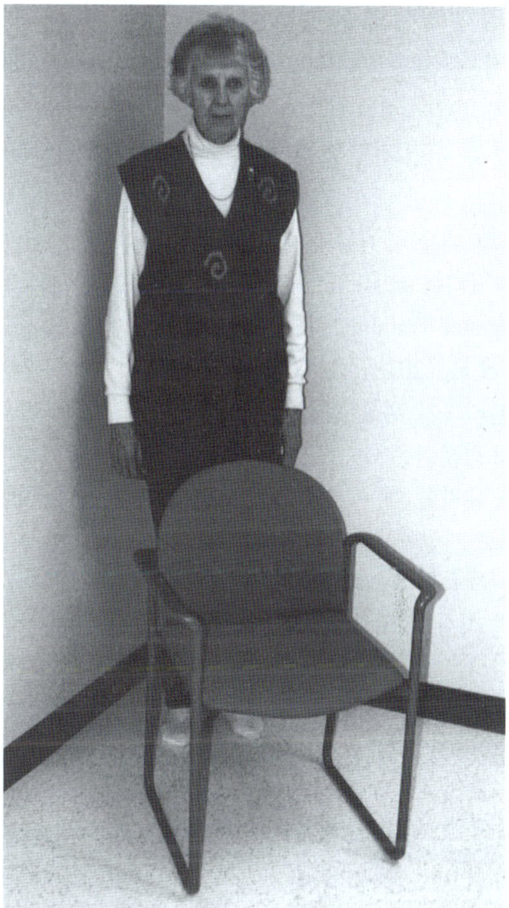

그림 11.26 두렵거나 불안정한 환자의 서기 균형을 재훈련할 때에 의자를 앞에 두고 벽 근처에 환자를 배치하면 안전성이 향상된다.

앉은 자세에서의 균형훈련
Training Balance in Sitting

10장에서 논의한 바와 같이 불량한 분절적 몸통조절은 많은 중증 신경병리 환자들의 불안정에 기여하는 중요한 요인이다. 예를 들어, 분절적 몸통조절 결손은 뇌성마비 아동들의 대운동 기능과 이동성 손상과 관련이 있는 것으로 나타났다(Curtis et al., 2015). 이 분야의 연구는 표적훈련(Targeted Training)의 개발을 이끌었다(Butler, 1998; Curtis et al., 2018). 표적훈련은 자세훈련 중 특정 몸통분절을 분리하기 위한 엄격한 시스템을 사용한다. 이론적으로는 표적훈련은 중등도에서 중증 장애인들이 직립 앉은 자세를 유지할 때 증가된 몸통분절에 대한 몸통조절을 점진적으로 개선한다. 이 접근법은 개인이 분절적 몸통부위의 조절을 획득할 때까지 외부장치를 사용하여 하향식 순서를 따라 자유도(이 경우 몸통 하위 영역)의 수를 인위적으로 제한하는 시스템 이론을 기반으로 한다. 그 훈련시스템("분절적 몸통조절의 평가와 치료"라는 제목의 비디오에서 볼 수 있음)에서는 최적의 수직자세를 수립하고 유지하기 위하여 특수 장비가 사용된다. 이 장비는 사람에게 필요로 하는 몸통의 분절수준에서 지지를 제공해주기 위하여 사용되고, 그런 다음에 지지수준 이상으로 몸통의 능동적 및 반응적 조절에 도전하게 한다. 필요한 지지수준은 SATCo 검사(이전에 기술된)를 사용하여 결정된다.

SATCo 결과를 해석하고 초기 훈련조건을 결정하기 위한 임상 의사결정 모델은 그림 11.27와 같다. 훈련의 진행은 대상자가 증가하는 몸통분절에 대한 조절력을 확보하도록 지지를 낮춰 주고, 자세조절의 도전을 증가(예, 단단한 표면에서 흔들리는 표면으로 이동)시킴으로써 달성된다. 훈련은 일당 30분, 주당 5–6일을 권장한다(훈련은 흔히 집 또는 학교 환경에서 제공된다). 무작위 임상시험(Curtis et al., 2018)은 6개월 동안 치료 후에 머리와 몸통의 자세 흔들림 개선에 대한 표적 훈련의 효과를 보고했다. 그러나 이 연구에서 분절적 훈련은 전통적인 치료와 비교하여 SATCo 또는 기능적 결과의 개선이 나타나지 않았다. 샘플 이질성, 용량, 훈련 강도 및 가정치료 프로그램과 임상적으로 감독된 치료와 같은 목표훈련 간 비교와 같은 요인이 기능적 개선의 부족을 가릴 수 있었을 것이다. 실제로 SATCo는 척수손상 아동의 치료에 대한 반응으로 운동 개선을 조사할 때 변화에 민감하고 반응적으로 나타났다(Argetsinger et al., 2019).

감각계 Sensory Systems

근본적인 감각손상의 치료
Treating Underlying Sensory Impairments

5장에서 논의한 바와 같이, 운동 시스템의 활성화를 촉진하기 위한 감각자극의 사용은 새로운 개념은 아니다. 아이스 적용, 진동, 두드리기 및 감각 경피 전기자극(sensory transcutaneous electrical stimulation)을 포함하는 많은 유형의 감각자극이 사용되어왔다. 우리는 감각손상을 표적으로 하는 치료가 균형조절을 개선할 것이라는 어떤 근거를 가지고 있는가? 기능적 과제훈련과 감각자극을 결합하면 결과가 개선되는가? 마지막으로 누가 감각훈련으로부터 가장 많이 이익을 얻는가?

Bernard–Demanze 등(2009)은 발바닥 표면의 감각이 감소한 고령자들의 흔들림을 줄이기 위한 연구를 수행하였다. 그들은 발바닥 결손이 있는 고령자들, 발바닥 결손이 없는 고령자들 및 젊은 성인집단에서 정적 서기에서 COP 측정을 통해서 앉은 자세에서 수행된 10분의 발바닥 자극 효과를 검사하였다. 발바닥 자극은 발바닥 표면의 감각 수용체 적응을 천천히 자극하기 위해 고안되었다. 훈련이 감각결손이 없는 사람들의 흔들림에 유의하게 영향을 주지는 못했을지라도, 감각결손이 있는 고령자들의 안·가쪽 흔들림은 유의하게 감소하였다. 결과는 발의 감각 자극이 정적 서기균형을 개선하는 데 효과적일 수 있지만(적어도 단기적으로는) 감각이 손상된 사람들에게만 효과적일 수 있다는 것을 시사한다. 짧은 기간 동안에 균형에 영향을 주기위해 필요한 용량은 10분(더 작은 시간은 효과가 없었다)이었다. 그러나 이러한 유형의 자극의 장기적인 효과에 대한 최적의 용량을 결정하기 위해 추가적인 연구가 필요하다. Ko와 동료들(2016)은 CP에서 무작위 통제 연구를 수행하였고, 기존 치료에 전신진동을 추가로 사용하면 발목과 보행 조절(속도와 보폭)에서 관절의 위치 감각이 개선된다는 것을 발견하였다.

뇌졸중 후 운동 회복에 대한 감각 TENS의 영향을 조사한 체계적인 검토 결과, 능동 기능적 과제 훈련과 결합해야만 감각 TENS가 회복을 개선할 수 있다는 결론이 나왔다(Laufer & Elboim–Gabyzon, 2011). 이런 연구들은 근본적인 감각 또는 운동 손상에서 치료가 효과적이기 위해서는 적절한 기능적 과제 연습과 함께 수행되어야 함을 시사한다.

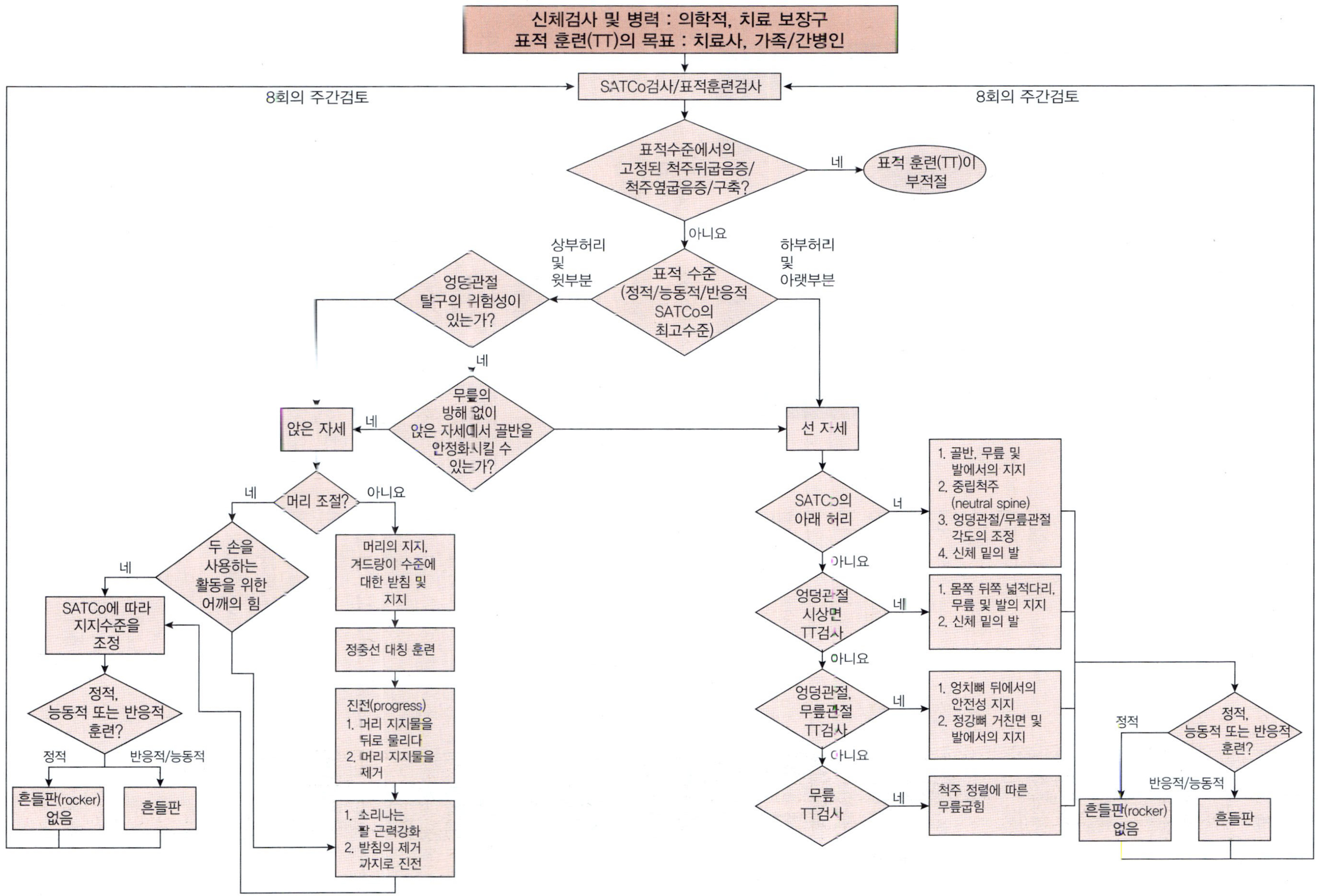

그림 11.27 목표 분절몸통 훈련과 관련된 의사결정을 지원하는 알고리즘. (Curtis DJ. PhD Thesis: Head and Trunk Postural Control in Moderate to Severe Cerebral Palsy: A Segmental Approach to Analysis and Treatment. Faculty of Health and Medical Sciences, University of Copenhagen, Copenhagen, Denmark. February 2014에 투고).

예를 들어, "뇌졸중 치료"에 대한 자세조절 분절에서 보듯이 뇌졸중 1개월 후 환자 Genise의 균형을 치료할 때, 우리는 근본적인 감각과 운동 손상에 대한 치료를 시작한다. 우리는 그녀의 편마비측 발과 발목의 관절가동범위를 증가시키기 위한 가동술 기법(mobilization techniques)을 사용한 다음, Bernard-Demanze로부터 나온 연구근거에 기초하여 앉은 자세에서 그녀의 마비측 발의 발바닥 표면에 대한 감각자극을 제공한다. 즉각적으로 손상수준을 목표로 하는 치료는 앉은 자세에서 일어서기와 정적서기를 포함하는 기능적 과제의 연습으로 즉시 이어지는 데, 앉은 자세에서 일어서기와 정적서기 둘 다 균형조절을 위하여 다리를 사용해야 한다. 서기균형 과제는 균형(반응성 균형) 회복을 위해 제자리전략 사용을 장려하는 정적 서기(정상상태 균형), 살짝 밀기와 내딛기 또는 뻗기(또한 반응성 균형)를 장려하기 위해 큰 밀기 또는 교란을 포함한다. 게다가 그녀의 마비측과 비마비측 다리로 다른 높이의 계단으로 오르기뿐만 아니라 뻗기, 기대기, 물건 들어올리기와 같은 예측성 자세조절을 필요로 하는 기능적 과제를 연습한다. 뇌졸중 후 1개월이 되었을 때 Genise의 앉기 균형은 아주 좋다(그녀의 마비측 팔로 지지하기 위하여 손을 뻗을 수 없는 것을 제외하면). 그래서 이런 단계에서 균형 훈련은 서기와 보행의 균형훈련에 주로 초점을 맞춘다.

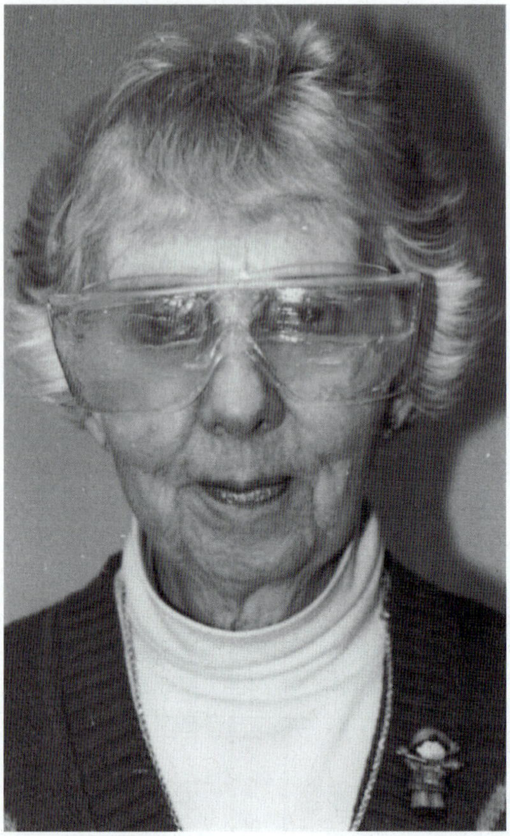

그림 11.28 자세조절을 위한 감각적응 훈련. 석유 젤리로 덮인 안경은 자세조절을 위한 시각적 단서를 완전히 제거하지는 않지만 모호하게 하는 데 사용된다.

기능적 균형훈련: 감각전략의 개선

Functional Balance Training: Improving Sensory Strategies

이상적인 감각조건하에서 기능적 과제들의 안정성 요구에 상응하기 위한 학습은 복잡한 환경조건에서 기능을 보증하기에 충분하지 않다. 이것은 감각조건의 변화에 의한 감각조직화 전략에 적응하는 학습이 필요하다. 그래서 감각조직화 전략을 재훈련할 때의 목표는 자세조절을 위한 적정 감각정보를 효과적으로 조직하고 선택하기 위해 환자가 배울 수 있도록 돕는 것이다. 치료전략은 임상의가 정위를 위한 1개 이상의 감각의 가용성과 정확성을 체계적으로 변화하여 균형과제를 점진적으로 더 어렵게 하여 환자에게 균형을 유지하도록 요구한다(Shumway-Cook & Horak, 1989, 1990).

정위를 위하여 시각 의존도가 높은 환자에게는 시각적 단서를 없애거나(눈을 감거나 눈을 가린) 또는 감소시켜(블라인드 또는 조명 감소) 다양한 균형과제를 수행하도록 지시한다. 또 다른 방법으로서 석유 젤리를 바른 안경(그림 11.28) 또는 프렌젤 안경(Frenzel glasses)을 사용하여 정위를 위한 시각 단서를 부정확하게 만들 수 있다. 환자가 그들의 환경에서 시각적 움직임 신호에 대한 민감도를 감소시키는 방법은 줄무늬가 있는 커튼 이동, 세로줄이 있는 큰 판지 포스터 이동 또는 심지어는 방 이동과 같은 시선 운동성 자극에 노출되는 동안 균형을 유지하도록 환자에게 지시함으로써 이루어질 수 있다(7장 참조).

표면과 접촉하는 발의 감각 입력에 대한 의존도가 증가된 환자에게는 카펫 또는 순응적인 폼 표면 또는 경사판과 같은 이동 표면에 대한 정위를 위한 감소된 몸감각 단서를 제공하고 표면에 앉거나 서 있는 동안 과제들을 수행하도록 해야 한다. 마지막으로 자세 안정성을 위해 환자의 남은 안뜰 정보를 사용하는 능력을 향상시키기 위해 순응적인 폼, 두꺼운 카펫 또는 눈을 감고 경사면에 서 있는 것과 같이 정위에 대한 시각 및 몸감각 입력이 동시에 감소하는 동안 환자가 균형을 유지해야 하는 운동이 제공된다.

그림 11.29는 폼 위에 서 있는 동안 몸통을 돌리도록 요청받은 환자를 보여준다. 폼은 자세조절을 위한 몸감각 입력의 유효성을 감소시키고 따라서 자세조절을 위한 시각

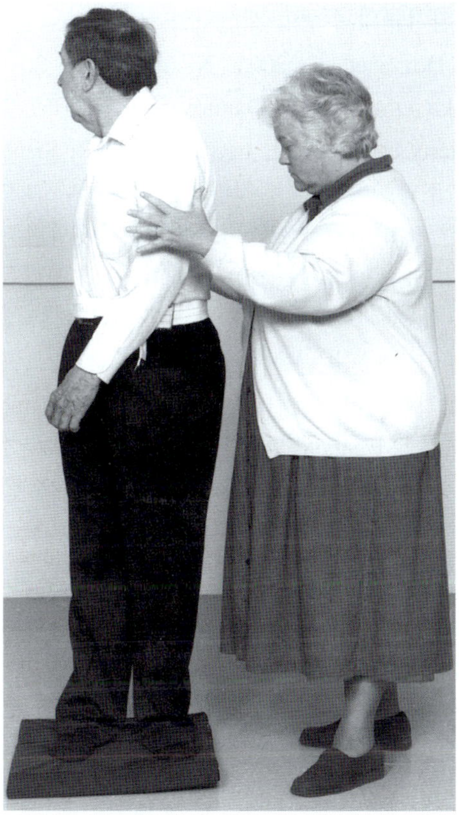

그림 11.29 자세조절을 위한 감각적응 훈련. 환자는 폼 위에 서 있는 동안 몸통을 돌리도록 요청받는데, 이는 자세조절을 위한 몸감각 입력의 유효성을 감소시켜 자세조절을 위한 시각 또는 안뜰 입력의 가중치를 증가시킨다고 알려져 있다.

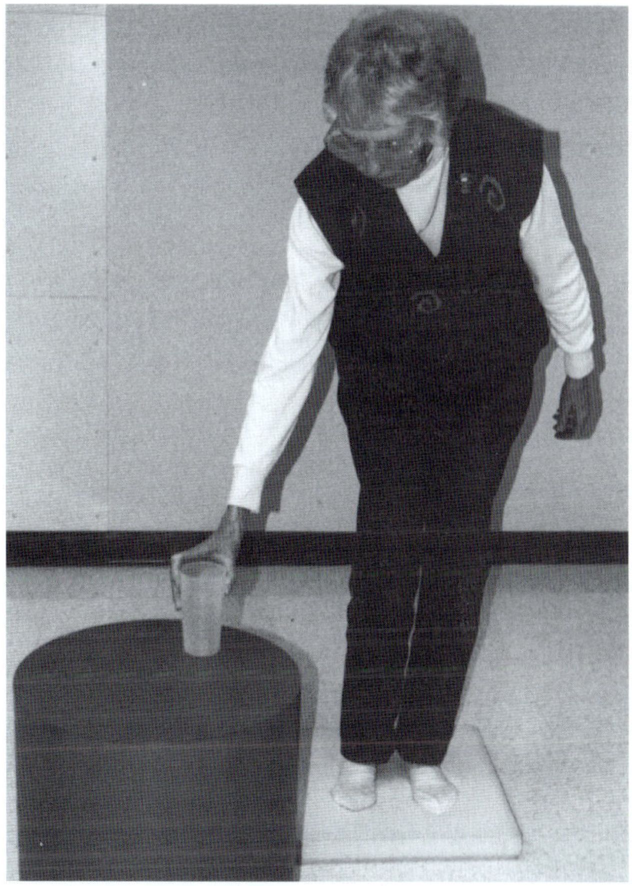

그림 11.30 자세조절을 위한 감각적응 훈련. 환자는 바셀린을 비른 안경을 끼고 폼 위에 선 자세에서 컵을 향하여 손을 뻗고 있다. 이 훈련의 원리로는 몸감각과 시각의 입력의 유효성을 감소시킴으로써 자세조절을 위한 안뜰 입력에 대한 의존성을 증가시키는 것이다.

또는 안뜰 입력의 가중치를 증가시키기 위한 것이다. 그림 11.30에서 대상자는 석유 젤리를 바른 안경을 착용하고 물 한 잔에 손을 뻗는 동안 폼 위에 서 있다. 이 운동의 근거는 몸감각 및 시각 입력의 유효성을 줄임으로써 자세조절을 위한 안뜰 입력에 대한 의존도를 높이는 것이다.

연구근거(Research Evidence). 변화된 감각 맥락에서 과제를 연습하는 것이 사람들이 균형조절을 위해 감각정보를 구성하고 선택하는 방법을 개선할 수 있다고 제안하는 연구 근거가 있는가? 그 대답은 고령자 및 신경학적 인구 모두에서 "그렇다"이다. 다수의 연구에서 고령자(Hu & Woollacott; 1994a, 1994b), 안뜰기능 장애가 있는 성인(Cass et al., 1996), 뇌졸중(Bayouk et al., 2006; Bonan et al., 2004; Smania et al., 2008), 다발성 경화증(Cattaneo et al., 2007) 및 감각신경성 난청 및 안뜰손상 아동(Rine et al., 2004)의 자세조절을 위한 감각정보의 조직화가 개선되었음이 입증되었다.

Hu와 Woollacott(1994a, 1994b)의 연구는 어떤 감각입력이 감소 또는 변경된 조건하에서 이런 입력들의 통합과 서로 다른 감각입력의 사용에 초점을 맞춘 균형훈련 프로토콜을 사용하였다. 대상자들(65세~87세)은 2주간 주당 5회, 1시간 훈련회기에 참여하였다. 훈련조건은 다음과 같은 감각조건–정상 지지면에서 눈뜨고 머리는 중립위치 조건, 정상 지지면에서 눈 감고 머리는 중립위치 조건, 정상 지지면에서 눈 뜨고 머리를 펴는 조건, 정상 지지면에서 눈 감고 머리를 펴는 조건 등–에서 힘판 위에 서기로 구성되었다. 그런 다음 모든 시도는 폼 위에서 반복되었다. 저자들은 훈련집단인 경우 8개 훈련조건(폼과 정상표면 위에서 눈 감고 머리를 펴는) 중 5개 조건에서 훈련의 첫날과 마지막 날사이의 흔들림에서 유의한 개선을 발견했다.

Bayouk 등(2006)은 뇌졸중 대상자들의 자세안정성에 대한 변화된 감각입력이 있거나 없는 과제지향적 운동프로그램의 효과를 조사하였다. 16명의 환자들이 8주 훈련 프로그램에 참여하였고, 절반은 감각조작과 함께 과제지향적 훈련을 수행한 반면, 절반은 감각조작 없이 같은 회기의 운동을 수행하였다. 두 집단은 유의하게 10m 보행 검사에서 향상되었지만 변화된 감각조건에서 연습했던 집단만이 변화된 감각조건에서 서기 능력이 향상된 것으로 나타났다. 저자들은 "편마비 대상자들을 위하여 균형 재훈련 프로그램을 설계할 때 균형감각이 특히 강조되어야 한다"고 제안한다(Bayouk et al., 2006, p.57). 다른 연구자들은 또한 시각 변화를 포함한 감각 조작(Bonan et al., 2004) 또는 시각과 몸감각 입력의 조합(Smania et al., 2008)이 뇌졸중 후 균형이 손상된 환자에서 감각 조작 없이 유사한 훈련보다 균형을 개선하는 데 더 효과적이었다고 보고했다.

유사하게, 무작위 임상시험에서 Cattaneo와 동료들(2007)은 다발성 경화증 환자들의 두 집단에 대해 감각 조작이 있거나 없는 균형 운동(예: 시각 조작[눈 뜸 대 눈 감음], 몸감각 조작[단단한 표면 대 폼 표면], 안뜰 조작[머리와 눈의 움직임 조합])의 효과를 비교하였다. 두 집단은 감각 조작과 함께 균형훈련을 받은 집단에서 가장 큰 개선과 함께 BBS, 동적보행지수(Dynamic Gait Index, DGI)에서 수행이 개선되었다.

균형조절을 개선하기 위한 감각입력 증가

Augmenting Sensory Inputs to Improve Balance Control

균형조절을 위한 감각전략을 개선하기 위한 치료는 일차적으로 상대적인 비중을 증가시키기 위해 하나의 감각 시스템으로부터 감각입력들을 감소하거나 왜곡시키는 것에 초점을 맞추었고, 그래서 균형조절을 위한 대안적 감각입력을 선택하는 것이다. 또한 기능적 과제 훈련 중 자세조절을 위한 감각입력을 증가시키는 것도 균형조절을 개선하는 데 사용하였다. 7장에서 논의된 바와 같이, 안정적인 표면에 검지손가락의 접촉으로 몸감각 입력을 증가시킴으로써 안뜰결손이 있는 사람들(Jeka, 1997)과 말초신경병이 있는 사람들(Dickstein et al., 2001)의 서기 자세조절을 개선시켰다.

연구자들은 말초 및 중추 신경계 병리를 가진 사람들의 자세조절을 개선하기 위하여 증강된 감각 피드백 시스템을 사용했다. 예를 들어, 정적 서기를 하는 동안 몸(COP) 또는 머리, 또는 몸통 움직임과 관련된 실시간 시각적 피드백을 제공하면 안뜰장애(Cakrt et al., 2010), 뇌졸중(Walker et al., 2000) 및 다발성 경화증(MS)(Prosperini et al., 2010) 및 뇌성마비아동(Ledebt et al., 2005)을 포함한 많은 환자군의 수행이 개선되었다.

청각(Dozza et al., 2005; Nicolai et al., 2010), 전기촉각(Cakrt et al., 2012; Danilov et al., 2006) 및 진동촉각(Haggerty et al., 2012; Lee et al., 2012; Sienko et al., 2013)을 포함하여 다른 감각양식을 사용하는 피드백 장치들은 또한 정적 서기와 교란된 서기 둘 다에서 수행이 향상되었다. 예를 들어, 안뜰기능 장애가 있는 사람들 사이에서, 기능적 과제 훈련 동안 제공된 몸통기반 진동촉각 피드백은 신체 흔들림을 감소시키고, 감각 조직화 검사 점수를 향상시키며, 어지러움을 감소시켰다(Harada et al., 2010; Wall & Kentala, 2005). 몸통기반 진동촉각 피드백과 함께 균형훈련의 단일 회기의 균형훈련을 받은 파킨슨병 환자는 균형훈련만을 받은 사람들보다 서기와 보행시 균형이 더 개선되었다(Nanhoe-Mahabier et al., 2012). 2주간의 기능적 균형훈련과 흔들림(혀에 자극이 흔들림 방향을 나타냄)과 관련된 혀 기반 전기촉각 피드백 시스템을 결합한 결과, 진행성 소뇌변성 환자가 눈을 감은 채 서 있는 상태에서 균형조절 능력이 크게 개선되었다(Cakrt et al., 2012).

당뇨병성 말초신경병 환자들은 발과 발목의 피부수용기로부터 피드백을 증가시키기 위해 촉각과 고유수용성감각 자극을 제공하는 치료용 신발, 삽입물 및 발목-발 보조기를 사용함으로써 균형을 개선하고 넘어질 위험을 감소시키는 것으로 나타났다(Aruin & Rao, 2010; Hijmans et al., 2007). 연구자들은 또한 자세조절을 위해 다리로부터 몸감각입력의 유용성을 증가시키기 위하여 진동 신발 삽입물(vibratory shoe inserts)을 사용했다(Priplata et al., 2002). 이런 접근법은 특정 수준의 소음(배경 진동)이 약한 신호["확률 공명"(stochastic resonance)이라고 불리는 과정]의 감지와 전송을 향상시킬 수 있다는 것을 보여주는 다양한 시스템의 연구를 기반으로 한다. 진동촉각계(vibrotactile system)로 소음을 도입하는 것은 고령자(Priplata et al., 2003), 뇌졸중 환자(Liu et al., 2002) 및 당뇨병성 신경병환자(Priplata et al., 2006)에게 있어서 진동촉각자극의 탐지를 증진시키는 것으로 나타났다.

한 유형의 피드백이 다른 유형보다 더 나은가? 특정 모집단의 균형조절에 대한 다른 양식의 감각피드백의 상대적 효과를 검사하는 통제된 연구가 거의 없다. Bechly와 동료들(2013)은 정적 서기 균형과제를 하는 동안 안뜰기능 장애가 있거나 없는 사람들에서 서기균형수행(안 · 가쪽 신체경사와 앞 · 뒤쪽 신체경사)에 대한 분리된 시각, 진동촉각, 다양한 양식 및 계속적인 시각 피드백의 효과를 비교

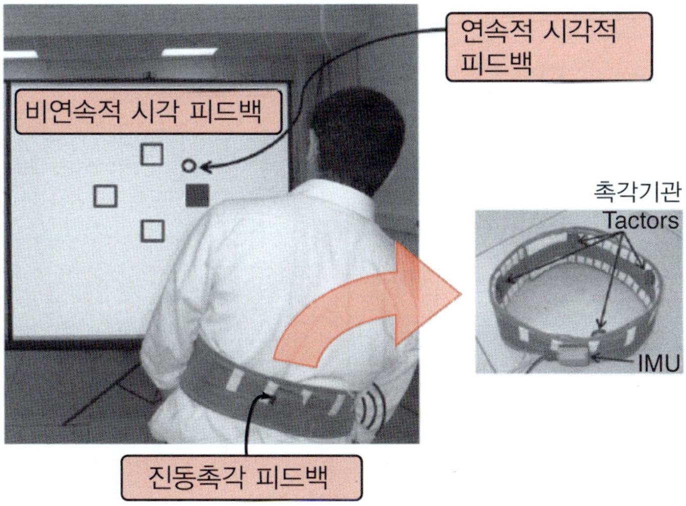

그림 11.31 불연속 시각적 피드백 화면표시기, 연속 시각적 피드백 화면표시기 및 진동촉각 피드백 장치를 포함하는 실험 설정. (Bechly KE, Carender WJ, Myles JD, et al. Determining the preferred modality for real-time biofeedback during balance training. Gait Posture 2013;37:393에서 허가를 받아 재게재).

했다. 참여자들에게 "피드백 없는" 구역("no-feedback" zone) 안에서 조용히 서서 계속 흔들림을 유지하도록 요청하였다. 모든 양식들은 신체경사 방향에서 피드백을 제공하였고 신체경사가 해당 방향으로 "피드백 없는 구역" 임계값을 대략 초과할 때만 활성화되었다. 피드백은 "피드백 없는 구역" 안에서 신체가 뒤로 움직였을 때 비활성화되었다(연구 설정을 보려면 그림 11.31 참조). 그림 11.32에서 나타난 바와 같이 모든 유형의 피드백은 수행을 향상시켰으나 안뜰결손 집단(VP라고 표시됨)은 지속적인 시각적 피드백을 제공했을 때 몸통기울기(그림 11.31A)와 "피드백 없는" 구역(그림 11.32B)에서 보낸 시간에서 가장 많은 개선을 보였다. 저자들은 안뜰결손이 있는 사람들이 모든 유형의 피드백으로부터 이익을 얻기 때문에 재활훈련프로그램을 위해 선택된 피드백 유형은 개인의 선호도에 기초할 수 있다고 제안한다(Bechly et al., 2013). 모든 형태의 피드백이 자세조절 개선에 동일하게 효과적이라는 연구결과가 환자 집단 전체에 걸쳐 일반화되는지 여부는 불분명하다. 또한, 고령자들 사이에서 균형기능을 향상시키기 위한 증강피드백 훈련(augmented feedback train-ing)의 사용을 조사하는 연구는 혼합된 결과를 가지고 있다(Zijlstra et al. 모든 형태의 피드백이 자세조절 개선에 동일하게 효과적이라는 연구 결과가 환자 집단 전체에 걸쳐 일반화되는지 여부는 불분명하다. 또한, 고령자들 사이에서 균형기능을 향상시키기 위한 증강피드백 훈련의 사용을 조사하는 연구는 혼합된 결과를 가지고 있다(검토를 위해 Zijlstra 등. [2010] 참조).

이 근거를 사례연구에서 균형을 개선하기 위해 어떻게 사용할 수 있는가? 거의 모든 환자들에 대한 과제특정 균형 훈련을 하는 동안, 증강 감각피드백의 사용을 지지하는 근거가 있다. Nanhoe-Mahabier와 동료들(2012)의 연구에 따르면, 기능적 과제 훈련과 결합된 몸통 위치에 대한 진동촉각 피드백은 과제 훈련만 하는 것보다 파킨슨병 환자인 Mike의 균형을 더 향상시킬 수 있다. 기능적 균형훈련과 함께 수행되는 증강 감각피드백(시각, 청각 및 진동촉각)이 뇌졸중환자인 Jean과 Genise의 앉기, 서기와 걷기에서 균형을 개선할 수 있다는 상당한 근거가 있다. 또한, 편마비측 다리로부터의 감소된 몸감각 입력을 보상하기 위한 진동촉각 신발 삽입물은 균형을 개선할 수 있다.

신체 위치에 대한 전기촉각 피드백과 결합된 균형훈련이 진행성 소뇌 변성을 가진 John과 같은 환자의 균형을 크게 개선시킨다는 것을 알고 있다(Cakrt et al., 2012). 다른 감각시스템(시각, 청각 및 진동 촉각)의 피드백이 균형에 영향을 미칠지 여부는 명확하지 않다.

시각적 피드백의 추가적인 이익이 있는지는 불분명할지라도, 과제특정 균형훈련과 함께 시각적 피드백을 사용하는 것은 Thomas와 같은 뇌성마비 아동들의 균형수행을 개선하는 것으로 나타났다(Ledebt et al., 2005). 이러한 새로운 기술 시대에, 움직임 기반의 비디오 게임, 경두개 직접 자극 또는 가상현실과 같은 보다 정교한 장비들이 치료 프로그램에 더 자주 통합되고 있다. Lazzari와 동료들(2017)은 무작위 통제 실험에서 CP(실험군) 아동의 균형조절을 훈련하기 위해 초두개 직류 자극과 결합된 가상현실의 효과를 조사했다. 대조군에 포함된 CP 아동들은 가짜 자극과 함께 가상현실을 받았다. 저자들은 실험군의 소아 균형 척도, TUG 검사에서 유의한 개선 및 서기 자세 중에 개선된 균형조절(COP)의 개선을 발견했다. 이것은 두개 직접자극(transcranial direct stimulation)이 이동 훈련과 결합될 때 잠재적인 운동 효과가 있음을 시사한다.

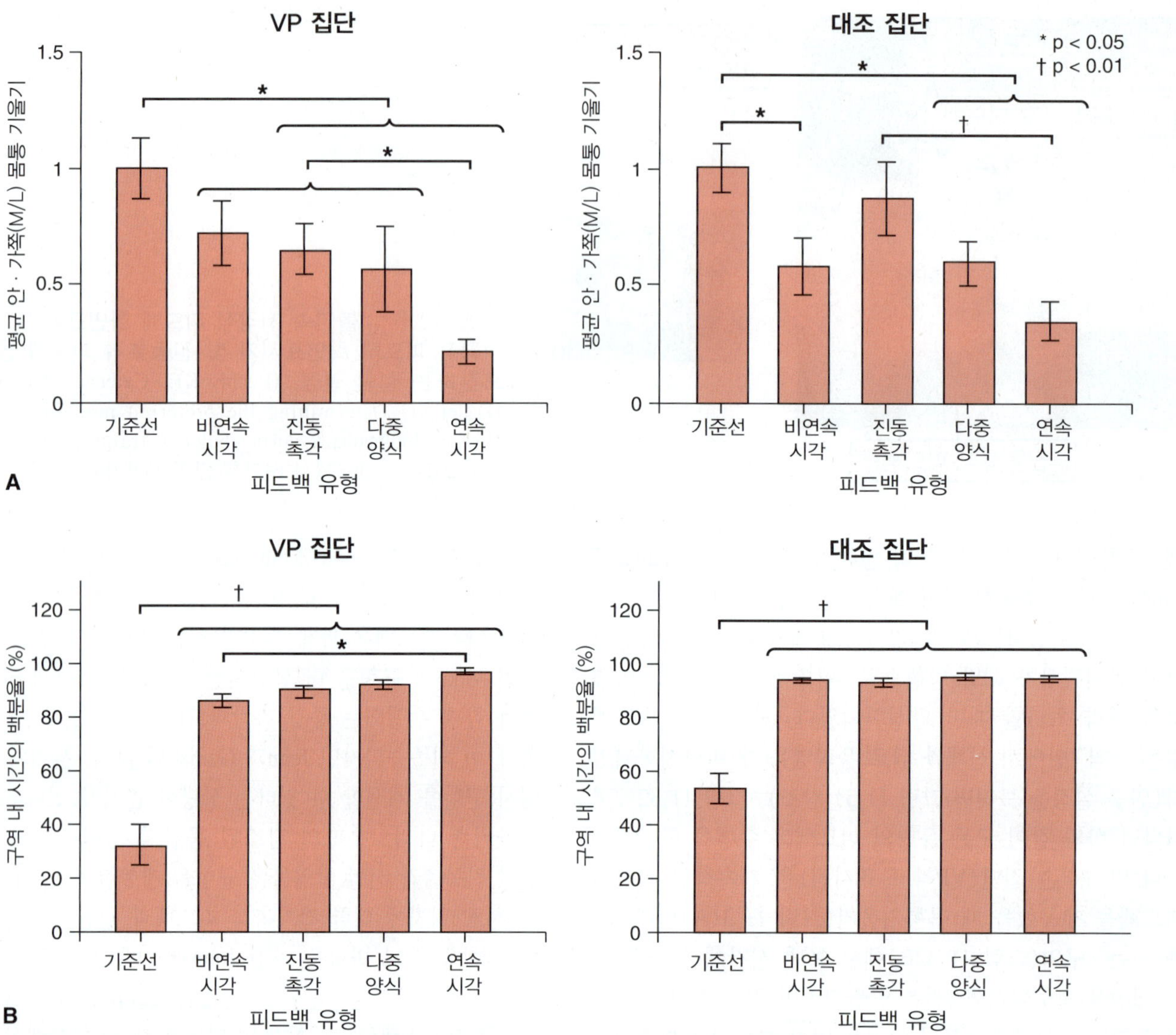

그림 11.32 안뜰결손 환자(VP 집단)에 대한 자세 흔들림 피드백 결과: **(A)** 정규화된 평균 안쪽/가쪽 신체 기울기 및 **(B)** 피드백 없는 영역에서 소비된 시간의 백분율. 통계적 유의성은 p <0.05에 대해 *로, p <0.01에 대해 y로 표시된다. (Adapted from Bechly KE, Wendy J, Carender WJ, et al. Determining the preferred modality for real-time biofeedback during balance training. Gait Posture. 2013;37:395에서 변경)

인지계 Cognitive Systems

분리된 주의 훈련: 균형에 미치는 영향

Training Attention in Isolation: Effects on Balance

10장에서 논의한 바와 같이 주의력 손상은 고령자 및 신경학적 모집단 모두에서 이중과제 조건에서 불안정성과 넘어짐에 기여하는 중요한 요인이다. 기능적 균형훈련을 하지 않는 경우에 주의조절(attentional control)의 비운동성 이중과제 훈련(nonmotor dual-task training)이 균형에 영향을 미칠 수 있는가? 예비 근거는 이것이 사실일 수 있음을 시사한다. Li와 동료들(2010)은 건강한 고령자 20명을 무작위로 2일에 걸쳐 1시간의 인지적 이중과제 훈련 5회 또는 대조군에 배정했다. 인지훈련은 단일 및 이중과제 조건에서 시각적으로 제시된 자극에 대해 두 가지 선택 결정을 포함했다. 결과 측정은 단일과제 및 이중과제 조건에서 인지, 균형 및 이동성[단일 지지균형, 동적 자세사진을 사용한 감각조직화 검사(sensory organization test using dynamic posturography), 앉은 자세에서 일어서기 5회(five times sit-to-stand), 40피트 걷기(40-foot walk)]의 검사가 포함되었다[n-등 검사(n-back test)와 함께]. 대조군과 비교한 결과, 훈련이득은 단일지지 서기균형(단일과제 조건만 해당)과 이중지지 서기균형(단단한 표면, 이중과제 조건만 해당)

에서 모두 발견되었다. 앉은 자세에서 일어서기 과제나 걷는 속도에서는 아무런 이점이 없었다.

유사한 결과가 Smith-Ray와 동료들(2014)에 의해 보고되었다. 그들의 예비연구에서, 넘어짐의 병력이 있는 지역사회거주 아프리카계 미국인 고령자 45명이 인지훈련군(n=23) 또는 대조군(n=22)에 무작위로 할당되었다. 인지훈련은 고령자/지역사회센터에서 열리는 교실에 참여와 함께 수당 2일, 60분간, 10주 이상 컴퓨터 기초수업을 포함하였다. 대조군보다 인지훈련군은 BBS에서 유의한 향상과 단일과제 10m 걷기검사에서 보행속도가 더 빨라졌음을 보였다. 흥미롭게도, 두 집단 간 이중과제 걷기 수행에서 유의한 차이가 없었다(Smith-Ray et al., 2014).

이런 연구들은 작은 표본의 크기에 의해 제한되지만, 그럼에도 불구하고 고령자들에게 있어서 비운동 과제를 사용하여 이중과제조절 훈련은 일부 기능적 과제에서 균형을 개선할 수 있다는 예비 근거를 제공한다. 신경병리가 있는 사람들에게 검증하고 확대하기 위해서는 추가 연구가 필요하다. 강력한 경우 이 접근 방식은 피로 또는 넘어질 위험이 높기 때문에 과제특정 균형훈련에 참여할 수 있는 능력이 매우 제한된 환자들에게 이중과제 균형조절을 훈련하기 위한 독특한 방법을 제공한다.

인지전략 *Cognitive strategies*

신경학적 및 고령자 인구 모두에서 다중과제를 수행하고 있을 때에 불안정성이나 넘어짐이 증가한다는 근거가 증가하고 있으며 이러한 것은 단일과제 및 이중과제 모두에서 균형을 훈련할 필요성을 시사하고 있다. 이중과제 조건에서 균형훈련은 두 번째 과제를 사용함으로써 동시에 인지적 요구를 변경시키는 한편, 정상상태, 예측성 및 반응성 균형조절을 요구하는 과제를 연습시키는 것을 포함한다. 균형재활의 이런 측면은 비교적 새롭다. 따라서 우리는 균형재활에서 이중과제의 사용을 안내하고 지지하는 제한된 근거를 가지고 있다.

연구근거(research evidence). Silsupadol 등(2006, 2009a, 2009b)은 균형이 손상된 고령자에 대해서 균형훈련을 위해 균형훈련에 대한 세 가지 접근법-고정 우선순위지시가 포함된 단일과제 및 이중과제(single task, dual task with fixed-priority instructions) 및 가변 우선순위지시가 포함된 이중과제(dual task with variable-priority instructions)-의 결과를 기술하였다. 이 일련의 연구에 대한 결과 측정에는 BBS, DGI (Dynamic Gait Index), 단일과제 및 이중과제에서의 TUG, ABC 척도가 포함되었다. 또한 단일과제 및 이중과제 조건 하에서 걷는 실험실 측정(구체적으로 훈련되지 않은 새로운 과제)도 분석되었다. 참가자들은 자기보고에서 전년에 넘어진 이력이 있거나 신경학적 또는 근육뼈대계 진단이 없지만 균형손상에 관한 관심이 있어 균형훈련에 대한 지원한 고령자들이었다. 참여자들은 세 가지 균형훈련 접근법 중 어느 하나에 무작위로 배정되었다. 균형훈련은 주당 3회, 4주 동안 실시되었다. 모든 참여자들에 대해서 실시된 균형훈련은 자세조절의 시스템 이론에 기반으로 했고 정상상태, 예측성 및 반응성 균형조절을 개선하기 위해 고안된 활동을 진행시켰다. 또한 훈련은 자세조절의 감각 및 운동의 구성요소를 대상으로 삼았다.

사용된 균형훈련 전략의 예는 표 11.7에 요약되어 있다. 이중과제 훈련은 고정(두 과제 모두에 주의를 기울임) 또는 가변(각 회기의 절반에는 균형활동, 나머지 절반에는 2차적 과제에 주의집중 함) 지시세트에서 이루어졌다. 이 연구에 사용된 2차적 과제 유형의 요약은 표 11.7에서 확인할 수 있다. 3개의 유형의 균형훈련 모두 BBS에서의 균형($p<0.001$, 효과크기=0.72)과 10m 보행에서 보행속도($p<0.02$, 효과크기=0.27)에서 개선되었다. 그러나, 이중과제 조건에서 균형훈련을 받은 참여자들만이 보행속도가 향상되었다(Silsupadol et al., 2009a). 또한 이중과제 균형훈련을 하는 동안 가변 우선순위훈련세트(variable-priority instructional set)가 단일과제 또는 고정 우선순위 훈련전략(fixed-priority training strategy) 보다 이중과제 훈련조건에서 균형을 개선하는 데 효과적이었다. 이중과제 훈련 중 가변 우선순위전략의 사용은 단일과제 자동화와 다중과제 조정 능력이 모두 향상되는 것으로 보인다(Silsupadol et al., 2009b). 저자들은 단일과제 조건에서의 훈련 균형이 이중과제 조건에서의 균형조절로 일반화되지 않을 수 있다고 결론짓는다. 또한 주의 집중에 관한 명시적 지침은 이중과제 균형훈련의 결과에 상당한 영향을 미칠 수 있다.

Kim과 동료들(2014)은 Kim과 동료들의 치료 패러다임을 사용하여 뇌졸중 후 평균 16개월에서 19개월 된 20명의 환자 집단에서 단일과제 훈련과 이중과제 훈련을 비교했다. 환자들은 단일과제(n=10) 또는 이중과제(n=10) 조건에서 보행훈련을 받기위해 무작위로 배정되었다. 스트룹검사(Stroop test), 단일과제와 이중과제 조건에서 수행된 TUG검사, 10m 보행검사(10MWT), 8자 모양 보행검사(Figure-of-8 Walking Test), DGI를 포함한 결과측

표 11.7 단일과제 및 이중과제 조건에서 시행하는 균형 재훈련에 사용되는 활동 목록

균형 활동	이차적 과제
선 자세 활동(stance activities)	**이차적 과제 활동(secondary task activities)**
1. 양발 반일렬로 선 자세(semitandem)에서 눈뜨고 팔을 번갈아 움직인다. 2. 양발 반일렬로 선 자세에서 눈감고 팔을 번갈아 움직인다. 3. 오른발로 글씨를 쓴다. 4. 왼발로 글씨를 쓴다. 5. 선 자세에서 공을 들고 있을 때 앞쪽으로 교란을 준다. 6. 선 자세에서 공을 들고 있을 때 뒤쪽으로 교란을 준다. **보행활동(gait activities)** 7. 앞/뒤쪽으로 걷기, 보통의 지지기저면 8. 앞/뒤쪽으로 걷기, 좁은 지지기저면 9. 좁은 지지기저면 걷기, 장애물을 피하여 앞쪽 내딛기 (바구니를 들고서). 10. 좁은 지지기저면 걷기, 장애물을 피하면서 옆쪽 및 뒤쪽 내딛기 (바구니 들고서). 11. 걸으면서 깡통을 맞추기 위해 공을 발로 차기 12. 걸으면서 팔뻗기와 몸통 돌리기	• 앞에서부터 단어의 철자를 말한다. • 뒤에서부터 단어의 철자를 말한다. • A에서 K까지의 글자로 시작하는 단어를 말한다. • L에서 Z까지의 글자로 시작하는 단어를 말한다. • 가격을 상기한다(예컨대, 청구서 지불금액) • 가격을 상기한다(예컨대, 식료품의 가격) • 3개씩 숫자를 거꾸로 센다. • 단어를 상기한다. • 공이 던져진 반대방향을 말한다. • 시각적 상상 과제(집에서 실험실까지 길 안내하기) • 일일 활동을 기록한다.

출처: Silsupadol P, Shumway-Cook A, Woollacott M: Training of balance under single and dual task conditions in older adults with balance impairment: three case reports. Phys Ther, 2006;86:269-281, 미국물리치료사협회의 허가를 받아 변경됨.

정을 중재 전에 수행하고, 중재 직후에 수행한 후 2주 후에 다시 수행했다. 훈련은 일당 30분, 주당 3일, 총 4주간 진행되었다. 가변 우선순위지시는 이중과제훈련 중에 사용되었다. 균형이 손상된 고령자들에 대한 Silsupadol의 결과와 유사하게 이중과제 훈련을 받은 뇌졸중 환자들은 모든 결과측정에서 유의하게 더 잘했다(8자 모양 보행 검사 제외). 예를 들어, 단일과제 훈련군은 이중과제 조건에서 TUG 수행에 변화가 없었던(훈련 전, 42±24초; 훈련 후, 즉시 40±22초; 훈련 후 2주, 40±23초) 반면에 이중과제 훈련군은 유의한 향상을 보였다(훈련 전, 34±20초; 훈련 후, 즉시 24±15초; 훈련 후 2주, 25±16초). 또한 인지과제(스트룹검사)는 이중과제군에서는 개선된 반면에, 단일과제 훈련군에서는 변화가 보이지 않았다.

건강한 사람들에 대한 최근 연구는 안뜰계에 특히 중점을 둔 균형훈련은 인지능력을 향상시킬 수 있다(Rogge et al., 2017)고 지적한다. 이 연구에서, 대조군은 이완기법을 연습한 반면에 실험군은 한발서기 균형 또는 양발서기 균형의 순환훈련을 하였다. 예상대로 실험군만 균형능력이 향상되었다. 그러나 균형훈련군은 대조군에 비해 더 높은 수준의 신체 훈련 강도를 필요로 하는 심혈관 지구력을 향상시킬 필요 없이 기억력 및 공간 인지 검사에서 향상되었다.

총괄
Putting It All Together

자세조절 문제가 있는 환자를 재훈련하기 위한 과제지향적 접근법의 치료전략은 (a) 자세조절에 중요한 기본적인 시스템의 손상을 개선하기 위해 사용되고[예: 근력 및 운동범위와 같은 운동 손상을 개선하기 위한 운동 및 활동, 과제별 균형 훈련을 준비하는 주요 감각 시스템에 대한 감각자극, 그리고 이중 과제 균형조절을 개선하기 위한 인지 훈련, (b) 자세조절을 위해 사용된 감각, 운동 및 인지적 전략을 발달시키고 다듬기 위한 기능적 과제특정 연습에 참여하고, (C) 변화하는 환경조건에서 균형을 조절하는 방법을 배우므로 환자들의 삶의 질에 근본적인 사회적 역할, 과제 및 활동에 참여하기 위한 사람의 능력을 최대화한다.

균형훈련의 핵심은 숙련된 기능적 움직임을 (재)습득하는 데 필요한 자세행동의 발달을 촉진하는 더 도전적인 과제와 활동을 점진적으로 연습하는 것이다. 과제특정 훈련은 근본적인 감각, 운동 및 인지 손상에 대한 중재를 결합하여 수행된다. 운동학습 원리와 함께 연습 스케쥴로 통합된 과제, 활동과 상황의 선택과 순서는 균형 재훈련에서 강력한 도구이다. 예를 들어, 환자가 COM을 조절하는 최소한의 능력이 있을 때 그 또는 그녀가 단단하고 편평한 표면에서 지지가 있거나 없는 상태에서 "닫힌" 환경(예: 일정하고 예측 가능한 조건)에서 자세조절에 대한 최소한의 요구로 과제를 연습할 수 있다. 선택 사항으로, 치료사는 개인을 자세 과제의 새로운 학습 단계로 전환하기 위해 그러한 피드백이 점진적으로 중단되어야 한다는 것을 염두에 두고 운동 수행을 향상시키기 위해 환자에게 외부 증강 피드백을 제공하기로 결정할 수 있다. 자세조절이 개선됨에 따라, 지지되지 않은 상태로 앉거나 서기(정상상태 자세조절), 머리를 돌리거나 물체를 향해 손을 뻗는 동안 지지되지 않은 상태로 앉아 있거나 서 있거나(예측성 자세조절) 또는 전위 후에 안정적으로 앉아 있거나 서 있는 자세)를 회복하는 것(반응성 균형)과 같은 자세 요구가 증가하는 더 어려운 과제가 도입된다. 과제들은 다른 방향에서 던져진 물체를 잡거나 물컵을 들고 있는 것과 같은 이차적 과제를 수행하는 동안 불안정한 표면 또는 폼 표면과 같은 "개방된" 환경(예: 변화하고 예측 가능성이 낮은)에서 수행된다. 이동성 과제에서 균형을 재훈련하는 것은 15장에서 논의된다.

이러한 목표를 순차적으로 수행하는 것이 아니라 병렬적으로 수행한다는 것을 깨닫는 것이 중요하다, 따라서 이러한 목표를 달성하기 위한 치료전략이 서로 얽혀 있다. 이러한 연습, 과제 및 활동의 상호적 상호 엮음은 자세조절 회복의 목표를 위하여 기능적 독립성과 참여의 재정립을 가능하게 한다. 그림 11.33은 뇌졸중 환자인 Genise의 단일 치료 회기에 이러한 유형의 실습이 어떻게 통합될 수 있는지 보여준다.

게다가, 자세조절 문제가 있는 환자의 재활은 학습 이론을 중심으로 구성될 필요가 있다. 이렇게 하면 치료를 통해서 얻어진 수행능력의 개선은 행동의 영속적 변화로 변환되고 다양하고 새로운 환경에서 유지되는 데 도움이 될 것이다. 환자는 신경계 내에서 신경 가소성을 유도하고 장기적인 기능개선을 유도하기 위한 충분한 치료용량(예: 지속시간 및 강도)을 제공하는 원하는 행동(목표 지향 기능적 과제의 맥락 내에서 균형, 정위 및 COM의 효과적인 조절의 경우)을 연습해야 한다.

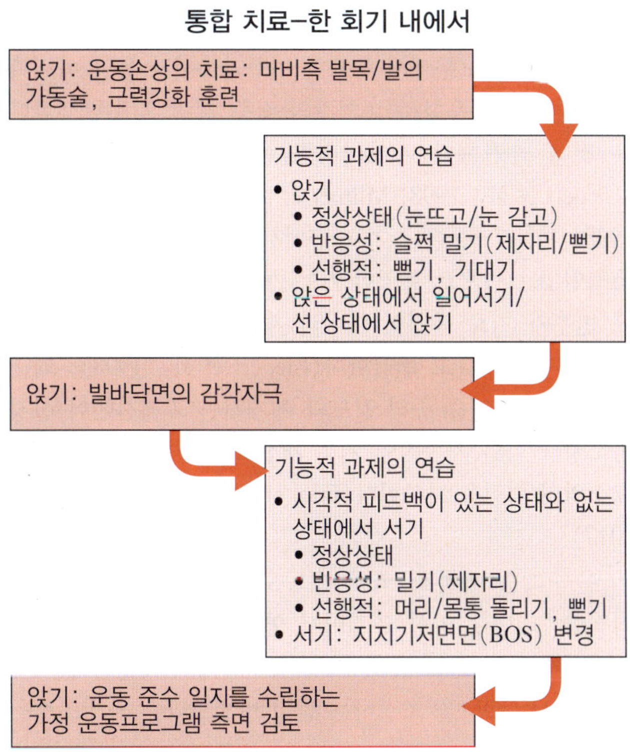

그림 11.33 과제지향적 접근법을 사용하여 뇌졸중 후 1개월에 Genise의 균형을 개선하기 위해 고안된 단일치료 회기의 예이다.

신경 변화를 유도하기 위해 얼마나 많은 연습이 충분한가? 이 문제에 대한 견해가 바뀌고 있다. 전통적으로, 연습은 환자가 치료 회기에서 보내는 시간으로 제한되었다. 영구적인 변화를 유도하기 위해 더 많은 연습이 필요하다는 인식이 높아지면서, 환자들에게 매일 다양한 시간(보통 30분에서 60분) 동안 연습해야 하는 "숙제" 즉, 운동, 과제 및 활동이 주어졌다.

운동학습을 연구하기 위한 패러다임으로 팔 훈련을 사용하여 신경 손상 후 환자의 기능적 움직임 행동에 영구적인 변화를 유도하기 위해서는 높은 빈도와 연습 강도가 중요한 것으로 밝혀졌다. 앨라배마 대학의 심리학자 Edward Taub는 학습된 비사용 개념에 기초하여 상지 기능을 재훈련하는 접근법인 강제–유도 운동치료(Constraint–Induced [CI] Movement Therapy)를 개발했다(Taub, 1980, 1993).

그는 동료들과 함께 일하면서 마비측 팔의 기능적 움직임의 빈도와 질 모두에서 중요한 변화가 6시간 동안 마비측 팔을 강제로 사용하는 10일간의 집중 치료 후에 발생한다는 것을 발견했다(비마비측 팔은 슬링에 구속되었다)(Liepert et al., 1998; Miltner et al., 1999; Taubet et al., 1998). 이 저자들은 추가 연구에서 같은 기간에 제공된 전통적인 치료법으로 동일한 기능 개선이 된 것은 회복의 중요 변수가 치료 특성이 아니라 제공된 빈도와 강도일 수 있음을 시사한다고 언급했다(Liepert et al., 1998). 최근 연구는 기술 연습 중의 강도와 체계적인 과제진행이 신경가소성 변화와 지속적인 기능 개선을 촉진하는 치료 구성요소의 초석임을 시사한다(Friel et al., 2016; Hung et al., 2017).

운동학습 이론도 역시 운동도식(motor schemas)을 최적화하려면 다양한 조건에서 연습을 해야 한다는 것을 우리에게 말해 주고 있다. 다양한 조건에서 재훈련하는 것은 환자가 COM을 조절하는 단일 방법보다는 자세조절을 위한 "규칙"을 배우는 데 도움이 된다. 이것은 개인이 새롭고 변화하는 과제와 환경조건에 직면하여 안정성을 유지할 수 있도록 보장한다.

근거 기반 균형재활(Evidence-based balance rehabilitation)은 이용 가능한 최고의 연구 근거를 임상 전문지식 및 치료에 대한 환자의 선호도와 통합하는 것을 의미한다. 불안정성 치료와 관련된 연구는 임상의가 손상된 균형을 치료하는 방법에 대한 선택을 하도록 안내하는 데 도움이 될 수 있다. 연구는 치료 선택에 대한 근거를 제공하고 환자의 가능한 결과를 결정하는 데 도움이 될 수 있다. 실습활동 11.3은 Genise 사례에 대한 치료 프로그램을 개발하기 위한 틀을 제공한다. 실험 활동 11.3에서 제안한 표를 완성하여 대상이 될 특정 개별 시스템(1열), 연습할 과제 또는 활동(2열), 연습이 수행될 환경조건(감각 조건과 인지 부하를 모두 포함)(3열) 및 이 측면의 치료(4열)를 뒷받침하는 연구 근거를 확인한다.

실습 활동 11.3

목적: 뇌졸중 후 편마비 환자의 자세와 균형의 재훈련에 과제지향적 접근법을 적용한다. 특정 치료중재와 관련된 임상결정을 지지하기 위한 연구 근거를 확인한다.

절차: 그림 11-18에 제시된 Genise T의 사례연구와 실습활동 11. 2에서 나온 연구과제를 다시 읽어보시오. 당신이 요약한 기능적 문제점, 전략, 손상의 목록을 검토하시오.

연구과제

Genise의 균형을 개선하기 위해 사용할 수 있는 다양한 치료를 식별하는 표를 만드시오. 목표로 두는 특정개별시스템(1열), 연습되어야 하는 과제나 활동(2열), 연습을 수행할 환경조건(3열) 및 치료의 이런 측면을 뒷받침하는 연구근거를 목록에 나열하시오.

예를 들어, 당신은 Genise의 균형과 기능 손상에서 약화가 근본적인 손상이기 때문에, Genise에게 점진적 저항적 근력강화훈련을 시행하기로 결정할 것이다. 이 경우 표에 나열된 개별 구성 요소는 운동: 근력이고 과제는 근력강화 훈련이며 선택한 특정 환경 조건은 60% 1RM(최대 반복)의 자유무게일 수 있다. Ada 등(2006)의 메타 분석을 포함하여 Genise와 점진적인 저항적 근력강화 훈련을 통합하려는 당신의 결정을 뒷받침하는 여러 연구 연구가 있다. 근력강화 훈련만으로 균형을 회복하기에 충분한가? 균형의 어떤 다른 측면을 훈련할 것인가? 당신의 결정을 뒷받침하는 연구는 무엇인가?

균형의 개별요소	과제 또는 활동	환경조건	연구 근거
운동: 근력	점진적인 저항적 근력강화훈련	자유무게, 60% 1RM	Ada 등(2006)

균형재활을 위한 과제지향적 접근법에 대한 연구 근거
Research Evidence for a Task-Oriented Approach to Balance Rehabilitation

과제지향적 훈련이 고령자와 신경학 인구 모두에서 균형과 기능 활동의 성과를 향상시킨다는 어떤 근거가 있는가? 이 분야의 연구가 증가하고 있음에도 불구하고, 과제지향적 중재가 어떻게 정의되는 지에 대한 차이 때문에 결론을 도출하는 것은 어려울 수 있다. 어떤 경우에는 근력과 같은 근본적인 손상을 대상으로 하는 중재 없이 기능적인 과제의 반복적인 연습으로 과제지향적 접근법의 치료가 정의된다. 다른 경우에, 치료에 대한 과제지향적 접근법은 근력, 유연성, 균형, 기능적 과제 연습 및 지구력 훈련을 포함한 다차원 운동을 사용한다. 이러한 다양한 정의 때문에 과제지향적 치료를 다른 형태의 중재와 비교하는 메타 분석은 해석하기 어려울 수 있다.

여러 연구는 다차원 운동프로그램이 지역사회 거주 고령자들의 균형과 이동기능에 미치는 긍정적인 효과를 입증했다. Shumway-Cook과 동료들(1997b)은 균형손상 고령자의 균형과 가동성 기능을 개선하기 위하여 다리근력과 유연성 운동, 반복적 기능과제 연습의 맥락에서 균형훈련 및 유산소성 활동의 참여(보통 점진적인 걷기프로그램)를 조합한 다차원 운동프로그램을 사용하였다. 활동은 앉고, 서고, 걸을 때 정상 상태의 균형; 팔 뻗기, 들어올리기, 돌리기, 지지기저면 변경(좁은 지지기저면, 한 다리서기 자세, 직렬 자세), 장애물 위 및 주변 걷기, 서로 다른 속도로 앞뒤로 걷기, 패키지가 있거나 없는 다양한 표면 유형 및 구성 위를 걷기를 포함한 예측성 균형; 반응성 균형(앉거나 서 있는 동안 수행되는 다양한 크기, 속도 및 방향의 교란); 및 감각 훈련(시각 및 몸감각 단서의 다양한 유효성)을 향상시키는 것을 목표로 하였다. 운동은 8주 프로그램에 걸쳐 점점 더 어려워졌다. 비운동 대조군에 비해 운동군은 BBS, DGI 및 POMA를 포함한 모든 균형 측정에서 유의미한 향상을 보였다.

다른 연구에서도 유사한 결과가 보고되었다. Wolf 등(2001)은 고령자들(75세 이상)의 균형을 개선하기 위하여 자세조절 시스템 이론에 기반한 다차원 운동프로그램의 효과를 조사하기 위하여 무작위 통제연구를 수행하였다. 그들은 개별화된 12회기의 균형훈련(4~6주 이상), BBS와 DGI의 수행을 유의하게 향상시켰고, 1개월은 유지했지만, 1년은 유지하지 못했다는 것을 발견했다.

Judge 등(1993)은 낮은 다리 저항 훈련, 활발한 걷기, 태극권 훈련 대 유연성 훈련만을 결합한 훈련 프로그램을 수행한 지역사회 거주 고령자들(62~75세)을 연구했다(6개월 동안 주당 3회). 그들은 균형 수행이 태극권/저항 훈련 집단에서는 향상되었지만 유연성 집단에서는 향상되지 않았다는 것을 발견했다. 한 다리 서기에서 힘 전위 중심은 태극권/저항 훈련 집단에서 18% 감소했다($p=0.02$).

다양한 유형의 신경학적 병리를 가진 사람들의 균형 및 기능적 수행력 향상에 대한 운동의 효과를 조사한 많은 연구들이 있다. Vearrier와 동료들(2005)은 과제지향적 접근법을 사용하여 10명의 만성 뇌졸중 장애 환자들에게 균형을 재훈련하기 위해 집중적인 대량 연습(2주 연속 일당 6시간)을 제공했다. 환자는 균형조절의 정상상태 및 예측성 측면의 유의한 개선 외에도 예기치 않은 교란에서 선 자세로 회복하는 능력이 크게 개선되었다. 체중부하 대칭성이 개선되었고 환자들은 훈련 후 넘어지는 횟수를 유의하게 줄였다.

Duncan과 동료들(1998)은 뇌졸중후 편마비환자들에 대한 일반적인 관리와 12주간의 다차원 가정-기반 운동 프로그램(home-based exercise program)(저항적 근력훈련, 균형운동, 팔의 기능적 훈련과 점진적 걷기 또는 점진적 자전거타기의 유산소성 요소)의 효과를 비교하였다. 두 집단은 BBS, 6분 보행 검사, 바텔 일상생활동작(Barthel Activities of Daily Living)을 포함하는 많은 측정에서 동등한 향상을 보였다. 그러나 가정-기반 운동군은 유의하게 후글-메이어 검사(Fugl-Meyer Test)(다리 기능부분) 및 보행속도에서 일반적인 관리 집단보다 유의하게 더 잘 수행하였다.

Marigold 등(2005)은 61명의 만성 뇌졸중 고령자들(뇌졸중 후 6개월 이상)의 기능적 균형, 이동성, 자세반사 및 넘어짐에 대한 두 가지 유형의 지역사회 기반 집단운동의 효과를 비교하였다. 30명의 환자들은 무작위로 다양한 자세에서의 서기, 다양한 도전과 함께 걷기 및 선 자세에서 교란(지도자가 참여자를 밀치는 것)을 포함하는 더 어려운 일련의 균형과제들이 포함된 민첩성 프로그램에 무작위로 배정되었다. 눈을 뜨고 감은 상태에서 단단한 표면과 폼 표면에 서 있을 때 과제가 수행되었다.

두 번째 31명의 환자가 스트레칭 또는 마비측 다리에 체중부하의 증가를 강조하는 태극권 같은 운동을 통합한 느린 저충격 운동에 중점을 둔 체중이동 프로그램에 무작위로 배정되었다. 두 가지 운동중재는 BBT, TUG 및 ABC를 포함하는 모든 결과 측정에서 수행능력 향상에 효과적이었으며, 이런 개선은 검사 후 1개월에 유지되었다. 플랫

표 11.8 소뇌종양 절제술로 인한 불균형 환자의 재활치료 프로그램

이론적 근거	치료활동
1단계	
응시 안정성(gaze stability)을 위한 안뜰-눈 반사(VOR)와 목-눈 반사(COR)의 사용 촉진	시각고정, 눈 뜸, 고정된 목표, 느린 머리 움직임
응시안정성을 위한 단속성 눈 운동(saccadic eye movements)의 사용 촉진	눈 뜸, 움직이는 목표와 머리 움직임, 자기 선택의 속도
안뜰-눈 반사 망상조직(VOR cancellation) 촉진	정적 서기, 눈 뜸 및 감음, 두 발 함께 모음, 두 팔을 몸에 붙이기, 머리 움직임
자세조절을 위한 몸감각 및 안뜰 입력을 사용 능력 개선	폼에 정적 서기, 간헐적 눈 감음, 두 발 2.54-5.08cm(1-2인치) 간격을 벌림
자세조절을 위한 몸감각 및 시각 입력을 사용 능력 개선	좁은 지지기저면으로 보행, 눈 뜸, 오른쪽과 왼쪽으로 넓게 돌기
모든 감각입력을 사용하여 자세조절 개선	제자리 행진, 눈 뜸, 단단한 표면과 폼면 한쪽 다리로 선 자세에서 장시간 정지
2단계	
응시안정성을 위한 안뜰-눈 반사 및 목-눈 반사의 사용 촉진	시각고정, 눈 뜸, 고정된 목표와 움직이는 목표, 느린 속도와 빠른 속도, 단순한 정적 배경; 상상적 시각고정, 눈 감음
응시안정성을 위한 눈의 단속성 운동 사용 촉진	두 목표사이의 능동적인 눈과 머리의 움직임, 느린 속도와 빠른 속도
안뜰-눈 반사 망상조직(VOR cancellation)촉진	눈 뜸, 움직이는 목표와 머리 움직임, 빠른 속도와 느린 속도
자세조절을 위한 몸감각 및 안뜰계 입력 사용 능력	두발 반 일렬로 선 자세, 눈 뜸 및 감음, 두 팔을 교차
자세조절을 위한 안뜰 입력 사용 능력을 개선	폼면위 서기, 간헐적인 눈 감음, 두 발 2.54-5.08cm 간격으로 벌림
시각 및 몸감각 입력을 사용하여 자세조절 개선	오른쪽과 왼쪽으로 180° 회전하면서 눈 뜨고 보행, 단단한 면과 패드를 댄 면
안뜰 및 몸감각 입력을 사용하여 자세조절 개선	제 자리 행진, EC, 한쪽 다리로 선 자세에서 장시간 정지
모든 감각입력을 사용하여 자세조절 개선	옆쪽과 뒤쪽으로 걷기, 눈 뜨고 눈 감고 서기, 발뒤꿈치는 앞에 발가락은 뒤에 접촉한다.
모든 감각입력을 사용하여 머리의 움직임과 함께 자세조절 개선	눈 뜨고 보행, 정상적인 지지기저면, 느린 머리 움직임
3단계	
응시안정성을 위한 안뜰-눈 반사 및 목-눈 반사의 사용 촉진	시각고정, 눈 뜸, 고정된 목표와 움직이는 목표, 다양한 속도, 복잡한 정적 및 동적 배경; 상상의 시각고정, 눈 감음

표 11.8 소뇌종양 절제술로 인한 불균형 환자의 재활치료 프로그램 (계속)

이론적 근거	치료활동
응시안정성을 위한 눈의 단속성 운동의 사용 촉진	두 목표사이의 능동적인 눈과 머리의 움직임, 다양한 속도
안뜰-눈 반사 망상조직(VOR cancellation) 촉진	눈 뜸, 움직이는 목표와 머리 움직임, 다양한 속도, 복잡한 정적 및 동적 배경
자세조절을 위한 몸감각 및 안뜰 입력 사용 능력 개선	계속 눈 감고 두 발 반 일렬로 선 자세와 단단한 면과 패드를 댄 지지면 위에서 눈 뜸
안뜰 및 몸감각 입력을 사용하여 자세조절 개선	점진적으로 좁아지는 지지기저면 위에서 눈 감고 보행, 단단한 지면과 패드를 댄 지면; 제자리 느린 행진, 단단한 지면과 폼 위에서 눈 뜸 및 감음
시각 및 안뜰 입력을 사용하여 자세조절 개선	단단한 면과 패드를 댄 지면 위에서 오른쪽과 왼쪽으로 빠른 회전, 눈 뜨고 보행
모든 감각입력을 사용하여 머리를 회전할 때 자세조절 개선	정상 지지기저면으로 보행, 눈 뜸, 빠른 머리 움직임
모든 감각입력을 사용하여 자세조절 개선	두 발 교차하기; 발목 흔들림 움직임의 능동적 연습; 굽힘과 뻗기 활동

COR, cervicoocular reflex; EO, eyes open; EC, eyes closed; VOR, vestibuloocular reflex.

출처: Gill-Body KM, Popat RA, Parker SW, Krebs DE 으로부터 허가를 받아 게재. Rehabilitation of balance in two patients with cerebellar dysfunction. Phys Ther 1997;77:534-552.

폼을 사용한 회복의 측정에서 민첩성 집단만이 마비측 다리의 자세 근육의 개시잠복기가 개선되었고 이것은 넘어짐 감소와 관련이 있었다.

Hammer 등(2008)은 뇌졸중후 균형훈련과 관련된 14개의 무작위 통제 연구의 체계적 검토를 완료하였다. 이 검토는 뇌졸중 후의 균형이 회복의 모든 단계에서 개선될 수 있다고 결론지었다. 또한 다양한 중재는 뇌졸중 후 균형을 개선하는 데 효과적이었다.

소뇌병리학 환자들 사이에서 손상된 균형과 보행은 중요한 문제이다. Gill-Body와 동료들(1997)은 소뇌 기능장애를 가진 두 명의 환자(소뇌내 재발성 성상세포종의 외과적 절제 후 7개월간의 불안정과 어지럼증 병력이 있는 36세 여성과 뇌힘줄황색종증과 산재성 소뇌 위축으로 진행성 균형 문제가 있는 10년간 병력이 있는 48세 남성)에게 서고 걷는 것에서 신체 안정성에 점진적인 도전을 제공하는 6주 단계의 가정 기반 중재 접근법의 영향을 조사하였다. 표 11.8은 소뇌종양이 절제된 여성 환자에게 사용된 재활치료프로그램과 그 근거를 보여준다.

두 환자는 자세와 걸음걸이 동안 안정성이 향상되었다고(현기증 장애지수[Dizziness Handicap Index]에서의 유의한 개선) 보고하였다. 또한 균형에 대한 임상 및 실험실 검사 모두에서 동시에 개선이 있었다. 운동형상학적 분석에 따르면 서 있는 자세의 흔들림이 감소했다. 체위기록법 검사(posturography test)는 변화된 감각 조건에서 서 있는 능력이 향상되었고, 균형을 잡기 위해 다양한 크기의 외석 동요에 대한 자세 반응의 규모도 향상되었음을 보여주었다. 환자들은 필요에 따라 한 걸음 더 빠르게 나아갈 수 있었고, 또한 다양한 크기의 동요에 대한 자세 반응의 크기를 더 잘 조정할 수 있었다. 저자들은 (급성이든 만성이든) 소뇌 병변이 있는 환자가 구조화된 운동프로그램에 따라 자세 안정성을 유의하게 향상시킬 수 있다고 결론짓는다(Gill-Body et al., 1997).

고령자 모집단과 신경학적 모집단 모두의 연구 결과는 현저하게 유사하다. 운동은 균형을 개선하는 효과적 방법이며 이러한 개선은 기능적 과제의 수행 향상과 넘어짐 감소와 관련이 있는 것으로 보인다. 다차원 운동은 단일 시스템(예: 근력, 유연성 또는 유산소 콘디셔닝)을 대상으로 하는 운동보다 균형을 개선하는 데 더 효과적인 것으로 보인다. 마지막으로, 균형을 개선하기 위한 효과적인 중재는 자세조절의 특정 요소를 대상으로 하는 활동을 포함한다. 또한, 중재 기간 동안 균형을 유지하기 위한 도전을 증가시키기 위해 활동이 체계적으로 진행되어야 한다.

참여의 향상-근거 기반 넘어짐 예방
Improving Participation-Evidence-Based Fall Prevention

앞에서 논의한 바와 같이 과제지향적 균형재활의 전반적인 목표는 환자의 일상생활에서 중요한 사회적 역할, 과제 및 활동에 참여 능력의 개선을 나타내는 참여 성과를 향상시키는 것이다. 참여의 개선은 또한 일상과제와 활동을 수행할 때 빈도 및 독립성의 증가로 나타낼 수 있다. 참여의 개선은 또한 자신감 증가와 함께 넘어짐 빈도의 감소에 반영될 수 있다. 넘어짐의 사회적, 경제적 영향 때문에 중요한 연구는 고령자들의 넘어질 위험을 줄이기 위한 전략에 초점을 맞추고 있다. 신경병리학적 환자의 넘어짐을 줄이기 위한 치료 중재의 영향에 대한 연구는 적다.

연구근거 *Research Evidence*

고령자들의 넘어짐을 줄이는 데 있어서 운동과 균형훈련을 포함하는 다양한 치료적 중재의 효과를 검사하는 몇 가지 체계적인 고찰이 있었다(Campbell & Robertson, 2007; Gillespie et al., 2009; How et al., 2007; Rubenstein & Josephson, 2001; Sherrington et al., 2008). Gillespie 등(2009)의 코크란 고찰(Cochrane review)에는 111개의 무작위 임상시험이 포함되었고, 다양한 유형의 중재가 추적조사 동안 최소 한 번 넘어지는 참여자 수(위험비율로 표시된 1년당 넘어짐)와 넘어지는 비율에 미치는 영향을 조사했다. 이번 검토에는 운동과 관련된 43건의 임상시험이 포함됐다.

고찰(review)의 주요 결과는 다음과 같다: (a) 평가 및 다요인 중재는 월간 넘어지는 비율을 감소시켰지만(비율, 0.75; 95% 신뢰구간[CI], 0.65~0.86) 넘어진 사람의 수는 감소시키지 못했다. (b) 가정 안전성 중재는 넘어지는 비율이나 넘어진 사람의 수를 감소시키지 않았으나, 중증 시각손상이 있는 사람들과 더 높게 넘어질 위험이 있는 다른 이들에서는 효과적이었다. (c) 향정신성 의약품의 회수를 포함한 의약품 관리는 넘어지는 비율(비율, 0.34; 95% CI, 0.16~ 0.73)을 줄였지만, 넘어질 위험은 감소하지 않았다. 그 고찰에서 또한 넘어짐의 비율과 위험에 대한 다양한 유형의 운동프로그램 영향이 보고되었다. 다중요소 집단 운동은 태극권(비율, 0.65; 95% CI, 0.51~0.78)에서와 같이, 넘어짐 비율(비율, 0.78; 95% CI, 0.71~0.86)과 넘어질 위험이 있는 사람의 수(위험비율, 0.83; 95% CI, 0.72~0.97)를 감소시켰다. 또한 개별 처방된 다중요소 가정-기반 운동은 넘어짐 비율(비율 0.66; 95% CI, 0.53~ 0.82)과 넘어지는 사람의 수(위험비율, 0.77; 95% CI, 0.61~0.97) 모두를 유의하게 감소시켰다.

이 고찰에서는 고령자들의 넘어짐 예방에 있어 운동의 역할을 지지하는 근거가 발견했지만, 넘어짐을 완전히 예방하는 것은 불가능할 수도 있다고 경고했다. 하지만 자주 넘어지는 사람들의 경우 넘어지는 횟수를 줄일 수 있다. 게다가, 이 보고서는 당시 뇌졸중, 파킨슨병 또는 엉덩관절 골절 후의 넘어짐에 대한 중재 효과를 뒷받침할 근거가 없다고 결론지었다.

여러 연구에 따르면 운동과 같은 단일 중재가 복합 다중요인 중재만큼 넘어짐을 줄이는 데 효과적일 수 있다(Campbell & Robertson, 2007; Gardner et al., 2000; Sherrington et al., 2008). 그러나 이 고찰들에서는 (a) 주요 위험 요인이 운동에 의해 개선된 사람들을 대상(예: 균형, 보행 및 다리 근력이 손상된)으로 하고, (b) 이러한 위험 요인을 수정하기에 충분한 강도인 경우에만 운동 자체가 넘어짐의 비율을 줄이는 데 효과적이라는 점에서 일관된다(Gardner et al., 2000; Sherrington et al., 2008). 넘어짐을 줄이기 위해 얼마나 많은 운동이 필요하고 어떤 유형이 필요한가? 성공적인 넘어짐 예방 운동의 중요한 속성 시험에는 50시간 이상의 훈련과 총 운동량(총 운동기간과 주당 운동 빈도의 조합)과 매우 도전적인 균형훈련이 포함되었다.

이러한 체계적인 고찰은 운동(균형, 근력, 지구력 훈련의 조합을 포함)이 지역사회 거주 고령자들의 균형을 개선하고 넘어짐을 줄일 수 있음을 시사한다. 운동이 효과적이기 위해서는 충분한 지속시간과 강도(최적 범위와 강도는 아직 완전히 정의되지 않았지만)를 가져야 하며, 운동으로 넘어짐에 대한 주요 위험 요인을 줄일 수 있는 사람들을 대상으로 해야 한다.

요약 Summary

1. 자세조절을 검사하기 위한 과제지향적 접근법은 (a) 자세 및 균형조절과 관련된 기능적 능력을 문서화하기 위해 다양한 검사, 측정 및 관찰을 사용한다. (b) 안정성을 유지하거나 회복하기 위해 사용되는 감각, 운동 및 인지 전략을 검사한다. (c) 비정상 자세조절에 기여하는 근본적인 손상을 결정한다. 또한 검사의 중요한 부분은 균형이 손상된 것이 그들의 삶에 중요한 사회적 역할, 활동 및 과제에 참여하는 그 사람의 능력에 미치는 영향을 이해하는 것이다.
2. 임상의는 검사를 완료한 후 결과를 해석하고 기능적 한계와 근본적인 손상을 확인하며 치료의 목표와 계획을 수립해야 한다.
3. 신경학적 결손 환자의 자세조절 재교육을 위한 치료계획은 근본적인 손상과 환자가 기능적 과제에서 자세 요구를 성공적으로 달성하는 보상 전략이 발달된 정도에 따라 크게 달라질 것이다.
4. 자세조절 재교육에 대한 과제지향적 접근법의 목표는 손상을 해결하거나 예방하는 치료와 정상상태, 반응성 및 예측성 균형조절을 개선하기 위한 기능훈련을 포함한다. 기능적 균형훈련은 효과적인 과제별 감각, 운동 및 인지 전략을 개발하고 이러한 전략을 변화하는 환경 맥락에 맞게 조정하기 위해 고안되었다. 따라서 참여의 회복을 극대화하고 장애를 최소화할 수 있다.
5. 자세장애 환자의 임상관리에 대한 연구 근거를 적용하려면 증가하는 연구에 대한 숙지와 개별 환자의 특정 요구에 대한 이 연구의 적용에 대한 이해가 요구된다.

실습활동 과제에 대한 해답 ANSWERS TO LAB ACTIVITY ASSIGNMENTS

실습활동 11-1

1. BBS는 정상상태 및 예측성 자세조절이 필요한 과제에 매우 비중을 두고 있다. 앉은 자세와 선 자세에서의 정상상태 균형은 항목 2와 3에서 검사한다.
2. 예측성 자세조절은 항목 1, 4, 5, 7, 8, 9, 10, 11, 12, 13, 14에서 추론할 수 있다. 어떤 항목(6)에서는 시각을 조작하여 자세조절의 감각 요소를 검사한다. 항목 7, 13 및 14는 지지기저면이 감소되어 안·가쪽 안정성 요구가 증가되고 종종 이동 전략의 변화와 관련된다.
3. 반응성 자세조절이 필요한 과제(Tinetti의 POMA 검사에 있는 살짝 밀기 검사와 같은)는 없다. 또한 대부분의 항목은 서 있는 동안 수행되므로 걷기 과제 중 안정성은 검사되지 않는다. 이것은 BBS가 형편없는 검사라는 것을 의미하지 않는다. 이것은 단지 검사의 한계를 나타낸다.

실습활동 11-2

1. 그녀의 검사에 대한 검토와 사례 연구 비디오의 뇌졸중 1개월 후 소견은 Genise의 기능적 제한이 주로 자세와 보행(비록 그녀의 이동성 문제가 책의 이동성 부문에서 논의될 것이지만)에서 발견되는 반면, 앉은 활동은 균형을 잃지 않고 수행할 수 있음을 시사한다.
2. BBS 점수가 19점인 경우, 추정되는 넘어질 위험은 99%이다. 그녀는 앉는 자세에서 독립적이고 앉은 자세에서 선 자세로 이동하고 그녀의 팔을 사용하여 독립적으로 자리에서 선 자세로 이동하고 뒤로 이동하는 능력이 있다. 그녀는 선 자세에서 수행되는 많은 항목(예: 눈을 감은 채로 서기, 팔을 뻗거나 몸을 기울인 채로 서 있기)에 대한 면밀한 감독이 필요하고, 양 발을 모으고 서기 및 의자 접촉 및 발뒤꿈치와 발가락 붙여서 직렬 서기와 같은 과제를 수행할 수 없다.
3. 뇌졸중 후 1개월이 되면 앉은 자세를 잘 조절할 수 있으며, 정상상태 균형과 예측성 균형을 잘 유지할 수 있다. 그녀는 모든 방향의 작은 교란으로부터 독립적으로 회복할 수 있지만, 큰 교란으로부터 마비측 균형을 회복하고자 마비측 팔로 지지하기 위해 뻗을 수 없다.
4. 선 자세에서의 문제는 정상상태, 반응성 및 예측성 균형조절의 감소를 포함한다. 그녀는 눈을 뜨고 감은 채 30초간 설 수 있다. 하지만, 그녀는 면밀한 감독이 필요하다. 그녀는 체중이 왼쪽으로 이동한 상태에서 비대칭적으로 서 있다. 그녀는 반응성 균형이 상당

히 손상되었고, 다른 사람의 신체적 도움 없이는 작거나 큰 교란으로부터 회복할 수 없다. 그녀는 예측성 균형이 손상되어 그녀의 보조 장비 없이 손을 뻗거나 몸을 숙였을 때 면밀한 감독이 필요하다.

5. 그녀는 눈을 뜨거나 감고 30초 동안 단단한 표면에 설 수 있으나 면밀한 감독이 필요하다. 그녀는 눈을 뜨고(또는 감고) 폼 표면에서 안정성을 유지할 수 없기 때문에 자세조절을 위해 약간의 감각 입력에 의존할 수도 있다. 이것은 그녀가 울퉁불퉁한 표면, 경사 또는 움직이는 표면에서 안정성을 유지하는 데 문제가 있을 수 있음을 시사한다.

그녀가 경험하고 있는 기능적 제한과 균형 문제에 기여할 수 있는 균형조절의 구성 요소를 더 잘 이해하면, 우리는 균형을 개선하고 기능을 향상시키며 넘어질 위험을 줄이기 위해 균형 재훈련 프로그램을 통합하는 치료계획 수립으로 눈을 돌릴 수 있다.

실습활동 11-3

1. 근거기반 균형훈련이 뇌졸중 후 1개월 된 우리의 환자 Genise에게 적용하는 방법의 예는 다음과 같다.
Genise의 균형을 훈련하는 하나의 올바른 방법이 없다는 것을 기억하는 것이 중요하다. 그녀가 다양한 과제와 조건에서 균형을 유지할 수 있도록 그녀의 재활 프로그램에 자세조절의 모든 측면(예, 정상상태, 예측성 및 반응성)이 포함되고, 그녀가 다양한 자세조절 전략을 개발하는 데 도움이 되도록 다양한 과제와 조건을 사용하는 것이 필수적이다. 각 활동의 특정 순서, 기간 및 시간은 치료사마다 다를 수 있다.

우리는 Genise의 균형에 관련된 주요 관심사와 목표를 결정하는 것으로 시작한다. 그녀는 서 있을 때와 걸을 때 하는 활동(옷 입기, 몸치장하기, 옮기기 등)을 도움 없이 안전하게(넘어지지 않을 것이라는 확신을 가지고) 수행할 수 있는 지에 대한 염려를 표명한다. 그녀는 앉은 활동을 수행하는 동안 균형을 유지하는 능력에 자신이 있으며 이는 균형을 평가하는 데 사용되는 검사 및 측정에서 그녀의 수행과 일치한다.

따라서 그녀가 앉은 자세에서 균형을 꽤 잘 잡는 것처럼 보이기 때문에 균형 훈련에 대한 우리의 접근법은 기본적으로 근본적인 손상(그녀의 약화와 운동범위 감소)을 개선하고 서고 걷는 동안 기능적 과제를 연습하는 데 초점을 맞출 것이다(훈련 이동성의 세부 사항은 나중 장에서 논의될 것이다).

활동은 단순하고 상당히 예측 가능한 환경(평평한 표면/조명이 밝은)에서 지지 없이 앉은 상태와 서 있는 상태에서 안정적인 자세를 유지하는 연습과 같은 보다 "정적" 균형 활동에서부터 덜 예측 가능한 환경(불안정한 표면) 및 다양한 시각적 조건(낮은 빛과 외부 시각적 움직임 신호가 있는 경우)에서 수행되는 보다 동적인 활동으로 진행된다. 그녀는 목표 지향적이고 예측성 자세조절(팔 뻗기, 들어올리기, 회전, 체중 이동, 걷기, 앉은 자세에서 서기, 선 자세에서 앉기 등) 및 반응성 자세조절(다른 방향, 속도 및 진폭의 예상치 못한 교란에 대응)에 대한 다양한 요구 사항을 포함하는 다양한 숙련된 기능 활동을 연습할 것이다.

우리는 감각과 인지적 요구를 변화시키는 것을 포함하여 그녀가 기능적인 과제를 수행하는 조건을 체계적으로 변화시킬 것이다. 이를 통해 그녀는 다양한 조건에서 안정성 문제를 해결할 수 있으며, 자신의 환경에서 기능적 과제를 수행할 때 안정성을 유지하는 능력에 중요한 유연성과 적응성을 개발할 수 있다.

우리는 운동 학습의 원리를 그녀의 훈련에 통합하기 위해 노력할 것이다. 처음에, 우리는 그녀가 닫힌 방식으로 기능적 과제를 연습하도록 할 것이다(각 과제를 일정 시간 동안 연습한 후 다른 과제로 전환). 그녀가 개선됨에 따라, 우리는 그녀의 연습 조건을 수정하면서(다양한 연습) 더 무작위적인 연습 패턴(그녀가 연습하는 과제의 유형을 교대로)으로 전환할 것이다. 그녀가 균형 능력을 재획득하면, 우리는 그녀에게 주어진 외적 피드백의 시기와 범위를 바꿀 것이다. 처음에, 우리는 구두 및 맨손 신호를 사용하여 지속적인 피드백을 제공할 수 있으며, 아마도 앉은 자세와 선 자세의 안정성과 관련된 시각적 신호를 증가시키기 위해 거울을 그녀에게 제공할 수 있다. 그녀가 진전되면, 우리는 그녀가 자세조절을 위한 본질적인 피드백 기전을 개발할 수 있도록 주어진 외적 신호를 줄일 것이다.

이러한 치료 접근법에 대한 임상의사결정을 지원하기 위한 상당한 연구가 있다. 표 11.7은 몇 가지 예를 제시한다. 근거-기반 균형 재활프로그램을 지원하기 위해 어떤 다른 연구를 찾을 수 있는가?

제 III 부

이동성 기능

Mobility Functions

"인간으로서 우리의 자립의 핵심적 특징은 이동성이다"

제 12 장

정상적인 이동성 조절

Control of Normal Mobility

학습목표

이 장을 학습하면 독자는 다음과 같이 할 수 있다.

1. 이동운동(locomotion)의 주요 요건과 이동운동 각 단계의 목표에 대해서 정의한다.
2. 국제 기능·장애 및 건강 분류(ICF)의 맥락 내에서의 이동성을 정의한다.
3. 정상적인 보행패턴에 기여하는 운동학적, 운동역학적 및 근전도의 주요 파라미터에 대해서 설명한다
4. 보행 조절에 대한 신경 시스템(감각, 운동, 그리고 고위의 인지) 및 비신경적 하위 시스템의 기여를 설명한다.
5. 계단 오르내리기와 이동(transfers)을 포함하는 이동성의 기타 형태에 대한 요건을 정의한다.

서론 INTRODUCTION

인간으로서 우리의 자립에 대한 핵심적 특징은 ***이동성***(mobility)이다. 우리들은 자립적으로 그리고 동시에 안전하게 어떤 장소에서부터 다른 장소로 이동하는 능력을 이동성이라 정의한다. 이동성에는 침대에 누워 있는 동안에 몸을 움직이거나 위치를 바꾸는 능력, 침대 또는 의자에서부터 일어서는 능력, 걷거나 달리는 능력, 그리고 많은 경우 매우 복잡한 환경에서 돌아다니는 능력을 포함하는 많은 유형의 과제가 포함된다. 재활을 실행하는 동안, 치료의 주요 목표는 환자가 가능한 한 많은 자립한 이동성을 재획득하는 것을 돕는 것이다. 많은 경우, 이동성을 재획득하는 것이 환자의 첫 번째 목표가 된다. 이러한 것은 언제나 환자로부터 받는 "다시 걸을 수 있게 됩니까?"라는 질문에 반영되어 있다.

이 장에서, 우리는 보행, 이동(transfer), 침대에서의 이동성, 계단 걷기를 포함하는 이동성의 많은 측면을 논의하고, 개인, 과제 및 환경이 이들 이동능력의 각각에 어떻게 기여하는가를 검토한다. 우리는 국제 기능·장애 및 건강 분류(ICF) 틀의 맥락 내에서의 이동성을 논의하는 것으로 시작한다. 다음으로, 우리는 성공적인 이동운동을 위한 요건과 보행 조절에 대한 운동계, 감각계 및 인지계의 기여를 포함하는 보행조절에 대해 논의한다. 우리는 또한 보행을 변화하는 과제 및 환경조건에 적응시키는 데 필수적인 기전을 논의한다. 마지막으로, 우리는 보행의 시작, 계단 오르내리기 및 이동을 포함하는 다른 형태의 이동성을 고찰한다.

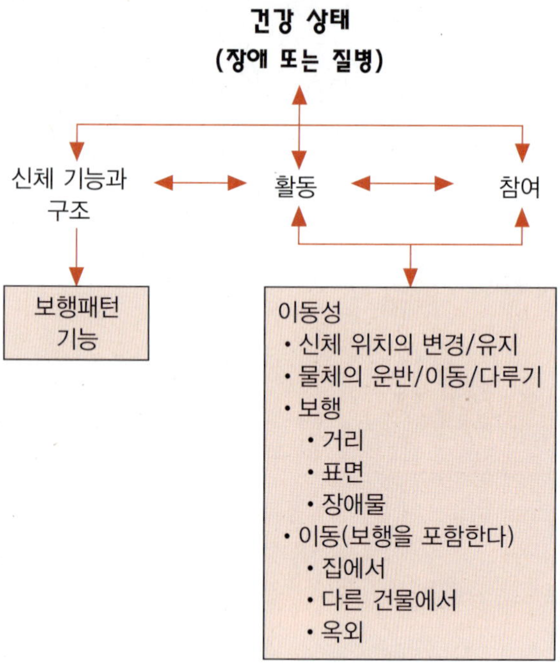

그림 12.1 국제 기능·장애 및 건강 분류의 이동성.

국제 기능 · 장애 및 건강 분류 틀에서의 이동성 Mobility in the International Classification of Functioning, Disability and Health Framework

이동성은 다양한 방법으로 ICF 틀에 적합하고 있다(그림 12.1 참조). 이동성은 ***활동***과 ***참여***의 구성요소 내 9개 영역 중 하나이다. ***활동 및 참여*** 구성요소에서 이동성에는 신체위치의 변경과 유지, 물체의 운반과 다루기, 보행과 이동, 그리고 교통수단을 이용하여 돌아다니는 것이 포함된다. 보행 활동은 보행한 거리(단거리 1㎞ 미만 대 장거리 1㎞ 이상), 다양한 표면(경사진 면, 고르지 못한 표면 및 움직이는 표면과 같은), 정적인 장애물과 동적인 장애물의 양쪽에 대처하는 능력으로 특징지어진다. 이동성에는 또한 환경 내를 돌아다니는 것도 포함된다. 이것에는 다양한 장소(집 안, 집 이외의 건물 내부, 집과 다른 건물의 밖)의 안이나 주위를 이동하는(걷는) 능력이 포함된다.

보행패턴은 신체 기능이라 간주되기 때문에, ***신체 구조와 기능***의 구성요소 내에서 볼 수 있다. 지형의 특성과 같은 환경 요인과 연령, 성별, 자기효능감과 같은 개인적 요인의 양쪽을 포함하는 상황적 요인도 이동성에 영향을 준다.

이동성은 많은 구성요소가 있는 매우 복잡한 기능이다. 상당히 많은 연구가 이동성에 초점을 맞춰왔으나 주된 초점은 정상적인 보행패턴의 특징을 부여하는 것과 보행에 대한 기저에 있는 조절 기전을 이해하는 것에 맞춰 왔다. 활동과 참여의 관점에서부터 이동성을 이해하려는 노력은 적었으며, 어떤 저명한 보행 연구자는 "보행에 대해서는 많이 알고 있으나, 이동성에 대해서는 거의 아는 것이 없습니다"라고 언급하고 있다(Patla, 개인 서신, 2004).

운동 시스템 및 보행 MOTOR SYSTEM AND GAIT

언뜻 보기에, 보행은 단순하고 상당히 쉬운 행동처럼 보일지도 모르지만, 실제로는 이것은 매우 어려운 것이다. 이것은 전신이 관여하기 때문에, 많은 근육과 관절의 협응을 필요로 한다. 복잡하고 어수선한 환경 속에서 돌아다니는 것은 보행의 조절과 적응을 돕는 감각 입력의 사용을 필요로 한다. 마지막으로, 이동운동 행동에는 이동운동을 시작하고 종료하는 능력, 장애물을 피하기 위해 보행을 적응시키는 능력, 그리고 필요에 따라 속도와 방향을 바꾸는 능력이 포함된다(Patla, 1991). 이들 복잡성 때문에, 정상적인 보행의 조절과 신경학적 기능장애가 있는 환자의 이동성 문제는 압도적인 작업처럼 보일 수 있다.

보행 조절을 이해하는 과정을 단순화하기 위해, 우리가 유용하다고 알게 된 보행을 검토하기 위한 틀을 설명한다. 그 틀은 이동운동의 필수적인 요건과 이들 요건이 어떻게 다양한 보행 단계 동안에 성취되는 목표로 변환되는가를 이해하는 것을 중심으로 구축되어 있다. 정상적인 보행과 비정상적인 보행의 양쪽을 검토할 때, 보행의 필수적인 요건과 이들의 요건을 달성하기 위해 보행의 입각 단계 및 유각 단계 동안에 충족되어야 하는 조건의 양쪽 모두를 염두에 두는 것은 중요하다.

이동운동의 필수적인 요건: 진행, 자세조절 및 적응 Essential Requirements of Locomotion: Progression, Postural Control, and Adaptation

이동운동은 3개의 필수적인 요건인 진행, 자세조절 및 적응에 의해 특징지어진다(Das & McCollum, 1988; Patla, 1991). 진행(progression)이란 희망하는 방향으로 몸을 성공적으로 이동시키는 다리, 몸통 및 팔의 근육 활성화의 율동적인 패턴을 만들어내고 협응시키는 기본적인 이동운동 패턴을 확보하는 것이다. 진행은 또한 이동운동을 시작하고 종료하는 능력과 반드시 항상 보이는 것은 아닌 목적으로 하는 종점으로 이동운동을 유도하는 능력이 필요하다

(Patla, 1997).

이동운동에 대한 두 번째 요건은 자세조절(postural control)의 요건이다. 자세조절에는 방향감과 안정성의 양쪽을 달성하기 위한 신체의 다양한 시스템의 조직화가 포함된다. 방향감에는 서로에 대한 신체분절을 정렬하는 것과 모든 과제와 환경조건 하에서 이동운동의 요건을 달성하기 위한 환경이 포함된다. 안정성에는 움직이는 지지기저면에 대해서 질량중심을 조절하는 것이 포함되고 정상상태, 반응성 및 예측성 균형조절의 세 가지 측면이 포함된다. 보행에서의 정상상태 균형조절이란, 일정한 속도조건 하에서 걸을 때, 방향감과 안정성을 유지하는 것을 가리킨다. 반응성 자세조절은 걷고 있는 동안에 예기치 않은 외부교란이 질량중심에 가해진 후의 안정성 회복을 위해 사용된다. 예측성 균형조절에는 보행주기 동안에 발생할 가능성이 있는 내부적인 힘과 불안정하게 만들 가능성이 있는 외부의 힘에 대응하기 위해, 근육을 활성화시키는 것이 포함된다. 예를 들어, 보행 중에 무거운 물체를 운반하려면 안정성을 유지하기 위해 보행에 대한 수정이 필요하다.

일부 연구자들은 "선행적 균형조절(proactive balance control)"이라는 용어를 변화하는 환경(예: 장애물을 넘어가는 것)과 관련된 이동운동을 유도할 때에, 시각을 사용하는 것을 가리키고 있다(Patla, 1997). 이 장에서 우리는 "예측성" 및 "선행적"이라는 용어를 호환성 있게 사용하여, 내부 및 외부의 불안정하게 만드는 힘의 양쪽에 대응하기 위해 이루어진 수정을 포함시킨다. 정상적인 정상상태 보행 중에, 진행과 균형조절은 보행할 때 앞쪽으로의 안정된 움직임을 보장하기 위해 협동적으로 함께 작용한다. 따라서, 이들은 정상상태 보행의 절에서 함께 논의될 것이다. 일상생활에서 걷는 것은 정상상태 보행으로 특징지어지는 경우는 거의 없다. 그 대신에, 일상생활에서 걷는 것은 30초 미만으로 짧은 시간 동안 지속되고 40보 미만의 발걸음을 필요로 하는 것이 특징이다(Orendurff et al., 2008). 또한, 일상생활에서 걷는 것은 멈춤; 출발; 방향의 전환; 경사면, 계단 및 경계석을 포함하는 지형(terrain)의 변화에 대응하는 능력; 그리고 환경 내에 있는 정적 및 동적 물체와의 충돌을 피하기 위해 가속 또는 감속하는 능력으로 특징지어진다(Shumway-Cook et al., 2002). 따라서, 일상생활에서의 이동운동(이동성)의 세 번째 필수적인 요건은 보행 특히, 진행과 자세조절을 달성하기 위해 사용되는 전략을 변화하는 과제 및 환경 요구에 적응(adaptation)시키는 능력이다. 이것은 그림 12.2에서 보여주고 있다. 반응성 및 예측성(선행적) 자세 조절은 균형에 대한 내부적 및

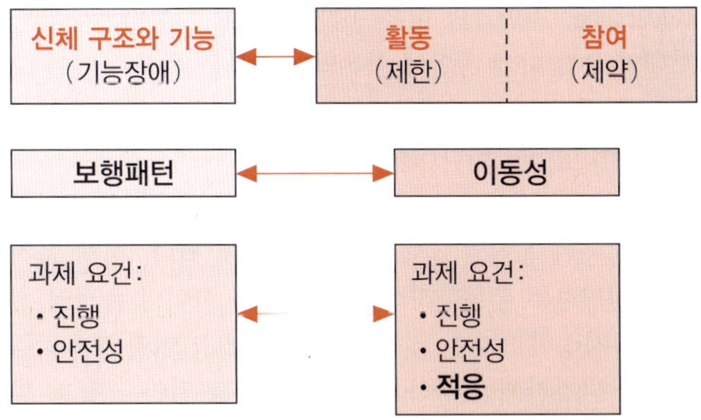

그림 12.2 효과적인 보행패턴(신체 구조와 기능의 구성요소)의 두 가지 요건은 진행과 자세 안정성이다. 이동성(활동과 참여의 영역)은 변화하는 과제와 환경 요구를 충족하기 위한 세 번째 요건인 적응 즉, 보행패턴을 수정하는 능력(진행과 자세 안정성을 달성하기 위한 전략을 포함하는)을 갖고 있다.

환경적 도전에 직면하여 안정성을 유지하도록 보장한다(예를 들어, 곱드러진 후에 안정성을 회복하는 것[반응성 균형], 또는 곱드러짐을 회피하기 위해 사전에 보행을 수정하는 것[선행적 균형]). 반응성 및 선행적 균형조절의 양쪽 모두가 변화하는 과제와 환경의 요구에 보행을 적응시키는 능력에 필수적이기 때문에, 이들은 이 장의 적응에 관한 절에서 논의된다. 그림 12.2에서 보여주는 것처럼, 효과적이기 위해서는 보행패턴은 진행과 자세조절의 요건을 달성해야 한다. 그러나, 일상생활에서의 이동성(걷기)은 전진과 자세조절 요건을 충족시키기 위해 사용되는 보행패턴 전략이 변화하는 과제와 환경조건에 적응될 필요가 있다. 이들의 각 목표는 다양한 보행 단계에서 충족되어야 한다.

인간의 보행은 입각(또는 지지) 단계와 유각 단계로 세분할 수 있다. 보행의 지지 단계 동안에, 우리는 신체를 희망하는 방향으로 움직이기 위한 지지 표면에 대한 수평의 힘(진행)과 신체질량(체중)을 중력에 대항하여 지지하는 수직의 힘(자세조절) 양쪽 모두를 발생시킬 필요가 있다. 이에 더해서, 진행과 자세조절을 달성하기 위해 사용되는 전략은 속도와 방향의 변경 또는 지지 표면의 변경에 대응하기 위해 유연성이 있어야 한다(적응).

보행의 유각 단계 동안에, 유각 측 다리의 전진은 보행의 진행 요건의 달성을 돕고, 한편 체중의 수용에 대비하여 다리 위치를 재배치하는 것은 자세조절의 요건에 도움이 된다. 진행과 자세조절 양쪽의 목표에는 유각 중에 발가락이 지지면에 질질 끌리지 않도록 충분한 발의 클리어런스

(clearance; 지면과의 여유 공간)를 필요로 한다. 게다가, 보행의 유각 단계 동안에 사용되는 전략은 유각측 발이 그 통로에 있는 어떤 장애물을 피할 수 있게 하도록 충분히 유연성이 있어야 한다(적응).

정상적인 대상자가 과제의 이동운동 요건을 충족하기 위해 사용된 움직임 전략은 잘 정의되어 왔다. 신체 움직임을 설명하는 운동학적 연구는 대상자 사이의 움직임 전략에 유사성이 있다는 것을 시사하고 있다. 이것은 우리들 모두가 다소간에 유사하게 걷는다는 직관적인 관찰과 일치한다. 이와는 대조적으로, 보행과 연관성이 있는 근육과 힘을 설명한 연구에서는 이들 보행운동이 달성되는 방식에 엄청난 변동성이 있다는 것을 시사하고 있다. 따라서, 정상적인 대상자가 보행의 과제 요건을 달성하기 위해서 광범위한 근육 활성화 패턴을 사용하는 것처럼 생각된다.

정상상태 보행의 특징 부여
Characterizing Steady-State Gait

일상생활에서, 보행이 정상상태(장시간 일정한 속도로 보행)로 시행되는 일은 거의 없으나, 보통의 보행패턴을 특징짓기 위해 설계된 연구의 대부분은 정상상태 조건 하에서 시행된다. 정상적 인간의 지각-행동 시스템은 정상상태 보행을 위한 필수적인 요건을 충족하기 위한 우아한 조절 전략을 개발하였다. 다음 절에서는 정상상태 보행의 진행과 자세조절 요건을 달성하기 위해 사용되는 운동 전략을 설명한다. 다음 절에서는 예측한 그리고 예측하지 못한 외부교란의 양쪽에 대응하여, 보행을 수정하기 위해 사용되는 운동 전략을 논의한다.

다른 보행패턴도 가능하지만(즉, 우리는 건너뛰고, 깡충깡충 뛰고, 또는 질주할 수 있다), 인간은 보통, 대칭적인 번갈아 하는 보행패턴을 사용하며, 이것은 아마도, 최소한의 조절 요구로 2족 보행을 위한 최대의 안정성을 제공하기 때문이다(Raibert, 1986). 따라서, 정상적인 이동운동은 대칭적인 번갈아 하는 운동이고 팔다리가 움직이는 2족 보행이며, 위상차이(phase lag) 0.5로 설명할 수 있다(Grillner, 1981).

0.5의 위상차이란 반대쪽 다리가 그 자체의 주기의 중간점에 도달할 때, 한쪽 다리가 그 보폭주기(step cycle)를 시작한다는 것을 의미한다(그림 12.3). 따라서, 하나의 완전한 활보주기(stride cycle)는 같은 쪽 발의 접지(오른쪽 발꿈치의 접지에서부터 오른쪽 발꿈치의 접지) 사이의 시간으로서 정의되고(그림 12.3), 그 다음에, 반대쪽 다리는 같은 쪽 활보주기의 도중에서 그 주기를 시작한다.

전통적으로, 보행의 모든 설명은 운동학적이든, 근전도(EMG)이든, 또는 운동역학적이든, 보행주기(gait cycle)의 서로 다른 측면에 관해서 설명된다. 보행의 이들 다양한 측면을 분석하는 데 사용되는 기술의 검토를 위해서는 제7장에서 볼 수 있는 상자글 기술(technology)을 참조하기 바란다. 보행의 다양한 단계를 이해하는 것은 정상적인 이동운동의 설명을 이해하는 데 필요하다.

보폭주기의 각 단계 Phases of the Step Cycle

앞에서 언급한 것처럼, 보행주기(gait cycle)는 2개의 주요 단계로 구성된다. 즉, 발이 지면에 접지할 때 시작되는 입각단계(stance phase)와 발이 지면을 떠날 때 시작되는 유각단계(swing phase)이다(그림 12.3). 한 보행주기의 평균 지속시간은 0.98초에서 1.07초이다(Murray et al., 1964). 자유롭게 선택한 보행속도에서, 성인은 입각단계에서 보행주기 지속시간의 대략 60%를 소비하고 유각단계에서 40%를 소비한다. 그림 12.3에서 보여주는 것처럼, 입각단계의 최초와 최후의 10%는 양쪽 발이 지면에 접촉하고 있는 기간인 양쪽다리 지지기(double support)에 소비된다. 한쪽 다리 지지기는 한쪽 발만이 지면과 접촉하고 있는 기간이고, 보행에서는 이것은 반대쪽 다리가 유각단계에 있을 때 시간으로 구성된다(Murray et al., 1984; Rosenrot et al., 1980).

입각단계는 흔히 (1) 초기 접지기, (2) 하중부하 반응기(합쳐서 보폭주기의 약 10%를 차지한다), (3) 입각 중기, (4) 입각 종말기(입각단계의 약 40%이고, 한쪽다리로 지지하는 단계이다), (5) 전유각기(입각단계의 마지막 10%이고, 양쪽다리 지지기이다)의 5개의 하위 단계로 다시 나뉜다. 유각단계는 흔히 유각 초기, 유각 중기, 유각 종말기의 3개 단계로 나뉜다(이들 모두가 반대쪽의 한쪽다리 지지기 동안에 관찰되고, 합계하여 보폭주기의 40%를 차지한다)(Enoka, 2002; Perry & Burnfield, 2010).

시간 및 거리 요인
Temporal and Distance Factors

보행은 많은 경우, 속도, 보폭(step length), 걸음의 빈도(분당 걸음 수 : cadence라 불린다), 그리고 활보 길이(stride length)와 같은 시간과 거리의 파라미터에 관해서 설명된다(그림 12.3). 보행의 속도는 하나 또는 그 이상의 활보(stride)에 걸쳐 측정된 몸의 수평방향의 평균속도로서 정의된다. 연구문헌에서는 미터법으로 나타낸다(예: 초당 미터) (Perry & Burnfield, 2010). 이와는 대조적으로,

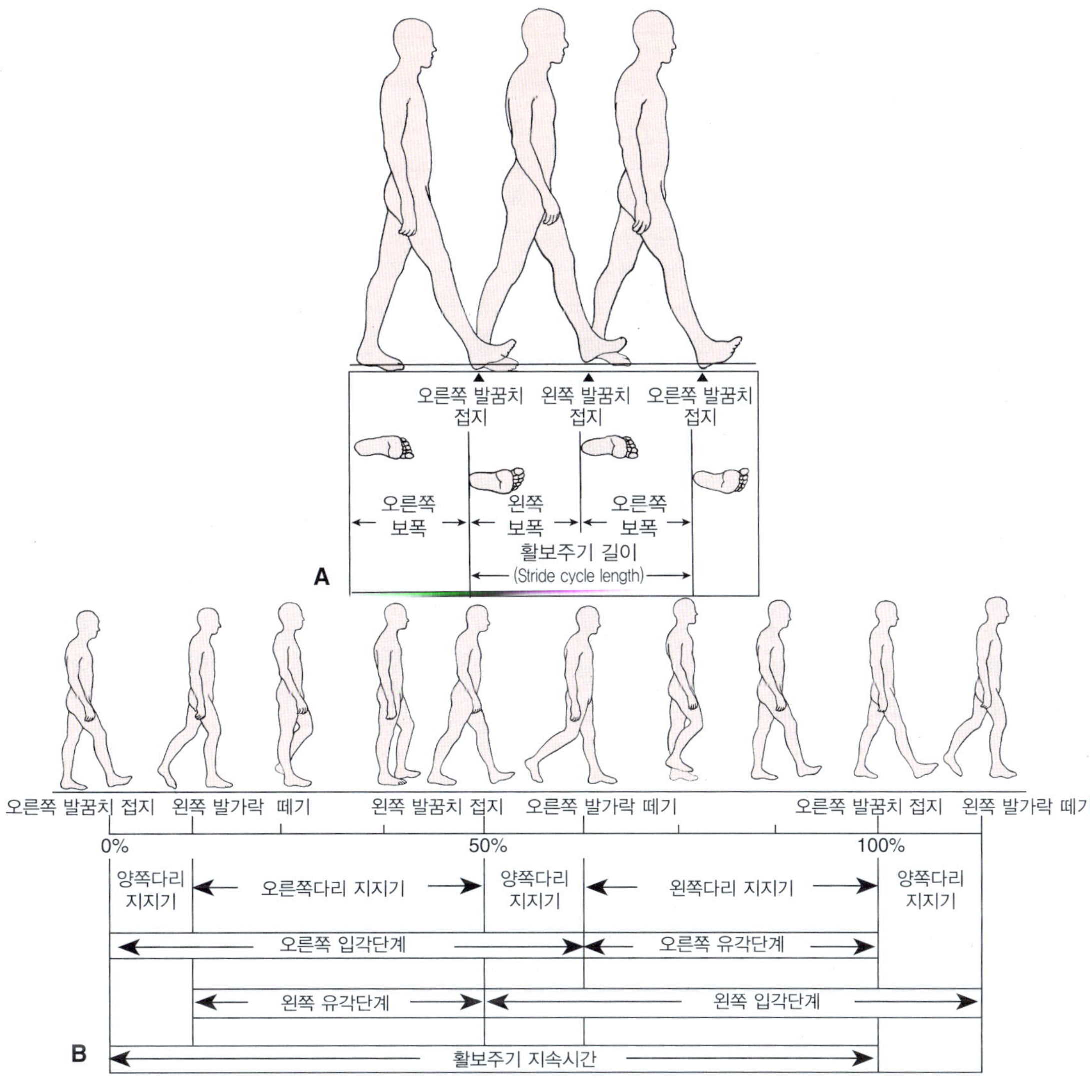

그림 12.3 보행주기의 시간적 및 거리적 차원. **(A)**: 보폭(step length)과 활보 길이(stride length)의 특성. **(B)**: 유각단계와 입각단계의 특성. (Inman VT, Ralston H, Todd F : Human walking, Williams and Wilkins, Baltimore, 1981에서부터 허가를 받아 변경).

미국의 진료소에서는 보행은 보통 미터법이 아닌 용어(피트, feet)로, 그리고 거리나 시간의 어느 것인가의 파라미터로 설명된다. 예를 들어, 임상의는 환자가 약 50 피트를 걸을 수 있었다거나 또는 환자가 5분간 계속해서 걸을 수 있었다고 보고할지도 모른다. 많은 진료소와 연구실 사이의 관습 차이 때문에, 우리들은 미터법과 미터법 이외의 용어의 양쪽으로 정보를 제공하고 있다.

케이던스(cadence)는 단위시간당 걸음(step)의 수이고, 보통 1분간의 걸음 수로서 나타낸다. 보폭(step length)은 한쪽 발의 접지에서부터 또 한쪽 발의 접지까지의 거리이다. 예를 들어, 오른쪽 보폭은 양쪽 발이 접지하여 있을 때 왼쪽 발꿈치에서부터 오른쪽 발꿈치까지의 거리이다. 활보 길이(stride length)는 같은 발로 한쪽 발꿈치 접지에서 다음의 접지까지를 망라하는 거리이다. 따라서, 오른쪽 활보 길이는 오른쪽 발꿈치 접지와 다음의 오른쪽 발꿈치 접지 사이의 거리이다.

정상보행과 비정상보행은 많은 경우, 이들의 변수와 관련해서 설명된다. 임상평가를 시행하는 경우, 활보 길이를 측정하기보다, 보폭을 측정하는 것에 이점이 있다. 그 이유는 여러분이 활보 길이만을 평가한다면, 보폭의 어떤 비대칭성을 인지하지 못할 가능성이 있기 때문이다.

정상적인 보행 속도는 어느 정도일까? 초당 약 1.46 미터(시간당 3.26 마일)를 걷는 경향에 있는 정상적인 젊은 성인은 초당 1.9 걸음(분당 112.5 걸음)의 평균 케이던스(걸음 수; step rate)를 갖고 있고, 76.3㎝(30.05 인치)의 평균 보폭을 갖고 있다(Craik, 1989).

실습 활동 12.1

목적: 보행의 시간과 거리 파라미터 계산방법을 학습한다.

절차: 이 실습활동에서 필요한 재료는 50㎝ 폭의 백색종이 1권, 약 1인치(2.5㎝)로 절단한 세모꼴과 정사각형의 몰스킨(moleskin), 적색과 청색의 수용성 잉크를 각각 1병, 마스킹 테이프, 면봉, 그리고 스톱워치이다.

각각의 시험(trial) 시초마다 바닥에 6미터 길이의 종이테이프를 붙인다. 그 종이 한쪽의 끝에 놓은 의자에 실험대상자를 앉힌다. 좌우 각 신발의 밑창 중간선, 발끝과 발꿈치 사이에 각각 세모꼴과 정사각형의 몰스킨을 놓는다. 오른쪽 신발에 붙인 몰스킨을 적색 잉크로 적시고, 왼쪽 신발에 붙인 몰스킨을 청색으로 적신다. 실험대상자에게 편안한 걸음걸이로 붙인 종이의 경로를 따라서 걷게 한다. 종이테이프의 길이를 끝까지 다 걸을 때까지의 시간을 스톱워치로 측정한다. 이 절차를 반복하고, 실험대상자에게 최고속도로 걷게 한다. 여러분은 실험대상자에게 지팡이나 보행기와 같은 다양한 보조기구를 사용해서 걷도록 요구하고, 실험을 반복하기를 원할지도 모른다.

과제

종이 위의 잉크 자국으로부터 양쪽다리에 관해서 다음의 것을 계산한다.

1. **보폭** : 한쪽 발의 발꿈치 표식과 반대쪽 발의 발꿈치 표식까지 사이의 수직 거리.
2. **활보 길이** : 한쪽 발의 발꿈치 표식과 다음의 보폭으로 이어지는 같은 쪽 발의 발꿈치 표식까지 사이의 수직 거리.
3. **보폭 너비** : 한쪽 발의 발꿈치 표식과 또 한쪽 발의 발꿈치 표식 사이의 수평 거리.
4. **케이던스** : 단위시간당의 걸음 수(종이 위를 걷는데 걸린 시간을 전체 걸음 수로 나눈 수치).
5. 실험한 대상자에 대한 이들 파라미터의 각각에 대한 기준치(평균과 표준편차)를 확립한다. 여러분의 기준치를 이 장에서 제시한 기준치와 비교한다. 공간적 및 시간적 요인은 보행속도의 함수로서 어떻게 변화하는가? 보행에 보조 장구를 사용하면, 그 요인은 어떻게 변화하는가?

(Boenig DD. Evaluation of a clinical method of gait analysis. Phys Ther. 1977;7:795-798에서 변경).

보폭과 케이던스와 같은 변수는 보행속도의 함수로서 어떻게 변화하는가? 이것을 알려면, 실습활동 12.1을 완료하기 바란다. 보행속도는 보폭과 걸음의 빈도 또는 케이던스(cadence)의 함수이다. 사람들이 그들의 보행속도를 증가시킬 때, 그들은 일반적으로 그들의 보폭을 길게 하고 속도(pace)를 높인다. 정상적 성인은 광범위한 보행속도를 갖고 있다 해도, 자기 자신이 선택한 속도는 남성에서 평균 분당 약 110보, 그리고 여성에서 분당 약 115보로서, 작은 범위의 걸음의 비율이 중심이 된다(Finley & Cody, 1970; Murray et al., 1984). 선호하는 걸음의 비율은 에너지 요건을 최소한으로 하는 것과 연관성이 있는 것처럼 생각된다(Ralston, 1976; Zarrugh et al., 1974). 실제로, 이동운동에서는 다리가 갖는 흔들이 특성과 근육의 탄성 특성을 이용한다는 것을 알게 되었다. 이것에 의해서, 유각단계에서 에너지 소비를 적게 할 수 있다. 인간의 쾌적하고 선호하는 보행속도는 단위거리당의 에너지 소비가 최소가 될 때이다. 어떤 속도보다 느린 속도 또는 보다 빠른 속도에서는 보행의 수동(passive) 흔들이 모델이 파괴되고, 이것에 의해 훨씬 많은 에너지 소비가 필요하게 된다(Mochon & McMahon, 1980).

보행속도를 증가시킴에 따라, 유각단계와 입각단계에서 소비된 시간 비율은 변화하고, 유각단계와 대비해서 입각단계는 점차 짧아진다(Herman et al., 1976; Murray, 1967). 마지막으로, 달리기 속도에 도달하였을 때, 입각단계와 유각단계 비율은 걸을 때의 60/40 분포에서부터 40/60 분포로 옮겨간다. 달리기 동안에는 양쪽다리 지지시간이 없어진다.

보행속도가 느려짐에 따라, 입각시간은 증가하지만, 한편 유각시간은 비교적 일정한 그대로이다. 입각의 양쪽다리 지지기가 가장 많이 증가한다. 예를 들어, 보폭주기시간이 약 1.1초일 때 양쪽다리 지지기는 보폭주기의 25%를 차지하고, 보행시간이 약 2.5초로 증가하였을 때는 보폭주기의 50%를 차지한다(Herman et al., 1976). 이에 더해서, 낮은 속도에서는 변동성이 증가하며, 이것은 아마도 한쪽다리 지지기 동안에 자세 안정성이 감소하였기 때문일 것이고, 또한 속도가 느려질수록 길어진다.

개인 내에서, 다리근육의 관절각도 패턴과 EMG 패턴은 다양한 속도에 걸쳐서 매우 안정되어 있으나, 근육반응의 진폭은 보행속도가 빨라짐에 따라 증가한다(Murray et al., 1966; Winter, 1983; Zarrugh et al., 1974). 이와는

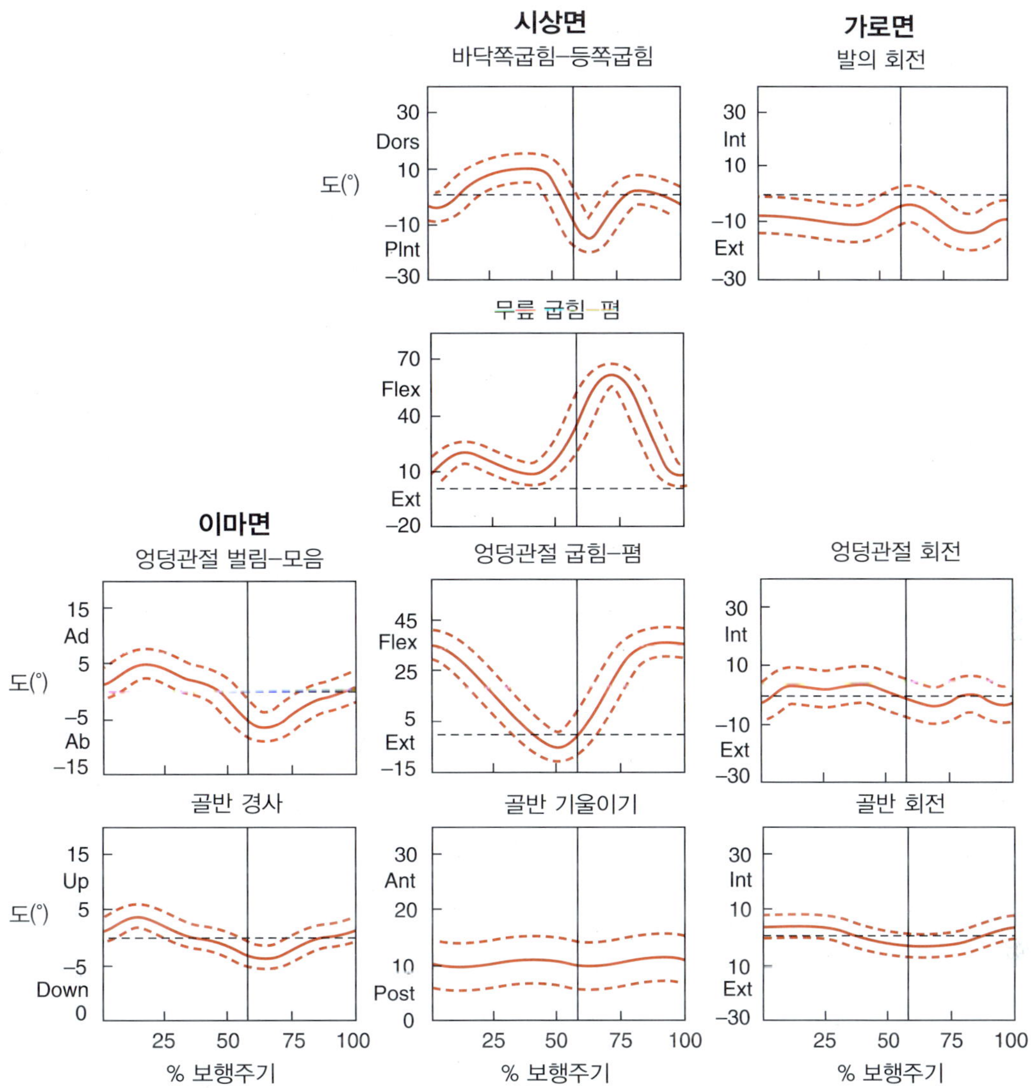

그림 12.4 보행주기 동안 시상면, 이마면 및 가로면에서의 골반, 엉덩관절, 무릎관절 및 발목관절의 정상적인 움직임. (DeLuca PA, Perry JP, Ounpuu S. The fundamentals of normal walking and pathological gait. AACP and DM Inst. Course 2. London, UK: Mac Keith Press, 1992에서 변경) *Dors: 등쪽굽힘, Int: 안쪽회전, Plnt: 바닥쪽굽힘, Ext: 폄, Flex: 굽힘, Ad: 모음, Ab: 벌림, Up: 위, Down: 아래, Ant: 앞쪽, Post: 뒤쪽, Int R: 안쪽회전, Ext R: 바깥쪽회전

대조적으로, 관절 토크(joint torque) 패턴은 보행속도가 증가함에 따라 그 이득이 증가한다는 것을 보여주지만, 한층 변화가 더 가변적인 것처럼 보인다.

정상상태 보행의 운동학적 설명

Kinematic Description of Steady-State Gait

정상보행과 비정상보행을 설명하는 또 하나의 방법은 보행주기의 운동학, 즉, 공간 중의 몸의 각 관절 및 분절의 움직임을 통해서 시행하는 것이다. 그림 12.4는 시상면, 이마면, 가로면에서의 골반, 엉덩관절, 무릎관절 및 발목관절의 정상적인 움직임을 보여주고 있다(Perry, 1992).

모든 관절에서 움직임의 우아한 협응은 보행의 첫 번째 요건, 즉 몸의 질량중심(COM)의 원활한 앞쪽 진행을 할 수 있게 한다. 개개의 관절의 움직임은 매우 크지만, 모든 관절운동에 걸친 협응된 동작에 의해 신체의 원활한 앞쪽 진행이 일어난다.

걷는 것은 에너지 효율적이지만, 이러한 효율성의 원인은 무엇일까? Saunders 등(1953)은 다양한 관절에서의 보완적인 움직임이 몸의 COM의 수직방향 전위를 최소한으로 억제하여, 이것에 의해 에너지 소비를 최적화한다는 것을 시사하고 있다. 그러나, Farley와 Ferris(1958)는 보행의 대사 비용을 감소시키는 것은 수직 COM 운동을 최소화하

실습 활동 12.2

목적: 보행의 운동학을 관찰하는 방법을 학습하기 시작한다.

절차: 이 실험은 파트너가 20~30 피트를 걸을 수 있고, 옆면(시상면)에서부터 관찰할 수 있는 넓은 방에서 시행하는것이 필요하다. 파트너에게는 쇼트팬티를 입게 하고, 앞뒤로 왔다 갔다 하면서 걷게 한다. 기준으로 할 다리를 선택하고, 시상면에서부터 다음의 것을 관찰한다.

- 보행의 입각단계와 유각단계를 관찰한다.
- 입각단계 내에서, 다음의 일들을 식별한다.
  발꿈치 접지, 입각중기, 발 밀어내기(push-off).
- 유각단계 내에서, 다음의 일들을 식별한다.
  전유각기와 후유각기.
- 보행주기(gait cycle)의 앞에서 언급한 5개 시점에서 엉덩관절을 관찰하고, 엉덩관절이 굽혀졌는지, 펴졌는지, 또는 중립위치(넓적다리 분절은 수직위치)인지를 판단한다.
- 보행주기의 앞에서 언급한 5개 시점에서 무릎관절을 관찰하고, 무릎관절이 굽혀졌는지, 또는 펴졌는지를 판단한다.
- 보행주기의 앞에서 언급한 5개 시점에서 발목관절을 관찰하고, 발목관절이 등쪽굽힘이 되었는지, 바닥쪽굽힘이 되었는지, 또는 중립위치(90°)인지를 판단한다.

과제

1. 보행주기에서 관찰된 이벤트의 함수로서, 3개 관절의 각각에서 각도 변화를 표시하여 그래프를 작성한다. 그림 12.2에서 보여준 것과 유사한 각 관절에 대한 그래프를 작성한다.
   X축에, 보폭주기 전체에서 관찰한 5개의 이벤트를 표시한다. Y축에는 관절의 각도 전위가 있다.
   중립 관절위치는 하나의 선으로 나타냈다.
   관절의 굽힘은 선 위에 있고, 한편 폄은 선 아래에 있다.
   3개 관절 각각에서 관찰된 움직임을 대충 그래프로 그린다.
   이제, 결과를 그림 12.2의 결과와 비교한다.
   이 그래프가 그림 12.2에 나타낸 것과 얼마나 근사한가?
   이 그래프가 그림에 나타낸 것과 크게 다른 경우, 파트너가 걷는 것을 다시 관찰하고, 둘 사이에 차이가 있는 이유를 판단한다. 파트너가 비정형 보행패턴으로 걷고 있는가? 또는 그 대신에, 관찰에 오류가 있었던 것인가?

는 것이 아니라, 운동 에너지와 중력 에너지의 원활한 기계적 전달이라는 것을 시사하고 있다. 실제로, COM은 기계 에너지의 효율적인 전달을 달성하기 위해, 정현파(sinusoidal wave) 방식으로 변동해야 한다. 연구에서는 보행 중에 신체는 비교적 뻣뻣한 입각 다리를 뛰어넘고, COM은 입각단계 중간에서 최고점에 도달한다는 것을 보여주고 있다. 따라서, COM의 중력 위치에너지는 입각 중간단계에서 가장 높아진다. 이와는 대조적으로, COM의 운동에너지는 지면반발력이 입각단계의 전반 동안에 신체를 감속시키고, 후반 동안에 가속시키기 때문에, 입각 중기에서 최소 수치에 도달한다(Farley & Ferris, 1998).

요약하면, 보폭주기는 복잡한 일련의 관절 회전으로 구성되어 있으며, 이것은 전체적으로 협응될 때, COM의 원활한 앞쪽 진행을 제공하고 보행의 대사 비용을 감소시킨다.

임상 보행평가는 신체 움직임과 관절 운동학의 관찰 및 설명에 부분적으로 의존한다. 정상 및 비정상 보행패턴과 연관성이 있는 움직임을 관찰하고 설명하는 능력을 연습하려면, 실습활동 12.2를 연습하기 바란다.

정상상태 보행에서의 근육 활성화 패턴 : 진행과 자세조절 *Muscle Activation Patterns in Steady-State Gait: Progression and Postural Control*

다음으로, 우리는 이동운동 중 근육반응을 보폭주기의 각 시점에서의 기능적 관점에서부터 검토한다(Basmajian & De Luca, 1985; Perry & Burnfield, 2010). 전형적인 보폭주기의 기저에 있는 EMG 패턴에서의 실험대상자와 조건 사이에 변동성이 있음에도 불구하고, 특정 기본적인 특성이 식별되어 있다.

일반적으로, 입각 쪽 다리 근육은 신체를 지지하고(자세조절) 이것을 앞쪽으로 추진(진행)하도록 작용한다. 유각 쪽 다리의 근육활동은 다리가 중력의 영향을 받아 2개가 연결된 흔들이(jointed pendulum)처럼 흔들리기 때문에, 유각 단계의 시작과 마지막으로 크게 한정되어 있다(McMahon, 1984). 보폭주기의 다양한 단계에서 활성화되는 근육을 그림 12.5에 나타내고 있다.

입각단계 동안에 달성해야 할 두 가지 목표가 있다는 것을 상기하기 바란다. 그 목표는 (a) 발 접지의 충격력에 대해서 입각 쪽 다리를 안정시키고, 중력에 저항하여 몸을

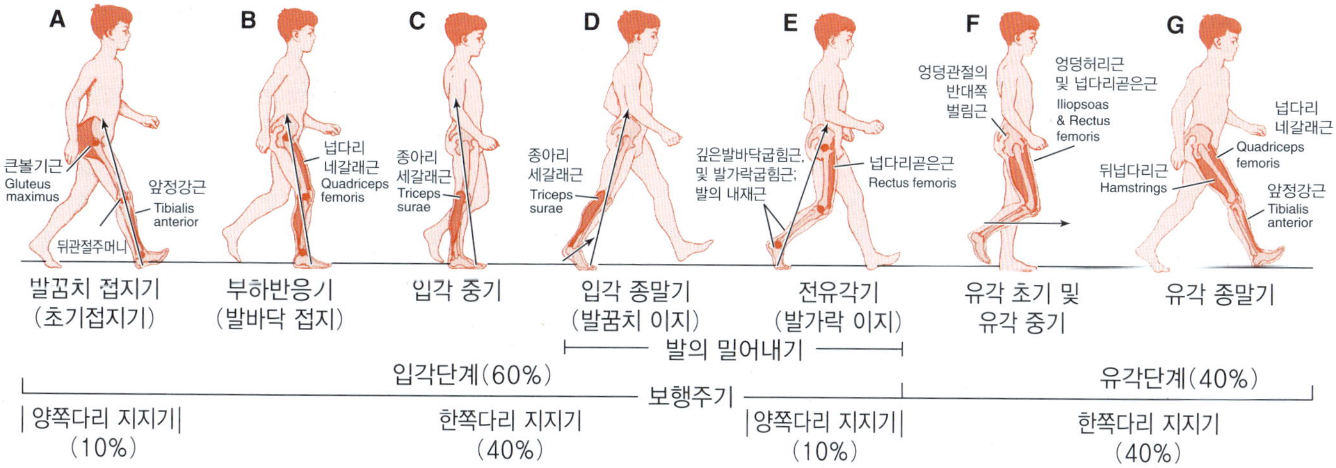

그림 12.5 성인의 보폭주기와 연관성이 있는 EMG 패턴. (Moore KL, Dalley AF, Agur AMR. Clinically oriented anatomy, 8th ed. Baltimore, MD: Lippincott Williams & Wilkins, 2017, Figure 7.23에서 허가를 받아 복제.)

지지하는 자세조절, 그리고 (b) 다음 단계를 향해서 몸을 전진시키기 위한 힘을 만들어내는 것을 포함하는 진행.

입각단계. 발꿈치가 접지할 때의 자세 안정성을 확보하기 위해, 앞정강근(TA)의 편심성(eccentric) 활성화는 발을 감속시키고(그림 12.5A), 발의 접지에 기인하는 바닥쪽굽힘에 대항하여 지연시킨다. 큰볼기근(엉덩관절 폄근)의 활성화는 그렇지 않으면, 발의 접지(foot strike)와 연관성이 있는 앞쪽으로의 모멘텀(momentum) 상실에 반응하여 발생할 것인 머리, 팔 및 몸통 분절의 앞쪽으로의 움직임을 최소한으로 억제한다. 부하반응기 동안에(그림 12.5B), 넙다리네갈래근의 편심성 활성화는 접지의 충격을 흡수하기 위해 사용되는 작은 무릎 굽힘 파동을 조절한다. 이에 더해서, 엉덩관절, 무릎관절 및 발목관절에서의 폄근의 활성화는 신체가 중력으로 무너지는(넘어지는) 것을 방지한다. 그러나, 입각 중기(그림 12.5C)까지는 종아리세갈래근만이 활성화되고, 넙다리네갈래근, 앞정강근은 대부분 비활성화된다.

보행의 입각단계의 두 번째 목표는 몸을 계속해서 움직이기 위한 추진력을 만들어내는 것이다. 이동운동 동안에 몸을 앞쪽으로 추진하기 위해 사용되는 주요 전략에 대해서는 연구자 사이에서 논쟁이 있다(Chen & Patten, 2008; Kepple et al., 1997; Neptune et al., 2001; Perry, 1992; Perry & Burnfield, 2010; Sadeghi et al., 2000; Winter, 1990). 몇 명의 저자들은 진행을 위한 추진력의 생성에는 발을 끌어올리기(pull-off)를 제공하는 전유각기 동안에(그림 12.5E) 엉덩관절 굽힘근의 보조를 받아, 입각 종말기 동안에(그림 12.5D) 주로 바닥쪽굽힘근(장딴지근과 가자미근)의 동심성(concentric) 수축이 수반된다(Chen & Patten, 2008; Eng & Winter, 1995; Kepple et al., 1997; Winter, 1990). "능동적인 발의 밀어내기(active push-off)" 이론은 발바닥굽힘근군에 의해 생성된 에너지가 몸통에 전달되어, 지지와 전진을 제공한다는 가설을 세우고 있다(Chen & Patten, 2008; Kepple et al., 1997; Neptune et al., 2001; Winter, 1990).

엉덩관절 폄근은 균형과 추진력 양쪽의 원천으로서도 인식되어 있다. 입각단계의 후반에서는 엉덩관절과 무릎관절의 폄근은 몸에 "뒤에서부터 밀기"를 제공하지만, 이들 근육의 기여는 발바닥굽힘근과 엉덩관절 굽힘근만큼 중요하지 않은 것 같다(Gottschall & Kram, 2003; Kepple et al., 1997; Winter, 1990). 그러나, 폄근은 발을 밀어내기(push-off) 동안의 머리, 팔, 몸통의 움직임을 조절하고 입각 쪽 다리의 무너짐을 방지하는 데 중요한 역할을 수행한다(Eng & Winter, 1995; Sadeghi et al., 2000; Winter, 1990).

능동적인 발의 밀어내기(push-off) 이론과는 대조적으로, 일부 연구자는 보행 중 앞쪽으로의 속도는 발의 밀어내기보다는 다리를 감아올리기(roll-off)에 의해 발생한다는 것을 시사하고 있다(Neptune et al., 2001; Perry, 1992; Perry & Burnfield, 2010). "조절된 roll-off" 이론은 조절된 낙하로서의 한쪽 다리 지지단계 동안의 앞쪽으로의 진행(전진)을 설명하고 있다. push-off와 roll-off를 조사하는 연구에 관한 상세한 정보는 상자 글 확장지식 12.1에서 찾아볼 수 있다.

확장지식 12.1

보행 중 신체의 추진 : 발의 밀어내기와 감아올리기

본문에서 논의한 것처럼, 신체의 추진이 능동적인 발의 밀어내기(push-off)와 더 수동적인 감아올리기(roll-off)에 의해 달성되는지 어떤지에 대해서, 연구자 사이에서 논쟁이 있다. 능동적인 발의 밀어내기 이론(active push-off theory)은 진행을 위한 추진력 생성에는 발의 끌어올리기(pull-off)를 제공하는 전유각기 동안에 엉덩관절 굽힘근의 도움을 받아, 주로 입각 종말기 동안에 바닥쪽굽힘근(장딴지근과 가자미근)의 동심성 수축을 포함한다는 것을 시사하고 있다(Chen & Patten, 2008; Eng & Winter, 1995; Kepple et al., 1997; Winter, 1990).

능동적 발의 밀어내기 이론과는 대조적으로, 연구자들은 보행 중 전진 속도는 발이 밀어내기가 아니라, 발의 감아올리기(roll-off)에 의해 생성된다는 것을 제안하고 있다(Neptune et al., 2001; Perry, 1992; Perry & Burnfield, 2010). "조절된 발의 감아올리기(controlled roll-off)" 이론은 한쪽다리 입각기 동안 전진을 조절된 낙하(fall)로서 설명하고 있다. 이 이론에서, 조절된 발의 감아올리기 동안의 발목 바닥쪽굽힘근의 주된 작용은 몸이 입각쪽 다리 위에서 회전할 때에 정강뼈 회전을 감속하고, 무릎의 굽힘을 방지하는 것이다.

앞쪽 진행(전진)은 능동적이 아니라 수동적으로 달성되며, 그 이유는 몸은 모멘텀과 관성의 결과로서 앞쪽으로 움직이기 때문이다(Neptune et al., 2001; Perry, 1992; Perry & Burnfield, 2010).

앞쪽 진행에서의 발목관절 근육의 역할을 명확히 하기 위해, Winter는 보행 중에 발목과 무릎에서 파워 출력을 조사하여, 앞쪽으로의 속도 생성이 수동적 발의 감아올리기가 아니라, 바닥쪽굽힘 또는 발의 밀어내기와 연관성이 있다는 것을 발견하였다(Kepple et al., 1997; Winter, 1983a). 이것은 Gottschall과 Kram(2003)의 연구에 의해 뒷받침되었으며, 그들은 장딴지근에 의한 추진력의 생성이 보행 대사 비용의 약 절반을 차지한다는 것을 보여주었다.

장딴지근의 동심성 수축과 함께 발 위를 자유로이 움직이는 신체의 능력은 또한 신체의 COM이 입각 종말기까지에는 지지하는 발의 앞에 있다는 것도 의미한다. 이것에 의해, Perry(1992)가 언급한 앞쪽으로의 낙하를 만들어내는데, 이것도 또한 진행에 중요하다.

이 연구는 추진력의 생성이 몸을 앞쪽으로의 진행(전진)을 생성하는 주요 요인이라는 것을 시사하고 있다. 그러나, 앞쪽으로의 낙하 위치와 연관성이 있는 감아올리기(roll-off)도 기여한다.

유각단계. 보행의 유각단계에서 달성해야 할 주요 목표는 지속적인 앞쪽으로의 진행을 위해 팔다리의 위치를 바꾸는 것이다. 이것에는 팔다리를 앞쪽으로 가속하는 것과 발가락이 반드시 지면에서 떨어져 있게 하는 것을 필요로 한다. 유각 시작을 위한 많은 에너지는 보행의 전유각기 동안에 발생한다(Chen & Patten, 2008; Fox & Delp, 2010; Neptune et al., 2001).

전유각기(그림 12.5 E)는 전유각기 동안에 생성된 근육의 힘이 발가락 떼기에서의 무릎 굽힘 속도를 결정하기 때문에, 보행주기의 핵심 부분으로서 특정되어 있으며, 이것은 유각단계의 피크 무릎 굽힘과 상관관계가 있다(Fox & Delp, 2010; Reinbolt et al., 2008). 유각을 위한 준비는 양쪽다리 지지기에서 시작되고, 대부분의 굽힘 가속은 발가락이 지면에서 떨어지기 전에 일어난다(Fox & Delp, 2010).

유각 초기 및 중기 동안에(그림 12.5 F), 엉덩관절 굽힘근(엉덩근과 허리근)은 넙다리두갈래근(BFi)의 보조를 받아, 무릎을 굽힘으로 가속한다(Fox & Delp, 2010).

유각 초기에서의 넓적다리 앞쪽 가속은 넙다리네갈래근의 동심성 수축과도 연관성이 있다. 그러나, 유각 중기가 되면, 넙다리네갈래근은 유각단계를 시작할 때에 충격력에 의해 구동되는 흔들이처럼, 다리가 흔들림에 따라 실질적으로 활동하지 않는다. 그러나, 엉덩허리근은 그림 12.5 F에서 보여주는 것처럼, 수축하여 이 앞쪽으로의 움직임을 돕는다. 뒤넙다리근은 유각 종말기(그림 12.5 G)에 활성화되어, 발의 접지에 대비하여, 넓적다리의 앞쪽 회전을 느리게 한다. 입각단계의 다리에 부하가 걸리는 것에 대비한 유각이 종료할 때의 무릎 폄은 근육활동의 결과가 아니라, 근육 이외의 수동적인 힘의 결과로서 발생한다(Winter, 1984).

유각단계 동안에, 발의 클리어런스는 엉덩관절, 무릎관절, 발목관절의 굽힘을 통해 달성되며, 이것은 입각 측 다리와 비교하여 유각 측 다리 전체의 단축을 초래한다. 다시 한 번, 엉덩관절의 굽힘이 넙다리네갈래근의 활성화를 통해 달성된다. 무릎관절에서의 굽힘은 수동적으로 달성되며, 그 이유는 넓적다리의 급격한 가속 또한 무릎관절에서의 굽힘을 만들어낼 것이기 때문이다. 앞정강근의 활성화는 유각단계의 후기에 발목관절의 등쪽굽힘을 만들어내어, 발가락의 클리어런스를 보장하고 다음의 발의 낙하에 대비한다.

정상상태 보행의 관절 운동역학 : 진행 및 자세조절
Joint Kinetics of Steady-State Gait: Progression and Postural Control

이제까지는 우리는 보행주기 동안의 신체의 운동학 또는 움직임을 조사하고, 보행의 각 단계에서의 근육활동 패턴을 살펴보았다. 이동운동 중에 이들 움직임과 근육반응이 만들어내는 전형적인 힘은 무엇인가? 뒤따르는 논의에서 알 수 있는 것처럼, 관절에서의 지배적인 힘은 반드시 관절의 움직임을 반영하는 것은 아니다.

보행주기 동안에 생성되는 힘의 결정은 운동역학적 분석이라 생각된다. 정상적인 보행패턴과 연관성이 있는 운동역학적 또는 힘의 파라미터는 운동학적 또는 움직임 파라미터보다 덜 정형화되어 있다. 이동운동을 발생시키는 능동적 및 수동적 근육의 힘("관절 모멘트"라 불린다)은 그 자체가 아주 가변적이다.

입각단계. 입각단계 동안의 목표에는 체중 수용과 충격 흡수를 위해 다리를 안정화시키는 것과 지속적인 동작을 위해 추진력을 만들어내는 것이 포함된다는 것을 상기하기 바란다. 그림 12.6은 시상면에서 발목관절, 무릎관절 및 엉덩관절의 평균 관절각도 변화(그림 12.6의 맨 윗부분)와 활보주기(stride cycle) 동안에 관찰된 관절 모멘트 변화(그림 12.6 맨 아랫부분)를 보여주고 있다. 보폭주기(step cycle)(활보주기의 0%–60%)의 입각단계 동안의 지지 모멘트(관절 모멘트 그래프의 맨 위의 선)는 엉덩관절, 무릎관절, 발목관절(하부의 선)에서 관절 모멘트의 대수합(algebraic sum)이라는 것에 주목하기 바란다(Winter, 1990). 이러한 순수 폄근 모멘트는 체중을 지탱하는 동안의 무너짐을 방지하여, 신체를 안정화시키고, 따라서 이동운동의 자세조절 요건을 달성한다.

그러나, 연구자들은 사람들이 이 순수 폄근 모멘트를 달성하기 위해, 다양한 힘 발생 전략을 사용한다는 것을 보여주었다. 예를 들어, 순수 폄근 모멘트를 달성하기 위한 하나의 전략에는 무릎 굽힘근 모멘트에 대항하기 위해, 하나의 우세한 엉덩관절 폄근 모멘트를 조합하는 것이 포함된다. 그 대신에, 무릎과 발목 폄근 모멘트를 조합시킴으로써 엉덩관절 굽힘근 모멘트를 상쇄하여, 순수 폄근 지지

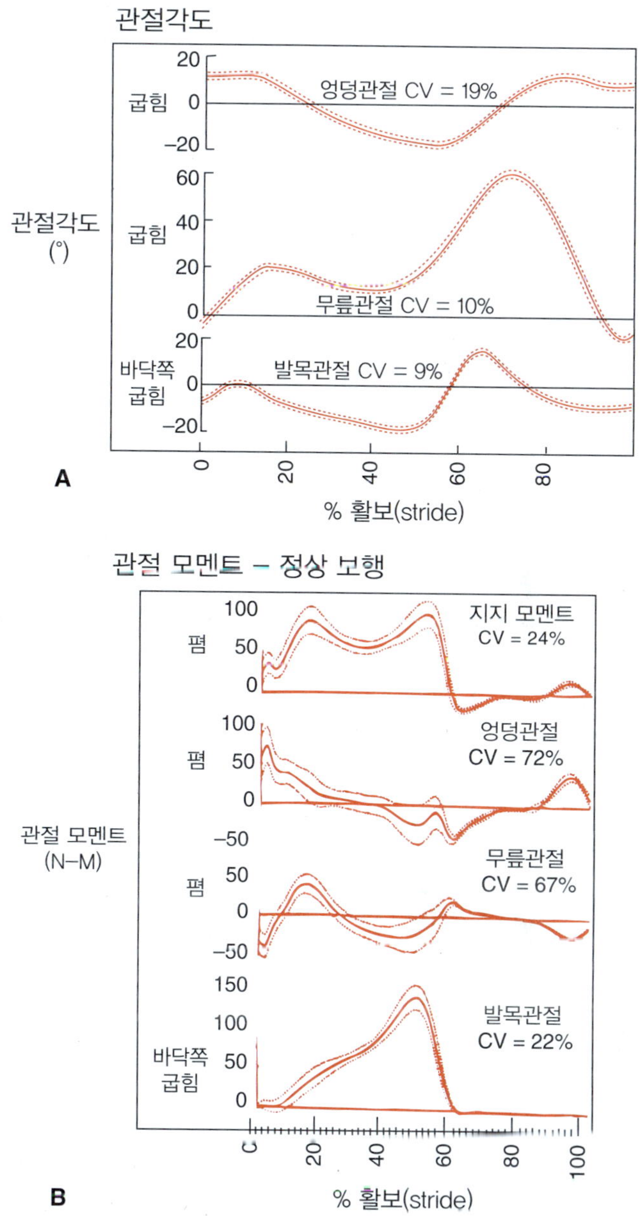

그림 12.6 **(A)** 성인의 보폭주기(step cycle)와 연관성이 있는 엉덩관절, 무릎관절 및 발목관절에서 일어나는 관절각도 변화. **(B)** 정상보행 동안 성인 보폭주기와 연관성이 있는 개개의 관절 모멘트(발목관절, 무릎관절, 엉덩관절)와 순수 지지 모멘트. CV = coefficient of variation (변동계수), N–M = Newton–meters (뉴턴 미터). 입각단계는 주기의 대략 첫 60%이다. (Winter DA. Kinematic and kinetic patterns of human gait: variability and compensating effects. Hum Mov Sci. 1984;3:51–76에서 허가를 받아 변경).

모멘트를 유지할 수도 있다(Winter, 1980, 1984, 1990; Winter et al., 1990). 발 밀어내기(push–off) 동안의 발바닥쪽굽힘근과 입각 종말기 및 유각 초기 동안 같은 쪽 엉덩관절 굽힘근, 그리고 초기의 입각 중기 동안 반대쪽 엉덩관절 폄근

사이에서 발생한 힘에는 명백한 균형(tradeoff)이 있다. 더 높은 발목 파워 출력은 같은 쪽 엉덩관절 굽힘근에 대한 기계적 파워 요구를 동시에 완화하지만, 반대쪽 엉덩관절 폄근에 대한 요구는 증가한다. 발목 파워 출력을 감소시키는 것은 반대 효과가 있다. 이와 같이, 뒤따르는 다리와 앞서가는 다리에 의한 플러스와 마이너스 힘의 발생은 각각 타이밍과 크기가 조정되어, 몸의 질량중심(COM)을 효율적으로 가속한다(Fickey et al., 2018).

순수한 폄근 모멘트에 대한 관절 토크의 개개의 기여에서 이러한 유연성을 갖게 하는 것은 어째서 중요한가? 분명히, 토크의 생성방법에서 이러한 운동 유연성은 보행 중에 균형을 조절하기 위해 중요하다.

Winter와 그 동료들은 보행을 광범위하게 연구하여, 정상상태(외부교란이 없는) 보행은 정적인 입각 자세 동안의 균형 과제와는 매우 다르다라고 하였다(Winter et al., 1991). 걷기에서, 중력중심은 발의 지지기저면 내에 머물러 있지 않으며, 따라서, 신체는 지속적으로 자세 불균형 상태에 있다. 넘어짐을 방지하는 유일한 방법은 몸이 앞쪽으로 이동할 때, 유각 측 발을 중력중심의 앞쪽과 가쪽(옆쪽)에 두는 것이다.

이에 더해서, HAT 분절은 직립 상태를 유지하기 위한 큰 관성 하중을 나타내기 때문에, 머리(Head), 팔(Arm), 몸통(Trunk)(HAT 분절)의 질량을 엉덩관절에 대해서 조절해야 한다. Winter와 동료들은 HAT 분절의 동적 균형은 발목근육이 거의 관여하지 않아, 엉덩관절 근육의 책임이라 제안하고 있다. 그들은 이것이 몸 전체를 조절해야 할 발목과 비교하여, 엉덩관절의 관성 하중이 HAT 분절의 관성 하중보다 훨씬 작기 때문이라는 것을 시사하고 있다. 따라서, 그들은 진행 중인 보행 동안의 균형은 주로 발목 근육에 의존하는 입각자세 균형조절과는 다르다는 것을 제안하였다(Winter et al., 1991).

그들은 엉덩관절 근육은 또한 입각단계 동안에 필요한 폄근 지지 모멘트에 기여하는 별개의 과제에 관여하고 있다는 것에 주목하고, HAT 분절을 조절하는 근육과 폄근 지지 모멘트를 조절하는 근육을 2개의 분리된 협동작용이라 보고 있다. 우리는 앞에서, 입각단계 동안에 발목관절, 무릎관절 및 엉덩관절의 순수 폄근 모멘트는 항상 같았으나, 개개의 모멘트는 활보(stride)에서부터 활보, 그리고 개인에서 개인에 따라 매우 가변적이라 언급하였다. 이 변동성에 대한 하나의 이유는 균형조절 시스템이 스텝마다 앞뒤(AP)운동 패턴을 연속적으로 변경할 수 있게 하는 것이다. 그러나, 엉덩관절 균형의 조정은 보행의 입각단계에 필수적인 순수 폄근 모멘트를 보존하기 위해, 적절한 무릎의 모멘트에 의해 보상되어야 한다(Winter, 1990; Winter et al., 1991).

걷는 속도가 COM 전위(displacement)에 영향을 미치는가? 많은 환자 집단이 감소된 보행속도를 사용하기 때문에; 이것은 탐구해야 할 중요한 문제이며, 이는 실제로 COM 전위를 증가시켜 잠재적으로 더 불안정하게 할 수 있다. 이 질문에 답하기 위해, Orendurff와 동료들(2004)은 몇 가지 보행속도 동안 보통 성인의 COM 운동(excursion)을 조사하였다. 그들은 평균(±SD) 안 · 가쪽(ML) COM 전위가 가장 느린 보행속도(0.7미터/초)에서 6.99 ± 1.34 cm이었고, 가장 빠른 속도(1.6미터/초)에서 3.85 ± 1.41 cm로 상당히 감소하였다는 것을 발견하였다. 따라서, 보통의 개인에서도, 느린 속도에서는 상당한 ML COM 전위를 보여주고 있다.

유각단계. 유각 동안의 주된 목표는 팔다리의 위치를 바꿔서, 발가락이 지면에서 떨어져 있는 것을 확인하고, 발을 이상적인 위치로 배치하여 다음의 보행주기를 위해 체중을 수용하고 지탱할 수 있도록 하는 것이다. 연구자들은 유각단계 동안의 관절 모멘트 패턴이 입각단계 동안보다 덜 가변적이라는 것을 발견하였으며, 이것은 성인이 이 과제를 달성하기 위해 상당히 유사한 힘의 발생 패턴을 사용한다는 것을 보여주는 것이다. 이것은 그림 12.6의 하단 그래프에 나타낸 것처럼, 유각단계(활보의 60%~100%)에서 작은 표준편차와 비교하여, 입각단계 동안의 평균 관절 토크(활보의 0%~60%) 부근의 큰 표준편차에 의해 설명된다.

정상적인 보행속도에서는 유각 초기에 넓적다리의 굽힘에 기여하는 엉덩관절 굽힘근 모멘트가 있다. 초기의 엉덩관절 굽힘은 중력에 의한 보조를 받아, 큰 엉덩관절 굽힘근 모멘트의 필요성을 감소시킨다. 성인에서는 발은 유각 중기에 선호하는 최적의 클리어런스 높이까지 자동적으로 올라가며, 이것은 발이 올라가는 높낮이와 비교하여 낮은 대사 비용과 연관성이 있다(Wu & Kuo, 2016).

일단, 유각단계가 시작되면 많은 경우, 모멘텀에 의해 유지된다. 그 다음에, 유각단계가 종료됨에 따라, 폄근 관절 모멘트는 허벅지 회전을 늦추고 발꿈치 접지를 준비할 필요가 있을지도 모른다(Woollacott & Jensen, 1996). 따라서, 넓적다리 부위가 아직도 굽혀져 있다 해도, 이 시점에서 넓적다리 부위에 폄근 모멘트가 있다.

유각단계 동안에 무엇이 무릎의 움직임을 조절하는가?

흥미롭게도, 유각단계 동안에, 무릎관절에서의 관절 토크는 기본적으로, 움직임을 생성하기보다는 무릎의 움직임을 제약하기 위해 사용된다. 유각단계 초기에는 폄근 모멘트는 무릎관절 굽힘근을 늦추고, 굽힘에서부터 폄으로의 무릎관절을 제약하기 위해 사용된다. 유각단계 초기에는 폄근 모멘트가 무릎관절의 굽힘을 늦추고, 굽힘에서부터 폄으로의 무릎관절의 반전에 기여한다. 유각단계 후반에서는 굽힘근의 관절 모멘트가 무릎의 폄을 늦추고, 발의 배치에 대비한다(Cavanagh & Gregor, 1975; Winter, 1990, 1993).

유각단계의 마지막과 입각단계의 초기 부분에서는 작은 등쪽굽힘을 하는 모멘트가 발목관절에서 일어나며, 이것은 발꿈치 접지에서의 발바닥쪽굽힘을 조절하는 것을 돕는다. 그래서, 발목관절 움직임이 바닥쪽굽힘의 하나일지라도, 발목관절의 힘은 등쪽굽힘 모멘트이다.

입각단계를 거치면서, 발목의 바닥쪽굽힘 모멘트는 발목이 바닥쪽굽힘을 시작하는 무릎 굽힘 직후의 최대 점까지 증가한다. 발목관절 토크는 다리의 모든 모멘트 중에서 최대이며, 다리를 유각단계로 가속시키는 주된 요인이다.

따라서, 앞에서의 많은 예에서 관절 토크는 다리 움직임 그 자체 토크의 반대라는 것을 알았다. 즉, 관절 토크는 조합된 힘이 다리를 단순히 가속한다기보다는 움직임에 제동을 걸거나 발 처짐(footfall)을 조절하는 작용을 할지도 모른다는 것을 보여주고 있다.

우리는 진행과 자세조절 요건이 어떻게 정상상태(외부교란이 없는) 보행을 충족시키는가에 대해 논의해왔다. 그러나, 정상상태(외부교란이 없는) 조건 하에서 일어나는 일상생활 이동성은 거의 없다. 그 대신에, 실생활에서의 이동성에는 보행에 대한 예측한 방해 그리고 예측하지 못한 방해 양쪽에 대응하여, 진행과 안정성의 양쪽 요건인, 보행을 수정하는 것이 필요하다. 다음의 절에서는 일상생활에서의 걷기 기능에 필요한 다른 두 가지 요소를 논의한다. 다른 두 가지 요소는 변화하는 과제와 환경 요구에 보행을 적응하기 위해 사용되는 반응적 자세조절 전략과 선행적 전략이다.

보행의 적응: 보행에서 반응성 및 선행적 균형조절이 기여하는 것

Adaptation of Gait: Contributions of Reactive and Proactive Balance Control in Gait

보행을 과제 및 환경 요구의 변화에 적응시키는 것은 일상생활에서의 이동성의 중요한 측면이다. ICF의 활동과 참여 내의 이동성 범위는(그림 12.2 참조), 장애물을 넘어서 걷는 것, 속도와 방향을 바꾸는 것, 그리고 다양한 영역 조건하에서 걷는 것과 같은 복잡한 보행 과제를 수행하는 능력에 의해 특징지어진다. 보행을 적응하는 것은 기능적 이동성의 특징이다.

보행의 적응에는 변화하는 과제와 환경 조건에 직면하여, 진행과 자세조절 양쪽의 요건을 달성하기 위해 사용되는 전략에 적응하는 것이 포함된다. 보행의 진행 요건에 적응하는 것에는 희망하는 방향으로 신체를 움직이는 데 사용되는 힘의 생성 전략을 수정하는 것이 포함된다. 자세조절 요건에 적응하는 것에는 예상하지 못한 외부교란 후 안정성의 회복을 돕는 반응적 균형전략과 안정성의 상실을 피하기 위해, 보행에 대한 가능성 있는 방해에 앞서 활성화되는 선행적(또는 예측성) 균형전략 양쪽을 사용하는 것이 포함된다. 방해는 외적인 요인, 예를 들어, 환경에 있는 장애물, 또는 짐을 운반하는 것 같은 내적인 요인으로부터 야기될지도 모른다. 보행의 진행 및 자세조절의 양쪽 요건에 적응하는 것은 과제 또는 환경에서 더 지속되는 변화에 직면하여, 필요로 하는 보행에 대한 단기적 변화 및 장기적 수정의 양쪽이 포함된다.

보행에서의 반응성 균형조절

Reactive Balance Control in Gait

연구에서는 입각자세 균형의 회복에 사용되는 것과 유사한 보상적인 자동적 자세조정이 보행에 대한 예기치 않은 외부교란으로부터 회복하는 동안에 보폭주기에 통합된다는 것을 보여주고 있다. 보행 중의 미끄러짐을 시뮬레이션하기 위해, 보폭주기의 다양한 시점에서 외부교란이 있을 수 있는 플랫폼을 실험대상자가 횡단하여 걷는 연구가 시행되었다. 결과는 자동적 자세반응이 보폭주기의 다양한 단계에 적절하게 통합된다는 것을 보여주었다(Nashner, 1980). 예를 들어, 몸을 앞쪽으로 던지는 뒤쪽의 표면 선위에 반응하여, 이 근육이 정상보다 빨리 신장되었을 때, 자세근육반응은 약 100ms의 잠복시간에서 활성화되었다. 이것에 의해 뒤쪽으로 전위된 지지하는 발과 COM을 재배치하기 위한 몸의 앞으로의 진행속도가 느려지게 되었다. 마찬가지로, 몸을 뒤쪽으로 전위시키는 앞쪽 면 전위 때문에 보통보다 더 천천히 단축되었을 때에, 앞정강근에서 반응이 일어났다. 이것에 의해 앞쪽으로 전위된 발로 몸을 재정렬하기 위한 앞쪽으로의 진행 속도가 증가하였다.

정상상태 보행에 관한 이전의 연구에서는 주된 조절 문제의 하나는 HAT 분절의 균형을 잘 유지하는 것이며,

몸통과 엉덩관절의 근육이 이 조절에서 적극 역할을 수행한다는 것을 보여주고 있다(Winter et al., 1990). 보행하는 동안에 균형의 반응성 조절에 대해 논의된 이전의 연구에서는 이 유형의 조절에서는 먼쪽의 외보교란이 된 다리 근육이 중요하다는 것을 보여주었다(Gollhofer et al., 1986; Nashner, 1980). 그러나, 미끄러짐이 발생하면, 발목 근육조직이 신장될 뿐만 아니라, 상반신의 균형에도 문제가 발생한다. 따라서, 몸쪽의 엉덩관절과 몸통의 근육 활동이 정상상태의 보행과 미끄러지는 동안의 균형회복의 양쪽에 기여할지도 모르는 가능성이 있다.

양측 다리, 허벅지, 엉덩관절 및 몸통 근육으로부터 기록된 연구에 따르면, 몸쪽 근육은 건강한 젊은 성인이 미끄러지는 동안의 균형 위협으로부터의 회복에 기여하는 주된 근육은 아니다. 몸쪽 근육활동은 젊은 성인의 최초의 미끄러짐 시도를 하는 동안에 존재하는 일이 흔히 있었으나, 적응은 후속 시도 동안에 이 활동이 배제되는 경향이 있었다. 그러나, 앞 · 뒤 넓적다리의 근육만이 아니라, 앞쪽 양쪽 다리의 활동은 초기(90~140 밀리초), 대규모(정상 보행 시 활동의 4~9배), 그리고 비교적 긴 지속시간을 보여주었다(Tang et al., 1998). 정적 입각자세 동안의 균형 회복에 대해서 이전에 보여준 것처럼, 보행 동안의 균형 위협에 대한 근육반응 패턴은 먼쪽에서부터 몸쪽의 순서로 활성화되었다.

발꿈치 접지에서 앞쪽으로 미끄러지는 것에 대한 그림 12.7에서 보여주는 것처럼, 먼저 같은 쪽 앞정강근이 활성화되고(TAi), 이어서 넓다리곧은근(RFi)과 BFi, 그 다음에 중간볼기근(GMEi)과 복부근육(ABi)이 활성화되었다(초기 시험에서).

입각 자세의 연구와 마찬가지로, 팔의 움직임은 일반적으로 보행의 균형 회복 중에 사용된다. 이동운동 중의 미끄러짐에 반응하여 유발되는 앞쪽으로 팔의 올라감은 COM이 뒤쪽으로 낙하하는 것에 대응하는 데 도움이 된다. 팔 움직임은 또한 손이 가까이에 있는 난간으로 향하거나, 또는 넘어짐이 일어난 경우는 충격 지점에서 팔이 충격의 힘을 흡수함으로써, 보호의 역할에도 사용될지도 모른다. 이들은 흔히 "전신반응"이라 불린다.

다양한 미끄러짐 외부교란이 주어지면, 젊은 성인은 그들의 회복전략을 적응시킨다(Bhatt et al., 2006; Marigold & Patla, 2002). 최초 미끄러짐 때(실험대상자는 그들이 걸을 때, 예기치 않게 롤러를 밟았다), 개인은 앞에서 언급한 것처럼 TA와 BFi이 활성화되어 팔의 큰 올림과 수정된 유각 궤도와 함께, 급속히 활성화된 굽힘근 협동작용

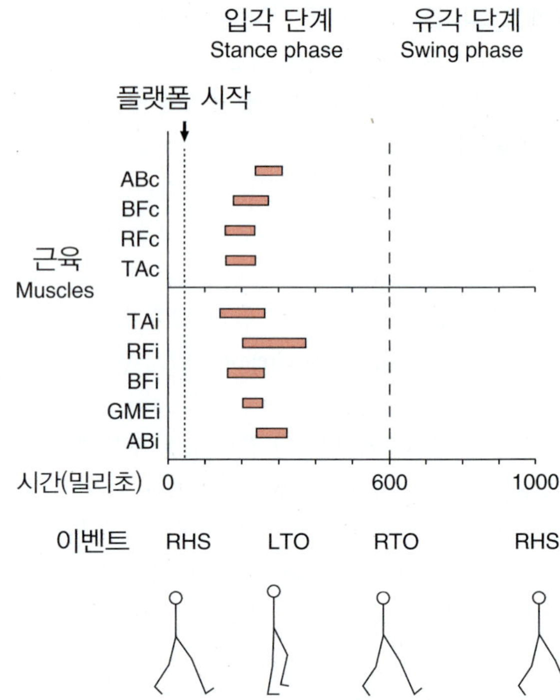

그림 12.7 발꿈치 접지에서 앞쪽으로 미끄러짐에 대한 자세근육 반응의 구성. 수평 막대는 이들 근육의 자세활동 지속시간을 나타낸다. 막대 그림은 정상 보행 중 이벤트를 나타낸다. AB=배곧은근; BF=넙다리두갈래근; C=반대쪽; GME=중간볼기근; i=외부교란 쪽과 같은 쪽; LTO=왼쪽발가락 떼기; RF= 넙다리곧은근; RHS=오른쪽발꿈치 접지; RTO=오른쪽발가락 때기; TA=앞정강근. (Tang PF, Woollacott MH, Chong RKY. Control of reactive balance adjustments in perturbed human walking: roles of proximal and distal postural muscle activity. Exp Brain Res.1998;119:141-152,에서 허가를 받아 변경).

을 사용하였다. 반복된 미끄러짐으로 개인은 전략을 수정하여 더 평탄한 발바닥 착지를 사용하고, ML COM의 이동을 발이 롤러에 접촉하는 시점에서 지지하는 다리에 가까이 접근시켰으며, 이것에 의해, 그들이 롤러를 건너갈 때 반응을 약화시켜, "서핑(surfing) 전략"을 사용할 수 있었다. 이것은 그들이 미끄러운 표면을 건너갈 때, 그 후의 시도에서 선행적 조정을 포함시켰다는 것을 시사하고 있다.

고령자에서의 많은 넘어짐은 곱드러짐의 결과로서 일어난다. 곱드러지는 동안, 균형회복은 어떻게 달성되는가? 곱드러짐 외부교란에 대한 반응을 분석하는 연구에서는 안정성을 유지하기 위해 사용되는 전략의 유형은 유각단계에서 언제 곱드러짐이 일어나는가에 따라 달라진다는 것을 발견하였다. 그림 12.8에서 보여주는 것처럼 곱드러짐이 보행의 유각단계의 초기에 발생하는 경우, 가장 일반적인 움직임의 결과는 60~140 밀리초에서 발생하는 근육반응

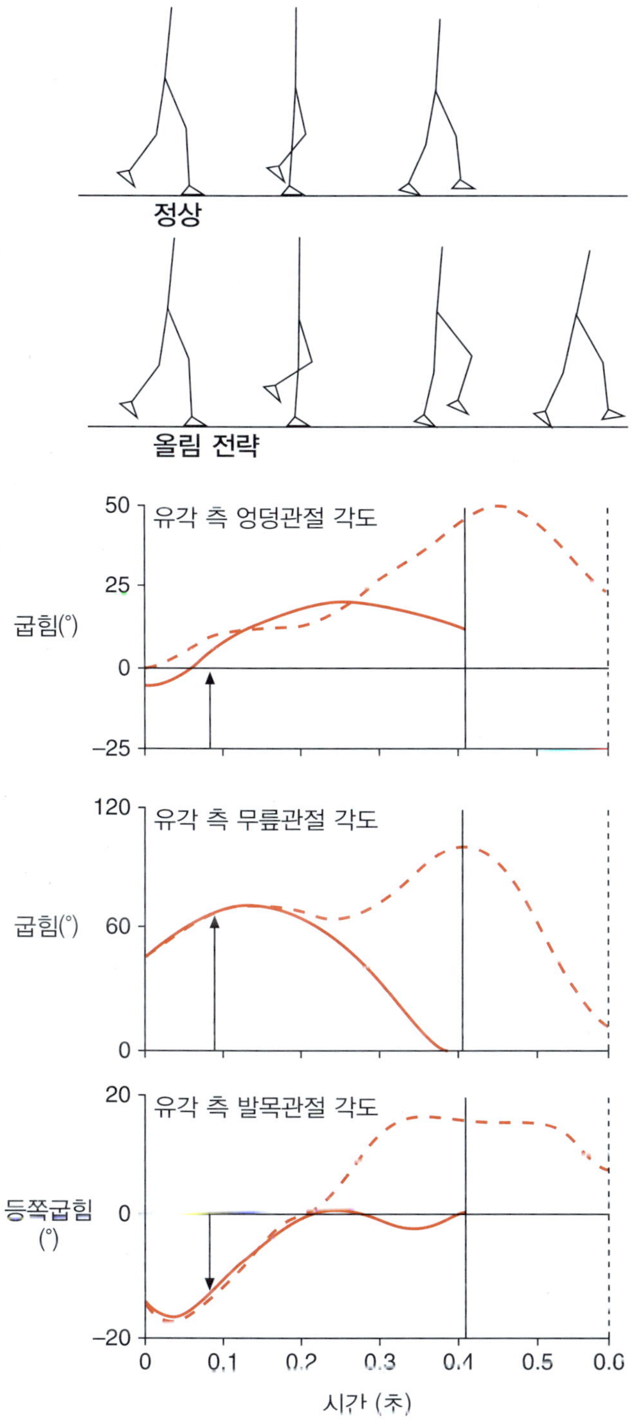

그림 12.8 보행의 유각단계 초기 동안 곱드러짐에 대응하여 관찰된 유각측 다리의 엉덩관절, 무릎관절 및 발목관절 궤적. 이것은 올림전략을 보여주고 있는 것이다.
실선 = 정상적인 시도; *점선* = 외부교란을 받은 시도.
시간 0 = 발꿈치 떼기; *화살표* = 발의 장애물과의 접촉;
수직실선 = 일반적인 발꿈치 접지;
수직점선 = 외부교란을 받은 발꿈치 접지.
(Eng JJ, Winter DA, Patla AE. Strategies for recovery from a trip in early and late swing during human walking. Exp Brain Res. 1994;102:344에서 허가를 받아 변경).

을 수반하는 유각 측 다리를 올리는 전략이다. 그림 12.8은 대조시험(실선)과 비교하여, 실험대상자가 곱드러지는 시험에서의 장애물 접촉(화살표로 나타냈다) 후의 엉덩관절, 무릎관절 및 발목관절(점선) 굽힘의 증가를 보여주고 있다. 올림 전략(elevating strategy)은 유각 측 다리의 굽힘근 토크 구성요소로 구성되었으며, 유각 측 다리 BFi의 시간적 순서는 유각 측 다리 RFi보다 먼저 발생하여, 다리를 장애물 위에서 가속하기 전에 다리를 장애물로부터 제거하였다. 입각 측 다리의 폄근 토크 구성요소는 신체 높이를 증가시키기 위해 조기에 발꿈치 떼기(heel-off)를 발생시켰다.

유각단계의 후반에 곱드러짐이 발생한 경우, 지면에 접근하는 유각 측 다리의 굽힘이 불안정성을 감소시키는 것이 아니라 증가시키기 때문에, 올림 전략의 사용은 위험하다. 따라서, 그림 12.9에 나타낸 것처럼, 실험대상자는 내림 전략을 사용하였다. 발목의 추기 발바닥쪽굽힘에 주목하기 바란다. 내림 전략은 유각 측 다리의 가쪽넓은근의 억제반응과 유각 측 다리의 BFi의 흥분성 반응에 의해 달성되었고, 그 결과 보폭(step length)이 단축되었다(Eng et al., 1994).

곱드러짐으로부터의 회복을 더 상세히 조사한 연구(Schillings et al., 2000)에서 연구자는 개인에게 트레드밀 위를 걷도록 요청하였고, 유각단계는 딱딱한 장애물이 예기치 않게 발의 앞쪽으로의 움직임을 차단하였다.

앞에서 언급한 것처럼, 모든 실험대상자는 초기 유각단계에 대한 올림 전략과 후기 유각단계의 외부교란에 대한 내림 전략을 보여주었다. 올림 전략에 사용된 근육반응에는 여분의 무릎 굽힘을 야기하는 같은 쪽 BFi와 발목의 등쪽굽힘을 야기하는 TA가 포함되었다. 그 후의 RFi 반응은 발이 트레드밀 위에 원래대로 되돌려졌을 때, 무릎의 폄과 연관성이 있었다. 내림 전략에서는 발은 신속하게 드레드밀 위에 놓였고, 그 후의 유각단계에서 장애물 위로 들려올라갔다. 발의 배치는 무릎의 폄과 앞쪽으로의 흔들림의 감속과 연관성이 있는 같은 쪽 RFi 및 BFi에 의해 조절되었다. 같은 쪽 TA의 활성화는 주된 같은 쪽 가자미근 반응에 앞서 시행되었다.

유각 중기의 외부교란은 올림 전략 또는 내림 전략의 어느 것인가를 활성화할 수 있다. 최초의 반응은 일반적으로, 발과의 충돌의 충격에 의해 야기되는 짧은 잠복시간의 신장반사이었다. 이것은 그 후의 행동전략과 관련되어 있지 않았다. 올림 전략 또는 내림 전략과 연관성이 있는 최초의 반응은 약 110 밀리초에서 일어났다.

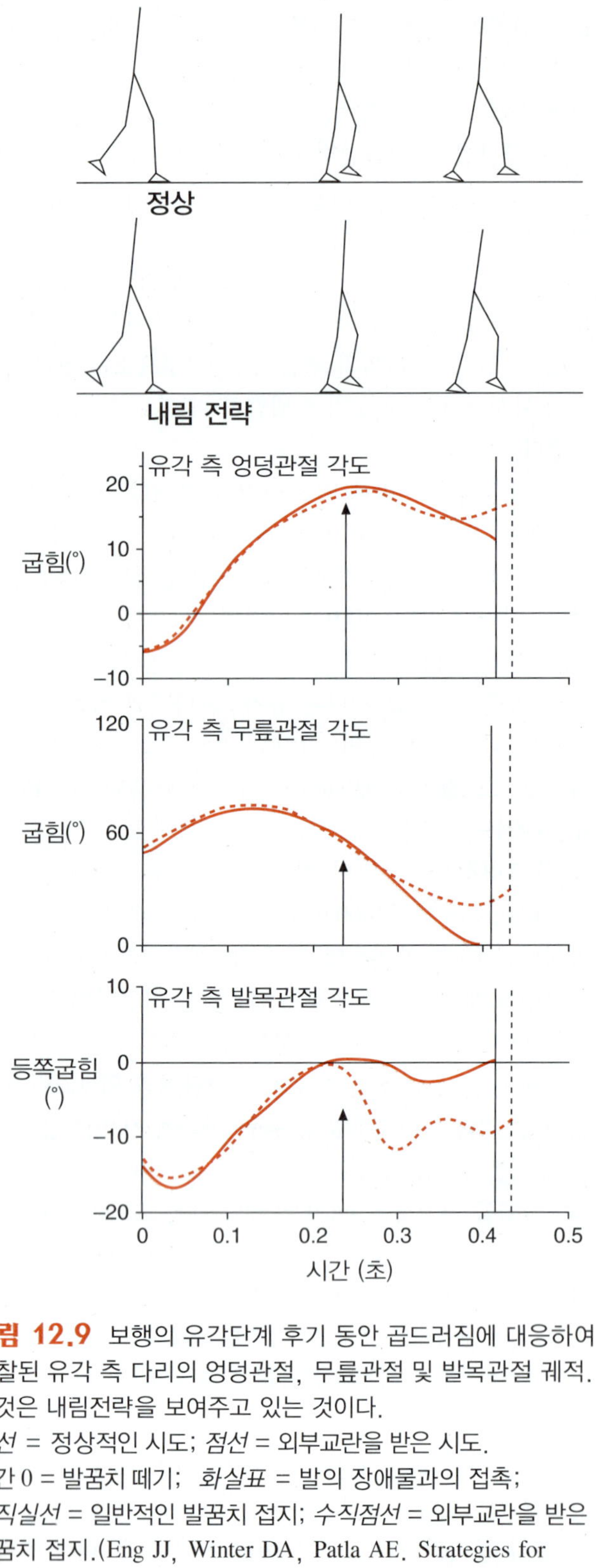

그림 12.9 보행의 유각단계 후기 동안 곱드러짐에 대응하여 관찰된 유각 측 다리의 엉덩관절, 무릎관절 및 발목관절 궤적. 이것은 내림전략을 보여주고 있는 것이다.
실선 = 정상적인 시도; *점선* = 외부교란을 받은 시도.
시간 0 = 발꿈치 떼기; *화살표* = 발의 장애물과의 접촉;
수직실선 = 일반적인 발꿈치 접지; *수직점선* = 외부교란을 받은 발꿈치 접지.(Eng JJ, Winter DA, Patla AE. Strategies for recovery from a trip in early and late swing during human walking. Exp Brain Res. 1994;102:345에서 허가를 받아 변경).

Roeles와 동료들(2018)은 다양한 유형의 외부교란 후의 보행 안정성의 회복을 조사하였다. 그 다양한 유형의 외부교란은 우세하지 않은 쪽과 우세한 쪽에 대한 2개의 안 · 가쪽 플랫폼 외부교란, 우세하지 않은 쪽의 2개의 앞–뒤 한쪽 벨트 외부교란(한쪽의 외부교란은 벨트를 가속하고, 또 한쪽의 벨트를 감속시켰다), 방을 어둡게 하는 것으로 구성된 시각 외부교란과, 지속되는 에어 혼(air horn) 소음의 형태에 의한 청각 외부교란이다. 모든 기계적 외부교란(안 · 가쪽 및 앞 · 뒤쪽 외부교란)은 보행패턴을 변화시켰으나, 감각적 외부교란은 변화시키지 않았다.

반대쪽 다리를 향하는 안 · 가쪽 외부교란(즉, 왼쪽 발꿈치 접지에서 오른쪽으로의 플랫폼의 움직임, 또는 오른쪽 발꿈치 접지에서 왼쪽으로의 플랫폼 움직임)은 넘어짐을 방지하기 위해 성인이 크로스 스텝(cross–step)을 취할 필요가 있는 최고의 신체 외부교란을 유발하였다. 마찬가지로, 앞 · 뒤 외부교란의 감속은 자세 안정성을 저하시켜, 성인은 더 빠르고, 더 짧고, 더 넓은 발걸음을 내디딜 필요가 있었다. 저자들은 반대쪽 흔들림 또는 보행의 감속으로 이어지는 미끄러짐과 곱드러짐은 시공간적인 보행패턴을 가장 혼란시켜, 넘어짐의 위험성이 증가할지도 모른다고 결론을 내리고 있다.

마지막으로, 신경계는 수동적인 동역학을 이용하여, 보행의 유각단계 동안에 곱드러짐으로부터의 회복을 조절한다. 관절 모멘트 및 기계적 파워(운동역학적) 프로필을 결정하고, 그리고 관절 모멘트를 능동적 및 수동적 구성요소로 분할하기 위해, 역동역학 기법(기술 도구 12.1을 참조할 것)을 사용하여 운동학적 데이터가 분석되었다.

결과는 신경계가 균형회복을 돕기 위해 근골격계의 수동적 역학을 사용한다는 것을 보여주었다. 하나의 관절인 무릎관절의 능동적 조절은 유각단계 초기의 곱드러짐에 이어지는 엉덩관절과 발목관절의 굽힘에 수동적으로 기여하였다(Eng et al., 1997). 따라서, 조절 시스템의 수동적 구성요소와 능동적 구성요소 사이의 상호작용을 이해하기 위해서는 관여하는 근육의 반응 패턴에 더하여, 균형 회복 중에 생성된 수동적 및 능동적 관절 모멘트의 양쪽을 고려하는 것이 중요하다.

선행적 전략 *Proactive Strategies*

선행적 균형전략은 예측 전략과 시각적으로 활성화하는 전략인 서로 다른 두 가지 방법으로 보행을 수정하고 적응시키기 위해 사용된다. 신체로부터 생성된 힘은 다른 분절에 반작용력을 가하기 때문에, 예측은 자기 자신의 움직임으로부터 발생하는 불안정하게 만드는 힘을 최소화하기 위해 사용된다. 예를 들어, 걸을 때, 번갈아 하는 발의

기술 도구 TECHNOLOGY TOOL 12.1 운동역학 분석 : 역동역학 (Kinetic Analysis: Inverse Dynamics)

역동역학은 연구자가 움직임(이 경우는 이동운동)을 담당하는 힘(토크)의 관절 모멘트를 계산할 수 있게 하는 하나의 과정이다. 연구자는 신체 분절의 질량, 질량중심, 관절중심, 관성 모멘트와 같은 인체측정학적 측정법을 사용하여, 신뢰성이 높은 신체 모델을 개발하는 것부터 시작한다. 이들의 변수는 직접 측정하는 것이 어렵기 때문에, 이들은 일반적으로 사람의 키, 체중 및 성별에 기초하는 통계표로부터 얻어진다(Winter, 1990).

보폭주기 동안 다리의 궤적에 관한 매우 정확한 운동학적 정보를 신뢰성이 높은 모델과 조합하여 사용함으로써, 연구자는 각 신체분절에 작용하는 토크를 계산할 수 있다. 다음으로, 순수 토크를 중력에 기인하는 구성요소인, 분절사이의 기계적 상호작용(운동의존성 토크) 및 일반화된 근육 토크로 분할할 수 있다. 이러한 유형의 분석에 의해, 연구자는 움직임의 생성에서의 근력 및 비근력의 역할을 평가할 수 있게 된다(Winter et al., 1990).

밀어내기와 다리의 제동하는 힘은 이에 대응하지 않을 경우, 몸통의 큰 질량이 뒤쪽으로 움직임(발의 내밀기 중에)과 앞쪽으로 움직임(초기 접지 중에)을 야기할 것이다. 건강한 젊은 성인에서는 몸통은 불안정화시키는 힘에 앞서서, 또는 동시에 시작되는 예측성 자세조정에 의해 안정화된다. 이 예측성 조절은 경험의 결과이다(Frank & Patla, 2003).

선행적 전략에는 환경에서의 안정성에 대한 잠재적인 위협에 대응하여 보행을 수정하는 시각적으로 활성화된 전략이 포함된다. 시각적으로 활성화된 선행적 전략의 대부분은 보폭주기 내에서 성공적으로 수행될 수 있다. 방향을 바꿀 때는 예외가 발생하며, 이것은 1 보폭주기를 사전에 계획할 필요가 있다. 발의 배치 변경과 연관성이 있는 다양한 규칙이 있다는 것을 시사하고 있다. 예를 들어, 가능하다면, 발이 몸의 정중선을 횡단할 필요가 없는 한 보폭을 짧게 하는 것이 아니라 길게 하여, 발을 장애물의 바깥쪽이 아니라 안쪽으로 배치한다. 발의 배치에 전략을 적응시키는 것은 단순히 정상적인 이동운동 패턴의 진폭 변경이 수반되는 것이 아니라, 복잡하고 과제 특이적이다(Patla, 1997). 다음의 절에서는 환경에서 일반적으로 조우하는 조건에 직면하여, 보행을 적응시키고 안정성을 유지하기 위해 사용되는 시각적으로 활성화된 선행적 전략에 관한 연구에 대해 논의한다.

장애물 넘어가기(Obstacle Crossing). 장애물 위를 걸을 때에 균형을 조절하려면, 몸의 불균형이 발생하여 넘어짐을 야기할지도 모르기 때문에, 일반적인 이동운동과 비교하여 조절을 강화할 필요가 있다. 다양한 높이의 장애물을 넘어갈 때의 COM의 움직임을 결정하기 위해 Chou와 동료들(2001)은 젊은 성인에게 자기 자신의 쾌적한 보행속도로 걸으면서, 자기의 키의 2.5%~15%의 장애물을 넘어가도록 요청하였다. 그들은 더 높은 장애물을 넘어가면, COM과 압력중심(COP) 사이의 더 큰 AP 거리와 함께, AP 방향과 수직방향(그러나 ML 방향은 아니다)의 양쪽에서 상당히 큰 범위의 COM 움직임을 야기한다는 것을 발견하였다. 장애물을 넘어갈 때 ML COM의 이동을 최소화시키는 것은 건강한 개인이 COM을 균형조절의 안전성 한계 내에 잘 유지하기 위해 사용되는 조절 전략을 반영할지도 모른다. 균형이 손상된 고령자와 환자집단은 장애물을 건너갈 때 ML COM의 움직임을 조절하는 것에 더 어려움이 있는 것 같다(13장과 14장을 참조할 것).

장애물을 돌아서 가는 것이 아니라 넘어간다는 결정은 몸의 크기와 비교한 대상 장애물의 크기와 관련되어 있다. 예를 들어, 장애물의 크기와 다리 길이의 비율이 1 : 1인 경우, 실험대상자는 장애물을 돌아서 가는 것을 선호한다(Warren, 1988). 우리가 높은 장애물을 건너갈 때 곱드러짐의 위험성이 커지기 때문에, 이 선택은 안정성 문제와 관련되어 있을 가능성이 있다.

장애물의 특성은 장애물과의 충돌을 회피하기 위해 보행을 어떻게 수정하는지 에도 영향을 준다. 예를 들어, 장애물이 부서지기 쉽다는 것에 대한 인식은 발의 지면에 대한 클리어런스의 양에 영향을 주어, 더 부서지기 쉬운 물체에는 클리어런스를 더 크게 한다(Patla, 1997).

표면 조건에 대한 적응. 다양한 표면 조건에서 걷거나 달릴 때, 인간은 어떻게 보행을 수정하는가? 가능성이 있는 위험요소를 사전에 알고 있는 경우, 미끄러지기 쉬운 바닥에 대처하기 위한 전략을 어떻게 바꾸는가를 결정하기 위한 연구에서, Cham과 Redfern(2002)은 개인에게 그들이 가능성 있는 오염물질의 정체를 사전에 몰랐던, 건조한(기준조건) 또는 물, 비누, 또는 기름으로 덮인 바닥을 건너가도록 요청하였다. 그들은 개인이 미끄러지기 쉬운 표면을 예상하였을 때에, 그들은 미끄러짐의 가능성을 줄이기 위해 필요한 마찰계수의 피크 수치를, 기준조건 때보다도 16%~33% 작게 만든다는 것을 알게 되었다. 이것은 지지된 발의 입각 지속시간과 부하속도를 줄이고, 활보 길이(stride lengths)를 짧게 취하며, 발꿈치 접지에서 느린 각속도(angular velocity)를 사용함으로써 달성되었다.

흥미롭게도, 실험대상자가 바닥이 다시 건조하였다는 것을 알고 있는 회복조건 동안에, 보행 특성은 정상으로 되돌아오지 않았으나, 마찰계수의 수치가 5~12% 감소하였다.

건강한 성인의 보행 적응성을 조사한 연구에서, 연구자들은 참여자가 고르지 못한 목재로 만든 지형에 처음으로 노출되었을 때, 보행의 동역학이 즉각적으로 변화하는 것을 발견하였다(Kent et al., 2019). COM 운동(excursion) 범위의 변동성과 피크 COM 속도는 평탄한 지형과 비교하여, 고르지 못한 지형에서의 최초 60 활보(stride) 동안에 높았다. 게다가, 최초에 성인은 보행 간격(step width)을 증가시키고 보폭(step length)을 감소시킴으로써 더 신중하고 제한적인 보행패턴을 채택하였다. 고르지 못한 지형 위를 걷는 연습기간 후, COM 운동 범위와 피크 COM 속도는 높은 상태 그대로였으나, 성인은 발 사이 간격을 감소시키고 보폭을 증가시킴으로써 그들의 보행패턴을 개선하고, 제한 전략을 감소시킬 수 있었다.

인간은 다양한 순응성과 압축성을 가진 표면에서의 보행을 어떻게 수정하는가? 인간이 모든 표면에 대해서 동일한 근육의 뻣뻣함(stiffness)을 사용한다면, 걷기와 달리기의 동역학은 표면의 딱딱함과 순응성에 의해 강력한 영향을 받을 것이다. Marigol과 Patla(2005)는 인간이 근육활동과 그에 이어지는 다리의 움직임을 조정하여, 순응성 표면에서의 보행 동역학의 안정성을 조절한다는 것을 보여주었다. 그들은 스펀지의 밀도가 서로 다른 순응성 표면 또는 딱딱한 표면의 어느 것인가를 예상치 못하고 밟아야 하는 인도(walkway)를 따라 걷고 있는 성인을 시험하였다. 미끄러짐과 곱드러짐에 관한 이전의 연구와 일치하여, 저자들은 성인이 최초의 예상하지 못한 순응성이 있는 표면에 긴 잠복시간 반사(97 밀리초와 175 밀리초 사이)로 반응하고, 보행주기의 단계에 따라, 근육활동을 조정한다는 것을 발견하였다. 예를 들어, 외부교란을 받은 다리의 발목근육 진폭(앞정강근, 가자미근 및 장딴지근)은 순응성 표면에서의 초기 반응 중에 증가하였으며, 이것은 순응성 표면과 접촉하고 있는 다리를 안정화시키기 위해 발목을 조절하는 근육의 경직반응을 시사하고 있다. 게다가, 성인은 딱딱한 표면보다도 순응성 있는 표면을 밟고 있을 때에 COM을 더 낮췄고, 순응성 있는 표면 위를 걷고 있을 때에 적절한 발가락 떼기(toe-off)를 보장하기 위해, 발가락 떼기(발가락 이지)에서 몸통을 앞쪽으로 기울였고, 무릎의 굽힘을 증가시켰다(그림 12.10). 따라서, 중추신경계는 불안정한 표면에의 첫발 내디딤에 이어지는 자세 불균형에 대처해야 할 뿐만 아니라, 보행주기 전체를 통해서 다리와 신체의 역학과 동역학을 조정하여, 딱딱한 표면 위로 내딛기 전에 보행패턴을 안정화시켜야 한다.

*달리기*에 관한 Ferris 등(1998)의 연구에서도 유사한 결과를 보여주었다. 그들은 아마도 COM의 움직임과 지면 접촉시간을 똑같이 유지하기 위해, 중추신경계가 표면의 딱딱한 정도에 따라, 관절 전위와 관절 모멘트를 조정한다는 것을 발견하였다. 동물에 관한 연구에서는 이것은 새로운 표면에 대한 한걸음 내에서 이루어진다는 것을 보여주고 있다. 인간의 신장반사와 골지건기관(GTO)의 보폭주기(step cycle)에 대한 기여는 고유수용성 되먹임은 이 딱딱함의 조정에 기여하는 요인일지도 모른다는 것을 시사하고 있다(Pearson et al., 1992; Stein, 1991). 그러나, 연구에서는 또한, 다리의 반사가 허혈에 의해 일시적으로 차단되어 있는 경우, 성인은 정상적인 지면 접촉시간으로 달린다는 것도 보여주었고, 이것은 다리의 딱딱함은 변화하지 않는다는 것을 시사하고 있다(Dietz et al., 1979). 따라서, 딱딱함의 조정에는 다양한 기여가 있을지도 모른다.

경사면에 대한 적응. 연구에 따르면, 지역사회에서 걸을 때 경사면에 일상적으로 조우하고, 피할 수 없다는 것이 확인되었다(Shumway-Cook et al., 2002). 따라서, 이동성 장애를 피하기 위해서는 지면의 경사 변화에 대응하여 보행을 수정하는 능력이 필요하다. 연구에서는 젊은 성인은 평탄한 면을 걸을 때와 비교하여 경사면이나 언덕길을 걸을 때, 다리의 관절각도 운동이 커지고, 근육활동이 증가한다는 것을 보여주고 있다.

이들의 변화에는 오르막길을 걸을 때는 보폭 증가와 케이던스(candence)의 감소가 수반되고, 내리막길을 걸을

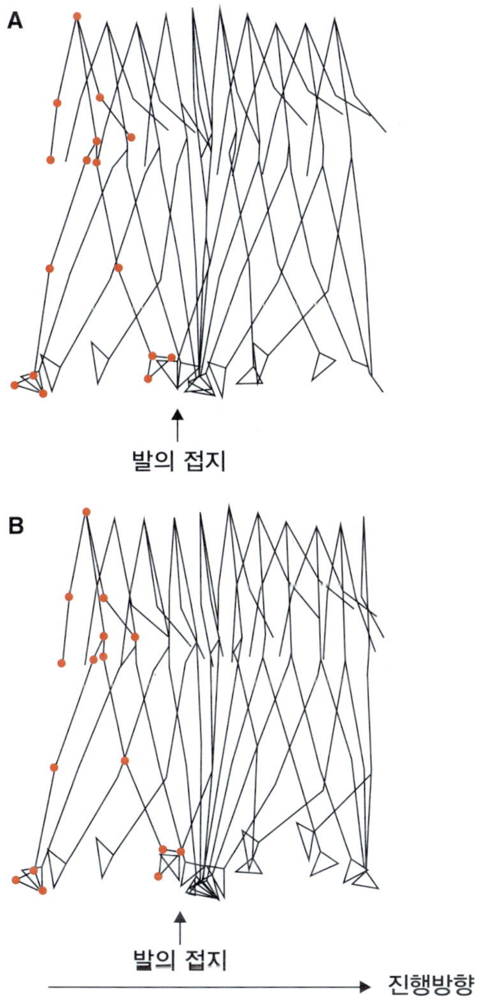

그림 12.10 대조집단 시험(A)과 첫 번째 순응성 표면 시험(B) 동안의 몸 자세의 전형적인 막대 그림. 어두운 선은 신체의 왼쪽(즉, 외부교란이 있는 다리)을 나타내고, 밝은 선은 신체의 오른쪽(즉, 외부교란이 없는 다리)을 나타낸다.
(Marigold DS, Patla AE. Adapting locomotion to different surfaces compliances: Neuromuscular Responses and Changes in Movement Dynamics. J Neurophysiol. 2005;94:1744에서 허가를 받아 변경).

때는 보폭의 감소와 케이던스의 증가를 수반한다. 이들의 수정에 의해, 젊은 성인은 오르막길 또는 내리막길의 표면을 잘 지나갈 수 있다(Kawamura et al., 1991; Lay et al., 2006; McIntosh et al., 2006; Sun et al., 1996).

걷는 동안의 회전. 걷는 방향을 바꾸는 것과 같은 복잡한 보행의 수행 중에 자세를 전환하는 것은 피할 수 없고 특히 ML 방향에서의 자세 불균형을 조절하기 위해 신체 조정을 필요로 하는 지역사회 이동성의 또 다른 측면이다(Shumway-Cook et al., 2002). 보행 중에 갑작스럽게 방향을 전환하는 것은 고령자 집단과 신경질환 집단의 양쪽에서 넘어짐을 촉발시키는 요인이다(더 상세한 것을 위해서는 제14장을 참조). 똑바로 걷는 경우와 비교하여, 몸을 돌리는 동작에는 추가적인 운동 협응과 근육활동의 변화가 수반된다. 예를 들어, Courtine과 Schieppati(2004)는 굽은 길 보행의 세 가지 기본적인 특징을 밝혔다.

(a) 안쪽 다리의 활보 길이(stride length)가 바깥쪽 다리의 활보 길이에 비해 감소한다.

(b) 바깥쪽 발과 안쪽 발은 각각, 신체의 중간지점 궤적에서부터 멀어지고, 중간지점 궤적에 가까워진다. 그리고

(c) 양쪽 발은 곡선 궤적의 안쪽 부분을 향해 회전한다.

게다가, EMG 연구에서는 보행과 비교하여 회전하는 동안에, 바깥쪽 다리의 입각단계 동안 가자미근의 진폭 증가와 안쪽 다리의 진폭 감소, 그리고 유각단계 동안 양쪽 다리에서의 앞정강근(TA) 활동 증가와 같은 다양한 근육 활동을 입증하고 있다(Courtine & Schieppati, 2003). 이에 더해서, 회전하기 전에 보행을 감속하는 것은 균형조절을 위한 "발목전략"과 유사한 순서로 근육이 활성화를 수반하고, 먼쪽 가자미근에서부터 시작하여, 뒤넙다리근과 척주세움근으로 몸쪽 이동을 하여 균형 협동작용이 다양한 과제에서 사용될지도 모른다는 것을 보여주고 있다(Hase & Stein, 1999). 실제로, 연구자들은 직진 보행, 좌회전 및 우회전을 하는 동안에 일어나는 과제 특이적이고 일반적인 근육 협동작용을 식별하였으며, 이것은 중추신경계가 유사한 유형의 행동 사이의 동일한 운동전략을 공유하고 조정할 뿐만 아니라, 다양한 생체역학적 요구에 적응하기 위해, 과제 특이적 전략도 개발한다는 것을 시사하고 있다(Choi et al., 2019)

보행의 시작 Initiating Gait

우리는 보행을 어떻게 시작하는가? 보행 시작에 대해 설명하기 전에, 실습활동 12.3을 완료하기 바란다. 조사연구는 여러분이 여러분의 실험에서부터 틀림없이 인지한 것을 확인한다. 정적 입각자세에서부터의 보행 시작은 특정 자세근육인 장딴지근 및 가자미근의 이완으로 시작한다(Carlsoo, 1966; Herman et al., 1973). 실제로, 보행의 시작은 단순한 앞쪽으로의 넘어짐과 한발 내딛는 것에 의해 자기의 균형을 되찾는 것처럼 보인다. 이 장딴지근과 가자미근의 활성화 감소에 이어서, TA가 활성화되고, 이것에 의해, 등쪽굽힘이 보조되고, 발가락 떼기(toe-off)에 대비하여 COM을 앞쪽으로 이동한다. 그러나, 인지한 것처럼 그리고 보행에 대한 연구가 확인하고 있는 것처럼 보행의

실습 활동 12.3

목적: 보행의 시작에 필수적인 움직임을 이해한다.

절차: 일어서서 벽 곁에 서고, 어깨를 벽에 붙인다. 먼저, 벽 옆에 있는 발로 걷기 시작을 시도한다. 다음으로, 벽에서 떨어진 발로 걷기 시작을 시도한다.

과제

각 조건(예를 들어, 다리가 벽에 가까운 경우와 먼 경우의 보행 시작)에서 다음의 것에 주의한다.

1. 어떤 근육이 수축하고 이완하는가?
2. 발 내딛기를 준비하는 과정에서 어떠한 방법으로 신체가 움직이는가?
3. 어떤 조건 하에서 보행을 시작하는 것이 가장 쉬운가?
4. 벽에서 더 멀리 떨어진 다리로 보행을 시작하려고 시도할 때, 문제가 더 많다는 것을 인지하였는가?
5. 그 이유는 무엇인가?

시작은 단순한 넘어짐 이상의 것이다.

정상 성인이 보행을 시작하는 동안 COP를 추적하면, 다음의 일련의 이벤트가 분명하다. 그림 12.11에 나타낸 것처럼 움직임을 시작하기 전에, COP는 발목의 바로 뒤의 양쪽 발 사이에 위치하게 된다. 사람이 움직이기 시작함에 따라, COP는 먼저 유각 측 다리를 향해 뒤쪽과 옆쪽으로 이동하고, 그 다음에 입각 측 다리를 향해 이동하여 앞쪽으로 이동한다.

COP의 입각 측 다리를 향한 이동은 유각 측 다리가 발가락 떼기의 준비를 할 때, 엉덩관절과 무릎관절의 굽힘 및 발목관절의 등쪽굽힘과 동시에 일어난다. 유각 측 다리의 발가락 떼기는 COP가 입각 측 발을 통해 옆쪽에서부터 앞쪽으로 이동할 때 일어난다(Mann et al., 1979).

COP에서의 이들 이동에는 어떤 신경 패턴이 연관성이 있는가? COP가 유각 측 다리를 향에 뒤쪽으로 이동할 때, TA외 넙다리네갈래근이라는 앞다리와 허벅지 근육 활성화에 의해, 양쪽 다리가 뒤쪽으로의 흔들림에 대항하여 안정화된다. 그 후 TA가 활성화되면, 발가락 떼기(toe-off)의 준비로서 신체가 앞쪽으로 움직임에 따라, 다리를 발 위로 끌어당겨, 입각 측 발목의 등쪽굽힘을 야기한다. 앞쪽 허벅지 근육이 활성화되어, 무릎이 굽지 않도록 하여, 다리가 하나의 단위로서 앞쪽으로 회전한다. 엉덩관절 벌림근의 활성화는 이 다리가 하중을 받지 않을 때 유각 측 다리를 향해서 골반의 측면 기울기에 대응한다. 또한, 종아리근육 활성화는 입각 측 발목을 안정화시킨다. 발가락 떼기를 한 후, 입각 측 다리의 장딴지근과 뒤넙다리근은 몸을 앞쪽으로 추진하는 데 사용된다(Herman et al., 1973; Mann et al., 1979).

시작 후, 일정한 속도에 도달할 때까지 얼마나 걸리는가? 달성하려고 시도하는 속도의 크기에 따라, 1~3보 이내에 정상상태에 도달한다. 그 후의 걸음에서, 관절 모멘트 패턴은 정상상태 보행의 관절 모멘트 특성에 맞춰서 더욱 개선된다. 발목은 폄근 모멘트 패턴에 기여하고, 몸을 앞쪽으로 추진하기 위해 필요한 대부분의 에너지를 제공한다. 동시에, 엉덩관절은 벌림근(외전근) 모멘트 패턴에 기여하여 몸통을 안정시키고, 이것은 COM의 정중선을 향한 옆 방향 움직임을 촉진한다(Breniere & Do, 1986; Cook & Cozzens, 1976; Smith & Wong, 2019).

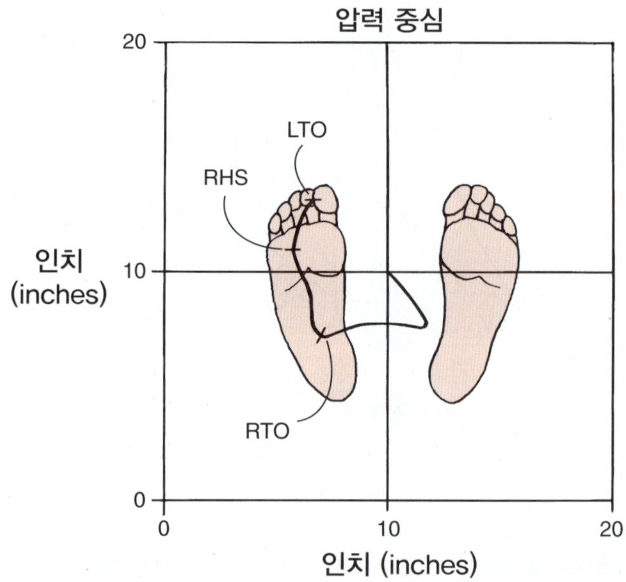

그림 12.11 균형이 잡힌 대칭적인 입각자세에서부터 보행을 시작하는 동안의 COP의 궤적. 움직임에 앞서, 압력중심은 양 발 사이의 중간에 위치하고 있다.
COP=압력중심; LTO=왼쪽 발가락 떼기(이지); RHS=오른쪽 발꿈치 접지; RTO=오른쪽 발가락 떼기. (Mann RA, Hagy JL, White V, et al. The initiation of gait. J Bone Joint Surg Am. 1979;61:232-239에서 허가를 받아 변경).

보행의 조절기전
CONTROL MECHANISMS FOR GAIT

협응된 보행패턴은 어떻게 달성되는가? 성공적인 보행을 위한 과제 요건이 충족되는 것을 보장하는 조절 기전은 무엇인가? 이동운동에 필수적인 신경 및 비신경 조절 기전을 조사하는 많은 연구는 동물로 시행되어왔다. 과학자들이 이동운동에서의 패턴 형성(PF), 이동운동 패턴에 대한 자세조절의 통합, 보행의 적응 및 조정에 대한 말초 기전 및 중추 기전의 기여, 그리고 이동운동을 조절함에 있어서의 다양한 감각의 역할에 대해 학습한 것은 동물의 이동운동에 대한 이 연구를 통해서이다. 다음의 절에서는 동물의 이동운동 조절에 대한 연구의 일부를 인간의 이동운동의 신경 조절을 조사하는 실험과 관련시켜 검토한다.

보행을 위한 패턴 발생기
Pattern Generators for Gait

과거 30년간의 연구에 의해, 이동운동의 기저에 있는 기본적인 율동적 움직임의 신경계 조절에 관한 우리의 이해를 크게 심화시켰다. 이들 연구의 결과는 척수 내 중추 패턴 발생기(CPG)가 이들 움직임의 생성에서 중요한 역할을 수행한다는 것을 나타내고 있다(Grillner, 1973; Smith, 1980; Wallen, 1995). 풍부한 연구의 역사는 이동운동의 신경 기반에 대한 우리의 이해를 심화시켰다. 이 역사에 대한 검토에 대해서는 확장지식 12.2를 참조하기 바란다.

그림 12.12에서 보여주는 것처럼, 이동운동을 조사할 때에 가장 흔히 연구되는 세 가지 조직표본은 척수, 대뇌 제거 및 겉질 제거 조직표본이다. 우리는 먼저, 척수 조직표본을 사용하여 실험을 논의할 것이다. 이 조직표본으로 이동운동 행동을 만들어내기 위해서는 외부 자극이 필요하다. 이것은 전기 자극 또는 약물 자극이다.

연구에서는 척수가 절단되고 구심로가 차단된 고양이의 근육활동은 트레드밀 위를 걷는 정상적인 고양이에서 볼 수 있는 것과 유사하며(Grillner & Zangger, 1979), 입각단계에서 발이 접지하기에 앞서 무릎과 발목의 폄근이 활성화된다. 이것은 편이 접지에 대응하는 단순한 반사가 아니라, 중심적인 프로그램의 일부라는 것을 입증하고 있다. 이에 더해서, 척수가 절단된 고양이(spinalized cat)는 걷기에서부터 질주까지 보행을 증가시킬 때, 척수 내 운동단위를 완전히 동원할 수 있다(Smith et al., 1979).

확장지식 12.2

이동운동에 대한 역사적 연구

1,800년대 후반에, Sherrington과 Mott는 이동운동의 신경조절을 결정하기 위한 최초의 실험의 몇 가지를 실행하였다(Mott & Sherrington, 1895; Sherrington, 1898). 그들은 고차 뇌중추의 영향을 제거하기 위해 동물의 척수를 절단하고, 뒷다리가 번갈아 하는 움직임을 계속 나타내고 있다는 것을 발견하였다.

두 번째의 일련의 실험에서는 원숭이를 대상으로 하여 척수의 한쪽에 있는 감각신경뿌리를 절단하여 신체의 한쪽을 밟는 데 기여하는 감각입력을 제거하였다. 그들은 원숭이가 보행 중에 구심로 차단을 받은 팔다리를 사용하지 않았다는 것을 발견하였다. 이것에 의해, 이동운동에는 감각 입력이 필요하다는 결론에 도달하였다. 이동운동 조절을 일련의 반사연쇄에 귀착시켜, 보폭주기(step cycle)의 한 단계에서부터의 출력이 하나의 감각자극으로서 다음 단계를 반사적으로 활성화시킨다는 이동운동 조절의 모델이 만들어졌다.

Thomas Graham Brown(1911)은 불과 몇 년 후에 실험을 시행하여 반대의 결과를 보여주었다. 그는 척수가 절단된 동물("척수 제거 동물"이라 불린다)에 양쪽의 등쪽(감각) 뿌리에 병변을 만드는 것에 의해, 율동적인 보행운동을 볼 수 있다는 것을 발견하였다.

2개의 실험실에서, 서로 다른 결과가 얻어지는 것은 어째서일까? 그 이유는 Sherrington이 양쪽이 아니라, 한쪽만의 척수에 있는 감각 신경뿌리를 절단했기 때문인 것 같다. 그 후의 실험에서, Taub와 Berman(1968)은 몸의 한쪽 뒤뿌리가 절단된 경우, 동물은 팔다리를 사용하지 않지만 나머지 쪽 뒤뿌리가 절단되면, 다시 팔다리를 사용하기 시작한다는 것을 발견하였다. 어째서일까? 동물은 한쪽 팔다리에서부터 적절한 입력이 들어오고, 다른 쪽 팔다리에서는 감각이 없기 때문에, 감각이 없는 팔다리를 사용하지 않는 것을 선호한다. 흥미가 있는 것은 연구자는 손상되지 않은 팔다리를 억제함으로써, 구심로 차단을 받은 단일의 팔다리를 사용하게 할 수 있다는 것을 발견하였다. 이들의 결과는 "제약 유도(또는 강제 사용) 패러다임"이라 불리는 치료 접근법의 배후에 있는 이론적 근거이다. 이 접근법에서는 편마비 환자는 편마비 측 팔다리를 사용하도록 강제되는데, 그 이유는 손상되지 않은 쪽이 억제되어 있기 때문이다(Taub et al., 1993, 2004; Wolf et al., 1989b).

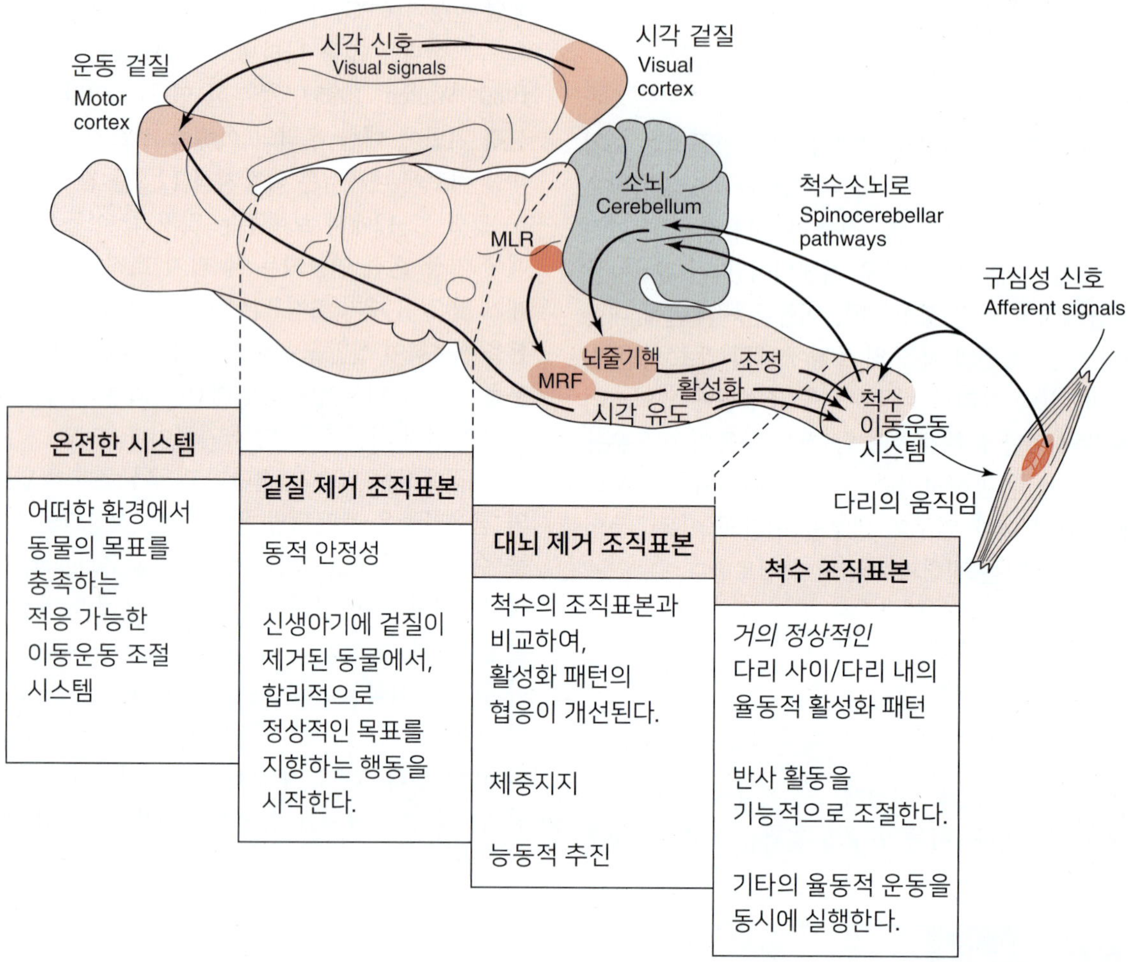

그림 12.12 보행에 기여하는 다양한 신경 하위 시스템의 연구에 사용되는 병변의 다양한 부위를 나타내는 뇌와 척수. 상세한 것은 본문을 참조하기 바란다. MLR(mesencephalic locomotor region) = 중간뇌 이동운동 영역, MRF(medial reticular formation) = 안쪽 그물체. (Patla AE. Understanding the control of human locomotion: a prologue. In: Patla AE, ed. Adaptability of human gait. Amsterdam: North-Holland, 1991:7에서 허가를 받아 변경.)

척수가 절단된 고양이는 장애물을 넘어가기 위해 보폭주기(step cycle)를 적응시킬 수 있는가? 그렇다. 유각단계 동안에 유리막대가 고양이의 발 위에 접촉한다면, 자극된 다리의 굽힘반응이 활성화되고, 동시에 반대쪽 다리가 펴진다. 이것에 의해, 유각 측 다리가 장애물을 넘어 들려올라가고 반대쪽 다리로 자세가 지지되도록 한다.

흥미로운 것은 입각단계 동안에 발의 등쪽 표면에 동일한 자극을 가하면, 폄의 증가를 야기하여, 아마도 발이 장애물로부터 신속하게 벗어날 수 있게 한다는 것이다. 따라서, 피부에 대한 동일한 자극은 보폭주기의 다양한 단계 동안에, 기능적으로 분리된 근육 세트를 활성화하여, 발의 움직임을 교란시키는 다양한 장애물을 적절히 보상한다(Forssberg et al., 1977).

CPG 구성 CPG Organization

Graham Brown은 척추의 이동운동에서 율동적인 번갈아 하는 굽힘근과 폄근의 활동을 만들어내는 CPG가 있다는 것을 제안하였으며, 이것은 후에 보행조절을 위한 "반중추(half-center)" 모델이라 불렸다. 이 하프센터 CPG의 구성에는 다음의 원칙이 포함된다. 첫째, 각 팔다리는 그 자체의 CPG에 의해 개별적으로 조절된다. 둘째, CPG에는 굽힘근과 폄근 운동신경세포 활동을 조절하는 흥분성 사이신경세포의 두 집단(반 중추)이 있다. 셋째, 반 중추 사이의 억제성 접속은 한 번에 단지 하나의 중추만이 활성화되게 한다. 넷째, 피로 과정은 활성화된 반 중추의 흥분을 서서히 감소시켜, 하나의 반 중추의 흥분성 감소가 임계수치를 밑돌 때에 위상(phase)의 전환이 일어나고, 반대쪽 중추는 억제로부터 해방되게 한다. 마지막으로, 대항근과 작용근 운동신경세포의 억제는 밀접하게 결합된다(McCrea & Rybak, 2008).

최근에는 Graham Brown 모델의 수많은 제한에 대처하기 위해 2개 수준의 CPG 모델이 제안되었다. 이 모델에는 리듬 발생기(RG)와 PF 네트워크의 양쪽이 포함되어 있다. 이 모델의 중요한 특징은 RG 수준에서의 보행속도(보폭주기 시간과 위상 지속시간)와 PF 수준에서의 운동신경세포 활동 수준을 독립적으로 조절하는 능력이다(이것은 독자적인 중간뇌 이동운동 영역[MLR] 입력을 갖고 있기 때문에). 이것에 의해, 하나의 수준의 CPG에서는 대응할 수 없었던 보행의 감각 조절과 내림 조절 양쪽에 대한 유연한 네트워크가 만들어진다(McCrea & Rybak, 2008).

뇌줄기 그물체와 패턴 생성 회로는 이동운동에서 다양한 근육군의 적절한 타이밍을 달성하기 위해 네트워크 단위가 어떻게 정확히 협응되는가를 이해하기 위해, 매우 상세히 특징지어져 있다. 연구에서는 다양한 조정 시스템이 네트워크에 작용하여 버스트(burst) 활동의 속도를 변화시킨다는 것을 보여주고 있다(Grillner et al., 1995; Pearson & Gordon, 2000).

인간의 CPG. CPGs도 또한 인간의 보행 조절에 기여하는가? 부분적 체중지지 트레드밀 보행 중에 척수가 손상된 사람으로부터의 대량 증거는 CPGs가 보행 중 패턴 생성에 기여한다는 것을 시사하고 있다(Dietz, 1997; Zehr & Duysens, 2004). Zehr와 Duysens(2004)는 보행 중의 말초 되먹임의 변화와 상관성이 있는 운동 활동의 조정이 또한 인간의 CPG 활동을 추론할 수 있고, 따라서 되먹임 경로의 활동을 CPG 활동의 조사(probe)로서 사용할 수 있다는 것에 주목하고 있다. 이 논리의 결과로서, 인간의 이동운동 중의 피부반사의 조정은 인간의 CPG 활동의 존재를 추론하기 위해 사용되어 왔다.

예상할 수 있는 것처럼, 인간에서는 뇌로부터의 하행경로가 발날하여 있지 않기 때문에, CPG에 대한 가장 설득력 있는 증거는 신생아로부터 얻어진다. 예를 들어, 신생아에는 성숙한 피라미드로가 없으나, 발 내디딤(stepping)이 관찰된다. 이에 더해서, 신생아는 걷는 동안의 외부교란에 대한 반사가 있다(Pang & Yang, 2000, 2001, 2002; Pang et al., 2003). 게다가, 연구근거에 따르면, 팔다리의 부하(골지힘줄기관의 활성화)와 엉덩관절의 위치(근육방추의 활성화)가 척수를 제거한 고양이도 하는 것처럼 신생아의 발 내딛기 패턴을 조정한다(Pang & Yang, 2000; Yang et al., 1998; Zehr & Duysens, 2004).

척수 패턴 발생기는 정형화된 이동운동 패턴을 만들어 내어 특정 적응 기능을 수행할 수 있으나, 고위중추로부터의 하행경로와 말초로부터의 감각 되먹임에 의해 이동운동 패턴의 풍부한 변화와 과제 및 환경조건에 대한 적응성이 가능해진다.

하행성 영향
Descending Influence

고위 뇌중추로부터의 하행성 영향도 또한, 이동운동 활동의 조절에서 중요하다. 연구자들은 안정 상태 기능적 자기공명영상법(resting state fMRI)을 사용하여, 건강한 성인 사이에서 중간뇌와 소뇌의 이동운동 영역의 연결성이 보행능력과 연관성이 있다는 것을 보여주었다(Boyne et al., 2018). 실제로, 보행능력은 연령 또는 성별과 같은 다른 표현형 변수보다, 이들 뇌 영역의 연결성과 더 강력한 연관성이 있다. 연구는 또한, 운동겉질과 겉질척수로가 정상상태(steady-state)의 보행에서 관찰된 근육활동에 직접 기여한다는 것을 보여주고 있고, 이 겉질 활동은 발의 배치가 시각적으로 유도될 때에 더 두드러진다(Jensen et al., 2018; Petersen et al., 2012). 그럼에도 불구하고, 이동운동의 조절에서 고위중추의 역할을 식별하는 것에 대한 연구의 대부분은 동물의 뇌를 신경의 축을 따라서 절단하고, 그 후의 이동운동 행동을 관찰함으로써 시행되어왔다(Pearson & Gordon, 2000).

대뇌 제거 조직표본을 사용한 연구
Research Using Decerebrate Preparations

보행의 조절을 연구하기 위해 사용되는 두 번째 유형의 표본인 대뇌제거 조직표본은 척수, 뇌줄기 및 소뇌는 온전한 상태로 한다. 이 조직표본을 사용하여, 연구자는 "MLR"이라 불리는 뇌줄기의 영역(그림 12.12)이 이동운동의 하행성 조절에 중요하다는 것을 발견하였다(자세와 이동운동의 조절에 대한 더 상세한 정보는 3장을 참조하기 바란다). 대뇌 제거 고양이는 일반적으로 트레드밀 위를 걷지 않지만, 긴장성 전기 자극이 MLR에 가해질 때, 일반적으로 걷기 시작할 것이다(Shik et al., 1966). MLR로부터의 신경세포는 안쪽 그물체(그림 12.12의 MRF)를 활성화시키고, 이것은 다음으로 척수 이동운동 시스템을 활성화시킨다. 체중 지지와 능동적 추진은 이 조직표본에서 관찰되는 이동운동 특성이다.

척수 패턴발생 회로가 긴장성 활성화에 의해 자극되면, 뇌줄기와 소뇌로부터의 중요한 변조(modulation)의 영향이 결여되어 있기 때문에, 기껏해야 보행의 나쁜 캐리커처를 만들어낸다. 이것은 보통, 각 보폭주기 내에서, 소뇌가 이동운동과 관련된 감각수용기로부터의 구심성 되먹임을 받고(척수소뇌로를 통해), 뇌줄기핵(안뜰척수로, 적색핵척수로 및 그물척수로)을 통해 척수에 중계되는 뇌줄기에 변조 신호를 보내기 때문이다(그림 12.12 참조). 이것은 운동신경세포에 직접 작용하여, 과제의 필요성에 따라 움직임을 미세 조정한다(Grillner & Zangger, 1979).

소뇌도 또한 보폭주기의 조절에 매우 중요한 역할을 수행할지도 모른다. 실험은 2개의 경로가 이 조절에 관여하고 있다는 것을 시사하고 있다.

첫째, 등쪽척수소뇌로(dorsal spinocerebellar tract)는 근육 구심성 섬유에서부터의 정보를 소뇌에 보내고, 이동운동 중에 위상적으로 활성화된다고 가정하고 있다. 둘째, 배쪽척수소뇌로(ventral spinocerebellar tract)는 척수신경세포로부터 CPG 출력에 관한 정보를 받아, 이 정보를 소뇌에도 보낸다는 가설을 세우고 있다(Arshavsky et al., 1972a, 1972b).

소뇌가 보폭주기의 조절에서 추가적인 역할을 수행하고 있을 가능성도 있다. 보행조절의 자동적 측면은 몸감각계, 시각계 및 안뜰계로부터의 입력을 받아, 뇌줄기의 그물체에 출력을 보내는 소뇌의 안쪽 구역에 의해 조정된다는 것을 보여주고 있다. 중간구역은 팔다리로부터의 몸감각 입력을 통해 보행을 주로 조절하지만, 반면에 가쪽 소뇌는 새로운 상황과 시각적 유도가 중요한 경우에 보행을 조정할지도 모른다(Takakusaki et al., 2008).

이 연구와 다른 연구의 결과는 오류를 수정하기 위해서가 아니라, 발 내디딤 패턴을 바꾸기 위해 활동을 조정할지도 모른다. 예를 들어, 동물이 고르지 못한 지형을 횡단할 때, 다리는 마주치는 장애물에 대한 시각적 단서에 따라, 발을 높이 들어 올리거나 낮추거나 해야 한다. 근육 반응 패턴은 다음의 발 내디딤을 통해 조절될지도 모른다. 먼저, 이동운동 리듬이 소뇌에 전달된다. 소뇌는 다음의 굽힘(또는 폄)이 언제 일어나는지를 특정하기 위해, 앞쪽을 적시에 추정한다. 그 다음에, 소뇌는 정확히 정확한 시간에 굽힘(또는 폄) 단계를 변경하기 위해, 시각입력에 유래하는 하강 명령을 용이하게 한다(Keele & Ivry, 1990).

겉질 제거 조직표본을 사용한 연구

Research Using Decorticate Preparations

겉질 제거 조직표본은 또한 대뇌겉질만 제거하고, 대뇌바닥핵을 온전한 상태로 둔다. 제3장에서 언급한 것처럼, 대뇌바닥핵 · 뇌줄기 · 척수 경로는 주로 그물체척수계의 흑색질 및 중간뇌 영역에 유래하는 경로를 통해, 이동운동과 자세 긴장과 같은 움직임의 자동적 조절에 기여한다. 이 경로들은 적절한 자세근육 긴장을 유지하는 것만이 아니라, 율동적 발 내딛기 운동을 조절하고 이동운동을 시작하는 것 같다(Takakusaki, 2017). 이 조직표본에서는 이동운동 행동을 만들어내기 위해 외부 자극을 필요로 하지 않고, 이 행동은 합리적으로 정상이고, 목표 지향적이다.

온전한 신경계에 의한 이동운동 조절

Locomotor Control with the Intact Nervous System

앞에서 논의한 연구에서는 하위 신경계 중추가 보행조절에 기여하고 있다는 것을 보여주었으나, 대뇌겉질은 고르지 못한 지형 위를 걷는 것 같은 기술에서 매우 중요하다. 이 조직표본에서, 시각은 이동운동 출력에서 큰 역할을 수행할지도 모른다(그림 12.12 참조). 제3장에서 검토한 것처럼, 1차 시각겉질에서부터 시각처리에 관여하는 2개의 주요 경로는 뒤통수마루엽겉질(posterior parietal cortex)과 아래관자엽겉질(inferotemporal cortex)로 향해서 가고, 흔히 "어디서 무엇을" 경로, 또는 "지각과 행동" 경로라고도 불린다(Milner & Goodale, 1993). 이들의 경로는 우리가 물체와 이벤트를 다양한 관점에서부터 시각적으로 인식하고, 이 정보를 자기중심적인 관점에서 처리하는 데 도움이 되며, 이것에 의해, 우리는 공간에서 효율적으로 움직일 수 있다. 게다가, 위둔덕(superior colliculus)의 시각 입력은 시야 내의 새로운 자극에 방향부여를 하는 데 관여하고 있다. 장애물 위치에 대한 시각 정보가 현재 이용 가능하지 않은 경우에도, 보행 중인 실험대상자가 그들 주위의 물체를 인식하고, 걸음걸이를 바꾼다는 것은 흥미롭다. 게다가, 과거에 장애물을 넘어간 일이 있는 고양이는 그 장애물의 위치를 기억하고, 그 정보를 이용해서 발 내딛기를 유도한다. 그러나, 고양이가 마루겉질에 병변이 있는 경우, 고양이는 더 이상 팔다리를 조정하여 장애물을 성공적으로 타고 넘을 수 없게 된다. 의도적인 보행 수정에는 운동앞겉질에서의 운동 프로그래밍을 필요로 한다. 이러한 운동프로그램은 관자마루겉질에서 보존되고 업데이트되는 신체도식이라 불리는 일도 있는 신체에 관한 정보를 이용한다(Takakusaki, 2013). 대뇌바닥핵과 소뇌 루프는 정확한 발의 배치를 달성하기 위한 팔다리 궤적의 처리에 도움이 될지도 모르며, 따라서, 의지적 통제, 인지 및 주의를 필요로 하는 이동운동 움직임에 관여하는 신경 구조일지도 모 른 다(Lajoie & Drew, 2007; McVea & Pearson, 2009; Middleton & Strick, 2000; Takakusaki et al., 2008).

해마는 위상 정보를 부호화하는 부위이며, 마루겉질(시각 및 몸감각 정보를 받는다)은 3차원 공간의 미터법 표현을 제공한다는 가설이 있다. 그 다음에, 이마겉질은 대뇌바닥핵과 함께, 이 정보를 자기중심적 틀에서 적절한 공간적으로 지향하는 이동운동 움직임으로 변환한다(Paillard, 1987; Patla, 1997).

영장류에서 이동운동의 겉질 조절에 관한 증거는 운동겉질(M1)의 뒷다리 영역에 무시몰(muscimol)을 주사하면, 보행할 때 반대쪽 뒷다리의 국소 마비를 일으킨다는 것을 보여주고 있다. 그물체에 연결되어 있는 보충운동영역(SMA)의 몸통과 뒷다리 영역에 동일한 주사를 놓으면, 다리를 마비시키는 것이 아니라 자세 조절을 방해한다. 또한 운동앞겉질과 SMA는 자세조절에 더하여, 이동운동의 계획과 프로그래밍에 기여하고 있는 것 같으며, 그 이유는 이들 영역에 병변이 있는 환자는 보행의 시작과 보행의 동결에 문제가 있기 때문이다. 이것은 겉질그물체로가 보행 시작 전의 자세 준비에 중요하기 때문일지도 모른다(Takakusaki et al., 2008) (이동운동 경로에 대한 더 자세한 정보에 대해서는 제3장을 참조).

현재, 국소 뇌혈류를 측정하는 단일광자방출단층촬영법(SPECT), 그리고 산소화·탈산소화 헤모글로빈 양을 측정하는 근적외분광분석법(NIRS)과 같은 뇌영상 기법을 통해, 보행주기 동안 뇌 활동을 기록하는 것이 가능하다. 보행 중 SPECT 연구에서는 SMA, 안쪽 감각운동영역, 줄무늬체, 소뇌 충부, 시각겉질 및 등쪽뇌줄기 활동 증가를 보여주고 있다(Fukuyama et al., 1997; Hanakawa et al., 1999). NIRS 기법은 또한, 이동운동 속도가 증가함에 따라 앞이마겉질 및 앞운동겉질의 활동이 증가하는 것을 보여주었으나, 감각운동겉질의 활동은 속도의 영향을 받지 않았다(Bakker et al., 2007; Suzuki et al., 2004). 이 연구는 아직도 막 시작한 단계이지만, 보행의 조절에 기여하는 많은 뇌 영역을 우리에게 상기시킨다.

보행에 대한 근골격계의 기여
Musculoskeletal Contributions to Gait

이제까지, 우리는 보행의 조절에 대한 신경근육의 기여를 조사하여 왔으나, 중요한 근골격계의 기여도 있다. 고양이의 이동운동의 생체역학적 분석에 의해, 보행 동역학의 발생에 대한 근육과 비근육의 힘 양쪽의 기여가 결정되었다(Hoy & Zernicke, 1985, 1986; Hoy et al., 1985; Smith & Zernicke, 1987). 이것에는 역동역학(inverse dynamics)이라 불리는 일종의 운동역학적 분석이 포함된다. 역동역학에 대해 더 이해하려면, 기술도구 12.1을 참조하기 바란다.

팔다리 동역학에 대한 역동역학 분석이 사용되면, 근육 및 비근육의 기여에 대한 상대적인 중요성을 판단할 수 있다(Hoy & Zernicke, 1985; Wisleder et al., 1990). 예를 들어, 고양이가 이동운동을 하는 동안에, 관절에는 높은 수동적 폄근 토크가 있으며, 이것은 동물이 한 속도로, 또는 보폭주기의 한 부분으로 움직일 때, 근육에 의해 생성되는 능동적 굽힘근 토크에 의해 상쇄되어야 한다. 속도가 증가하거나, 또는 동물이 보폭주기의 다른 부분으로 이동하면, 상쇄되어야 하는 수용적 토크는 완전히 변화한다. 시스템의 수동적 특성과 신경 패턴 발생회로 사이의 대화는 어떻게 일어나는가? 몸감각수용기로부터의 방출이 역할을 수행하고 있지만, 이것은 아직도 불분명하다(Hoy et al., 1985; Smith & Zernicke, 1987; Wisleder et al., 1990). 1차 신경병리학에 이어서 발생하는 근골격계의 수동적 특성 변화는 노인 또는 신경학적 집단의 보행에 영향을 줄 수 있다. 이것은 제14장에서 논의될 것이다.

정상적인 이동운동의 신경조절에 관한 연구를 요약하면, 연구에서는 CPG와 하강 신호 사이에는 끊임없는 상호작용이 있다는 것을 보여주고 있다. 고위중추는 개인의 목표와 환경 요구에 대응하여 패턴을 피드포워드 조정(modulation)을 통해 이동운동에 기여한다. 앞에서 간략하게 언급한 것처럼, 신경계는 보행의 소설에서 비신경근육의 힘을 고려한다. 게다가, 감각 입력은 변화하는 환경 조건에 적응시키기 위해, 이동운동 활동의 되먹임 및 피드포워드 조정에 중요하다.

감각계와 보행 조절
SENSORY SYSTEMS AND THE CONTROL OF GAIT

모든 감각으로부터의 감각정보는 보행의 3개의 주요 결정요인인 진행, 자세조절 및 적응의 모두에서 중요한 역할을 수행한다. 이들 3개 결정요인 사이의 상호작용 때문에, 감각정보의 이들 3개 결정요인의 기여를 구별하는 것은 어려울 수 있다. 예를 들어, 다음의 예에서 알 수 있는 것처럼, 몸감각 되먹임, 특히 입각 종말기의 엉덩관절 굽힘근으로부터의 정보는 보행의 유각단계를 활성화함으로써 진행에 중요한 역할을 수행한다. 이 경우, 피부수용기로부터의 몸감각 입력도 또한, 장애물과의 접촉 후의 보행 안정성의 회복에 기여한다. 동물에서는 모든 감각정보가 제거되면, 발 내딛기 패턴은 매우 느리고 정형화되는 경향이 있다. 동물은 균형을 유지할 수도 없고, 발 내딛기 패턴을 수정하여 정말 기능적으로 만들 수도 없다. 보행실조는 감각 상실 특히, 다리로부터의 고유수용 정보 상실을 수반하는 환자에 흔히 볼 수 있는 결과이다(Sudarsky & Ronthal, 1992).

몸감각계 Somatosensory Systems

이 장의 앞부분에서 언급한 것처럼, 연구자들은 척수가 절단되고 구심로 차단을 받은 동물은 다리의 모든 관절의 근육에, 정상적인 보폭주기에서 볼 수 있는 것과 마찬가지의 패턴으로, 율동적인 번갈아 하는 수축을 계속적으로 발생시킨다는 것을 보여주었다(Grillner & Zangger, 1979). 이것은 감각 정보가 이동운동 조절에서 역할을 하지 않는다는 것을 의미하는가? 아니다. 이들 실험에 의해, 팔다리로부터의 감각 되먹임이 없어도 여전히 걸을 수 있다는 것을 보여주었지만, 그 움직임은 정상적인 동물과는 특징적인 차이를 보여주고 있다. 이러한 차이는 이동운동 조절에서의 감각 입력이 수행하는 역할을 이해하는 데 도움이 된다(Smith, 1980).

첫째, 일반적인 정상 상태 보행 중에, 팔다리로부터의 감각정보가 적절한 발 내디딤 빈도(stepping frequency)에 기여한다. 예를 들어, 구심성 차단을 시행한 고양이에서는 구심성 차단을 시행하지 않은 만성적인 척수가 절단된 고양이(즉, 이전에 척수가 절단되고 회복을 시킨 고양이)보다도 보폭주기(step cycle)의 지속시간이 유의미하게 길어진다.

둘째, 앞에서 언급한 것처럼 관절수용기와 근육방추의 구심성신경(신장된 엉덩관절 굽힘근에서부터)이 유각단계의 시작에 기여한다(Grillner & Rossignol, 1978; Pearson, 1995; Smith, 1980). 대뇌제거 고양이의 연구에서는 근육방추로부터의 입력이 이동운동 리듬을 재설정할 수 있다는 것을 보여주고 있다. 발목 폄근 Ia 구심성신경과 집단 II 굽힘근 구심성신경의 양쪽이 활성화되면, 가상 이동운동(fictive locomotion)에서 리듬을 폄으로 재설정한다.

게다가, 엉덩관절 주위의 작은 움직임은 이동운동 리듬의 동조(entrainment)를 만들어낸다. 이것은 관절주머니를 마취시킨 후에도 계속되고, 엉덩관절 근육이 탈신경(denervation)이 될 때, 강도가 서서히 저하한다. 이 연구와 다른 연구는 엉덩관절 굽힘근으로부터의 근육방추 구심성신경이 엉덩관절 굽힘근의 활동을 자극함으로써 리듬생성 신경세포에 영향을 준다는 것을 시사하고 있다.

그림 12.13은 엉덩관절 폄이 입각단계에서부터 유각단계로 옮겨가는 것을 어떻게 조절하는가를 보여주고 있다. 엉덩관절 굽힘근 근육방추 구심성신경(엉덩관절이 굽힘과 폄으로 진동하고 있는 고양이의 그림에 나타내어 있다)은 입각단계의 종말에서 충분히 신장되어, 자신의 근육(엉덩관절 굽힘근)을 흥분시키고, 엉덩관절 폄근을 억제한다. 이리하여, 입각단계에서부터 유각단계로의 옮겨감을 돕는다(Kriellaars et al., 1994; Pearson & Gordon, 2000).

이 정보는 개인이 뇌졸중 후의 보행을 재학습하는 것을 돕기 위해 사용된다. 보행은 트레드밀 걷기 동안, 부분 체중 지지를 사용하여 재훈련되었으며, 트레드밀 위에서의 입각단계 동안에 다리를 뒤로 당길 때에 엉덩관절 폄은 유각단계를 시작하기 위한 엉덩관절 굽힘근의 활성화를 돕는다.

다리 폄근으로부터의 GTO 구심성신경(Ib 구심성신경)은 또한, 굽힘근의 버스트(burst) 활동을 억제하고 폄근 활동을 촉진함으로써 정상상태 보행 중 이동운동 리듬의 타이밍에 강력하게 영향을 줄 수 있다. 입각단계의 마지막에서의 활동 감소는 입각단계에서부터 유각단계의 옮겨감의 조절에 관여하고 있을지도 모른다(Pearson, 2004).

게다가, GTO 구심성신경은 변화하는 지형 특성에 대한 보행의 적응에 기여한다. 이들은 폄근에 의해 운반되는 부하의 변화를 자동적으로 보상하는 기전을 제공한다. 예를 들어, 경사면을 걸어서 올라갈 때, 폄근에 대한 부하가 증가하면, GTO로부터의 되먹임이 증가하고, 폄근 운동신경세포의 활동이 자동적으로 증가한다. GTO의 이 활동은 수동적으로 활성화될 때, 즉 동물이 안정 상태에 있을 때

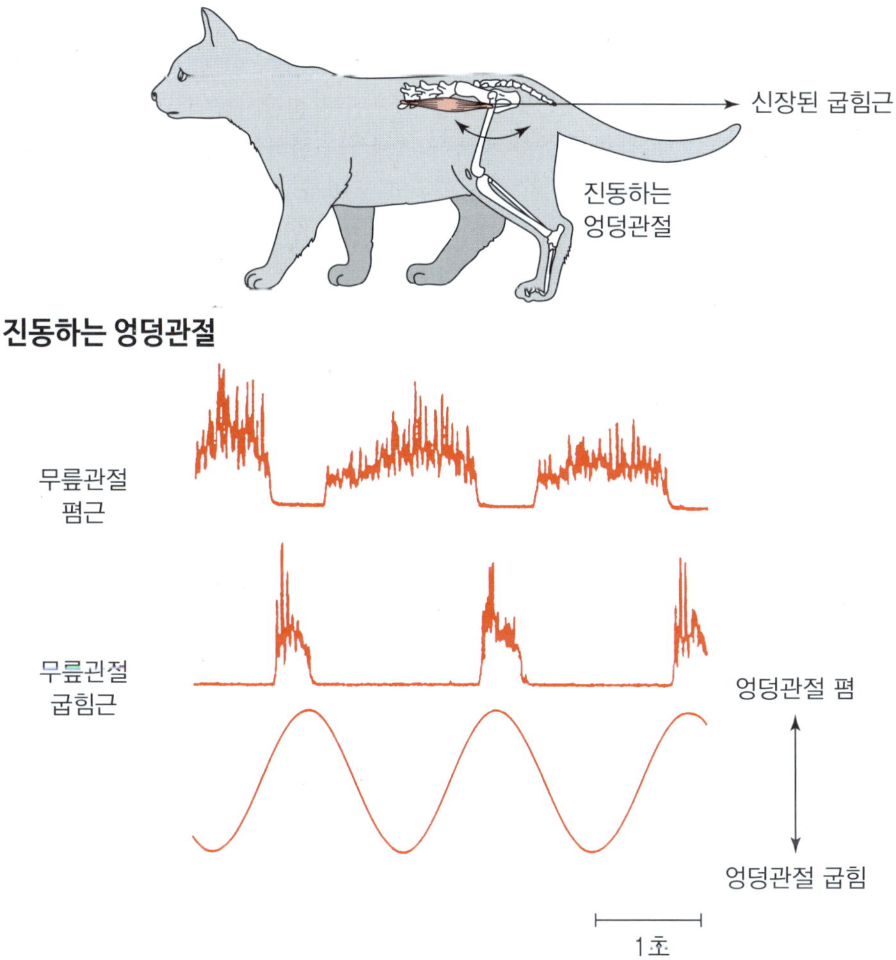

그림 12.13 엉덩관절이 굽힘과 폄에서 진동하고 있는 고양이. 굽힘근은 폄 동안에 신장되고(예를 들어, 이동운동의 입각단계에서), 그 다음에, 굽힘근의 구심성 근육방추는 굽힘근을 흥분시키고 폄근을 억제한다. (Pearson K, Gordon J. Locomotion. In: Kandel E, Schwartz JH, Jessell TM, eds. Principles of neural science,4th ed. New York, NY: McGraw-Hill, 2000:748, 그림 37.8에서 허가를 받아 재게재)

의 활동과는 정반대라는 것에 주목하기 바란다. 안정 시에는 GTO는 자체의 근육을 억제하고 대항근을 흥분시키지만, 이동운동 중에는 자체의 근육을 흥분시키고 대항근을 억제한다(Pearson & Gordon, 2000; Pearson et al., 1992).

셋째, 피부정보는 자세조절, 특히 반응성 균형에 중요한 역할을 수행한다. 예를 들어, 만성적인 척수 절단 고양이의 발로부터의 피부정보는 척수 패턴 발생기에 강력한 영향을 주어, 동물이 발이 장애물에 부딪혔을 때 안정성 회복을 보장한다(Forssberg et al., 1977).

인간의 연구(정상적인 성인)에서는 이전에 고양이에서 언급된 것과는 달리, 폄근에 대한 부하를 가하거나 부하를 제거하는 실험을 시행하였을 때에, 보행 전환(gait transition)에 강력한 영향을 주는 것은 어렵다는 것은 흥미롭다(Stephens & Yang, 1999). 왜 우리는 이러한 차이를 볼 수 있는 것일까? 아마도 이들의 단서가 인간에서는 단독으로 기능을 하는 것이 아니라, 다른 영향이 부하 제거 효과를 무효로 할 가능성이 있다(Zehr & Duysens, 2004). 그러나, 인간의 보행 중에는 부하반사보다는 피부 입력과 신장반사가 더 엄격하게 조절되고 있는 것 같다. 예를 들어, 동물의 연구와 마찬가지로, 인간의 연구에서는 이들 반사가 정적인 입각자세와 비교하여 보행 중에 강화되고, 보폭주기(step cycle)의 각 단계 동안에 이동운동이 고도로 조정된다는 것을 보여주고 있다. 이것에 의해, 각 보행단계의 요건에 기능적으로 적응할 수 있게 된다(Stein, 1991; Zehr et al., 1997).

고양이에 대한 연구에서 보여준 것처럼, 피부반사는 보폭주기의 다양한 단계 동안에 흥분에서부터 억제의 완전한 역전을 실제로 보여주었다. 예를 들어, 유각단계의 최초의 부분에서는 TA가 활동적일 때, 발이 공중에 있고, 발이 물체에 부딪히지 않는 한 피부 입력은 거의 기대할 수 없다. 이것이 발생한 경우, 곱드러짐을 방지하기 위해 물체 위로 발을 들어올리기 위해, 신속한 굽힘을 필요로 할 것이다. 이것은 반사가 TA를 흥분시킬 때이다. 그러나, 두 번째 TA 버스트에서는 발이 막 지면에 접촉하려 하고 있으며, 이것은 많은 피부 입력이 발행할 시간이다. 팔다리는 신체를 지지하기 위해 필요하기 때문에, 이 시점에서는 팔다리의 굽힘은 적절하지 않다. 게다가, 이 시점에서 반사는 TA의 억제를 보여주고 있다(Stein, 1991; Zehr & Duysens, 2004). 짧은 잠복시간 반응의 증거(evidence)가 가장 많은 고양이와는 달리, 인간은 피부 자극에 대해서 짧은 잠복시간 반응과 중간 잠복시간 반응(75~80 밀리초)의 양쪽을 갖고 있다는 것은 흥미롭다. 인간에서는 위상 의존성 조정을 보여주는 것은 중간 잠복시간 반응이다.

발목관절 폄근의 신장반사는 이동운동 입각단계의 조기단계에서는 작으며, 이것은 몸이 발위로 회전하고, 발목관절 폄근이 신장되는 시기이기 때문이다. 보폭주기의 이 단계에서의 큰 반사는 앞쪽으로의 모멘텀을 느리게 하거나 역전시키기도 할 것이다.

한편, 입각단계의 마지막 부분에서 COM이 발 앞에 있을 때, 신장반사는 커진다. 그 이유는 이 반사가 몸을 앞쪽으로 추진하는 데 도움이 될 시기이기 때문이다. 신장반사의 이러한 위상에 적절한 조정은 입각자세와 비교하여 이동운동 과제 요건에 적합하다. 신장반사 이득은 달리기에서 감소하며, 이것은 아마도 높은 이득 반사 반응이 달리기에서 보행을 불안정하게 하기 때문이다. 신장반사 이득의 변화는 사람이 입각자세에서 걷기, 달리기로 이동함에 따라 신속하게 (150 밀리초 이내) 바뀐다(Stein, 1991).

신장반사 진폭의 조정은 때로는 피부반사에서 볼 수 있는 것과는 다르다는 것에 주목하는 것은 중요하다. 예를 들어, BFi 신장반사는 유각단계의 마지막에서 촉진되고, 이 시점에서 이 근육 활성화의 일부가 신장반사 입력에 기인한다는 가설을 뒷받침하고 있다. 이것은 이 근육에 대한 피부반사가 억제되는 시기이다(Zehr & Duysens, 2004).

이제까지, 우리는 중간 잠복시간 반사의 위상 의존적 조정과 보행조절에서의 그들의 중요성에 대해 이야기해왔다. 그러나, 과제 의존성 반사 조정도 또한, 안정된 이동운동을 유지하는 데 중요한 요인이라 생각되고 있다. 과제 의존성 조정은 과제 요구의 변화가 있을 때에 발생한다. 예를 들어, 다리근육의 피부반사가 조정되어, 보행 중의 불안정성의 위험성이 높아진다. 예를 들어, 팔짱을 끼고 트레드밀 위를 걷는 것 같이 안정성에 대한 위협이 증가하면, 피부반사 진폭이 커지지만, 한편 더 안정된 조건(예: 트레드밀 위를 걸으면서 손잡이를 잡고 있는)하에서 걸으면 반사 진폭이 크게 감소한다(Haridas et al., 2005). 과제 및 위상에 의존하는 반사 조정이 하행성 겉질의 영향에 의해 매개된다는 증거가 있다(Haridas et al., 2005; Pijnappels et al., 1998).

마지막으로, 몸감각 정보는 정상적인 팔다리 사이 협응을 확보하는 데 매우 중요한 것처럼 생각된다. 신경학적으로 온전한 성인에서는 인간의 이동운동 중 팔과 다리의 율동적인 움직임 조절은 척수고유 결합과 요수와 경수를 결합하는 신경세포사이 네트워크에 좌우되는 팔다리 사이 반사에 의해 지지되고 있다(Dietz et al., 2001; Haridas & Zehr, 2003; Juvin et al., 2005; Lamont & Zehr, 2007; Mezzarane et al., 2011; Nathan et al., 1996; Zehr & Duysens, 2004; Zehr et al., 2007a, 2007b).

손 또는 발목에 가해진 신경 자극은 팔다리 모두의 근육의 팔다리 사이 반사의 위상 의존성 조정을 초래하며, 이것은 보행 중의 자세 안정성 유지에 기여한다(Haridas & Zehr, 2003). 팔다리사이 협응의 조정을 방해하는 신경병리는 보행 조절에 큰 영향을 준다(Kautz & Patten, 2005; Tseng & Morton, 2010; Zehr & Loadman, 2012).

시각 Vision

인간을 대상으로 한 연구에서는 시각이 되먹임 방식으로 이동운동을 조절하는 다양한 방법이 있다는 것을 시사하고 있다. 먼저, 시각적 흐름의 단서는 우리가 이동운동 속도를 결정하는 데 도움이 된다(Lackner & DiZio, 1988). 연구에서는 실험대상자가 걸을 때, 그들을 통과하는 시각 흐름의 양을 2배로 하면, 100%의 실험대상자가 활보길이(stride length)가 증가할 것이라는 것을 보여주고 있다. 게다가, 약 절반의 실험대상자가 각 걸음마다 가해지는 힘이 보통보다 작다는 것을 인식한다. 그러나, 다른 실험대상자는 그들의 발 내디딤 빈도가 거의 2배가 되었다고 인식할 것이다(Lackner & DiZio, 1992).

시각적 흐름의 단서는 걷는 동안에 중력 및 환경과 관련하여 신체의 정렬에도 영향을 준다. 예를 들어, 연구자가 사람이 달리고 있는 트레드밀 주위의 방을 기울이면, 몸이 반대방향으로 기울고 있다는 시각적 착각을 보상하기 위해, 기울어진 방의 방향으로 몸통을 기울이게 한다(Lee & Young, 1986).

이 효과는 지면 위를 걷고 있을 때와 유사한가?

Martelli와 동료들(2019)은 건강한 성인이 가상현실 헤드세트를 사용하여, 지면 위를 걷고 있는 동안에, 보행을 어느 정도로 수정하고 적응하는지를 살펴보았다. 성인은 가상 환경에서 걷고 있는 동안에 짧은 걸음걸이와 보간격(step width)의 변동성이 크다는 것을 나타냈다. 시야의 다방향성 외부교란은 추가적 혼란으로 이어지는데, 성인은 더 짧고, 더 넓고, 더 다양한 발걸음을 나타냈다. 그러나, 이들 보행의 수정은 시간의 경과와 더불어 감소하였으며, 이것은 성인이 보행패턴을 조정함에 있어서 시각보다는 다른 감각계에 더 의존한다는 것을 시사하고 있다.

선행적 시각 조절을 위해, 환경을 어떻게 샘플링(sampling)을 하는가? 시각적 처리시간은 다른 과제와 공유되기 때문에, 평탄한 표면 위를 걸을 때, 지형은 보통 우리의 이동시간의 10% 미만으로 샘플링이 된다. 그러나, 실험대상자에게 특정 장소를 밟도록 요구함으로써 고르지 못한 표면을 시뮬레이션하면, 시각적인 모니터링은 약 30%까시 올라간다((Patla, 1997; Patla et al., 1996). 개인에게 불투명한 액정 안경을 착용하고, 환경을 샘플링하고 싶을 때, 휴대용 스위치를 눌러 안경을 투명하게 만드는 실험에서 결과는 새로운 환경에서조차도, 개인이 50% 미만의 시간의 샘플링을 하는 동안 안전하게 걸을 수 있다는 것을 보여주었다. 특정 발의 배치가 필요한 경우 또는 경로에 위험이 있는 경우는 시각적 샘플링이 증가하였다(Patla et al., 1996).

선행적인 보행 조절에서 중심시(central vision)와 주변시(peripheral vision)를 어느 정도 사용하고 있는가? 이 질문에 답하기 위해, 연구자는 참가자에게 그들이 장애물 위를 걷고 있는 동안, 상부, 중부, 하부 또는 수위의 주변시야를 가릴 수 있는 고글을 착용하도록 요청하였다. 연구자는 아래쪽 또는 주변시야로부터의 단서가 없어도, 참가자가 과제를 안전하게 완료할 수 있다는 것을 발견하였다. 이것은 실험대상자가 장애물을 넘어가는 것을 돕기 위해 피드포워드 방식으로 중추 시각정보를 사용하였다는 것을 시사한다. 그러나, 참여자는 주변을 가린 조건하에서의 수행이 훨씬 가변적이어서, 최소한의 발의 클리어런스가 증가하고, 보행속도 및 보폭(step length)이 감소하였으며, 이것은 장애물을 넘어가는 동안에, 주변 시각정보가 다리의 온라인 조절을 위해 사용된다는 것을 시사한다(Graci et al., 2009, 2010).

안뜰계 Vestibular System

이동운동을 조절하는 데 중요한 부분은 머리를 안정시키는 것이다. 머리에는 동작 조절에 가장 중요한 2개의 센서인 안뜰계 및 시각계가 포함되어 있기 때문이다(Berthoz & Pozzo, 1994). 평형모래기관(이석기관)인, 둥근주머니(saccule) 및 타원주머니(utricle)는 중력에 관한 머리의 각도를 감지하고, 시각계도 또한 이른바 시각적 수직(visual vertical)을 제공한다.

성인은 머리의 피치(pitch)(앞쪽) 회전과 수직 전위의 양쪽을 함께 변동시킴으로써, 머리, 나아가서는 시선을 안정시켜, 시상면에서 머리의 안정성을 제공하고 있는 것 같다(Pozzo et al., 1990, 1992). 머리가 움직이는 동안의 시선 안정화를 위한 중요한 기전인, 안뜰안구반사의 효율과 양립할 수 있는 정밀도(몇 도 이내)로 안정화된다.

걷기와 같은 복잡한 움직임을 하는 동안, 자세조절은 이른바 "상향식 모드(bottom-up mode)라 불리는 지지면 위쪽으로부터 조직화되는 것이 아니라, 이른바 "하향식 모드(top-down mode)"라 불리는 시선의 조절과 관련하여 조직화된다고 가정되어 있다. 따라서, 이 모드에서는 머리의 움직임은 몸통의 움직임으로부터 독립되어 있다(무관하다). 머리를 안정시키는 과정은 양측성 미로 병변이 있는 환자에서는 방해를 받는다는 것을 보여주고 있으며(Berthoz & Pozzo, 1994), 이것은 안뜰계가 보행 조절에서 중요한 역할을 수행한다는 것을 시사한다.

Anson과 동료들(2019)은 보행 조절에서 안뜰 기능의 중요성을 확인하였다. 그들은 수평 반고리뼈관(semicircular canal) 기능(회전 정보)의 감소가 더 긴 활보 길이(stride length), 더 긴 입각시간 및 더 느린 케이던스(cadence)를 초래한다는 것을 보여주었다. 그러나, 이석 기능(선형 가속도 정보)은 특정 보행 파라미터와 연관성이 있는 것처럼 보이지 않는다.

대규모 공간 환경에서 우리는 어떻게 방향을 찾는 것일까? 인간은 이른바 "파일럿 전략(piloting strategy)"을 사용하며, 이것은 공간 환경에 대한 심적 표상(mental representation)을 필요로 한다. 이들 인지 지도에는 위상 정보(환경에서의 지형지물의 관계)와 미터법 정보(특정 거리와 방향)의 양쪽이 포함된다. 위상 정보는 장애물이 이동경로를 제한할 때 필요하다. 대부분의 동물이 정확히 지름길을 택하여 목표에 도달할 수 있다는 사실은 거리 정보가 또한 방향을 찾는 것(navigation)에도 사용된다는 개념을 뒷받침하고 있다(Patla, 1997).

인지 시스템과 보행
COGNITIVE SYSTEMS AND GAIT

제7장에서 언급한 것처럼, 자세와 보행은 흔히 자동적으로 시행된다고 생각되고 있지만, 주의 처리 자원을 필요로 하고, 필요로 하는 자원의 양은 자세 또는 이동운동 과제는 물론 인지 과제의 난이도에 따라 달라진다. 이중과제 설계를 사용한 실험에 의해, 연구자는 과제의 주의과정 요건에 기초하여, 인지, 자세 및 보행 과제의 계층을 제안하기에 이르렀다. 힘들지 않은 과제에는 최소한의 자원이 필요하다. 자세 과제의 경우, 이것에는 발을 어깨너비로 벌려서 앉거나 서는 것이 포함된다. 탠덤 롬버그 자세(tandem Romberg position)로 서 있을 때, 보행 중(Lajoie et al., 1993), 보행 중에 장애물을 회피하는 동안(Chen et al., 1996), 그리고 외부 교란으로부터 회복하는 동안(Brown et al., 1999; Rankin et al., 2000) 주의 요구가 증가한다.

정상상태 보행 중의 이중과제 수행
Dual-Task Performance during Steady-State Gait

Lajoie 등(1993)의 연구에서는 젊은 성인에게 앉아 있는 동안, 보통의 지지기저면과 감소된 지지기저면에 서 있는 동안, 그리고 걷고 있는 동안(한쪽다리 지지기와 양쪽다리 지지기를 비교)에 청각반응시간 과제를 수행하도록 요구하였다. 반응시간은 앉은 자세에서 가장 빨랐고, 선 자세와 걷기 과제에서 더 느렸다. 반응시간은 보폭주기의 양쪽다리 지지기와 비교하여, 한쪽다리 지지기에서 더 느렸다.

Lajoie 등의 연구는 보행과 연관성이 있는 주의 요구(즉, 그것이 2차 과제의 수행에 미치는 영향)를 조사하는데 초점을 맞췄고, 젊은 성인의 단순한 반응시간 과제의 수행과 연관성이 있는 보행 파라미터에 변화가 없다는 것을 보고하였다. 걸을 때의 반응시간 증가는 보행 파라미터에 영향을 주지 않지만, 보행은 선 자세나 앉은 자세보다 더 주의가 필요하다는 것을 시사하고 있다. Ebersbach 등(1995)은 특히 동시에 수행하는 과제가 보행 조절에 미치는 영향에 대해 연구하였다. 그들은 단일 과제 조건(동시 수행 과제가 없는 보행)과 무작위 순서로 제시한 네 가지 2중 과제 조건하에서 보행 파라미터(활보 시간, 양쪽다리 지지 시간)를 측정하였으며, 그 네 가지 조건이란, (1) 기억 유지 과제(숫자를 외워서 기억해내기), (2) 섬세한 운동과제(걷는 동안에 코트의 단추를 계속해서 풀고 잠그기), (3) 복합 과제(숫자 기억해내기 및 단추 끼우기), (4) 5 Hz 또는 더 빠르게 손가락을 두드리기이다. 유의미한 활보시간 감소(활보 빈도의 증가)를 만들어낸 유일한 이중과제 조건은 손가락 두드리기이었다. 측정된 다른 보행 파라미터인 양쪽다리 지지 시간은 섬세한 운동과 기억과제는 보행과 동시에 수행되었을 때에 크게 영향을 받았다. 다른 이중과제 조건은 이 파라미터에 영향을 미치지 않았다. 흥미롭게도, 저자들은 보행과제의 수행이 손가락을 기억해내기 과제에 영향을 준 것에 주목하였다. 평균 숫자 범위를 기억해내기(mean digit-span recall)는 정적인 입각자세 동안에 6.7(범위 6–8)이었으나, 보행 중에는 5.8(4–8)로 감소하였다. 이 연구에서는 보행 파라미터의 유의미한 변화는 상당히 작았고, 이것은 외부교란을 받지 않는 동안 단순한 인지과제의 수행은 건강한 젊은 성인에서는 안정성에 중대한 위협이 없다는 것을 시사하고 있다.

그러나, 휴대전화의 사용과 같은 더 복잡한 인지과제를 시행하면, 보행 중에 부상에 대한 위험성을 만들어낸다는 것도 분명하다. 데이터에 따르면, 휴대전화 사용과 관련된 보행자 부상의 증가는 자동차 운전자 부상의 증가와 아주 유사하며, 보행 중 휴대전화 사용은 보행자를 사고, 부상, 또는 사망의 위험에 노출시킨다는 것을 보여주고 있다(Nasar & Troyer, 2013).

이 연구가 젊은 성인이 보행 중에 최소한의 이중과제 간섭밖에 받지 않는다는 것을 나타내는 이전의 실험실에 기초한 연구와 대조적이라는 것은 흥미롭다. 이 새로운 연구에서는 현실세계에서 보행 중에 휴대전화를 사용하면, 부상의 위험성이 높아지는 것과 연관성이 있는 보행에 중대한 간섭이 일어난다는 것을 시사하고 있다. 이 이중과제 상황에서의 보행 수행능력의 저하에는 보행속도의 저하, weaving 및 주위환경에 있는 물체를 인식하는 횟수가 현저하게 적어지는 것이 포함된다. 게다가, 휴대전화를 사용하고 있는 젊은 성인은 휴대전화에 의한 대화나 문자 메시지에 주의가 산만해지지 않는 사람보다, 인도를 횡단할 때 더 위험한 행동을 나타낸다(실험 중에, 이것은 가상 차량에 의해 충돌하는 일이 더 많아진다.)(Plummer et al., 2015). 성인은 안전하게 걷는 과제보다도 대화를 나누는 것에 더 큰 가치를 두는 것처럼 보이지만, 이것은 과제 특이적인 것 같다. 대화에 더하여 걷는다는 과제가 증가한 경우(예: 장애물 위를 넘어가거나 쟁반을 운반하는 것), 이야기와 보행의 양쪽에 영향이 나타나는 것 같다. 그럼에도 불구하고, 성인은 과제 전체의 하위 구성요소에 유연하게 자원을 할당할 수 있다(Raffegeau et al., 2018). 예를 들어, 성인이 미끄러지거나 넘어지거나 할 가능성에 대한 통보를 받았을 때, 성인은 부상을 피하기 위해 이중과제 중에 보행을 적응시킨다.

Soangra와 Lockhart(2017)는 젊은 성인과 고령자 모두가, 미끄러짐의 외부교란으로 이어지는 이중과제 보행(무작위 숫자로부터 시작하여 거꾸로 세면서 걷는) 중에, 더 조심스러운 보행 전략을 채택하였다는 것을 발견하였으며, 이것은 보행속도의 감소, 짧아진 보폭(step length), 보간(step width)의 증가 및 발꿈치 접지 속도에 의해 입증되었다.

장애물을 넘어가는 동안의 이중과제 수행능력 Dual-Task Performance during Obstacle Crossing

Chen과 동료들(1996)은 장애물을 효율적으로 넘어가는 능력에 대한 주의의 분할이 미치는 영향을 조사하였다. 이 연구에서는 인도를 따라 걷고 인도의 끝에 빨강불이 켜졌을 때 가상 물체(빛의 띠)를 넘어가도록 개인에게 요청하였다. 몇 가지 시험에서, 그들은 음성에 의한 응답(vocal response)을 포함하는 2차 과제를 수행하도록 요청받았다. 저자들은 단일 과제와 이중 과제의 조건에서 장애물과의 접촉을 측정하였다. 결과는 주의가 분할되었을 때에, 접촉이 증가한다는 것을 나타냈다.

장애물을 넘어갈 때의 주의 요건에 관한 하나의 흥미로운 질문은 주의 요구의 시간 경과와 그것이 언제 가장 높아지는가이다. 이 질문에 답하기 위해, Brwon과 동료들(2005)은 정상상태 보행과 장애물 과제의 넘어가기 전 단계 및 넘어가기 단계와 연관성이 있는 주의 요구를 비교하였다. 그들은 젊은 성인이 장애물을 넘어갈 때보다도 넘어가기 전 단계 동안에 보행에 더 주의를 돌리고 있다는 것을 발견하였다.

장애물을 넘어가는 것에는 주의자원을 필요로 하다는 것은 분명하지만, 자세과제와 인지과제 수행에 어느 정도 영향을 미치는지는 이해되어 있지 않다. 이중과제 패러다임을 사용하여, Siu 등(2008a)은 젊은 성인이 장애물을 넘어가는 동안에 2차 청각 스트룹(Stroop) 과제(고음과 저음으로 말하는 "높다"와 "낮다"라는 말, 실행적인 주의 네트워크 자원을 필요로 하는 과제)에 대해서, 정상상태 보행 또는 앉은 자세와 비교하여, 어느 정도 반응할 수 있는가를 조사하였다. 그들은 자세 과제의 난이도가 높아짐에 따라, 젊은 성인들은 청각 스트룹 과제에서의 언어반응 시간이 유의미하게 감소하였으나, 보행에서는 차이가 없었다는 것을 발견하였다. 이것은 자세 과제가 주의를 필요로

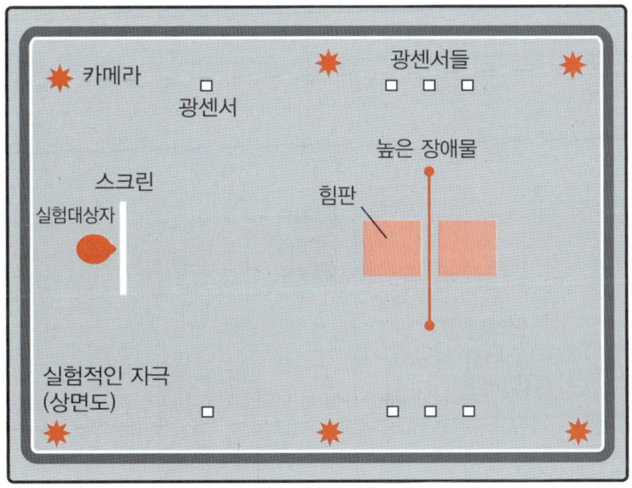

그림 12.14 보행 중의 장애물 넘어가기에 대한 2차 과제의 영향을 연구하기 위해 사용되는 패러다임. 스크린은 장애물에 관한 시각정보를 최초로 차단하기 위해 사용된다. 스크린이 제거되고 사람은 청각 스트룹 과제를 수행하면서 걷고, 장애물을 넘어간다. 장애물 양쪽에 있는 힘판은 힘을 측정한다. 카메라는 다양한 조건 하에서의 보행의 운동학을 측정한다.

한다는 이전의 연구를 확인하는 것이며, 또한, 젊은 성인은 보행의 수행을 유지하면서, 청각 스트룹 과제에 대한 수행능력을 저하시킨다는 이중과제 수행 중에 전략을 사용한다는 것을 보여주고 있다. 이것은 이 상황 내에서, 자세/이동운동 과제(장애물 피하기가 최고의 주의 요건을 갖고 있다)와 이중과제(보행 안정성이 더 우선권을 갖고 있다) 조건의 양쪽에서 젊은 성인에 대한 조절의 계층이 존재한다는 것을 확인하고 있다. 이것은 이중과제 조건에서 휴대전화 사용이 우선된, 보행 중의 휴대전화 사용에 관한 연구결과와는 다르다. 따라서, 자세와 보행조절의 우선순위 부여는 과제에 좌우되고 수정 가능하다는 것은 분명하다.

조사에서는 주의의 초점에 관한 지시는 이중과제 보행 중의 수행을 수정한다는 것을 보여주고 있다. Siu와 동료들(2008b)은 다음으로, 3개의 서로 다른 지시조건 하에서, 청각 스트룹 과제를 수행하면서 장애물을 넘어가는 것을 조사하였다. 그 3개 조건은 초점을 맞추지 않다(주의 초점과 관련된 특정 지시가 없다), 장애물에 초점을 맞추다(FO), 그리고 스트룹 과제에 초점을 맞추다(FS) 이다. 이 연구에 대한 패러다임은 그림 12.14에서 설명된다.

그림 12.15A에서 보여주는 것처럼 주의의 초점은 건강한 젊은 성인의 언어에 의한 반응 시간에 유의미한 영향을 주었다. 특히, 스트룹 과제(FS 조건)에 초점을 맞추도록 지시를 받았을 때, 반응시간은 장애물에 초점을 맞추는

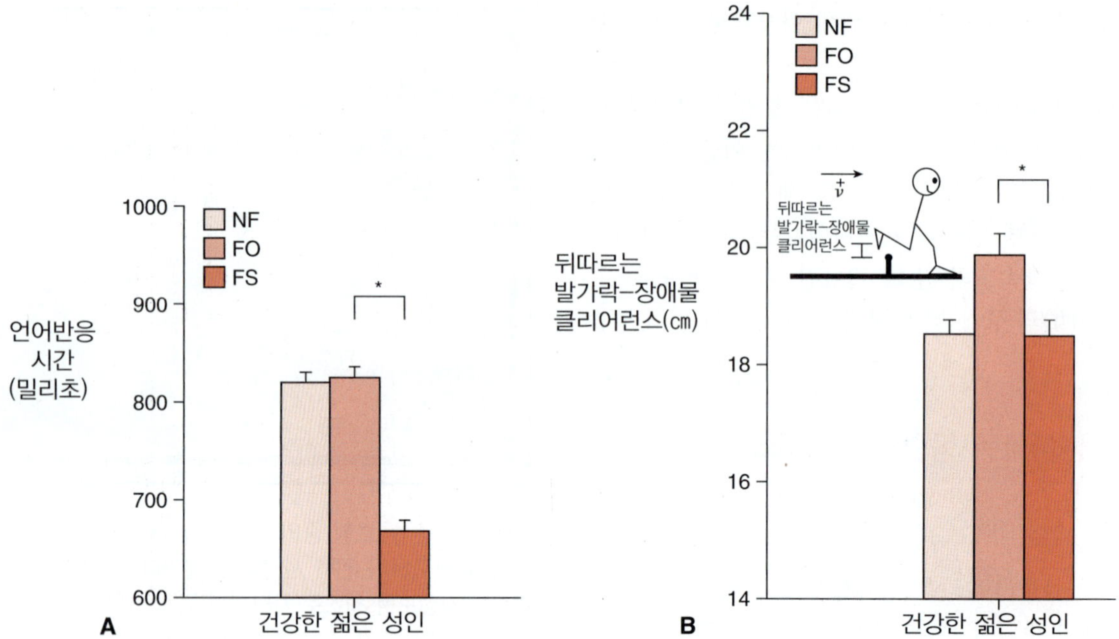

그림 12.15 이중과제 장애물 보행 중 지시의 초점과 관련된 수행의 변화. 스트룹 과제에 초점을 맞추도록(FS) 지시하면, 장애물에 초점을 맞추는(FO) 조건과 비교하여, 언어에 의한 빠른 반응시간(**A**)을 초래하였다. 뒤따르는 다리의 발가락 클리어런스(**B**)는 다른 2개 조건과 비교하여, 장애물 과제에 주의를 돌릴 때(FO)에 커졌다. (Moore KL, Dalley AF, Agur AMR. Clinically oriented anatomy, 8th ed. Baltimore, MD: Lippincott Williams & Wilkins, 2017, Figure 7.23에서 허가를 받아 재게재).

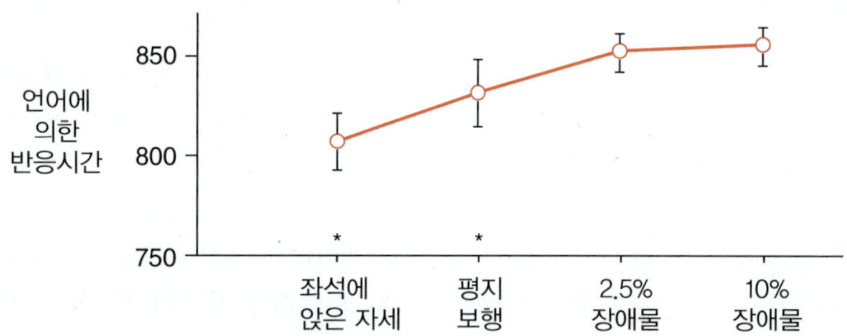

그림 12.16 주의의 요구(더 긴 언어반응시간에 의해 나타낸 것처럼)는 앉은 자세나 평지보행과 비교하여, 장애물을 넘어가는 동안, 더 높으며, 장애물의 높이가 증가함에 따라 주의 요구도 약간 증가한다(Winter DA. Kinematic and kinetic patterns of human gait: variability and compensating effects. Hum Mov Sci. 1984;3:51–76에서 허가를 받아 변경).

(FO) 조건과 비교하여 훨씬 빨랐다. 초점을 맞추는 지시와 관련된 수행능력의 변화는 또한 장애물 과제에서도 볼 수 있었다. 그림 12.15B에서 보여주는 것처럼, FO를 하도록 지시받았을 때, 뒤따르는 다리의 발가락 클리어런스는 참여자가 스트룹 과제나 또는 양쪽 과제에 동등하게 초점을 맞췄을 때보다 유의미하게 컸다. 이전의 연구와 마찬가지로, Siu와 동료들(2008a)은 장애물의 높이가 높아짐에 따라 주의 요구가 증가하여, 앉은 자세 또는 평지 보행과 비교하여(그림 12.16 참조), 장애물을 넘어갈 때에 주의 요구가 더 높아진다는 것을 보여주었다.

계단 보행 STAIR WALKING

계단 보행은 공공장소에서 일어나는 넘어짐의 가장 큰 비율을 차지하며, 넘어짐의 5분의 4는 계단을 내려갈 때 일어난다. 계단 보행과 연관성이 있는 감각 및 운동 요건을 이해하는 것은 이 기술을 재훈련하는 데 주요하다. 계단은 장애가 없는 사람 중에서도 큰 위험을 나타내고 있다. 계단 보행은 전형적인 다리의 서로 번갈아 하는 움직임을 수반한다는 점에서 평지 보행과 유사하다(Craik et al., 1982; Simoneau et al., 1991).

이동운동과 마찬가지로, 계단을 잘 오르고 내리려면, 세 가지 요건이 있다. 즉, (a) 몸을 위층으로 추진하기 위한 주로 동심성 힘(concentric force), 또는 신체가 계단을 내려가는 것을 조절하기 위한 편심성 힘(eccentric force)의 생성(진행), (b) 끊임없이 변화하는 지지기저면 내 COM의 조절(안정성) 및 (c) 높이, 폭 및 난간의 유무(적응)와 같은 계단 환경의 변화를 수용하기 위한 진행 및 안정성에 사용되는 전략에 적응하는 능력이다(McFadyen & Winter, 1988).

감각정보는 공간에서 신체 위치를 조절하고(안정성), 계단 환경의 중요한 측면을 특정하여, 적절한 움직임 전략의 프로그램을 만들 수 있도록 (적응)하기 위해 중요하다. 연구자들은 계단의 특징에 대한 감각 단서가 바뀔 때, 정상적인 실험대상자가 계단을 통과하기 위해 사용되는 움직임 전략을 변경한다는 것을 보여주었다(Craik et al., 1982; Simoneau et al., 1991).

보행과 마찬가지로, 계단 오르내리기는 두 가지 단계로 나뉜다. 전체 주기의 대략 64% 지속되는 입각단계와, 주기의 36% 지속되는 유각단계이다. 게다가, 계단 보행의 각 단계는 각 단계 동안에 달성할 필요가 있는 목적을 반영하도록 다시 분류되어 있다.

올라가기 Ascent

올라가는 동안, 입각단계는 체중 수용, 끌어올리기 및 앞쪽으로의 연속성으로 세분되며, 한편, 유각단계는 발의 클리어런스와 발의 배치 단계로 나뉜다.

입각단계 동안, 체중의 수용은 발의 중앙에서부터 앞부분에 의해 시작된다. 끌어올리기는 주로 가쪽넓은근과 가자미근의 동심성 수축인 무릎과 발목의 폄근 활동 때문에 일어난다. 계단 올라가기는 평지 보행과는 두 가지 점에서 다르다. (a) 올라가기를 달성하기 위해 필요한 힘은 평지보행을 조절하기 위해 필요한 힘의 2배이다. (b) 무릎 폄근은 계단을 올라가는 동안에 신체를 앞쪽으로 움직이기 위한 에너지의 대부분을 생성한다. 마지막으로, 입각을 앞쪽으로 지속하는 단계 동안에, 발목은 앞쪽과 들어 올리는 힘을 생성한다. 그러나, 발목의 힘은 계단 보행에서 전진의 배후에 있는 주된 파워의 원천은 아니다. 계단을 올라갈 때의 균형조절에서, 최대의 불안정성은 같은 쪽의 다리가 체중 전체를 지지하고, 엉덩관절, 무릎관절 및 발목관절이 굽혀질 때, 반대쪽 발가락 떼기(toe-off)에 의해 발생한다(McFadyen & Winter, 1988).

계단 오르기의 유각단계의 목적은 평지보행의 목적과 같으며, 다음의 입각단계에서 체중을 받아들일 수 있도록 발의 클리어런스와 발을 적절히 배치하는 것이 포함된다. 발의 클리어런스는 TA의 활성화, 발의 등쪽굽힘 및 무릎을 굽히는 뒤넙다리근의 활성화를 통해 달성된다. 넙다리곧은근(RFi)은 편심성으로 수축하여 중간 유각단계에 의해 이 동작을 역전시킨다. 유각 측 다리는 유각 측 다리의 엉덩관절 굽힘근의 활성화와 반대쪽 입각 측 다리의 동작에 의해, 앞쪽으로 들려올라간다. 최종적인 발의 배치는 엉덩관절 폄근과 발목관절 등쪽굽힘근에 의해 조절된다(McFadyen & Winter, 1988).

내려가기 Descent

계단을 걸어서 올라가는 것은 넙다리곧은근(RFi), 가쪽넓은근, 가자미근 및 안쪽장딴지근의 동심 수축(concentric contraction)에 의해 달성된다. 이와는 대조적으로, 계단을 걸어서 내려가는 것은 이들 같은 근육의 편심 수축(eccentric contraction)에 의해 달성되며, 이것은 중력의 힘에 관해서 신체를 조절하도록 작용한다. 계단 내려가기의 입각단계는 체중 수용, 앞쪽으로의 연속성 및 조절된 낮추기로 세분되고, 한편 유각단계는 두 가지 단계, 즉, 당겨지게 하는 단계 및 발 배치의 준비단계가 있다(Craik et al., 1982; McFadyen & Winter, 1988).

체중수용 단계는 종아리세갈래근, RFi 및 가쪽넓은근의 편심 수축을 통한 발목과 무릎에서의 에너지 흡수에 의해 특징지어진다. 유각 측 다리가 처음으로 계단에 접촉하였을 때에, 체중이 2배가 되는 지면반발력이 기록되어 있기 때문에, 이 단계 동안의 에너지 흡수는 매우 중요하다. 계단에 접촉하기 전에 장딴지근이 활성화되는 것은 착지 완충 작용을 한다(Craik et al., 1982).

앞쪽으로의 연속성 단계는 몸의 앞쪽으로의 움직임을 반영하고, 입각단계의 조절된 낮춤 단계에 선행한다. 몸을 낮추는 것은 주로 넙다리네갈래근의 편심 수축과, 그 정도는 작다 해도, 가자미근의 편심 수축에 의해 조절된다.

유각단계 동안, 다리는 엉덩관절 굽힘근의 활성화로 인해, 당겨진다. 그러나, 중간 유각다계까지에는 엉덩관절과 무릎관절의 굽힘은 역전되고, 3개의 관절 모두가 발의 배치에 대비하여 펴진다. 접지는 발의 가쪽 모서리로 이루어지고, 발이 접지하기 전의 TA 및 장딴지근의 활동과 연관성이 있다.

계단보행패턴을 감각 단서의 변화에 적응시키기
Adapting Stair-Walking Patterns to Changes in Sensory Cues

연구자는 신경학적으로 온전한 사람들이 과제에 대한 감각정보의 변화에 대응하여, 계단을 오르내리기 위해 사용하는 움직임 전략을 적응시킨다는 것을 보여주었다. 성인은 주로 주변시야를 사용하여, 때때로 아래쪽으로 시선을 이동시켜 계단을 내려간다(Miyasike-daSilva & McIlroy, 2016). 따라서, 정상적인 실험대사자가 계단의 시계를 방해하는 큰 칼라(collar)를 착용하면, 발이 접지하기 전에 장딴지근의 예측성 활성화가 감소한다. 실험대상자가 눈가리개를 한 경우는 이 예측성 활동이 더욱 감소한다. 이 연구에서는 실험대상자는 계단을 내려가기 위해 사용되는 조절전략을 변경함으로써, 부드러운 착지를 해냈다. 실험대장사는 더 천천히 움직여, 유각 시간이 길어지게 하고, 입각측 다리를 사용하여 착지를 조절하였다(Craik et al., 1982).

발의 클리어런스와 배치는 계단을 안전하게 내려가기 위해 사용되는 움직임 전략의 중요한 측면이다. 계단 높이에 대한 양호한 시각정보는 중요하다. 정상적인 실험대상자가 시야가 흐릿한 렌즈를 착용하여, 층계의 끝의 윤곽을 명확히 밝히지 못하는 경우, 그들은 속도를 떨어뜨리고 움직임 전략을 수정하여 발의 클리어런스가 증가하고, 발을 층계의 더 뒤쪽으로 배치하여, 더 큰 안전성의 여유를 확보한다(Simoneau et al., 1991). 따라서, 층계 높이에 대한 시각계로부터의 정보는 계단을 잘 이동하기 위해 사용되는 움직임 전략의 최적의 프로그래밍이 필요할 것으로 생각된다.

보행 이외의 이동성
MOBILITY OTHER THAN GAIT

이동성은 오로지 보행과 이동운동과의 관계만으로 생각되는 일이 흔히 있으나, 일상생활 활동에서의 자립에 필수적인 이동성에는 다른 많은 측면이 있다. 앉은 자세에서부터 선 자세에의 이동, 몸 구르기, 침대에서 일어나기, 또는 한 의자에서부터 다른 의자로의 이동 등, 자세를 바꾸는 능력은 이동성의 기본적인 부분이다. 이들 다양한 유형의 이동성 활동은 흔히 그룹화가 되어, "이동 과제(transfer task)"라고 불린다.

신경학적 기능장애가 있는 환자의 운동기능 재훈련에는 이들 다양한 이동성 기술의 회복이 포함된다. 이것은 (a) 과제의 본질적인 특성, (b) 정상적인 개인이 과제를 달성하기 위해 전형적으로 사용하는 감각운동 전략 및 (c) 환경 특성을 바꾸기 위해 필요한 적응에 대한 이해를 필요로 한다.

모든 이동성 과제에는 3개의 필수적인 과제 요건이 있다. 이것은 바람직한 방향으로의 움직임(진행), 자세조절(방향감과 안정성) 및 변화하는 과제와 환경조건에 적응하는 능력(적응)이다. 다음의 절에서는 이동성 기능의 이들 다른 측면에 관한 연구의 일부를 간략히 검토한다. 알 수 있는 것처럼, 정상적인 보행에 대한 방대한 수의 연구와 비교하여, 이들 이동성 기능의 다른 측면을 조사하는 연구는 비교적 적다.

이동과 침대 이동성
Transfers and Bed Mobility

이동과 침대 이동성은 이동성 기능의 중요한 측면을 나타내고 있다. 사람은 의자에서 일어설 수 없거나, 또는 침대에서 일어날 수 없다면, 걸을 수 없다. 안전하고 동시에 자립해서 자세를 바꿀 수 없다는 것은 정상적인 이동성 회복에 큰 방해가 된다. 일부 연구자들은 생체역학적 관점에서부터 이동 기술을 연구하고 있다. 그 결과, 이들의 과제를 수행할 때 신경학적으로 온전한 성인이 사용하는 전형적인 움직임 전략에 대해 상당히 많은 것을 알고 있다. 그러나, 생체역학적 접근법의 사용은 이들 다양한 과제와 연관성이 있는 지각 전략에 대한 정보를 거의 제공하지 않는다. 게다가, 대부분의 경우, 실험대상자는 통일된 방법으로 과제를 수행하도록 제약되어 있기 때문에, 변화하는 과제와 환경 요구에 대응하여 감각 및 움직임 전략을 수정하는 방법에 대한 통찰력은 거의 없다.

앉은 자세에서부터 선 자세 *Sit-to-Stand*

앉은 자세에서부터 선 자세(STS) 행동은 기능적 자립의 기본이다. Dall과 Kerr(2010)는 성인은 매일 평균 60회의 STS 행동을 수행한다는 것을 보여주었다! STS의 생체역학이 설명되어 있으나, 운동조절의 연구자에 의해 아직 연구되어 있지 않은 많은 중요한 문제가 있다. 예를 들어, STS에 관련되는 움직임은 과제의 속도, 의자의 높이, 좌석의 순응성, 또는 팔걸이의 유무를 포함하는 지지 특성의 함수로서 어떻게 변화하는가? 게다가, 과제의 요건은 직후의 과제의 본질에 따라 달라지는가? 즉, 우리가 가만히 서 있는 대신에 걸으려고 생각한다면, 다른 방법으로 일어서는가? STS를 실행할 때 효율적인 움직임 전략을 확립하기 위해 필수적인 지각정보는 무엇인가?

STS 과제의 본질적인 특성에는 (a) 일어서기 위해 필요한 충분한 관절 토크를 생성하는 것(진행), (b) 하나의 지지기저면(의자)에서부터 오로지 발에 의해 규정되는 지지기저면으로 COM를 이동시켜 안정성을 확보하는 것(안정성), (c) 의자의 높이, 팔걸이의 유무, 의자의 부드러운 정도와 같은 환경 제약에 따라, 이들 목표를 달성하기 위해 사용되는 움직임 전략을 수정하는 능력(적응)이 포함된다.

STS 과제는 연구자에 따라 서로 다른 단계 2, 3, 또는 4로 나뉘어 있다. 각 단계에는 독자적인 움직임과 안정성 요건이 있다. STS 과제의 제4단계 모델을 그림 12.17에 나타내고 있다(Millington et al., 1992; Schenkman et al., 1990). 이 그림은 또한 정상적인 실험대상자가 이 과제를 완료할 때에 사용하는 관절의 움직임과 근육활동도 보여주고 있다.

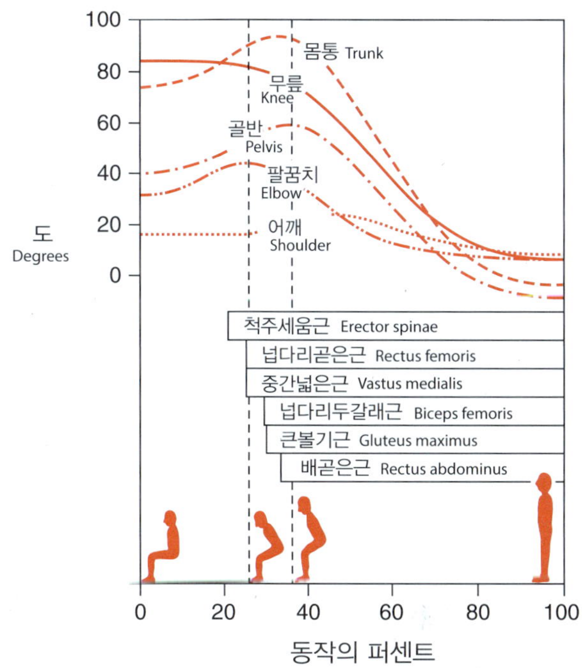

그림 12.17 앉은 자세에서부터 선 자세(STS) 움직임의 4단계. 각 단계와 연관성이 있는 운동학적 및 EMG 패턴을 나타내고 있다(Tang PF, Woollacott MH, Chong RKY. Control of reactive balance adjustments in perturbed human walking: roles of proximal and distal postural muscle activity. Exp Brain Res. 1998;119:141-152에서부터 허가를 받아 변경).

"체중 이동" 또는 "굽힘 모멘트" 단계라 불리는 제1단계는 몸통의 굽힘에 의한 상반신의 앞쪽 모멘텀의 생성으로 시작한다. 이 단계 동안에는 몸이 매우 안정되어 있으며, 그 이유는 COM이 앞쪽으로 움직이고 있으나, 아직 의자의 좌석 면과 발의 지지기저면 내에 있기 때문이다. 근육활동에는 척주세움근의 활성화가 포함되어 있으며, 척주세움근은 편심적으로 수축하여 몸통의 앞쪽 동작을 조절한다(Millington et al., 1992; Schenkman et al., 1990).

제2단계는 엉덩이가 좌석 면을 떠나면서 시작되고, 상반신에서부터 전신으로의 모멘텀 이동을 수반하여 몸을 들어 올릴 수 있게 한다. 제2단계는 몸의 수평방향과 수직방향 양쪽의 움직임을 포함하고, 중요한 이동단계라 생각된다. 몸의 질량중심이 의자의 지지기저면 내에서부터 발의 지지기저면 내로 이동하는 것은 이 단계 동안이기 때문에, 안정성의 요건은 정확하다. COM은 힘의 중심으로부터 멀리 떨어져 위치하기 때문에, 이 단계 동안에는 몸은 본질적으로 불안정하다. 몸은 들어올리기 전에, 모멘텀이 생겨 있기 때문에, 다리의 근력을 거의 사용하지 않고 몸을 수직으로 들어 올릴 수 있다. 이 단계에서 근육활동은 그림 12.17에 나타낸 것처럼, 엉덩관절과 무릎관절의 동시 활성화에 의해 특징지어진다(Schenkman et al., 1990).

STS 과제의 제3단계는 "들어올리기" 또는 "폄" 단계라 불리며, 엉덩관절과 무릎관절의 폄에 의해 특징지어진다. 이 단계의 목표는 주로 몸을 수직으로 움직이는 것이다. COM이 발의 지지기저면 내에 잘 있기 때문에, 안정성 요건은 제2단계보다 적다. STS의 마지막 단계는 안정화 단계이다. 이것은 과제 의존성 동작이 완료하고, 수직 자세에서의 신체 안정성이 달성될 때, 완전한 폄으로 이어지는 기간이다(Schenkman et al., 1990).

STS에서는 수평방향과 수직방향 양쪽에서 추진력이 있는 충격력의 생성을 필요로 한다. 그러나, COM을 발의 지지기저면을 넘어서 앞쪽으로 이동시키는 수평방향의 추진력은 몸을 정지시키기 위한 제동 충격(braking impulse)으로 변화해야 한다. 좌석에서부터 들어올리기 전부터도 수평 충격의 제동은 시작된다. 따라서, STS 과제를 위한 힘의 생성과 제동 사이에는 사전에 프로그래밍이 된 관계가 있는 것 같다. 추진력과 제동력 사이의 이 협응이 없으면, 수직 자세를 달성하자마자 쉽사리 앞으로 넘어질 수 있다.

STS의 속도 변화에도 불구하고, COM의 수평방향 전위는 일정한 것 같다. COM의 수평 궤적을 조절하는 것은 아마도 몸을 수직으로 일으키는 동안 안전성이 확실히 유지되도록 STS에서 조절되는 불변의 기능일 것이다(Millington et al., 1992).

이 전략은 "모멘텀 이동전략(momentum transfer strategy)"이라 불릴 수 있고, 그 사용에는 (a) 들어올리기 전에 상반신의 움직임을 생성하기 위한 적절한 힘과 협응, (b) COM의 수평 궤적을 늦추기 위해 제동력을 가하기 위해 몸통과 엉덩관절 근육을 편심적으로 수축시키는 능력 및 (c) 몸을 들어올리는 수직방향 추진력을 생성하기 위한 엉덩관절과 무릎관절 근육의 동심성 수축을 필요로 한다(Schenkman et al., 1990).

모멘텀 이동 전략을 사용하여 STS를 달성하려면, 안정성과 힘의 요건 사이의 균형(trade-off)을 필요로 한다. 상반신과 전신 사이의 모멘텀의 생성 및 이동에 의해, 다리 힘의 요건을 감소시키며, 그 이유는 몸이 들려올라갈 때 이미 동작을 하고 있기 때문이다. 한편, 모멘텀이 옮겨가는 이동단계 동안에, 몸은 불안정한 균형 상태에 있다.

더 높은 안정성을 보장하지만, 들어올리기를 당성하기 위한 더 많은 양의 힘을 필요로 하는 대체 전략에는 들어올리기 전에 COM을 발의 지지기저면 내에 잘 들어오도록 몸통을 충분히 굽히는 것이 포함된다. 그러나, 들어올리기 때의 몸의 모멘텀은 제로이다. 이 전략은 "제로 모멘텀 전략"이라 불리고 있으며, 몸을 수직으로 들어올리기 위해 더 큰 다리의 힘을 생성하는 것을 필요로 한다(Schenkman et al., 1990).

많은 고령자와 신경학적 기능장애가 있는 사람들이 사용하는 또 다른 일반적인 전략은 팔걸이를 사용하여 STS를 보조하는 것이다. 팔걸이를 사용하는 것은 STS 과제의 안정성과 힘의 생성 요건을 보조한다.

힘과 안정성 사이의 균형을 포함하는 STS를 달성하기 위해 사용될 수 있는 다양한 전략을 이해하는 것은 신경학적 결손이 있는 환자에서 STS를 재훈련할 때에 치료사에게 도움이 될 것이다. 예를 들어, 제로 모멘텀 전략은 힘의 생성에는 어려움이 없지만, 안정성 조절에 주된 문제가 있는 소뇌 병리를 가진 환자에게 사용하는 데 더 적절할지도 모른다. 한편, 매우 허약한 편마비가 있는 환자는 수직 자세를 달성하기 위해 모멘텀 전략에 더 의존할 필요가 있을지도 모른다. 허약하고 동시에 불안정한 허약한 고령자는 STS를 달성하기 위해 팔걸이에 의존할 필요가 있을지도 모른다.

반듯이 누운 자세에서부터 선 자세 *Supine to Stand*

반듯이 누운 자세에서부터 선 자세를 취하는 능력은 이동성 기술에서 중요한 이정표이다. 이 기술은 선 자세나 보행을 처음으로 학습하는 발달장애가 있는 아동에서부터 넘어지기 쉬운 허약한 고령자까지, 신경학적 기능장애가 있는 광범위한 환자에게 가르쳐지고 있다. 반듯이 누운 자세에서 선 자세로 이동하는 정상적인 사람에 의해 사용되는 움직임 전략은 많은 연구자에 의해 연구되어 왔다. 이 연구자들이 대처하고 있는 하나의 중요한 이론적 문제는 반듯

실습 활동 12.4

목적: 건강한 성인이 반듯이 누운 자세에서부터 선 자세로 이동하기 위해 사용되는 전략을 관찰하는 것.

절차: 이 실험실에서는 스톱워치, 4명 또는 5명의 파트너, 그리고 반듯이 누운 자세(마루에 평탄하게 눕다)에서부터 선 자세로 이동하는 각 개인을 관찰하기 위한 방이 필요하다. 각 개인이 반듯이 누운 자세에서부터 완전한 선 자세로 이동하는 시간을 측정한다. 각 개인이 일어나기 위해 사용하는 움직임 패턴을 관찰한다. 팔의 사용방법, 발 배치의 대칭성 및 몸통 회전에 특히 주의한다.

과제

1. 모든 실험대상자가 다른 사람의 신체적 보조 없이 자립하여 일어날 수 있었는가? 실험대상자 사이에서 시간은 어떻게 변화하였는가? 실험대상자 사이에서, 얼마나 서로 다른 전략이 관찰되었는가? 어떤 두 사람이 같은 방법으로 움직인 일이 있는가? 여러분의 결과는 그림 12.13에 나타낸 VanSant (1988b)의 결과와 어떻게 비교되는가? 각각의 전략에서 활동하는 주된 근육은 무엇인가? 관절가동범위의 약화 또는 상실은 이들 각각의 전략에서 어떻게 영향을 미치는가?

이 누운 자세에서부터 선 자세로 일어나는 것이 발달의 진행으로 이어지는지 어떤지, 4세 또는 5세 연령까지에 성숙한, 또는 성인과 같은 형태가 출현하여 평생에 걸쳐 남는지 어떤지와 관련된 것이다(VanSant, 1988a). 실습활동 12.4를 수행하면, 여러분은 이들 질문의 몇 가지에 대해서 스스로의 결론에 도달할 수 있다.

연구자들은 4세부터 7세의 어린이와 20세에서 35세까지의 젊은 성인을 대상으로, 반듯이 누운 자세에서부터 선 자세로의 이동 전략을 연구하였다(VanSant, 1988b). 이들 연구자들은 반듯이 누운 자세에서부터 선 자세로 이동하기 위한 연령 특이적 전략의 경향이 약간 있는 한편, 같은 연령의 실험대상자 사이에도 큰 변동이 있다는 것을 발견하였다. 그들의 조사결과는 5세 이후에 출현하는 단일의 성숙한 반듯이 누운 자세에서부터 선 자세로의 패턴이라는 전통적인 가정을 지지하는 것으로 보이지 않는다.

반듯이 누운 자세에서부터 선 자세로 이동하기 위한 가장 일반적인 세 가지 운동 전략을 그림 12.18에 나타냈다. 반듯이 누운 자세에서부터 선 자세로의 이동에 사용되는 전략을 분석하면, 몸은 팔, 다리 및 몸통과 머리를 포함하는

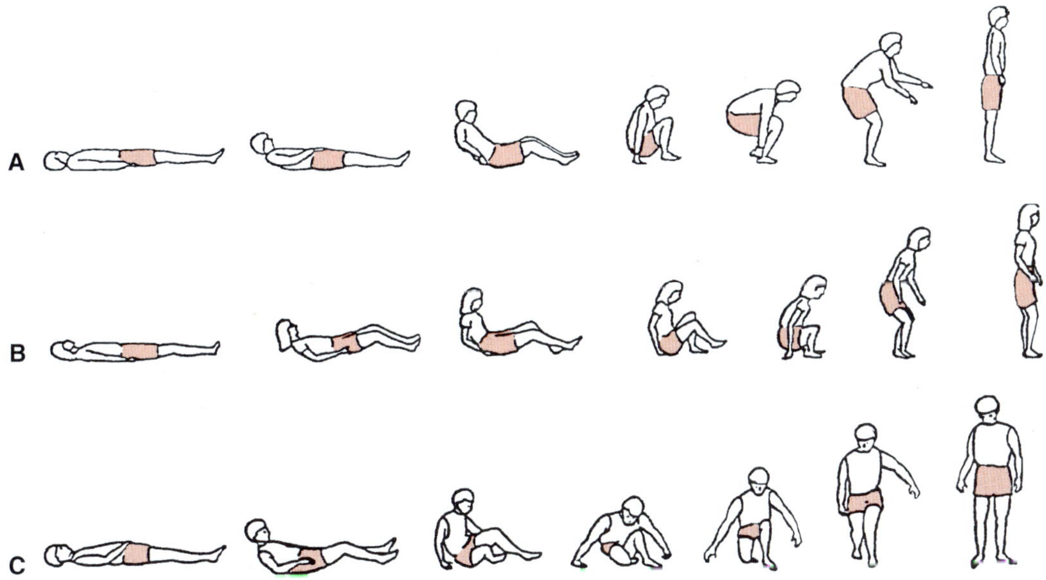

그림 12.18 반듯이 누운 자세에서부터 선 자세로 이동하기 위해 젊은 성인 사이에서 특정된 세 가지 가장 일반적인 움직임 전략. **(A)** 대칭의 몸통과 대칭의 스쿼트를 포함하는 전략. **(B)** 대칭 몸통과 비대칭 스쿼트를 포함하는 전략. **(C)** 비대칭 몸통 움식임을 포함하는 전략. (미국 물리치료협회의 허가를 받아 VanSant AF. Rising from a supine position to erect stance: description of adult movement and a developmental hypothesis. Phys Ther. 1988;68:185-192를 변경. 이 자료는 저작권으로 보호되어 있고, 그 이상의 복제 또는 배포에는 APTA로부터의 서면에 의한 허가가 필요하다).

축의 3개 구성요소로 나뉜다. 다음으로, 이들 각 분절 내의 다양한 움직임 패턴의 조합과 관련하여, 움직임 전략이 설명된다. 젊은 성인에 관한 연구는 사용되는 가장 일반적인 패턴에는 몸통과 팔다리의 대칭적인 움직임 패턴, 그리고 수직 자세를 달성하기 위한 대칭적인 스쿼트(squat)의 사용이 포함된다는 것을 시사하고 있다(그림 12.18A). 그러나, 조사된 실험대상자의 1/4만이 이 전략을 사용하였다.

두 번째로 일반적인 움직임 패턴은 일어날 때의 비대칭 스쿼트(그림 12.18B)를 포함하고, 반면에, 세 번째로 가장 일반적인 전략은 팔의 비대칭 사용, 몸통의 부분적인 회전 및 반쯤 무릎을 꿇은 자세를 사용한 입각자세의 추진이 포함되었다(그림 12.18C).

추가적 연구에서는 30세에서 39세까지의 중년 성인이 반듯이 누운 자세에서부터 일어서기 위해 사용되는 움직임 패턴을 특징지었고, 젊은 성인과 비교하여 움직임 전략에 일부 차이가 있다는 것을 발견하였다(Green & Williams, 1992). 게다가, 이 연구에서는 신체활동 수준이 일어서는 데 사용되는 전략에 미치는 영향을 살펴보았다. 이 연구로부터의 결과는 일어서기 위해 사용되는 전략이 신체활동 수준을 포함하는 생활양식 요인에 의해 영향을 받는다는 것을 알게 되었다.

아마도 많은 요인이 반듯이 누운 자세에서부터 선 자세로 이동하는 데 사용되는 움직임 전략의 유형을 결정하는 데에 기여하고 있는 것 같다. 전통적으로, 신경계 성숙, 특히, 바로서기 반응의 성숙은 발달적으로 성숙한 반듯이 누운 자세에서부터 선 자세로의 전략의 출현에 영향을 주는 가장 주요한 요인이라 생각되었다. 그러나, 근력과 같은 다른 요인이, 비대칭 회전으로부터 대칭 윗몸 일으키기(sit-up) 전략으로의 전환, 특히 충분한 복근과 엉덩관절 굽힘근 근력을 만들어내는 능력에 영향을 준다는 것을 보여주었다. 반듯이 누운 자세에서부터 선 자세로의 이동에서의 발달상의 변화에 대해서는 이동성의 연령관련 측면에 관한 제13장에서 더 고찰한다.

침대에서 일어나기 Rising from Bed

임상의는 환자가 침대에서부터 나오는 과제를 재학습하는 것을 돕도록 요청받는 일이 흔히 있다. 신경학적 기능장애가 있는 환자의 운동조절 재훈련에 관한 치료의 교과서에서는 치료사는 환자에게 반듯이 누운 자세에서부터 옆으로 누운 자세로 이동하고, 다음으로 앉은 자세로 밀어 올리며, 거기서부터 일어서도록 지시받는 일이 흔히 있다. 이들의 지시는 이 패턴이 전형적으로는 침대에서부터 일어나는 데 사용된다는 것을 나타내는 가정에 기초하고 있다(Bobath, 1990; Carr & Shepherd, 1992).

이 가정을 검증하기 위해, 연구자들은 젊은 성인이 침대에서부터 일어나기 위해 사용하는 움직임 패턴을 조사하였다(McCoy & VanSant, 1993; VanSant, 1988b). 이들 연구는 능력 장애가 없는 개인이 침대에서 일어나기 위해 사용하는 움직임 패턴이 매우 다양하다는 것을 보고하고 있다. 60명의 실험대상자로부터 89개의 패턴이 발견되었다. 실제로, 침대에서 일어나는 10회의 시도에서 일관되게 같은 전략을 사용한 실험대상자는 없었다.

그림 12.19는 젊은 성인이 침대에서부터 일어나기 위해 사용하는 가장 일반적인 전략의 하나를 보여주고 있다. 전략의 필수적인 구성요소에는 팔로 미는(또는 침대의 측면을 잡은 다음에 팔로 미는) 것, 머리와 몸통을 굽히는 것, 부분적으로 앉은 자세가 되도록 미는 것, 그리고 일어서기까지 몸 구르기를 하는 것이 포함된다. 발견된 또 다른 일반적인 전략은 팔로 밀어내어, 옆으로 몸 구르기를 하고, 일어서기 전에, 대칭적인 앉은 자세가 되도록 하는 것이었다.

침대에서 일어나기 위한 움직임 패턴에 대한 연구의 저자들은 이 과제의 본질적인 특징을 구체적으로 언급하지 않았으나, STS 과제와의 유사성은 이들이 같은 불변의 특성을 공유하고 있다는 것을 시사하고 있다. 이들에는 (a) 몸을 수직방향으로 움직이기 위한 모멘텀을 생성할 필요성, (b) COM이 수평방향 신체에 의해 규정되는 지지기저면 내에서부터, 엉덩이와 발에 의해 규정되는 지지기저면으로 변화하고, 그리고 마지막으로 오로지 발에 의해서만 규정되는 지지기저면으로 변화할 때에, COM을 조절하기 위한 안정성 요건, (c) 자기가 움직이는 방법을 환경 특성에 적응시키는 능력이 포함된다.

왜 사람들은 그렇게 움직이는가를 더 잘 이해하려는 시도에서, 왜 환자들은 그렇게 움직이는가를 이해하는 것에 대한 준비로서, 이들 필수적인 과제 특성에 비추어, 침대에서부터 일어나기 위해 사용되는 움직임 전략의 설명을 재검토하는 것은 유용할지도 모른다. 그렇게 함으로써, 과제의 불변 요건을 성공적으로 달성하는 다양한 전략에 공통되는 기능을 결정할 수 있을 것이다. 또한, 서로 다른 전략에서의 움직임과 안정성 요건 사이의 균형(trade=off)을 일부 조사할 수도 있을 것이다. 예를 들어, 감아올리기(roll-off) 전략에서는 안정성을 희생하여 더 큰 효율성으로 동작이 달성되는가? 또는 come-to-sit 패턴은 신체 동작을 유지하기 위해 더 많은 힘을 필요로 할지 모르지만, 안정성은 본질적으로 더 커질지도 모른다.

이 연구에서는 침대에서 일어날 때 신경학적으로 온전한 실험대상자에 의해 사용되는 움직임 전략의 엄청난 변동성이 있다는 것을 나타내고 있다. 신경학적으로 기능장애가 있는 환자가 침대에서 일어나기 위한 다양한 접근법을 학습하는 것을 돕는 것이 중요하다는 것을 시사하고 있다.

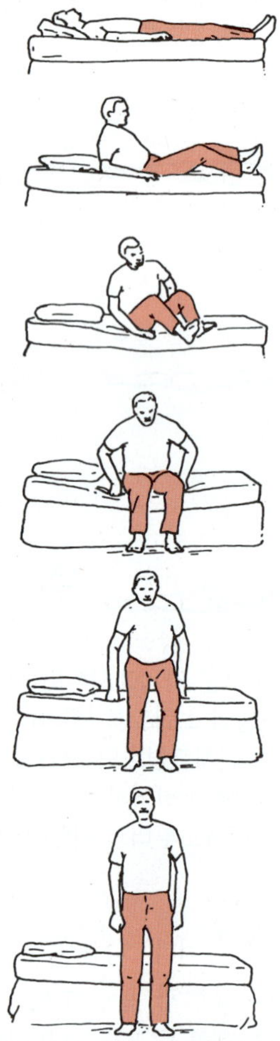

그림 12.19 젊은 성인이 침대에서부터 일어나기 위해 사용하는 가장 일반적인 움직임 전략. (미국 물리치료협회의 허가를 받아, Ford-Smith CD, VanSant AF. Age differences in movement patterns used to rise from a bed in subjects in the third through fifth decades of age. Phys Ther. 1992;73:305부터 변경. 이 자료는 저작권으로 보호되어 있고, 더 이상의 복제 또는 배포에는 APTA로부터의 서면에 의한 허가가 필요하다).

몸 구르기 *Rolling*

몸 구르기는 침대 이동성 기술의 중요한 부분이고, 침대에서부터 일어나기와 같은 다른 많은 과제의 필수적인 부분이다. 반듯이 누운 자세에서부터 엎드려 누운 자세로 몸 구르기를 위해 장애가 없는 성인이 사용하는 움직임 전략은 매우 다양하다. 그림 12.20은 성인이 반듯이 누운 자세에서부터 엎드려 누운 자세로 몸 구르기를 위해 사용하는 가장 일반적인 움직임 패턴을 보여주고 있다(Richter et

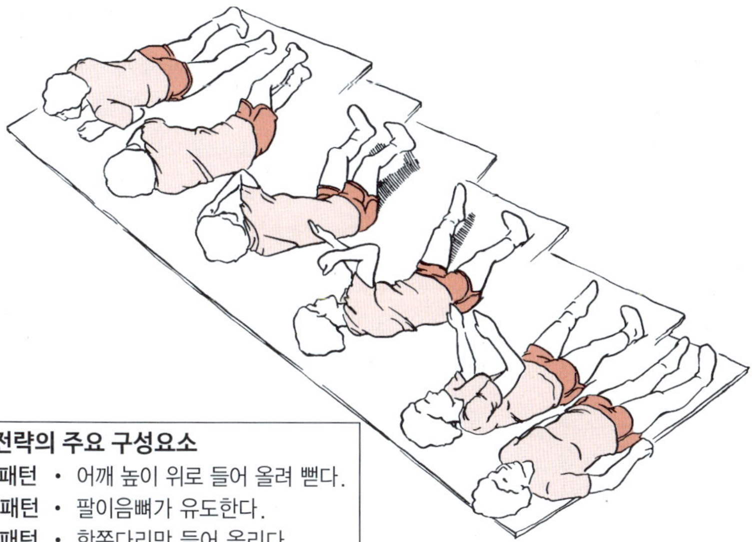

몸 구르기 전략의 주요 구성요소

팔의 패턴	• 어깨 높이 위로 들어 올려 뻗다.
머리-몸통 패턴	• 팔이음뼈가 유도한다.
다리 패턴	• 한쪽다리만 들어 올리다.

그림 12.20 젊은 성인이 반듯이 누운 자세에서부터 엎드려 누운 자세로 몸 구르기를 할 때, 사용하는 가장 일반적인 움직임 패턴. (Richter RR, VanSant AF, Newton RA. Description of adult rolling movements and hypothesis of developmental sequences. Phys Ther. 1989;69:63-71에서부터 미국물리치료협회의 허가를 받아 변경. 이 자료는 저작권으로 보호되어 있고, 더 이상의 복제 또는 배포에는 APTA로부터의 서면에 의한 허가가 필요하다).

al., 1989). 이 전략의 본질적인 특징에는 팔이음뼈가 머리와 몸통의 동작을 시작하는 팔을 들어 올려 뻗는 패턴과 다리를 한쪽만 들어 올리는 패턴이 포함된다.

치료 문헌에서의 일반적인 가정은 어깨와 골반 사이의 회전이 정상적인 성인이 사용하는 몸 구르기 패턴의 불변의 특징이라는 것이다(Bobath, 1965). 그러나, 몸 구르기에 관한 이 연구에서는 검사된 성인의 대부분은 이 패턴을 나타내지 않았다. 침대에서부터 일어나기에 관한 연구로부터의 발견과 마찬가지로, 정상적인 실험대상자가 반듯이 누운 자세에서부터 엎드려 누운 자세로 이동하기 위해 사용하는 큰 변동성은 치료사가 신경학적 기능장애가 있는 환자가 사용하는 움직임 전략을 재훈련할 때에 더 큰 자유도를 사용할지도 모른다는 것을 시사하고 있다. 분명히, 이 움직임을 달성하는 유일한 올바른 방법은 없다.

요약 SUMMARY

1. ICF 틀 내에서, 이동성은 ***신체 구조와 기능***(보행 패턴 기능) 양쪽 구성요소 및 ***활동과 참여***에서 9개 영역 중 하나를 포함하는 복수 방법으로 표현된다.
2. 성공적인 이동운동을 위해서는 다음의 세 가지 주요 요건이 있다. 그 요건은 (a) 몸을 희망하는 방향으로 이동시킬 수 있는 기본적인 이동운동 패턴을 생성하는 능력으로서 정의되는 진행, (b) 방향감과 정상상태, 반응적 및 예측성 균형조절을 포함하는 안정성의 모든 측면의 양쪽을 달성하기 위해 공간에서 신체 위치를 조절하는 능력으로서 정의되는 자세조절, (c) 개인의 목표와 환경 요구를 충족하는 보행(진행과 자세조절)에 적응하는 능력으로서 정의되는 적응성이다.
3. 정상적인 이동운동은 팔다리가 좌우 대칭으로 번갈아 움직이는 관계에 있는 2족 보행이다. 보행은 입각단계와 유각단계로 나뉘고, 각각의 단계는 그 고유 요건이 있다.
4. 보행의 지지단계에서는 수평방향의 힘이 시시년에 대해 생성되어, 몸을 희망하는 방향으로 움직이고(진행), 한편, 수직방향의 힘은 중력에 대항하여 체중을 지지한다(안정성). 게다가, 진행과 안정성의 양쪽을 달성하기 위해 사용되는 전략은 속도, 방향의 변화, 또는 시시년의 변경에 대응하기 위해 유연해야 한다(적응).
5. 보행의 유각단계 동안에 달성해야 할 목표에는 유각 측 다리의 전진(진행) 및 체중 수용에 대비하는 다리의 재배치가 포함된다(안정성). 진행과 안정성의 양쪽 목표를 달성하기 위해서는 유각단계 동안에 발가락이 시시년을 실질 끌지 않도록, 충분한 발의 클리어런스가 필요하다. 게다가, 보행의 유각단계 동안에 사용되는 전략은 유각 측 발이 그 경로 상에 있는 장애물을 피할 수 있도록 하기 위해, 충분히 유연해야 한다(적응).
6. 보행은 속도, 보폭, 발걸음의 빈도(케이던스) 및 활보 길이와 같은 시간적 거리 파라미터에 관해서 흔히 설명된다. 또한, 보행은 관절각도의 변화(운동학), 근육 활성화 패턴(EMG), 및 보행을 조절하기 위해 사용되는 힘(운동역학)에 관해서 설명된다.

7. 많은 신경 요소와 비신경 요소가 보행 조절에서 함께 작용한다. 척수 패턴 발생기는 정형적인 이동운동 패턴을 만들어내고, 특정 적응적 기능을 수행할 수 있으나, 고위중추로부터의 하행경로와 말초로부터의 감각 되먹임은 이동운동 패턴의 풍부한 변화와 과제 및 환경조건에 대한 적응성을 가능케 한다.
8. 정상적인 이동운동 요건 중의 하나는 보행을 광범위한 환경에 적응시키는 능력이며, 이것에는 모든 감각으로부터의 감각 정보를 반응적으로 그리고 선행적으로 사용하는 것이 포함된다.
9. 이동운동을 조절하는 데 중요한 부분은 머리를 안정시키는 것이다. 그 이유는 머리에는 동작을 조절하기 위한 가장 중요한 2개의 센서인, 안뜰계와 시각계가 포함되어 있기 때문이다. 신경학적으로 온전한 성인에서는 머리는 매우 정밀하게 안정되어 있어 안뜰눈반사를 통해, 시선을 안정시키는 것을 가능케 한다.
10. 계단보행은 정형화된 다리의 서로 번갈아 하는 운동을 수반하는 평지보행과 유사하며, 세 가지 요건을 갖고 있다. 그 세 가지 요건은 몸을 위의 층계로 추진하기 위한 주로 동심성 힘의 생성, 또는 아래 층계로 몸이 내려가는 것(진행)을 조절하기 위한 편심성 힘의 생성; 끊임없이 변화하는 지지기저면 내의 COM의 조절(안정성); 및 높이, 폭 및 난간의 유무와 같은 계단 환경의 변화에 대응하기 위해 진행과 안정성에 사용되는 전략에 적응시키는 능력(적응)이다.
11. 이동성은 흔히 보행과 관련된다고 생각되지만, 이동성의 많은 다른 측면은 자립에 필수적이다. 이들에는 앉은 자세에서부터 선 자세로의 이동, 몸 구르기, 침대에서부터 일어나기, 또는 하나의 의자에서부터 또 다른 의자로의 이동이 포함된다. 이들 기술은 "이동 과제(transfer task)"라 불린다.
12. 이동과제는 공통의 과제 요건을 공유한다는 점에서 이동운동과 유사하다. 즉, 희망하는 방향으로의 움직임(진행), 자세조절(안정성) 및 변화하는 과제 및 환경조건에 적응하는 능력(적응)이다. 연구자들은 신경학적으로 온전한 젊은 성인이 이동과제를 수행할 때 사용하는 움직임 전략의 유형에 큰 변동성이 있다는 것을 발견하였다.
13. 이동과제(transfer task)를 달성하기 위해 사용되는 다양한 유형의 전략에 대한 안정성과 근력 요건을 이해하는 것은 다양한 유형의 운동 제약을 가진 신경학적으로 손상된 환자에서 이들 기술을 재훈련하기 위한 중요한 의미를 갖고 있다.

실습활동 과제에 대한 해답
ANSWERS TO LAB ACTIVITY ASSIGNMENTS

실습활동 12.1

1. 보폭(step length) : 평균 보폭은 약 76.3cm (30.05인치)이다.
2. 활보 길이(stride length) : 참여자가 비대칭 보행이 없는 경우, 보폭의 대략 2배이다.
3. 보간(step width) : 약 8~9 cm이다.
4. 케이던스(cadence) : 평균 케이던스(걸음 수: step rate)는 초당 약 1.9 걸음(분당 약 112.5 걸음)이다.
5. 보폭과 걸음 수 사이에는 광범위한 보행속도에 걸쳐서 선형 관계가 있다. 그러나, 일단 보폭의 상한에 도달하면, 속도의 계속적인 상승은 걸음 수로부터 초래된다. 보행속도가 증가함에 따라, 입각단계는 단축된다. 또한, 보조기구를 장착하면, 장애가 없는 사람에서도 보행속도가 감소하는 일이 대부분이다.

실습활동 12.2

1. 해답은 그림 12.2를 참조하기 바란다. 여러분의 수치가 개개의 도표 상의 수치와 유사한지 어떤지를 판단한다.

실습활동 12.3

1. 장딴지근과 가자미근이 이완하고 앞정강근이 수축한다.
2. COP는 먼저 유각 측 다리를 향해 뒤쪽 및 옆 방향으로 이동하고, 그 다음에 입각을 향해 앞쪽으로 이동한다.
3. 다리를 벽에 접근시킨다.
4. 네.
5. 발 내딛기에 대비해서 여러분의 체중을 용이하게 이동할 수 없었다.

실습활동 12.4

1. 해답은 다양하다.

제 13 장

이동성의 발달

Development of Mobility

학습목표

이 장을 학습하면 독자는 다음과 같이 할 수 있다.

1. 이동(locomotion)의 세 가지 주요 요건—전진(패턴 생성), 자세조절(방향감과 안정성), 그리고 적응(변하하는 과제와 환경 조건에 대한)—의 발달 중 출현하는 시간 과정을 설명한다.
2. 아동의 독립보행이 발달하고 성숙하는 동안 일어나는 주요 운동학적, 동역학적, 그리고 근전도 변화를 설명한다.
3. 아동의 보행 발달을 위한 신경계(감각계, 운동계와 고차원적인 인지계)와 비신경 하위시스템의 기여를 설명한다.
4. 구르기, 엎드려 누운 자세의 진행, 앉은 자세에서 일어서기, 그리고 바로 누운 자세에서 일어서기를 포함한 다른 형태의 이동성과 연관된 발달 중 변화를 논의한다.

서론 INTRODUCTION

유아가 배밀이를 하고, 기고, 걷고, 달리기 시작하면서—마침내 복잡한 환경 속에서 능숙하게 움직이게 되는 첫 번째 이동성 기술(mobility skills)의 발달을 보는 것은 놀랄 만하다. 이러한 기술은 어떻게 발달하는가? 그것은 언제 처음 나타나기 시작하는가? 유아가 능숙하게 걷기 시작하려면 얼마나 많은 연습이 필요한가? 우리가 이동성 발달이 지연되거나 이상이 있는 아동의 이동성 기술을 더 잘 이해하고 훈련하기 위해서 측정검사와 훈련과정에 통합하여야 할 정상 이동성(mobility) 발달의 핵심적 특성은 무엇인가?

이 장에서는 국제 기능 · 장애 · 건강 분류(ICF) 체계 내에서 이동성 기술 발달을 논의한다. 따라서 우리는 ***신체 구조와 기능*** 요소 내에서 발달 중 보행패턴의 변화를 살펴본다. 또한 우리는 걷기 활동의 특성(걸은 거리, 장애물 피하기 등)과 이것이 참여—집 안과 밖의 다른 장소로 이동하는 것 포함—와 어떠한 관련이 있는지 논의한다. 우리는 신경학적으로 정상인 아동의 이동성 발달을 검토하고 이러한 복합적인 능력의 출현에 기여하는 요인을 탐구하는 각각 다른 이론적 견해에 관한 연구를 요약한다.

운동계와 보행의 발달
DEVELOPMENT OF MOTOR SYSTEMS AND GAIT

독립적 이동(locomotion)은 처음에는 꽤 단순하고 자동적인 기능으로 생각될 수 있지만, 이것은 복잡한 운동 과제이다. 한 연구자는 유아가 걷기를 배우는 동안 정상 활동을 관찰했으며, 시간당 평균 2,368회의 걸음과 17회의 넘어짐을 발견하였다. 이것은 하루에 14,000회의 걸음, 축구장을 46바퀴 도는 것, 그리고 100회 넘어지는 것에 해당한다. 헤아릴 수 없겠지만, 유아는 많은 양의 짧고, 가변적인 걷기를 연습한다. 유아는 목적지나 목표에 도달하지 못한 채 걷기 시작하여 멈추는 경우가 많으며, 대개 세 걸음 이하로 걷는다(Cole 등, 2016). 게다가, 유아는 커브와 구불구불한 경로를 포함한 모든 방향으로 걸음을 내디딘다(Lee 등, 2018). 그림 13.1은 전형적인 13개월 유아가 실험실 놀이방에서 첫 10분간 자발적으로 노는 동안 보행 경로의 예를 나타낸다. Adolph의 결론은 유아가 수주와 수개월의 걷기 경험에 걸쳐 매우 많은 양의 시간-분배 가변 연습(time-distributed variable practice)으로 보행을 습득하고, 더 많이 걷고 덜 넘어지면서 보행을 배운다는 것이다(Adolph 등, 2012).

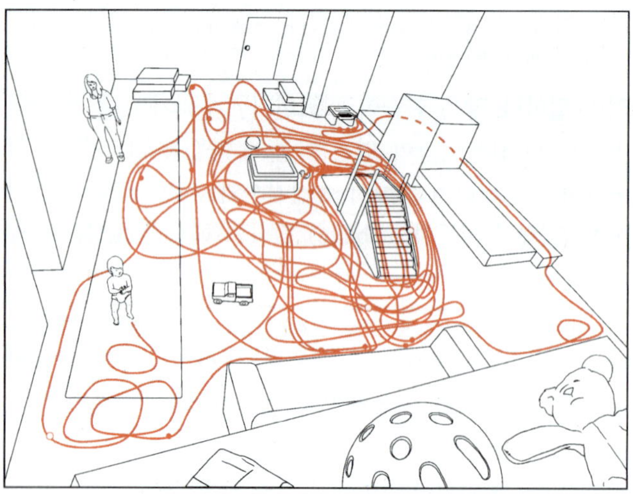

그림 13.1 전형적인 13개월 유아가 첫 10분간 자발적으로 노는 동안의 자연스러운 보행 경로. 겹치는 선은 같은 위치에 다시 간 것을 나타낸다. 채워진 원은 5초 이상의 휴식기간을 나타내고, 열린 원은 넘어짐을 의미한다.
(Adolph, K.E., Cole, W.G., Komati, M., et al. How do you learn to walk? Thousands of steps and dozens of falls per day. Psychol Sci. 2012;23:1389로부터 허가를 받아 재인쇄.)

걷기를 배우는 아동은 전진(progression)의 목표에 부합하는 협응적 발디딤을 하기 위해 많은 신체 분절에서 복합적 근수축 패턴을 활성화하여야 한다. 아동은 자세조절(방향감과 안정성)의 목표를 달성하기 위해서 걷는 동안 체중을 지지할 정도로 충분히 강해야 하고, 신체 질량중심(COM)의 이동을 보상할 만큼 충분히 안정적이어야 한다. 마지막으로, 아동이 변화하는 과제와 주변 환경에 적응할 수 있는 즉, 장애물 주변과 위를 지나다니고, 고르지 않은 지면을 가로지를 수 있는 보행 능력을 개발해야 한다(Thelen과 Ulrich, 1991).

다음 절에서 우리는 이동 발달에서 세 가지 필요조건–전진, 자세조절 그리고 적응–이 생의 첫 1년 동안 순차적으로 나타난다고 제안하는 연구들을 요약하였다. 이 복잡한 행동은 어떻게 발달하는가? 출생 전 발달 중에 이 행동의 기원은 무엇인가?

정상상태 보행의 발달
Development of Steady-State Gait

출생 전 발달 *Prenatal Development*

연구자들은 실제로 발달의 첫 단계에서 일어나기 시작하는 배아 움직임(embryonic movements)에 대한 이동 리듬의 기원을 추적하였다. 초음파 기술은 영아의 출생 전 움직임을 기록하는 데 이용되어왔다. 이 연구는 배아 발달의 가장 초기 단계(7~8주)에서 관찰되는 것을 제외한 모든 움직임이 신생아기와 영아기(young infant)에서도 나타난다는 것을 제시하였다. 다리와 팔의 분리 움직임은 약 9주의 배아에서 발달하고, 출생 후에 나타나는 보행 동작과 유사한 교대적 다리 움직임은 약 16주 배아에서 발달한다(De Vries 등, 1982; Prechtl, 1984).

출생 전 보행의 조절 기전(Control Mechanisms in Prenatal Gait). 이동 신경회로의 출생 전 발달에 대한 동물연구가 조사되었다. 감지할 수 있는 사지 움직임은 앞다리의 동작이 뒷다리의 동작에 선행하며, 머리에서 꼬리 순서로 출현한다(Bradley와 Smith, 1988). 다리 내 협응은 다리 간 협응 이전에 발달하며, 몸쪽 관절에서 움직임이 먼저 일어나고 발달과 더불어 먼쪽으로 진행한다. 마지막으로, 다리 간 협응은 먼저 교대적 패턴으로 발달하고, 그 후 동시적 패턴으로 발달한다(Stehouwer과 Farel, 1984).

신생아의 정상상태 보행과 독립적 걷기의 출현
Steady-State Gait in the Newborn and Emergence of Independent Walking

쥐와 같은 많은 신생(newborn)동물들은 정상적으로 출생 후 1주가 될 때까지 협응적 이동 동작이 나타나지 않는다(Bradley와 Bekoff, 1989). 하지만 쥐가 출생할 때 물속에 있다면 쥐는 수영을 하며, 이는 그들의 이동체계가 성숙하다는 것을 나타낸다. 게다가, 다 자란 고양이 형태(adult forms)의 이동이 트레드밀 위에 올려진 3일 된 새끼고양이에게서 유도될 수 있다(Bradley와 Smith, 1988). 그러나 새끼고양이의 보행은 부족한 자세 능력 때문에 비협응적이다.

이러한 결과가 제안하는 것은 출현하는 이동 행동에 대한 주요 제약이 자세체계의 미성숙과 이로 인해 직립 안정성을 획득하고 유지할 수 없다는 것이다. 또한 이들의 연구 결과는 어떤 행동이 명백하지 않다고 해서 그 행동을 위한 신경회로가 없다고 추측하는 것에 신중해야 함을 상기시키고 있다.

신생아 발디딤과 이것의 소멸에 기여하는 요인: 패턴발생기와 자기조직화 시스템(Factors Contributing to Newborn Stepping and Its Disappearance: Pattern Generators and Self-organizing Systems). 이동 패턴이 출생 전 수개월 동안 발달하기 때문에 적절한 조건에 있는 신생아에게서 발디딤 행동이 유도될 수 있는 것은 놀라운 일이 아니다(Forssberg, 1985; Prechtl, 1984; Thelen 등, 1989). 예를 들어, 신생아의 양쪽 겨드랑이 부분을 잡고 똑바로 세워서, 발바닥이 표면에 닿도록 선망으로 약간 기울일 때 직립 이동처럼 보이는 협응 동작을 종종 수행한다. 놀랍게도, 발디딤은 생후 첫 1개월 동안 유도하기가 점차 더 어려워지고, 약 2개월 된 영아 대부분에서 발디딤이 사라지며, 자기-발생적 이동(self-generated locomotion)의 개시와 함께 수개월 후에 다시 나타난다.

신생아 발디딤이 나타나고 사라지는 이러한 패턴은 156명의 영아를 조사한 종단 연구에서 발견되었다(Forssberg, 1985). 94명의 영아는 1개월에 발디딤 동작을 하였고, 18명의 영아는 3개월에 발디딤 동작을 하였으며, 단지 2명이 4개월과 5개월에 발디딤 동작을 하였다. 그 후 4개월에서 8개월 동안 발디딤 동작이 나타나지 않았으며, 10개월에 156명의 영아 모두 지지된 상태에서 발디딤을 하였고, 18명은 지지 없이 걸었다. 따라서 발디딤 패턴은 98~99%의 영아에서 일시적으로 소실되는 것으로 나타났다.

이러한 변화의 원인은 무엇인가? 다른 이론적 접근법들은 매우 다른 방식으로 영아의 행동 변화를 설명한다. 반사-계층적 관점에서 신생아 발디딤은 보행반사의 결과라고 생각된다. 사라짐은 주로 고위 신경중추의 성숙에 의한 억제의 결과로 추정된다. 그림 13.2는 영아 보행 발달의 7단계를 나타낸다. 보행반사(stepping reflex)의 관찰(단계 1)로 시작하여 반사의 사라짐(단계 2), 다시 나타남(단계 3), 보조에 의한 보행 출현(단계 4), 그리고 직립 독립보행의 3단계로 끝맺는다. 마지막 세 단계는 양손을 높이 든 방어자세(high guard position)에서 양손을 점차 움직이고(단계 5), 옆으로 내려오고(단계 6), 몸통과 머리를 더 똑바로 세우게 된다(단계 7)(McGraw, 1945).

반사-계층적 모델과 대조적으로 동적 시스템 접근법을 이용한 연구자들은 다수의 신경계와 비신경계의 기여와 관련된 발디딤 출현을 검토하였다. 특히 이러한 연구들은 신생아 발디딤의 출현을 유도하는 조건과 그것의 사라짐을 일으키는 변화를 탐구하였다. 심리학자인 Esther Thelen과 동료들은 이동 발달 연구에 동적 시스템 접근법을 적용하였다(Thelen 등, 1989). 이 접근법은 이동(locomotion)을 감각, 운동, 지각, 통합적, 호흡, 심장, 해부 계통을 포함한 다양한 상호작용이 있는 복합적 과정의 신생 특성으로 본다. 동적 시스템 접근법에 의하면, 움직이고 발달하는 시스템은 자기조직화 특성이 있으며, 즉 시스템은 패턴을 자발적으로 형성할 수 있고, 패턴은 시스템의 다른 부분의 상호작용으로부터 단순히 발생한다.

동적 시스템 모델은 활동이 항상 특정 상황 내에서 일어난다는 것을 강조한다. 결과적으로 주어진 신경 부호(code)는 중력에 대한 아동의 자세에서처럼 시스템의 다른 요소의 기여에 따라 다른 행동 결과를 생성할 것이다. 따라서 동적 시스템 연구자들은 신생아 발디딤에서 나타난 특정한 다리 궤적이 신경계의 어디에도 정확히 부호화되어 있지 않다는 것을 제안한다. 대신에 패턴은 많은 요소의 기여에 의해 출현한다. 이것은 영아의 발차기(kicking)에서 신경 기질, 해부학적 연결, 신체 구성, 활성화 또는 각성 수준, 그리고 중력 조건을 포함한다(Thelen 등, 1989).

동적 시스템 관점에서 생후 약 2개월경에 신생아 발디딤 패턴이 사라지는 것은 이 행동이 나타날 가능성을 감소시키는 시스템의 여러 구성요소가 변경되었기 때문이다. 예를 들어, 체격은 생의 첫 18개월에 많이 변한다. 영아는 첫 2개월에 체지방이 많이 증가하며, 그 후 첫 1년 끝 무렵에 날씬해진다. 발디딤 패턴은 2개월에 사라지는데, 그 이유는 걸음주기(step cycle) 동안 영아가 더 무거워진 다리를 들

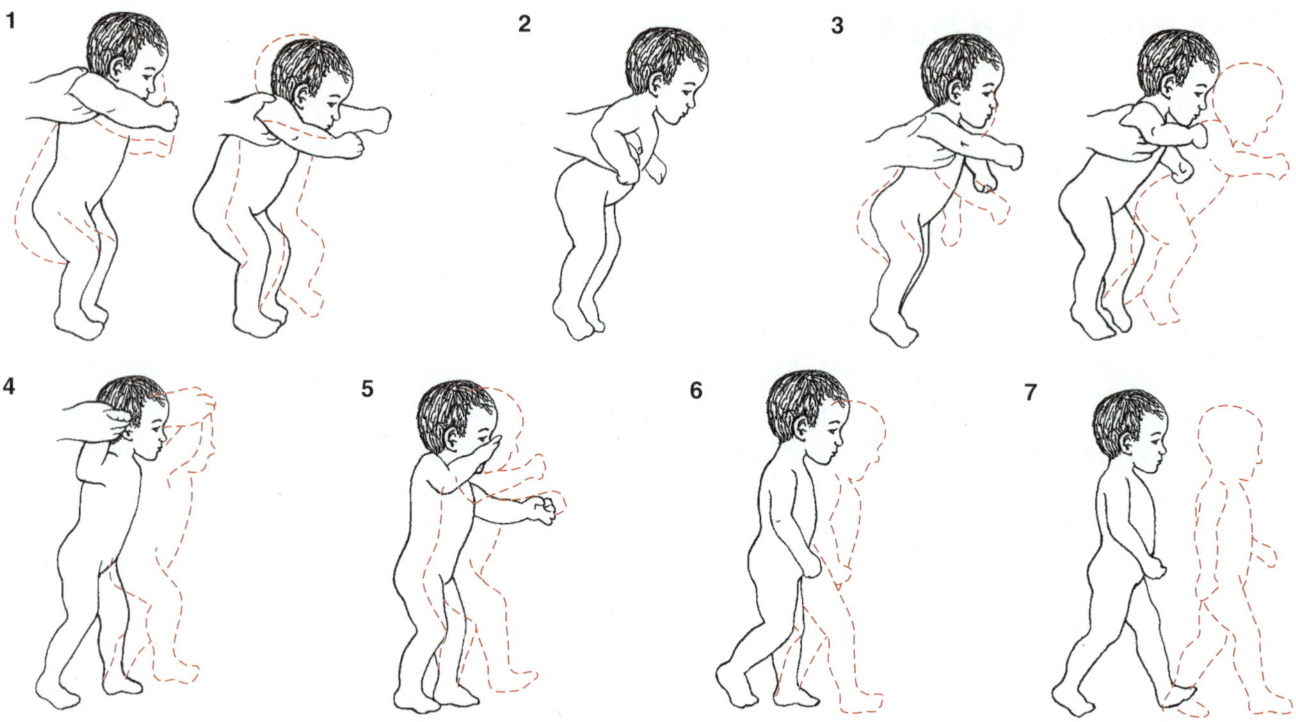

그림 13.2 McGraw에 따른 직립 이동의 7단계. 1. 보행반사. 2. 반사의 사라짐. 3. 다시 나타남. 4. 보조에 의한 이동. 5-7. 독립적 직립보행의 3단계, 양손을 높이 든 방어자세(high guard position)로부터 양손을 점차 움직이고(5), 옆으로 내려오고(6), 머리와 몸통을 더 똑바로 세우게 된다(7). (McGraw MB. Neuromuscular development of the human infant as exemplified in the achievement of erect locomotion. J Pediatr. 1940;17:747-771; Figure 1.)

어 올릴 만큼 근력이 충분하지 않기 때문이라고 제안하였다(Thelen 등, 1989).

Thelen과 동료들(1984)은 체지방이 더 많은 4주 된 영아가 체중 증가가 더 적은 영아보다 더 적게 발을 내디딘다고 증명하였다. 더욱이, 생후 첫 4주에 걸쳐 증가한 체중을 모의실험하기 위해서 영아의 다리에 무게를 더했을 때 정상적으로 발을 내딛는 영아는 더 낮은 비율(rate)과 더 약한 굽힘 동작으로 발을 내디딘다. 생후 4주 된 영아가 물속에 몸이 잠겨 있을 때 부력은 더 커지고 중력의 영향은 사라지며, 발디딤 빈도는 증가한다(Thelen 등, 1984). 그녀의 모든 연구들은 영아의 체중이 걸음주기에 영향을 미치는 요인임을 나타낸다. 신생아 발디딤의 사라짐과 관련된 체중 가설에 대한 추가적인 지지는 신생아 발차기 패턴을 검토한 연구에서 비롯된다. 바로 누운 자세에서의 발차기는 신생아 발디딤과 시간적 · 공간적 패턴이 같다. 두 행동 모두 준-동시적인 엉덩관절-무릎관절-발목관절 굽힘을 포함하고, 다리의 전방 흔들기(swing)와 폄이 이어진다(Sylos-Labini 등, 2020). 이동의 흔들기는 발차기의 굽힘과 폄 단계와 유사한 반면에 디딤기는 발차기 사이의 휴지기와 비슷하다. 발디딤 속도가 증가함에 따라 디딤기가 감소하고, 발차기 속도가 증가함에 따라 휴지기가 감소한다(Thelen 등, 1989).

그러나, 신생아 발차기와 발디딤은 뚜렷이 다른 신경근육 패턴을 포함한다—신생아 발차기는 다리근육의 가변적인 시간적 활성화 패턴을 포함하는 반면, 지면-발디딤은 안정된 근육 협동작용과 관련된, 단 두 개의 시간적 활성화 패턴: 디딤기 동안 다리 폄과 흔들기 동안 다리 굽힘을 포함한다(Sylos-Labini 등, 2020). 이것은 바로 누운 자세의 발차기와 신생아 발디딤 모두 별개의 패턴발생기와 관련될 수 있음을 제안한다. 신생아의 바로 누운 자세 발차기와 발디딤과 관련된 신경회로에 상관없이 신생아 발디딤이 사라지는 시기에도 발차기는 계속된다. 바로 누운 자세에서 발차기를 지속하는 것에 대한 한 가지 설명은 영아가 중력에 대항하여 움직이지 않기 때문에 발디딤과 같은 근력을 필요로 하지 않는다는 것이다(Thelen 등, 1984). 마찬가지로, Barbu-Roth와 동료들(2015)은 4주 된 영아의 발디딤 동작이 표면에 발이 닿아 지지되었을 때 사라졌던 것과는 대조적으로 공중에서 지속되는 것을 증명하였다. 저자들은 4주 된 영아의 다리가 이완되고 표면에 접촉할 때 자세가 더 굽혀져서 촉각적 발디딤을 유도하기 어렵게 만든다는 생각을 지지한다. 그럼에도 불구하고 그들의 다리를 강화하기 위해 직립 발디딤을 매일 수 분간 연습한 영아는 8주에 설음 빈도의 전형적인 감소가 나타나지 않았다(Zelazo 등, 1972).

신생아의 이동은 고양이, 개, 말과 같은 네발동물의 이동(locomotion)과 유사하다. 예를 들어, 신생아는 무릎과 엉덩관절을 많이 굽혀 발을 들어 올리지만, 발뒤꿈치 닿기는 나타나지 않는다. 폄근 활동은 발이 지면에 닿기 전에 일어나기 때문에 지면에 발이 접촉함에 의해서 반사적으로 활성화되기보다는 오히려 네발동물에서 발견되는 것처럼 타고난 이동 패턴발생기에 의해 작동되는 것으로 보인다. 무뇌증 영아(대뇌겉질 없이 태어난 영아)도 영아 발디딤과 유사한 패턴을 할 수 있기 때문에 발디딤에 관한 신경회로망은 뇌줄기 수준 또는 그 아래 수준에서 조직화될 것이라고 제안되어 왔다(Peiper, 1963).

흥미롭게도, 몇몇 연구자들은 신경병리가 있는 다수의 환자에게서 발견된 비정상적인 보행패턴은 실제로 미성숙한 이동 패턴이라고 믿는다. 따라서 뇌성마비아동, 지적장애아동과 습관적으로 발끝으로 걷는 아동은 미성숙한 이동 패턴을 계속 사용할 것이고, 한편 후천성 신경계 질환이 있는 성인은 이동 패턴발생기를 지배하는 고위중추의 조절 소실로 미성숙한 이동으로 되돌아갈 수도 있다(Forssberg, 1985).

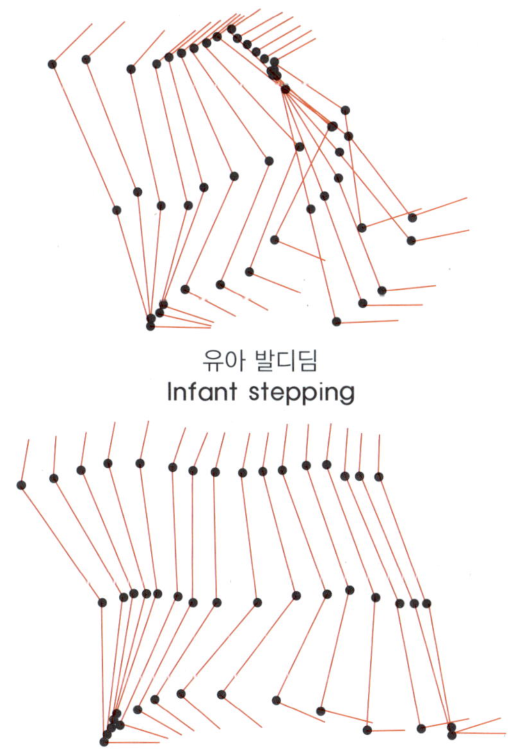

그림 13.3 영아 대 성인에서 한 걸음주기에 대한 동작분석으로부터 나온 막대 그림. 영아의 엉덩관절 굽힘 각도가 큰 것에 주목. (출처: Forssberg H. Ontogeny of human locomotor control: 1. Infant stepping, supported locomotion and transition to independent locomotion. Exp Brain Res. 1985;67:481.)

정상상태 보행의 발달 특성: 근전도와 운동학
Characterizing the Development of Steady-State Gait: EMG and Kinematics

다른 연구자들(Forssberg, 1985; Okamoto 등, 2001)은 이동 출현에 대한 신경계의 기여를 더 자세하게 조사하였다. Forssberg(1985)는 인간의 이동이 어떤 계층적 요소와 다수 시스템의 상호작용에 의해 특징지어진다고 가정하였다. 그의 연구는 타고난 패턴발생기가 걸음주기의 기본적 리듬을 만들어내고 이것은 신생아의 발디딤에서 볼 수 있다고 제안한다. 첫 1년에, 고위 신경중추로부터 시작되는 하행체계의 점진적인 발달은 유아가 이러한 이동 활동을 조절하는 능력을 제공한다. 패턴발생기를 조절하는 것보다 더 높은 수준에서 조직화되는 자세 또는 평형 조절을 위한 시스템은 더 장기간에 걸쳐 발달한다.

이 연구에 의하면, 지지된 걷기의 출현은 발디딤 패턴 자체의 중대한 변화 결과가 아니라 평형시스템의 성숙으로 인해 나타난다. 또한 이듬해에 걸쳐 성숙한 보행의 점진적인 출현은 원래 더 낮은 수준의 신경회로망에 영향을 미치고 이것을 수정하는 새로운 더 높은 수준의 조절시스템으로 인해 발생한다고 가정하였다(Forssberg, 1985).

근전도(EMG)와 동작분석을 이용한 Forssberg의 연구는 첫 2년간의 발달에 거쳐 이동 패턴이 어떻게 변화하는지 조사하였다. 동작분석 기술을 이용한 연구들은 동시적인 관절 움직임 패턴의 신생아 발디딤에서부터 발달의 첫 1년 끝 무렵에 성인과 더 유사한 분리된 관절패턴까지 이동 움직임의 점진적인 변화를 보여주었다. 성인과 유사한 보행패턴의 전환은 두 번째 해의 후반부 동안 일어난다. 이 시기에 발뒤꿈치 닿기(접지)는 신체의 전방에서 일어나기 시작한다. 그림 13.3은 신생아 대 성인 발디딤 동작의 운동학적 요소를 보여준다. 성인과 비교해서 영아의 엉덩관절 굽힘 정도가 더 크다는 것에 주목하기 바란다.

근전도 분석은 동작분석 연구 결과를 지지하였다. 예를 들어, 신생아의 경우 운동패턴은 동시적인 활동 정도가 높은 것이 특징이다. 즉, 다른 관절의 폄근이 동시적으로 활동하고, 각 관절에서 작용근과 대항근의 높은 상호활성화가 나타난다. 움직임 패턴에서처럼 EMG 패턴도 두 번째 해의 후반부 동안 높은 성숙을 보이기 시작하며, 이 시기에 관절에서 비동시적 패턴이 출현한다(Forssberg, 1985).

또 다른 일련의 종단 연구는 신생아 발디딤 시작으로 생후 첫 4개월까지, 그리고 독립적 걷기 시작부터 3세까지 다리근육 조절의 발달 변화를 조사하였으며(Okamoto와 Okamoto, 2001; Okamoto 등, 2001), Forssberg의 결과를 지지하고 확장하였다. 연구자들은 신생아 발디딤에서, 특히 디딤기 동안 작용근과 대항근이 동시적 수축패턴을 보인다는 것을 발견하였다. 그들은 첫 1개월 후에 영아 발디딤의 근전도 패턴이 상호교대적 패턴으로 바뀌기 시작하였으나 약간 웅크린(squatted) 자세와 전방 기울임을 동반하는 과도한 근육수축이 여전히 나타난다는 것을 확인하였다. 결과는 신생아 시기에 나타나지 않았던 바닥 접촉 전 다리 폄근의 강한 활성화가 1~3개월 사이의 영아에게서 나타나기 시작하였음을 제시하였다.

Okamoto와 동료들(Okamoto와 Okamoto, 2001; Okamaoto 등, 2001)은 걷기를 학습한 후 약 1개월까지 영아 보행의 근전도 특성이 성인의 보행 특성과 명확히 다르다고 제시하였다. 예를 들어, 발바닥 접지에서부터 발끝 밀기까지 디딤기 동안, 안쪽넓은근은 중력중심(COG)을 낮추기 위해 사용되는 약간 웅크린 자세에서 안정성을 유지하는 데 중요한 것으로 나타났다. 그 후, 넙다리곧은근과 넙다리두갈래근 또는 앞정강근과 장딴지근의 상호교대적 또는 동시수축 활성화 패턴은 시작 자세로 신체의 질량중심(COM)을 되돌리는 것과 관련이 있다. 마지막으로, 흔듦기 끝 무렵에 안쪽넓은근과 장딴지근이 다리를 능동적으로 펴기 위해 강하게 활성화되며, 이것은 아마 넘어짐을 예방하는 데 사용되었을 것이다. 저자들은 영아 보행에서 이러한 과도한 근육 활성화가 약한 근력과 미숙한 균형체계로 인한 것일 수도 있음을 제안한다. Forssberg처럼 Okamoto와 동료들은 신생아 발디딤에서부터 더욱 성숙한 보행을 통해 다리근육 활동이 점차적으로 변하는 것은 근력과 자세조절의 근본이 되는 하위시스템이 발달하기 때문이고, 이렇게 하여 신생아 보행반사를 조절한다고 제안하였다.

보행 출현 동안 자세조절: 운동학 & 근전도(EMG) (Postural Control during the Emergence of Walking: Kinematics & Electromyography). 독립적 이동의 출현을 제한하는 것으로 가정된 속도-제한 요인 중 하나는 자세조절의 발달이고, 처음 걷기 시작한 유아의 특이한 근전도와 운동학적 특성에 기여하는 한 가지 요인은 유아의 자세 불안정이라고 가정되어왔다. 아장아장 걷는 유아가 다른 보행으로 걷는 이유를 불안정의 정도로 설명할 수 있는지를 결정하기 위해서 Ivanenko 등(2005)은 손 또는 몸통의 지지 없이 첫 독립적 걸음(steps)을 수행하는 것과 지지를 받은 상태에서 아장아장 걷는 유아의 근전도와 운동학적 특성을 비교하였다. 그들은 손의 지지가 자세 안정성을 의미있게 개선시켰고, 넘어지는 비율, 보간격(step width), 가쪽 엉덩관절 편위, 그리고 몸통 진동을 감소시켰다는 것을 발견하였다. 하지만, 이러한 개선에도 불구하고 많은 운동학적 그리고 근전도 패턴은 증가된 자세 안정성에 의해 영향을 받지 않았다. 특히, 다리분절의 각운동 공분산, 양쪽 엉덩관절 수직 움직임의 양측성 협응패턴, 발 경로의 높은 가변성, 흔듦기 발의 단일 최대 궤적, 발 접지 시 특징적 근전도 활동은 지지된 걷기와 지지되지 않은 걷기 모두 유사하게 유지되었다. 아장아장 걷는 유아의 패턴이 오히려 제자리걸음을 하는 성인의 패턴과 유사한 특성을 보인다는 것이 발견되었다. 그들은 또한 유아의 지지되지 않은 첫걸음마가 나타날 때까지 보행의 운동학적 특성이 근본적으로 변하지 않았고, 그 후 빠르게 발달한다는 것을 발견하였다. 따라서 그들은 걷기 시작하는 유아의 많은 독특한 특징들은 균형 조절이 부족해서가 아니라 발디딤의 타고난 운동학적 템플릿(template)을 나타낼 수 있다고 제안하였다(Ivanenko 등, 2005). 실제로 다양한 연구들은 신생아의 지면-발디딤 활성화 패턴과 운동학적 변수(예: 발 놓기[placement] 특징과 팔-다리 협응)의 초기 발현은 보다 성숙한 형태의 이동과 유사하고, 더 나아가 이동 패턴의 타고난 탬플릿이 있다는 주장을 지지한다(LaScaleia 등, 2018; Sylos-Labini 등, 2017, 2020).

그러면 영아의 이동 출현에 기여하는 요소에는 어떤 것이 있는가? 발달에서 신경계와 근골격계의 몇몇 요소는 다른 요소 이전에 기능적으로 준비될 수 있으나, 시스템은 목표행동이 나타나기 전에 가장 느린 요소의 성숙을 기다려야 한다는 것을 기억하기 바란다. 가장 느린 요소의 발달 변화 또는 작은 증가는 시스템을 새로운 행동형태로 유도하는 자극제가 되는 조절변수로서 작용할 수 있다.

방금 논의했던 연구에서 독립적인 이동에 기여하는 대부분의 요소는 아동이 독립적 걸음을 취하기 전에 기능적인 상태에 있다는 것을 보여주고 있다. 이동 패턴발생기의 기능은 출생 시 제한된 능력 내에 있으며, 긴밀한 다리 내 협동작용이 분리되고 더 복잡한 조정과 조절이 가능해짐에 따라서 첫 1년의 후반부(생후 6~12개월) 동안 개선된다. 우리가 8장에서 언급했던 것처럼 영아는 머리 움직임을 조절하기 위해서 출생 시 시각흐름(optic flow) 정보를 이용할 수 있으며, 적어도 5개월 내지 6개월까지는 선 자세 조절을 위해서 시각흐름 정보를 이용할 수 있다. 멀리 있는 목표물 쪽으로 가려는 동기는 기기(creeping)의 개시에 의해 분명히 나타나며(Atun-Einy 등, 2013; Hoch 등, 2020), 팔다리의 수의적 조절은 많은 행동에 대해 이 시기에 확실히 존재한다(Thelen 등, 1989).

그러면 9개월~12개월 이전에 수직 두 발 보행(이동)의 출현을 막는 제약에는 어떤 것이 있는가? 대부분의 연구자들은 그것이 주로 균형 조절의 제한 그리고 아마도 근력의 제한 때문이라고 믿고 있다(Forssberg, 1985; Thelen 등, 1989; Woollacott 등, 1989). 물론 균형 조절과 발디딤 패턴은 독립보행의 출현 후 계속 발달한다(Ivanenko 등, 2005).

예를 들어, 영아가 기어갈 때 한 번에 한 발을 들어 올릴 수 있으므로 항상 삼각서기(tripod stance)를 할 수 있고, 따라서 균형이 훨씬 덜 요구된다. 이제 막 첫걸음을 내딛으려고 하는 정상 영아는 이동 패턴발생기 내 운동 협응이 발달하였고, 시각계, 안뜰계, 몸감각계도 기능적이며, 전방으로 움직이려는 동기가 있다. 또한 영아는 신체를 전방으로 추진하는 데 사용하지 못할지라도 적어도 균형 유지를 위한 근력이 충분할 것이다. 그러나 자세조절 시스템이 효과적으로 COM을 조절하여 넘어짐을 피할 수 있을 때까지 이러한 과정을 효과적인 이동(locomotion)에 사용할 수 없을 것이다. 이러한 과정이 효과적인 기능을 위한 특정 문턱값(역치)에 도달할 때 역동적인 독립 두 발 보행이 나타날 수 있다.

초기 보행 중 시간적 간격 요인의 변화 (전진과 자세조절) *Changes in Temporal Distance Factors during Early Walking (Progression and Postural Control)*

걷기를 시작해서 성숙한 보행형태의 숙달 과정 동안에 근전도 특징과 운동학적 변화에 관한 연구들이 다른 실험실에서도 수행되어 왔다(Dierick 등, 2004; Okamoto와 Kumamoto, 1972; Okamoto와 Okamoto, 2001; Sutherland 등, 1980).

위에서 언급한 것처럼, 독립보행의 처음 며칠간 발디딤 패턴은 미성숙하다. 예를 들어, 디딤기에서 발끝 밀기(push-off) 동작이 나타나지 않으며, 보간격(step width)은 매우 넓고, 팔은 높게 유지된다. 유아는 몸통을 앞으로 기울이거나 전방 흔듦 다리 쪽으로 몸통을 비틀어서 또는 작은 분리된 걸음을 내딛음에 의해서 신체를 앞으로 추진하는 힘을 생성하는 것으로 보인다(Snapp-Childs와 Corbetta, 2009). 유아는 한쪽 다리로 균형을 유지할 수 없기 때문에 흔듦기가 짧다. 더욱이 유아의 첫걸음은 디딤기 동안 엉덩관절과 무릎관절의 굽힘 증가(부족한 균형과 관련되는 것으로 생각되는 "웅크린" 자세)로 엉덩관절과 무릎관절 주위의 폄 모멘트와 발목의 발바닥굽힘 모멘트가 우세한 것이 특징이다(Hallemans 등, 2006).

독립적으로 걷기 시작한 후 10~15일 무렵 유아는 동시수축이 감소하기 시작하고, 걷기 시작 50~85일 후 근육 패턴은 상반적 관계를 보여주기 시작한다.

Okamoto와 Kumamoto(1972)는 유아가 걷는 동안 지지된다면 근육 사이의 상반 관계가 출현하지만, 독립적으로 보행하는 동안에는 신체를 안정시키기 위한 부가적인 요구로 인해 상호활성화가 다시 나타난다고 하였다. 이것은 초보 보행자에 대한 부가적인 자세 지지기 대부분의 근전도와 운동학적 패턴에 영향을 미치지 않았다고 보고한 Ivanenko 등(2005)의 결과와 대조적이다.

첫 1년간의 걷기에서 또 다른 일반적인 보행 특성은 높은 걸음 빈도, 팔과 다리 사이의 상반적 흔들기 동작의 부재, 디딤기 동안 무릎 굽힘 그리고 흔듦기 동안 엉덩관절 굽힘, 골반경사, 엉덩관절 벌림 증가를 포함한다. 또한 발바닥 닿기(foot strike)에서 발목 발바닥쪽굽힘이 나타나고 흔듦기 동안 발목 발등굽힘이 감소되어 상대적인 발처짐(foot drop)이 나타난다(Sutherland 등, 1980). 2세경까지 골반경사, 엉덩관절 벌림과 가쪽돌림은 감소된다. 발바닥 닿기에서 무릎관절 굽힘 움직임(wave)이 나타나고 팔의 상반적 흔들기가 약 75%의 아동에서 나타난다. 2세 말경에 유아는 디딤기 동안 발끝 밀기가 나타나기 시작한다. 1세부터 7세까지 근육 진폭과 기간은 성인 수준으로 점차 감소한다. 7세경에 보행 동안 대부분의 근육과 움직임 패턴은 성인의 그것과 매우 유사하게 보인다(Sutherland 등, 1980).

Sutherland 등(1980)은 성숙한 보행을 결정짓는 다섯 가지 중요 특징-(a) 한쪽 다리로 서있는 시간, (b) 보행속도, (c) 분당 걸음 수(cadence), (d) 보폭(step length) 및 (e) 보간격(step width)에 대한 골반 폭(pelvic span)의 비율-을 제시하였다.

한쪽 다리로 서 있는 기간은 1세 때 32%에서 7세 때 38%로 꾸준히 증가한다(전형적인 성인 값은 39%임). 보행속도와 분당 걸음 수는 점점 줄어드는 반면, 보폭은 증가한다. 지지하는 다리의 안정성이 부족하기 때문에 갓 걷기 시작한 유아의 보폭은 짧으며, 균형능력이 증가함에 따라 길어진다. 마지막으로 보간격에 대한 골반 폭(골반 높이에서의 신체 너비로 정의됨)의 비율은 2.5세까지 증가하며 그 후 안정된다. 3세 무렵 보행패턴은 기본적으로 성숙하며, 7세까지 작은 개선이 지속된다(Sutherland 등, 1980).

보행 학습은 2-단계 과정인가?(Is Learning to Walk a Two-Stage Process?) Bril과 Breiniere는 이동의 출현을 연구했으며 보행 학습이 2-단계 과정이라는 가설을 설정하였다(Bril과 Breiniere, 1993; Breiniere와 Bril, 1998). 초기 단계(걷기 시작한 후 3~6개월)에서 유아는 균형 조절을 배우고, 두 번째 단계(독립보행이 지속되는 5년간) 동안 점진적으로 이동 패턴이 개선된다.

유아의 일상적인 가정환경 탐색을 관찰한 또 다른 연구는 넘어짐 빈도, 멈춤 빈도, 분당 걸음 수와 디딤기, 흔듦기, 양발지지기 시간 모두 보행 경험에 따라 감소한다는 것을 실험실 데이터로 입증하였다(Marencakova 등, 2019).

Sutherland처럼 그들은 독립적 이동이 발달함에 따라서 보행패턴이 어떻게 변하는지 보기 위해 생의 첫 6년 동안 장기적으로 아동을 연구하였다. 나타나는 보행패턴의 뚜렷한 변화는 그림 13.4에 요약하였다. 그림 13.4A는 보행의 양발지지기(DS) 기간의 감소를 나타내며, 보행의 첫 4개월 이내에 극적으로 감소하고, 그 후 독립보행의 약 35개월까지 지속적으로 줄어들고 있다. 그림 13.4B는 약 10개월간의 보행 경험을 통해 지속적인 보간격의 감소(또한 자세 안정성의 증진과 관련)와 함께 보행의 첫 4개월 이내에 일어나는 보폭의 극적인 증가를 나타낸다. 그들은 처음 보행하는 아동은 아마도 균형을 되찾기 위해 긴 양발지지기가 요구되기 때문에 양발지지기가 길고, 흔듦기가 매우 짧으며, 보행속도가 아주 느리다는 것을 언급하였다. 유아의 자연스러운 보행을 관찰한 연구는 실험실 데이터를 확증한다. 걷는 경험을 통해 유아의 걸음은 더 빨라지고, 더 길어지며, 더 좁아졌다(Lee 등, 2018).

Bisi와 Stagni(2015)는 또한 보행의 초기 단계에서 보행패턴의 변화가 엄격한 연속 과정인지 여부를 실험하였다. 그들은 2개월간의 독립적 걷기 후 자세조절의 증가로 인해 특정 보행 시간 변수에서 발달적 변화가 있음을 보여주었다. 예를 들어, 분당 걸음 수는 처음에 증가했다가 2개월의 독립적 걷기 후에 감소한 반면, 가속도는 지속적으로 감소하였다. 저자들은 2개월간의 독립적 걷기 후 유아의 보행속도 증가는 분당 걸음 수보다는 보폭의 증가 때문일 가능성이 높다고 결론지었다.

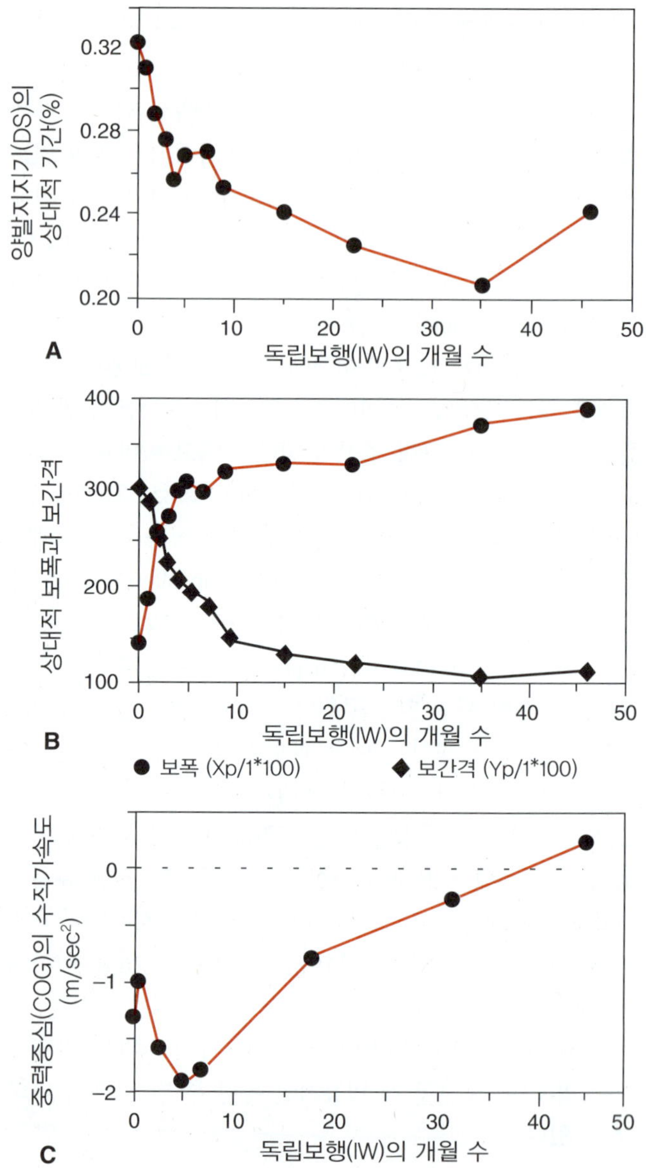

그림 13.4 첫 4년간의 보행 동안 보행변수의 변화. **(A)** 양발지지기의 상대적 기간. **(B)** 상대적 보폭(step length)과 보간격(step width). **(C)** 중력중심의 수직가속도 변화.
IW, 독립보행; Xp = 보폭; Yp = 보간격.
(Bril B, Breniere Y. Posture and independent locomotion in childhood: learning to walk or learning dynamic postural control? In: Savelsbergh GJP, ed. The development of coordination in infancy. Amsterdam North Holland, 1993:337-358로부터 허가를 받아 재인쇄.)

보행 중 수직 질량중심 움직임의 조절: 근력과 증진된 자세조절의 기여(Control of Vertical Center of Mass Motion during Walking: Contributions of Muscle Strength and Increased Postural Control). 저자들은 걷는 동안 어떤 요인이 이러한 자세능력의 발달을 제한하는지 질문하였다

(Breniere와 Bril, 1998). 그들은 상체를 불안정하게 하는 중력을 조절하기 위해 높은 수준의 근력이 요구된다는 것을 제안하였다. 사실상 엉덩관절에서 근육힘줄 힘에 대한 요구가 보행 중 디딤기 특정 지점에서 체중의 6~8배에 이를 수도 있음을 예측하였다(McKinnon과 Winter, 1993). 따라서 갓 걷기 시작한 아동은 균형 조절을 위한 근력이 부족할 것이라고 Breniere와 Bril(Okamoto와 Okamoto, 2001과 같이)은 가정하였다. 이 가설을 검사하기 위해 저자들은 수직 지면반발력이 체중을 보상하기 위한 근골격계 능력을 반영한다는 가정하에서 수직방향 중력중심(COG) 가속도를 측정하였다.

성인의 경우, 발뒤꿈치 닿기에서 질량중심(COM)의 수직가속도가 양수(positive)이며, 이는 성인이 초기 접지기와 관련된 안정을 깨는 힘에 대항하는 조절과 근육능력을 지니고 있음을 나타낸다. 대조적으로 Breniere와 Bril(1998)은 그림 13.4C에서 나타난 것처럼 유아가 독립적 걷기를 시작할 무렵 발뒤꿈치 닿기 시 COM의 수직가속도는 항상 음수(negative: 근육능력의 초기 부족을 나타냄)라는 것을 발견하였다. 독립보행의 첫 5개월에 유아는 보폭의 증가에 의해 보행속도가 사실상 증가하였다. 이것은 수직 불안정성을 증가시키며 흥미롭게도 COM의 수직가속도는 더욱더 음수(negative)가 된다. 따라서 이 기간 동안 근력은 균형 요구와 비교하여 낮게 유지되는 것으로 나타났다. 그림 13.4C에서 보는 것처럼 독립보행의 약 6개월경 발뒤꿈치 닿기 때 COM의 수직가속도가 마침내 자세조절의 변화를 표시하는 양수(positive) 값으로 방향이 바뀌었다. 이 시점에서 유아는 "넘어짐 듯한 보행(walking by falling)"을 멈추고 보행 동안 전방 "넘어짐"을 조절하기 시작했다. 보행 경험이 약 3년 내지 4년(4~5세) 될 무렵 발뒤꿈치 닿기 때 COM의 수직가속도는 0 값에 도달하였고, 이는 그들이 보행으로 유도된 관성력과 중력을 조절할 수 있음을 나타낸다(그림 13.4C). 보행 경험이 5년쯤 되면 5명 중 3명의 아동은 성인의 값과 유사한 양수 값을 나타내었다(Breniere와 Bril, 1998). 보간격, 보폭, 양발지지기의 변화가 균형 조절의 숙달과 관련 있기 때문에 이러한 발견은 보행의 첫 번째 단계 동안 아동이 자세조절을 이동동작으로 통합하는 것을 배운다는 생각을 지지한다.

성숙한 보행의 발달 중 COM 조절에서 이러한 개선을 특징짓는 또 다른 방법은 디딤 다리 위에서 호를 이루는 신체의 COM과 관련된, 진자운동(pendular movement)을 측정하는 것이다. 이것은 "두 발 보행의 역립 진자기전(inverted pendulum mechanism)"이라 불린다. 연구자들은 진자기전이 타고난 것인지 또는 보행 경험에 따른 후천적인 것인지 조사하였다(Ivanenko 등, 2004). 처음으로 지지되지 않은 발걸음을 취하는 유아(약 1세)의 이동 운동학을 나이 든 아동과 성인의 이동 운동학과 비교하였다. Bril과 Breniere의 연구에서처럼, 결과는 지지되지 않은 이동 시작 시 진자기전이 나타나지 않았다.

이러한 차이가 좀 더 나이 든 아동보다 훨씬 더 느린 유아보행으로 인한 것인지를 결정하기 위해서 연구자들은 이동속도를 정규화하였으며, 2세 이상 아동의 역학적 에너지 회복비율은 성인의 비율과 대략 비슷한 반면, 아장아장 걷는 유아의 비율은 약 50% 낮았음을 발견하였다. 그들은 다리분절 각운동의 고정된 연결과 함께 진자와 같은 행동이 독립적 걷기 후 수개월 내에 성숙한 값으로 빠르게 이동한 것을 발견하였으며, 이는 독립보행 경험이 이러한 발달 변화에 대한 기능적 계기가 되었을 것이라고 제안한다. 그들은 진자기전의 출현이 연결된 분절 시스템의 필연적인 역학적 결과가 아니라 능동적인 신경 조절과 적절한 분절간 협응패턴을 필요로 한다고 결론지었다(Ivanenko 등, 2004).

보행 중 가쪽 질량중심의 조절: 증진된 자세조절의 기여(Control of Lateral Center of Mass during Walking Contributions of Increased Postural Control). 보행 동안 COM의 조절은 안정성에 대한 좋은 지표인 것으로 밝혀졌기 때문에, 한 연구에서 1세부터 9세까지의 아동 발달 동안 보행 중 COM의 수직 그리고 가쪽 변위에 대한 변화를 조사하였다. COM이 수직 그리고 가쪽 진폭(다리 길이로 조절하였을 때)은 4세 이전의 아동이 더 높았고, 전방 진폭은 7세 이전의 아동이 더 높았다는 결과를 보고하였다. 저자들은 보행 중 COM 변위의 발달은 점진적인 과정이며, 7세까지 발달하는 것으로 결론지었다(Dierick 등, 2004).

Hallemans와 동료들(2018)은 1세에서 10세 사이 아동들의 안정성의 공간적 경계(spatial margin)–압력중심과 안가쪽 축을 따라 "추정된 COM" (COM 위치의 벡터 합과 속도의 비율) 사이의 최소거리로 정의됨–를 실험하였다. 연구에서 그들은 안정성의 공간적 경계가 정규화된 보간격과 양의 상관관계가 있고, 정규화된 걸음거리와 흔듦기간과 음의 상관관계가 있음을 발견하였다. 저자들은 안정성의 공간적 경계가 아동의 보행 조절과 관련이 있다고 결론지었다–안정성의 더 큰 공간적 경계는 COM의 더 큰 가쪽 분산을 포함하며, 이는 더 크고/또는 더 빠른 걸음으로 보상될 것이다.

표 13.1 걷기 발달의 순서

I. 걷기(Walking)

A. 초기 단계(initial stage)
1. 직립 자세의 유지가 어려움
2. 균형 소실을 예측할 수 없음
3. 뻣뻣하고(rigid) 불완전한 다리활동
4. 짧은 걸음(steps)
5. 발바닥 전체의 접지
6. 발가락이 바깥쪽으로 향함
7. 넓은 지지기저면
8. 무릎을 굽힌 상태로 접지한 후 빠르게 다리를 폄

B. 초보 단계(elementary stage)
1. 완만한 패턴
2. 보폭(step length) 증가
3. 발뒤꿈치(heel)-발가락(toe) 접지
4. 제한된 흔들기와 함께 팔이 옆으로 내려옴
5. 몸통의 가쪽 폭 내에 있는 지지기저면
6. 발가락의 바깥쪽 향함이 감소되거나 사라짐
7. 골반경사 증가
8. 뚜렷한 수직 들어 올림

C. 성숙 단계(mature stage)
1. 반사적 팔 흔들기
2. 좁은 지지기저면
3. 느긋하고, 길어진 걸음
4. 최소한의 수직 들어 올림
5. 뚜렷한 발뒤꿈치-발가락 접지

II. 일반적인 문제(Common problems)

A. 억제되거나 과장된 팔 흔들기
B. 양팔이 신체의 정중선을 교차함
C. 부적절한 발 놓기
D. 몸통의 지나친 전방 기울임
E. 균형을 위해 양팔을 내밀거나 옆으로 움직임
F. 몸통의 비틀림(twisting)
G. 율동적 활동 부족
H. 발바닥 전체로 착지
I. 발 또는 다리를 안쪽 또는 바깥쪽으로 돌림

Gallahue DL, JC Ozmun. Understanding motor development: infants, children, adolescents, 6th ed. Boston, MA: McGraw Hill, 2006:208로부터 허가를 받아 재인쇄.

표 13.1은 독립보행의 시작으로부터 약 3세에 성숙한 패턴의 발달에 이르는 동안 발걸음 주기의 몇 가지 특징적 변화를 요약한 것이다(Gallahue, 1989). 이러한 변화는 그림 13.5에서 자세하게 볼 수 있다. 발달과 관련된 보행 변화를 더 잘 이해하기 위해서는 실습활동 13.1을 완료하기 바란다.

성공적인 이동을 위한 세 가지 조건을 살펴볼 때 율동적인 발디딤 패턴(전진), 균형 조절(안정성), 그리고 보행을 수정하는 능력(적응), 명백히 율동적인 발디딤 패턴이 가장 먼저 발달한다. 그것은 출생 시 제한된 형태로 나타나고 생후 첫 1년 동안 개선된다. 두 번째로 자세 안정성은 생후 첫 1년의 끝 무렵과 첫 2년의 초기에 발달하고 아동기 내내 계속 향상된다. 다음 절에 논의하는 것처럼 적응은 독립적 걷기를 시작한 후 수년 내에 개선된다.

적응의 발달 Development of Adaptation

아동이 장애물 주위와 그 위를 지나고, 상이한 지면 위에서 그리고 다른 과제를 수행하면서 돌아다닐 수 있도록 보행패턴에 적응하는 것을 어떻게 배우는가? 우리가 12장에서 언급하였던 것처럼 반응적, 선행적 전략은 과제와 환경 요구의 변화에 대해 보행을 수정하는 데 이용된다.

보행 중 반응적 균형 전략의 발달
Development of Reactive Balance Strategies during Gait

보행 적응을 위한 반응적 전략은 보상성 자세반응을 보행주기로 통합하는 것과 관련이 있다. 연구자들은 이동 동안 교란(perturbations)에 대한 보상성 자세 근육반응을 관찰하였고 동요된(perturbed) 정적 선 자세 동안의 자세 반응과 비교하였다.

빠른 속도의 선 자세 교란에 대한 반응에서 아동은 자동적 자세반응과 단일연접반사반응으로 반응한다. 아동이 성장함에 따라 자세반응이 더 빨라지면서 신장반사 반응의 진폭은 더 작아진다. 매우 어린 아동의 경우 대항근의 동시활성화(coactivation)가 뚜렷이 나타난다(Berger 등, 1985).

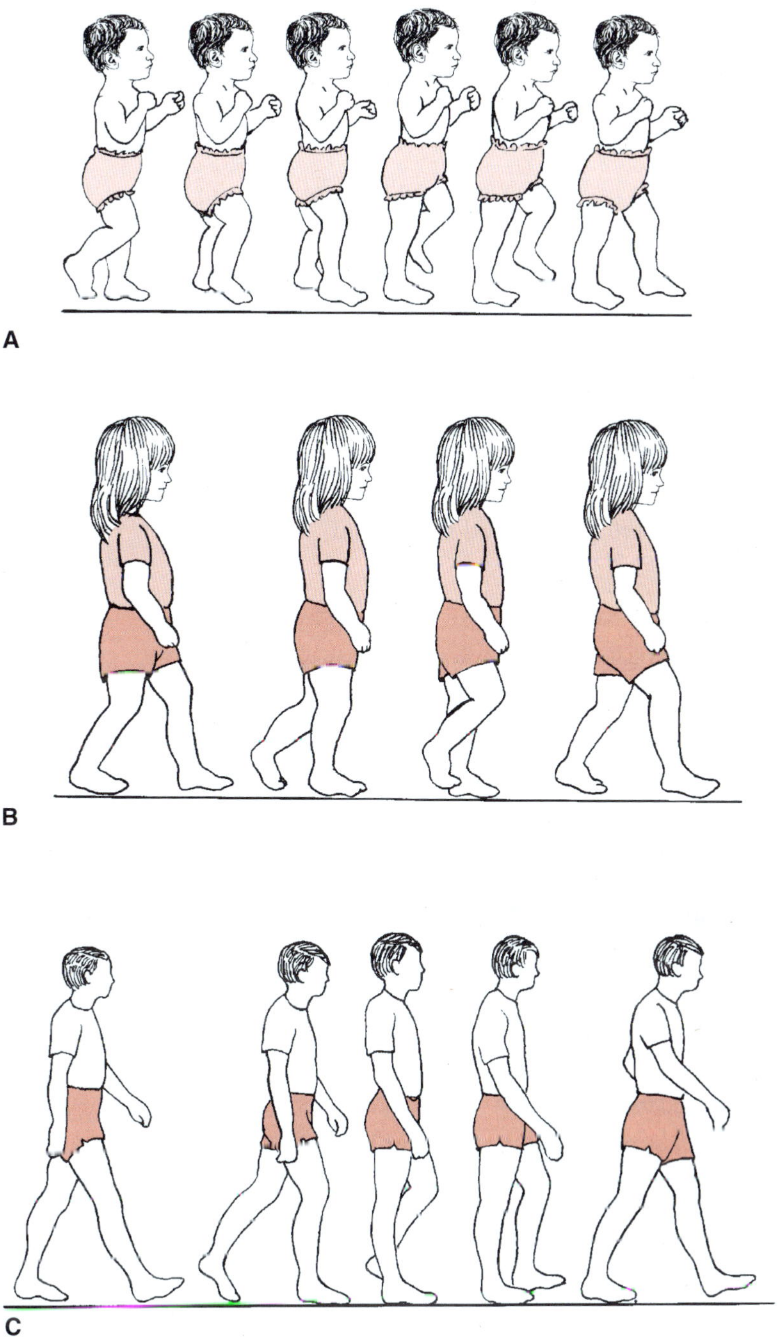

그림 13.5 보행 발달과 관련된 신체 움직임. **(A)** 보행의 초기 형태. **(B)** 초보 형태의 보행 **(C)** 성숙한 형태의 보행. (Gallahue DL, JC Ozmun. Understanding motor development: infants, children, adolescents. 6th ed. Boston, MA: McGraw Hill, 2006;208로부터 허가를 받아 인용.)

보행 중 교란은 1세에서 2.5세 아동에게서 단일연접반사를 일으키나 그림 13.6에서 제시된 것처럼 더 나이 든 아동에서는 그렇지 않다. 이 그림은 1세 유아의 경우 자동적 자세반응 이전에 큰 단일연접반사가 나타나나 2.5세에 감소하고 4세와 성인에서는 사라졌다. 선 자세 교란과 유사하게 보행 중 교란에 대한 자동적 자세반응은 나이가 들면서 더 빨라지며, 약 4세에 성숙한 반응이 나타난다. 대항근의 동시활성화 또한 나이가 들면서 감소한다.

보상성 자세 활동의 특징적 변화는 보행 동안 안정성 증가와 보행에 대한 교란을 보상하는 능력 증가와 관련이 있다(Berger 등, 1985). 이 연구는 독립적 보행 능력이 있는 1세 정도의 어린 아동의 반응이 미숙할지라도, 보행이 방해받을 때 보상성 자세 활동을 느린 보행으로 통합시킬 수 있음을 제시한다.

균형 회복 동안 보상성 발디딤 기술(Compensatory Stepping Skills During Balance Recovery). 독립적으로 발걸음을 내딛는 능력은 균형에 대한 위협이 클 때 균형을 회복하기 위해 그리고 이동을 위해 필요한 기본 기술이다. 흥미롭게도, 보행 중 독립적 걸음을 취하는 능력은 균형

실습 활동 13.1

목적: 보행 발달의 운동학을 검사하기 위해서

순서: 다음 연령의 유아 한두 명의 보행패턴 관찰하기; 8~10개월(걷기 전 단계의 아동, prewalkers), 12~18개월(초보 보행자), 18~24개월(보행 경험자). 이러한 나이집단에 따라 보행의 공간적·시간적 측면에서 나이와 관련된 변화를 기록하시오. 또한 각 아동의 다음 보행 특성을 관찰하고 설명하시오:

(a) 직립 자세를 유지하는 능력,
(b) 안정성을 조절하는 능력(아동이 일정한 기간 내에 얼마나 자주 넘어지는가),
(c) 발바닥 닿기에서 초기 접촉, 그리고
(d) 팔의 위치.

과제

1. 당신이 관찰한 아동들 사이의 설명을 비교하시오. 나이와 보행 경험에 따라 각 변수가 어떻게 바뀌는가?
2. 보행 발달에 대한 당신의 서술과 표 13-1에 설명된 것을 비교하시오. 보행변수가 언제 성인 값에 근접하기 시작하는가?

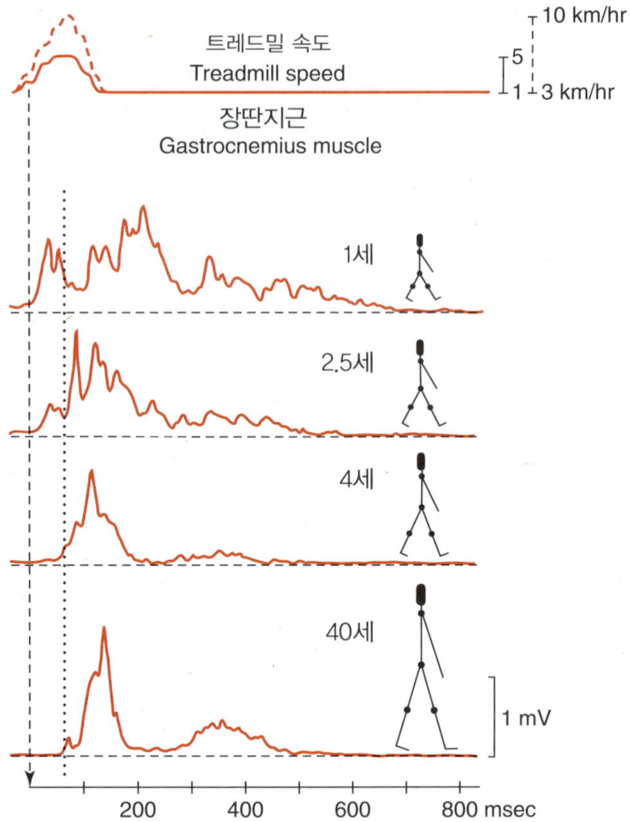

그림 13.6 1세, 2.5세, 4세 아동과 성인이 트레드밀 위에서 걷고 있는 동안 트레드밀 속도를 잠깐 증가시켜 균형이 교란될 때 장딴지근 근전도 반응의 예. 가장 왼쪽 수직선이 트레드밀 가속의 시작이고, 그 오른쪽 점선은 근전도 반응의 시작이다. 자동적인 자세반응 이전에 가장 어린 아동에게서 보이는 큰 단일 연접반사를 주목하기 바란다. 이것은 4세 때 사라진다. (Berger W, Quintern J, Dietz V. Stance and gait perturbations in children: developmental aspects of compensatory mechanisms. Electroencephalogr Clin Neurophysiol. 1985;61:388로부터 허가를 받아 재인쇄.)

회복을 위해 걸음을 사용하는 능력으로 자동적으로 이어지지 않는다. 균형을 위협하는 속도 증가에 반응하여 걸음을 내딛는 능력의 출현을 조사한 연구에서 서 있을 수 있는 아동(standers, 서 있을 수 있으나 걸을 수 없는 아동), 갓 걷기 시작한 아동(보행 경험이 2주 이하이며 세 걸음을 옮길 수 있는 아동), 중급 보행자(보행 경험이 1~3개월 된 아동), 상급 보행자(보행 경험이 3~6개월 된 아동)에게 지지기저면 후방이동을 적용하였다. 증가하는 균형 위협에 대해 균형반응을 조정하는 능력은 갓 서기 시작한 아동과 갓 걷기 시작한 아동에게서 나타나지 않았으며, 이는 이러한 두 범주의 아동이 균형을 회복하기 위해 걸음을 내디딜 수 없기 때문이라고 하였다. 보행 경험이 1개월에서 3개월 사이의 유아는 균형 회복을 위한 발디딤이 발달하기 시작하고, 보행 경험이 약 6개월 될 무렵 비교적 개선된다(Roncesvalles 등, 2000). 그럼에도 불구하고, 자발적인 자유 놀이 동안 13~19개월 사이 유아의 넘어짐을 조사할 때 반응적 행동은 발달 전반에 걸쳐 일관성을 유지하는 것으로 보인다. 균형을 잃기 직전에 유아는 반응적 걸음을 내딛고, 무릎을 굽히고, 가까운 지지대를 잡고, 팔을 뻗어서 넘어지는 것을 막는다. 유아의 반응적 반응(reactive responses)은 빠르고, 균형을 잃은 후부터 신체가 지면에 닿기 전에 평균 0.5초도 채 되지 않으며, 일반적으로 여러 반응적 행동을 조합한다(Han과 Adolph, 2020).

보행 중 선행적 전략의 발달

Development of Proactive Strategies during Gait

보행 적응을 위한 선행적 전략은 보행 중 장애물에 맞닥뜨리기 전 보행패턴을 수정하기 위해 감각 정보를 이용한다. 아동이 언제 이러한 전략을 보행주기로 통합하기 시작하는가? 보행을 배우는 아동은 피드포워드 조절 이전에 균형에 대한 피드백 조절을 먼저 습득한다는 것이 제안되었다(Hass와 Diener, 1988). Bril과 Breniere(1993)의 실험결과는 아동들이 걷기 학습의 첫 4~5개월 동안 정상상태 균형을 충분히 습득하고 균형기전을 보행주기에 통합하는 데 보내는 것처럼 보이기 때문에 이러한 생각을 뒷받침한다.

보행 방향을 변경할 때 예측성 머리 움직임(Anticipatory Head Movements when Changing Gait Direction). 보행 중 선행적 전략의 발달에 대한 연구는 거의 없다. 하지만, Grasso 등(1998)은 보행 중 90° 모퉁이를 돌 때 예측성 머리 움직임을 사용하는 3.5~8세 사이 아동의 능력을 조사하였다. 결과는 나이 든 아동과 성인에게서 나타났던 것처럼 예측성 머리 움직임이 최소 한 번의 시도에서 3.5세 아동 모두에게서 나타났고, 회전하기 약 1초 전에 시작하였다. 하지만, 머리 회전의 최대치는 아동이 90° 모퉁이를 도는 것과 일치한 반면, 성인에게서는 250 msec 이전에 나타났다. 이러한 결과는 목표 지향적 보행에 대한 선행적 전략이 아동기 후기까지 성숙되지 않을지라도 보행 발달 초기에 사용된다는 것을 시사하고 있다.

보행 중 장애물 피하기(Obstacle Avoidance During Gait). McFadyen과 동료들에 의한 연구(McFadyen 등, 2001; Vallis와 McFadyen, 2005)는 장애물을 피하기 위해 선행적 이동 조절을 사용하는 7세~12세 사이 아동의 능력을 검사하였다. 이 연구에서 아동은 장애물을 피하기 위해 성인과 같은 다리 변위(displacement)와 일반적인 동적 전략을 사용하는 것으로 나타났다. 하지만, 데이터를 체질량에 대해 정규화시켰을 때 예측성 이동 조절과 관련된 근 파워(power)의 진폭은 성인의 값과 비교하여 감소하였다.

그들은 또한 성인과 아동이 안가쪽 COM 궤적을 변경하였을 때, 성인은 COM과 머리 및 몸통의 방향을 동시에 바꾸는 반면, 아동은 COM 방향을 변경하기 전에 머리와 몸통의 방향을 바꾸는 것을 확인하였다. 결정적으로 성인은 장애물을 넘기 전에 보행패턴을 잘 바꾸지만, 아동은 장애물을 넘기 바로 직전에 보행패턴의 안가쪽 조절을 개시하였다. 연구자들은 아동이 장애물을 넘기 바로 직전에 필수적인 장애물 피하기(clearance)를 수행하기 위해서 장애물 회피를 두 가지 과제, 초기 머리와 몸통 분절의 선행적 움직임 조절과 이후 활보(stride)와 보간격의 변화를 통한 보행 궤적의 조절로 구분한다고 결론지었다. 상이한 머리와 몸통의 예측성 협응패턴은 장애물을 피할 때 아동이 시각 정보를 획득하는 방법이 성인과 다르다는 것을 암시하고 아동은 이동전략을 유도하기 위해서 시각 정보에 더 많이 의존한다(Vallis와 McFadyen, 2005).

Dominici와 동료들(2010)은 갓 걷기 시작한 유아의 다양한 비수평 표면에서의 발디딤 특성을 살펴보았다. 표면에는 장애물 넘기, 계단 오르내리기, 오르막길과 내리막길 걷기가 포함되었다. 결과는 유아가 성인에 비해 탐색적 촉각 발 놓기(placement) 행동을 더 많이 하는 것으로 나타났다. 예를 들어, 유아는 성인에 비해 발 경로의 조절이 덜 정확하고, 성공적인 장애물 넘기 시도 동안 발 들어 올리기는 장애물의 높이에 좌우되지 않으며, 계단을 오르내리기 전에 종종 계단의 가장자리에 발이 닿는 것으로 나타났다. 또한 유아는 비틀거리는 걸음 비율이 더 높았고, 그들의 분절 간 협응은 지지표면 조건에 걸쳐 일정하게 유지되었다. 저자들은 갓 걷기 시작한 유아가 아직 그들의 움직임을 조절하지 못하고, 감각운동 공간을 보정하지 못하며, 시각, 고유감각 및 효과기 시스템 속성을 일관된 방식으로 통합하지 못한다고 결론지었다.

보행의 개시(Initiation of Gait). 성인의 이동에 대해 설명한 12장에서 보행의 개시는 내딛는 발쪽과 후방으로 압력중심(COP)의 예측성 이동을 수반하며, 디딤 다리 쪽으로 중력중심의 전방과 가쪽 이동을 일으킨다는 것을 제시하였다. 일부 연구에 따르면 압력중심의 예측성 후방이동은 2.5세의 어린 아동에게서 나타나며 6세쯤 습관화된다(Ledebt 등, 1998).

성인에서 COP의 예측성 변화는 발뒤꿈치 들어 올리기(heel-off) 이전에 앞정강근의 활성화와 가자미근의 억제가 수반된다(Herman 등, 1973; Breniere 등, 1981). 보행 경험이 1개월에서 4년 된 아동과 보행 전 단계 유아(pre-walkers)의 보행 시작을 특징짓는 근육 반응패턴과 동작분석을 이용한 연구(Assaiante 등, 2000)에서 보행 전 단계 유아는 보행 시작 이전에 예측성 자세조절이 나타나지 않았으나, 보행 경험이 1개월 내지 4개월인 아동은 조절이 가능하였다. 이러한 조절은 반대쪽 다리의 흔듦기 직전에 그 쪽 다리의 부하를 제거하기 위해 골반과 디딤 다리의 분명한 예측성 가쪽경사를 포함하였다. 게다가 발뒤꿈치 들어 올리기에 앞서 디딤기 다리의 엉덩관절 벌림근의 예측성 활성화가 나타났으며, 이는 골반 안정에 관한 조절을 시사하고 있다. 이러한 예측성 자세조절은 4~5세 때까지 일관되게 나타나지 않았다. 1세와 4세 사이에 디딤 다리 쪽으로 신체의 가쪽이동을 위해 신체의 상부와 하부 모두 사용하는 것(일괄적 전략)으로부터 성인에게서 발견된 것과 유사하게 높은 연령의 아동은 골반과 다리만 포함하는 것(관절 전략)으로 변화가 나타났다. 이러한 운동학적 변화에 동반하는 것은 보행 개시 과정 동안 높은 연령의 아동이 발목근육을 더 많이 사용하고 엉덩근육과 무릎근육을 덜 사용한다는 것이다(Assaiante 등, 2000).

정상상태 보행패턴의 레퍼토리 확장: 달리고, 가볍게 뛰고, 한 발로 뛰고, 질주하기
Expanding the Repertoire of Steady-State Gait Pattern: Run, Skip, Hop, and Gallop

달리기는 흔히 보행의 과장된 형태로 묘사된다. 이것은 각 발걸음에서 짧은 도약단계(flight phase)가 있기 때문에 보행과 다르다. 보행으로부터 달리기를 구분 짓는 도약단계는 2세 무렵 나타난다. 이때까지의 유아의 달리기는 한 발이 항상 지면에 접촉된 빠른 보행과 더 유사하다. 4세쯤 대부분의 유아는 한 발로 뛰기(33%)와 질주하기(43%)를 할 수 있다. 질주하기의 발달은 한 발로 뛰기보다 약간 더 선행한다. 한 연구에서 6.5세쯤 아동은 한 발로 뛰기(hopping)와 질주하기(galloping)가 능숙하였다. 그러나, 4세 유아의 14%만이 가볍게 뛰기(skip, step-hop)를 할 수 있었다(Clark와 Whitall, 1989).

중추패턴발생기(CPGs)가 보행을 조절한다면 한 발로 뛰기, 질주하기와 가볍게 뛰기를 위한 중추패턴발생기가 분리되어 있는가? 아마 그렇지 않을 것이다. 그리고 이것은 왜 고정된 순서로 출현하는가? 동적 시스템 관점에서 그것의 출현을 설명하는 것이 가능하다. 보행과 달리기는 한쪽 다리의 주기가 다른 쪽 다리의 주기와 50% 위상(phase)이 다른, 다리 사이 협응패턴이 있다는 것을 상기하기 바란다. 이것이 가장 쉬운 발디딤 패턴을 생성하는 것이고 따라서 가장 초기에 나타난다. 달리기는 보행과 비교하여 근력과 균형 요구조건이 증가하기 때문에 보행보다 더 늦게 나타난다. 질주하기는 특별한 타이밍의 비대칭적인 보행과 각 다리에서의 힘 생성의 차별화가 필요하고, 이것은 부가적인 균형을 요구할 것이다. 한 발로 뛰기는 한쪽 다리로 신체의 균형을 유지할 수 있는 능력이 필요하고 착지 후에 지면에서 몸을 들어 올리는 부가적인 힘이 요구되기 때문에 다음에 출현한다. 가볍게 뛰기(step-hop)[역자주: 한쪽 발을 내딛어 뛴 다음 다른 발을 내딛어 뛰는 것]는 아마 하나의 이동 협응패턴을 다른 패턴에 끼워 넣기 때문에 맨 나중에 나타난다. 따라서 이것은 부가적인 협응능력이 요구된다(Clark와 Whitall, 1989).

보행, 달리기, 질주하기, 한 발로 뛰기, 가볍게 뛰기와 같은 발달이정표는 실제 연령보다 균형 발달의 더 나은 지표라고 제안됐다. 예를 들어, 아동의 반응적 자세반응에 대한 근전도(EMG; 타이밍과 진폭)와 동역학적[kinetics; 압력중심(COP)과 토크 생성] 특성을 비교한 연구에서 아동들을 실제 연령보다 앞서 언급한 발달이정표에 의해 분류하였을 때 집단(발달 정도가 다름) 간 유의수준이 가장 높았다(Sundermier 등, 2001).

감각계 Sensory Systems

12장에서 논의한 것처럼 모든 감각으로부터의 감각 정보는 보행의 세 가지 주요 결정요인에 중요한 역할을 한다: 전진, 자세조절, 그리고 적응. 보행 발달에 대한 개별 감각 입력의 기여가 다음 절에서 검토된다.

보행 발달에 대한 시각 기여
Visual Contribution to Gait Development

시각은 환경의 배치와 환경에 대한 신체 방향감 둘 다와 관련하여 이동을 안내하는 데 필수적인 역할을 한다. Kretch와 Adolph(2017)는 14개월 된 유아들이 폭이 다양한 일련의 다리 위를 걸을 때 시각 및 촉각 탐색의 실시간 과정을 조사하였다. 저자들은 유아가 탐색 행동을 순차적으로 조직화하는 것을 확인하였다; 유아는 먼저 멀리서 다리를 바라보았고, 좁은 다리로 접근하는 동안 보행을 변경하였으며, 다리의 가장자리에서 촉각 탐색(발 또는 손으로 접촉하여)을 하였다. 모든 유아가 바라보았지만, 경험이 많은 보행자의 초기 모습은 좁은 다리에서 더 많이 접촉하였고, 더 넓은 다리에서는 덜 접촉하였다. 경험이 적은 유아는 식별이 덜했다-먼저 다리를 본 후, 유아는 안전하고 넓은 다리를 접촉하였다. 또한 경험이 적은 유아는 더 자주 넘어졌다. 이와 같이 유아는 이동을 안내하기 위해 지각 정보를 수집할 수 있다. 그러나 경험이 많은 보행자는 시각에서 얻은 지각 정보를 해석하는 방법을 알고 있으므로 이후 촉각 탐색이 더 효율적이며, 다양한 위험의 장애물을 걷는 결정을 더 정확하게 할 수 있다.

성인의 시각을 박탈하거나 시각 정보를 왜곡하는 것은 움직임 방향, 속도, 걸음거리, 분당 걸음 수, 그리고 발 위치에 영향을 미친다. 시각 정보가 성인보다 아동에게 더 큰 영향을 미치는가? 3~6세 아동, 7~11세 아동, 그리고 성인의 보행에 대한 시각 정보의 박탈이 미치는 영향을 조사한 Hallemans와 동료들(2009a)은 눈가리개를 한 성인들보다 두 집단의 아동들의 보행속도가 더 느렸고 직선 경로에서 더 많이 벗어났다는 것을 확인하였다. 이러한 결과는 성인과 비교하여 11세 이하의 아동들이 시각을 이용할 수 없을 때 보행 조절을 위해 안뜰과 몸감각 정보를 대용하는 능력이 떨어진다는 것을 나타낸다.

저자들은 또한 눈을 뜬 조건과 감은 조건에서 자세 동요와 보행속도를 조사하였고 유의한 역상관이 있음을 발견하였다; 눈을 감은 조건에서 감소된 보행속도는 자세 동요의 증가와 관련이 있고, 이것은 보행속도를 감소시켜 자세 불안정성을 보상하였다는 것을 시사한다.

눈을 뜬 조건과 감은 조건에서 보행 운동학을 비교하였을 때 성인과 두 집단의 아동 모두 몸통의 후방 기울임이 더 컸고, 골반 움직임과 모음이 감소하였으며, 발바닥 접지 시 무릎 굽힘 증가와 발뒤꿈치 들어 올리기에서 발목 발바닥굽힘 감소를 나타냈다. 연구자들은 시각 부재 상태에서 보행 특성에 관한 이러한 변화들을 아마 자세조절 제약과 관련된 더 조심스러운 보행전략으로 인한 것이라고 결론지었다(Hallemans 등, 2009b).

보행 발달에 대한 안뜰 기여

Vestibular Contribution to Gait Development

안뜰계 내 반고리뼈관 또는 이석(귀돌)의 성숙이 영아와 아장아장 걷는 유아의 보행 개선에 기여하는가? 이 질문에 답하기 위해서 6개월에서 25개월 사이의 아동들을 조사하였다: 독립적 보행 이전, 독립적 보행으로 전환하는 동안, 독립보행의 첫 1년 동안에. 반고리뼈관 안뜰눈반사(vestibuloocular reflexes; VORs)는 유아가 보행을 배우는 동안 현저히 바뀌지 않았지만, 대조적으로 이석 안뜰눈반사의 특성이 변한 것을 연구자들이 확인하였다. 따라서 그들은 이석 기능의 발달이 보행 출현에 대한 핵심 기여요소일 것이라고 결론을 내렸다(Wiener-Vacher 등, 1996).

보행 동안 머리와 몸통의 안정: 몸감각, 시각, 그리고 안뜰계의 이용 변화

Stabilizing the Head and Trunk During Gait: Shifting Use of Somatosensory, Visual, and Vestibular Systems

이동 조절의 중요한 부분은 머리 안정에 대한 학습이다. 성인은 매우 정확하게 머리를 안정시켜 안정된 응시가 가능하다. 따라서 머리, 팔, 몸통(HAT) 분절의 조절은 이동성 조절을 위해 대단히 중요한 부분이다. 아동은 이동 동안 머리와 응시의 안정을 보장하면서 머리, 팔, 몸통을 어떻게 조절하는가?

Assaiante와 Amblard(1995; Assaiante 등, 2005)는 이러한 신체 분절의 조절에 대한 변화를 조사하기 위해 초보 보행자부터 10세까지의 아동들을 대상으로 연구를 수행하였다. 그들은 보행 동안 균형과 전진이 두 가지 안정적 기준틀–대상자가 서고 움직이는 동안 지지면 또는 수직 방향에 대한 중력의 기준–중 하나에 의해 조직화될 수 있다고 제안하였다.

그들은 지지기저면을 기준(reference)으로 이용할 때 대상자가 주로 고유감각과 피부감각 단서를 이용하여 발로부터 머리 쪽으로 위로 균형반응이 조직화된다는 것에 주목하였다. 대조적으로 대상자가 시각과 안뜰 정보를 이용하여 머리를 안정시킬 때 균형은 머리부터 발 쪽으로 아래로 조직화된다. 이 연구자들은 아동의 이동 발달 동안 균형 조절에서 이러한 두 가지 전략의 사용 변화를 연구하였다.

그들은 또한 다음 두 가지 양식 중 하나에 의해서 머리가 몸통에 안정될 수 있다고 언급하였다. 하나는 "일괄적 방식(en bloc mode)"으로 머리와 몸통이 함께 움직이는 것이고, 또 하나는 "관절 방식(articulated mode)"이며, 수직으로부터 움직임이 멀어지는 것을 최소화하면서 자유롭게 움직이는 것이다. 그들은 유아와 8세 아동까지의 보행에 대한 운동학적 분석을 통해 이동전략을 연구하였다.

저자들은 서기 습득으로부터 약 6세까지 아동이 지지기저면을 기준으로 이용하고 자유도를 감소시키는 데 도움이 되는 일괄적 방식으로 머리 움직임을 조절하면서 상향식(bottom-up manner)으로 이동을 조직화한다는 것을 발견하였다. 이 기간의 아동은 엉덩관절, 그 다음에는 어깨, 마지막으로 머리를 안정시키는 것을 점차적으로 배운다. 약 7세경에 머리 조절이 숙달되면서 과도기를 지나 머리 조절은 관절 방식으로 바뀌며, 이동 동안 균형의 하향식 조직화가 지배적으로 이루어진다. 저자들은 7~8세에 중력과 관련하여 머리 위치를 지정하는 정보를 평형 조절 중추에서 더 많이 이용할 수 있게 되고 따라서 아동이 관절 방식의 머리 조절을 사용할 수 있게 된다고 가설을 세웠다. 그들은 이 나이 때 이동 균형에서 안뜰처리과정의 일시적 우세가 있을 수 있다고 제안하였다(Assaiante와 Amblard, 1995; Assaiante 등, 2005).

Ledebt 등(1995)은 공간에서 엉덩관절의 안정이 보행 초기 때 나타나고, 머리와 몸통의 안정은 이후 3~4개월 동안 상당히 개선되며, 그 후 약 1년 동안 변하지 않는다고 하였다.

앞서 언급한 바와 같이 관(canal)과 이석(otolith) 안뜰눈반사(VORs)의 발달에 관한 연구들은 반사의 발달시간과정이 매우 다르다는 것을 보여주었다. 어린 보행자의 관

안뜰눈반사는 비교적 안정적이다. 하지만, 보행의 개시는 느린 속도의 안뜰눈반사의 분명한 변화와 더불어 이석 안뜰눈반사 발달의 전환점이 된다. 그러므로 이석 안뜰눈반사의 발달은 보행 개시 첫 1개월 동안 자세조절 발달에서 중요한 역할을 한다는 것이 제안되어왔다. 저자들은 관 안뜰눈반사가 이 기간 동안 변하지 않을지라도 그것이 여전히 미성숙하며, 높은 연령의 아동의 경우와 매우 다르다는 것을 지적하였다. 그들은 이것이 갓 걷기 시작한 보행자가 보행 동안 양측성 안뜰 결함이 있는 성인이 이용하는 뻣뻣한 목 자세를 채택한다는 사실과 관련될 수도 있음을 제안한다. 이 전략은 응시 안정화 문제로 인한 시야 움직임의 불안정을 제한하기 위해 상 · 하와 좌 · 우 면에서 머리 회전의 진폭을 감소시킨다(Wiener-Vacher 등, 1996).

감각 적응: 이동을 위한 행동유도성 지각하기
Sensory Adaptation: Perceiving Affordances for Locomotion

유아가 기고, 돌아다니고(cruise), 걷기 시작할 때 그들은 안전한 이동이 가능한 환경과 표면을 이용하는 것과 안전하지 않은 상황(예: 낭떠러지[cliff] 또는 가파른 계단)을 피하는 것을 배울 필요가 있다. 유아가 새로운 이동 기술을 습득하고 민첩하게 더 가파른 경사와 더 좁은 표면을 탐색하는 것을 배움에 따라 안전한 환경을 구성하는 것이 바뀐다. 유아는 이러한 지각 기술을 어떻게 획득하는가? 연구자들은 마찰, 표면의 단단함, 경사, 가파른 낙하(drop)(76cm 높이) 위의 다리 폭, 낭떠러지 가장자리, 계단의 높이와 발판 그리고 난간의 이용 가능성을 포함한, 유아가 이동하는 표면 특성을 변화시킴으로써 이것을 연구하였다(Berger와 Adolph, 2007). 그림 13.7은 연구했던 이러한 상황의 몇 가지 예를 나타내고 있다.

그림 13.8은 유아가 기고, 걷는 경험을 통해 이동을 위한 행동유도성을 지각하도록 배운다는 것을 나타내는 종단적 그리고 횡단적 자료를 보여준다. 예를 들어, 기고 걷는 유아는 그 첫 주에 그들의 능력을 훨씬 넘어선 경사면에서 내려오기를 시도했다(그래프의 x-축 위 양수는 경사도(slopes)가 그들의 이동능력을 훨씬 초과한다는 것을 나타냄). 경험과 더불어 그들의 지각적 판단이 실제 운동능력과 비슷해지면서 이러한 행동은 줄어든다. 그들의 성공 가능성에 부합하는 경사면에서 움직이는 것을 시도했다. 흥미롭게도, 결과는 기기와 걷는 자세 사이에 전이(transfer)가 나타나지 않았다. 예를 들어, 초보 보행자인 유아는 36° 경사면에서 기어서 내려가는 것을 피했으나 걸을 때는 같은 경사면을 가파르게 내려갔다(Adolph와 Berger, 2006).

인지계 Cognitive System

12장에서 언급했던 것처럼 보행은 완전히 자동적이지 않다. 따라서 성인은 걸을 때 이차적 인지 또는 운동 과제를 수행할 때(이중-과제 패러다임으로 조사된) 하나 또는 두 과제 모두 영향을 받을 수도 있다. 아동에게 있어 보행의 이중-과제 조절은 어떻게 발달하는가?

손을 사용하는 과제를 수행하면서 걷기
Walking While Performing a Manual Task

걸으면서 균형을 유지하는 것은 유아의 제한된 주의력 자원 중 많은 부분을 요구할지라도 그들은 처음 걷기 시작할 때 물건을 들고 있는 이중-과제 조절을 습득하기 시작한다. 기기와 걷기 사이의 과도기에 있는 13개월 유아에 대한 연구에서 Karasik 등(2012)은 거의 모든 유아(90%)가 물건을 들고 있는 것을 관찰하였다. 기는 단계의 유아 중에 81%가 물건을 들고 있었던 반면에, 걸을 수 있는 유아는 모두 물건을 들고 있었다. 경험이 많은 보행자는 갓 걷기 시작한 유아보다 더 많이 걸으며, 따라서 물건을 더 자주 들고 있다. 그러나 전체 보행 빈도로 물건을 들고 있는 비율을 정규화할 때 자발적 들고 있기는 유아 발달 전반에 걸쳐 줄어들지 않고 계속된다(Heiman 등, 2019). 게다가, 유아는 걷는 동안 사물을 보거나 조작함-문자 메시지를 보내면서 걷는 것에 해당함-으로써 자발적으로 사물을 탐색하지만, 탐색은 걷는 것보다 서 있는 동안 더 자주 일어났다(Heiman 등, 2019). 물건을 들고 있는 경우의 3% 미만에서 넘어짐이 발생했고, 유아가 물건을 들고 있지 않을 때도 넘어짐이 똑같이 드물었다는 점이 흥미롭다. 따라서 유아 보행자는 넘어지는 희생 없이 물건을 들고 있기와 같은 주의력이 요구되는 이차 과제를 통합할 수 있으며, 덜 까다로운 균형 과제(걷기보다 오히려 정지된 자세) 동안 물건 탐색을 선택적으로 결정할 수 있다.

아동들이 성숙해지면서 이러한 유형의 이중-과제 수행이 어떻게 변화하는가? 4~6세, 7~9세, 10~13세 아동에 대한 연구에서 대상자들에게 큰 박스를 들고 그 높이를 유지하면서 걷도록 요청하였다. 연구자들은 이차적인 과제가 양손 협응과 보행 특성에 미치는 영향을 조사하였다. 그들은 가장 어린 집단(4~6세)만 이중-과제 조건에서 걸을 때 보행(걸음거리의 감소와 더 가변적이고 감소된 지면반발력)에 대한 차이를 보였다. 높은 연령의 아동 집단에 비해

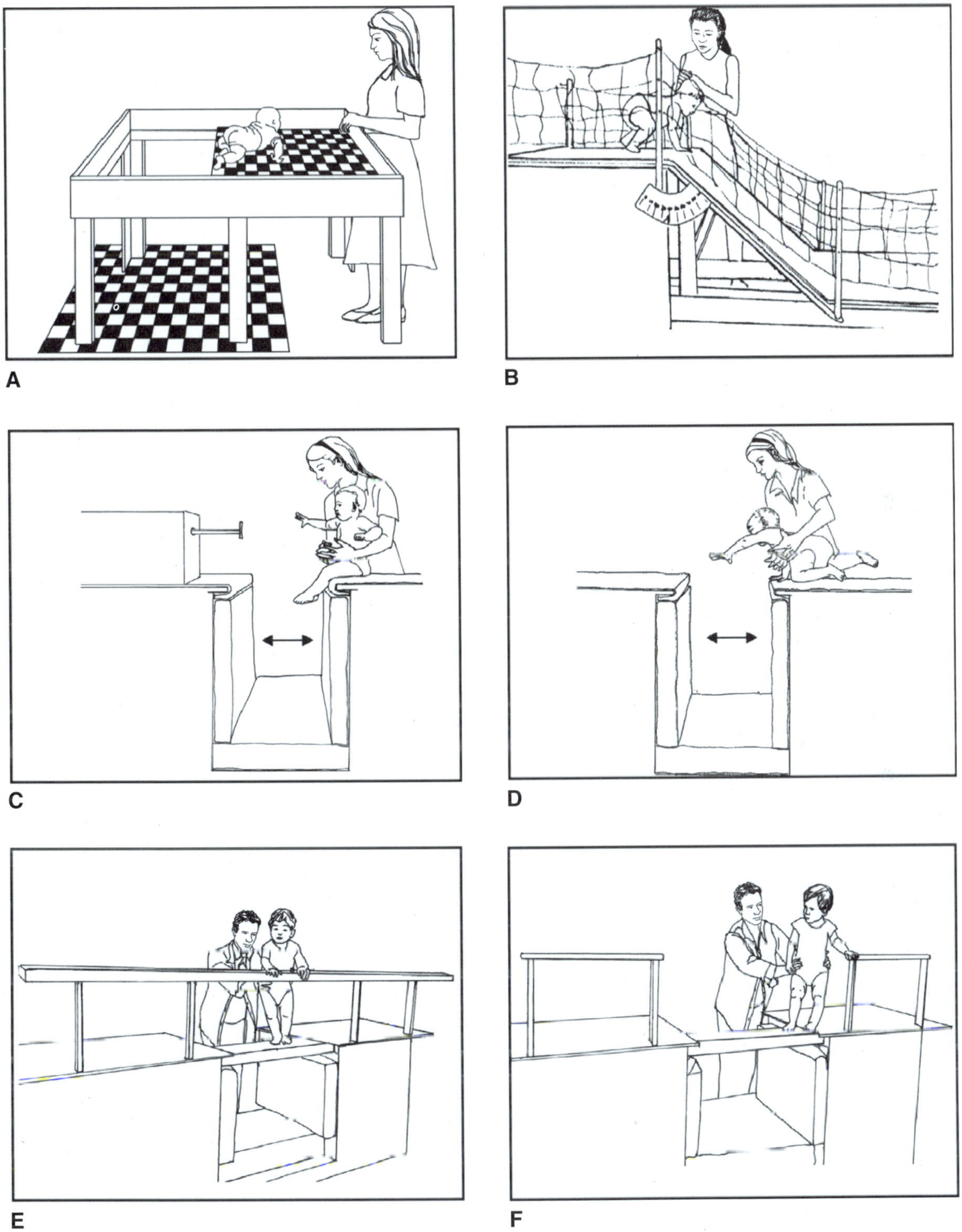

그림 13.7 이동에 대한 유아의 행동유도성 지각을 검사하기 위해서 사용되었던 패러다임의 예: **(A)** 분명히 떨어지는 "시각적 낭떠러지(visual cliff)"로 기어가는 유아. **(B)** 변화 가능한 경사면의 꼭대기에서 기어다니는 유아. **(C)** 표면의 조절 가능한 간격 위로 앞으로 손을 뻗은 앉은 상태의 유아. **(D)** 표면의 간격으로 기어가는 유아. **(E)** 좁은 다리 위에서 균형을 보조하기 위해 난간을 잡고 걷는 유아. **(F)** 좁은 다리를 탐색하며 걷는 유아. (Adolph KE, Berger SE. Motor development. In: Damon W, Lerner R, series eds.; Kuhn D, Siegler RS, vol. eds. Handbook of child psychology, vol. 2. Cognition, perception, and language, 6th ed. New York: Wiley, 2006: 192. John Wiley & Sons, Inc로부터 허가를 받아 재인쇄.)

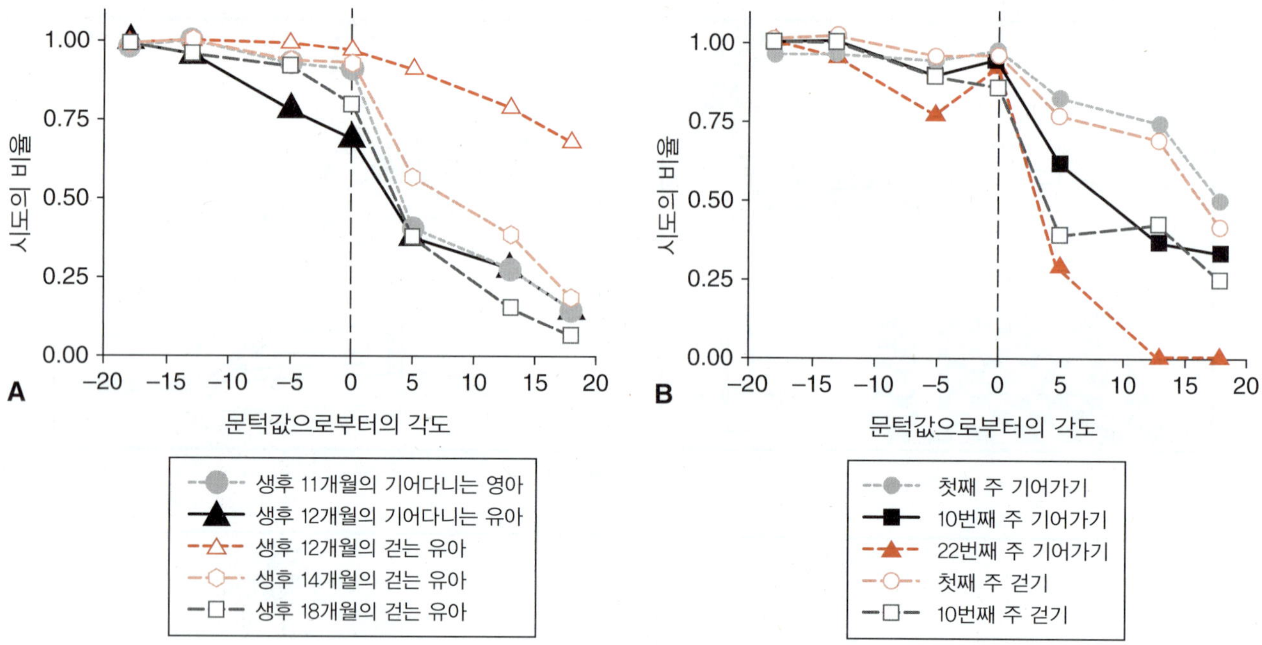

그림 13.8 유아의 지각적 판단(경사대를 기어서 그리고 걸어서 내려오려는 시도에 의해 나타남). **(A)** 횡단적 자료. **(B)** 종단적 자료. 자료는 각 유아의 운동 문턱값(x-축에서 0으로 표시)에 대해 정규화함. x-축의 음수는 유아의 운동 문턱값보다 경사도가 완만한 안전한 경사면을 나타낸다. 양수는 아동의 운동 문턱값보다 경사도가 가파른 위험한 경사면을 나타낸다. 그래프는 지각적 오류(위험한 경사면에서 이동하려는 시도)가 유아의 나이 또는 특정한 이동 자세가 아니라 자세 내에서 유아의 운동 경험에 따른다는 것을 보여준다. (Adolph KE, Berger SE. Motor development. In: Damon W, Lerner R, series eds.; Kuhn D, Siegler RS, vol. eds. Handbook of child psychology, vol. 2. Cognition, perception, and language, 6th ed. New York: Wiley, 2006: 194. John Wiley & Sons, Inc로부터 허가를 받아 재인쇄.)

가장 어린 집단은 또한 이중-과제 보행조건에서 박스 높이를 유지하는 능력이 낮았고, 손 움직임이 덜 협응적이고, 팔꿈치관절과 어깨관절 편위가 더 컸다. 이러한 보행 특성의 변화는 가장 어린 아동들이 손을 사용하는 과제를 수행하는 동안 보행을 유지하기 위한 주의력 자원을 가지고 있지 않음을 시사한다고 저자들은 언급하였다(Hung 등, 2013).

인지적 과제를 수행하면서 걷기
Walking While Performing a Cognitive Task

이중-과제 연구 분야에서 손을 사용하는 과제는 일반적으로 더 복잡한 인지적 과제보다 더 적은 주의력 자원을 요구하는 것으로 고려된다. 따라서 연구자들은 발달 동안 보행 수행에 대한 더 많은 주의력을 요하는 인지적 과제의 영향도 연구하였다.

한 연구는 다른 수준의 인지적 부하와 다른 보행속도가 보행패턴에 어떠한 영향을 미치는지 조사하였다. 이 연구에서 Schaefer과 동료들(2015)은 인지적 과제(1에서 9까지 숫자가 그들이 차례로 들은 숫자의 끝에서 두 번째 또는 세 번째 숫자와 같은지 아닌지 말해야 하는 N-back task)를 수행하는 동안에 7세, 9세, 젊은 성인의 트레드밀 보행 수행을 비교하였다. 보행 수행은 다른 인지적 조건에서 하체 보행패턴의 변동량으로 측정하였다. 결과는 인지적 부하가 젊은 성인의 보행 변동성에 영향을 미치지 않았지만, 두 아동 집단은 인지적 부하에 의해 영향을 받았다. 하지만 보행 변동성은 아동들이 과제가 없을 때보다 더 쉬운 인지적 과제를 수행하는 동안 실제로 감소하였고, 인지적 부하가 높을 때 변동성이 증가하였다.

이것은 보행 변동성과 이중-과제 수행의 어려움 사이에 U자 모양의 관계를 야기하였다. 또한 이중-과제 상황에서 수행에 관한 U자 모양의 관계는 선 자세에서 수행된 이중-과제 실험에서도 나타났다. 쉬운 이차적 과제를 수행할 때 보행 변동성이 감소한 것은 보행이 더 자동적으로 되도록 허용하는 주의력의 외적 집중에서 기인하는 것으로 생각된다. 하지만 이차적 과제가 더 어려울 때 보행 변동성은 증가한다. 이 실험조건에서 인지적 수행은 대조조건(앉은 자세에서 인지적 과제만 수행하는 것)과 비교하여 보행 동안 달라지지 않았다.

보행의 이중-과제 대가(costs)를 조사한 또 다른 연구에서 Boonyong 등(2012)은 5~6세 아동, 7~16세 아동, 그리고 젊은 성인에게 단일- 또는 이중-과제(실행적 주의 기능검사인 청각 Stroop 과제 수행) 조건에서 걷도록 하였다. 결과는 그림 13.9A에서 보는 것처럼 높은 연령의 아동과 젊은 성인에 비해 5~6세 아동은 보행속도(gait velocity; GV)가 더 느렸고, 걸음거리(stride length; SL)와 걸음시간(stride time; ST)의 변화가 더 컸다. 7~16세 아동이 이중-과제 조건에서 정확성 대가가 더 높을지라도 청각 Stroop 과제의 반응시간에 대한 이중-과제 대가는 집단 간에 차이가 없었다. 결과는 7세 이하의 아동은 이중-과제 조건에서 보행에 비해 인지적 과제를 우선시하며, 수행의 감소 없이 두 가지 과제를 동시에 수행하기 위한 충분한 주의력 자원을 아직 가지고 있지 않음을 시사한다.

인지적 과제를 수행하면서 장애물 지나가기
Obstacle Crossing While Performing a Cognitive Task

이전 절에서 설명된 연구의 연장으로 Boonyong 등(2012)은 보행 과제에 더하여 추가적인 어려움의 장애물 지나가기가 주의력 자원에 더 도전적인지를 결정하기 위해 같은 집단의 아동과 젊은 성인들에게 청각 Stroop 과제를 수행하면서 장애물을 지나가도록 요청하였다. 평지 보행을 관찰하는 동안 높은 연령의 아동과 성인에 비해 5~6세 아동은 보행속도(GV), 걸음거리(SL), 걸음시간(ST)에서 이중-과제 대가가 현저히 더 높았다(그림 13.9B). 게다가 5~6세 아동과 7~16세 아동은 젊은 성인에 비해 청각 스트룹(Stroop) 과제에서 더 높은 이중-과제 대가를 보였다. 따라서 장애물을 지나는 동안 부분적으로 제한된 주의력 자원 때문에 보행과 인지적 과제 모두 아동 집단에서 저하되었다.

장애물을 지나가는 동안 이차적 과제를 수행할 때 젊은 성인과 비교하여 아동은 다른 전략을 사용하였는가? 그렇다. 두 집단의 아동들은 연속적으로 두 과제를 수행한 반면에(예, 그들은 장애물을 지나서 몇 발자국 갈 때까지 스트룹(Stroop) 과제에 대한 반응이 지연되었음), 젊은 성인은 동시에 두 가지 과제를 수행하였다. 그림 13.10은 집단 간에 이러한 차이를 나타낸다. 결과는 이중-과제 조건에서 아동은 성인처럼 동시에 하기보다는 순차적으로 과제를 수행함으로써 제한된 정보처리 자원을 다룬다.

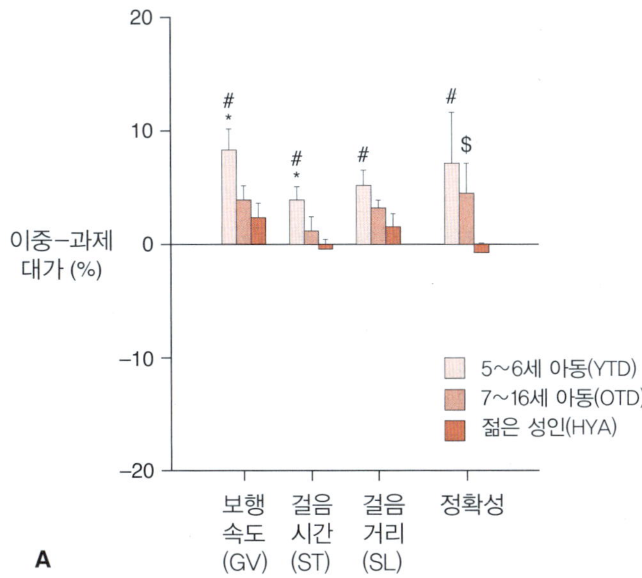

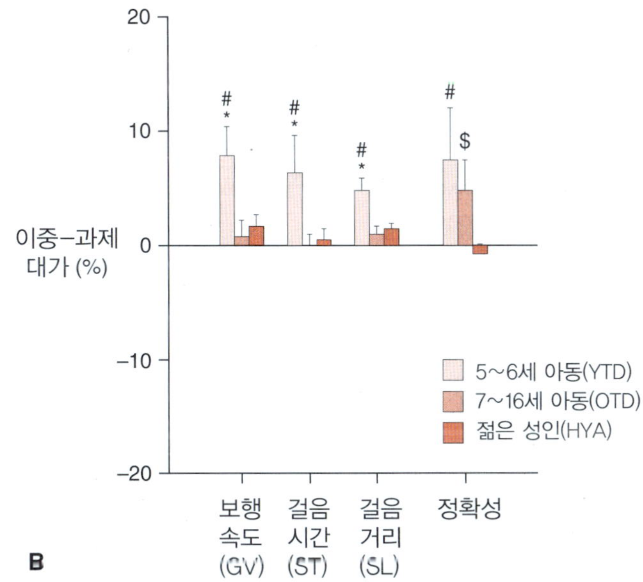

그림 13.9 5~6세 아동(*YTD*), 7~16세 아동(*OTD*), 그리고 젊은 성인(*HYA*)이 이중-과제 대가를 나타내는 그래프. **(A)** 보행속도(*GV*: gait velocity), 걸음시간(*ST*: stride time), 걸음거리(*SL*: stride length)와 인지적 과제의 정확성을 포함한 보행 동안 이중-과제 대가. 5~6세 아동은 높은 연령의 아동 또는 젊은 성인보다 보행 특성에 대한 이중-과제 대가가 더 높음을 주목하기 바란다. 하지만 높은 연령의 아동 역시 정확성에 대한 이중-과제 대가가 높은 것으로 나타났다. **(B)** 장애물을 지나가는 동안 이중-과제 대가. 또한 5~6세 아동은 높은 연령의 아동 혹은 성인보다 현저하게 더 높은 대가를 나타냈다. 어린 아동과 높은 연령의 아동 모두 성인보다 인지적 과제 정확성에 대한 대가가 더 높았다. *는 YTD와 OTD 사이의 유의차. #은 YTD와 HYA 사이의 유의차. $는 OTD와 HYA 사이의 유의차. (Boonyong S, Siu KC, van Donkelaar P, et al. Development of postural control during gait in typically developing children: the effects of dual-task conditions. Gait Posture 2012;35(3)432, Figure 4로부터 인용.)

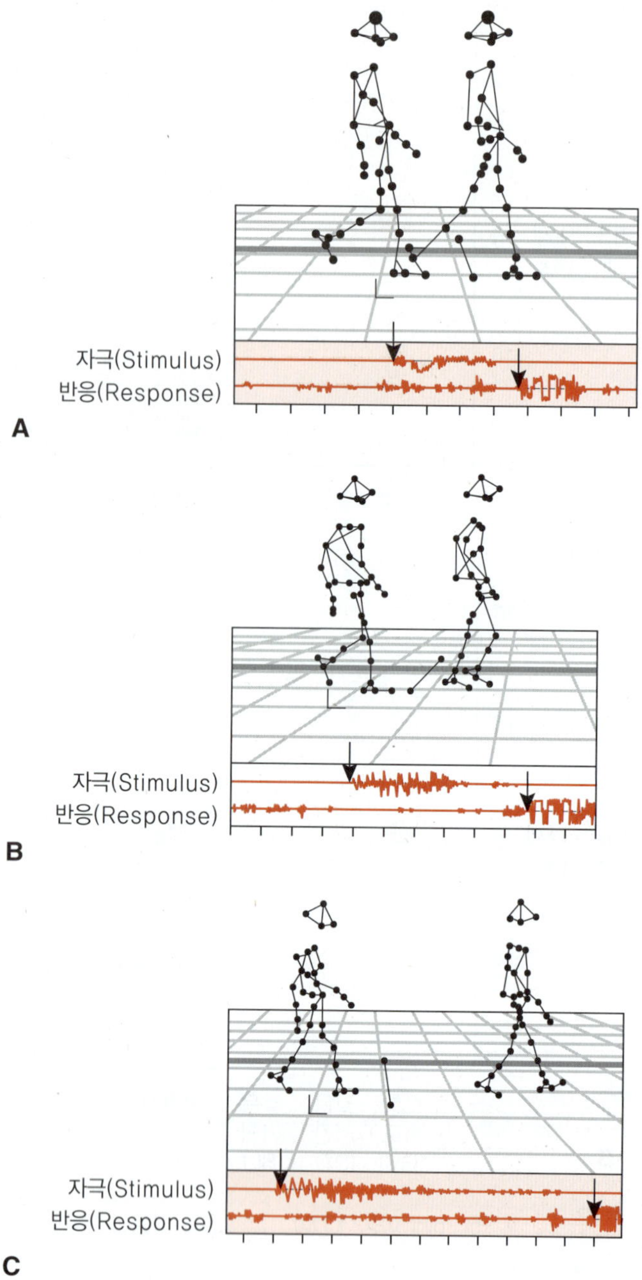

그림 13.10 건강한 젊은 성인(**A**), 어린이(5~6세)(**C**), 그리고 높은 연령의 아동(7~16세)(**B**)의 전형적으로 발달하는 아동들이 장애물을 지나가는 것과 동시에 청각 스트룹(Stroop) 과제를 하는 그림의 예, 장애물을 지나가는 지점과 Stroop 과제에서 청각 자극에 대해 각 집단의 대상자들이 반응하는 시점에 차이를 보여주고 있다. 첫 번째 *화살표*는 청각 Stroop 과제의 개시를 나타내고, 두 번째 *화살표*는 구두 반응의 개시를 나타낸다. 성인은 장애물을 지나가면서 구두 반응을 하고 있다는 것을 주목하시오. 반대로 어린 아동(**C**)은 장애물을 한참 지난 후에 구두 반응을 한다. (Boonyong S, Siu KC, van Donkelaar P, et al. Development of postural control during gait in typically developing children: the effects of dual-task conditions. Gait Posture 2012;35(3)433, Figure 5에서 인용.)

그 밖의 이동성 기술의 발달 DEVELOPMENT OF OTHER MOBILITY SKILLS

이 장의 첫 번째 부분은 독립적 이동(locomotion, 보행) 출현을 설명하고 있다. 우리는 여기서 구르기, 엎드려 누운 자세의 진행, 그리고 바로 누운 자세에서 일어서기 움직임을 포함한 발달 동안 다른 이동성 행동의 출현에 대한 약간의 정보를 간략하게 검토하고자 한다.

유아와 아동의 운동 발달을 설명하는 데에는 두 가지 접근법이 있다. 한 접근법은 다양한 운동행동이 출현하는 나이를 기술하는 표준 연구(normative study)에 의존한다. 표준 연구들은 한 유아의 운동행동을 같은 연령의 유아집단의 수행과 비교하는 표준-참조 척도(norm-referenced scale)를 만들어낸다. 표준 연구들은 특정한 운동이정표와 관련 있는 상대적 연령에 대한 대략적인 지침을 임상가에게 제공해 줄 수 있다. 하지만 일반적으로 정상 아동이 운동이정표를 달성하는 시기에는 믿기 어려울 정도의 변동성이 있다고 보고되었다(Palisano, 1993).

운동 발달을 기술하는 또 다른 접근법은 구르기 또는 일어서기에 이르는 것과 같은 단일 행동의 출현과 관련된 단계에 관해서이다. 임상가들은 성숙하고 안정된, 성인과 유사한 패턴이 진행의 가장 마지막 단계라고 가정하고 치료 진행을 위한 기초로서 기능이 출현하는 범위 내의 발달단계를 흔히 이용한다. 그러나 최근의 연구에서는 특정한 운동행동의 출현 동안 일관되고 안정된 순서 패턴이 있다는 개념에 대해 의문을 제기하였다(Fishkind와 Haley, 1986; Horowitz와 Sharby, 1988).

운동기능이 출현하는 타이밍, 변동성, 그리고 순차적인 본질에 대해 이러한 주의를 기울이면서 우리는 구르기, 엎드려 누운 자세의 진행 출현단계와 바로 누운 자세로부터 직립 자세의 가정(assumption)을 조사한 연구들의 일부를 검토하였다. 우리가 제8장에서 언급했던 것처럼 아동의 운동행동 출현에 대해 우리가 가지고 있는 많은 정보는 정상 아동발달 단계를 관찰하고 기록한 2명의 발달연구자인 Arnold Gesell과 Myrtle McGraw에 의한 1920년대와 1930년대의 연구결과가 대부분이다(McGraw, 1945)

구르기의 발달 Development of Rolling

구르기는 회전 또는 부분적 회전이 바로 누운 자세에서 앉기 또는 바로 누운 자세에서 서기 행동을 달성하기 위해 이용되는 움직임 패턴의 일부분이기 때문에 이동성 기술의 중요한 부분이다. 아기는 먼저 1~2개월에 옆으로 누운 자세에서 바로 누운 자세로 구르고, 4~5개월에 바로 누운 자세에서 옆으로 누운 자세로 구른다.

영아는 4개월에 엎드려 누운 자세에서 바로 누운 자세로 구르고, 6~8개월에 바로 누운 자세에서 엎드려 누운 자세로 구른다. 영아는 성숙해짐에 따라 전신이 하나의 단위로 구르는 통나무-구르기(log-rolling) 패턴에서 분절 패턴으로 구르기 패턴이 바뀐다. 9개월쯤 대부분의 영아는 골반에 대한 신체의 분절 회전을 사용한다(McGraw, 1945; Touwen, 1976).

엎드려 누운 자세 진행의 발달
Development of Prone Progression

McGraw(1945)에 의하면, 엎드려 누운 자세의 진행은 태어나서부터 10~13개월까지 이어지며, 영아가 엎드려 누운 자세에서 배밀이와 기어다니는 9단계(phases)를 포함한다. 그림 13.11은 McGraw에 의해 보고된 9단계를 설명하고 있으며, 행동이 나타나는 상대적 시기가 제시되어 있다. 그래프는 행동이 나타난 나이와 행동이 관찰된 아동의 비율이다. 첫 번째 단계는 주로 구부린 자세에서 다리 굽힘과 폄이 특징적이다. 2단계에서 머리 조절이 발달함에 따라서 척주의 폄이 시작된다. 세 번째 단계는 머리에서 꼬리뼈 쪽

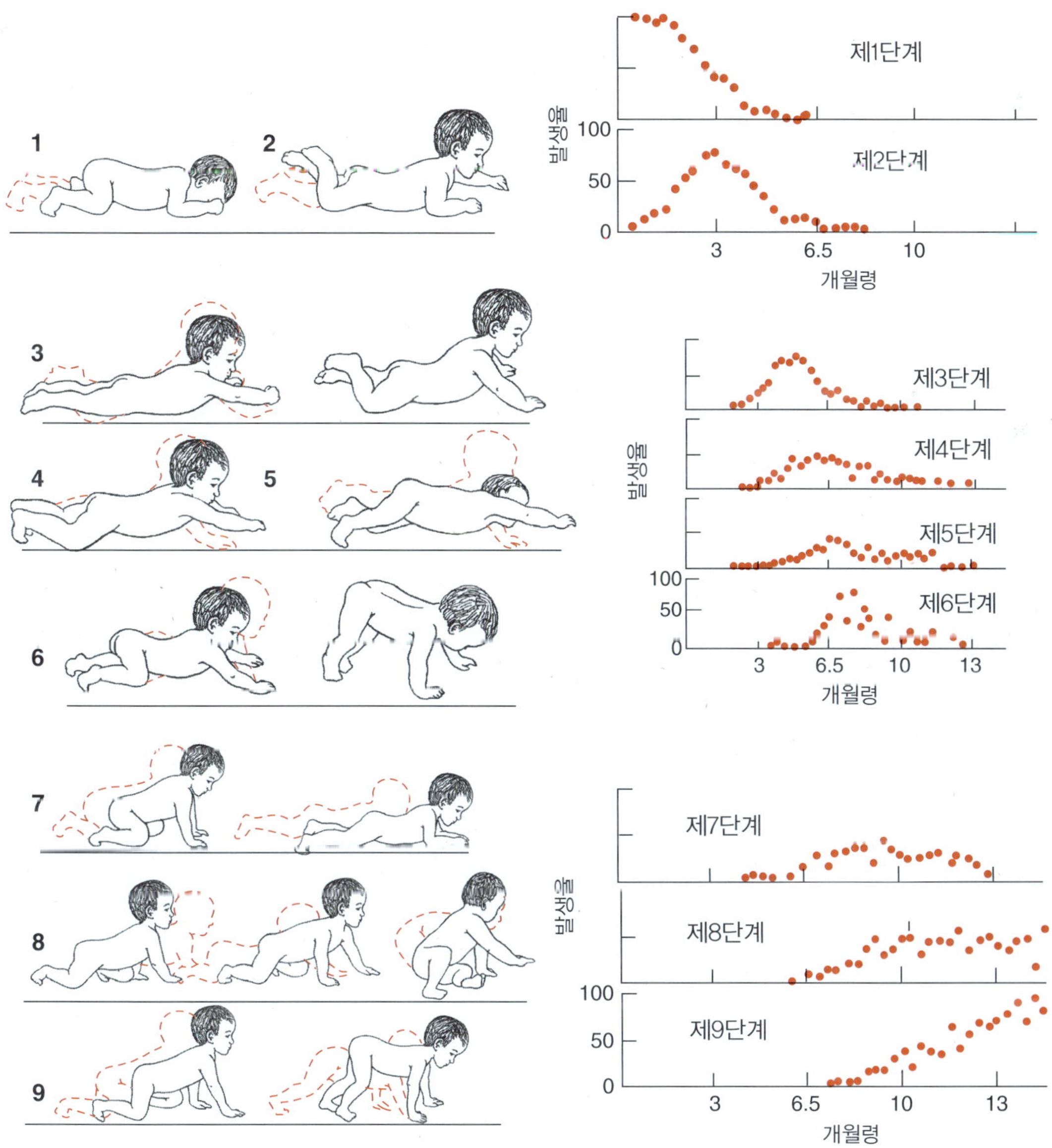

그림 13.11 McGraw에 의해 보고된 엎드려 누운 자세 진행의 9단계(**왼쪽**). 각 단계의 그래프는 행동이 나타나는 연령(x-축)과 행동이 관찰된 아동의 백분율(y-축)을 나타냄(**오른쪽**). (McGraw MG. The neuromuscular maturation of the human infant. New York: Hafner Press, 1945로부터 인용.)

으로 척추의 폄이 계속되어 등뼈 부위에 이른다. 양팔을 펴고 가슴을 지면에서 들어 지탱할 수 있다. 추진 움직임은 4단계와 5단계 동안 양팔과 양다리에서 시작한다. 6단계에서 기기 자세를 취할 수 있다. 7단계는 체계적이지 못한 전진을 시도하는 것이 특징적이다; 하지만 8단계와 9단계에서는 기기 자세에서 조직화된 추진 동작이 출현하였다.

McGraw가 성숙한 운동행동의 신경학적 선행을 크게 강조했다는 것을 명심하기 바란다. 실제로 더 최근의 연구에서 생후 2일 된 신생아가 동물과 성인의 네발기기 이동 동안 기록된 것과 유사한 이동 패턴으로 기어갈 수 있음을 보여주었으며, 이는 기기의 기저에 신경회로가 있음을 시사한다(Forma 등, 2019). 이와 같이 McGraw는 중추신경계의 구조적 성장 및 성숙과 관련될 수 있는 운동발달 단계를 설명하는 데 중점을 두었다. 그러나 최근 연구는 발달 동안 운동기능의 출현에 많은 요인이 기여하며, 이는 중추신경계의 성숙을 포함하지만, 그것에만 제한되지 않는다는 것을 나타낸다(Thelen과 Ulrich, 1991).

더욱이 제8장에서 설명한 것처럼 운동 기술 습득은 시작 연령, 기술 순서 및 움직임 패턴에서 큰 개인 차이로 특징지어진다. 유아는 6.1개월에서 11.3개월(WHO 표준에서 5번째 백분위수와 95번째 백분위수) 사이 어디에서 기기를 시작한다. 일부 유아들은 McGraw가 보고한 단계를 따

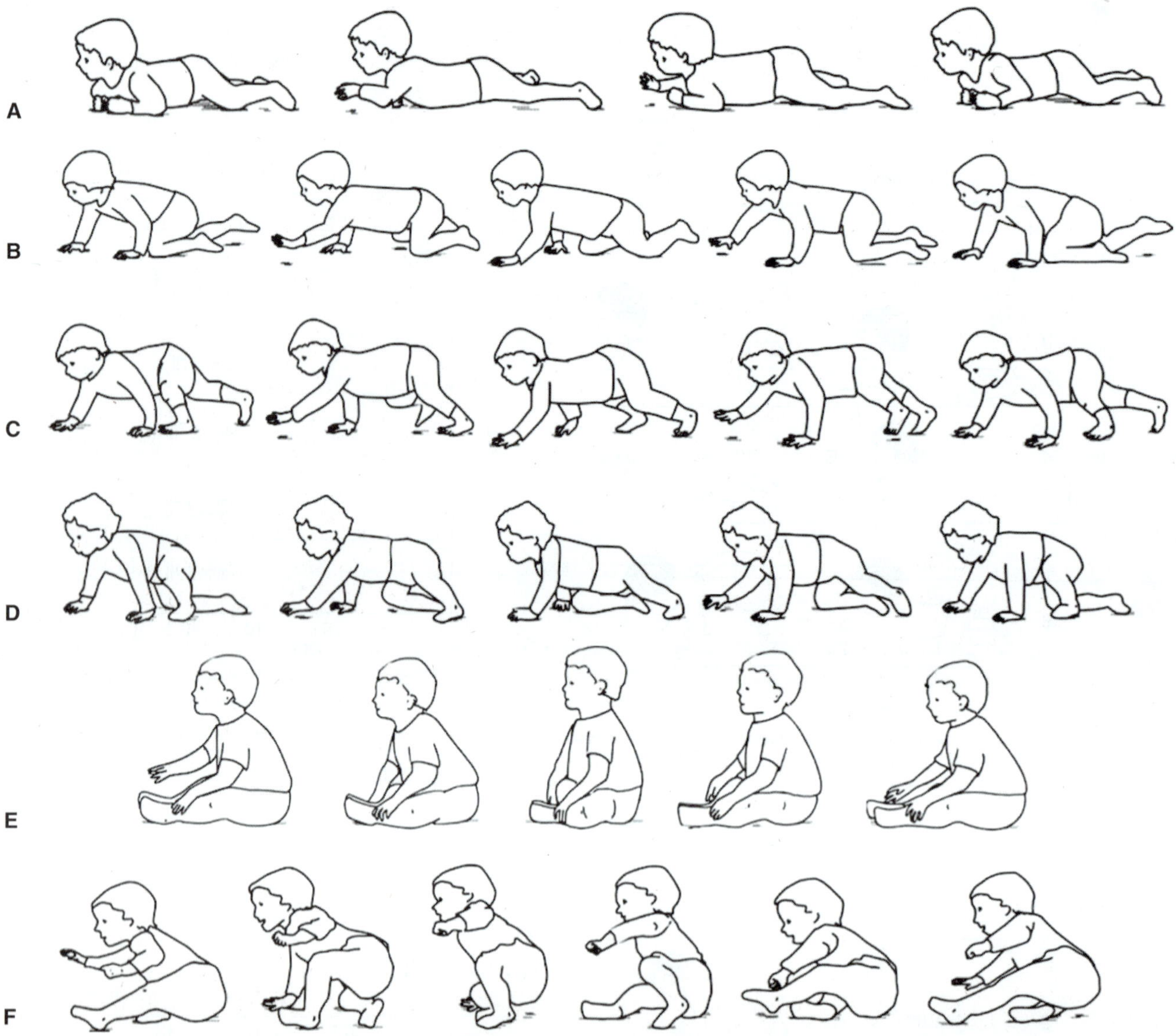

그림 13.12 기는 방식의 삽화. 각 순서는 하나의 기는 방식 주기의 예이며 왼쪽에서 오른쪽으로 읽는다: 배밀이 (**A**); 두 손과 두 무릎으로 기기 (**B**); 두 손과 두 발로 기기 (**C**); 왼쪽 발과 오른쪽 무릎을 사용하는 걸음-기기 혼합 (**D**); 신체를 앞으로 당기기 위해 다리의 굽힘을 사용하는 스쿠팅(scooting) (**E**); 그리고 한 손, 한 무릎과 한 발을 사용하는 걸음-스쿠터(scoot) 혼합 (**F**). (Patrick, S.K., Noah, J.A., & Yanf, J.F. Developmental constraints of quadrupedal coordination across crawling styles in human infants. J Neurophysiol. 2012;107:3051로부터 허가를 받아 재인쇄.)

르며, 먼저 낮은 추진 움직임이 나타나고, 이후 기기 자세를 습득한다. 그러나 어떤 유아들은 추진 움직임을 건너뛰고 곧바로 기기로 진행하며, 또 다른 유아들은 기기를 완전히 건너뛰고 대신 끌어당기고, 앉아서 엉덩이를 끌며 이동하거나 바로 걷기로 진행한다(Adolph, 1998). 만약 유아가 기는 시기에 있다면, 그들은 팔과 다리를 다양한 방식으로 협응하여 그렇게 할 것이다(그림 13.12를 본다)-어떤 유아들은 지지를 위해 그들의 배와 넓적다리를 사용하여 "포복" 기기를 하거나 그들의 배로 지지하고 팔다리를 번갈아 가며 "자벌레" 배 기기를 할 것이다; 어떤 이들은 배를 바닥에서 들어 올려 두 손과 두 무릎으로 기거나 두 손과 두 발로 기고, 또 다른 유아들은 한쪽 다리의 무릎과 다른 쪽 다리의 발을 이용하여 두 가지를 조합하여 길 것이다; 그리고 일부 유아들은 여전히 앉은 자세로 앞으로 이동할 것이다(Adolph 등, 1998; Patrick 등, 2012). 따라서 CNS가 운동 기술의 습득과 관련된 중요한 요소일 수 있지만, 이러한 다양한 움식임의 순서와 패턴은 유아가 문제에 대한 자신의 독특한 해결책 즉, 방의 다른 쪽 끝으로 가는 방법을 찾는다는 것을 시사한다. 또한 움직이려는 동기는 특히 기술 습득의 폭넓은 연령대에서 역할을 할 수 있다. 예를 들어, 연구에서 "움직이려는 동기" 점수가 더 높은(더 높은 자발적 활동 수준, 더 높은 지속성, 움직이기 위한 사회적 격려가 더 적은 것에 의해 지수화된) 유아는 가장 낮은 "움직이려는 동기" 점수를 받은 유아보다 더 이른 나이에 운동이정표를 달성하는 것으로 나타났다(Atun-Einy 등, 2013).

바로 누운 자세에서 일어서기의 발달

Development of Supine to Stand

영아가 발달함에 따라 구르기에 사용하는 패턴이 바뀌는 것처럼 바로 누운 자세에서 일어서기 위해 사용하는 움직임 패턴도 바뀐다. 바로 누운 자세에서 일어서기로 움직이는 영아에서 나타난 초기 패턴은 엎드려 누운 자세로 구르고, 그 다음에 기기 패턴으로 움직이며, 직립 자세를 취하기 위해 끌어당겨 서는 방식을 사용하는데 초기에는 두 다리 전략을 사용하고 이후 반무릎 전략을 사용한다(Atun-Einy 등, 2012). 발달하면서 아동은 기기 자세로부터 발바닥걸음(plantigrade) 자세로 움직이는 것을 배우고, 그 자세에서 직립 서기로 진행한다. 2~3세쯤 바로 누운 자세에서 엎드려 눕는 동작의 일부는 부분적 구르기와 일어나 앉기 패턴으로 수정되고, 4~5세쯤 대칭적 일어나 앉기(sit-up) 패턴이 출현한다(그림 13.13). 이것은 이 과제를 위해 성숙한 또는 성인과 유사한 패턴을 이용하는 것으로 고려된다(McGraw, 1945). 그러나 정상적인 이동성 기술에 대한 제12장을 기억하듯이 연구자들은 바로 누운 자세에서 일어서기로 움직이는 방법이 아주 다양함을 발견하였

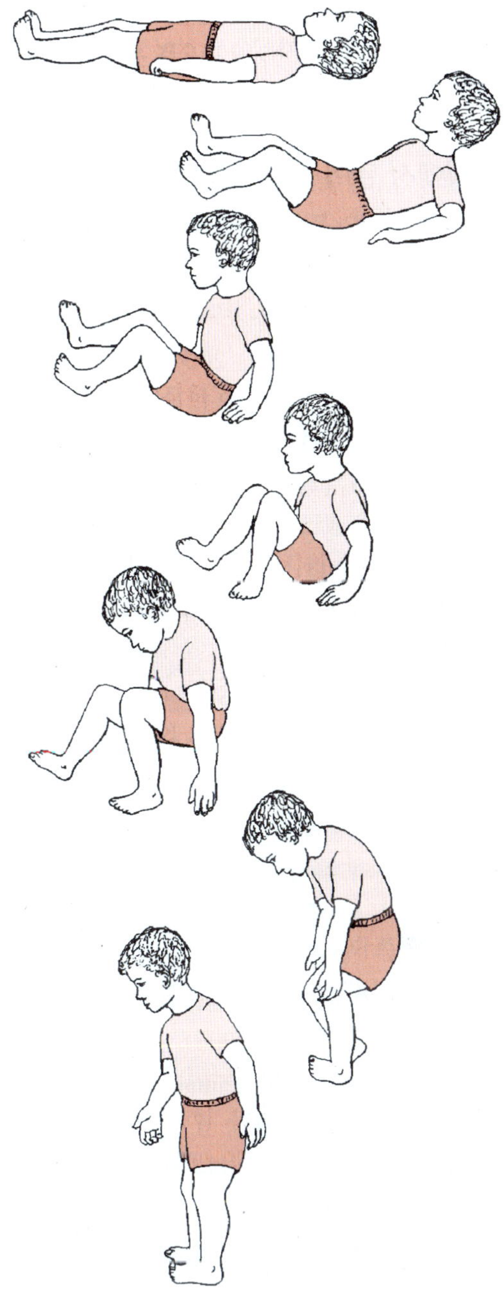

그림 13.13 4~5세 아동이 바로 누운 자세로부터 일어서기로 움직이는 데 이용한 일반적인 패턴. 아동은 대칭적인 패턴을 이용한다. (Van Sant AF. Age differences in movement patterns used by children to rise from a supine position to erect stance. Phys Ther 1988; 68: 1130-1138로부터 허가를 받아 인용. American Physical Therapy Association의 허가도 받음. 이 자료는 저작권이 있으며, 복사 또는 배부는 APTA로부터 서면허가가 필요하다.)

다. 성인과 마찬가지로 아마 배 근육과 엉덩관절 굽힘근의 근력이 유아가 바로 누운 자세에서 일어설 때 사용하는 패턴의 유형에 주요한 역할을 할 것이다(VanSant, 1988a).

앉은 자세에서 일어서기의 발달
Development of sit-to-stand

연구에서 성인과 비교하여 아동을 대상으로 앉은 자세에서 일어서기 행동의 변화를 조사하였다(Cahill 등, 1999; Guarrera-Bowlby와 Gentile, 2004). 생후 12~14개월 사이의 유아는 몸통과 무릎을 더 많이 굽힌 상태를 유지하고, COG를 낮게 유지하여, 직립 상태에서 균형을 더 잘 잡는 경향이 있다(Da Costa와 Rocha, 2013). 그리고 앉은 자세에서 일어서기 패턴은 더 어른스러워지지만 여전히 미성숙하다. 12~18개월, 4~5세, 9~10세 아동을 비교하였을 때 연구자들은 가장 어린 아동도 성인에게서 나타난 기본적인 분절 간 패턴을 익혔음을 발견하였다. 하지만, 가장 어린 아동은 발끝으로 일어서거나 전방으로 걸음을 내디디면서 동작을 종료하였기 때문에 효율적으로 움직임을 수행할 수 없었다. 덧붙여 동작시간, 몸통 굽힘의 진폭과 최대 각속도는 발달과 더불어 향상되었다. 높은 연령의 아동 집단은 성인과 유사한 지면반발력 패턴을 보였고, 어린 아동은 변동이 있으나 점차적으로 최대 힘(peak force)에 이르렀다. 다른 연구에서 6~7세 아동은 성인에 비해 실험 전반에 걸쳐 개인 내 변동성이 두 배 더 높았다.(Guarrera-Bowlby와 Gentile, 2004). 이러한 변화는 균형과 수평운동량(horizontal momentum)을 조절하는 아동의 능력 발달과 관련될 수 있다(Cahill 등, 1999).

요약해서, 이동이 많은 하위시스템의 점진적인 발달을 통해 출현하는 행동이라는 개념을 지지하는 연구들을 검토하였다. 성숙한 보행 출현에 기여하는 하위시스템은 다른 속도로 발달한다; 하지만, 자세조절은 독립보행의 발달에서 가장 뚜렷한 속도-제한 요인인 것 같다. 보행의 출현은 신경계 처리과정 내 성숙과 아주 많은 양(하루 평균 14,000회의 걸음과 수백 번의 넘어짐)의 경험이 합쳐져서 나타난다.

요약 SUMMARY

1. 성공적인 이동을 위한 세 가지 요건이 있다: (a) 신체를 전방으로 움직이기 위해 율동적인 발디딤(stepping) 패턴을 생성하는 능력(전진), (b) 방향감과 안정성을 보장하는 자세조절, 그리고 (c) 변화하는 과제와 환경적 요구에 보행을 적응시키는 능력(적응). 이동 발달에서 이러한 세 가지 요인은 먼저 발디딤 패턴이 나타나고, 다음에 평형 조절, 마지막으로 적응능력이 뒤따르며 순차적으로 나타난다.
2. 독립보행의 출현은 특정 계층적 요소를 가진 많은 상호작용 시스템의 발달로 특징지어진다. 타고난 패턴발생기는 신생아 발디딤에서 볼 수 있는 걸음주기의 기본적인 리듬을 만들어낸다. 생후 첫해에 고위 신경중추로부터 하행시스템의 점진적인 발달은 아동이 이동 행동에 대한 조절을 증가시키도록 한다. 반응적(reactive) 및 선행적(proactive) 전략을 보행에 통합시키기 위해서는 적응 시스템이 필수적이므로 평형 조절은 패턴발생기보다 높은 수준에서 조직화 되며 장기간에 걸쳐 발달한다.
3. 이동 행동의 발달은 출생 전에 시작하고 약 7세에 성숙한 보행이 출현할 때까지 지속된다. 발디딤 행동은 출생 시 존재하며 영아가 지지되고 전방으로 약간 기울여진다면, 대부분의 영아에게서 유도될 수 있다. 이러한 초기 행동은 엉덩관절과 무릎관절 굽힘, 동시적인 관절 움직임과 작용근과 대항근의 상당한 동시활성화를 보이는 네발동물의 발디딤과 공통점이 있다.
4. 대부분의 영아는 생후 약 2개월에 초기 발디딤이 사라지는데, 아마 상대적인 체중 증가와 같은 영아 시스템의 생체역학적 변화 때문이다. 초기 발디딤은 생후 첫 2년에 걸쳐 보다 성숙한 패턴으로 점차 바뀐다.
5. 연구자들은 자세조절을 이동 패턴에 통합하는 능력이 독립보행의 출현에 있어 가장 중요한 속도-제한 요인이라는 데 합의하는 것 같다.
6. 보행패턴의 가장 중요한 수정이 독립적 걷기의 첫 4개월에서 5개월 동안 일어난다. 이러한 변화의 대부분은 이 기간에 균형 조절과 이동을 통합하기 위한 아동의 성장 능력을 반영한다.

실습활동 과제에 대한 해답 ANSWERS TO LAB ACTIVITY ASSIGNMENTS

실습활동 13-1

1, 2. 표 13.1 참조.

제 14 장

노화와 이동성

Aging and Mobility

학습목표

이 장을 학습하면 독자는 다음과 같이 할 수 있다.

1. 이동운동의 세 가지 주요 요건 즉, 진행(패턴 발생), 자세조절(양쪽 방향감과 안정성), 그리고 적응(변화하는 과제와 환경조건에 대한)에서의 연령관련 변화를 설명한다.
2. 노화와 더불어 일어나는 보행의 주요 운동학적, 운동역학적 및 근전도학적 파라미터의 변화를 설명한다.
3. 신경계(감각계, 운동계 및 고차 인지계)와 비신경계 하위 시스템의 보행에 대한 기여에서의 연령관련 변화를 설명한다.
4. 계단 오르내리기, 이동(transfer), 앉은 자세에서부터 일어서기, 반듯이 누운 자세에서부터 일어서기, 그리고 침대에서 일어나기를 포함하는 다른 이동성 형태와 연관성이 있는 연령관련 변화를 논의한다.

서론 INTRODUCTION

넘어짐, 그리고 흔히 넘어짐에 동반되는 부상은 고령자에게 심각한 문제이다. 실제로, 넘어짐은 65세 이상의 사람들 사이에서 부상 관련 사망의 가장 중요한 원인이다(CDC, 2018). 75세 이상 성인의 57%가 어느 정도의 넘어짐에 대한 두려움을 갖고 있다고 보고하고 있으며, 이것은 그들의 활동 제한의 중요한 예측인자이다(Yardley & Smith, 2002). 결과적으로, 이들의 사람들은 세련된 균형 기술을 필요로 하는 상황을 피하기 시작하고, 이것은 보행과 균형 기술의 추가적인 감소로 이어진다. 그럼에도 불구하고, 모든 고령자가 이동성 기술에 어려움이 있는 것은 아니다. 균형조절의 연구와 마찬가지로, 모든 고령자에게 영향을 주는 이동성의 연령관련 변화와 극히 약간만 영향을 주는 병리 관련 변화를 구별하는 것은 중요하다.

고령자가 경험한 넘어짐의 대부분은 보행 중에 발생한다. 따라서, 이 집단에서의 넘어짐 증가 원인을 완전히 이해하기 위해, 고령자의 정상 보행에 기여하는 이 시스템의 변화를 이해하는 것은 중요하다. 많은 연구자들은 균형조절이 안정된 보행에 주로 기여한다고 믿고 있다. 게다가, 균형조절의 감소는 많은 고령자에서 자립 이동성의 상실에 영향을 주는 주된 요인이다.

이 장에서는 시스템의 틀과 ICF의 틀 양쪽 내에서 이동성 기술의 연령관련 변화를 논의한다. 따라서, 이동성에 기여하는 시스템에서 연령관련 변화를 조사하는 것에 더하여, 우리는 ***신체 구조와 기능***의 ICF 구성요소 내에서 보행 패턴의 변화를 검토한다. 우리는 또한, 보행활동의 특성(보행한 거리, 장애물 넘어가기 등)과 이것이 집과 집 밖에서 서로 다른 장소를 돌아다니는 것을 포함하는 참여와 어떻게 관련되는지에 대해서 논의한다.

보행 기능부전: 노화 또는 병리?
Gait Dysfunction: Aging or Pathology?

이동운동에서, 연령관련 변화는 1차적 또는 2차적인 노화현상에 기인할지도 모른다. 노화에 영향을 미치는 주된 요인에는 호르몬 기능, 노화 및 죽음의 변화를 초래하는 유전자 발현(gene expression)의 변화가 포함된다. 또한, 각 개인은 특정 질환에 대한 유전적 소인을 갖고 있을지도 모르며, 이것은 특정 시스템 내에서 신경세포 기능의 필연적인 감소를 초래한다. 2차적 요인은 경험적인 요인이며, 그 중에서도 영양, 운동, 스트레스 수준 및 후천성 병리를 포함한다. 고령자의 보행 장애가 1차적 또는 2차적인 요인에 기인하는 정도는 고령자의 보행 특성 변화에 대한 문헌을 조사하기 시작할 때, 고려해야 할 매우 중요한 점이다(Karasik et al., 2005).

오래된 임상 문헌에서는 여러 가지의 서로 다른 보행 패턴을 "연령관련 보행 장애"로서 분류하였다. 이들 다양한 보행 장애에는 보행 실행증(gait apraxia)(느린, 자주 중단되는 종종걸음을 걷는 발을 질질 끌며 걷는 또는 미끄러지는 보행), 운동감소-긴장항진 증후군(느리고, 신중한 보행이지만, 위에서 설명한 발을 질질 끌고 걷거나 미끄러지는 요소는 없다), 그리고 종종걸음 보행(marche à petits pas)(느리고 신중하고 불안정한 보행이 이어지는 작고, 빠르고 발을 질질 끄는 발걸음), 안뜰 기능부전 보행(회전에 어려움이 있다), 그리고 고유수용성 기능부전 보행(발을 주시하고 헛디디는 경향이 있고 신중하다)이 포함된다(Craik, 1989).

자세조절 문헌에서 그러하였던 것처럼, 보행에서의 연령관련 변화를 논의하는 연구를 검토할 때, 주의가 필요하다. 연구결과를 해석할 때, 연구된 집단을 주의 깊게 검토하여 다음과 같은 질문을 해야 한다: 고령의 참가자를 선정하는 데 어떠한 기준을 사용하였는가? 연구자들이 병리가 주된 노화의 일부분이 아니라는 가정 하에, 병리가 있는 누군가를 배제하였는가? 결과는 연구 중에 있는 고령자 집단의 구성에 따라 엄청나게 다를 것이다. 예를 들어, 한 연구에서 선택되지 않은 60~99세의 실험대상자 집단에서는 보행속도가 젊은 성인에 비하여 훨씬 느렸고, 또한 고령자에 관한 공표된 연구에서 보여준 속도보다 더 느렸다(Imms & Edholm, 1981). 연구에서 실험대상자가 별로 적합하지 않을 가능성이 아주 높았고, 많은 실험대상자는 보행을 손상시킬 개연성이 있는 증상을 보고하였다. 이와는 대조적으로, 1,184명의 고령자를 선별 검사하여 병리가 없는 32명을 선발한 연구에서는 이 선발된 고령의 손상되지 않은 성인과 젊은 성인 사이에는 보행 파라미터의 차이를 발견하지 못하였다(Gabell & Nayak, 1984).

더 최근의 연구에서, 보행 실행증, 운동감소-긴장항진 증후군 및 종종걸음 보행과 같은 한때 "연령과 관련된" 것이라 생각되었던 많은 보행 장애가 일반화된 노화 과정의 특성보다는 병리가 나타나는 것이라고 내비치기 시작하였다. 그러나, 다음의 절에서 언급하는 것처럼, 많은 건강한 고령자에서도 일어나는 보행의 독특한 변화가 있다.

다음의 절에서는 정상 및 균형 손상이 있는 고령자(BIOAs) 양쪽에서, 보행 기능장애의 원인이 되는 운동계의 연령관련 변화를 논의한다. 우리들의 논의에는 진행과 자세조절의 결손을 포함하는 정상상태 보행(steady-state gait)의 기능장애, 변화하는 환경을 탐색하는 것을 포함하는 균형의 위협으로부터의 회복과 선행적 보행의 균형으로부터의 회복을 포함하는 변화하는 과제와 환경조건에 보행을 적응시키는 능력의 장애가 포함된다.

운동계와 보행
MOTOR SYSTEMS AND GAIT

보행은 보행의 3가지 요건인, 진행, 자세조절 및 적응을 달성하기 위해 신체 전체의 근육 및 관절의 협응을 수반하는 매우 복잡한 행동이다.

정상상태 보행에서의 연령관련 변화
Age-Related Changes in Steady-State Gait

연령과 관련된 보행 변화에 관한 연구는 시간, 거리, 운동학적, 운동역학적 및 근육 활성화 패턴을 포함하는 정상상태 보행 동안 보행패턴의 변화를 특징짓는 것에 초점을 맞춰왔다.

시간 및 거리 요인 *Temporal and Distance Factors*

연령에 수반하는 보행패턴의 변화를 조사하는 연구에서는 몇 가지 서로 다른 실험적 접근법을 사용해왔다. 우리가 "자연주의적 접근법"이라 부를지도 모르는 하나의 접근법에서, 성인이 자연 환경 장면에서 자연스럽게 걷고 있는 것이 관찰되었다. 이 패러다임은 한 실험실 장면에서, 보행 파라미터를 정량화할 때 흔히 필요한 보행 스타일에 대한 제약을 최소화하기 위해 사용되었다.

이들의 연구에서, 연구자들은 뉴욕시(Drillis, 1961) 또는 암스테르담(Molen, 1973)의 거리를 따라 걷는 서로 다른 연령의 사람들을 관찰하였다.

첫 번째 연구에서는 뉴욕시에서 752명의 보행자 중, 연령이 20세부터 70세로 증가함에 따라 보행속도, 보폭 및 걸음 수(step rate)의 감소가 있었다(통계분석은 보고되지 않았다). 암스테르담에서 533명의 보행자에 대한 두 번째 연구에서도, 유사한 결과를 볼 수 있었다. 성차(gender differences)도 또한 볼 수 있었다. 더 젊은 여성과 고령 여성의 양쪽이 남성보다도 더 느린 속도, 짧은 보폭 및 높은 케이던스(cadence)로 걸었다. 실험대상자가 자연환경 속에서 걷는 것을 가능케 하는 이점이 있으나, 산책을 하는 것과 일을 마치려고 서두르는 것, 실험대상자의 상대적인 건강 등의 서로 다른 보행 목표와 같은 변수를 조절할 수 없다는 불리한 점이 있다(Craik, 1989). 그럼에도 불구하고, 고령자를 대상으로, 조절된 실험실 장면에서 시행된 실험에서는 자연계의 연구결과와 마찬가지의 결과를 보여주었다. 즉, 언령이 증가함에 따라 보행속도는 저하되고, 활보 길이가 감소하며, 양쪽다리 지지시간은 길어진다(Hollman et al., 2011).

운동학에서의 연령관련 변화

Age-Related Changes in Kinematics

연령과 관련된 보행의 변화에 관한 그 후의 연구는 고령자에서 발 내딛기 패턴의 운동학적 분석에 초점을 맞췄다. 어떤 연구에서는 실험대상자는 연령범위가 20세에서부터 87세까지이고 정상적인 근력을 가진 건강한 남성이었다(Murray et al., 1969). 각각의 실험대상자는 자기가 선호하는 속도와 빠른 보행속도에서 검사를 받았다.

67세 이상의 남성은 젊은 성인(150㎝/초)보다 유의미하게($p<0.01$) 느린 보행속도(118~123㎝/초)를 나타냈다. 활보 길이(stride length)도 또한 특히 빠른 보행 중에 유의미하게 짧았다. 보행주기 동안 머리의 수직방향 움직임은 작았으나 한편, 가로방향 움직임은 컸다. 활보 폭(stride width)은 74세를 넘는 남성이 더 넓은 경향이 있었다. 발장다리로 걷는 것(toeing out)도 또한 80세를 넘는 남성에서 컸다. 65세 이상에서는 입각단계는 더 길어졌고 유각단계(swing phase)에서는 상응하는 시간의 단축이 있었다.

마지막으로, 엉덩관절, 무릎관절, 발목관절의 굽힘은 젊은 성인보다 적었고, 어깨 전체의 회전 패턴은 더 펴진 위치로 이동하였으며, 팔꿈치의 회전도 적었다. 그림 14.1은 Murray 등(1969)의 연구에서부터 변경된 것이며, 발꿈치 접지에서의 젊은 사람과 고령자 다리의 위치 차이를 보여주고 있다. 유의미하게 짧은 보폭과 펴진 팔의 위치에 주목하기 바란다. 두 번째 연구(Murray et al., 1970)에서는 보행패턴의 연령관련 변화를 여성에서 조사하였으며, 보행속도의 감소와 짧은 발걸음을 포함하는 마찬가지의 변화가 인지되었다. 이들 변화는 60세대~70세대 집단에서 발생하였다.

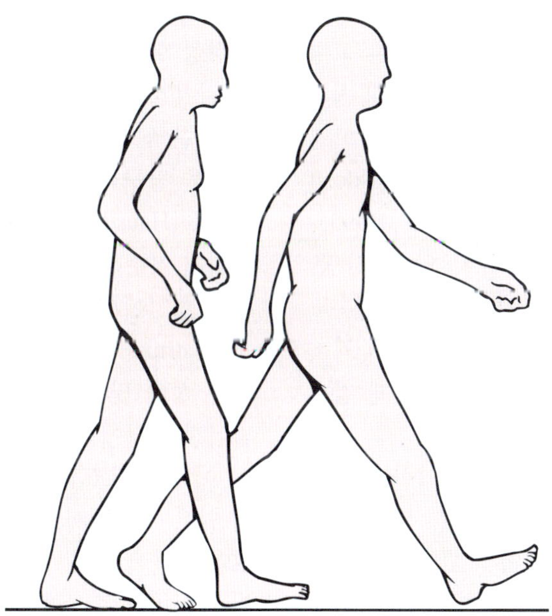

그림 14.1 젊은 성인(**오른쪽**)과 건강한 고령자(**왼쪽**)의 보행 패턴의 예. 보폭과 팔의 흔들기가 감소한 것에 주목하기 바란다. (Murray MP, Kory RC, Clarkson BH. Walking patterns in healthy older men. J Gerontol 1969;24:169-178에서 변경).

흥미롭게도, 연구자들은 연구된 고령의 성인들은 병리학적 보행패턴을 갖고 있지 않다고 결론을 내렸다. 그 대신에, 그들의 보행은 아마도 안정성을 높이는 것을 목적으로 하여, 보호를 받은 것으로 보고되었다. 보행패턴은 미끄러운 표면 위를 걷고 있는 어떤 사람 또는 어둠속을 걷고 있는 어떤 사람이 사용한 보행패턴과 유사하였다. 그러나, 고령자에서는 보폭 보간(step width)이 넓기 때문에, 연구자들은 필요로 하는 마찰계수의 구성요소(즉, 미끄러짐의 위험성)가 앞·뒷면에서 낮고, 안쪽·가쪽면에서 높다는 것을 보여주고 있다. 결과적으로, 신중한 보행으로 걷는 고령자는 안·가쪽 방향의 균형을 상실할 위험성이 높을지도 모른다(Yamaguchi & Masani, 2019).

이들의 모두는 자세조절 문제처럼 들린다. 이 설명을 읽음으로써 사람들은 고령자의 보행 변화가 보폭주기(step cycle) 그 자체의 변화보다는 균형조절 상실에 더 관련될 것이라는 가설을 세울지도 모른다(Murray et al., 1969).

이들의 느린 보행속도는 일상생활의 기능에 어떻게 영향을 주는가? 이전의 많은 연구에서는 고령자가 1.4미터/초보다 빨리 걸을 수 없다고 보고하고 있다. 이것은 도로를 안전하게 건너가기 위해 필요한 최소한의 속도이다.

Lundgren-Lindquist 등(1983)은 79세였던 조사된 205명의 실험대상자 중, 아무도 그들이 선호하는 속도로 걸을 때, 교통신호등이 바뀌기 전에 도로를 건너갈 수 없었다는 것을 보여주었다. 따라서, 조사된 많은 고령자는 혼자서는 지역사회를 안전하게 걸어 다닐 수 없다고 생각된다.

넘어지는 고령자의 보행 특성을 넘어진 일이 없는 고령자와 어떻게 비교하는가? 이전의 연구에서는 건강한 고령자의 보행 특성은 젊은 성인의 보행 특성과 비교할 때 거의 차이가 없다는 것을 보여주었지만, 넘어진 일이 있는 고령자는 보행패턴에서 유의미한 차이를 나타냈다(Hausdorff et al., 1997; Heitmann et al., 1989; Wolfson et al., 1995). Wolfson 등(1995)은 활보 길이(넘어지지 않은 사람, 0.82±0.22 m; 넘어진 사람, 0.53±0.21 m) 및 보행속도(넘어지지 않은 사람, 0.64±0.21 m/s; 넘어진 사람, 0.37±0.17 m/s)의 양쪽이 넘어진 고령자에서 유의미하게 감소하였다.

Heitmann 등(1989)은 균형 수행능력이 빈약한 고령의 여성 참가자가 보행 중에 보간이 증가하였다는 것을 발견하였다. 다른 연구에서는 넘어진 일이 없는 고령자와 비교할 때, 그들이 빠른 속도(6㎞/시)로 걷는 경우, 발꿈치에서 측정한 보간이 넘어진 일이 있는 고령자에서 유의미하게 더 컸다고 보고하였다. 또한 넘어진 일이 있는 고령자는 넘어진 일이 없는 고령자만큼 그들이 발을 일렬로 놓고 눈을 뜬 상태에서 오래 설 수 없었기 때문에, 보행과 관련되지 않은 균형 문제를 갖고 있었다고 언급되었다. 물론, 넘어진 일이 있는 고령자는 진단이 미확정된 병리조건을 갖고 있을 확률이 크다. 따라서, 넘어지는 고령자에 대한 연구를 수행할 때, 이들 개인들을 조심스럽게 검사하여, 기저에 있는 병리가 보행 장애의 원인이 되는지를 판단하는 것은 중요하다(Gehlsen & Whaley, 1990; Heitmann et al., 1989).

개인 내 보행패턴의 변동성: 이것은 불균형의 원인이 되는가? 연령과 관련된 균형과 보행의 저하에 관한 대부분의 연구는 고령자와 젊은 성인의 전체적인 수행능력 차이에 초점을 맞추고 있다. 이들 연구에서는 젊은 성인과 비교하여 고령자의 수행능력에 실질적이고 유의미한 차이가 있다는 것을 보여주었지만, 고령자 균형 제약의 원인이 될지도 모르는 두 번째 수행능력 변수는 반복된 과제에서 시도할 때마다 개인의 수행능력이 변화하는 정도이다. 즉 개인 내의 변동성이다.

개인 내의 변동성(variability)은 변동(fluctuation)의 처리 또는 견고성(robustness) 처리의 부족을 반영할지도 모르며, 이것은 행동 조절의 기저에 있는 생리학적 시스템 내 "잡음(noise)"을 나타낸다(Li et al., 2004). 이것은 균형조절에서 하나의 중요한 요인이며, 그 이유는 예를 들어, 사람이 보행 중에 이미 자기의 안정성 한계에 가까워질 때, 질량중심(COM) 움직임의 변동성 증가는 질량중심 안정성 한계 밖으로의 이동을 초래하고 따라서, 균형 상실과 뒤이어 일어나는 넘어짐을 초래하기 때문이다.

많은 연구실에서는 넘어지는 고령자의 활보 사이의 변동성을 탐구하기 시작하고 있다. 예를 들어, Hausdorff와 동료들(Hausdorff, 2007; Hausdorff et al., 1997)은 지역사회에 거주하는 넘어진 고령자, 넘어지지 않은 고령자 및 젊은 성인에서의 보행 변동성을 평가하였다. 그들은 활보시간(stride-time)과 유각 시간(swing time)의 변동성이 젊은 성인 및 넘어지지 않은 고령자의 양쪽과 비교하여 넘어진 사람에서 유의미하게 컸다는 것을 알게 되었다.

이와는 대조적으로, 보행속도는 넘어진 사람과 넘어지지 않은 사람에서 유사하였다. 양쪽 고령자 집단이 보행속도와 근력이 유사하였으나, 넘어졌던 고령자는 활보 변동의 유의미한 증가가 있었다.

게다가, Studenski와 동료들(Brach et al., 2005)은 지나치게 많거나 지나치게 적은 보간(step width)의 변동성은 고령자의 넘어짐과 연관성이 있다는 것을 보여주고 있다. 그들은 자립 보행을 하고 있는 503명의 고령자 집단(평균연령 79세)에 대한 표본 조사를 하여, 극단적인 보간 변동성(변동성이 낮거나 높은)을 가진 사람이 중등도의 변동성을 가진 사람보다 과거 1년간에 넘어졌다고 보고할 가능성이 더 높다는 것을 밝혔다. 보간 변동성과 넘어진 경력 사이의 연관성은 1미터/초 미만으로 걸은 사람에서는 특별한 의미가 없었다.

또한 보행의 변동성과 특히, 활보시간 변동성은 고령자가 동시적인 산술 과제를 수행하도록 요구받았을 때에 증가한다는 것을 보여주고 있다(Beauchet et al., 2005). 이중과제 장면에서 이 변동성 증가는 두 가지 과제를 동시에 수행하기 위한 주의처리 자원이 불충분하여, 처리 잡음(noise)의 증가를 야기하는 것에 기인한다고 추정된다.

넘어질 위험성이 있는 사람을 식별하기 위해 보행 변동성을 사용할 수 있는가? Hausdorff 등(2001)은 지역사회에 거주하는 고령자에서는 바뀐 보행 변동성이 미래의 넘어짐을 예측할 수 있을 것이라는 가설을 검증하였다. 고령자는 기준점에서 평가되었고, 그 다음에 12개월 동안 추적되어, 매주 넘어짐 상태의 모니터링을 하였다. 12개월의 후속 조치기간 동안, 참가자의 39%가 적어도 한 번은 넘어졌다고 보고하였다. 기준점의 보행 변동성 측정치는 넘어지지 않은 고령자와 비교하여 그 후 넘어진 고령자에서 유의미하게 증가하였으며, 이것은 보행 변동성의 측정치가 미래의 넘어짐을 ***예측할 수*** 있다는 것을 시사하고 있다.

연령 증가에 수반하는 보행 변동성의 진행을 조사하는 연구자들은 변동성의 변화가 방향 특이적이고 과제 의존적이라는 것을 보여주고 있다.

Bogen과 동료들(2019)은 70세부터 81세의 56명을 대상으로 하여, 2년 간격으로, 네 가지 서로 다른 조건; 즉, 선호하는 속도, 빠른 속도, 이중과제 조건 동안 및 고르지 못한 표면 위에서 검사를 시행하였다. 몸통의 가속도는 몸에 장착한 센서를 사용하여 기록되었다. 저자들은 선호하는 보행속도로 걷는 동안에, 연령과 관련된 변동성은 앞뒤 방향으로 증가하였고, 한편 빠른 속도로 걷는 동안에, 변동성은 수직 방향으로 증가하였으며, 마지막으로, 이중과제 보행 중에는 안·가쪽 및 수직 방향 양쪽에서 증가한다는 것을 발견하였다. 그러나, 고르지 못한 표면을 걷는 동안에는 보행 변동성이 관찰되지 않았다. 따라서, 이 연구는 보행의 변동성이 연령과 더불어 증가하지만, 변동성의 움직임 면은 과제 특이적이라는 것을 보여주는 이전의 횡단면 연구를 확인해주고 있다.

근골격계 특성의 연령관련 변화

Age-Related Changes in Musculoskeletal Properties

앞에서 논의한 연구에서는 평균적인 고령자의 보행주기의 특정 운동학적 특성의 분명한 변화를 보여주고 있다. 이들의 변화는 근육 반응패턴의 변화와 어떻게 관련되는가? 젊은 여성(19~38세)과 고령 여성(64~86세)의 근육활동 패턴을 비교한 연구에서는 장딴지근, 앞정강근, 넙다리두갈래근, 넙다리곧은근 및 긴종아리근에서의 평균 EMG 활동수준은 젊은 연령 집단보다 고령 집단에서 높았다(Finley et al., 1969).

이에 더해서, 보폭주기의 특정 시점에서, 개개의 근육활동에 변화가 있었다. 예를 들어, 발끝치 접지에서는 긴종아리근과 장딴지근은 고령 여성에서 중간정도에서부터 고도로 활동적이었으나, 젊은 집단에서는 거의 또는 전혀 활동을 나타내지 않았다. 저자들은 이 증가한 활동은 보행이 입각단계 동안 안정성을 개선하려는 노력에 기인한다고 시사하고 있다. 예를 들어, 관절에서 작용근과 대항근의 증가한 동시 활성화는 관절의 뻣뻣함(stiffness)을 증가시킴으로써, 균형조절을 개선하기 위해 이용될지도 모른다. 이 전략은 과제에 숙련되어 있지 않거나, 증가한 조절을 필요로 하는 상황에서 수행하는 실험대상자에서 흔히 볼 수 있다(Woollacott, 1989).

다른 연구자들은 특정 근육 특성이 기능적 능력에 어떻게 영향을 주는지를 조사하였다. 예를 들어, Guadagnin과 동료들(2019)은 앞정강근 두께의 감소가 장애물을 넘어가는 동안 선도하는 다리의 발가락 클리어런스 감소와 어떻게 상관관계가 있는지와 감소된 가쪽넓은근 두께와 근육의 질이 고령자의 보행속도 및 보폭의 감소와 어떻게 상관관계가 있는지를 연구하였다. Delabastita와 동료들(2018)은 아킬레스건의 뻣뻣함이 기능적 활동에 미치는 영향에 대한 체계적인 검토를 시행하여, 고령자는 뻣뻣함이 감소한 것을 발견하였으며, 그들의 보행 수행능력과 균형 감소와 관련되어 있었다.

관절 운동역학에서의 연령관련 변화

Age-Related Changes in Joint Kinetics

우리들은 고령자가 보행 중 젊은 성인보다도 근육반응 수준이 높고, 다리 근육들 중에서 서로 다른 활성화 순서와 근육 특성을 보여준다는 것을 나타내는 몇 가지 연구를 방금 언급하였다. 그러나, 이들 변화가 어떻게 보행의 동역학(dynamics)에 영향을 주는 것일까?

역동역학(inverse dynamics)을 사용해서, 각 관절에서 생성되고 흡수된 기계적인 파워(mechanical power)는 물론, 힘의 모멘트를 계산할 수 있다. 이 과정은 근육에 의해 생성되는 파워의 양을 추정하는 것을 가능케 한다. 흔듦기(유각기, swing)를 시작하려면, 근육의 에너지 증가가 필요하지만, 발끔치 접지의 준비를 위해서는 에너지 감소를 필요로 한다는 것을 이동운동에 대한 제12장에서부터 상기하기 바란다.

역동역학 기법을 사용하여, Winter와 동료들(1990)은 15명의 건강한 고령자(62~78세)에 대한 보행패턴을 12명의 젊은 성인(21~28세)과 비교하였다. 그들은 고령자가 젊은 성인보다도 유의미하게 활보 길이가 짧았고 양쪽 다리 지지 시간이 길었다는 것을 발견하였다. 또한, 고령자의 실험대상자에서는 바닥쪽굽힘근이 발 밀어내기(push-off) 때 유의미하게 적은 파워를 생성하였지만, 넙다리네갈래근은 입각단계 후기와 유각단계 초기 동안에 에너지를 유의미하게 적게 흡수하였다.

이들 연구자들은 발 밀어내기 동안의 바닥쪽굽힘근 파워 감소는 짧은 보폭, 발바닥 전체에 걸친 발끔치 접지, 그리고 양쪽 다리로 지지하는 지속기간의 증가를 설명할 수 있다고 결론을 내렸다. 고령자의 약한 발 밀어내기에 대한 두 가지의 대안이 되는 설명이 제안되었다. 한 가지의 설명은 고령자에서 발목 바닥쪽굽힘근 근력저하가 약한 발 밀어내기의 원인이 될 수 있다는 것을 시사하고 있다. 대안이 되는 설명에서는 높은 발 밀어내기 파워가 위쪽 및 앞쪽 방향으로 작용하여, 발 밀어내기에서 더 낮은 파워가 사용될 때보다 더 불안정해질 가능성이 있기 때문에, 발 밀어내기의 저하가 더 안전한 보행을 보장하기 위해 사용되는 적응적 변화일 수 있다고 주장하였다(Winter et al., 1990).

Winters 등에 의한 연구에서는 입각단계 동안에 발목관절, 무릎관절 및 엉덩관절의 적절한 폄근 모멘트를 동시에 유지하면서, HAT분절의 앞/뒤 균형을 조정하는 능력을 결정하기 위해 동적 균형의 지표를 계산하였다. 고령자는 엉덩관절 및 무릎관절에서 움직임에 함께 변화를 주는 능력의 감소를 보였다는 것을 발견하였다. 이것은 고령자가 입각쪽 다리의 폄근 모멘트를 동시에 유지하면서, HAT 분절을 조절하는 데 문제가 있었다는 것을 의미한다. 고령자 집단을 개별적으로 평가함에 있어서 2/3는 정상적인 젊은 성인의 범위 내에 있었고, 한편 1/3은 엉덩관절과 무릎관절에서 모멘트의 공분산(covariances)이 매우 낮다고 언급되었다. 몇몇 고령자는 이동운동 중에 동적 균형에 문제가 있을지도 모르고, 이것은 그들의 병력이나 단순한 임상검사에서 검출되지 않은 균형 기능장애를 가리킨다고 결론이 내려졌다.

보행 동안에, 고령자에서 볼 수 있는 감소된 관절 토크와 파워가 스스로 선택한 느린 보행속도에 기인하는 것인지, 또는 참된 보행제한 요인인지를 판단하기 위해, 연구자들은 젊은 성인과 고령자에서 그들이 같은 속도로 걷고 있을 때, 이들 파라미터를 조사하였다(DeVita & Hortobagyi, 2000).

그들은 각역적(angular impulse)(입각단계 전체에 걸쳐서는 지지력과 발목의 토크로부터 계산되고, 입각단계의 초기 절반 동안에는 무릎관절과 엉덩관절 토크로부터 계산되었다)은 양 집단에서 같았으나, 고령자는 엉덩관절에서 각역적을 58% 더 많이 사용하고, 일을 279% 더 많이 사용하였으며, 무릎관절에서 각역적을 50% 더 적게 그리고 일을 39% 더 적에 사용하였고, 발목관절에서 각역적을 23% 더 적게 그리고 일을 29% 더 적게 사용하였다는 것을 알게 되었다. 따라서, 고령자는 같은 속도로 걷고 있을 때, 젊은 성인과 비교하여, 젊은 성인보다 엉덩관절 폄근을 더 많이, 그리고 무릎관절 폄근과 발목관절 바닥쪽굽힘근을 더 적게 사용하면서, 관절 토크와 파워의 재분배를 보여주었다. 다른 연구자들이 상반되는 결과를 발견하였다는 것은 주목할 만한 가치가 있다.

예를 들어, Schloemer와 동료들(2017)은 고령자가 보행 중에 젊은 성인보다 더 큰 큰볼기근의 힘을 만들어낸다는 것을 보여주는 이전의 조사결과를 지지하였다. 그러나, 발목 바닥쪽굽힘근의 힘에 대해서는 연령집단 사이의 차이는 관찰되지 않았다. 저자들은 이 불일치에 대한 잠재적인 설명 하나는 참가자의 체중과 키에 대한 수치의 정상화라고 강조하고 있다.

많은 조사연구에서, 많은 고령자 중에서 발견된 보행패턴의 변화를 설명하고 있다. 이들의 변화를 표 14.1에 요약한다. 보행에 대한 연령관련 변화를 더 잘 이해하려면, 실습활동 14.1을 끝마치기 바란다. 여러분의 결과를 표 14.1에 요약한 연구와 비교하기 바란다.

표 14.1 고령자 보행 변화의 요약

시간 또는 거리 요인 (temporal or distance factors)	운동학적 변화(kinematic changes)
속도의 감소	중력중심 수직운동의 감소
보폭의 감소	팔 흔들기의 감소
걸음 수의 감소	엉덩관절, 무릎관절 및 발목관절 굽힘의 감소
활보 길이의 감소	발바닥 전체에 걸친 발꿈치 접지
활보 너비의 증가	엉덩관절/무릎관절 움직임에 함께 변화를 주는 능력의 감소
입각단계의 증가	입각단계 동안의 동적 안정성 감소
양쪽 다리 지지 시간의 증가	**근육활성화 패턴 (muscle activation patterns)**
유각단계의 감소	동시 활성화의 증가(뻣뻣함의 증가)
	운동역학적 변화(kinetic changes)
	발 밀어내기(push=off)에서 파워 생성의 감소
	발꿈치 접지에서 파워 흡수의 감소

실습 활동 14.1

목적: 보행의 공간적, 시간적 및 운동학적 파라미터의 연령관련 변화를 조사한다.

순서: 여러분의 지역사회에서 매우 활동적이고 균형이 잘 잡힌 사람과 보행 및 균형 문제가 있다고 알려진 다른 사람을 찾는다. 이들 두 성인에서 보행의 공간적 및 시간적 측면의 변화를 기록한다. 또한 각 성인에서 다음의 보행 특성을 관찰하고 기술한다.

(a) 직립자세를 유지하는 능력,

(b) 안정성을 조절하는 능력
(고령자가 일정 기간 동안에 얼마나 자주 넘어지는가)

(c) 발의 초기 접지, 그리고

(d) 팔의 위치.

과제

1. 여러분이 건강한 성인에서부터 수집한 데이터를 여러분의 두 고령 실험대상자에서부터 수집한 데이터와 비교한다. 보행의 어떤 파라미터가 젊은이와 고령자 사이에서 유사한가?
2. 어떤 파라미터가 다른가?
3. 두 고령자 사이의 보행 파라미터가 어떻게 같거나 또는 다른가?
4. 여러분의 데이터를 표 14.1에서 언급한 데이터와 어떻게 비교하는가?

보행 적응에서의 연령관련 변화: 반응적 및 선행적 균형
Age-Related Changes in Adaptation of Gait: Reactive and Proactive Balance

보행에 적응하는 것은 정상적인 이동성 기능의 특징이며, 보행에 대한 예기치 않은 도전과 예상되는 도전의 양쪽에 대응하여 보행을 적응시키는 능력의 저하는 고령자 사이에서 넘어짐의 주된 요인이다. 고령자에 의한 넘어짐의 대부분은 걷고 있는 동안에 일어나고, 미끄러지거나 곱드러지는 것이 원인일지도 모른다. 몇몇 연구 집단은 고령자에서 보행하는 동안의 선행적 적응 전략을 조사하였다. 이에 더해서, 반응적 균형조절에서 연령관련 변화에 대한 연구가 발표되었다(Chambers & Cham, 2007; Lockhart et al., 2003; Tang & Woollacott, 1998, 1999).

반응적 균형에서의 연령관련 변화
Age-Related Changes in Reactive Balance

곱드러짐(Trips). 넘어짐에 대한 연구(Gabell et al., 1985; Overstall et al., 1977)는 고령자에서 넘어짐의 35%~47%가 물체에 발이 걸려 넘어지는 것에 기인한다는 것을 보여주었다. 곱드러짐에서부터의 균형회복에 대한 결정 요인을 연구하기 위해, Chen(1993)은 생체역학 모델의 시뮬레이션을 사용하였다. 그는 곱드러짐에서부터 회복하기 위한 중요한 근육은 유각 쪽 엉덩관절 굽힘근과 입각 쪽 다리의 발목관절 바닥쪽굽힘근이라는 것을 나타냈다. 이에 더해서, 그는 균형회복에는 이용 가능한 근력보다는 토크의 발생률이 중요하다는 것을 발견하였다.

따라서, 곱드러진 후에 균형을 회복하기 위해 중요한 요인은 어떻게 빨리 회복하는 힘을 만들어낼 수 있는가라고 생각된다. 그림 14.2는 다양한 관절 토크와 토크 발생률이 곱드러진 후의 균형회복에 미치는 영향을 보여주고 있다. 그림 14.2A는 실험대상자가 최대 관절 토크와 토크 발생률을 갖고 있는 경우의 곱드러짐에 대한 반응의 막대그림을 보여주고 있으며, 한편 B와 C는 실험대상자가 이용 가능한 기준 토크 및 발생률의 각각 75%와 50%를 가진 경우의 반응을 보여주고 있다. 실험대상자 C의 경우, 유각 쪽 발은 다시 접지하고 상체의 질량중심이 지지기저면의 앞쪽으로 와서 균형에 추가적인 외부교란을 야기하여, 다시 곱드러진다(Schultz, 1995).

이들 결과를 뒷받침하고, 확장하는 두 번째 연구(Pijnappels et al., 2005)는 (a) 근육 활성화의 타이밍과 순서부여 및 (b) 곱드러짐 후에 회복하는 동안 근육 활성화 발생률과 크기가 젊은 실험대상자와 고령의 실험대상자 사이에서 다른지 어떤지를 결정하기 위해 설계되었다. 이 연구에서, 젊은 성인(평균연령, 25세)과 고령자(평균연령, 68세)가 플랫폼 위를 걸었고, 보행주기가 서로 다른 시점에서 몇 번 곱드러졌다. 그 결과는 곱드러진 후, 젊은

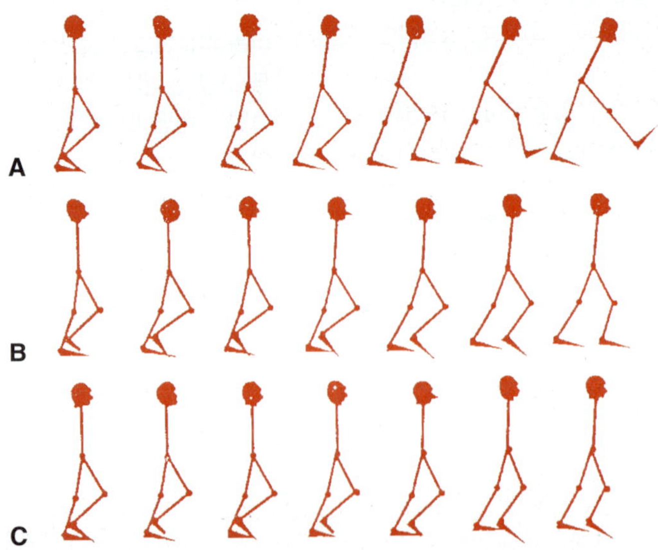

그림 14.2 **(A)** 실험대상자가 최대 관절 토크와 토크 발생률을 가진 경우의 곱드러짐에 대한 반응의 막대그림. **(B, C)** 실험대상자가 이용 가능한 관절 토크 및 토크 발생률의 각각 75%와 50%를 가진 경우에, 볼 수 있는 곱드러짐에 대한 반응. C에서의 가상적인 실험대상자에 대해서, 유각 쪽 다리가 다시 접지하고, 상체의 질량중심이 지지기저면의 앞쪽으로 와서, 추가적인 곱드러짐을 야기한다. (Schultz AB. Muscle function and mobility biomechanics in the elderly: an overview of some recent research. J Gerontol 1995;50A(special issue):60-63에서 허가를 받아 재게재).

실험대상자와 고령의 실험대상자 양쪽에서 입각쪽 다리 뒤넙다리근과 장딴지근/가자미근 양쪽에서 신속한 근전도 반응(60~80 msec)이 활성화되었고, 고령의 실험대상자는 가자미근의 활성화에서 지연(11 msec)을 나타냈다는 것을 보여주고 있다. 근육활동 패턴의 순서부여는 두 집단에서 유사하였다. 그러나, 근육활동의 발달 정도와 발생률은 고령자에서 유의미하게 낮았다. 이들의 결과 및 이전의 연구에서부터의 결과는 고령자가 지지하는 다리에서 근육 활성화의 낮은 발생률이 곱드러짐의 불충분한 회복 원인이 되어 넘어짐으로 이어질지도 모른다는 것을 시사하고 있다(Pijnappels et al., 2005; Schultz, 1995; Thelen et al., 1996).

곱드러짐에 뒤따르는 넘어짐 위험성을 판단하기 위해 설계된 한 연구에서 Pavol과 동료들(1999)은 고령자(평균[±표준편차] 연령, 72±5세)에게 그들의 보행로에 숨겨진 기계적 장애물이 경고 없이 올라오도록 함으로써 보행하는 동안 단 한 번의 예기치 않은 곱드러짐이 일어나게 하였다; 곱드러짐의 22%는 안전벨트(harness) 안으로 넘어졌고 한편, 61%는 완전히 회복하였으며 17%는 밧줄보조 장치로 회복하였다. 결과는 여성이 남성보다 4배 더 많이 넘어졌다는 것을 보여주었다.

미끄러짐. 미끄러짐은 또한 지역사회에 거주하는 고령자의 넘어짐과 그 후의 부상 비율이 높다는(27%~32%) 것을 설명하고 있다(Gabell et al., 1985). 이 현상은 비록 활동적이고 건강한 고령자가 젊은 성인에 맞먹는 이동성 수준을 보존한다 해도, 이들 고령자는 그들이 미끄러질 때 효율적인 반응적 자세반응을 만들어내는 데 어려움이 있을지도 모른다는 것을 시사하고 있다.

Tang과 Woollacott(1998)에 의한 연구에서는 보행 중에 발꿈치 접지에서 일어나는 예기치 않은 앞쪽으로의 미끄러짐이 있을 때, 활동적이고 건강한 고령자는 젊은 성인보다 덜 효율적인 반응적 균형전략을 사용한다는 가실을 검증하였다. 그들은 고령자에서 덜 효율적인 균형전략이 더 느리고 더 작은 자세반응, 자세반응의 바뀐 시간적 및 공간적 조직화, 그리고 미끄러진 후의 더 큰 상체 불안정성에 의해서 나타날 것이라고 예측하였다.

이 연구에서는 젊은 성인(n = 33; 평균연령 25 ± 4세) 및 지역사회 거주 고령자(n = 32; 평균연령, 74 ± 14세)는 발꿈치 접지 때 앞쪽으로 움직여 앞쪽으로의 미끄러짐을 만들어내는 힘판을 가로질러 경사로를 걸어 내려왔다. 균형 회복을 위해 사용된 근육반응 특성과 신체분절 움직임의 양쪽을 분석하였다.

Tang과 Woollacott는 고령자가 행동적으로 젊은 성인보다 미끄러진 후 덜 안정되었다는 것에 주목하였다. 예를 들어, 미끄러짐에서부터 회복될 때, 고령자는 전진하는 유각쪽 다리가 지면에 걸리기 때문에, 더 곱드러지는 경향이 있었다. 곱드러짐은 젊은 성인의 15%와 비교하여 고령자에서 66% 일어났다. 고령자는 또한 그림 14.3A 및 B에 나타낸 것처럼, 젊은 성인보다 미끄러짐에 반응하여, 더 큰 몸통의 젖힘과 높은 팔의 올림을 보여주었다. 이 그림은 발꿈치 접지 때, 앞쪽으로의 미끄러짐에 반응하는 젊은 성인과 고령자의 움직임에 대한 동작분석을 기초로 하여, 그린 막대그림이다. 미끄러짐이 시작될 때, 고령자가 몸통을 뒤쪽으로 펴고 팔을 올리는 것에 주목하기 바란다. 게다가, 고령자는 조기에 반대쪽 발이 접지하고, 활보 길이가 단축하였으며, 이것은 더 보수적인 균형 전략과 미끄러진 후 지지기저면을 신속하게 재확립하려고 하는 시도를 시사하고 있다.

신경근육 반응 특성에서의 어떤 변화가 고령자가 균형을 재획득함에 있어서 어려움의 원인이 될 수 있는가? 이 분석에 대한 요약을 그림 14.3C에 나타냈다. 고령자(짙은 색의 막대)는 젊은 성인(옅은 색의 막대)과 비교하여, 균형회복에서 활성화된 자세근육(예를 들어, 교란된 다리의 앞정강근, 넙다리곧은근 및 복부근육)의 늦은 수축 시작과 더 작은 크기를 나타냈다. 이리하여, 이들의 지연되고 더 약한 근육반응은 회복하는 동안 고령자에서 볼 수 있는 몸통 젖힘과 곱드러짐의 원인이 되었다. 반응에서의 이들 결함을 보상하기 위해, 고령자는 더 긴 근육반응 버스트(bursts) 시속시간(그림 14.3C)과 회복을 높기 위한 팔의 사용을 나타냈다. 그들은 또한 외부교란이 된 다리의 발목관절, 무릎관절 및 몸통에서의 작용근/대항근 한 쌍에 대해서 더 긴 동시 활성화 시간을 나타냈으며, 아마도 이것은 균형조절에서의 부가적인 보조로서 관절을 뻣뻣하게 하기 위해서일 것이다(Tang & Woollacott, 1998).

Sawers와 Bhatt(2018)는 실험실적으로 유발된 미끄러짐으로부터 넘어진 고령자는 놀라움과 유사한 반응과 일치하는 높은 수준의 공동 활동(coactivity)을 수반하는 보다 적은 근육 협동작용을 동원하였다는 것을 보여주는 마찬가지의 결과를 발견하였다. 다른 연구자들은 무릎관절의 근력도 고령자 사이의 미끄러짐 관련 넘어짐과 연관성이 있다는 것을 보여주고 있다. 저자들은 넘어진 사람의 무릎관절 근력능력이 넘어지지 않았던 사람들과 비교하여 낮다는 것을 발견하였다(Ding & Yang, 2016).

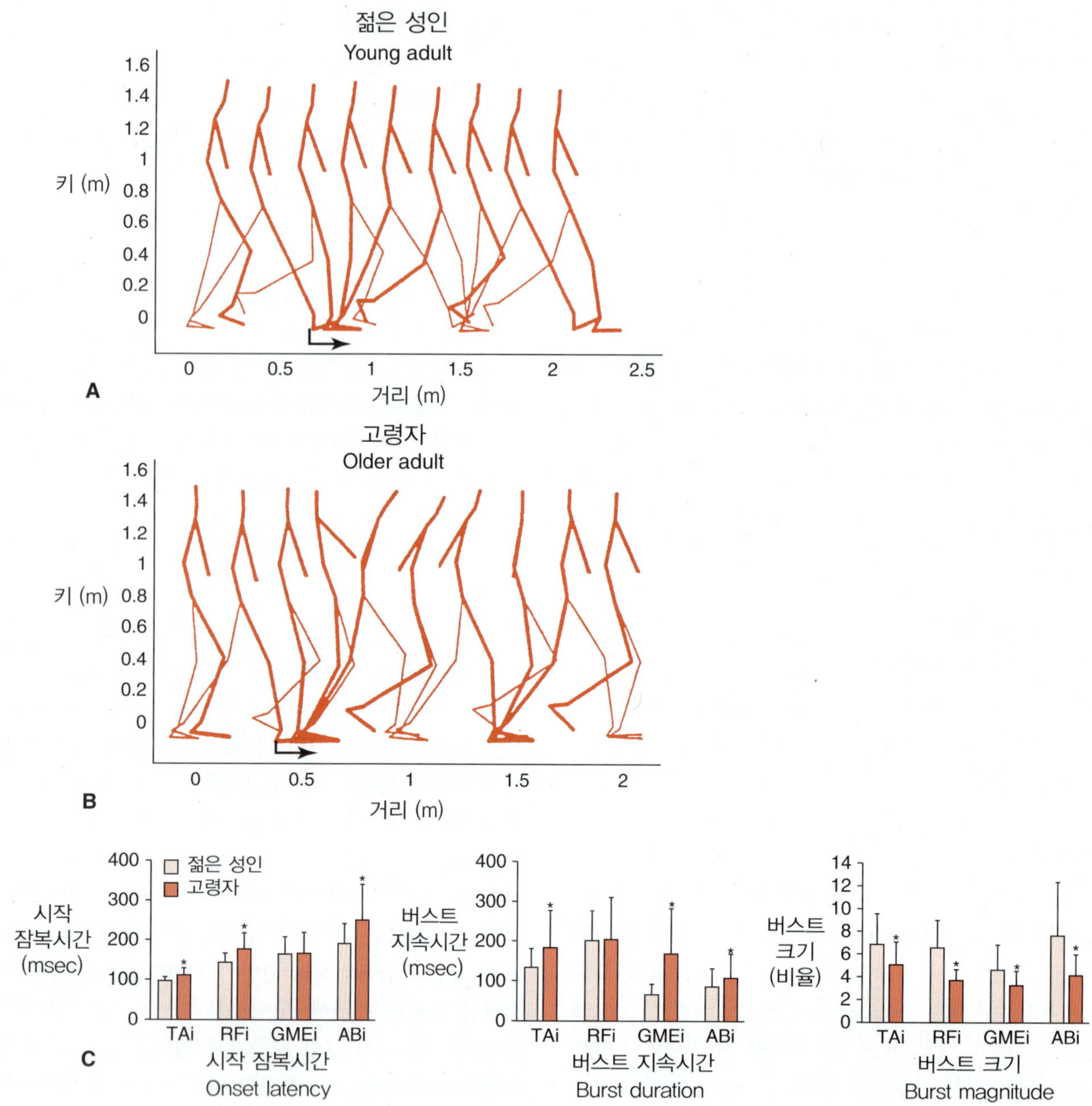

그림 14.3 발꿈치 접지에서의 앞쪽으로의 미끄러짐(*화살표*로 표시)에 반응하는 젊은 성인(**A**)과 고령자(**B**)의 움직임에 대한 동작 분석을 기초로 하여 그린 막대그림이다. 미끄러짐이 시작될 때, 고령자의 몸통이 뒤쪽으로 펴지고, 팔이 올라가는 것에 주목하기 바란다. (**C**). 교란된 다리의 앞쪽 근육에 대한, 젊은 성인(*옅은 색 막대*)과 고령자(*짙은 색 막대*)에서 자세반응의 시작 잠복시간, 버스트 지속시간 및 버스트 크기의 평균 및 표준편차. ABi = 같은 쪽 복부근육, GMEi = 같은 쪽 중간볼기근, RFi = 같은 쪽 넙다리곧은근, TAi = 같은 쪽 앞정강근. (Tang PF, Woollacott MH. Inefficient postural responses to unexpected slips during walking in older adults. J Gerontol 1998;53:M471–M480에서 허가를 받아 재게재).

고령자는 보행주기의 서로 다른 단계에서 균형 위협에 대한 반응을 어떻게 적응시키고 있는가? 젊은 성인이 발꿈치 접지에서보다는 입각단계 중기에서 균형 위협을 경험할 때, 안정성에 대한 위협이 적으며, 그래서 반응의 진폭을 적절히 감소시킨다. 그러나, 고령자가 입각단계 중기에서 미끄러짐을 경험할 때, 그들의 반응은 실제로 발꿈치 접지에서와 같은 크기이며, 거의 또는 전혀 적응을 보여주지 않는다. 이것은 왜 그러한가? 발꿈치 접지(그림 14.3C 참조)에서 이들의 감소된 반응능력(즉, 더 작은 버스트 크기)이 핵심 제약일 가능성이 있다. 입각단계 중기에서는 정상적인 반응을 나타내고 있지만, 발꿈치 접지에서 균형 위협의 증가에 대한 적절한 수준으로 반응을 증가시키기

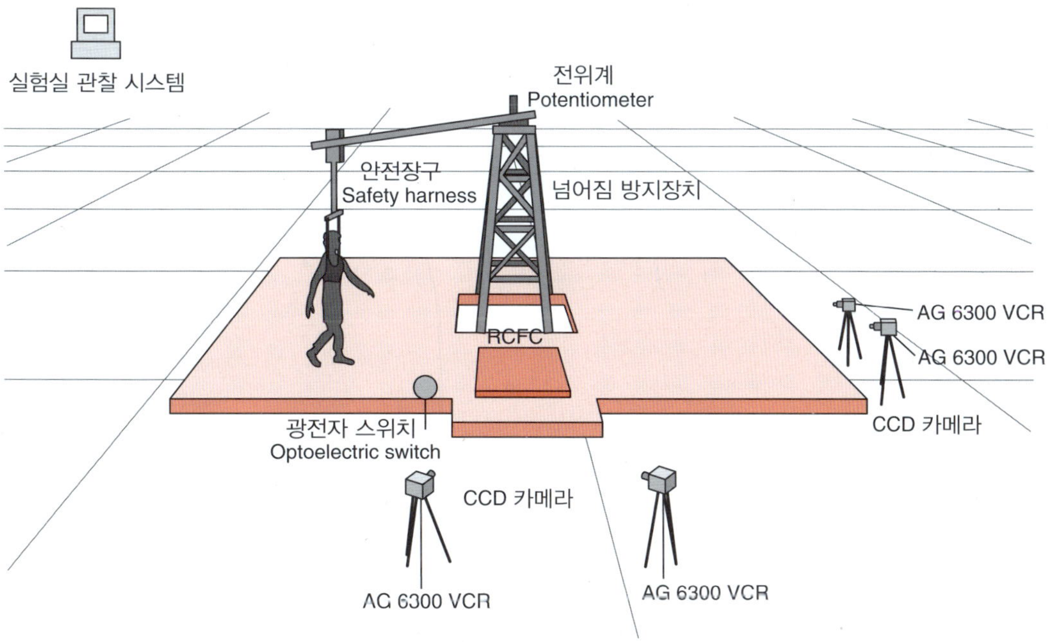

그림 14.4 미끄러짐 및 넘어짐과 연관성이 있는 연령관련 보행 변화를 조사하는 실험의 배치도. 참가자는 안전장구(safety harness) 안에 있고 힘판을 편입시킨 20미터의 원형 트랙을 걸었다. 힘판은 대조시험(control trial)을 위해 옥외용 카펫으로 덮고, 예기치 않은 미끄러짐 시험을 위해 기름기가 있는 비닐타일로 덮었다. 전하 결합 소자(charge-coupled device : CCD) 카메라는 각 시험을 위한 운동학적 데이터를 기록하였다. 예상 밖으로 시험하는 바닥표면을 바꾸기 위해 원격조정 바닥 변환기(remote-controlled floor changer : RCFC)를 사용하였다.(Lockhart TE, Woldstad JC, Smith JL. Effects of age-related gait changes on the biomechanics of slips and falls. Ergonomics 2003;46:1140에서 허가를 받아 재게재).

위한 반응능력을 단순히 갖고 있지 않을지도 모른다(Tang & Woollacott, 1999).

고령자의 보행 변화와 이들 변화가 미끄러짐과 넘어짐의 빈도에 미치는 영향을 조사하는 또 다른 연구에서, Lockhart 등(2003)은 젊은 성인과 고령자에게 원형 트랙을 걷도록 요청하고 참가자에게 사전에 알리지 않고 임의의 시간에 힘판 위에 미끄러운(기름기가 있는) 표면을 놓았다. 실험용 장치를 그림 14.4에 나타냈다.

결과는 고령자의 수평방향 발꿈치 접지속도가 유의미하게 빠르고, 보폭이 짧았다는 것을 보여주었다. 고령자는 또한, 젊은 참가자보다 너 오래, 그리고 더 빨리 미끄러졌고, 더 자주 넘어졌다. 연구자들은 넘어신 참가자가 넘어지지 않은 참가자보다 수평방향 발꿈치 접지속도가 더 빨랐다는 것에 주목하였고, 이는 노화와 연관성이 있는 보행 변화가 미끄러짐의 시작과 미끄러짐으로부터의 회복에 영향을 준다는 것을 시사하고 있다. 기름기가 있는 표면 위에서 미끄러짐의 기저에 있는 근육반응에 대한 조사에서는 젊은 성인과는 달리, 위험성이 낮은 미끄러짐과 비교하여, 고도로 위험한 미끄러짐에 반응할 때 근육반응의 파워와 지속시간이 증가하지 않았다는 것을 보여주었다. 이것은 고령자 다리근력의 감소와 관련되었을지도 모른다(Chambers & Cham, 2007).

젊은 성인과 고령자가 미끄러운 표면을 예상하도록 예고를 받았을 때, 그들은 균형반응에 선행적 요소를 추가하여, 발목과 무릎 근육의 동시 활성화를 시키고, 근육반응의 파워를 증가시켰다. 그러나, 고령자는 젊은 성인보다 근육 파워의 선행적 증가가 적었다. 실험대상자는 또한, 발을 짧게 내디뎌 무릎 굽힘과 엉덩관절 모멘트를 증가시킬 뿐만 아니라, 발꿈치 접지에서 발-지면 각도와 수직 발꿈치 속도를 줄였고, 이것은 미끄러짐과 넘어짐의 가능성을 감소시켰다(Chambers & Cham, 2007).

요약하면, 이들 연구에서는 보행에 대한 예기치 않은 외부교란으로부터 회복하는 능력을 감소시키는 반응적 균형조절 손상은 많은 고령자에서 이동성 기능 상실과 넘어짐 위험성 증가의 양쪽이 야기하는 중요한 요인이라는 것을 시사하고 있다. 손상된 반응적 균형조절의 정도는 정말 "연령과 관련된" 것인지와 신경계의 기저에 있는 병리의 결과인지는 분명하지 않다. 다음 절에서는 고령자의 기능적 이동성에 영향을 주는 선행적 균형조절 변화를 조사한다.

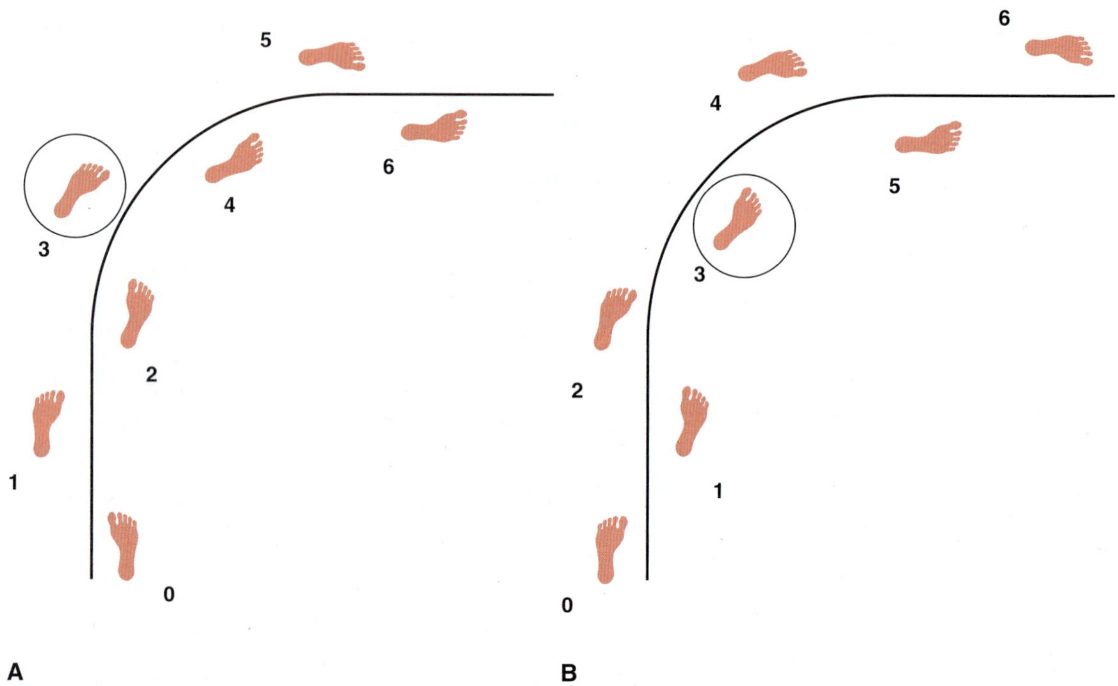

그림 14.5 90° 회전의 개략도. **(A)** 스텝 턴, 오른쪽으로 회전하기 전에, 왼발로 바깥쪽으로 내디딤으로써(스텝 번호 3), 안쪽 다리에서부터 떨어지는 방향으로 회전한다. **(B)** 스핀 턴, 오른쪽으로 회전하기 전에, 오른발을 중심으로 몸의 스핀을 시킴으로써(스텝 번호 3) 안쪽다리를 향해서 회전한다. (Dixon PC, Smith T, Taylor MJD, et al. Effect of walking surface, late-cueing, phy-siological characteristics of aging, and gait parameters on turn style preference in healthy, older adults. Hum Mov Sci. 2019;66:507에서 허가를 받아 변경).

선행적 균형조절에서의 연령관련 변화

Age-Related Changes in Proactive Balance Control

제12장에서 논의한 것처럼 보행을 수정하고 이에 적응하기 위해 사용되는 선행적 전략에는 걷는 동안에 물체를 운반하는 것 같은 과제와 연관성이 있는 불안정하게 만드는 영향을 최소화하기 위해 보행 파라미터를 수정하는 데 사용되는 예측성 전략은 물론, 보행에 대한 환경적 도전에 대응하여 보행을 수정하는 시각적으로 활성화된 전략의 양쪽을 포함된다.

선행적 예측 전략을 필요로 하는 일반적인 일상의 상황은 방향을 바꾸기 위해 회전하는 것이다. 연구자들은 어느 다리를 앞으로 내어 제동을 거는가에 따라(그림 14.5를 참조), 두 가지 주요 유형의 회전전략(Hase & Stein, 1999)을 문서화하고 있다. 즉, 스텝 턴(step turns: 안쪽다리에서부터 떨어지는 방향으로의 회전, 예를 들어, 오른발로 착지하여 왼발을 한걸음 내디딘 다음에 오른쪽으로 회전)과 스핀 턴(spin turn: 안쪽다리를 향해서 회전, 예를 들어, 오른쪽 다리로 착지하여 오른발을 중심으로 몸 스핀을 시킨 다음에 오른쪽으로 화전)이다. 스텝 턴은 회전하는 동안에, 지지기저면이 스핀 턴보다 훨씬 넓기 때문에 용이하고 안정되어 있다. Dixon과 동료들(2019)은 고령자의 회전전략을 두 가지 표면(평탄한 면과 고르지 못한 면)과 두 가지 조건 하에서 검사하였다. 하나의 조건은 사전에 계획되었고(참가자는 시험을 시작하기 전에, 우회전할 것인지, 좌회전할 것인지, 또는 직진할 것인지 지시를 받았다), 다른 조건은 늦게 신호를 주었다(참가자는 시험을 시작하기 전에, 직진할 것인지, 우회전할 것인지, 또는 좌회전할 것인지를 알지 못하였다). 그들은 고령자가 사전에 계획된 조건하에서 걸을 때, 스핀 턴이 아니라 스텝 턴을 선호한다는 것을 발견하였다. 따라서, 시간이 제약된 경우, 고령자는 더 안정된 회전전략을 선택하였다.

보폭의 조정. 젊은 성인과 고령자에서, 장애물 회피 전략을 시행하기 위해 필요한 최소한의 시간은 어느 정도인가? 한 연구에서는 건강한 젊은 성인과 고령자에게 인도를 따라 걷도록 요청하고, 인도를 따라 특정 지점에서 빛에 의한 신호를 주었을 때, 빛의 위치에 맞춰서 활보(stride)를 길게 하거나 짧게 하였다(Patla et al., 1992b).

젊은 성인과 비교하여, 고령자는 신호가 단지 1보만큼만 앞서 주어졌을 때, 보폭을 조정하는 것에 더 어려움이 있었다. 발걸음(step)을 길게 했을 때, 젊은 성인은 그 시간의 80%를 성공하였지만, 고령자는 60%를 성공하였고, 발걸음을 짧게 했을 때, 그 시간의 38% 밖에 성공하지 못하였다. 2보만큼 앞서 신호를 주었을 때는 두 집단 모두가 동등하게 성공하였다(Patla et al., 1992b).

저자들은 고령자가 균형 제약 때문에, 발걸음을 단축하는 데에 더 어려움이 있다는 것을 시사하고 있다. 이 발걸음을 단축하려면, HAT 분절 앞쪽으로의 높낮이(pitch)를 조정할 필요가 있으며, 이것은 조절되지 않는다면, 넘어짐을 야기할 수 있다. 이전에 발표된 Winter의 연구보고에서, 고령자는 젊은 성인보다 보행 중에 동적인 균형을 조절하는 데에 더 문제가 있었다는 것을 상기하기 바란다.

그럼에도 불구하고, 시간 제약이 있는 경우에만, 고령자가 보폭을 수정하는 것이 어려울지도 모른다(예: 빛에 의해 신호를 받았을 때 보행에 적응시키는 것). Andel과 동료들(2018)에 의한 연구에서는 발걸음 수의 조정을 시작했을 때의 젊은 성인과 고령자 참가자의 연령관련 변화의 특징을 묘사하였다.

그들은 또한, 발걸음을 조정할 때 사용된 전략(길게 하는 전략, 짧게 하는 전략, 또는 혼합 전략)과 경계석을 올라갈 때의 지각-운동 결합(perceptual-motor coupling)의 강도를 조사하였다. 그들은 발 배치의 변동성이 고령자에 대해서 낮고, 젊은 성인과 고령자는 서로 다른 보폭 적응 전략을 사용한다는 것을 발견하였다.

젊은 성인은 조정을 시행할 때에 보폭을 길게 하는 것을 선호하였으나, 고령자는 발을 경계석 위에 놓기 위해 흔히 단축전략을 선택하였다. 게다가, 고령자는 더 강력한 지각-운동 결합(즉, 접근하는 동안의 평균 보폭으로부터의 편차가 필요로 하는 조정과 관련이 있는 정도)을 보여주었다. 필요로 하는 조정은 접근하는 동안의 발의 위치(예를 들어, 경계석 앞의 두 번째 발의 내디딤)와 다양한 시도(trial)에 걸치는 그 내디딘 발의 평균 위치(즉, 경계석 앞의 두 번째 발의 내디딤의 평균 위치) 사이의 차이로서 측정되었다. 저자들은 지각-운동 결합의 연령관련 차이는 고령자의 즉석 행동에 적응하는 능력의 감소와 관련될 수 있다고 주장하고 있다. 젊은 성인은 경계석을 밟고 올라가기의 다양한 행동을 선택할 수 있다.

그러나, 고령자는 그들의 행동능력에 의해 더 제약을 받으며, 이것은 다시 과제 요구를 증가시켜, 강력한 지각-운동 결합으로 행동을 수행해야 한다. 이들 결과는 장애물 회피를 필요로 하는 발 내디딤에 앞서, 발 내디딤의 보행 패턴을 수정하기 시작할 필요가 있을지도 모른다는 것을 시사하고 있다. 이것은 시각적 모니터링이 증가하는 원인 중 하나일지도 모른다.

장애물 넘어가기. 장애물을 넘어가는 동안의 곱드러짐은 고령자에서 넘어짐의 주된 원인이다. 장애물을 넘어가는 수행능력을 조사하는 연구에 대한 검토에서는 시간의 제약을 받지 않는 경우, 고령자는 장애물을 넘어갈 때, 더 느리고 보수적인 전략을 채택하여, 그들이 발의 배치를 조정하고 곱드러짐의 위험성을 감소시키는 것을 가능케 한다. 이와는 대조적으로, 시간이 제약되어 있어, 그들이 빨리 움직여야 할 때, 고령자는 젊은 성인보다 장애물을 넘어가는 동안 더 자주 장애물과 접촉한다(Galna et al., 2009). 저자들은 장애물 접촉의 증가가 고령자의 곱드러짐과 넘어짐의 한 원인이 되는 것은 이들 제약 하에서라고 시사하고 있다.

고령자는 보행하는 동안에 장애물을 피하기 위해, 어떠한 전략을 사용하는가? 이 질문에 답하기 위해 연구자들은 높이가 다른 장애물을 넘고 있는 동안에, 24명의 건강한 젊은 성인과 24명의 건강한 고령자(평균 연령, 71세)의 보행을 분석하였다. 장애물은 1 인치 또는 2 인치 높이의 문지방 높이 또는 6 인치 높이의 경계석으로 만들어졌고, 수행능력은 기준선 조건(인도 위에 표시된 테이프)과 비교되었다. 장애물 위를 넘는 발의 클리어런스(clearance)의 연령관련 변화는 발견되지 않았으나, 고령자는 장애물을 넘어갈 때, 상당히 보수적인 전략을 사용하였다. 고령자는 어느 정도 느린 접근속도, 상당히 느린 넘어가기 속도 및 짧은 보폭(step length)을 사용하였다. 또한, 24명 중 4명의 고령자는 부주의로 장애물을 밟았으나, 젊은 성인은 아무도 밟지 않았다(Chen et al., 1991).

Muir와 동료들(2020)은 실패와 연관성이 있는 보행 특성을 식별하기 위해, 성인의 부주의로 실패한 시도(trial)와 성공한 시도를 비교하였다. 저자들은 젊은 성인 및 중년의 성인은 뒤따라가는 다리로 실패할 가능성이 높고, 고령자는 선도하는 다리로 실패할 가능성이 높다는 것을 발견하였다. 선도하는 다리의 곱드러짐(일상 활동 중에 흔히 있는 곱드러짐)은 뒤따라가는 다리의 곱드러짐보다 회복이 어렵기 때문에, 더 높은 넘어짐의 위험성을 야기할지도 모른다.

장애물 회피 능력의 변화에 대한 다른 연구에서는 장애물을 넘어가는 동안 COM의 조절에 초점을 맞춰왔다(Hahn & Chou, 2004). 장애물을 넘어가는 동안, 고령자는 젊은 성인보다 상당히 느린 앞쪽 방향 COM 속도를 나

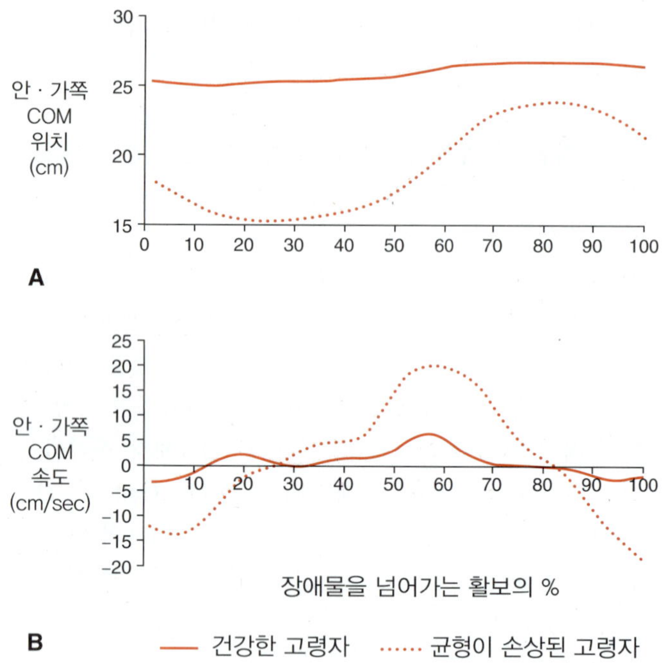

그림 14.6 키의 15% 높이의 장애물을 넘어가는 동안, 대표적인 건강한 고령자(HOA)(*실선*)와 균형이 손상된 고령자(BIOA)(*점선*)의 단일 시험에서 얻은 안 · 가쪽 COM 위치(**A**)와 속도(**B**)의 데이터. (Chou L-S, Kaufman KR, Hahn ME, et al. Medio-lateral motion of the center of mass during obstacle crossing distinguishes elderly individuals with imbalance. Gait Posture. 2003;18:129에서 허가를 받아 재게재).

타냈다. 그들은 또한, COM과 COP 사이의 앞뒤 거리가 감소하고 있다는 것을 보여주었으며, 이것은 지지하는 쪽 다리에 걸리는 기계적 부하를 경감하는 보수적인 전략이라는 것을 나타낸다. 저자들은 이 전략이 고령자에서 근력 저하의 결과일지도 모른다고 언급하고 있다.

Chou와 동료들(2003)은 과도한 옆쪽으로의 COM 이동이 이들 상황에서 불안정성의 원인이 될 것인지 어떤지를 판단하고, 이리하여 불균형과 넘어짐의 큰 위험에 처한 사람들을 확인하기 위해, 불균형이 있는 고령자가 장애물을 넘는 동안의 COM 이동을 연구하였다. 불균형이 있는 고령자가 보행속도와 활보 길이(stride length)와 같은 시간적 거리 보행 파라미터에 차이가 없었으나, 자신의 키의 15% 높이의 장애물을 넘어갈 때, COM의 옆쪽으로의 이동이 더 크고 더 빨라졌다. 그림 14.6은 건강한 고령자(**실선**)와 균형이 손상된 고령자(**점선**)에 대한 안 · 가쪽 COM 위치와 속도 궤적을 나타내고 있다. 불균형이 있는 사람이 장애물을 넘어갈 때, COM 위치와 속도의 큰 편차가 있다는 것에 주목하기 바란다.

실제로, 저자들은 개개의 분절 움직임에는 큰 변동이 있기 때문에, COM 이동은 엉덩관절, 몸통, 또는 골반의 표지자(marker)에 의한 이동보다도, 균형 장애가 있는 고령자와 건강한 고령자를 더 잘 구별할 수 있다는 것을 발견하였다. 이들 결과는 장애물을 넘어가는 동안에 COM 궤적을 조절하는 고령자의 능력에 대한 정보는 넘어짐 위험에 처한 사람을 식별하는 데 도움이 되고, 넘어짐이 일어나기 전에 중재를 가능케 할 수 있다는 것을 시사하고 있다(Chou et al., 2003; Hahn & Chou, 2003).

고령자의 보행 변화에서 병적 측면의 역할
Role of Pathology in Gait Changes in Older Adults

고령자에서 관찰되는 비정상 보행에서, 2차적인 노화 요인의 역할, 특히 병적 측면의 역할은 무엇인가? 겉보기에 건강한 고령자를 조사하는 많은 연구에서, 참여자는 이미 알려진 신경계, 심혈관계 또는 근골격계 질환을 갖고 있지 않은 경우, 병리가 없다고 간주된다. 그럼에도, 이 집단을 주의 깊게 조사하면, 많은 사람들이 감지하기 힘든 병리를 나타내고 있다. 예를 들어, 고령자의 특발성 보행장애에 관한 연구에서, Sudarsky와 Ronthal(1983)은 면밀한 의학적 평가에서, 이 유형의 보행패턴은 실제로는 몇 가지의 특정 질환과정에 기인할 수 있다는 것을 발견하였다. 이것은 많은 경우 병적 상태가 고령자에서 볼 수 있는 보행패턴의 변화에 기여하는 기저에 있는 요인일지도 모른다는 것을 시사하고 있다. 많은 시스템 내의 병리는 고령자의 이동운동 기술(skill)에 영향을 줄 가능성이 있다.

다양한 기능장애가 중증 보행 능력 장애에 미치는 영향을 조사하는 연구에서, 연구자들은 자기 집에서 근력(휴대용 힘 측정계에 의한 무릎을 펴는 힘의 검사)과 균형(양발을 한데 모으다, 발을 반쯤 앞뒤로 일렬로 늘어서다, 발을 앞뒤로 일렬로 늘어서다)의 양쪽에 대한 검사를 수행한 1,002명의 65세 이상 여성으로부터 얻은 데이터를 분석하였다. 그 결과는 중증 보행 장애가 될 위험성은 근력과 균형 기능장애의 양쪽을 가진 사람이 한쪽만의 기능장애를 가진 사람과 비교하여, 10배나 컸다는 것을 보여주었다. 따라서, 보행 능력 장애를 감소시키는 효과적인 방법은 보행 능력 장애를 가질 개연성에 실질적으로 영향을 미치는 단지 하나의 기능장애에 대한 개선으로 다양한 장애를 예방하거나 치료하는 것일 수 있다(Rantanen et al., 1999).

감각계와 보행에서의 연령관련 변화
AGE-RELATED CHANGES IN SENSORY SYSTEMS AND GAIT

고령자에서의 자세조절 변화에 관하여 제9장에서 언급한 것처럼 시각계, 고유감각계 및 안뜰계 내의 병리는 많은 고령자 사이에서 공통적이며, 자세와 보행을 위한 이들 감각으로부터의 정보에 대한 이용 가능성을 감소시키고 있다. 감각기능의 저하가 정상적인 노화의 일부분이라면, 고령자가 걷고 있는 동안에 안정성을 개선하기 위해 환경적 요인을 최적화하고 훈련을 이용하는 방법을 결정하는 것이 중요할 것이다.

몸감각 Somatosensation

발초신경병증과 연관성이 있는 몸감각의 감소는 특히 당뇨병이 있는 고령자 노화과정과 연관성이 있기 때문에, 연구에서는 이것이 보행 특성에 미치는 그 영향을 조사하였다. 한 연구에서는 말초신경 기능부전이 있는 고령자(65세 이상의 895명 여성)에서 보통의 속도와 빠른 속도 보행 특성의 양쪽을 조사하였다(Resnick et al., 2000). 결과는 말초신경 기능부전이 보통의 보행속도와 빠른 보행속도 양쪽의 저하와 연관성이 있다는 것을 보여주었다. Lipsitz 등(2018)에 의한 또 다른 연구에서는 고령자의 엄지발가락 자극을 감지하는 능력과 보행속도의 저하 및 넘어짐 발생과의 관계를 5년간에 걸쳐 조사하였다. 감각 기능이 5년간에 걸쳐 일관되게 감소한 실험대상자는 또한 보행속도의 감소도 현서하고, 넘어짐의 위험성이 가장 높았다는 것을 알게 되었다.

시각 Vision

시력의 저하는 지역사회에 거주하는 고령자의 보행 수행능력 저하와 연관성이 있다는 것을 보여주고 있다. Timed Up and Go(TUG) Test와 보행속도 양쪽에 대한 수행능력 검사는 고령자의 기능적 시각과 유의미한 상관관계를 나타냈다(Aartolahti et al., 2013). 게다가, 앞에서 논의한 보행 중의 선행적 적응은 다가오는 장애물을 예측하여 보행패턴을 변경하기 위해 시각정보를 사용하는 능력에 크게 좌우된다(Patla, 1993).

Patla 등(1992a)은 고령자의 이동운동 능력이 저하할 가능성이 있는 원인이 보행 중에 시각적 환경을 샘플링하는 능력의 저하인지 어떤지를 검토하였다. 그들은 환경의 시각적 샘플링(sampling)이 연령과 더불어 변화하는지 어떤지를 알고 싶어 했다.

그들의 실험에서는 실험대상자는 불투명 액정안경을 착용하고, 그들이 환경을 샘플링하고 싶을 때는 언제라도 스위치를 눌러 안경을 투명하게 하였다. 실험대상자는 걷기로 되어있는 표식이 없는 마루, 또는 일정한 간격으로 발자국이 표시된 마루 위를 가로질러 걸었다. 실험대상자가 발자국 위에 착지하도록 강제되었을 때, 젊은 실험대상자는 자주 샘플링을 하였으나, 샘플링의 빈도가 낮아지는 경향에 있는 고령 실험대상자보다 그 간격이 짧았다. 따라서, 고령자는 걷는 동안 젊은 성인보다 훨씬 많이 지형을 살펴본다(Patla, 1993).

안뜰 Vestibular

연구에서는 또한 안뜰유발 근육전위를 사용하여, 안뜰저하(쇠약)를 측정함으로써 안뜰기능을 조사하였다. 결과는 연령과 관련된 보행속도의 저하 특히, 좁은 보행로에서의 보행속도 저하는 부분적으로는 연령과 연관성이 있는 주머니 반응(saccule responses) 크기 감소의 함수라는 것을 보여주었다.

인지계와 보행에서의 연령관련 변화
AGE-RELATED CHANGES IN COGNITIVE SYSTEMS AND GAIT

주의(attention)를 2개 이상의 과제 사이에서 분할하는 능력은 많은 일상생활 활동을 하는 동안에, 이동운동의 중요한 측면이다. 예를 들어, 고령자는 친구와 이야기를 나누면서, 동시에 다가오는 차량들을 피하기 위해 양쪽 길을 살피면서, 도로를 가로질러 건너갈 필요가 있을지도 모른다. 몇 가지 연구에서는 주의력의 문제가 넘어짐의 원인이 되는 하나의 요인인지 어떤지를 판단하기 위해, 고령자가 이동운동과 다른 인지적으로 부담이 큰 과제를 동시에 수행하는 능력을 조사하였다. 제7장, 제9장 및 제12장에서는 주의(attention)를 정의하고, 고령자에서의 균형과 이동운동에 대한 주의 요건 및 균형의 주의 요건 변화에 대한 연구를 논의하였다. 이 장에서는 건강한 고령자와 BIOAs에서의 이동운동에 대한 주의 요건의 변화에 초점을 맞춘다.

보행과 2차 운동 또는 인지 과제를 수행하는 동안에 고령자의 기능적 능력(functional capacity)이 강조되면,

보행 또는 2차 과제 수행에서 문제가 드러날 것이라고 시사하고 있으며, 그 이유는 (a) 주의자원을 더 필요로 하는 어느 하나의 과제를 수행하는 능력의 제한이거나, 또는 (b) 두 과제 사이의 주의를 효율적으로 할당하는 문제를 야기하는 고령자의 정보처리 능력 제한의 어느 것인가 때문이다.

정상상태 보행 동안 이중과제 수행능력의 연령관련 변화
Age-Related Changes in Dual-Task Performance during Steady-State Gait

고령자가, 일정한 속도(정상상태 보행)로 걷고 있는 동안에, 2차 과제를 수행할 때, 주의력의 문제를 나타내고 있는지 어떤지를 판단하기 위해, Eichhorn 등(1998)은 고령자(평균연령, 73세)와 젊은 성인(평균연령, 24세)에게 그들이 선호하는 속도로 걸으면서, 가능한 한 빨리 음조(tone)의 단서(저음에 대해서는 “소리가 은은하다” 그리고 고음에 대해서는 “소리가 시끄럽다” 라 말한다)에 언어로 반응하도록 요청하였다. 그들은 고령자 청각과제에 대한 반응시간이 보행하는 동안에 유의미하게 단축되었지만, 젊은 성인의 반응시간은 그러하지 않았다는 것을 발견하였다. 따라서, 고령자는 두 과제를 동시에 수행할 때, 두 과제를 효율적으로 수행하는 문제를 나타냈다. 다른 연구에서는 인지과제의 유형이 보행에 지장을 주는 이중과제의 중요한 결정요인이라는 것을 보여주었다. 예를 들어, 단순히 버튼을 누르는 반응시간 과제는 반복해서 넘어지는 고령자의 보행 수행능력에 영향을 주지 않았지만, 시각공간(visuosptial) 반응시간 과제는 이중과제 장면에서 보행을 유의미하게 느리게 하였다(Faulkner et al., 2007).

마찬가지로, Beauchet와 동료들(2005)은 허약한 고령자가 혼자 걷거나, 단순한 산수 과제를 수행하거나, 또는 유창하게 언어를 구사하는 과제를 수행하는 동안의 보행 수행능력을 측정하였다. 혼자서 걷는 것과 비교하여, 두 가지 이중과제 조건하에서 보행시간과 발걸음의 수가 증가하였다. 그러나, 옆 방향의 보행 불안정성(실험대상자가 측선을 넘어간 횟수)이 산수에서 증가하였으나, 언어의 유창성 과제에서는 증가하지 않았다. 따라서, 보행 중에 인지과제를 수행하면, 보행 수행능력이 간섭을 받지만, 그 영향을 인지과제의 유형에 따라 달라진다.

연령이 이중과제 비용에 미치는 영향을 조사하는 연구에서 젊은 성인, 중년 성인, 그리고 고령자가 앉아 있거나, 서 있거나, 또는 걷는 동안에 단어 리스트를 암기하도록 요청받았다. 이중과제 간섭(interference)은 보행 중에 존재하였고, 기억의 정확성 및 보행의 속도와 정확성 저하에 의해서 특징지어졌다. 기억의 정확성과 보행속도를 포함하는 몇 가지의 저하는 40~50세에 이미 존재하였고, 한편 다른 것들(보행의 정확성)은 60~70세에서만 명백하였다. 저자들은 노화의 일반적인 현상으로 수행의 감각/운동 측면에서는 노쇠함, 감각결손 및 감각 통합의 문제 때문에, 개인이 나이를 먹음에 따라 더 많은 인지 조절을 필요로 한다는 것을 제안하고 있다(Lindenberger et al., 2000).

실험실 장면에서의 이중과제 보행이 일상의 자연스런 보행과 유사한가? 정말, 그렇다! Hillel과 동료들(2019)은 150명의 고령자의 넘어진 사람을 대상으로, 실험실에서의 일상적으로 걷는 동안의 보행과 이중과제를 수행하는 동안의 보행을 일상생활 동안의 보행과 함께 측정하였다.

예상한 대로, 실험실 내 보행속도, 발걸음의 규칙성 및 활보의 규칙성은 보통의 보행과 비교하여, 이중과제 보행 동안에 악화하였다. 게다가, 실험실에서 측정된 보통의 보행 수치는 전형적인 일상생활에서 볼 수 있는 수치보다 더 좋았다. 흥미롭게도, 이중과제 보행 수치는 실험실 및 일상생활 양쪽 조건에서 유사하였다. 따라서, 저자들은 인지-운동과 운동-운동의 이중과제 및 다중과제는 일상생활에서 일반적이라 결론을 내리고 있다(예를 들어, 이야기하면서 걷는 것, 휴대전화를 사용하고 있는 동안 가방을 들고 가는 동안, 또는 교통 체증 중).

장애물을 넘는 동안 이중과제 수행능력의 연령관련 변화
Age-Related Changes in Dual-Task Performance during Obstacle Crossing

더 어려운 보행과제에 대한 주의 요건을 판단하기 위해, 연구에서는 장애물을 넘어가는 동안의 이중과제 수행능력을 조사하였다. 이들 연구 중의 하나에서, Chen 등(1996)은 건강한 고령자(평균연령, 72세)와 젊은 성인(평균연령, 24세)에게 보행로를 걸어가고, 보행로의 끝에서 적색 불이 켜졌을 때, 구두로 반응하면서 가상물체(빛의 띠)를 넘도록 요청하였다. 그림 14.7은 실험실 장면을 보여주고 있다. 그들은 젊은 성인과 고령자의 양쪽이 2차 과제를 수행할 때, 장애물에 접촉하는 일이 증가하였으나, 이것은 고령자에서 더 컸다는 것을 발견하였다. 따라서, 장애물 회피의 감소는 2차 인지과제를 수행할 때 젊은 성인과 고령자의 양쪽에서 일어나지만, 고령자가 더 높은 감소를 나타내고 있다. 2차 인지과제를 수행할 때에, 장애물

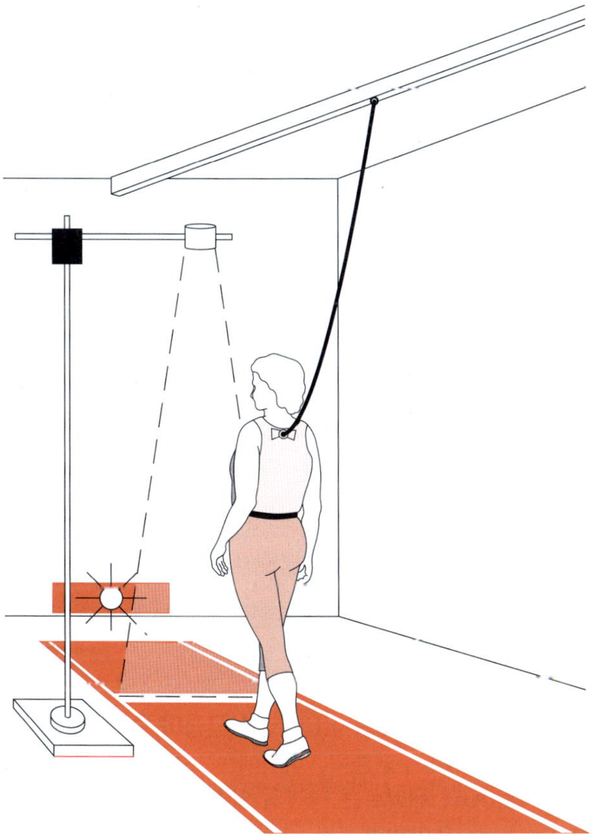

그림 14.7 장애물을 피하면서, 2차 과제를 수행하는 것과 연관성이 있는 주의요구에 대한 연구를 위한 실험장면. 젊은 성인과 고령자는 보행로를 걸어갔고, 보행로의 끝에서 적색 불이 켜졌을 때 구두로 반응하면서, 가상물체(빛의 띠)를 넘어갔다. (Chen HC, Schultz AB, AshtonMiller JA, et al. Stepping over obstacles: dividing attention impairs performance of old more than young adults. J Gerontol 1996;51A:M116–M122에서 허가를 받아 변경).

을 회피하는 능력 저하는 고령자에서 많은 넘어짐의 원인일 수 있다.

이중과제 상황에서 장애물 넘기 과제를 수행할 때, 고령자가 젊은 성인과 비교하여 장애물에 더 많이 접촉할 뿐만 아니라, 앞에서 논의된 연구에서는 2차 과제도 마찬가지로 영향을 받는다는 것을 보여주었다. 고령자는 또한, 젊은 성인보다도 2차 과제에 대한 높은 오류율(error rates)을 보여주고, 이것은 장애물 회피의 주의요구도 연령과 더불어 증가한다는 것을 보여주고 있다.

Brown 등(2005)은 또한, 넘어가기 이전 단계(pre crossing phase)에서 장애물 회피로 향해진 주의는 젊은 성인에서 더 높았다는 것을 보여주었다. 그러나, 고령자에 대해서는 장애물 통과의 넘어가기 이전 단계와 넘어가기 단계의 양쪽 모두 주의를 동등하게 필요로 하였으며, 이것은 고령자가 넘어가기 단계 동안에 균형조절이 저하한다는 것을 시사하고 있다.

고령자, 특히 균형 손상이 있는 고령자(BIOAs)가, 이중과제 수행 중에 가질지도 모르는 어려움의 하나는 보행과 2차 인지과제 사이에 주의를 유연하게 할당하는 능력의 저하이다. 예를 들어, 도로를 건너갈 때, 보행과제(다른 보행자 또는 자동차를 피하는 동안)와 "걸으시오(청색신호) – 걷지 마시오(적색신호)"의 신호를 보거나 친구의 말에 귀를 기울이는 것 같은 2차 과제 사이에서 주의를 돌리는 것은 중요할지도 모른다. 고령자가 두 과제 사이의 주의를 할당하는 데 가질지도 모르는 문제들을 더 잘 이해하기 위해, Siu 등(2009)은 건강한 고령자와 균형 손상이 있는 고령자에게 양쪽 과제에 동등하게 초점을 맞추거나 보행 또는 스트룹 과제(Stroop task)에 주로 주의를 할당하면서, 장애물 넘어가기 과제와 청각 스트룹 과제(실행적 주의[executive attention]의 한 과제)를 수행하도록 요청하였다.

그들은 건강한 고령자가 스트룹 과제에 초점을 맞출 때의 빠른 반응시간과 보행과제에 초점을 맞출 때의 뒤따르는 다리의 장애물과의 높은 클리어런스에 의해서 나타낸 것처럼, 서로 다른 교육용 세트 하에서, 장애물 회피 과제 또는 청각 스트룹 과제로 초점을 옮길 수 있었다는 것을 발견하였다. 그러나, 균형이 손상된 사람은 세 가지 지시조건(그림 14.8A 및 B)에 걸친 스트룹 과제 또는 장애물 넘어가기 과제 수행에 유의미한 차이를 보여주지 않았다. 따라서, BIOAs는 인지과제와 보행수행능력 사이에 주의를 유연하게 할당할 수 없기 때문에, 이중과제 조건에서 넘어짐 또는 기타 부상의 위험에 처할지도 모른다.

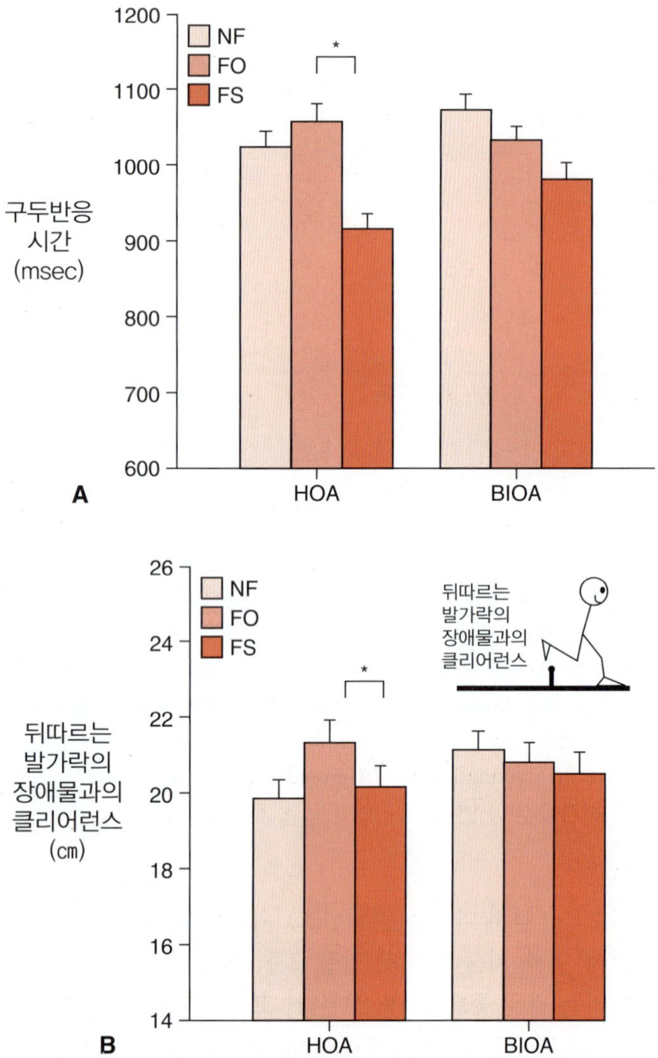

그림 14.8 건강한 고령자(HOA)와 균형이 손상된 고령자(BIOA)의 이중과제 수행능력. 이것에는 스트룹 과제에 대한 언어반응시간(**A**)과 뒤따르는 다리의 발가락-장애물 클리어런스(TTOC)(**B**)가 포함되며, 세 가지 지시조건에서 측정되었다: NF=초점을 맞추는 우선권이 없다, FO=장애물에 초점을 맞추는 가변적인 우선권 및 FS=스트룹 과제에 초점을 맞추는 가변적인 우선권. (Siu KC, Chou LS, Mayr U, et al. Attentional mechanisms contributing to balance constraints during gait: the effects of balance impairments. Brain Res 2009;1248:62, Figure 3.에서 변경).

이전에 논의된 연구를 근거하여, 연구에서는 실행 주의 기능(executive attention function)이 이중과제 수행의 성공을 위해 필수적이라는 것을 보여주었다. 예를 들면, InCHIANTI 연구에서는 실행기능의 검사인 Trail Making Test에 대한 성적부진은 장애물 코스에 걸친 보행속도의 감소와 여러 가지 체력검사와 관련되었다는 것을 보여주었다(Coppin et al., 2006).

Liu-Ambrose와 동료들(2009)은 고령자의 이중과제 보행능력의 저하에 실행기능의 다양한 측면이 기여하는 정도를 조사하였다. 그들은 태세 변환(set shifting) 능력의 저하는 이중과제 수행능력의 부족과 유의미하게 연관성이 있다는 것을 알게 되었다. 그러나, 실행기능은 인지부하가 높을 때에만, 이중과제 수행에 역할을 하였다. 그들은 또한 균형의 자신감은 지역사회에 거주하는 고령 여성의 이중과제 보행 수행능력과는 독립하여 연관성이 있다는 것도 발견하였다.

인지가 보행에 미치는 영향 : 고령자의 넘어짐에 대한 두려움

Cognitive Influences on Gait: Fear of Falling in Older Adults

연구에 따르면, 고령자는 반복해서 넘어진 후, 넘어짐에 대한 두려움이 생기고, 이 두려움은 보행 특성 변화의 원인이 될지도 모른다는 것을 보여주고 있다. 예를 들어, 선호하는 보행속도, 불안수준 및 우울증은 지역사회에 거주하는 고령자에서 넘어짐을 두려워하는 정도에 대한 좋은 예측인자라는 것을 보여주고 있다(Tinetti et al., 1990). 넘어짐에 대한 두려움 때문에, 활동을 회피하는 고령자는 넘어짐에 대한 두려움이 거의 없는 성인과 비교하여, 더 느린 속도로 걷고, 더 높은 수준의 불안과 우울증을 가지는 경향이 있다. 이것은 몇몇 연구자로 하여금, 고령자 사이의 느린 보행속도가 보행속도에 대한 특정 제약의 결과라기보다는 안전한 보행을 보장하기 위한 의식적인 전략을 반영한다고 제안하게 하였다(Craik, 1989; Murray et al., 1969; Winter et al., 1990).

넘어짐에 대한 두려움이 있는 고령자의 균형조절을 조사하는 다른 연구에서, 연구자들은 이들 고령자가 균형조절에 정말 문제가 있었는지 또는 넘어짐에 대한 두려움 그 자체가 인위적 방법으로 안정성에 영향을 미쳤는지 어떤지 확실하지 않았다(Maki et al., 1991). 따라서, 넘어짐에 대한 두려움과 같은 인지적 요인이 고령자의 보행패턴 변화에 기여할지도 모를 가능성이 있다.

기타의 이동성 기술에서의 연령관련 변화

AGE-RELATED CHANGES IN OTHER MOBILITY SKILLS

보행 시작과 뒤쪽으로의 보행

Gait Initiation and Backward Gait

보행의 시작은 정적인 선 자세 균형과 보행과 연관성이 있는 동적인 균형 요건 사이의 이행 단계(transition phase)이기 때문에, 동적인 균형조절을 필요로 한다. 보행 시작을 조절하는 능력을 조사하는 하나의 방법은 신체 위치를 반영하는 중력중심(COG) 변화와 동적인 자세변화 동안의 체중이동과 근육조절의 양쪽을 반영하는 압력중심(COP) 변화의 양쪽을 측정하는 것이다. 보행 시작은 발의 밀어내기(push-off)를 하여 보행을 시작하기 위해, COG와 COP의 분리를 필요로 한다. 생체역학적으로 "COG-COP 모멘트의 팔"로 알려진, COG와 COP 사이의 이 분리는 동적 불안정성을 견딜 수 있는 개인의 능력을 예측하는데 도움이 된다. 따라서, 작은 모멘트의 팔(moment arm)은 보행을 시작하는 동안에 COP와 COG가 계속해서 밀접하게 정렬되어 있어, 동적인 불안정성을 최소화한다는 것을 나타내는 것이다. Chang과 Krebs(1999)는 보행을 시작하는 동안 COG-COP 모멘트의 팔 길이가 21±8 cm의 COG-COP 모멘트의 팔을 나타내는 건강한 고령자를 15±3 cm의 모멘트의 팔을 보여주는 BIOA와 명확히 구별한다는 것을 보여주었다. 이 단축된 모멘트의 팔은 근력저하(1차 기능장애)의 결과 또는 동적 불안정성을 최소화하기 위해 사용되는 보상전략의 어느 것인가에 기인할 가능성이 있다.

뒤쪽으로의 보행은 균형, 근력 및 협응을 개선하기 위한 재활 프로그램에서 사용되기 때문에, Laufer(2005)에 의한 연구에서는 고령자가 뒤쪽으로의 보행을 수행하는 능력을 젊은 성인의 능력과 비교하였다. 고령자는 젊은 성인과 비교하여, 뒤쪽으로의 보행의 활보 길이(stride length)가 유의미하게 감소한다는 것을 알게 되었다. 게다가, 그들은 케이던스(cadence)를 증가시키는 것에 의해서만 속도를 올릴 수 있었으나, 젊은 성인은 속도를 증가시키기 위해 케이던스와 활보 길이의 양쪽을 사용하였다.

계단 보행 Stair Walking

연구에서는 계단에서의 넘어짐이 모든 넘어짐 관련 사망의 약 10%를 차지하고 있고(Startzell et al., 2000), 계단을 내려가는 것이 계단을 올라가는 것보다 4배 더 위험하다고(Tinctti et al., 1988) 기록되어 있다. 계단을 내려가는 것이 매우 어려운 주된 이유는 몸의 질량중심을 낮추는 속도를 안전한 범위에 유지할 필요가 있기 때문이며, 이것은 고령자인 경우, 관여하는 모든 관절(발목과 무릎)의 가동범위가 감소하고, 관절가동범위의 극한에서 적절한 관절 모멘트를 만들어내는 능력이 저하하여 있기 때문에 문제가 될 수 있는 것이다. 이들의 기능장애를 보상하기 위해, 고령자는 몸의 질량중심 속도를 낮추는 전략을 채택하여 편심 착지(eccentric landing) 요구를 줄이고, 높은 아래쪽으로 내려오는 발걸음의 착지 때에, 선도하는 다리의 편심 바닥쪽굽힘에 의존하는 것이다(Foster et al., 2019).

고령자가 계단보행을 하는 동안 시각의 역할을 이해하기 위해 55세~70세 사이의 36명의 건강한 여성 집단을 대상으로 계단을 내려갈 때의 특징을 조사하였다(Simoneau et al., 1991). 참가자는 시각 입력이 불충분하거나 왜곡되어 있는 조건 하에서, 일련의 계단을 걸어서 내려오도록 요청받았다. 예를 들어, (a) 계단이 흑색으로 칠해져 있다, (b) 계단의 시야가 흐릿하다(계단은 흑색으로 칠해져 있고 실험대상자는 빛을 산란시키는 플라스틱 실드가 있는 머리띠를 착용하였다), 또는 (c) 계단은 흑색으로 칠해져 있고 각 트레드(tread)의 끝에 백색 줄무늬가 있다. 줄무늬가 있는 복도가 계단을 에워싸고 있다.

고속필름 분석결과는 실험대상자가 다른 두 조건과 비교하여 시각이 흐릿한 조건하에서 걷고 있는 동안에, 케이던스(cadence)가 유의미하게 느려지고, 발의 클리어런스가 커졌으며, 그리고 발이 뒤쪽으로 이동한 것을 보여주었다. 저자들은 또한 발의 클리어런스가 실험실에서 젊은 성인에 대한 시험작업(pilot work)을 하는 동안에 얻은 것보다 더 크다는 것을 관찰하였다. 그들은 고령자가 젊은 성인과 비교하여, 계단을 내려가는 동안에 더 큰 발의 클리어런스로 걸었고 계단을 내려가는 동안의 보행패턴은 시각조건에 의해서 영향을 받는다고 결론지었다. 계단을 내려갈 때, 고령자는 젊은 성인과 비교하여, 계단에서 마룻바닥으로 이행하는 단계 동안에 더 큰 안쪽 경사 각도를 나타낸다는 것도 보여주었다. 계단에서 마룻바닥으로 이행하는 동안 몸의 흔들림을 조정할 수 없다는 것은 고령자가 넘어지는 위험성을 증가시킬 가능성이 있다(Lee & Chou, 2007).

앉은 자세에서 선 자세로 Sit-to-Stand

좌석에 앉은 자세에서 일어나는 과제는 흔히 고령자의 넘어짐과 연관성이 있다(Tinetti et al., 1986). 연구조자에서는 65세 이상 지역사회에 거주하는 고령자의 8%가 의자나 침대에서 일어나는 데에 몇 가지 문제를 나타낸다는 것을 보여주고 있다. 결과로서, 몇 가지 연구에서는 고령자의 앉은 자세에서부터 선 자세가 되는 과제를 검토하였다(Alexander et al., 1991; Millington et al., 1992; Pai et al., 1994).

어떤 연구에서는 젊은 성인, 팔걸이 없이 일어날 수 있는 고령자(유능한 고령자) 및 팔걸이 없이는 일어날 수 없는 고령자(무능한 고령자) 사이에서, 움직임 전략, 사용된 힘, 그리고 앉은 자세에서 일어나는 데 걸린 시간을 비교하였다. 의자에서 일어나는 평균 시간은 젊은 성인과 유능한 고령자 집단에서 비슷하였으나(1.56초 대 1.83초), 무능한 고령자 집단(3.16초)에서는 유의미하게 길었다. 이에 더해서, 유능한 고령자 집단에 의해서 사용된 손의 힘은 무능한 고령자 집단에 의해서 사용된 힘보다 유의미하게 적었다.

고령의 유능한 성인은 주로, 의자에서 일어나는 초기 단계에서 소비한 시간의 양에서 젊은이와 달랐으며, 이 시간에는 시작에서부터 좌석 면에서 엉덩이를 들어 올리는 시간까지 포함되어 있었다. 그들은 일어나는 것을 자기 스스로 하기 위해 손을 사용하지 않는 시도를 하는 동안에 다리와 몸통을 더 많이 굽혔다. 다른 연구(Mourey et al., 2000; Pai et al., 1994)에서는 질량중심의 피크 수직 모멘텀(momentum), 수평축에서의 최대 질량중심(COM) 속도 및 엉덩이를 들어 올리는 순간에서의 COM 속도가 젊은 실험대상자와 비교하여 더 낮다는 것을 보여주었다. 이것은 고령자의 근력수준이 낮은 것 때문일 것이다.

Papa와 Cappozzo(2000)에 의한 연구에서는 젊은 성인과 지역사회에 거주하는 고령자에서 앉은 자세에서 일어서기 운동전략이 서로 다르다는 것을 확인하였다. 전략은 서로 다른 초기 자세(발목의 등쪽굽힘 각도)와 운동과제의 실행속도 양쪽과 연관성이 있었다. 좌석에서 엉덩이를 들어올리기에 앞서 고령자 집단은 COM을 지지기저면에 접근시키면서 젊은 성인보다 몸통을 더 굽히는 경향이 있었다. 그들은 또한 더 높은 이동속도를 사용하여 더 높은 모멘텀(momentum)을 얻었다. 좌석에서 엉덩이를 들어 올린 후, 고령자는 몸을 앞쪽으로 회전시키고 COM을 지지기저면 위로 가져간 후에만 효과적으로 들어올리기를 시작하였다. 결과는 균형의 달성과 COM을 올리는 것과 연관성이 있는 전반적인 근육 활동과 협응이 낮다는 것을 보여주었다. 그러나, 최대속도도 또한 낮았다. 저자들은 이것이 고령자가 젊은 성인보다 기능적 예비능력이 낮고, 따라서, 그들의 제한된 예비능력을 위한 최적의 전략을 선택할지도 모른다는 것을 시사하고 있다.

Dubost 등(2005)은 고령자와 젊은 성인의 선 자세에서 앉기 특성을 조사하였다. 그 결과, 고령자는 앉는 동안에 앞쪽으로의 신체 전위를 최소화하는 경향을 나타냈다. 저자들은 이 전략은 앉는 동안 앞쪽 불균형의 위험성을 감소시키는 적응 기전이라고 제안하고 있다.

침대에서 일어나기 Rising from a Bed

침대에서 일어나는 데 사용되는 움직임 패턴에서 연령 관련 차이가 있는가? 이 질문에 답하기 위해 30세부터 59세까지의 성인이 침대에서 일어나는 동안, 비디오테이프에 녹화되었다(Ford-Smith & VanSant, 1993). 젊은 성인에 대해서 보고된 것처럼, 50~59세의 약간 고령의 집단 중에서 침대에서 일어나는 패턴에 상당한 변동성이 있었다. 제12장에서 언급한 것처럼, 30~39세 집단의 침대에서 일어나는 가장 일반적인 패턴은 팔로 잡고 미는 패턴, 감아올리기(roll-off), 또는 일어나 앉는 패턴 및 다리를 침대에서부터 동시에 들어 올리고 한쪽 다리는 바닥까지 뻗어 다른 쪽 다리 앞에 오도록 하는 것이 포함된다. 50세부터 59세까지로 구성된 약간 고령의 집단은 그림 14.9에서 보여주는 것처럼, 두 다리를 동시에 바닥으로 움직이는 동시적인 들어올리기 패턴을 더 많이 사용하는 경향이 있었다. 침대에서부터 일어날 때, 고령자가 사용한 패턴에 대한 연구는 현재까지 발표된 것이 없다. 많은 고령자가 야간에 침대에서 내리는 것과 관련되어 넘어진다고 보고되어 있기 때문에 이러한 연구는 필수적이다.

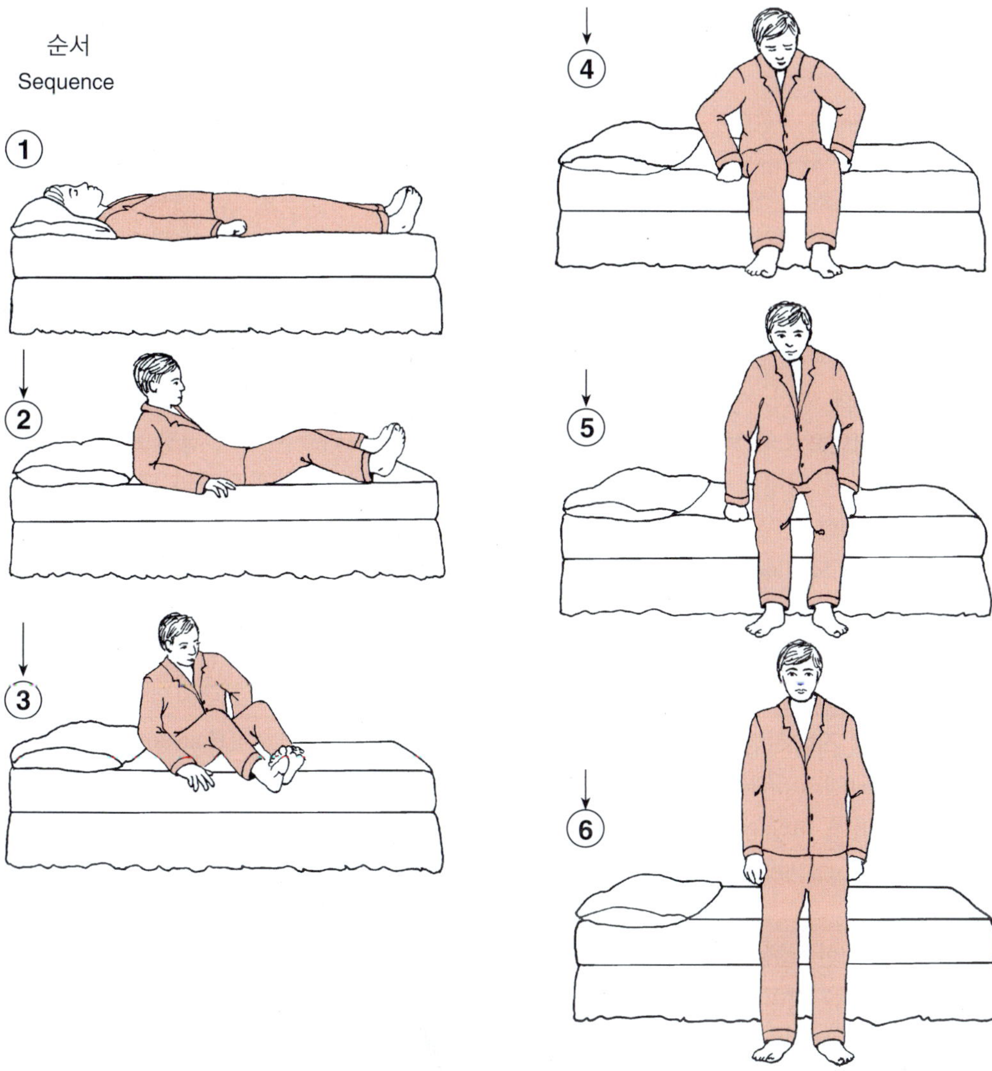

그림 14.9 50~59세의 실험대상자에서 흔히 볼 수 있는 침대에서 일어나기 패턴. (미국물리치료에서부터 허가를 받아 Ford-Smith CD, VanSant AF, Age differences in movement patterns used to rise from a bed in subjects in the third through fifth decades of age. Phys Ther 1993;73:305에서 변경. 이 자료는 저작권이 있으며 따라서 추가적인 복제 또는 배포를 하려면 APTA로부터 서면 허가를 받아야 한다).

반듯이 누운 자세에서 선 자세로
Supine to Standing

반듯이 누운 자세에서부터 선 자세로 이동하는 것은 고령자에서도 하나의 중요한 과제이다. 넘어진 후 일어서는 능력은 기능적 자립의 핵심 요소이다. 여러 가지 연구에서는 평생에 걸친 반듯이 누운 자세에서부터 선 자세가 되는 움직임의 패턴을 조사하여, 아동기에서부터 성인기에 걸쳐서, 비대칭에서부터 대칭적인 움직임 패턴으로의 진전이 있다는 것을 보여주었으며, 고령자는 어린이에서 볼 수 있는 것 같은 비대칭적인 패턴을 더 많이 보여주는 것 같았다(VanSant, 1990).

한 연구에서는 움직임 패턴과 바닥에서부터 선 자세로 일어나는 데 소요되는 시간에 대한 연령, 활동수준, 다리 근력 및 가동범위의 관계를 조사하였다(Thomas et al., 1998). 그들은 움직임 패턴에 관한 이전의 결과를 확인하고, 대칭적인 움직임 패턴은 젊은 연령, 큰 바닥쪽굽힘 및 엉덩관절 폄 근력 그리고 등쪽굽힘의 큰 가동범위와 연관성이 있다는 것을 발견하였다. 이것은 젊은 성인에서 볼 수 있는 것 같은 대칭적인 패턴이 더 높은 수준의 폄근 근력을 필요로 한다는 것을 시사하고 있다. 그러나, 대체 가능한 비대칭 선 자세 전략은 폄근 근력저하가 있는 고령자에게 이용 가능하다.

영아와 고령자의 보행 특성 비교: 퇴행 가설의 검증

COMPARING GAIT CHARACTERISTICS OF INFANTS AND OLDER ADULTS: TESTING THE REGRESSION HYPOTHESIS

고령자 사이의 보행패턴 변화는 어린 영아에서 볼 수 있는 미숙한 보행패턴의 재출현과 관련이 있다고 시사하고 있다. 따라서, 노화가 일어남에 따라, 어린 영아의 움직임을 특징짓는 미숙한 반사 패턴으로의 퇴행(regression)이 있다는 가설이 세워져 있다. 이 퇴행은 아주 늙은 노인에서 재출현하는 원시반사에 대한 중추신경계 조절의 상실에 기인한다고 생각되고 있다(Shaltenbrand, 1928). 매우 어린 영아와 매우 늙은 노인의 보행 특성 사이의 유사점과 차이점은 무엇인가?

두 집단 모두 한쪽다리로 선 자세의 지속시간이 짧고 양쪽다리로 지지하는 상대적 지속시간이 길다는 것을 보여주고 있다. 이것은 양 집단에서 균형능력이 저하한다는 징조로서 해석되고 있다(Bril & Breniere, 1993; Gabell & Nayak, 1984; Murray et al., 1969; Sutherland et al., 1980).

젊은 보행자의 보행은 또한 발장다리로 걷기(toeing out)와 함께 넓은 지지기저면을 갖고 있는 것으로서 설명되어 왔고, 고령자에서도 관찰되는 특징이다(Bril & Breniere, 1993; Murray et al., 1969). 두 집단 모두에서, 더 나은 균형조절을 보장하기 위해, 지지기저면을 넓힐 것을 제안하고 있다.

마지막으로, 어린 아이(Forssberg, 1985)와 고령자(Finley et al., 1969) 양쪽 모두가 보행하는 동안에 작용근과 대항근의 동시 활성화를 보여주고 있다. 이것은 균형조절에 도움이 되는 관절의 뻣뻣함을 증가시키는 하나의 방법으로서 다시 설명되고 있다(Woollacott, 1986).

어린 아이와 고령자의 보행 특성에는 분명히 많은 유사점이 있다. 이들 유사점은 양쪽 집단에 공통되는 균형조절에 어려움이 있는 것과 관련이 있는 것처럼 생각된다. 따라서, 매우 늙은 노인과 매우 어린 아이 사이의 유사점은 원시반사의 재현에 기인한다는 것이 반드시 사실인 것은 아니다. 이 경우, 그 이유는 기능적인 것이다. 이 두 집단은 흔히 매우 서로 다른 이유로 균형 시스템에 어려움이 있으나, 이들 어려움을 보상하기 위해 마찬가지의 전략을 사용한다.

이동성의 연령관련 변화를 이해하기 위한 사례연구 접근법

A CASE STUDY APPROACH TO UNDERSTANDING AGE-REIATED CHANGES IN MOBILITY

Bonnie B는 손상된 균형과 보행을 가진 90세 여성이고, 여러 번 넘어졌으며 그중 두 번은 입원을 필요로 하였다. 그녀는 아파트에 혼자서 살고 있으며, 쇼핑, 요리, 청소 및 세탁을 도와주는 가정 건강 도우미가 있다.

Bonnie의 주된 관심사의 대부분은 그녀가 걷고 있는 동안에 일어나는 균형 저하와 빈번한 넘어짐과 관련되어 있다. 그녀는 다시 넘어지는 것을 매우 두려워하고 있고, 이것 때문에 그녀의 이동성이 제한되고 있다.

Bonnie는 넘어진 병력이 있는 많은 고령자와 마찬가지로, 젊은 성인과 건강한 고령자와 비교하여, 보행패턴에 큰 차이를 보여주고 있다(Hausdorff et al., 1997; Heitmann et al., 1989; Wolfson et al., 1985). 그녀는 보행속도가 저하하고, 보폭과 활보 길이가 단축되며, 그리고 양쪽다리로 지지하는 시간이 길어지는 것을 나타내고 있다. Bonnie는 4륜 보행기를 사용하지 않고는 걸을 수 없다. 0.4미터/초의 보행속도로는 그녀는 도로를 안전하게 건너갈 만큼 충분히 빨리 걸을 수 없다. 지역사회에서, 그녀는 짧은 거리를 걸을 때 자기의 보행기를 사용하지만, 대부분의 경우, 이동을 위해 휠체어에 의존하고 있다. 활보 시간, 입각 자세 시간 및 유각자세 시간을 포함한 그녀의 보행패턴은 변동이 심한 것 같으며, 이것은 그녀가 넘어짐 위험성이 크다는 것을 보여주는 것이다(Hausdorff et al., 1997, 2001).

그녀의 보행에 대한 운동학적 분석에서는 엉덩관절, 무릎관절 및 발목관절 굽힘에서의 관절각도 편위(excursions)가 젊은 성인보다 적다는 것을 알게 되었다(Winter et al., 1990). 그녀는 굽은 자세로 걷고 있으며, 이것은 부분적으로는 보행기를 사용하고 있기 때문이다.

걷는 동안의 근육활동에 대한 EMG 분석에 의해서, 관절의 뻣뻣함을 증가시키고, 균형조절을 개선하는 하나의 전략인 작용근과 대항근의 동시 활성화가 증가한 것을 알게 될 것이다. 운동역학 분석(kinetic analysis)에서는 바닥쪽굽힘근이 발 밀어내기(push-off) 때에 유의미하게 적은 파워를 발생시키고, 한편 넙다리네갈래근은 입각단계 후기와 유각단계 초기 동안에 유의미하게 적은 에너지를 흡수하였다는 것을 알게 될 것이다(Winter et al., 1990).

바닥쪽굽힘근 토크의 감소는 근력저하에 기인할 수 있고, 또는 그 대신에, 보행 중의 안정성을 개선하기 위한 전략일 수도 있다(Winter et al., 1990).

Bonnie는 복잡한 보행과제 동안에, 균형을 유지하는 데에 어려움이 있다. 그녀는 장애물 회피에 상당한 어려움을 갖고 있다. 그녀는 보행기를 장애물 너머로 들어 올릴 수 없으며, 이것은 지역사회에서 몇 번 넘어진 원인이 되었다. 연구에서는 장애물을 넘어가는 동안에, 넘어진 경력이 있는 고령자는 장애물과 빈번하게 접촉하고, 이것이 그녀가 넘어지는 위험성을 증가시킨다는 것을 보여주었다(Chen et al., 1991).

걷는 동안에, 미끄러짐과 곱드러짐으로부터 회복하는 능력의 저하는 Bonnie가 넘어짐 위험성이 증가에 기여하는 주요 요인이다. 그녀가 곱드러짐으로부터 회복하는 능력 저하에 기여하는 몇 가지 요인이 있다. 미끄러짐 또는 곱드러짐 후의 안정성 회복을 위해 사용되는 근육반응은 늦어지고 약해지는 것 같다(Tang & Woollacott, 1998). 게다가, 곱드러짐 후의 안정성 재획득에 중요한 근육인 유각 쪽 다리의 엉덩관절 굽힘근과 입각 쪽 다리의 발목 바닥쪽 굽힘근에서 토크를 신속하게 발생시키는 능력이 저하하고 있는 것 같다(Chen et al., 1996).

마지막으로, Bonnie는 이동(transfer)과 계단을 포함하는 다른 이동성 과제의 자립성이 저하되었다. 그녀는 앉은 자세에서 선 자세로 이동할 때, 자기 손을 사용해야 되고, 흔히 서기 위해서 여러 번의 시도를 필요로 한다. 게다가, 그녀는 일어나기에서 현저하게 불안정하여 넘어짐을 방지하기 위해 신체적 보조를 필요로 한다. 그녀는 의자에서 일어서서 10피트를 걷고 돌아서서 다시 의자까지 걸어서 돌아가 의자에 앉는 것을 필요로 하는 이동성 검사인 TUG 검사에 어려움을 갖고 있다. 그녀는 건강한 고령자가 걸린 8~10초보다 상당히 느린 24초에 검사를 끝마친다. 그녀가 2차 과제를 추가하여 TUG를 수행할 때, 그녀의 시간은 33초로 느려지고, 그녀는 되돌아올 때 불안정하다. 게다가, 그녀는 숫자를 거꾸로 세는 과제에서 다양한 오류를 발생시켜, 2차 과제에 대한 이중과제 방해를 실증하고 있다.

균형과 보행의 조절에 중요한 시스템의 연령관련 변화를 포함하는 많은 요인이 Bonnie의 이동성 기능장애에 기여하고 있다. 게다가, 그녀의 넘어짐에 대한 두려움 때문에, Bonnie는 그녀의 활동수준을 상당히 감소시키고 있다. 주로 앉아서 하는 이 생활양식도 또한, 손상된 보행과 이동성 기술의 원인이 되고, 그녀의 넘어짐 위험성을 증가시킨다.

요약 SUMMARY

1. 고령자의 보행패턴을 특징짓는 연구에서는 건강한 고령자가 젊은 성인보다 보행속도가 느려지고, 활보 길이가 짧아지고, 보폭이 짧다는 것을 일관하여 보여 주었다.
2. 선행적인 이동운동 능력도 또한 연령과 더불어 변화하며, 고령자는 시각적 환경을 모니터링을 하는 데 더 많은 시간이 걸리고, 장애물을 피하기 위한, 다음으로 이어지는 걸음을 변경하는 데 더 시간이 걸리고, 장애물을 넘어갈 때는 접근과 넘어가는 시간을 늦추는 것 같은 전략을 사용한다.
3. 고령자 보행패턴의 특징의 변화는 균형능력, 다리의 근력 및 감각정보 이용 가능성의 변화에 의해 영향을 받는다. 넘어짐에 대한 두려움과 주의력의 문제와 같은 인지적 요인도 또한 중요한 기여 요인이 될지도 모른다.
4. 고령자의 보행패턴을 평가할 때, 이들 변화에 원인을 제공하는 기저에 있는 기전을 고려해야 한다. 이와 같이 하여 병리와 관련된 기여와 노화 그 자체를 구별할 수 있다. 보행패턴 기능장애에 원인을 제공하는 시스템이 확인된 후에야 비로소, 임상의는 보행을 개선하기 위한 효과적이고 적절한 중재를 설계하고, 이리하여 고령자가 안전하고 자립적인 생활양식을 성취하는 것을 도울 수 있다.

실습활동 과제에 대한 해답
ANSWERS TO LAB ACTIVITY ASSIGNMENTS

실습활동 14.1

1, 2, 3, 4. 고령자에게 예상되는 변화에 대해서는 표 14.1을 참조할 것.

제 15 장

비정상적 이동성

Abnormal Mobility

학습목표

이 장을 학습하면 독자는 다음과 같이 할 수 있다.

1. 기능수행, 장애 및 건강에 관한 국제분류(ICF) 틀 안에서의 비정상 이동성을 설명한다.
2. 신경학적 병리를 가진 사람의 보행 기능장애를 분류하기 위한 현재의 접근법을 논의한다.
3. 운동계, 감각계 및 인지계의 병리가 정상상태 보행에 미치는 영향을 논의한다.
4. 이동성 능력장애를 정의하고, 이동성 영역에의 참여 회복에 기여하는 요인을 논의한다.
5. 중추신경계 병리가 있는 사람에서, 계단 오르기, 침대 이동성 및 이동(transfer)과 관련된 문제를 포함하는 다른 유형의 이동성 문제의 유병률 및 원인에 대해서 논의한다.
6. 뇌졸중, 파킨슨병, 소뇌장애, 다발성경화증 및 뇌성마비가 있는 사람에서 보행 비정상성을 비교하고 대조시킨다.

서론 INTRODUCTION

보행 장애를 포함하는 손상된 이동성은 매우 다양한 신경학적 장애의 가장 초기의 그리고 가장 특징적인 증상의 하나이다. 이동성은 자립성과 삶의 질의 본질적 속성을 유지하는 중요한 부분이다(Patla & Shumway Cook, 1999).

제12장에서는 ICF 틀의 상황 내에서의 정상적인 이동성을 검토하였다. 이 장에서, 우리는 또한 중추신경계(CNS) 병리에 기인하는 이동성 장애를 이해하기 위해, ICF 틀을 사용한다. 그림 15.1에 나타낸 것처럼, 비정상 보행 패턴은 "*신체구조 및 기능*(Body Structure and Function)"의 구성요소에서 신체기능의 한 기능장애로서 분류된다. "*활동과 참여*(Activities and Participation)"의 구성요소 내에서 이동성 능력 장애는 신체 자세를 변경 또는 유지하는 능력의 제한, 보행 제한(속도, 거리 또는 지형 변화를 관리하는 능력의 제한으로 특징지어진다), 그리고 환경에서 이동하는 능력의 제약을 포함한다. 환경요인은 이동성 장애의 존재 및 중증도, 특히 환경 내를 이동/보행하는 능력에 강력하게 영향을 준다(Patla & Shumway-Cook, 1999; Shumway-Cook et al., 2002; 2003; 2005).

이동성 능력 장애는 뇌졸중(Keenan et al., 1984; Lord et al., 2004; Perry et al., 1995; Pound et al., 1998), 파킨슨병(PD)(Schenkman et al., 2002) 및 다발성경화증(MS)(Johansson et al., 2007) 및 뇌성마비(CP)(Beckung & Hagberg, 2002)를 포함하는 신경학적 병리의 가장 악화시키는 결과 중 하나로서 확인되었다.

이 장에서는 비정상 보행패턴에 기여하는 요인을 포함하는 중추신경계 병리로 발생한 이동성 능력 장애의 구성요소에 대해서 논의하고, 비정상 보행과 보행관련 활동과 참여 제한과의 관계를 생각해본다. 먼저, 비정상 보행을 분류하기 위해 사용되는 틀에 대한 논의로 시작한다. 다음으로 운동, 감각 및 인지 시스템의 병리가 (a) 정상상태 보행

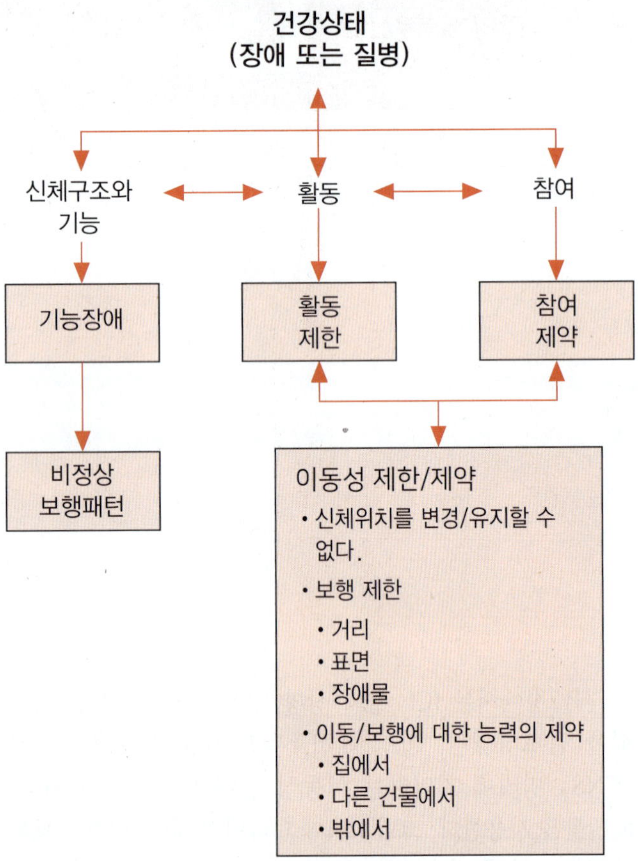

그림 15.1 ICF 틀에서의 이동성 능력 장애를 특징짓는다.

의 진행 및 자세 안정성 요건을 달성하기 위해 사용되는 전략, (b) 보행을 변화하는 과제 및 환경요구에 적응시키는 능력에 미치는 영향을 검토한다. 그런 다음에, 이동성 영역의 참여를 제한하는 것을 포함하는 보행 회복에 영향을 미치는 요인들을 조사한다. 이 장에서는 서로 다른 신경학적 진단을 가진 사람들에서 볼 수 있는 문제의 유형에 대한 이해를 제공하기 위해, 우리들의 사례연구에서 이동성 문제의 요약으로 마무리를 짓는다.

분류 체계 Classification Systems

비정상적인 보행패턴은 많은 신경학적 장애의 공통된 특징이지만, 장애가 있는 보행 패턴을 만들어내는 기저에 있는 일련의 문제들은 같은 병리를 가진 환자 사이에서조차 환자에 따라 다르다. 관찰된 보행패턴의 비정상성 유형은 중추신경계(CNS) 병리의 유형과 정도, 결과로서 초래된 일련의 장애 및 환자가 이들 장애를 보상할 수 있는 정도에 좌우된다.

많은 분류계획이 제안되어 있다. 그러나, 보행 장애를 분류하기 위한 최선의 틀에 대한 의견일치는 거의 없다. 보행 분류는 개인을 동질의 집단으로 조직화하도록 설계되어 있고, 임상의가 보행을 개선하기 위한 치료적 중재에 관한 임상적 의사결정을 하는 것을 지원하는 데 사용할 수 있다(Dobson et al., 2007).

보행 장애를 분류하기 위한 가장 일반적인 틀은 신경학적 진단 그 자체에 기초하고 있다. 예를 들어, 파킨슨병 보행, 소뇌실조 보행, 또는 경직성 반신불완전마비 보행이다. 이 접근법의 한계는 특정 진단이 현재의 연구에 의해서 뒷받침되지 않은 가정(assumption)인 동질의 보행패턴을 야기한다는 가정이다. 예를 들어, Rozumalski와 Schwartz(2009)는 웅크림 보행(crouched gait)으로 걷는 뇌성마비를 가진 아동은 동질의 집단이 아니라는 것을 알게 되었으며, 그 이유는 무릎 굽힘을 과도하게 일으키는 기저에 있는 기전에는 근력, 선택적 운동조절 및 경직(spasticity)의 변화를 포함하고 있기 때문이다. 마찬가지로, Kinsella와 Moran(2008)은 뇌졸중 후 편마비가 있는 많은 사람이 첨족보행(equinus gait) 패턴(발의 접지에서 과도한 바닥쪽굽힘)으로 걸었지만, 이 패턴을 야기하는 그 기저에 있는 기전에 관해서는 상당히 서로 다르다는 것을 발견하였다. 따라서, 겉보기에 동질의 보행패턴으로 걷는 사람 사이에는 상당한 이질성이 있는 것처럼 보인다.

연구자는 또한, 보행 장애를 초래하는 병태생리학적 기전에 따라서 보행을 분류하고 있다. 예를 들어, Crenna와 Inverno(1994)는 불완전마비(paresis), 경직, 운동출력에서 선택성 상실 및 비신경성 구성요소(근육힘줄계의 기계적 성질 변화) 등 중추신경계 병리를 가진 사람의 보행 장애에 원인을 제공하는 네 가지 주된 기전을 확인하였다. Knutsson과 Richards(1979)는 뇌졸중 후 보행을 제약하는 마찬가지의 기능장애를 확인하였다. 기술의 진보에 의해서, 연구자는 보행을 분류하기 위해, 비디오, 운동학, 운동역학, 근전도 및 발바닥 압력 데이터와 같은 환자의 보행 특성에 관한 대량의 정량적 정보를 사용하기 시작하고 있다(Arman et al., 2016).

알 수 있는 것처럼, 연구자와 임상의가 비정상 보행을 이해하는 데 도움이 되는 매우 다양한 분류 시스템이 제안되어 있다. 이 장에서는 보행 장애를 논의하기 위해, 병리생리학적 및 진단적 틀의 양쪽을 사용한다. 우리는 운동계, 감각계 및 인지계의 기능장애가 보행패턴 장애에 어떻게 기여하고 있는지를 조사하는 병리생리학적 틀로 시작하고, 이들 기능장애에 비추어, 기능을 유지하는 데 사용되는 몇 가지 일반적인 보상전략을 생각한다. 여러분은 몇몇 기능장애(예: 동시수축)는 많은 신경학적 진단에서 공통이지만, 다른 것은 특정 병리(예: 파킨슨병 환자의 동결보행)에 독특하다는 것을 알 수 있을 것이다.

마지막으로, 우리는 진단적 관점에서부터 보행문제를 요약하기 위해, 우리의 사례연구를 사용한다. 사용된 분류체계 유형에 관계없이, 감각계, 운동계 및 인지계 기능장애가 이들 문제를 갖고 있을 것 같은 환자 유형은 물론, 이동성 기능에 미치는 영향을 이해하는 것은 이동성 문제가 있는 환자를 검사하고 치료하는 데 필수적이다.

운동계와 비정상 보행
MOTOR SYSTEMS AND ABNORMAL GAIT

보행에 영향을 미치는 운동 문제에는 신경근육계 및 근골격계 양쪽에 대한 장애가 포함된다. 신경학적 병리를 가진 사람에서는 근골격계 문제는 움직임을 제한하는 1차적 신경근육 문제에 이어서 발생한다. 보행의 신경근육 조절 문제는 보행패턴을 변화하는 과제와 환경요구에 적응시키는 능력은 물론, 기본적인 보행 패턴(진행 및 자세조절 요건의 양쪽에 영향을 주는)을 붕괴시킨다. 정상상태 보행 패턴에 영향을 주는 신경근육 문제를 먼저 논의하고, 불완전마비 또는 근력저하, 비정상적 긴장(경직에 중점을 둔다), 선택적 조절의 상실 또는 비정상적 협동작용, 그리고 협응 문제를 포함시켜 논의한다. 그 다음으로, 운동계 내의 문제가 손상된 반응적 및 선행적 균형조절을 포함하는 적응의 감소에 대한 기여를 논의한다.

불완전마비 또는 근력저하
Paresis or Weakness

힘을 생성하는 능력의 감소, 이른바 불완전마비 구성요소는 장애가 있는 보행의 주된 원인이다(Chen & Patten, 2008; Jonkers et al., 2009; Knarr et al., 2013; Lamontagne et al., 2002; Perry & Burnfield, 2010). 불완전마비 또는 근력저하는 보행하는 동안에 힘의 생성에 필수적인 운동신경세포의 수, 유형 및 방전주파수(discharge frequency)에 영향을 주는 주된 신경근육 기능장애이다(Duncan & Badke, 1987). 불완전마비는 겉질척수 병리(corticospinal pathology)를 가진 환자 사이의 주된 기능장애이다. 그러나, 신체적 활동이 제한된 신경학적 병리를 가진 많은 환자는 근력저하와 관련된 공통의 기능장애를 공유하고 있다.

불완전마비는 힘을 생성하는 신경 및 비신경 구성요소의 양쪽에 영향을 미친다. 근력저하 또는 불완전마비의 신경 구성요소는 보행주기의 특정 부분, 또는 보행주기 전체에 걸친 동안에, 특정 다리근육에서 운동신경세포의 불충분한 척추위 동원(supraspinal recruitment)에 기인한다. 근력저하에 대한 비신경성 기여는 환자가 긴장을 발생시키는 능력에 영향을 주는 근섬유 자체의 2차적 변화를 반영한다.

보행에서 근육은 운동을 생성하기 위해 동심성으로 작용하고 운동을 조절하기 위해 편심성으로 작용한다. 따라서, 불완전마비 또는 근력저하는 몸을 앞쪽으로 이동하기 위한 힘을 생성하는 능력(즉, 보행의 진행요건에 영향을 주는)과 조절 부족에 기인하는 억제되지 않는 움직임(즉, 보행의 자세조절 요건에 영향을 주는)이 양쪽에 영향을 준다.

불완전마비 또는 근력저하는 자립하여 걷는 능력에 얼마만큼 영향을 미치는가? 이것은 어느 근육이 약한가, 약화의 정도 및 보행 요건을 달성함에 있어서 약한 근육을 대체하기 위한 다른 근육의 능력에 좌우된다. 다음의 절에서는 다리근육 집단을 선택함에 있어서, 불완전마비 또는 근력저하가 보행에 미치는 영향을 간략하게 검토한다.

바닥쪽굽힘근 *Plantarflexors*

Knutsson과 Richards(1979)는 그들의 고전적 연구에서, 26명의 반신불완전마비 실험대상자의 보행을 조사하였다. 9명(약 1/3)은 보행의 불완전마비 패턴을 나타냈다. 불완전마비 구성요소는 정상 대조집단(*실선*)과 비교하여, 뇌졸중 환자(*점선*)에서 바닥쪽굽힘근(그림 15.2A)과 앞정강근(TA)(그림 15.2B) 양쪽의 유의미한 근육활동 감소에 반영되었다. 근육 활성화 감소는 입각단계에서 무릎의 강력한 과다폄(젖힘)과 유각단계에서 무릎 굽힘의 부족과 연관성이 있었다(그림 15.2C). 흥미롭게도, 검사된 참여자 중 몇몇에 대해서는 보행에서 근육 동원 부족은 근육이 수의적으로 활성화될 때, 보존된 동원량과 연관성이 있으며, 이것은 이들 환자에서 사전에 프로그램화된 보행 활성화의 중추성 발생을 방해하지만, 수의적으로 근육을 활성화하는 능력은 비교적 온전한 상태로 남아있다는 것을 시사하고 있다(Knutsson & Richard, 1979).

Knutsson과 Richard에 의한 연구 이래, 많은 조사연구는 바닥쪽굽힘근의 근력저하가 뇌졸중(Bowden et al., 2006; Chen & Patten 2008; Jonkers et al., 2009; Lamontagne et al., 2002; Mulroy et al., 2003; Peterson

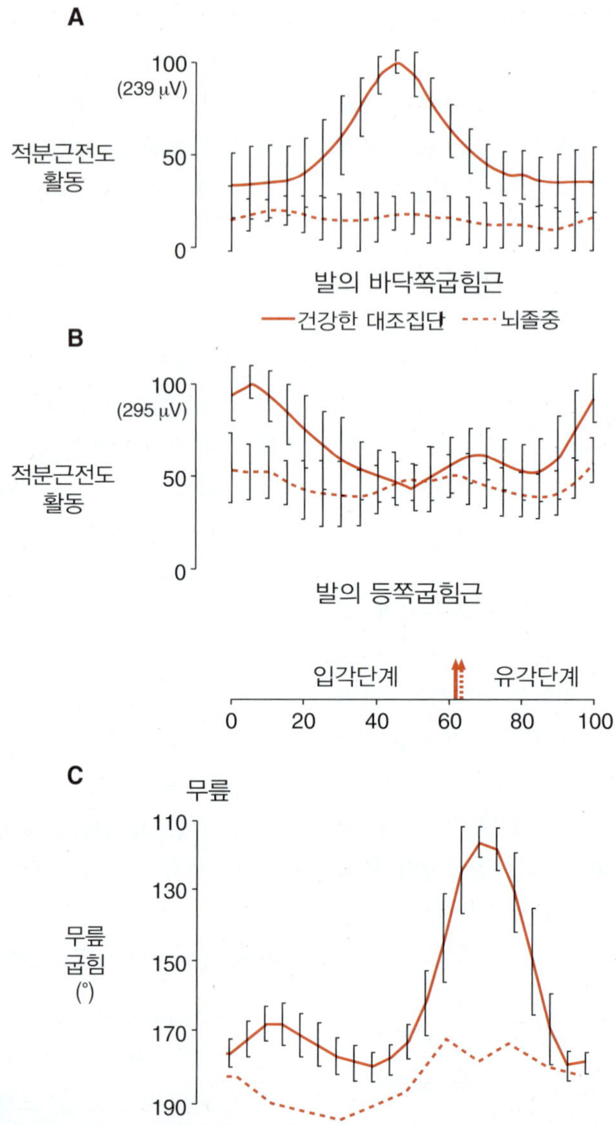

그림 15.2 불완전마비가 보행에 미치는 영향. **(A)** 및 **(B)**, 정상적인 건강한 대조집단(HC)(*실선*)과 반신불완전마비가 있는 실험대상자 집단(뇌졸중)(*점선*)에서 보행주기에 걸친 발목관절 바닥쪽굽힘근 및 등쪽굽힘근에서부터의 정류된 적분 근전도 활동이다. 환자집단의 근전도는 바닥쪽굽힘근의 위상성 활성화(phasic activation)의 부족과 등쪽굽힘근의 비교적 낮은 활동을 보여주고 있다. **(C)**, 정상적인 실험대상자(*실선*)와 환자(*점선*)에서 무릎운동의 변화. 수직 화살표는 건강한 대조집단(*실선 화살표*)과 뇌졸중 환자(*점선 화살표*)에서 입각단계에서부터 유각단계의 전환을 나타내고 있다. (Knutsson E, Richards C. Different types of disturbed motor control in gait of hemiparetic patients. Brain 1979;102:420에서 허가를 받아 변경).

et al., 2010, 2011)과 파킨슨병(Svehlík et al., 2009) 후의 손상된 보행의 원인이 된다는 것을 기록하고 있다.

Chen과 동료들(Chen & Patten, 2008; Chen et al., 2005)은 뇌졸중 환자 중에서 전유각기 동안 다리의 운동 에너지 감소는 주로 발목관절 바닥쪽굽힘근의 일량(work)이 감소한 결과라 보고하였다. 이것은 그림 15.3에서 볼 수 있으며, 이 그림에서는 대조집단(**별표로 나타냈다**)과 뇌졸중이 있는 실험대상자(**흑색 동그라미**는 AFO를 착용한 실험대상자를 나타냈고; **백색 동그라미**는 AFO를 착용하지 않은 반신불완전마비 실험대상자이다)에서, 보행속도의 함수로서 전유각단계 동안의 평균 발목관절 모멘트(그림 15.3A)와 발목관절의 일량(work)(그림 15.3B)을 비교하고 있다.

뇌졸중 후 반신불완전마비(hemiparesis)를 가진 참여자 중에서, 불완전마비쪽 다리의 바닥쪽굽힘근 일의 양은 비슷한 느린 속도로 걷는 능력 장애가 없는 실험대상자와 비교하여 매우 낮았다. 전유각단계 동안 바닥쪽굽힘근 일량의 감소에 대한 보상은 불완전마비가 없는 다리의

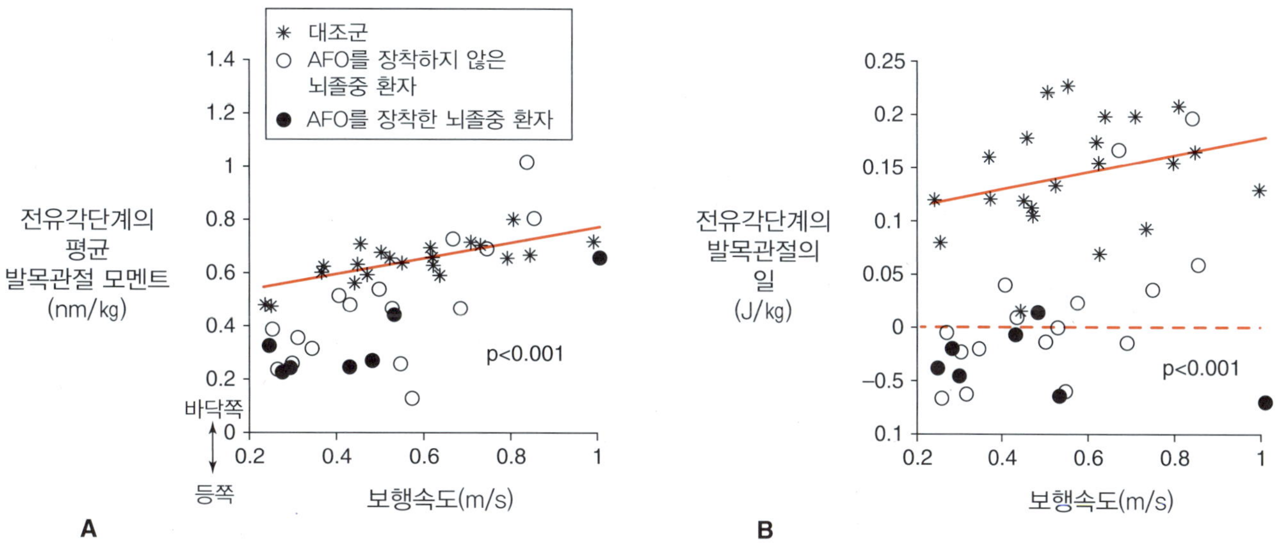

그림 15.3 근력저하가 뇌졸중 후 입각단계에서부터 유각단계에의 전환(transition)에 미치는 영향. 장애가 없는 대조집단(*별표*)과 AFO를 착용한(*흑색 동그라미*) 그리고 착용하지 않은(*백색 동그라미*) 반신불완전마비가 있는 사람에서 보행속도의 함수로서 전유각단계 동안의 평균 발목관절 모멘트(**A**)와 발목관절의 일량(**B**). Plant= 바닥쪽굽힘근 모멘트(및 일량)는 플러스(0 이상)로 나타냈다; dorsi=등쪽굽힘근 모멘트(및 일량)는 마이너스(0 미만)로 나타냈다. (Chen G, Patten C. Joint moment work during the stance to swing transition in hemiparetic subjects. J Biomechanics 2008;41:880에서 허가를 받아 변경).

활동은 물론 불완전마비쪽 다리의 무릎관절 및 엉덩관절 모멘트 증가를 통해서 일어났다(Bowden et al., 2006; Mahon et al., 2015). 바닥쪽굽힘근 반신불완전마비는 뇌졸중 후 보행에서 무릎 과다폄(젖힘)의 원인이 되는 몇 가지 요인의 하나이다(Bleyenheuft et al., 2010; Campanini et al., 2013).

넙다리네갈래근 *Quadriceps*

넙다리네갈래근이 약하면, 하중 및 중간입각 동안에 무릎관절 굽힘을 조절하는 것이 어려워진다. 이에 대한 주된 보상은 체중이 앞쪽으로 움직이는 것이 무릎을 펴는 힘으로서 역할을 할 것이기 때문에, 중간입각 동안 무릎관절 과다폄(젖힌 무릎[genu recurvatum]으로서도 알려져 있다)이다(Mulroy et al., 2003; Perry & Burnfield, 2010).

이 보상은 뇌졸중 또는 뇌성마비 환자에서 일반적이다(Appasamy et al., 2015; Klotz et al., 2014). 약한 넙다리네갈래근에 대한 보상에는 신체의 벡터를 무릎 앞쪽으로 가져가서, 무릎의 과다폄을 야기하는 몸통이 앞쪽으로 기우는 것이 포함된다. 과다폄(젖힘)이 전유각기로 계속 이어지면, 유각단계 동안 무릎이 자유로이 움직이는 것을 방지한다. 이것은 전진을 늦추어 발끝이 질질 끌리게 될 수 있다. 게다가, 무릎을 안정화시키기 위한 하나의 보상선략으로서 과다폄(젖힘)을 사용하는 것은 시간이 경과함에 따라, 무릎의 내부구조에 외상을 초래하게 될 것이다.

엉덩관절 굽힘근 *Hip Flexors*

엉덩관절 굽힘근의 근력저하는 주로 보행의 유각단계에 영향을 미친다. 엉덩관절 굽힘은 유각 시작 때에, 엉덩관절 굽힘근 모멘트를 만들어냄으로써 전진을 돕기 위해, 유각단계 동안에 사용된다(Chen & Patten, 2008; Neptune et al., 2001; Winter, 1984). 불충분한 엉덩관절 굽힘이 있을 때, 유각에서 무릎 굽힘은 상실된다. 따라서, 환자는 엉덩관절에서 무릎을 간접적으로 굽히는 데 충분한 모멘텀(momentum)을 발생시킬 수 없다. 결과적으로, 발가락 클리어런스는 감소되거나 상실된다. 단축된 발걸음은 또한 부적절한 엉덩관절 굽힘과 연관성이 있으며, 이것은 발꿈치 접지에서 발의 위치에 영향을 줄 수 있다. 이리하여, 유각을 시작하는 동안에, 엉덩관절 굽힘을 만들어내는 능력이 제한되면, 보행의 진행 및 자세조절 요건의 양쪽에 영향을 준다.

끌어올리기(pull-off)에 영향을 주는 손상된 엉덩관절 굽힘근의 근력은 뇌졸중(Chen & Patten, 2008)과 파킨슨병(Svehlík et al., 2009)을 포함하는 많은 신경학적 집단에서 보여주고 있다. 끌어올리기를 증가시키기 위해 엉덩관

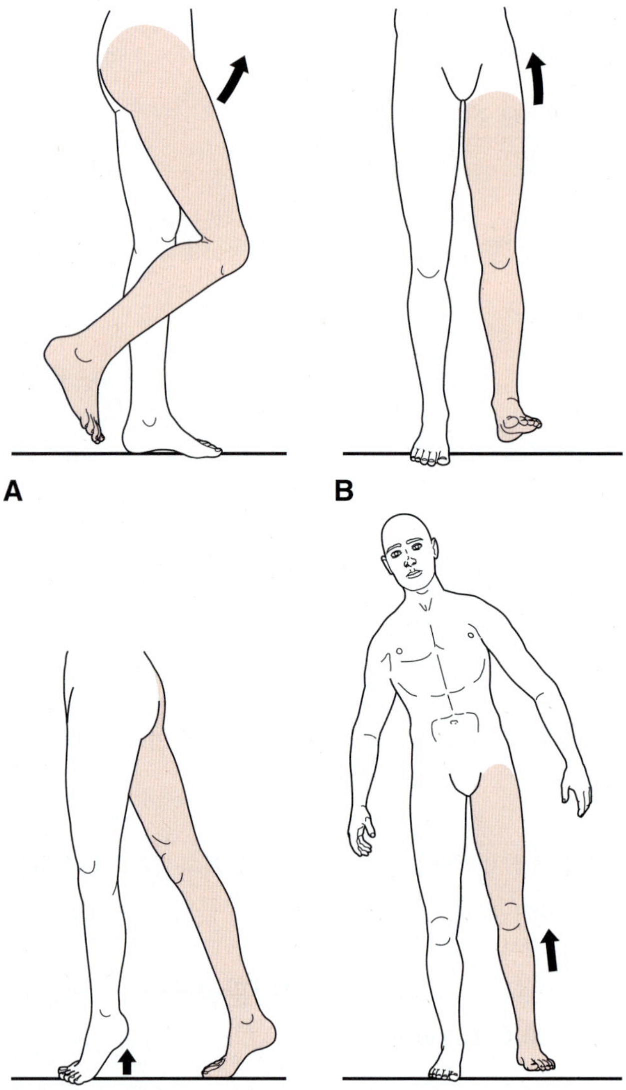

그림 15.4 불충분한 엉덩관절 굽힘에도 불구하고, 유각쪽 다리를 전진시키기 위해 사용되는 보상전략에는 골반의 뒤쪽 끝과 더불어 복부근육의 활성화(**A**); 휘돌림(**B**); 반대쪽 뛰어오름(**C**); 반대쪽 다리를 향해서 몸통을 옆쪽으로 기울이는 것(**D**)이 포함된다.

절 굽힘근을 사용하는 것이 바닥쪽굽힘근의 힘이 상당히 저하한 사람에게 효과적인 보상전략이라는 것을 보여주었기 때문에, 이것은 특히 문제가 될지도 모른다(Nadeau et al., 1997; Olney & Richards, 1996).

불충분한 엉덩관절 굽힘에도 불구하고, 유각단계 동안에 발의 클리어런스를 달성하기 위해 사람들이 사용하는 몇 가지 보상전략이 있다. 이들을 그림 15.4에 나타냈다. 첫 번째 전략은 유각쪽 다리를 전진시키기 위해 골반의 뒤쪽경사와 복부근육의 활성화를 사용한다(그림 15.4A). 두 번째 전략은 다리를 전진시키기 위해, 엉덩관절 올림(hip hike), 골반 앞쪽회전 및 엉덩관절 벌림(외전)으로서 정의되는 휘돌림(circumduction)을 사용한다(그림 15.4B). 엉덩관절 굽힘근의 근력저하에도 불구하고, 다리를 전진시키기 위해 사용되는 다른 전략에는 입각쪽 다리가 앞발위로 올라오거나, 또는 반대쪽 다리를 향해서 몸통을 옆쪽으로 기울이는 것(그림 15.4D)을 포함하는 반대쪽 뛰어오름(vaulting)(그림 15.4C)이 포함된다.

엉덩관절 폄근 *Hip Extensors*

엉덩관절 폄근의 활성화는 머리, 팔 및 몸통(HAT)의 조절에 중요하다. 엉덩관절 폄근의 근력저하는 안정성을 위협하는 몸통의 앞쪽 기울어짐을 야기할 수 있다. 이를 보상하기 위해, 참여자는 뒤쪽으로 기울여 질량중심(COM)

을 엉덩관절 뒤쪽으로 가져간다. 그러나, 뒤쪽방향으로의 넘어짐을 방지하기 위해서는 앞정강근(TA) 활동 증가를 필요로 한다(Winter, 1984). 뇌졸중 후, 엉덩관절 폄근의 근력저하는 보행속도 감소와 강력한 상관성이 있다(Cruz & Dhaher, 2009).

엉덩관절 벌림근 *Hip Abductors*

약한 엉덩관절 벌림근(중간볼기근)은 "트렌델렌버그 보행(Trendelenburg gait)"이라 불리는 근력저하가 있는 반대쪽 골반의 처짐을 야기할 수 있다. 이것에 대한 일반적인 보상은 몸통을 입각쪽 다리를 향해서 옆쪽으로 기울임과 동시에, 입각쪽 다리 위로 질량중심(COM)을 옆쪽으로 이동시키는 것이다. 입각쪽 위로 상체를 이동시키면, 지면반발력(GRF)을 같은 방향으로 이동시킨다. 지면반발력이 넙다리뼈머리의 중심을 직접 통과할 때, 엉덩관절 벌림근(일반적으로 안정화시키는 힘을 만들어낸다)에 의해서 생성된 내부 모멘트는 더 이상 필요가 없다(Gage, 1993; Perry & Burnfield, 2010). 이와 동일한 보상 기전은 문제가 통증을 수반하는 엉덩관절일 때, 엉덩관절을 통과하는 힘의 비율을 줄이기 위해 사용된다(Gage, 1993). 엉덩관절 벌림근 근력저하는 뇌성마비가 있는 아동의 불완전탈구를 포함하는 엉덩관절 변형에 원인 제공을 하는 요인이다 (Metaxiotis et al., 2000).

엉덩관절 벌림근은 또한 신체 질량중심(COM)의 안·가쪽 안정성을 보장하는 필수적인 부분인 적절한 보폭을 달성하는 데에 중요한 기여를 한다. 따라서, 이들 근육의 근력약화는 고령자(Krebs et al., 1998) 및 신경학적 병리가 있는 환자(Basford et al., 2003; Chou et al., 2003)에서 넘어짐 위험성 증가의 요인인 이마면(frontal plane)의 불안정성을 야기할 수 있다.

불완전마비가 보행기능에 미치는 영향은 급성 뇌졸중에서부터 회복하고 있는 우리 환자인 Genise에 대한 종단적 사례연구에서 볼 수 있다. 뇌졸중 후 4일에서, Genise는 그녀의 오른쪽에 영향을 미치는 심각한 불완전마비가 있어, 부하를 가했을 때 불완전마비쪽 다리의 무너짐을 야기한다. 그녀는 보조 없이 서거나 걷거나 할 수 없다. 뇌졸중 후 1개월에서, 그녀는 최소한의 보조로 서거나 걸을 수 있다. 이것은 부분적으로는 그녀의 불완전마비쪽 다리에서 힘을 발생시키는 능력의 증가와 그녀의 비마비쪽 다리를 사용하여 보상하는 능력에 기인하는 것이다. 게다가, 바닥쪽굽힘을 멈추게 하는 AFO를 사용하는 것도 또한, 보행의 입각 단계 동안에 무릎의 과다폄(젖힘)을 최소화하는 데에 도움이 된다.

불완전마비/근력저하가 보행속도에 미치는 영향
Effect of Paresis/Weakness on Gait Speed

많은 연구자는 불완전마비 또는 근력저하가 보행속도에 유의미한 영향을 미친다는 것을 보여주고 있다(Chen & Patten, 2008; Kim & Eng, 2003; Lamontagne et al., 2002; Nadeau et al., 1997; Olney et al., 1986, 1991). Olney와 동료들(1986, 1991)은 뇌졸중 후, 발 밀어내기(push-off)에서의 바닥쪽굽힘근 및 끌어올리기(pull-off)에서 엉덩관절 굽힘근 진폭 감소는 느린 보행속도와 상관관계가 있다는 것을 실증하였다. 이들 연구결과는 보행속도와 발목관절, 무릎관절 및 엉덩관절에서 굽힘근 및 폄근의 등운동성 토크(isokinetic torques) 사이의 강한 상관관계를 보여준 Nadeau 등(1997) 및 Kim과 Eng(2003) 양쪽의 것과 일치하였다.

보행속도와 다리 파워 사이의 관계는 신경학적 진단이 없는 경우의 이동성 장애가 있는 고령자에서 보여주었지만(Bean et al., 2002; Cuoco et al., 2004), 파킨슨병이 있는 사람에게는 적용되지 않을지도 모른다. Sofuwa 등(2005)은 파킨슨병 환자집단에서 발목관절(발 밀어내기)과 엉덩관절(끌어올리기) 굽힘근의 파워 생성의 유의미한 감소를 발견하였지만, 발목관절 파워와 보행속도 사이의 상관관계는 없었다.

요약하면, 힘을 생성하는 능력 저하는 신경학적 병리가 있는 사람에서 보행 장애의 원인이 되는 주된 요인이다. 불완전마비 및 근력저하는 편심성 수축의 상실을 통한 움직임 조절과 동심성 수축의 상실을 통한 움직임 발생의 양쪽에 영향을 미치고, 이것은 많은 환자에서 보행속도 저하의 유의미한 요인인 것처럼 생각된다. 근력저하가 보행속도에 영향을 주는 정도는 손상된 팔다리 기능장애의 중증정도에만 좌우되는 것이 아니라, 비마비측 근육의 보상능력에도 좌우된다.

경직 Spasticity

경직은 신경계 장애에 자주 동반되는 것이기 때문에, 많은 연구자는 경직이 보행에 미치는 영향에 주목해왔다. 경직은 두 가지 방법으로 보행에 영향을 줄 수 있다. 첫째, 경직은 보행주기 동안의 근육이 빠르게 신장되는 시점에서, 근육의 부적절한 활성화를 초래한다. 게다가, 경직

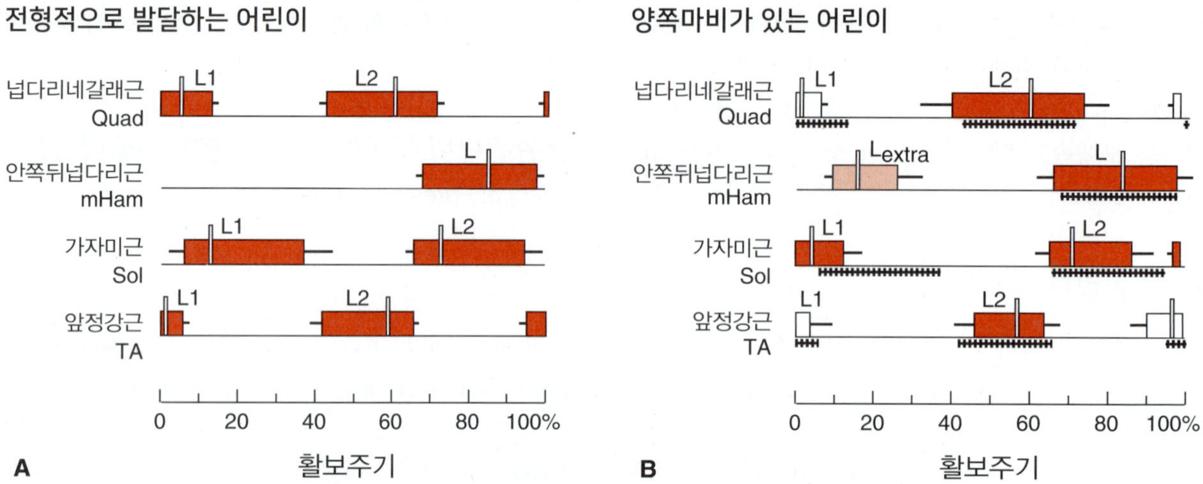

그림 15.5 정상적인 건강한 어린이(**A**) 및 경직성 뇌성마비가 있는 아동(**B**)의 넙다리네갈래근(Quad), 안쪽뒤넙다리근(mHam), 가자미근(Sol) 및 앞정강근(TA)을 포함하는 대표적인 다리근육의 근육활동. (Crenna P. Spasticity and "spastic" gait in children with cerebral palsy. Neurosci Biobehav Rev 1998;22:573에서 허가를 받아 변경).

은 근육의 기계적 성질을 변화시켜, 뻣뻣함(근골격계 문제)을 증가시킨다(Dietz et al., 1986). 증가한 뻣뻣함은 신체분절이 서로에 관해서 빠르게 움직이는 신체분절의 자유도에 영향을 준다. 이것은 보행하는 동안에 모멘텀의 이동을 제한하고, 이동운동의 진행요건에 영향을 준다.

장애가 있는 보행에 대한 경직의 기여를 결정하기 위해, 많은 연구들이 외부교란을 받은 보행과 외부교란을 받지 않은 보행 동안 신장(stretch)에 반응하는 근육 활성화 수준을 조사하였다. 몇몇 연구에서는 외부교란을 받지 않는 보행에서 수축을 늘이는 동안 경직성 근육의 활성화를 조사하였다(Crenna, 1998; Knutsson & Richards, 1979; Lamontagne et al., 2002; Sinkjaer et al., 1996). 다른 연구자는 실험대상자의 다리에 고정된 기계적 장치를 사용하여 종아리 근육을 빠르게 신장하거나(Anderson & Sinkjaer, 1996), 또는 트레드밀 걷기를 하는 동안 벨트 속도를 갑작스럽게 바꿈으로써(Berger et al., 1984b) 보행에서 경직을 연구하기 위해 보행에 대한 외부교란을 사용하였다.

사용된 방법에 관계없이, 장애가 있는 보행에 대한 경직의 기여를 이해하기 위한 열쇠는 보행주기 동안 근육이 언제 길어지는지를 알 필요가 있다. 이것은 연구자가 매우 중요한 신장 기간(lengthening periods) 동안 경직성 근육의 활동을 조사하는 것을 가능케 한다. 예를 들어, 그림 15.5A는 대표적인 다리근육이 길어지는 단계를 보여주는 10명의 건강한 아동으로부터의 데이터를 요약하고 있다. 이 그래프에서 알 수 있는 것처럼 넙다리네갈래근은 보행주기에 걸쳐서 2회 길어지며, 이는 부하와 관련하여 무릎이 구부러지는 동안인 초기 입각단계와 발가락 떼기 동안에 길어지는 것이다. 따라서, 경직성 넙다리네갈래근의 영향은 보행주기의 이들 두 시점에서 최대가 될 것이라고 예상된다. 이와는 대조적으로, 뒤넙다리근은 초기 접지에 대비한 무릎의 폄과 연관성이 있는 유각단계 후기에 한 번의 길어지는 기간을 갖고 있다. 따라서, 뒤넙다리근 경직의 영향은 유각단계 후기 동안에 이 근육의 활성화를 높이는 것으로 예상된다.

경직성 뇌성마비가 있는 아동 중에서는 신장되는 경직성 근육의 활동이 높아진다. 그러나, 경직이 유일한 보행 장애의 원인은 아니다. 이것은 그림 15.5B에서 잘 설명되어 있으며, 그림에서 경직성 양쪽마비가 있는 어린이의 네 가지 대표적인 근육 활성화를 나타내고 있다. 이 그림에서 적색 상자는 근육이 활동하고 있을 때를 나타내고, 밑에 있는 흑색 막대는 이 근육이 정상적인 어린이에서 활동하고 있는 기간을 나타낸다. 백색 상자는 일반적으로 볼 수 있는 근육활동이 없다는 것을 나타내며(예: Quad L1 참조), 핑크색 상자는 뇌성마비가 있는 아동에게서 볼 수 있으나, 정상적인 대조군 어린이에서는 결코 볼 수 없는 근육활동(예를 들어, 입각단계 동안 안쪽 뒤넙다리근을 참조)을 나타낸다. 따라서, 이 그림을 보면, 경직(신장되는 근육 활동 증가)이 장애된 보행의 원인이 되는 유일한 요소가 아니라는 것을 알 수 있다. 다른 기여요인에는 보통은 활동적인 근육 활성화 감소 및 전형적으로는 활동적이지 않은 근육(비신장 관련)의 활성화가 포함된다(Crenna, 1998).

다음의 절에서는 특정 중요한 근육에서 경직의 영향에 대해서 간략하게 검토한다.

바닥쪽굽힘근의 경직 *Plantarflexor Spasticity*

발목 바닥쪽굽힘근(종아리세갈래근[triceps surae;TS]) 경직은 신경학적 손상에 뒤따르는 흔한 문제이며, 뇌졸중, 뇌성마비, 외상성 뇌손상 후의 환자에서 보고되어 있다(Crenna & Inverno, 1994; Knutsson & Richards, 1979; Perry, 1992).

Knutsson과 Richards의 연구(1979)에서는 뇌졸중 후 보행 장애가 있는 환자의 1/3이 보행의 "경직성" 패턴을 나타냈고, 주로 보행의 입각단계 초기부분에서 TS근육(종아리세갈래근)의 비정상적 활성화에 의해 특징지어진다. 그림 15.6A는 장애가 없는 참여자(정상이라 표시)와 경직이 있는 뇌졸중(반신불완전마비)을 가진 사람에서 TS(위쪽 그래프)의 EMG 활성화를 비교하고 있다. 최초의 접지에 뒤이어 TS를 신장하면, 진폭은 감소하였지만, 근육의 조기 활성화를 초래하였다(Y축의 차이를 참조). 신체가 발 앞을 지나가기 전에 결과적으로 발생하는 근육 단축은 다리를 뒤쪽으로 당겨서 무릎의 과다폄(젖힘)을 야기하였다. 따라서, 바닥쪽굽힘 경직은 뇌졸중 후의 무릎 과다폄(젖힘)의 원인이 되는 또 다른 요인이다. 이것은 그림의 아랫부분에서 보행주기 동안 무릎각도의 그래프에서 볼 수 있다. 그림 15.6B는 대조집단 참여자(왼쪽)와 반신불완전마비가 있는 사람(오른쪽)의 다리운동에 대한 막대그림이다. 이것은 반신불완전마비 쪽 다리에서 TS의 조기수축 영향을 설명하고 있다. 이는 정강뼈 근육의 신장과 앞쪽 회전을 방해하여 몸이 앞쪽으로 움직임에 따라 무릎의 과다폄(젖힘)을 초래한다. 이것은 TS가 발 밀어내기(push-off)를 위한 긴장을 만들어내는 능력을 저하시킨다.

Knuttson과 Richards(1979)의 연구결과와 일치하여, Lamontagne 등(2002)도 또한, 경직성 반신불완전마비쪽 다리에서 바닥쪽굽힘근(안쪽장딴지근[MG])이 조기 활성화를 보여주었으며, 이것은 반신불완전마비가 있는 사람의 2/3에서 보행의 입각단계의 피크 신장속도 동안에 일어났다. 흥미롭게도, 저자들은 보행 유각단계 동안에 길어졌을 때 MG의 과도한 활성화를 발견하지 못하였으며, 이것은 이동운동의 경직은 위상에 좌우된다는 것을 시사하고 있다. 이동운동의 경직은 보행속도와 반비례 관계에 있으며, 이것은 속도의 연장에 반응한 MG의 조기 활성화는 입각단계 후기에서 발목관절 밀어내기(push-off)를 손상시킨다는 것을 시사하고 있다.

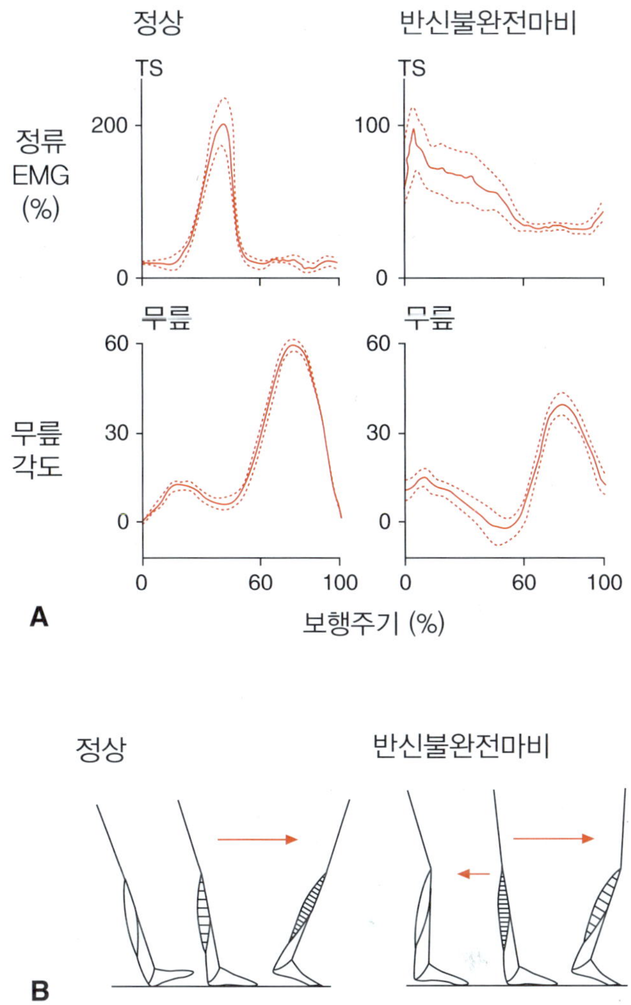

그림 15.6 경직성 종아리세갈래근(TS)이 편마비가 있는 환자의 보행에 미치는 영향. **(A)** 10명의 정상적인 대조집단 실험대상자와 9명의 경직성 반신불완전마비를 가진 환자에서 보행주기 동안의 TS의 평균 EMG 활동(239㎷로 정상화)과 상응하는 무릎각도 변화. 반신불완전마비 환자에서 전체 입각단계(0%~60%) 동안의 TS의 높은 활성화에 주목하기 바란다. **(B)** TS의 조기 활성화기, 정상적인 보행과 반신불완전마비성 보행(무릎의 젖힘에 주목할 것)에서 무릎 위치에 미치는 영향. (Knutsson E. Can gait analysis improve gait training in stroke patients? Scand J Rehab Med Suppl 1994;30:78에서 허가를 받아 변경).

Crenna와 Inverno(1994)는 경직을 뇌성마비(양쪽마비와 편마비)의 경직성 형태를 가진 아동의 장애된 보행에 기여하는 네 가지 요인의 하나로서 확인하였다.

Crenna와 Inverno는 바닥쪽굽힘근(가자미근)이 입각단계 초기에 연장될 때, 이 근육에 과도한 활성화가 있다고 보고하였으나, 유각단계의 연장 동안에는 그러하지 않았다. 뇌성마비의 경직성 형태를 가진 아동에서, 이동운동

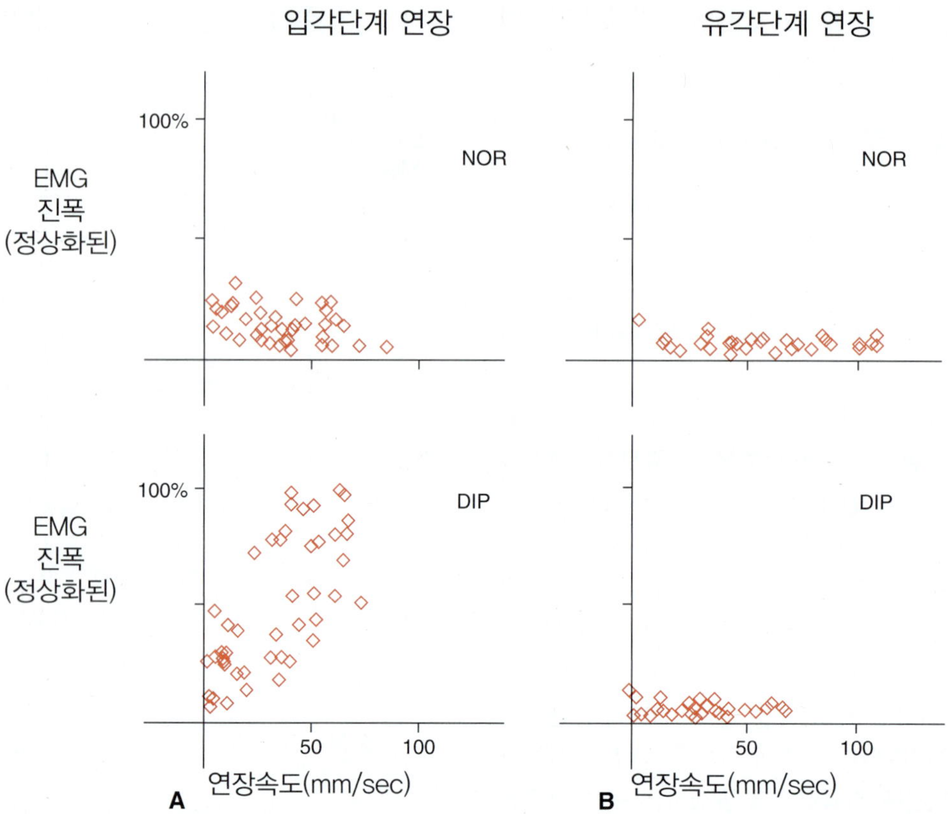

그림 15.7 정상적인 대조집단 어린이(NOR)와 경직성 양측마비(DIP)가 있는 어린이의 입각단계 초기(**A**) 및 유각단계(**B**)에서 가자미근이 늘어날 때의 그 가자미근의 활동 비교. 입각단계 동안 양측마비가 있는 어린이에서 가자미근의 과도한 활성화가 있지만, 보행의 유각단계에서는 그렇지 않다는 것에 주목하기 바란다. (Crenna P, Inverno M. Objective detection of pathophysiological factors contributing to gait disturbance in supraspinal lesions. In: Fedrizzi E, Avanzini G, Crenna P, eds. Motor development in children. New York, NY: John Libbey, 1994:110에서 허가를 받아 변경).

경직에 대한 위상 의존성 영향은 그림 15.7에서 볼 수 있다. 성인과 마찬가지로, 어린이에서 경직은 보행속도의 감소와 연관성이 있다. 그러나, 경직의 영향은 빠른 보행속도에서 증가하기 때문에, 느린 보행속도에서의 보행은 경직이 보행 운동학에 미치는 영향을 감소시키려는 시도일지도 모른다(van der Krogt et al., 2009).

요약하면, 바닥쪽굽힘근 경직은 보행의 입각단계 및 유각단계 양쪽에서 병리적 보행 패턴에 기여할 수 있다. 연구에서는 입각단계에서는 바닥쪽굽힘근의 경직은 초기 접지에서 발의 위치에 영향을 주고, 따라서 보행의 안정성 요소에 영향을 준다는 것을 보여주고 있다. 경직성 바닥쪽굽힘근은 등쪽굽힘을 제한하고, 따라서 최초의 접지에서 발꿈치 접지를 방지한다. 발바닥 전체로 초기 접지를 할 때, GRF 벡터는 무릎 앞쪽에 있고, 무릎의 과다폄(젖힘)을 만들어낸다(그림 15.8A 참조). 경직성 바닥쪽굽힘근은 유각단계 동안 앞쪽으로 발의 클리어런스에 영향을 준다. 그 후속결과는 발가락의 끌림(toe drag)이다(그림 15.8B).

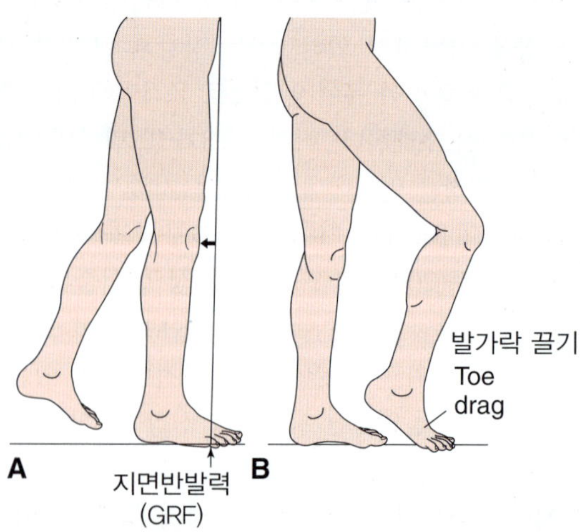

그림 15.8 보행에서 바닥쪽굽힘근 경직의 영향. (**A**) 발바닥 전체로 초기 접지를 할 때, 지면반발력(GRF) 벡터는 무릎 앞쪽에 있고, 무릎의 폄을 만들어낸다. (**B**) 경직성 바닥쪽굽힘근은 유각단계 동안에 앞쪽으로 발의 클리어런스에 영향을 준다. 그 후속결과는 발가락의 끌림이다.

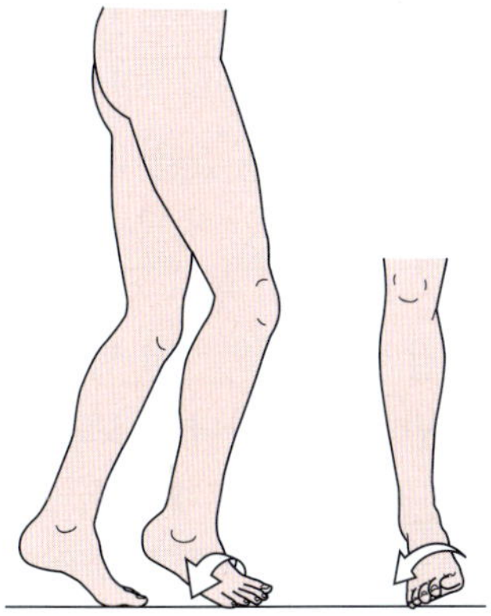

그림 15.9 종아리세갈래근(TS) 및 뒤정강근의 과도한 활동의 조합은 내반(inversion) 및 내반첨족(equinovarus)의 발 위치를 만들어낸다. 시상면(**A**)과 이마면(**B**)의 양쪽으로부터 설명되고 있다.

종말유각단계(terminal swing)에서는 경직성 바닥쪽굽힘근은 조기 접지에서 발꿈치 접지를 위해 다리의 배치에 중요한 무릎 폄과 발등쪽굽힘에 저항한다. 보상전략에는 단축된 활보길이와 보행속도가 포함된다.

종아리세갈래근(TS) 및 뒤정강근의 과도한 활동 조합은 내반(inversion) 및 내반첨족(equinovarus)의 발 위치(그림 15.9A 및 B에 나타냈다)를 포함하는 발의 관상면 문제를 발생시킨다. 이것은 임상적으로 첫 번째 발허리뼈 머리가 바닥에서부터 올라가는 것으로서 볼 수 있고, 뒤따르는 발의 접지는 발의 가쪽 모서리에서만 이루어진다.

이와는 대조적으로, 외반첨족 보행에서는 발의 접지는 발의 안쪽 모서리로 이루어진다. 외반첨족 보행은 짧은종아리근과 함께 종아리세갈래근의 과도한 활성화로부터 일어날 수 있다. 외반보행(valgus gait)의 대체 가능한 원인은 근육약화 또는 발목 내반근 예를 들어, 약하거나 불활성의 가자미근에 의한 허약함 또는 불활성이다. 따라서, 이완마비(flaccid paralysis)는 외반족 자세로 이어질 수 있다.

넙다리네갈래근 경직 *Quadriceps Spasticity*

바닥쪽굽힘근 경직과 마찬가지로, 넙다리네갈래근의 경직도 또한, 보행의 입각단계에서 과도한 무릎 폄을 초래할 수 있다. 체중을 수용하는 동안, 하중의 충격 흡수를 돕는 무릎의 잠시 동안의 굽힘이 있다는 것을 기억하기 바란다. 넙다리네갈래근의 경직은 무릎 굽힘에 대한 과도한 반응과 그것에 이어지는 넙다리네갈래근의 신장을 초래하며, 굽힘을 제한할 수 있는 경직을 유발하여 무릎 과다폄(젖힘)을 야기한다(Montgomery, 1987; Perry & Burnfield, 2010). 바닥쪽굽힘근의 경직과는 달리, 뇌졸중 환자의 무릎 폄근 경직과 보행속도 사이에는 연관성이 없는 것 같다(Bohannon & Andrews, 1990; Norton et al., 1975).

넙다리네갈래근 경직은 유각단계 동안에 뻣뻣한 무릎의 보행으로 이어질 수도 있다(Goldberg et al., 2004)(그림 15.4에서 보여준 것처럼). 이 유형의 보행은 반신마비성 뇌졸중 환자와 뇌성마비 아동에서 일반적이며, 유각단계 동안의 무릎 굽힘의 감소가 과도한 엉덩관절 휘돌림(circumduction)과 결부되어 있다(Kerrigan et al., 2000).

Finley와 동료들(2018)은 엉덩관절과 무릎관절에 단일관절 각도 외부교란(angular perturbations)을 가하여, 뇌졸중 환자의 다리에 다중관절 반사가 발생할 가능성을 조사하였다. 그들의 결과는 벌림(외전) 스트레칭이 엉덩관절 모음근(내전근)과 넙다리곧은근, 무릎 폄근과 엉덩관절 굽힘근에 흥분반응을 유발한다는 것을 보여주었다. 이들 반응은 상호관계를 나타내는 것으로, 넙다리곧은근의 신장도 또한 엉덩관절 모음근의 반사 흥분을 야기하였다. 따라서, 저자들은 뇌졸중 후에 일어나는 다중관절 반사가 반신불완전마비 보행에서 엉덩관절과 무릎관절 사이의 비정상 결합에 기여하고 있을지도 모른다고 결론짓고 있다.

뒤넙다리근 경직 *Hamstrings Spasticity*

과도한 무릎 굽힘을 야기하는 뒤넙다리근 경직은 특정 유형의 뇌성마비에서 흔히 발생하는 문제이다. 이것은 그림 15.10에서 보여주는 것처럼, 웅크림 보행(crouched gait) 패턴으로서 나타난다. 보행의 종말유각단계에서는 뒤넙다리근의 과도한 활성화는 무릎이 완전히 펴지는 것을 방해하고,

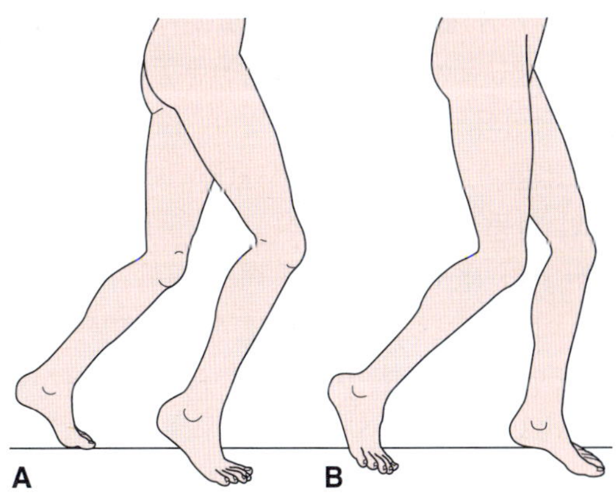

그림 15.10 보행의 종말 유각단계 및 초기 입각단계(**A**)와 입각단계 전체(**B**)의 모두에서 과도한 무릎 굽힘을 야기하는 뒤넙다리근 경직은 특정 유형의 뇌성마비에서 흔히 발생하는 문제이며, 웅크림 보행 패턴으로서 나타난다.

초기 접지에서 무릎 굽힘을 야기한다(그림 15.10A). 과도한 무릎의 굽힘은 보행의 입각단계 전체에 걸쳐서 지속되고(그림 15.10B), 넙다리네갈래근이 다리가 굽힘으로 무너지는 것을 방지하기 위해, 넙다리네갈래근에 대한 부담이 증가한다.

엉덩관절 모음근 경직 *Hip Adductor Spasticity*

엉덩관절 모음근 경직은 넙다리뼈가 안쪽으로 당겨지기 때문에 입각단계 동안에 골반의 반대쪽으로의 처짐을 초래한다. 모음근 경직은 과도한 모음(adduction)을 특징으로 하는 가위걸음(scissors gait)을 야기할 수 있다. 보행의 유각단계 동안에, 엉덩관절이 굽어짐에 따라 과도한 모음은 다리 전체의 극심한 안쪽 전위를 초래한다. 이것은 지지기저면의 감소를 야기하여, 보행의 안정성 요건에 영향을 준다. 심한 경우에는 모음이 된 유각쪽 다리가 입각쪽 다리에 걸려 진행을 방해한다(Montgomery, 1987; Perry & Burnfield, 2010).

요약하면, 경직은 보행주기 중 근육이 늘어나는(길어지는) 부분에서, 근육이 부적절하게 활성화되고, 그 근육 자체의 기계적 특성 변화로 인한 뻣뻣함의 변화를 통해, 보행 장애의 한 원인이 된다.

선택적 조절의 상실과 비정상 협동작용의 출현
Loss of Selective Control and the Emergence of Abnormal Synergies

제5장에서 논의한 것처럼, 근육을 선택적으로 동원할 수 없는 것은 중추신경계 병리를 가진 많은 환자, 특히 겉질척수 병변을 가진 환자의 비정상 보행에 기여하는 중요한 요인이다. 근육을 선택적으로 동원할 수 없는 것은 "비정상적 협동작용(synergy)" 또는 "협동운동(synkinesia)"이라 불리는 정형화된 움직임 전략을 야기하는 근육의 비정상적인 결합과 흔히 연관성이 있다(Roche et al., 2015). 비정상적인 협동작용은 전체 폄(그림 15.11A) 패턴 또는 전체 굽힘(그림 15.11B) 패턴의 어느 것인가로서 보행에 나타난다. 이것은 보행의 입각단계 동안의 폄근(A) 또는 유각단계 동안 굽힘근(B) 어느 것인가의 동시 활성화로서 EMG 기록에서 볼 수 있다.

Knutsson와 Richards(1979)는 굽힘과 폄의 질량 패턴은 뇌졸중에 뒤따르는 반신불완전마비가 있는 사람에서 볼 수 있는 네 가지 특징적인 보행 패턴 중 하나라고 보고하였다. Roche 등(2015)은 또한, 뇌졸중에 뒤따르는 반신불완전마비성 보행을 가진 사람의 보행에서, 유각단계 동안에 엉덩관절 굽힘근과 발목관절 등쪽굽힘근 사이의 비정상 결합이 있다고 보고하였다. 엉덩관절과 발목관절 굽힘근 사이의 비정상 결합은 무릎을 펴는 능력 저하를 초래하고 한편, 종말유각단계 동안 엉덩관절을 굽히게 한다.

Dyer 등(2014)은 뇌졸중이 있는 사람에서 마비 쪽 다리의 입각단계 전체에 걸쳐서, 발목관절 폄근과 무릎관절 폄근 사이의 활성화 패턴을 공유한다고 보고하였으나, 대조군 사이에서는 그러하지 않았다. 게다가, 보행 중에 측정된 다리 폄근 사이의 결합 진폭은 정적 조건하의 선 자세에서 측정된 수준보다 높았으며, 이것은 불완전마비 쪽 다리 폄근의 동시 활성화가 정적 과제 동안보다, 보행과 같은 동적 과제 동안에 높을지도 모른다는 것을 시사하고 있다.

협동적인 질량 패턴(mass patterns)의 유병률은 뇌졸중에 뒤따르는 안정성 저하와 이동운동 회복 불량과 연관성이 있다(Chen et al., 2003; DeQuervain et al., 1996; Richards & Olney, 1996). 만성 뇌졸중이 있는 우리 환자인 Jean은 비정상 협동작용에 문제가 있다.

협응문제
Coordination Problems

신체분절 사이의 손상된 결합을 초래하는 협응 문제는 중추신경계 병리를 가진 환자의 손상된 보행에 기여하는 주된 요인이다. 손상된 협응은 (a) 경직 매개성 신장(spasticity-mediated stretch)과는 관계가 없는 근육 활성화의 증가, (b) 빈약한 분절사이 협응으로 이어지는 다관절 움직임의 비정상적 위상조정(phasing) 및 (c) 작용근과 대항근의 동시 활성화로서 나타날 수 있다.

신장과 관련이 없는 근육 과다활동
Non-stretch-Related Muscle Overactivity

근육 과다활동은 진행과 자세조절 양쪽을 위해 근육을 동원할 수 없는 것 만큼 보행 조절에 문제가 있을 수 있다. 예를 들어, 뇌졸중 후 성인 환자(Knutsson & Richards, 1979)와 뇌성마비가 있는 아동(경직 형태의 뇌성마비를 가진 아동에서 보행의 유각단계에 뒤넙다리근의 장기간의 활성화는 물론, 초기 입각단계에 뒤넙다리근의 부적절한 활성화의 양쪽을 보여주는 그림 15.5로 되돌아가서 참조할 것)(Crenna, 1998; Perry & Burnfield, 2010)의 양쪽에서 신장과 관계가 없는 뒤넙다리근의 과다활동이 보고되었다. 이것은 원래 뒤넙다리근 과다활동이 신장과 관련된 과다활동을 야기하는 경직의 결과라고 생각되었다.

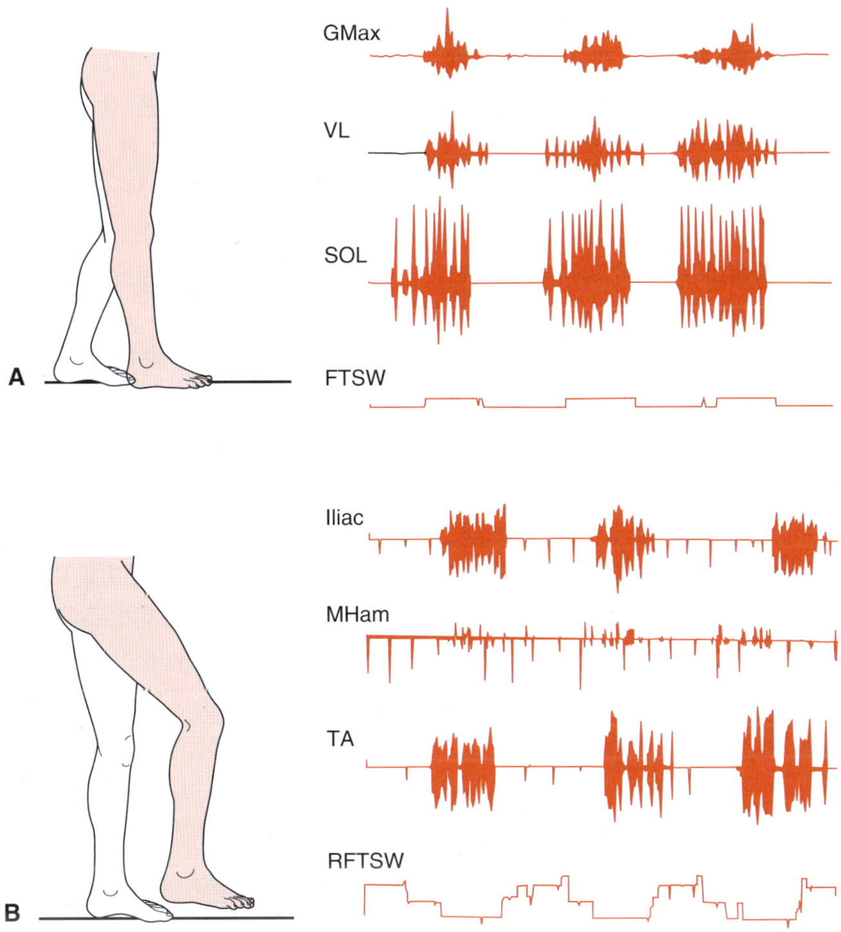

그림 15.11 협동작용은 보행에서 완전 폄 패턴(**A**)이나 완전 굽힘 패턴(**B**)의 어느 것인가로서 나타난다. 오른쪽 패널은 폄근(**A**)과 굽힘근(**B**)의 EMG 기록이고 한편, 왼쪽 패널은 관찰된 거동을 그림으로 나타내고 있다. 입각단계에서의 과도한 폄(**A**)과 유각단계에서의 굽힘(**B**)이다. FTSW=발 스위치(foot switch), GMax=큰볼기근(gluteus maximus), Iliac=엉덩근(iliacus), MHam=안쪽뒤넙다리근(medial hamstrings), RFTSW=오른쪽 발 스위치(right footswitch), SOL=가자미근(soleus), TA= 앞정강근(tibialis anterior), VL=가쪽넓은근(vastus lateralis). (Perry J. Gait analysis: normal and pathological function. Thorofare, NJ: Slack, 1992:313에서 허가를 받아 변경)

그러나, 연구자들은 감각신경뿌리를 선택적으로 절단하는 것을 포함하는 후신경근절제술(dorsal rhizotomy)을 시행하는 것이 뇌성마비를 가진 아동의 뒤넙다리근 과다활동을 감소시키지 않는다는 것을 나중에 발견하였다. 이것은 뒤넙다리근 과다활동의 기초가 단순한 과다활동성 신장반사가 아니라, 비정상적인 협응이라는 것을 시사하고 있다(Crenna, 1998; Perry & Burnfield, 2010).

손상된 협응 *Impaired Coordination*

손상된 협응은 중추신경계 병리를 가진 사람 중에서 비정상 보행의 중요한 요인이며, 손상된 분절적 협응(신체분절 내의 협응)과 손상된 분절사이 협응(신체분절 사이의 협응)의 양쪽을 포함하고 있다.

손상된 분절적 협응. 손상된 분절적 협응에는 보행 중 근육활동의 타이밍과 크기 조정을 할 수 없는 것이 포함된다. 손상된 분절적 협응은 바닥핵의 병리(파킨슨 보행)는 물론, 소뇌 병리(실조보행)에 기인한 보행 장애에서 일반적인 소견이다.

소뇌 병리는 비틀거리는 방향을 갑자기 바꾸는 불규칙한 보행과 계상보행(high steppage)을 특징으로 하는 실조보행(ataxic gait)을 일으킨다. 소뇌 병리를 가진 환자에서는 실조보행은 보행주기 전체에 걸쳐서 무릎과 발목의 상대적인 움직임 지연과 연관성이 있다(Palliyath et al., 1998). 분절사이 협응 문제는 또한 보행의 유각단계 동안에 피크 무릎 굽힘의 타이밍을 지연시킨다(Palliyath et al., 1998). 실조보행 패턴의 특징에 관한 더 상세한 정보는 이 장의 마지막에 있는 보행에 대한 진단 사례연구 접근법(Diagnostic Case Study Approach to Gait)에서 볼 수 있다. 이에 더해서, 실조보행의 예는 척수소뇌변성증을 가진 John의 사례연구인 "이동성(Mobility)"의 절에서 볼 수 있다.

파킨슨병을 초래하는 바닥핵(기저핵)에서의 병리도 또한 중요한 보행 문제와 연관성이 있다. 그러나, 비정상의 정도는 질환의 진행과 투약상태의 양쪽에 좌우된다. 다리 움직임의 속도와 진폭은 보행 입각단계와 유각단계의 양쪽에서 감소한다. 보행은 또한 감소한 발 내밀기(push-off)와 끌어올리기(pull-off)에 의해서도 특징지어진다(Sofuwa et al., 2005). 동결의 에피소드(예를 들어, 앞쪽으로의 모멘텀 상실)는 보행에 대한 주요 붕괴이며, 질환의 진행과 더불어 일어난다. 동결의 에피소드는 일시적이고, 몇 초에서 몇 분 동안 지속되며, 보행의 시작, 회전, 좁은 공간에서, 또는 장애물에 접근할 때 가장 자주 발생한다(Fahn, 1995; Giladi et al., 1997). 파킨슨병 보행 패턴의 특징에 관한 더 상세한 정보는 이 장의 마지막에 있는 보행에 대한 진단 사례연구 접근법에서 볼 수 있다.

손상된 분절사이 협응. 손상된 분절사이 협응은 신체분절사이(예: 두 다리 사이, 또는 다리와 팔 사이)의 움직임을 협응하는 능력 저하를 반영한다. 정상적인 분절 사이 결합은 정상보행에서 팔과 다리의 동기화(synchronization)에서 볼 수 있다. 보행 중에 팔을 흔드는 것은 다리의 움직임을 용이하게 하고, 이동운동의 에너지 비용을 약 8% 감소시킨다. 이에 더해서, 팔은 외부교란 후 보행패턴의 회복을 도움으로써 안정성을 보조한다(Meyns et al., 2013). 전형적으로는 선호하는 속도로 걷는 기능장애가 없는 사람에서, 하나의 팔을 흔드는 것은 하나의 다리를 흔드는 것과 연관성이 있고(1 : 1의 팔과 다리를 흔드는 비율), 이것은 느린 보행속도에서 2 : 1의 비율로 증가한다. 팔 흔들기는 수동적 및 능동적 기전(다리사이 협응의 CPG 활성화)의 양쪽을 통해서 성취되는 것 같다. 이에 더해서, 고차원의 다리 사이 협응 조정은 뇌줄기와 겉질 수준에서 달성될 수 있다(Barthelemy & Nielsen, 2010; Debaere et al., 2001). 이것은 왜 사람이 자연스런 팔 흔들기로 반드시 걸어야 하는 것은 아니고, 팔로 다른 행동(즉, 휴대전화로 문자 보내다, 책을 들다, 등)을 할 수 있는지를 설명한다(Meyns et al., 2013).

중추신경계 병리는 보행 중의 팔 흔들기에 영향을 주고, 보행속도를 제약할 수 있다. 병리는 팔 흔들기의 진폭과 타이밍에 혼란을 주고, 팔-다리 협응의 동기화를 붕괴시킴으로써, 팔다리 사이 결합에 영향을 준다. 편마비(뇌졸중 또는 뇌성마비의 어느 것에 기인하는)가 있는 사람에서는 편마비 쪽 팔은 감소된 진폭으로 흔들며, 이것은 흔히 이환되지 않은 쪽 팔 흔들기를 증가시킴으로써 보상된다(Ford et al., 2007; Meyns et al., 2011).

파킨슨병이 있는 사람에서는 팔 흔들기가 감소하고 있다. 이것은 흔히 비대칭적으로 존재하고, 경축(rigidity)의 증가가 원인인 것으로 생각된다. 파킨슨병이 있는 사람이, 신체 한쪽의 감소된 팔 흔들기를 이환되지 않은 쪽 팔 흔들기를 증가시킴으로써 보상한다는 것을 시사하는 증거는 거의 없다(Huang et al., 2012; Lewek et al., 2010). 보행 중 특징적인 팔의 패턴도, MS 환자에서 관찰되고 있다. 이들 환자는 보행 중에 손상된 어깨의 움직임을 보이지 않지만, 그 대신에, 대조집단과 비교하여 가동범위가 감소하고, 팔꿈치의 굽힘 위치가 증가되어 팔을 흔든다 (Elsworth-Edelsten et al., 2017).

비정상적인 팔 흔들기는 반신불완전마비, 경직, 경축, 또는 비정상적 협동작용과 같은 기능장애의 직접적인 결과일 수 있으며, 이것은 팔을 정상적으로 움직이는 능력에 영향을 준다. 그렇지 않으면, 바뀐 팔 흔들기가 몸통 움직임 및 자세 변화의 간접적인 결과일 수 있다. 예를 들어, 뇌성마비가 있는 아동은 모든 평면에서 더 많은 몸통 움직임을 나타내고(Galli et al., 2011; Romkes et al., 2007), 반면에 파킨슨병이 있는 환자는 전체 보행주기에 걸쳐서 증가한 몸통 굽힘과 감소한 몸통 회전으로 걷는다 (Winogrodzka et al., 2005; Zijlmans et al., 1996).

요약하면, 중추신경계 병리는 분절 사이 및 분절 내 결합의 양쪽에 영향을 주고, 매우 다양한 환자집단에서 보행에 유의미한 영향을 미친다. 팔과 다리의 움직임이 보행 중에 서로 영향을 미친다는 것을 보여주는 증거는 제16장에서 더 상세히 논의되는 보행 재활에 팔의 움직임을 포함시키는 것의 중요성을 뒷받침하고 있다.

작용근과 대항근의 동시 활성화
Coactivation of Agonist and Antagonist Muscles

정상적 보행은 근육활동의 놀랄만한 정도의 선택성에 의해 특징지어진다. 보행 중 작용근과 대항근의 동시 활성화가 최소화되는 것 같은 상호보충(reciprocal recruitment) 패턴이 있다. 동시 수축은 생리학적으로 대항하는 근육의 선택적 동원의 상실로서 정의된다. 보행하는 동안에 대항근 사이의 동시 활동은 뇌졸중(Knutsson & Richards, 1979; Lamontagne et al., 2002)과 뇌성마비(Crenna, 1998)를

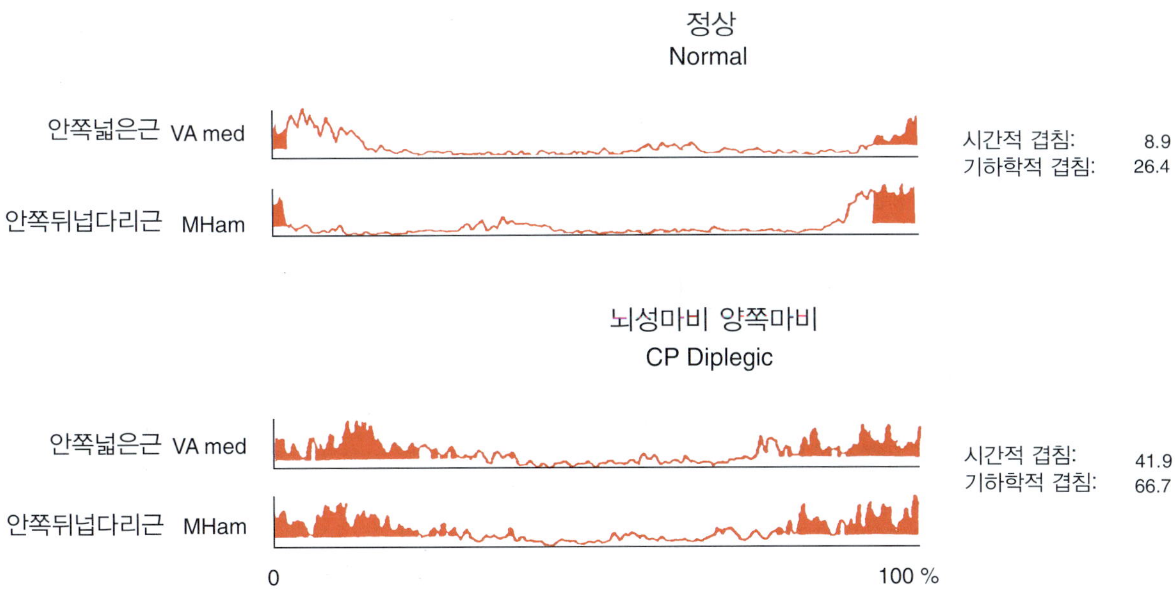

그림 15.12 경직성 양쪽마비가 있는 어린이와 비슷한 속도로 걷는 같은 연령의 전형적으로 발달하는 어린이에서의, 넙다리네갈래근(안쪽넓은근)과 뒤넙다리근(안쪽뒤넙다리근) 사이의 동시 수축에 대한 정량적 평가. 색칠한 영역은 작용근과 대항근의 동시 활성화를 나타낸다. 추가적인 설명은 본문을 참조할 것. (Crenna P, Inverno M. Objective detection of pathophysiological factors contributing to gait disturbance in supraspinal lesions. In: Fedrizzi E, Avanzini G, Crenna P, eds. Motor development in children. New York, NY: John Libbey, 1994:112에서 허가를 받아 재게재).

포함하는 척추위 병변을 가진 많은 사람에서 보고되어 있다. 연구자들은 (a) 병리학적으로 와해된 중추 프로그램, (b) 추가적인 자세지지 활동, (c) 미숙한 보행 프로그램 및 (d) 보상적 프로그램화 – 즉, 뻣뻣함을 높이기 위한 동시 활성화의 사용을 포함하는 동시 활성화의 존재에 대한 몇 가지 가능한 이유를 가정하였다(Crenna, 1998; Knutsson, 1994).

뇌졸중 후, 나리근육의 동시 활성화가 불완전마비가 있는 다리(Knutsson & Richards, 1979) 및 불완전마비가 없는 다리(Lamontagne et al., 2002)의 양쪽에서 보고되어 있다. Crenna는 다리근육의 동시 활성화의 존재는 경직성 뇌성마비가 있는 아동 중에서 일반적인 소견이라 보고하였다(Crenna, 1998). 전형적으로 발달하고 있는 어린이와 경직성 양쪽마비가 있는 어린이에서 뒤넙다리근(안쪽 뒤넙다리근)과 넙다리네갈래근(안쪽넓은근) 사이의 동시 활성화 비교를 그림 15.12에 나타냈다. 색칠한 영역(최대 이동운동 출력의 20%보다 큰 양쪽 근육 활동)이 전형적으로 발달하는 어린이와 비교하여, 경직성 양쪽마비가 있는 어린이에서 보폭주기(step cycler)의 상당히 큰 부분을 차지한다는 것에 주목하기 바란다. 동시 활성화는 또한, 시간적 겹침 및 기하학적 겹침의 양쪽에 의해서 특징지어진다. 앞정강근(TA) 및 안쪽장딴지근(MG) 사이의 동시 활성화는 뇌성마비가 있는 아동 보행의 유각단계 동안에 첨족(equinus)발목 특성에 기여하는 하나의 요인으로서 보고되어 있다(Wakeling et al., 2007).

근골격계 기능장애
Musculoskeletal Impairments

신경근육 문제에 더하여, 근력저하, 가동범위 상실 및 구축, 그리고 정렬의 변화를 포함하는 근골격계 문제도 또한 중추신경계 병리가 있는 사람의 보행에 영향을 미친다. 근육–힘줄계의 수동적인 특성은 보행 동안의 토크 발생에 기여한다. 따라서, 비정상적인 관절의 뻣뻣함과 제한된 가동범위는 관절운동을 감소시킬 뿐만 아니라, 다양한 속도에서 파워를 발생시키는 근육의 능력에도 영향을 미친다(Patla, 2003).

뇌성마비가 있는 아동과 편마비가 있는 성인의 양쪽에서, 근골격계의 수동적 특성 변화가 이동운동 장애와 관련되는 요인이라는 것을 알게 되었다. 이들 신경학적 집단 중에서, 연부조직 구축 및 골성 수축의 양쪽이 관절가동범위를 제한하고, 움직임을 제약하며, 근육에 대한 작업부하를 증가시키고, 따라서 환자가 보행 요건을 충족하는 능력에 영향을 미친다. 일반적으로, 입각단계 동안에 관절 가동성이 감소하며, 지지하는 발을 넘어 신체를 앞쪽으로 움직이는 것을 제한하여, 앞으로의 진행에 영향을 미친다. 유각단계에서는 관절 가동성이 감소하면, 발의 클리어런스를 감소시켜, 앞으로의 진행에 영향을 미치며, 체중 수용을 위한 발의 적절한 배치는 안정성에 영향을 준다. 가동범위의 제한도 또한, 환자가 움직임 전략을 수정하는 능력을 제한하여, 적응에 영향을 미친다. 예를 들어, 발목과 무릎 굽힘에 제한이 있는 사람은 장애물을 넘어가기 위해 보행의 유각단계 동안에 다리의 굽힘을 증가시킬 수 없다.

입각단계 동안에, 지지하는 발 위를 원활하게 앞으로 진행하려면, 발목관절을 최저 5° 등쪽굽힘을 필요로 한다. 따라서, 발목관절 바닥쪽굽힘근 구축은 사람이 발 위에서 다리를 움직이는 능력을 손상시킬 수 있다(Higginson et al., 2006; Perry & Burnfield, 2010). 바닥쪽굽힘근 구축은 입각단계 동안에 정지하여 있는 발 위를 정강뼈가 전진하는 것을 제한한다. 구축이 신축성이 있다면(즉, 체중에 반응하여 길게 신장할 수 있다면) 체중이 정강뼈를 전진시킬 수 있도록 바닥쪽굽힘근이 늘어나게 할 것이기 때문에, 발이 접지할 때 부적절한 발의 위치가 될 뿐일지도 모른다(Perry & Burnfield, 2010). 그러나, 구축이 신축성이 없다면, 젖힌무릎이 발생한다. 젖힌무릎은 무릎이 중립을 지나 뒤쪽으로 이동하는 충분한 이동성을 가질 때에 일어난다. 무릎의 과다폄(젖힘)은 빨리 또는 천천히 일어날 수 있고, 이것은 보통 중간입각단계 또는 종말입각단계에서 시작하여, 전유각단계까지 계속된다. 과도한 무릎 폄은 정강뼈가 입각단계에서 정지하여 있는 발 위를 전진할 수 없다는 것을 의미한다(Perry & Burnfield, 2010). 바닥쪽굽힘근 구축은 또한, 발가락 클리어런스(toe clearance)를 허용하기 위해 충분한 발목 굽힘을 방지함으로써, 유각단계 동안 발의 클리어런스에 영향을 준다.

엉덩관절 굽힘 구축은 불충분한 엉덩관절 폄을 초래하여 안정성과 앞으로의 진행 양쪽에 영향을 줄 수 있다. 중간입각단계 동안에, 엉덩관절이 중립으로 펴질 수 없다면, 몸통은 앞쪽으로 굽어, 질량중심(COM)이 엉덩관절 앞쪽으로 오게 한다. 중력은 몸통을 앞쪽으로 당겨 더 굽게 한다. 이것은 몸통이 앞쪽으로 무너지는 것을 방지하기 위해 엉덩관절 폄근에 추가적인 요구를 하여, 안정성의 상실을 초래한다(Perry, 1992). 엉덩관절 굽힘 구축은 엉덩관절이 보통 이 단계 동안에 펴지기 때문에, 종말입각단계에 큰 영향을 미친다. 엉덩관절 폄이 부족하면, 골반 앞쪽 경사를 초래하여, 넓적다리를 엉덩관절 뒤쪽으로 움직일 수 없게 한다. 이것은 보폭(step length)의 단축을 야기하여 몸이 앞쪽으로 진행하는 것을 감소시킨다.

요약하면, 매우 다양한 운동기능 장애가 신경학적 기능부전이 있는 사람의 보행 장애의 한 요인으로 되어있다. 이들 기능장애는 단독으로, 또는 조합하여 일어날 수 있으며, 이 때문에 상대적인 기여도를 가려내는 것을 어렵게 할 수 있다. 우리는 이제, 보행을 변화하는 과제와 환경조건에 적응시키는 능력에 영향을 주는 기능장애에 주의를 돌린다.

보행의 손상된 적응: 손상된 반응적 및 선행적 균형조절의 기여

Impaired Adaptation of Gait: Contributions of Impaired Reactive and Proactive Balance Control

변화하는 과제조건에 보행을 적응시킬 수 없는 것은 신경학적 병리를 가진 사람의 비정상적 보행기능의 중요한 원인이 된다. 경사면, 경계석, 장애물과 같은 환경문제에 보행을 적응시킬 수 없는 것은 이동성에 기초한 활동의 참여를 상당히 제한한다. 예를 들어, 입원재활 환자가 퇴원할 때, 뇌졸중 환자의 7%만이 층계와 경사면을 혼자서 대응하고, 지역사회에서 능숙하게 걷는 데 필요한 거리와 속도로 걸을 수 있었다(Hill et al., 1997). 이에 더해서, 뇌졸중 환자의 85%가 뇌졸중 후 6개월에서 자립하여 걸을 수 있었으나, 소수의 사람만이 경계석과 경사면에 대응하고 정지신호로 할당된 시간 내에 도로를 횡단하는 것 같은 지역사회 보행의 문제를 자립하여 대응할 수 있었다(Lord et al., 2004). 따라서, 중추신경계 병리가 있는 사람 중에서, 보행을 적응시키는 능력 저하는 가정과 지역사회 환경에서 이동성 회복을 제한하는 중요한 요인이다. 적응 감소는 예기치 않은 균형 상실에 뒤따르는 안정성 회복을 방해하는 손상된 반응적 균형 문제와, 잠재적으로 불안정하게 만드는 내적 및 외적 힘에 대응하는 것에 있어서 필수적인 손상된 선행적 균형의 양쪽에 기인한다.

반응적 균형문제 *Reactive Balance Problems*

보행주기에 통합되는 반응적 균형 전략은 곱드러짐 또는 미끄러짐과 같은 예기치 않은 외부교란에 뒤따르는 안정성 회복에 필요하다. 손상된 반응적 균형조절은 중추신경계 병리가 있는 사람이 입각자세와 보행 중 양쪽에서의 불안정성에 기여하는 주된 요인이다. 뇌졸중에 대한 입원재활치료를 받고 있는 사람 중에서 입각자세 외부교란에 대응하는 발의 내딛기 장애는 넘어지는 비율의 증가와 강하

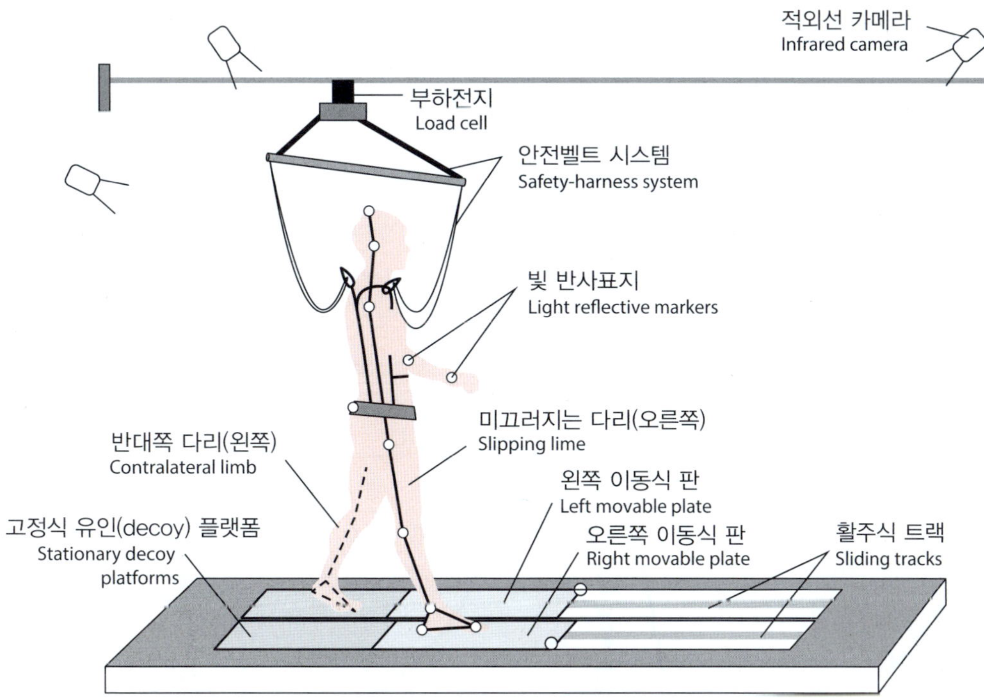

그림 15.13 보행 중에 미끄러짐으로 유발된 균형상실로부터의 회복을 연구하는 패러다임. 상세한 것은 본문을 참조할 것. (Kajrolkar R, Yang F, Pai YC, et al. Dynamic stability and compensatory stepping responses during anterior gait slip perturbations in people with chronic hemiparetic stroke. J Biomechanics 2014;47: figure 1, page 2753에서 변경).

게 연관성이 있었다(Mansfield et al., 2013). 퇴원할 때에는 뇌졸중 환자 139명 중 99명(71%)은 자립하여 보행할 수 있었음에도 불구하고, 발의 내딛기 반응에 손상이 있어 앞쪽으로의 넘어짐으로부터 회복하기 위해 보조를 필요로 하였다. 중요한 것은 버그 균형척도(BBS)도 평상시의 보행 속도도, 발의 내딛기를 할 수 있는 환자와 발의 내딛기 반응이 손상이 있는 환자를 구별할 수 없었다는 것이다(Inness et al., 2014).

뇌졸중 후, 균형상실로부터 회복하기 위해 발의 내딛기 전략을 사용하는 것은 특히 어렵다. 불완전마비쪽 다리 조절의 속도와 정밀도에 문제가 있으면, 환자가 불완전마비가 있는 쪽 다리로 발을 내딛는 능력을 제한한다. 따라서, 보상적 발의 내딛기 반응은 불완전마비가 없는 쪽 다리로 우선적으로 이루어진다. 그러나, 불완전마비가 없는 쪽 다리로 내딛기를 하는 것도 또한 불완전마비가 있는 쪽 다리에 무너짐이 없이 부하를 가하는 능력의 감소 때문에, 어렵다(Lakhani et al., 2011; Mansfield et al., 2011).

Kajrolkar 등(2014)은 반신불완전마비성 뇌졸중이 있는 사람들의 보행에 대한 예기치 않은 외부교란에 대응하는 보상적 발 내딛기를 조사하였다. 보행 중에 미끄러짐을 유발하기 위해 사용되는 기전을 그림 15.13에서 보여주고 있다. 발꿈치 접지에서 유발된 불완전마비가 없는 다리의 예기치 않은 미끄러짐에 대응하는 불완전마비 쪽 다리의 보상적 발 내딛기를 조사하였다. 반신불완전마비성 뇌졸중이 있는 10명의 참여자 중 4명은 미끄러짐으로 유발된 뒤쪽으로의 균형 상실에 대응하여, 불완전마비 쪽 다리를 사용하여 보상적 회복을 위한 발 내딛기를 시행할 수 있었다. 회복단계에서는 불완전마비 쪽 다리는 미끄러지는 발꿈치 바로 뒤에 착지하여, 지지면을 재확립하고, 동적 안정성을 회복시켰다(그림 15.14B). 나머지 6명의 참여자는 안정성을 회복하기 위해, 중단된 발 내딛기 전략을 사용하였다(그림 15.14A). 불완전마비 쪽 다리의 중단된 발 내딛기 반응은 빠른 부하 제거와 이에 이어지는 발을 지면에서 떼거나 내딛지 않는 다리의 즉각적인 재부하를 수반하였다. 두 번째 미끄러짐 외부교란에 대응하여, 이들 6명의 참여자는 중단된 발 내딛기 반응보다는 회복을 위한 발 내딛기를 시행하는 능력의 향상을 나타냈고, 이것은 반복된 노출에 대한 반응에 적응하는 능력을 시사하고 있다(Kajrolkar et al., 2014).

예기치 않은 외부교란에 대한 보상적 반응에는 적절한 발 내딛기 반응만이 아니라, 균형회복을 위한 적절한 신체 구성도 필요로 한다. De Kam과 동료들(2018)은 뒤쪽으

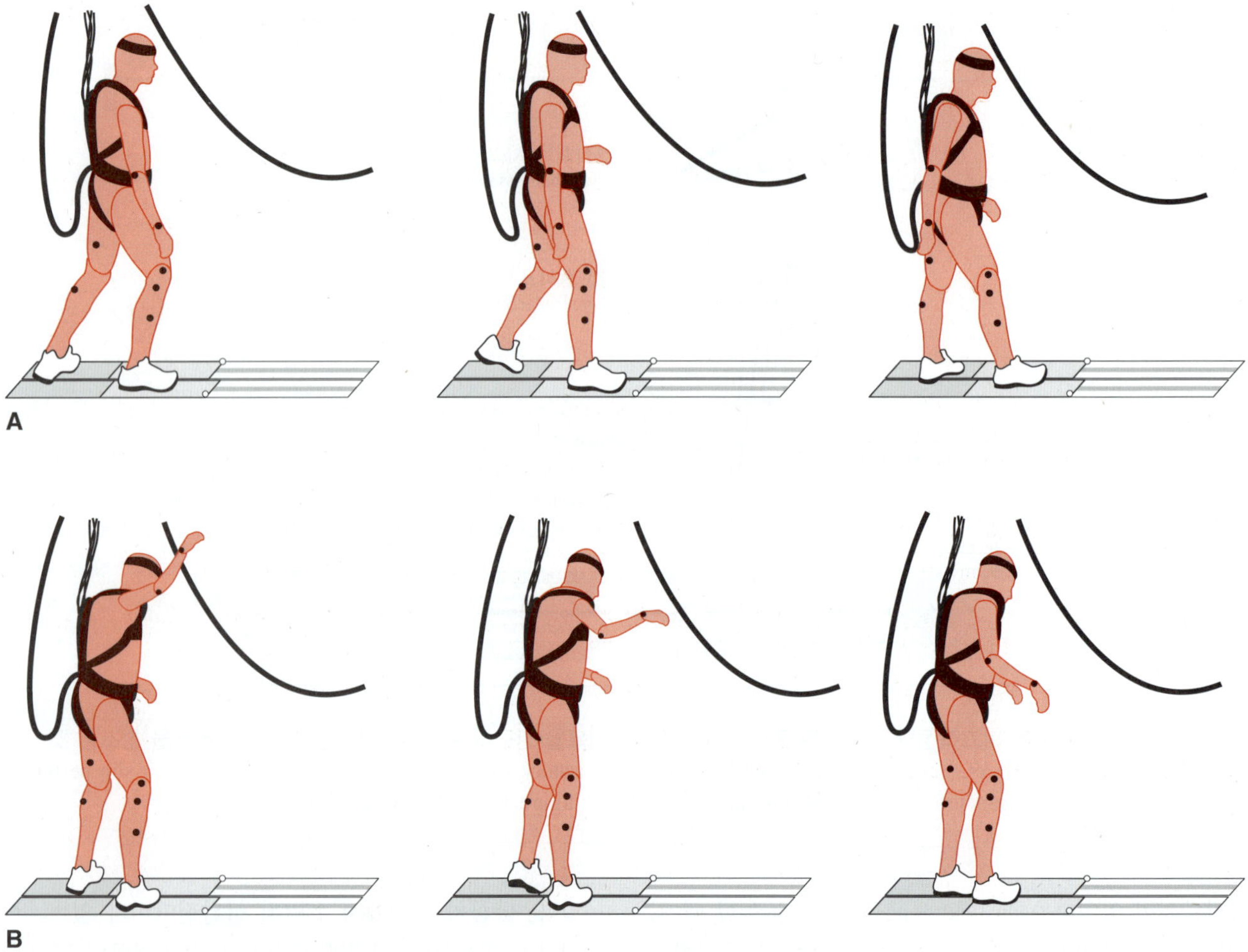

그림 15.14 발꿈치 접지에서, 앞쪽으로의 미끄러짐으로부터 회복하기 위해 사용되는 두 가지의 서로 다른 전략. **(A)** 발꿈치 접지로 유발된 오른쪽 다리의 미끄러짐은 편마비 쪽 다리(왼쪽 다리)의 발 내딛기 중단을 야기한다. **(B)** 발꿈치 접지로 유발된 오른쪽(불완전마비가 없는) 다리의 미끄러짐은 불완전마비 쪽(왼쪽) 다리에 의한 회복을 위한 발 내디딤을 야기한다. (Kajrolkar R, Yang F, Pai YC, et al. Dynamic stability and compensatory stepping responses during anterior gait slip perturbations in people with chronic hemiparetic stroke. J Biomechanics 2014;47: Figure 2, page 2754에서 변경).

로의 외부교란에 이어지는 첫 회복단계에서의 신체 구성이 만성 뇌졸중 생존자의 균형회복 능력을 예측할 수 있는지 어떤지를 판단하는 것을 목적으로 하였다. 그들은 발 내딛기–발 접지에서 다리와 몸통의 경사각도가 한 걸음의 시공간적 파라미터보다 한걸음 내딛는 균형회복보다 더 강한 결정요인이라는 것을 발견하였다. 발 위치가 골반보다 더 뒤쪽에 있고, 몸통이 앞쪽으로 기울어져 있을수록, 한걸음으로 균형을 회복할 수 있을 가능성과 더 연관성이 있었다.

이들의 연구에서는 중추신경계 병리가 입각자세와 보행 양쪽의 균형에 대한 예기치 않은 외부교란으로부터 회복하는 능력에 영향을 준다는 것을 시사하고 있다. 손상된 반응적 균형은 노인과 신경학적 집단의 넘어짐에 대한 주된 원인이다.

선행적 균형문제 *Proactive Balance Problems*

일상생활에서의 보행은 변화하는 과제와 환경요구에 보행을 적응시키는 것을 필요로 하는 복잡한 보행 과제의 수행에 의해 특징지어진다(Shumway–Cook et al., 2007). 장애물을 넘어가거나, 또는 장애물 주위를 걸어가는 것, 방향을 바꾸는 것, 환경 내의 물체 또는 사람과의 충돌을 피하기 위해 가속하거나 또는 감속하는 것 같은 복잡한 보행 과제에는 예측성 전략 및 시각적으로 활성화된 전략의 양쪽을 포함하는 선행적 균형조절을 필요로 한다. 복잡한 보행과제의 수행은 노인 및 신경학적 집단의 양쪽에서, 넘어짐, 골절 및 부수적인 이동성 제한을 포함하는 건강상 유해한 결과의 좋은 예측인자이다(Cho et al., 2004; Dargent–Molina et al., 1996; Shumway–Cook et al.,

2000). 많은 연구자들은 신경학적 병리가 여러 가지 복잡한 보행과제를 처리하는 능력에 미치는 영향을 조사하였다.

손상된 장애물 회피. 손상된 장애물 넘어가기가, 뇌졸중 후(Lu et al., 2010; Said et al., 2005, 2008, 2009), 외상성 뇌 손상 후,(Cantin et al., 2007; Catena et al., 2009; Chou et al., 2004; Fait et al., 2009), 파킨슨병이 있는 환자(Galna et al., 2009; Snijders et al., 2010; Vitorio et al., 2010)에서, 그리고 뇌성마비가 있는 아동(Law & Webb, 2005)에게서 보고되었다. 이들 집단에서, 장애물을 넘어가는 동안의 보행 기능장애에는 장애물에 접근하여 넘어갈 때의 느린 보행속도, 앞서가는 다리와 뒤따라가는 다리 양쪽의 발가락 클리어런스(toe clearance) 감소(또는 과다한 클리어런스), 발 내딛기 변동성의 증가, 장애물을 넘어가는 동안의 안 · 가쪽 불안정성 증가, 그리고 장애물 높이의 변화에 보행 파라미터와 근육활동을 적절하게 수정하는 능력의 감소가 포함된다. 이들의 모든 기능장애는 넘어가는 동안에 장애물에 부딪칠 가능성이 높아져, 곱드러짐과 관련된 넘어짐의 증가를 야기한다.

손상된 몸의 회전. 걷고 있는 동안에 몸을 돌리는 능력은 일상생활에서 이동성의 중요한 측면이다. 몸을 돌리는 것은 우리가 장애물을 피하고 모퉁이를 돌아가는 것을 가능케 하며, 매일 걷는 발걸음의 45%를 차지한다(Glaister et al., 2007). 보행 중에 몸을 돌리는 것은 복잡한 과제이며, 방향을 바꾸기 위해서는 한쪽다리 입각자세 동안에 불균형 상태를 만들어낼 필요가 있기 때문에, 자세 조절 장애가 있는 사람에게 중대한 과제로 되어있다. 불균형은 신체 질량중심(COM)과 압력중심(COP) 사이의 거리를 증가시킴으로써 만들어낸다. 이 거리는 몸을 돌리기 위해 필요한 모멘텀(momentum)을 만들어내지만, 이것은 또한 이 모멘텀을 방향 전환하여 조절하기 위해서는 신경조절을 강화할 필요가 있다.

뇌졸중 후 편마비가 있는 사람 중에서 마비 쪽으로 몸을 돌리는 것이 마비가 없는 쪽으로 몸을 돌리는 것보다 시간이 더 오래 걸렸다. 그들은 또한 연령을 일치시킨 손상이 없는 성인이 몸을 돌리는 것과 비교하여, 한쪽다리로 지지하는 시간이 짧았고, 좁고 짧은 발걸음에 의해서 특징지어졌다(Holland et al., 2014). 몸을 돌리는 동안 넘어졌다고 보고한 뇌졸중 후 편마비가 있는 사람들은 넘어진 경력이 없는 사람과 비교하여, 몸을 돌리기 시작하는 데 더 시간이 걸리고, 느리며, 몸을 돌릴 때 더 많이 발을 내딛는다(Hollands et al., 2010). 흥미롭게도, 몸을 돌리기 전에, 외부의 시각적 단서가 주어졌을 때, 이들의 결손은 제거되었다. 따라서, 저자들은 뇌졸중 후, 몸을 돌리는 동안 넘어지는 것은 필요한 움직임 패턴을 만들어낼 수 없는 것에 기인하는 것이 아니라, 제한된 인지자원으로부터 비롯되는 인지-운동 간섭(cognitive-motor interference)에 기인할지도 모른다고 가정하였다(Hollands et al., 2010, 2014).

몸을 돌리는 것은 파킨슨병에서도 중요한 문제를 야기하고, 파킨슨병이 있는 사람의 절반 이상에서 몸을 돌리는 데 어려움이 있다고 보고되고 있다(Chou & Lee, 2013). 몸을 돌리는 것은 파킨슨병이 있는 사람에서, 손상되지 않은 대조집단과 비교하여, 더 느리고 더 많은 발 내디딤을 필요로 하며, 몸의 돌림을 시작하는 데 더 많은 시간이 걸린다(Chou & Lee, 2013; Stack & Ashburn, 2008). 더 짧고 샂은 발걸음은 신체의 모멘텀을 감소시키고, COM과 COP 사이의 거리를 줄이며, 결국 몸의 돌림과 연관성이 있는 신경근육 요구를 감소시킨다(Song et al., 2012). 머리, 몸통, 골반의 더 느리고 작은 회전과 "몸 전체(en bloc)"로 도는 전략으로 보여주는 것 같은 빈약한 분절사이 협응이 관찰된다. 자세 긴장의 증가, 축성 경축(axial rigidity) 및 분절사이 유연성 상실이 몸 전체로 도는 전략의 원인이 될지도 모른다. 몸을 돌리는 것은 또한, 불안정성과 불충분한 지면 클리어런스를 특징으로 하고, 외부 지지 사용의 증가를 필요로 한다(Chou & Lee, 2013). 몸을 돌리는 동안의 불안정성은 조기단계의 파킨슨병이 있는 사람에서도 볼 수 있다(Song et al., 2012). Bhatt 등(2013)은 발이 동결되는 파킨슨병 환자와 발이 동결되지 않는 파킨슨병 환자의 몸을 돌리는 전략을 비교하였고, 발이 동결되는 사람이 발걸음 시간(step time) 변동성의 증가가 있었고, 몸을 돌리는 동안 보간(step width)을 증가시키지 못하였으며, 발이 동결되지 않는 사람과 비교하여, 훨씬 느렸다는 것에 주목하였다. 게다가, 동결의 에피소드는 몸을 돌리는 각도가 예리해짐에 따라, 그 빈도가 증가하였다.

지형 변화에 적응시킬 수 없다. 뇌졸중이 있는 사람은 비탈길과 같은 지형 변화에 대응하여 보행 특성을 수정하는 능력이 저하하여 있다. Phan 등(2013)은 평지, 오르막길, 내리막길의 표면에 놓은 GAITRite 매트(mat)를, 자기가 선택한 속도로 건너는 동안, 보행의 시공간적 특성을 조사하였다. 뇌졸중이 있는 사람은 모든 조건에 대해서

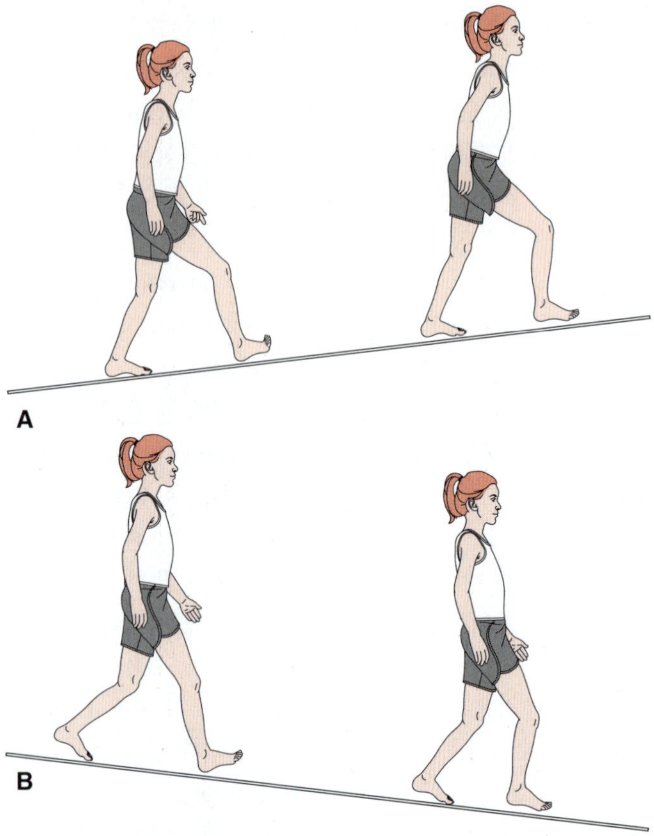

그림 15.15 오르막길 보행(A)과 내리막길 보행(B)에서 오른쪽 다리의 발 접지 때 몸통 측면도. 몸통과 오른쪽 다리에 대해 보고된 중앙 각도에서 얻어진 도식. 전형적으로 발달하는 어린이에 대한 데이터는 왼쪽에 표시되고, CP가 있는 어린이에 대한 데이터는 오른쪽에 표시되어 있다. (Stott NS, Reynolds N, McNair, P. Level versus inclined walking: Ambulatory compensations in children with cerebral palsy under outdoor conditions. Pediatr Phy Ther. 2014;26:434.에서부터 변경).

대조집단과 비교하여, 보행속도가 상당히 느려지고 변동성이 증가하였다. 장애가 없는 사람은 내리막길을 걸을 때 속도를 유지하고 있었으나, 뇌졸중이 있는 사람은 케이던스(cadence)는 유지하였으나, 보폭이 단축되어 내리막길을 걸을 때 속도 감소를 초래하였다. 두 집단은 오르막길을 걸을 때 보행속도를 유지하였다. 그러나, 장애가 없는 사람은 보폭이 증가하고 케이던스가 감소하였으나, 반면에 뇌졸중이 있는 사람은 그러하지 않았다. 결과는 뇌졸중이 있는 사람은 그들의 보행을 환경의 물리적 특성에 적합하도록 적응시키는 것에 어려움이 있었다는 것을 시사하고 있다(Phan et al., 2013).

뇌성마비가 있는 아동에 대해 시행된 연구에서는 이들 어린이들이 지형의 변화에 적응한다는 것을 보여주었으나, 그들은 더 큰 자세 보상을 사용한다. 예를 들어, Stott와 동료들(2014)은 옥내 보행, 옥외 보행 및 7°의 경사가 있는 램프를 오르내리는 것을 비교하였다. 그들은 뇌성마비(CP)가 있는 아동과 건강한 대조집단(HC)의 양쪽이 변화에 대응하기 위해 마찬가지 방법으로 보행을 적응시킨다는 것을 발견하였다. 그러나, CP가 있는 어린이는 램프 위를 걷고 있을 때에 몸통의 보상이 더 컸다. CP가 있는 어린이는 또한, 오르막길을 걸을 때의 몸통의 앞 경사가 컸고, 내리막길을 걸을 때의 몸통의 뒤 경사가 컸다(그림 15.15 참조). Böhm과 동료들(2014)은 CP가 있는 어린이가 평평하고 고르지 않은 표면을 걷는 것을 검사하였다. 그들은 CP가 있는 어린이가 HC와 마찬가지의 방식으로 몇 가지 보행 파라미터를 적응시킨다는 것을 발견하였다. 그러나, 그들의 보간(step width)은 상당히 넓었다.

흥미롭게도, CP가 있는 어린이는 뻣뻣한 무릎의 보행자로서 분류되고 있음에도 불구하고, HC의 어린이보다 유각단계 동안에 무릎 굽힘이 증가하였다. 따라서, 우리는 CP가 있는 어린이는 환경의 물리적 특성에 맞춰서 그들 독자적인 운동 해법을 찾는 능력이 있지만, HC와 비교하여 더 큰 적응이 필요하다고 결론내릴 수 있다.

요약하면, 복잡한 과제와 환경조건에 직면하였을 때, 보행을 적절히 적응시켜, 불안정성을 회피하기 위한 기능의 장애는 중추신경계 병리를 가진 다양한 환자의 이동성을 손상시키는 주된 요인이다. 복잡한 보행 과제 동안의 수행 장애에는 장애물 넘어가기의, 보행 속도와 방향의 변경, 물체의 운반, 평탄하지 않은 지면 또는 경사진 지면을 걷기의 제한(Robinson, 2010), 그리고 머리 돌리기나 움직임 장애가 포함된다(Hong & Earhart, 2010; Huxham et al., 2008; Mak et al., 2008). 복잡한 과제와 환경요구에 반응하여 보행을 적응시키는 능력의 장애는 가정과 지역사회 환경에서 안전하게 걷는 능력에 영향을 미치고 이동능력 장애가 발생하는 주된 요인이다(Robinson et al., 2011; Shumway-Cook et al., 2007).

감각계와 비정상 보행
SENSORY SYSTEMS AND ABNORMAL GAIT

보행의 조절은 말초감각 입력과 하행성 상위척수 입력 양쪽의 통합에 기초하고 있다. 감각은 자연환경에서 보행을 유지하기 위한 중요한 결정요인이며, 우리 주변의 변화에 대응하여 항상 이동방법을 수정할 필요가 있다. 감각입력은 이동운동 조절에서 몇 가지 중요한 역할을 수행한다. 감각입력은 유각단계 시작을 위한 유발인자로서 역할을 한다. 따라서, 엉덩관절에서의 과다폄(젖힘)과 입각단계의 종료를 정상적으로 알리는 고유수용성 단서는 유각단계 시작의 지연을 초래할 수 있다(Smith, 1980). 이에 더해서, 감각입력은 이동운동 패턴을 환경요구의 변화에 적응시키는 데에 필요하다. 이것에는 다가오는 장애물을 예측하고 예상하는 능력은 물론 보행에 대한 예측하지 못한 방해를 신호로 알리는 것이 포함된다. 따라서, 감각기능장애가 보행에 미치는 영향은 어느 감각이 영향을 받는지와 대체감각이 보상하는 능력에 따라 달라진다.

몸감각 결손 Somatosensory Deficits

비정상적인 몸감각 입력은 보행운동실조(gait ataxia)를 초래한다. 감각실조증이 있는 사람에서의 보행 문제는 말초 또는 중추 고유감각 경로(proprioceptive pathways)의 어느 것인가의 중단에 기인할 수 있다. 이것이 발생하면, 사람은 일반적으로, 공간 내에서의 다리 위치, 또는 신체 자체의 위치조차도 인식하지 못하게 된다. 경증의 감각 기능부전이 있는 경우, 시각을 사용할 수 있다면, 보행이 비정상으로 보이지 않을지도 모른다. 그러나, 운동실조는 시각단서가 감소하거나 부적절할 때 악화한다. 비틀거림과 불안정성이 증가하고, 걷는 능력을 상실하는 사람도 있다.

보통, 고유감각적으로 중재된 신장반사는 보행주기 전체에 걸쳐서 조정된다. 이들은 종말입각단계에 장딴지근과 가자미근에서 촉진되어, 지면의 불규칙성을 보상하고, 발의 밀어내기(push-off)의 보조를 가능케 하지만, 유각단계 동안에는 억제되어, 발목관절 등쪽굽힘 때의 신장반사를 통한 바닥쪽굽힘을 방지한다(Sinkjaer et al., 1996). 고유감각 입력의 상실은 보행주기 전체에 걸쳐서 반사활동 조정의 감소를 초래한다.

Mullie와 Duclos(2014)는 뇌졸중 후 편마비가 있는 사람과 손상되지 않은 대조집단에서, 계속해서 또는 입각단계 동안만 앞정강근에 대한 진동을 사용하여, 보행 동안 균형조절에서의 고유감각 역할을 평가하였다. 건강한 참여자에서 보행하는 동안, 진동이 균형을 유의미하게 개선하였으나, 뇌졸중이 있는 참여자에서 균형 또는 보행 파라미터에 영향을 미치지 않았으며, 이것은 고유감각 정보가 뇌졸중 후 보행하는 동안에 균형조절을 위해 사용되지 않는다는 것을 시사하고 있다(Mullie & Duclos, 2014). 이들 조사결과는 입각자세 조절에 대해서 보고된 결과와 유사하다. 뇌졸중 후 자세조절에서 고유감각 입력과 비교하여, 시각의 사용이 증가하고 있다.

정상적인 보행 동안에, 시각이, 손상된 몸감각을 대신할 수 있는가? Patla와 동료들(2000)은 중증의 말초신경병증에 기인한 손상된 몸각각을 가진 사람에서 정상상태 보행 동안의 시각 표본추출(visual sampling)을 조사하였다. 보행하는 동안, 시각 표본추출의 빈도 및 지속시간을 조사하기 위해, 휴대용 스위치에 반응하여 불투명에서부터 투명으로 바뀌는 액정 안경을 사용하였다. 기능장애가 없는 사람과 비교하여, 말초신경병증이 있는 사람은 시각 표본추출을 60% 증가시켰으며, 이것은 이동운동 중에 동적 안정성과 방향성을 유지하기 위해, 시각에 대한 의존도가 증가하였다는 것을 시사하고 있다.

시각 결손 Visual Deficits

시각은 보행하는 동안 시각적으로 활성화된 선행적 균형전략에 중요하다. 시각 입력은 국소적 수준(단계별로)과 전반적인 수준(경로 찾기)에서 보행을 조성하기 위해 사용된다(Patla, 2003). 더 저칠고, 걷는 데 안정성이 낮다고 평가되는 표면에서는 건강한 젊은 성인은 머리를 낮춰서 그들의 하부 시야를 차단하고, 근육의 동시 활성화를 증가시키며, 보행을 늦추고 안정성을 높여 넘어짐의 위험성을 방지하기 위해 원활하게 걷는다(Thomas et al., 2020). 시각 상실은 주로 적응 측면에 영향을 준다. 시각적으로 손상이 있는 사람과 시각장애인은 더 느리게 걷는 경향이 있다. 게다가, 그들은 공간에서 장애물의 위치 파악에 도움을 주는 청각 단서를 사용할 수 있는 것처럼 보인다(Ashmead et al., 1989).

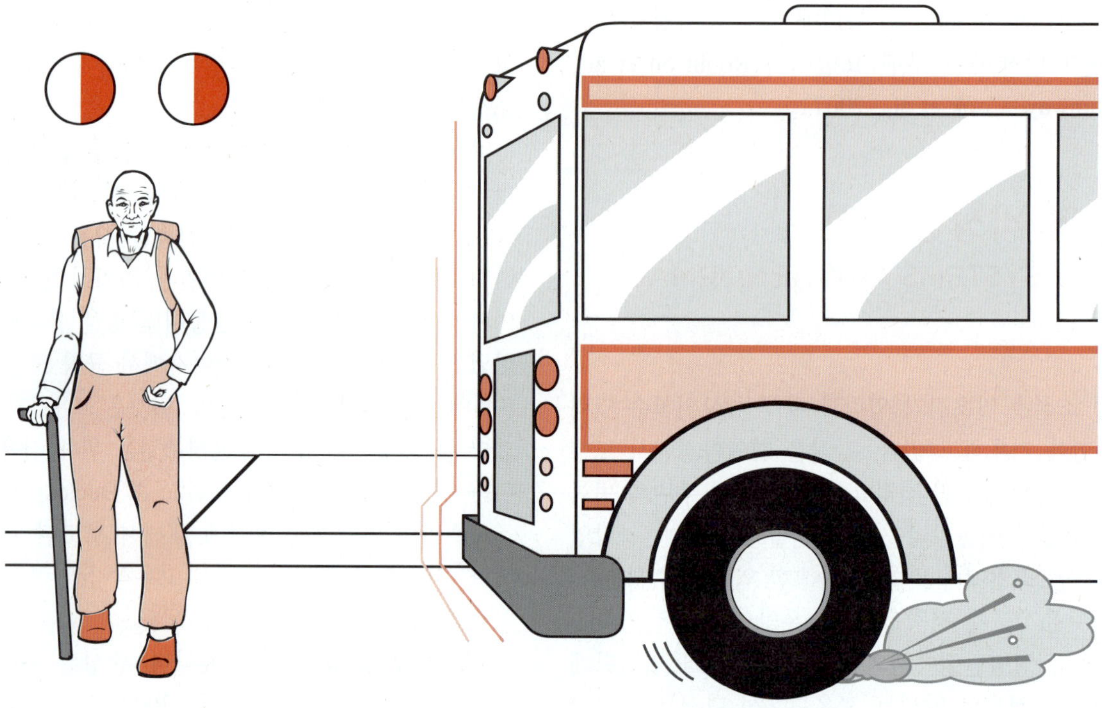

그림 15.16 시각반맹이 기능에 미치는 영향. 왼쪽 반맹이 있는 사람은 왼쪽에서부터 오는 버스를 인식하지 못한다. (Tobis JS, Lowenthal M. Evaluation and management of the brain damaged patient. Springfield, IL: Charles C Thomas, 1960:78에서 허가를 받아 변경).

시각은 장애물 회피를 포함하는 많은 복잡한 보행 과제에 중요하다. 그 이유는 다가오는 장애물에 관한 시각입력은 예측적인 방법으로 보행 패턴을 바꾸기 위해 사용되기 때문이다. 예를 들어, 한쪽 시야의 상실(반맹, hemi-anopsia)은 손상된 쪽 안정성에 대한 잠재적인 위협을 지각하는 능력에 영향을 미칠 수 있다. 이것은 그림 15.16에서 보여주고 있으며, 이것은 왼쪽 반맹이 있는 사람은 왼쪽에서 오는 버스를 볼 수 없다는 것을 그림으로 나타내고 있다(Tobis & Lowenthal, 1960). 따라서, 시각입력의 상실은 경로 찾기(route finding)와 장애물 회피의 양쪽에 영향을 준다.

안뜰 결손 Vestibular Deficits

안뜰 입력 상실의 기능적 결과는 감각을 상실할 때의 개인의 연령에 좌우되는 것 같다. 예를 들어, 영아처럼 안뜰기능을 상실한 사람은 거의 정상적인 자세와 보행 조절을 갖고 있었다(Horak et al., 1994). 그러나, 이것은 손상의 수준에 따라 다르다. 출생 시 또는 출생 직후에 중등 정도에서 중증의 양쪽 감각신경 난청이 있는 어린이에서는 전체적인 운동발달에 지체가 있으며, 이것은 과제에 따라 지속되거나 진행된다(Rine and Cornwall, 2000). 성인기에 안뜰기능을 상실하면, 보행운동실조를 야기하고 공간에서 머리를 안정화시키는 것을 어렵게 한다.

안뜰 결손이 있는 성인 환자는 기능장애가 없는 사람보다 더 느리게 걸을지도 모른다. 기타의 변화에는 양쪽 다리 지지단계의 연장과 정상적인 실험대상자보다 6.5% 더 긴 보행주기 시간이 포함된다(Takahashi et al., 1988). 흥미롭게도, 안뜰 결손이 있는 사람에게 속도를 확립하기 위해 메트로놈(metronome)을 사용하여 정상적인 속도로 걷도록 요청하였을 때, 그들의 양쪽다리 지지단계는 더 정상으로 되었다. 안뜰 결손이 있는 사람이 왜 느린 보행속도를 선호하는지와 더 빠른 속도로 연습하는 것이 보행주기 운동학을 개선시킬지 어떨지는 분명하지 않다. 안뜰 결손이 있는 사람은 보행 중에, 특히 어둠 속에서 걸을 때 머리 안정화에 기능장애를 나타낼지도 모른다고 보고되어왔다(Pozzo et al., 1991; Takahashi et al., 1988). 시선(gaze)은 앉은 자세와 선 자세 동안에 안뜰 결손이 있는 사람과 정상적인 실험대상자에서 똑같이 안정되어 있다. 그러나, 걸을 때, 시선을 안정화시키는 능력은 손상되어 있다.

따라서, 안뜰 결손이 있는 사람은 시각장애와 진동시각(oscillopsia)을 호소한다. 게다가, 눈의 움직임은 보행 동안에 생성되는 유사한 움직임보다, 능동적 머리 회전 동안에 더 효과적으로 머리 움직임을 보상한다. 이것은 이동운동 동안에 일어나는 능동적이고 수의적인 머리 움직임과 수동적인 머리 움직임의 예측 가능한 본질 때문일지도 모른다고 시사하고 있다(Grossman & Leigh, 1990).

정상적인 실험대상자가 어둠속에서 걷거나 달릴 때, 머리 회전의 진폭 및 속도는 정상 보행 동안의 머리 움직임과 비교하여, 저하하여 있다. 그러나, 이들 파라미터는 양쪽 안뜰 결손이 있는 실험대상자가 어둠속을 걸을 때 증가한다(Pozzo et al., 1991).

보행에 영향을 미치는 지각 문제
Perceptual Problems Affecting Gait

제5장에서 논의한 것처럼 시각 문제는 중추신경계 병리의 공통적인 결과이고, 비정상 보행에 상당한 원인제공을 한다.

신체 이미지와 도식 장애
Body Image/Scheme Disorders

신체 이미지 결손은 같은 쪽 몸통이 입각 쪽 다리 쪽으로 기울어, 안정성 상실을 초래하는 것을 포함하는 여러 가지 보행 일탈(gait deviations)을 야기한다. 손상된 신체 이미지는 부적절한 발의 배치와 변화하는 발의 지지기저면에 관하여 질량중심(COM) 조절에 어려움을 초래할 수 있다(Perry, 1992). 왼쪽에 영향을 주는 한쪽공간무시(unilateral spatial neglect)(USN, 신체 한쪽에 대한 자극을 지각하고 통합할 수 없는 것이라 정의된다)가 있는 사람은 걸을 때 오른쪽으로 방향을 틀거나, 또는 걷거나 휠체어를 구동할 때 왼쪽에 있는 물체에 부딪히는 경향이 있다.

Suzuki 등(1997)은 이중과제 방법을 사용하여, 왼쪽 편마비(오른쪽대뇌반구 손상)가 있는 12명과 오른쪽 편마비(왼쪽대뇌반구 손상)가 있는 19명으로 구성된, 뇌졸중이 있었던 31명의 USN과 보행 사이의 관계를 조사하였다. 그들은 복도(corridor)를 따라 걷는 것과 연관성이 있는 풍경의 비디오를 보여주는 환자 앞에 설치된 비디오 모니터의 사용이 수반되는 비디오 얼굴 검사를 고안하였다. 얼굴은 정중선의 오른쪽 또는 왼쪽에 배치된 비디오 상에, 주기적으로 나타났다. 오른쪽과 왼쪽에 제시된 얼굴을 지각하는 능력은 앉은 자세, 선 자세, 또는 계속해서 발을 내딛고 있는 동안에 조사되었다. 이 연구결과를 표 15.1에 요약하였다. 많은 USN(예를 들어, 실험대상자 1, 5 및 6을 참조할 것)이 있는 많은 사람이 앉아 있거나 서 있을 때에, 병변과 반대쪽에 제시된 15명의 얼굴을 관찰할 수 있었다. 그러나, 그들은 발을 내딛는 동안에 얼굴을 인식할 수 없었다(득점 = 0).

이와는 대조적으로, 실험대상자 8 및 12는 앉은 자세, 선 자세 및 발 내딛기에서 USN(득점 0으로 표시된)을 나타내고 있다. 이들 연구결과는 몇몇 사람에서는 USN이 상황 특이적이라는 것을 나타내고 있다. 흥미롭게도, 발 내딛기에서 비디오 얼굴 검사를 정상적으로 수행한 USN 환자 중 2명(실험대상자 9 및 10)은 검사를 하는 동안 발 내딛기(stepping)에 더 보조를 필요로 하였으며, 이것은 그들이 발 내딛기 과제보다는 비디오 과제에 주의를 할당하였다는 것을 시사한다. 다른 실험대상자는 최소한의 보조 또는 보조 없이, 발 내딛기를 계속해서 유지할 수 있었다(Suzuki et al., 1997).

공간관계 장애 *Spatial Relation Disorders*

처음부터 눈에 보이지 않는 목표를 향한 목적이 있는 이동운동에는 저장된 공간 지식에 의존하는 방향 탐색 전략(navigational strategies)을 필요로 한다(Patla, 2003).

공간인지 결손이 이동성에 미치는 영향은 매우 크며, 특히 쉽게 인식할 수 없는 장애물과의 충돌을 회피하면서, 환경 내에서 안전하게 항해하는 능력에 영향을 준다. "지형적 방향감각 상실(topographic disorientation)"이라 불리는 한 장소의 다른 장소에 대한 관계를 기억할 수 없으면, 이동운동의 경로 찾기 측면에 크게 영향을 줄 수 있다(Patla, 2003).

통증 *Pain*

통증은 또한 보행에 사용되는 움직임 패턴의 변경을 야기할 수 있다. 진통보행(antalgic gait)은 허리 또는 다리의 통증에 기인하는 보행패턴으로서 정의된다. 통증의 존재 하에서 사용되는 보상전략은 (a) 통증이 있는 다리에 대한 체중부하 시간을 단축하는(예를 들어, 보행의 입각단계를 단축하는), (b) 충격하중을 피하는 (c) 관절 가동범위를 줄이는(예를 들어, 보행의 입각단계 동안 무릎 굽힘을 제한하는), 그리고 (d) 관절을 가로지르는 근육 활동을 최소화함으로써 관절 압축력을 감소시키는(예를 들어, 질량중심을 관절의 회전중심으로 가까이 가져가도록 통증이

표 15.1 한쪽 공간무시가 있는 환자의 비디오 얼굴 검사에 대한 득점; 앉은 자세, 선 자세 및 걷기에서 오른쪽 또는 왼쪽에 제시된 얼굴을 올바르게 식별한 수(number)

		앉은 자세		선 자세		발 내딛기	
실험 대상자 번호	대뇌반구 > 병변 쪽	RT	LT	RT	LT	RT	LT
1	오른쪽	15	15	15	15	14	0
2	오른쪽	15	15	15	15	15	7
3	오른쪽	14	15	15	15	13	7
4	오른쪽	14	13	15	15	15	0
5	오른쪽	15	15	15	15	15	0
6	오른쪽	15	15	15	15	15	0
7	오른쪽	15	15	15	15	15	9
8	오른쪽	15	0	15	0	15	0
9	오른쪽	15	15	15	15	15	15
10	오른쪽	14	15	15	15	15	15
11	왼쪽	14	15	15	15	10	15
12	왼쪽	0	15	0	15	0	15

15점 만점. RT = 오른쪽, LT = 왼쪽.

출처 : Suzuki E, Chen W, Kondo T. Measuring unilateral spatial neglect during stepping. Arch Phys Med Rehabil 1997;78:176에서 허가를 받아 복제.

있는 엉덩관절 위로 옆굽힘을 함으로써, 엉덩관절 벌림근 활동과 부수되는 관절 압축력의 필요성을 감소시키는) 움직임이다(Eyring & Murray, 1964). 진통보행은 흔히 보행 속도의 감소, 통증이 있는 다리에 대한 입각단계의 단축, 관절운동을 최소화하기 위해 다리를 뻣뻣하게 하는 경향, 그리고 힘찬 발의 접지 또는 발 밀어내기(push-off) 감소를 특징으로 한다.

인지계와 손상된 보행
COGNITIVE SYSTEMS AND IMPAIRED GAIT

인지기능장애는 또한 이동성 기능, 특히, 보행을 시작하는 능력, 변화하는 환경요구에 보행 패턴을 적응시키는 능력, 그리고 익숙한 장소 및 익숙하지 않은 장소의 양쪽을 돌아다니는 능력에 영향을 미친다. 제5장에서 논의된 것처럼, 인지기능장애에는 기억, 주의 및 실행기능에 영향을 미치는 결손이 포함된다. 손상된 인지기능으로부터 야기되는 고차원의 보행 장애에 대한 더 완전한 논의는 다른 곳에서 찾아볼 수 있다(Nutt et al., 1993, 1997).

많은 연구는 치매가 넘어짐의 주된 위험요인이라는 것을 발견하였다(Alexander et al., 1995; Tinetti et al., 1988). Alexander와 동료들(1995)은 알츠하이머병(AD)이 있는 17명의 실험대상자를 연구하였다. 그들은 AD 환자는 건강한 고령자의 절반 속도로 걸었고, 장애물에 접촉하는 비율이 높았으며, 장애물에 더 가까이 착지하는 경향이 있다는 것을 발견하였다. 이들 요인은 AD 환자에서 넘어짐, 특히 곱드러짐에 원인을 제공할 수 있다. 게다가, 보행하는 동안 넘어짐은 손상된 판단의 결과일지도 모르며, 사람의 신체능력을 초월하는 과제를 수행하려는 시도를 초래한다.

손상된 이중과제 보행
Impaired Dual-Task Walking

연구자는 자세, 균형, 보행이 비록 "자동적"이라 생각되지만, 주의자원을 필요로 한다는 것을 보여주었다(Lajoie et al., 1993; Teasdale et al., 1993; Woollacott & Shumway-Cook, 2002). 입각자세 및 보행에서의 자세조절과 연관성이 있는 주의요구는 기능장애가 없는 사람과 비교하여, 균형이 손상된 사람에서 더 크다.

Regnaux 등(2005)은 이중과제 패러다임을 사용하여, 뇌졸중이 있는 참여자와 뇌졸중 병력이 없는 참여자에서 앉은 자세, 선 자세 및 걷기와 연관성이 있는 주의요구를 비교하였다. 참여자는 그들이 선호하는 속도로 트레드밀 위를 걸었다. 입 안에 위치한 압력 감지 센서를 사용하여, 목에 가한 10 msec 충격에 대한 반응시산을 기록하였다. 그림 15.17에 나타낸 결과는 앉은 자세, 선 자세 및 걷기와 연관성이 있는 주의요구가 기능장애가 없는 대조집단과 비교하여, 뇌졸중이 있는 사람에서 더 컸다는 것을 발견하였다. 게다가, 뇌졸중이 있는 모든 참여자에 대해서, 이중과제를 하면서 보행하는 동안의 반응시간이 이중과제를 하면서 앉은 자세 또는 선 자세로 있는 것과 비교하여, 훨씬 느리다는 것을 보여준 것처럼 더 많은 주의자원을 필요로 하였다. 이것에는 뇌졸중이 있는 두 집단인 앉은 자세에서의 반응이 연령을 일치시킨 대조집단과 맞먹는 집단(H 집단이라 표시)과 앉은 자세에서의 반응시간이 대조집단보다 상당히 느린 집단(H+라 표시)이 포함되었다. 이 연구에서는 아마도 트레드밀 속도가 단일과제 및 이중과제 조건하에서 일정하게 유지되었기 때문에, 2차 과제가 보행 파라미터에 미치는 영향은 없었다.

보행하는 동안에 2차 과제를 수행하면, 뇌졸중, 파킨슨병 및 외상성 뇌 손상을 포함하는 다양한 유형의 신경학적 병리를 가진 환자의 인지성을 손상시킬 수 있다. Bowen과 동료들(2001)은 2차 과제가 뇌졸중 후(뇌졸중 후의 평균 기간: 4개월) 반신불완전마비가 있는 12명의 보행속도에 미치는 영향을 장애가 없는 대조집단과 비교하였다. 그림 15.18에 나타낸 이들의 결과는 2차 과제 수행이 뇌졸중이 있는 모든 사람이 아니라, 일부 사람에서 보행속도를 감소시킨다는 것을 보여주었다. 버그검사(비보행 균형 측정)에서의 수행능력이 이중과제 보행조건에서 누가 어려움이 있는지를 예측하지 못하였다는 것을 설명하기 위해, 각 환자에 대해서 열거한 BBS 득점을 이 그림에 추가하였다.

Plummer-D'Amato와 Altmann(2012) 및 Plummer-D' Amato 등(2008)은 또한, 난이도의 수준에 따라 달라지

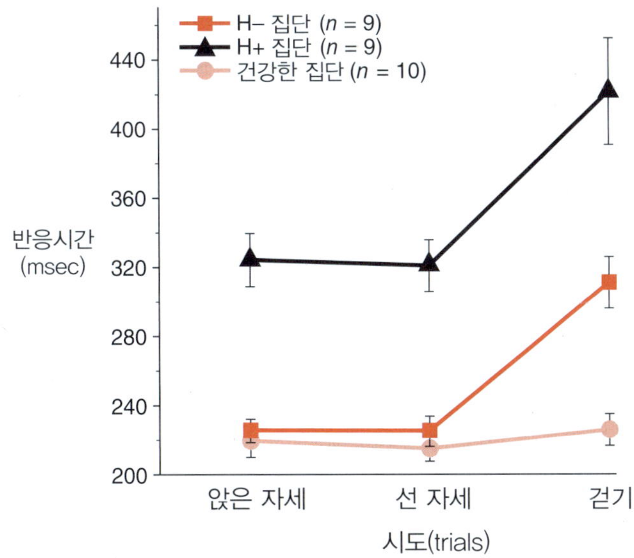

그림 15.17 건강한 실험대상자, 그리고 앉은 자세에서의 반응시간이 건강한 대조집단과 같은 사람(H–라 표시)과 반응시간이 긴 사람(H+라 표시)의 두 집단에서 세 가지 서로 다른 시도(앉은 자세, 선 자세 및 선호하는 속도로 트레드밀 위를 걷기)에 걸친 평균 반응시간의 변화. 오차 막대는 표준편차를 나타낸다. (Regnaux JP, David D, Daniel O, et al. Evidence for Cognitive Processes Involved in the Control of Steady State of Walking in Healthy Subjects and after Cerebral Damage. Neurorehabil Neural Repair 2005;19:128, Fig. 2에서 변경).

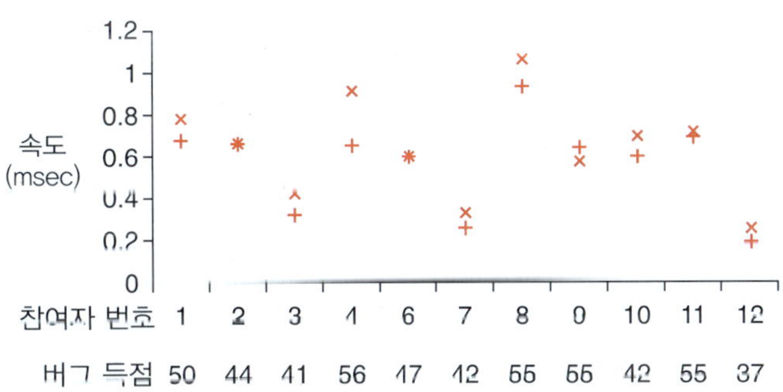

그림 15.18 2차 과제가 뇌졸중 후 보행에 미치는 영향. 단일과제(x) 및 이중과제(+) 조건하에서 뇌졸중이 있는 12명의 보행속도(m/s). 또한 각 실험대상자에 대한 버그 균형척도(BBS) 득점을 보여주고 있으며, 이것은 단일과제 및 이중과제 조건에서 버그 검사와 보행 수행능력 사이의 관계를 설명하고 있다. 뇌졸중이 있는 참여자 모두가 이중과제 간섭(interference)을 나타내어 보여주는 것은 아니라는 것에 주목하기 바란다. 게다가, 이중과제 간섭의 정도는 BBS와 상관관계가 없 다. (Bowen A, Wenman R, Mickelborough J, et al. Dual-task effects of talking while walking on velocity and balance following a stroke. Age Ageing 2001;30:319-323에서 허가를 받아 변경).

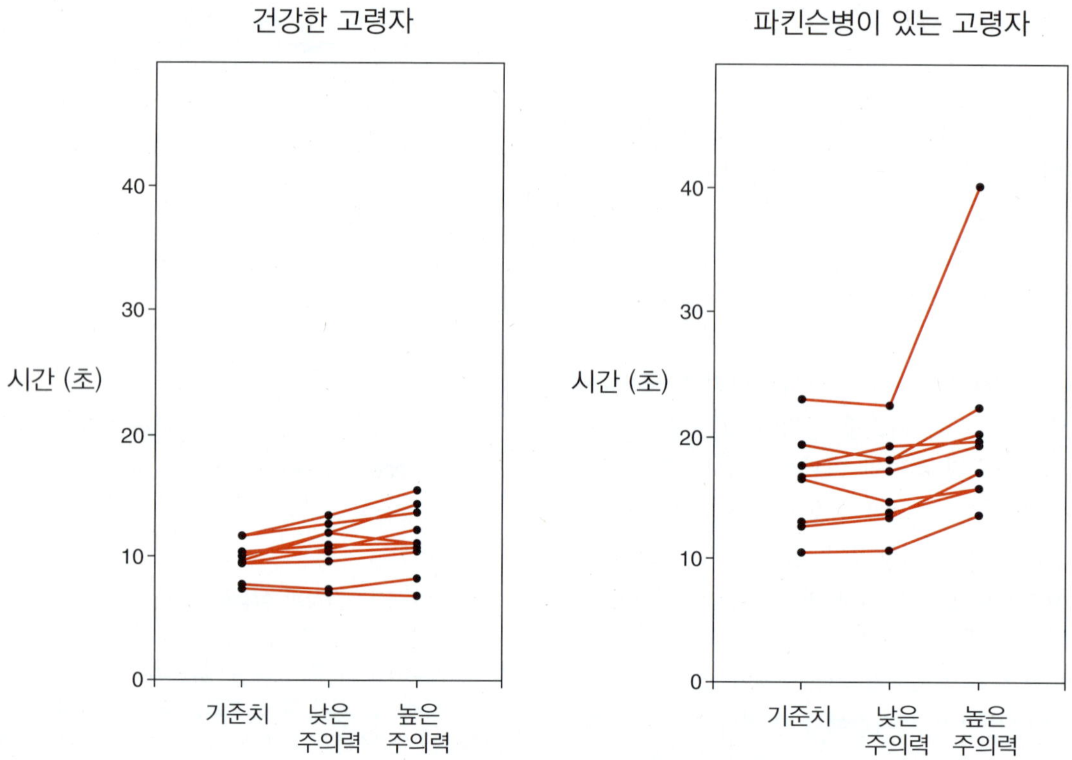

그림 15.19 두 가지 유형의 2차 과제가 TUG 검사의 수행에 미치는 영향. 세 가지 조건, 즉 단일 과제(기준치), 낮은 주의력 과제 및 높은 주의력 과제 조건에서, TUG에 대한 시간 변화를 건강한 고령자와 파킨슨병이 있는 실험대상자에서 비교하고 있다. 낮은 주의력 과제는 TUG 수행을 방해하지 않았지만, 높은 주의력 과제는 TUG 수행을 방해하였다. 각 참여자로부터의 데이터를 보여주고 있다. (Campbell C, Rowse J, Ciol MA, et al. The effect of attentional demands on the TUG test in older adults with and without Parkinson' s disease. Neurol Rep 2003;3:2-7, Figure 1에서 허가를 받아 재게재).

는 세 가지 인지과제, 즉 기억과제(1-back test), 시공간과제(시계) 및 언어능력 과제(이야기)를 사용하여, 뇌졸중이 있는 사람이 보행하는 동안의 이중과제 간섭을 조사하였다. 이중과제 간섭은 보행의 한쪽다리 입각단계 동안에 가장 컸다. 인지과제 요구가 증가됨에 따라, 보행주기의 다른 부분에서도 이중과제 비용이 발생하였다. 보행에 영향을 주는 이중과제 비용은 느린 보행속도 및 유의미한 다리 운동기능 장애(Fugl-Meyer 득점에 의해서 보여주는 것 같은)를 가진 참여자 중에서 가장 컸다. 뇌졸중 후, 보행에서 이중과제 간섭은 가장 느리게 걷는 사람 중에서 가장 컸다. 그러나, 손상된 이중과제 보행 수행능력은 지역사회를 완전히 돌아다니는 사람이라 생각되었던 사람 중에서조차 존재하였다(Yang et al., 2007).

이중과제를 추가하는 것은 또한 뇌졸중이 있는 사람 사이의 몸을 돌리는 전략에 상당히 영향을 주었다(Hollands et al., 2014). 연령을 일치시킨 고령자와 마찬가지로, 뇌졸중이 있는 사람은 단일과제 조건과 비교하여, 이중과제 조건하에서 더 느리게 몸을 돌렸고 더 변동이 심하였다. 게다가, 보행의 한쪽다리 지지단계가 두 집단에서 2차 과제를 수행할 때 길어졌다. 한쪽다리로 지지하는 것은 보행의 불안정한 단계이기 때문에, 인지적으로 힘든 조건하에서 몸을 돌리는 동안, 이 한쪽다리 지지단계의 지속을 증가시키는 것은 이들 두 집단에서 몸을 돌리는 동안 넘어짐의 발생률이 높은 이유의 하나일지도 모른다(Hollands et al., 2014).

많은 연구자들이 주의요구가 파킨슨병이 있는 사람의 보행에 미치는 영향을 보고하고 있다(Bloem et al., 2006; Campbell et al., 2003; Galletly & Brauer, 2005; O'Shea et al., 2002; Plotnik et al., 2009; Rochester et al., 2004; Yogev et al., 2007). Campbell과 동료들(2003)은 Timed Up and Go(TUG) 검사를 사용하여, 두 가지 유형의 인지과제(같은 구절을 여러 번 반복하는 낮은 주의과제 및 요일을 거꾸로 말하는 높은 주의과제)가 보행에 미치는 영향을 검사하였다.

이들 결과는 그림 15.19에 나타냈으며 여기서는 세 가지 조건(과제 없음과 두 가지 2차 과제)에서 10명의 건강한 고

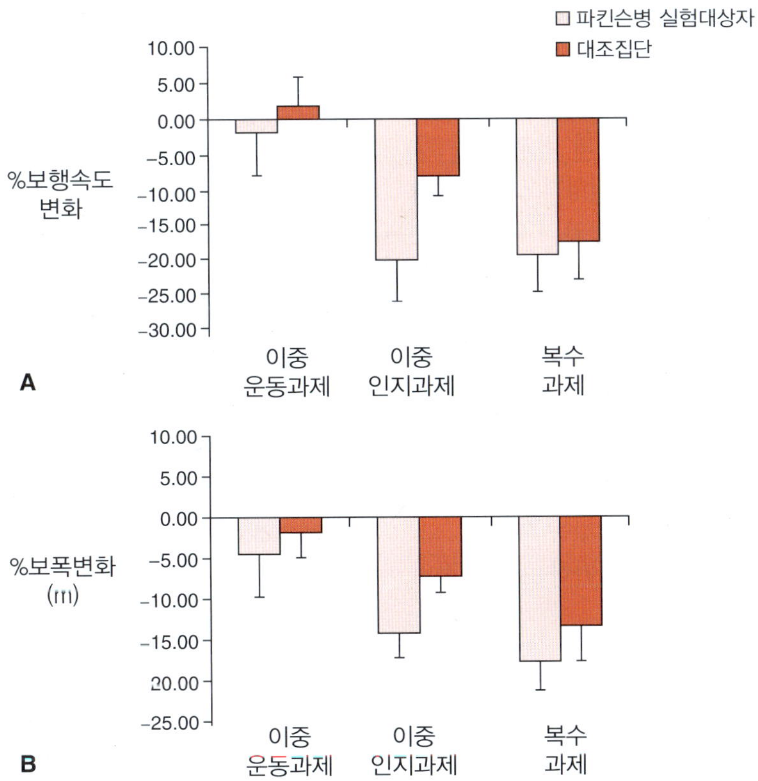

그림 15.20 운동과제, 인지과제 및 조합된 과제가 파킨슨병이 있는 사람과 연령을 일치시킨 대조집단에서, 보행속도(% 변화)**(A)**와 보폭(% 변화)**(B)**에 미치는 영향. (Rochester L, Hetherington V, Jones B, et al. Attending to the task: interference effects of functional tasks on walking in Parkinson' s disease and the roles of cognition, depression, fatigue and balance. Arch Phys Med Rehabil 2004;85:1581, Figure 2에서 허가를 받아 수정).

령자와 9명의 파킨슨병이 있는 실험대상자의 TUG 검사에 대한 시간을 비교하고 있다. 낮은 주의과제는 TUG 수행능력을 방해하지 않았지만, 높은 주의과제는 가장 질병이 진행되는 사람에서 발견되는 가장 높은 이중과제 비용으로 방해하였다.

Rochester 등(2004)은 다양한 유형의 2차 과제, 즉, 운동과제(쟁반을 운반하다), 인지과제(질문에 답하다) 및 다양한 과제(두 과제를 함께)가 특발성 파킨슨병이 있는 20명의 실험대상자와 10명의 대조집단에서 보행(속도, 보폭)에 미치는 영향을 조사하였다. 인지과제와 다양한 과제(그러나 운동과제 단독은 아니다) 양쪽의 수행능력이 두 집단에서 보행속도 및 보폭의 양쪽이 감소하였다(결과는 그림 15.20에 나타냈다). 그러나, 최대의 영향은 파킨슨병이 있는 집단에서였다. 2차 과제는 속도, 보행 변동성, 양쪽의 협응 및 율동성을 포함하는 파킨슨병이 있는 사람에서 보행의 많은 측면에 영향을 준다(Hausdorff et al., 1998; O'Shea et al., 2002; Plotnik et al., 2009; Yogev et al., 2005).

많은 연구자들이 2차적인 과제 수행이 비교적 경증의 뇌진탕이 있는 사람에서조차도, 외상성 뇌손상이 있는 사람의 입각자세와 보행을 손상시킬 수 있다고 보고하고 있다(Brauer et al., 2004; Catena et al., 2007; Fait et al., 2009; Kern & Mateer, 1996; McCulloch, 2007; Pare et al., 2009; Parker et al., 2005; Rasmussen et al., 2008). Parker 등(2005)은 2차 과제가 뇌진탕 손상으로부터 48시간 후의 보행에 미치는 영향을 연구하였다. 뇌진탕이 있었던 실험대상자에 대해서, 동시 인지과제를 수행하면서 걷는 것은 보행 변수의 유의미한 변화(보행속도와 보폭의 감소, 활보시간의 증가)를 초래하여, 연령을 일치시킨 대조집단과 비교하여, COM의 안·가쪽 전위와 속도가 증가하였다. 따라서, 뇌진탕 손상 후는 2중 과제 조건에서 관찰될 수 있는 보행의 안정성 저하가 있다. 2중 과제 보행평가는 단일 과제수준의 보행보다 뇌진탕 후의 불안정성 검출에서 민감도가 높았다(Catena et al., 2007). 외상성 뇌 손상, 인지기능, 특히 실행기능의 측정은 특히 복잡한 환경에서의 이동운동 행동을 예측할 수 있다(Cantin et al., 2007).

마지막으로, CP가 있는 어린이는 2중 과제를 하는 동안에, 발의 클리어런스 감소를 나타내고 있으며, 이것은 결과적으로 넘어짐의 위험성을 증가시킬지도 모른다. 또한 CP가 있는 어린이에서는 단일 과제 조건과 비교하여, 2중 과제 조건 동안에 보행속도가 느리고, 전형적으로 발달하는 어린이와 비교하여 2중 과제 조건 동안의 CP가 있는 어린이의 보행속도는 더 감소한다(Roostaei et al., 2020). 게다가, 다른 보행 파라미터(예를 들어, 보간과 발걸음 시간의 증가 또는 활보길이의 감소)는 CP가 있는 어린이의 단순한 보행조건보다도, 인지적 2중 보행 과제에서 일어난다. 공간적 시간적 보행 파라미터의 이들 변화는 어린이의 보행 안정성을 유지하는 능력과 관련되어 있다.

이들 연구의 모두는 신경학적 병변이 있는 사람의 더 복잡한 조건하에서의 보행기능을 평가하는 잠재적인 중요성을 시사하고 있다.

이동성 영역에의 참여를 제한하는 요인은 무엇인가? WHAT FACTORS LIMIT PARTICIPATION IN THE MOBILITY DOMAIN?

이동성 영역에의 참여 제한(이동성 능력 장애라 불리고, 가정과 지역사회 환경에서 보행하는 능력의 제한에 의해 정의된다)은 뇌졸중(Lord et al., 2004; Robinson et al., 2007) 및 파킨슨병(Schenkman et al., 2002)을 포함하는 신경학적 병리를 가장 악화시키는 측면의 하나로서 확인되어 있다. 이동성 장애의 유병률은 높다. 예를 들어, 뇌졸중 생존자의 50%만이 지역사회에서 보행하는 능력을 회복하였고, 30%의 사람은 다른 사람의 보조 없이는 보행할 수 없다(Lord et al., 2004). 복잡한 과제요구를 수반하는 지역사회에서의 보행은 특히 어렵다. 뇌졸중 후 지역사회 보행에 대한 한 연구에서는 뇌졸중 생존자의 4%가 가정에서 보행이 중등도로 어렵다는 것이 보고되었다. 그러나, 72%는 지역사회에서 걸을 때 중등도의 어려움이 있는 것으로 보고되었다(Robinson et al., 2010). 게다가, 보행의 어려움이 증가함에 따라, 지역사회 보행기술의 만족도는 저하하였다(Robinson et al., 2010).

복잡한 환경문제를 처리하는 능력은 지역사회 보행에의 성공적인 참여를 달성하는 데 필요하고(Lord et al., 2006), 특정 환경문제를 처리할 수 없는 것은 손상된 이동성 기능의 중요한 결정 요인이다(Hirvensalo et al., 2000; Jette et al., 1998). 이동성 영역의 참여를 제한하고 이동성 능력에 기여하는 요인을 이해하는 것은 보행 장애 재활을 위한 효과적인 전략을 개발하는 데 중요하다.

연구에 따르면, 보행속도와 거리와 같은 결과(ICF 틀에서는 이동성의 "능력" 척도라 부른다)가 지역사회에서 걷는 능력(ICF 틀에서는 "수행능력")을 신뢰성 있게 예측하지 못한다는 것을 시사하고 있다(Kollen et al., 2006; Lord et al., 2004). 게다가, 균형, 불완전마비 쪽 다리의 근력(Kollen et al., 2005; Patterson et al., 2007) 및 심혈관의 건강(cardiovascular fitness)(Michael et al., 2005; Patterson et al., 2007)을 포함하는 기능적 보행기술의 다른 임상 측정은 뇌졸중 후 지역사회 보행이동에 참여하는 것을 예측하지 못하였다. Robinson 등(2007, 2010)은 만성 뇌졸중(6개월 이상)이 있는 참여자 중에서 지역사회 보행이동에 참여하는 것과 연관성이 있는 요인을 조사하였다. 뇌졸중 후, 지역사회 보행이동에 참여하는 것이 감소하였으며, 이것은 지역사회에서 일어난 곱드러짐의 수와 각 곱드러짐마다(평균해서 1회) 수행된 보행관련 활동 수의 양쪽 모두가, 평균해서 지역사회에서 곱드러짐마다 2개 또는 그 이상의 보행관련 활동을 수행한 대조집단과 비교하여, 감소하였다는 것을 보여주고 있다.

다음의 요인은 지역사회 보행이동에의 참여와 유의미하게 상관관계가 있었다. 그 요인은 균형, 복잡한 보행과제에서의 속도는 물론, 일상의 보행속도 및 반신불완전마비 쪽 다리의 근력이다. 그러나, 회귀 모델링(regression modeling)에 의해, 이들 요인이 중요함에도 불구하고, 지역사회 보행에의 참여에서 극히 일부의 변동만을 설명한다는 것을 알게 되었다(Robinson et al., 2007). 추적 조사에서, Robinson 등(2010)은 개인적 요인, 특히 균형과 넘어짐에 대한 자기효능감, 우울증, 그리고 피로도 또한, 뇌졸중 후 지역사회 보행의 참여와 상당히 연관성이 있고, 이들은 이동성 영역에의 참여에서 상당부분 변동이 있다는 것을 설명하고 있다는 것을 발견하였다.

빈약한 자기효능감과 넘어짐에 대한 두려움이 지역사회 보행을 포함하는 신체활동의 회피를 초래한다는 것이 많은 연구에서 보고되어 있다(Basler et al., 2008; Bertera & Bertera, 2008; Deshpande et al., 2008; Hellstrom et al., 2003; Pound et al., 1998; Salbach et al., 2006). 게다가, 우울증은 또한, 신경학적 기능부전이 있는 환자의 일상생활 활동에서 보행참여 및 기능의 저하와 연관성이 있다(Chemerinski et al., 2001; Goodwin & Devanand, 2008).

이 연구는 신경학적 기능장애가 있는 사람 중에서, 지역사회 보행에 참여하는 능력이 매우 중요하다고 인식되고 있다는 것을 확인하고 있다. 게다가, 참여 감소(이동성 능력장애)의 유병률은 신경학적 병리가 있는 사람 사이에서 매우 높다. 또한 참여 저하가 신체적, 심리적 및 환경적 요인을 포함하는 요인의 조합으로부터 발생한다는 것을 시사하고 있다. 보행 장애는 중요하기는 하지만, 이동성 회복에 영향을 주는 많은 요인 중 하나일 뿐이다. 자기효능감, 두려움, 우울증 및 피로와 같은 다른 요인은 가정이나 지역사회에서의 장기간의 이동성 회복에 크게 영향을 미칠지도 모른다.

CP가 있는 어린이의 경우, 사회적 및 지역사회 참여에는 레크리에이션 활동 대신에, 신체적 및 기술에 기초한 활동이 포함될 가능성이 높다. 게다가, 가장 경미한 형태의 CP가 있는 어린이는 달리거나 점프할 수 있어, 게임 및 스포츠 활동에 대한 사회적 참여를 가능케 할 수 있을지도 모르기 때문에, 친구와 가족 이외의 구성원과 높은 비율의 활동을 한다. 반대로, 더 중증의 CP(이동 목적으로 휠체어를 사용하는 어린이)의 어린이는 과거 4개월간, 친구 및 다른 사람들과의 어떤 활동에도 참여하지 않는 것 같다(Palisano et al., 2009).

참여에 영향을 미치는 요인의 집단을 이해하는 것은 신경학적 병리가 있는 사람의 참여 회복을 보장하는 데 효과적인 치료전략 개발에 중요하다.

보행 이외의 이동성 장애
DISORDERS OF MOBILITY OTHER THAN GAIT

보행의 시작 Gait Initiation

보행의 시작은 이동성 기능의 중요한 부분이며, 중추신경계 병리가 있는 많은 환자에 대해서 문제를 야기한다. 제12장에서 논의한 것처럼, 보행을 시작할 때의 목표는 신체의 질량중심이 먼저 유각쪽 다리를 향해서 뒤쪽 및 옆쪽으로 움직이며, 그 다음에 입각쪽 다리를 향해서 이동하고, 지지기저면 바깥쪽으로 전진하여, 발을 내딛는 동안에 동적 균형을 유지하는 것이다. 유각쪽 또는 앞서가는 다리에서 앞정강근의 활성화와 결합된 가자미근의 억제로 구성되는 예측성 근육활동은 안전하고 효과적인 첫걸음에 필요한 앞쪽으로의 추진력(forward momentum)을 만들어낸다. 따라서, 동적 안정성을 조절하는 예측성 자세조정은 보행 시작의 복잡한 과정에 매우 중요하다.

중추신경계에 널리 분포된 병리는 보행 시작을 방해할 수 있다. 뇌성마비가 있는 (편마비 및 양측마비의 양쪽) 아동은 전형적으로 발달하는 어린이와 비교할 때, 보행 시작의 장애를 나타내어 보여준다. 편마비성 뇌성마비가 있는 아동은 더 이환된(마비된) 쪽 다리로 첫발을 내딛는 것을 선호하는데, 이것은 입각쪽(덜 이환된) 다리를 향해서 질량중심을 옆쪽으로 이동하는 것이 감소된 것과 연관성이 있다(Stackhouse et al., 2007). 마찬가지의 조사결과가 뇌졸중에 기인한 반신불완전마비가 있는 사람에서 보고되었다. 몇몇 연구에서는 뇌졸중 후 보행의 시작이 주로 불완전마비가 있는 다리를 앞서가는 다리(leading limb)로서 시행된다는 것이 보고되었다. 앞정강근의 시작은 불완전마비쪽 다리로 보행을 시작할 때 더 작은 진폭으로 상당히 지연되었다. 이것은 앞쪽으로의 모멘텀 발생의 감소와 연관성이 있었다(Brunt et al., 1995; Hesse et al., 1997; Ko et al., 2011). 불완전마비쪽 다리로 보행을 시작하는 이 경향은 편마비가 있는 어린이와 성인 양쪽이, 보행을 시작하는 시점에서 입각쪽 다리 또는 뒤따르는 다리를 향해서 이미 편향된 압력중심을 갖는다는 사실에 부분적으로 기인할지도 모른다(Stackhouse et al., 2007).

파킨슨병이 있는 사람은 또한 지연성 및 운동감소성 예측성 자세조정(크기 조정 감소)(Mancini et al., 2009) 및 운동완만성 예측성 자세조정(비정상 타이밍)(Delval et al., 2014)을 포함하는 예측성 자세조절의 붕괴로 인해서 보행시작에 어려움이 있다. 그 대신에, 보행 시작은 때로는 "무릎의 떨림(knee trembling)" (Jacobs et al., 2009)이라 불리는 다양한 예측성 자세조정과 더 큰 다리 사이 체중 이동과 안·가쪽과 및 앞쪽 방향으로의 관련된 압력중심 이동이 커지는 경향에 의해서 특징지어질 수 있다(Elble et al., 1996).

계단 걷기 Stair Walking

평지 보행과 마찬가지로, 계단 보행은 번갈아 하는 입각단계와 유각단계를 통해서 다리의 상호운동을 수반한다. 계단을 오르려면 앞쪽 및 수직방향으로의 진행을 위해, 무릎과 발목(대부분 무릎)에서의 동심력(concentric forces) 발생을 필요로 한다. 안정성 요구는 유각쪽 다리가 다음 발걸음으로 전진할 때인 한쪽다리 입각단계 동안에 가장 크다(McFadyen & Winter, 1988).

계단 오르기와는 대조적으로, 계단 내려가기는 주로 중력의 가속력에 반응하여 신체 위치를 조절하는 엉덩관절, 무릎관절 및 발목관절 폄근의 편심성 수축(eccentric contractions)을 통해 달성된다. 에너지 흡수와 조절된 착지는 발이 층계에 접지하기 전에 장딴지근의 예측성 활성화를 통해 보장된다(McFadyen & Winter, 1988).

이것은 신경학적 결손이 있는 사람에서는 동심성 조절의 감소는 주로 계단 오르기에 영향을 줄 것이고, 반면에 편심성 조절의 감소는 주로 계단 내려가기에 영향을 줄 것이다. 중추신경계 병변이 있는 사람은 계단을 천천히 걷는 경향이 있고, 지지와 전진을 위해 난간을 사용할 필요가 있으며, 그리고 조절장애가 중증인 사례에서는 계단 걷기를 위해 상호 패턴을 사용할 수 없다. 그 대신에, 다음 층계로 진행하기 전에 같은 층계에 두 발을 가져간다.

손상된 시각은 이 과제의 예측성 측면에 영향을 준다. 예를 들어, 발의 접지에 선행하는 장딴지근 활동은 시각 단서가 감소할 때 더 저하한다(Simoneau et al., 1991).

이동과 침대 이동성
Transfers and Bed Mobility

앉은 자세에서부터 선 자세(STS), 몸 구르기, 침대에서 일어나기와 같은 이동활동을 수행하는 동안에, 건강한 젊은 성인은 신체를 한 자세에서부터 다른 자세로 원활하고 효율적으로 움직이기 위해 모멘텀(momentum)을 사용하는 경향이 있다. 이동 과제를 수행할 때 사용할 수 있는 대체전략은 제로 모멘텀(zero-momentum) 또는 힘 조절 전략이다(이 자료를 검토하기 위해서는 제12장을 참조할 것).

신경학적 기능장애를 가진 사람이 이동하는 동안에 힘 조절 전략을 사용하는 많은 이유가 있다. 안정성을 제한하는 자세조절 문제, 기립성저혈압과 같은 심혈관 문제, 그리고 현기증의 에피소드는 환자가 과제 중에 천천히 움직이고 일시 중단하는 것을 필요로 할지 모른다. 예를 들어, 침대에서 일어날 때, 기립성저혈압이 있는 사람은 일어서기 전에 침대 옆에 잠시 동안 앉아있을 필요가 있고, 그렇지 않으면, 갑작스런 혈압저하와 균형상실을 각오해야 한다. 그러나, 이동과제 중에 힘 조절 전략과 팔의 조절에 지나치게 의존하면, 변화하는 환경조건에 적응하는 능력을 제한할 수 있다. 예를 들어, 그들은 팔걸이가 없는 의자에서부터 자립하여 일어서는 것이 어렵다는 것을 알게 될지도 모른다(Carr & Shepherd, 1998; Schenkman et al., 1990).

신경학적 집단에서 병리학적 보행을 조사하는 많은 연구가 있었다. 이와는 대조적으로, 이 집단에서 다른 이동성 기술을 제약하는 문제를 체계적으로 탐구한 연구는 거의 없다.

앉은 자세에서 선 자세로 *Sit-to-Stand*

신경학적 병리를 가진 많은 사람이 의자에서 일어서는 것에 어려움이 있다고 호소한다. 가지각색의 신경학적 진단을 받은 고령자 379명에 대한 조사에서, 42%가 자기 집에서 의자에서 일어서는 것에 어려움이 있다고 호소하고 있다(Munton et al., 1981). 파킨슨병이 있는 사람의 조사에서는 81%가 일어서는 것에 어려움이 있다고 호소하였다(Brod et al., 1998). 앉은 자세에서 선 자세가 되는(STS) 행동을 효과적이고 효율적으로 수행하는 능력을 잠재적으로 제약하는 많은 기능장애가 있다. 그러나, 연구의 대부분은 신경근육 기능장애가 뇌졸중, 파킨슨병 및 뇌성마비에서의 STS에 미치는 영향에 초점을 맞추고 있다.

몇 가지 연구에서는 선 자세로 일어서는 데 어려움이 있는 주된 요인으로서, 힘 생성의 감소가 있다는 것을 확인하였다. Lomaglio와 Eng(2005)는 만성뇌졸중 환자의 다리관절 토크와 STS 수행능력에 대한 다리관절 토크와 체중부하 대칭성의 관계를 연구하였다. 자기 속도에 맞춘 조건과 빠른 속도 조건 하에서 STS의 특징을 정량화하기 위해, 동작분석 시스템(운동학)과 2개의 힘판(지면 반발력)을 사용하였다. 등속운동성 근력측정계로 마비측과 비마비측 발목관절, 무릎관절 및 엉덩관절(신체질량으로 정상화된)의 최대 동심성 관절 토크를 측정하였다.

이 연구에서는 불완전마비가 있는 발목관절 등쪽굽힘과 무릎 폄의 토크는 자기 속도에 맞춘 STS 조건을 완료하는 데 소요된 시간과 유의미하게 상관관계가 있었고, 한편 불완전마비가 있는 발목관절 등쪽굽힘, 바닥쪽굽힘 및 무릎관절 폄 토크는 빠른 속도 STS 조건을 완료하는 데 소요된 시간과 관련되었다. STS에 대한 더 빠른 수행능력은 더 큰 체중부하 대칭성과 연관성이 있었다.

Cameron 등(2003)은 반신불완전마비성 뇌졸중이 있는 15명의 환자와 연령을 일치시킨 대조집단에서, STS와 경계석(curb) 오르기 동안의 운동 에너지와 과제의 지속시간을 비교하였다. 게다가, STS의 수행능력을 선 자세 균형, 불완전마비쪽 다리의 최대 체중부하 능력 및 무릎을 펴는 근력을 비교하였다. 그들은 대조집단과 비교하여, 뇌졸중이 있는 실험대상자의 STS는 운동 에너지의 감소와 오래 계속되는 지속시간을 특징으로 하고, STS 운동 에너지 및 무릎을 펴는 근력, 선 자세 균형 및 최대 체중부하 사이에는 유의미한 상관관계가 있다고 보고하였다.

Cheng 등(2004)은 뇌졸중으로 인하여 반신불완전마비를 가진 사람(넘어짐 경력의 유무에 관계없이)에서, 팔걸이가 없는 의자에서부터 자기 속도에 맞춘 STS를 하는 동안의 다리근력 활성화 패턴(앞정강근 및 가자미근)과 지면반발력(GRFs)을 조사하였다. 그들은 넘어진 경력이 있는 뇌졸중 환자의 70%에서, 앞정강근 활동이 결여되거나, 낮은 진폭으로 활성화가 지연된다는 것을 발견하였다. 게다가, 뇌졸중 후 반신불완전마비와 넘어진 경력이 있는 실험대상자의 절반에서, 가자미근은 조기 또는 과도한 활동을 나타냈다. STS 동안 이환된 다리에서 이러한 활동패턴은 이환되지 않은 다리에서 보상적인 과도한 앞정강근 및 넙다리네갈래근 활성화와 연관성이 있었다.

이전의 연구에서, Cheng 등(1998)은 뇌졸중이 있었고 넘어진 경력이 있는 사람이, 넘어진 경력이 없고 건강한 실험대상자보다, 힘 생성의 상승속도가 상당히 느리다고 보고하였다. 게다가, 일어서기와 앉기를 하는 동안에 안·가쪽 방향으로의 압력중심(COP) 움직임은 넘어진 경력이 없거나 건강한 실험대상자에서보다 훨씬 컸다. 뇌졸중 환자는 건전한 다리 쪽으로 상당히 많이 체중을 지지하여 비대칭적인 체중분포를 나타냈다(Cheng et al., 1998).

이들 연구와는 대조적으로, Ng(2010)는 뇌졸중 후, STS 과제를 수행하는 능력(5회 STS 검사의 수행에 의해서 나타낸 것처럼)은 근력이 아니라 균형(BBS)과 연관성이 있다고 보고하였다(Ng, 2010).

다발성경화증이 있는 사람을 대상으로 한 연구에서, 저자들은 STS 과제 중의 피치(pitch)방향으로의 넓적다리 각속도가 다발성경화증이 있는 사람과 비교하여 HC에서 특히 높았다는 것을 발견하였다(Witchel et al., 2018). 저자들은 이 발견을 넙다리네갈래근의 약화와 연관시켰다. 게다가, 그들은 STS 과제 중의 롤(roll) 방향의 척추 가속도가, 대조군과 비교하여 MS 환자에서 높다는 것을 발견하였고, 이 발견을 자세조절 저하와 관련시켰다. 따라서, STS의 시간적 특징과 선 자세에서 앉은 자세가 되는 과제는 MS가 있는 사람을 건강한 사람과 구별할 수 있다.

힘의 생성속도 손상이 파킨슨병이 있는 사람에서 보고되었다. Bishop과 동료들(2005)은 벤치에서 일어서도록 요청받은 41명의 파킨슨병이 있는 사람(과제를 완수하는 데 소요된 시간에 따라 집단으로 나누었다)에서의 다리근육 활성화 패턴을 조사하였다. 피크 가속도 및 수직 지면반발력, 피크 경사도 및 사건의 타이밍(timing of events)을 포함하는 지면반발력을 정량화하기 위해 2중 힘판이 사용되었고 한편, 가자미근 및 앞정강근의 활동을 측정하기 위해, 표면근전도가 사용되었다.

결과는 파킨슨병이 있는 실험대상자에서, STS 지속기간이 증가한 것은 좌석에서 떠나는 단계의 시간이 더 오래 걸렸기 때문이라는 것을 보여주었다. 게다가, 더 느린 실험대상자일수록, 더 느린 힘의 생성속도를 나타내어 보였고, 굽힘 모멘텀 단계를 완료하기 위해 더 긴 시간이 걸렸으며(64% 대비 더 빠른 실험대상자인 경우 56%), 그리고 더 많은 동시수축을 사용하였다. 저자들은 앞정강근의 동원이 부족하면, 가속력 생성속도의 감소와 좌석을 떠나는 단계를 위해 더 긴 시간을 필요로 하게 되는 원인이 될지도 모른다는 것에 주목하였으며, 앞정강근 활성화를 촉진하도록 고안된 치료전략은 이 과제의 기능적 수행능력을 개선할지도 모른다는 것을 시사하고 있다.

Inkster와 동료들(2003)은 엉덩관절에서 발견되는 더 큰 결손이 있는 파킨슨병 실험대상자에서, 엉덩관절과 무릎관절 폄 토크의 저하가 있다는 것을 보고하였다. 더 큰 엉덩관절 근력은 파킨슨병이 있는 실험대상자에서의 양호한 STS 능력과 관련되어 있었다. 이와는 대조적으로, 더 큰 무릎관절 근력은 대조집단에서의 양호한 STS 능력과 관련되어 있었다. 저자들은 특히 엉덩관절에서의 근력저하는 파킨슨병이 있는 사람이 의자에서 일어나는 데 어려움이 있게 하는 하나의 요인이 될지도 모른다고 결론을 내렸다. 이들의 조사결과는 연령을 일치시킨 대조군과 비교하였을 때, 파킨슨병이 있는 7명의 실험대상자에서 엉덩관절 굽힘 토크가 더 작고, 토크 증강속도(buildup rate)가 더 느리다는 것을 보고한 Mak 등(2003)에 의해서 뒷받침되고 있다. 파킨슨병 집단은 대조집단과 유사한 관절 운동학적 패턴을 나타내어 보였으나, 각도 진위(angular displacement)는 더 느렸다. 저자들은 파킨슨병이 있는 사람에서의 STS가 느린 것은 엉덩관절 굽힘 관절 토크의 감소와 토크 생성속도의 연장에 기인할 수 있다고 결론지었다. 작은 엉덩관절 굽힘과 등쪽굽힘 관절 토크, 그리고 피크 토크에 도달하는 시간의 연장에 더하여, 파킨슨병이 있는 실험대상자는 STS를 하는 동안에 굽힘에서부터 폄으로 전환하는 데 어려움이 있는 것 같다(Mak & Hui-Chan, 2002).

힘 생성은 또한 뇌성마비가 있는 아동의 손상된 STS와 관련이 있다. Park 등(2003)은 경직성 뇌성마비가 있는 27명의 어린이(15명은 경직성 양측마비, 12명은 경직성 편마비)와 전형적으로 발달하는 21명의 어린이에서 운동역학적 및 운동학적 특성을 비교하였다. 뇌성마비가 있는 모든 아동은 전형적으로 발달하는 어린이보다 더 느리게 과제를 수행하였다. 게다가, 뇌성마비가 있는 어린이의

STS는 앞쪽 골반경사와 엉덩관절 굽힘의 증가, 조기의 갑작스런 무릎관절 폄(양측마비에서만), 최대 무릎관절 폄 모멘트의 감소, 그리고 엉덩관절과 무릎관절의 폄근 파워 생성의 감소에 의해서 특징지어졌다.

마지막으로, 손상된 예측성 자세조절이 파킨슨병이 있는 사람의 손상된 STS의 원인이 된다고 가정하였으나, Inkster와 Eng(2004)에 의한 연구에서는 경증의 파킨슨병이 있는 실험대상자에서는 이 가설이 뒷받침되지 않았다. 그들의 연구에서는 파킨슨병이 있는 실험대상자가 과장된 엉덩관절 굽힘 전략을 사용하였고, 질량중심을 대조집단이 한 것보다 준비단계 동안 훨씬 앞쪽으로 움직였다는 것을 알게 되었다. 저자들은 의자에서 일어서기 위한 준비로 사용된 과장된 엉덩관절 굽힘 전략은 몸통의 증가된 뻣뻣함과 감소된 유연성에 대한 보상이었을지도 모른다고 추측하고 있다. 또한 질량중심이 지지기저면 내에 머무르는 시간을 증가시킴으로써, 과제의 균형 요구를 감소시키는 하나의 전략일 수 있다. 저자들은 그들의 연구가 경증 파킨슨병이 있는 실험대상자(통일된 파킨슨병 평가척도[UPDRS]에 있는 STS 항목에서 정상적으로 득점한 10명 중 9명)만을 포함한다고 경고하였다. 따라서, 더 진행된 질병이 있는 사람에게는 적용되지 않을지도 모른다.

일어서서 걷기 과제 *Rise-to-Walk Task*

STS 과제에서 설명된 유사한 기능장애가 필요로 하는 과제가 일어서서 걷는 것일 때도 발견되는가? 생체역학적인 연구에서는 건강한 실험대상자가 일어서서 서 있을 때와 일어서서 걸을 때에, 서로 다른 운동 전략이 사용된다는 것을 보여주고 있다. STS 동안에, 신체질량중심이 앞쪽으로 작용하는 모멘텀은 일어서자마자 중지되어야 하지만, 반면에 일어서서 걷는 동안에는 앞쪽으로 작용하는 모멘텀은 유지되고, 발 내딛기는 완전한 선 자세에 도달하기 전에 시작된다(Dion et al., 2003). 따라서, 비신경학적으로 손상된 실험대상자는 일어서서 걷기(RTW) 과제를 수행할 때 유체운동(fluid motor) 전략을 사용한다. 이와는 대조적으로, 뇌졸중 후, RTW는 뇌졸중이 있는 사람의 대부분이 발 내딛기를 시작하기 전에 앞쪽으로의 움직임을 저지하는 비유동성 전략에 의해서 특징지어진다(Dion et al., 2003).

RTW 과제에서 난이도를 측정하는 척도가 개발되었고, 표 15.2에 나타냈다(Malouin et al., 2003). 반신불완전마비성 뇌졸중이 있는 실험대상자에서, RTW 과제를 수행하는 동안, RTW에 대한 득점과 앞쪽으로 작용하는 모멘텀의 패턴 사이의 관계를 그림 15.21에 나타내고 있다. 질량중심 수평 모멘텀 평균곡선은 대조집단(굵은 선)과 RTW

표 15.2 일어서서 걷기 과제에 대한 유동성 척도

득점	설명
3	실험대상자의 신체가 아직도 앞쪽으로 움직이고 있는 동안, 발(발꿈치와 발끝)[a]은 지면에서 떨어진다. 실험대상자가 서 있을 때조차도 몸통은 약간 앞쪽으로 굽어있는 상태로 남아있다[b].
2	신체의 앞쪽으로 향한 움직임이 멈추고, 실험대상자가 자기 신체를 수직으로 세우자마자 발을 들어 올린다.
1	신체의 앞쪽으로 향한 움직임이 멈춘다. 실험대상자는 자기 몸을 완전히 수직으로 세우고, 그 다음에 발을 들어올리기 전에 잠깐 동작을 멈춘다.
0	신체가 앞쪽으로 향한 움직임이 멈춘다. 실험대상자는 자기 몸을 완전히 수직으로 세우고, 그 다음에 지팡이에 손을 뻗어 닿기 전에 잠깐 동작을 멈춘다. 그리고 동작을 멈추고 발을 들어올린다.

[a] 발을 내딛는 다리는 이환된 다리이다.
[b] 일어서기 : 어깨의 최대 수직 자세이다.

일어서서 걷기 과제에 대한 설명

시작 자세
실험대상자는 등받이와 팔걸이가 없는 의자에 앉아서, 발은 바닥에 대고 허벅지의 2/3을 좌석 면과 접촉시킨다.
실험대상자에게 과제를 수행하는 동안, 자기 앞으로 팔짱을 계속 끼고 있도록 요청한다.

지시
실험대상자에게 앞쪽을 보면서 자기 체중을 고르게 분포시키고, 청각 신호에 따라 손을 사용하지 않고 일어서서 목표물(실험대상자의 약 2미터 앞에 놓인 테이블)을 향해서, 자연스런 속도로 걷도록 지시한다. 그러나, 전체 거리를 걸을 필요는 없다.

조건
환자는 보행 보조기구(지팡이)를 사용하고, 보조기구(orthosis)를 착용하는 것이 허용되지만, 외적인 지지는 제공되지 않는다.
발을 내딛는 다리는 이환된 다리이다.

출처 : Malouin F, McFadyen B, Dion L, et al. A fluidity scale for evaluating the motor strategy of the rise to walk task after stroke. Clin Rehabil 2003;17:674-684 (appendix)에서 허가를 받아 재게재.

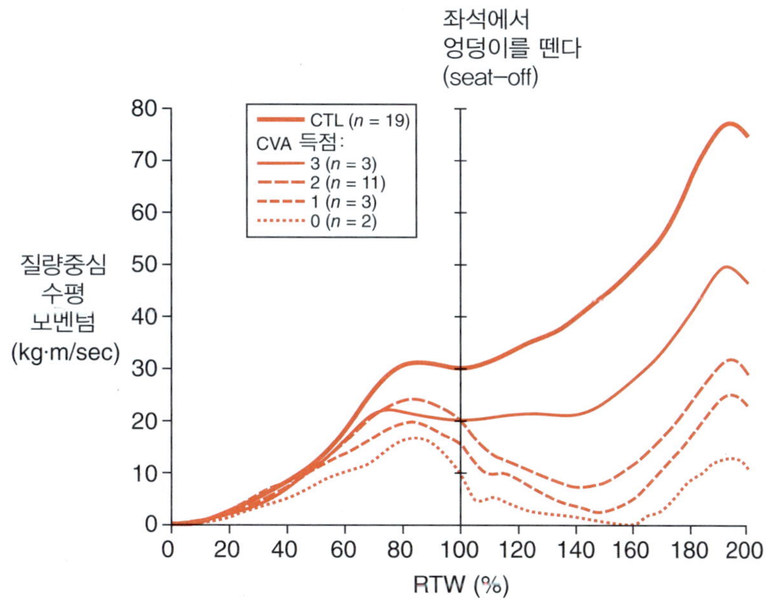

그림 15.21 일어서서 걷는(RTW) 동안 뇌졸중이 있는 사람과 대조집단에서, 일어서서 걷기(RTW) 척도(0~3)의 득점과 앞쪽으로 향한 신체 모멘텀 패턴과이 관계. RTW 척도의 각 범주에서, 대조집단과 환사 하위집단의 질량중심 수평 모멘텀 평균곡선을 그림에 나타냈다. 일어설 때(좌석 면에서 엉덩이가 떨어질 때) 앞쪽으로 향한 모멘텀을 유지하는 대조집단과는 대조적으로, 최저 득점(0)을 가진 실험대상자는 일어설 때(0에 가까운 모멘텀), 앞쪽으로 향한 모멘텀을 저지하고, 그 다음에 보행을 시작한다. 이와는 대조적으로, 가장 높은 RTW 득점(3)을 가진 참여자는 건강한 대조집단과 더 유사하게 수행한다.
CTL = 대조실험대상자, CVA = 뇌혈관 사고. (Malouin F, McFadyen B, Dion L, et al. A fluidity scale for evaluating the motor strategy of the rise to walk task after stroke. Clin Rehabil 2003;17:679, Figure 2에서 허가를 받아 재게재).

득점의 4개 범주 각각에서의 환자 하위집단에 대해서 나타내고 있다. 질량중심의 수평 모멘텀이 증가하고 좌석에서 엉덩이가 떨어지는 단계(seat–off phase) 직전에 피크를 이루며, 그 다음에 실험대상자가 일어서서 걷게 되면, 다시 증가한다는 것에 주목하기 바란다. RTW 척도에 대한 최저 득점(0 범주 하위집단)은 일어서자마자 멈추는 (앞쪽으로 향하는 모멘텀을 저지하는) 것과 연관성이 있다 (Malouin et al., 2003).

침대에서의 이동성 기술 *Bed Mobility Skills*

침대에서의 이동기술에는 침대에 있는 동안 자세의 변경(반듯이 누운 자세에서 옆으로 누운 자세 또는 엎드려 누운 자세로 몸 구르기)과 침대에서 떠나 의자로 이동하거나 일어서는 것이 포함된다. 연구자들은 정상적인 젊은 성인이 침대 이동성 기술을 실행할 때, 모멘텀과 관련된 다양한 전략을 사용한다는 것을 발견하였다. 사람이 움직이는 방법은 믿을 수 없을 만큼 다양하다. 실제로, 검사된 젊은 성인은 아무도 정확히 같은 전략을 두 번 사용하지 않았다.

이와는 대조적으로, 힘 조절 움직임 전략은 신경학적으로 기능장애가 있는 환자에 의해서 자주 사용되고, 빈번한 시작과 멈춤으로 특징지어진다. 앞에서 언급한 것처럼, 신경학적 기능장애가 있는 환자에서는 힘 조절 전략이 모멘텀 전략보다 더 적절할지도 모르는 많은 이유가 있다 (Richter et al., 1989).

정상적인 젊은 성인에서 보여주는 몸 구르기에 대한 가장 일반적인 접근법은 팔을 뻗어 들어올리기, 머리와 윗몸을 굽히기, 그리고 다리를 들어 올려 옆으로 구르기, 다음으로 엎드려 누운 자세로 구르기를 수반한다. 대부분의 건강한 젊은 성인은 많은 임상의가 몸 구르기의 불변의 특징이라고 추정한 어깨와 골반 사이의 회전을 보여주지 않았다(Richter et al., 1989). 침대 이동성 기술은 주로 머리, 몸통 상부 및 어깨의 움직임으로 시작되기 때문에, 이들 구조에 영향을 미치는 기능장애(근력저하 또는 관절가동범위 제한과 같은)는 이들 기술의 수행능력을 제한할 것이다.

이동성 장애를 이해하기 위한 사례연구 접근법
A CASE STUDY APPROACH TO UNDERSTANDING MOBILITY DISORDERS

이제, 우리의 사례연구를 예로서 사용하여, 진단에 의해 이동성 장애를 요약하기로 한다. 여기서도, 비정상 자세조절의 장에서와 같이, 같은 진단을 받은 환자 사이에서도 상당히 많은 이질성이 있다는 것을 기억해두는 것이 중요하다. 따라서, 뇌졸중이 있었던 모든 환자가 우리의 사례에서 관찰된 것과 마찬가지의 보행 장애를 갖고 있는 것은 아니다.

Jean J와 Genise T: 뇌졸중(Stroke)

뇌졸중은 미국에서 다섯 번째로 많은 주요 사망원인이며, 성인의 심각한 능력장애의 주된 원인이라 생각된다(Kochaneck et al., 2014; Mozzafarian et al., 2016). 걷는 능력은 흔히 뇌졸중 후의 주거상황과 생산성 수준을 결정하는 주된 요인이다. 자립보행의 상실, 특히 옥외 보행의 상실은 뇌졸중의 가장 쇠약하게 하는 결과의 하나로서 보고되었다(Pound et al., 1998). 115명의 뇌졸중 생존자를 대상으로 한 연구에서는 균형과 보행의 표준화된 측정에서 양호한 이동성 성과를 얻었음에도 불구하고, 조사대상자의 거의 1/3이 보조 없이는 지역사회로 진출하지 못하였다고 보고하고 있다(Lord et al., 2004).

오른쪽 반신불완전마비가 있는 우리 환자인 Jean은 뇌졸중 후 5년이 되었고, 계속해서 유의미한 균형과 보행의 기능장애를 갖고 있다. 그녀는 특히 보행과 관련된 활동을 하는 동안에, 수많이 넘어졌다. 그녀는 보행기(walker)를 이용하여 0.5미터/초로 걷고 있으며, 이것은 신경학적 기능장애가 없는 같은 또래의 사람보다 50% 느린 것이다. 그녀가 지팡이를 사용하면, 보행속도가 0.3미터/초로 훨씬 더 느리다. 그녀의 느린 보행속도는 그녀의 광범위한 근력저하, 중등도의 경직 및 비정상적인 움직임의 협동작용(synergy) 패턴의 존재를 포함하는 여러 가지 요인의 결과이다. 그녀는 적어도 48미터/분의 보행속도를 성취할 수 없고, 경계석(curbs)과 계단을 처리하는 데 어려움이 있기 때문에, 지역사회 이동을 위해서 휠체어에 의존하고 있어 지역사회를 걸어 돌아다니는 사람은 아니다.

Genise는 53세의 여성이고, 최초의 비디오 평가를 한 시점이 뇌졸중 후 3일이었다. 이때에, 그녀의 불완전마비(paresis)는 심각하였고, 그녀는 두 사람의 최대한의 보조 없이는 서거나 걸을 수 없었다. 뇌졸중 후 1개월에서, 그녀는 비록 상당한 체중부하 비대칭을 나타냈지만, 자립하여 설 수 있다. 그녀는 무릎의 과다 폄(젖힘)을 조절하기 위해, 보행기와 뒤쪽 바닥쪽굽힘 멈춤 장치가 있는 AFO(ankle foot orthoses)를 사용하는 보조로 걸을 수 있다. 그녀의 보행속도는 매우 느리며(0.08m/sec), 이것은 그녀가 아직도 비기능적인 보행자라는 것을 시사하고 있다.

Jean과 Genise의 두 사람은 모두, 양다리로 지지하는 시간의 증가, 이환된 다리에 의한 입각시간의 감소 및 이환되지 않은 다리에 의한 단축된 발걸음을 포함하는 반신불완전마비 보행과 연관성이 있는 비정상 시공간적 파라미터를 나타내어 보이고 있다. 이것은 유의미한 발걸음의 비대칭성을 초래한다. 반신불완전마비 보행의 운동학적 분석은 다음과 같은 입각단계에서의 비정상 상태에서 중요하다: 즉, (a) 체중을 부하하는 동안, 앞발 또는 발바닥 전체의 접지로 이어지는 내반첨족 자세; (b) 몸통이 앞쪽으로 기울어지는 중간입각단계에서의 무릎 과다 폄(젖힘); 그리고 (c) 종말입각단계 동안에 반신불완전마비 다리를 뒤따라가는 위치에 놓을 수 없게 하는 입각단계 동안의 엉덩관절 폄의 제한이다. 골반은 아마도 벌림근의 근력저하로 인해서, 입각쪽 다리로 쑥 들어가고 유각쪽으로 처진다. 보행의 유각단계에, 우리는 (a) 엉덩관절, 무릎관절 및 발목관절에서 부적절한 굽힘 때문에 진행을 방해하는 발가락 끌기; (b) 지면에서 발가락 떼기(toe-off) 후까지 엉덩관절 굽힘의 지연; (c) 전유각단계와 유각단계 동안, 무릎 굽힘의 감소; 그리고 (d) 종말유각단계에서 불완전한 무릎 폄과 발목 등쪽굽힘으로 인한 부적절한 발의 배치를 관찰한다.

Jean과 Genise의 보행에 대한 근전도 분석은 그들의 비정상 보행 패턴의 근본원인이 되는 몇 가지를 결정하는 데 도움이 될 것이다. 보행하는 동안 근육 활성화를 분석함으로써, Jean과 Genise를 다음과 같은 보행 장애의 하나 이상의 범주로 분류할 수 있을지도 모른다: 즉, (a) 과장된 신장반응을 특징으로 하는 "경직 패턴" ; (b) 중추적으로 발생한 패턴화된 근육 활성화 감소(또는 결여)를 특징으로 하는 "불완전마비 패턴" ; 또는 (c) 다양한 근육집단이 비정상적 동시 활성화에 의해서 생성된 "동시 활성화 패턴"의 범주로 나눈다(Knutsson, 1981, 1994; Knutsson & Richards, 1979). 이들 패턴은 이 장의 초기 부분에서 더 상세히 설명하였다.

Genise와 Jean의 양쪽에 대해서, 일과 파워의 운동역학적 분석은 불완전마비 때문에, 아마도 입각단계 동안 발 밀어내기(push-off)를 위한 바닥쪽굽힘 모멘트를 발생시키는 능력 감소를 나타낼 것이다. 유각단계의 발 끌어올리기(pull-off)에서 엉덩관절 굽힘근 모멘트 사용의 증가는 바닥쪽굽힘 발 밀어내기 감소를 보상하기 위해 사용된다(Nadeau et al., 1997; Olney et al., 1991).

우리는 Jean과 Genise의 양쪽에서 비정상적인 보행 모습에도 불구하고, 보행을 위한 산소소비량(oxygen cost)이 매우 낮다는 것을 알고 놀랄지도 모른다. 비정상 보행 패턴과 연관성이 있는 비효율성은 느린 보행속도와 근력 저하에 의해 상쇄되는 것 같다. 그러나, 이들 기능장애는 심혈관 건강 저하로 이어질지도 모른다. 예를 들어, 연구에서는 뇌졸중이 있는 사람의 산소 소비량이 그들의 무릎 근력과 강력하게 연관성이 있다는 것을 보여주고 있다(Baert et al., 2012). 연구에서 보행은 심혈관 문제가 없는 한, 전형적인 뇌졸중 환자에게 생리학적으로 스트레스가 많지 않다는 것을 시사하고 있다(Waters & Mulroy, 1999; Waters et al., 1988). 그러나, 이들 연구는 보행한 시간에 기초하여 뇌졸중 환자의 에너지 비용을 조사하였다. 보행한 거리를 고려하면, 반신불완전마비 보행과 연관성이 있는 에너지 소비가 정상적 보행보다 2배 많았으며, 그 이유는 정상적인 성인 보행속도 절반의 속도로 걷는 뇌졸중 환자는 같은 거리를 걷는 데 시간이 2배나 오래 걸리기 때문이다(Montgomery, 1987).

Jean과 Genise 양쪽 모두가 동적인 보행에 중대한 문제를 갖고 있으며, 이것은 이동운동 패턴을 변화하는 과제와 환경요구에 적응시키는 능력이 저하하였다는 것은 가리킨다. 상애물을 넘기 위해 발걸음 높이와 보폭(step length) 양쪽을 수정하는 능력 저하로 인해서, 고르지 못한 지형을 가로지르는 데 어려움이 있다. 자세 및 보행의 조절은 자동적이지 않아 주의자원(attentional resources)을 더 필요로 한다. 걷는 동안의 안정성은 주의가 요구되는 과제를 수행할 때 더 손상된다. Jean은 단일과제 조건하에서 32초에 TUG검사를 수행하고, 이것은 이중과제 조건하에서 TUG를 수행할 때 42초로 증가하였다. 뇌졸중 1개월 후, Genise는 단일과제 조건하에서 TUG를 완료하는 데 56초를 필요로 하고 이중과제 조건하에서는 69초를 필요로 한다. 게다가, Genise와 Jean 양쪽 모두가, 보행하는 동안에 2차 과제에 대한 다양한 오류를 범하고, 이러한 것은 앉은 자세에서는 존재하지 않는다. Genise와 Jean 양쪽 모두, 보행 시작에서 비대칭을 나타내어 보여준다. 반신불완전마비가 있는 환자는 이환된 다리와 이환되지 않은 다리로 시작할 때 타이밍, 보폭, 압력중심의 안 · 가쪽 전위, 그리고 질량중심 움직임 속도에 유의미한 차이를 나타내어 보여준다.

마지막으로, Jean과 Genise 양쪽 모두가, STS 및 RTW와 같은 이동을 포함한 다른 이동성 과제에 어려움을 갖고 있다. 대칭적인 토크를 발생시키는 능력이 저하하면, 비대칭 STS를 초래하고, 대부분의 일은 이환되지 않은 다리에 의해 이루어진다.

Mike M: 파킨슨병(Parkinson's disease)

Mike는 넘어짐에 대한 개연성을 높이는 유의미한 보행 문제를 갖고 있다. 그의 보행이상의 정도는 질병의 진행과 약물치료 상태의 양쪽에 좌우된다.

Blin 등(1990, 1991)은 질병이 다양한 임상 진행단계에 있는 21명의 환자를 연구하였다(Hoehn and Yahr stages I through IV [Hoehn & Yahr, 1967]). 정상적인 고령 대조집단과 비교하여, 파킨슨병 환자는 느린 보행속도, 짧고 더 가변적인 활보 길이(stride length), 그리고 더 긴 활보 지속시간을 보여주었다. 게다가, 파킨슨병 환자는 입각단계의 지속시간과 양다리 지지기 증가와 이에 수반되는 유각단계의 감소를 보여주었다. 표 15.3은 파킨슨병 환자의 선택된 보행 특성을 연령을 일치시킨 건강한 대조집단과 비교하고 있다. 연구자는 파킨슨병 환자의 보행속도와 Schwab의 진행 분류(Schwab, 1960) 또는 Hoehn과 Yahr의 분류(Hoehn & Yahr, 1967)에 의해서 기술된 것 같은 능력상애의 단계 사이에 유의미한 관계가 있다는 것을 발견하였다.

Mike의 보행에 대한 운동학적 분석은 특히 약물치료를 중단한 상태에 있는 동안에, 걸을 때, 다리 움직임 속도와 진폭의 감소(특징적인 짧고 발을 질질 끄는 보행을 야기한다) 및 팔 움직임의 속도와 진폭의 감소(팔 흔들기의 감소를 야기한다)를 나타낸다. 보행의 입각단계에서 특정한 변화에는 (a) 발꿈치 접지의 결여, 그 대신에 그는 발바닥 전체로 접지하거나 앞발로 접지한다); (b) 중간입각단계 동안에 불완전한 무릎의 폄; (c) 종말 입각단계에 무릎을 펴고 발목의 바닥쪽굽힘을 할 수 없고, 이는 몸 앞쪽으로의 추진력 감소를 야기한다); (d) 몸통이 앞쪽으로 기울어짐; (e) 몸통 움직임의 감소; (f) 팔 흔들기의 감소 또는 결여가 포함된다. 유각단계에서도 관절 움직임 감소가 분명하고, 이는 엉덩관절과 무릎관절 굽힘이 감소하여 발가락

표 15.3 파킨슨병 환자와 연령을 일치시킨 건강한 대조군에서의 선택된 보행 특성의 비교

	PD 환자 (N=21)	대조집단 (N=58)	PD 환자 대 대조집단	
	평균 ± 표준편차	평균 ± 표준편차	z 값	p 값
속도(m/sec)	0.44 ± 0.20	0.83 ± 0.23	5.25	<0.01
활보 길이(m)	0.57 ± 0.26	0.97 ± 0.22	4.95	<0.01
활보 지속시간(sec)	1.29 ± 0.16	1.19 ± 0.15	2.17	<0.05
유각단계 지속시간(sec)	0.40 ± 0.08	0.46 ± 0.05	2.88	<0.01
입각단계 지속시간(sec)	0.88 ± 0.16	0.74 ± 0.12	3.50	<0.01
유각단계 속도(m/sec)	1.36 ± 0.44	2.12 ± 0.46	5.03	<0.01
피크 속도(m/sec)	2.00 ± 0.66	3.28 ± 0.72	5.31	<0.01
양다리지지 지속시간(sec)	0.23 ± 0.08	0.13 ± 0.05	5.21	<0.01
상대적 양다리지지 지속시간(sec)	35.8 ± 9.80	21.8 ± 6.80	5.24	<0.01
활보 지속시간 변동성	5.51 ± 5.10	4.75 ± 2.30	0.12	NS
활보 길이 변동성	6.68 ± 4.27	5.17 ± 3.80	1.92	<0.05

출처 : Blin O, Ferrandez AM, Serratrice G. Quantitative analysis of gait in Parkinson patients: increased variability of stride length. J Neurosci 1990;98:95에서 허가를 받아 재게재.

클리어런스(toe clearance) 감소를 야기한다. 게다가, 유각쪽 다리 움직임 속도 및 진폭 감소는 신체의 앞쪽으로의 추진력에 영향을 미친다(Knutsson, 1972; Sofuwa et al., 2005; Stern et al., 1983). Mike의 보행에 관한 근전도 연구에서, 우리가 Mike를 (a) 주기적인 활동 대신에 연속적인 근전도 활동, (b) 근육 활성화 진폭의 감소 및 (c) 근육의 비정상적 동시 활성화의 세 가지 유형의 근육 활성화 패턴의 하나로 분류할 수 있게 하고 있다(Knutsson, 1972). 운동역학적 분석은 약물치료를 받는 단계에서조차, 발목 밀어내기(push-off) 파워 생성의 감소와 엉덩관절 굽힘의 끌어올리기(pull-off) 파워 감소를 나타낼 가능성이 크다(Sofuwa et al., 2005).

약물치료를 중단한 상태일 때, Mike는 보행 중에, 특히 그가 방향을 바꾸거나, 장애물을 넘어가려고 시도할 때, 또는 출입구를 지나서 이동할 때, 동결보행의 문제를 나타내어 보여준다. 파킨슨병 환자의 보행은 모멘텀을 조절할 수 없다는 특징이 있다. 환자가 충분한 모멘텀을 발생시킬 수 없다면, 앞쪽으로의 진행은 저지된다. 이것은 흔히 "동결"(또는 보행발화 실패[gait ignition failure])이라 불린다. 동결 에피소드는 일시적이고, 몇 초에서부터 몇 분까지 지속한다. 동결은 회전하는 동안, 좁은 공간에서, 또는 장애물에 접근할 때, 보행 시작(보행의 망설임)에 가장 자주 영향을 준다(Fahn, 1995; Giladi et al., 1997). 화면에 표시된 선이나 또는 시각적 표적을 세거나 넘어가는 것 같은 조작을 사용하여, Mike가 동결 에피소드를 감소시키는 데 도움을 줄 수 있을지도 모른다(Frazzitta et al., 2009; Stern et al., 1980).

동결에 더하여, Mike의 보행은 "돌진보행(propulsive gait) 패턴"이라 불리는 조절되지 않은 진행으로 이어지는 억제되지 않는 모멘텀에 의해서 특징지어진다. 돌진보행

장애는 신체가 지나치게 앞쪽으로 기울어지는 것에 기인할지도 모르며, 이것은 지지하는 발을 넘어 질량중심의 앞쪽 전위를 야기한다. 그러나, 몇몇 사례에서는 돌진보행은 정상적인 수직 자세를 가진 환자에서 볼 수 있으나, 앞쪽으로의 모멘텀을 저지할 수는 없는 것 같다(Knutsson, 1972).

파킨슨병이 있는 대부분의 환자들처럼, Mike는 운동불능증(akinesia)(의지가 있는 움직임의 상실로서 정의된다)으로 이어지는 보행시작에 문제가 있다. 보행 시작은 31명의 파킨슨병 환자에서 영화학적으로 연구되어 왔다(Rosin et al., 1997). 보행 시작은 움직임 준비시간과 움직임 실행의 두 단계로 나뉘었다. 파킨슨병 환자는 움직임 준비시간이 상당히 길었으나, 실행시간은 길지 않았다. 게다가, 발목관절, 무릎관절, 팔 및 몸통 움직임이 지연되었지만, 하위 움직임(sub-movement)의 순서와 타이밍은 두 집단 사이에서 비슷하였다. 저자들은 파킨슨병 환자에서 보행시작 문제는 협응되지 않은 움직임의 결과가 아니라, 오히려 움직임 연속성에 대한 바닥핵(기저핵) 내부 신호 내의 결여에 기인한다고 시사하고 있다(Rosin et al., 1997).

Mike는 파킨슨병 증상을 조절하기 위해 약을 복용하고 있다. 그러나, 그는 하루사이를 통해서 그리고 하루하루가 그의 운동 수행능력에 상당한 변동을 나타낸다. 운동이 변동하는 원인에는 항파킨슨병 약물복용의 수준, 시간대, 피로, 스트레스, 식습관 및 약물복용에 대한 반응성의 변화가 포함된다(Nutt et al., 1984). 많은 연구에서, 약물치료(L-DOPA)가 여러 가지 보행 파라미터에 미치는 영향을 조사하였다(Blin et al., 1991; MacKay-Lyons, 1998; Morris et al., 1996). 특히 약물 수준의 변화에 민감한 보행 파라미터는 보행속도와 활보길이이다(Blin et al., 1991; MacKay-Lyons, 1998; Morris et al., 1996).

이와는 대조적으로, 케이던스(cadence), 활보시간 및 유각단계 지속시간과 같은 다른 변수는 투약 주기의 함수로서 변화하지 않았다(Blin et al., 1991; Pedersen et al., 1991). Morris 등(1996)은 경증 파킨슨병 환자의 보행 특성은 약물치료를 받고 있는 단계 동안에는 (피크 용량의 30분간에 걸쳐서 또는 24시간 간격) 재현될 수 있으나, 약물치료를 중단한 기간 동안에는 더 가변적이라고 결론지었다. 이와는 대조적으로, MacKay-Lyons(1998)는 중등도로 중증인 파킨슨병 환자에서, L-DOPA 주기 전체를 통해, 광범위한 변동성을 발견하였다. 그러나, 운동 수행능력에서의 모든 변동성을 예측할 수 있는 것은 아니다. Poewe(1994)는 파킨슨병 환자의 약 15%가 L-DOPA 투여량과 관계가 없는 운동 수행능력에서 임의 변동이 있다는 것을 발견하였다. 이것은 Poewe가 파킨슨병 환자의 운동 수행능력에서의 변동을 예측 가능하거나 또는 임의로 분류할 수 있게 하였다.

Mike는 보행하는 동안, 시각 단서에 크게 의존하고 있다. Prokop와 Berger(1996)는 트레드밀에서 걷는 동안, 시각적 흐름(optical flow) 패턴을 적용하면, 파킨슨병 환자는 변화하는 시각적 흐름 패턴에 대응하여, 속도를 끊임없이 조정하였지만, 건강한 대조군에서는 그러하지 않았다는 것을 발견하였다. 보행을 조절하기 위한 시각적 단서에 대한 의존성이 증가한 것은 손상된 고유감각 반사(proprioceptive reflexes)의 결과라고 가정되어 왔다(Bronstein & Guerraz, 1999). 경직성이 있는 환자와는 대조적으로, 파킨슨병 환자는 반사 민감도의 저하를 보여준다 (Berardelli et al., 1983; Tatton et al., 1984).

마지막으로, Jean 및 Genise와 마찬가지로, Mike는 이동, 앉은 자세에서 선 자세, 그리고 침대 이동성과 같은 다른 이동성 과제를 하는 데 어려움이 있다. 그는 힘 생성율의 감소 때문에, 특히 약물치료를 중단하면, 일어서는 데 더 긴 시간이 걸린다.

John C: 퇴행성 소뇌 손상 (Degenerative Cerebellar Injury)

척수소뇌 퇴행(변성)이 있는 33세의 John은 심각한 보행 문제를 갖고 있다. 그의 보행은 특히 신발을 신지 않고 걸을 때 비틀거림, 불규칙한 걸음걸이, 좌우로 방향을 바꿈, 그리고 발을 지면에서 시나치게 높이 들어 올리는 것을 특징으로 하고 있다(Gilman, 2000; Palliyath et al., 1998). John은 연령을 일치시킨 또래보다 더 천천히 걸으며, 보폭과 활보길이가 줄어들고, 활보 지속시간이 길어진다(Earhart & Bastian, 2001). Palliyath 등(1998)은 소뇌실조가 있는 환자 10명(6명은 유전성 소뇌겉질 위축 그리고 4명은 올리브다리뇌소뇌위축)의 보행을 정량화하였다. 환자와 정상적 대조집단 사이 보행 특성의 평균 양적 차이를 표 15.4에 나타냈다. 환자는 평균해서 정상적인 대조군보다 느리고, 모든 측정에 걸쳐서 더 큰 변동성을 나타냈다. 환자는 보폭 및 활보길이, 그리고 발목관절, 무릎관절, 엉덩관절에서의 움직임 축소를 나타냈다.

흥미롭게도, 소뇌실조성 보행은 발걸음 간격의 증가와 높은 발처짐 걸음으로 특징지어진다는 현재의 임상적 가정에도 불구하고, 이 연구에서는 두 집단 사이에 발걸음 간격 또는 발가락 클리어런스(toe clearance)에서 유의미한 차이는 없었다. Seidel과 Krebs (2002)도 또한 만성 실조증 환자에서 발걸음 간격 증가가 없었음을 발견하였다.

John의 실조성 보행의 운동학적 분석은 발목과 무릎사이에서 비정상적 움직임 속도에 수반하는 불충분한 분절사이 협응을 나타내어 보여주고 있다. 분절사이 협응 문제는 발을 내딛는 과제 동안에, 안 · 가쪽 방향으로 질량중심 전위와 속도 증가에 의해서 나타내는 것 같은 이마면 불안정성 증가와 연관성이 있다(Hudson & Krebbs, 2000).

John은 외부 요구의 변화에 자기의 보행을 적응시키는 것에 문제가 있다(Earhart & Bastian, 2001; Morton & Bastian, 2003, 2007). 연구자들은 소뇌 병리를 가진 사람은 보행경로에 있는 쐐기 모양의 것(Earhart & Bastian, 2001)과 장애물을 넘어가는 것(Morton et al., 2004)을 포함하는 변화하는 외부 제약에 이동운동 패턴을 적응시키는 데 어려움을 갖고 있다고 보고하였으며, 그 이유는 다양한 관절의 상대적 움직임을 협응시키는 능력이 감소하였기 때문이다.

Sue: 다발성경화증(Multiple Sclerosis)

다발성경화증이 있는 66세 여성인 Sue는 이동성 기능이 상당히 손상되어 있다. 다발성경화증은 미국에서 약 35만 명, 그리고 세계적으로 무려 200만 명이나 발생하고 있는 퇴행성 신경학적 질환이다(Noseworthy et al., 2000). 다발성 경화증은 뇌와 척수 내의 말이집탈락과 변성(degeneration)을 야기하는 면역매개성 질환이다. 증상은 말이집탈락의 위치와 중증정도에 따라 달라지고 고도로 변동이 심하지만, 전형적으로 감각, 인지 및 운동 기능장애를 포함한다. 다발성경화증은 진행성 능력 장애를 야기하는 진행성 질환이며, 이것은 임상적으로 확장성 능력 장애 상태 척도(Expanded Disability Status Scale [EDSS]) (Kurtzke, 1983)에 의해 측정되며, 0에서 10까지의 척도가 있고, 0.0은 다발성경화증에 기인한 기능장애가 없음, 4.0은 유의미한 보행 기능장애의 시작, 7.5는 휠체어 의존성, 그리고 10.0은 다발성경화증에 기인한 사망을 나타낸다.

Sue는 보행이상을 포함하는 손상된 이동성이 그녀의 일상생활에 영향을 미치는 주요 요인이라고 보고하고 있다. 그녀는 지역사회 이동성을 위해 전동 스쿠터를 이용하고, 가정에서의 보행과 지역사회 단거리 이동을 위해서는 좌석이 있는 4륜 보행기를 사용한다. 그녀의 EDSS 득점은 6.5(또는 7)이며, 그 이유는 20미터를 걸을 때 끊임없이 양쪽 보조(4WW)를 필요로 하기 때문이다. 그녀는 이동과 침대 이동성을 포함하는 다른 이동성 기술에서 자립하고 있다.

Sue는 다른 다발성경화증 환자와 마찬가지로, 질병을 가장 악화시키는 측면의 하나로서 손상된 이동성을 보고하고 있다(LaRocca, 2011). 연구는 이것이 최소한의 능력 장애를 가진 사람에서조차 그러하다는 것을 보여주고 있다(Nogueira et al., 2013). Sue는 과거 6개월 동안에, 여러 번 넘어진 경험이 있다. 손상된 이동성은 넘어짐 위험성의 증가와 연관성이 있으며, 보조기구를 아직 사용하지 않는 손상된 보행이 있는 사람 중에서 발견되는 반복되는 넘어짐의 가장 높은 위험성을 갖고 있다(Coote et al., 2014).

Sue는 비슷한 속도로 걷는 연령을 일치시킨 건강한 대조집단과 비교하여, 느리고, 발걸음이 짧으며, 양다리 지지기간이 길어진다. 다발성경화증 환자 중에는 능력 장애 증가와 더불어 시공간 보행 기능장애가 증가한다(Remelius et al., 2012; Sosnoff et al., 2011a). 큰 능력 장애를 가진 다발성경화증 환자에 관한 연구와 일치하여, 그녀는 비록 보간(step width)의 변동성은 작지만, 보폭(step length)과 발걸음 시간의 변동성은 증가한다는 것을 실증하고 있다(Socie & Sosnoff, 2013). 많은 요인이 피로(Huisinga et al., 2011; Socie et al., 2011), 근력저하(Broekmans et al., 2013), 그리고 경직(Sosnoff et al., 2011)을 포함하는 다발성경화증을 가진 Sue와 같은 사람의 보행 변동성의 원인이 된다고 생각되고 있다. 흥미롭게도, 다른 고령자로부터의 연구결과와는 달리, 다발성경화증이 있는 사람 중에서 보행 변동성 증가는 넘어짐에 대한 위험성 증가와는 연관성이 없었다(Motl et al., 2011).

Sue의 보행은 발바닥 전체에 의한 초기접지, 보행의 유각단계 동안에 엉덩관절 굽힘 및 등쪽굽힘의 감소가 두드러지며, 양쪽 발가락 클리어런스의 감소를 초래한다. 그녀는 종말입각단계에 바닥쪽굽힘이 감소하였다. 이들의 특성은 다발성경화증이 있는 사람에서 보행 운동학에 대한 연구와 일치하고 있다(van der Linden et al., 2014).

연구에서는 Sue와 같은 다발성경화증 환자는 연령을 일치시킨 대조집단과 비교하여, 관절 토크가 적고, 관절 파워의 저하를 나타낸다는 것을 실증하였다. 게다가, 연구에서는 보행의 생체역학적 보행 파라미터와 EDSS 득점 사이의 강력한 상관관계를 보여주고 있다(Husinga et al., 2013). 그녀의 다리에서의 손상된 몸감각은 Sue의 보행에 영향을 주는 하나의 중요한 요인이며, 그녀는 보행 동안에 균형을 유지할 수 있도록 발을 볼 필요가 있다고 보고하고 있다.

정상상태 보행의 기능장애에 더하여, Sue는 다른 다발

표 15.4 소뇌 실조가 있는 환자와 연령을 일치시킨 건강한 대조집단에서의 선택된 보행 특성의 비교

설명	대조집단 (평균 ± 표준편차)	환자 (평균 ± 표준편차)	t 테스트에서부터의 P
케이던스(걸음수/분)	111.00 ± 7.60	102.20 ± 15.90	0.14
보폭(% 키)	0.48 ± 0.20	0.29 ± 0.07	0.02[a]
활보 길이(% 키)	0.96 ± 0.40	0.59 ± 0.14	0.02[a]
보간(% 키)	0.16 ± 0.08	0.14 ± 0.03	0.68
보폭 대칭성	1.00 ± 0.06	0.97 ± 0.17	0.64
활보길이 대칭성	1.02 ± 0.02	1.00 ± 0.04	0.35
보간 대칭성	0.98 ± 0.06	1.02 ± 0.12	0.31
입각단계 시간(초)	0.66 ± 0.12	0.79 ± 0.17	0.07
유각단계 시간(초)	0.39 ± 0.05	0.43 ± 0.06	0.18
발걸음 시간(초)	0.54 ± 0.04	0.61 ± 0.11	0.13
활보시간 또는 보행주기(초)	1.08 ± 0.08	1.21 ± 0.22	0.11
보행속도(mm/초)	0.90 ± 0.39	0.47 ± 0.17	0.01[a]
발목 가동범위 각도(°)	31.50 ± 6.20	23.20 ± 5.10	0.004[a]
발꿈치 접지에서의 발목 각도	102.50 ± 5.90	103.00 ± 8.50	0.90
발꿈치 지면에서 떼기(heel-off)시간 (보행주기의 %)	44.00 ± 4.00	50.00 ± 8.00	0.04[a]
발가락 지면에서 떼기(toe off)시간 (보행주기의 %)	66.00 ± 1.00	68.00 ± 3.00	0.04[a]
무릎 가동범위 각도	58.50 ± 2.10	53.90 ± 7.70	0.10
입각단계 동안 무릎 가동범위 각도	11.50 ± 4.90	7.50 ± 3.80	0.07
유각단계 동안 무릎 피크 굽힘의 시간 (보행주기의 %)	2.70 ± 1.90	75.50 ± 3.20	0.02[a]
엉덩관절 가동범위 각도	34.30 ± 5.90	31.30 ± 4.70	0.23
발 높이(cm)	11.90 ± 1.20	11.50 ± 1.90	0.62

[a] Seidel B, Krebs DE. 만성 실조증 및 불안정한 환자에서는 지지기저면이 넓지 않다.

출처 : J Rehabil Med 2002;34:288-292. Palliyath S, Hallett M, Thomas SL, et al. Gait in patients with cerebellar ataxia. Mov Disord 1998;13:962에서 허가를 받아 재게재.

성경화증 환자와 마찬가지로, 보행에 적응하는 능력 감소를 나타내고 있다; 이것은 장애물을 넘어가거나 또는 방향을 바꾸는 것 같은 복잡한 보행과제를 수행하는 능력을 위태롭게 한다. 보행하는 동안에 방향을 바꿀 때, 다발성경화증 환자는 연령을 일치시킨 기능장애가 없는 사람과 비교하여, 보행속도와 케이던스(cadence)가 감소하고, 작은 가쪽 안정성 여유(즉, 질량중심은 지지기저면의 옆모서리에 가까운 채로 남아 있다)를 갖고 있다. 다발성경화증 환자의 보행 운동학 및 안정성 여유는 균형이 손상된 고령자와 마찬가지이며, 이것은 손상된 균형의 결과로서 두 집단 모두가 이동운동을 적응시키기 위해, 유사한 전략을 사용한다는 것을 시사하고 있다(Denommé et al., 2014).

Thomas: 경직성 양측마비성 뇌성마비 (Spastic Diplegic Cerebral Palsy)

뇌성마비 경직성 양측마비 형태를 가진 7세의 Thomas는 연령이 같은 또래보다 훨씬 늦게 보행을 시작하였다. 그는 보조기구 없이 평균해서 0.5m/sec로, 연령을 일치시킨 또래보다 훨씬 느리게 걷는다. 그는 보행기로 걸을 때는 훨씬 빠르다. 가정과 학교에서 Thomas는 보행기로 걷거나, 보조기구 없이 걷지만, 지역사회를 이동할 때는 스쿠터를 사용한다. 그의 보행은 활보길이(stride length)와 보간의 감소에 의해 특징지어진다. 그는 보행의 입각단계와 유각단계 동안에, 과도한 발목 바닥쪽굽힘과 골반의 앞쪽 경사와 함께 과도한 엉덩관절 및 무릎관절 굽힘으로 특징적인 웅크림 보행 패턴으로 걷는다. 발 접지는 발 내반첨족 자세와 자주 앞발 접지로 비정상이다. 이 발의 위치는 보행 입각단계 내내 계속된다. 과도한 바닥쪽굽힘과 무릎관절 및 엉덩관절 굽힘을 부하 중에 볼 수 있고, 보행 입각단계 내내 계속된다. 과도한 굽힘은 종말입각단계까지 지속되고 엉덩관절과 무릎관절을 펼 수 없기 때문에, 전유각단계는 최소가 되거나 결여된다. 이 보행의 유각단계도 또한 과도한 무릎관절과 엉덩관절의 굽힘을 나타낸다.

Thomas가 경직성 양측마비성 뇌성마비 대신에, 경직성 반신불완전마비가 있었다면, 그는 웅크림 보행 패턴 대신에, 젖힌무릎(genu recurvatum) 보행 패턴을 나타냈을 것이다. 전자의 보행 패턴은 입각단계 동안에 무릎 과다 폄(젖힘)과 과도한 발목관절 바닥쪽굽힘을 특징으로 한다. 환자가 바닥쪽으로 굽혀진 발 위로 균형을 잡기 위해 앞쪽으로 기울일 때, 엉덩관절 굽힘과 몸통의 앞쪽 기울어짐이 일어날지도 모른다. 유각단계 동안에 부적절한 무릎 폄과 과도한 바닥쪽굽힘 때문에, 부하는 앞발 위에 걸린다.

유각단계 동안에, 발가락 끌기는 앞으로의 진행을 제약하기 때문에, 발을 자유롭게 하고 허벅지를 전진시키기 위해 몸통을 반대쪽으로 기울일 필요가 있다. 젖힌무릎 보행패턴은 경직성 반신불완전마비와 같은 편측 운동기능장애에서 더 일반적이다(Crenna, 1998; Gage, 1993).

Thomas의 보행에 대한 근전도 분석을 통해, 그의 문제를 다음의 네 가지 범주 중 하나로 분류할 수 있을지도 모른다. 그 네 가지 패턴은 (a) "불완전마비(paresis)" 또는 "근력저하 패턴(weakness pattern)"이라 불리는 운동단위의 결함이 있는 동원; (b) 이른바 경직 패턴이라 하는 근육이 신장하는 동안의 비정상적 속도의존성 동원; (c) "동시수축 패턴"이라 불리는 정상적인 상반억제 패턴의 상실을 수반한 대항근의 비선택적 활성화; 그리고 (d) 비신경성 문제 패턴인, 근육의 기계적 성질의 변화에 기인한 근골격계 억제와 연관성이 있는 문제이다(Crenna, 1998).

흥미롭게도, 경직성 편마비성 뇌성마비를 가진 아동에서는 편마비 쪽 다리와 이환되지 않은 다리의 양쪽에서 근육활동의 동시수축 패턴이 발견되었다. 따라서, 연구자는 동시수축이 자세 불안정성 또는 불완전마비를 보상하기 위해 관절을 뻣뻣하게 하는 것을 겨냥한 보상전략을 나타낸다는 가능성을 현재 고려하고 있다(Berger et al., 1984b; Crenna, 1998; Leonard et al., 2006). 개인에서 볼 수 있는 특정 보행 프로필은 방금 열거한 요인의 조합을 반영할 것이다. 따라서, 뇌성마비가 있는 각 개인은 약간 상이한 보행패턴을 나타낼 것이다.

걷고 있을 때, Thomas의 심장박동수와 산소비율은 그와 같은 나이또래 보다 더 높다. 연구자는 웅크림 보행 패턴의 전형적인 굽힘 자세가 안정성을 위해 추가적인 근육활동을 필요로 하기 때문이라고 믿고 있다. 흥미롭게도, 보행의 생리학적 비용은 전형적으로 발달하고 있는 어린이가 나이를 먹음에 따라 감소한다.

이와는 대조적으로, 뇌성마비가 있는 아동은 나이를 먹음에 따라, 보행의 생리학적 비용은 증가한다. 왜 이러한 일이 발생하는가? 보행의 생리학적 비용 증가는 뇌성마비에서 운동이상의 증가에 기인하는 것이 아니며, 그 이유는 이것이 비진행성 질환이기 때문이다. 그 대신에, 연구자는 보행과 연관성이 있는 산소비율이 체중과 신체 크기의 증가를 포함하는 신체의 형태학적 변화가 운동조절 장애와 상호작용을 하기 때문에 뇌성마비가 있는 아동이 나이를 먹음에 따라 증가한다고 믿고 있다. 이것은 연장의 어린이에서 보행의 생리학적 비용 증가를 초래한다. 결과적으로, 뇌성마비가 있는 연장의 어린이는 덜 걷게 되고 점점 더 힐체이에 의존하게 된다(Palisano et al., 2009).

마지막으로, Thomas는 앉은 자세에서 선 자세가 되는 과제에 필요한 힘을 생성하고 타이밍을 맞추는 능력에 영향을 주는 신경근육 기능장애 때문에, 일어서기를 포함하는 다른 이동성 과제에 어려움이 있다.

요약 SUMMARY

1. 비정상적인 보행은 많은 신경학적 병리의 공통된 특징이지만, 보행 장애를 만들어내는 기저에 있는 문제들은 (a) 근육의 부적절한 활성화와 같은 1차적 기능장애; (b) 구축과 같은 2차적 기능장애; 그리고 (c) 지속되는 기능장애에 직면하여, 이동성 요건을 충족하기 위해 개발된 보상전략에 따라 환자마다 다를 것이다. 보행에 영향을 미치는 신경근육 기능장애에는 불완전마비/근력저하, 근육긴장의 비정상, 손상된 선택적 조절 및 손상된 분절 내 및 분절 사이 협응이 포함된다. 손상된 협응에는 (a) 자세 또는 보행과 같은 자동적 과제 동안에 근육을 동원할 수 없는 것; (b) 근육 신장과 관계가 없는 보행 동안에, 근육의 부적절한 활성화; (c) 뻣뻣함을 증가시키고 움직임을 감소시키는 관절주위 작용근과 대항근의 동시 활성화; (d) 팔과 다리사이의 비동시화(desynchronization); 그리고 (e) 보행하는 동안에 근육활동의 크기를 조정하는 것과 관련된 문제가 포함된다.
2. 근골격 손상은 움직임을 제약하고, 근육에 작업부하를 증가시켜, 보행 요건을 충족하는 환자의 능력에 영향을 미친다. 입각단계 동안 관절 가동성 저하는 지지하는 발 위를 넘어 신체를 앞쪽으로 움직이는 것을 제한하여 진행에 영향을 미친다. 유각단계에서는 관절의 가동성이 저하하면, 발의 클리어런스가 감소하여 진행에 영향을 미치며, 체중을 수용하기 위한 적절한 발의 배치는 안정성에 영향을 미친다.
3. 감각장애는 이동운동 조절의 다음 영역에서의 문제로 이어질 수 있다. (a) 종말입각단계에 신호를 보내고, 이리하여 유각단계의 시작을 유발하는 것, (b) 보행에 예기치 않은 붕괴의 신호를 보내는 것, (c) 과제와 환경조건의 변화에 대해서 보행을 수정하는 데 중요한 다가오는 장애물을 발견하는 것.
4. 인지 시스템의 기능장애, 특히 보행과 연관성이 있는 주의요구의 증가는 중추신경계 병리가 있는 많은 환자에서 이중과제 간섭을 초래할 수 있다. 장애물 돌아가기 또는 넘어가기와 같은 보행과제 동안의 이중과제 간섭은 넘어짐 증가의 원인이 될 수 있다.
5. 앉은 자세에서 일어서기, 몸 구르기 및 침대에서 일어나기와 같은 이동활동을 수행하는 동안에, 건강한 젊은 성인은 모멘텀 전략을 사용하는 경향이 있으며, 이것은 움직임을 조절하기 위해 동심성 및 편심성 수축의 생성을 필요로 하고, 안정성을 보장한다.
   이와는 대조적으로, 빈번한 시작과 멈춤에 의해서 특징지어지는 힘의 조절 전략은 흔히 신경학적 기능장애가 있는 환자에 의해 사용된다. 이것은 움직임의 안정성과 진행성 양쪽 측면에 영향을 미치는 기능장애와 관련이 있다. 이것은 또한 임상의가 이동과제를 재훈련할 때 가장 일반적으로 가르치는 전략이다.

제 16 장

이동성 장애 환자의 임상관리

Clinical Management of the Patient with a Mobility Disorder

학습목표

이 장을 학습하면 독자는 다음과 같이 할 수 있다.

1. 노인과 신경학적 집단에서의 이동성 기능평가에 대한 과제지향적 접근법을 설명한다.
2. 기능적 이동성 기술을 정량화하기 위해 사용되는 기능적 검사와 측정을 검토한다. 이것에는 기능적 이동성 기술의 임상 측정(ICF 틀에서의 "허용능력")은 물론, 가정과 지역사회 환경 상황 속에서 이동성 행사에 참여하는 능력의 제한(ICF 틀에서의 "수행능력")이 포함된다.
3. 관찰에 의한 보행분석 과정을 보조하기 위해 사용되는 측정을 포함하는 보행 및 이동성 기술을 위한 전략을 평가하기 위한 임상방법을 비교하고 대조해본다.
4. 이동운동, 이동을 포함하는 기능적 이동성 제한을 치료하기 위한 과제지향적 접근법에 대해서 논의한다.
5. 부분적 및 전체적 이동성 훈련에 대해서 정의하고 그 예를 든다.
6. 과제지향적 훈련, 체중을 지지하거나 지지하지 않는 트레드밀 훈련, 로봇의 보조에 의한 이동운동 훈련 및 가상현실과 관련되는 증거를 포함하는 이동운동 훈련의 연구근거를 검토한다.

서론 INTRODUCTION

신경학적 병리가 있는 환자에서, 이동성 문제를 관리하는 것은 흔히, 기능적 자립으로 복귀하기 위한 열쇠가 된다. 뇌졸중 후에 반신불완전마비가 있는 53세 여성인 Genise T를 생각해보자.

그녀는 뇌졸중 이전에는 자택에서 자립하여 생활하고 있었다. 뇌졸중 후 4일에서, Genise는 대부분의 이동성 기능에서 의존적이었기 때문에, 침대에서 돌아다니는 일, 휠체어 또는 변기 겸용 의자(commode)로 이동하는 일, 일어서는 일에 보조를 필요로 하였다. 그 시점에서, 그녀는 걸을 수 없었고, 발을 내딛는 데 두 사람의 보조를 필요로 하였다. 이동성은 쇼핑, 청소 및 조리와 같은 많은 수단적 일상생활활동(IADLs)은 물론, 화장실가기, 이동 및 몸단장하기와 같은 많은 기본적 일상생활활동(BADLs)에 필수적이기 때문에, 이동성 기능을 재획득하는 것은 Genise가 기능적 자립을 회복하고, 그녀의 가정생활에 복귀하는 능력을 결정하는 중요한 요인이다. 기능적 자립의 회복에 대한 이동성의 중요성을 고려해볼 때, 그녀의 치료사에게 중요한 문제는 이동성 기술을 검사하고 재훈련하는 가장 효과적인 방법을 결정하는 것이다.

이 장에서는 보행 검사와 치료에 주로 초점을 맞춰서 이동성 기능부전이 있는 사람을 검사하고 치료하는 과제지향적 접근법을 소개한다. 이 책 전체를 통해서 이러한 것처럼 우리의 과제지향적 접근법은 기능수행, 능력장애 및 건강에 관한 국제 분류(ICF)와 시스템 틀의 양쪽에 기초하고 있다. 먼저, 다음의 것을 포함하는 이동성과 관련된 기능적 능력을 기록하기 위해 사용될 수 있는 몇 가지 검사와 측정을 검토하는 조사로 시작한다. 즉,

(1) 가정과 지역사회 환경에서 이동성 관련 활동[ICF 틀에서 "수행능력(performance)"이라 한다]의 참여 제약이라 정의되는 이동성 능력장애의 수준 및

(2) 표준 설정(standard setting) 내의 기능적 이동성 기술[ICF 틀에서 "허용능력(capacity)"이라 한다]을 포함한다. 이들 양쪽 수준의 검사와 측정을 포함하는 것은 일상생활 동안에 사람이 ***실제로*** 하는 것(수행능력)과 일상환경에서 사람이 ***할 수*** 있는 것 사이를 구별할 수 있도록 하기 때문에 중요하다(Holsbeeke et al., 2009).

기능을 평가하기 위해 선택되는 검사와 측정의 특정 집합은 진료환경, 환자의 기능수준 및 많은 경우, 특정 진단에 따라 달라질 것이라는 것을 기억해두는 것은 중요하다. 다양한 진료환경과 진단을 위해 권장되는 특정 검사와 측정에 관한 더 상세한 정보는 미국물리치료협회(APTA)의 Academy of Neurologic Physical Therapy Edge 태스크 포스 웹사이트에서 찾아볼 수 있다.

과제지향적 검사의 일환으로서 우리는 진행, 안정성, 적응을 포함하는 보행의 주요 과제를 달성하기 위해 사용되는 전략을 평가하는 접근법인 관찰에 의한 보행분석(OGA)의 과정에 대해 논의한다.

이 장의 후반에서는 주로 보행에 초점을 맞춰서 신경학적 병리가 있는 사람에서의 이동성 기술 재훈련에 대한 과제지향적 접근법을 설명하는 것과 관련된 문제를 다룬다. 이동성 기능을 제약하는 기저에 있는 기능장애를 개선하기 위해 사용되는 임상전략에 대한 논의로 시작하여, 기저에 있는 기능장애만의 치료가 이동성(이동운동)을 바꾸는 데 충분한지 어떤지를 판단하기 위한 몇 가지 연구를 검토한다. 다음으로, 기저에 있는 보행패턴(GP)을 수정하기 위해 사용되는 임상전략을 논의하고, 이들 전략을 뒷받침하는 증거를 검토한다. 우리는 가정과 지역사회 환경에서의 보행에 필수적인 복잡한 보행과제 수행을 개선하기 위한 전략을 포함하는 기능적 과제 훈련에 대한 검토로 옮겨간다. 여러 가지 신경학적 집단에서 이동성 훈련에 대한 과제지향적 접근법을 뒷받침하는 연구근거를 검토한다. 마지막으로, 보행 이외의 이동성 기술 훈련을 위한 전략들을 자세히 바라보고, 이들 전략을 뒷받침하는 증거를 검토한다.

검사에 대한 과제지향적 접근법
A TASK-ORIENTED APPROACH TO EXAMINATION

과제지향적 접근법에서, 이동성 검사는 (1) 기능적 과제수준, (2) 이동성 요건을 달성하기 위해 사용되는 필수적인 전략 및 (3) 이동성을 제약하는 기저에 있는 감각, 운동 및 인지 기능장애의 세 가지 수준에서 수행능력을 분석한다. 이 세 가지 수준의 검사에서는 다음의 질문에 답하려 하고 있다.

1. 환자는 기능적 이동성 과제를 어느 정도까지 수행할 수 있는가? 손상된 이동성이 일상생활활동과 사회적 역할에 관여하는 환자의 능력에 미치는 영향은 무엇인가?
2. 사람은 이동성 과제를 달성하기 위해 어떠한 전략을 사용하는가? 보행인 경우, 보행패턴이 보행의 진행 및 안정성 요건을 충족시키는 데에 효과적인가? 이 사람은 변화하는 과제와 환경조건에 보행을 적응시킬 수 있는가?
3. 이동성을 제약하는 감각, 운동 및 인지 기능장애는 무엇인가? 이들 기능장애는 중재를 통해 바뀌고, 그렇게 함으로써 사람의 능력을 향상시킬 수 있는가?

다음의 절에서는 특별히 보행에 초점을 맞추고, 이동성 기능을 측정하기 위해 사용되는 광범위한 검사를 검토한다. ICF 내에서는 이동성은 활동(예: 개인에 의해 수행되는 과제)과 참여의 영역(예: 기능수행의 사회적 수준)의 양쪽으로 간주된다. 이것은 이동성 기능을 분류하는 것을 어렵게 할 수 있다. 이 장에서는 표준화된 임상환경에서 수행되는 이동성 검사는 ICF의 허용능력(capacity)에 대한 개념(즉, 환자의 건강상태에 고유의 활동제한의 정도)을 파악하도록 설계된 활동 측정으로서 분류된다. 검사는 그 사람의 현재의 환경에서의 이동성 행동(자기 보고된 또는 관찰된)에 관한 정보(즉, 그 사람의 생활 장면에의 관여를 나타내는 참여 제한의 정도)를 수집할 때, 참여 또는 수행능력의 척도로서 분류된다(WHO, 2003). 활동 측정

에 대한 결과(10미터 걷기 임상검사의 보행속도와 같은)가 이동성 참여 즉, 그 사람 자신의 환경(수행능력의 ICF 개념)을 예측할 수 있거나 또는 예측할 수 없을지도 모른다는 것을 기억해 두는 것은 중요하다. 우리는 누구나가 검사와 측정을 분류하는 우리들의 접근법에 동의하는 것은 아니라는 것, 또한 많은 사람이 특정 검사 또는 측정을 분류하는 방법에 동의하지 않을지도 모른다는 것을 인식하고 있다. 해석과 오류가 있을 수 있지만, 우리는 이들 자료의 제시를 위해, 연구 분야나 건강 분야 전체에서 일관된 틀을 만들어내는 것이 중요하다고 생각한다.

참여 측정 : 가정과 지역사회 상황에서의 이동성 수행능력

Measuring Participation: Mobility Performance in Home and Community Contexts

신경학적 병리가 있는 많은 사람에 있어서, 지역사회 생활에의 재통합은 재활에서 가장 중요한 목표라고는 말할 수 없다 해도 중요한 위치를 차지하고 있다. 예를 들어, 능력 장애의 유무에 관계없이, 고령자에서 이동성의 저하는 그들의 가정 안팎에서의 사회생활에의 낮은 참여와 강력하게 연관성이 있다(예: 조직에 참여 또는 노인 센터)(Rosso et al., 2013). 고령자 사이에서는 넘어짐에 대한 염려조차도 사회 참여를 현저하게 저하시킬지도 모른다(Choi et al., 2020).

따라서, 가정과 지역사회 상황에서 보행은 지역사회 복귀과정의 중요한 부분이다. 제12장에서 논의한 것처럼 일상생활에서 이동은 변화하는 지형, 주위 조건, 주의요구와 함께 다양한 환경에서 걷는 능력을 필요로 한다. 게다가, 걷기는 짐을 운반하거나 환경을 유심히 살피거나 사회적인 상호작용에 관여하는 것 같은 다른 과제와 결합하여 가장 자주 수행된다. 이동성 관련 활동에 참여하는 능력의 제한을 "이동성 장애"라 부른다. 임상적 상황에서 측정된 이동성은 흔히 자연환경에서 보행의 복잡성을 정확히 포착하지 못한다. 따라서 사람이 실생활 상황에서의 이동성 행동을 예측하지 못할지도 모른다. 사람의 일상생활에서 이동성 행동을 반영하는 참여의 척도가 필요하다. 따라서, 가정과 지역사회 상황에서의 보행은 지역사회 재통합 과정의 중요한 부분이다. 제12장에서 논의한 것처럼, 일상생활에서의 이동성에는 다양한 환경에서의 걷는 능력이 필요하다. 이 때문에, 진료소와 같은 조절된 상황에서 측정된 이동성은 자연환경에서의 보행의 복잡성을 파악할 수 없을지도 모른다. 따라서, 이동성 영역의 참여를 예측할 수 없을지도 모른다(예: 사람의 실생활 상황에서 이동성 행동과 제약). 참여의 대부분의 척도는 사회적 역할과 일상생활 활동을 수행하는 동안에 그 사람이 어느 정도 이동할 수 있는지를 판단하기 위해, (개인 또는 그 대리인에 의한) 자기 보고에 의존하고 있다. 그 대신에, 보수계(pedometers)와 활동 모니터와 같은 기술을 사용하여, 이동성, 특히 보행행동을 직접적으로 객관적으로 측정할 수 있다. 활동에 기초한 모니터와 자기보고의 이동성 측정은 서로 다르지만 중요한 보완 정보를 제공한다. 따라서, 임상의와 연구자는 이동성 결손의 완전한 설명을 달성하기 위해 양쪽 유형의 평가를 고려해야 한다.

자기보고 수단(방법) *Self-Report Measures*

이동성을 포함하는 많은 영역에의 참여를 소사하기 위해 설계된 다수의 자기보고 도구가 이용 가능하다. 문헌의 검토에서, Andrews(2012)는 가장 일반적으로 인용된 이동성 관련 척도의 일람표를 작성하였다.

이들에는 Medical Outcomes Study Short Form-36(신체기능 하위척도), National Health and Nutrition Examination Survey(신체기능 설문지), Barthel Index(자기보고), 다리 기능의 척도 및 Craig Handicap Assessment and Reporting Technique(이동성 하위척도)이 포함된다(Andrews, 2012). 자기보고에 의한 이동성 측정의 다른 예에는 가정과 지역사회에서 수행되는 이동성과 자기관리 활동의 인지된 난이도를 측정하는 이동성 및 자기관리(MOSES) 설문지(Farin et al., 2007) 및 참여 요소와 관련된 인지된 선택성, 중요성, 만족도를 측정하는 참여조사/이동성(PARTS/M)(Gray et al., 2006)이 포함된다.

크레이그의 사회적 불이익 평가 및 보고기법(Craig Handicap Assessment and Reporting Technique[CHART]은 신체적 자립, 이동성, 직업, 사회 통합, 경제적 자급자족을 포함하는 다차원의 참여(사회적 불이익)를 측정한다(Hall et al., 2001; Walker et al., 2003; Whiteneck et al., 1992). 생활습관(LIFE-H)의 평가는 이동성을 포함하는 여러 영역에서의 난이도 수준, 보조의 유형 및 만족도를 측정한다. 또한 이것은 보조기술이 참여에 미치는 영향도 기록한다(Noreau et al., 2002, 2004).

이동성의 참여를 조사하는 또 다른 접근법은 특정 시간틀 내에서의 이동 빈도와 기간만이 아니라, 사람이 일상생활에서 의도적으로 이동하는 공간영역의 크기로서 정의되는 생활공간의 사용에 의한 것이다(Baker et al., 2003; Johnson et al., 2020; May et al., 1985). 생활공간은 가설적 조건 또는 실험적 조건하에서의 기능적 능력보다는 현실 세계에서 실제의 이동성 수행능력을 평가한다(Baker et al., 2003; May et al., 1985). 생활공간 설문지(LSQ : Life Space Questionnaire)는 가정과 지역사회 내에서의 개인의 이동성을 기록하기 위해 사용되는 측정의 한 예이다(Peel et al., 2005; Stalvey et al., 1999).

활동 모니터 *Activity Monitors*

활동 모니터링은 각 개인의 환경 내에서 이동운동 활동을 통찰하기 위해 사용되어왔다. 보수계는 걸음 수를 셈으로써 보행활동을 측정하기 위해서 흔히 사용되는 단순한 장치이다. 단순한 신체 활동 모니터를 사용해서, 입원환자의 뇌졸중 재활 중에 보행활동을 측정하기 위해 사용될 수도 있다(Klassen et al., 2017). 그러나, 앞에서 언급한 것처럼, 일상생활의 이동운동 활동은 다른 활동을 수행하면서 복잡한 환경에서 걷는 것으로 구성되어 있으며, 이것은 보수계의 한계의 하나를 보여주고 있다. 또 다른 한계는 보수계(및 거동기록장치[actigraph] 즉, 신체활동을 측정하기 위한 가속도계)로부터의 출력이 보행속도와 패턴에 의해서 혼란스러워진다는 것이다(Cyarto et al., 2004).

Orendurff와 동료들(2008)은 보행활동 모니터(step activity monitors: SAMs)를 사용하여, 취업해서, 전형적인 도시환경에서 생활하는 건강한 젊은 성인의 보행패턴을 조사하였다. 그들은 영유아의 보행(Lee et al., 2018)과 마찬가지로, 이 표본의 사람들의 일상생활에서 보행은 압도적으로 단기간의 보행으로 구성되었다는 것을 알게 되었다. 모든 보행의 40%는 연이어서 12보 미만이었고, 모든 보행의 60%는 30초 미만으로 지속되었다. 저자들은 일상생활에서의 보행은 대부분 수많은 시작, 종료, 속도 조정, 모퉁이에 대한 대응 그리고 임기응변 술책을 포함하여, 짧은 지속시간이라는 것을 시사하고 있다. 이것은 노인과 신경학적 집단에서 이동운동 훈련에 영향을 준다. 일정한 상황(단일 속도와 같은)에서 장시간 보행 연습에 대한 훈련을 제한하는 것은 일상생활에서의 보행 준비가 불충분할지도 모른다는 것을 시사하고 있다.

SAM과 보수계는 뇌졸중 후 다양한 환경에서 보행행동을 조사하기 위해 사용되어 왔다. SAM을 사용한 연구에서는 건강한 젊은 성인 중에서 하루의 평균 보수는 5,951보였다고 보고하고 있다. 신경학적 병리가 있는 사람의 보수는 상당히 낮다. 예를 들어, 뇌졸중이 있는 사람의 보수는 범위가 2,500보에서 4,700보에 이르고 있다(Michael et al., 2005; Mudge & Stott, 2009; Robinson et al., 2010; Shaughnessy et al., 2005).

보수계를 포함하는 활동 모니터는 이동운동 기능을 평가하거나 치료하기 위해(환자에 대한 되먹임의 원천으로서) 치료에서 일상적으로 사용되지 않는다. 해결해야 할 많은 기술적 한계가 있으나, 임상환경 상황 밖에서는 이동운동 활동을 촉진하는 유용한 방법이라 판명될지도 모르며, 따라서, 이동성에의 참여 증가를 촉진하는데 유용할 수 있다. 게다가, 보행의 모니터링은 이동성 훈련 프로그램에 관여하는 환자에게 유용한 결과 측정이라 판명될지도 모르며, 이동성 영역에의 참여에 통찰력을 제공할지도 모른다.

보행능력의 표준화된 측정방법
Standardized Measures of Walking Capacity

보행기능 검사는 흔히 환자가 걸을 수 있는 거리, 이 거리를 가로지르는 데 걸리는 시간 및 필요로 하는 보조수준(level of assistance; LOA)을 결정하는 데 초점을 맞추고 있다(Katz et al., 1970; Keith et al., 1987; Lawton, 1971). 검사받는 사람은 지정된 거리(예를 들어, 150피트)를 걷도록 요청받을 수 있고, 그 거리를 걷는 데 소요되는 시간이 기록될 수 있다. 그 대신에, 검사받는 사람은 특정 시간 동안을 걷도록 요청받고 그 보행거리가 기록될 수 있다.

보행속도 측정 *Measuring Gait Velocity*

많은 연구자는 보행속도는 단순하고 빠르며, 시간 변수 및 거리 변수의 복합 척도인 것처럼 생각되기 때문에, 보행기능의 단일 최상의 척도라는 것을 시사하고 있다(Brandstater et al., 1983; Murray et al., 1970; Richards et al., 1995). 예를 들어, 뇌성마비(CP)가 있는 보행 가능한 어린이 및 청년을 대상으로 한 연구에서는 속도와 활보길이(stride length)와 같은 보행 파라미터에서, 빠른 페이스(pace)에 의한 보행과 비교하여, 자기 페이스에 의한 보행을 조사하는 것에 임상적 가치가 있다는 것을 보여주고 있다(Chakraborty et al., 2020). 여러분은 자기 페이스의 보행속도와 빠른 페이스의 보행속도의 계산을 실습활동 16.1에서 경험할 수 있다. 사람이 자기가 선택한 보행속도를 정상 보행에 대한 퍼센티지로 환산하는 것은 이동능력을 개인, 가족 및 보험회사에 전달하는 효과적인 방법이 될 수 있다(Bohannon, 1997; Montgomery, 1987). 정상 보행속도의 퍼센티지를 알아내기 위해서는 신경학적으로

표 16.1 보행속도의 기준수치 : 연령대별과 성별에 의한 쾌적한 보행속도와 최대 보행속도

	쾌적한 속도(m/min)		최대 속도(m/min)	
연령대	남성	여성	남성	여성
20세대	83.6	84.4	151.9	148.0
30세대	87.5	84.9	147.4	140.5
40세대	88.1	83.5	147.7	127.4
50세대	83.6	83.7	124.1	120.6
60세대	81.5	77.8	115.9	106.4
70세대	79.8	76.3	124.7	104.9

출처 : Bohannon RW. Comfortable and maximum walking speed of adults aged 20 to 79 years: reference values and determinants. Age Ageing 1997;26:15-19에서 허가를 받아 변경.

손상되지 않은 사람에 대한 기준치(reference value)가 필요하다. 경우에 따라서는 80m/min의 표준 기준치가 사용된다. Bohannon(1997)은 230명의 건강한 신경학적으로 손상이 없는 사람으로부터의 데이터에 기초하여, 쾌적한 보행속도 및 최대 보행속도에 대한 규범 수치(normative values)를 공표하였다. 기준치는 성별과 연령(10년 단위로)의 양쪽에 특유한 것이고, 실제 보행속도(㎝/sec)와 키에 기준을 맞춘 보행속도(실제 보행속도[cm/sec]/키[cm])의 양쪽을 포함한다. 이 연구로부터의 기준수치(미터/분으로 환산)는 표 16.1에 나타냈다.

보행속도를 계산할 때 사용하는 최상의 거리는 얼마인가? 하나의 일반적인 방법에서는 옥내에서 10미터(33피트)

실습 활동 16.1

목적: 자기 페이스와 빠른 페이스 조건하에서의 보행속도를 결정한다.

절차: 10미터(33피트)의 보행 코스를 작성한다. 여러분은 정상상태 보행속도를 계산할 것이고, 그래서 여러분은 속도를 올리거나 내리지 않고, 일정한 속도로 걷기를 원한다. 첫 번째 표식의 약 3피트 앞에서 출발하여, 최적의 페이스로 걷기 시작하고, 적어도 두 번째 표식의 3피트 뒤까지 계속 걷는다. 스톱워치를 사용하여, 중간(표식을 붙인) 10미터를 걷는 데 걸린 시간을 계산한다. 이것을 3회 반복하고, 각 시도에 대한 시간을 기록한다. 이번에는 10미터를 가능한 한 빨리 걷는 검사를 반복하고, 그 시간을 기록한다. 여러분은 또한 거리에 수반하여 일어나는 보행속도의 차이를 알아내기 위해 Salbach 등(2001)이 권장하는 5미터의 거리를 사용하여 이 검사를 시도하기를 바랄지도 모른다. 게다가, 여러분은 보조기구가 보행속도에 미치는 영향을 알아내기 위해 1점 지팡이 또는 픽업(pickup) 또는 전륜 보행기와 같은 여러 가지 유형의 보조기구를 사용하는 검사를 반복할 수 있다.

과제

질문 1. 각 조건에 대한 3회 시도의 평균을 내고, 자기 페이스와 빠른 페이스의 두 조건에 대한 보행속도를 계산한다(총 보행거리 10미터[또는 5미터]를 경과시간[초]으로 나누고 미터/분으로 하기 위해 60을 곱한다). 자기 자신이 선택한 보행속도를 정상치의 퍼센트로 환산한다. 자기 자신이 선택한 보행속도를 빠른 페이스의 보행속도와 비교하고 보행속도의 증가율을 계산한다. 보조기구를 사용하는 것이 여러분의 보행속도를 어떻게 변화시키는가?

에 걸쳐서 측정된 보행속도를 계산한다(Collen, 1990). Guralnik과 동료들(1994)은 4미터(13피트)가 가정과 임상의 양쪽 환경에서 실현 가능하기 때문에, 선택할 수 있는 거리라고 보고하였다. 그러나, 거리가 길어지면 측정 정확도를 향상시켰다(Guralnik et al., 1994). 보행속도를 포함하는 보행 변수의 측정에서 하나의 중요한 가정은 진료소에서 시행된 측정이 생태학적으로 타당하다는 것이다. 즉, 현실세계에서의 사람의 능력을 반영한다. 이것은 사실이 아닐지도 모른다. 자연환경에서 관찰된 보행속도는 진료소에서 관찰된 보행속도보다 느렸다(Dean et al., 2001; Moseley et al., 2004). 쇼핑몰과 혼잡한 병원의 복도에서와 같은 더 복잡한 환경에서의 보행속도가 느려진 것은 이들 환경에서의 이동성에 대한 추가적인 요구에 기인할 가능성이 있다.

어떤 지표이든 결과 지표(outcome measure)로서 유용하기 위해서는 임상적으로 의미가 있고, 기능에서의 중요한 차이와 연관성이 있는 최소한의 변화량을 결정할 필요가 있다. Tilson과 동료들(2010)은 뇌졸중 후 20~60일의 사람에서, 통상적인 보행속도에 대해서 최소한의 임상적으로 중요한 차이(minimally clinical important difference: MCID)는 0.16미터/초라고 추정하였다.

MCID는 기준 보행속도 및 진단의 함수로서 변화할지도 모른다. Palombaro 등(2006)과 Perara 등(2006)은 모두, 보행속도에 대한 MCID가 0.10미터/초라고 보고하였다. 이 추정치는 이동성 장애(예: 엉덩관절 골절)를 가진 고령자, 뇌졸중 후 생존자 및 지역사회 거주 고령자를 포함하는 다양한 참여자에서부터의 데이터에서 얻은 것이다. 고령자 중에서, 0.10미터/초의 보행속도 변화는 능력장애의 감소와 더 나은 생존율과 연관성이 있었다(Hardy et al., 2007). Bohannon과 Glenney(2014)는 뇌졸중, 엉덩관절 골절, 다발성경화증, 또는 이들이 혼재된 상태에 있는 사람들의 집단에서는 보행속도에 대해 10~20m/sec의 MCID를 다양한 환자 집단에 걸쳐 사용할 수 있다는 것을 보여주었다.

개인이 자기가 선택한 보행속도를 계산할 수 있는 것은 중요하다. 그 이유는 보행에서 걷는 능력과 자신감의 양쪽에 대한 누적 득점을 나타내기 때문이다(Brandstater et al., 1983; Richards et al., 1995). 이것은 또한 보행속도가 정상 속도의 30% 미만인 사람은 일반적으로, 지역사회를 걸어 돌아다니는 사람이 되지 않기 때문에, 이동성과 관련된 능력 장애 수준을 추측하기 위해서도 사용할 수 있다(Perry et al., 1995). 그러나, 임상의는 비교적 이상적인 임상조건 하에서 짧은 거리 동안에 측정된 보행속도가 더 긴 거리에 대한 그리고 더 자연스런(그리고 흔히 결코 이상적이 아닌) 상황애서의 보행능력을 반영한다고 가정할 때에는 주의할 필요가 있다.

보행 지구력 측정: 2분, 6분 또는 12분 보행검사

Measuring Walking Endurance: 2-, 6-, or 12-Minute Walk Tests

지역사회에서의 자립한 이동성에는 충분한 보행속도만이 아니라, 보행 지구력도 필요하다(Hesse et al., 1994). 따라서, 환자가 걸을 수 있는 거리를 측정하는 것은 보행을 재훈련할 때의 중요한 결과이다. 기능적 자립척도(Functional Independence Measure: FIM)와 같은 일상생활활동(ADL) 척도는 거리측정에 기초한 보행의 자립성을 평가한다(Keith et al., 1987).

12분간 보행검사는 만성 호흡기질환이 있는 환자의 운동내성(exercise tolerance)을 검사하기 위해 설계되었다(McGavin et al., 1976). 그러나, 연구자들은 2분간 및 6분간 양쪽의 보행검사가 비록 12분 보행검사와 비교하여 환자의 운동내성 수준을 식별하는 데 약간 덜 민감하지만, 동등하게 신뢰성이 있다고 판단하였다(Butland et al., 1982). 6분간 보행검사는 APTA의 Academy of Neurologic Physical Therapy Edge의 태스크 포스 팀의 대부분에 의해 식별된 권장되는 수단의 하나이다.

6분 보행검사의 연령(지역사회에 거주하는 65세 이상의 고령자) 및 성별 특유의 기준치가 Functional Fitness Test의 일환으로서 공표되어 있다(Rikli & Jones, 2001).

게다가, 만성 뇌졸중이 있는 실험대상자에서의 이동성 척도를 검토한 연구에서, Ng와 Hui-Chan(2005)은 6분간 보행검사에서 보행한 평균 거리가 연령을 일치시킨 대조집단에서 416.5 ± 95.7피트인 것과 비교하여, 뇌졸중이 있는 실험대상자에서는 202 ± 88피트였다고 보고하였다.

Wise와 Brown(2005)은 6분간 보행검사에 대한 MCID는 54~80미터라고 추정하였다. 그러나, 보행 측정에서 임상적으로 유의미한 차이는 보행한 거리(예: 2분 대 6분), 진단 및 보행 기능장애의 중증정도에 따라 달라진다(Baert et al., 2014). Bohannon과 Crouch(2017)는 만성폐쇄폐질환, 폐암, 관상동맥질환, 미만성실질폐질환 및 비낭포성섬유증기관지확장증이 있는 사람들 및 넘어짐의 두려움이 있는 성인에서 14.0~30.5미터의 MCID를 결정하였다.

진료를 위한 기술 장치. 보행을 분석하기 위한 실험실적 방법(예: 동작분석, 근전도[EMG] 및 힘판)을 사용하는 것은 비용이 많이 들고 시간을 소비하며, 특정 전문지식을 필요로 한다. 그 결과, 임상현장에서는 현실적이지 않다. 그러나, 보행의 공간적 및 시간적 측면을 정량화할 수 있고, 진료소에서 사용할 수 있는 수많은 단순한 장치가 개발되고 있다. 이들 장치는 그 복잡성과 비용이 다양하지만, 치료사가 임상장면 내에서 특정 보행 파라미터를 측정하는 치료사의 능력을 향상시킬 수 있다.

예를 들어, 휴대용 활보 분석기(즉, 허리띠에 장착된 가벼운 이동식 데이터 수집상자와 접속된 4개의 압축폐쇄 방식의 발로 밟는 스위치가 내장된 신발 안창)와 다양한 유형의 계기가 장착된 보행로 또는 착용 가능한 센서에 기초한 보행 분석기를 사용하여, 임상현장 및 실생활 상황에서의 보행능력을 객관적으로 평가할 수 있다. 일부 연구는 보행활동 중, 또는 서로 다른 조건을 가진 사람들이 Dynamic Gait Index 또는 Timed Up and Go와 같은 검증된 임상시험을 실행하는 경우에도, 새로운 착용 가능한 센서를 통합하고 있다(Anastasi et al., 2019; Carpinella et al., 2018).

Shah와 동료들(2020)은 MS와 파킨슨병(PD)이 있는 사람들과 연령을 일치시킨 대조집단의 보행의 양과 질을 객관적으로 측정하였다. 참여자는 발등과 허리부위에 3개의 관성 센서를 장착하였다. 그들은 이동성의 양(예: 활보의 중간 수치)은 MS가 있는 사람들의 보행 결손을 대조집단과 가장 잘 식별하였고, 한편, 회전각도로서 측정된 움직임의 질은 PD가 있는 사람들의 보행 결손을 대조집단과 가장 잘 식별한다는 것을 발견하였다.

복잡한 보행과세의 측정

Measures of Complex Walking Tasks

보행의 공간적 및 시간적 측면의 측정은 중요하지만, 상당히 정적인 조건(이상적인 주변 조건에서 평지를 쾌적한 속도로 똑바른 길을 걷다) 하에서의 보행을 검사하는 것에 한정된다. 출발과 정지, 방향과 속도의 변경, 장애물을 넘기거나 장애물 주위를 돌아서 걷는 것, 그리고 대화, 무언가를 보기 위해 고개를 돌리는 것, 보행 중에 물체를 운반하는 것과 같은 복수 과제의 통합을 포함하는 지역사회 환경에서 이동성의 더 특징적인 광범위한 보행 기술(skill)을 조사하기 위해, 몇 가지의 이동성 척도가 개발되었다. 따라서, 이들 검사에는 폐쇄기술(closed-skill) 과제라 정의되는 방해받지 않는 보행의 검사만이 아니라, 이동운동에 대한 예상된 방해 그리고 예상 밖 방해의 양쪽에 대해서 수정하고 적응하는 능력도 포함되어 있다. 검사를 선택할 때, 임상의는 검사받은 환자에서 이동성 기능장애의 중증정도를 염두에 두고, 천장효과(너무나도 쉬운 검사) 또는 바닥효과(너무나도 어려운 검사)의 어느 것인가를 피하기 위해, 적절한 척도를 선택해야 한다.

시간제한을 설정한 일어나서 걷기(TUG) 검사 (Timed Up and Go Test). 일어나서 걷기(TUG) 검사(Mathias et al., 1986)는 고령의 성인에서 일상의 이동성 기술에 영향을 주는 균형문제를 찾아내기 위한 신속한 선별검사 도구로서 개발되었다. 이 검사는 실험대상자가 의자에서 일어나서, 3미터를 걷고, 돌아서서 되돌아오는 것을 필요로 한다. 수행능력은 다음의 척도에 따라서 득점을 기록한다. 1 = 정상; 2 = 매우 약간 비정상; 3 = 경증 비정상; 4 = 중등도로 비정상; 5 = 중증으로 비정상. 이 검사에서 득점 3 또는 그보다 높은 득점을 한 고령자 중에서 넘어짐에 대한 위험성이 증가한 것을 발견하였다.

TUG 검사는 수행능력에 타이밍 요소를 추가함으로써, 원래의 검사를 수정한다(Podsiadlo & Richardson, 1991). TUG는 APTA의 Academy of Neurologic Physical Therapy Edge 태스크 포스에서 권장하는 핵심 측정의 하나이다.

균형과 이동성 기술에서 자립하고 있는 신경학적으로 온전한 성인은 10초 이내에 이 검사를 수행할 수 있다. 이 검사는 바르텔 지수(Barthel index)에 의해 측정된 것 같은 기능적 능력과 잘 상관성이 있다. 이 검사를 완료하는 데 30초 이상 걸린 신경학적 병리가 있는 성인은 대부분의 일상생활 활동과 이동성 기술에서 의존적이었다.

Isles 등(2004)은 신경학적 또는 근골격계 진단이 알려지지 않은 20~80세이고, 자립해서 보행하는 456명의 지역사회에 거주하는 여성에서의, TUG를 포함하는 다양한 균형 검사에 대한 정상 수치를 공표하였다. TUG를 완료하는 데 걸린 시간의 연령관련 변화를 표 16.2에서 요약하고 있다. 이 표에서는 또한 2개의 가장 고령 집단으로부터의 데이터를 다른 공표된 연구로부터의 데이터와 비교하고 있다. 또한 TUG의 8피트 버전(원래 검사에서 사용되는 것 같은 10피트가 아니라 8피트를 걷는다)을 위한 연령(65세 이상)과 성별에 기초한 기준이 있으며, 이것은 신경학적으로 온전한 고령자를 위한 기능적 피트니스 검사(Functional Fitness Test)의 일부분으로서 개발되었다(Rikli & Jones, 2001).

TUG에 2차 과제를 추가함으로써, 임상의는 인지적 요구가 보행에 미치는 영향을 조사할 수 있다. 2중 과제 TUG (TUG_{DT})는 원래, 지역사회에 거주하는 고령자의 넘어짐

표 16.2 시간제한을 설정한 일어나서 걷기(Timed Up and Go) 수치의 비교

	연령					
	20~29 (n = 40)	30~39 (n = 47)	40~49 (n = 95)	50~59 (n = 93)	60~69 (n = 90)	70~79 (n = 91)
평균 ± 표준편차	5.31 ± 0.25	5.39 ± 0.23	6.24 ± 0.67	6.44 ± 0.17	7.24 ± 0.17	8.54 ± 0.17
공표된 기준수치	해당 없음	해당 없음	해당 없음	해당 없음	8(60-88) Steffen 8.42(65-85) Shumway-Cock 13.05(65-86) Hughes	8.5(70-84) Podsiadlo 8(60-88) Steffen 8.42(65-85) Shumway-Cock

출처 : Isles RC, Chow NL, Stur M, et al. Normed values of balance tests in women 20-80. J Am Geriatr Soc 2004;53:1370 (Table 1)에서 허가를 받아 변경.

위험성의 척도로서, 2차 과제를 추가하는 것이 TUG의 민감도와 특이성이 증가하는지를 확인하기 위해 만들어졌다(Shumway-Cook et al., 2000). 매우 많은 고령자가 다양한 과제를 수행하는 동안, 안정성을 유지하는 것이 어렵기 때문에, 2중 과제 조건하에서 TUG를 수행하는 것은 넘어지기 쉬운 고령자를 식별하기 위해 더 민감한 방법일 것이라는 가설이 세워졌다. 결과는 TUG를 완료하는 데 걸린 시간이 2중 과제 조건하에서 유의미하게 길었으나, TUG 단독에서는 지역사회에 거주하는 고령자의 넘어짐 상태의 민감하고 특이적인 지표였다는 것을 보여주고 있다. 따라서, 완료하는 데 몇 분밖에 걸리지 않는 비교적 단순한 선별검사인, TUG는 지역사회에 거주하는 고령자의 기능적 이동성 수준과 넘어짐 위험성의 양쪽을 선별하기 위한 타당한 방법인 것처럼 생각된다.

또한 뇌졸중(Faria et al., 2009; Ng & Hui-Chan, 2005)과 파킨슨병(Campbell et al., 2003; Dibble & Lange, 2006; Morris et al., 2001)에 뒤따르는 이동성을 조사하기 위한 신뢰할 수 있고 타당한 검사라는 것을 보여주고 있다. 뇌졸중 후, TUG를 완료하는 시간은 반신불완전마비성 바닥쪽굽힘근(그러나 경직은 아니다)의 근력, 보행 파라미터(예: 보행속도와 보폭) 및 보행 지구력(6분간 보행검사에서 처리된 거리)과 유의미하게 연관성이 있었다(Ng & Hui-Chan, 2005). 연구자들은 또한, 또 다른 운동과제(물이 가득 찬 유리컵을 들다)와 동시에 TUG를 수행하는 것은 뇌졸중이 있는 사람들의 기능적 이동성 평가에 신뢰성이 높고, 타당성이 있으며, 다리의 Fugl-Meyer 평가, Berg 균형척도 득점 및 5회 STS의 수행시간과 상관성이 있다는 것을 발견하였다(Chan et al., 2017). 저자들은 만성 뇌졸중이 있는 사람에 대해서, TUG 운동시간의 최소한의 검출 가능한 변화는 3.53초라 보고하였다.

TUG는 또한, 신체적 능력 장애의 유무에 관계없이, 어린이의 이동성 기능의 타당하고 신뢰성 있는 검사의 하나이기도 하다(Gan et al., 2008; Williams et al., 2005). 검사 절차에 대한 약간의 수정을 하는 것은(예: 어린이가 가도록 지시하는 것이 아니라, 어린이가 움직이기 시작할 때 시작하는 것) 3세와 같은 아동에게도 검사를 사용할 수 있게 하고 있다(Williams et al., 2005). 3~5세의 전형적으로 발달하는 어린이에서는 TUG를 완료하는 평균(±표준편차) 시간은 6.7 ± 1.2초였으나, 5~9세의 어린이에서는 5.1 ± 0.08초로 감소하였다.

Himuro 등(2017)에 의한 체계적 고찰에서는 TUG가 5분 이내에 쉽게 수행될 수 있어, CP가 있는 어린이 및 청년의 기능적 보행이동성 및 동적 균형의 능력을 측정할 수 있다는 것을 보여주었다. 그러나, 저자들은 참여자 수가 적다는 것, 측정오차와 반응성(즉, 임상적 변화를 검출하는 능력)에 관한 한정된 증거를 포함하는 현재의 연구에서 많은 한계가 있다는 것에 주목하고 있다.

TUG는 환자가 보조를 받지 않고 걸을 수 있는 이들

사례연구에서 이동성을 평가하기 위해 사용되어왔다 (Jean, Mike, John, Sue, Thomas 및 Bonnie).

동적 보행지수. 동적 보행지수(Dynamic Gait Index [DGI])는 변화하는 과제 요구에 대응하여, 보행을 수정하는 환자의 능력을 평가하고 기록하기 위해, Shumway-Cook 등(1997a)에 의해 개발되었다. 원래의 채점 체계(scoring system)에서는 GP(보행페턴)와 LOA(보조수준)의 두 인자를 사용하여, 보행 수행능력을 0~3의 순서 척도로 평가하였다. 24점 중 19점의 득점은 고령자의 넘어짐의 위험성이 높아지는 지표라 생각되고 있다(Shumway-Cook et al., 1997). 지역사회에 거주하는 고령자를 대상으로 한 연구에서는 DGI의 .MCID를 1.90으로 설정하였다(Pardasaney et al., 2012). 이 연구의 저자들은 DGI의 기준치에 기초하여 2개 하위 집단에 대해 2개의 MCID 값을 제안하였다. 즉, DGI<21/24의 고령자는 MCID가 1.80, DGI≥21/24의 고령자는 MCID가 0.60이었다.

DGI의 수정판(the mDGI)은 Shumway-Cook과 동료들(2013)에 의해 개발되었고, 995명의 개체집단(신경학적 병리와 이동성 기능장애가 있는 855명의 환자와 140명의 비신경학적으로 기능장애가 있는 대조집단)에 대해서 검사하였다(Matsuda et al., 2014, 2015; Shumway-Cook et al., 2013, 2015). mDGI는 원래의 8개 과제를 보유하고 있으나, LOA, GP 및 시간의 3개 측면을 평가하는 새로운 채점 체계를 사용한다. mDGI는 평가도구 16.1에 나타내고 있다. 수많은 연구자가 DGI (Hall & Herdman, 2006; Herman et al., 2009; Jonsdottir & Cattaneo, 2007; Marchetti et al., 2008; McConvey & Bennett, 2005; Whitney et al., 2000, 2003; Wrisley et al., 2003) 및 mDGI (Shumway-Cook et al., 2013; 2014; Matsuda et al., 2014a; 2014b)의 양호한 신뢰도(평가자사이와 검사-재검사)와 타당성을 실증하고 있다. DGI에 대한 MCID는 4점인 것처럼 보인다(Wrisley et al., 2002). DGI는 지역사회 보행자인 환자를 위한 우수한 결과척도이다. 그러나, 보조 없이 걸을 수 없는 Genise 및 Malachi와 같은 환자에게는 적절하지 않다.

기능적 보행평가. 기능적 보행평가(FGA) 도구는 DGI에 기초한 복잡한 보행과제에 대한 10개 항목 평가이다(Wrisley et al., 2004); 이것을 평가도구 16.2에 나타냈다. Wrisley와 동료들은 안뜰장애를 가진 사람의 개체집단 내에서 FGA의 심리측정 특성을 조사하였다.

평가자내 신뢰도(ICC = 0.74)가 양호하였던 것처럼, 평가자사이 신뢰도는 양호하였다(ICC = 0.86). FGA는 TUG, DGI, 활동 특이적 균형 신뢰도(Activities Specific Balance Confidence; ABC) 척도 및 현기증 불이익 지표(Dizziness Handicap Index)를 포함하는 다른 균형척도와의 양호한 동시 타당성을 갖고 있다. ≤22/30의 컷오프 득점은 고령자에서 넘어짐 위험성을 분류하고, 지역사회 거주 고령자에서 이유가 밝혀지지 않는 넘어짐을 예측하는데 효과적이었다(Wrisley & Kumar, 2010). FGA는 PD가 있는 사람들의 넘어짐 위험성의 척도로서 검증되어 있고, 컷 포인트는 18/30이다. FGA는 APTA의 Academy of Neurologic Physical Therapy Edge 태스크 포스가 권장하는 핵심 수단 중의 하나이다.

대화할 때 보행중단. 대화할 때 보행중단(Stops Walking When Talking; SWWT) 검사에서는 2차 과제인 대화가 보행에 미치는 영향을 조사한다. 이 검사에서, 검사자는 걷고 있는 사람과 대화를 시작한다. 대화를 하기 위해 걸음을 멈추는 사람은 긍정적 반응을 나타낸다. SWWT 검사는 허약하고 보호시설에 수용된 고령자(Lundin-Olsson et al., 1997) 중에서 95%의 특이도(specificity)이지만 48%의 민감도(sensitivity)로 좋은 예측인자였다. SWWT 검사에서는 파킨슨병이 있는 사람의 넘어짐을 예측하지 않았다(Bloem et al., 2000).

Hyndman과 Ashburn(2004)은 뇌졸중 후의 SWWT 검사의 예측능력을 조사하였다. 검사를 받은 63명의 실험대상자 중, 26명이 대화할 때 걸음을 멈췄고 그들 중 16명은 6개월의 추적조사 기간 동안에 넘어졌다. 따라서, 뇌졸중이 있는 사람에서, SWWT 검사는 70%의 특이도(33명 중 23명)와 53%의 민감도(30명 중 16명)를 갖고 있었다.

SWWT 검사는 사람이 대화를 할 때 걸음을 멈추는지 어떤지와 관련하여 긍정적인 결과가 정의되기 때문에 제한적이다. 따라서, 속도를 줄이지만 걸음을 멈추지 않는 또는 그 대신에 속도를 유지하지만 불안정한 사람은 SWWT 검사에 의해서 위험에 노출되어 있다고는 확인되지 않는다. 대화를 하고 있을 때 보행속도가 느리지만 멈추지 않는 사람을 파악하려는 노력으로 임상의는 2차 과제가 4, 8미터 또는 10미터 보행검사 동안에 측정된 평상시의 보행속도에 미치는 영향을 조사하였다. 2차 과제를 수행하는 동안, 보행속도 감소는 뇌졸중(Bowen et al., 2001), 파킨슨병(Rochester et al., 2004)이 있는 사람, 그리고 넘어질 위험성에 노출된 고령자를 포함하는 다양한 신경학적 병리를

평가도구 16.1

수정된 동적 보행지수

1. 보행 수평면 (Gait Level Surface)

기구 : 줄자, 마루용 마스킹테이프, 스톱워치

설정 : 이 검사에는 23피트의 거리가 필요하다.
테이프 조각으로 보행 코스 시작부분을 표시한다.
테이프 조각을 10피트와 20피트 거리에 놓는다.
참가자에게 20피트 지점을 지나 또 다른 3피트를 계속 걷도록 지시해야 한다.

참가자에 대한 지시 : 이 선 위에 있는 발가락에서부터 시작한다. 내가 "시작하시오"라고 말하면,
여기서부터 정상적 페이스로 이 선을 *지나* 걷기 시작한다 (참가자에게 20피트 선을 가리킨다).
반드시 이 선을 지나 계속해서 걷도록 하라.
내가 여러분에게 무엇을 하도록 원하고 있는지를 이해하고 있는가? 준비가 되었는가? "시작하시오."

검사자의 지시와 채점 : 시간 측정은 검사자가 "시작하시오"라고 말할 때, 시작된다.
최초의 발이 20피트 선을 건널 때 시간 측정을 멈춘다.
보조수준(LOA)과 보행패턴(GP)에 대한 순서득점(ordinal score)에 동그라미를 그린다.
적용되는 *가장 낮은 범주에* 표식을 한다.

시간 : ____________ **초**

순서 시간 수준 : ____________

- **(3) <6.0 초**
- **(2) 7.6~6.0 초**
- **(1) 15.2~7.7 초**
- **(0) >15.2 초 또는 할 수 없다**

보행패턴(GP) :

- (3) **정상 :** 20피트를 걷다, 정상 보행패턴이고, 불균형의 증가가 없다.
- (2) **경증 기능장애 :** 20피트를 걷다, 경증의 보행 일탈 또는 경증의 불균형.
- (1) **중등도 기능장애 :** 20피트를 걷다, 중등도의 보행 일탈, 불균형의 분명한 증거가 있으나, 자주적으로 회복한다.
- (0) **중증 기능장애 :** 20피트를 걸을 수 없거나 또는 심한 보행 일탈로 걷거나 또는 균형을 자주적으로 유지할 수 없다.

보조수준(LOA) :

- (2) 보조가 없다.
- (1) 보조기구를 사용하다(보조기 또는 고정기구를 제외한다).
- (0) 다른 사람의 신체적 보조를 필요로 한다(접촉 보호를 포함한다).

2. 보행속도의 변화 :

설정 : 1과 같다.

참가자에 대한 지시 : 이 선 위의 발가락에서부터 시작한다.
내가 여러분에게 *"시작하시오"*라고 말할 때 여러분의 정상 속도로 걷기 시작한다.
내가 *"빨리 가시오"*라고 말할 때 나는 내가 *멈추라고* 말할 때까지 여러분이 가능한 한 빠르고 안전하게 걷기를 원하고 있다. 내가 여러분에게 무엇을 하도록 원하고 있는지를 이해하고 있는가? 준비가 되었는가?
"시작하시오."

검사자의 지시와 채점 : 시간 측정은 검사자가 *"시작하시오"*라 말할 때 시작된다.
최초의 발이 20피트 선을 건널 때 시간 측정을 멈춘다.
10피트에서 참가자에게 *"빨리 가시오"*라 말한다.
참가자가 속도, 보행에 대한 증거, 또는 균형 문제를 크게 바꿀 수 있는지 어떤지를 관찰한다.
보조수준과 보행패턴 수준의 득점에 동그라미를 그린다.
적용되는 *가장 낮은 범주에* 표식을 한다.

시간 : ____________ **초**

순서 시간 수준 : ____________

- **(3) <4.9 초**
- **(2) 6.8~4.9 초**
- **(1) 11.7~6.9 초**
- **(0) >11.7 초 또는 할 수 없다**

보행패턴 :

- (3) **정상 :** 균형 상실 또는 보행 일탈 없이 보행속도를 원활하게 바꿀 수 있다.
  정상 속도와 빠른 속도 사이에서 보행속도의 상당한 차이를 나타낸다.
- (2) **경증 기능장애 :** 속도를 바꿀 수 있으나 약간의 보행 일탈 또는 경증의 불균형을 나타내어 보이거나; **또는** 보행 일탈은 없으나 속도의 의미 있는 변화를 성취할 수 없다.
- (1) **중등도 기능장애 :** 보행속도에 약간의 조정을 가하거나 또는 상당한 보행 일탈로 속도변화를 성취하거나 또는 균형을 상실하지만 회복하여 계속해서 걸을 수 있다.
- (0) **중증 기능장애 :** 속도를 바꿀 수 없거나, 또는 균형을 상실하고 자주적으로 회복할 수 없다.

보조수준 :

- (2) 보조가 없다.
- (1) 보조기구를 사용하다(보조기 또는 고정기구를 제외한다).
- (0) 다른 사람의 신체적 보조를 필요로 한다(접촉 보호를 포함한다).

평가도구 16.1

수정된 동적 보행지수 *(계속)*

3. 수평방향으로 머리를 돌려서 보행하다

설정 : 같다.

참가자에 대한 지시 : 이 선 위의 발가락에서부터 시작한다. 내가 *"시작하시오"*라 말할 때, 정상 페이스로 걷기 시작한다. 내가 *"오른쪽을 보시오"*라 말할 때, 계속해서 똑바로 걷지만, 머리를 오른쪽으로 돌린다. 내가 *"왼쪽을 보시오"*라고 말할 때까지 계속해서 오른쪽을 보고, 그 다음에 계속해서 똑바로 걷고, 내가 *"똑바로 보시오"*라고 말할 때까지 머리를 왼쪽으로 돌린다. 그 다음에 똑바로 걷지만, 머리를 중앙으로 되돌린다. 내가 여러분에게 무엇을 하도록 원하고 있는지를 이해하고 있는가? 준비가 되었는가? *"시작하시오."*

검사자의 지시와 채점 :
시간 측정은 검사자가 *"시작"*이라 말할 때 시작된다. *최초의 발이* 20피트 선을 건널 때 타이밍을 멈춘다. 참가자가 약 3보를 걸은 후, 그들에게 *오른쪽을 보시오*라고 요청한다. 약 3보를 더 걸은 후 그들에게 *왼쪽을 보시오*라고 요청한다. 그리고 3보를 걸은 후 그들에게 *똑바로 보시오*라고 요청한다. 보조수준과 보행패턴에 대한 순서 득점에 동그라미를 그린다. 적용되는 *가장 낮은 범주에* 표식을 한다.

시간 : ____________ 초

순서 시간 수준 : ____________

- **(3) <6.2 초**
- **(2) 8.5~6.2 초**
- **(1) 14.5~8.6 초**
- **(0) >14.5 초 또는 할 수 없다**

보행패턴 :

- (3) **정상 :** 보행패턴의 변화 또는 불균형의 증거 없이 머리 회전을 원활하게 수행한다.
- (2) **경증 기능장애 :** 약간의 머리운동 감소가 있거나 **또는** 보행패턴의 약간의 변화로 머리 회전을 수행하거나 **또는** 보행로에 대한 약간의 혼란 **또는** 가벼운 불균형.
- (1) **중등도 기능장애 :** 머리운동의 중등도의 감소 **또는** 보행패턴의 중등도의 변화로 머리회전을 수행한다, 또는 중등도의 불균형이 있지만 자주적으로 회복한다.
- (0) **중증 기능장애 :** 머리를 돌릴 수 없다, **또는** 중증의 보행 중단으로 머리 회전을 중단한다, 즉, 길의 15인치 바깥쪽으로 비틀거린다, **또는** 멈춘다, **또는** 균형을 상실하고 자주적으로 회복할 수 없다.

보조수준 :

- (2) 보조가 없다.
- (1) 보조기구를 사용하다(보조기 또는 고정기구를 제외한다).
- (0) 다른 사람의 신체적 보조를 필요로 한다(접촉 보호를 포함한다).

4. 수직방향으로 머리를 돌려서 보행하다

설정 : 같다

지시 : 이 선 위의 발가락에서부터 시작한다. 내가 *"시작하시오"*라고 말할 때, 정상속도로 걷기 시작한다. 내가 *"올려다 보시오"*라고 말할 때 계속해서 똑바로 걷지만, 머리를 기울여서 천장을 올려다본다. 내가 *"내려다 보시오"*라고 말할 때까지 계속해서 올려다보고, 그 다음에 계속 똑바로 걷고 머리를 아래로 기울인다, 그리고, 내가 *"똑바로 보시오"*라고 말할 때까지 바닥을 보고, 그 다음에 계속해서 똑바로 걷지만, 머리를 중앙으로 되돌린다. 내가 여러분에게 무엇을 하도록 원하고 있는지를 이해하고 있는가? 준비가 되었는가? *"시작하시오."*

검사자의 지시와 채점 :
시간 측정은 검사자가 *"시작하시오"*라고 말할 때 시작된다. 참가자가 약 3보를 걸은 후, 그들에게 *올려다보도록* 요청한다. 약 3보를 더 걸은 후, 그들에게 *똑바로 걷도록* 요청한다. *첫 발이* 20피트 선을 건너갈 때, 시간 측정을 멈춘다. 보조수준과 보행패턴에 대한 순서득점(ordinal score)에 동그라미를 그린다. 적용되는 *가장 낮은 범주에* 표식을 한다.

시간 : ____________ 초

순서 시간 수준 : ____________

- **(3) <6.0 초**
- **(2) 8.2~6.0 초**
- **(1) 13.9~8.3 초**
- **(0) >13.9 초 또는 할 수 없다**

보행패턴 :

- (3) **정상 :** 보행패턴의 변화 또는 불균형의 증거 없이, 머리 회전을 원활하게 수행한다.
- (2) **경증 기능장애 :** 약간의 머리운동 감소가 있거나 **또는** 보행패턴의 약간의 변화로 머리 회전을 수행하거나 **또는** 보행로에 대한 약간의 혼란 **또는** 가벼운 불균형.
- (1) **중등도 기능장애 :** 머리운동의 중등도의 감소 **또는** 보행패턴의 중등도의 변화로 머리회전을 수행한다, 또는 중등도의 불균형이 있지만 자주적으로 회복한다.
- (0) **중증 기능장애 :** 머리를 돌릴 수 없다, **또는** 중증의 보행 중단으로 머리 회전을 중단한다, 즉, 길의 15인치 바깥쪽으로 비틀거린다, **또는** 멈춘다, **또는** 균형을 상실하고 자주적으로 회복할 수 없다.

보조수준 :

- (2) 보조가 없다.
- (1) 보조기구를 사용하다(보조기 또는 고정기구를 제외한다).
- (0) 다른 사람의 신체적 보조를 필요로 한다(접촉 보호를 포함한다).

평가도구 16.1

수정된 동적 보행지수(계속)

5. 보행과 축 선회(pivot turn): _____

설정 : 테이프 조각을 20피트 끝에 놓는다.
참가자는 10피트 지점에서 돌도록 요청받는다.

참가자에 대한 지시 : 이 선 위의 발가락에서부터 시작한다. *"시작하시오"*라고 말할 때, 정상속도로 걷기 시작한다. *"돌아 서시오"*라고 말할 때, 가능한 한 빠르게 그리고 안전하게 돌아서서 출발지점으로 되돌아 걸어간다. 내가 여러분에게 무엇을 하도록 원하고 있는지를 이해하고 있는가? 준비가 되었는가? *"시작하시오"*.

검사자의 지시와 채점 :
시간 측정은 검사자가 *"시작하시오"*라 말할 때 시작된다. 참가자에게 10피트 표식에서 *돌아서도록* 요청한다. *첫 발이* 코스의 출발선을 건너갈 때 시간 측정을 멈춘다. 보조수준과 보행패턴에 대한 순서득점(ordinal score)에 동그라미를 그린다. 적용되는 *가장 낮은 범주에* 표식을 한다.

시간 : ______________ 초

순서 시간 수준 : ______________

- **(3) <6.9 초**
- **(2) 9.4~6.9 초**
- **(1) 16.9~9.5 초**
- **(0) >16.9 초 또는 할 수 없다**

보행패턴 :

- (3) **정상 :** 3보 미만을 사용해서 축 회전(제자리회전)을 하고 보행 일탈과 불균형이 없이 반대방향으로 계속해서 걷는다.
- (2) **경증 기능장애 :** 3~5보를 사용해서 **또는** 가벼운 보행 일탈 또는 돌기 전, 도는 동안, 또는 돈 후의 불균형을 수반하여 돈다.
- (1) **중등도 기능장애 :** 다양한 걸음 수(>5보)를 사용하여 돌고, 또는 중등도의 보행 일탈 또는 돌기 전, 도는 동안, 또는 돈 후의 불균형을 수반하지만, 자주적으로 회복할 수 있다.
- (0) **중증 기능장애 :** 안전하게 돌 수 없고, 균형을 상실하며, 자주적으로 회복할 수 없다.

보조수준 :

- (2) 보조가 없다.
- (1) 보조기구를 사용하다(보조기 또는 고정기구를 제외한다).
- (0) 다른 사람의 신체적 보조를 필요로 한다(접촉 보호를 포함한다).

6. 장애물을 넘다 : ______

기구 : 줄자, 마루용 마스킹테이프, 스톱워치, 2개의 직사각형 반경질 스펀지 조각, 치수는 길이 76㎝, 폭 12㎝, 두께 5㎝.

설정 : 이 검사를 위해서는 23피트의 거리가 필요하다. 테이프 조각으로 보행 코스의 시작점에 표식을 한다. 시작점에서부터 8피트 지점의 바닥 위에 12㎝ 면을 평탄하게 한 첫 번째 장애물을 놓는다. 첫 번째 장애물을 8피트 지나(시작점에서부터 약 16피트) 12㎝ 면을 위로 세운 두 번째 장애물을 놓는다. 20피트 거리의 끝에 테이프 조각을 놓는다.

참가자에 대한 지시 : 이 선 위의 발가락에서부터 시작한다. *"시작하시오"*라고 말할 때, 정상속도로 걷기 시작한다. 각 장애물에 도달할 때, 넘어가고 계속해서 걸어서 이 선을 지나간다(바닥 위의 20피트 선을 가리킨다). 내가 여러분에게 무엇을 하도록 원하고 있는지를 이해하고 있는가? 준비가 되었는가? *"시작하시오"*.

검사자의 지시와 채점 : 시간 측정은 검사자가 *"시작하시오"*라고 말할 때 시작된다. 첫 발이 20피트 선을 건너갈 때 시간 측정을 멈춘다. 그러나, 참가자가 20피트를 지나 반드시 계속해서 3피트를 걷도록 한다. 참가자가 앞서가는 발 또는 뒤따르는 발로 장애물에 접촉함이 없이 두 장애물을 완전히 넘어가는지 어떤지를 반드시 관찰하도록 한다. 보조수준과 보행패턴에 대한 순서득점에 동그라미를 그린다. 적용되는 *가장 낮은 범주에* 표식을 한다.

시간 : ______________ 초

순서 시간 수준 : ______________

- **(3) <6.0 초**
- **(2) 8.5~6.0 초**
- **(1) 17.4~8.6 초**
- **(0) >17.4 초 또는 할 수 없다**

보행패턴 :

- (3) **정상 :** 보행속도의 변화 없이, 보행 일탈 또는 불균형의 증거 없이, 두 장애물을 넘어서 통과할 수 있다.
- (2) **경증 기능장애 :** 두 장애물을 넘어서 통과할 수 있지만, 약간의 보행 일탈(예: 느려지고 장애물을 통과하기 위해 걸음을 조정한다) 또는 경미한 불균형이 있다.
- (1) **중등도 기능장애 :** 장애물을 넘어갈 수 있으나 반드시 멈추고, 그 다음에 넘어간다, **또는** 장애물에 부딪치고, **또는** 장애물을 건너갈 때 상당히 불안정하지만, 보조 없이 회복할 수 있다.
- (0) **중증 기능장애 :** 하나 또는 두 장애물을 넘어갈 수 없거나 균형을 상실하고 자주적으로 회복할 수 없다.

보조수준 :

- (2) 보조가 없다.
- (1) 보조기구를 사용하다(보조기 또는 고정기구를 제외한다).
- (0) 다른 사람의 신체적 보조를 필요로 한다(접촉 보호를 포함한다).

평가도구 16.1

수정된 동적 보행지수(계속)

7. 장애물 주위를 걸어가다: _____

기구 : 줄자, 마루용 마스킹테이프, 스톱워치, 2개의 반경질 스펀지 원기둥, 치수는 길이 76㎝, 직경 12㎝

설정 : 이 검사를 위해서는 23피트의 거리가 필요하다. 테이프 조각으로 보행 코스의 시작점에 표식을 한다.
첫 번째 스펀지 원기둥을 출발지점에서부터 8피트에 수직위치로 놓는다. 두 번째 스펀지 원기둥을 첫 번째 원기둥 8피트를 지나서(출발지점에서부터 약 16피트) 수직위치로 놓는다. 테이프 조각을 20피트 거리의 끝에 놓는다. 그러나 이 선을 지나서 또 다른 3피트 보행거리가 있다는 것을 확인한다.

참가자에 대한 지시 : 이 선 위의 발가락에서부터 시작한다. *"시작하시오"*라고 말할 때, 정상속도로 걷기 시작한다.
첫 번째 장애물에 도달할 때, 그 장애물 주위를 왼쪽으로 돌아 걷는다. 두 번째 장애물에 도달할 때 그 장애물 주위를 오른쪽으로 돌아 걷고, *멈추라고* 말할 때까지 계속해서 걷는다.
내가 여러분에게 무엇을 하도록 원하고 있는지를 이해하고 있는가? 준비가 되었는가? *시작하시오.*

검사자의 지시와 채점 : 시간 측정은 검사자가 *"시작하시오"*라고 말할 때 시작된다. 첫 발이 20피트 선을 20피트 선을 건너갈 때 시간 측정을 멈춘다. 그러나, 참가자가 20피트 표식을 지나 3피트를 계속해서 걷는지 확인한다.
참가자가 걸어서 지나갈 때 스펀지 원기둥에 접촉하거나 스치고 지나가는지 어떤지를 반드시 확인하도록 한다. 보조수준과 보행패턴에 대한 순서득점에 동그라미를 그린다.
적용되는 *가장 낮은 범주에* 표식을 한다.

시간 : _____________ 초

순서 시간 수준 : _____________

(3) <6.0 초
(2) 8.2~6.0 초
(1) 14.5~8.2 초
(0) >14.5 초 또는 할 수 없다

보행패턴 :

(3) **정상 :** 정상보행패턴으로 두 원기둥 주위를 걸어서 돌아갈 수 있고 불균형의 증거가 없다.
(2) **경증 기능장애 :** 두 원기둥 주위를 걸어서 돌아갈 수 있으나, 경미한 보행 일탈(즉, 느려지고 걸음을 조정할 필요가 있을지도 모른다) **또는** 경미한 불균형을 나타낸다.
(1) **중등도 기능장애 :**두 원기둥 주위를 걸어서 돌아갈 수 있으나, 중등도의 보행 일탈(즉, 멈춰야 하고 그 다음에 주위를 걸어가야 한다)을 나타낸다. **또는** 하나 또는 두 원기둥에 접촉하거나 **또는** 중등도의 불균형이 있으나 자주적으로 회복할 수 있다.
(0) **중증 기능장애 :** 하나 또는 두 원기둥 주위를 걸어갈 수 없다, 또는 균형을 상실하고 자주적으로 회복할 수 없다.

보조수준 :

(2) 보조가 없다.
(1) 보조기구를 사용하다(보조기 또는 고정기구를 제외한다).
(0) 다른 사람의 신체적 보조를 필요로 한다(접촉 보호를 포함한다).

8. 계단을 올라가다 : _____

기구 : 난간이 있는 10개 층계 및 스톱워치

설정 : 참가자를 계단 밑에 위치시킨다.

참가자에 대한 지시 : 집에 있거나 지역사회에 있을 때, *"시작하시오"*라 말하면, 계단을 걸어서 올라간다.
난간을 정상적으로 사용한다면 그렇게 하시오.
계단 꼭대기에 올라가서 멈춘다. 내가 여러분에게 무엇을 하도록 원하고 있는지를 이해하고 있는가?
준비가 되었는가? *시작하시오.*

검사자의 지시와 채점 : 시간 측정은 검사자가 *"시작하시오"*라고 말할 때 시작된다. 참가자의 *두 발이* 열 번째 층계에 있을 때(또는 착지할 때) 시간 측정을 멈춘다.
보조수준과 보행패턴에 대한 순서득점에 동그라미를 그린다.
적용되는 *가장 낮은 범주에* 표식을 한다.

시간 : _____________ 초

순서 시간 수준 : _____________

(3) <6.1 초
(2) 9.0~6.1 초
(1) 19.7~9.1 초
(0) >19.7 초 또는 할 수 없다

보행패턴 :

(3) **정상 :** 발을 번갈아 올린다. 난간이 없다.
(2) **경증 기능장애 :** 발을 번갈아 올린다, 반드시 난간을 사용해야 한다.
(1) **중등도 기능장애 :** 두 발을 층계에 올리고 난간을 사용해야 한다.
(0) **중증 기능장애 :** 안전하게 할 수 없다.

보조수준 :

(2) 보조가 없다.
(1) 보조기구를 사용하다(보조기 또는 고정기구를 제외한다).
(0) 다른 사람의 신체적 보조를 필요로 한다(접촉 보호를 포함한다).

평가도구 16.1

수정된 동적 보행지수 *(계속)*

DGI 득점표

과제 득점	시간 (0~3)	보행패턴 (0~3)	보조수준 (0~2)	총 과제 득점 (0~8)
평상 시 보행속도 과제				
보행속도 과제의 변경				
수평 머리 과제				
수직 머리 과제				
축 회전 과제				
장애물 넘어가기 과제				
장애물 돌아가기 과제				
계단 과제				
수행 득점	**시간 (0-24)**	**보행패턴 (0-24)**	**보조수준 (0-16)**	
DGI 총 득점 (0-64)				

Shumway-Cook A, Taylor C, Matsuda PN, et al. Expanding the scoring system of the Dynamic Gait Index. Phys Ther 2013;93:1493-1506에서 허가를 받아 변경.

평가도구 16.2

기능적 보행평가(FGA)

필요조건 : 30.48㎝(12인치) 폭으로 표식을 한 6미터 (20피드) 보행로.

1. 보행 수평면 _____

지시 : 여기서부터 다음 표식(6미터[20피트])까지 여러분의 정상적인 속도로 걷는다.

채점 : 해당되는 가장 높은 범주에 표식을 한다.

(3) 정상 — 6미터(20피트)를 5.5초 이내로 걷다. 보조기구가 없다, 속도가 양호하다, 불균형의 증거가 없다, 정상적인 보행패턴, 30.48㎝(12인치) 보행로 폭 밖으로 불과 15.24㎝(6인치) 일탈한다.

(2) 경증 기능장애 —6미터(20피트)를 5.5초 이상 7초 이내로 걷는다, 보조기구를 사용한다, 보행속도가 느리다, 가벼운 보행 일탈 또는 30.48㎝(12인치) 보행로 폭 밖으로 15.24~25.4㎝(6~10인치) 일탈한다.

(1) 중등도 기능장애 — 6미터(20피트)를 걷는다, 보행속도가 느리다, 비정상 보행패턴, 불균형의 증거가 있다, 또는 30.48㎝(12인치) 보행로 폭 밖으로 25.4~38.1㎝(10~15인치) 일탈한다. 6미터(20피트)를 보행하는 데 7초 이상을 필요로 한다.

(0) 중증 기능장애 — 보조 없이 6미터(20피트)를 걸을 수 없다, 심한 보행일탈 또는 불균형이 있다, 30.48㎝(12인치) 보행로 폭 밖으로 38.1㎝(15인치) 이상 일탈한다.

2. 보행속도의 변화 _____

지시 : 여러분의 정상 속도로 걸으시오(1.5미터[5피트]). 내가 “가시요”라 말할 때, 가능한 한 빨리 걸으시오 (1.5미터[5피트]에 대해서). 내가 “속도를 늦추시오”라고 말할 때 가능한 한 천천히 걸으시오(1.5미터[5피트]).

평가도구 16.2

기능적 보행평가(FGA) *(계속)*

채점 : 해당되는 가장 높은 범주에 표식을 한다.

(3) 정상 — 균형상실 또는 보행일탈 없이 보행속도를 원활하게 바꿀 수 있다. 정상 속도, 빠른 속도, 느린 속도 사이의 보행속도에서 상당한 차이를 나타낸다. 30.48cm(12인치) 보행로 폭 밖으로 불과 15.24cm(6인치) 일탈한다.
(2) 경증 기능장애 — 속도를 바꿀 수 있으나 경미한 보행일탈을 나타내어 보여준다, 30.48cm(12인치) 보행로 폭 밖으로 15.24~25.4cm(6~10인치) 일탈한다, 또는 보행 일탈이 없지만 유의미한 속도 변화를 성취할 수 없다, 또는 보조기구를 사용한다.
(1) 중등도 기능장애 — 보행속도에 대해서 작은 조정만을 한다, 또는 상당한 보행일탈로 속도 변화를 달성한다, 30.48cm(12인치) 보행로 폭 밖으로 25.4cm~38.1(10~15인치) 일탈한다, 또는 속도를 바꾸지만 균형을 상실한다. 그러나 회복하여 계속해서 걸을 수 있다.
(0) 중증 기능장애 — 속도를 바꿀 수 없다, 30.48cm(12인치) 보행로 폭 밖으로 38.1cm(15인치) 이상 일탈한다, 또는 균형을 상실하여 벽에 팔을 뻗어 닿거나 잡아야 한다.

3. 머리를 수평방향(좌우)으로 돌려서 걷다 _____

지시 : 여기서부터 6미터(20피트) 떨어진 다음 표식까지 걷는다. 정상적인 속도로 보행을 시작한다. 계속해서 똑바로 걷는다; 3보를 걸은 후 머리를 오른쪽으로 돌리고 오른쪽을 보면서 계속해서 똑바로 걷는다. 3보를 더 걸은 후, 머리를 왼쪽으로 돌리고 왼쪽을 보면서 계속해서 똑바로 걷는다. 여러분이 각 방향으로 2회 반복을 완료할 때까지 3보마다 좌우를 번갈아 보는 것을 계속한다.

채점 : 해당되는 가장 높은 범주에 표식을 한다.

(3) 정상 — 보행의 변화 없이 머리 돌리기를 원활히 수행한다. 30.48cm(12인치) 보행로 폭 밖으로 불과 15.24cm(6인치) 일탈한다.
(2) 경증 기능장애 — 보행속도의 약간의 변화로 머리 돌리기를 원활하게 수행한다(예: 원활한 보행로에 작은 변화가 있다), 30.48cm(12인치) 보행로 폭 밖으로 15.24~25.4cm(6~10인치) 일탈한다, 또는 보조기구를 사용한다.
(1) 중등도 기능장애—보행속도의 중등도 변화로 머리 돌리기를 수행한다, 속도를 늦춘다, 30.48cm(12인치) 보행로 폭 밖으로 25.4~38.1cm(10~15인치) 일탈하지만 회복하여 보행을 계속할 수 있다.
(0) 중증 기능장애—중증의 보행 방해로 과제를 수행한다(예: 30.48cm[12인치] 보행로 폭 밖으로 38.1cm[15인치] 비틀거린다, 균형을 상실한다, 멈춘다, 또는 팔을 벽에 뻗어 닿는다).

4. 머리를 수직방향(아래위)으로 돌려서 걷다 _____

지시 : 여기서부터 다음 표식(6미터[20피트])까지 여러분의 정상적인 속도로 걷기 시작한다. 계속해서 똑바로 걷는다; 3보 후 머리를 위로 젖혀서 위를 보면서 계속해서 똑바로 걷는다, 3보를 더 걸은 후 머리를 아래로 기울여서 아래를 보면서 계속해서 똑바로 걷는다. 여러분이 각 방향으로 2회 반복을 완료할 때까지 각 3보마다 번갈아 아래 위를 보는 것을 계속한다.

채점 : 해당되는 가장 높은 범주에 표식을 한다.

(3) 정상 — 보행의 변화 없이 머리 돌리기를 수행한다. 30.48cm(12인치) 보행로 폭 밖으로 불과 15.24cm(6인치) 일탈한다.
(2) 경증 기능장애 — 약간의 보행속도 변화로 과제를 수행한다(예: 원활한 보행로에 작은 방해가 있다), 30.48cm(12인치) 보행로 폭 밖으로 15.24~25.4cm(6~10인치) 일탈한다, 또는 보조기구를 사용한다다.
(1) 중등도 기능장애 — 중등도의 보행속도 변화로 과제를 수행한다, 속도를 늦춘다, 30.48cm(12인치) 보행로 폭 밖으로 25.4~38.1cm(10~15인치) 일탈하지만 회복하여 보행을 계속할 수 있다.
(0) 중증 기능장애 — 중증의 보행 방해로 과제를 수행한다(예: 30.5cm(12인치) 보행로 폭 밖으로 38.1cm[15인치] 비틀거린다, 균형을 상실한다, 멈춘다, 또는 팔을 벽에 뻗어 닿는다).

5. 보행과 축 회전 _____

지시 : 여러분의 정상 속도로 걸으시오. 내가 돌아서 멈추시오 라고 말할 때 가능한 한 빨리 돌아서 반대방향을 향하고 멈추시오.

채점 : 해당되는 가장 높은 범주에 표식을 한다.

(3) 정상 — 3초 이내에 안전하게 축 회전을 하고 균형을 상실함이 없이 빨리 멈춘다.
(2) 경증 기능장애 — 균형 상실 없이 3초 이상 걸려서 안전하게 축 회전을 한다, 또는 3초 이내에 안전하게 축 회전을 하여 경미한 불균형으로 멈추고 균형을 잡기 위해 작은 발 내디딤을 필요로 한다.
(1) 중등도 기능장애 : 천천히 돈다, 구두에 의한 단서를 필요로 한다, 또는 돌아서 멈춘 후에 균형을 잡기 위해 몇 번의 작은 발 내디딤을 필요로 한다.
(0) 중증 기능장애 : 안전하게 돌 수 없다, 돌아서 멈추기 위해 보조를 필요로 한다.

6. 장애물을 넘다 _____

지시 : 정상 속도로 걸으시오. 여러분이 신발상자에 도달하였을 때 이것을 돌아가는 것이 아니라 넘어서 계속해서 걸으시오.

(계속)

평 가 도 구 16.2

기능적 보행평가(FGA) *(계속)*

채점 : 해당되는 가장 높은 범주에 표식을 한다.

(3) 정상 — 2개를 포개서 테이프로 한데 묶은 신발상자(전체 높이 : 22.9㎝[9인치])를 보행속도를 바꾸지 않고 넘어갈 수 있다; 불균형의 증거가 없다.
(2) 경증 기능장애 — 1개의 신발상자 (전체 높이 : 11.4㎝[4.5인치])를 보행속도를 바꾸지 않고 넘어갈 수 있다; 불균형의 증거가 없다.
(1) 중등도 기능장애 — 1개의 신발상자 (전체 높이 : 11.4㎝[4.5인치])를 넘어갈 수 있으나 속도를 늦추고 상자를 안전하게 통과하도록 걸음을 조정해야 한다. 구두에 의한 단서를 필요로 할지도 모른다.
(0) 중증 기능장애 — 보조 없이 수행할 수 없다.

7. 좁은 지지기저면 보행 _____

지시 : 가슴 앞에 팔짱을 끼고 발은 발꿈치와 발가락이 앞뒤로 일렬로 정렬을 시켜 3.6미터[12피트]의 거리의 마루 위를 걷는다. 직선으로 취한 걸음 수를 센다, 최대 10보이다.

채점 : 해당되는 가장 높은 범주에 표식을 한다.

(3) 정상 — 비틀거림이 없이 발꿈치와 발가락을 일렬로 늘어서서 10보를 걸을 수 있다.
(2) 경증 기능장애 — 7~9보를 걷는다.
(1) 중등도 기능장애 — 4~7보를 걷는다.
(0) 중증 기능장애 — 발꿈치와 발가락을 일렬로 늘어서서 4보 미만을 걷거나 또는 보조 없이 수행할 수 없다.

8. 눈을 감고 보행 _____

지시 : 눈을 감고 여기서부터 다음 표식(6미터[20피트])까지 정상 속도로 걷는다.

채점 : 해당되는 가장 높은 범주에 표식을 한다.

(3) 정상 — 6미터(20피트)를 걷다, 보조기구가 없다, 보행속도가 양호하다, 불균형의 증거가 없다, 정상보행패턴이다, 30.5㎝(12인치) 보행로 폭 밖으로 불과 15.2㎝(6인치) 일탈한다. 6미터(20피트)를 7초 이내로 걷는다.
(2) 경증 기능장애 — 6미터(20피트)를 걷다, 보조기구를 사용한다, 보행속도가 느리다, 경미한 보행 일탈이 있다, 30.5㎝(12인치) 보행로 폭 밖으로 15.2~25.4㎝(6~10인치) 일탈한다. 6미터(20피트)를 9초 이내로 걷지만 7초 이상 걸린다.
(1) 중등도 기능장애 — 6미터(20피트)를 걷다, 속도가 느리다, 비정상 보행속도, 불균형의 증거가 있다, 30.5㎝(12인치) 보행로 폭 밖으로 25.4~38.1㎝(10~15인치) 일탈한다. 6미터(20피트)를 걷는 데 9초 이상을 필요로 한다.
(0) 중증 기능장애 — 보조 없이 6미터(20피트)를 걸을 수 없다, 중증의 보행 일탈 또는 불균형이 있다, 30.5㎝(12인치) 보행로 폭 밖으로 38.1㎝(15인치) 이상 일탈하거나 또는 과제를 수행할 수 없다.

9. 뒤를 향한 보행 _____

지시 : 내가 멈추라고 말할 때까지 뒤로 향해서 걸으시오.

채점 : 해당되는 가장 높은 범주에 표식을 한다.

(3) 정상 — 6미터(20피트)를 걷다, 보조기구가 없다, 보행속도가 양호하다, 불균형의 증거가 없다, 정상보행패턴이다, 30.5㎝(12인치) 보행로 폭 밖으로 불과 15.2㎝(6인치) 일탈한다.
(2) 경증 기능장애 — 6미터(20피트)를 걷다, 보조기구를 사용한다, 보행속도가 느리다, 경미한 보행 일탈이 있다, 30.5㎝(12인치) 보행로 폭 밖으로 15.2~25.4㎝(6~10인치) 일탈한다.
(1) 중등도 기능장애 — 6미터(20피트)를 걷다, 속도가 느리다, 비정상 보행속도, 불균형의 증거가 있다, 30.5㎝(12인치) 보행로 폭 밖으로 25.4~38.1㎝(10~15인치) 일탈한다.
(0) 중증 기능장애 — 보조 없이 6미터(20피트)를 걸을 수 없다, 중증의 보행 일탈 또는 불균형이 있다, 30.5㎝(12인치) 보행로 폭 밖으로 38.1㎝(15인치) 이상 일탈하거나 또는 과제를 수행할 수 없다.

10. 계단 _____

지시 : 자기 집에서 하고 있는 것처럼 이들 계단을 걸어서 올라간다(필요하다면 난간을 사용하여). 꼭대기에서 되돌아서 걸어서 내려온다.

채점 : 해당되는 가장 높은 범주에 표식을 한다.

(3) 정상 — 발을 번갈아 딛다, 난간이 없다.
(2) 경증 기능장애 — 발을 번갈아 딛다, 난간을 사용해야 한다.
(1) 중등도 기능장애 — 두 발을 하나의 층계에 올려놓는다, 난간을 사용해야 한다.
(0) 중증 기능장애 — 안전하게 할 수 없다.

총 득점: __________ *(최대 득점 : 30)*

Wrisley DM, Marchett GF, Kuharsky DK, et al. Reliability, internal consistency, and validity of data obtained with the functional gait assessment. Phys Ther 2004:84:906-918에서 미국물리치료협회의 허가를 받아 변경.

가진 사람에서 보여주고 있다(Shumway-Cook et al., 2000). Li와 동료들(2014)은 건강한 고령자 집단을 대상으로, 걸으면서 패러다임을 이야기하는 2개 유형의 이중과제 비용을 조사하였다. 그들의 조사결과는 양쪽의 이중과제 패러다임이 보행 수행능력을 손상시킨다는 것을 보여주고 있다. 그들은 또한, 더 빠른 보행속도가 더 높은 인지 정확도와 연관성이 있다는 것도 발견하였다. 이것은 더 큰 주의자원을 가진 고령자일수록, 인지와 운동 요구에 대처하는 능력이 높다는 것을 시사하고 있다.

기능저하가 있는 사람의 이동성 측정

Measuring Mobility in Low Functioning Persons

기능저하가 있는 사람에서, 여러 가지 이동성 과제를 검사하기 위해 몇 가지 측정이 이용 가능하다.

신체 수행능력 및 이동성 검사(PPME). 신체 수행능력 및 이동성 검사는 입원 중이고 허약한 고령자에서의 신체기능 및 이동성의 수행능력을 측정하기 위해 개발되었다(Winograd et al., 1994). PPME는 허약하거나 급성 질환이 있는 실험대상자에게 무리를 가하지 않고 기능을 평가하도록 설계되었다. 일상생활에 필수적인 여섯 가지 이동성 과제가 검사를 위해 선택되었으며, 이 검사는 근력 및 관절가동범위(ROM)와 같은 구성능력은 검사하지 않는다. 이 검사는 의자에서부터 다섯 번 일어서는 것 같은 높은 수준의 과제와, 침대 이동성 및 이동기술과 같은 낮은 수준의 과제 양쪽을 포함하고 있다. PPME는 엉덩관절 골절 후에 재활을 받고 있는 고령자에 반응이 있다는 것으로 나타났다(Farag et al., 2012). 이 검사는 평가도구 16.3에 요약되어 있다. 이 평가도구에서는 과제 리스트, 과제 수행방법의 설명 및 반응 범위를 보여주고 있다.

보스턴대학 AM-PAC "6 클릭", 기본적 이동성 간이형. 보스턴대학에서는 기본적 이동성, 일상생활활동 및 응용 인지(applied cognitive)의 세 가지 기능영역에서 활동 한계를 측정하기 위해 급성 치료 후를 위한 활동척도(Activity Measure for Post Acute Care: AM-PAC)를 만들어냈다. 기본적인 이동성 검사(The Basic Mobility Test)(또는 "6 클릭")는 여섯 가지 기본적 이동성 과제를 수행

평가도구 16.3

신체 수행능력과 이동성 검사

과제	설명	반응 범위
1. 침대 이동성	누운 자세로부터 침대에서 일어나 앉다.	보조를 필요로 하다, 완료하는 데 걸리는 시간
2. 이동	침대에서부터 일어나서(앉아 있는 상태에서부터), 의자로 이동하여, 앉는다, 의자에서부터 한번 일어서다.	보조를 필요로 하다, 팔을 사용한다
3. 여러 번 의자에서 일어서다	의자에서부터 다섯 번 일어서다	보조를 필요로 하다, 팔을 사용하다, 완료하는 데 걸리는 시간
4. 선 자세 균형	10초 동안, 네 가지 자세를 유지하는 능력. 발을 벌리다, 발을 한데 모으다, 발을 앞뒤로 절반 일렬로 세우다, 발을 앞뒤로 일렬로 세우다	보조를 필요로 하다, 완료하는 데 걸리는 시간
5. 앞으로 나가다	난간을 잡고 한 걸음 앞으로 나간다	보조를 필요로 하다, 난간을 사용한다
6. 보행 (ambulation)	5미터를 걷다, 2회 시도한다	평소의 페이스에서의 시간, 걸음 수

Winograd CH, Lemsky CM, Nevitt MC, et al. Development of a physical performance and mobility examination. J Am Geriatr Soc. 1994;42:743-749에서 허가를 받아 전재.

할 때의 사람이 갖고 있는 어려움과 사람이 필요로 하는 보조를 평가한다. AM-PAC에는 입원환자의 신체활동 상태를 판단하기 위한 예측 용도가 있다. 관찰형 후향적 연구에서, Johnson과 동료들(2020)은 급성기 병원에서의 신체기능과 입원재활 중의 신체 결과의 관계를, 1,323명의 환자를 대상으로 AM-PAC을 사용하여 조사하였다. 신체기능이 매우 낮은 환자와 비교하여, 퇴원 시의 신체기능이 중등도로 낮은 중등도로 높은 또는 높은 환자들은 입원재활 중에 신체 결과를 개선하여, 입원 시설로부터 지역사회로 퇴원할 가능성이 높으며, 또한 입원 재활 기간도 짧았다.

이 검사는 평가도구 16.4에서 보여주고 있다. 이 도구는 Genise의 뇌졸중 직후와 입원재활 병동에의 입원 시에 기능을 평가하기 위해 사용되었다.

평가도구 16.4

급성기 치료 후의 이동성을 위한 활동 평가척도 단축형식

AM-PAC 입원환자 기본적 이동성 단축형식

보스턴대학 AM-PAC™ "6 클릭"
기본적인 이동성 입원환자의 단축형식

각 질문에 대한 여러분(환자)의 최선의 회답을 반영하는 상자 안에 √ 표를 하시오.

현재 환자가 얼마나 많은 어려움을 갖고 있는가…	불가능	많이	약간	없음
1. 침대에서 몸을 뒤집는가(잠옷, 시트 및 담요를 포함하여)?	□1	□2	□3	□4
2. 팔로 의자에 앉거나 의자에서부터 일어서다 (예. 휠체어, 침대 옆 간이 변기 포함)	□1	□2	□3	□4
3. 반듯이 누운 자세에서부터 침대 곁에 앉은 자세로 이동한다.	□1	□2	□3	□4

환자는 현재 다른 사람으로부터 얼마나 도움을 필요로 하고 있는가…	불가능		약간	
4. 침대에서부터 의자로 그리고 의자에서부터 침대로의 이동은 (휠체어를 포함)?	□1	□2	□3	□4
5. 병실에서 걸을 필요가 있는가?	□1	□2	□3	□4
6. 난간이 있는 3~5단의 계단을 오르는가?	□1	□2	□3	□4

원시 득점: ______________ CMS 0-100% 득점: ______________

표준화된 득점: ______________ CMS 수식자(modifier): ______________

주 : AM-PAC의 기본적인 이동성 입원환자의 단축형식 환산표를 사용하여 원시 득점을 변환한다.

AM-PAC Short Form Manual (v. 3)

기능적 활동과 기능장애 측정으로부터 참여를 예측하다 *Predicting Participation from Functional Activity and Impairment Measures*

보행 장애가 있는 사람의 재활에 대한 중요한 부분은 자기 자신의 환경(이동성 능력 장애의 수준) 내에서 이동성 관련 활동에 참여하는 능력을 예측하는 것이다. 그러나, 예측과정에서 임상의를 지원하는 가이드라인은 거의 없다. 기능장애(신체 기능과 구조), 기능적 능력의 한계(능력), 그리고 참여의 제한수준(이동성 능력장애) 사이의 관계는 명확하지 않다. 진료소에서 측정된 보행속도는 근력(기능장애 척도)과 매우 관계가 있다는 것을 보여주고 있으나, 어느 척도도, 가정과 지역사회의 자립(능력장애 척도)과 매우 상관관계가 있다는 것을 보여주지 않았다(Lord & Rochester, 2005; Robinson et al., 2007, 2011a).

Hoffer 등(1973)은 다음의 것을 포함하는 보행 능력장애 분류를 제안하였다: 걸어 다니지 않는 사람(가정 또는 지역사회 내에서 걸어 다니는 것에 대한 요건을 충족할 수 없는 사람), 비기능적으로 걸어 다니는 사람(치료 목적으로 걷지만, 기능적 목적으로 걷지 않는 사람), 집안을 걸어 돌아다니는 사람(가정환경 내에서의 이동성이라 정의되는 과제를 안전하게 수행할 수 있는 사람), 그리고 지역사회를 걸어 다니는 사람(지역사회 내에서 이동 요구를 충족하기 위한 사람의 능력에 제한이 없다). 이 분류체계는 Perry와 동료들(1995)에 의해서 확장되고 수정되었고, 표 16.3에 요약하고 있다. 그들은 이동성 상태를 예측하는 수단(measures)의 최상의 조합을 확인하기 위해, 뇌졸중이 있었던 147명의 환자를 조사하였다. 걸어 다니는 수준을 예측하는 데 사용된 수단에는 보행능력에 관한 자기보고 설문지, 발 스위치(foot switch) 활보 분석기를 사용한 활보(stride) 특성의 계산, 고유감각 검사 및 직립 운동조절 검사(한쪽다리 입각단계 동안에 불완전마비 쪽 다리의 무릎을 펴는 능력을 조사한 검사)가 포함되었다.

보행속도는 보행 분류를 예측함에 있어서 몇 가지 중요한 변수의 하나였다. 적어도 0.42미터/초의 속도는 지역사회 보행을 예측하였다. 뇌졸중 실험대상자 중에서 지역사회 보행자의 가장 높은 범주의 평균 보행속도는 0.8미터/초이고, 정상적인 집단의 수치인 1.33미터/초보다 상당히 느렸고, 도로를 안전하게 횡단하기에 충분할 만큼 빠르지 않았다(Perry et al., 1995).

Perry의 연구결과는 지역사회를 걸어 다니는 사람이 되기 위한 요건에는 (1) 정상적인 성인 속도(0.45미터/초)의 33%보다 큰 속도, 또는 약 1.0마일/시로 걷는; (2) 정지 신호로 할당된 정상적인 시간에 도로를 안전하게 회단하기 위해 13~27미터를 80미터/분의 속도로 걷는; 그리고 (3) 7~8인치 경계석을 자립하여 넘어가는 (필요하다면 보조기구에 의해서) 능력이 포함된다고 보고한 Lerner-Frankiel과 동료들(1990)에 의한 연구와 일치하였다. 연구에서는 또한 일반적으로, 임상의는 지역사회 환경 내에서 자립하여 기능할 필요가 있는 거리와 속도를 과소평가하고 있다는 것도 알게 되었다(Lerner-Frankiel et al., 1990). 이것은 예를 들어, FIM과 같은 정상적인 일상생활활동(ADL) 기술의 검사가 흔히 이동운동 기술의 완전한 자립을 150피트를 안전하게 걸을 수 있는 것으로서 정의하고 있기 때문일지도 모른다(Keith et al., 1987). 그러나, 이 표준은 지역사회 내에서 정말 자립하기 위한 요건을 과소평가하고 있을지도 모른다.

마찬가지의 결과가 뇌졸중 후의 가정 및 지역 환경에서 보행을 예측하는 요인을 조사한 최근 연구에서 발견되었다(Fulk et al., 2017). 4개의 보행 범주가 식별되었다: 가정(100~2,499보/일), 가장 제한된 지역사회(2,500~4,499보/일), 최소로 제한된 지역사회(5,000~74,999보/일) 및 지역사회 전체(≥7,500보/일). 6분간 보행검사(지구력), 버그 균형척도(기능적 균형) 및 Fugle-Meyer(운동기능)는 가정 대 지역사회 및 제한된 지역사회 대 제한되지 않은 지역사회 보행자의 가장 강력한 예측인자였다. 6분간 보행검사에서의 수행능력은 단일의 최상의 예측인자였다. 저자들은 0.49미터/초의 쾌적한 보행속도가 가정 보행자와 지역사회 보행자를 구별하고, 한편 제한된 보행자와 지역사회 전체의 보행자를 구별한다는 것을 관찰하였다. 게다가, 6분간 보행검사 거리가 205미터 이상인 경우 가정 보행자와 지역사회 보행자를 구별하고, 288미터 이상의 거리는 제한된 지역사회 보행자와 제한이 없는 지역사회 보행자를 구별하였다. 그러나, 보행속도가 가정 보행자와 지역사회 보행자를 구별하였으나, 실제의 보행 활동을 과대평가하였다(Fulk et al., 2017).

기능적 보행분류(Functional Ambulation Classification: FAC) 척도에는 범위가 0(보행능력의 결여)에서 5(정상 보행의 회복)에 이르는 여섯 가지 기능수준이 포함된다(Viosca et al., 2005). 이 척도는 표 16.4에서 보여주고 있다. 이 척도는 31명의 뇌졸중 후 편마비가 있는 환자와 5명의 건강한 성인 대조집단에 대해서 검사되었다. 이 검사는 양호한 평가자사이 신뢰도(kappa = 0.74)와 보행속도와 강력한 상관관계(Spearman 상관계수 = 0.84)를 갖고 있다는 것으로 판명되었다.

표 16.3 Perry가 제안한 이동성 기능 분류계획

판별 함수	기능적 보행의 구분					
	생리적	제한이 있는 가정 (household)	제한이 없는 가정	최대한으로 제한된 지역사회	최소한으로 제한된 지역사회	지역사회
욕실	4.32[a]	11.78[a]	16.93[b]	16.96[b]	16.60[b]	17.89
침실	3.39[a]	8.35[a]	12.68[b]	11.83[b]	11.25[b]	10.83
출입구	1.80[c]	3.67[c]	5.47[a]	7.83[b]	7.24[b]	7.05
경계석	-0.14[c]	1.94[c]	4.77[a]	7.04[b]	7.94[b]	8.40
식료품점	-0.06[b]	-0.37[b]	-0.01[b]	-0.03[a]	1.61[b]	1.58
혼잡하지 않은 쇼핑센터	0.21[b]	0.74[b]	1.54[b]	1.34[a]	3.79[b]	2.98
혼잡한 쇼핑센터	0.30[c]	0.02[c]	0.05[c]	-0.22[b]	-2.10[a]	1.19
상수	-6.70	-33.51	-76.24	-88.13	-92.45	-101.47

[a] 설문 항목은 2개의 인접하는 보행집단 사이의 배치에 강력한 영향을 미쳤다.
[b] 설문 항목은 2개의 인접하는 보행집단 사이의 배치에 최소한의 영향을 미쳤거나 또는 영향을 미치지 않았다.
[c] 설문 항목은 2개의 인접하는 보행집단 사이의 배치에 중등도의 영향을 미쳤다.

어린이를 위한 기능적 보행분류 척도는 질레트병원의 연구자에 의해서 개발되었다(Novacheck et al., 2000). 평가도구 16.5에 나타낸 질레트 기능평가 설문지(Gillette Functional Assessment Questionnaire[FAQ]) – 보행척도는 하나의 모체가 되는 보고서이며, 걸어 다니지 않는 것에서부터 지역사회를 걸어 다니는 것까지 광범위한 보행능력을 망라하는 10개 수준의 보행척도이다. 신경학적 병리를 가진 41명의 어린이(83%의 아동이 뇌성마비[CP] 진단을 받았다)에 의한 한 연구에서, 이 검사는 부모사이에서 양호한 검사–재검사 신뢰도 및 부모와 지역사회 간병인 사이의 양호한 평가자사이 신뢰도를 갖고 있다는 것을 알게 되었다. 이 검사는 기능적 자립척도(Functional Independence Measure: Wee FIM)의 소아 버전과의 유의미한 상관관계와 산소 소비량의 실험실 측정치와의 유의미한 역 상관관계(inverse correlation)에 의해서 나타낸 것처럼 양호한 내용과 구성 타당성을 갖고 있었다(Novacheck et al., 2000). CP, 외상성 뇌손상 및 입원 환경에서 뇌졸중을 포함한 신경운동장애가 있는 어린이에서는 질레트 FAQ 보행척도에서 2점이 증가한 MCID가 결정되어 있다(Ammann–Reiffer et al., 2019).

기능적 보행 측정의 한계
Limitations of Functional Gait Measures

이동성이든, 균형이든, 또는 일반적인 운동조절이든 간에, 모든 기능적 측정은 최종 결과물만의 지표일 뿐이고 수행이 달성되는 방법에 대한 정보를 제공하지는 않는다. 따라서, 이들 측정은 치료를 필요로 하는 기저에 있는 기능장애에 대한 통찰력을 제공하지 않는다. 그러나, 기능적 측정은 전체적인 기능에 대한 좋은 지표이고 따라서, 변화의 중요한 지표이다.

표 16.4 기능적 보행분류 척도

득점	설명
0	(비보행): 외부 도움이 있어도 절대로 보행할 수 없다.
1	(비기능적 보행): 영구적으로 다른 사람의 도움을 필요로 하는 의존적 보행. 환자는 한 사람 또는 두 사람에 의해서 확고하게 지지되어야 하고, 또는 보행은 자택이나 병원의 평행봉 사이에서 치료 세션 내에만 가능하다.
2	(가정 내 보행): 보행은 옥내의 평탄하고 수평인 표면에서만 가능한데, 보통 가정에서와 같은 잘 알고 있고 통제된 영역에서만 가능하다.
3	(집 근처 보행): 환자는 옥내외의 고르지 못한 지면을 걸을 수 있고, 가끔 발판이나 계단을 오를 수 있다. 따라서, 비록 제한적이고 제약을 받는 보행 거리이지만 도로를 걸을 수 있다.
4	(자립한 지역사회 보행): 환자는 모든 유형의 불규칙한 지면 위를 걸을 수 있다. 그들은 발판 또는 계단, 비탈길, 경계석 등을 오르내릴 수 있다. 그들은 제한을 받지 않고 상당한 거리를 보행하여 식료품 쇼핑과 다른 기본적 잡일을 해낼 수 있다. 그러나, 그들은 명백한 절룩거림과 같은 미관상의 이상이 있기 때문에, 정상적인 보행자라고 생각되지 않는다.
5	(정상보행): 보행은 거리(distance)와 걷는 모습 양쪽에서, 집안과 집밖의 모두에서 그리고 거리의 제한이 없이 완전히 정상이다. 미관상의 이상이나 절룩거림이 없다. 그들은 발끝으로 살살 걷기, 발꿈치로 걷기, 그리고 발을 앞뒤로 일렬로 늘어선 보행이 가능하다.

출처 : Viosca E, Martinez JL, Almagro PL, et al. Proposal and validation of a new functional ambulation classification scale for clinical use. Arch Phys Med Rehabil 2005;86:1234-1238에서 허가를 받아 재게재.

평가도구 16.5

질레트 기능적 보행척도 (Gillette Functional Walking Scale)

여러분 자녀의 전형적인 보행능력(어떤 필요한 보조기구를 사용하여)을 가장 잘 설명하는 답 하나를 선택하시오.

1. 한걸음도 내디딜 수 없다.
2. 다른 사람의 도움을 받아, 혼자서 몇 발 내디딜 수 있다. 발에 전체 체중을 실을 수 없다. 일상적으로 걸을 수 없다.
3. 치료적 운동을 위해 걷고 집안일을 위해 보통 걷는 거리보다 적게 걷는다. 일반적으로 다른 사람으로부터 도움을 필요로 한다.
4. 집안일을 위한 거리(distance)를 걷지만, 진행이 느리다. 선호하는 이동성으로서의 집안 내 보행을 사용하지 않는다(주로 치료를 위해서 걷는다).
5. 15~50피트 이상 걷지만, 집안이나 학교 안에서만 걷는다(집안일을 위한 거리를 걷는다).
6. 집밖에서 15~50피트 이상 걷지만, 지역사회를 다니기 위한 거리 또는 혼잡한 지역에서는 보통 휠체어 또는 유모차를 사용한다.
7. 지역사회를 다니기 위한 거리를 위해서 집밖을 걷지만 평지만을 걷는다(다른 사람의 보조 없이는 경계석, 고르지 못한 지형 또는 계단에서 보행을 수행할 수 없다).
8. 지역사회를 다니기 위한 거리를 위해서 집밖을 걸을 때, 평지에 더해서 경계석과 고르지 못한 지형 위를 걸을 수 있지만, 보통 안전을 위해서 최소한의 보조 또는 감시가 필요하다.
9. 지역사회를 다니기 위한 거리를 위해서 집밖을 걸을 때 평지, 경계석 및 고르지 못한 지형을 쉽사리 돌아다닐 수 있지만, 달리기, 올라가기, 계단 오르내리기에는 어려움이 있거나 최소한의 보조를 필요로 한다.
10. 어려움 없이 또는 보조 없이 평지와 고르지 못한 지형을 걷고, 달리고, 올라간다.

Novacheck TF, Stout JS, Tervo R. Reliability and validity of the Gillette Functional Assessment Questionnaire as an outcome measure in children with walking disabilities. J Pediatr Orthop 2000:20:76 (Table 1)에서 허가를 받아 재게재.

보행패턴의 검사
Examining the Gait Pattern

보행속도와 같은 정량적 측정은 기능의 객관적 측정을 제공하지만, 수행의 질(예: 보행패턴이 정상에서부터 일탈하는 방법)은 설명하지 않는다. 따라서, 보행의 검사에는 보행패턴(GP)에 대한 체계적인 설명과, 그 이동운동에 내재하는 요건을 충족시키는 능력을 포함하고 있어야 한다. ICF 분류체계에서, 기저에 있는 보행패턴을 평가하는 것은 신체 구조와 이동성의 기능 구성요소를 측정하는 것의 일부이다.

관찰에 의한 보행분석
Observational Gait Analysis(OGA)

관찰에 의한 보행분석은 임상실무에서 보행패턴을 검사하기 위한 일반적인 방법이다(Krebs et al., 1985). OGA는 보행에 사용되는 움직임의 운동학적 패턴을 관찰하는 것이다. 주요 보행 결손을 식별하기 위해서, 비정형적 운동학적 패턴의 관찰이 사용된다. 그러나, 근력저하, 협응 및 경직(spasticity)과 같은 관찰할 수 없는 결손은 관찰로부터 추측할 수 있을 뿐이고, 적절한 검사로 확인할 필요가 있다. OGA는 평가도구(예: 시간경과에 따른 변화를 모니터링 하는 것)로서 그리고 진단도구(예: 비정형적인 보행을 만들어내는 원인이 되는 요인을 판단하기 위한 것)로서 사용된다(Lord et al., 1998; Winter, 1993). OGA에서, 관찰자는 전자기기의 도움 없이 보행 특성을 설명한다.

임상의가 시각적 보행분석에의 접근법을 구조화하는 것을 돕기 위해 이용 가능한 많은 표준화된 형식이 있다. 하나의 예는 제11장에 설명한 수행 지향적 이동성 평가에 대한 보행평가 부분이다. 신경학적 기능장애가 있는 환자의 보행패턴에 대한 임상검사를 유도하는 데 도움이 되는 시각적 보행분석 형식의 예를 아래에 나타낸다.

란초 로스 아미고즈 보행분석 형식. 란초 로스 아미고즈 병원에서 개발되고, 평가도구 16.6에서 보여주는 보행분석 형식은 보행분석에 대한 하나의 포괄적인 접근법이다(Perry, 1992; Perry & Burnfield, 2010). 이것은 그림 16.1에 나타낸 Perry의 분류체계에 기초하고 있다(Perry, 1992). 보행은 구성요소들로 나뉜다. 관찰자는 한 번에 하나의 보행주기(예를 들어, 입각단계와 유각단계)에 초점을 맞추고, 이들 주기 동안에 수행될 기능적 과제(예: 체중 수용, 한쪽다리 지지 및 다리의 전진)를 고려하여, 보행의 각 단계(예: 초기접지, 하중반응, 입각단계 중기 등)에서 각각 주요 관절(예: 발목관절, 무릎관절, 엉덩관절, 골반 및 몸통)에서의 움직임을 관찰한다.

보행평가 순위척도(GARS). Wolfson과 동료들(1990)이 개발한 보행평가 순위척도(Gait Assessment Rating Scale: GARS)는 평가도구 16.7에 나타냈다. 이 척도는 또한, 보행이상의 일반적인 범주, 다리의 범주 및 몸통, 머리와 팔(UE)의 범주의 3개 범주에 대한 정량화 및 문서화(기록)를 가능케 한다. 이 척도는 변화에 민감하고, 높은 평가자사이 신뢰도를 갖고 있다.
(1) 변동성, (2) 조심성, (3) 비틀거림, (4) 발의 접지, (5) 엉덩관절 가동범위, (6) 어깨의 폄 및 (7) 팔-발꿈치 접지 동기(synchrony)를 포함하는 GARS의 수정된 7개 항목 버전이, 허약한 고령의 지역사회 거주자용으로 개발되어 있다. 수정된 GARS는 넘어짐 위험성 증가와 연관성이 있는 보행 변화를 보고하는 데 타당하고 신뢰성이 있다(VanSwearingen et al., 1996).

관찰에 의한 보행분석의 해석 : 비정형적 보행 원인을 판단하기 위한 틀
Interpreting Observational Gait Analysis : Framework for Determining Causes of Atypical Gait

보행이상을 체계적으로 관찰하고, 문서화(기록)하는 것은 이들 일탈에 대한 가능성 있는 원인에 관한 가설을 만들어내는 첫 단계이다. 표 16.5는 시각적인 보행분석 중에 관찰된 보행이상의 가능성 있는 원인을 이해하기 위한 틀로서의 역할을 하기 위해, Winter(1993)에 의해 개발된 보행진단 차트를 나타내고 있다. 이 차트에는 3개의 세로 칸(column)이 있다. 첫째 칸은 관찰된 이상을 열거하고, 둘째 칸은 비정상에 대한 가능성 있는 원인을 열거하고 있으며, 셋째 칸은 어느 가능성 있는 원인이 관찰된 이상을 만들어낼 것 같은지를 판단하기 위해 수집된 생체역학적 또는 신경근육의 유형을 설명하고 있다. 따라서, 시각적인 보행분석으로부터 얻은 결과는 가능성 있는 근본원인과 원인을 확인하기 위해 필요한 진단적 검사의 유형에 관한 가설과 결부되어 있다. 이 정보는 보행을 재훈련하기 위한 적절한 중재를 결정할 때 사용된다.

관찰에 의한 보행분석(OGA)의 기술을 연습하려면, 실습활동 16.2를 실행하기 바란다.

평가도구 16.6

란초 로스 아미고즈 보행분석 형식

보행분석: 전신(FULL BODY)

RANCHO
란초 로스 아미고즈
국립 재활 센터

참조 팔다리: 좌 ☐ 우 ☐

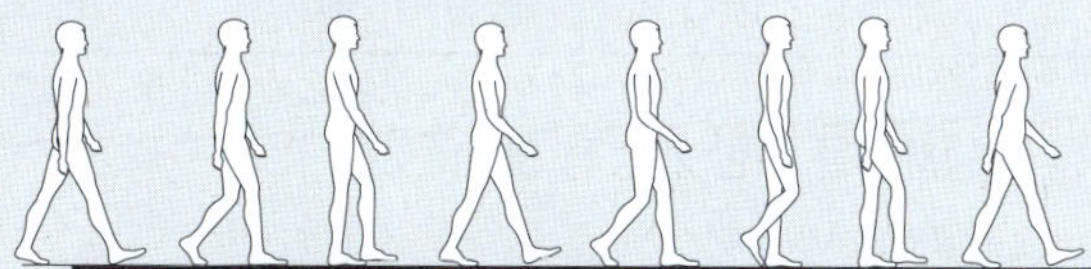

☐ 큰 일탈
☐ 작은 일탈

		체중수용 WA		한쪽다리 지지 SLS		유각쪽 다리의 전진 SLA			
		IC	LR	MSt	TSt	PSw	ISw	MSw	TSw
몸통	기울다: 뒤/앞								
	옆으로 기울다: 우/좌								
	회전하다: 뒤/앞								
골반	당겨 올리다								
	기울다: 뒤/앞								
	앞쪽회전 부족								
	뒤쪽회전 부족								
	앞쪽회전 과다								
	뒤쪽회전 과다								
	같은 쪽 처짐								
	반대쪽 처짐								
엉덩관절	굽힘: 제한적								
	과다								
	뒤쪽 뒤당김								
	회전: 안쪽회전/가쪽회전								
	모음/벌림: AD/AB								
무릎관절	굽힘: 제한적								
	과다								
	흔들거리다								
	젖히다								
	급격한 폄								
	내반/외반: Vr/Vl								
	반대쪽 과다 굽힘								
발목관절	앞발 접시								
	발바닥 전체 접지								
	발의 내리침								
	과도한 바닥쪽굽힘								
	과도한 등쪽굽힘								
	내반/외반								
	발꿈치 떼기(heel off)								
	발꿈치 떼기 없음								
	발을 질질 끌다								
	반대쪽 들어올리기								
발가락	위로 올리다								
	부적절한 폄								
	갈퀴/망치모양이 되다: Cl/Ha								

주된 문제 :

(WA)
체중수용

(SLS)
한쪽 다리 지지

(SLA) 유각쪽
다리의 전진

☐
팔(UE)의
과도한 하중부하

성명

환자 #

진단명

Rancho Los Amigos National Rehabilitation Center´s Physical Therapy Department and Pathokinesiology Laboratory, Downey, California에서 허가를 받아 재게재.

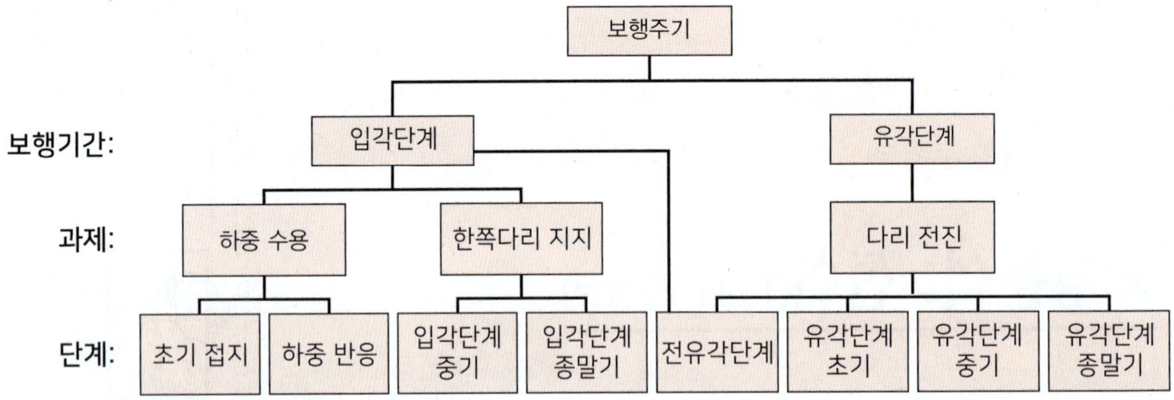

그림 16.1 Perry(1992)가 제안한 보행분석을 위한 개념적 틀.

평가도구 16.7

보행평가 순위척도

일반 범주

1. **변동성(variability)** — 발 내딛기와 팔 움직임에 대한 불일치성(inconsistency)과 리듬이 맞지 않는 상태(arrhythmicity)의 척도.
   - 0 = 유연하고 걸음걸이가 예측 가능한 페이스의 팔다리 움직임.
   - 1 = 간헐적 중단(속도 변화), 약 25% 미만의 시간
   - 2 = 약 25~75%의 시간에서 리듬을 예측할 수 없다.
   - 3 = 팔다리 움직임의 무작위 타이밍
2. **조심성(guardedness)** — 발 내딛기와 팔 흔들기에서 망설임, 속도저하, 추진력 감소 및 집중력 결여가 있다.
   - 0 = 적절한 앞으로의 모멘텀 및 추진력의 불안은 없다.
   - 1 = 머리, 팔과 몸통(HAT)의 중력중심은 발 밀어내기(push-off)의 약간 앞으로 오지만 팔-다리의 협응은 여전히 양호하다.
   - 2 = HAT는 발의 앞면에 유지되어 있고, 원활한 왕복운동에 약간의 상실이 있다.
   - 3 = HAT는 입각기 발의 뒷면에 유지되어 있고, 발 내딛기에 큰 망설임이 있다.
3. **뒤뚝거리며 걷다(weaving)** — 전진하는 선이 불규칙하고 흔들린다.
   - 0 = 정면에서 보아 일직선이다.
   - 1 = 전진하는 직선(최적선)에서 단 한번 벗어난다.
   - 2 = 전진하는 선에서 2~3회 벗어난다.
   - 3 = 전진하는 선에서 4회 이상 벗어난다.
4. **오리걸음(Waddling)** — 몸통이 과도하게 정중선을 교차하고, 옆굽힘을 특징으로 하는 지지기저면이 넓은 보행.
   - 0 = 지지기저면이 좁고 몸이 발 위에 거의 수직으로 유지된다.
   - 1 = 발 안쪽 면이 약간 떨어져 있고, 머리와 몸통의 옆쪽 움직임이 인지된다.
   - 2 = 양 발 사이가 3~4인치 떨어져 있고, 몸통이 옆쪽으로 분명한 굽힘이 있어 머리의 중력중심(COG)은 입각 발과 같은 쪽 위에 위치하고 있다.
   - 3 = 머리와 몸통의 극단적인 흔들이모양 치우침이 있고(머리가 같은 쪽 입각 발의 옆을 지난다), 지지기저면이 더 넓어진다.
5. **비틀거림(staggering)** — 갑작스럽게, 그리고 예기치 않게 옆쪽으로 약간의 균형상실이 있다.
   - 0 = 옆쪽으로의 균형상실이 없다.
   - 1 = 옆쪽으로 한 번 휘청거리다.
   - 2 = 옆쪽으로 두 번 휘청거리다.
   - 3 = 옆쪽으로 세 번 이상 휘청거리다.

다리의 범주

1. **유각단계 시간의 백분율** — 유각단계로 구성된 보행주기 비율의 감소
   - 0 = 입각단계 대 유각단계의 지속시간 비율이 대략 3 : 2가 된다.
   - 1 = 입각단계 대 유각단계의 지속시간 비율이 1 : 1 또는 약간 적다.
   - 2 = 입각단계가 현저하게 연장되지만, 약간의 유각 시간이 분명히 남아있다.
   - 3 = 보행주기에서 인지될 수 있는 유각 부분이 거의 없다.
2. **발의 접지** — 발 앞부분 이전에 발꿈치가 접지하는 정도
   - 0 = 발꿈치가 지면에 충돌하는 각도가 매우 분명하다.
   - 1 = 발 앞부분 이전에 발꿈치가 접지하는 것을 거의 볼 수 없다.
   - 2 = 발바닥 전체가 접지한다.
   - 3 = 발꿈치 접지 이전에 발의 앞부분이 접지한다.

평가도구 16.7

보행평가 순위척도(계속)

3. **엉덩관절 ROM** — 보행주기 동안에 관찰되는 엉덩관절 가동범위(ROM) 감소의 정도.
   - 0 = 양발 지지단계 동안에 넓적다리 뒤쪽으로의 분명한 굽힘 각도 형성이 있다(10°).
   - 1 = 수직에서부터 뒤쪽으로의 굽힘 각도 형성을 거의 볼 수 없다.
   - 2 = 넓적다리가 지면으로부터의 수직 투영선과 일치한다.
   - 3 = 넓적다리가 최대한 뒤쪽으로 간 위치에서, 수직에서부터 앞쪽으로 각도를 형성한다.

4. **무릎관절 가동범위** — 보행주기 동안에 관찰되는 무릎관절 가동범위 감소의 정도.
   - 0 = 무릎관절이 유각단계 동안에 발꿈치 접지 (및 입각단계 후기)에서의 완전한 폄에서부터 거의 90° (70°)까지 움직인다.
   - 1 = 발꿈치 접지와 입각단계 후기에서 무릎에서 약간의 굽힘이 관찰되고, 유각단계 중기의 최대 굽힘은 90°보다는 45°에 더 가깝다.
   - 2 = 무릎 굽힘은 발꿈치 접지에서보다 입각단계 후기에 더 분명하지만, 유각단계 동안에 발가락 클리어런스가 거의 관찰되지 않는다.
   - 3 = 발가락이 유각단계 동안에 지면에 접촉하는 것처럼 보이고, 무릎 굽힘은 일정한 것처럼 보인다. 그리고, 유각단계 동안에 무릎 각도는 45° 이하인 것처럼 보인다.

몸통, 머리, 팔의 범주

1. **팔굽관절의 폄** — 팔굽관절 가동범위 감소의 척도
   - 0 = 아래팔의 최대와 최소 진폭 사이의 이동운동(peak-to-peak excursion)이 크고(~20°), 앞쪽으로의 이동 궤적의 끝에서 명백한 최대 굽힘이 있다.
   - 1 = 위팔의 최대 뒤쪽으로의 이동운동 동안에 폄이 25% 감소한다.
   - 2 = 팔굽관절 각도가 거의 변화하지 않는다.
   - 3 = 팔꿉관절 각도의 분명한 변화가 없다 (굽힘으로 유지된다).

2. **어깨관절의 폄** — 어깨관절 가동범위 감소의 척도.
   - 0 = 몸통의 수직축에 대해서 위팔이 앞쪽(15°)과 뒤쪽(20°)으로 움직이는 것이 분명히 관찰된다.
   - 1 = 어깨관절이 몸통의 수직축에 대해서 약간 앞쪽으로 굽는다.
   - 2 = 어깨관절이 굽힘 동안에 몸통의 수직축까지만 오거나 약간 뒤쪽으로 온다.
   - 3 = 어깨관절이 전체 이동운동 동안에 몸통 수직축 뒤에 머물러 있다.

3. **어깨관절 벌림** — 어깨관절 좌우 ROM의 병적 증가 척도
   - 0 = 양 어깨관절은 몸통과 거의 수평을 유지하고 있다.
   - 1 = 양 어깨관절은 옆으로 5~10° 유지하고 있다.
   - 2 = 양 어깨관절은 옆으로 10~20° 유지하고 있다.
   - 3 = 양 어깨관절은 옆으로 20° 이상으로 유지하고 있다.

4. **팔-발꿈치 접지의 동시성** — 팔과 다리의 반대쪽 움직임의 위상이 다른 정도.
   - 0 = 어깨 끝에서 팔과 반대쪽 다리의 시간적 연결이 양호하고, 항상 엉덩관절의 이동운동이 있다.
   - 1 = 팔과 다리가 시간적으로 25%의 약간의 위상 차이가 있다.
   - 2 = 팔과 다리가 시간적으로 25~50%의 중등도의 위상 차이가 있다.
   - 3 = 팔과 다리의 시간적 일치가 거의 없거나 없다.

5. **머리를 앞쪽으로 유지하다** — 몸통에 관하여 머리가 병적인 앞쪽 돌출의 정도
   - 0 = 귓불이 어깨 끝과 수직으로 정렬하여 있다.
   - 1 = 귓불의 수직 돌출이 어깨 끝 1인치 앞에 온다.
   - 2 = 귓불의 수직 돌출이 어깨 끝 2인치 앞에 온다.
   - 3 = 귓불의 수직 돌출이 어깨 끝 3인치 이상 앞에 온다.

6. **양 어깨가 위로 올라간 상태를 유지하다** — 팔이음뼈(scapular girdle)가 정상보다 높게 유지되는 정도.
   - 0 = 어깨 끝(봉우리)이 턱 높이보다 1~2인치 아래에 있다.
   - 1 = 어깨 끝이 턱 높이보다 약간 아래에 있다.
   - 2 = 어깨 끝이 턱 높이에 있다.
   - 3 = 어깨 끝이 턱 높이보다 위에 있다.

7. **상부 몸통이 앞쪽으로 굽어 있다** — 몸통의 척주 후만이 수반되는 척도.
   - 0 = 가슴이 상당히 완만하게 볼록하고, 목뼈가 평탄하거나 거의 평탄하다.
   - 1 = 목뼈의 만곡이 출현하고, 가슴의 볼록함이 더 커진다.
   - 2 = 가슴 중간부분의 높이에서 앞쪽으로 움푹 들어간 것이 명백하다.
   - 3 = 가슴 중간부분의 높이에서 앞쪽으로 움푹 들어간 것이 매우 분명하다.

COG : center of gravity = 중력중심,
HAT : head, arms, trunk = 머리, 팔, 몸통,
ROM : range of motion = 가동범위

Wolfson L, Whipple R, Amerman P, et al. Gait assessment in the elderly: a gait abnormality rating scale and its relation to falls. J Gerontol 1990;45:M12-M19에서 허가를 받아 재게재.

표 16.5 Winter의 비정형적 보행패턴을 이해하기 위한 틀

관찰된 비정상	가능성 있는 원인	생체역학적 및 신경근육 진단학적 증거
발꿈치 접지에서 발바닥 내리치기	발꿈치 접지에서 정상 이하의 등쪽굽힘근 활동	발꿈치 접지에서 정상 이하의 앞정강근의 근전도(EMG) 또는 등쪽굽힘근 모멘트
앞발 또는 발바닥 전체에 의한 초기 접지	a. 유각단계 후기의 바닥쪽굽힘근의 과다활동 b. 발목관절 가동범위의 구조적 한계 c. 짧은 보폭	a. 유각단계 후기에서 정상 이상의 바닥쪽굽힘근의 근전도 b. 등쪽굽힘 가동범위의 감소 c. 바로 밑의 (a), (b), (c) 및 (d)를 참조할 것.
짧은 보폭 (step length)	a. 유각단계에 앞선 약한 발 밀어내기 b. 발가락 떼기(toe-off)와 유각단계 초기에서 약한 엉덩관절 굽힘근 c. 발 밀어내기 동안에 정상 이상의 무릎 폄근의 활동 d. 유각단계 후기에서 다리의 과도한 감속	a. 발 밀어내기 동안, 정상 이하의 바닥쪽굽힘근 모멘트 또는 파워 생성 또는 근전도 b. 발 밀어내기 후기 및 유각단계 초기 동안, 정상 이하의 엉덩관절 굽힘근 모멘트 또는 파워 또는 근전도 c. 입각단계 후기에서, 정상 이상의 넙다리네갈래근의 근전도 또는 무릎 폄근 모멘트 또는 파워 흡수 d. 유각단계 후기에서, 정상 이상의 뒤넙다리근 근전도 또는 무릎 굽힘근 모멘트 또는 파워 흡수
강직된 다리의 체중지지	a. 입각단계 초기에서 발목관절, 무릎관절 및 엉덩관절의 정상 이상의 폄근 활동	a. 입각단계 초기에, 엉덩관절 폄근, 무릎관절 폄근, 또는 바닥쪽굽힘근의 정상 이상의 근전도 활동 또는 모멘트
굽혀져 있으나 강직된 무릎에 의한 입각단계	a. 체중을 받아들이는 동안, 무릎관절 폄근 활동 감소를 수반하는 발목관절과 엉덩관절에서의 정상 이상의 폄근 활동 b. 과도한 발목관절 등쪽굽힘	a. 입각단계 초기와 중기에, 엉덩관절 폄근과 바닥쪽굽힘근의 정상 이상의 근전도 활동 또는 모멘트 b. 등쪽굽힘근의 과다활동 또는 발목관절 보장구에 의한 과도한 등쪽굽힘
관찰할 수 있는 끌어올리기(pull-off)에 수반되는 약한 발 밀어내기 (push-off)	a. 발 밀어내기에서 바닥쪽굽힘근의 약한 활동 b. 발 내밀기 후기 및 유각단계 초기 동안의 정상 또는 정상 이상의 엉덩관절 굽힘근 근전도 활동	a. 발 밀어내기 동안, 정상 이하의 바닥쪽굽힘근 근전도, 모멘트, 또는 파워 b. 발 밀어내기 후기 및 유각단계 초기 동안에, 정상 또는 정상 이상의 엉덩관절 굽힘근 근전도, 모멘트 또는 파워
다리의 휘돌림(circumduction)의 유무에 관계없이, 유각단계에서의 엉덩관절 당겨 올리기	a. 유각단계 동안의 약한 엉덩관절, 무릎관절, 또는 발목관절 굽힘근 활동 b. 유각단계 동안의 과다활동적인 폄근의 협동작용	a. 유각단계 동안, 정상 이하의 앞정강근 또는 엉덩관절 또는 무릎관절 굽힘근 근전도 b. 유각단계 동안, 정상 이상의 엉덩관절 또는 무릎관절 폄근 근전도 또는 모멘트
트렌델렌버그 보행	a. 약한 엉덩관절 벌림근 b. 엉덩관절 모음근군의 과도한 활동	a. 엉덩관절 벌림근인 중간볼기근, 작은볼기근, 넙다리근막긴장근에서의 정상 이하의 근전도 b. 엉덩관절 모음근인 긴모음근, 큰모음근, 짧은모음근 및 두덩정강근의 정상 이상의 근전도

출처 : Winter DA. Knowledge base for diagnostic gait assessments. Med Prog Technol. 1993;19:72에서 허가를 받아 재게재.

실습 활동 16.2

목적: 시각에 의한 보행분석을 시행한다.

절차: 파트너를 구한다. 이 장에서 제시한 시각에 의한 보행분석 양식 중의 하나 또는 그 이상을 선택한다. 파트너가 자기의 쾌적한 보행속도로 걷는 것을 처음에는 시상면에서부터 관찰하고, 그 다음에 이마면에서 관찰한다. 시상면과 이마면의 양쪽에서부터 몇 회의 보행주기를 비디오테이프에 녹화해도 된다. 비정형적인 보행패턴을 가진 환자에 접근할 수 있는 경우는 이 과제를 그들과 함께 반복해도 된다.

과제

질문 1. 선택한 보행분석 양식을 완료한다. 몇 가지 서로 다른 양식을 사용하는 경우는 각 양식의 사용 용이성을 고려한다. 이 시각적 보행분석을 완료하는 데 얼마나 시간이 걸렸는가?

관찰에 의한 보행분석의 한계
Limitations to Observational Gait Analysis

연구에서는 대부분의 OGA의 주된 한계는 고도로 훈련되고 경험이 많은 임상의 중에서조차도 신뢰성이 낮다는 것을 보여주고 있다(Krebs et al., 1985). 게다가, 상세한 정성적인 보행분석은 매우 많은 시간이 걸리고, 흔히 바쁜 임상환경에서는 비현실적이다.

마지막으로, 대부분의 OGA 형식이 치료에 반응하여 보행패턴의 변화에 민감하다는 것을 뒷받침하는 강력한 증거가 존재하지 않는다. 이것이 기술 시스템이 운동 패턴, 근육 활성화 패턴 및 보행에 사용되는 힘을 정량화하는 방법으로서 시시를 받고 있는 이유이다. 그러나, 이 기술은 일반적으로, 대부분의 임상의 손이 미치지 못하는 범위에 있고, 매우 고가이고 시간이 걸리며, 사용하려면 상당한 기술적 전문지식이 필요하다.

기능장애 수준에서의 검사
Examination at the Impairment Level

완전한 검사에는 잠재적으로 이동성 기능과 참여를 제한하고 있는 기저에 있는 기능장애를 식별하는 것이 포함된다. 보행에 중요한 기초가 되는 시스템에 대한 신체검사는 환자가 앉아 있거나 누워 있는 동안과 같은 수동적 상황에서의 근력, 관절가동범위 및 긴장 등의 요소를 평가하기 때문에 흔히 "정적 평가(static evaluation)"라 일컬어지고 있다.

이와는 대조적으로, "동적 평가(dynamic evaluation)"는 환자가 보행과 같은 기능적 움직임을 수행하고 있는 동안에, 이들 시스템을 검사한다. 기저에 있는 기능장애에 대한 검사는 제5장에서 논의되었기 때문에, 이 장에서는 반복하지 않는다.

기능장애가 보행 수행능력을 예측하는가?
Do Impairments Predict Gait Performance?

근력, 관절가동범위, 경직과 같은 요인에 대한 정적인 검사는 중요하다. 그러나, 이들 요인은 신경학적 병변이 있는 환자의 보행 수행능력을 항상 예측하는 것은 아니다.

Nadcau 등(1997)은 편마비가 있는 환자에서 바닥쪽굽힘근의 근력과 보행속도 사이의 관계를 연구하였다. 결과는 반신불완전마비가 있는 실험대상자는 대조군과 비교하여 유의미하게 근력이 약하고, 보행속도가 느리다는 것을 보여주었다. 그러나, 바닥쪽굽힘근의 근력은 보행 수행능력과 유의미하게 관련되지 않았다. 양호한 발바닥굽힘근 근력을 가진 몇몇 환자는 비교적 느린 속도로 걸었다. 이와는 대조적으로, 바닥쪽굽힘근 근력이 저하한 몇몇 환자는 비교적 빠른 속도(60미터/분 이상)로 걸을 수 있었다. 이들 개개인은 입각단계 종말기에서의 발 밀어내기를 감소시키는 대신에, 유각단계 동안의 "끌어올리기(pull-off)"를 위한 엉덩관절 굽힘근의 사용 증가와 같은 대체 운동 전략을 사용하여 더 빠른 보행속도를 만들어내었다(Nadeau et al., 1997).

발목 근력은 보행 수행능력을 예측하지 못하지만, 무릎 근력은 예측할 수 있을지도 모른다. Perry와 동료들(1995)은 보행속도와 무릎관절 폄 조절의 조합이 뇌졸중을 가진 사람에서 이동성 기능의 예측성이 높다는 것을 발견하였다. 강력한 무릎관절 폄과 16미터/분의 보행속도는 지역사회 보행을 예측하였다. 지역사회 수준의 보행을 달성하기 위해서는 중등도 및 약한 무릎 폄은 적어도 각각 24미터/분 및 32미터/분의 보행속도를 필요로 하였다. 이들 환자에서, 무릎 조절이 상실되면, 필요한 보행속도를 달성하기 위해, 다른 기전으로 대체하는 것을 필요로 하였다.

근력이 반드시 보행 파라미터와 상관성이 있는 것은 아니지만, 감각은 상관성이 있는 것 같다. Nadeau 등(1997)에 의한 연구에서는 최저의 감각 득점을 가진 환자는 가장 느린 보행자가 되는 경향이 있었고, 이것은 다른 사람의 연구결과를 뒷받침하고 있다(Brandstater et al., 1983;

Lord et al., 1996; Perry et al., 1995).

뇌졸중 후의 반신불완전마비가 있는 환자 중에서 인지된 균형능력도 또한 보행속도에 유의미한 영향을 미치고 있다. Liphart와 동료들(2015)은 보행속도가 인지된 자기 효능감과 강력하게 관련되고 있다고 보고하였다. 흥미롭게도, 352명의 참여자 중 35%에서 인지된 능력(ABC 검사에서 보고된 것)과 실제의 균형(BBS에 대한 수행에 의해서 결정된 것) 사이에는 유의미한 차이가 있었다(Liphart et al., 2015).

따라서, 기능장애와 보행 파라미터 사이의 관계는 매우 복잡하고, 기능장애의 유형과 정도, 각 개인의 기능수준과 인지된 능력 및 다른 시스템에 의한 보상능력을 포함하는 많은 요인에 좌우된다.

이동성 측정 : 이들 모든 검사와 측정이 정말 필요한가?

Measuring Mobility: Do We Really Need All These Tests and Measures?

보다시피, 과제지향적 접근법을 사용하는 이동성 조사는 매우 복잡하다. 기능적 상태(ICF 틀의 능력[capacity])와 장애수준(ICF 틀의 수행능력[performance])을 정량화하고, 보행전략을 설명하며, 기저에 있는 기능장애를 문서화(기록)하기 위해, 다양한 검사와 측정을 사용한다.

헬스케어를 개혁하는 이 시대에, 환자의 진찰과 치료에 이용 가능한 시간이 급속히 단축되고 있을 때, 정말 우리가 이들 모든 조치를 필요로 하는 것인가? 기능적 이동성을 측정하고, 시각적인 보행분석을 수행하며, 기저에 있는 기능장애를 조사하는 것이 정말 필요한 것인가? 우리는 각각이 이동성 제한이 있는 사람을 위한 케어 계획을 수립할 때, 반드시 필요한 정보를 제공한다고 주장한다.

예를 들어, 기저에 있는 기능장애의 정적 검사에 의해서, 보행과 다른 측면의 이동성 기능에 영향을 주는 자원과 제약이 결정된다. 시각적인 보행분석을 사용하는 동적 평가는 임상의가 기저에 있는 기능장애에 직면하여 보행의 요건을 충족하는 현재의 전략의 정도를 판단하는 것에 도움이 될 수 있다. 보행속도와 같은 단일 측정값이든, 또는 이동성 척도를 통해 이용 가능한 다양한 측정 값이든, 기능적 측정은 기능 수준을 문서화하고 능력 장애를 예측하는 데 도움을 줄지도 모른다. 이들의 측정은 치료의 필요성을 정당화하기 위해 중요하고, 시간 경과와 중재에 반응하는 변화의 정량화는 결과 지표로서 도움이 된다. 따라서, 임상의는 기능적 이동성 상태를 최대화하도록 설계된 포괄적인 케어 계획을 개발하기 위해 모든 수준의 평가로부터의 정보를 사용할 수 있다.

치료로 옮겨가기 전에, 독자가 그림 16.2에 제시된 사례연구를 검토하고, 검사에 과제지향적 접근법을 적용하여 실습활동 16.3을 완료할 것을 권장한다.

Genise T.는 53세의 여성이고, 오른쪽 근력저하로 병원에 입원하였다. MRI에서는 바깥섬유막의 약간의 확장을 수반하는 속섬유막뒷다리(posterior limb of the internal capsule)로 이어지는 왼쪽 뇌실주위 방사관(periventricular corona radiata)에 영향을 주는 허혈성 뇌졸중을 나타냈다. 그녀는 현재 뇌졸중 후 1개월이 되었다.

진료 의뢰의 이유 : 그녀의 뇌졸중과 관련된 계속되는 기능장애와 기능적 제한에 대한 통원(외래환자)치료.
병력 : 그녀에게는 2형 당뇨병, 고혈압 및 고지혈증의 기왕력이 있고, 이 때문에 약을 복용하고 있다.
급성환자 치료로 4일간 입원 후, 재활병동에서 2주일간을 지내고, 자택으로 퇴원하였다.
사회 및 직업경력 : Genise는 남편과 함께 단층 가옥에서 살고 있다. 뇌졸중 발병 전에, 그녀는 모든 ADL과 IADL에 자립하고 있었다. 뇌졸중 발병 전에, 그녀는 교회에서 음악을 작곡하고 연주하면서 예배 인도자로서 일하였다.

조사결과(ON EXAMINATION)

I. 자기보고의 참여와 넘어짐/균형 이력

Genise는 자기 집과 지역사회에서 이동성을 위해 주로 휠체어에 의존하고 있다. 그녀는 자기 집에서 지팡이와 뒤쪽 제동식 AFO(ankle-foot orthosis)로 걷는다고 보고하고 있다. 그녀는 셀프케어 활동(몸 단장하기, 옷 갈아입기, 화장실 동작 등)을 자립하고 있으나, 모든 IADL을 위해서 보조가 필요하다. 그녀의 주된 사회적 지원은 남편이 하지만, 필요에 따라서, 근처에 사는 어머니와 여동생으로부터의 지원을 제공받을 수 있다. 그녀는 퇴원해서 귀가 후, 몇 번 넘어졌다. 서 있거나 무언가를 집어 올리기 위해 몸을 구부릴 때 넘어진 일도 있고, 또는 걷는 동안에 넘어지기도 하였다.

그림 16.2 뇌졸중 후 1개월에서의 Genise T.에 대한 사례연구

II. 신체 구조와 기능의 장애

A. 운동 시스템의 기능장애

1. **자발적이고 고립된 움직임 :** 오른팔을 움직이도록 요구받았을 때, 그녀는 팔꿈치와 어깨에서 부분적인 굽힘이 있고, 굽힘근 협동작용의 범위 내에서 수행하였다. 중력의 영향을 최소화하기 위해 그녀의 팔은 지지를 받고 있기 때문에, 그녀는 아직도 마비된 팔의 능동적인 폄이 없다. 그녀가 손과 손목을 펴려고 시도할 때, 폄근을 동원하는 대신에, 굽힘근 협동작용이 동원되어, 결과로서 팔이 굽게 된다. 그녀의 미비측 다리를 굽히도록 요구받았을 때, 그녀는 엉덩관절과 무릎관절 부분에서 굽혀, 이번에는 굽힘근 협동작용 패턴 내에서 발목 등쪽굽힘근을 동원하기 시작한다. 마찬가지로, 그녀의 다리를 펼 때, 이번에는 바닥쪽굽힘근이 폄근 협동작용 패턴 내에서 동원된다. 발목에 의해서만 움직이도록 요구받았을 때, 그녀는 발목 움직임을 분리할 수 없고, 그 대신에 전체 협동작용 패턴 내에서 발목 등쪽굽힘근과 바닥쪽굽힘근 양쪽을 동원한다.
2. **관절가동범위 :** 그녀는 어깨와 팔꿈치에서 완전한 가동범위를 갖고 있으나, 손목과 손가락 굽힘근에서 긴장감이 생기기 시작한다. 오른쪽 등쪽굽힘근에서 가동범위 제한이 있다.
3. **경직(spasticity) :** 위팔두갈래근, 손목굽힘근 및 발목 바닥쪽굽힘근의 급속한 신장(stretch)은 경직이 있다는 것을 가리킨다. 그녀의 애쉬워스 득점(Ashworth score)은 3이다.

B. 감각(sensation)

Genise는 마비측 팔과 다리 양쪽에서, 가벼운 접촉, 2점 식별 및 고유감각이 손상되어 있다. 먼쪽 상실이 몸쪽 상실보다 크다. 그녀에게 시각적인 문제는 없다.

C. 인지(cognition)

그녀는 인지기능장애가 없다.

III. 자세조절

손상된 자세조절은 Genise의 제한된 기능적 능력에 기여하는 중요한 요인이다. 그녀는 퇴원해서 귀가한 이후, 몇 빈 넘어졌나. 몇 번은 서 있는 동안과 무언가를 집어 올리려고 몸을 굽혔을 때 넘어졌고, 또는 걷는 동안에 넘어졌다.

A. 앉은 자세

정상상태 균형 : 정상상태 앉은 자세 균형은 상당히 양호하다. 그녀의 체중은 약간 왼쪽으로 전위하여 있으나, 최소한의 흔들림을 나타낸다. 그러나, 주의가 질문에 대한 응답으로 옮겨가면, 흔들림이 증가한다. 그녀는 눈을 감고 혼자서 정상상태 앉은 자세 균형을 유지할 수 있다. 그녀가 눈을 감고 수직에서 벗어나면, 그녀는 대칭적인 수직위치로 회복할 수 없으며, 이는 수직상태 지각이 손상되었을지도 모른다는 것을 시사하고 있다.

반응성 균형 : 그녀는 앉아 있는 동안에, 모든 방향에서의 작은 외부교란으로부터 혼자서 회복할 수 있다. 그러나, 그녀의 마비측으로의 큰 전위에 반응하여, 그녀는 마비측 팔로 지지물에 뻗어 닿을 수 없어, 넘어짐을 방지하기 위해 붙잡아주어야 한다.

선행적 균형 : 그녀는 앉은 자세에서 양호한 선행적 균형을 갖고 있고, 10 인치 이상 앞으로 팔을 뻗을 수 있어, 마루에서부터 물체를 집어 올리고, 균형을 상실하지 않고 머리와 몸통을 돌리 수 있다.

B. 선 자세

정상상태 균형 : 1개월 시점에서, 그녀의 선 자세에서의 정상상태 균형은 4일째보다 호전되었지만, 여전히 상당한 손상이 있다. 그녀는 안정성을 유지하고 있으나 몇 분 동안에 지나지 않고, 체중이 왼쪽으로 옮겨져 비대칭으로 선다. 주의가 산만해졌을 때, 뒤와 오른쪽으로 흔들려, 넘어짐을 예방하기 위해 보조를 필요로 한다. 그녀가 눈을 감고 있을 때, 정상상태 균형은 변화하지 않으며, 이것은 그녀가 과도하게 시각에 의존하고 있지 않고, 자세조절을 위해서 몸감각 및 안뜰 입력을 사용할 수 있다는 것을 시사하고 있다

반응성 균형 : 그녀는 제자리 전략(inplace strategy)을 사용하여 앞쪽 또는 뒤쪽 어느 쪽인가의 방향으로 균형상실로부터 회복할 수 없고, 넘어짐을 방지하기 위해 보조를 필요로 한다. lean and release test에 대응하여, Genise는 비마비측 다리로 발을 내딛지만, 회복을 위한 보조가 필요하다. 그녀가 비마비측 다리로 발을 내딛기 위해 마비쪽 다리에 체중을 실으면, 마비쪽 다리가 무너지는 것을 방지하기 위해 무릎이 잽싸게 젖혀진다는 것에 수복하기 바란다.

선행적 균형 : 그녀는 앞으로 팔을 뻗는 동안 균형을 유지하는 데 어려움이 있어, 그 과제를 수행하기 위해 보조를 필요로 한다. 그녀는 선 자세에서 바짓가랑이를 당겨 올리기 위해 몸을 구부릴 때, 몇 번 넘어졌다고 보고하고 있다.

IV. 이동성

침대 이동성 : 그녀는 몸 구르기를 포함하는 침대 이동성 기술에 자립하고 있고, 혼자서 침대 끝까지 이동한다.

이동운동(locomotion) : 뇌졸중 후 1개월에서, Genise는 네발 지팡이 및 AFO를 사용하여 보조 없이 걸을 수 있다. 그녀가 10미터 걷기 검사에서 보행속도가 0.08미터/초이기 때문에, 비기능적이고 생리학적 보행자(physiological walker)라고 생각된다. AFO가 없으면, 그녀의 보행패턴은 초기 접지에서 내반첨족 위치(equinovarus foot position), 체중부하와 입각단계 내내 무릎의 과다 폄(젖힘), 그리고 입각단계 종말기에 엉덩관절 폄의 제한을 특징으로 하고 있다. 그녀는 마비측 바닥쪽굽힘근으로 발 밀어내기(push-off)의 힘을 발생시킬 수 없어, 마비측 다리를 전진시키기 위해 엉덩관절 굽힘(끌어올리기: pull-off)을 사용한다. 유각단계 동안에, 그녀는 무릎 굽힘 감소와 지속적인 바닥쪽굽힘 감소가 발생하여, 발 클리어런스의 부족을 초래하였다. 바닥쪽굽힘 제동장치가 있는 AFO를 사용하면, 입각단계에서의 무릎 젖혀짐과 유각단계에서의 발의 클리어런스가 감소한다. 그녀의 보행속도는 AFO에 의해 변화하지 않는다. 그녀는 단일 과제 조건에서 56초에 시간 제한을 설정한 일어서서 걷기(Timed Up and Go; TUG)를 완료하였으며, 이것은 그녀의 넘어짐 위험성이 증가하였다는 것을 가리킨다. 2차 과제와 함께 TUG가 수행될 때, 그녀의 시간은 69초로 증가하여 2차 과제에 대한 다양한 오류가 발생한다.

그림 16.2 *(계속)*

실습 활동 16.3

목적: 편마비환자의 이동성 기능의 검사에 과제지향적 접근법을 적용하고, 평가정보에 기초한 보행을 위한 목표와 케어계획을 확립한다.

절차: 그림 16.2의 Genise T.에 대한 사례연구를 읽어본다(또는 여러분이 신경학적 진단을 받은 환자에게 접근할 수 있다면, 실제의 사례를 사용하기 바란다).

과제

여러분이 갖고 있는 정보에 기초하여, 다음의 질문에 답한다:

1. Perry의 보행분류 시스템을 사용하여, Genise를 어떻게 분류하는가?
2. Genise에서는 진행, 안정성 또는 적응의 보행에서의, 어느 측면이 영향을 받는가?
3. 어떠한 기능장애가 그녀의 반신불완전마비성 보행패턴에 원인을 제공하는가?

치료로 옮겨감 TRANSITION TO TREATMENT

목표 설정 Setting Goals

다른 신체적 기술에 관련되는 목표설정도 이러한 것처럼, 임상의는 환자에게 객관적, 측정 가능한, 그리고 의미 있는 이동성 재훈련을 하는 동안, 장기 및 단기 양쪽 목표를 확립할 필요가 있다.

장기 목표(성과) *Long-Term Goals (Outcomes)*

장기적인 목표 또는 기능적 성과는 흔히 기능적 수행능력과 능력장애 수준의 측면에서 언급된다. 그들은 보통, 자립성의 수준 및/또는 환자가 걸을 수 있는 상황 또는 조건에 관해서 보행의 성과를 반영한다. 장기적인 목표의 예로서는 다음의 것이 있다. 환자는 지팡이와 보조기구를 사용하여 지역사회에서 최저 1,000피트를 자립하여 걸을 수 있다; 환자는 자택 환경에서 4점 지팡이로 50피트를 자립하여 걸을 수 있다; 환자는 1점 지팡이를 사용하여 경계석을 자립하여 오르내리고, 비탈길과 고르지 못한 지면 위를 걸을 수 있다; 그리고 환자는 지팡이와 보조기구를 사용하여 1/4마일의 거리에 대해서 32미터/분의 속도를 유지할 수 있다.

단기 목표 *Short-Term Goals*

이동성 재훈련을 위한 단기목표는 다음의 것에 의해 표현할 수 있다.

1. 기저를 이루는 기능장애를 변화시키는 것. 하나의 예는 굽힘 구축(contracture)을 엉덩관절에서 20°, 무릎관절에서 15°, 그리고 발목관절에서 20° 감소시키는 것이다.
2. 보행패턴을 개선하는 것. 하나의 예는 앞쪽으로의 몸통 굽힘을 20° 감소시키고 이것에 의해서 보행의 입각단계와 유각단계 동안에 직립자세를 개선하는 것이다.
3. 장기목표를 향한 중간단계를 완수하는 것. 이 예에는 다음의 것이 포함된다. (a) 필요할 때의(유사시) 보조만으로 보행거리를 10피트에서 25피트까지 증가시키는 것; (b) 속도를 증가시키기 위해 환자는 필요할 때(유사시) 보조만으로 200피트를 45초에 걸을 수 있다; (c) 전륜 보행기의 사용을 자립하게 되는 것.

단기 목표는 보통, 기저에 있는 기능장애를 해결하고 보행 전략의 질을 향상시키는 것을 목적으로 한 치료전략으로 이어진다. 장기적인 목표는 흔히 보행한 거리 또는 보행속도의 증가와 같은 보행의 전체적인 수행능력을 개선하는 것과 관련된 치료전략으로 이어진다. 흔히 보행의 속도를 증가시키기 위해, 이동운동의 특정 측면을 개선하는 것이 목표인 것처럼, 이 두 가지 목표는 서로 밀접한 연관성이 있다.

환자의 욕구와 문제에 기초하여 포괄적이고 현실적인 목표를 확립함으로써, 임상의는 이들 목표를 충족하기 위해 만들어진 치료계획으로 전진할 수 있다.

이동운동 훈련에의 과제지향적 접근법

TASK-ORIENTED APPROACH TO LOCOMOTOR TRAINING

이 장의 나머지 부분에서는 이동운동 훈련에 중점을 두고, 이동성 기능 재훈련에 대한 과제지향적 접근법을 논의한다. 걷기와 같은 운동기술을 재훈련할 때의 과제 특이성의 중요성을 뒷받침하는 상당한 증거가 있으나, 이동운동 훈련에 대한 과제지향적 접근법을 구성하는 것에 대한 합의(consensus)는 없다. 과제 특유의 이동운동 훈련은 체중지지를 수반하는(또는 수반하지 않는) 트레드밀 위를 걷는 것(BWSTT : Body Weight Supported Treadmill Training), 또는 그 대신에 발 내딛기를 보조 또는 재훈련하기 위해 사용되는 로봇장치를 사용하는 것으로서 실명되어 왔다. Winstein과 Wolf(2009)는 그들의 섬도에서, 훈련 프로그램이 과제지향적인 즉, 기능적 과제의 수행능력을 개선하는 것에 초점을 맞추고 있다고 간주되기 위해서는 다음과 같이 해야 한다고 제안하고 있다 :

1. 변동성과 오류를 유발하고, 새로운 학습을 필요로 하며, 그리고 운동의 문제를 해결하기 위해 주의를 돌리기에 충분할 만큼 **도전적**이다.
2. 환자 능력과 환경 상황에 따라 **점진적이고 동시에 최적으로 적응**한다. 훈련은 환자가 도전을 받지 않을 만큼 단순하거나 반복적이어서는 안 되지만, 환자가 학습할 수 없고 능력감각을 개발할 수 없을 만큼 어려워서도 안 된다.
3. **능동적 참여**를 불러일으킬 만큼 충분한 흥미가 있다.

이동운동 훈련에 대한 과제지향적 접근법(이 책에서 정의되어 있는 것처럼)에는 이동운동 기능을 개선한다는 목표를 중심으로, 점진적으로 도전적이고 조직화된 일련의 치료적 중재가 포함된다.

우리의 접근법에는 (1) 보행을 제약하는 신체구조와 기능의 기저에 있는 기능장애를 감소시키는 것, (2) 보행패턴(GP)을 수정하여 보행의 진행과 안정성 요건을 효과적으로 그리고 효율적으로 충족하는 것, (3) 참여를 최대화하고 이동성 능력장애를 최소화하기 위해, 변화하는 과제와 환경 요구에 보행을 적응시키는 능력을 발달시키는 것을 목적으로 하는 치료가 포함된다. 이 접근법에서는 보행운동에 선행하는 기술훈련을 사용하지 않지만, 이동운동을 포함하는 이동성 기술을 재훈련하기 위해 부분 연습과 전체 연습 양쪽을 사용한다.

제2장에서 논의한 것처럼, 부분 연습은 보행과 같은 기술을 구성요소로 분해하여, 이들을 따로따로 연습하는 과정을 가리킨다. 부분 연습은 예를 들어, BWSTT와 발 내딛기 연습을 최대화하기 위한 지상을 걷는 것과 같은 전략을 사용하는 전체 과제 연습과 항상 조합되어 있다. 마지막으로, 우리의 과제지향적 훈련에 대한 접근법은 가지각색의 상황에 기능적 기술을 적응시키는 능력을 촉진하기 위해, 다양한 과제와 환경조건 하에서의 이동성(그리고 기타 이동성 기술) 연습에 상당한 중점을 두고 있다

기능장애 수준에서의 중재

Interventions at the Impairment Level

기능장애 수준에 맞춘 치료 목표는 기능적인 이동성 기술의 수행을 위해 이용 가능한 감각-운동 자원을 최대화하는 것이다. 표 16.5에 나타낸 것처럼, 진행, 안정성 및 적응의 필수적인 요건을 충족시키는 데 효과적인 보행 전략의 사용을 제약하는 근골격 및 기타의 생체역학적 기능장애에 특별히 중점을 둘 수 있다. 예를 들어, 진행의 목표에 특정 영향을 미치는 기능장애에는 입각단계 종말기에서 강력한 발의 밀어내기(push-off)를 제한하는 발목관절 바닥쪽굽힘근의 근력저하와 그리고 입각쪽 발 위로 신체를 전진시키는 능력을 제한하는 단축된 엉덩관절 굽힘근 및/또는 발목관절 바닥쪽굽힘근의 단축이 포함된다. 엉덩관절 굽힘근의 근력저하는 또한 끌어올리기(pull-off) 전략을 사용하여, 유각 쪽 다리를 전진시키는 능력에도 영향을 준다. 안정성 목표에 영향을 주는 기능장애에는 펌근 지지 모멘트의 발생을 제한하는 발목관절, 무릎관절 및 엉덩관절 폄근의 근력저하와 안·가쪽 안정성에 영향을 주는 엉덩관절 벌림근의 근력저하가 포함된다. 기능장애 개선을 목적으로 한 치료전략의 예로서는 스트레칭, 감각 자극, 능동적 보조에 의한 수의운동 및 근력훈련 등이 있다.

Genise의 치료 사례연구에서는 불완전마비/근력저하 및 ROM 제한을 포함하는 그녀의 기저에 있는 기능장애를 대상으로 한 치료의 예를 볼 수 있다. 보행 재훈련에 착수하기 전에, 치료사는 발의 내재근과 발목 바닥쪽굽힘근의 느린 신장을 통해서, 발과 발목의 근골격계 강직(tightness) 감소에 노력한다. 느린 신장은 무릎을 굽힌 상태뿐 아니라, 편 상태에서도 시행된다. 게다가, Genise의 발을 자기 넓적

다리 위에 올려놓음으로써, 치료사는 다리를 통한 체중부하를 시뮬레이션하기 위해, 관절을 통한 발바닥 자극과 증가된 압력을 제공한다. 마비측 팔다리의 능동적 움직임의 동원을 개선하기 위해, 치료사는 엉덩관절, 무릎관절 및 발목관절에서 양쪽 수의적인 굽힘과 조합한 발목 등쪽굽힘근에 대한 빠른 신장의 조합을 사용한다. 두 번째 치료사는 마비된 다리의 굽힘을 보조하기 위해 오버플로(overflow)를 사용하여, 비마비 측의 굽힘에 대한 저항을 제공한다. 기능장애 수준에서의 치료 직후에 발 밀어내기(push-off) 전략은 물론, 마비된 다리를 전진시키기 위한 끌어올리기(pull-off) 전략의 사용을 포함하는 보행패턴을 구성하는 요소의 과제 특유의 연습이 이어진다.

연구근거 *Research Evidence*

기능장애를 변화시키는 것이 보행기능을 개선시키는가? 대부분의 임상의가 기저에 있는 기능장애를 개선하기 위해 치료전략을 사용하지만, 다음에 요약되어 있는 연구에서는 기저에 있는 기능장애를 개선하는 것만으로는 보행기능의 회복에는 충분하지 않을지도 모른다는 것을 시사하고 있다. 예를 들면, 연구자들은 치료적 전략이 엉덩관절 굽힘 ROM을 유의미하게 증가시키고, 몸통의 근력을 개선시키는 데 효과적이지만, 이들 영역의 개선은 보행속도를 유의미하게 개선하지 못하였다는 것을 발견하였다(Godges et al., 1993). Judge와 동료들(1993)은 보행 지표가 고령자에서 근력강화운동 후에도 유의미하게 변화하지 않았다고 보고하였다. Krebs 등(1993)은 중등도 강도의 근력훈련이 132명의 기능적으로 제한이 있는 고령자의 보행에 미치는 영향을 조사하였다. 점진적 저항운동 6개월 후, 근력은 17.6% 개선되었다. 보행속도는 유의미하게 변화하지 않았지만 안 · 가쪽 안정성(안 · 가쪽 질량중심[COM]의 전위 및 속도에 의해서 측정된)이 유의미하게 개선되었다(Krebs et al., 1998).

Ouellette와 동료들(2004)은 뇌졸중 장기간 생존자(뇌졸중 후 평균 경과기간 32개월)에서 고강도 저항훈련 프로그램을 사용하여, 근력 및 피크 파워의 유의미한 개선을 발견하였으나, 능력에 기초한 보행거리(6분간 보행) 또는 속도(습관적 또는 최대 보행속도)의 측정치에는 변화가 없었다. Flansbjer 등(2008)은 또한, 만성 뇌졸중이 있는 사람 중에서, 점진적 저항훈련이 다리의 근력을 개선하였으나, TUG 또는 뇌졸중 영향척도(Stroke Impact Scale)(참여의 척도)에 대한 득점에 영향을 주지 않았다는 것을 보고하였다.

이와는 대조적으로, Dragert와 Zehr (2013)는 만성뇌졸중 환자의 **비마미측** 앞정강근(TA)에 대한 고강도 한쪽 근력훈련이 보행에서 더 활동적이었던 마비측 앞정강근에서의 근력 및 근육 활성화의 유의미한 개선을 가져왔다고 보고하였다. 저자들은 마비측 다리의 근력훈련이 불가능할 때일지라도 비마비측 다리의 고강도 훈련은 마비측 다리의 근육 동원 개선과 보행 개선의 양쪽에 대한 효과적인 전략일지도 모른다는 것을 시사하고 있다(Dragert & Zehr, 2013).

DeBolt와 McCubbin(2004)은 다발성경화증이 있는 성인에서 파워, 균형 및 이동성에 대한 가정(home)에 기초한 저항운동프로그램의 효과를 조사하여(이 연구의 더 상세한 설명은 제11장을 참조), 저항근력훈련이 다리 파워의 증가를 초래하였지만, TUG 검사에 의해서 평가된 이동성에는 변화가 없었다.

Damiano와 동료들(2010) (Daminao and Abel, 1998)은 일련의 연구에서, 근력훈련이 뇌성마비를 가진 어린이의 신체기능에 미치는 영향을 조사하였다. 이들의 연구에서는 뇌성마비를 가진 어린이가 표적이 되는 근육에서 유의미하게 개선된 근력을 갖는다는 것을 보여주었다. 그러나, 개선된 근력이 보행 파라미터에 미치는 영향은 가변적이었다. 몇몇 어린이의 보행패턴은 개선되었으나, 다른 어린이에서는 보행패턴은 변화하지 않았거나 또는 약간 악화하였다. 저자들은 뇌성마비에서의 근력강화 연구 결과의 변동성을 고려하면, 근력강화로부터 가장 혜택을 받을 것 같은 사람을 더 잘 식별하는 방법이 필요하다고 시사하고 있다(Damiano et al., 2010).

Dibble과 동료들(2006, 2015)은 파킨슨병을 가진 사람 중에서, 19주간에 걸쳐 주 3회 시행한, 유연성 운동과 정적 및 동적 균형훈련과 조합한 점진적 저항근력운동이, 근력과 이동운동 기능을 유의미하게 개선하였으나(기능적 보행평가 및 6분간 보행검사에 대한 척도로서), 참여의 척도에는 영향을 주지 않았다(파킨슨병 설문지-39). 투약상태와 투약중단 상태 양쪽에서 개선이 있었으나, 운동과 투약이 조합되었을 때, 가장 큰 효과 크기가 발견되었다. Li와 동료들(2020)은 체계적 고찰과 메타분석에서, PD 환자 중에서, 다리의 저항훈련이 근력과 생활의 질에 긍정적인 효과를 초래하고, 보행 수행능력의 일부 측면을 개선할 수 있다고 보고하였다.

어째서, 근력훈련이 보행속도에 미치는 영향에 대해서, 상반되는 연구결과들이 있는 것일까? 연구에서는 보행속도와 다리근육의 근력사이에는 비선형 관계가 있다는 것을

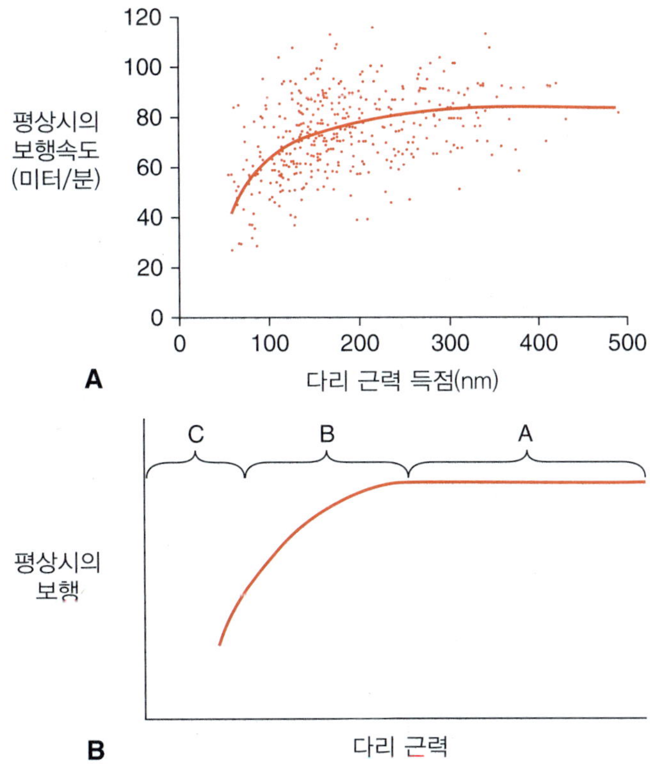

그림 16.3 근력과 보행속도와의 관계. **(A)** 고령자의 실험대상자에서 다리 근력의 득점과 평상시의 보행속도와 대비를 플롯(점으로 표시)하고 있다. 또한 평균연령 76세, 평균체중 71㎏에 대해서 근력과 속도를 플롯한 회귀곡선도 나타냈다. **(B)** 근력의 변화가 보행속도에 미치는 영향을 예측하는 보행속도와 근력 사이의 가정된 비선형 관계. 더 상세한 설명은 본문을 참조하기 바란다. (Buchner DM, Larson EB, Wagner EH, et al. Evidence for a non-linear relationship between leg strength and gait speed. Age Ageing 1996;25:387에서 허가를 받아 다시 그렸다.)

보여주었다(Buchner et al., 1996). 이것은 그림 16.3A에 나타냈고, 고령(평균연령 76세)의 참여자 집단에서의 평소의 보행속도에 대한 다리 근력을 도표로 그리고 있다(Buchner et al., 1996). 다리 근력과 보행속도 사이의 가정된 관계를 그림 16.3B에서 보여주고 있다. 보행은 최대 근력을 필요로 하지 않기 때문에, 보통의 보행속도는 다양한 근력능력의 존재 하에서 유지될 수 있다(이것은 그림 16.3B에서 A로 표시한 다양한 근력으로서 나타내고 있다). 따라서, 이미 이 속도로 보행하고 있는 환자는 근력 변화에 대응하여 더 이상의 보행 변화를 나타내지 않는다고 제안되고 있다. 이와는 대조적으로, 영역 B로 표시되는 근력범위는 근력 감소가 보행속도에 영향을 주는 범위와 일치한다. 따라서, 근력의 변화는 보행속도에 영향을 미친다. 마지막으로, C로 표시된 근력 범위는 보행이 더 이상 가능하지 않은 근력 결손 범위를 나타내고 있다.

몇몇 연구에서는 뇌졸중 후 편마비 보행을 가진 사람 중에서, 종전의 보행재활 프로그램을 거울에 의한 시각 되먹임과 비마비측 다리의 운동훈련으로 보완함으로써, 종전의 치료 단독보다 보행의 큰 개선을 가져왔다는 것을 보여주고 있다(Ji & Kim, 2014; Sütbeyaz et al., 2007; 검토를 위해서는 Thieme et al., 2012을 참조). 거울 치료는 거울의 반사가 (눈에 보이지 않는) 손상된 다리 위에 겹쳐지는 것을 보면서, 손상되지 않은 다리의 움직임을 수행함으로써, 손상된 다리의 움직임 능력이 향상된 것으로 시각적 착각을 일으킨다. 이 유형의 치료는 양쪽 훈련의 특수한 형태가 고려되고, 마찬가지의 기전을 이용한다고 생각되고 있다(검토를 위해서는 Cauraugh & Summers, 2005; Thieme et al., 2012를 참조할 것). 뇌졸중 환자에서 거울 치료의 사용에 관한 연구는 거의 없기 때문에, 최적의 결과를 달성하기 위해 필요한 지속기간, 타이밍 및 빈도에 대해서 널리 받아들여진 합의는 없다.

요약하면, 현재의 연구는 기능장애만의 해결을 목적으로 한 치료는 보행 기술의 회복을 보장할 만큼 충분하지 않을지도 모른다. 이동운동 회복을 최적화하기 위해, 보행 전략과 기능적 수행능력 개선을 목적으로 한 중재도 또한 필요하다.

전략수준에서의 중재: 보행패턴의 개선
Intervention at the Strategy Level: Improving the Gait Pattern

전략수준에서 재훈련의 목표는 진행 안정성 및 적응이라는 필수적 요건을 충족하는 데 효과적이고 효율적인 보행패턴(GP)을 개발하는 것을 보조하는 것이다. 보행 재훈련의 대부분은 이전에 사용된 "정상적" 보행패턴의 회복에서 개인을 보조하는 것에 힘쓰고 있으나, 이것은 항구적인 감각 및 운동 기능장애에 직면하여, 현실적인 목표가 아닐지도 모른다. 따라서, 사람의 보행패턴의 유효성을 판단하기 위한 보다 나은 기준은 다음과 같이 질문하는 것이다. "그 또는 그녀가 현재의 기능장애에 직면하여, 과제 요구를 충족하는 데 효과적인가?" 현재의 기능장애가 잠재적으로 수정 가능하고, 이것은 어떻게 보행에 사용되는 전략을 바꿀 것인가?"

전체 연습과 부분 연습 이동운동 훈련
Whole versus Part Practice Locomotor Training

보행훈련은 보행의 전체 패턴의 연습에 초점을 맞춰야 하는가, 또는 보행주기의 구성요소를 분리하여(이른바 부분 연습) 연습할 수 있는가? 보행을 재훈련할 때의 부분 연습과 전체 연습의 상대적 장점(relative merits)에 대한 의견일치는 없다. 제2장에서 검토한 것처럼, 운동학습의 연구에서는 운동기술을 분해하여 구성요소의 부분을 연습하는 것(부분 연습)은 이것이 전체 과제의 연습과 조합되었을 때, 효과적이라는 것을 시사하고 있다. 전체 보행패턴 연습은 추가 장비를 사용하지 않고 지상에서 수행할 수 있다. 또는 전체의 연습 보행훈련에는 체중지지 트레드밀 훈련(BWSTT) 또는 로봇 장치와 같은 기술의 사용이 포함될 수 있다.

많은 연구자는 고도의 걸음걸이 반복을 달성하는 것에 초점을 맞춘 전체 연습만이 이동운동 훈련의 가장 중요한 측면이라고 제안하였다(검토를 위해서는 Hornby et al., 2011을 참조할 것). 그러나, 다른 연구에서는 입각자세 균형 활동(아래에 논의되는 부분 연습 보행 전략을 포함한)과 조합한 동등하게 강렬한 근력훈련 프로그램이, 뇌졸중 환자에서 BWSTT를 사용한 전체 연습과 마찬가지로 보행을 개선하는 데 효과적이었다는 것을 보여주었다(Duncan et al., 2011). 따라서, 여기서 제시된 보행훈련에 대한 접근법에는 전체 과제 연습은 물론, 보행패턴의 구성요소(부분과제 연습)를 개선하기 위한 전략이 포함된다.

보행패턴의 구성요소를 개선하기 위한 부분 연습
Part Practice to Improve Components of the Gait Pattern

자세 정렬과 안정성. 자세조절 개선을 목적으로 한 치료에는 HAT(머리–팔–몸통) 분절의 정렬을 개선하는 것, 입각쪽 다리에서 폄근 지지 모멘트의 효과적인 생성, 안·가쪽 안정성 조절(입각쪽 초기 접지에서 발의 배치를 포함하는), 그리고 보행의 한쪽 발 지지단계와 양발 지지단계에서 균형을 개선하는 것이 포함된다. 일부 뇌졸중 연구에서는 몸통근육(굽힘근과 폄근)의 마비가 균형, 안정성 및 기능적 능력장애를 방해하고, 자세 정렬이 보행 중의 신체 조절과 발의 압력에 영향을 준다는 것을 보여주고 있다(Karatas et al., 2004; Yang et al., 2015). 이와 같이, 부분 연습보행 훈련에 사용되는 활동의 대부분은 안정성 구성요소(질량중심의 조절된 움직임)를 개선하도록 설계되어 있다. 이 유형의 연습은 흔히 동적인 균형훈련이라 불린다.

부분 연습 보행훈련 활동의 예는 뇌졸중 사례연구의 치료에서 볼 수 있을지도 모른다. 마지막으로, 지지기저면을 넓힌 보조기구는 보행 중의 안정성 문제를 관리하기 위한 또 다른 접근법이다. HAT의 수직방향 정렬과 안정성을 개선하기 위해, "올려다보시오"라는 언어에 의한 신호와 조합하여, 환자의 어깨(그림 16.4 참조)에 손에 의한 신호를 줄 수 있다. 보행 중의 몸통과 엉덩관절의 폄을 용이하게 하기 위해, 긴 막대(그림 16.5에 나타냈다)와 같은 보조기구를 사용할 수 있다.

자세 안정성을 위해서는 입각쪽 다리가 접히지(무너지지) 않고 체중을 싣는 능력을 필요로 한다. 체중부하 중에 다리의 무너짐(접힘)을 방지하기 위한 충분한 무릎 조절을 하지 못하는 환자의 경우, 치료사가 도수에 의한 신호와 보조를 사용할 수 있고, 한편 환자는 입각 자세와 보행에서 체중부하 활동에 노력한다. Genise는 무릎의 과다 폄(젖힘)이 없이 마비측 다리에 체중을 싣는 데 어려움이 있기 때문에, 치료사는 앉은 자세에서 선 자세가 되는 것(STS), 서서 체중이동을 하는 것과 같은 활동을 하는 동안에, 그리고 보행훈련을 하는 동안에, 무릎의 위치를 조절하기 위해, 도수에 의한 신호와 신체적 보조의 양쪽을 사용한다. 환자가 마비측 다리에 체중을 싣는 것을 학습하고, 지지기저면을 바꾸는 것과 관련된 질량중심 조절을 연습하는 것을 도울 수 있는 기타의 활동에는 등받이 없는 의자 또는 테이프로 붙인 신문지와 같은 높은 면 위에 발을 디디는 것(그림 16.6에 나타냈다), 그리고 좌우로(그림 16.7A)

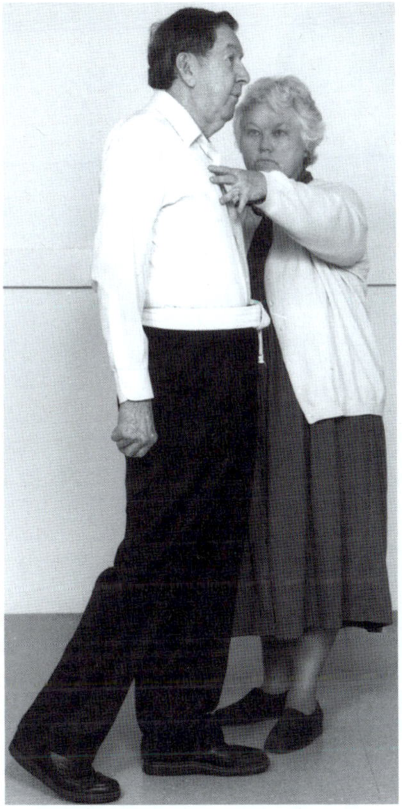

그림 16.4 환자가 수동 단서를 사용하여, 보행 중에 몸통의 수직방향 자세 유지를 학습하는 것을 보조하고 있다.

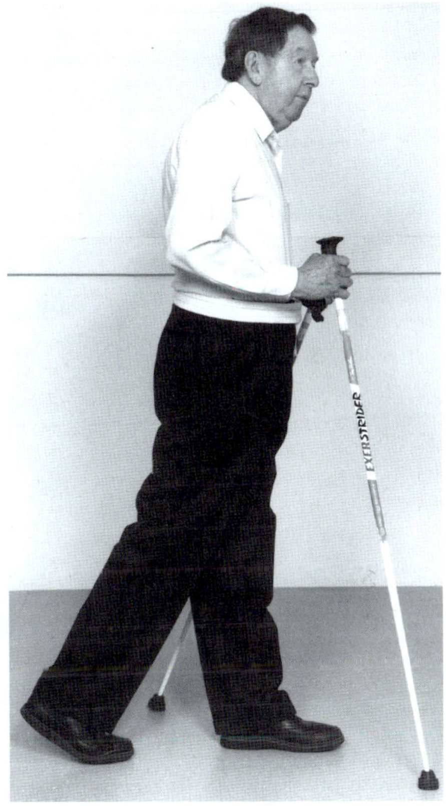

그림 16.5 보행을 재훈련하는 동안에, HAT 분절의 폄을 용이하게 하기 위해 긴 막대를 사용할 수 있다.

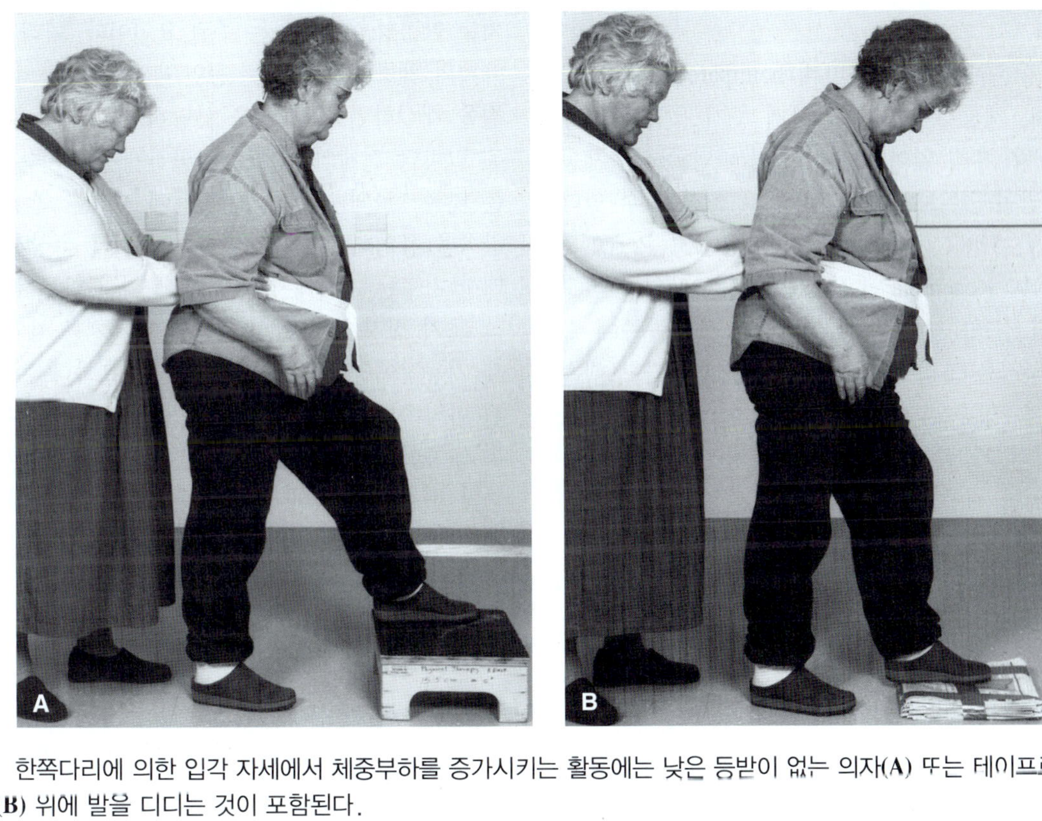

그림 16.6 한쪽다리에 의한 입각 자세에서 체중부하를 증가시키는 활동에는 낮은 등받이 없는 의자(**A**) 또는 테이프로 붙인 신문지 너비(**B**) 위에 발을 디디는 것이 포함된다.

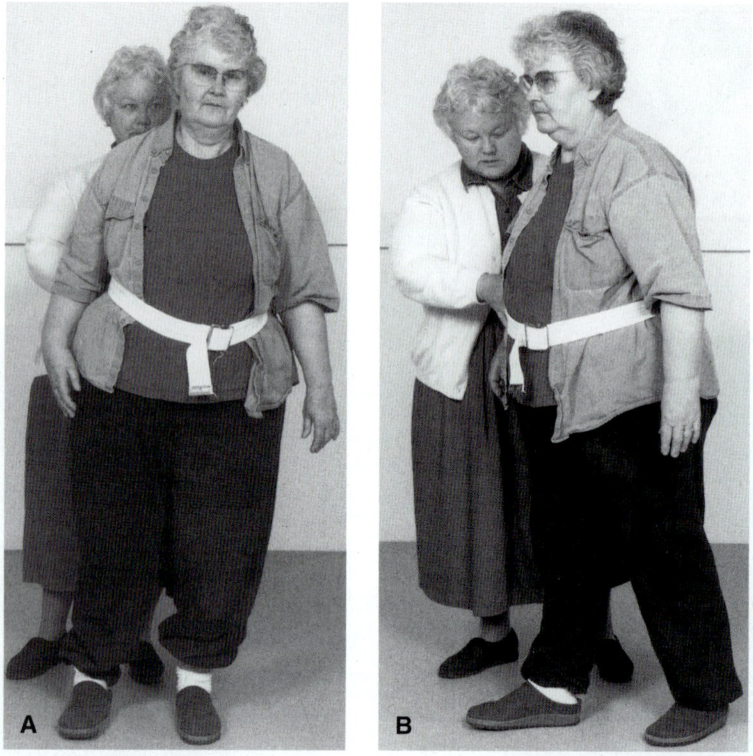

그림 16.7 안정성을 개선하기 위해, 환자는 옆 방향(**A**), 앞뒤 방향(**B**) 및 대각선 방향(그림에 나타내지 않음)에서 COM의 조절된 움직임을 연습한다.

그리고 비스듬히 앞뒤로(그림 16.7B) 체중을 이동하는 것이 포함된다.

Genise와 같은 반신불완전마비(hemiparesis)를 가진 많은 사람에서, 체중부하 및 입각단계 중기 동안에 무릎 과다 폄(젖힘)은 흔히 일어나는 일이고, 바닥쪽굽힘 제동장치를 갖춘 발목–발 보조장구(AFO)로 조절될 수 있다(Montgomery, 1987; Mulroy et al., 2003; Perry & Burnfield, 2010; Rosenthal et al., 1975). 무작위화 비교시험의 계통적 검토와 메타분석 연구에서는 뇌졸중에 속발하는 발의 처짐을 조절하기 위해 장착된 AFO가 보행속도를 개선할 수 있다는 것을 보여주었다(Nascimento et al., 2020). 바닥쪽굽힘을 제한하고 무릎의 과다 폄(젖힘)을 조절하기 위한 뒤쪽 제동장치가 부착된 AFO를 착용하고 걸을 때와, 착용하지 않고 걸을 때의 그녀의 보행을 비교한다. 바닥쪽굽힘근 경직이 무릎 과다 폄(젖힘)의 주된 원인일 때, 발목이 등쪽으로 굽혀진 상태에서 개개인이 체중부하를 연습하도록 하고, 이리하여 종아리세갈래근에 느린 신장(stretch)을 제공하는 것을 포함하는 바닥쪽굽힘근의 근육긴장을 감소시키는 기법이 권장되고 있다(Carr & Shepherd, 1998; Montgomery, 1987).

초기 접지 시 및 보행의 입각단계 전체 동안의 발의 배치는 안정성을 결정하는 주된 요인이다. 따라서, 초기 접지에서와 체중을 부하하는 동안의 발목과 발의 움직임과 조절을 개선하면, 안정성을 상당히 향상시킬 수 있다. 안정된 발바닥 전체의 위치로 원활하게 옮겨가는 발꿈치 접지는 앞쪽으로의 진행과, 안정성에 중요한 안정된 지지면의 양쪽을 용이하게 한다. 발꿈치 접지를 손상시키는 문제에 대한 치료는 기저에 있는 원인에 따라 다르다.

초기 접지에서, 발의 등쪽굽힘 위치를 제약하는 근골격계 기능장애를 경감시키는 것은 중요하다. 이것에는 긴장된 바닥쪽굽힘근과 뒤넙다리근을 신장시켜, 무릎 폄과 발목 등쪽굽힘을 가능케 하는 것이 포함된다. 발의 내재근과 근막 긴장을 완화하기 위한 근막이완기법을 사용하는 것은 발이 체중을 받아들이는 준비를 하고 정강이가 입각쪽 발 위를 넘어 전진할 때 발이 움직이는 것을 가능케 하는데 도움이 된다.

앞정강근(TA)을 활성화할 수 없는 것은 신경학적 기능장애를 가진 환자에서 손상된 발꿈치 접지의 일반적인 원인이다. TA의 근력 생성을 증가시키기 위한 강화운동은 TA가 내림명령(descending commands)에 반응하여 근력

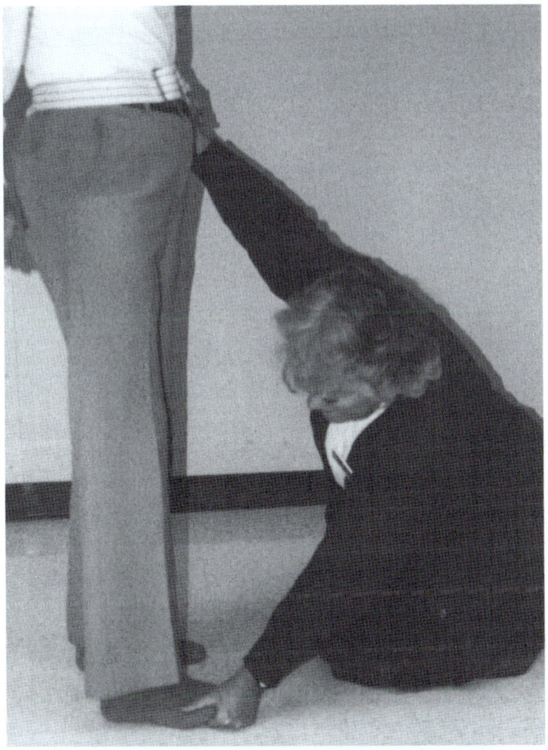

그림 16.8 환자가 발꿈치부터 먼저 접지하는 패턴을 달성할 수 있도록 돕고 있다. 이 위치에서는 신체가 발 위를 원활하게 움직이는 것을 가능케 하고, 체중을 지지하는 표면이 양호하여 자세조절과 진행의 양쪽을 향상시킨다.

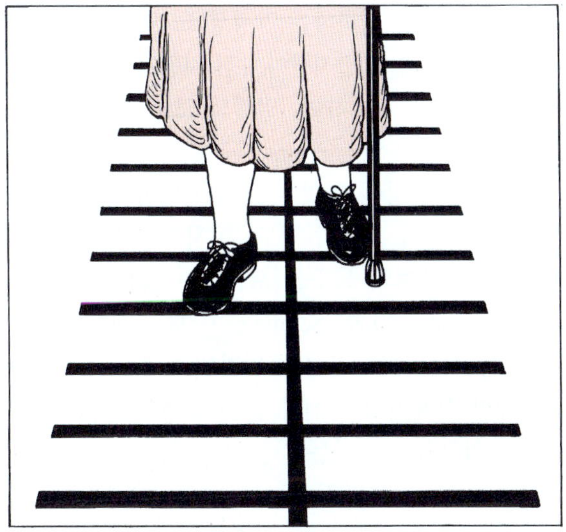

그림 16.9 보행하는 동안에, 환자가 더 나은 발의 배치를 하도록 시각적으로 유도하기 위해 사용될 수 있는 마루 격자무늬의 예. (Jims C. Foot placement pattern, an aid in gait training: suggestions from the field. Phys Ther 1977;57:286에서부터 미국물리치료협회의 허가를 받아 재게재. 이 자료는 저작권으로 보호되어 있으며, 어떠한 추가적인 복제 또는 배포도 미국물리치료협회로부터의 서면허가를 필요로 한다.)

을 반드시 생성할 수 있도록 하는 데 중요하다. 유감스럽게도, 근육이 수의수축을 하는 동안에 근력을 생성하는 능력은 근육이 보행하는 동안에 자동적으로 동원된다는 보장이 없다. 그럼에도 불구하고, 적어도 근력 생성 능력을 확보하기 위해서는 근력강화가 필요하다.

바이오피드백 또는 환자의 신발 안에 설치한 푸트스위치(foot switch)와 연계한 TA의 전기 자극은 발꿈치 접지에서의 TA 활성화를 증가시키기고, TA의 시간적 활성화를 재훈련하기 위해 효과적으로 사용되고 있다(Basmajian et al., 1975; Damiano et al., 2013; Pilkar et al., 2014; Takebe et al., 1975; Waters et al., 1975). 다른 연구에서는 보행주기에 시간을 맞춘 FES가 뇌졸중이 있는 사람(Kim et al., 2012; Lee et al., 2014; Tan et al., 2014; 검토를 위해서는 Kafri & Laufer, 2015을 참조)과 뇌성마비 아동(Damiano et al., 2013)의 보행패턴에 미치는 긍정적인 영향을 확인하였다.

발꿈치를 먼저 접지하는 패턴을 확실히 하기 위해서, 유각단계 종말기에 엉덩관절 굽힘, 무릎관절 폄, 그리고 발목관절 등쪽굽힘을 용이하게 하는 도수에 의한 신호를 사용할 수 있다; 이것은 그림 16.8에 나타냈다. Genise가 지상보행 연습을 하는 동안, 치료사는 그녀가 보행의 유각단계로 옮겨갈 때, 마비측 다리의 굽힘을 돕기 위해 언어와 도수에 의한 신호를 사용한다. 게다가, 그녀가 더 원활한 유각측 다리의 궤적을 달성하고, 초기 접지에서 발의 배치를 개선하는 것을 돕기 위해 도수에 의한 유도가 사용된다.

보폭(step length)을 증가시킴으로써 발의 배치를 개선하는 것은 마루 위에 격자무늬를 만듦으로써 보조할 수 있으며, 이것은 더 나은 발의 배치 패턴을 확립할 때에 환자를 시각적으로 유도하는 데 도움이 된다. 이것을 그림 16.9에 나타냈다. 수평 줄무늬 사이의 거리는 환자가 요망하는 활보길이(stride length)에 대해서 개별화될 수 있다(Jims, 1977).

보조기구의 사용. 보조기구는 지지기저면을 넓혀서 중력에 대항하여 추가적인 지지를 제공함으로써, 자세 안정성에 기여한다. 보행기(표준형 및 구르기형), 지팡이(네발지팡이, 세발지팡이 및 1점 지팡이) 및 다양한 유형의 목발을 포함한 지지를 제공하는 가지각색의 보조기구를 이용할 수 있다(검토를 위해서는 Bateni & Maki, 2005

참조). 환자에 대한 변화하는 안정성 요건과 기구(예: 보행기, 네발지팡이 또는 세발지팡이, 1점 지팡이)에 의해서 제공되는 지지의 양에 기초하여, 일련의 보조기구가 처방되는 일이 많다.

신경학적 기능장애가 있는 환자를 위한 보조기구를 처방할 때, 신체능력 장애의 정도, 인지기능장애 및 환자의 개인적인 동기부여와 욕구를 포함하는 많은 요인이 고려된다(Allet et al., 2009; Schmitz, 1998). 게다가, 다양한 보조기구를 사용하는 것이 주의자원과 특정 상황에서의 균형에 대한 잠재적인 간섭과 같은 보행기술 이외의 요인에 미치는 영향을 고려하는 것은 중요하다.

Wright와 Kemp(1992)는 사용하는 보조기구의 유형 및 그 사람의 기구에 대한 익숙함에 따라, 주의 비용(attentional costs)이 다르다고 보고하였다. 예를 들어, 바퀴가 달린 보행기(rolling walker)가 표준적인 높이 고정식 보행기(pickup walker)보다 주의를 필요로 하지 않았다(Wright & Kemp, 1992). 자세 시스템과 인지 시스템에 의한 주의자원에 대한 경합하는 요구가 고령자의 불안정성에 원인제공을 한다는 몇 가지 증거가 있기 때문에(ShumwayCook et al., 1997b), 우리가 환자에게 제공하는 보조기구에 대한 주의요건을 이해하는 것은 보행훈련 동안에 하나의 중요한 고려사항이다.

또한, 보조기구는 많은 환자의 균형과 이동성을 개선하지만, 이 보조기구는 또한 곱드러짐 또는 균형 붕괴를 야기함으로써 넘어짐 위험성을 증가시킬지도 모른다. 많은 연구에서는 부적절한 기구의 사용, 부적합한 훈련 및 처방되지 않는 보조기구의 사용이 넘어짐의 원인을 제공한다고 보고하고 있다(Bateni et al., 2004a, 2004b; Milczarek et al., 1993).

진행. 보행의 진행 요건은 동심성 수축을 통한 에너지 생성과 편심성 수축을 통한 에너지 흡수의 양쪽에 좌우된다. 불완전마비 및 근력저하와 같은 기능장애는 진행을 위해 필요한 근력 생성을 제한하지만, 경직 및 근육단축과 같은 기능장애는 과도한 에너지 흡수를 통해서 비효율적인 보행을 초래한다.

보행의 진행 구성요소를 개선하기 위해 사용되는 전략은 보행을 위해 생성된 에너지가 입각단계 종말기의 발 밀어내기(push-off)에 기여하는 장딴지근과 유각단계 초기 동안에 끌어올림(pull-off)을 하는 엉덩관절 굽힘근의 조합으로부터 나온다는 연구에 기초하고 있다. 그림 16.10에 나타낸 것처럼, 환자는 편 다리의 자세(예: 발목

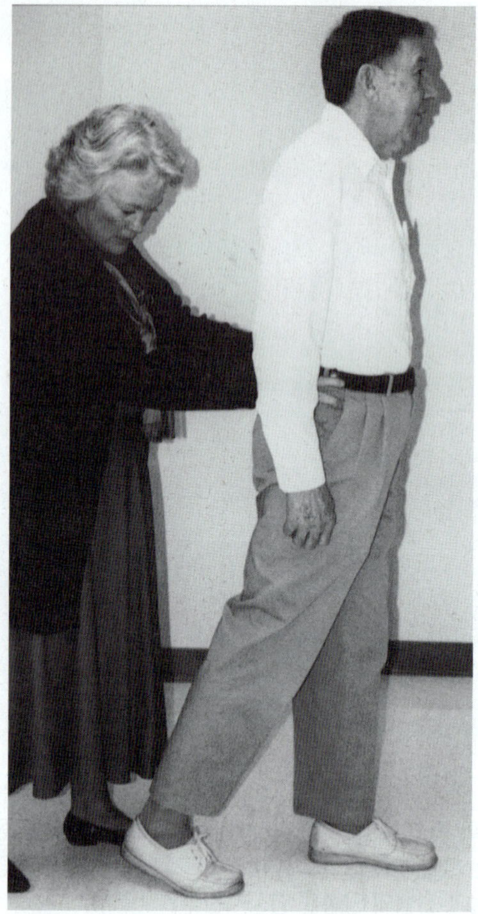

그림 16.10 환자는 다리를 편 자세에서, 장딴지근의 강력한 밀어내기(동심성 수축)를 연습하고 있다.

관절의 바닥쪽굽힘과 결합된 엉덩관절 폄)를 유지하면서, 강력한 발 밀어내기(바닥쪽굽힘근의 동심성 수축)를 연습한다. Genise는 뒤따르는 다리의 자세로 서서, 마비측 다리로 발 밀어내기를 연습하며, 엉덩관절이 펴지고 무릎관절이 굽는 동안에 발꿈치를 올린다. 이 움직임은 그녀의 체중을 비마비측 다리에 대각선상을 이동시키는 것과 연관성이 있다. 이 보행의 구성요소를 용이하게 하기 위해, 필요에 따라, 치료사는 도수에 의한 신호와 보조를 제공한다.

기능적인 전기 자극은 보행하는 동안에 마비측 발바닥굽힘근의 활성화를 촉진하기 위해 사용할 수 있다(Awad et al., 2015). 빠른 속도에 의한 보행은 보행의 이중지지단계(양발 지지단계) 동안에 마비측 다리의 뒤쪽 위치를 증가시키기 때문에, 환자가 가장 빠른 속도로 트레드밀 위를 걸으면서 바닥쪽굽힘근의 전기 자극(FES)을 조합하는 것은 보행하는 동안 마비측 바닥쪽굽힘근의 활성화를 개선하는 데 효과적이라는 것을 보여주었다(Awad et al., 2013; 2014). 무작위화 비교시험에서는 보행에 대한 신경

근육 전기 자극(NMES)의 추가적인 효과를 조사하였다(Yang et al., 2018). 실험집단은 발목 등쪽굽힘근(TA) 또는 발목바닥쪽굽힘근(안쪽장딴지근)의 어느 것인가에서 20분간의 NMES를 받았다. 대조집단은 20분간의 ROM과 스트레칭 운동을 받았다. 치료 후, 모두가 15분간의 보행훈련을 받았다. 훈련 프로그램은 1주일에 3회, 7주간이었다. 저자들은 발목 바닥쪽굽힘근의 정적 및 동적 경직이 훈련 후에 유의미하게 감소하고, 발목 바닥쪽굽힘근의 동적 경직의 감소는 안쪽장딴지근과 비교하여 TA에서 NMES를 받은 집단에서 유의미하게 컸다는 것을 발견하였다. 저자들은 또한, 발목-NMES를 받은 집단은 대조 실험대상자와 비교하여, 공간적 비대칭성, 발을 밀어내는 동안의 발목 바닥쪽굽힘 및 근력(발목 등쪽굽힘근)이 대폭적으로 개선되었다는 것도 발견하였다(Yang et al., 2018).

진행을 위한 파워의 생성에 관여하는 엉덩관절 굽힘근의 능력을 향상시키기 위해, Genise는 또한 유각단계를 시작할 때 끌어올리기(pull-off)(엉덩관절 굽힘을 과장한다)도 연습한다. 치료사는 필요에 따라, 도수에 의한 신호와 다리의 지지를 제공한다. 유각단계 동안에 엉덩관절 굽힘을 용이하게 하기 위한 다른 활동이 사용되었고, 이 활동에는 제자리걸음과 발을 높이 들며 걷는 보행 - 즉, 무릎을 과장된 굽힘 자세로 가져가는 것(그림 16.11)을 연습하는 것이 포함된다.

마지막으로, Olney 등(1991, 1994)이 보여준 것처럼, 보행속도를 올리면, 보행의 유각단계를 시작할 때에 엉덩관절 굽힘의 속도와 진폭을 증가시키는 경향이 있으며, 이것은 발가락 클리어런스(toe clearance)를 위한 수동적 무릎 굽힘을 용이하게 한다.

유각 쪽 다리를 전진시키기 위해, 발을 지지 면에서부터 떼려면, 무릎을 수동적으로 굽히기에 충분한 힘으로 넓적다리 분절을 앞쪽으로 당기기 위해, 유각단계를 시작할 때 엉덩관절 굽힘근과 연계하여 발 밀어내기(push-off)에서 바닥쪽굽힘근의 활성화를 필요로 한다. 게다가, 발목관절을 등쪽으로 굽히기 위해, 앞정강근을 활성화하는 것도 또한 발의 클리어런스 달성을 위해 중요하다.

따라서 발의 클리어런스가 상실되는 것은 (1) 바닥쪽굽힘근, 엉덩관절 굽힘근, 그리고/또는 앞정강근의 근력 저하, (2) 발목관절 바닥쪽굽힘근, 그리고/또는 뒤넙다리근의 경직, 또는 (3) 유각단계 동안에, 앞정강근과 같은 근육의 적절한 활성화에 영향을 주는 신경조절 문제에 기인할 수 있다. 이리하여, 보행 유각단계의 과제 특이적 연습과 결합된 이들 문제의 각각을 대상으로 한 치료가 제시되어 있다. 유각 쪽 다리의 굽힘을 개선하기 위한 추가적인 제안은 자세지지 및 안정성에 대한 앞에서의 절에서 설명되었다.

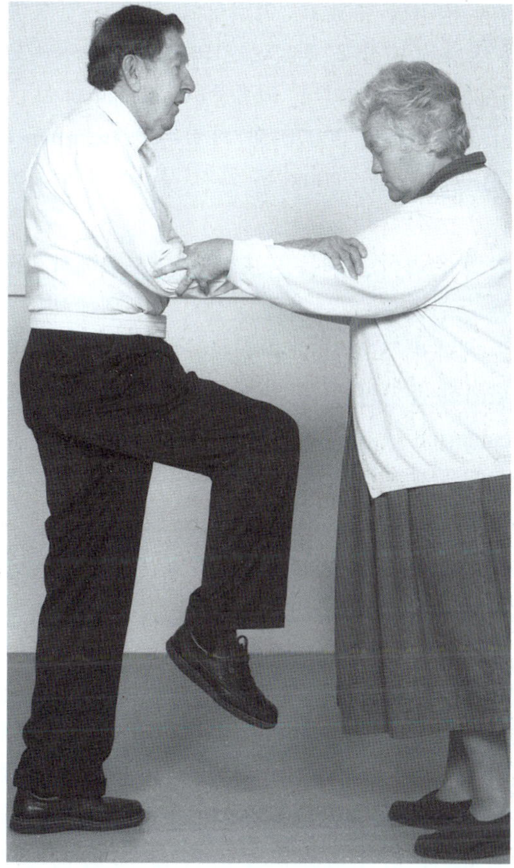

그림 16.11 발을 높이 들어 걷는 보행(계상보행) 패턴의 연습을 통해서, 유각쪽 다리의 끌어올리기(pull off)를 하기 위한 엉덩관절 굽힘근의 사용을 개선하고 있다.

팔 흔들기 개선. 증거는 팔과 다리의 움직임이 이동운동과 같은 과제 동안에 서로 영향을 미친다는 것을 보여주었다(Hong et al., 2020; Meyns et al., 2012a; Stephenson et al., 2010). 따라서, 팔다리 사이 협응에 영향을 주기 위해 보행의 재활에 팔 움직임을 포함시키는 것은 파킨슨병(Behrman et al., 1998), 뇌졸중(Dietz, 2011) 및 뇌성마비가 있는 아동을 포함하는 많은 환자집단에서의 보행을 개선한다는 것을 보여주었다(Meyns et al., 2012).

팔과 다리 협응 개선에 의해, 보행하는 동안 각운동량(angular momentum)을 정상화하고, 에너지 소비를 감소하였으며(Bruijn et al., 2008), 이리하여, 보행의 진행 구성요소에 영향을 미쳤다. 게다가, 개선된 팔 흔들기는 안·가쪽 안정성에 영향을 주었고, 이리하여 보행의 안정성 구성요소에 영향을 미쳤다. 팔 흔들기의 진폭을 능동적으로 증가시키도록 지시하였더니, 뇌졸중(Wagenaar et al., 1994; Ford et al., 2007a, 2007b)과 파킨슨병(Behrman et al., 1998; Bruijn et al., 2008)을 가진 사람에서 보행이 개선되었다.

난간의 슬라이딩 핸들은 또한, 트레드밀에서 보행훈련을 하는 동안에 팔 흔들기를 향상시키기 위해서도 사용되어왔다. 게다가, 고정식 난간에 비하여 활주식 난간은 다리 근육 활성화 증가와 팔을 통한 체중부하 감소를 초래하였다(Stephenson et al., 2009). 마찬가지로, 아급성 뇌졸중 환자의 로봇 보조에 의한 보행훈련 중의 팔의 율동적 흔들기는 버그 균형척도(Berg Balance Scale), Fugl-Meyer 및 수정 Barthel 지수 득점의 대폭적인 개선과 연관성이 있다(Kang et al., 2018).

연구근거. 이동운동 훈련이 뇌졸중 환자의 기저에 있는 보행패턴을 바꾸는가? 이에 대한 증거는 가지각색이다. Mulroy와 동료들(2010)은 6주간의 이동운동 훈련을 완료한 뇌졸중 후 반신불완전마비 보행을 하는 참여자에서 보행 파라미터의 변화를 특징지었다. 보행 특성은 높은 반응 집단(0.08미터/초 이상의 보행속도 증가를 나타낸 참여자)과 낮은 반응 집단(0.08미터/초 미만의 개선이 있는 참여자) 사이에서 비교되었다. 중재 후, 높은 반응 집단은 낮은 반응 집단과 비교하여, 운동학적, 운동역학적 및 근육활동 패턴의 큰 개선을 나타냈다. 종말입각단계의 엉덩관절 폄, 엉덩관절 굽힘 파워 및 가자미근 근전도 활동의 강도를 포함하는 이들 변화는 보행속도의 증가와 연관성이 있었다. 이 연구 결과는 뇌졸중 환자에서, 보행속도 개선을 가져오는 훈련이 기저에 있는 보행패턴(GP)에서 수반되는 변화와 연관성이 있다는 것을 시사하고 있다.

이와는 대조적으로, Den Otter 등(2006)은 보행속도 개선이 10주간의 이동운동 재활에 참여하고 있는 뇌졸중 환자 다리 근육활동의 시간적 패턴의 변화와 연관성이 없다는 것을 발견하였다. 보행속도와 기능의 개선에도 불구하고, 근육 공동 활동의 지속시간, 비정상적인 근육의 타이밍, 그리고 보행의 비대칭성이 지속되었다.

저자들은 뇌졸중 후 보행능력의 회복은 근육활동의 시간적 협응의 정상화에 좌우되지 않는다고 결론을 내리고 있다. 따라서, 훈련이 비정상 보행의 기저에 있는 특성에 영향을 주는 정도는 불확실하다.

전체 연습 보행훈련 *Whole Practice Gait Training*

앞에서 언급한 것처럼, 운동학습의 연구에서는 효과적이기 위해서는 보행 구성요소에 대한 부분 연습을 과제 전체의 연습, 즉 전체 보행주기 그 자체의 연습과 조합되어야 한다고 시사하고 있다. 평지 위에서 하는 전체 과제 보행훈련은 대부분의 이동운동 훈련 프로그램(LTP)의 중심에 있다. 전체 연습 보행훈련에는 BWSTT 및 로봇장치와 같은 기술을 사용하는 것이 포함될 수 있다. 진료소와 자택 양쪽에서 Genise의 LTP의 대부분에는 보조기구를 사용하여 지면 위를 걷는 연습이 포함되어 있다. 보행훈련은 보행 중에 발목근육의 사용을 용이하게 하기 위해, AFO를 장착하고 있는 상태와 또한 장착하지 않은 상태에서 시행된다. 연습은 도수 및 언어에 의한 되먹임 신호가 있는 상태 및 없는 상태 양쪽에서 시행된다. 진료소에서는 치료사가 도수에 의한 보조를 제공한 BWSTT도 또한, 발 내딛기 연습을 증가시키기 위해 사용된다.

유감스럽게도, 연구에서는 치료 세션 내 보행연습량은 학습을 최적화하는 데는 불충분할지도 모른다고 시사하고 있다. 보행훈련이 물리치료(물리치료 세션 시간의 ~40%)에서 수행된 가장 연습을 쌓은 활동이었지만, 환자는 물리치료(PT) 세션당 평균해서 300~800보에 지나지 않았다(Lang et al., 2007, 2009; Moore et al., 2010). 이것은 걸음걸이의 반복 횟수가 세션당 1,000보에서 2,000보의 범위였던 이동훈련의 동물 모델을 훨씬 밑돌았다(Cha et al., 2007; De Leon et al., 1998). 이 연구에 비춰볼 때, 많은 연구자는 보행연습을 강화하기 위해, BWSTT 또는 로봇 보조에 의한 발 내딛기와 같은 기술의 사용을 권장하고 있다.

연구근거. 이 기술의 사용이 이동운동 회복에 얼마나 중요한가? 기술보조에 의한 이동운동 훈련이 보행기능을 개선한다는 우리가 갖고 있는 증거는 무엇인가? 기술보조에 의한 이동운동 훈련이 다른 형식의 훈련보다 우수한가?

체중지지가 있는/없는 상태에서의 트레드밀 훈련. 체중지지 트레드밀 훈련(BWSTT)은 전체 보행패턴의 확장된 연습을 용이하게 하기 위해, 전동 트레드밀과 아울러서 부분 체중지지를 제공하는 안전벨트(harness)를 사용한다. BWSTT 시스템의 한 예를 그림 16.12에 나타냈다.

BWSTT의 효과성을 뒷받침하는 가장 초기의 훈련 연구의 몇 가지는 Hesse와 동료들(1994, 1995, 1999)에 의한 것이었다. 그 이후로, 많은 연구에서, BWSTT가 뇌졸

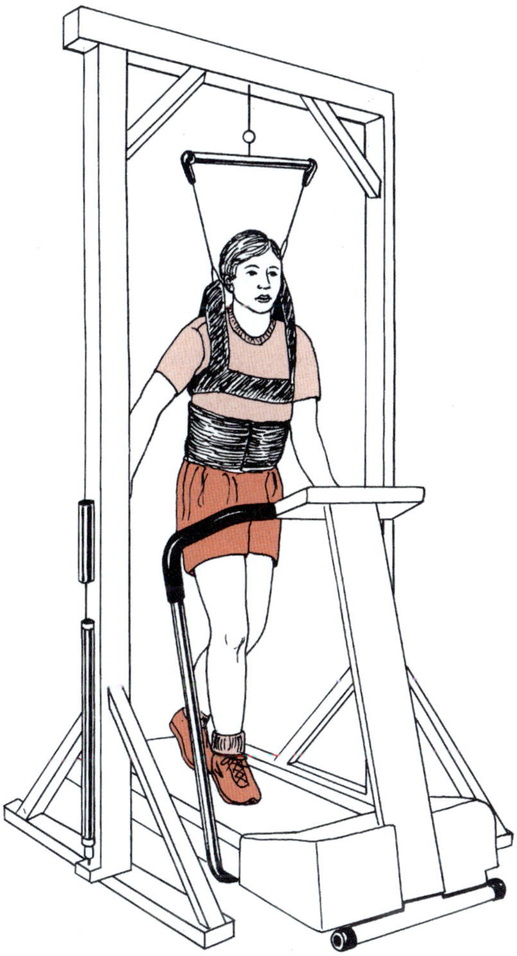

그림 16.12 체중을 부분적으로 지지하기 위해, 트레드밀과 안전벨트(harness) 시스템을 사용한 보행 재훈련.

중이 있는 사람(Ada et al., 2003; Richards et al., 2004; Sullivan et al., 2002)과 파킨슨병이 있는 사람(Cakit et al., 2007; Miyai et al., 2002), 뇌성마비가 있는 어린이(Gates et al., 2012; Johnston et al., 2011; Richards et al., 1997), 그리고 다운증후군이 있는 어린이(Ulrich et al., 2001)를 포함하는 다른 환자집단에 미치는 긍정적인 영향을 확인하였다.

연구는 다양한 집단에서의 보행에 영향을 미치기 위해, 필요로 하는 특정 투여량(dosage)을 식별하기 시작하고 있다. Sullivan의 연구에서는 4주간의 트레드밀 훈련으로 뇌졸중이 있는 사람의 보행이 유의미하게 개선되었으나, 2주간의 트레드밀 훈련 프로그램은 급성 소뇌 뇌졸중이 있는 12명의 환자에서 실조보행(ataxic gait)을 수정하는 데에는 효과적이지 않았다(Bultmann et al., 2014). 소뇌 병리가 있는 사람에서의 운동학습 결손의 특성을 고려하면, 기능을 개선하기 위해서는 장기간의 훈련을 필요로 할지도 모른다.

단일의 사례연구에서는 지상 보행 훈련과 연계한 트레드밀에서 BWS를 사용한 거의 매일 하는(1주일에 5일) 이동운동 훈련의 6개월 프로그램이, 중증 소뇌실조가 있는 13세 어린이에서 보행기능을 개선하는 하나의 효과적인 방법이었다(Cernak et al., 2008). 소뇌실조가 있는 사람과 다른 신경학적 진단을 받은 환자의 이동운동 기능을 개선하기 위해 필요한 이동운동 훈련의 양(dosage)을 결정하기 위해서는 추가적인 연구가 필요하다.

BWSTT는 균형과 보행훈련에 대한 다른 접근법보다 우수한가? 몇몇 연구에서는 이것이 그렇지 않다는 것을 시사하고 있다(Duncan et al., 2011; Middleton et al., 2014; Richards et al., 2004). 뇌졸중 후 적용된 이동운동 체험(Locomotor Experience Applied Post-Stroke; LEAPS) 시험은 일반적인 케어에 더해, BWSTT를 포함하는 전문화된 이동운동 훈련 프로그램(LTP)이 가정환경에서 시행된 점진적인 근력과 균형운동의 물리치료 프로그램보다 우수한 지를 판단하기 위한 단일 맹검(single-blinded) 무작위화 재활 시험이었다.

이 연구에서는 보행 기능장애의 중증정도(중등도 0.4~ > 8미터/초 대 중증 <0.4미터/초)에 따라 계층화된 408명의 참여자(평균연령 62세)를 세 집단(뇌졸중 후 2개월에서 시작된 BWSTT를 수반하는 초기 LTP; 뇌졸중 후 6개월에서 시작된 BWSTT에 이어지는 2개월에서 6개월까지의 일반적인 케어를 수반하는 후기 LTP; 또는 뇌졸중 후 2개월에서 시작된 점진적인 근력 및 균형운동의 물리치료를 지향한 프로그램을 수반하는 가정운동프로그램) 중 한 집단에 배정하였다.

중재에는 12~16주에 걸쳐서 각각 90분간의 36세션이 포함되었다. 뇌졸중 후 1년의 시점에서, 결과는 세 집단 모두 비슷하였다; 모든 참여자의 52%가 그들의 기능적 보행을 유의미하게 개선하였다. 뇌졸중 후 6개월의 시점에서, 일반적인 케어에 더하여 강화된 치료(BWSTT 또는 HEP의 어느 것이든)를 받은 두 집단은 단지 일반적인 케어만을 받은 집단보다 더 양호한 결과가 있었다(Duncan et al., 2011).

코크레인(Cochrane)의 체계적 고찰에서는 뇌성마비 아동을 대상으로, 보행을 하지 않음(보행 없음) 또는 지상 보행과, 체중 지지를 수반하는 또는 수반하지 않는 기계적 보조에 의한 보행훈련을 비교하였다. 저자들은 보행 없음과 비교하여, 기계적 보조에 의한 보행훈련(체중 지지의 유무에 관계없이)은 보행속도를 약간 증가시키고 투박하고 큰 운동(gross motor) 기능을 개선할지도 모른다고 결론을 내렸다(체중 지지와 조합한 경우). 훈련 양을 일치시킨 체중 지지를 수반하는 지상 보행과 기계적 보조에 의한 보행훈련은 보행속도와 투박하고 큰 운동 기능에 같은 정도의 개선을 가져온다고 생각된다.

저자들은 대부분의 경우, 결과는 임상적으로 유의미하지 않고, 표본 크기가 작으며, 편향성(bias)의 위험성이나 중재 강도는 연구 사이에 크게 다르기 때문에, 검토한 논문으로부터 강력한 결론을 낼 수 없다고 주의를 촉구하였다(Chiu et al., 2020).

이들 연구의 결과는 BWSTT가 비록 동일한 강도로 주어진 다른 형태의 훈련보다 반드시 우수한 것은 아닐지라도, 다양한 환자집단에서 보행을 개선하기 위한 하나의 효과적인 접근법일지도 모른다는 것을 시사하고 있다.

Helbostad(2003)는 다른 치료 형태보다 우수하지는 않지만, BWSTT가 보행 보조기구나 다른 사람에 의한 지지가 있더라도, 보행할 수 없는 사람의 보행훈련을 위한 유일한 대안일지도 모른다는 것을 시사하였다.

로봇 보조에 의한 보행훈련. Lokomat(Hocoma, Inc., Zurich, Switzerland)와 같은 로봇장치는 신경재활에서의 이동운동 훈련을 자동화하기 위해 개발되었다(Westlake & Patten, 2009). 많은 무작위화 임상시험에서는 로봇 보조에 의한 이동운동 훈련이 뇌졸중(Hidler et al., 2009; Hornby et al., 2008; Schwartz et al., 2009; Westlake & Patten; 2009), 파킨슨병(Picelli et al., 2012a, 2012b) 및 다발성경화증(Lo & Triche, 2008; Schwartz et al., 2012; Vaney et al., 2012)에서의 보행 개선에 효과적이라는 것을 실증하였다. Kang과 동료들(2017)은 데터가 부착된 골반 보조 장치(Tethered Pelvic Assist Device: TPAD)라 불리는 전동 케이블 구동 로봇을 사용하여, 경직성 양측마비성 뇌성마비(GMFCS II) 어린이의 구부정한 보행을 재훈련하였다. TPAD는 허리에 장착된 가벼운 벨트로 구성되고, 외부의 단단한 틀(frame)에 접속된 전동기(motor)에 4개의 와이어로 접속되어 있다. 케이블은 실시간으로 조절되고, 어린이가 트레드밀 위를 걷고 있는 동안, 항상 아래를 향해서 당겨진다. 로봇에 의한 보행 중재에는 6주간에 걸친 15회의 훈련 세션(각 16분)이 포함되어 있었다. 결과는 가자미근 활성화의 유의미한 증가와 타이밍의 개선, 압각단계 중기의 다리의 더 똑바른 자세잡이 및 6분간의 보행검사에서 측정된 지상보행의 개선을 보여주었다.

많은 연구에서는 로봇 보조에 의한 훈련은 (1) 뇌졸중 및 뇌성마비(Drużbicki et al., 2013) 환자의 치료사의 보조에 의한 보행훈련(Hornby et al., 2008), (2) 파킨슨병이 있는 사람에 대한 동등한 강도의 트레드밀 훈련 또는 치료사가 주도하는 균형훈련(Picelli et al., 2013, 2015), 또는 (3) 다발성경화증이 있는 사람에 대한 다른 형식의 치 료(Lo & Triche, 2008; Schwartz et al., 2012; Vaney et al., 2012)보다 우수하지 않다는 것을 보고하고 있다. 따라서, 신경학적 병리를 가진 사람의 이동운동 훈련에 복잡하고 고도로 고가의 기술을 사용하는 것의 타당성이 의문시되고 있다. Dobkin과 Duncan(2012)은 그들의 검토에서, BWSTT와 로봇 보조 발 내딛기 훈련이 동등한 양의 점진적 지상훈련보다 우수하다는 것을 연구에서는 보여주지 않고 있기 때문에, 이들 기술은 일상적인 임상 진료에서의 지상 보행훈련을 대체해서는 안 된다는 것을 시사하고 있다.

적응훈련 : 복잡한 보행과제
Training Adaptation: Complex Walking Tasks

포괄적인 이동운동 훈련 프로그램(LTP)에는 가정이나 지역사회 환경에서 조우할 것 같은 기능적 요구에 보행을 적응시키는 것을 학습하기 위해, 다양한 과제와 환경 상황하에서 환자가 보행을 연습하게 하는 것이 포함된다.

환자가 평지 위에서와 같은 비교적 힘들지 않은 환경에서 이동운동의 과제요건을 충족하는 데 효과적인 전략을 개발하는 것을 학습함에 따라, 더 복잡하고 어려운 조건하에서 기능적 보행기술을 달성하는 것으로 훈련이 확대된다. 초기에 논의된 것처럼, 이들 활동은 흔히 동적 보행 또는 복잡한 보행활동이라 일컬어진다.

복잡한 보행활동은 보행하는 동안 자세조절의 예측성 구성요소 및 반응적 구성요소 양쪽을 개선하도록 설계되어 있다. 게다가, 과제는 변경된 감각 상황 하에서, 또는 다른 과제(예: 인지부하를 변화시키는)를 수행하면서 걷는 능력을 개선하기 위해 사용된다. 표 16.6에 Shumway-Cook에 의한 연구에서 확인된 여덟 가지 환경 차원에 기초하여, 동적 보행활동을 조직화하기 위한 틀을 요약하고 있다(Patla & Shumway-Cook, 1999; Shumway-Cook et al., 2002, 2003, 2005b). 이 표에는 여덟 가지 차원인 각 차원에서 보행훈련에 대한 목표 및 이동운동 적응의 각 차원을 훈련하기 위해 사용될 수 있는 몇 가지 활동의 예를 열거하고 있다. 밀도 차원(density dimension)에서의 훈련(정적 및 동적 장애물의 회피)을 위한 활동의 예에는 다양한

표 16.6 Patla와 Shumway-Cook(1999)가 제안한 틀에 기초한, 이동운동 적응을 촉진하기 위한 환경적 차원 및 관련된 활동의 요약

차원	항목
거리 (distance)	**목표 :** 쾌적한 속도로 걷는 거리를 증가시킨다, 지역사회 보행 목표는 1200피트이다. **활동 :** • 보행한 거리를 점점 증가시키면서 지속적 보행을 연습한다.
시간 (temporal)	**목표 :** 쾌적하고 빠른 보행속도를 증가시킨다. 속도를 안전하게 바꾸는 능력. 지역사회 보행의 목표 : 40피트(횡단보도를 건너기 위한)의 거리를 ≥0.8미터/초에 걷는 능력으로, ≥0.45미터/초의 쾌적한 속도로 걷는 것. **활동 :** • 보행속도를 점점 늘리면서, 쾌적한 속도에서의 지속적 보행을 연습한다. • 보행속도를 점점 늘리면서, 빠른 보행을 연습한다. • 40 ~ 60피트의 거리를 단숨에 걷는 빠른 걸음으로, 속도를 안전하게 늘리거나 줄이는 것을 연습한다.
주변 (ambient)	**목표 :** 서로 다른 조명과 날씨 조건하에서, 안전하게 걷는다. **활동 :** • 서로 다른 조명수준 조건하에서와 조명이 변화하는 동안(예를 들어, 밝은 상태에서 어두운 상태로, 어두운 상태에서 밝은 상태로) 보행을 연습한다. • 서로 다른 조명과 날씨 하에서 옥외보행을 연습한다.
지형 (terrain)	**목표 :** 변화하는 지형 특성 하에서, 안전하게 걷는 능력. **활동 :** • 고르지 못한 지면 위, 경계석 아래위, 비탈길 보행을 연습한다. • 계단 오르내리기를 연습한다.
신체부하 (physical load)	**목표 :** 짐을 운반하기/밀기/당기기를 포함하는 신체부하와 상호작용을 하는 동안 안전하게 걷는 능력. **활동 :** • 중량물을 운반하면서 걷는 것을 연습하고, 운반하는 물체의 중량을 서서히 늘린다. • 팔에 걸거나(예 : 쇼핑백) 또는 손에 들고(손잡이가 달린 플라스틱 백) 하나 또는 두 개의 포장으로 나눠서 중량물을 운반하는 것을 연습한다. • 가지각색의 부서지기 쉽고 예측 가능한 짐을 운반하는 것을 연습한다(종이컵과 유리컵[다양한 높이로 물이 채워져 있다], 구르는 공 또는 달걀을 얹은 쟁반). • 다양한 중량의 수동식 도어를 열고 닫는 것을 연습한다. • 가지각색의 중량물을 밀거나 당기거나 하면서 걷는 것을 연습한다.
자세 이동 (postural transitions)	**목표 :** 자세 변화를 만들어내면서, 안전하게 걷는 능력. **활동 :** • 정적인 입각 자세 과제 - 선 자세에서 위, 아래 및 앞쪽을 팔을 뻗다; 앞쪽, 옆쪽, 뒤쪽으로 발을 내딛다; 올라가다(앞쪽으로, 옆쪽으로). • 자세변화가 수반되면서 걷는 것 같은 선행적 균형조절을 필요로 하는 동적인 과제를 연습한다. 이 자세변화에는 머리를 돌리면서 걷는 것; 보행방향을 바꾸는 것; 축 회전(pivot turn); 앞쪽, 옆쪽, 뒤쪽으로 걷는 것; 넓은/좁은 지지기저면으로 걷는 것; 긴/짧은 걸음; 멈춤과 출발; 앉은 자세에서 일어서서 걷는 것이 포함된다. • 걷는 동안, 균형을 회복하는 것을 연습하다: 다양한 속도로 트레드밀 위를 걷다, 탄력성 있는 고무튜브로부터의 예측할 수 없고 변동이 심한 저항에 거슬리시 걷다, 도수에 의해 가한 작은 외부교란으로부터 회복하면서, 걷다.

(계속)

표 16.6 Patla와 Shumway-Cook(1999)가 제안한 틀에 기초한, 이동운동 적응을 촉진하기 위한 환경적 차원 및 관련된 활동의 요약 *(계속)*

차원	항목
주의 요구 (Attentional demands)	**목표 :** 2차적인 도수 또는 인지과제를 동시에 수행하면서, 안전한 보행을 유지한다. 또한 시끄럽고 정신을 산란케 하는 환경에서 걷고, 새로운 환경에서 돌아다니는 능력을 포함한다. **활동 :** • 2차 인지과제들을 동시에 수행하면서, 걷는 것을 연습한다 (훈련에 사용된 과제의 예는 표 11.11을 참조할 것). • 시끄럽고 혼잡하고 정신을 산란케 하는 환경에서, 걷는 것을 연습한다(붐비는 복도, 병원식당, 시끄럽고 정신을 산란케 하는 음악을 틀어놓은 치료실, 마트). • 익숙한 장소, 익숙하지 않은 장소를 걷거나 돌아다니는 것을 연습한다.
밀도와 충돌 회피 (Density and collision avoidance)	**목표 :** 환경 내에 있는 장애물에 닿는 것을 회피하면서, 안전하게 걷는 능력. **활동 :** • 높이/폭 및 부서지기 쉬운 정도가 다른 정적인 물체 위, 주위 및 아래를 걷는 것을 연습한다. • 동적인(움직이는) 장애물 위와 주위를 걷는 것을 연습한다. • 충돌 회피는 사람이 물체 아래로 머리를 밀어 넣는 것을 필요로 하는 머리 위는 물론 바닥에 제시한 물체로 연습해야 한다.

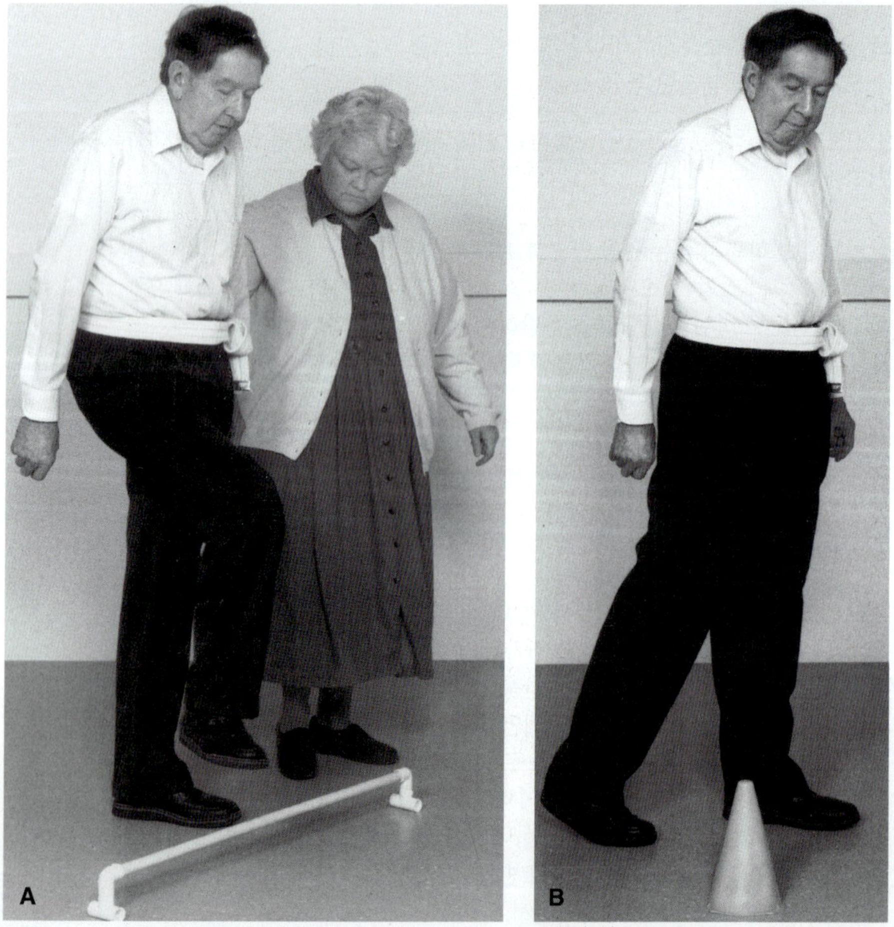

그림 16.13 복잡한 보행과제의 재훈련. 장애물을 넘어가거나**(A)** 장애물 주위를 돌아감으로써**(B)**, 충돌을 회피하는 것을 연습하고 있다.

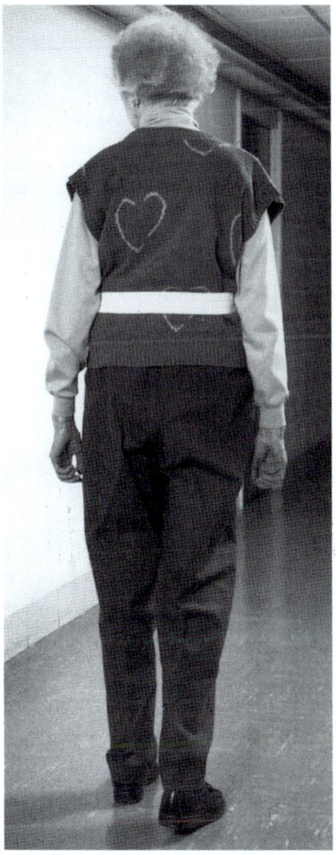

그림 16.14 복잡한 보행과제를 재훈련하고 있다. 머리를 돌리면서, 똑바른 길을 걷고 있다.

높이의 장애물을 넘어가는 것(그림 16.13A) 또는 장애물 주위를 걸어가는 것(그림 16.13B)을 연습하는 것이 포함된다. 자세 차원에서의 훈련활동에는 머리를 돌리면서 똑바른 길을 걷는 것이 포함된다(그림 16.14); 신체부하 차원의 훈련에는 물체를 운반하는 것(그림 16.15A) 또는 무거운 도어를 여는 것(그림 16.15B) 같은 외부 신체부하와 상호작용을 하면서 걷는 것이 포함된다. 기능적 보행과제의 과제지향적 연습이 서로 다른 환자집단에서 이동운동 기능을 개선한다는 증거는 무엇인가?

특정 환자집단에서의 이동운동 훈련을 뒷받침하는 연구

Research Supporting Locomotor Training in Specific Patient Populations

훈련이 뇌졸중, 다발성경화증, 파킨슨병, 뇌성마비 및 외상성 뇌 손상을 포함하는 특정 신경학적 병리를 가진 환자에서의 이동운동 기능에 미치는 영향을 조사하는 폭넓고 광범위한 연구가 있다. 이들 연구의 몇 가지 검토는 확장지식 상자 글 16.1에서 찾아볼 수 있다.

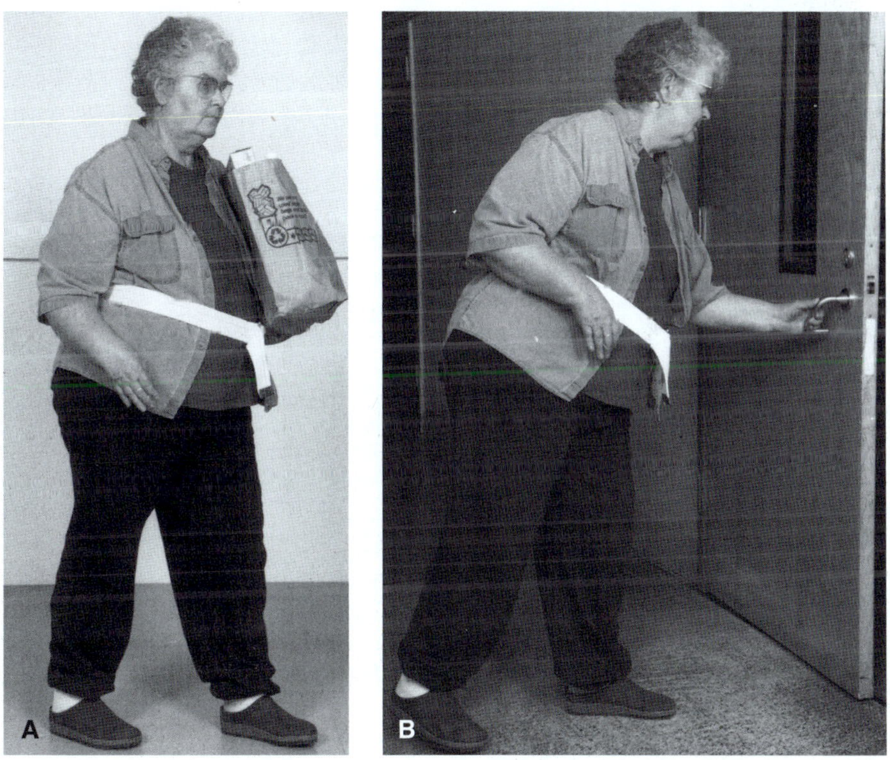

그림 16.15 복잡한 보행과제를 재훈련하고 있다. 물체를 운반하거나(**A**) 또는 무거운 도어를 여는(**B**) 것 같은 외부 신체부하와 상호작용을 하면서 보행을 연습하고 있다.

확장지식 16.1

특정 환자집단에서의 이동운동 훈련을 뒷받침하는 연구

뇌졸중(*Stroke*)

뇌졸중 환자의 과제지향적 이동운동 훈련을 조사하는 상당한 연구가 있다. Salbach 등(2004)에 의한 연구에서는 뇌졸중 후 1년 미만의 91명이 무작위로 할당되어, 보행 또는 팔의 기능을 대상으로 한 6주간의 중재(60분, 주 3회)가 시행되었다. 이동운동 훈련에는 트레드밀에서의 보행, 의자에서 일어서서 걷고 의자에 앉기, 벽을 향해서 축구공을 걷어차기, 평균대에서의 걷기, step up, 장애물 코스의 보행, 물체를 운반하면서 걷기, 최대 속도로 걷기, 뒤쪽으로 걷기 및 계단을 걸어서 오르내리기가 포함된다. 대조집단은 앉아 있는 동안의 UE 과제를 연습하였다. 결과는 UE 훈련의 참여자와 비교하여, 보행 중재의 참여자는 보행의 모든 측정치에서 개선되고, 중간 정도의 중증의 보행 문제를 가진 실험대상자에서 최대의 개선이 있었다는 것을 발견하였다.

순환에 기초한 운동(또는 순환식 훈련)에는 다양한 과제지향적 이동운동 활동이 포함된다. 의학적 주제의 표제(Medical Subject Headings)에 정의된 용어에 따르면, 순환식 훈련(circuit training)은 "다양한 근육을 단련하고, 유산소운동과 무산소운동을 번갈아 시행하는 일련의 대체 운동 세트이며, 이들을 조합함으로써, 근력, 스태미나, 균형 또는 기능수행을 향상시키는 전체적 프로그램을 제공하는 것"이라 정의되어 있다. Mudge와 동료들(2009)은 뇌졸중이 있는 순환에 기초한 이동운동 훈련 참여자의 12 세션 후, 6분간의 보행검사에서 유의미하게 오래 걸었으나, 개선은 3개월에서 유지되지 않았다고 보고하였다. Dean과 동료들(2000)은 만성뇌졸중 환자의 순환식 훈련을 12 세션(주 3회, 4주간) 시행 후, 보행기능이 개선되었다는 것도 보고하고 있다.

Pang과 동료들(2005)은 다차원 집단에 기초한 지역사회 피트니스 및 이동성(mobility) 운동프로그램을 1시간, 주 3회, 19주간 실행하였더니, 만성뇌졸중 환자의 최대 산소 섭취량(VO_2max), 6분간의 보행검사의 거리, 마비측 다리의 근력 및 엉덩관절의 골밀도가 좌석에 앉아서 하는 운동프로그램을 받은 대조집단과 비교하여, 대폭적으로 개선되었다.

다발성경화증(*Multiple Sclerosis*)

과제지향적 연습을 편입시킨 다차원 운동프로그램은 다양한 능력 장애를 가진 다발성경화증이 있는 사람의 이동성을 개선하다는 것을 보여주고 있다(Chisari et al., 2014; Kalron et al., 2015; Motl et al., 2012). Motl과 동료들(2012)은 다차원 운동프로그램이 다발성경화증과 중등도의 능력 장애(EDSS 4~6)가 있는 사람의 이동성에 미치는 영향을 조사하였다. 프로그램은 훈련을 받은 전문가에 의해서 60분, 주 3회, 8주간 실시되었고, 유산소운동(즉, 다리 고정식 자전거 운동, 트레드밀 걷기, 타원 모양 또는 앉아서 하는 노 젓기 운동), 저항운동(즉, 스쿼트, 무릎 굽힘/폄 및 저항밴드를 사용한 발목 등쪽굽힘/바닥쪽굽힘), 그리고 과제지향적 균형 및 보행활동(즉, 한쪽다리로 서기, 8자 그리기, 층계에 발 내딛기, 일자보행)이 포함되었다. 운동은 TUG, 시간제한을 설정한 25피트 걷기검사 및 다발성경화증 보행척도-12를 포함하는 이동성 척도의 유의미한 개선과 연관성이 있었다(Motl et al., 2012).

마찬가지로, Kalron 등(2015)은 재발-완화형 다발성경화증이 있는 사람에서 3주간의 다차원 운동프로그램이 보행척도(10미터 보행검사, TUG 및 2분간 보행검사)에서 유의미한 개선을 가져왔고 경증 보행능력 장애 집단과 비교하여 중등도 및 중증 집단에서 가장 큰 개선이 있었다고 보고하였다. 단맹검 무작위 대조시험에서, Ozkul과 동료들(2020)은 다발성경화증 환자의 운동능력과 인지능력에 대한 과제지향적 순환식 훈련의 효과를 조사하였다. 저자들은 훈련 프로그램이 보행능력만이 아니라 균형능력도 대폭적으로 개선하였다는 것을 발견하였다. 그러나, 언어 기억을 제외하고, 인지능력에 대한 유의미한 영향은 관찰되지 않았다.

파킨슨병(*Parkinson's Disease*)

많은 연구에 의해서, 서로 다른 훈련전략이 파킨슨병 환자의 이동운동 기능에 미치는 긍정적인 영향이 입증되고 있다. 파킨슨병 환자의 BWSTT와 로봇 보조 훈련에 대한 증거는 이전에 검토되었기 때문에, 여기서는 논의하지 않는다. Morris(2006)는 파킨슨병 진행의 서로 다른 단계에서의 훈련에 대해서 간략하게 설명하였다. 모든 단계에서 일관성이 있는 것은 다양한 과제(직선보행, 돌기, 장애물 등)와 환경조건(예: 다양한 거리와 지면) 하에서 보행의 반복연습이다.

보행의 서로 다른 측면에 초점을 맞추기 위한 언어에 의한 지시와 조합된 과제지향적 이동운동 훈련은 파킨슨병 환자의 보행을 개선한다는 것을 보여주었다(Behrman et al., 1998; Lehman et al., 2005; Werner & Gentile, 2010). 예를 들어, 보폭 (예: "큰 것을 생각하는" 또는 "큰 1보를 내딛는") 또는 활보길이("긴 활보")를 증가시키도록 하는 지시에 따른 보행연습은 파킨슨병이 있는 사람의 보행기능을 개선하였고(Farley & Koshland, 2005; Morris et al., 1996; Werner & Gentile, 2010), 그 개선은 1개월까지 유지되었다(Sidaway et al., 2006; Werner & Gentile, 2010). 앞서 논의한 것처럼, 보행연습을 2차 과제수행과 조합하는 것은 파킨슨병 환자의 보행기능을 개선하는 것에서도 보여주었다(Bilney et al., 2003; Brauer & Morris, 2004). 이들 연구 모두가 이동운동 과제의 반복연습은 파킨슨병 환자의 보행기능을 유의미하게 개선할 수 있고, 그 개선은 훈련 완료 후에도 유지될지도 모른다는 것을 시사하고 있다.

요약하면, 보행관련 과제의 반복연습의 효과를 조사하는 연구는 신경학적 병리를 가진 광범위한 사람에서의 이동운동 기능의 유의미한 개선을 보여주고 있다.

가상현실 *Virtual Reality*

보행 적응을 촉진하기 위해, 이동운동 재훈련에 변화하는 과제와 상황을 통합하는 것의 중요성을 인식하여, 연구자들은 트레드밀 훈련을 가상현실(VR) 또는 증강현실(AR: augmented reality) 시스템과 조합시켜서, 장애물 및 발걸음 특성의 수정을 필요로 하는 기타 과제를 시뮬레이션하고 있다(van Ooijen et al., 2013, 2015). 이들의 시스템은 트레드밀에서 시각적인 영상을 투영하거나 또는 트레드밀 앞에 있는 스크린에 투영하여, 상황에 따른 변동성을 추가하기 위해 사용할 수 있다. 체계적 고찰과 메타분석에서는 기능적 보행훈련 중에 가상현실과 바이오피드백을 추가하면, CP가 있는 어린이와 젊은 성인의 관여를 높이고, 치료효과를 확대할 수 있다는 것을 확인하였다(Booth et al., 2018).

트레드밀에서 투영된 시각적 과제의 예를 그림 16.16에 나타내고 있으며, 이것은 시각적으로 유도된 발걸음(투영된 불규칙한 간격의 발 내딛기 표적 순서(sequence)에 대한 발 배치 연습) (그림 16.16A), 장애물 회피(벨트 표면에 투영되는 시각적 장애물을 회피하는 연습)(그림 16.16 B 및 C), 속도를 높이거나 낮추는 동작, 줄타기(tight-rope walking) 및 기타의 기능적 보행 적응 게임(공과 같은 상호작용을 하는 표적을 걷어차는 것[그림 16.16D], 또는 장애물을 밟는 것을 회피하는 것)이 포함된다. 이동운동 훈련에서 앞에서 설명한 것 같은 VR 시스템의 사용을 뒷받침하는 증거는 무엇인가?

연구근거. VR 운동프로그램은 움직임을 촉진하기 위해 컴퓨터로 시뮬레이션된 상호작용하는 환경을 사용한다. 연구자는 트레드밀 훈련의 유무에 관계없이 VR 사용을 검토하였고, 이것이 뇌성마비가 있는 성인(Brien & Sveistrup, 2011; van der Krogt et al., 2014), 외상성 뇌손상이 있는 사람(Thornton et al., 2005), 지역사회 거주

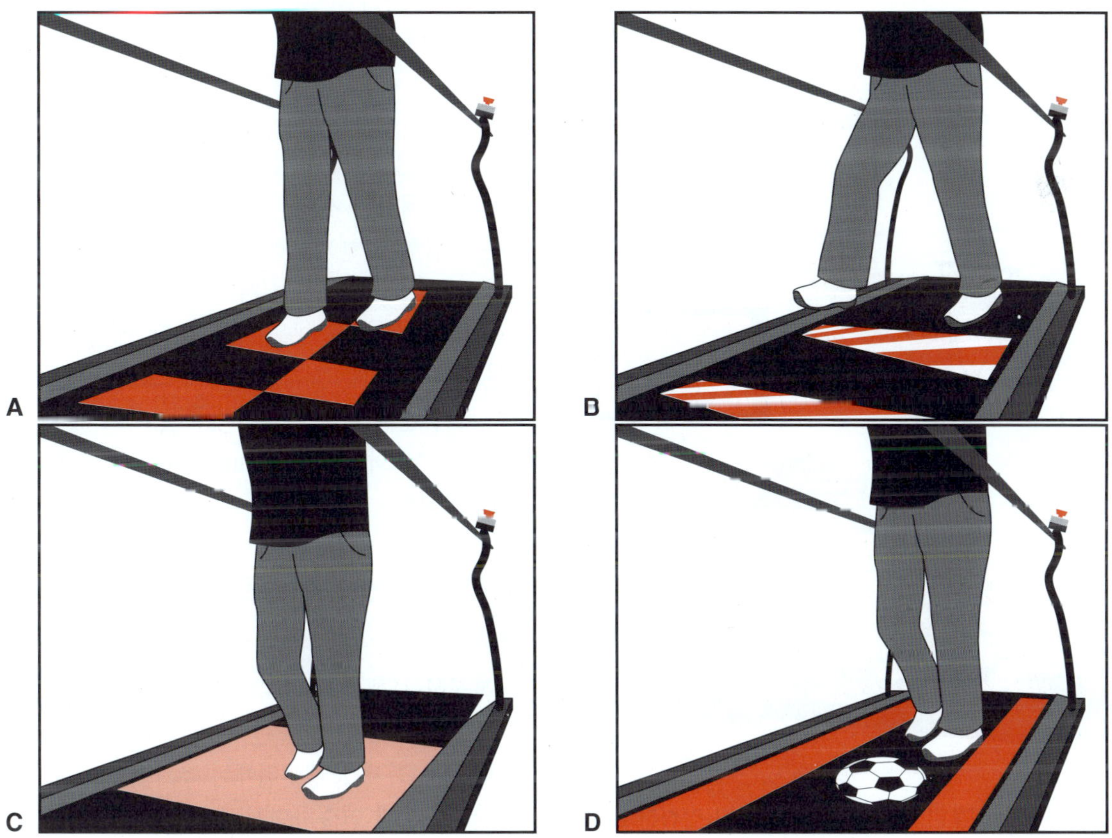

그림 16.16 트레드밀과 가상 물체를 투영하는 시스템을 사용하여, 보행 적응성을 훈련하는 방법. 보행 적응 훈련에 사용되는 과제에는 불규칙한 간격으로 배치된 일련의 발 내딛기 표적에 대한 시각 유도에 의한 발 내딛기(**A**), 장애물 회피(**B**), 앞뒤로 움직이는 보행 구역에서, 위치 유지에 의한 속도를 올리고 내리기(**C**) 및 위에서 언급한 기능적이고 상호작용적인 보행 적응 게임 모두(**D**)가 포함된다(van Ooijen MW, Heeren A, Smulders K, et al. Improved gait adjustments after gait adaptability training are associated with reduced attentional demands in persons with stroke. Exp Brain Res. 2015;233:1008, Fig. 1.에서 변경).

고령자(Bisson et al., 2007), 그리고 뇌졸중이 있는 사람(Cho & Lee, 2014; Lloréns et al., 2015; Navarro et al., 2013)에서 기능적 이동성의 임상 척도를 개선한다는 것을 보여주었다.

Mirelman과 동료들(2011)은 트레드밀 훈련을 가상 장애물을 타개하는(벗어나는) 것과 결합시킨 VR 시스템을 개발하여, 파킨슨병(PD) 환자에서의 이 효과를 조사하였다. 20명의 환자(평균연령 67세)가 가상 장애물이 있는 트레드밀의 점진적이고 집중적인 훈련을 18 세션(주 3회) 받았다. 훈련은 단일 및 이중 조건하에서의 보행속도가 유의미하게 개선되었다. 게다가, 훈련과 관련된 개선은 지상보행을 하는 동안에 장애물을 타개하는(벗어나는) 능력의 개선으로 옮겨갔다.

입원환자 재활과 외래통원환자의 보행 서비스의 양쪽을 포함하는 VR을 임상 서비스에 통합하는 것은 단지 시작에 불과하다. McEwen과 동료들(2014)은 VR에 기초한 운동프로그램을 사용하여, 종전의 입원환자 뇌졸중 재활을 강화하는 효과를 검토하였다. 참여자에는 뇌졸중 재활 서비스를 받고 있는 59명의 입원환자가 포함되어 있었다; 절반은 선 자세에서 VR에 기초한 균형훈련(예: 축구 골 수비, 선 자세에서 수행된 스노보드 타기, 균형 잡기에 대한 도전, 체중이동을 필요로 하는 것)에 무작위로 할당되었고, 한편 절반(n = 29)은 앉은 자세에서 시행된 균형과 관련이 없는 VR 훈련을 받았다. 두 집단의 참여자는 2분간 보행검사와 TUG 검사에서 개선이 있었고, 임상상의 중요한 차이는 최소한의 차이에 도달하였으며, 선 자세에서 VR 훈련을 받은 집단이 최대 개선을 보여주었다.

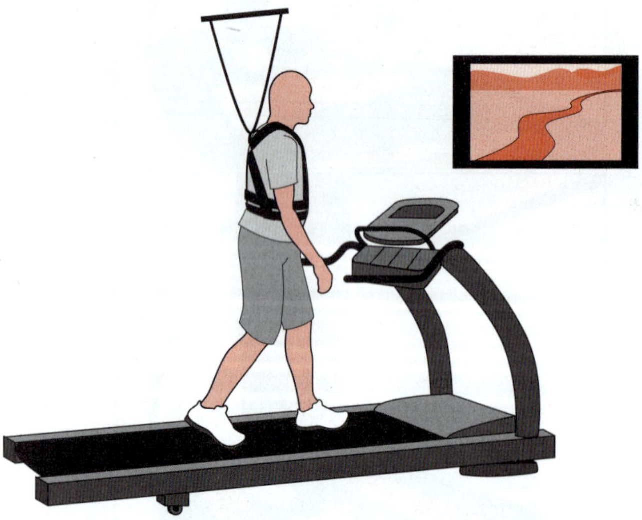

그림 16.17 VR 보행훈련 시스템은 안전벨트가 갖춰진 트레드밀과 스크린 위에 제시된 가상현실 시뮬레이션을 만들어 내는 컴퓨터를 이용한다. (Shema SR, Brozgol M, Dorfman M, et al. Clinical experience using a 5-week treadmill training program with virtual reality to enhance gait in an ambulatory physical therapy service. Phys Ther 2014;94:1322: Fig.2 에서부터.)

Shema 등(2014)은 보행 케어시설에서 보행 불안정성 치료가 의뢰된 이질적 환자집단의 VR훈련 효과를 조사하였다. 60명이 1시간 세션의 VR 보행훈련(주 3회, 5주간)을 15회 받았다. VR 보행훈련은 가상 장애물을 타개하면서(벗어나면서) 트레드밀 위를 걷는 것으로 구성되어 있다(그림 16.17 참조).

가상 환경(VE)은 옥외 장면에서의 다양한 경로를 따라 위치한 장애물 코스를 시뮬레이션하였다. 되먹임은 시뮬레이션에 의해서 제공되었고, 수행 지식(참여자가 그들의 걸음걸이를 볼 수 있게 하는), 대칭성, 그리고 즉각적인 시각 및 청각 단서를 사용한 장애물 클리어런스로 구성되었다. 5주간의 훈련 후, TUG를 완료하기까지의 시간은 10.3% 단축되었고, 2분간 보행검사 동안에 보행한 거리는 9.5% 증가하였으며, Four Square Step Test에 대한 수행은 13% 향상되었다.

요약하면, 이 연구검토는 VR 단독으로, 또는 트레드밀 훈련과 연계하여 시행하는 것은 장애물 타개(벗어나기)와 같은 복잡한 보행기술을 훈련하는 하나의 효과적인 방법일지도 모른다는 것을 시사하고 있다. 훈련은 훈련되지 않은 상태(예: 지상보행을 하는 동안)에서의 장애물 타개의 개선으로 옮겨가는 것처럼 보인다. 그것이 다른 형태의 훈련보다 우수한지 어떤지는 아직 확립되어 있지 않다(뇌졸중 재활에서 VR에 대한 Cochrane Review에 대해서는 Laver et al., 2015를 참조할 것).

이중과제 이동운동 훈련 *Dual-Task Locomotor Training*

복잡한 보행 과제의 수행을 개선하는 것에는 단일 과제 및 이중 과제의 양쪽 조건 하에서의 이동운동 훈련이 수반된다. 이중 과제 보행훈련에는 추가적인 운동 과제 및 인지 과제를 동시에 연습하면서, 보행을 연습하는 것이 포함된다. 이중 과제 훈련은 보행 과제, 2차 과제 또는 번갈아 하는 두 과제에 초점을 맞추도록 하는 지시에 의해서 시행될 수 있다. 훈련이 이중과제 보행을 개선하는 데 효과적이라는 어떠한 증거를 우리는 갖고 있는가?

연구근거. 제11장에서 논의한 것처럼, Silsupadol 등(2006, 2009a, 2009b)은 균형 기능장애가 있는 고령자에서, 세 가지 조건(단일 과세, 우선순위가 고정된 지시에 의한 이중 과제 및 우선순위가 가변적인 지시에 의한 이중 과제) 하에서 4주간의 균형과 보행훈련의 결과를 설명하였다. 세 가지 형태의 훈련 모두가 균형(BBS)과 보행속도(10미터 보행검사)를 개선하였다; 그러나, 이중과제 훈련을 받은 참여자만이, 이중과제 조건하에서 보행속도를 개선하였다(Silsupadol et al., 2009a). 이에 더해서, 우선순위가 가변적인 지시 세트가, 이중 과제 보행 측정을 개선함에 있어서 우선순위가 고정된 지시 세트보다 더 효과적이었다.

주의 집중이, 파킨슨병이 있는 사람에서 훈련 프로그램의 효과에 영향을 미치는가?

Landers 등(2015)은 파킨슨병이 있는 참여자 49명을 세 가지 지시에 의한 주의 집중 조건(균형훈련 + 신체 외부에 집중하도록 하는 지시, 균형훈련 + 신체 내부에 집중하도록 하는 지시 및 주의 집중에 대한 지시가 없음)하에서 4주간의 이중과제 균형 및 보행훈련에 무작위로 할당하였다. 대조집단은 훈련을 받지 않았다. 훈련에는 균형에 도전하도록 난간에 의지하지 않고 하는 10분간의 트레드밀 훈련, 10분간의 장애물 코스의 타개(벗어나기), 그리고 안전벨트를 장착한 상태에서 순응성이 있는 표면(compliant surface) 위에서 10분간 균형훈련(양발을 앞뒤로 일렬로 한 선 자세, 좁은 지지면에서의 선 자세, 한쪽다리로 선 자세, 눈을 감은 상태 및 외부교란)이 포함되었다. 비록 보행속도는 변화하지 않았으나, 4개 집단 모두가(훈련받지 않은 대조집단을 포함) 균형척도에 대한 수행능력이 개선되었다. 저자들은 지시에 집중하는 것에 관계없이, 4주간의 훈련이 파킨슨병이 있는 사람에서 균형을 개선하는 데 충분하지 않았다는 것을 시사하고 있다.

보행과 관련된 이중과제 결손이, 종전에 재활을 받은 후에서조차 뇌졸중이 있었던 많은 사람 중에서 존재하고, 재활병원에서 퇴원한 후 수개월 동안 지속할지도 모른다(Cockburn et al., 2003; Dennis et al., 2009; Hyndman et al., 2006; Plummer et al., 2013; Plummer-D' Amato et al., 2008, 2010). 이들 지속되는 결손 때문에, 많은 연구자가 뇌졸중이 있는 사람에서의 이중과제 훈련의 효과를 조사하기 시작하고 있다.

Yang과 동료들(2007b)은 만성뇌졸중 환자에게 이중과제 운동훈련(다양한 크기의 1개 또는 2개의 공을 조작하면서 걷는)을 제공하였다. 훈련은 30분간, 주 3회로 4주간 시행하였다. 어떠한 중재도 받지 않은 12명의 환자와 비교하여, 이중과제 훈련을 받은 13명의 환자는 단일 과제 및 이중 과제(쟁반을 운반하는) 보행에서, 그들의 보행속도, 케이던스(cadence), 활보 지속시간, 활보길이(stride length)가 유의미하게 개선되었다. 맹검 무작위 대조시험에서는 만성뇌졸중 환자의 보행과 균형에 대한 이중과제 훈련의 예비적 효과가 조사되었다(Fishbein et al., 2019). 이중과제 훈련은 가상현실 활동(공과 팔 뻗기 게임)을 수행하면서 걷는 것으로 구성되어 있었다. 대조집단에서는 참여자는 단지 단일과제의 트레드밀 위의 걷기를 연습하였다. 저자들은 10분간 보해검사, 시간제한을 설정한 일어서서 걷기(Timed Up and Go), 기능적 팔 뻗기 검사(Functional Reach Test), 옆 방향으로 팔 뻗기 검사(Lateral Reach Test), 활동 특이적 균형 신뢰도 척도(Activitics specific Balance Confidence scale) 및 버그 균형척도(Berg Balance Scale)를 측정하였다. 이중과제 훈련 집단에 할당된 참여자는 대조집단보다 더 큰 균형과 보행능력을 달성하였다.

한 사례 시리즈 연구(case series study)에서, Plummer 등(2014)은 뇌졸중이 있는 7명의 환자에서 이중과제 보행훈련의 실행 가능성을 검토하였다. 보행훈련 세션은 30분간, 주 3회, 4주간이었다. 이 훈련에 사용된 보행활동은 Gentile의 분류법에 따라서 체계화되고 표 16.7에서 보여주고 있다. 사용된 인지과제도 이 표에 나타냈다. 훈련 후, 7명의 참여자 중 5명은 이중과제 조건하에서 보행속도가 개선되었고, 이것은 뇌졸중이 있는 일부의 사람에서 훈련이 이중과제 보행을 개선할 수 있다는 예비적인 증거를 제공하고 있는 것이다. 이 사례 시리즈(case series)에서부터의 흥미 있는 조사결과는 대부뷰의 참여자가 훈련 후에 단일과제 보행속도의 개선을 나타내어 보여주지 않았다는 것이다. 저자들은 이것은 이중과제 보행훈련 세션 동안에 단일과제 연습이 없었다는 사실에 기인할지도 모른다는 것에 주목하고 있다(Plummer et al., 2014).

보행하는 동안의 반응적 균형 훈련
Training Reactive Balance during Gait

보행에 가해진 예기치 않는 외부교란에 대한 보상적 반응을 재훈련하는 전략(반응적 균형훈련)에는 환자가 보행하고 있는 동안에, 트레드밀 속도를 갑자기 변화시키는 것이 포함된다. 또한, (탄성 튜브를 사용하여) 저항에 대항하여 걷고, 갑자기 저항을 해제하여 앞쪽으로 진행에 예기치 않은 외부교란을 가하도록 요구하는 것도 가능하다.

표 16.7 이중과제 보행훈련에 사용되는 보행 및 인지활동의 개요

A

	예측 가능	예측 불가능
움직이지 않다	한정된 과제: (i) 평탄하고 넓은 공간을 걷다. (ii) 장애물 위/주위를 걷다, 모두 같은 높이와 균등한 간격. (iii) 지지기저면을 좁게 하여 걷다.	가변적인 동작 없는 과제: (i) 간격이 변화하는 장애물 주위를 걷다. (ii) 높이가 변화하는 장애물 위를 걷다. (iii) 변화하는 바닥 면 위를 걷다.
움직이다	일관된 동작 과제: (i) 일정한 속도와 방향으로 움직이고 있는 사람을 향해/옆/뒤를 따라 걷다. (ii) 서로 다른 조명조건 하에서 걷다.	열린 과제: (i) 혼잡한 복도를 걷다. (ii) 주차장에서 옥외를 걷다. (iii) 움직이고 있는 장애물을 피하면서 걷다.

B

과제	설명
임의의 수/문자 생성	(i) 100부터 500까지의 숫자를 무작위로 명명하다(반복하거나 계속하지 않는다) (ii) 1부터 100까지의 홀수(또는 짝수)의 숫자를 무작위로 명명한다(반복하거나 계속하지 않는다) (iii) 알파벳의 자음을 무작위로 명명하다(반복하거나 계속하지 않는다)
단어 연상	쉬운 것 : (i) 범주 내에서 가능한 한 많은 단어에 이름을 붙이다(예: 동물, 과일). (ii) 단어의 반대어를 명명한다. 어려운 것 : (i) 특정 문자로 시작되는 단어를 가능한 한 많이 열거하다. (ii) 범주 내에서 가능한 한 많은 단어를 열거하다(예 : 유럽의 도시)
작업 기억	쉬운 것 : (i) 수열(sequence of numbers)을 암송하다(3개 또는 4개의 수열). (ii) 식료품 리스트를 암송한다(3개 또는 4개의 품목) 어려운 것 : (i) 수열을 암송한다(하나의 순서에 대해 5개의 숫자). (ii) 식료품 리스트를 암송하다(5개 품목)
시간의 계산	쉬운 것 : 시간 내의 특정 시간에 분(minutes)을 덧셈 또는 뺄셈을 한다. (예 : 3:15 + 5분; 1:30-15분) 어려운 것 : 다음의 시간에 지정된 시간에 분을 덧셈 또는 뺄셈을 한다. (예 : 4:40 = 25분 ; 1:15-30분)
거꾸로 암송	(i) 수열을 거꾸로 암송하다. (ii) 올해의 달 (iii) 요일 (iv) 역방향 맞춤법(4문자 또는 5문자 단어) (v) 거꾸로 세기(2, 3, 6, 7, 8씩; 75부터 100 사이에서 시작).

출처 : Plummer P, Villalobos RM, Vayda MS, et al. Feasibility of dual-task gait training for community-dwelling adults after stroke: a case series. Stroke Res Treat. 2014;2014:538602, Tables 1 & 2에서 허가를 받아 변경.

환자로 하여금 보행벨트(또는 안전벨트 시스템)를 착용케 하여, 넘어짐을 예방하기 위해 동적 보행을 하는 동안, 주의 깊게 자기를 보호하도록 하는 것은 매우 중요하다.

연구근거. 많은 연구자는 미끄러짐과 관련된 넘어짐을 줄이기 위해 보행하는 동안의 반응적 균형을 훈련하는 방법을 개발하였다(Bhat & Pai, 2008; Bhatt et al., 2006; Grabiner et al., 2012; Lockhart et al., 2005; Mansfield et al., 2010; Pai et al., 2003; Pai et al., 2010; Parijat et al., 2012; Wang et al., 2011). 지상의 보행로에 일체화시킨 강철 롤러 또는 낮은 마찰의 움직일 수 있는 플랫폼(Bhatt et al., 2006; Marigold & Patla, 2002), 또는 기름을 도포한 비닐타일과 같은 낮은 마찰의 물질 표면(Brady et al., 2000)을 포함하는 앞쪽으로 향한 외부교란을 가하기 위해 여러 가지 방법이 사용되어 왔다.

이 연구는 젊은 성인 및 고령자의 예기치 않은 미끄러짐 또는 곱드러짐으로부터의 회복 훈련의 실현 가능성과 타당성을 입증하는 데 고무적이다(Pai et al., 2010; Parijat et al., 2012). 트레드밀 또는 낮은 마찰의 가동식 플랫폼과 같은 기술을 사용하는 훈련은 다양한 조건(지상에서 보행을 하는 동안과 같은)하에서의 예기치 않은 미끄러짐이나 곱드러짐으로부터 회복하는 능력 향상으로 옮겨가는 것 같다(Bhatt & Pai, 2009; Yang et al., 2013). 고령자 집단에서 가장 고무적인 미끄러짐과 관련되는 훈련은 일상생활에서의 넘어짐 빈도를 반감시켰다(Pai et al., 2014). 미끄럼 방지 보행훈련의 효과는 최대 6개월간 유지할 수 있다(Bhatt et al., 2012). Allin과 동료들(2020)은 고령자의 미끄러짐이나 곱드러짐에 이어지는 넘어짐 예방을 위한 외부교란을 기반으로 한 균형훈련을 조사하였다.

저자들은 미끄러짐과 곱드러짐을 특별히 표적으로 함으로써, 실험실에서 유발된 미끄러짐 동안의 반응적 균형과 넘어짐의 발생률을 개선할 수 있으나, 실험실에서 유발된 곱드러짐에서는 개선할 수 없다는 것을 발견하였다. 그들은 투여량과 훈련 특이성의 차이가, 이 결과의 불일치를 설명할 수 있다고 제안하였다.

요약하면, 이 연구는 다양한 환자집단의 보행 기능을 개선하는 과제지향적 운동프로그램을 뒷받침하는 증거를 제공한다. 연구는 중재의 기간과 강도에 관해서 다양하다. 일부는 기능장애 수준에서의 치료(예: 근력훈련)를 포함하지만, 어느 것이든 모두가, 기능적 이동운동 기술의 점진적으로 도전하는 과제지향적 연습을 포함한다.

참여의 개선과 이동성 능력 장애의 경감
Improving Participation and Reducing Mobility Disability

어떤 형태의 이동운동 훈련의 궁극적인 목표는 참여를 향상시키는 것이다. ICF에서는 *참여*란, 사람이 생활 상황에 관여하는 것을 가리킨다. 사회적 활동, 레크리에이션 및 목적이 있는 활동에 관여하는 것의 감소로 나타나는 것 같은 참여의 감소는 뇌졸중 후 6개월의 가정에서 생활하는 모든 사람의 절반 이상에서 보고되어 있다(Ashe et al., 2009; Mayo et al., 2002). 이동성 훈련이 이동성 영역에의 참여를 개선할 수 있는가? 어떻게 하면, 일상생활에서 사람이 더 걸을 수 있는 능력을 개선할 수 있는가?

유감스럽게도, 기능장애와 기능적 이동성 기술(능력)을 겨냥한 중재가, 사람의 일상생활(참여)에서의 이동성 과제의 수행능력에 미치는 영향에 대해서는 거의 알려져 있지 않다. 이것은 이동성 영역에의 참여와 관련된 척도의 부족과, 중재 연구에서의 결과로서의 참여의 척도를 사용하는 연구가 거의 없다는 사실 때문이다. 흔히, 이동운동 중재는 주된 결과 지표로서 보행속도의 변화를 사용하지만, 이것은 반드시 일상생활 상황에서의 기능 개선을 의미하는 것은 아니다.

Mudge 등(2009)은 만성뇌졸중 환자 중에서, 순환 훈련법(circuit training)은 6분간 보행검사에서 걸은 거리를 개선하였다는 것을 발견하였으나, SAM에 의해서 측정된 1일의 평균 걸음 수에는 변화가 없었다. 이와는 대조적으로, Moor와 동료들(2010)에 의한 연구에서는 고강도 이동운동 훈련(세션 당 평균 4,000보의 45분간의 트레드밀 훈련)으로 뇌졸중 후 6개월의 참여자에서 치료 이외의 일상의 걸음걸이에서 개선이 있다는 것을 발견하였다. Mayo와 동료들(2015)은 지역사회에 기초하여 구조화된 프로그램의 제공을 통해서, 만성뇌졸중 환자의 개인, 가속, 사회 및 지역사회 생활에의 참여를 높일 수 있는 정도를 조사하기 위한, 무작위화 임상시험을 사용하였다. 여러분 인생의 나머지를 잘 사는 것: Mission Possible© 프로그램(The Getting on with the Rest of Your Life: Mission Possible© program)은 학습, 레저 및 사회활동을 촉진하기 위한 운동 및 프로젝트에 기초한 활동을 포함한 지역사회 장면에서 제공된 집단에 기초하는 하나의 중재였다. 9개월의 중재 후, 참여자의 45%가 의미 있는 활동의 참여(반드시 보행 증가에 의해서 규정되는 것은 아니다)가 1주일 당 3시간 증가하였고 한편, 39%는 4~5시간 증가하였다. 의미 있는 활동시간의 증가는 의미 있는 역할에 고도로 만족하였다는 보고와 연관성이 있었고 또한, 보행속도의 개선에 의해서도 연관성이 있었다. 저자들은 만성뇌졸중 환자 중에서 참여를 개선하는 것이 가능하지만, 지역사회에 기초한 프로그램에 참여하는 것은 기간의 연장을 필요로 할지도 모른다고 결론을 내렸다.

요약하면, 예비 연구는 이동운동 훈련이 이동성 및 기타 영역에의 참여를 개선할지도 모른다고 시사하고 있다. 그러나, 참여에 영향을 주기 위해 필요한 훈련의 강도 및 지속기간은 광범위할지도 모른다.

기타 이동기술의 재훈련 RETRAINING OTHER MOBILITY SKILLS

계단 걷기 Stair Walking

계단을 내려갈 때에, 많은 넘어짐이 발생하기 때문에, 계단을 안전하게 관리하는 능력은 특히 중요하다. 계단에서의 이동운동은 근골격, 균형 및 심혈관의 높은 요구와 연관성이 있다(Jacobs, 2016; Startzell et al., 2000); 따라서, 신경학적 장애가 있는 매우 다양한 환자는 계단을 오르는 데 문제를 갖고 있다. 뇌졸중 환자의 계단보행을 재훈련하기 위한 몇 가지 임상전략이 제안되어 있고, 그림 16.18 및 16.19에서 보여주고 있다(Bobath, 1978; Voss et al., 1985).

계단을 오르는 동안, 환자는 편마비가 없는 쪽 다리를 먼저 전진시키도록 가르침을 받는다. 그림 16.18에 나타낸 것처럼, 필요에 따라 도수에 의한 보조가 주어지고, 이환된 다리를 유도 및 조절한다.

그림 16.19에 나타낸, 계단을 내려가는 동안에, 뇌졸중 환자는 편마비쪽 다리를 먼저 전진하도록 가르침을 받는다. 치료사는 필요에 따라 발의 배치와 무릎의 조절을 보조하여, 유각단계 동안에 이환되지 않은 다리를 전진시켰을 때에 다리의 무너짐을 방지한다.

연구에서는 특정의 계단 특성이 계단보행을 위한 효과적인 움직임 전략을 확립하는 데 중요하다는 것을 보여주고 있다. 따라서, 층계 모서리 또는 층계 높이와 같은 계단 특성을 강조하고, 이들 특성에 환자의 주의를 끌게 하는 것은 효과적인 계단보행 전략을 개발하는 능력을 높일지도 모른다.

연구근거 *Research Evidence*

신경운동장애 환자에서, 계단을 오르내리기를 하는 동안,

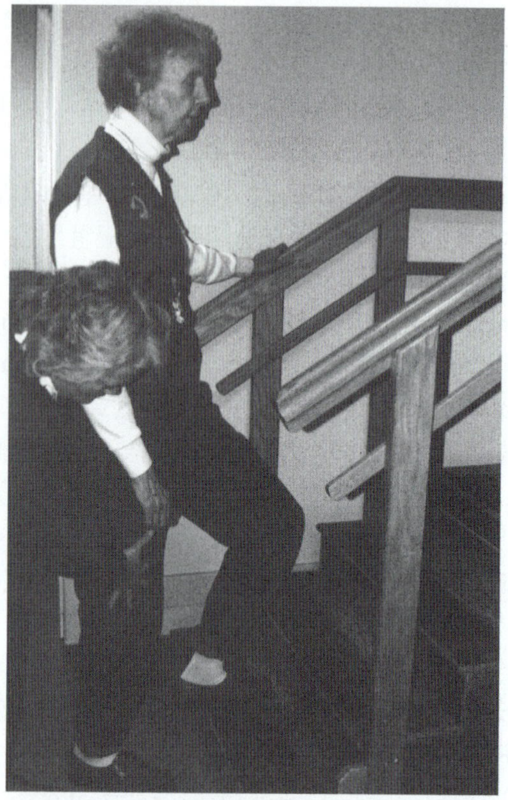

그림 16.18 계단을 오르는 동안에, 한쪽다리 선 자세를 위한 관련된 다리를 조절하면서 계단보행을 보조하고 있다.

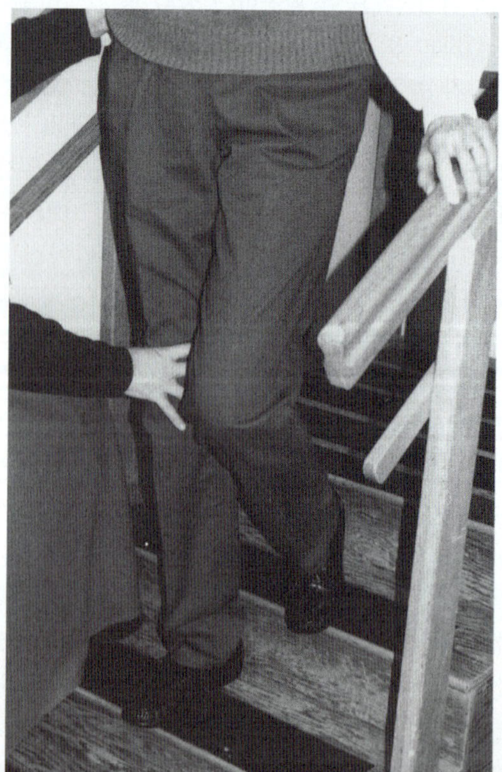

그림 16.19 계단을 내려가는 동안에, 무릎 조절을 도수에 의해 보조하고 있다.

이동운동 훈련의 효능에 관한 증거가 있는가? 어느 다른 운동과 마찬가지로, 과제, 개인 및 환경의 제약을 항상 고려해야 한다. 체계적인 검토에서, Jacobs(2016)는 젊은 성인과 고령자에서의 이들 제약을 조사하는 연구에 초점을 맞췄다. 특히, 고령자는 계단 오르내리기의 안정성이 떨어지고, 곱드러짐의 위험성이 컸다. 고령자는 다음의 수행능력 결손을 보였다: 계단에서의 GP가 느리다, 양발 지지시간이 길다, 체중을 받아들여 발을 밀어낼 때 수직방향 힘이 감소하다, 입각단계 중기에서의 힘이 증가하다, 발목과 무릎에서의 움직임 또는 힘이 감소하지만 엉덩관절에서 움직임 또는 힘은 증가한다, 협응이 손상된다, 근력이 저하한다, 발의 클리어런스가 작고 가변적이다, 신체 질량중심의 크고 빠른 수평방향 전위가 있다, 빠른 수직방향 질량중심의 전위를 조절하는 능력이 저하하다, 신중한 운동 전략으로 인해 넘어짐에 대한 두려움이 증가할 가능성 있다. 환경 요인에 관해서는 계단의 구조와 주위의 조명이 중요한 것 같다. 층계 높이가 높고, 디딤판의 길이가 짧으면, 질량중심의 안정성이 저하할 가능서이 있다. 보통의 계단을 이용해도, 고령자는 최대의 관절 가동범위와 힘의 생성능력에 가깝게 수행한다. 계단통(stairwell)의 조명이 밝으면 발걸음이 빨라지고, 계단 모서리 또는 난간에 시각적인 단서가 있으면, 발의 클리어런스, 질량중심의 안정성이 향상되고, 난간을 잡는 수행능력이 향상된다. 마지막으로, 난간을 사용해서 계단을 오르내리면 게이든스(cadence)와 균형을 개선할 수 있다. 고령자도 이중과제 비용을 보여주고 있기 때문에, 과제에 대한 주의를 강조할 필요가 있다. 뇌졸중 또는 파킨슨병과 같은 일부 병리학적 집단에서의 계단 이동성도, 이 검토에서 찾아볼 수 있다.

앉은 자세에서 선 자세로 Sit-to-Stand

일어서는 것은 이동성 기능에 매우 중요하다. 따라서, 침대 또는 좌석에 앉은 자세에서부터 선 자세(그리고 보행)로 이동하는 것을 학습하는 것은 이동성 훈련의 하나의 중요한 부분이나. 앉은 자세에서 선 자세로 되는 것(STS)을 포함하는 이동훈련에 대한 과제지향적 접근법은 환자가 다양한 상황에서 이 기능적 과제를 연습하게 하는 것에 초점을 맞추고 있다. 일어서기 위해서는 모멘텀 전략과 힘의 조절 전략을 분리해서, 또는 조합해서 사용할 수 있는 두 가지 기본 전략이 있다고 한 제12장을 상기하기 바란다. 이 전략이 가장 효율적이고, 최소한의 양의 근육활동을 필요로 하기 때문에, 이동과제를 수행할 때 환자가 운동량을 사용할 가능성을 탐색할 수 있게 해야 한다.

운동량 전략을 가르치기 위한 필수적인 요소에는 환자가 신속하지만 안전하게 움직이고, 움직임의 중단을 피하도록 독려하는 것이 포함된다. 임상의는 환자에게 멈춤이 없이 신속하게 움직이는 것을 언어로 지시할 수 있다. 환자에 대한 적절한 촉진(prompt)으로서는 "자, 우리는 다시 일어서기를 시도하려고 합니다. 그러나, 이번에는 멈춤이 없이 신속하게 움직이기 바랍니다"가 될지도 모른다. 페이스를 설정하기 위해 어깨에서 도수에 의한 단서를 사용할 수 있다. 몸통으로 신속하게 힘을 만들어내는 데 어려움이 있는 환자는 일어선 상태에서 팔을 자유로이 흔들어, 상체 부분에서 만들어진 모멘텀을 증가시킬 수 있다.

모멘텀 전략을 가르칠 때, 임상의는 이 전략의 엄중한 안정성 요건을 인식하여, 넘어짐을 방지하기 위해 자세조절이 불충분한 환자를 적절히 보호해야 한다. 질량중심(COM)이 충분히 발을 넘어 앞으로 가기 전에, 환자가 수직 올림을 위해 모멘텀을 몸통에서부터 다리로 이동하려고 시도한다면, 뒤쪽으로 넘어질 위험성은 움직임을 시작할 때 최대가 된다. 이것은 흔히 반신불완전마비가 있는 환자에서 STS의 특성이다. 이와는 대조적으로, 질량중심에 영향을 미치는 수평방향의 힘을 조절할 수 없는 환자에서는 움직임의 마지막에 앞쪽으로 넘어질 위험성이 최대가 된다. 이러한 것이 일어날 때, 환자가 수직위치에 도달한 후, 질량중심은 발의 지지면 앞쪽으로 계속해서 가속되어, 앞쪽으로의 넘어짐을 초래한다. 이것은 흔히 움직임을 위해 힘을 조정하는 데 어려움이 있는 소뇌 병리를 가진 환자에서 STS의 특성이다.

모멘텀 전략과는 대조적으로, 힘의 조절 전략은 빈번한 멈춤으로 특징지어진다. 힘의 조절 전략을 사용함에 있어서, 환자는 궁둥이를 의자 끝을 향해서 앞쪽으로 가져가도록 지도를 받는다. 몸통을 앞쪽으로 나아가게 하여 "코가 발끝 위로" 오게 한다. 이것을 그림 16.20에 나타냈다. 이것은 질량중심이 발의 지지기저면 위로 오게 한다. 그 다음에, 환자는 일어서도록 지시를 받는다. 일반적인 높이의 의자에서부터 수직 자세를 달성하는 것을 어렵게 하는 근력저하가 있는 환자는 신체를 들어올리기 위한 근력요건을 줄이도록 높이를 올린 의자에서부터 STS 학습을 시작할 수 있다(그림 16.21). 환자가 개선됨에 따라, 좌석 높이를 낮출 수 있다.

대칭적인 체중지지는 과제를 수행하는 동안에, 진행과 안정성 양쪽을 향상시키기 때문에, 비대칭적인 힘을 생성하는 문제를 가진 환자에서는 가능하다면 대칭성을 촉진하는 것이 중요하다.

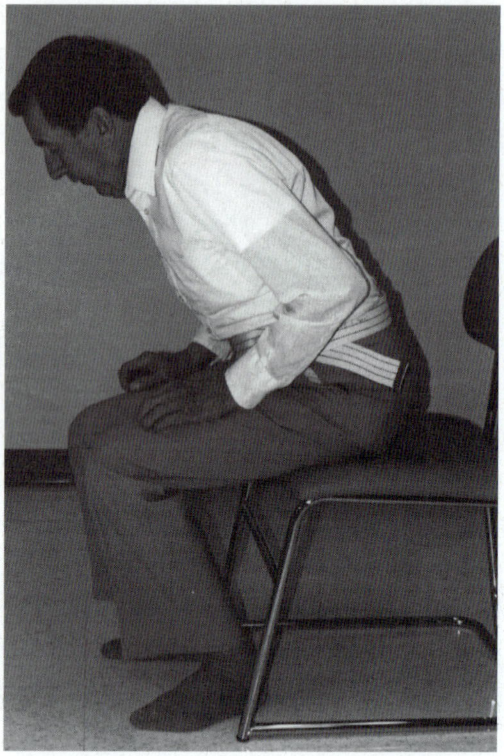

그림 16.20 STS를 달성하기 위한 힘의 조절 전략을 가르치는 것에는 환자가 의자 끝을 향해서 앞쪽으로 이동하고, "코가 발끝 위로" 올 때까지 몸통을 앞쪽으로 기울인 다음에 일어서도록 요청하는 것이 포함된다.

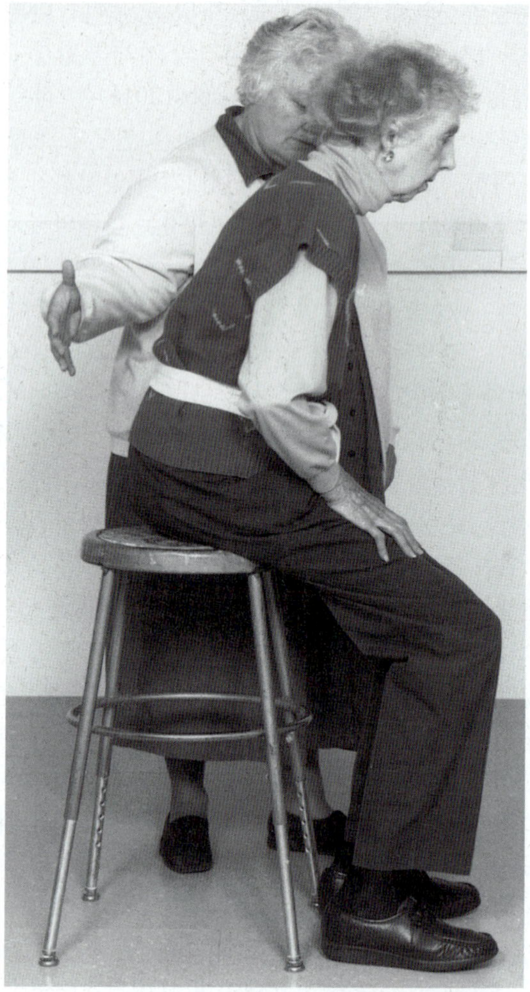

그림 16.21 높이를 올린 의자에서부터의 STS를 가르침으로써, 몸을 들어 올리는 데 필요한 근력이 감소하여, 약화되어 있는 환자에서도 과제를 달성할 수 있게 된다.

대칭적인 체중지지 자세는 손상된 다리에 체중을 실을 때 무릎을 조절하는 데 충분한 힘을 만들어내어, 신체의 무너짐을 방지할 수 있는 환자에서만 가능하다. 그렇지 않을 때는 임상의는 예를 들어 그림 16.22에서 보여주는 것처럼, 무릎을 도수에 의해 조절해야 할 것이다. 도수에 의해서 무릎 조절을 보조할 때, 환자가 일어설 때에 무릎의 앞쪽으로의 운동이 방해되지 않도록 하는 것이 중요하다.

편심성 힘의 조절이 흔히 동심성 힘의 조절에 앞서 얻어지기 때문에, 흔히 환자가 일어서는 것을 학습하는 것보다 앉는 것을 학습하는 것이 용이하다(Carr & Shepherd, 1998; Duncan & Badke, 1987). 환자에게 앉는 것을 가르칠 때, 치료사는 환자가 앉기에 대비하여 무릎을 굽히는 것을 연습하도록 요청한다. 이것은 무릎이 정상보다 이르게 무너지는 것을 조절하기 위해 넙다리네갈래근의 편심성 수축을 필요로 한다.

연구근거 *Research Evidence*

훈련이 신경학적 병리가 있는 환자의 STS 수행능력을 개선한다는 어떠한 증거를 우리는 갖고 있는가?

Monger와 동료들(2002)은 3주간의 가정에 기반을 둔 과제지향적 운동프로그램(표 16.8에 요약한 활동)이 만성뇌졸중이 있는 사람(뇌졸중 후 평균시간; 2.6년)의 STS 수행능력에 미치는 영향을 조사하였다. 연습은 매일 20분간 수행되었다. 게다가, 연구자는 활동을 진전시키기 위해(좌석 높이를 줄이고, 발판 높이를 높이며, 반복 횟수와 속도를 증가시키는 것) 주 3회 각각의 사람을 연구 대상으로 하였다. 체중분포와 격려에 대한 언어 되먹임이 제공되었다. 6명의 실험대상자 중 5명이 움직임 평가척도(Movement Assessment Scale)에서부터의 일어서기 항목의 득점을 개선하였고 한편, 6명 모두가 자기가 선택한 보행속도(10미터 보행검사)를 개선하였다. 게다가, 실험실 측정에서는 STS를 시행하는 동안 피크 수직 지면반발력의 타이밍(크기가 아니다)의 개선을 보여주었다. 훈련받지 않은 악력은 변화하지 않았다.

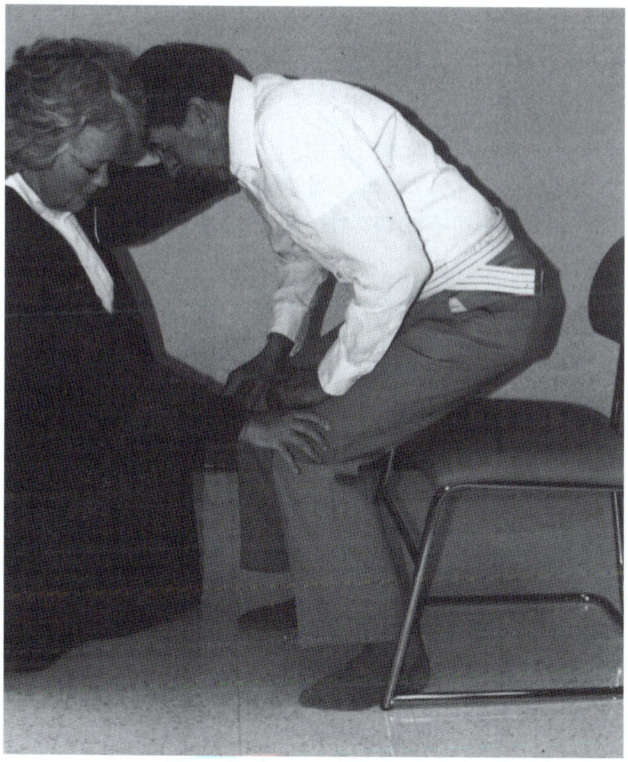

그림 16.22 앉은 자세에서부터 선 자세로 이동하는 환자를 보조할 때, 무릎을 도수에 의해 조절하고 있다.

표 16.8 앉은 자세에서 선 자세 훈련을 위한 과제특이적 활동

앉은 자세 - 선 자세 - 앉은 자세 (sit-stand-sit)	• 10회 (또는 쉬지 않고 수행할 수 있는 10까지의 최대 횟수) • 3회 반복한다(합계 30회 반복) • 발을 뒤쪽으로 이동하고 앞을 똑바로 보며, 몸통을 엉덩관절에서 앞쪽으로 흔든다. 그리고 체중을 양빌을 통해 균능하게 분배한다. • 팔을 사용하지 않는다.
층계(발판) 올라가기 (step-ups)	• 선 자세에서 이환된 발을 8㎝ 블록 위에 올려놓고, 다른 쪽 다리로 층계 위로 올라가고 내려온다. a. 신체질량(체중)을 이환된 다리 위 앞쪽으로 이동한다. b. 신체질량을 이환된 다리 위 옆쪽으로 이동한다. • 필요하다면, 자기의 균형을 잡기 위해 가구 근처에서 연습한다. • 10회 반복을 3 세트 시행한다(또는 쉬지 않고 수행할 수 있는 10까지의 최대 횟수).
종아리 신장 (calf stretch)	• 이환된 무릎을 똑바로 하여 서고 팔을 펴서 벽에 의지한다. • 신체를 똑바로 유지하고 신체를 발목에서 앞쪽으로 축 회전을 시키며, 종아리 근육이 신장하는 것을 느낄 때까지 발꿈치가 마루 위에 유지되도록 한다. • 2분간 유지하고, 이완시킨다. 그리고 이것을 10회 반복한다.

다양한 과제와 환경요구의 중요성
Importance of Varying Task and Environmental Demands

보행에서와 마찬가지로, 환자는 다양한 과제와 환경 요구 하에서, STS 및 이동과 같은 기능적 과제를 수행하는 것을 학습해야 한다. 변화하는 과제와 환경 요구를 충족하는 데 효과적인 움직임 전략을 탐색하는 과정에서 보조하기 위해, 훈련의 조건은 달라진다. 예를 들어, 그림 16.23에서 보여주는 것처럼, 앉은 자세에서부터 선 자세로 이동하는 것을 학습하는 과정에서, 환자는 휠체어에서부터(그림 16.23A), 침대에서부터(그림 16.23B), 팔걸이가 없는 의자에서부터(그림 16.23C), 그리고 낮고 부드러운 의자에서부터(그림 16.23D) 일어서는 것을 연습할지도 모른다. 게다가, 환자는 일어서서 멈추기, 일어서서 걷기, 또는 일어서서 기대기와 같은 다양한 다른 과제에 STS를 끼워 넣는 것을 학습할지도 모른다. 이 유형의 변동성은 환자가 과제 및 환경 요구의 변화에 대응하여 일어서기 위해 사용되는 전략을 수정하도록 촉진한다.

치료사로서, 우리는 흔히, 과제 요구를 충족하는 데 효과적일 것이라고 알고 있는 전략을 사용하는 방향으로 환자를 신속하게 유도하고 있다. 환자는 과제 요구를 충족하는 데 효과적인 다양한 해법으로 실험할 시간이 거의 없다. 과제 요구를 충족하는 데 효과적 전략의 학습에서 시행착오 탐색의 이 개념에는 임상의에게 여러 가지 중요한 의미가 있다. 환자가 그들 자신의 해법을 탐색하여 발견하는 것을 학습할 때, 초기의 수행능력은 아주 빈약할지도 모른다. 환자는 학습하고 있는 과제에 대한 단일 해법의 가르침을 받은 것처럼 빨리는 진척되지 않을지도 모른다. 우리가 과제 요구에 대한 다양한 해법의 중요성을 평가한다면, 단기 및 장기 치료목표는 다양한 조건하에서 기능적 과제를 수행하는 능력을 포함시킬 필요가 있을지도 모른다.

실습활동 16.4는 우리 환자인 Genise T의 이동운동 기능 재훈련에 대한 치료 프로그램 개발을 위한 틀을 제공하고 있다. 그림 16.2에 있는 사례연구와 실습활동 16.3을 통해 얻은 정보를 검토하기 바란다. 실습활동 16.4에서 제안된 표를 완성시켜 대상이 되는 특정 개별 시스템(첫째 줄), 실행할 과제 또는 활동(둘째 줄), 실행이 일어날 환경조건(셋째 줄), 그리고 이 치료 측면을 뒷받침하는 연구근거(넷째 줄)를 확인한다.

요약 SUMMARY

1. 신경학적 손상 후의 이동성 기술 회복의 열쇠는 지속되는 감각, 운동 및 인지 기능장애에도 불구하고, 진행, 안정성 및 적응에 대한 과제요건을 충족시키기 위한 학습이다. 신경학적으로 온전한 사람에서의 이동성 전략을 조사하는 연구는 이들 요건을 충족할 수 있는 또는 충족해야 할 하나의 올바른 전략은 없다는 것을 시사하고 있다.
2. 손상된 이동성 기술을 가진 사람의 재훈련은 다음의 것에 대한 조사로 시작한다. 즉, (a) 일상생활에서의 이동성 기술(ICF 틀에서 수행능력), (b) 기능적 이동성 기술(ICF 틀에서 능력), (c) 보행의 진행 및 안정성 요건을 달성하기 위해 사용되는 전략, 그리고 (d) 기능적 이동성 기술의 수행을 제약하는 기저에 있는 감각, 운동 및 인지 기능장애에 대한 조사로 시작한다.
3. 시각에 의한 보행분석(visual gait analysis)은 치료사가 사람의 보행패턴을 체계적으로 분석하는 것을 돕기 위해 가장 일반적으로 사용되는 임상적 도구이다.
4. 치료에 대한 과제지향적 접근법(이 책에서 정의된 것처럼)은 환자가 기능적 과제를 제약하는 특정 기능장애를 해결하고, 필수적인 과제요건을 충족하는 데 효과적인 전략을 개발하며, 그리고 다양한 조건 하에서 수행능력을 유지할 수 있는 이들 전략을 적응시키고 수정하는 방법을 학습하는 것에 초점을 맞추고 있다.
5. 신경학적 장애를 가진 사람의 기능적 이동성 기술을 개선하는 것에 대한 과제 특이적 이동운동 훈련의 효과성을 뒷받침하는 상당한 증거가 있다.
6. BWSTT와 로봇 보조에 의한 보행훈련과 같은 기술의 사용은 이동성 기능을 개선하는 데 효과적이지만, 비슷한 강도를 제공하는 다른 형태의 치료보다 우수하다는 것을 보여주지 못하였다.

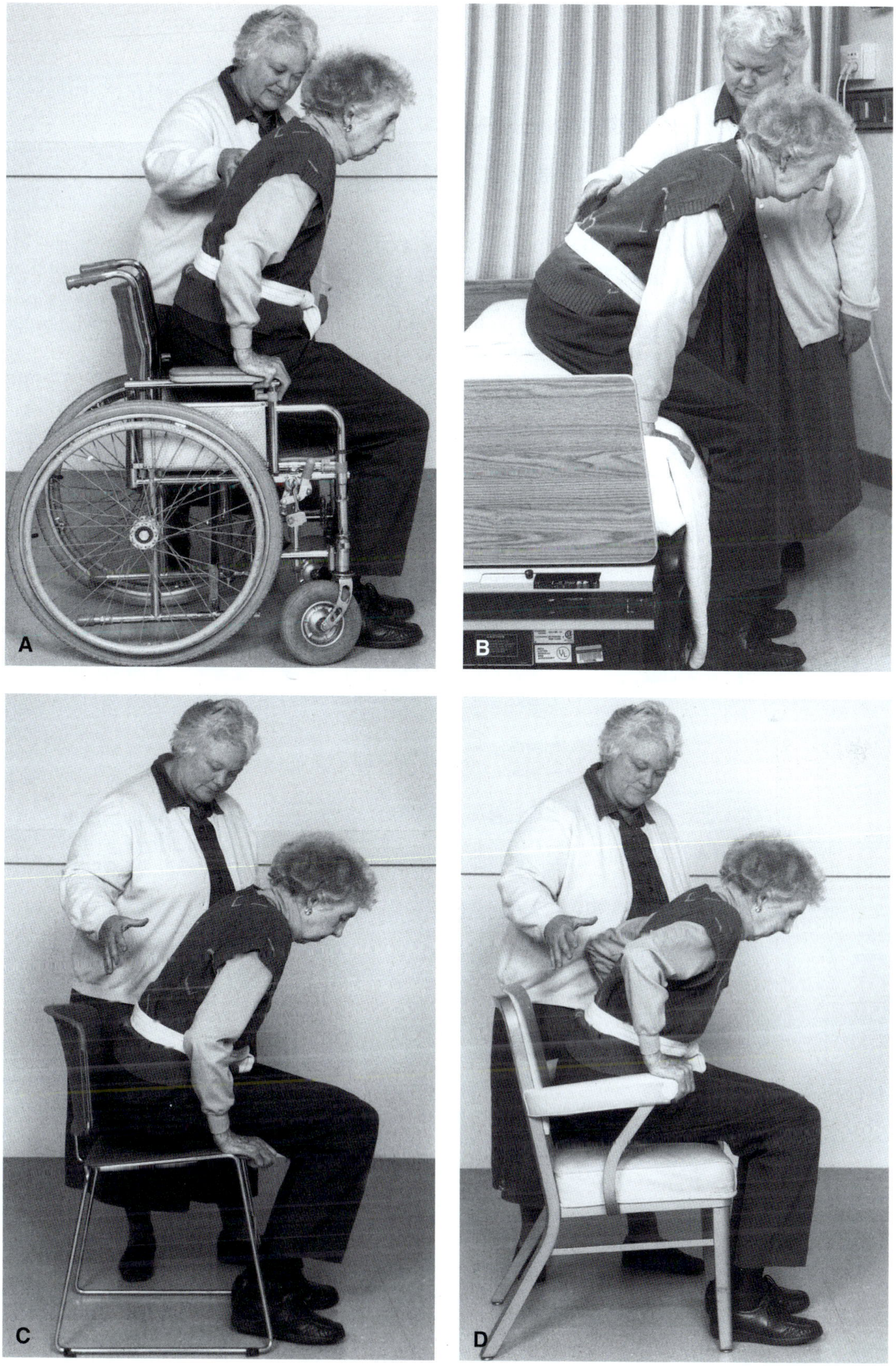

그림 16.23 STS 과제를 학습하면서, 환경조건을 변화시킨다. 연습조건에는 휠체어(**A**), 침대(**B**), 팔걸이가 없는 의자(**C**), 낮고 부드러운 의자(**D**)에서부터의 일어서기가 포함된다.

실습 활동 16.4

목적: 과제지향적 접근법을, Genise(또는 여러분 자신이 선택하는 환자)의 이동운동 훈련에 적용한다. 특정 치료중재에 관한 임상 결정을 뒷받침하기 위한 연구근거를 확인한다.

절차: 그림 16.2에서 제시된 사례연구와, 실습활동 16.3으로부터의 여러분의 과제를 다시 읽는다.

과제

1. Genise의 이동성 기능을 개선하기 위해 사용할 다양한 치료를 확인하는 표를 만든다. 대상이 되는 특정 개별 시스템(첫째 줄), 실행할 과제 또는 활동(둘째 줄), 실행이 일어날 환경조건(셋째 줄), 그리고 이 치료 측면을 뒷받침하는 연구근거를 열거한다. 예를 들어, 불완전마비/근력저하는 그녀의 손상된 보행의 원인이 되는 기저에 있는 기능장애이기 때문에, Genise와 함께 점진적인 저항근력훈련을 할 것을 결정할지도 모른다. 표에 열거된 개별 구성요소는 운동 : 근력이고, 과제는 근력훈련이며, 그리고 여러분이 선택하는 특정 환경조건은 60% 1RM에서 프리 웨이트(free weight)일지도 모른다. 몇몇 연구에서는 Genise를 점진적 저항 근력훈련에 편입시키도록 한 여러분의 결정을 지지하고 있으며, 이에는 Ada 등(2006)에 의한 메타분석을 포함하고 있다. 근력훈련 단독만으로, 보행의 회복을 보장하기에 충분한가? 이동성의 어떠한 다른 측면을 여러분은 훈련할 것인가? 어떠한 연구가 여러분의 결정을 뒷받침하는가?

균형의 개별 구성요소	과제 또는 활동	환경조건	연구근거
운동 : 근력	점진적 저항 근력훈련	프리 웨이트, 1RM의 60%	Ada 등(2006); Duncan 등(2003); Ouelette 등(2004)
운동 : 보행패턴 : 진행	보행 - 부분연습	대각선 다리의 자세에서 서 있는 동안 엉덩관절의 끌어올리기(pull-off) 뒤따르는 다리 위치에서 반신불완전마비 쪽 다리로 서 있는 동안의 발 밀어내기	Milot 등(2008); Olney 등(1991, 1994)
운동 : 보행패턴	보행 - 전체 과제 연습	트레드밀과 체중지지 보행패턴과 관련된 도수 및 구두에 의한 단서	Adda 등(2003); Hesse 등(1994, 1995, 1999); Sullivan 등(2002)
운동 : 보행패턴	보행 - 전체 과제 연습	바닥쪽굽힘근과 등쪽굽힘근에 대한 FES	Kesar 등(2009)
운동 : 속도 및 거리	점진적으로 장거리를 위한 보행	트레드밀과 지상 거리와 속도에 변화를 주다	Sullivan 등(2002)
운동 : 보행패턴, 속도	보행	Lateral wedge insole	Chen 등(2010)
운동 : 복잡한 보행과제	다양한 과제 및 환경조건하에서의 보행	여덟 가지 환경 차원을 사용하는 복잡한 보행과제의 과제지향적 훈련 순환훈련(circuit training)	Bassile 등(2003); Dean 등(2000); Duncan 등 (2003); Mudge 등 (2009); Salbach 등 (2004)
감각 : 균형을 위한 감각입력의 조직화	보행	불투명 안경을 착용하고 있는 동안 눈을 뜨고, 눈을 감다 견고한 스펀지 표면 카펫을 깐 표면	Bayouk 등(2006); Bonan 등(2004); Smania 등(2008)
인지 : 이중과제 균형훈련	보행 앉은 자세에서 선 자세로	2차 인지과제를 추가하여 이중과제 조건하에서 과제를 실행한다.	Silsupadol 등(2009a 및 b); Yang 등(2007b)

RM = Repetition Maximum

실습활동 과제의 해답
ANSWERS TO LAB ACTIVITY ASSIGNMENTS

실습활동 16.1

이 실험실로부터 얻은 데이터를 표 16.1에 열거한 기준과 비교한다.

실습활동 16.2

비정형 보행패턴을 분석하였다면, 표 16.5를 다시 참조하여 관찰한 보행이상의 가능성 있는 원인을 조사한다.

실습활동 16.3

1. 뇌졸중 후 1개월에서, Genise는 0.4미터/초미만으로 걷고, 그녀의 안전을 보장하기 위해 보조를 받아서 있는 것을 필요로 한다. 그녀는 지역사회 이동성에 매우 중요하다고 생각되는 거리인, 500미터를 걸을 수 없다. 이러한 정보는 그녀의 회복의 이 시점에서, 비기능적(생리학적)인 보행자라는 것을 시사하고 있다.
2. 그녀의 불완전마비는 Genise가 정상상태 보행(steady-state gait)의 안정성과 진행요건을 충족시키는 것을 제한한다. 그녀는 진행을 위한 힘을 발생시키는 능력이 저하하여 있다; 이것은 보행속도를 느리게 하고 있다. 게다가, 균형에 대한 예기치 않은 도전(반응적 균형 장애) 후에 안정성을 회복할 수 없는 것, 그리고 보행에 대한 잠재적으로 불안정하게 만드는 도전에 앞서 보행을 수정할 수 없는 것을 포함하여, 변화하는 과제 및 환경요구에 보행을 적응시킬 수 없다. 그녀는 발걸음 높이 또는 보폭(step length)을 수정할 수 없기 때문에, 장애물을 넘어가는 데 어려움이 있다. 그녀는 균형을 위해서 반드시 보행기를 사용해야 하기 때문에, 그녀는 짐을 운반할 수 없고, 따라서, 모든 쇼핑 나들이에 보조를 필요로 한다.
3. 그녀의 기저에 있는 기능장애와 그녀의 보행패턴 사이의 관계를 판단하려면, 표 16.5를 참조하기 바란다. 예를 들어, 입각단계 중기에서 그녀의 과다 폄(젖힘)은 다음의 것 중 하나 또는 그 이상의 결과일 수 있다: 바닥쪽굽힘근(또는 넙다리네갈래근)의 경직, 발목관절 가동범위의 감소, 무릎 폄근의 근력저하(무릎의 보상적 수동에 의한 고정), 폄근의 집난공동작용 패턴, 그리고/또는 부족한 동원과 선택적 조절.

실습활동 16.4

1. Genise의 보행을 훈련하는 단일의 올바른 방법은 없다는 것을 기억해두는 것은 중요하다. 보행의 모든 측면(예: 진행, 안정성 및 적응)이 그녀의 재활 프로그램에 포함되고, 다양한 과제와 조건에서 안전하게 걸을 수 있도록 여러 가지 보행 전략을 개발하는 것을 돕기 위해 다양한 과제와 조건이 사용되는 것은 필수적이다. 특정 순서, 지속기간 및 각 활동의 타이밍은 치료사마다 다를지도 모른다.

   먼저, 보행과 관련된 Genise의 주된 관심사와 목표를 결정하는 것으로 시작한다. 그녀는 자기가 걸을 수 있는 속도와 거리를 증가시켜, 자기 가정과 지역사회에서 걸을 수 있도록 하기를 원하고 있다. 그녀는 걷고 있을 때, 특히 보행에 대한 환경상의 문제(장애물을 넘어가는 것 같은)에 직면하였을 때 그녀의 안정성을 향상시키기를 원하고 있다.

   따라서, 보행훈련에 대한 우리의 접근법은 기저에 있는 기능장애(그녀의 불완전마비/근력저하 및 ROM 감소)를 개선하는 것; 진행, 안정성 및 적응을 달성하는 데 효과적인 움직임 패턴을 개선하는 것; 그리고 다양한 조건하에서 기능적 이동성 과제를 실행하는 것에 초점을 맞춘다.

   활동은 목표 지향적이고, 비교적 단순한 과제(예: 조명이 양호한 견고하고 평탄한 면을 걷거나 팔걸이가 있는 17인치의 의자에서부터 일어서는 것)에서부터 시작하여, 더 복잡한 과제(예: 달라지는 속도, 불규칙한 지형, 수동에 의한 부하, 주의요구의 증가, 또는 낮은 높이의 의자에서 일어서는 것, 팔걸이가 없는 의자, 또는 흔들이 의자)로 점진적으로 능력을 필요로 하게 될 것이다. 연습을 증가시키는 것을 촉진하기 위해, 트레드밀 시스템에서 체중을 지지하는 이동운동 훈련을 수행할 것이다. 우리는 또한 순환훈련, 그녀가 단일과제 및 이중과제 조건하에서 복잡한 보행과제를 연습할 수 있는 장소를 설치하는 것을 포함시킬지도 모른다(이들 장소에 대한 치료 아이디어에 대해서는 표 16.7을 참조).

   우리는 그녀의 훈련에 운동학습의 원리를 포함시킬 것이다. 처음에 우리는 그녀의 기능적인 과제를 폐쇄된 방식으로 연습시킨다(다른 과제로 전환하기 전에 각 과제를 한차례 연습한다). 그녀가 개선됨에 따라, 우리는 더 무작위의 연습 패턴(그녀가 연습하는 과제 유형을 번갈아 하는)으로 옮기고, 그녀가 연습할 조건(가변적인 연습)도 수정한다. 그녀가 균형능력을 재획득함에 따라, 우리는 그녀에게 주어진 외부 되먹임의 타이밍과 정도를 바꿀 것이다.

치료에 대한 과제지향적 접근법에 관한, 우리의 임상적 의사결정을 뒷받침하는 상당한 연구가 있다. 여러분의 증거에 기초한 이동성 재활 프로그램을 뒷받침하기 위해서는 어떠한 연구를 찾아낼 수 있는가?

제 IV 부

팔 뻗기, 움켜잡기, 및 도수조작

Reach, Grasp, and Manipulation

"팔의 기능은 물체를 움켜잡고 도수조작하기와 같은 섬세한 운동 기술과 기어가기, 걷기 및 균형회복과 같은 투박한 운동기술 양쪽의 기초가 된다."

제 17 장

정상적인 팔 뻗기, 움켜잡기 및 도수조작

Normal Reach, Grasp, and Manipulation

학습목표

이 장을 학습하면 독자는 다음과 같이 할 수 있다.

1. 기능수행, 능력장애 및 건강에 관한 국제 분류(ICF)라는 맥락 내에서 팔 뻗기, 움켜잡기 및 도수조작을 포함하는 팔 기능에 대해서 논의한다.
2. 팔 뻗기와 움켜잡기 기술에서의 눈-머리-몸통-수 협응의 주요 구성요소를 설명한다.
3. 팔 뻗기 및 움켜잡기 기술에 대한 신경계 및 근골격계의 기여를 논의하고, 이들 시스템의 병변으로 일어나는 기술의 결손을 예측한다.
4. 신경계가 움직임을 계획하는 방법과, 팔 뻗기 및 움켜잡기 조절에 대한 다양한 이론을 포함하는 팔 뻗기와 움켜잡기의 운동조절에 대한 일반원리를 논의한다.

서론 INTRODUCTION

하루의 활동을 성공적으로 진행하기 위해, 팔의 기능이 얼마나 중요한가? 오늘 아침에 잠자리에서 일어난 후 첫 1시간 안에 여러분이 끝낸 활동을 잠시 살핀다. 이들에는 아마도, 양치질, 머리 빗기, 옷을 입을 때의 단추 채우기, 커피를 섞을 때 또는 아침식사를 할 때 스푼을 사용하는 것이 포함되있을 것이다. 일상의 전형적인 활동을 검토해 보면, 팔의 기능이, 식사, 착탈이 및 몸치장과 같은 활동에 중요한 섬세한 운동기술을 위한 기초라는 것이 분명해진다. 게다가, 팔의 기능은 기어가기, 걷기, 균형을 회복하는 능력 및 균형회복이 불가능할 때 부상으로부터 몸을 보호하는 능력과 같은 투박하고 큰 운동기술에서 중요한 역할을 한다.

이 팔 조절은 섬세한 운동(fine motor)기술 및 투박하고 큰 운동(gross motor)기술의 양쪽이 뒤섞여 있기 때문에, 팔 기능의 회복은 운동조절 재훈련의 중요한 측면이고, 따라서 작업치료 및 물리치료를 포함하는 대부분의 재활영역의 범위 내에 들어간다.

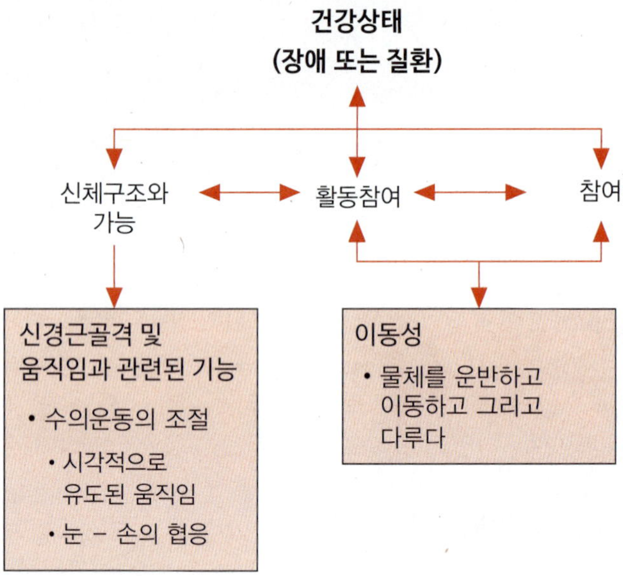

그림 17.1 ICF 틀에서의 팔 기능.

팔 기능은 ICF 틀의 어디에 적합한가? 그림 17.1에 나타낸 것처럼, 팔 뻗기, 움켜잡기 및 도수조작을 포함하는 팔 기능은 몇 가지 방법에서 ICF 틀에 잘 들어맞는다. "물체를 운반하는 것, 이동하는 것, 그리고 다루는 것"은 ***활동 및 참여의*** 구성요소에서 ***이동성*** 영역의 하위 구성요소이다. 팔 기능은 또한 ***셀프케어 및 가정생활***(특히 가사를 수행하는 능력)을 포함하는 활동과 참여의 다른 영역에서도 중요하다.

ICF는 ***신체구조와 기능의*** 구성요소 내에서 기능적 팔의 활동에 기여하는 많은 기저에 있는 움직임의 대부분을 분류하고 있다. ***시각적으로 유도된 움직임***과 ***눈-손 협응과 같은 움직임***은 ***신경근골격 및 움직임과 관련된 기능의*** 범주 내에 있는 ***수의운동 조절의*** 일부라 생각된다. 마지막으로, 상황적 요인도 또한 들어 올리거나 운반될 물체의 특성과 같은 환경요인을 포함하는 팔 기능에 영향을 미친다. 자세조절과 이동성에서와 같이, 팔 조절에서는 세 가지 요인, 즉 (1) 연령, 과제 경험 및 병리의 유무를 포함하는 개인의 제약; (2) 과제 유형(예를 들어, 물체를 가리키는 것, 물체를 움켜잡고 조작하는 것, 또는 물체를 움켜잡고 던지는 것), 그리고 (3) 움켜잡을 물체의 성질을 포함하는 특정 환경적 제약이 감각운동 처리에 기여한다.

신경계는 어떻게 팔 조절의 복잡한 과정을 달성하는가? 이 질문에 답하기 전에, 우리는 팔 뻗기, 움켜잡기 및 도수조작의 기본적 요건을 이해할 필요가 있다. 이것은 정상적인 조절(이 장에서 다룬다)과 신경학적 병리가 기능적 움켜잡기와 도수조작 기술(제19장에서 다룬다)에 미치는 영향의 양쪽을 논의하기 위한 틀을 제공한다. 또한, 제20장에 제시된 신경학적 기능장애를 가진 환자에서 팔 기능부전의 임상관리를 위한 구조를 제공한다.

다음의 구성요소는 팔 뻗기, 움켜잡기 및 도수조작 기술의 중요한 요소이다:

(a) 눈–머리 협응을 필요로 하고 손의 움직임을 유도하는 데 필수적인 "시각적 주시(visual regard)"라고도 불리는 표적을 설정하는 것;

(b) 자세 지지는 물론 공간에서 팔과 손을 이동시키는 것을 포함하는 팔 뻗기;

(c) 쥐기 위한 손의 모양 만들기(grip formation), 움켜잡기 및 손에서 떼기; 그리고

(d) 손 안에서의 조작 기술.

앞에서의 장에서 언급한 것처럼, 운동조절의 시스템 이론은 팔 뻗기, 움켜잡기, 도수조작의 구성요소 조절에 기여하는 특정 신경 및 근골격 하위 시스템이 존재한다고 예측하고 있다. 근골격 구성요소에는 관절가동범위, 척추 유연성, 근육 특성 및 연결된 신체분절 사이의 생체역학적 관계가 포함된다. 신경 구성요소에는 다음의 것이 포함된다. 즉 (a) 눈, 머리, 몸통과 팔 움직임의 협응과 팔 뻗기의 이동단계와 움켜잡기 단계 양쪽 협응을 포함하는 운동과정; (b) 시각계, 안뜰계 및 몸감각계의 협응을 포함하는 감각과정; (c) 행동에 대한 감각의 지도 작성에 중요한 내부표현; 그리고 (d) 도수조작 기능의 적응적이고 예측성 측면에 필수적인 높은 수준의 과정이 포함된다.

또한, 도수조작의 조절에는 반사적 및 수의적 움직임의 양쪽과 되먹임 처리 및 피드포워드 처리의 양쪽이 포함된다. 수의적 움직임은 또한, 특정 정신물리학적 원리(예를 들어, 운동프로그램은 불변의 특징을 갖고 있고 움직임은 처리될 정보의 증가와 더불어 반응시간[RT]의 연장을 보여준다)를 따른다(Ghez & Krakauer, 2000).

우리들은 팔 뻗기를 하는 동안에 눈, 머리 및 손의 협응을 동등하게 적용하는 운동조절의 몇 가지 일반원리에 대한 검토로 논의를 시작한다. 다음으로, 우리는 팔 뻗기, 움켜잡기 및 도수조작의 구성요소에 대한 논의로 옮겨가서, 표적을 설정하는 동안에 눈과 머리가 결합되는 방식을 설명하는 시각적 주시(visual regard)로부터 시작한다. 다음으로, 우리는 운동계와 감각계의 역할과 높은 수준의 적응능력을 설명하는 팔 뻗기와 움켜잡기의 구성요소에 대해서 논의한다. 마지막으로, 우리는 팔 뻗기 움직임의 조절에 대한 몇 가지 이론을 검토한다.

운동조절 원리
MOVEMENT CONTROL PRINCIPLES

움직임의 피드포워드 조절과 되먹임 조절
Feedforward versus Feedback Control of Movement

제7장과 제12장에서는 자세와 이동운동 조절에 대해서, 우리는 운동조절에서의 되먹임과 피드포워드(예측성) 과정 양쪽의 중요성을 강조하였다. 효율적인 팔 뻗기에는 또한, 되먹임과 피드포워드 양쪽의 조절과정이 포함된다. 우리들은 과제의 요건과 팔 움직임 궤적을 교란시킬지도 모르는 과제와 장애물을 ***예측하여***, 이 교란의 영향을 수정하면서, 연습에 의해 팔 뻗기의 효율성과 정확성을 ***개선하는*** 것을 학습한다. 되먹임 조절의 한 예를 그림 17.2A에 나타냈다. 되먹임 조절에는 시스템의 희망하는 상태(예: 팔 위치)를 나타내는 기준 신호(reference signal)와 비교되는 감각계(전형적으로는 시각계 및 몸감각계)로부터의 입력이 포함된다. 감각입력과 기준 신호(오류신호) 사이의 차이는 시스템의 출력(예: "작동장치[actuator]"라 불리는 팔을 조절하는 근육)을 업데이트하는 데 사용된다. 예를 들어, 목표는 공을 잡고 있는 동안 팔 위치를 유지하는

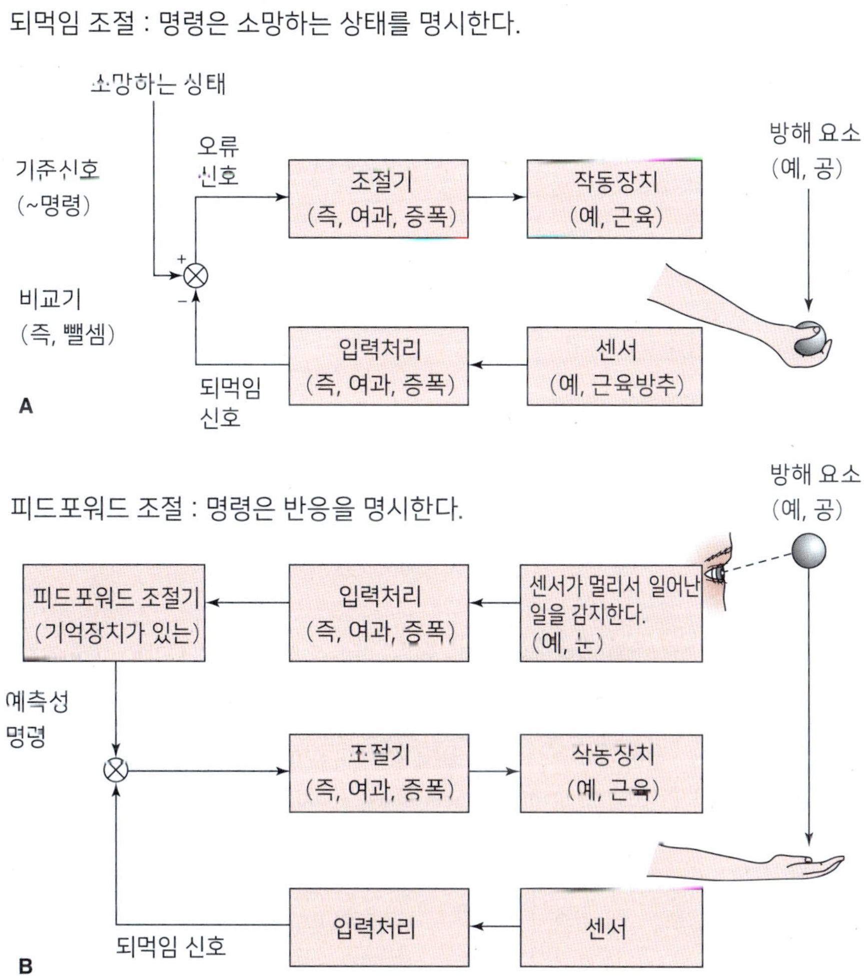

그림 17.2 **(A)** 되먹임 조절회로이다. 되먹임 조절에서는 감각계("센서"라 표시하고, 전형적으로 시각 또는 몸감각 센서)로부터의 신호가 고위중추(입력처리)에 의해 처리되고, 그 다음에 소망하는 시스템 상태(예: 팔의 위치)를 나타내는 기준신호와 비교한다. 감각입력과 기준신호(오류신호) 사이의 차이는 조절기(예: 운동겉질)와 작동장치(예: 팔을 조절하는 근육)를 포함하는 시스템의 출력을 업데이트하는 데 사용된다. **(B)** 공을 움켜잡기 위한 피드포워드 조절회로이다. 거리 센서(예: 눈)로부터의 정보가 처리되고(입력처리), 그 다음에 공의 경로와 최상의 반응을 예측하기 위해 피드포워드 조절기(미리 던져진 공의 경로에 접속하는 기억장치가 있는)로 보내진다. 예측성 명령은 조절기와 작동장치(패널 **A**의 되먹임 조건처럼)로 보내진다. 일단 공이 손에 닿아서 피부수용기와 근육수용기를 활성화시키면, 되먹임 조절이 사용된다. (Ghez C, Krakauer J. The organization of movement. In: Kandel E, Schwartz J, Jessel T, eds. Principles of neuroscience, 4th ed. New York, NY: McGraw-Hill, 2000:655에서 허가를 받아 재게재).

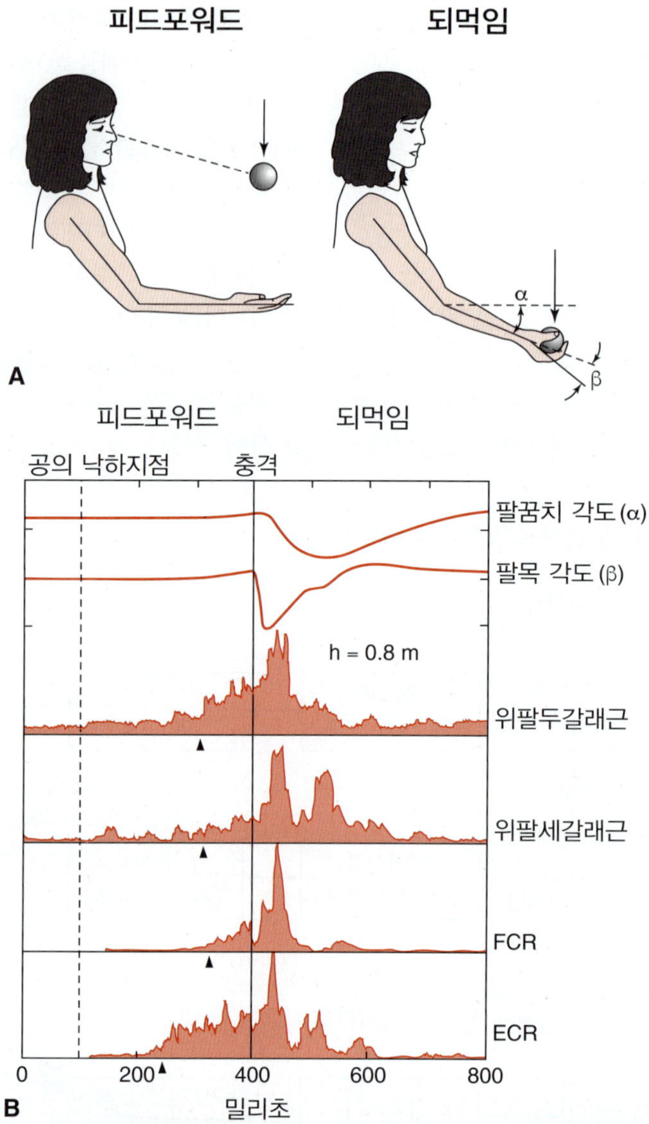

그림 17.3 **(A)** 피드포워드/되먹임 조절실험을 위한 실험조건. 초기 입력은 피드포워드(시각을 사용)이지만, 최종 입력은 되먹임(팔/손으로부터의 몸감각 입력을 사용)이다. 공은 다양한 높이에서부터 떨어진다. **(B)** 위팔두갈래근, 위팔세갈래근, 노쪽손목굽힘근(FCR) 및 노쪽손목폄근(ECR)으로부터의 팔꿈치 및 손목 및 근육반응(정류표면근전도)에서의 각도 변화. 예측성(피드포워드) 반응은 화살표로 나타내고 있다. 되먹임 반응은 충격 후에 일어난다. (Ghez C, Krakauer J. The organization of movement. In: Kandel E, Schwartz J, Jessel T, eds. Principles of neuroscience, 4th ed. New York, NY: McGraw-Hill, 2000:656에서 허가를 받아 재게재).

것일지도 모른다. 기준 신호는 이것을 하는 데 필요로 하는 근육 수축을 가리킨다.

몸감각계 또는 시각계로부터 오는 감각정보는 현재의 팔 위치에 대한 되먹임을 제공하고, 현재의 팔 위치와 소망하는 팔 위치 사이의 차이는 그 위치를 유지하는 팔 근육을 활성화하기 위해 사용된다(Ghez & Krakauer, 2000).

피드포워드, 또는 예측성 조절은 받은 감각정보의 결과를 예측하기 위해 이전의 경험을 이용한다. 이것은 되먹임 센서가 자극되기 전에 발생하기 때문에, 되먹임 조절에 대한 의존도를 감소시킨다. 예를 들어, 공을 잡을 때(그림 17.2B), 우리는 이것을 움켜잡기 위해서는 손을 어디로 움직이는가를 예측하기 위해, 공의 움직임 궤적에 대한 시각정보를 사용한다. 이것에 의해서, 피드포워드 조절기(이전 경험으로부터의 정보를 통해서 계속해서 업데이트된)를 활성화시키고, 조절기는 공을 움켜잡기 위한 올바른 높이에서 근육을 활성화시킨다. 공이 손에 닿은 후, 되먹임 과정은 또한 공에 의한 손의 위치의 외부교란에 반응하기 위해 사용되기도 한다(Ghez & Krakauer, 2000).

그림 17.3에서 보여주는 것처럼, 이들의 두 기전은 공을 잡는데 관여하는 근육 활성화 패턴에 기여한다는 것을 알 수 있다. 피드포워드 또는 예측성 반응은 화살표로 가리키고 있고, 위팔두갈래근, 위팔세갈래근, 그리고 노쪽손목굽힘근 및 폄근(ECR)에서 일어난다. 공이 손에 닿은 후, 되먹임 조절은 굽힘근 및 폄근 양쪽에서의 충격 후 약 50밀리초에서 짧은 잠복시간 반사(short-latency reflex)로 구성된다. 이들의 같은 과정은 목표를 향해서 눈, 머리 및 손이 정확히 움직이는 것의 기저를 이루고 있다. 이것은 다음의 주제에서 설명한다(Ghez & Krakauer, 2000).

목표물의 위치 찾기
LOCATING A TARGET

눈-머리-몸통 협응 Eye-Head-Trunk Coordination

물체에 성공적으로 팔을 뻗어 닿기 위해서는 먼저 공간에 있는 물체의 정확한 위치를 찾아야 한다. 이것에는 신속안구운동(원활한 추적 또는 단속적 운동[saccade])의 조절이 필요하다. 일반적으로, 시각(vision)은 물체의 위치를 찾아, 손의 움직임을 유도하기 위해 사용된다(팔 뻗기, 움켜잡기, 도수조작을 위해서). 물체의 위치 찾기는 목표물이 우리의 중심시야에 있을 때는 일반적으로 눈만의 움직임이 수반되고, 목표물이 우리의 주변시야에 있을 때는 눈과 머리의 움직임이 수반된다.

팔 뻗기 움직임은 눈과 머리의 움직임과 어떻게 협응하고 있는가? 먼저 눈을 목표물로 향해서 움직이고, 그 다음에 머리를 움직이며, 그리고 마지막에 손을 움직이는가? 운동학적 연구에서는 잡을 물체가 주변시야에 나타날 때, 일반적으로, 다음과 같은 움직임 순서가 있다는 것을 보여주고 있다. 안구운동의 시작은 잠복시간이 가장 짧기 때문에, 머리가 움직이기 전에도 먼저 움직이기 시작한다. 눈은 매우 빨리 움직이기 때문에, 목표물에 먼저 도달하고, 따라서 눈은 머리가 움직임을 멈추기 전에 목표물에 초점을 맞춘다(Jeannerod, 1990). 근전도(EMG) 연구에서는 목 근육 활성화는 보통, 안구운동을 조절하는 근육의 활성화 20~40밀리초 전에 일어난다는 것을 보여주고 있다. 그러나, 눈은 머리보다 관성(inertia)이 적기 때문에, 신경신호가 목 근육에서 먼저 일어남에도 불구하고, 눈이 먼저 움직인다.

물체를 보기 위해 머리 움직임이 필요할 때, 머리 움직임의 진폭은 보통, 목표물까지 거리의 약 60%에서 75%에 지나지 않는다(Biguer et al., 1984; Gresty, 1974). 그러나, 큰 정확도를 필요로 하는 팔 움직임이 수행될 때, 이 행동은 수정될지도 모른다. 매우 큰 정확도로 던지도록 훈련받은 사람들은 안구운동과 머리운동을 조합시켜, 목표물까지의 거리의 대부분에 도달한다는 것을 보여주고 있다(Roll et al., 1986).

시야에 있는 먼 물체에 팔을 뻗어 닿으려면, 눈과 머리, 몸통의 움직임을 조합시킬 필요가 있다. 운동요건의 이 불균일성 때문에, 연구자들은 눈과 머리의 협응은 단일 기전에 의해 조절되는 것이 아니라, 몇 가지 서로 다른 신경 기전의 상호작용으로부터 나온다고 주장하여 왔다. 이들에는 주로 눈의 움직임을 필요로 하는 가까운 주변에 있는 물체를 찾아내는 능력을 보조하는 하나의 신경 기전, 조합된 눈과 머리의 움직임을 조절하는 더 먼 주변에 있는 물체를 찾아내는 두 번째 기전, 그리고 눈, 머리 및 몸통의 움직임을 함께 조절하는 먼 주변에 있는 물체를 찾아내기 위한 세 번째 기전이 포함될 가능성이 있다(Jeannerod, 1990).

기능적인 움켜잡기에 문제가 있는 환자를 이해하고, 재훈련하는 것에 대한 이 정보의 의미는 무엇인가? 환자 문제의 일부는 시각적 주시(visual regard)에 필요한 눈-머리 움직임의 협응과 관련될지도 모른다. 따라서, 손상된 팔의 기능을 재훈련을 할 때, 임상의는 서로 다른 조절 시스템을 따로따로 훈련하는 것에 중점을 둘지도 모른다. 예를 들어, 임상의는 중심시야 내에 위치한 목표물에 대한 안구운동을 재훈련하는 것으로 시작하고, 그 다음에 주변시야에 위치한 목표물에 대한 눈-머리 움직임을 재훈련하는 것으로 진행할지도 모른다. 마지막으로, 눈, 머리 및 몸통의 동작을 수반하는 움직임은 환자가 가장 멀리 있는 주변으로 향한 목표물 위치를 찾아내는 것을 학습함에 따라 실행할 수 있다.

눈 움직임과 손 움직임 사이의 상호작용 Interactions between Eye Movements and Hand Movements

눈과 손의 움직임 양쪽이 상호작용을 하고, 서로 영향을 미친다는 증거가 있다. 예를 들어, 눈의 움직임이 수반될 때, 손의 움직임은 더 정확하다. 게다가, 원활한 추적 안구운동 동안에, 손도 또한 목표물을 뒤쫓고 있다면, 이득(gain)이 증가한다(Gauthier et al., 1988).

Vercher와 동료들(1996)은 구심로가 차단된 실험대상자에서조차도, 목표물을 추적하기 위해 손을 사용할 때, 이득이 증가하고 원활한 추적을 위한 잠복시간이 감소한다는 것을 발견하였다. 따라서, 그들은 원활 추적 시스템을 돕는 것은 손의 움직임으로부터의 고유감각 되먹임이 아니라, 팔다리 움직임에 대한 원심성 신경복사(efference copy) 또는 수반발사(corollary discharge)라는 것을 시사하고 있다.

다른 연구에서는 눈의 근육으로부터의 고유감각 신호가, 개인외적 공간(extrapersonal space)에 있는 목표물의 위치를 알아내는 능력에 기여한다는 것을 보여주었다. Gauthier와 동료들(1988)은 한쪽 눈의 움직임을 교란시킨 실험을 시행하였는데, 이 실험에서 실험대상자에게 똑바로 앞에 위치한 목표물을 가리키도록 요청하였지만, 왼쪽으로 30° 벗어나 있었다. 그들은 실험대상자가 목표물 위치를 알아낼 때, 왼쪽방향으로 3~4° 이동하여 정확하지 않았다는 것을 발견하였다.

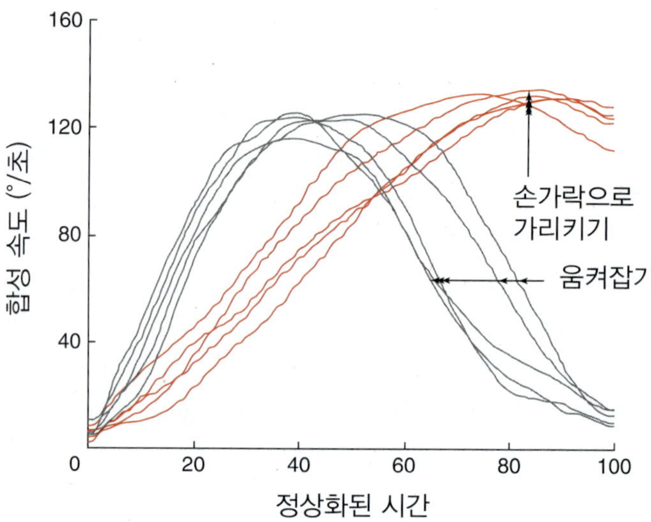

그림 17.4 손가락으로 가리키고 움켜잡는 움직임 양쪽의 몇 가지 개별적인 시도에 대한 팔의 속도와 시간(속도분포). 움켜잡기에서는 가속단계가 감속단계보다 짧지만, 손가락으로 가리키기에서는 그 반대라는 것에 주목하기 바란다. (Jeannerod M. The neural and behavioral organization of goal-directed movements, Oxford, UK: Clarendon Press, 1990:19에서 허가를 받아 재게재).

팔 뻗기와 움켜잡기
REACH AND GRASP

팔 움직임의 조절이, 과제의 목표에 따라 변화한다는 것은 흥미롭다. 예를 들어, 팔을 사용하여 물체를 가리킬 때, 팔의 모든 분절이 하나의 단위로서 조절된다. 그러나, 팔을 뻗어 물체를 움켜잡기 위해 사용할 때, 팔은 운반과 관련된 움직임을 수행하고 손은 물체를 잡는 것과 관련된 움직임을 수행하기 때문에, 손은 팔의 다른 분절과 관계없이 독립적으로 조절되는 것처럼 생각된다. 이 경우, 물체에 팔을 뻗는 것은 팔의 뻗기 요소와 움켜잡기 요소의 2개의 하위요소로 나뉠 수 있고, 이것은 각기 다른 뇌의 영역에 의해서 조절되는 것처럼 생각된다.

이 절에서는 먼저, 팔 뻗기 움직임의 운동학적 특성과 과제와 환경에 따라 운동학(kinematics)이 변화하는 방법을 조사한다. 다음으로, 특정 신경 및 근골격의 하위 시스템이 시각적 주시, 팔 뻗기 및 움켜잡기의 조절에 기여하는 것을 논의한다.

팔 뻗기와 움켜잡기의 운동학
Kinematics of Reach and Grasp

팔을 뻗어 잡는 동작이, 과제와 환경 양쪽에 의해 어떻게 영향을 받는지를 더 잘 이해하기 위한 연구가 수행되어 왔다. 알 수 있는 것처럼, 이 연구는 팔 뻗기 움직임은 과제의 목표와 제약에 따라 달라지기 때문에, 팔 뻗기 방법에 적응하는 능력은 팔 기능의 중요한 부분이라는 것을 시사하고 있다.

연구자들은 팔 뻗기의 속도 분포도와 움직임 지속시간은 과제 목표에 따라 달라진다는 것을 시사하고 있다. 실험대상자에게 물체를 움켜잡도록 요청하였을 때, 팔 뻗기 움직임의 지속시간은 실험대상자가 목표물을 가리키고 건드리도록 요청받았을 때보다 훨씬 더 길었다. 또한, 물체를 움켜잡으려고 준비할 때, 팔 뻗기 동작의 가속단계는 감속단계보다 훨씬 짧았으나, 실험대상자가 집게손가락으로 목표물을 건드리도록 요청받았을 때는 가속단계는 실험대상자가 비교적 빠른 속도에서 목표물을 건드려, 감속단계보다 길었다(Marteniuk et al., 1987). 이것을 그림 17.4에서 보여주고 있으며, 이것은 움켜잡기 동작과 손가락으로 가리키기 동작 사이에 시간 경과에 따라 팔의 속도분포가 서로 다르다는 것을 보여주고 있다.

게다가, 실험대상자가 물체를 잡고, 다음으로 그것을 작은 상자 안에 집어넣거나, 또는 그 대신에 던졌을 경우, 움직임 시간과 속도분포도 또한 달랐다. 잡아서 던지기 위해 움직이는 시간이 잡아서 집어넣기 위해 움직이는 시간보다 짧았다. 게다가, 움직임의 가속단계는 잡아서 집어넣는 것보다 잡아서 던지는 쪽이 더 길었다. 분명히, 과제의 제약과 목표는 움직임의 팔 뻗기 단계에 영향을 준다. 이 연구 결과는 팔 뻗기와 움켜잡기에 관련된 문제를 가진 환자의 재훈련에 관여하는 임상의에게 영향을 준다. 물체에 팔을 뻗는 동안에 사용되는 동작은 과제의 성질에 따라 달라지기 때문에, 팔 뻗기 동작은 다양한 과제 내에서 연습할 필요가 있다. 예를 들어, 이들 과제에는 팔을 뻗어 손가락으로 가리키기, 팔을 뻗어 움켜잡기, 팔을 뻗어 잡아서 던지기와 팔을 뻗어 움켜잡아서 손으로 조작하기를 하는 동안에 팔 뻗기를 연습하는 것이 포함된다.

팔 뻗기와 움켜잡기의 신경조절 NEURAL CONTROL OF REACH AND GRASP

원숭이와 인간 양쪽에 대한 연구에서는 감각계와 대뇌겉질의 3개 영역을 포함하는 많은 시스템이 팔 뻗기와 움켜잡기의 조절에 중요하다는 것을 보여주고 있다. 이들에는 1차 운동겉질, 운동앞겉질 및 뒤쪽마루엽 영역이 포함된다. 게다가, 소뇌는 이들 기술의 피드포워드 조절 및 되먹임 조절 양쪽의 조절에 있어서 중요하다. 다음의 절에서는 이들 영역의 각각이 팔 뻗기와 움켜잡기에 대한 기여에 대해서 논의한다.

감각계 Sensory Systems

팔 뻗기와 움켜잡기를 조절함에 있어서 감각정보의 역할은 무엇인가? 제3장에서는 다양한 수준의 신경계 기능을 더 잘 이해하기 위해, 우리는 특정 팔의 기능 과제를 예로 들어, 그 계획과 실행에 기여한 신경계의 경로에 눈을 돌렸던 것을 상기할 것이다. 우리는 목이 말라서 여러분 앞에 놓인 우유팩에서부터 유리컵에 따르고 싶나는 것을 예로 들었다.

감각입력은 주변에서부터 들어와서, 여러분의 주위에서 무엇이 일어나고 있고, 여러분이 공간 내 어디에 있으며, 그리고 여러분의 관절이 어디서 서로 관련되고 있는지를 알려준다. 감각입력은 공간 내의 여러분의 신체 지도를 제공한다. 시각계로부터 오는 감각입력은 목표 지향적인 팔 뻗기에 관여하는 2개의 평행 경로를 통과하는데, 한 경로는 팔이 무엇에 뻗어 닿는지와 (지각과 물체 인식) 관련된 것이고, 다른 경로는 물체가 개인외적 공간의 어디에 있는지(위치 찾기), 그리고 물체의 도수조작에 관련된 행동 시스템과 관련되어 있다. 지각 경로는 시각겉질에서부터 관자겉질로 가지만, 위치 찾기 및 행동 경로는 시각겉질에서부터 마루엽으로 간다.

대뇌겉질의 고위중추는 이 정보를 취하여(예로, 마루엽과 앞운동겉질을 사용하여), 목표인, 우유팩에 팔을 뻗기와 관련하여, 이것에 대해 행동하는 계획을 세운다. 여러분은 특정 운동계획을 세운다. 여러분 앞에 있는 콘플레이크 상자에 팔을 뻗으려 한다. 이 계획은 운동겉질에 보내지고 근육군이 특정된다. 이 계획은 또한 소뇌와 바닥핵으로 보내지고 움직임을 개선하기 위해 이것은 수정된다.

소뇌는 움직임 출력계획에 대한 최신정보(update)를 운동겉질과 뇌줄기에 보낸다. 운동겉질 및 뇌줄기로부터의 내림 경로는 척수 네트워크를 활성화하고, 척수운동신경세포는 근육을 활성화하여, 여러분이 우유팩에 팔을 뻗어 닿는다. 우유팩이 가득 채워져 있는데도, 여러분이 거의 비었다고 생각할 때, 척수반사경로는 여러분이 예상하지 못하였던 여분의 무게를 보상하여, 더 많은 운동신경세포를 활성화할 것이다. 그 다음에, 여러분의 팔 뻗기의 감각적인 결과가 평가되고, – 이 경우에는 무거운 우유팩을 수용하기 위해 소뇌가 움직임을 업데이트할 것이다.

이 설명으로, 여러분은 팔 뻗기 조절을 하는 동안에, 감각정보가 많은 역할을 한다는 것을 알 수 있다. 감각정보는 움직임 그 자체의 실행을 하는 동안에 오류를 정정하기 위해 사용되고, 움직임의 최종부분 동안 정확성을 보장한다. 게다가, 감각정보는 움직임 계획을 작성하는 것을 돕는 데에, 선행적으로(피드포워드) 사용된다.

다음 절에서는 팔 뻗기와 움켜잡기에 관여하는 특정 시각경로의 역할을 조사하는 연구에 대해서 논의한다.

시각적 주시, 팔 뻗기 및 움켜잡기와 관련된 시각경로 *Visual Pathways Related to Visual Regard, Reach, and Grasp*

연구자들은 위둔덕(superior colliculus)에 더하여, 안구운동의 수의적 및 반사적 조절에 관여하는 4개의 주요 뇌영역을 확인하였다. 즉, 전두안구영역(frontal eye field), 보조안구영역, 두정안구영역, 대상안구영역이다(Rizzo et al., 2017). 우리가 움켜잡기를 원하는 고정 목표물의 위치를 찾아내기 위해 눈을 움직일 때, 그 물체는 눈을 움직이는 동안에 망막 위에 연속되는 위치를 자극한다. 이 망막 전체에 걸쳐 들어온 입력이 연속적으로 변화함에도 불구하고,

우리는 안정된 시각적 환경을 지각한다.

뇌는 망막 수준에서 부호화된 감각자극을, 팔 뻗기 및 움켜잡기 움직임을 조절하기 위한 운동출력 부호로 변환하는 문제에 어떻게 대처하고 있는가? 눈, 머리 및 손의 움직임 사이의 관계는 손 운동의 유도를 위한 시각을 최적화하는 역할과 연관시키면 가장 잘 이해할 수 있다(Crawford et al., 2004). 연구에서는 마루겉질의 신경세포는 시각공간에 대한 뇌의 표현을 업데이트하기 위해, 의도적인 안구운동에 대한 정보를 사용한다는 것을 보여주었다. 신경세포는 의도된 안구운동의 망막 결과를 예측하여, 겉질 대응부(cortical representation)를 먼저 이동시킨다. 그 다음에 눈이 따라간다.

따라서, 이들 신경세포는 눈 근육에 대한 출력의 수반발사(corollary discharge)를 뇌의 다른 영역에 보내어, 시각세계(visual world)가 각 안구운동에 의해서 현재의 시선 위치(gaze location)의 좌표에 재배치되는 것을 가능케 한다. 연구(Duhamel et al., 1992a, 1992b)에서는 가쪽마루엽내 영역(lateral intraparietal area; LIP)에서 이들 수반발사 시각세포가 신속안구운동(saccade)이 일어나기 80밀리초 전에 발사속도를 증가시키기 시작한다는 것을 보여주었다.

팔 뻗기와 움켜잡기에 관여하는 2개의 시각경로에는 시각겉질에서부터 마루겉질로 가는 등쪽 시각경로와 시각겉질에서부터 관자엽으로 가는 배쪽 시각경로가 포함된다. 연구(Goodale & Milner, 1992; Goodale et al., 1991)에서는 마루겉질에 등쪽 시각경로의 투영은 물체의 위치, 구조 및 방향성을 포함하는 팔 뻗기 움직임의 모든 단계에 대한 행동관련 정보를 제공하지만, 관자엽에 배쪽 시각경로의 투영은 우리의 의식적인 시각지각 경험을 제공한다는 것을 시사하고 있다.

Goodale과 Milner(1992)는 등쪽 및 배쪽 시각경로는 의식에의 접속에 관해서, 서로 다르다는 것에 주목하기 바란다. 예를 들어, "배쪽 시각경로" 병변이 있는 환자는 물체의 방향성 또는 크기에 대한 의식적 지각이 없었으나, 그녀는 이들을 매우 능숙하게 집어 올릴 수 있었다. 따라서, 등쪽 시스템의 정보는 의식적 지각에 도달함이 없이, 처리할 수 있다는 것일지도 모른다(Goodale & Milner, 1992).

정상적인 실험대상자에서의 지각(배쪽 시각경로)과 행동(등쪽 시각경로)을 위한 별개의 시각경로의 개념을 뒷받침하는 증거는 Haffenden과 Goodale(1998)에 의한 연구로부터 얻어진다. 이 실험에서는 그들은 물체의 크기와 정확히 이것에 팔을 뻗는 능력에 대한 지각적 판단을 분리하기 위해, 착시(visual illusion)를 사용하였다. 그들은 Ebbinghaus 착시를 사용하였으며, 이 착시에서는 같은 크기의 2개 목표물의 원이 더 작거나 더 큰 어느 것인가의 원으로 에워싸여 있다. 실험대상자는 일반적으로, 작은 원으로 에워싸인 원이 큰 원으로 에워싸인 원보다 더 크다고 보고하고 있다. 같은 경로가 지각과 행동을 조절하고 있다면, 이 착시에 의해서 지각과 움켜잡기의 양쪽이 동등하게 영향을 받을 것으로 예상할 것이다.

이 실험에서, 실험대상자는 2조의 원 중 하나의 중심에 놓인 원반(가정된 등쪽시각경로)에 팔을 뻗거나(그림 17.5A) 또는 그림 17.5B에 나타낸 것 같은 중심원반(가정된 배쪽시각경로) 크기를 도수적으로 추정하도록 요청받았다. 참여자는 두 가지 조건하에서 시험되었다.

첫 번째 조건에서, 2개의 중심 표적의 크기는 같았으나, 주위에 있는 원의 크기 차이로 인해서, 다르다고 인식되었다. 두 번째 조건(그림의 C에 나타냈다)에서, 두 원반은 크기가 달랐다. 그러나, 주위에 있는 원은 2개의 표적 원반이 같은 크기라는 착각을 주었다.

두 번째 조건에서부터의 데이터를 나타내는 그림 17.5C에서 보여주는 것처럼, 쥐기(grip)의 크기는 겉보기 크기가 아니라 실제 크기로 크기 조정을 하였다. 쥐기를 위한 손을 벌린 최대 틈새(maximum grip aperture)는 작은 원반과 비교하여, 큰 원반에 대해서 유의미하게 컸다는 것에 주목하기 바란다(왼쪽에 있는 막대그래프를 참조). 그러나, 2개의 표적 원반 크기를 추정하도록 요청받았을 때, 실험대상자는 서로 다른 크기의 원반이 크기가 같다고 보고하였다(오른쪽에 있는 표적 원반 크기를 도수에 의해서 추정한 막대그래프 참조)(Haffenden & Goodale, 1998).

따라서, 관자겉질에 대한 배쪽시각경로의 투영이 물체의 지각 식별(perceptual identification)에서 주된 역할을 수행하지만, 마루엽겉질에 대한 등쪽시각경로의 투영은 이들 물체로 향한 시각적으로 유도된 행동을 위해 필요한 감각운동 변환을 중재하는 것처럼 보인다 (Goodale & Milner, 1992).

이 연구에는 여러 가지 임상적 의미가 있다. 이것은 임상의가 시각적으로 유도된 팔 뻗기의 지각 및 행동 구성요소 양쪽을 평가해야 한다는 것을 시사하고 있으며, 그 이유는 이들은 서로 다른 신경 구성요소에 의해서 보조되기 때문이다. 잡아야 할 물체의 필수적인 지각 특성을 이해하는 것은 이들 특성을 수용하기 위한 움켜잡기를 수정하는 능력만큼 중요하다. 게다가, 치료는 움직임의 지각 및 행동

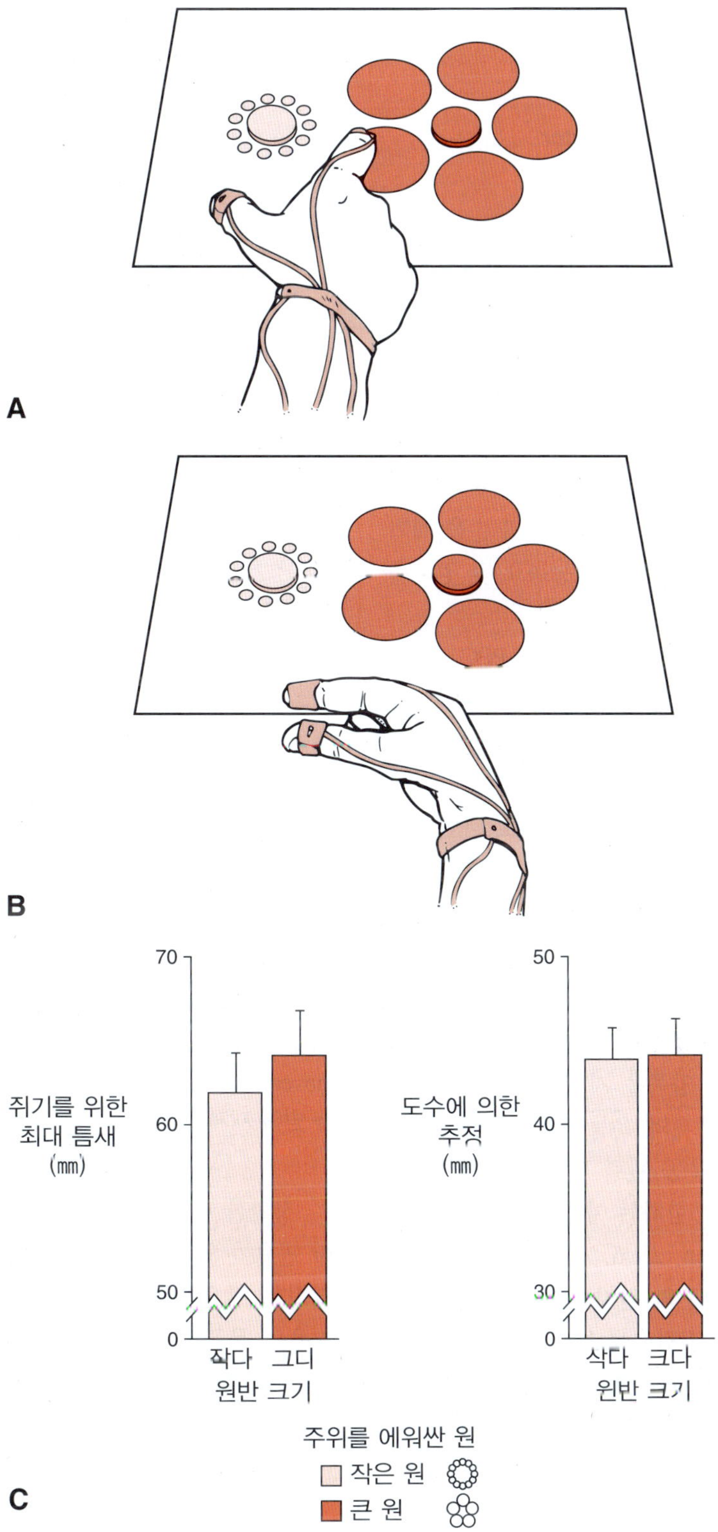

그림 17.5 팔 뻗기와 도수에 의한 추정 과제. 목표물로 가는 도중의 움켜잡기 과제(**A**)에서와 도수에 의한 추정하는 과제(**B**)에서의 실험대상자의 손을 보여주고 있다. 또한, (**C**)에서 보여주고 있는 것은 참여자가 같은 크기라고 인식하였지만, 실제로는 서로 다른 크기의 2개의 원반에 팔을 뻗는 시도에 대한 취기를 위한 최대 틈새의 그래프(왼쪽에 있는 막대그래프)이다. 취기를 위한 틈새는 목표물 크기에 맞춰서 정확히 크기조정이 된다는 것에 주목하기 바란다. 오른쪽 막대그래프는 2개의 표적 원반을 도수에 의해서 추정하는 것을 나타냈으며, 2개의 목표물이 같은 크기라는 착시현상을 가리키고 있다. (Haffenden AM, Goodale MA. The effect of pictorial illusion on prehension and perception. J Cogn Neurosci 1998;10:127, 128에서 허가를 받아 변경).

요소 양쪽을 훈련하는 것에 초점을 맞춰야 한다.

뒤쪽마루엽겉질과 감각운동 변환

Posterior Parietal Cortex and Sensorimotor Transformations

진행 중인 연구에서는 눈과 손의 움직임 조절은 겉질의 마루엽 영역 및 이마엽 영역을 가로지르는 감각신경세포와 운동신경세포 연결의 기울기에서 나타난다는 것을 시사하고 있다(검토를 위해서는 Battaglia-Mayer et al., 2016을 참조할 것). 이 네트워크는 감각정보를 처리하고, 추상적인 규칙에 따라 운동 출력으로 전환한다. 이것에 의해, 단순한 팔 뻗기, 동작 순서 및 도구 사용과 구축 과제와 같은 고차원의 복합 동작을 하는 동안의, 눈과 손을 계획하고, 실행하고, 협응하기 위한 적절한 행동목표 및 전략을 구축하는 하는 것이 가능해진다.

등쪽 시각경로 영역(뒤쪽마루엽겉질, 또는 PPC)에 있는 대부분의 신경세포는 감각관련 활동 및 움직임 관련 활동 양쪽을 보여주고, 따라서 잡아야 할 물체를 향한 안구운동과 이어서 일어나는 물체에 대한 팔 뻗기와 움켜잡기 움직임 양쪽에 관여하는 감각운동 변환과정에도 관여할지도 모른다는 것에 주목하는 것은 흥미롭다. 예를 들어, LIP는 감각운동 처리영역 또는 물체로 향한 신속안구운동 생성을 위한 접촉면(interface)으로서 역할을 한다.

다른 감각처리영역에서 볼 수 있는 것처럼, LIP는 감각주의(sensory attention)(감각지도 내 특정 물체에 팔을 뻗기 위해 필요한)와 안구운동 양쪽을 지배한다. 이 접촉면은 팔 뻗기에 관여하는 감각계와 운동계 사이의 공유된 경계이다. 가장 강력한 안구운동 관련 활동은 일반적으로 브로드만 영역 7a 및 LIP를 포함하는 아래마루엽에서 볼 수 있다(Buneo & Andersen, 2006).

PPC는 의도적인 높은 수준의 인지적 팔 뻗기 움직임을 계획하고 조절하기 위한 감각운동 변환을 수행한다는 증거도 있다(Andersen & Bruneo, 2002). 마루엽의 활동은 브로드만 영역 5와, 마루엽내 고랑(IPS), 마루엽내 고랑의 안쪽 뱅크 (MIP) 및 V6A로 구성되는 마루엽 팔 뻗기 영역(PRR)을 포함하는 위마루 소엽에서 가장 강력한 것 같다(Budisavljevic & Castiello 2017). 게다가, 특정 시각운동겉질 뇌 영역은 시각운동 작용의 성질에 따라 관여하는 정도가 다르다. 위마루엽(V6A)의 뒷부분과 등쪽운동앞겉질에 상응하는 영역은 주로 큰 물체를 잡을 때 활성화되지만, 작은 물체를 잡을 때는 주로 아래마루엽과 배쪽운동앞겉질을 동원한다(Battaglia-Mayer et al., 2016).

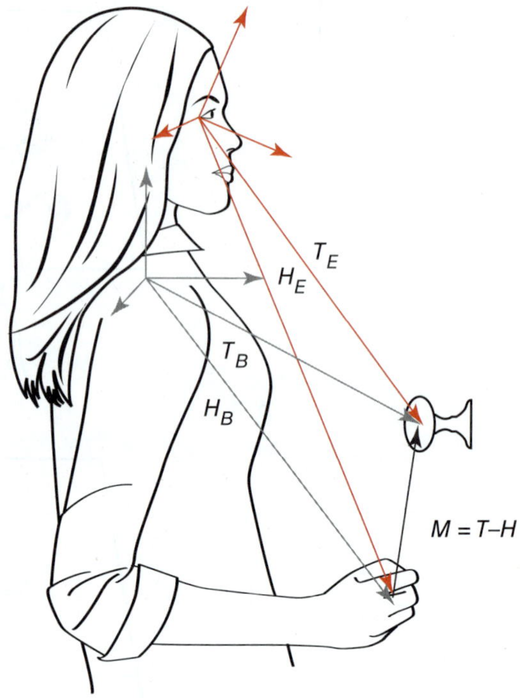

그림 17.6 문손잡이(doorknob)에 팔을 뻗기 위한 눈 중심 표현(목표물과 손은 적색 선으로 나타내고, 시각적 고정의 현재의 지점에 관해서 부호화되어 있다)과 신체 중심 표현(목표물과 손은 회색 선으로 나타내고, 몸통에 대한 고정점에 관해서 부호화되어 있다) 양쪽을 설명하는 그림이다. 운동오차(*M*)는 손의 위치(*H*)와 목표물 위치(*T*) 사이의 차이이고, 흑색 화살표로 나타냈다. B = 신체중심 좌표; E = 눈 중심 좌표; (Buneo CA, Andersen RA. The posterior parietal cortex: sensorimotor interface for the planning and online control of visually guided movements. Neuropsychologia 2006;44:2594-2606에서 허가를 받아 재게재).

정확한 팔 뻗기를 하기 위해, 뇌는 어떠한 계산을 시행할 필요가 있는가? 먼저, 손의 위치와 목표물 위치 양쪽을 결정할 필요가 있다. 그림 17.6에서 보여주는 것처럼 이 경우의 목표물은 문을 열기 위해 사용되는 문손잡이이다. 뇌는 눈 중심 좌표계(그림 17.6에서 적색 선으로 표시)에 의해서 이들 위치를 규정하거나, 또는 신체 중심 좌표계(그림 17.6에서는 회색 선은 오른손잡이를 위한 오른쪽 어깨를 수반하는 좌표를 보여주고 있다)에 관해서 이들 위치를 규정할 수 있다. 그 다음에, 손 위치(H)와 목표물 위치(T) 사이의 차이인, 운동오차(M)를 계산할 수 있다(Buneo & Andersen, 2006).

연구에서는 PPC의 일부 신경세포(PRR의 신경세포)는 목표물의 위치와 현재의 손 위치를 눈 중심 좌표에서 부호화하고, 한편 다른 PPC 신경세포는 팔다리 중심의 좌표에서 팔 뻗기 변수를 부호화한다는 것을 보여주고 있다. 신경세포의 세 번째 집단은 눈과 팔다리를 중심으로 한 좌표의 양쪽에서 이들 변수를 부호화한다. 이것은 이들이 2개의 참조 틀 사이에서 공간 정보를 변환할 때에 중요한 역할을 수행할지도 모른다(Buneo & Andersen, 2006).

실제로는 PPC는 다음의 것을 포함하는 수많은 서로 다른 유형의 감각운동 변환에 관여하고 있다. 즉 (1) 움직임 계획 또는 움직임을 위한 "의도(intention)"라 부를 수 있는 것(움직임의 목표와 움직임의 유형; 예를 들어 "나는 우유 컵을 집어 올리고 싶다"). 이것에는 또한 의사결정(서로 다른 의도 사이의 경합)과 유리컵에 팔을 뻗어 잡는 방법에 대한 세부내용이 포함된다. (2) 내부 모델의 형성. 그리고 (3) 움직임 계획을 수행하는 과정의 일부분으로서의 좌표 변환이다(Andersen & Cui, 2009).

움직임 계획과 의도적인 지도

Movement Planning and Intentional Maps

인간에서의 기능적 자기공명영상법(fMRI) 및 비인간 영장류에서의 단일 단위 기록을 사용한 연구에서는 PPC에서의 움직임 계획 또는 의도와 관련된 지도가 존재한다는 것을 시사하고 있다. 그림 17.7에서 보여주는 것처럼, 영역 LIP(가쪽마루내겉질)는 신속안구운동 계획을 위해서 특화되어 있다. 마루엽 팔 뻗기 영역(PRR)이라고도 불리는 MIP(안쪽마루내겉질)는 팔 뻗기 계획에 특화되어 있다. 영역 AIP(앞쪽마루내겉질)는 움켜잡기 계획에 특화되어 있다. 그리고, 영역 MST(안쪽위쪽관자엽)는 원활한 추적 안구운동을 위해서 특화되어 있다. 움켜잡기 영역인, 영역 AIP가 원숭이에서 가역적으로 불활성화되어 있다면, 움켜잡기에 앞서서 손의 모양 만들기에 결손이 있다. 이것은 PPC 손상이 있는 인간에서 발견되는 것과 유사하다(Andersen & Buneo, 2002).

예를 들어, 시각성 운동실조(optic ataxia)를 야기하는 PPC 병변을 가진 환자는 올바른 방향으로의 팔 뻗기만이 아니라, 물체를 향해서 팔을 뻗을 때 손가락의 위치 잡이 또는 손의 방향성 조정에도 문제가 있다는 것을 보여주었다. 그들은 또한, 집어 올리고 있는 물체의 크기를 반영하기 위해 움켜잡기를 조정하는 데에도 문제가 있다. 연구자는 마루엽에 대한 손상은 비록 이 동일한 정보가 물체를 확인하고 묘사하는 데 사용될 수 있다 해도 움켜잡기 움직임을 하는 동안 손과 손가락을 조절하기 위해 물체의 크기, 형태 및 방향성에 대한 정보를 사용하는 환자의 능력을 손상시킬 수 있나는 것을 알게 되었다. 특히, 위쪽 마루 병변

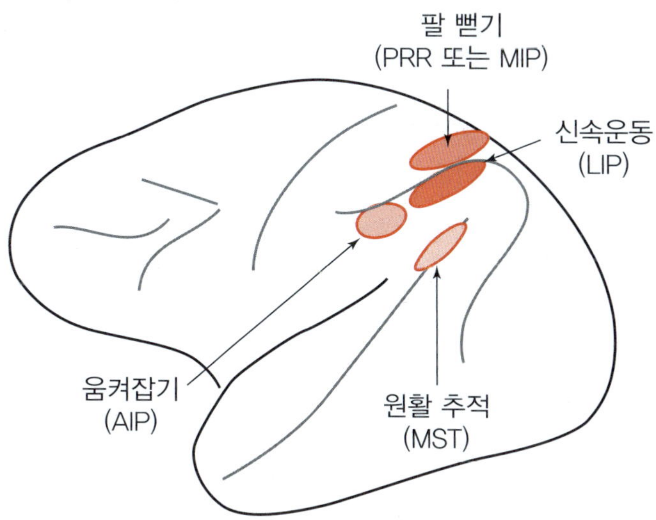

그림 17.7 비인간 영장류의 뒤쪽마루겉질에서의 의도적 영역(초기의 움직임 계획에 관여한다)의 지도이다. 영역 LIP(가쪽마루내 영역)는 신속운동 계획을 위해 특화되어 있고, 마루엽 팔 뻗기 영역(PRR)이라고도 불리는 영역 MIP(안쪽마루내 영역)는 팔 뻗기를 위해서 특화되어 있으며, 영역 AIP(앞쪽마루내 영역)는 움켜잡기를 위해서, 그리고 영역 MST(안쪽위쪽 관자엽)는 원활추적 안구운동을 위해서 특화되어 있다. (Andersen RA, Buneo CA. Intentional maps in posterior parietal cortex. Annu Rev Neurosci 2002;25:199에서 허가를 받아 재게재).

이 있는 환자는 잡아야 할 물체의 크기에 대한 쥐기를 위한 최대 틈새의 크기조정에 문제를 갖고 있었다. 게다가, 인간에서의 기능적 자기공명영상법(fMRI)의 연구에서는 앞운동겉질, 감각운동겉질 및 뒤쪽마루겉질의 다른 영역과 마찬가지로, 앞쪽마루내겉질(AIP)은 인간이 정밀 쥐기를 하는 동안에 활동적이라는 것을 보여주었다(Binkofski et al., 1998; Castiello, 2005; Goodale & Milner, 1992).

좌표 변환. 감각자극에 반응하여 움직임을 만들어내는 것은 놀랄 만큼 복잡한 과제이며, 이것은 우리의 뇌가 매우 많은 어려운 계산과제들 해결할 것을 필요로 한다. 첫 번째 과제에서는 현재의 손과 눈의 위치를 감지하고, 이 감각정보를 사용하여 움직임 관련 활동 신경세포(예를 들어, 방향조정 신경세포)를 미세 조정할 필요가 있다(Battaglia-Mayer, 2019). 신체와 물체가 공간에서 어디에 위치하고 있는지를 부호화할 때, 다양한 유형의 감각입력(예: 시각, 청각, 촉각)이 다양한 기준틀을 사용하기 때문에 이 과제는 복잡하다.

그림 17.8에 나타낸 것처럼, 시각정보는 눈 중심 좌표에서 부호화되고, 청각정보는 머리 중심 좌표에서 부호화

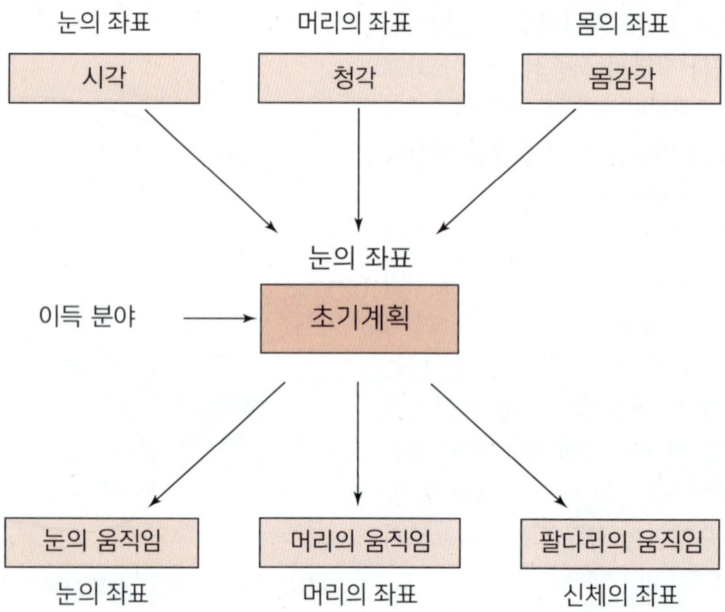

그림 17.8 뒤쪽마루엽겉질(PPC) 내에서 일어나는 다중감각 통합과 눈, 머리, 신체의 좌표 변환에 대한 모델. 상세한 것은 본문을 참조하기 바란다.(Andersen RA, Buneo CA. Intentional maps in posterior parietal cortex. Annu Rev Neurosci 2002;25:207에서 허가를 받아 재게재).

되며, 그리고 몸각각 정보(예를 들어, 촉각)는 신체 중심 좌표에서 부호화된다(Andersen & Buneo, 2002). 따라서, 중추신경계(CNS)는 3개 시스템 모두가 다양한 상황에서, 움직임을 유도할 필요가 있을지도 모르기 때문에, 이들을 어떠한 방법으로든 참조 기준틀 사이의 불일치를 해결할 필요가 있다. 다음으로, 모든 좌표의 틀은 움직임을 수행하기 위한 마지막 실행 시스템인, 눈, 머리 및 팔의 움직임 동안에, 근육에 명령하기 위한 운동좌표계로 변환되어야 한다. 그림 17.8에 나타낸 것처럼, 신경계는 공통 좌표계로서 눈 중심 좌표계를 사용하는 것에 의해, 초기 계획과정 동안에 이 문제를 해결할 수 있다. 공통의 좌표 틀을 사용하는 것은 눈-손의 협응을 촉진하고, 시각이 모든 감각 중에서 가장 정확하기 때문에, 이것은 또한 움직임의 정확도를 개선한다(Andersen & Buneo, 2002).

다음으로 해결해야 할 문제는 그 정보를 팔 뻗기 자체를 위한 팔 중심 좌표로 변환하는 것이다. 적어도 일부 상황에서는 이것은 현재의 목표물 위치에서 현재의 손 위치를 빼기 위해 눈의 좌표를 사용하고(그림 17.6에서 볼 수 있다), 팔의 좌표에서 운동 벡터를 만들어내는 직접 변환 계획을 사용함으로써 해결된다는 것을 시사하는 증거가 있다.

연구자들은 PPC 내의 몸감각-운동겉질 영역인, 브로드만 영역 5의 세포가 눈 중심 좌표 및 팔 중심 좌표 양쪽에서 목표물의 위치를 부호화한다는 것을 발견하였다. 이 변환과정은 신경세포 반응에서 단순한 이득 변화를 수반하는 것처럼 생각된다(Andersen & Buneo, 2002).

Bernier와 Grafton(2010)은 다수의 좌표계 내에서, 목표물의 지각에 사용되는 감각양식(sensory modality)이 목표물을 향해 팔 뻗기를 하기 위해 필요한 감각운동 변환에 사용되는 참조의 좌표 틀을 결정할 수 있다는 것을 보여주고 있다. 예를 들어, 목표물이 시각적으로 정의될 때, 운동 목표는 앞쪽 쐐기앞부분(anterior precuneus)에 의해서 시선 중심 시스템에 부호화되지만, 마루뒤통수엽 접합부(parieto-occipital junction), 브로드만 영역 5 및 등쪽 운동앞겉질은 시선 중심 좌표와 신체중심 좌표를 조합시킨다. 한편, 고유감각이 목표물을 식별하기 위해 사용되는 경우, 이들 뇌 영역은 신체 중심 틀을 사용한다(Bernier & Grafton, 2010).

팔 뻗기와 움켜잡기에서의 시각 되먹임의 역할

Role of Visual Feedback in Reach and Grasp

팔 뻗기에서 시각 되먹임의 주된 기능은 최종 정확도의 성취와 관련된 것처럼 보인다. 팔을 뻗는 동안에 손목과 관련해서 엄지손가락 위치의 불변성은 팔의 끝점에 관한 명확한 시각 되먹임 정보를 제공하는 전략의 일부일지도 모른다는 가설이 세워져 있다(Wing & Frazer, 1983).

팔 뻗기에서, 시각 되먹임 기능을 결정하기 위해, 시각이 수반되는 팔 뻗기와 시각이 수반되지 않는 팔 뻗기를 비교하기 위한 연구가 수행되었다. 시각 되먹임이 있는 팔 뻗기는 시각 되먹임 없이 수행된 팔 뻗기보다 지속시간이 길다는 것을 보여주었다. 시각 되먹임이 결여되어도, 팔 뻗기의 구성요소인 움켜잡기가 바뀌지 않았다(Jeannerod, 1990).

시각겉질 기능이 결여된 상태에서도 팔 뻗기가 일어날 수 있는가? 인간의 시각겉질이 파괴되면, 밝기 변화에 대한 시각적 지각이 매우 좋지 못한 것을 제외하고는 완전한 실명이 일어난다는 것은 대체로 받아들여지고 있다. 그러나, 시각겉질 병변이 있는 원숭이에 대한 연구에서는 시각-운동 조절과 관련된 매우 흥미 있는 몇 가지 결과를 보여주고 있다. 이들 원숭이에 대해서 시각적 행동을 검사하였을 때, 실명한 것처럼 보였으나, 원숭이는 여전히 시야 내에 나타나거나 또는 시야를 가로질러 움직이는 물체에 팔을 뻗을 수 있었다. 중간뇌에 있는 위둔덕(superior colliculus)은 이 잔존하는 팔 뻗기 행동에 기여한다는 가설이 세워져 있다(Humphrey & Weiskrantz, 1969).

원숭이에 대한 연구가 수행된 이래, 인간에 대한 연구에서 이들 결과를 입증하였다. 원숭이에서의 연구를 인간에 대한 연구로 확대함에 있어서, 이들 연구자는 이전에 인간에서는 사용되지 않았던 새로운 실험 패러다임을 사용하였다. 시각겉질 병변이 있는 인간에게, 한 물체를 볼 수 있는지를 묻는 대신에, 연구자는 그들에게 목표물이 있는지를 "추정한" 장소를 손가락으로 가리키도록 요청하였다. 실험대상자는 임의로 가리키지 않았고, 손가락으로 가리키는 것과 목표물 위치사이에는 유의미한 상관관계가 있다는 것을 보여주었다. 그러나, 실험대상자는 그들의 보이지 않는 시야 내에 팔을 뻗을 때, 더 큰 거듭되는 오차를 나타냈다. 그들은 일반적으로, 정중선에서 30° 내에 있을 때는 목표물을 지나쳐버리고, 30°를 넘어섰을 때 목표물에 미치지 못하였다(Perenin & Jeannerod, 1975; Weiskrantz et al., 1974).

정중선을 가로지르는 시각적으로 조절된 팔 뻗기

Visually Controlled Reaches across the Midline

신체 반대쪽으로 팔을 뻗을 때, 시각 처리가 더 복잡한가? 그렇다. 연구자는 정중선을 가로지르는 팔 뻗기 움직임(반대쪽 팔의 한쪽 시야 목표물을 향한)은 팔과 같은 쪽에 있는 목표물로 움직이는 것보다 더 느리고 덜 정확하다는 것을 일관되게 발견하였다. 이들 연구에서, 같은 쪽으로(교차하지 않는) 팔 뻗기는 반대쪽으로의(교차하는) 팔 뻗기보다 최대속도가 빠르고 더 신속하게 완료하여 잠복시간이 짧았고, 반대쪽(교차한) 뻗기보다 상당히 더 정확하게 수행하였다(Fisk & Goodale, 1985).

따라서, 정상적인 성인일지라도, 신체의 반대쪽으로 팔을 뻗을 때, 속도의 감소를 보였다. 이러한 것은 팔 뻗기 문제를 가진 환자를 평가할 때 명심해야 한다. 이에 더해서, 훈련 프로그램을 구성할 때, 사람들은 반대쪽에 놓인 물체로 진행하기에 앞서, 같은 쪽에 놓인 물체에 팔을 뻗는 것으로 시작하기를 바랄지도 모른다.

몸감각이 팔 뻗기에 기여하는 것

Somatosensory Contributions to Reach

팔 뻗기 움직임을 만들어내기 위해서는 몸감각 입력이 필수적인가? Taub와 Berman(1968)은 구심로 차단(deafferentation) 2주 이내의 원숭이가, 시각을 이용할 수 있는 한, 적절한 팔 뻗기 및 움켜잡기 동작을 수행할 수 있다는 것을 보여주었다. 그들은 원숭이 움직임이 처음에는 서툴렀고, 동물은 바닥을 따라 물체를 손으로 쓸 뿐이라는 것에 주목하였다. 원숭이는 그 후, 엄지손가락 없이, 네 손가락을 함께 사용하는 원시적인 움켜잡기를 발달시켰고, 마지막으로, 병변이 생겨서부터 수개월 후에 조잡한 손끝으로 움켜잡기를 다시 발달시켰다.

이 장의 후반에서 논의되는 다른 실험에서는 구심로 차단 이전에 손가락으로 가리키기 과제를 학습한 경우, 구심로가 차단된 원숭이는 팔의 시각이 가려져 있어도, 여전히 상당히 정확한 단일관절 가리키기 동작을 시행할 수 있다는 것을 보여주었다(Polit & Bizzi, 1979). 이 경우, 비록 팔 위치를 보거나 느낄 수 없었으나, 움직이기 전에 팔을 전위시켜도, 최종 정확도에는 대체로 영향을 미치지 않았다. 따라서, 원숭이는 이전에 학습한 팔 뻗기 움직임을 수행하기 위해, 중추 운동프로그램을 사용할 수 있고, 운동감각 되먹임은 충분히 학습된 움직임을 수행할 때, 적정한 정확도를 달성하기 위해 필요로 하지 않는다고 결론지었다.

팔다리 모두에 중증의 말초감각 신경병증을 가진 인간을 대상으로 시행한 실험에서는 유사한 결과를 보여주었다. 눈을 감고 있어도, 공중에서 두드리는 동작과 그림을 그리는 것 같은 아주 다양한 손의 움직임을 수행할 수 있는 사람도 있었다. 그러나, 그 사람에게 눈을 감고 여러 번 그 움직임을 반복하도록 요청하였을 때, 그 사람의 수행능력은 빨리 악화하였다. 따라서, 움직임이 단순하거나 반복적이지 않는 한, 몸감각 정보는 팔 움직임의 시작 또는 실행을 위해서 필요로 하지 않는 것처럼 보인다. 그러나, 시각적 되먹임이 없이, 많은 관절의 협응이나 움직임의 반복을 필요로 하는 복잡한 움직임을 해야 한다면, 그들은 신체공간의 중추 표현을 업데이트할 수 없고, 상당한 움직임의 "차질(drift)"과 협응 문제를 나타낸다(Rothwell et al., 1982).

연구에 따르면, 중추신경계가 온전한(손상이 없는) 사람에서는 고유감각 정보를 사용하여 팔다리 움직임의 동역학의 내부 표현을 업데이트한다. 그러나, 고유감각이 손상되어 있는 사람에서는 팔에서 팔 뻗기 경로의 혼란과 상호작용을 하는 관절 토크 조정의 문제가 존재한다. 이 경우, 시각을 사용하면 이들의 오류를 부분적으로 보상할 수 있다(Ghez & Sainburg, 1995). 게다가, Lefumat와 동료들(2016)은 감각 Aβ 축삭의 특정 손상(즉, 운동감각, 힘줄반사, 촉각, 진동, 압력, 위치와 움직임 감각의 선택적 상실)이 있는 2명의 고유수용성 구심성 장애가 있는 사람이 잘 쓰는 팔로 외부교란이 있는 팔 뻗기 과제 동안에 팔의 동역학을 어떻게 조절하고, 반대의 팔에서의 팔 뻗기 과제의 이동 학습이 있었는지를 조사하였다. 그들의 실험에서는 팔 뻗기를 하는 팔의 시각이 허용되었다. 그들의 결과는 2명의 참여자가 부과된 외부교란 외력장(external force field)에 대한 팔 뻗기 조절을 조정하였을 뿐만 아니라, 적응되지 않은 팔다리에의 감각운동 적응의 팔다리사이 이동도 실증하였다는 것을 보여주었으며, 이것은 팔다리와 운동방향에 걸치는 운동학습의 일반화에 매우 중요하다.

이들 모든 실험에서는 특정의 움직임은 몸감각 되먹임이 없이 수행되거나, 시각적 보상으로 학습될지도 모른다는 것을 시사하고 있다. 그럼에도 불구하고, 상당히 많은 연구에서는 또한 감각 되먹임이 움직임의 미세조정에 중요한 기여를 한다는 것을 보여주고 있다.

연구자들은 원래, 팔 뻗기를 하는 동안에 위치감각을 조절하는 것은 주로 관절수용기라고 생각하였다. 그러나, 더 최근의 연구에서는 중간 위치에서가 아니라, 관절 움직임의 극단에서 활성화된다는 것을 시사하고 있다. 따라서, 이것은 이들 수용기가 관절의 중간 가동범위에서 팔다리 위치를 전달하는 것을 불가능하게 한다(Jeannerod, 1990).

다른 연구에서는 위치감각에서의 근육방추의 강력한 역할에 대한 증거를 구축하기 시작하였다. 힘줄을 진동시키는 특별히 근육방추 Ia 구심성 섬유를 활성화시키는 실험을 수행하였다. 실험대상자는 근육이 신장되고 있으면, 그것이 움직이고 있는 방향으로 관절이 움직이고 있다는 착각을 일관되게 갖고 있었다. 예를 들어, 위팔두갈래근이 진동하였을 때, 팔꿈치가 펴진다는 착각을 일으켰다(Goodwin et al., 1972).

피부 구심성신경도 또한 위치감각에 중요한 기여를 하고 있다. 손의 털 없는 영역의 기계수용기는 손가락의 등장성 운동에 의해서 강력하게 활성화된다(Hulliger et al., 1979). 흥미롭게도, 마비로부터 회복하고 있는 사람은 근육이 아직도 완전히 마비되고 있을 때, 팔다리에 무거운 느낌이 없다고 보고하고 있다. 그러나, 그들이 움직임 능력을 재획득하기 시작함에 따라, 그들은 마치 팔다리가 중량물에 의해서 억눌리고 있는 것처럼 느낀다. 이들 무거움에 대한 감각은 움직임이 쉬워지고, 근력이 증가함에 따라, 경감된다. 이것은 운동명령의 강도에 대한 내적 지각(내부 인식)에 기인할 수 있다(Jeannerod, 1990).

몸감각이 움켜잡기에 기여하는 것
Somatosensory Contributions to Grasp

피부의 구심성 입력은 쥐는 힘의 조절에 필수적이다. 물체가 미끄러우면, 피부 들신경(구심성 신경)이 미끄러움을 감지하고, 신경경로를 활성화시켜 쥐는 힘을 증가시키도록 손가락 근육의 활동을 높이고, 손의 가속을 늦추도록 어깨근육 및 팔꿈치 근육의 활동을 증가시킨다. 피부의 되먹임을 방지하기 위해 손가락을 마취시킨 실험을 수행하였을 때, 실험대상자는 정보 부족을 보상하기 위해 쥐는 힘을 증가시키는 전략을 사용하였으나, 이전에 물체를 들어 올린 경험이 있었다 해도, 쥐는 힘과 부하의 힘 사이의 협응은 상실되었다(Witney et al., 2004).

게다가, 쥐는 힘은 20~30초의 유지기간에 상당히 감소하였고, 10명의 실험대상자 중 7명은 적어도 한번은 물체를 떨어뜨렸다. 이 정보 상실에 대한 적응은 잡고 있는 손을 보고도(시각화하고도) 일어나지 않았다. 다중감각성 신경병증(1차 들신경 감각입력의 완전 상실)을 가진 사람도 또한, 쥐는 힘을 조절하는 데 유사한 어려움이 있고, 시간과 더불어 적응하는 능력이 거의 없거나, 전혀 없다는 것을 보여주고 있다. 그러나, 중등도로 감각 손상을 가진 사람들은 이러한 유형의 문제를 보이지 않았다(Augurelle et al., 2003; Monzee et al., 2003; Nowak et al., 2003; Witney et al., 2004).

정밀한 연구에서, 이 조절에 매우 중요한 중추신경계 영역에는 몸감각겉질(SI)이 포함된다는 것을 보여주고 있다. SI의 손가락 영역을 불활성화하는 연구는 이것이 협응되지 않은 악력 및 부하의 힘, 그리고 악력의 증가와 상호 연관성이 있다는 것을 보여주었다(Brochier et al., 1999). 영장류에서 "들어 올려 유지하는 과제" 동안에 SI의 단일 세포 기록에서는 신속하게 적응하는 세포는 쥐기의 시작에서 잠시 활동을 하고, 느리게 적응하는 세포는 유지단계 동안에, 지속적으로 활동을 한다는 것을 보여주었고, 이 두 유형의 세포는 미끄러짐에 강력하게 반응한다는 것을 보여주고 있다. 그들은 또한, 뇌의 운동과 관련된 영역에서부터 입력을 받고, 들신경(구심성) 입력이 갑자기 그 정상적인 패턴에서부터 변화하였을 때, 반응의 활성화에 역할을 수행할지도 모른다(Salimi et al., 1999a, 1999b).

시각 및 몸감각이 팔 뻗기와 움켜잡기의 예측성(피드포워드) 조절에 기여하는 것
Visual and Somatosensory Contributions to Anticipatory (Feedforward) Control of Reach and Grasp

모든 팔 뻗기 움직임의 필수적인 구성요소는 선행적 시각 및 몸감각 조절이며, 이것은 목표물을 향하는 팔의 올바른 초기 방향과 팔 분절 사이의 초기 협응을 담당한다. 게다가, 잡아야 할 물체 특징에 대한 시각정보는 정밀쥐기(precision grip)에 사용되는 힘을 사전에 프로그램화하기 위해 선행적으로 사용된다.

시각 및 몸감각 정보는 또한, 팔 뻗기 움직임의 정확한 프로그래밍을 가능케 하는 고유수용성 및 시각 신체지도를 업데이트하기 위해서도 사용된다는 가설이 세워져 있다. 신체 작업공간의 업데이트된 지도가 팔 뻗기 동작의 정확도에 미치는 영향을 판단하기 위해, 동작에 앞서 손과 목표물 위치에 관한 시각정보를 조작하기 위한 실험이 수행되었다. 사람이 움직이기 전에 손을 볼 수 없을 때, 목표물에 팔을 뻗는 데 큰 오차가 있다는 것을 보여주었다. 이와 같이, 손의 고유수용성 지도가 그 자체로는 팔을 뻗는 작업공간에서 손 위치를 적절하게 부호화하는 데에는 부적합하다는 결론을 내렸다. 이것은 고유수용성 지도와 시각 지도를 일치시키기 위해서는 몸감각 입력을 시각에 의해 교정해야 한다는 것을 시사하고 있다(Jeannerod, 1990).

연구에서는 중추신경계가 건강한 사람은 시각적 되먹임 또는 고유감각 되먹임을 사용해서 외부교란의 힘을 받는 손의 경로를 원활하게 할 수 있다는 것을 보여주고 있다. 이것은 두 가지 유형의 감각정보가 서로 다른 좌표계 내에 부호화되어 있기 때문이다. 고유감각은 주로 근육의 길이와 길이의 변화율로서 부호화되지만, 목표물의 공간적 위치는 자기중심 좌표에 시각적으로 등록된다. 이들은 서로 다른 좌표계를 사용하기 때문에, 연구자들은 고유감각과 시각이 팔 뻗기 과제의 서로 다른 분절을 조절한다고 제안하고 있다. 시각은 손의 경로의 방향과 공간의 궤도를 조절하기 위해 제안되어 있으나, 고유감각은 종말의 손 위치와 팔 상태를 촉진한다(Scheidt et al., 2005; Sober & Sabes 2003). 목표물이 움직이고 있을 때, 목표물의 움켜잡기를 조절하기 위해, 시기적절하게 실시간의 잡는 힘과 하중의 힘을 예측하려면, 움직이고 있는 목표물로부터의 시각적 되먹임이 매우 중요하다. 게다가, 연구에서는 손의 위치 오차의 추정(전진 계산)을 위해 시각적 주의가 손이 아니라, 움직이고 있는 물체(역동역학 계산)로 향해지면, 악력 조절이 용이해진다는 것을 시사하고 있다(Takamuku & Gomi, 2019).

운동계 Motor Systems

앞운동겉질과 일차 운동겉질의 관여
Premotor and Primary Motor Cortex Involvement

위에서 언급한 것처럼, 시각이 팔 뻗기 및 움켜잡기에 기여하는 것에 대한 절에서는 PPC는 의도된 손의 형태 만들기 및 물체를 향한 방향성과 같은 움직임을 위한 목표를 부호화하는 데 관여하고 있다. 그 다음에, 정보는 앞운동겉질 및 1차 운동겉질로 보내진다(Castiello, 2005; Crawford et al., 2004). 우리는 마루겉질은 "감각영역"이고, 앞운동겉질과 운동겉질은 움직임의 수행에 관여하고 있다고 생각하지만, PPC 및 앞운동겉질에서의 활동과 관련된 흥미로운 유사점과 차이점의 양쪽이 있다. 예를 들어, AIP 움켜잡기 영역과 운동영역의 양쪽에 있는 신경세포는 움켜잡을(예. 정밀 쥐기와 강력 쥐기) 물체의 유형과 관련된 움켜잡기 행동을 부호화하지만, AIP 신경세포는 전체 행동을 나타내고 한편, 앞운동신경세포는 행동의 특정 부분에 관여하고 있다. 게다가, AIP는 시각의 좌표에서 부호화하지만, 앞운동겉질은 신체의 좌표에서 부호화한다(그림 17.8의 아랫부분에서 언급한 것처럼 눈의 움직임, 머리의 움직임 및 팔의 움직임 하에서)(Andersen & Buneo, 2002; Castiello, 2005).

아래에 설명한 것처럼, 2개의 별개의 내림경로도 또한 팔 뻗기와 움켜잡기에 관여하고 있다.

팔 뻗기와 움켜잡기를 위한 2개의 독립된 내림경로 *Two Separate Descending Pathways for Reach and Grasp*

팔을 뻗는 동안에, 손을 목표물로 가져가는 팔의 움직임은 물체를 움켜잡기 위한 손가락의 형태를 미리 만드는 것과 병행해서 수행된다. 팔 뻗기와 움켜잡기에 기여하는 각각의 운동계가 별개의 내림운동경로를 포함한다고 시사하고 있는 많은 실험이 있다.

예를 들어, 쥐기의 형성(grip formation)은 후에 발달하지만, 팔 뻗기는 신생아에서 관찰된다. 연구에서는 생후 1주일의 영아는 팔을 뻗어 움직이는 물체를 가로채고, 그 물체에 접촉할지도 모르지만, 이것은 손을 넓게 벌리고 쥐기의 형성이 없는 상태에서 이루어진다는 것을 보여주고 있다. 쥐기의 형성은 생후 약 10~22주에서 발달하는 것 같다(Bruner & Koslowski, 1972).

이것은 원숭이에서도 마찬가지이다. 생후 8개월에서의 움켜잡기 구성요소의 출현은 겉질척수로와 운동신경세포 사이 연결의 성숙과 상관관계가 있다는 것을 보여주고 있다(Kuypers, 1962). 따라서, 성공적으로 잡으려면, 손상이 없는 1차 운동겉질과 겉질척수로를 필요로 한다. 이들 영역의 어느 것인가에 병변이 있다면, 움켜잡기를 위한 각각의 손가락 조절에 분명한 문제가 있다. 그러나, 여기서의 병변은 강력 쥐기(power grip)를 위한 손가락 협동작용의 조절에 영향을 주지 않는다. 흥미롭게도, 정밀 쥐기(precision grip)와 같은 섬세한 움직임 동안에 활동하는 운동겉질 신경세포는 강력 쥐기 동안에는 불활성으로 된다는 것도 보여주었다(Castiello, 2005; Muir & Lemon, 1983).

피라미드로의 병변이 있는 어린이는 팔을 이동시키는 구성요소가 정상일지 몰라도, 팔 뻗기의 움켜잡기 구성요소에 문제를 나타낸다(Jeannerod, 1990). 이것은 적색핵 및 그물핵과 같은 중간뇌와 뇌줄기 경로가, 팔 뻗기 움직임에 관여하는 몸쪽 근육을 조절할지도 모르지만, 피라미드로는 움켜잡기 움직임의 미세조절을 필요로 한다는 것을 시사하고 있다.

1차 운동겉질에서부터 척수로 들어오는 정보는 또한, 소뇌(중간엽)로도 보내진다. 그 이유는 소뇌는 움켜잡기를 하는 동안에, 손의 움직임 조절을 위해서도 중요하기 때문이다. 소뇌로부터 출력되는 신경세포의 93%는 단순히 물체를 쥐는 동안보다 팔을 완전히 뻗어서 잡는 동안에 더 활동적이었다(Castiello, 2005; Gibson et al., 1994).

정밀 쥐기와 강력 쥐기 과제를 수행하는 원숭이에 대한 실험(그림 17.9)에서는 강력 쥐기 동안에 발화하는 것이 아니라, 정밀 쥐기를 실행하는 동안에 발화하는 1차 운동겉질의 신경세포가 있다는 것을 보여주었다. 이것은 아래팔 근육보다는 수내근(intrinsic hand muscles)과 연결되어 있다는 것을 가리킨다. 이들 신경세포는 근육이 활성화되기 전에 짧은 잠복시간의 버스트 발현(burst onset)(~11 msec)을 보여주고 있는데, 이것은 운동신경세포 집단에 단일 연접으로 연결되어 있다는 것을 시사하고 있다(Lemon et al., 1986; Muir & Lemon, 1983). 그림 17.9는 작은 힘과 큰 힘으로 정밀 쥐기 과제를 하는 동안과 강력 쥐기 과제(원통을 잡는) 동안의 피라미드로 신경세포와 뼈사이근의 활동을 보여주고 있다. 피라미드로 신경세포는 양쪽 힘의 수준에서 정밀 쥐기 과제를 하는 동안에만 활성화되지만, 강력 쥐기 과제를 수행하는 동안에는 활성화되지 않는다는 것에 주목하기 바란다. 그러나, 뼈사이근은 세 가지 모든 과제에서 활동을 나타냈다.

근골격계의 기여 *Musculoskeletal Contributions*

팔 뻗기에는 근골격계와 신경계의 복잡한 상호작용도 수반된다. 근골격 구성요소에는 관절가동범위, 척추 유연성, 근육 특성 및 연계된 신체분절 사이의 생체역학적 관계가 포함된다. 특히, 다음 유형의 관절운동이 팔을 정상적으로 움직이는 능력에 필수적이라는 것을 시사하고 있다. 즉, 어깨뼈 회전; 위팔뼈머리의 적절한 움직임; 아래팔, 어깨 및 팔꿈치 굽힘을 약 100~120°로 뒤침(회외) 시킬 수 있는 능력; 손목을 중립 위치를 약간 넘어서 펼 수 있는 능력; 그리고 움켜잡기와 손에서 떼는 것을 가능케 하는 손의 충분한 이동성이다(Charness, 1994).

팔 뻗기의 운동 측면에는 적절한 근육긴장, 근력 및 협응이 포함된다. 더 구체적으로는 이것은 팔 뻗기 움직임을 하는 동안의 어깨뼈, 가슴우리 및 위팔뼈머리를 안정화시키기 위한 근육의 적절한 활성화와 팔 이동을 위해 어깨, 팔꿈치 및 손목 관절에서의 근육 활성화가 포함된다.

Kaminski 등(1995)의 연구는 사람이 목표물을 향해서 팔을 뻗을 때, 몸통, 어깨뼈 및 팔 사이에 연결이 있다는 증거를 제공하고 있다. 저자들은 팔을 이동시키는 동안 몸통의 움직임이 중요한 기여를 한다는 것을 발견하였고, 이것은 손의 속도와 경로의 양쪽에 영향을 주었다. 연결의 특정 증거는 앞쪽에 놓인 목표물에 팔을 뻗는 동안에 기록되었고, 몸통에서는 회전은 손이 직선 경로에서 움직이는 것을 유지하기 위해, 오목위팔 수평 벌림과 어깨뼈 뒤당김(retraction)에 의해서 상쇄되었다.

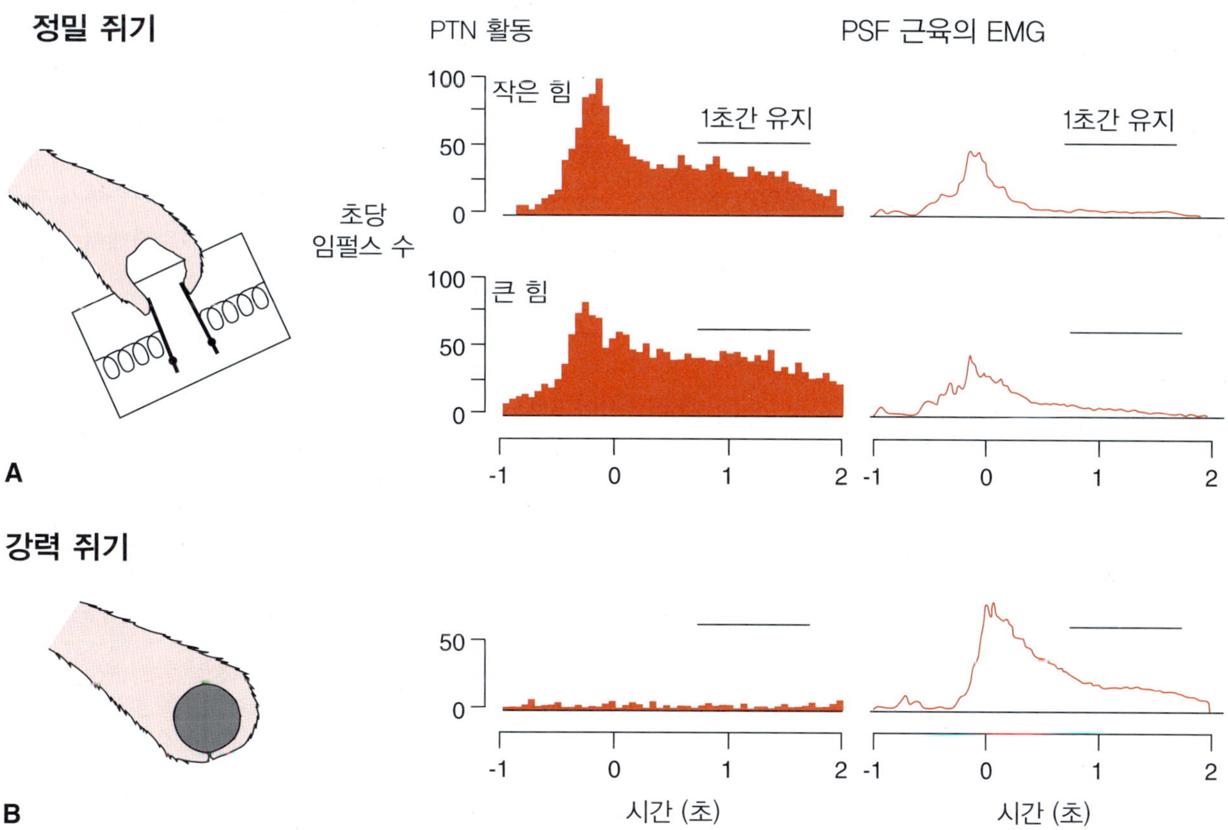

그림 17.9 두 가지 서로 다른 과제를 수행하는 동안에, 피라미드로 신경세포(*PTN*)와 뼈사이근(*PSF*)의 활동(임펄스/초) 그래프: **(A)** 작은 힘과 큰 힘으로 실행된 정밀 쥐기 과제(위의 2개의 그래프) 및 **(B)** 강력 쥐기 과제(아래의 그래프). 이들 신경세포는 강력 쥐기가 아니라 정밀 쥐기를 하는 동안에 활동적이라는 것에 주목하기 바란다. (Muir RB, Lemon RM. Corticospinal neurons with a special role in precision grip. Brain Res 1983;261:312–316에서 허가를 받아 재작성)

신경학적 결손이 있는 환자에서는 신경계와 근골격계 문제가 비정상적인 팔 뻗기의 상대적인 원인이 되는지를 판단하는 것은 흔히 쉽지 않다. 시스템의 관성 특성에 영향을 주는 운동조절 문제는 활성화 패턴이 정상일 때조차도, 협응 문제를 일으킨다. 예를 들어, 강직(stiffness)의 증가는 머리, 팔 및/또는 몸통의 관성 특성을 변하시켜, 움직임의 시작을 더욱 어렵게 한다. 따라서, 움직임의 생체역학과 신경조절 기전 사이의 중요한 상호작용을 볼 수 있다.

팔 뻗기에 대한 자세 지지 *Postural Support of Reaching*

제7장에서 논의한 것처럼, 안정성과 방향감을 위해 공간에서의 신체 위치를 조절 하는 능력으로서 정의되는 자세 조절은 팔의 기능에 강력한 영향을 미친다. 공간에서 신체 위치를 조절하는 능력은 신체의 한 부분(이 경우에는 한쪽 또는 양쪽 팔)을 나머지 신체를 불안정하게 하지 않고 움직일 수 있기 위해, 필수적이다.

연구에서는 두 손을 사용하는 과제(예를 들어, 한손으로 물체를 잡고, 이것을 다른 손으로 들어 올리는 과제)를 하는 동안에 예측성 자세 조정의 학습에 관여하는 주요 뇌 구조는 소뇌라는 것을 보여주었다. 소뇌 병변이 있는 사람에서의 과제 효율에 대한 연구는 이 과제에서 잘 학습된 예측성 자세조정이 주로 손상이 없었다 해도, 이 조정의 단기간 적응은 불가능하다는 것을 보여주었다. 게다가, 소뇌 이상을 가진 사람은 이전에 훈련되지 않았던 과제를 위한 예측성 자세조정을 하는 것을 학습할 수 없었다.

저자들은 이들 반응에 대한 적응과 새로운 예측성 조정의 획득에는 소뇌를 필요로 한다고 결론짓고 있다. 그들은 또한, 소뇌 손상이 있는 사람은 정상적인 성인보다 조기에 시작하는 반응 때문에, 시기적절한 예측성 조절이 좋지 못하다는 것을 보여주었다(Diedrichsen et al., 2005).

도수에 의한 조절이 과제에 좌우되는 것과 마찬가지로, 자세 요건도 과제에 따라 달라진다. 예를 들어, 앉은 자세에서 팔 뻗기 과제에 수반되는 자세 요건은 선 자세에서의 과제에서의 자세 요건보다 덜 엄중하고, 따라서 몸통 근육만을 필요로 할지도 모른다. 이와는 대조적으로, 선 자세에서 팔 뻗기를 하는 동안 자세 요구는 더 크고, 불안정성을 방지하기 위해 다리 및 몸통 양쪽 근육의 광범위한 활성화를 더 필요로 한다. 자세 요구는 팔 움직임의 속도와 정확성에 영향을 줄 수 있다. 외적 지지를 제공함으로써 자세 요구가 감소할 때, 팔의 움직임은 사전에 자세 안정화가 필요하지 않기 때문에, 팔의 움직임은 더 빨라진다 (Cordo & Nashner, 1982).

건강한 젊은 성인에 대해서, 좌석에 앉아 있는 동안, 몸통의 추가적인 지지(예: 중간갈비뼈에서)는 팔 뻗기에 대한 팔과 몸통의 운동학을 변화시키지 않았다. 그러나, 다음의 장에서 볼 수 있는 것처럼, 팔 뻗기와 움켜잡기의 발달 및 장애 양쪽에 대한 몸통의 외적 지지는 신경학적 병리가 있는 어린이와 개개인에 대한 팔 뻗기 운동학을 개선한다(Rachwani et al., 2015; Santamaria, 2016). 따라서, 팔의 기능부전이 있는 환자가 팔 뻗기 과제에 고유한 자세 요건을 충족하기 위해 충분한 자세조절을 재획득하는 것을 돕는 것은 그 과제를 재훈련하는 데 필수적이다. 독자는 자세조절, 팔 뻗기와의 관계 및 자세장애가 있는 환자를 재훈련하는 것과 관련된 문제를 논의하는 제7장~제11장을 검토할 것이 요구된다.

움켜잡기 GRASPING

움켜잡기 패턴의 분류 Classification of Grasping Pattern

움켜잡기 패턴은 움켜잡아야 할 물체 위치, 크기, 형상에 따라 달라진다(Johansson, 1996). 1956년에 Napier는 인간의 움켜잡기 동작을 강력 쥐기 또는 정밀 쥐기의 어느 것인가로 분류하였다. 그는 정밀 쥐기와 강력 쥐기가 거의 모든 유형의 물체에 대해서 번갈아 사용되거나 조합하여 사용될 수 있다는 것을 알게 되었다. 그는 또한, 쥐기 패턴을 결정하는 것은 오로지 물체 형태와 크기만이 아니라, 의도된 활동이기도 하다고 믿었으며, 그 이유는 원통형의 물체가 글씨쓰기(정밀 쥐기) 또는 망치질(강력 쥐기)을 위해서 사용될 수 있었기 때문이다(Castiello, 2005; Jeannerod, 1996; Napier, 1956).

두 가지 쥐기(grip) 사이의 해부학적 차이는 엄지손가락과 나머지 손가락 양쪽의 자세와 관련된다. 강력 쥐기에서는 손가락과 엄지손가락 끝 바닥을 향하여 힘을 물체에 전달한다. 강력 쥐기에는 갈고리 모양 잡기(여행가방 손잡이를 잡는), 공 모양 잡기(소프트볼을 잡는) 그리고 원통 모양 잡기(병을 잡는)가 포함된다. 이와는 대조적으로, 정밀 쥐기 동안, 힘은 엄지손가락과 다른 손가락 사이를 향한다. 이 두 가지 쥐기는 도수조작 기술에서 매우 다르게 사용된다. 즉, 정밀 쥐기는 손과 관련해서 그리고 손 안에서 물체가 움직이는 것을 가능케 하지만, 강력 쥐기는 그러하지 않다.

강력 쥐기와 정밀 쥐기 사이의 뚜렷한 차이에 더해서, 연구자는 실험대상자가 물체에 관한 사전 지식에 따라서, 물체를 네 가지의 넓은 범주로 분류하는 경향이 있다는 것을 보여주고 있다. 이들 범주에는 네 가지 손의 형태, 즉 손가락으로 찌르기(poke), 엄지와 다른 손가락으로 꼭 집기(pinch), 주먹을 꽉 쥐기(clench) 및 손바닥으로 잡기(palm)가 포함된다. 범주 사이의 경계는 이들 물체를 잡고 손으로 조작할 때 물체와 함께 사용된 손의 움직임 패턴에 의해서 결정된다. 손 형태의 이들 구별은 또한 실제로 팔을 뻗는 동안에 잡기 형태를 미리 만드는 과정에서 나타난다 (Castiello, 2005; Jeannerod, 1996; Klatzky et al., 1987).

물체를 성공적으로 움켜잡기 위해서는 두 가지 중요한 요건이 필요하다. 첫째, 손은 물체의 형태, 크기 및 용도에 적합하여야 한다. 둘째, 손가락 움직임은 바로 적절한 순간에 손가락과 물체의 거리가 가까워지도록, 이동과 관련하여 적절하게 시간에 맞춰져야 한다. 손가락의 움직임이 너무 빠르거나 너무 느리게 가까워지면, 움켜잡기는 부적절해진다(Jeannerod, 1990). 쥐기 모양 만들기와 관련된 대부분의 연구는 정밀 쥐기에 관한 것이었고, 이것에 대해서는 다음 절에서 논의된다.

움켜잡기 패턴의 예측성 조절 : 정밀 쥐기 형태 만들기 Anticipatory Control of Grasping Patterns: Precision Grip Formation

물체를 움켜잡기 위해 앞쪽으로 팔을 뻗을 때, 손의 형태(모양) 만들기와 움켜잡기는 팔 뻗기의 이동 구성요소 동안에 일어난다. 그림 17.10은 팔 뻗기 중의 손의 이동속도(그림 17.10A, 왼쪽)와 쥐는 크기(그림 17.10A, 오른쪽) 양쪽의 변화를 보여주고 있다. 이 움켜잡기 전에 손 형태를 만드는 것은 시각적인 조절 하에서 이루어지는 것 같다. 예측성 손의 형태 만들기에 영향을 주는 물체의 성질은 무엇인가? 실습활동 17.1은 이 질문에 대한 답에 도움이 될 것이다.

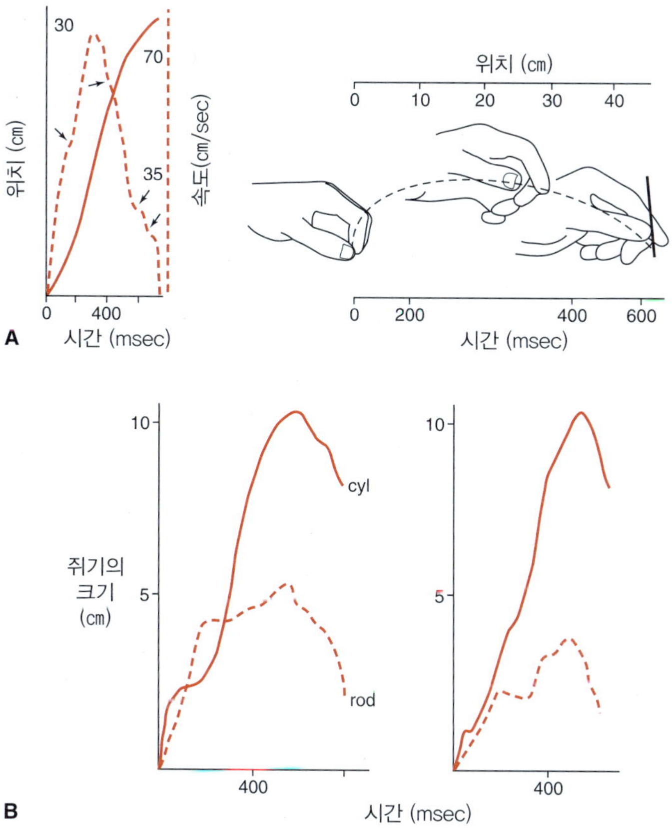

그림 17.10 팔 뻗기 이동단계의 특징. **(A)** *왼쪽:* 팔 뻗기를 하는 동안 시간의 함수로서의 손의 움직임 속도(*점선*)와 위치(*실선*) 변화. **(A)** *오른쪽:* 팔 뻗기를 하는 동안 쥔 손을 벌리는 것을 포함하는 손의 움직임 변화를 묘사한 그림(Brooks VB. The neural basis of motor control. New York, NY: Oxford University Press, 1986:133.에서 변경). **(B)** 직경 2㎜, 길이 10㎝의 막대(*점선*)와 직경 55㎜, 길이 10㎝의 원통 막대(*실선*)에 팔을 뻗는 2명의 서로 다른 실험대상자에 대한 시간경과에 따른 쥐는 크기의 변화. 쥐는 크기는 다르지만, 쥐는 형태의 곡선은 유사하다는 것에 주목하기 바란다(Jeannerod M. The neural and behavioral organization of goal directed movements. Oxford: Clarendon Press, 1990:61에서 허가를 받아 재게재).

실습 활동 17.1

목적: 과제의 특성이 팔 뻗기와 움켜잡기 동작에 어떻게 영향을 주는지를 조사한다.

절차: 여러분은 이 실습을 위해 2인 1조가 되어, 작업을 하게 될 것이다. 실습을 위해, 물주전자, 유리컵, 25센트 동전, 연필, 블록 및 기름을 바른 플라스틱 컵이 필요하다. 실습의 첫 부분에서는 여러분의 파트너가 유리컵, 25센트 동전, 연필, 블록 및 기름을 바른 플라스틱 컵을 집어 올려서 내려놓는 동안의 팔과 손의 움직임을 관찰한다. 다음으로, 물주전자 바로 옆에 유리컵을 똑바로 세운다. 여러분의 파트너가 유리컵에 팔을 뻗어 물 한잔을 따르는 것을 관찰한다. 다음으로, 컵에 있는 물을 주전지에 다시 따르고, 유리컵을 주전자 옆에 거꾸로 세워 놓는다. 여러분의 파트너가 팔을 뻗어 물 한잔을 따르는 것을 다시 한 번 관찰한다.

과제

1. 여러분이 다양한 물체에 팔을 뻗어, 어떻게 움켜잡는가에 영향을 주는 물체의 특성을 설명한다.
2. 물을 따르는 과제 동안에, 유리컵의 방향성을 바꾸는 것이, 유리컵을 집어 올리기 위해 사용된 움직임 전략에 어떻게 영향을 주었는가?
3. 물체에 팔을 뻗는 동안, 손이 움켜잡기에 대비하여 손의 모양을 만들기 시작하였는가?
4. 물체의 특성이 예측성 손의 모양 만들기에 어떻게 영향을 주었는가?

실습활동 17.1에서부터 알 수 있는 것처럼, 움켜잡기 전에 손의 형태를 만드는 것에 영향을 주는 물체의 성질에는 두 가지 서로 다른 범주가 있다; 즉, 물체의 크기, 형태 및 질감과 같은 내재적 성질과 물체의 방향성, 신체에서부터의 거리 및 신체에 관한 위치와 같은 외적 또는 상황적 성질의 두 가지 범주의 성질이다(Jeannerod, 1984).

쥐기 형태를 만드는 것은 손의 이동단계에서 일어나고, 움켜잡아야 할 물체의 특성을 예측하는 것이라는 것을 잊지 말아야 한다. 쥐기 위해 손을 벌리는 최대 크기는 물체의 크기에 비례한다. 이 관계를 그림 17.10B에 나타냈고, 실험대상자는 직경 2㎜의 막대와 직경 55㎜의 원통에 팔을 뻗고 있다. 물체의 크기가 1㎝ 증가할 때마다, 최대 쥐기의 크기는 0.77㎝ 증가한다(Marteniuk et al., 1990). 실험대상자가 쥐기 위한 손을 벌리는 크기를 바꿀 때, 엄지손가락은 한 곳에 머물러 있지만, 다른 손가락은 거의 완전히 움직인다. 물체에 팔을 뻗을 때, 팔이 앞쪽으로 이동함에 따라, 손가락은 신장하기 시작하고, 쥐기의 크기는 최대까지 신속하게 증가하며, 그 다음에, 물체의 크기에 맞추기 위해 감소한다(Castiello, 2005; Jeannerod, 1990).

실험대상자는 물체의 서로 다른 형태에 대해서도 차등을 둔 손의 형태 만들기를 보여준다. 엄지손가락과 집게손가락 사이의 거리는 보통, 마지막에 느리게 접근하는 단계 동안에 가장 크다. 의수(prosthetic hands)를 장착한 성인은 움켜잡기 단계와 손의 이동단계 사이에서 동일한 관계를 보여주고 있다(Fraser & Wing, 1981). 이 관계는 분명히 신경의 제약에 기인하는 것이 아니라, 팔 뻗기를 위한 가장 효율적인 방법일지도 모른다. 게다가, 움켜잡기가 성공하는 확률은 감각운동의 불확실성의 수준에 따라 달라진다(예: 흐릿한 시각 또는 단안시력[moncular vision]과 같은 시각적 제약). 이것은 뇌가 물체의 특징에 맞춰 손의 형태구성을 조정하기 때문에, 오차를 고려하여, 추정할 필요가 있다는 것을 의미한다(Keefe et al., 2019).

노화는 정밀한 손의 움직임 조절의 저하에 기여한다는 것을 보여주고 있다. 한 연구에서는 건강한 고령자 및 젊은 성인집단에서, 손의 기능을 평가하기 위한 간단한 테스트(STEF: Simple Test for Evaluating Hand Functions)와 운동학을 사용하여, 노화에 수반하는 손의 조절 저하를 조사하였다. 그들은 잘 쓰는 손 또는 잘 쓰지 않는 손의 사용에 관계없이, 고령자의 운동수행능력이 대조집단보다 저하하였다는 것을 발견하였다. 게다가, 고령자는 손의 동작 중에 보상운동학적 움켜잡기 패턴을 보여주었다. 고령자는 물체 크기에 관계없이, 모든 물체에 대해서, 손목의 빠른 최대 접선방향 속도(tangential velocity)와 아치모양의 손가락 끝 궤적을 따라가는 손가락 끝 사이 거리로 움켜잡았다. 저자들은 이 보상 운동학 패턴에 의해, 팔 뻗기와 움켜잡기 구성요소의 조정시간이 길어지고, 움켜잡기 오류를 감소시켰다고 결론을 내렸다(Tamaru et al., 2017).

움켜잡기와 들어올리기 과제
Grasp and Lift Tasks

어떤 특정한 날에 집어 올리는 물체의 유형은 가벼운 펜에서부터 무겁고 미끄러운 기름병까지 다양할지도 모른다. 신경계는 다양한 무게와 표면 특성이 있는 물체에 대응할 수 있도록, 정밀 쥐기를 적응시킬 수 있다. 기저에 있는 이들 능력의 조절기전은 신중히 조사되어 있다. 어떤 들어올리기 과제에 대한 별개의 단계가 있다는 것을 보여주고 있다. 이들 단계는 손의 감각수용기에서의 반응과 연관성이 있다.

예를 들어, 그림 17.11A에서 보여주는 것처럼, 물체를 테이블에서부터 들어 올리는 첫 단계는 손가락과 들어 올릴 물체와의 접촉으로 시작된다. 접촉이 확립되면, 악력과 부하력(손가락에 대한 부하)이 증가하기 시작하는 것으로 둘째 단계가 시작된다. 이것은 그림 17.11B에 있는 부하력 및 악력 그래프 상의 점선으로 보여주고 있다. 셋째 단계는 부하력이 물체의 무게를 이겨내어 움직이기 시작할 때 시작된다. 이것은 그림 17.11B에서 위치 그래프(흑색의 가장 아랫부분 그래프)에 나타냈고, 위치가 0에서부터 위쪽으로 움직이기 시작한 때이다. 넷째 단계는 들어올리는 과제의 마지막에 일어나며, 이때 물체가 다시 테이블과 접촉한 직후에 악력과 부하력의 감소가 있다(그림에는 나타내지 않았다)(Johansson & Edin, 1992). 이 그림에는 3개의 서로 다른 이미 알고 있는 물체의 무게, 200, 400 및 800그램에 대한 힘과 위치의 측정치를 나타내고 있다. 악력은 물체의 무게가 증가함에 따라, 비례해서 증가한다는 것에 주목하기 바란다.

이 유형의 조직적 조절방식에는 많은 이점이 있다. 예를 들어, 서로 다른 중량의 물체를 들어 올릴 때에 큰 유연성을 발휘하게 한다. 따라서, 부하단계의 지속시간은 물체의 중량에 좌우된다. 무거운 물체일수록 이들이 움직이기 전에 더 높은 부하력을 필요로 한다. 이것은 또한, 부하단계 동안에 적절한 악력 사용을 확실하게 한다. 이 방식은 또한 한 단계의 마지막이, 다음 단계의 유발요인의 역할을 하기 때문에, 제한된 감각처리를 필요로 한다.

일단 물체를 움켜잡으면, 안전한 쥐기를 확실하게 하기 위해, 부하력 대 악력의 비율이 일정 수준 이상이어야 한다. 그렇지 않으면, 미끄러짐이 발생한다. 신경계가 어떻게 하여 악력과 부하력을 위한 올바른 파라미터를 선택하는가? 동일한 무게의 2개의 물체는 반드시 동일한 악력을 필요로 하는 것은 아니다. 그 이유는 한 물체가 다른 물체보다 훨씬 더 미끄러울지도 모르기 때문이다. 중추신경계는 올바른 쥐기 파라미터를 선택하기 위한 과제 동안 이전의 경험과 들신경(구심성) 정보 양쪽을 사용하는 것처럼 보인다. 물체의 예상한 특성과 실제 특성 사이에 불일치가 있는 경우, 손가락 끝 바닥(finger pad)의 수용체는 활성화된다. 파치니 소체는 매우 민감하여, 물체가 예상보다 일찍 움직이기 시작한 것을 용이하게 검출할 수 있다. 게다가, 시각적 단서와 다른 유형의 단서는 쥐기 파라미터의 선택을 결정하는 데 중요하다(Johansson & Edin, 1992).

이 연구는 엄지손가락과 집게손가락 또는 다양한 손가락을 수반하는 쥐기 과제의 정밀한 조절, 시각적인 단서가 없는 경우의 중량의 변화와 같은 다른 물체의 특성을 식별하기 위한 촉각 되먹임의 중요성을 시사하고 있다(Miall et al., 2000, 2019). Miall 등(2019)에 의한 연구에서는 큰 섬유의 감각 축삭에 손상이 있는 개인은 팔을 뻗어 움켜잡고 들어 올리는 과제 동안에, 기능적 결손과 변경된 손의 조절전략을 갖고 있다는 것을 보여주고 있다. 팔을 뻗어 움켜잡는 구성요소에서는 이들 개인은 움직임이 느려

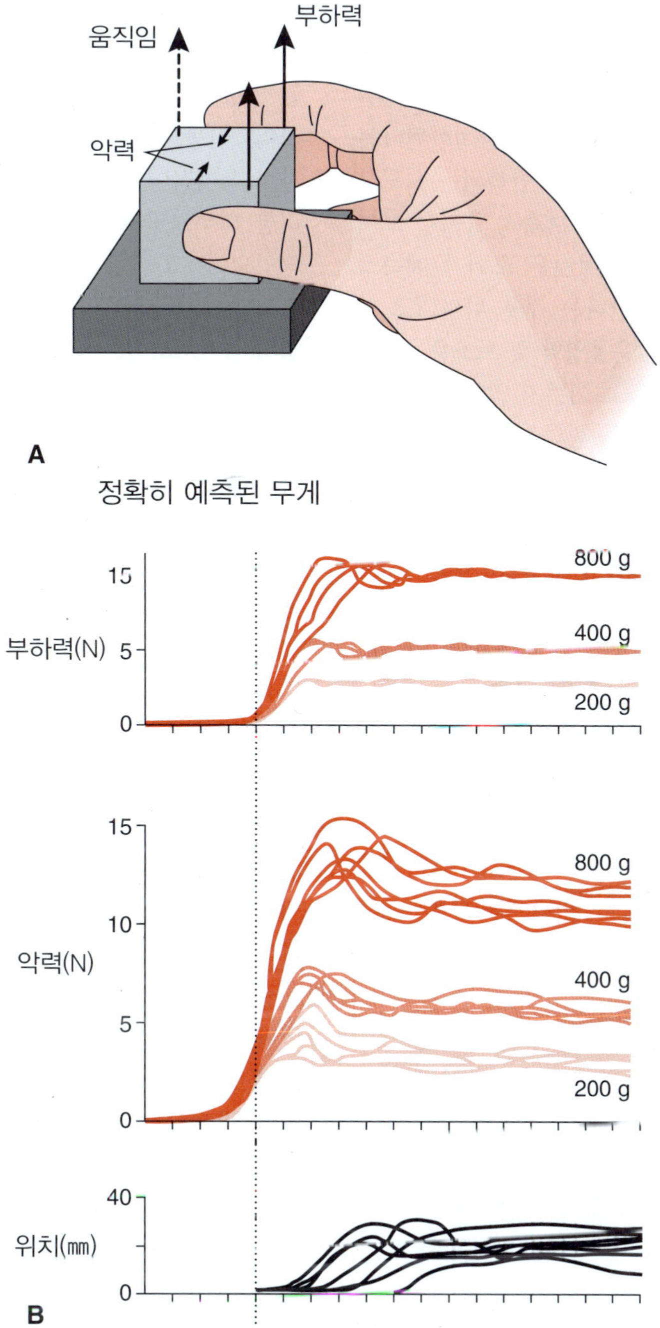

그림 17.11 (A) 실험대상자가, 악력(grip force)과 부하력(load force) 양쪽의 탐시기를 장착한 테이블에서부터 한 물체를 들어 올리고 있다. (B) 대상자가 물체의 무게(200, 400그램 또는 800그램)를 미리 알고 있고, 따라서 다양한 시도로부터 얻은 3 세트의 그래프(traces)(부하력, 악력 및 위치)에서 볼 수 있는 것처럼, 사용된 힘은 물체를 들어 올리는 데 적절하다. 악력은 물체가 미끄러지지 않도록, 물체의 무게에 비례하여 크기조정이 된다는 것에 주목하기 바란다. (Kandel ER, et al. Principles of neural science. 5th ed. New York, NY: McGraw Hill, 2013. Fig. 33-14, p. 758에서 허가를 받아 재게재).

지고, 쥐기 위한 손을 벌린 틈새(grip aperture)가 커지며, 쥐기 위한 손을 벌린 틈새의 동적인 조정이 적다는 것을 보여준다. 들어 올리는 단계에서는 그들은 주로 작은 물체를 움켜잡을 때에 손의 자세에 큰 변동성을 보여주었고, 시각적인 유도를 용이하게 하고, 손 조절의 복잡성을 감소시키는 손의 자세를 채택하였다.

소뇌는 악력의 예측성 조절에 기여하는 중요한 시스템이라 생각된다. 물체의 미끄러짐을 시뮬레이션하는 외부교란 동안에, 원숭이가 물체를 계속해서 쥐고 있을 필요가 있었던 연구에서는 피부수용기로부터의 입력을 수반하는 소뇌 중간위치 핵(cerebellar interpositus nucleus)과 겉질 신경세포는 외부교란 후 약 45밀리초 후에 활성화된다는 것을 발견하였다. 소뇌 신경세포는 또한, 반복되는 시도를 통해서, 악력의 증가와 함께 활성화의 예측성 증가를 보여주었다(Monzee & Smith, 2004). 이것은 소뇌가 예측성 반응을 조직화하는 역할을 수행한다는 것을 나타내고 있다. 연구에서는 일차운동역역, 앞운동영역 및 보조운동영역은 이러한 유형의 예측성 반응을 보여주지 않는다는 것을 나타내고 있다. 이 연구는 특히 이들 힘의 타이밍과 관련하여 악력의 예측성 조절이 불충분한 소뇌 병변을 가진 환자에 관한 연구에 의해서 뒷받침되고 있다.

이와는 반대로, 반신불완전마비가 있는 환자는 예측성 악력의 정상적인 타이밍을 갖고 있지만, 반응 크기가 감소하고 있다(Babin–Ratte et al., 1999; Boudreau & Smith, 2001; Wiesendanger & Serrien, 2001; Witney et al., 2004).

팔 뻗기와 움켜잡기의 협응
COORDINATION OF REACH AND GRASP

이전에 논의한 신경생리학적 연구와 발달에 관한 연구가, 2개의 구성요소인 팔 뻗기와 움켜잡기가 서로 다른 운동계에 의해서 조절된다는 것을 보여주고 있지만, 기능적으로 효과적이기 위해서는 서로 협응이 되어야 한다. 따라서, 손을 이동하는 것은 손가락이 물체와 접촉하게 될 때 팔 뻗기가 끝나는 것을 확실하게 하기 위해 손가락의 모양 만들기와 협응이 되어야 한다.

연구자는 팔 뻗기 구성요소와 움켜잡기 구성요소 사이에 불변의 관계가 있는지 어떤지를 판단하기 위해, 운동학을 사용해왔다. 그 결과, 움직임 시간의 약 75%~80%에서 일어나도록, 전체 움직임 시간에 대한 쥐기 위한 최대로 벌린 틈새의 고정 비율이 있다는 것을 보여주었다(Jeannerod, 1984; Wallace et al., 1990).

이 비율은 움직임의 시간 및 속도 그리고 서로 다른 초기의 손가락 자세의 변화에 걸쳐서 불변이었고, 병적 상태에서조차 보존되었다. 이것은 2개의 구성요소가 기능적 연결을 하고 있다는 것을 강력히 시사하고 있는 것이다(Jeannerod, 1996).

팔 뻗기와 움켜잡기의 협응에 관련된 불변성도 또한, 하나의 구성요소의 외부교란이 두 번째 구성요소에 미치는 영향을 조사하는 것에 의해서 연구가 이루어졌다. 예를 들어, 이동(팔 뻗기) 구성요소를 교란시키기 위해, 연구자는 움켜잡아야 할 물체를 옮겨 놓고 팔 뻗기에 대한 이러한 외부교란도 움켜잡기에 영향을 주었다는 것을 알게 되었으며, 그 이유는 쥐기 위한 손의 틈새 형성이 잠시 중단되었기 때문이다. 게다가, 쥐기 구성요소를 교란시키기 위해 물체 크기를 변경하였을 때, 이것은 팔의 이동 구성요소에 영향을 주었다. 따라서, 이 2개의 구성요소는 이들 교란을 수정하는 동안 운동학적으로 결합되어 있었다(Paulignan et al., 1990). 이 2개의 구성요소가 상관관계에 있으나, 이들은 시간적으로 느슨하게 결합되어 있을 뿐인 것처럼 보인다. 따라서, 이들 요소는 정형화된 구조적 관계가 없이 기능적으로 연결되어 있는 것처럼 보인다(Jeannerod, 1996)

이 연구에 기초하여, 우리는 경직 때문에 더욱 심해진 팔의 불완전마비가 있는 우리 환자인 Genise의 경우, 팔 뻗기(이동)와 움켜잡기 양쪽이 모두 영향을 받을 것이라는 가설을 세울 수 있었다. 우리는 신경생리학적 연구에 기초하여, Genise가 움켜잡기 단계보다 더 조기에 그리고 더 완전하게 팔 뻗기를 회복할 것이라고 예측할지도 모른다(De Souza et al., 1980). 2개의 구성요소가 따로따로 조절되지만, 이들은 기능적으로 효과적인 협응을 필요로 한다. 이리하여, Genise는 개별적으로 그리고 함께 팔 뻗기와 움켜잡기를 훈련할 필요가 있을 것이다(즉, 부분적 및 전체적인 과제의 훈련). 예를 들어, Genise는 이동판(sliding board) 위에서 팔을 물체를 향해서 움직이는 것에 의해서 팔 뻗기 구성요소를 연습하기 시작하지만, 실제로는 그 물체를 움켜잡지 않는다. 팔 뻗기 단계에서도 과제 의존적이기 때문에, 팔을 뻗어 가리키기, 움켜잡기에 대비한 팔 뻗기, 움켜잡아서 들어올리기에 대비한 팔 뻗기, 또는 움켜잡아서 이동하기와 같은 많은 서로 다른 유형의 기능적 과제 상황 속에서 팔 뻗기를 연습하는 것은 중요하다.

시각적 되먹임 훈련을 위해, 거울을 사용하여, Genise는 또한 양손으로 움켜잡기와 손에서 놓아주기를 연습하여 팔 뻗기를 조절할 필요성을 경감시킨다. 회복의 이 단계에서, 그녀는 마비측 팔로 움켜잡기와 손 떼기를 할 능력이 거의 없어, 보조를 필요로 한다. 결국은 그녀가 개선됨에 따라, 그녀는 팔 뻗기 요소와 움켜잡기 요소를 조합하기 위해 노력할지도 모른다.

팔 뻗기와 움켜잡기에 대한 신경조절의 일반 원칙
GENERAL PRINCIPLES OF NEURAL CONTROL OF REACH AND GRASP

이제까지는 팔 뻗기와 움켜잡기의 서로 다른 구성요소에 대한 생체역학적 및 신경의 기여에 관해서 설명하였다. 그러나, 팔 뻗기 조절의 연구에 대한 또 다른 접근법이, 심리학분야에서 비롯되었으며, 이 분야에서, 연구자들은 뻗기의 기본적 특성과 이들 특성에 기초한 팔 뻗기의 신경조절에 대한 공식화된 원칙과 이론을 설명하는 것에 중점을 두었다.

움직임의 불변 특성 : 운동프로그램
Invariant Features of Movement: Motor Programs

제1장에서, 우리는 대부분의 움직임이, 서로 다른 신체분절 또는 팔다리로 이루어질 때조차도, 마찬가지의 특성으로 수행된다고 언급하였다. 따라서, 여러분은 자기 손가락, 왼쪽 또는 오른쪽 팔로, 또는 펜을 입에 물고 단어를 쓸 수 있고, 그 단어는 마찬가지의 특성을 가질 것이다. 이 기능은 "운동 등가성(motor equivalence)"이라 불리고 있고, 대부분의 움직임은 어떤 근육단위를 활성화하기 위해 사용될 수 있는 추상적 규칙에 의해 뇌 내에서 표현되고, 근육수축 또는 관절 움직임의 수준에서 단독으로 표현되지 않는다는 것을 예측한다.

팔 뻗기와 움켜잡기를 위한 반응시간
Reaction Times for Reach and Grasp

반응시간(RT)은 자극과 수의적 반응(근육반응 또는 움직임의 활성화로서 측정된다)의 시작 사이의 기간이라 정의된다. 수의적인 움직임은 반사보다 상당히 더 많은 처리시간을 필요로 하며, 고감각 단서에 대한 수의적인 반응을 위해 가장 빠른 반응시간은 약 80~120 msec이다. 이와는 대조적으로, 단일연접 반사반응은 유사한 단서에 반응하여 약 40 msec이다. 시각적으로 시작된 반응시간은 시각계에서의 연접 처리의 증가 때문에, 약 150~180 밀리초 정도로 더욱 길다(Ghez & Krakauer, 2000).

반응시간(RT)은 또한 이동을 결정할 때에 처리되어야 할 정보의 양에 따라서도 달라진다. 실험대상자가 필요한 반응을 사전에 알고 있는 경우, RT는 가장 빠르고, 선택지(시행되어야 할 서로 다른 움직임을 나타내는 서로 다른 단서)를 추가하거나, 또는 더 복잡한 과제를 추가함으로써, RT는 점점 느려진다. 그림 17.12A는 반응의 선택지를 추가함으로써, RT가 어떻게 증가하는가를 보여주고 있다. 이것은 "선택 효과(choice effect)"라 불린다. 이것은 움직임 처리에는 자극의 식별, 반응의 선택(시행해야 할 선택지의 수에 따라 변화한다) 및 반응 프로그래밍을 포함하는 세 가지 일반적인 단계가 수반된다는 것을 연구자로 하여금 가정하도록 하였다(그림 17.12B). 움직임 처리에는 세 가지 단계가 수반된다고 가정되어 왔지만, 이것은 또한 움직이는 방향 및 움직이는 정도와 같은 움직임 특성의 병행 처리가 발생할 수 있고, 따라서 움직임 처리를 가속화한다는 것을 보여주었다. 그림 17.12C에서 보여주는 것처럼, 반응시간도 또한 학습과 더불어 빨라진다. 실험대상자의 한 집단이 각각 반복된 순서로 10회 시도의 10개 단위(blocks)가 주어지고(조명이 비추어질 때 4개의 조명 중 하나의 키를 누른다), 두 번째 집단은 완전히 무작위로 반응이 주어진다면, 첫 번째 경우는 반응시간의 실질적인 감소가 있으나, 두 번째의 경우는 그러하지 아니하다(Ghez & Krakauer, 2000).

피츠의 법칙 Fitts's Law

여러분이 직감적으로 분명하다고 알게 될지도 모르는 팔 움직임에 대한 몇몇 기본적인 특징은 팔 움직임의 정밀도가 높아지거나 또는 움직이는 거리가 증가할 때는 언제나, 움직임 시간이 길어진다는 것이다. 1950년대에, Fitts는 다음의 실험에서 이들 특징을 정량화하였다.

그림 17.13에서 볼 수 있는 것처럼, 그는 실험대상자에게 포인터(pointer)를 가능한 한 신속하게 처음의 위치와 목표물 위치 사이에서 앞뒤로 움직이도록 요청하였다. 일련의 실험에서, 그는 이동 거리(그림에서 거리 A로 나타냈다)와 목표물 폭(그림에서 W로 나타냈다)을 체계적으로 바꿨나. 특정 거리 A에 대해서, Fitts는 연이은 시도에서, 목표물의 폭을 바꾸었다. 그림 17.13의 그래프는 실험대상자가 가능한 한 빨리 움직이도록 요청받았을 때, 4개의 서로 다른 이동 거리에 대해서 서로 다른 목표물 폭(좁은 폭에서 넓은 폭으로)에 대한 이동 시간을 나타내고 있다. 그는 이동시간을 움직인 거리와 목표물 폭과 관련시키는 1차 방정식을 만들 수 있다는 것을 알게 되었다. Fitts의 법칙이라 알려지게 된 이 방정식을 아래에 나타냈다.

$$MT = a + b \log_2 2D/W$$

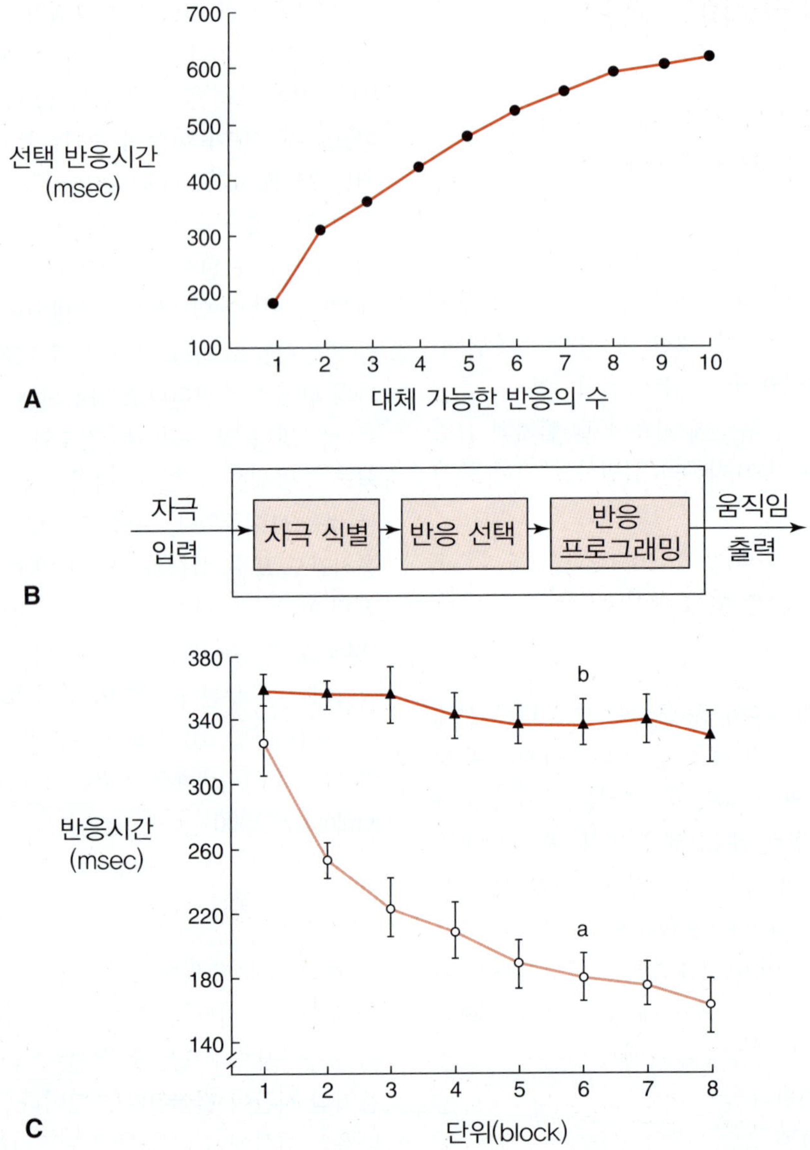

그림 17.12 **(A)** 반응시간(RT)과 이용 가능한 반응 선택지의 수를 비교한 것이다. 반응시간은 반응 선택지의 수와 더불어 비선형적으로 증가한다는 것에 주목하기 바란다. **(B)** 자극 입력과 움직임 출력 사이의 3단계가 있는 정보처리 모델. **(C)** 예측할 수 있는(a) 그리고 예측할 수 없는(b) 자극에 반응할 때, 연속적인 시도의 단위(10회의 시도/단위)를 하는 동안 반응시간의 비교. 각 시도에서, 4개의 조명 중 하나가 빛이 번쩍였고 참여자는 조명이 된 키를 눌렀다. 동일한 10회 시도의 순서가 예측 가능한 조건에 있는 각 단위에 주어졌다. 반응시간이 예측 가능한 자극(a)으로 감소하지만, 예측 불가능한(무작위의) 자극(b)의 연속적인 단위에서는 변화하지 않는다는 것에 주목하기 바란다.(Ghez C, Krakauer J. The organization of movement. In: Kandel E, Schwartz J, Jessel T, eds. Principles of neuroscience, 4th ed. New York, NY: McGraw-Hill, 2000:662에서 허가를 받아 재게재).

여기서, a와 b는 경험적으로 결정된 상수이고, MT는 이동시간, D는 이동 거리, 그리고 W는 목표물의 폭이다. 그래프에서 x축의 라벨인 $\log_2$ 2D/W라는 용어는 "난이도 지수"라 불리고 있다. 따라서, 목표물 폭이 좁고 거리가 길수록 과제의 속도가 느려진다. 이동시간은 난이도 지수와 더불어 선형으로 증가한다. 즉, 과제가 어려울수록 움직이는 데 시간이 더 걸린다(Fitts, 1954; Keele, 1981).

Fitts의 법칙은 이동시간을 이동의 정확성 및 거리에 연관시키고, 개별적 조준이동, 물체를 이동하여 구멍에 삽입하는 것, 컴퓨터 화면에서 커서를 이동하는 것, 현미경 하에서 손가락을 작게 움직이는 것, 그리고 다트 놀이용 화살을 던지는 것에 적용된다. Fitts의 법칙은 영아에서부

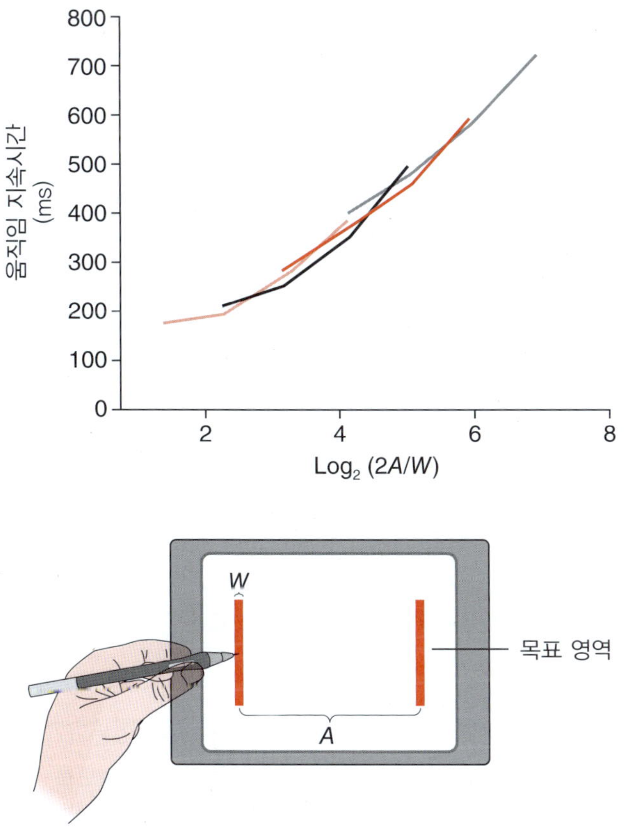

그림 17.13 Fitts의 법칙 과제를 수행하는 실험대상자의 예. 사람이 변화하는 폭(W)과 서로 다른 거리(**A**)의 간격으로 되어 있는 2개의 목표물 사이에서 스타일러스(stylus)를 움직이고 있다. 이 그래프는 4개의 서로 다른 거리에 걸치는 서로 다른 목표물 폭에 대한 이동의 지속시간을 보여주고 있다. 이것은 많은 움직임의 폭과 거리에 걸쳐서 이동시간은 난이도의 지표로서 알려진 공식 $\log_2 (2A/W)$에 선형적으로 좌우된다는 것을 보여주고 있다. (Jeannerod M. The neural and behavioural organization of goal-directed movements. Oxford, UK: Clarendon Press, 1988.에서 변경).

터 고령자까지 모든 연령의 실험대상자의 움직임을 설명함에 있어서, 정확하다는 것이 증명되어 있다(Keele, 1981; Rosenbaum, 1991).

이동에 관한 이 특정 법칙으로 이어지는 개인 및 과제에 대한 제약은 무엇인가? 부분적으로 우리의 시각계의 제약 때문에 이동시간이 거리 및 정확도와 더불어 증가한다는 것이 시사되어 왔다. 이동해야 할 거리에 대한 우리의 시각적 인식을 정확히 실제의 움직임으로 변환하는 것은 어렵다. 따라서, 손이 목표물에 접근함에 따라, 이동 궤적을 더 업데이트하기 위한 시간이 필요하다(Keele, 1981).

실습활동 17.2는 여러분이 Fitts의 법칙과 과제 난이도와 이동시간 사이의 관계를 탐구할 기회를 제공한다.

신경계가 어떻게 움직임을 계획하는가? 근육의 좌표, 관절각도의 좌표 및 종료 점의 좌표 전략 How Does the Nervous System Plan Movements? Muscle Coordinate, Joint Angle Coordinate, and End Point Coordinate Strategies

제1장에서, 운동조절 이론을 논의하였을 때, 우리는 Bernstein의 시스템 이론에 대한 기여에 대해서 언급하였다. Bernstein은 신체 반응은 팔다리의 초기 위치와 중력 및 관성과 같은 외력에 좌우되기 때문에, 특정 신경계 프로그램이 다양한 상황에서 다양한 결과를 만들어낼 것이라고 제안한 것을 상기하기 바란다. 신체분절이 함께 작용할 때, 신경계는 또한 서로에 관해서 발생시킨 힘도 고려해야 한다. Bernstein은 신경계가 이것을 달성하기 위해 필요한 임펄스가 아니라, 달성할 움직임의 형태를 표현하는 "운동 이미지(motor image)"의 형태로 있는 움직임의 중추 표현을 갖고 있다고 가정하였다. 그는 고유감각이 반사를 유발하는 감각이 아니라, 움직임의 중추 표현에 기여하는 것으로서 움직임의 최종 달성에 중요하다고 믿었다. 그는 또한 어떤 복잡한 움직임에 관여하는 높은 자유도의 수를 조절하는 하나의 방법은 공동작용, 또는 하나의 단위로서 행동하도록 제약된 근육 또는 관절 집단에 의해서 행동을 조직화하는 것이라 시사하고 있다(Bernstein, 1967).

실제로, 많은 연구자는 손의 움직임이 공동 작용으로, 또는 협응 구조를 통해서 조직화된다는 것을 보여주고 있다. 예를 들어, 실험대상자가 두 손을 사용해서 2개의 별개의 목표물을 가리키도록 요청받았을 때, 그들은 손가락으로 가리키는 과제가 난이도에서 매우 다르다 해도(예를 들어, 하나는 가까이 있고 크며 다른 하나는 멀리 떨어져 있고 작다), 두 손을 동시에 움직인다는 것을 보여주고 있다. 다른 연구자는 실험대상자가 물체를 양손으로 조작하기 위해 팔을 앞으로 뻗었을 때도, 똑같은 양손의 긴밀한 협응에 주목하였다. 따라서, 독립된 신체분절이 공통의 과제를 수행하기 위해 기능적으로 연결된다는 것을 시사하고 있다(Jeannerod, 1990; Kelso et al., 1979).

신경계는 속도와 세련된 정밀성으로 팔을 뻗기 위해, 어떻게 하여 복잡한 팔의 움직임을 조절하는가? 이것은 다양한 방법으로 해결할 수 있는 하나의 복잡한 문제이다. 예를 들어, 신경계는 개별 근육의 활성화 순서에 관해서 팔 뻗기 움직임을 계획할 수 있다. 이것을 "근육 좌표 전략"이라 불러왔다. 또한 팔 뻗기는 관절각도 좌표와의 관계로 계획할 수 있다. 즉, 목표물에 도달하기 위한 어깨관절, 팔꿉관절 및 팔목관절의 움직임을 계획하는 것이다. 이것

실습 활동 17.2

목적: 과제의 난이도가 팔 뻗기에 미치는 영향을 조사한다(Fitts의 법칙). Fitts는 과제의 난이도를 목표물의 크기(W = 목표물의 폭)와 이동 거리(D = 목표물 사이의 거리)에 의해서 정의하였다는 것을 상기하기 바란다. 이리하여, 그는 다음의 방정식 : ID = $\log_2$2D/W를 사용하여, 과제의 난이도(그는 "난이도 지표" 또는 단순히 ID라 불렀다)를 정량화하였다.

절차: 이 실험을 위해서, 여러분은 2명씩 짝을 이루어 작업한다. 폭과 거리가 달라지는 2개의 목표물 사이를 연필로 신속하고 정확하게 두드린다. 목표는 10초 동안에 가능한 한 많이 정확한 두드림 동작을 하는 것이다. 정확성이 중요하다. 가장 쉬운 과제에서보다 가장 어려운 과제에서 더 이상의 오류를 범하지 않아야 한다는 것을 기억하기 바란다. 오류의 수가 연필로 찍은 점의 5%를 초과한다면, 이 시도는 다시 해야 한다

과제 난이도의 두 가지 조합이 사용된다.
첫 번째인 가장 쉬운 과제는 D = 2 cm, W = 2 cm이다.
ID의 방정식을 풀면, (2 × 2)/2의 log(밑수 2)가 된다.
이 계산의 값은 2의 $\log_2$ 즉 1이 된다.
가장 어려운 과제는 D = 16㎝, W = 1㎝ – 즉, (2 × 16)/1의 $\log_2$인 5이다.

각각의 사람은 2개의 과제 조건에 대해서 3회의 시도(각각 10초)를 수행한다. 여러분이 실험대상자일 때는 여러분의 파트너는 각 시도의 시간을 측정하고, 각 목표물에 있는 점의 수를 세어 기록한다. 여러분의 파트너는 각 10초간의 시도에 대해서 "시작"과 "종료"를 여러분에게 알려야 한다. 시도사이의 휴식 간격은 두드린 수를 세어서 기록하는 데 필요한 시간의 양이어야 한다. 3회의 시도 후, 여러분은 파트너와 역할을 바꿀 수 있다.

표를 만들어, 쉬운 과제와 어려운 과제의 양쪽에 대해서, 3회 시도한 각각에 대한 두드린 수를 기록한다. 평균과 표준편차도 계산한다. 각 과제에 대해서, 두드리는 과제의 1회 이동의 평균 이동시간(밀리초로)을 계산한다. 각각의 두드린 수를 10으로 나누는 것에 의해서 이것을 시행하면 10초간의 시행 동안 초당 두드린 수를 알 수 있다. 이 값도 표에 기록한다. 다음으로, 이 수치의 역수(1/x, x는 평균 두드림 수)를 취한다. 그리고, 이 수치에 1,000을 곱해서, 밀리초 단위의 평균 이동시간을 얻는다. 이 평균 이동시간을 표에 기록한다.

과제

1. 과제의 난이도가 이동시간에 어떠한 영향을 주었는가?
2. 여러분이 쉬운 과제에 대해서 사용한 것과 같은 속도를 어려운 과제에서도 유지하려 한다면, 이것이 여러분의 정확성에 어떻게 영향을 줄 것인가?
3. 정확성과 거리에 대해서 비교적 요구가 낮은 기능적 과제와 정확성에 대해서 비교적 요구가 높은 기능적 과제를 설명한다.
4. 이들 과제 난이도의 차이가 여러분 파트너의 수행에 어떠한 영향을 주는가?

은 신경계가 관절각도의 측면에서 표현되는 신체의 내재적인 일련의 좌표 주변의 움직임을 계획한다는 것을 의미한다. 마지막으로, 신경계는 공간에서의 외적 좌표를 사용하여, 최종 종료 점 좌표의 측면에서 팔의 움직임을 계획할 수 있다(Hollerbach, 1990).

계획의 수준도 또한, 예를 들어, 계획의 운동학적 수준 및 운동역학적 수준에 의해 계층의 측면에서 고려될 수 있다. 계획의 운동학적 수준은 관절각도의 변수와 종료 점의 변수와 같은 기하학에 기초하여 조직화될 것이다. 계획의 운동역학적 수준은 근육 활성화와 관절 토크의 변수와 같은 힘에 기초하여 조직화될 것이다.

한편, 한 잔의 물을 집어 올리는 것 같은 어떤 일을 하기 위해, 종료 점 좌표계획을 약간 변경하여 사용할 필요가 있다는 것은 직감적으로 명백한 것 같다. 공간에 있는 물체의 실제 위치와 관계없이, 고유좌표만을 사용하여 이동을 계획한다면, 필요로 하는 종료 위치에 관한 이동의 정확성은 감소할 것 같다. 그러나, 신경계가 종료 점 좌표에 따라서 계획할 때, "역운동학(inverse kinematics) 변환"이라 불리는 복잡한 수학적 변환을 할 필요가 있고, 이것은 종료 점 좌표를 관절각도 좌표로 변환할 것이다. 그후에는 적절한 근육 활성화 패턴을 만들어내는 것에 의해서, 이 궤적을 만들어내야 한다(Hollerbach, 1990).

움직임은 관절각도 좌표에 의해서도 계획되는데, 이것은 역운동학 변환을 필요로 하지 않는 이점을 갖고 있다고 제안하고 있다. 이러한 것은 신경계에 의한 움직임의 조직화가 단순화된다는 것을 의미한다. 그러나, 신경계는 여전히 관절각도 좌표를 관절 토크와 움직임을 만들기 위해 필요로 하는 근육 활성화 패턴으로 변환시키는 역동역학

(inverse dynamics) 변환을 시행해야 한다.

궤적이 근육 활성화 패턴에 의해서 계획되었다면, 이 계획은 역운동학 및 역동역학 문세를 단순화하는 이점을 갖고 있을 것이다. 그러나, 우리가 언급한 것처럼, 근육 활성화 패턴은 최종 관절 위치와 간접적으로만 관련되어 있다. 따라서, 이러한 방식으로 움직임의 프로그램을 짜는 것은 큰 부정확성을 야기할 수 있다(Hollerbach, 1990).

신경계가 어떻게 움직임을 계획하는가라는 질문에, 사람들은 어떻게 답을 하면 되는가? Hollerbach(1990)는 팔 움직임 계획에 대한 연구의 훌륭한 검토에서, Bernstein(1967)이 팔 뻗기 움직임 조절을 탐구하는 실험에서, 실제로 현대의 생리학자에게 지침이 되는 다음과 같은 진술을 하였다고 언급하고 있다:

> 궤적의 공간적 형상이 근육도식(muscle scheme) 또는 관절도식과 관계없이 불변이라면, 운동계획은 궤적의 위상기하학과 밀접한 관계에 있고, 관절 및 근육으로부터 상당히 멀어져 있음에 들림없다.

따라서, 실험자는 팔 뻗기와 관련된 다양한 변수에서의 불변 특성을 찾기 시작하였다. 불변성이 서로 다른 조건에 걸쳐서 발견된다면, 이것은 신경계가 이 변수를 움직임을 계획하기 위해 사용하는 증거라 생각할 수 있다.

팔의 움직임에서 팔목의 경로가, 이동속도 또는 부하(손에 걸리는 무게)에 의해서 영향을 받지 않는다는 것을 보여주었다. 게다가, 움직임의 속도 프로필도 또한 움직임 속도 또는 부하의 영향을 받지 않는다. 이들 연구결과는 신경계가 계획을 위해 운동학적 변수를 사용한다는 개념을 뒷받침하고 있다(Atkeson & Hollerbach, 1985).

운동계획을 위해 사용할 수 있는 운동학적 변수에는 관절각도 좌표와 종료 점 좌표의 두 가지 유형이 있다는 것을 상기하기 바란다.

신경계가 관절각도 좌표에서의 움직임을 조절한다면, 그림 17.14A에 나타낸 것처럼, 움직임은 관절 축과 관련된 것이기 때문에, 손은 곡선을 그리면서 움직여야 한다. 그러나, 개인외적 공간 또는 종료 점 좌표에 관해서 움직임을 계획한다면, 손은 일직선으로 움직일 것이 예상된다(그림 17.14B) (Hollerbach, 1990; Rosenbaum, 1991).

이 질문에 답하기 위해, 연구자들(Morasso, 1981)은 실험대상자에게 2차원 공간(표면 위)에 있는 서로 다른 목표물(그림 17.15A, T1~T6을 참조)을 손가락으로 가리키도록 요청하고, 그들의 손의 궤적(그림 17.15B)을 기록하였다. 그들은 실험대상자가 손이 움직인 거리와 관련하여 동일한 형태와 크기를 가진 손의 속도 특성으로 하여, 직선으로 손을 움직이는 경향이 있다는 것을 발견하였다. 그러나, 팔꿉관절과 어깨관절은 복잡한 각도변화를 겪었다(그림 17.15C 참조). 그들이 곡선을 그리도록 요청받았을 때조차도, 실험대상자는 일련의 직선 하위단위(sub-units)를 그리는 경향이 있었다. 이들 결과(똑바른 손의 경로 및 속도 특성)는 중추신경계가 손 및 움직임 종료 점 좌표에 따라서 움직임 프로그램을 짠다는 개념을 뒷받침하고 있다(Ghez & Krakauer, 2000).

다른 연구자는 팔의 움직임 조절을 추가로 탐구하여, 신경계가 관절을 직접 조절할 수 있음에도, 직선운동을 발생시킨다는 것을 보여주었다. 이것은 관절 움직임의 시작 시간을 달리 하여, 모든 관절이 동시에 멈추게 함으로써 시행되었다. 이 조절방법은 움직임이 거의 직선 경로로 일어나게 한다. 이것은 중추신경계가 움직임의 프로그램을 짜기 위해 관절각도 좌표를 사용할 때조차도, 직선 궤적이 일어날 수 있다는 것을 시사하고 있다. 따라서, 중추신경계

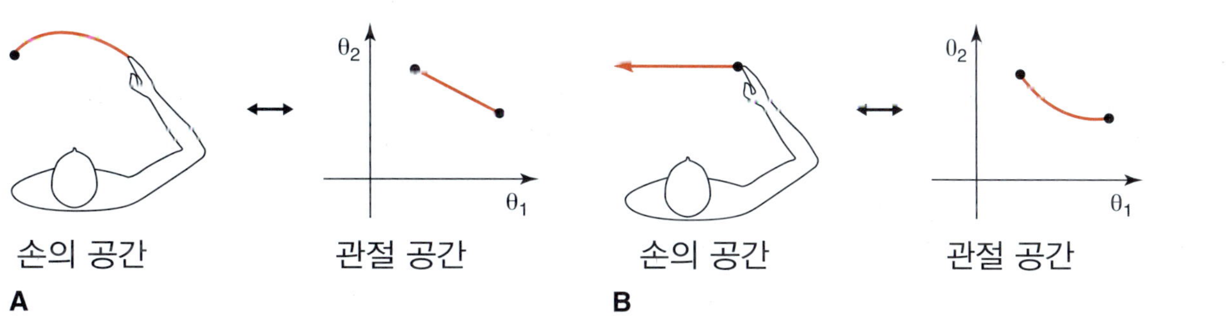

그림 17.14 팔의 움직임을 계획하기 위해 사용할 수 있는 다양한 변수. **(A)** 움직임이 관절각도 좌표에서 조절된다면, 손의 궤적은 만곡하여 있다. **(B)** 움직임이 종료 점 좌표에서 조절된다면, 관절공간은 만곡하여 있다(복잡한 팔꿉관절과 어깨관절의 움직임을 필요로 한다). (Hollerbach JM. Planning of arm movements. In: Osherson DN, Kosslyn SM, Hollerbach JM, eds. Visual cognition and action: an invitation to cognitive science, vol. 2. Cambridge, MA: MIT Press, 1990:187.에서 변경).

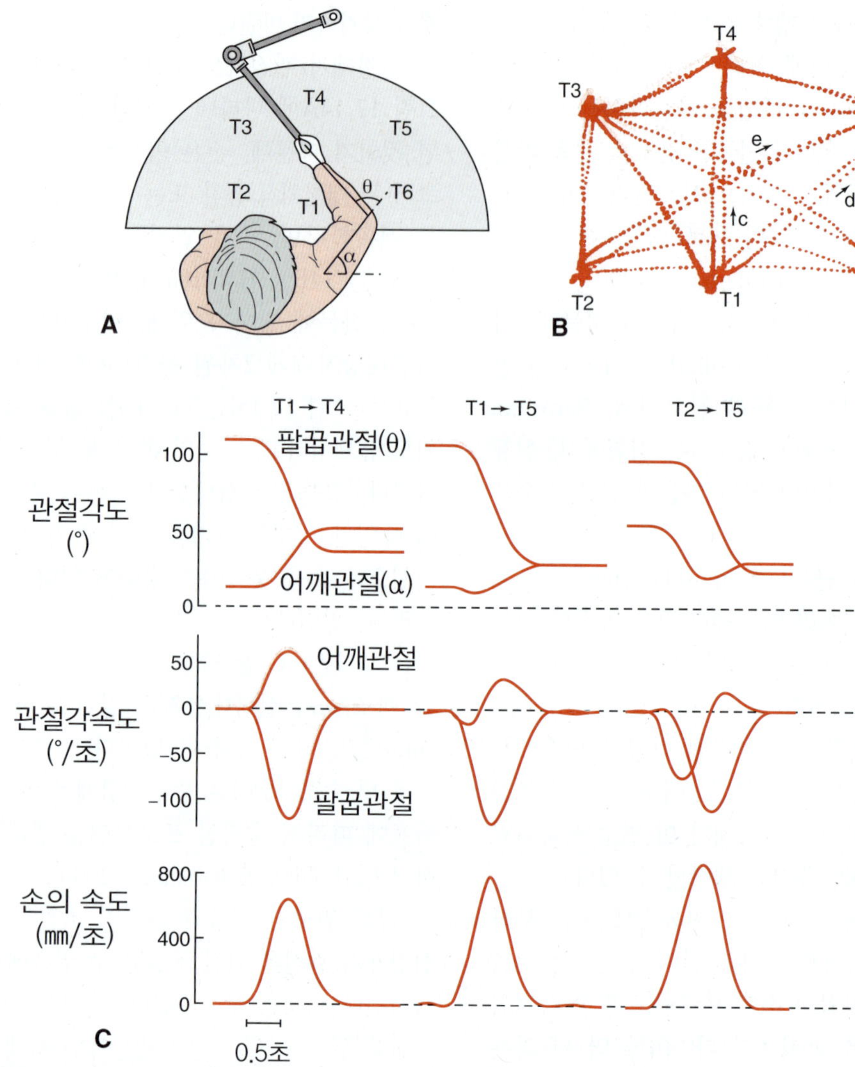

그림 17.15 **(A)** 실험대상자가 널판 앞에 앉아서, 6개의 위치 중의 하나로 움직일 수 있는 손잡이를 움켜잡고 있다. 2관절 손잡이 시스템은 손의 위치를 기록한다. **(B)** 서로 다른 목적물로 움직일 때, 한 참여자의 손의 위치 경로. **(C)** 3개의 서로 다른 목표물 사이를 움직일 때, 손의 속도와 더불어 팔꿉관절 및 어깨관절 각도와 관절 각속도이다. 팔꿉관절과 어깨관절 각도는 3개의 경로에서 서로 다르다. 손의 경로는 대략 직선이고, 손의 속도곡선은 목표물 사이의 거리에 비례해서 유사한 형태를 갖고 있으며, 이것은 움직임 계획이 손을 참고로 하여 만들어진다는 것을 시사하고 있다. (Ghez C, Krakauer J. The organization of movement. In: Kandel E, Schwartz J, Jessel T, eds. Principles of neuroscience, 4th ed. New York, NY: McGraw-Hill, 2000:658에서 허가를 받아 재게재).

가 오로지 하나의 방법으로 프로그램을 짜는지, 또는 다른 방법으로도 짜는지 어떤지는 분명하지 않다(Hollerbach, 1990).

러시아의 연구자들은 팔꿉관절 및 팔목관절이 하나의 공동작용 단위로서 조절된다는 것을 보여주었다. 실험대상자에게 팔꿉관절과 팔목관절을 동일하게 움직이도록(두 관절을 함께 굽히도록) 요구하였을 때, 실험대상자는 관절동작이 하나의 단위로서 시작하고 멈추게 하여, 이 과제를 용이하게 수행할 수 있었다. 두 관절을 동일하지 않게 움직이도록(한 관절은 굽히고 다른 관절은 펴도록) 요청하였을 때, 그들은 과제를 상당한 어려움을 갖고 수행하였고, 관절이 아주 원활하지 못하게 움직였다. 이것은 관절에 기초한 계획의 추가적인 증거이다(Kots & Syrovegin, 1966).

팔 뻗기 조절에 관한 여러 가지 추가적인 이론에 대해서는 다음의 절에서 설명한다. 이들 이론의 첫 번째 집단은 신경계가 움직임을 만들어낼 때 거리의 프로그램을 짠다고 추정하고 한편, 두 번째 이론의 집단은 최종 위치가 프로그램화되는 파라미터라는 것을 시사하고 있다.

거리와 위치 프로그래밍 이론
Distance versus Location Programming Theories

거리와 위치의 프로그래밍을 한다는 것이 우리에게 무엇을 의미하는가? 거리 프로그래밍 이론에 따르면, 목표물을 향해서 팔을 움직일 때, 사람들은 이동해야 할 거리를 시각적으로 인식한다. 그 다음에, 사람들은 특정 작용근군을 활성화하여, 팔을 목표물까지 적절한 거리만큼 추진한다. 어떤 특정 시점에서 작용근의 활성화를 멈추고, 관절에서 대항근을 활성화하여, 움직임을 멈추는 제동력을 제공한다(Keele, 1986).

위치 프로그래밍 이론에 따르면, 신경계는 2개의 서로 대립되는 근육군(작용근과 대항근)의 긴장(또는 강직)의 상대적 균형의 프로그래밍을 한다. 이 이론에 따르면, 이 장에서 나중에 설명하는 것처럼, 공간에서의 모든 위치는 서로 대립하는 근육사이의 일군의 강직관계에 상응한다. 먼저, 거리 프로그램화 이론을 살펴보자.

거리 이론 Distance Theories

복합 수정 이론. 시력이 없을 때, 팔 움직임의 정확도가 저하한다는 것을 반복해서 보여주고 있다. 예를 들어, 실험대상자가 목표물까지 서로 다른 시간에 팔을 움직이도록 요청받았을 때, 190밀리초 또는 그 이하의 움직임에서는 시력 상실에 의해 영향을 받지 않았지만, 260밀리초 또는 그 이상의 움직임에서는 시각 되먹임 상실에 의해 영향을 받았다(Keele & Posner, 1968). 따라서, 움직임 궤적은 시각 되먹임에 기초하여 수정되고, 움직임 궤적을 업데이트할 수 있는 시각을 위해서는 약 200~250 msec가 소요되는 것 같다. 시각 되먹임을 사용하기 위해 팔이 목표물에 충분이 근접하기 전에, 어느 정도의 움직임 시간이 존재해야 한다는 것을 고려하면, 시각처리 시간이 약간 짧다는 것을 알게 된다. 움직임의 정확도를 향상시키기 위해서는 실험대상자가 시각을 사용하는 움직임 동안에 적어도 135 msec 동안 자기 손을 볼 필요가 있다는 것을 보여주고 있다(Carlton, 1981).

1960년대에, 연구자들(Crossman & Goodeve, 1983; Keele, 1968)은 조준하는 동작은 일련의 하위 동작으로 구성되고, 각각이 시각 오차에 대응하여 시각 오차를 감소시킨다고 제안하였다. 따라서, 어떤 시각 수정이 일어나기 전의 초기 움직임은 목표물까지의 대부분의 거리를 이동하고, 최종적인 정밀도와는 관계가 없다. 이 모델은 원래 Fitts의 Peterson이 계산한 것과 거의 동일한 Fitts의 법칙에 있는 상수 b를 예측한다(Keele, 1981).

그러나, 이 모델에는 몇 가지 문제가 있다. 일반적으로, 목표물을 조준하는 이동은 가령 수정이 있다 해도 한 번뿐이며, 수정이 가해졌을 때는 목표물까지의 거리에 대한 지속시간 또는 비율은 일정하지 않다(Rosenbaum, 1991).

이 이론은 신경학적 결손이 있는 환자에서 보통 볼 수 있는 부정확한 팔 뻗기 움직임과 관련된 문제를 설명하기 위해 어떻게 사용될 것인가? 복합 수정 이론(multiple-corrections theory)에서는 정확성을 높이기 위한 움직임을 하는 동안에 수정을 할 때, 시각 되먹임의 중요성을 강조한다. 따라서, 부정확한 움직임은 시각 되먹임 상실의 결과일 수도 있다. 복합수정 이론을 사용해서 환자를 재훈련할 때, 임상의는 환자로 하여금 높은 정확도를 필요로 하는 느린 움직임을 연습하게 하고, 환자가 목표물 위치로 손을 움직이는 것과 관련된 시각 단서에 주의를 돌리도록 할 수 있다.

Schmidt의 임펄스 변동성 모델. Fitts의 방정식에서 볼 수 있는 팔 움직임의 특성을 설명하는 또 다른 방법은 힘의 임펄스(force impulse) 생성을 수반하는 움직임의 초기 단계가, 계속 진행 중인 조절을 다루는 움직임의 후기 단계보다 더 중요하다는 가설을 세우는 것이다. 이것은 움직임이 너무 빨라 정확성을 돕기 위한 시각 되먹임을 사용할 수 없는 경우에 특히 해당될 것이다.

Schmidt는 실험대상자가 일정한 거리 전체에 걸쳐서 빠른 움직임을 하게 하는 연구를 수행하였다. 고속의 움직임이 움직임을 만들어내기 위해서는 큰 힘을 필요로 하기 때문에, 이들 움직임은 대량의 힘을 필요로 하였다. 그는 실험대상자의 오차 크기가, 사용된 힘의 크기에 비례하여 증가한다는 것을 보여주었다. 따라서, 연구자가 실험대상자에게 빠르면서도 정확한 움직임을 하도록 요청하였을 때, 필요로 하는 큰 힘은 힘의 변동성 증가를 야기하였다. 이 변동성 증가는 움직임 정확도의 저하를 초래하였다(Schmidt et al., 1989). 이들 움직임 특성은 다음의 방정식으로 설명되었다.

$$W_e = a + bD/MT$$

여기서, We는 표준편차 단위로 표현되는 이동 종료 점의 변화, D는 움직인 거리, 그리고 MT는 이동시간이다. 이 방정식은 Fitts의 법칙과 유사하다. 이것은 더 빠른 움직임에는 더 많은 힘을 필요로 한다는 사실을 단순히 고려한다면, 움직임 정확성에 대한 시각 되먹임의 필요성을 감안하지 않고, Fitts의 법칙을 설명할 수 있다는 것을 나타내고 있다(Keele, 1981).

우리가 위에서 보아온 것처럼, 많은 움직임, 특히 250밀리초 이상 지속되는 움직임에서는 정확성을 위해 시각 되먹임을 사용하기 때문에, 이 이론 단독으로는 목표로 하는 움직임을 설명할 수 없다.

그럼에도 불구하고, 이 이론은 팔 조절의 재훈련에 관여하는 임상의에게 적절하다. 이것은 치료 세션 동안에 다양한 진폭의 빠른 움직임을 연습하는 것의 중요성을 시사하고 있다. 이와 같이 하여, 환자는 신속하고 정확한 움직임을 위해 힘을 적절하게 프로그램 작성을 하는 것을 학습한다.

하이브리드 모델: 최적화된 초기 임펄스 모델. 이전의 두 가지 모델은 움직임 조절의 두 극단을 처리하고 있다; (a) 진행 중인 느린 움직임의 일부에서 정확성을 개선하기 위한 시각 되먹임의 사용과 (b) 시각 되먹임을 쉽사리 사용할 수 없고, 따라서 초기 임펄스의 진폭에 의해서만 조절되는 매우 빠른 움직임을 처리한다. 가능한 목표로 하는 움직임의 전체 범위를 설명하는 모델을 만들어내려는 시도로 이들 두 모델의 구성요소를 조합하는 하이브리드 모델(hybrid model)이 제안되었다(Meyer et al., 1988). 이 하이브리드 모델은 "최적화된 초기 임펄스 모델"이라 불린다.

이 모델의 연구에 관여하고 있는 연구자들은 실험대상자가 목표물을 향해서 처음으로 움직이고, 가령 성공한다면, 유일한 움직이라고 가정하였다. 그러나, 이것이 부정확하다면(예를 들어, 이것이 목표물에 미달하거나 또는 목표물을 지나쳐버린다면), 진행 중인 움직임 조절을 하는 동안에 시각 되먹임을 수반하는 또 다른 움직임을 필요로 할 것이다. 분명히, 실험대상자는 큰 초기의 힘을 필요로 하는 빠른 움직임과, 진행 중인 움직임에 수정을 가하는 것이 가능할 만큼 충분한 느린 움직임 사이의 균형을 찾아내어, 정확성을 보장할 필요가 있다.

이들 문제를 고려한 방정식이 Fitts의 법칙과 유사하다는 것을 알게 되었다.

$$T = a + b(n(D/W)^{1/n})$$

여기서, T는 움직임 시간, D는 거리, 그리고 W는 목표물의 폭이며, n은 목표물에 팔을 뻗기 위해 사용된 하위 움직임(submovements)의 수이다(Rosenbaum, 1991).

기능적 활동은 다양한 정도의 정확성을 가진 빠른 움직임과 느린 움직임 양쪽의 다양한 움직임을 필요로 하기 때문에, 속도와 정확성의 양쪽이 달라지는 연속적인 움직임을 환자가 수행하는 능력을 재훈련하는 것은 중요하다.

위치결정 프로그래밍 이론

Location Programming Theories

위에서 언급한 것처럼, 신경계는 거리 프로그래밍과 움직임의 종료 점 위치 프로그래밍의 두 가지 방법 중 하나로 팔 움직임의 프로그래밍을 할 수 있다(Feldman, 1974; Keele, 1981). 용수철 탄력으로 여닫는 카페 도어의 예는 위치결정 프로그래밍 모델을 설명하기 위해 때때로 사용되어 왔다(Keele, 1986).

그림 17.16A는 도어가 닫혀 있는 위치에 있는 것을 보여주고 있다. 카페 도어의 움직임은 한쪽 용수철 길이가 줄어들고, 또 다른 용수철 길이가 늘어날 때 일어나는 것으로 설명된다. 도어가 열릴 때, 두 용수철 사이의 불균형이 도어가 닫힌 위치로 되돌아가게 하는 원인이 되고, 용수철은 그 정지상태의 길이가 된다. 도어가 열린 상태로 유지하려면, 강직성(stiffness)이 서로 다른 용수철로 바꾸는 것만으로 가능하고, 이것은 새로운 정지 위치를 갖게 된다(그림 17.16B).

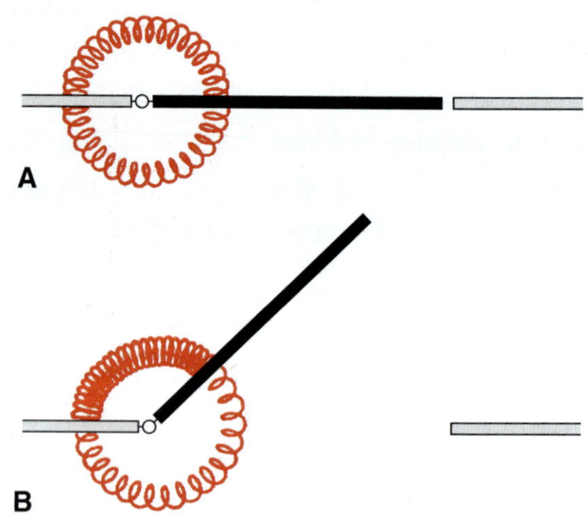

그림 17.16 카페의 도어 모델. 운동조절의 질량 - 용수철 모델의 설명을 단순화한 것. **(A)** 카페의 도어가 정지 상태에 있을 때, 두 근육이 중간 길이에 있는 중간 지점에서의 관절과 유사하다. **(B)** 카페 도어의 한쪽 용수철이 짧아지고, 다른 쪽 용수철이 길어질 때, 도어는 열린다. 이것은 한쪽 근육이 수축하고, 다른 쪽 근육은 이완하여 관절이 굽는 것을 가능케 하는 것과 유사하다.

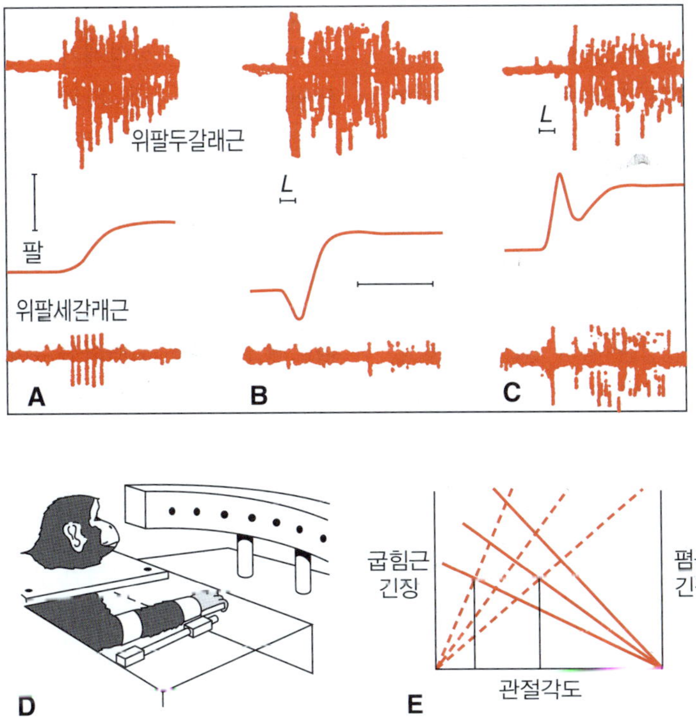

그림 17.17 조절에 대한 질량 – 용수철 모델을 검사하기 위한 실험장치. 구심로가 차단된 원숭이는 목표물을 가리키고 있으나, 자기 손을 볼 수 없다(패널 **D**를 참조할 것).

(A) 원숭이는 대조집단 시험에서, 팔을 팔꿈치에서 굽혀 목표물로 이동한다. 위팔두갈래근, 위팔세갈래근 및 팔 위치 기록(trace)을 보여주고 있다. 위팔두갈래근은 대부분 활동적이며, 위팔세갈래근은 거의 활동이 없다는 것에 주목하기 바란다.

(B) 목표물에 불이 비춰진 후에, 그러나 손이 움직이기 시작하기 전에, 토크 운동에 의해서 손은 목표물에서부터 멀리 떨어진 새로운 위치로 이동된다. 위팔두갈래근은 활동적이고, 위팔세갈래근은 움직이지 않는다는 것에 주목하기 바란다.

(C) 목표물에 불이 비춰진 후에, 손이 움직이기 시작하기 전에, 목표물을 지나서 토크 운동에 의해서 손은 새로운 위치로 이동된다. 원숭이는 팔을 약간 펴야 하기 때문에, 이제는 위팔세갈래근도 또한 상당한 활동을 보여주고 있다는 것에 주목하기 바란다. 이동 궤적(trace)에 나타낸 것처럼, 원숭이는 눈에 보이지 않는 구심로가 차단된 손이 교란되었을 때에도 성공적으로 목표물을 가리킬 수 있었다. **A**, **B**, **C**에 대해서: 시간 보정, 1초; 수직 막대, 15°. L은 부하를 가하는 타이밍과 지속시간을 가리킨다. 목표물 불빛은 실제로 가리키고 있는 동안에 켜진다. 최초의 아래팔 위치는 시도할 때마다 달랐다.

(E) 그래프는 서로 다른 관절각도로 팔을 움직이는 서로 다른 굽힘근(점선)과 폄근(실선)의 장력수준을 보여주고 있다. x축 상의 2개 곡선의 교차점은 2개의 조합된 장력(왼쪽 수직선 = 더 큰 굽힘각도, 다음 선에서 오른쪽 = 큰 폄)에 의해서 만들어진 결과로서 생긴 관절 각도를 나타낸다. (Brooks VB. The neural basis of motor control. New York, NY. Oxford University Press, 1986:138에서 허가를 받아 재게재).

관절에서의 작용근과 대항근의 짝은 카페 도어의 용수철과 같은 것이라 시사하고 있다. 우리는 상대적인 활성화 수준을 높이거나 낮추는 것을 통해서, 단순히 2개 근육의 상대적 강직성을 변화시킴으로써, 관절의 위치를 바꿀 수 있다. 이것은 신경계가 팔 뻗기 움직임을 프로그래밍하기 위한 특이한 방법인 것처럼 들릴지도 모르지만, 실험에서는 많은 상황에서 이것이 일어난다는 것을 보여주고 있다.

예를 들어, 원숭이에 대해 수행한 실험(Polit & Bizzi, 1979)에서는 많은 움직임은 거리 프로그래밍보다는 위치 결정 프로그래밍을 통해서 조절될지도 모른다고 시사하고 있다. 이들 실험에서는 그림 17.17D에서 보여주는 것처럼, 원숭이는 이들 목표물 위에 있는 불빛이 켜질 때는 언제나, 서로 다른 목표물로 팔꿈치를 움직이는 훈련을 받았다. 원숭이에게 팔의 시야(sight)를 차단하는 큰 칼라(collar)를 착용시켜, 시각 되먹임을 배제시켰다. 이에 더해서, 특정 실험에서는 척수의 등쪽뿌리(dorsal roots)가 절단되어, 팔로부터의 운동 되먹임(kinesthetic feedback)을 배제하였다. 원숭이의 팔의 움직임의 정확성은 시각 되먹임과 운동 되먹임이 있는 경우와 없는 경우에서 측정되었다. 연구자들은 원숭이의 팔 뻗기는 시각 되먹임과 운동 되먹임의 상실에도 불구하고, 정상이라는 것을 발견하였다(그림 17.17A).

그 다음에, 조사자들은 목표물에 불빛이 켜진 직후에, 그러나 원숭이가 움직이기 시작하기 전에, 팔을 원래의 위치에서부터 이동시켜서 구심로가 차단된 원숭이의 팔에 외부교란을 주었다. 원숭이는 팔에 외부교란을 주었을 때, 팔 위치를 느끼거나 볼 수 없었다는 것을 상기하기 바란다. 그럼에도 불구하고, 원숭이는 합당한 정확성으로 목표물에 팔을 뻗었다(그림 17.17B 및 C). 원숭이가 팔을 뻗기 위해 거리 프로그램을 사용하였다면, 팔을 새로운 위치로 이동하기 위해 팔꿈치 근육에 일정한 힘의 펄스를 가하였을 것이기 때문에, 이것은 불가능하였을 것이다. 팔은 이미 교란되어 있었기 때문에, 잘못된 곳으로 이동하게 되었음에 틀림없다.

이들 결과를 설명할 수 있는 유일한 방법은 종료 점 위치 프로그래밍을 사용하는 것을 통해서이다. 이 경우에, 신경계가 프로그램을 작성하는 것은 팔의 작용근과 대항근에 대한 강직성(또는 배경활동 수준)의 설정이다. 예를 들어, 팔이 원래 굽힘 위치에 있었다면, 팔꿈치 굽힘근에서 높은 배경활동 수준에 있었고 폄근에서 낮은 배경활동(background activity) 수준에 있었을 것이다. 팔을 새로운 위치(증가된 폄 각도)로 정확히 움직이기 위해서는 배경활동(강직성) 수준은 팔꿈치 굽힘근의 용수철 상수(constant)가 낮은 수준에 있고 폄근의 용수철 상수가 높은 수준에 있도록 단순히 변화할 것이다. 이것을 그림 17.17E에서 도표로 보여주고 있다. 일단, 이 새로운 용수철 설정이 이루어지면, 카페 도어와 마찬가지로, 팔이 그 새로운 용수철 설정으로 흔들릴 것이기 때문에, 팔이 어디서 교란되는지는 문제가 되지 않는다. 따라서, 원숭이는 정확한 종료 점으로 가기 위해 그 출발점을 알 필요는 없었다.

이들 실험에서, 어깨 위치가 바뀌었을 때, 원숭이는 정확한 움직임을 계속할 수 없었다는 것은 흥미롭다. 팔에서부터의 시각 또는 몸감각 되먹임이 없이는 원숭이는 어깨 위치 변화에 관한 중추기준을 업데이트할 수 없었던 것 같다. 이들 변화는 팔꿈치 위치 프로그래밍을 혼란시켰다(Polit & Bizzi, 1979).

인간을 대상으로 한 Kelso와 Holt(1980)에 의한 연구도 마찬가지의 결과를 가져왔다. 이 연구에서, 실험대상자에게 눈가리개로 눈을 가리게 하고, 손가락을 압박 커프(pressure cuff)를 사용해서 마비시켰다. 검사를 시작하기 전에, 대상자들은 손가락을 공간의 특정 위치에로 움직이는 훈련을 받았다. 그 다음에, 그들에게는 손가락을 움직이는 과정에서 간단한 손가락 교란이 주어졌다. 손가락 감각이 완전히 상실되었을 때, 교란을 받은 움직임과 교란을 받지 않은 움직임 사이의 종말 오차에는 거의 차이가 없었다.

이들 결과는 신경계가 작용근과 대항근 활성화 수준을 변화시키는 것 같은 기본 신체위치와 관련하여, 공간에서의 신체분절 위치를 부호화할 수 있다는 것을 시사하고 있다. 이것은 무엇을 의미하는 것일까? 이것은 정확히 같은 움직임을 반복하지 않고 수백 번이나 기술(skill)(컵에 팔 뻗기 또는 공 던지기)을 수행할 수 있는 이유를 설명할 수 있다는 것을 시사하고 있다. 고전적 프로그래밍 이론에 따르면, 각 운동의 변화를 위해 새로운 프로그램을 작성해야 하지만, 질량 – 용수철 모델에 따르면, 적절한 근육활동 비율에 대한 프로그램을 작성해야 하고, 팔은 그 최종 위치로 적절하게 이동한다(Keele, 1986).

이들의 결과는 거리 프로그래밍이 잘못되었다는 것을 시사하고 있는가? 아니다. 아마도 두 전략은 과제와 상황에 따라서 팔의 움직임에 사용된다. 예를 들어, 인간이 빠른 팔꿈치 굽힘 운동을 하면(Hallett et al., 1975), 근육수축의 3상성 돌발적 수축을 나타낸다: 즉, 먼저 위팔두갈래근이 활성화되고, 위팔세갈래근(움직임에 제동을 건다)의 활성화가 이어지며, 그 다음에 위팔두갈래근이 다시 활성화된다. 이것과 동일한 패턴은 근육운동감각의 상실이 있는 환자에서 볼 수 있었다. 그러나, 실험대상자가 더 천천히 그리고 원활하게 움직이도록 요청받았을 때, 위팔두갈래근은 계속해서 활동을 보여주었고, 위팔세갈래근은 활동을 보여주지 않았다. 이것은 몇몇 연구자로 하여금 실험대상자가 느린 움직임을 위해서 질량 – 용수철 또는 위치 프로그래밍을 사용하고 빠른 움직임을 위해서 거리 프로그래밍과 위치 프로그래밍의 조합을 사용한다는 주장을 하게 하였다. 질량 – 용수철 모델에도 한계가 있다. 이 모델은 단일관절, 단일 평면의 움직임만을 가지고 있다. 대부분의 움직임은 많은 관절을 수반하고, 3차원 공간에서 수행되어, 중력을 고려해야 한다(Keele, 1981).

Ghez(1979)는 또한, 팔의 움직임 조절을 위한 펄스–스텝(pulse–step) 모델을 제안하였으며, 이 모델에서는 힘의 초기 펄스 후에는 힘 수준에서의 스텝 변화가 이어진다. 그는 초기 펄스 구성요소가, 근육과 팔다리의 역학적 특성에 의해서 부과되는 제약을 극복할 필요가 있다고 언급하고 있다. 이것은 다시, 움직임 조절의 조합된 거리/위치 유형이라 간주될 수 있다.

요약하면, 조사연구에서는 0.25초보다 짧은 단일관절 움직임은 너무 짧아 시각 되먹임을 이용할 수 없지만, 한편 0.25초보다 긴 단일관절 움직임은 homing–in 단계에서 시각 되먹임을 수반하는 것을 나타내는 것 같다. 느린 움직임은 위치 프로그래밍을 수반할지도 모르지만, 빠른 움직임은 거리 프로그래밍과 위치 프로그램의 조합을 수반할지도 모른다.

이 모델은 작용근과 대항근 사이의 강직(stiffness) 수준을 조정하는 능력이, 정확한 팔 움직임을 재훈련하는 중요한 부분이라는 것을 시사하고 있다.

팔 뻗기와 2차 인지과제 수행 사이의 간섭
INTERFERENCE BETWEEN REACHING AND THE PERFORMANCE OF SECONDARY COGNITIVE TASKS

이전의 장에서는 주의자원(attentional resources)이 양쪽의 과제를 효율적으로 실행하기에는 충분하지 않은 경우, 이들 과제가 인지과제와 동시에 수행될 때, 자세과제와 보행과제 양쪽의 수행에서 일어나는 간섭에 대해서 논의하였다. 이 현상은 팔 뻗기 과제에 대해서도 기록되어 있다(Ghillery et al., 2013). 이것은 팔 뻗기 과제 및 물체의 조작이 다른 인지과제와 동시에 수행되기 때문에, 관련성이 있다.

하나의 연구에서는 이중과제 패러다임을 사용하여, 정밀 쥐기 과제가 인지자원을 필요로 하는 정도를 조사하였다. 2차 과제는 셈(counting)을 동반한 복잡한 시각적 검색과제였다. 그 결과는 사람이 물체를 움켜잡기 시작하였을 때 전부하 단계(preload phase) 동안에, 그리고 사람이 물체를 쥐고 있을 때의 악력(grip force)의 미세조정에서 일어난 초기 힘의 크기 조정을 방해하였다는 것을 보여주었으며, 이것은 과제의 이러한 부분이 주의자원을 필요로 한다는 것을 시사하고 있다.

저자들은 이러한 유형의 이중과제 패러다임은 재훈련에 의한 자동성(automaticity) 증가가 이중과제 수행을 개선해야 하기 때문에, 신경학적 재활을 받고 있는 환자에서 과제 수행의 변화를 조사하는 데 유용할지도 모른다(Ghillery et al., 2013).

두 번째 연구에서는 팔 뻗기 과제와 경합하는 자극 사이에서 주의가 분할되었을 때, 목표 지향적 팔 뻗기 동작의 수행능력을 조사하였다(Long & Wyatt, 2014). 이 두 가지 과제에는 주변에 있는 목표물을 손가락으로 가리키는 과제와, 중심시력(central vision)에서의 시각에 의한 문자 찾기 과제(참여자는 시험하는 동안에 스크린 위에 잠간 비춘 특정 문자를 본 횟수를 셀 필요가 있다)가 포함되었다. 저자들은 이중과제 조건하에서, 중심시력에 의한 찾기 과제(오류의 비율이 증가)와 주변의 손가락으로 가리키기 과제 양쪽에 대한 수행이 손상되었다는 것을 발견하였다. 이중과제 조건하에서는 손가락으로 가리키기 과제의 움직임 시간이 아니라, 움직임의 시작이 느려졌다. 이것은 이 팔 뻗기 과제에서는 이중과제 비용이 실행이 아니라 움직임 계획과 연관성이 있었다는 것을 시사하고 있다.

이들의 결과는 팔 뻗기 수행이, 자세조절 및 보행조절과 마찬가지로, 주의자원을 필요로 하고, 운동과제와 2차 과제 양쪽 복잡성이 젊은 성인에서 이중과제를 방해하는 정도에 기여한다는 것을 시사하고 있다.

요약 SUMMARY

1. 운동학적 관점에서 보면, 팔 뻗기의 협응은 눈, 머리, 그리고 그 다음에 손의 움직임의 순차적인 활성화에 의해서 특징지어진다. 그러나, 이들 신체분절에서의 근육반응은 순차적이 아니라 동시 발생적으로 활성화되는 경향이 있다. 따라서, 관성의 특성은 최종 움직임 특성에 중요한 역할을 수행한다.
2. 팔 뻗기와 움켜잡기는 서로 다른 신경기전에 의해서 조절되는 것 같은 2개의 별개의 구성요소를 표현하고 있다. 따라서, 운동조절 문제를 가진 환자는 하나의 측면 또는 양쪽 측면에서 어려움을 가질 수 있다. 이것은 재훈련에 영향을 준다
3. 움켜잡는 힘과 같은 움켜잡기(grasp) 구성요소의 어떤 측면은 움켜잡아야 할 물체의 특성을 사람이 인식하는 것에 기초하고 있고, 따라서 미리 프로그램을 작성한다.
4. 시각정보 및 몸감각 정보는 또한 팔 뻗기와 움켜잡기 동안의 오류 수정을 위해 반응적으로 사용된다.
5. Fitts의 법칙은 이동 시간, 거리 및 정확도 사이의 관계를 표현하고 있으며, 정확도의 요구가 증가할 때, 이동 시간도 증가할 것이라 언급하고 있다.
6. 거리 프로그래밍 이론과 위치이론이라는 팔 뻗기의 신경조절에 관한 두 가지 이론이 있다.
7. 거리 프로그래밍 이론에 따르면, 사람이 목표물을 향해서 팔을 이동할 때, 그들은 이동해야 할 거리를 시각적으로 인식하고, 그 다음에 목표물에 대해서 적절한 거리로 팔을 추진하기 위해, 특정 집단의 작용

근을 활성화시킨다. 특정 지점에서 작용근 활동을 멈추고, 관절의 대항근을 활성화하여 움직임을 멈추는 제동력을 제공한다.

8. 위치 프로그래밍 이론에 따르면, 신경계는 2개의 대립되는(작용근 및 대항근) 근육집단 장력(또는 강직)의 상대적 균형을 프로그램화한다. 이 이론에 따르면, 공간에 있는 모든 위치는 대립하는 근육사이의 일군의 강직관계에 대응한다.
9. 과제와 상황에 따라서, 두 전략이 팔 움직임을 위해 사용된다는 것은 아마도 사실인 것 같다.
10. 이중과제 연구에서는 젊은 성인 중에서도, 팔 뻗기와 움켜잡기는 주의력을 필요로 한다는 것을 시사하고 있다. 자세와 보행에서도 그러하였던 것처럼, 주의요구는 1차 팔 뻗기 및 움켜잡기 과제와 2차 인지과제 양쪽을 포함하는 과제의 복잡성에 따라 다르다.

실습활동 과제에 대한 해답
ANSWERS TO LAB ACTIVITY ASSIGNMENTS

실습활동 17.1

1. 팔 뻗기/움켜잡기에 영향을 주는 특성에는 물체의 방향성, 신체로부터의 거리 및 신체와 관련된 위치는 물론, 물체의 크기, 형상 및 표면의 질감(미끄러움을 포함하는)이 포함된다.
2. 손의 방향성은 2개의 유리컵 방향성과 정반대였다(유리컵은 오른쪽을 위로 하고; 엄지손가락을 위로 올리며; 유리컵을 거꾸로 하고; 엄지손가락을 아래로 내리면, 손/유리컵 방향성은 유리컵의 최종 직립 위치와 같아질 것이다).
3. 거의 팔 뻗기의 시작부터.
4. 큰 물체에 대해서는 더 넓었다.

실습활동 17.2

1. 움직임 시간이 길어졌다.
2. 정확도가 저하할 것이다.
3. 정확도/거리에 대한 요구도가 낮은 기능적 과제: 커피 잔을 인근에 있는 선반에 둔다. 요구도가 높은 기능적 과제: 팔의 길이에 있는 작은 나사 머리에 나사 드라이버를 적합시킨다.
4. 거리/정화도의 요구도가 높은 과제에서는 정확도 또는 이동시간의 어느 것인가가 저하할 것이다.

제 18 장

팔 뻗기, 움켜잡기 및 도수조작 : 일생 동안의 변화

Reach, Grasp, and Manipulation : Changes across the Life Span

학습목표

이 장을 학습하면 독자는 다음과 같이 할 수 있다.

1. 평생에 걸쳐, 팔을 뻗어 움켜잡는 기술에 관여하는 신경계 및 근골격계의 발달적인 변화에 대해서 논의한다.
2. 성인기까지 발달의 각 단계에서 일어나는 팔 뻗기 및 도수조작 기술의 변화와 노화과정의 일부분으로서 일어나는 어떤 감퇴를 설명하고, 이들 기술 변화에 기여하는 기저에 있는 하위 시스템 변화를 설명한다.

서론 INTRODUCTION

팔 뻗기, 움켜잡기 및 도수조작 기술의 발달은 복잡하며, 실제로는 많은 행동의 발달을 수반하지만, 각각의 행동은 신경계와 근골격계의 다양한 부분의 성숙 및 경험과 연관성을 갖고, 시간 경과와 더불어 서서히 출현한다. 예를 들어, 영아가 팔을 물체를 향해서 운반하는 능력은 움켜잡는 능력에 선행한다. 움켜잡는 능력은 생후 4~5개월에서 출현하고, 영아가 손을 사용해서 물체를 탐색하는 능력보다 먼저 나타나지만, 이것은 생후 첫 1년 무렵까지는 나타나지 않는다. 따라서, 팔 뻗기, 잡기, 도수조작을 포함하는 성숙된 팔 기능의 발달은 인생의 첫 수년에 걸쳐 점진적으로 일어난다.

이 장에서는 고령자에서 일어나는 팔 뻗기 능력의 변화는 물론, 영아와 어린이에서의 팔 뻗기 능력 발달에 대한 연구를 조사한다. 우리는 먼저, 팔 뻗기 발달에 관한 몇 가지 초기의 가설을 논의하게 되며, 이 가설은 팔 뻗기가 원시반사의 억제 또는 이들 반사를 수의운동으로 통합하는 것의 어느 것인가에 기인하는 것이라 제안하고 있다 (Twitchell, 1970). 우리는 또한, 신생아에서의 팔 뻗기 출현에 대한 유전학과 경험의 상대적인 기여에 대해서도 논의한다. 다음으로, 생태학적 접근법과 시스템 접근법과 같은 최근의 운동조절 이론으로부터 나온 더 최신의 연구를 검토한다.

팔 뻗기 행동발달의 기저에 있는 원칙
PRINCIPLES UNDERLYING THE DEVELOPMENT OF REACHING BEHAVIORS

팔 뻗기 행동발달에서의 반사의 역할
Role of Reflexes in the Development of Reaching Behaviors

초기의 팔 뻗기는 반사적으로 조절되는가? 이것은 여러 해 동안, 발달에 관한 문헌에서 논쟁이 있었던 문제이다. 팔 뻗기 발달에 관한 초기 이론에서는 반사가 팔 뻗기와 같은 복잡한 수의운동을 위한 생리학적 기반을 제공한다고 주장하였다(Twitchell, 1970). 이들 이론에 따르면, 반사에서부터 수의적인 팔 뻗기로의 이행은 신생아의 반사가 서서히 복잡한 협응 행동의 계층으로 통합되고 있는 연속적인 과정이다(McDonnell, 1979).

눈과 손 협응 발달에 대한 검토에서는 초기의 발달 이론가들이 팔 뻗기 발달에 관한 또 다른 가능성을 간과하였을지도 모르고, 눈과 손 협응은 반사기능의 수정으로부터 출현하기보다는 반사기능의 성숙과 동시에 출현할지도 모른다고 언급하고 있다(McDonnell, 1979). 따라서, 움켜잡기 반사와 같은 반사는 눈과 손의 협응 시스템과는 별개로 발생할지도 모르고, 서로 다른 기능의 기저를 이루고 있을지도 모른다.

팔 뻗기 행동: 선천적인 것인가 또는 후천적인 것인가?
Reaching Behavior: Innate or Learned?

연구자에게 흥미를 돋우는 또 다른 의문은 눈과 손 협응의 기저를 이루는 감각계와 운동계 통합의 정도가 유전적으로 미리 결정되어 있는가 및/또는 경험적으로 결정되는가이다.

눈과 손 협응의 통합이 완전히 유전적으로 미리 결정되어 있다고 하면, 이것은 신경계가 이미 만들어진 시각공간의 지도와 일대일(1 대 1) 대응으로 배치된 조작 공간 중의 하나를 갖고 있다는 것을 의미한다. 따라서, 물체를 보는 것만으로 영아는 어디로 팔을 뻗어야 할지를 정확히 알게 된다. 이와는 대조적으로, 눈과 손 협응이 완전히 경험적으로 결정되어 있다고 하면, 시각공간을 운동 공간 위에 "지도를 작성"하는 것을 필요로 하거나, 또는 팔의 공간좌표를 물체좌표로 조정하는 것을 학습하는 것을 필요로 할 것이다.

첫 번째 가설은 일단 시각적으로 유도된 팔 뻗기를 위한 신경계의 감각 및 운동경로가 성숙되면, 영아는 사전 경험이 거의 또는 전혀 없이도, 물체에 정확히 팔을 뻗을 수 있을 것이라는 것을 의미한다. 두 번째 가설은 발달에는 학습기간이 필요하다고 예측하며, 그 기간 동안, 영아는 시행착오를 통해서, 팔 뻗기에 필요한 운동지도 또는 동작을 서로 겹치게 하는 시각적 지도 또는 지각적 규칙을 만든다.

1950년대에, 어린이 발달에 대한 Piaget의 연구는 비록 신경계 성숙이 행동 출현을 위한 요건이지만, 경험이 감각과의 협응에 기여한다고 그로 하여금 믿게 하였다. 그는 물체를 반복해서 동시에 쳐다보고 만지는 것을 통해서만, 시각적 인상(impression) 및 조작적 인상이 연관성을 갖게 된다고 믿었다(Piaget, 1954).

다른 연구자들은 신생아가 생후 첫 수 주일에서 시각 활동과 도수 활동의 양쪽을 보여주었지만, 이들 움직임은 겉보기에 관계가 없다는 것에 주목하고, 이 개념을 더욱 지지하였다(White et al., 1964). 이리하여, 1960년대에는 발달을 연구하는 많은 사람들은 시각 및 손의 조절 시스템이 태어날 때 연관성이 없다는 이 이론을 지지하였다.

1970년대에, 한 과학자 집단(Bower et al., 1970a, 1970b)은 그들이 신생아에서 명백한 눈과 손 협응이 있다는 반대의 개념을 지지하였다고 믿고 있다는 흥미로운 증거를 제시하였다. 그들은 생후 7일에서 14일 사이의 영아가 시야 안에 있는 물체를 분명히 향한 팔의 움직임을 보여주었다고 보고하였다. 그들은 상당한 비율의 팔 뻗기가 물체의 5~10° 이내에 있었고, 팔 뻗기의 30~40%에서 손이 물체 주위를 에워쌌다고 말하였다. 그들은 또한, 영아가 움켜잡을 수 있는 물체(작은 물체)와 움켜잡을 수 없는 물체(먼 거리에 있는 큰 물체)를 구별하는 것도 관찰하였다. 영아는 작은 물체에는 팔 뻗기가 가능하였으나, 멀리 있는 큰 물체에는 팔 뻗기가 불가능하였다.

많은 연구자는 처음에, 이들 실험을 되풀이하는 데에 어려움이 있었고, 따라서, 결과는 의문시되었다(Dodwell et al., 1976). 그러나, 후의 연구에서는 팔 뻗기가 비록 원래 보여준 것처럼 정확하거나 또는 협응이 된 것 같이 생각되지는 않았지만, 눈과 손 협응의 초기 형태가 신생아에서 존재한다는 것을 보여주었다(Vinter, 1990; von Hofsten, 1982).

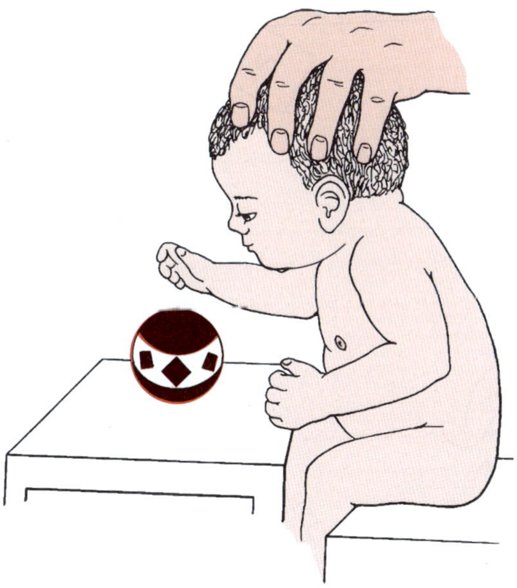

그림 18.1 머리를 안정시킴으로써, 신생아의 팔 뻗기 동작을 자유롭게 한다. (Amiel-Tison C, Grenier A. Evaluation neurologique du nuveau-ne et du nourrisson. Paris, France: Masson, 1980:95에서 수정).

1980년에, Amiel-Tison과 Grenier는 신생아 능력에 관한 놀라운 기사를 작성하였다. 그들은 신생아의 머리가 안정되었을 때에 자세를 지지해주면, 다른 행동의 감탄할 만한 협응이 관찰되었다고 보고하였다. 예를 들어, 그림 18.1에 나타낸 것처럼, 팔의 무질서한 움직임이 조용해지고, 영아는 물체를 향해서 앞으로 팔을 뻗을 수 있는 것처럼 보였다고 보고하였다. 그들의 기사는 영아가 때로는 "팔을 뻗기 전 행동(prereaching behaviors)"이라 불렸던 어떤 신생아의 능력 또는 행동을 갖고 태어난다는 가설을 지지하는 한 연구의 사례이다. 자립한 이동성 기능의 발달과 마찬가지로, 자세조절은 협응된 팔 뻗기의 발달에서의 속도세한 요인이다.

1970년대 후반부터 1980년대에 걸쳐서, von Hofsten (1984, 1993)은 신생아에서의 눈과 손 협응의 발달을 탐구하기 시작하였다. 그림 18.2에 나타낸 것처럼, 그는 영아를 영아용 좌석에 앉히고, 영아 앞에 있는 물체를 움직였다. 그리고 그는 관찰한 팔 뻗기의 횟수와 정확성을 주의깊게 기록하였다. 그는 영아가 물체에 시선을 고정하였을 때에 수행능력은 팔 뻗기 움직임의 횟수가 시선을 고정하지 않았을 때보다 2배 높다는 것을 보여주었다. 팔 뻗기 움직임은 아주 정확하지는 않았다. 그러나, 영아가 목표물에 시선을 고정하고 있는 동안의 팔 뻗기 움직임은 목표물을 향해 평균해서 좌우방향으로 32°, 수직방향으로 25° 범위 내에 들어왔으나, 목표물에 시선을 고정하지 않고 팔을 뻗으면, 좌우방향으로 52°, 수직방향으로 37° 범위 이내 밖에는 들어오지 않았다. 이들 팔 뻗기 움직임은 비록 이전에 상정한 것만큼 정확하지 않았으나, 시선을 고정한 움직임이 시선을 고정하지 않은 움직임보다 훨씬 더 정확하였기 때문에, 이들 움직임은 분명히 목표물을 겨냥하고 있었다. 다른 연구자들은 영아가 장난감에 팔을 뻗어서 접촉할 수 있게 되기까지의 1~2개월에서, 팔의 움직임이 더 빠르고, 더 원활해지고, 보이지 않는 장난감이 아니라, 시각적으로 존재하는 장난감에 접근한다는 것을 보여주는 이들 연구결과를 뒷받침하고 있다(Bhat & Galloway, 2006). 따라서, 이들 모든 결과는 시각이 팔 뻗기 움직임에 분명히 영향을 미친다는 것을 보여주었다.

Von Hofsten은 또한 이 시스템이 손에서부터 눈으로도 작용한다는 것에 주목하였다. 영아는 몇 번이나 우연히 물체를 만지고, 즉각 눈을 그 물체를 향해서 돌렸다. 신생아는 또한 손의 움직임에 대한 고유수용성 조절을 갖고 있다. 신생아는 시각 없이 목표지향적 방법으로 손을 입을 향해서 뻗는다. 실제로, 이들 일반적인 탐색 행동은 외부 요인으로부터 유발되지 않는 것처럼 보이기 때문에, 자발적인 움직임으로서도 알려져 있으며, 8주일이 되는 태아에서도 조기에 발견될 수 있고, 시각 유도에 의한 팔 뻗기가 출현한 후에도 계속해서 발달한다(Einspieler & Prechtl, 2005; von Hofsten, 1984).

자발적인 행동의 하위 집합(subset)에는 "미리 손을 뻗는" 움직임이라고도 불리는 손을 흔들거나 또는 퍼덕거리는 것이 포함된다. Van der Meer 등(1995)은 신생아가 머리를 옆으로 향하게 하여 반듯이 누워 있을 때의 팔을 흔드는 움직임을 기록하였다. 신생아에게는 그들이 마주보고 있는 팔이 보이는 경우와, 모니터를 통해 반대쪽의 팔이 보이는 경우, 또는 어느 쪽의 팔도 보이지 않는 경우의 세 가지 시각이 주어졌다. 연구자들은 영아가 팔을 볼 수 있다면, 팔을 올려서 계속해서 움직이기 위해 팔목에 가한 작은 힘에 대응하지만, 팔을 볼 수 없다면, 이것을 하지 않았다는 것을 발견하였다. 이것은 또한, 영아가 태어난 직후에 팔 움직임에 대한 시각적 조절을 갖고 있다는 것을 시사하고 있다(Gordon, 2001).

따라서, 이 연구는 팔 뻗기의 몇 가지 측면, 특히 공간에서 물체 위치를 찾아내고 팔을 이동시키는 능력은 태어날 때 가장 기본적인 형태(팔을 뻗기 전 행동)로 존재할지도 모르고, 한편 움켜잡기와 같은 다른 구성요소는 태어나서 첫 해 후반에 발달한다는 것을 시사하고 있다. 게다가, 팔

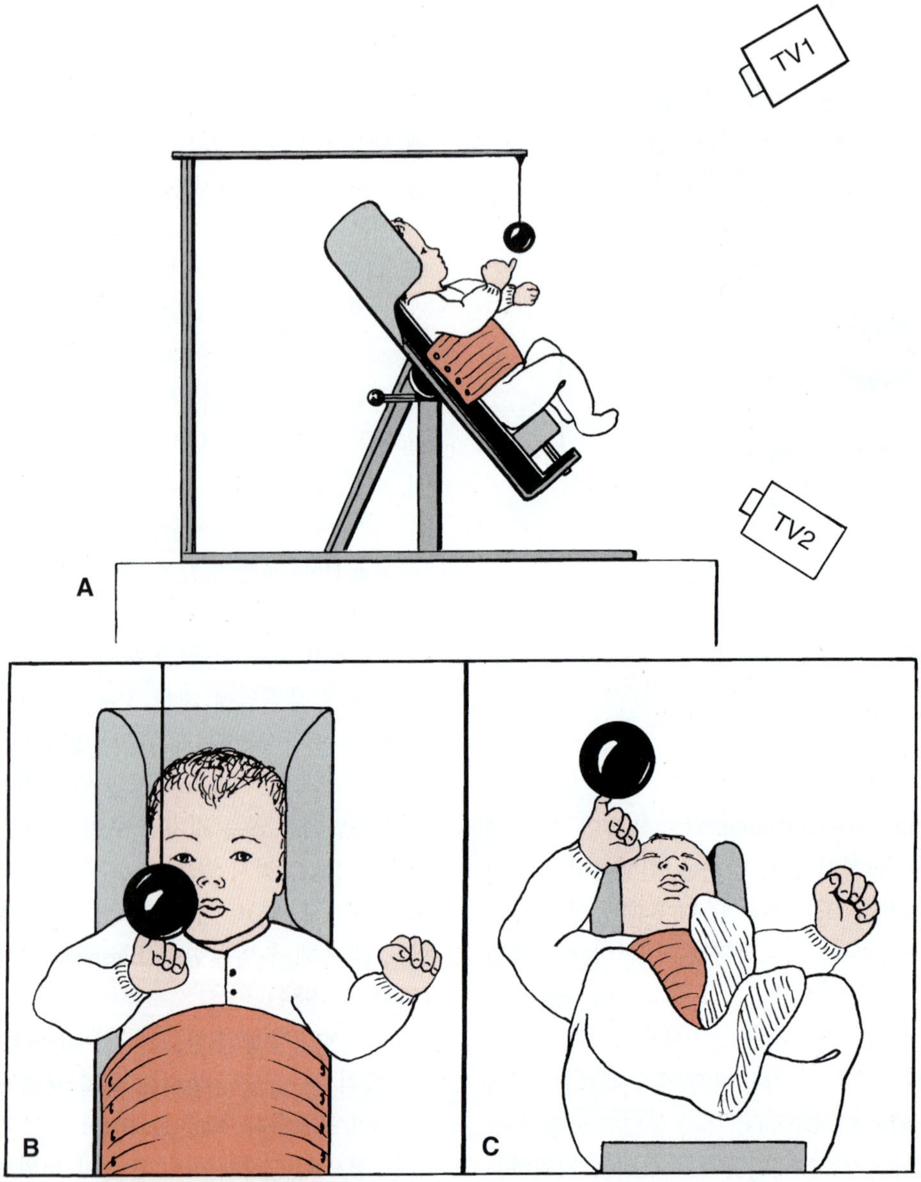

그림 18.2 (**A**) 신생아에서의 팔 뻗기를 연구하기 위해 사용되는 실험장치. 영아를 머리 뒤쪽과 옆쪽에 머리받침이 있는 영아용 좌석(50° 각도)에 앉히고 있으나, 팔은 자유로이 움직일 수 있게 하고 있다. (**B**와 **C**) Part **A**에서 볼 수 있는 2대의 비디오카메라의 단일 프레임으로부터 촬영된 신생아가 물체에 접촉했을 때의 개략적인 그림이다. (von Hofsten C. Eye-hand coordination in the newborn. Dev Psychol 1982;18:452에서부터 허가를 받아 변경).

뻗기의 출현은 자세조절의 발달에 의해 제한된다. 이들 연구결과는 팔 뻗기의 적어도 몇 가지 측면은 타고난 것이라는 가설을 뒷받침한다는 것을 시사하고 있다.

다음의 절에서는 팔 뻗기와 도수조작 행동의 다양한 측면의 출현을 탐구하면서, 영아기와 유년기에 걸친 팔 뻗기 및 도수조작 기술 발달의 진행을 지켜보기로 한다. 우리들은 공간에서 물체 위치찾기가 신생아에서 가능하고 물체를 향해서 팔을 가장 기본적인 방법으로 이동시키는 능력도 또한 태어날 때 이용 가능하다는 것을 이미 보아왔다. 그러나, 여러분이 보아서 알 수 있는 것처럼, 더 정확한 팔 뻗기와 팔 뻗기의 움켜잡기 구성요소는 생후 4~5개월까지는 발달하지 않고 엄지와 집게손가락으로 잡기(pincer grasp)는 생후 9~13개월에서 발달한다. 팔 뻗기의 더 높은 인지적 측면은 약 1세에서 나타나기 시작한다. 발달과정을 통해서, 시각적으로 유발된(또는 선행적으로 유도된) 팔 뻗기와 시각적으로 유도된(또는 되먹임으로 조절된) 팔 뻗기 사이에는 반복되는 이동이 있는 것 같다.

목표물 위치찾기 : 눈-머리 협응
LOCATING A TARGET : EYE-HEAD COORDINATION

목표물에 팔을 뻗기 위해서는 영아는 먼저 공간에 있는 목표물 위치를 찾아내야 한다. 목표물이 움직이고 있다면, 영아는 이동하는 목표물에 대한 시선을 안정화시키고, 목표물 이미지와 동일한 속도로 시선을 이동시킬 필요가 있다. 이것은 눈의 움직임 단독, 또는 눈과 머리 움직임의 조합이 포함될지도 모르며, 이들 움직임의 조절은 시각, 안뜰 및 고유감각 정보가 포함된다. 영아는 어떻게 하여 시선 조절을 위해 머리와 눈의 협응을 발달시키는가? 이것을 시행하기 위해서는 영아는 눈을 특정 목표물로 이동시키는 것과 목표물에 대한 시선을 안정화시키는 것의 두 가지 과제를 습득할 필요가 있다. 이것은 신속안구운동(눈을 목표물로 이동시킨다)과 원활추적인구운동(목표물상에 눈을 안정화시킨다)의 조합을 사용해서 시행된다(von Hofsten, 2003, 2007).

시선의 이동 Shifting Gaze

신속안구운동(saccadic eye movement)의 조절은 원활추적안구운동(smooth-pursuit eye movements) 조절 이전에 발달한다. 실제로, 신속안구운동은 신생아에서 존재한다. 목표물을 추적하는 것은 이 연령에서 신속안구운동으로 시행된다. 시선을 이동하기 위해서는 영아는 현재의 시선 고정 목표물에서부터 새로운 목표물로 주의를 옮길 필요가 있다. 이 능력은 태어날 때도 존재한다. 그러나, 주의가 성숙함에 따라, 영아가 목표물로부터 눈길을 돌리는 데에 어려움이 있는("의무적 주의[obligatory attention]"라 불린다) 시기를 거친다. 생후 약 4개월에서 영아는 주의를 딴 데로 돌릴 수 있게 되고 새로운 목표물을 마음대로 조사할 수 있게 된다(von Hofsten, 2003).

목표물 움직임을 추적하다
Tracking Object Movements

신생아에는 한정된 원활한 추적능력이 존재한다. 연구자들은 신생아가 시각적으로 관찰된 물체가 크고, 넓은 시야각(약 16° 이상)을 망라하고, 천천히 움직이는(1초당 10°미만) 경우는 원활한 안구운동으로 따라갈 수 있으나, 작은 물체에 대해서는 안구운동이 원활하지 않다는 것을 보여주었다(Aslin, 1981).

Rosander와 von Hofsten(2002)은 또한, 작은 물체보다는 크게 움직이는 큰 수직 격자(vertical gratings)를 더 원활하게 따라가는 것을 관찰하였다. 그러나, 그들은 신속안구운동을 기록으로부터 뺐을 때, 나머지 원활추적안구운동은 두 목표물에 대해서 서로 다르지 않았다는 것을 알게 되었다. 이것은 작은 물체를 추적하는 것이 원활하지 않은 것처럼 보이는 이유는 영아가 큰 목표물에 대해서는 할 필요가 없는 작은 목표물에 집착하기 위해 많은 따라잡기 신속안구운동을 만들고 있기 때문이라고 시사하고 있다.

Von Hofsten(2003)은 이것이 넓은 각도의 수직 줄무늬 패턴이 눈이 항상 목표물에 두는 것을 가능케 하지만, 이들은 움직이기 때문이라고 제안하고 있다. 그럼에도 불구하고, 물체의 크기와 마찬가지로, 연구자들은 목표물이 빠르게 움직이는 경우, 원활추적운동의 지속시간이 감소하여, 목표물을 따라잡기 위해 신속안구운동의 빈도를 증가시킬 필요가 있다는 것을 보여주었다(Pieh et al., 2012).

생후 약 6주까지에, 물체에 대한 원활한 추적이 신속하게 개선되기 시작한다(Shea & Aslin, 1990). 게다가, 생후 1개월의 영아는 정현파 궤적(sinusoidal trajectory)을 따라가는 이동 자극을 추적하는 데 상당한 지체(180밀리초)를 보여주지만, 이 지체는 연령과 더불어 감소한다. 생후 약 3개월까지에, 영아는 대부분의 시간을 목표물을 계속해서 지켜볼 수 있고, 생후 5개월까지에는 예측 능력을 나타내며, 이리하여 목표물에 대한 정현파 운동을 이끌 수 있다(von Hofsten, 2003, 2007; von Hofsten & Rosander, 1996, 1997).

원활한 추적의 조기 사용에 머리의 움직임이 관여하고 있는가? 그렇다. 이것은 생후 1개월에 영아에서 조차도 존재하고, 적어도 5개월을 걸쳐서 연령과 더불어 증가한다. 그러나, 그 지체(lag)는 항상 크다(250 밀리초). 이 지체가 있음에도 불구하고, 영아는 머리와 눈의 움직임을 정교하게 협응시켜, 움직이는 목표물을 정확히 추적할 수 있다. 그림 18.3은 생후 2개월~5개월 사이에서 검사된 두 영아의 눈과 머리의 추적능력을 보여주고 있다. 머리 관여는 생후 5개월까지는 실질적이지 않다는 것에 주목하기 바란다. 머리의 움직임이 증가함에 따라, 눈 움직임의 기여는 자연스럽게 저하한다. 머리와 눈 움직임의 조합인 시선은 눈과 머리 움직임의 주시 전체에 대한 상대적인 기여는 물론 머리 움직임의 지체(lag)를 고려하여, 목표물을 거의 완벽하게 추적한다는 것에 주목하기 바란다(Rosander & von Hofsten, 2000; von Hofsten & Rosander, 1997).

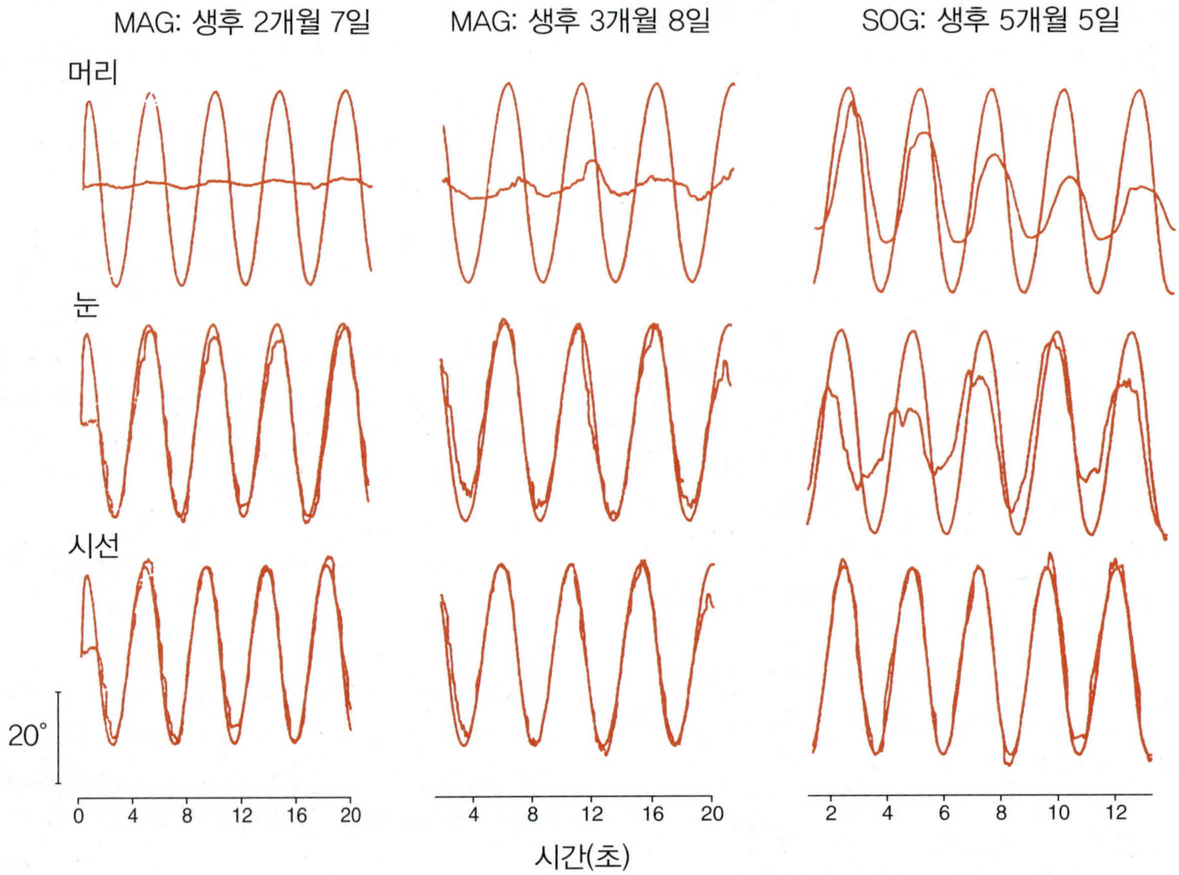

그림 18.3 생후 2개월**(좌)**, 3개월**(중앙)** 및 5개월**(우)**의 영아에 의한 정현파 운동에 대한 추적의 예. 머리 움직임(윗부분의 궤적), 눈의 움직임(중앙부분의 궤적), 시선(아랫부분의 궤적)을 나타냈다. 머리의 관여는 생후 5개월까지는 실질적이지 않다는 것에 주목하기 바란다. 그 관여가 증가함에 따라, 안구운동의 기여는 자연스럽게 저하한다. 머리와 눈 움직임의 조합인 시선(gaze)은 눈과 머리 움직임의 시선 전체에 대한 상대적인 기여는 물론 머리 움직임의 지체를 고려하여, 목표물을 거의 완벽하게 추적한다는 것에 주목하기 바란다. MAG, SOG : 실험대상자 각각의 코드이다. (von Hofsten C, Rosander K. Development of smooth-pursuit tracking in young infants. Vision Res 1997;13:1803에서 허가를 받아 재게재)

Von Hofsten과 Rosander의 결과는 하나의 시스템이 큰 물체와 작은 물체의 양쪽을 원활하게 추적하는 역할을 수행하고 있다는 개념을 뒷받침하고 있다. 그들은 MT(안쪽관자엽: medial temporal cortex)와 MST(안쪽위관자엽: medial superior temporal cortex)의 양쪽 시각영역이 원활한 추적에 관여하고 있고 이들의 기능이 6.5주 후에 급속히 개선된다는 것에 주목하고 있다.

연구에서는 원활 추적 시스템의 이득은 이 시기 동안에 급속하게 발달하는 이마겉질에 설정되어 있다는 것을 시사하고 있다. 원활 추적 이득은 이 연구와 일치하여, 6.5에서 15주까지 점진적으로 향상된다(Rosander & von Hofsten, 2002; von Hofsten, 2003, 2007; von Hofsten & Rosander, 1997).

팔 뻗기를 위한 시각경로의 발달

Development of Visual Pathways for Reaching

제17장에서는 에빙하우스 착시(Ebbinghaus illusion)에 대해서 논의하였다. 에빙하우스 착시에서는 성인은 일반적으로, 중앙에 있는 원반이 작은 원반들에 의해 에워싸여 있을 때에, 실제 크기를 잘못 판단하지만, 이 잘못된 인식에도 불구하고, 손을 벌린 틈새(hand aperture)를 실제의 원반 크기에 맞춰서 조정한다. 우리는 지각과 행동을 위한 배쪽 시각경로와 등쪽 시각경로에서의 분리된 처리가 이 현상의 기저를 이룬다고 시사하였다.

지각과 행동 사이의 이 분리의 발달에 대한 연구에서, Hanisch 등(2001)은 5~12세의 어린이에게, 에빙하우스 검사에서 중앙에 있는 원반 크기를 추정하여, 그 원반을 잡도록 요청하였다. 그들은 모든 연령의 어린이에게 물체를 잡지 않고 그 크기를 추정하도록 요청하였을 때, 어린이는 성인과 같은 착각을 경험하였다는 것을 발견하였다. 그러나, 크기를 추정한 다음에 그 물체를 잡도록 요청하였을 때, 어린이(5~7세)의 지각적 판단은 신뢰할 수 없었으나, 성인은 시도의 80%에서 여전히 착각의 영향을 나타냈다. 게다가, 어린이들은 물체를 잡기 위해 손을 벌릴 때 주위에 있는 것들이 만들어내는 착시에 의해서 더 영향을 받았다. 어린이들은 원반이 더 작은 원반들에 의해서 에워싸였을 때 비록 중앙에 있는 원반이 더 큰 것으로 인식하고 있었음에도 같은 크기의 원반을 작게 손을 벌려서 잡았다. 어린이들은 또한 물체를 잡는 동안에 필요이상으로 손을 크게 벌림으로써 가장 큰 안전범위(safety margin)를 갖고 있었다. 연구자들은 소아기의 초기 및 중기에서 배쪽 시각경로와 등쪽 시각경로로 기능적으로 분리되어 있지 않을지도 모르고, 어린이는 지각 과제 및 시각운동 과제 동안에 배쪽과 등쪽 양쪽의 시각처리 경로를 사용할지도 모른다고 결론지었다.

눈-머리-손 협응의 발달

Eye-Head-Hand Coordination Development

제17장에서, 성인이 팔을 뻗을 때, 눈이 먼저 움직이고 이어서 머리가 움직이며, 그 다음에 팔이 움직이도록 눈, 머리 및 손이 협응된다고 언급하였다. 어린이에서 눈, 머리 및 손은 어떻게 협응이 발달하는가?

생후 2개월에서, 영아가 목 근육에 대한 조절을 획득함에 따라, 머리-팔의 움직임은 매우 강력하게 결합하게 된다(von Hofsten, 1984, 1993). 그 다음의 2개월에 걸쳐서, 머리와 팔 움직임의 분리가 증가하고, 이것은 눈-머리-팔 협응에서 더 유연성을 갖게 한다. 생후 약 4개월에서, 영아는 몸통의 자세 안정성을 획득하기 시작하고, 따라서 영아는 팔 뻗기 움직임을 위한 더 안정된 기반을 갖게 된다. 영아가 몸통의 자세 안정성을 높이고, 직립하여 앉은 자세의 경험을 쌓아감에 따라, 영아의 자세-시각-도수의 협응이 개선된다. 이 관계는 Rachwani와 동료들(2019)의 연구에 의해 보여주고 있다. 그들은 6개월에서 12개월의 영아를 전동 의자에서 회전시켜 장난감 앞을 지나가도록 하여 시험하였다(그림 18.4A). 모든 영아는 시험할 때 자립하여 앉은 자세였으나, 사립하여 앉은 자세의 경험은 0일에서 174일 동안이었다. 영아는 영아의 시야에 장난감이 나타났을 때와, 영아가 장난감에 눈을 고정시켰을 때를 기록하기 위해, 머리 탑재형 시선 추적 장치(eye tracker)를 착용하였다(그림 18.4B). 그 결과는 영아의 장난감을 향한 신속한 팔 뻗기가 협응된 일련의 동작으로 실행된 것을 보여주었다. 영아는 머리와 몸통을 돌려서 장난감이 보이도록 하기 시작하고, 이것이 이번에는 팔 뻗기의 시작을 야기하였다. 장난감을 시각적으로 고정하여 공간에서의 그 위치를 확인함으로써, 손이 장난감에 접촉하여 되찾아올 수 있게 되었다. 더 많이 자립하여 앉은 자세의 경험을 가진 영아는 더 낳은 수행능력을 나타냈다. 즉 그들은 회전하는 동안

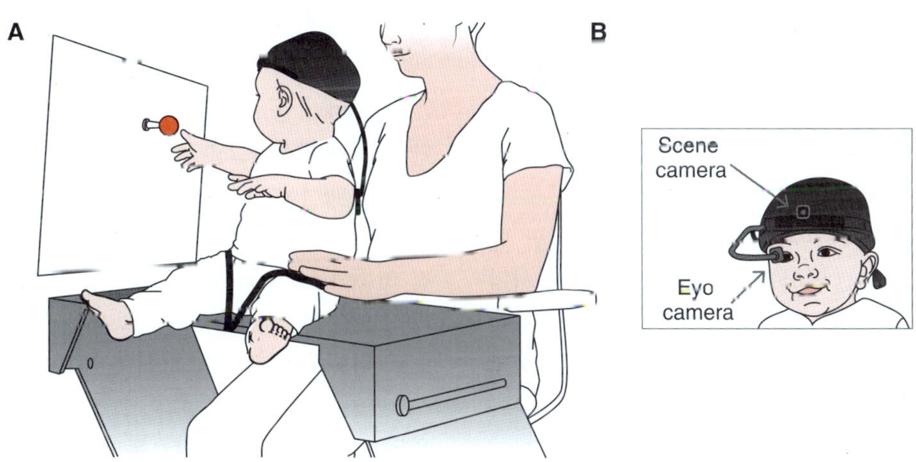

그림 18.4 **(A)** 전동 회전의자에 부착된 벤치 위에 앉아 있는 전형적인 영아이며, 뒤에 간병인이 앉아 있다. 영아는 전동의자가 영아를 회전시켜 장난감 앞을 지나가기 때문에, 팔 뻗기 판(reaching board) 위의 다양한 장소에 배치된 장난감을 향해서 팔을 뻗어야 했다. **(B)** 선화(line drawing)는 머리 탑재형 시선 추적 장치를 장착한 영아를 보여주고 있다. scene camera는 영아의 모습을 기록한다. eye camera는 영아의 눈 움직임을 기록한다. 소프트웨어는 scene내의 영아의 시선을 계산한다. (Rachwani J, Herzberg O, Golenia L, Adolph, KE. Postural, visual, and manual coordination in the development of prehension. Child Dev. 2019;90:1559–1568.에서 허가를 받아 변경).

에, 장난감을 되찾기 위해 모든 협응된 동작을 신속하게 수행하였다.

이와 같이, 여러 가지 발달의 변화는 생후 약 4개월에서 집중되고, 이들 모두가 성공적인 팔 뻗기 출현을 위해 필수적이다. 이것은 성공적인 팔 뻗기 출현이 단일 시스템의 성숙 때문이 아니라, 다양한 성숙 시스템의 기여 때문이라는 개념을 지지하고 있다(Bertenthal & von Hofsten, 1998; von Hofsten, 1984, 1993).

팔 뻗기와 움켜잡기
REACH AND GRASP

운동 구성요소 Motor Components

초기 발달 Early Development

인생의 첫 1년 동안에, 영아가 팔을 뻗어 움켜잡는 운동능력에서 여러 가지의 분명한 전환이 있다. 앞에서 언급한 것처럼, 가장 기본적인 "팔 뻗기 전(prereaching)" 움직임은 갓 태어난 영아에서 관찰할 수 있다. 생후 2개월까지에는 영아가 팔을 뻗을 때는 언제나, 팔이 펴짐과 동시에 손이 벌려지기 때문에, 물체를 움켜잡는 것은 어렵다. 생후 약 2개월에서, 팔을 뻗을 때 최초의 운동전환이 일어난다(von Hofsten, 1984). 이 연령(생후 약 7주)에서, 팔 뻗기의 양은 상당히 감소하고, 물체를 향해서 팔을 뻗는 동안, 손은 벌린 상태에 있는 대신에, 주먹을 쥐게 된다. Von Hofsten(1984)은 이 연령에서의 팔 뻗기 감소는 겉질척수로의 발달과 연관성이 있는 억제 때문이라는 가설을 세웠다; 그는 겉질척수로가 아직 전체 팔의 폄과 굽힘의 공동작용을 수반하는 뇌줄기 경로와 동시에 발생하지 않는다고 제안하였다.

약 1~2주의 짧은 기간 후에, 주먹을 쥔 상태의 팔 뻗기 비율은 다시 감소하고, 영아가 시선을 물체에 고정시킬 때에만, 의도적으로 물체를 잡고 조작하는 것에 대비하여 손을 벌리도록 더 기능적인 방식으로 팔이 조절된다. 이리하여, 의도적인 팔 뻗기는 폄의 공동작용이 붕괴되면서 나타나기 시작하고, 그래서 팔이 희망하는 물체를 향해서 펴짐에 따라 손가락이 굽는다(von Hofsten, 1984, 1993).

생후 약 4개월에서, 영아는 새로이 발달된 팔 뻗기 기술의 통합을 수반하는 새로운 발달단계로 들어간다. 생후 4개월의 팔 뻗기 움직임은 일반적으로, 몇 가지 하부단위(흔히 "움직임 단위"라 불린다)로 구성되고, 물체를 향한 최종 접근은 팔이 구부러지고 어색하다. 다음의 2개월에서, 접근은 물체에 접근하는 경로는 똑바르게 되고, 각 팔 뻗기에서 움직임 단위의 수는 감소하며, 팔 뻗기의 최초의 부분이 길어지고, 더 강력해진다. 팔 뻗기에서 가장 큰 움직임 단위는 연령과 더불어 팔 뻗기의 시작으로 더 가까이 이동한다. 연구에서는 2세에서, 시도(trial)의 75%가 단일 피크의 속도 프로필을 나타낸다는 것을 보여주었다(von Hofsten, 1984, 1991, 1993).

최근에, 연구자들은 생후 2개월에서 3세까지의 영아에 대한 팔 뻗기를 조사하는 종단적 연구를 수행하였다. 그림 18.5는 4개의 서로 다른 발달시기에서 한 영아가 팔을 뻗는 시상면의 손의 경로에 대한 예를 보여주고 있다. 보아서 알 수 있는 것처럼, 영아의 팔 뻗기는 태어나서 초기에 만곡하여 있고, 2세까지에는 훨씬 똑바르게 된다. 이것은 "똑바른 정도의 비율(straightness ratio)"에 의해서 정의되고 있으며, 그 비율은 팔 뻗기 시작에서 약 2이고, 2~3세까지에 1.3~1.4로 감소한다. 그럼에도, 비율이 약 1이 되는 성인보다는 똑바르지 않다. 이것은 움직임의 원활함 증가(또는 갑작스런 움직임의 감소)를 동반한다. 게다가, 팔 뻗기 동안 최대 손의 속도는 발달과 더불어 팔 뻗기 시작의 가까이에서 일어나는데, 이것은 가장 어린 나이에서 팔 뻗기의 0.35~0.5에서 일어나고, 2~3세까지에 팔 뻗기의 0.2~0.4로 옮겨간다. 그러나, 평균 팔 뻗기 속도는 이 기간 동안에 증가하지 않는다.

실험실에서는 팔 뻗기의 발달을 탐구하기 위해 동적 시스템 접근법을 사용하기 시작하고 있다. 어떤 일련의 연구에서는 생후 3주에서 1세까지의 영아에서, 팔 뻗기 발달에의 전환을 탐구하였다(Thelen et al., 1993, 1996).

Thelen과 동료들은 연구 대상이 된 4명의 영아가 서로 다른 연령에서, 그리고 서로 다른 활동수준과 선호하는 움직임 패턴에 의해서 팔 뻗기로 전환하기 시작하였다는 것에 주목하였다. 그들은 팔 뻗기에 대한 학습과정은 내재적 역동성(intrinsic dynamics)(신체의 유리한 조건과 제약)과 (고유수용성 또는 시각 단서를 사용하여) 손을 장난감으로 이동하려는 의도 사이의 조화를 발견하는 것의 하나라는 것을 시사하고 있다. 그들은 영아가 이미 존재하는 운동프로그램에서보다는 동적 자원과 과제 요구와 관련하여, 유연한 방법으로 팔 뻗기를 실행하기 위한 패턴을 선택한다는 것을 발견하였다.

예를 들어, 팔 뻗기가 시작될 때에, 각 영아는 선호하는 자세, 움직임 및 에너지 수준을 포함한 특징적인 내재적 역동성을 갖고 있었다. 그들은 영아 중 2명이 높은 에너

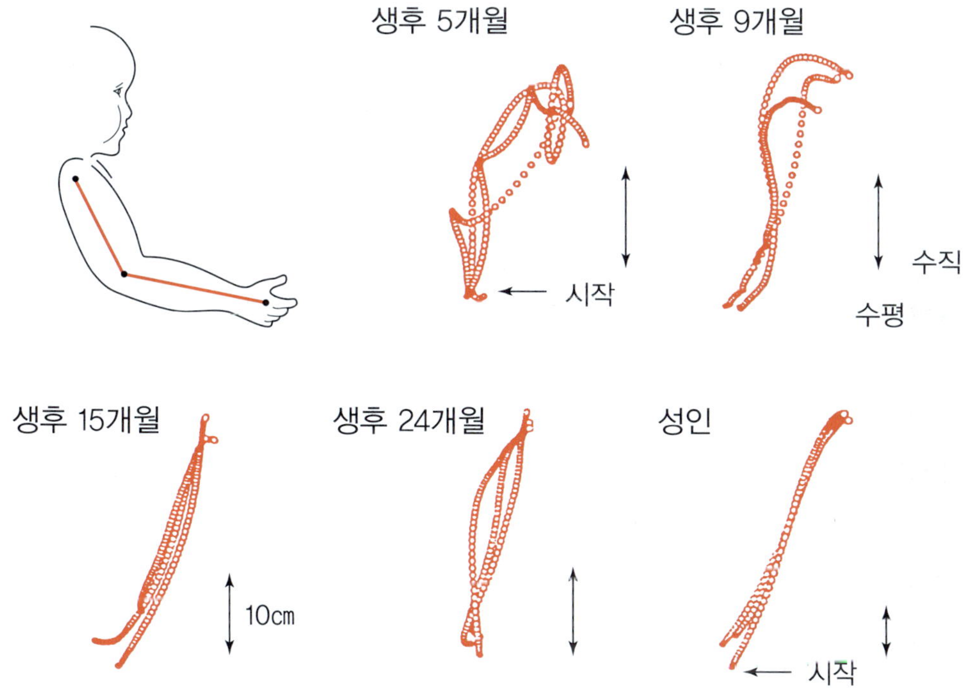

그림 18.5 4개의 서로 다른 연령에서 한 영아가 사용한 손의 경로의 예이고, 시상면에서 기록되었다. 3개의 서로 다른 팔 뻗기를 각 연령에 대해서 보여주고 있다. 원활한 종료 점 동작으로 향해서 진행되는 것에 주목하기 바란다. 연속하는 점 사이의 시간 간격은 10밀리초이다. (Konczak J, Dichgans J. The development toward stereotypic arm kinematics during reaching in the first 3 years of life. Exp Brain Res 1997;117:348에서 허가를 받아 재게재).

지 수준을 갖고 있었고, 흔히 율동적으로, 큰 동시활성적인 위상성 버스트(phasic burst)로, 근육에 에너지를 주었다는 것에 주목하였다. 움직임은 양측성으로 퍼덕이는(한계 주기 진동자[limit cycle oscillators]와 유사한 것으로 설명된다)것처럼 보였다. 그들이 장난감에 팔을 뻗어 닿았을 때, 진동을 줄이고, 근육의 동시수축으로 팔을 뻣뻣하게 함으로써, 이들 진동을 과제 특이적 움직임(포인트 어트랙터[point attractor]로서 설명된다)으로 변환하였다.

두 번째 2명의 영아는 잘 움직이지 않았고, 따라서 그들의 팔을 중력에 대항하여 들어 올리고 앞쪽으로 이동시킬 필요가 있었다. 이들 움직임은 느리고 지속적이었으며, 팔다리는 뻣뻣한 대신에 비교적 순응성이 있었고, 연결된 분절로부터의 운동의존성 외부교란은 없었다. 저자들은 원활한 궤적과 관절의 결합은 특정 수준의 힘과 팔의 뻣뻣함 또는 순응성의 부산물이라 결론지었다(Thelen et al., 1993).

그들은 또한, 영아가 팔 뻗기의 수주일 전에 안정된 머리 조절을 획득한 것에도 주목하였다. 팔 뻗기 시작에는 머리와 어깨를 안정시키고 팔 뻗기를 위한 안정된 기반을 제공하는 데 도움이 되는 등세모근과 어깨세모근의 근육 패턴의 재구성이 포함되었다(Thelen & Spencer, 1998).

저자들은 그들의 결과가 손의 궤적, 관절각도 및 근육 패턴이 사전에 명쾌하게 계획되지 않은 운동조절의 질량–용수철(또는 평형 점) 모델을 지지한다고 언급하고 있다. 그 대신에, 중추신경계(CNS)는 희망하는 위치로 관절을 가져가는 관련된 관절에 있는 근육에 대한 새로운 용수철 상수(spring constants)를 설정한다(Hogan et al., 1987).

생후 4~15개월의 영아 9명을 종단적으로 조사하는 Konczak과 동료들(1995, 1997)에 의한 추가적인 연구에서는 손의 궤도 형성에는 두 가지 발달단계가 있다는 것을 보여주었다; 16주와 24주 사이의 첫 단계는 움직임 시간과 움직임 단위의 감소를 포함하는 빠른 개선이 수반되었다. 이것은 감각운동계의 미세조정을 수반하는 두 번째 단계(28~64주)로 이어졌으며, 이 재2단계에는 종료 점 운동학(end point kinematics)에서 더 점진적인 변화가 있었다. 그들은 초기의 팔 뻗기는 적절한 수준의 근육 토크를 발생시키는 능력의 결여에 의해서 제한을 받지 않는다는 것에 주목하였다. 이것은 자세 및 이동운동 발달에 관해서는 팔 뻗기 시작을 위한 속도제한 요인이 아니라는 것을 시사하고 있다. 그러나, 시간의 경과와 더불어 근육의 굽힘근 토크 생성이 대폭적으로 증가하고, 초기의 팔 뻗기를 하는 영아는 굽힘 토크와 폄 토크의 조합을 사용하고, 성숙한 팔 뻗기를 하는 영아는 성인과 유사한 굽힘근 토크만을 사용하였다. 이과 같이, 성숙한 팔 뻗기를 하는 영아는 성인처럼, 움직임에 의존하는 힘과 중력을 이용하여 팔을 폈다.

게다가, 근육 및 움직임에 의존하는 토크의 피크에 대한 상대적인 타이밍은 연령이 증가함에 수반하여 성인의 프로필을 향해서 체계적으로 발달한다는 것을 보여주었다. 그들은 몸쪽 관절 토크 생성의 조절문제가 초기 팔 뻗기에서 볼 수 있는 분절화된 손의 경로를 설명할 수 있다는 것을 시사하였다. 그들은 안정된 관절사이 협응 패턴의 발달은 단순히 토크 진폭을 조정하는 것에 의해서만 일어나는 것이 아니라, 힘 생성의 올바른 타이밍을 조정하는 것과 시스템이 반작용력을 사용하는 것에 의해서도 일어난다고 결론지었다(Konczak et al., 1995, 1997). Thelen 및 그 동료들과 마찬가지로, 그들은 또한, 각 영아의 세로 방향 프로필의 변동성에 대해서 주목하였으며, 이것은 각 어린이가 협응된 움직임의 기초가 되는 내적인 힘과 외적인 힘을 탐색하기 위한 각자 자신의 전략에 따르고 있다는 것을 나타내고 있다.

팔 뻗기 시작에서부터 생후 20개월까지의 다양한 기간 동안의 12명의 영아의 팔 뻗기 발달에 대한 종단적 연구에서, Berthier와 Keen(2006)은 팔 뻗기 속도가 서서히 느려지고, 발달과 더불어 움직임의 어색함이 더 빠르게 감소한다는 것을 발견하였다(아마도 Konczak과 동료들(1997)[위를 참조할 것]에 의해서 설명된 팔 뻗기 발달의 제2단계와 유사하다). 팔 뻗기를 처음으로 학습하는 영아는 목표물에 손을 뻗기 위해 주로 어깨근육을 사용하였다. 팔꿈치의 사용은 팔 뻗기를 시작한 후 서서히 증가하였고, 생후 약 6개월에서 정점에 도달하였다. 팔꿈치 사용의 증가는 Konczak 등(1995)과 Thelen 등(1996)에 의해서 관찰된 학습의 빠르고 능동적인 단계와 일치한다. 팔 뻗기에서 이들 발달적 변화는 기술발달의 초기에는 팔다리의 자유도가 고정되고, 기술 획득과 더불어 이들 자유도가 서서히 해방된다는 Bernstein(1967)의 가설을 뒷받침한다(Berthier & Keen, 2006; Konczak & Dichgans, 1997; Thelen et al., 1996). 따라서, 몸통 자세조절의 발달을 포함하여 이 개선에 기여하는 여러 자기 발달적 변화가 있는 것 같다.

초기의 팔 뻗기는 영아의 초기 팔 뻗기 행동의 전형인, 거울영상 움직임과 양 팔의 구별되지 않는 움직임 양쪽을 이용하여, 흔히 양손을 사용한다. 생후 6개월까지에, 한쪽의 팔 뻗기가 우위가 되기 시작한다. 그러나, 거울영상 움직임은 한쪽 팔 뻗기 중에도 지속되고, 직립으로 앉아 있는 동안과 영아가 행동하는 손을 보고 있을 때는 빈도가 낮아진다(Soska et al., 2012). 초기의 거울의 움직임은 우반구 및 좌반구로부터의 교차 겉질척수 투사섬유 때문일 수 있고, 발달하는 동안에 감소한다고 시사하고 있다(Gordon, 2001).

연구자는 겉질척수로의 발달이 독립적인 손가락 움직임 출현에 기여한다고 믿고 있다. 그러나, 겉질척수로의 성숙은 손과 손가락의 사용에 좌우될 가능성도 있다. 실제로, 동물실험에서는 겉질척수로 발달의 정상적인 패턴 형성은 출생 후 초기 발달에서의 감각운동 겉질의 신경활동에 좌우되고, 이 활동을 차단하는 것은 정상적인 팔 뻗기 움직임을 만들어낼 수 없게 한다는 것을 보여주고 있다(Martin, 1999, 2000). 이것은 도수조작 활동의 실행이 겉질척수 회로의 발달을 형성하는 팔 뻗기 발달에 대한 초기의 중요한 기간일지도 모른다고 시사하고 있다(Gordon, 2001).

Von Hofsten(2007)은 이 문제를 강조하고, 신생아에서 신경 발달의 출발점은 감각자극에 의해 유발되는 일련의 반사가 아니라, 영아에 의해 활성화되는 일련의 행동계(action systems)라는 것에 주목하고 있다. 이것은 신경계의 발달과 행동의 발달의 각각이, 활동과 영아의 경험을 통해서 서로 영향을 주는 동적인 시스템을 만들어내고 있다. 그는 영아가 공간에서 시각적으로 자기 팔을 조절하는 것을 포함하여, 태어날 때 존재하는 여러 가지 내재적 기술을 갖고 있고, 이들 기술이 감각운동계와 인지계에 활동 의존적 입력을 제공한다고 언급하고 있다. 이것은 영아가 명령과 움직임 사이 및 서로 다른 감각양식(시각, 몸감각 등)의 관계를 탐구하고, 이들 행동의 모든 가능성과 이들 행동이 환경에 의해서 어떻게 제약되는가를 발견하는 것을 가능케 한다. 이들 모든 행동을 위한 핵심적인 원동력은 탐구와 사회적 상호작용이라는 것을 기억해두어야 한다.

실제로, 건강한 영아를 대상으로 한 실험적 연구에서는 영아의 팔 뻗기의 수행능력에서의 능동적인 경험의 중요성을 강조하고 있다. 예를 들어, 3 세션의 팔 뻗기 훈련은 생후 3.5개월의 영아가 사회적 상호작용에만 노출된 같은 연령의 영아와 비교하여, 더 빈번하게 장난감에 접촉하여, 팔의 움직임이 짧고 원활하게 되었다(Cunha et al., 2015). 게다가, 생후 3개월의 영아를 대상으로, 끈적거리는 벙어리장갑을 사용하여 2주간에 걸쳐서 2시간의 장난감 접촉훈련을 시행하였더니, 그들의 부모가 움직이고 만지는 물체를 관찰한 영아보다도, 맨손으로 완구에 접촉하여 잡는 시도가 더 많아지고, 더 세련된 물체 탐색이 가능해졌다(Libertus & Needham, 2010).

이 연구에 대한 임상적 의미는 발달장애를 가진 어린이들이 능동적으로 자기들의 환경을 조사하고 다른 사람들과 사회적 상호작용을 시작하는 것을 돕는 것은 중요하다는 것이다. 이들은 신경계의 훈련에서 중요한 요소이다.

팔 뻗기에 대한 자세지지의 발달. 제7장과 제8장으로부터 여러분이 기억할지도 모르지만, 팔 뻗기의 정확성에 기여하는 중요한 요소는 자세조절이다. 자세조절의 발달과 좌석에 앉아 있는 영아에서 팔 뻗기와의 관계에 대한 연구는 생후 2.5개월에서 8개월까지의 영아를 대상으로 한 종단적 연구에서 수행되었다(Rachwani et al., 2015). 그림 18.6A에서 보여주는 것처럼, 영아를 자리에 앉혀서, 흉부 또는 골반부분을 지지한 상태에서, 장난감을 팔의 길이만큼 영아 앞에 떨어뜨렸다. 어린이가 장난감에 팔을 뻗었을 때, 몸통운동과 팔을 뻗은 궤적의 운동학 및 성공률이 기록되었다. 표 18.1은 영아의 팔 뻗기 성공률을 보여주고 있으며, 한편 그림 18.6B와 18.6C는 좌석에 앉은 자세 시작 3~4개월 전에서부터 앉은 자세를 자립한 후 2개월까지의 영아에 대한 팔 뻗기 동안의 몸통 각도의 변동성과 팔 뻗기 궤적의 똑바른 정도(straightness)의 양쪽에서 변화를 보여주고 있다. 팔 뻗기 성공률이 앉은 자세 시작 전 −4에서 −1개월까지에서 골반을 지지하는 것과 비교하여 흉부를 지지하는 것이 실실석으로 높았다는 이 표에 주목하기 바란다. 이 시점에서 성공률은 100%에서 농능하게 되었다. 그림 18.6B에서 골반지지만으로는(적색 선 및 원) 영아가 팔 뻗기 동안에 몸통 각도의 높은 변동성을 나타냈고, 이것은 앉은 자세 시작 전 수개월에서 서서히 감소하였으나, 흉부지지에 의해서는 몸통 각도의 변동성은 앉은 자세 시작 내내 변동성이 최소한에 머물렀다. 그림 18.6C는 골반지지에 의한 것과 비교하여, 흉부지지에 의한 자립하여 앉은 자세 전의 수개월에서 팔 궤적의 똑바른 정도가 유의미하게 감소하였고, 팔 뻗기 시작 후 두 가지 지지 수준(높이)에 대한 똑바른 정도의 득점 사이에 변화는 없었다. 이들 결과는 자세조절, 특히 몸통의 조절이 어린 영아에서의 성공과 수행의 효율성에서 중요한 율속인자(rate-limiting factor)라는 것을 나타내는 초기 연구를 뒷받침하고 있다. 이들 결과는 또한, 앉은 자세 균형의 기저를 이루는 몸통조절의 발달이 몸통의 연속적인 분절을 하향식 순서로 조절하는 순차적인 발달을 수반한다는 개념을 뒷받침한다(Rachwani et al., 2015; Saavedra et al., 2012).

소아기의 발달 *Development in Childhood*

Schneiberg 등(2002)에 의한 연구는 4~11세 어린이의 팔 뻗기 동안 협응의 발달을 추가로 조사하였다. 그들은 어린이들에게, 앉은 자세에서 잘 쓰는 팔을 뻗어, 그들 앞에 놓인 원뿔형 물체를 잡도록 요청하였다. 팔, 머리 및 몸통에 놓은 표식으로부터의 운동학적 데이터는 어린이가 변동성의 증가를 특징으로 하는 미숙한 팔 뻗기 패턴을 사용하였다는 것을 보여주었다. 연령의 증가와 더불어, 손의 궤적은 더 원활해지고, 변화가 적어졌으며, 한편 관절사이 협응은 더 일관성이 있게 되었다. 마지막으로, 몸통의 전위와 변동성도 연령과 더불어 감소하였다. 8~10세까지에, 어린이는 성인과 마찬가지의 변동성을 나타냈다.

두 번째 연구(Kuhtz-Buschbeck et al., 1998)에서는 4~12세 어린이를 대상으로, 원통모양 목표물에 팔을 뻗어 움켜잡는 것에 대한 운동학과 협응을 조사하였다. 이 연령범위에 걸쳐서, 뻗기는 손의 동작의 지속시간과 정상화된 피크 공간속도는 크게 변화하지 않았다. 그러나, 저자들은 손의 경로가 더 똑바르게 되었고, 손의 경로와 쥐기 형성 사이의 협응이 개선되어, 12세까지에 원활하고 예측 가능한 운동학적 궤적을 만들어내었다는 것을 발견하였다. 그들은 연소한 어린이가 더 높은 안전 범위를 사용하여, 연장의 어린이보다 비교적 더 넓게 쥐기의 틈새를 벌렸다는 것에 주목하였다. 게다가, 어린이는 발달과 더불어 시각적 조절 사용의 감소를 나타냈다. 따라서, 팔 뻗기 동안에 물체에 대한 시각을 이용할 수 없을 때, 가장 연장의 어린이만이 쥐기 위한 손의 틈새를 물체 크기에 적절하게 맞춰서 크기를 조정할 수 있었다. 저자들은 도수조작 기술 조절의 발달은 약 10~12세에 걸쳐서 계속된다고 결론지었다.

또 다른 연구에서는 팔 뻗기 계획에서의 연령과 관련된 차이를 조사하는 것을 목적으로 하였다(Domellöf et al., 2020). 어린 아이(6세)와 연장의 아이(10세) 및 성인의 집단은 원형 또는 반원형의 바탕을 가진 수직의 원통형 페그(peg)를 시작 홀더(holder)에서 목표 홀더로 옮기도록 요청받았다. 원형 페그의 경우, 시작 홀더와 목표 홀더는 동일하였다. 그러나, 반원형 페그의 경우는 목표 홀더가 4개의 서로 다른 방향(0°, 90°, 180°, 또는 −90°)으로 제시되었다. 따라서, 참가자는 페그를 최종적인 위치에 맞추기

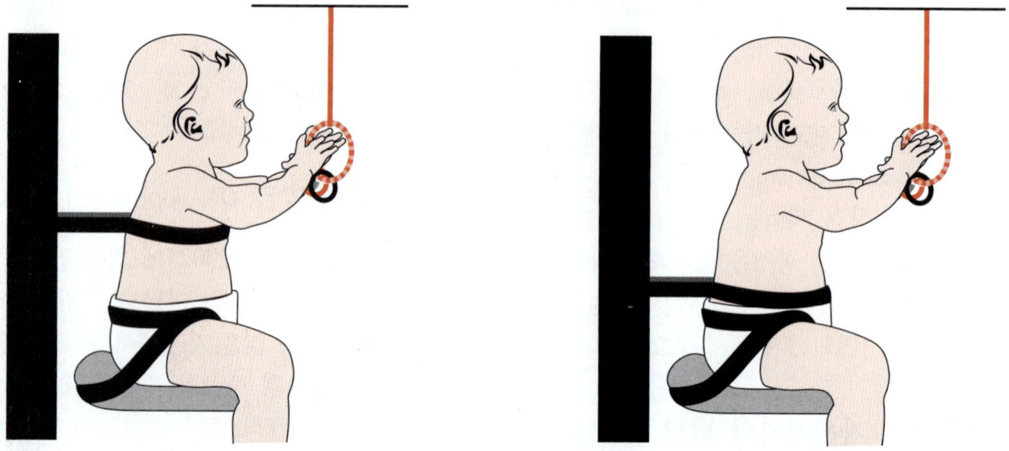

A 흉부 지지, 몸통의 상부영역을 검사하고 있다.

골반 지지, 몸통의 상부와 하부영역을 검사하고 있다.

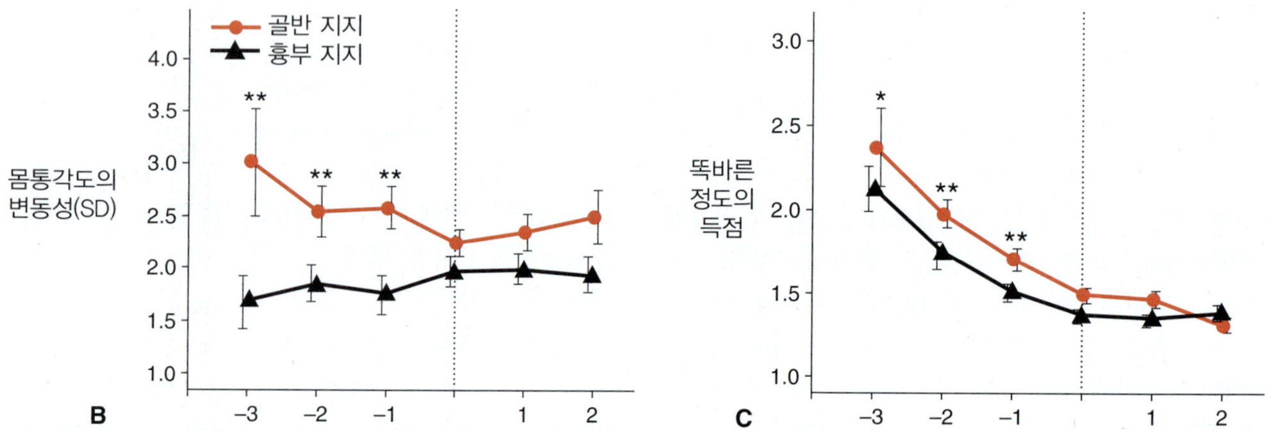

그림 18.6 **(A)** 팔 뻗기 과제에서 몸통의 흉부 높이 또는 골반 높이의 어느 것인가에 의해 지지되고 있는 영아의 영상. **(B와 C)** 앉은 자세 시작의 3~4개월 전(−3~−1)에서부터 자립하여 앉은 자세의 시작 후 2개월(1, 2)까지의 영아의 팔 뻗기 동안 몸통 각도**(B)**의 변동성과 똑바른 정도**(C)**의 변화. *세로의 점선*은 자립하여 앉은 자세 유지의 시작시기를 나타낸다. (* $p < 0.05$, ** $p < 0.01$). 골반 지지 : *원과 적색 선*. 흉부 지지 : 세모꼴과 흑색 선. 흉부지지가 주어졌을 때, 앉은 자세 시작에 앞서, 수개월에서 몸통 변동성과 팔 뻗기 직진성의 득점 양쪽에서 개선이 있다는 것에 주목하기 바란다. (Rachwani J, Santamaria V, Saavedra S, et al. The development of trunk control and its relation to reaching in infancy: a longitudinal study. Front Hum Neurosci. 2015;9:94. Doi: 10.3389/fnhum.2015.00094. Ecollection 2015, Fig. 4, p 8.에서 변경).

표 18.1 흉부 지지 또는 골반 지지의 어느 것인가에 의한 영아 팔 뻗기에 대한 성공률

	−4개월	−3개월	−2개월	−1개월	앉은 자세 시작	1개월	2개월
성공률/영아: 흉부 지지	40% (N = 7)	67% (N = 9)	96% (N = 10)	100% (N = 10)	100% (N = 10)	100% (N = 9)	100% (N = 7)
성공률/영아: 골반 지지	18% (N = 3)	47% (N = 8)	86% (N = 10)	100% (N = 10)	100% (N = 10)	100% (N = 9)	100% (N = 7)

Rachwani J, Santamaria V, Saavedra S, et al. The development of trunk control and its relation to reaching in infancy: a longitudinal study. Front Hum Neurosci 2015;9:94. doi:10.3389/fnhum.2015.00094. Ecollection 2015, Table 2.에서 변경.

전에, 반원형의 페그를 수평방향으로 다양한 양의 회전을 시켜야 했다. 이전의 연구와 마찬가지로, 이 연구의 6세 어린이는 팔 뻗기 운동의 효율이 낮았다. 즉 그들은 성인보다 팔 뻗기 시작 잠복시간이 짧고, 팔 뻗기 속도가 빠르며, 피크 속도까지의 시간이 짧고, 움켜잡기 지속시간이 길다는 것을 보여주었다. 가장 중요한 것은 성인이 팔 뻗기의 이동단계에서 페그를 회전시켰으며, 반면에, 어린이는 손이 목표물에 도달한 다음에 수정을 위한 회전을 시켰다는 것이다. 따라서, 저자들은 어린이와 성인이 목표물을 움켜잡고, 이동시키고, 회전시킬 수 있으나, 그들의 기술 수준은 서로 다르다고 결론을 내리고 있다.

팔 뻗기 동안 힘의 적응능력 발달

Development of Force Adaptation during Reaching

많은 서로 다른 상황에서, 팔을 정확히 뻗을 수 있기 위해서는 어린이는 팔 뻗기 동안에 사용된 힘을 과제와 환경요구에 적응시키는 것을 학습할 필요가 있다. 인간은 팔 동역학의 내부 운동 모델을 만들어냄으로써, 다양한 상황에서 팔 뻗기 움직임을 만들어내는 것을 학습한다는 가설이 세워져 있다. 어린이의 팔 뻗기를 위한 점진적이고 경시적인 역동역학(inverse dynamics) 모델의 진전 상황을 판단하기 위해, Konczak 등(2003)은 어린이(4~11세)가 팔의 동역학의 변화에 적응할 때의 움직임 특성을 조사하였다.

어린이들은 앉아서, 아래팔이 토크 모터에 부착된 장치에 고정되었다. 토크 모터가 서로 다른 외부 감쇠력(damping force)을 가하는 동안에, 그들은 목표 지향적으로 아래팔을 움직였다. 연구자들은 모든 어린이가 감쇠의 변화에 반응하여 이전의 상태로부터의 후유증을 나타낸다는 것을 발견하였고, 이것은 그들의 신경조절 시스템이 감쇠력의 변화에 신속하게 적응하지 않았다는 것을 시사하고 있다. 그러나, 그들은 연령 증가에 수반하여, 비록 11세까지에 성인수준에는 도달하지 않았지만, 적응에 필요한 시도의 횟수가 감소하였다는 것을 발견하였다. 가장 어린 어린이는 이들 조건하에서 팔 뻗기를 할 때 아래팔의 경로가 가장 교란되고, 가장 변동이 심하여, 감쇠력을 보상하는 데 가장 어려움을 나타냈다. 이들의 연구결과는 팔의 동역학의 신경 표현(neural representations)이 어린 어린이에서 정밀도가 낮고, 안정성이 낮다는 것을 시사하고 있다. 연구자들은 이 불안정성이 많은 운동과제 중의 어린이에서 볼 수 있는 높은 운동학적 변동성의 원인일지도 모른다고 제안하고 있다.

감각 구성요소 Sensory Components

시각적으로 유도된 팔 뻗기와 시각적으로 유발된 팔 뻗기 *Visually Guided versus Visually Triggered Reaching*

초기발달. 영아는 처음에는 손과 목표물을 번갈아 보고, 손을 점진적으로 유도하고, 마지막으로 목표물을 겨냥할 필요가 있다는 오랜 동안의 가설이 세워져 왔다. 이것은 시각적으로 유도되는 팔 뻗기로서 알려져 있다. 이것은 목표물을 향해서 더 직접적인 팔의 움직임 발달을 위한 전단계라 상정되고 있다. 60년대에서부터 80년대에 걸쳐서 시행된 방대한 수의 연구가 팔 뻗기에 관한 시각 유도형 팔 뻗기의 가설을 지지하고 있다. 영아의 시각 유도형의 발달을 연구하기 위해, 연구자는 영아에게 프리즘 렌즈를 장착시켜, 영아가 작은 장난감에 손을 뻗을 때, 목표물 위치가 시각적으로 가로방향으로 이동하도록 하였다(McDonnell & Abraham, 1979).

저자들은 생후 5-1/2개월까지에, 손이 보이게 되면, 영아는 팔 뻗기 궤도를 수정하기 위해 손과 목표물의 위치가 불일치한다는 것을 인식할 수 있다는 것을 보여주었다. 그러나, McDonnell과 Abraham은 생후 7개월이 지나면, 프리즘의 전위에 대한 영아의 적응이 저하한다는 것을 인지하였다. 그들은 7개월이 지난 영아는 팔을 뻗는 움직임을 유도하기 위해 시각에 별로 의존하지 않는다고 결론을 내렸다. 7개월 후, 시각적으로 유도된 팔 뻗기는 시각적으로 유발된 팔 뻗기로 점진적으로 대체되며, 이 경우, 영아는 목표물(손이 아니라)을 보고 목표물에 접촉한다. 시각적으로 유발된 팔 뻗기를 하는 동안에, 영아는 물체의 특성과 그 위치를 손이 닿는 범위로 동합하여, 물체를 움켜잡는 것을 예측하여 손의 움직임을 미리 형성한다(Lockman et al., 1984).

팔 뻗기를 학습하기 위한 시각적으로 유도된 가설은 전위 프리즘(displacement prism) 또는 거울을 사용하여, 영아가 손을 보는 것에 의존하여 목표물에 접촉하는지를 조사하는 다른 연구에 의해 뒷받침되었다. 그러나, 다른 많은 발견은 영아의 팔 뻗기 출현과 발달이 주로 시각의 조절 하에서 일어나지 않는다는 것을 증명하고 있다. 가장 설득력 있는 연구의 하나는 Clifton과 동료들(1993)에 의해 수행되었으며, 그들은 생후 6~25주의 7명의 영아를 조사하였다. 각 세션은 물체가 빛 속에서 제시되는 조건과 반짝이는 또는 소리가 나는 물체가 어둔 속에서 제시되는 조건으로 구성되었다.

저자들은 영아가 같은 연령에서 양쪽의 조건에서 물체에 접촉하여, 움켜잡기 시작하였다는 것을 발견하였다. 그들은 손을 보는 것이 아니라, 고유감각의 단서가 조기 팔 뻗기를 유도하였기 때문에, 매우 어린 영아는 시각적으로 유도된 것 대신에, 시각적으로 유발된 팔 뻗기를 시행한다고 결론을 내렸다. 오늘날, 많은 연구자는 시각적으로 유도된 가설이 성립되지 않는다는 것에 동의하고 있다. 그러나, 이 문제에 대해서는 아직도 계속되는 논쟁이 존재한다. 예를 들어, Pogetti와 동료들(2013)은 생후 5개월의 영아가 팔을 뻗고 있는 동안 움직임의 운동학을 평가하고, 완전한 시각과 시각적 폐쇄 하에서 시행된 움직임을 비교하였다. 그들은 완전한 시각과 비교하여, 시각적 폐쇄가 장난감을 향해서 팔 전위의 똑바른 정도(직선성)를 저하시킨다는 것을 발견하였다.

따라서, Pogetti와 동료들은 조기 팔 뻗기 동안의 감각정보 사용에서의 "유연성"을 제안하였다(균형조절을 위한 다중감각 재가중치 모델과 유사하다). 그들은 영아가 시각적 되먹임을 이용 가능한 경우는 손을 유도하기 위해 시각적 되먹임을 사용하지만, 이용할 수 없는 경우는 움직임의 조절을 위해 시각적 되먹임보다도 고유감각 되먹임에 의존한다는 것을 제안하였다.

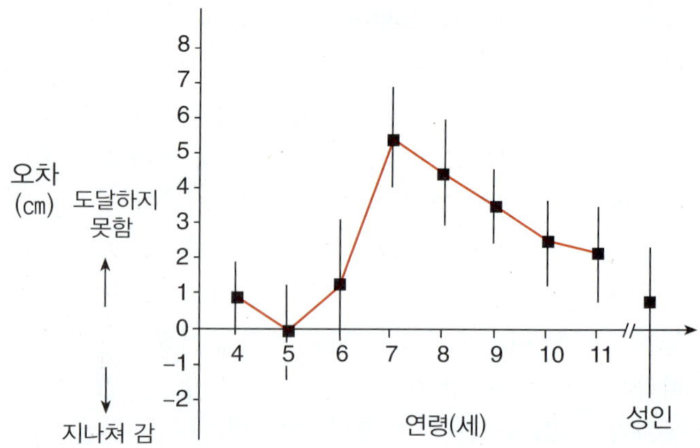

그림 18.7 성인과 비교하여, 4~11세 어린이에 대한 시각 되먹임이 존재하지 않을 때의 지시 오차(pointing errors)를 보여주는 그래프이다. 큰 오차는 7세에서 나타난다는 것에 주목하기 바라고, 이것은 팔 뻗기를 위해서 시각 되먹임에 의존하고 있음을 보여준다. 어린이가 팔 뻗기가 제자리로 돌아오는 단계에, 되먹임을 제한함에 따라, 이들은 그 후 수년간에 서서히 감소한다. (Hay L. Developmental changes in eye-hand coordination behaviors: preprogramming versus feedback control. In: Bard C, Fleury M, Hay L, eds. Development of eye-hand coordination across the lifespan. Columbia, SC: University of South Carolina Press, 1990:228에서 허가를 받아 변경).

소아기의 발달. 어린이가 팔 뻗기 움직임을 할 때, 시각 되먹임 사용의 계속된 발달 변화가 있는지 어떤지를 판단하기 위해, 4~11세의 어린이에게 시각 되먹임의 유무에 관계없이 움직이도록 요청한 연구가 시행되었다. Hay(1978)는 4세~11세의 어린이에 의한 시각 정보 이용에 흥미 있는 변화가 있다는 것을 보여주었다. 4~6세의 어린이는 그림 18.7에서 보여주는 것처럼, 시각 되먹임이 없이도 상당한 정확도로 움직일 수 있다. 이 그림은 4~11세의 어린이와 성인에서 시각 되먹임 없이 팔을 뻗을 때의 오차의 크기를 보여준다. (비록 5세의 어린이가 성인보다 더 정확한 것처럼 보이지만, 이들 집단사이에 유의미한 차이는 없다는 것에 주목하기 바란다). 그러나, 그림에 나타낸 것처럼, 7세에서는 시각 되먹임이 없는 팔 뻗기에서 발생한 증가된 오차에서 볼 수 있는 것처럼, 이 능력에 갑작스런 저하가 있다. 그 다음에 정확도는 다시 증가하기 시작하고, 10~11세까지에는 성인 수준에 도달한다. 다음의 절에서 설명하는 것처럼, 이 정확도의 저하는 7세에서의 시각 되먹임에 대한 의존성 증가에 반영된다. 이것은 7세가 팔 뻗기 발달에서의 이행시기(transition time)라는 가설을 뒷받침하는 연구의 하나이다(Dellen & Kalverboer, 1984; Hay, 1990).

5~15세 어린이를 대상으로, 시각적 되먹임이 없는 팔 뻗기 움직임에 대한 운동학을 분석하는 다른 연구도 또한, 이 가설을 뒷받침하고 있다. 그림 18.8은 5세 어린이가 주로 탄도 움직임을 시행하고, 움직임의 마지막에 급격한 감속을 한다는 것을 보여주고 있다(직사각형 위에 1이라 적었고 아래에 진한 주황색 막대로 나타냈다). 이 패턴은 7세 어린이에서 급격한 감소를 나타낸다. 이 연령에서는 경사로-층계 움직임 패턴이 증가한다(직사각형 위에 3이라 적었고 아래에 연한 색깔의 막대로서 나타냈다). 동시에, 움직임의 마지막에서 원활한 감속을 수반하는 탄도 패턴은 증가하고, 9세까지 계속해서 증가한다(2라 적었고 줄무늬 막대로 나타냈다). 이것은 7세에서 고유감각 되먹임 조절의 사용 증가와, 연장의 어린이에서 제자리로 되돌아가는 최종 단계에 대한 되먹임 조절의 점진적인 제한, 아마도 움직임 제동장치(braking system)의 효율성이 증가한 결과 때문일 수 있다(Hay, 1979).

어린이의 팔 뻗기 동작에서 시각적 되먹임을 사용할 때의 발달상의 변화를 더 자세히 보기 위해, 5~11세의 어린이에게 물체 영상의 환상에 불과한 이동을 시키는 프리즘

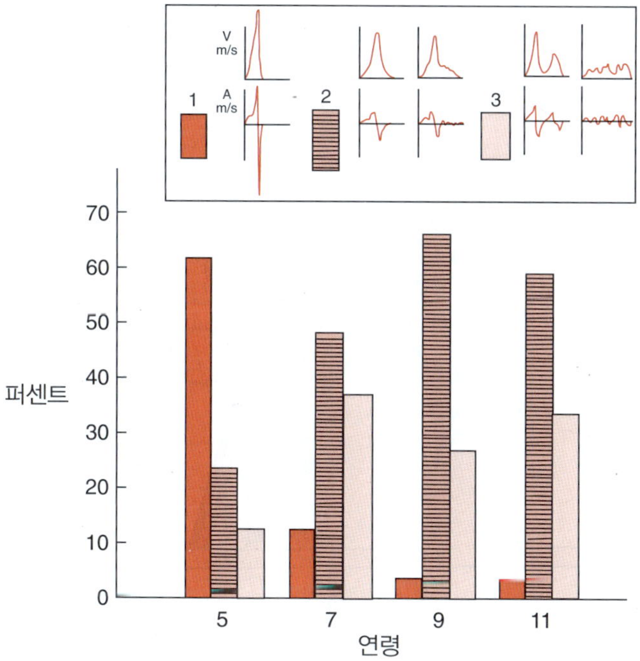

그림 18.8 5~11세 어린이에서 관찰된, 세 가지의 서로 다른 움직임 패턴의 시간비율. 1. 급격한 가속/감속을 수반하는 탄도 패턴; 2. 원활한 감속을 수반하는 탄도 패턴; 3. 층계-경사로 패턴. 5세 어린이는 최고 수준의 탄도 패턴을 사용하였고 한편, 7세 어린이는 원활한 감속을 수반하는 높은 수준의 층계-경사로 패턴을 사용하였으며, 이것은 시각 의존성이 높아졌다는 것을 가리킨다는 것에 주목하기 바란다. 9~11세의 어린이는 원활한 감속을 수반하는 최고 수준의 탄도 패턴을 사용하였고 이것은 움직임의 마지막에 시각 되먹임을 주로 사용한다는 것을 가리킨다. V = 속도; A = 가속도. (Hay L. Developmental changes in eye-hand coordination behaviors: preprogramming versus feedback control. In: Bard C, Fleury M, Hay L, eds. Development of eye-hand coordination across the lifespan. Columbia, SC: University of South Carolina Press, 1990:231에서 허가를 받아 변경).

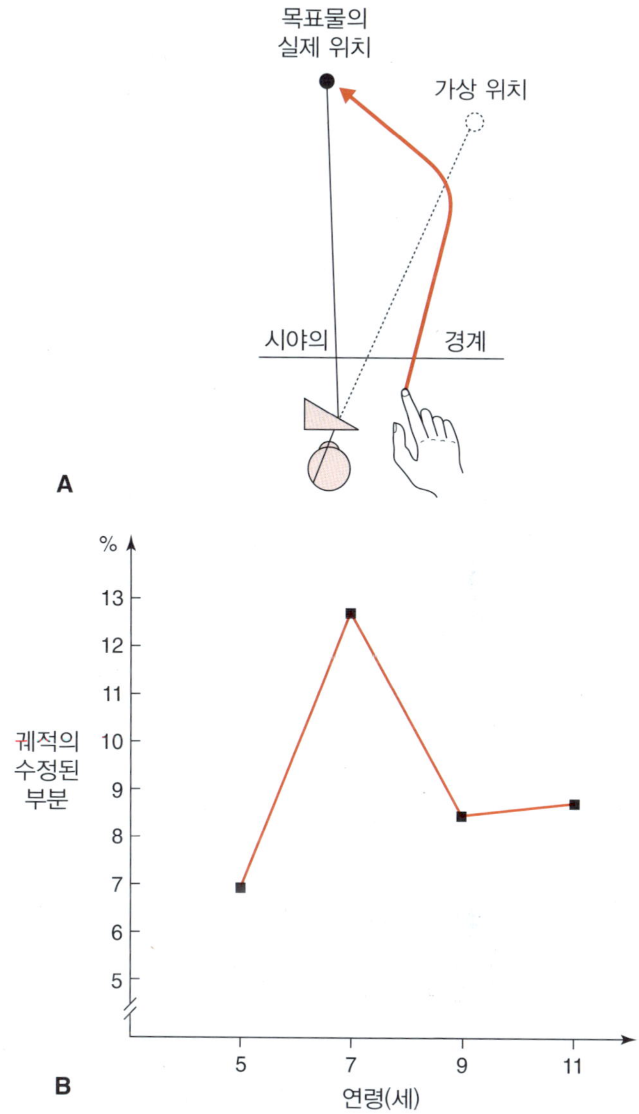

그림 18.9 (A) 프리즘 렌즈를 착용한 어린이의 팔 뻗기 움직임의 도표이고, 시야 내 목표물의 겉보기 위치를 이동시키고 있다. (B) 5세, 7세, 9세 및 11세 어린이에 대한 팔 뻗기 궤적이 수정된 부분. 7세 어린이는 다른 연령집단보다 훨씬 조기에 팔 뻗기 움직임을 수정하고 있으며, 이것은 시각 되먹임의 사용이 증가하였다는 것을 가리킨다는 것에 주목하기 바란다. (Hay L. Spatial-temporal analysis of movements in children: motor programs versus feedback in the development of reaching. J Mot Behav 1979;11:196, 198.에서 변경).

렌즈를 착용시켜 팔 뻗기를 하도록 요청한 실험을 수행하였다. 이들 실험은 앞에서 설명한 것과 마찬가지로, 신생아와 영아가 팔 뻗기를 할 때의 시각적 되먹임의 사용을 소사한다. 그림 18.9의 윗부분에서 보여주는 것처럼, 어린이가 팔 뻗기를 할 때, 손 움직임의 운동학은 물체를 향해서 직선 궤적이 아니라, 만곡한 궤적을 나타냈다. 이것은 상대적인 손과 목표물 위치의 시각정보에 기초하여, 손이 시야에 들어왔을 때, 프리즘 렌즈에 의해서 야기된 시각 영상의 이동 때문에, 손이 처음에 부정확한 경로에서부터 정확한 경로로 이동하였을 때에 일어난다. 시각적으로 수정된 경로의 길이는 이동에 사용된 시각 되먹임의 양을 나타낸다(Hay, 1979).

그림 18.9의 아래 절반부분에 나타낸 것처럼, 5세 어린이들은 그 궤도의 후반에서 움직임을 수정하였고, 실제로 이들 어린이들 대부분은 그들이 가상 목표물에 팔을 뻗을 때까지 수정을 하지 않았으며, 이것은 시각적 되먹임을 최소한으로 사용하였다는 것을 나타내고 있다. 따라서, 이 연령집단에서는 시각 조절은 팔 뻗기 움직임 동안보다는

주로 팔 뻗기 움직임 후에 일어난다. 이것은 이 연령집단에서 볼 수 있는 고도로 정형화된 움직임 시간과 상관성이 있다.

7세의 어린이들은 어떤 다른 집단보다도 조기에 움직임을 수정하였고, 이것은 시각 되먹임을 강력하게 사용하고 있다는 것을 보여주고 있다. 이것은 팔 뻗기 행동에서 유연성을 향상시키지만, 시각 되먹임이 존재하지 않을 때는 이동시간의 변동성이 증가하고 정확성이 감소하는 것과 결부되어 있다.

9세와 11세의 어린이는 중간수준의 궤도 수정을 보여주었고, 이것은 시각조절의 사용이 움직임 궤도의 마지막 단계로 옮겨간 것을 나타내고 있다. 따라서, 5세에서 9세 사이에는 주로 피드포워드 또는 예측성 팔 뻗기의 활성화에서부터 대부분 되먹임 조절로, 그리고 마지막으로 9세까지에 빠르고 정확한 움직임을 야기하는 피드포워드 및 되먹임 조절의 통합으로의 팔 뻗기 움직임에 대한 프로그래밍의 재조직화가 있는 것 같다.

움켜잡기의 발달
Grasp Development

손 방향성의 출현 *Emergence of Hand Orientation*

신생아기에, 영아는 반사적으로 움켜잡는 패턴을 나타낸다. 이들 패턴이 효과적인 움켜잡기 패턴으로 변환될 때, 어떠한 과도기적인 변화가 일어나는가? 이 질문에 답하기 위해, 연구자들은 생후 첫 5개월 동안에 영아가 만들어낸 손과 손가락의 자발적인 움직임을 비디오 녹화하였다. 그들은 이 기간 동안에, 자발적인 손과 손가락 움직임이 주먹을 쥔 자세가 지배적으로 발생하는 것에서부터 거의 연속적인 임의의 움직임으로 점진적으로 변화하고, 그리고 마지막으로 자기 주도적인 움켜잡기 움직임으로 변화한다는 것을 발견하였다. 그들은 생후 약 2~3개월에서 수의적인 움켜잡기 움직임이 관찰될 수 있다는 것에 주목하였다(Wallace & Whishaw, 2003).

연구자들은 생후 첫 5개월 동안에, 주먹 쥐기, 다수의 손가락 자세와 연관성이 있는 정밀 쥐기 전의 움켜잡기(preprecision grasps), 엄지와 집게손가락으로 움켜잡기(pincer grasp)를 포함하는 정밀 쥐기 및 자기 주도적 잡기로서 정의되는 네 가지 잡기 패턴을 발견하였다. 그들은 이 기간 동안의 광범위한 독립적인 손가락 움직임과 움켜잡기 패턴은 피라미드로(pyramid tract)의 몇몇 직접적인 접속이 영아기의 초기에 비교적 기능적일지도 모른다는 것을 시사하고 있다고 제안하고 있다. 그들은 또한, 처음에는 임의로 움직이고, 그 다음에 자기주도적인 움직임으로서 정의되는 "손놀림(hand babbling)"이 정확한 팔 뻗기 출현을 위한 준비과정의 일부라는 것을 시사하고 있다(Wallace & Whishaw, 2003).

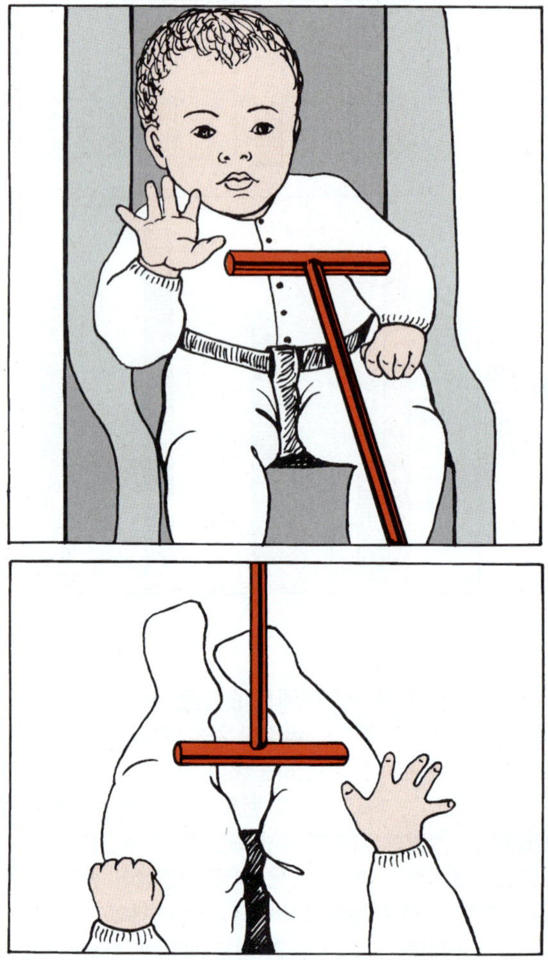

그림 18.10 수평방향으로 놓인 막대에 팔을 뻗는 영아에 대한 2대의 비디오카메라를 통한 영상. 막대를 움켜잡기 위해 올바른 손의 방향성을 사용한다는 것에 주목하기 바란다. (von Hofsten C, Fazel-Zandy S. Development of visually guided hand orientation in reaching. J Exp Child Psychol 1984;38:210에서 변경).

영아는 언제부터 자기 손의 방향을 물체의 위치와 형태에 맞추기 시작하는 것일까? 이 질문에 답하기 위해, 연구자들은 그림 18.10에서 보여주는 것처럼, 밝은 색깔의 막대를 영아 앞에 수평 또는 수직으로 놓고, 영아의 팔 뻗기 움직임의 특징을 기록하였다. 영아가 생후 4.5~5개월의 조기에 처음으로 물체를 잡기 시작하였을 때, 손의 방향성(물체의 방향성에 따라 수직과 수평)에 대한 준비를 위한 조정이 일어났다(von Hofsten & Fazel-Zandy, 1984).

그러나, 물체의 방향성에 대한 손의 조정은 연령과 더불어 더 정확해졌다. 손의 조정은 흔히 팔 뻗기 이전 또는 초반에 시행되었지만, 접근단계 동안에도 볼 수 있었다. 영아는 또한, 회전하는 막대에 팔을 뻗기 위해, 예측성 조절을 사용할 수도 있다. 그들은 막대의 향후 방향성에 맞춰지는 손의 방향성을 만들어냄으로써, 이것을 잡을 준비를 한다(von Hofsten, 2007).

물체에 원활하게 팔을 뻗기 위해서는 영아가 물체에 맞닥뜨리는 것과 연관성을 갖고 움켜잡는 타이밍을 적절히 맞춰야 한다. 손을 너무 늦게 오므리면, 물체는 손바닥에서부터 튀어 오를 것이고, 손을 너무 일찍 오므리면 손가락마디에 부딪칠 것이다. 이 유형의 계획에는 촉각 조절이 물체에 접촉한 후까지 손을 오므릴 수 없을 것이기 때문에, 시각 조절을 필요로 한다(von Hofsten & Fazel-Zandy, 1984).

생후 5개월, 6개월, 9개월 및 13개월의 영아에서 팔 뻗기의 운동학을 성인과 비교한 실험에서는 영아의 움켜잡기는 생후 5~6개월의 조기에 시각적으로 조절되고, 물체에 대한 팔 뻗기를 예측하여 손을 오므리기 시작한다는 것을 보여주었다. 또한 손을 벌리는 것은 생후 9개월과 13개월의 영아에서 물체의 크기와 관련되어 있었으나, 어린 영아집단에서는 연관성이 없었다. 마지막으로, 생후 13개월의 영아는 어린 집단보다 목표물에서 멀리 떨어져 움켜잡기 시작하였고 움켜잡기의 타이밍은 성인에서 볼 수 있는 것과 비슷하였다. 그러나, 성인과는 달리, 영아는 움켜잡아야 할 물체 크기로 손을 오므리기 시작하는 것과는 아직 상관성이 없기 때문에, 생후 13개월에서 팔 뻗기의 움켜잡기 요소가 아직 성숙하지 않나(von Hofsten & Ronnqvist, 1988).

엄지와 집게손가락으로 움켜잡기의 발달

Development of the Pincer Grasp

물체를 움켜잡는 데는 두 가지 서로 다른 방법이 있다. 즉, 손바닥과 손가락의 바닥면을 사용하고 엄지손가락으로 쥐기를 강화하는 강력 쥐기(power grip), 또는 엄지손가락과 손가락 끝의 바닥면 사이로 집는 정밀 쥐기(precision grip)가 있다. 정밀 쥐기는 각 손가락이 독립적으로 움직일 필요가 있고 물체의 정확하고 숙련된 조작을 위한 전제조건이다(Forssberg et al., 1991; Napier, 1956).

출생 후 첫 수개월에서, 영아가 움켜잡는 움직임은 촉각반사와 고유감각반사에 의해서 조절된다. 따라서, 물체가 손바닥에 접촉할 때, 손가락은 오므려진다.

또한, 팔이 굽을 때, 손은 굽힘근 공동작용의 일부로서 오므려진다. 생후 약 4개월에서, 기능적 팔 뻗기의 시작과 함께 영아는 오로지 손바닥 움켜잡기를 사용한다. 이어지는 발달과 더불어, 처음에는 엄지손가락이, 그 다음에 다른 손가락이 독립적으로 작동하기 시작하고, 생후 약 10개월에서 엄지와 다른 손가락에 의한 쥐기(pincer grasp)(엄지손가락과 마주보는 손가락으로)가 발달한다(Forssberg et al., 1991).

팔을 뻗어 움켜잡는 기술과 관련되는 발달상의 변화는 영장류 운동계의 해부학적 발달에 대해서 수행된 연구와 매우 상관관계가 있다. 영장류에서는 팔의 움직임을 조절하는 신경경로는 손가락과 손의 섬세한 움직임을 조절하는 신경경로와는 다르다는 것을 보여주고 있다. 이 2개의 시스템은 서로 다른 시기에 발달한다. 주로 뇌줄기 수준에서 협응이 되는 것처럼 보이는 팔의 조절은 겉질 수준에서 협응이 되는 것처럼 보이는 손과 손가락 조절보다 일찍 발달한다(Kuypers, 1962, 1964).

연구자들은 젖먹이 원숭이는 발달 초기에 물체를 향한 팔 뻗기를 나타내지만, 생후 3개월까지는 손과 손가락의 독립적인 움직임을 나타내지 않는다는 것을 발견하였다(Lawrence & Hopkins, 1972). 또한 생후 약 9~13개월에서, 피라미드로의 발달과 더불어, 영아는 세분화된 손가락 움직임을 조절할 수 있고, 이리하여 엄지와 다른 손가락으로 쥐기와 같은 더 어려운 움켜잡기 기술을 발달시킨다는 것을 보여주고 있다(von Hofsten, 1984, 2007).

실험에서는 생후 8개월에서 15세까지의 인간 영아와 어린이에서의 정밀 쥐기의 발달과 개선을 추적해왔다. 성인에게 물체를 들어 올리도록 요청하였을 때, 그들의 손가락이 물체에 접촉하자마자, 피부수용기가 손가락을 통해서, 그 물체를 미끄러뜨리지 않고 들어 올리도록 설계된 악력과 부하력의 증가로 구성되는 중추적으로 프로그램화된 반응을 활성화시킨다는 것을 제17장에서부터 상기하기 바란다. 성인에서는 이들 2개의 힘은 미끄러짐을 방지하고, 물체를 너무 꽉 쥐는 것을 피하기 위해, 항상 병렬적으로 프로그램화되어 있다(Forssberg et al., 1991).

악력과 부하력의 이 병렬적 프로그램화는 인간 영아에서는 발견되지 않았다. 실제로, 5세까지 어린이는 악력이 증가함에 따라 물체를 테이블로 밀어 넣어 두 힘 사이의 반대되는 협응을 보여주었다. 이들 어린이에서, 악력은 부하력 증가가 일어나기 전에 매우 높아야 했다. 게다가, 들어올리기의 서루 다른 단계의 티이밍과 순서부여는 영아에서 훨씬 길었다. 예를 들어, 첫 번째 손가락 접촉과 두 번째 손가락 접촉 사이의 시간은 성인과 비교하여 생후 10개월에서 3배가 길었고, 3세까지의 어린이에서 2배가 길었다. 물체를 적절하게 쥐기 전에, 엄지손가락과 집게손가락으로 몇 번이나 접촉하는 것은 연소한 어린이에서 일반적이었다. 또한 어떤 손가락이든 먼저 물체에 접촉할 수 있다(Forssberg et al., 1991).

유사한 연구(Pare & Dugas, 1999)에서는 2세에서부터 9세까지의 정밀 쥐기의 성숙에 대해서, 분명한 발달 이정표(developmental milestones)가 발견되었다. 2세 어린이의 움켜잡기에 대해서는 물체를 들어 올리는 동안의 피크 수직 가속도는 피크 악력과 마이너스의 상관관계를 갖고 있었다. 3세까지에, 들어 올리는 동안의 피크 가속도와 피크 악력은 플러스의 상관관계를 갖게 되었고, 이 상관관계는 9세까지 계속해서 강화되었다. 4세까지에, 어린이는 물체를 들어 올리는 움직임의 가속과 감속 양쪽을 대칭 패턴으로 조절하였고, 물체를 움켜잡기 위해 악력의 단일 버스트(single burst)를 사용하였으며, 이는 그들이 움켜잡기를 위해 예측성 조절전략을 사용하기 시작하였다는 것을 시사한다. 어린이가 서로 다른 유형의 물체를 움켜잡을 때에 조절을 개선하는 연령을 여러분 스스로가 탐색하기 위해서는 실습활동 18.1을 완료하기 바란다.

어린이는 물체의 움켜잡기와 들어올리기에서 언제 예측성 조절을 사용하기 시작하는가?

When Do Children Start Using Anticipatory Control in Grasping and Lifting Objects?

Pare와 Dugas(1999)에 의한 연구에서는 2세 미만의 어린이는 악력과 부하의 힘을 병행하여 증가시키는 것이 아니라, 부하의 힘이 증가하기 전에 발생하는 악력 증가를 수반하는 순차적 힘의 활성화를 사용하고 있다는 것에 주목하였다. 그들은 또한 힘이 하나의 힘 비율 펄스(force rate pulse)로 크기조정이 되지 않았기 때문에, 되먹임 전략을 나타내는 단계적인 힘의 증가를 보여주었다. 두 번째 연구에서는 Forssberg와 동료들(1992)은 정밀 쥐기의 이 예측성 조절의 발달을 추가로 조사하여, 이전의 들어올리기에서부터의 무게가 현재의 힘에 대한 크기조정을 하기 위해 어떻게 사용되는지를 탐구하였다. 그들은 정밀 쥐기로 물체를 들어 올리는 동안의 등척성 힘의 출력에 대한 예측성 조절이 생후 두 번째 해에 출현한다는 것을 알게 되었다. 생후 18개월 미만 영아인 가장 연소한 어린이는 서로 다른 무게를 사용하는 들어올리기를 위해서 힘 비율

실습 활동 18.1

목적: 과제의 특성이, 서로 다른 연령의 어린이의 팔 뻗기 – 움켜잡기 움직임에 어떻게 영향을 미치는지를 조사한다.

절차: 이 실험을 위해, 여러분은 여러분의 지역사회에서 다음의 연령집단 – 생후 8개월에서 12개월, 생후 12개월에서 18개월, 2세에서 3세 및 4세에서 6세 – 중의 적어도 두 연령집단에서부터 1명의 어린이를 찾아내어, 그들이 다음 과제를 수행하는 것을 관찰할 것이다.

여러분이 어린이와 함께 작업할 때는 다음의 물품을 지참한다(여러분은 어린이의 크기에 적합하도록 물품의 크기를 바꿀 수 있다); 2개의 작은 플라스틱 컵(하나는 컵 안에 물이 들어가 있고 하나는 물이 없다), 하나의 작은 장난감 집짓기 블록(작은 사각형), 하나의 크레용(길고 가느다란 것) 그리고 기름을 바른 두 번째 작은 플라스틱 컵 또는 원통이다.

실험의 첫 부분에서는 어린이들이 빈 플라스틱 컵, 장난감 블록, 크레용, 물이 들어가 있는 플라스틱 컵, 그리고 기름을 바른 플라스틱 컵을 집어 올리는 동안의 팔과 손의 움직임을 관찰한다. 연장의 어린이를 위해서, 2개의 컵(하나는 물이 들어가 있고 하나는 비어있다)을 나란히 놓는다. 어린이에게 물 한 컵을 따르도록 요청한다. 그리고 다시 시도하지만, 빈 컵을 거꾸로 세워, 이것을 물이 들어가 있는 컵 가까이에 놓는다.

과제

1. 서로 다른 연령집단의 어린이가 어떻게 하여 다양한 물체에 팔을 뻗어 잡았는지를 설명한다.
2. 한 물체에 팔을 뻗고 있는 동안에, 물체를 잡는 것에 대비해서 언제 손이 잡는 모양을 만들기 시작하였는가? 물체의 특성이, 예측성 손의 모양 만들기에 어떻게 영향을 주었는가?
3. 연장의 어린이에 대해서, 컵의 방향성을 바꾸는 것이 어떻게 손의 방향성에 영향을 주었는가? 어린이들이 여러 단계로 물을 따를 필요가 없도록, 손의 방향성을 바꿀 수 있었는가?
4. 어린이로부터의 데이터를, 여러분 자신 또는 실습활동 17.1에서부터의 다른 성인의 팔 뻗기/움켜잡기 특성과 비교한다. 여러분의 결과가 예측성 손의 모양 만들기 및 물체 들어올리기의 발달적 변화에 대한 von Hofsten과 Forssberg 등의 결과와 일치하는가?

(force rates)에 차이가 없거나 거의 없다는 것을 보여주었고, 한편 생후 18개월 이상의 어린이는 이 능력이 있다는 것을 보여주었다. 이 예측성 조절은 서서히 발달하여, 1세에서 4세 사이에 큰 변화가 일어나고, 4~11세에 더 점진적인 변화가 일어나며, 약 11세에서 성인수준에 도달한다.

Forssberg와 동료들(1995)은 또한 연소한 어린이는 특히 미끄럽지 않은 물체(사포)로 시도할 때, 높은 악력 대 부하력 비율을 사용하였다는 것에 주목하였다. 이것은 어린이들이 미끄러짐에 대비하여 큰 안전범위(safety margin)를 사용한다는 것을 보여주었고, 마찰조건에 적응하는 능력이 미숙하다는 것을 나타내는 것이다. 안전범위는 생후 첫 5년 동안에, 악력의 낮은 변동성 및 현재의 조건에 더 잘 적응하는 것과 더불어 감소하였다.

그들은 어린이가 생후 18개월까지에, 장난감 집짓기 블록 시험에서 제시된 것과 같은 표면조건에 악력을 적응시킬 수 있었으나, 표면이 예기치 않게 변경되었을 때는 실패하였다는 것을 알게 되었다. 그들은 이것이 마찰에 대한 감각운동 기억표현(memory representation)을 형성하는 능력이 낮다는 것을 나타내는 것일지도 모른다고 시사하고 있다. 이들 기억능력은 연령과 더불어 서서히 높아지고, 새로운 표면 마찰에 대한 힘의 협응을 업데이트하기 위해 연장의 어린이는 몇 회의 들어올리기만을 필요로 하고, 성인은 한 번의 들어올리기만을 필요로 하였다.

악력의 적응 Adaptation of Grip Forces

움켜잡기 적응의 하나의 측면은 외부의 감각정보에 따라 악력을 원활하게 증가 또는 감소시키는 능력이다. 악력 적응의 발달을 연구하기 위해, Blank 등(2000)은 3세에서 6세까지의 어린이와 성인에게, 시각적 되먹임을 사용하여, 엄지와 손가락으로 집기(pinch grip)를 사용한 작은 원통형 센서에 가하는 등척성 힘을 증가 또는 감소시키도록 요청하였다. 참가자는 실제로 가한 악력을 컴퓨터 화면상의 적색 막대로서 볼 수 있었고, 청색 막대로서 나타낸 목표로 하는 힘에 도달해야 하였다. 그들이 목표로 하는 힘의 수준에 도달할 후, 그들은 5초간 그 악력을 계속해서 유지해야 하였다. 힘 추적의 정밀성에는 분명한 발달상의 변화가 있었다. 4세까지의 어린이에 대해서는 "점프하여 기다리는 것(jumping and waiting)"에 의해서, 목표로 하는 힘의 변화를 지나쳐버리는 경향이 있었다. 연장의 어린이들은 목표로 하는 힘의 느린 감소가 있을 때에만, 목표물을 지나쳐버렸다.

이와는 대조적으로, 성인은 모든 조건에서 목표물의 변화를 따라갔을 때 목표물에 약간 못 미치도록 하였고, 이것은 그들이 계속적인 "뒤따라가기" 전략을 사용하였다는 것을 시사한다. 목표로 하는 힘의 수준을 확립하는 시간도 또한 연령과 더불어 감소하였다. 특히, 연장의 어린이와 성인과는 대조적으로, 대부분의 3세 어린이와 일부 4세 어린이는 시각적 되먹임이 없으면 힘의 수준을 유지할 수 없었다. 그러나, 연장의 어린이와 성인은 시각적 되먹임을 철회한 후보다도, 시각적 되먹임의 조건하에서 더 양호하였으며, 이것은 엄지와 손가락으로 집기 힘의 조정을, 시각 조절과 내부 고유감각 조절에 의존하고 있다는 것을 시사하고 있다. 이들의 결과는 감각운동 되먹임을 간헐적으로 사용하는 피드포워드 전략에서부터, 5~6세에서 중요한 이행기(transition period)가 있는 병행적이고 통합적인 되먹임과 피드포워드 처리로 향해서, 악력을 적응시키기 위한 발달상의 전략 변화가 있다는 것을 시사하고 있다.

움직이는 물체에 팔을 뻗어서 움켜잡기 위한 학습(잡기) Learning to Reach for and Grasp Moving Objects (Catching)

영아가 움직이는 물체에 팔을 뻗어 움켜잡는 능력의 출현을 판단하기 위한 연구도 수행되고 있다; 이것은 잡기 행동의 가장 기본적인 형태라 생각된다. 연구자는 영아가 움직이지 않는 물체에 성공적으로 팔을 뻗을 수 있기까지에는 움직이는 물체에 팔을 뻗는 것도 또한 성공하고 있다는 것을 시사하고 있다. 생후 18주의 어린 영아가 30㎝/초로 움직이는 물체를 잡을 수 있었다. 생후 15주의 영아는 그 물체를 가로막을 수는 있었으나, 아직 그것을 움켜잡지는 못하였다. 이들 결과는 영아가 그 물체가 장차 어떤 시점에서 있게 될 장소를 예측할 수 있다는 것을 시사하고 있으며, 그 이유는 그 물체를 움직이는 경로에서 가로막기 위해 조기에 팔 뻗기를 시작해야 하기 때문이다. 영아는 시나가는 모든 물체를 향해서 자동적으로 팔을 뻗지는 않았다는 것에 주목하였다. 오히려, 영아는 그들이 그 물체에 팔을 뻗는 타당한 기회가 있는지 아닌지를 미리 감지할 수 있는 것처럼 생각되었다(von Hofsten & Lindhagen, 1979).

인지 구성요소 Cognitive Components

물체 탐색활동의 출현
Emergence of Object Exploration

영아는 움켜잡을 물체의 특성에 맞춰서, 언제 조작활동을 처음으로 바꾸기 시작하는가? 태어나서 첫해 동안에, 영아가 물체를 가지고 수행하는 동작은 입에 갖다 대는 손을 흔드는 목을 흔드는 또는 탕하고 두드리는 경향이 있다. 딱딱한 물체는 탕하고 두드리는 경향이 있으며, 한편 스펀지 같은 물체는 손으로 쥐어짜거나 비비는 경향이 있다(Gibson & Walker, 1984). 생후 6개월, 9개월 및 12개월이 되는 영아에 대한 연구에서는 입에 갖다 대는 활동은 연령과 더불어 감소하고, 물체를 회전시키는 물체를 다른 손으로 바꿔 쥐는 그리고 물체를 쳐다보고 손가락으로 만지작거리는 활동은 증가한다는 것에 주목하였다(Corbetta & Mounoud, 1990; Ruff, 1984).

약 1세의 시점에서, 영아는 물체를 사용하는 방법을 이해하기 시작하지만, 이 연령 이전에서도, 영아는 이들 물체가 별로 정밀성을 필요로 하지 않는다면, 단순한 기능적 관계를 알아낼 수 있다. 따라서, 영아는 식사를 위해 스푼을 사용하기 전에, 먼저 탕하고 두드리거나 또는 흔들기 위해 스푼을 사용한다. 영아는 식사행동을 위한 준비를 하기 전에 서브루틴(subroutines)으로서 스푼과 손, 스푼과 입 및 스푼과 접시 사이의 관계를 수립하고, 그 다음에 접시에서 음식을 스푼에 채워서 예측성으로 벌린 입으로 가져간다(Connolly, 1979).

영아가 어릴 때(생후 첫 해에서), 영아에게 움켜잡도록 스푼을 준다면, 영아는 손잡이의 방향성을 무시하고 어색한 움켜잡기가 된다 해도 선호하는 손으로 그것을 움켜잡는 경향이 있다. 그러나, 생후 2년째에서는 영아는 과제를 이해하고, 효율적인 쥐기를 사용하여 적절한 손으로 스푼의 손잡이를 잡기 시작한다(McCarty et al., 1999).

생후 약 14~16개월에서 영아는 무게의 지표로서 형상과 크기를 사용하여 물체의 무게에 팔 뻗기를 적응하는 능력을 발달시킨다. 생후 약 16~19개월에서, 영아는 받침접시에 있는 컵과 같이, 특정의 물체가 문화적으로 어울린다는 것을 이해하기 시작한다. 마지막으로, 생후 두 번째 해의 마지막에, 영아는 먹거나 마시는 흉내를 내는 것 같은 상징적인 행동을 하기 시작한다(Corbetta & Mounoud, 1990).

1세가 지나면, 영아는 한 물체를 다른 물체에 적합을 시키는 것 같은 물체 사이의 밀접한 관계를 더 정밀한 움직임과 더 밀접한 관계를 필요로 하는 기술을 발달시키기 시작한다. 생후 13~15개월에서, 영아는 2개의 정육면체를 서로 아래위로 쌓기 시작한다. 생후 18개월에서 3개의 정육면체, 생후 21개월에서 5개의 정육면체, 그리고 생후 23~24개월에서 6개의 정육면체를 쌓아올릴 수 있다. 이것은 영아가 협응된 팔 뻗기와 도수조작을 점진적으로 발달시키고 있는 것이며, 이리하여 물체를 주의 깊게 놓거나 손에서 뗄 수 있게 된다(Bayley, 1969; Corbetta & Mounoud, 1990). 가장 복잡한 손 기술의 하나인, 물체를 손 안에서 조작하는 것은 여러 해에 걸쳐서 발달한다. 이것에 의해서, 먹기, 글씨쓰기, 옷의 단추 채우기 및 칫솔질하기와 같은 일상생활 활동의 발달이 가능해진다(Gordon, 2001).

도수조작 능력의 시작을 조사하는 연구에서는 영아가 다양한 형태의 가늘고 긴 물체를 딱 들어맞는 구멍에 삽입하도록 촉구하였다. 18개월 미만의 영아는 과제를 이해하고 열심히 노력하였으나, 어떻게 하는지에 대한 개념이 거의 없었다. 그들은 방향성에 관계없이, 물체를 단순히 구멍에 밀어붙였다. 그러나, 생후 22개월의 어린이는 수평으로 놓인 물체를 구멍으로 가져갈 때에 체계적으로 들어 올렸고, 26개월의 어린이는 구멍에 도달하기 전에 물체를 적절한 방향으로 회전시켰다. 저자들은 순수한 되먹임 전략이(생후 18개월까지에 사용한), 이 과제에서는 기능을 하지 않고, 영아는 운동능력, 물체와 그것이 구멍에 들어맞는 공간관계의 인식, 물체의 심적 회전(mental rotation)을 포함하는 다양한 기술을 습득하여 숙달할 필요가 있다고 언급하고 있다(Örnkloo & von Hofsten, 2007; von Hofsten, 2007).

따라서, 문화적 가공물을 기능적으로 조작하기 위해서는(예를 들어, 용기의 뚜껑을 여는 것, 재킷의 지퍼를 내리는 것), 어린이가 무엇을 해야 하는지를 알고, 디자이너가 의도한대로 필요한 동작을 잘 실행하는 지각-운동기술을 갖춰야 한다.

Rachwani와 동료들(2020)은 설계된 동작의 학습에서, 3단계 발달의 진행을 문서화하였다. 3단계 발달이란 낮은 연령에서의 설계되어 있지 않은 탐색적 동작(예: 탕탕 두드리다, 입에 갖다 대다)에서부터 시작하여, 중간 연령에서 설계된 동작의 표시(예: 용기 뚜껑을 비틀다 또는 지퍼의 탭을 잡아당기다)로, 높을 연령에서 설계된 동작의 성공적인 시행(용기 뚜껑을 계속해서 왼쪽으로 비틀다, 또는 탭을 지퍼의 이빨로 향해서 잡아당기다)으로 진행하는 것이다. 저자들은 많은 가공물에는 복잡하고, 운동적으로 어려운 조작이 수반되기 때문에, 설계된 동작을 어린이가 나타내도, 성공적인 시행을 보장하는 것은 아니다. 어린이

늘은 각 가공물을 조작하기 위한 상세한 생체역학적 요건을 알고, 이들을 성공적으로 시행하기 위한 양손의 협응, 민첩성 및 힘을 갖춰야 한다.

주의요구 : 이중과제 상황에서의 팔의 기능

Attentional Demands: Upper-Extremity Function in Dual-Task Contexts

발달에 관한 이전의 장에서는 자세 과제와 보행의 과제가 인지과제와 동시에 수행될 때, 그 양쪽의 수행에서 일어나는 간섭이, 어린이가 성숙해짐에 따라 어떻게 변화하는지를 논의하였다. 이 현상은 또한 팔 뻗기 과제의 발달에 대해서도 문서화되어 있고, 팔 뻗기 과제와 물체에 대한 도수조작은 보통 다른 인지과제와 동시에 수행되기 때문에, 관련성이 있다.

한 연구에서는 단일과제와 이중과제 양쪽의 상황에서, 5세에서부터 17세까지의 570명의 어린이가 추적 과제와 인지 과제(숫자 열을 상기하는 과제)를 수행하는 능력을 조사하였다. 연장의 어린이는 인지능력(이마엽의 성숙과 연관성이 있다)이 향상되어 있는 것으로 이전에 보여주었기 때문에, 이중 과제 절차에서 이중 과제 비용이 감소되었을 것이라 예상된다. 결과는 모든 참여자가 이중 과제 조건에서 추적 과제 수행의 저하를 나타냈고, 연장의 어린이는 연소한 어린이보다 추적 과제에서 양호하게 수행하였다는 것을 보여주었다. 그러나, 연소한 어린이 집단이 연장의 어린이 집단보다 추적 과제와 숫자 열을 상기하는 과제에 대해서 더 큰 비용을 보여주었다.

그림 18.11은 연구의 전체적인 결과를 보여주고 있다. y축은 이중 과제와 단일 과제 조건에서, 각 과제의 수행을 비례적으로 감소시키고, 이들을 조합("이중과제 협응"이라 부른다)시킴으로써 만들어진, 조합시킨 이중 과제 비용 득점 μ를 나타낸다. 이 득점 μ는 각각의 연령집단에 대해서 나타내고 있으며, 100 가까이의 득점은 이중 과제 비용이 극히 약간이라는 것을 나타내고 있다. 가장 연소한 연령집단이 더 높은 이중 과제 비용을 나타내고, 이 비용은 연령 증가와 더불어 점진적으로 감소하며, 약 15세에서 안정기(plateau)에 도달한다는 것에 주목하기 바란다. 이것은 기술을 추적하기 위한 이중 과제 비용이 연소한 어린이에서 가장 높고, 15세에서 성인 수준에 도달한다는 것을 시사하고 있다.

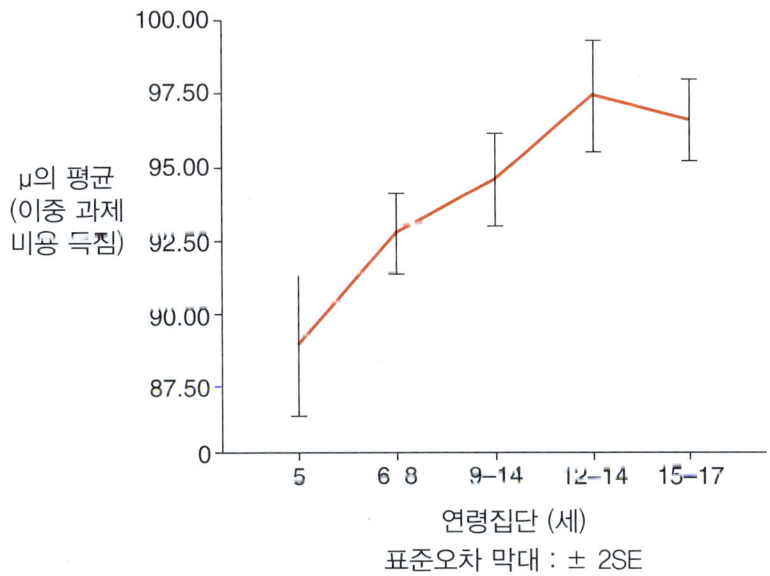

그림 18.11 5세에서 17세까지의 어린이가 도수에 의한 추적 과제와 숫자 열을 상기하는 과제를 동시에 수행할 때의 이중 과제 비용을 나타내는 도표이다. y축은 이중 과제와 단일 과제 조건에서 각 과제의 수행을 비례적으로 감소시키고, 이들을 조합(이중 과제 협응이라 부른다)시킴으로써 만들어진 조합시킨 이중 과제 비용 득점 μ를 나타낸다. 이 득점 μ는 각각의 연령집단에 대해서 나타내고 있으며 100 가까이의 득점은 이중 과제 비용이 극히 약간이라는 것을 나타내고 있다. 가장 연소한 연령집단이 더 높은 이중 과제 비용을 나타내고, 이 비용은 연령증가와 더불어 점진적으로 감소하며, 약 15세에서 안정기(plateau)에 도달한다.
(Sebastian MV, HernandezGil L. Do 5-year-old children perform dual-task coordination better than AD patients? J Atten Disord 2013, Nov 14. DOI: 10.1177/1087054713510738. [Epub ahead of print], Figure 2, P.6에서 허가를 받아 변경).

눈-손 협응 발달에서의 경험의 역할

THE ROLE OF EXPERIENCE IN THE DEVELOPMENT OF EYE-HAND COORDINATION

인간의 팔 뻗기 행동에는 시각적으로 유발된 부분과 시각적으로 유도된 부분의 두 가지 측면이 있다는 것을 상기하기 바란다. 눈-팔다리 협응에 대한 이들 두 가지 측면은 고양이에서도 볼 수 있다. 눈-팔다리 협응에 대한 이들 두 가지 측면의 발달에 관한 명쾌한 연구에서는 움직임이 만들어낸 시각적 되먹임의 경험이, 시각적으로 유도된 부분의 발달에 필수적이라는 것을 보여주었다(Hein & Held, 1967).

이들 실험에서는 새끼고양이를 생후 4주까지 어둠 속에서 사육하고, 그 다음에, 정상적인 환경에서 매일 6시간 동안 자유로이 움직일 수 있게 하였다. 그러나, 이 시간 동안에, 새끼고양이들에게는 자기의 팔다리와 몸통을 볼 수 없게 하는 가볍고 불투명한 칼라(collar)를 착용시켰다. 이것을 그림 18.12A에 나타냈다. 하루의 나머지 시간은 어둠 속에 그대로 두었다. 이 처리의 12일 후, 시각적으로 유발된 발 두기반응(placing reaction)과 시각적으로 유도된 발 두기반응의 존재에 대한 시험을 동물에게 시행하였다. 이것은 연속된 표면(정확성을 필요로 하지 않기 때문에 시각적으로 유발된 발두기만 필요로 한다)과 갈래(prongs)로 만들어진 불연속 표면(갈래에 부딪치기 때문에 시각적으로 유도된 발두기가 필요하다)을 향해서 새끼고양이를 내리게 함으로써 달성되었다. 모든 동물은 시각적으로 유발된 발두기 반응을 나타냈고 거기서 자동적으로 앞다리를 연속된 표면을 향해서 뻗었다. 그러나, 동물들은 갈래가 있는 표면에 대한 발두기 반응 때문에 부딪칠 가능성이 크지 않다는 것을 보여주었다(그림 18.12B). 그러나, 칼라를 제거한 후, 동물은 시각적으로 유도된 발두기를 보여주는 데 보통의 환경에서 불과 18시간만을 필요로 하였다. 이리하여, 시각적으로 유발된 발(paw)의 폄은 시력이 없이도 발달하지만, 시각적으로 유도된 발두기는 다리를 장시간 관찰할 필요가 있다고 결론지었다(Hein & Held, 1967).

그 다음에 연구자들은 다음과 같이 질문하였다: 시각적으로 유도된 행동을 위해서 환경과 어떠한 종류의 접촉이 중요한가? 수동적인 접촉으로 충분한가, 그렇지 않으면 능동적이어야 하는가? 이 질문에 답하기 위해, 그들은 10쌍의 새끼고양이를 시험하였다. 각 쌍 중의 한 마리의 새끼고양이는 원형의 방에서 곤돌라를 잡아당기면서 자유로이 걸을 수 있었고, 또 다른 새끼고양이는 곤돌라 안에 두어서 방 주위를 수동적으로 끌려 다녔다. 이것을 그림 18.13에 나타냈다. 따라서, 두 마리의 새끼고양이는 유사한 시각 되먹임과 움직임 단서를 갖고 있었으나, 걷고 있는 새끼고양이에게는 그 단서가 능동적이었고 곤돌라에 올라탄 새끼고양이에게는 수동적이었다.

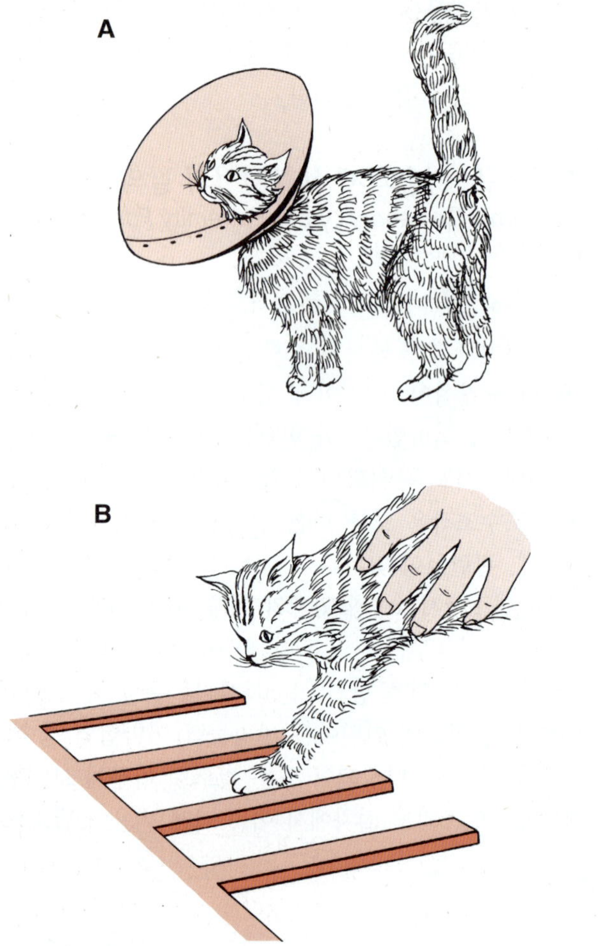

그림 18.12 **(A)** 새끼고양이가 발달 초기에 발을 보는 것을 차단하기 위해 착용한 실험용 칼라. **(B)** 시각적으로 유도된 다리 뻗기를 시험하기 위한 갈래가 있는 장치. (Hein A, Held R. Dissociation of the visual placing response into elicited and guided components. Science 1967;158:391에서 허가를 받아 변경).

새끼고양이는 하루에 3시간 동안 이 장치를 경험하였다. 실험의 마지막에 능동적인 동물은 정상적인 시각적으로 유도된 발두기 반응을 나타냈고, 시각적 절벽시험(visual cliff test)(정상적인 동물은 환상에 불과한 절벽을

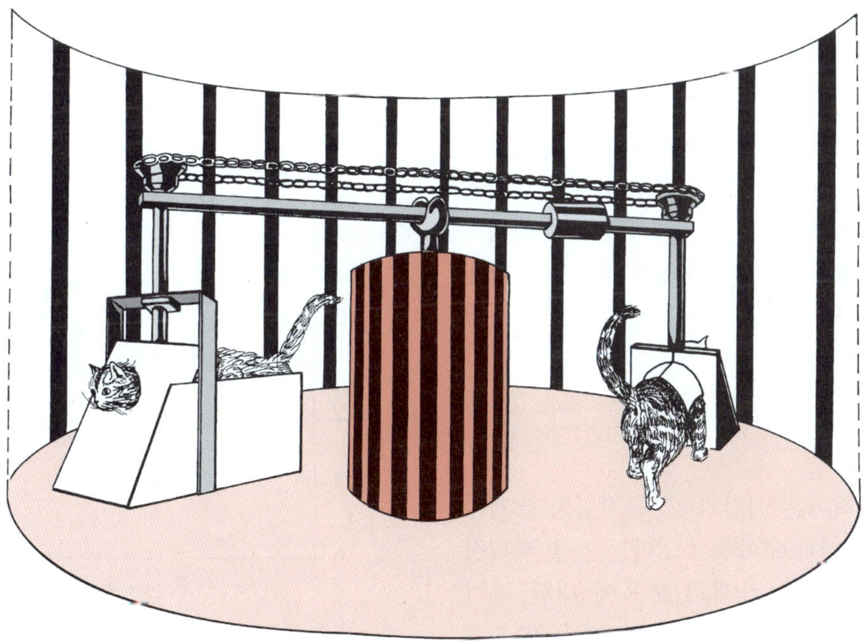

그림 18.13 한 마리의 새끼고양이가 곤돌라에서, 수동적으로 당겨지는 두 번째 새끼고양이를 능동적으로 당기고 있는 실험장치. (Held R, Hein A. Movement-produced stimulation in the development of visually guided behavior. J Comp Physiol Psychol 1963;56:873.에서 변경).

넘어서 걷지 않는다)에 반응하지만, 수동적인 동물은 반응하지 않았다. 따라서, 연구자들은 자가 생성 움직임(self-produced movement)은 시각적으로 유도된 행동 발달에 필요하다고 결론지었다. 그러나, 또 다시 정상적인 환경에서 48시간 둔 후에 수동적인 동물 집단은 정상적인 시각적으로 유도된 발두기를 보여주었다(Held & Hein, 1963).

팔 뻗기 과제의 반응시간
REACTION TIME REACHING TASKS

반응시간(RT) 과제의 발달적 변화에 대해서는 많은 연구가 시행되어 왔다. 일반적으로, 단순한 반응시간 과제에서는 어린이가 성숙함에 따라, 반응시간은 빨라진다는 것을 보여주었다. 가장 큰 변화는 약 8~9세까지 일어나고, 그 후 16~17세에서 반응시간이 성인 수준에 도달할 때까지 느린 변화가 일어난다. 그러나, 어린이에게 반응시간 과제의 일환으로서 더 복잡한 움직임을 수행하도록 요구하였을 때, 이들 발달적 변화는 과제에 따라 달라진다. 예를 들어, 2~8세의 어린이에게 목표물을 겨냥하는 움직임을 하도록 요구한 연구에서는 2세에서 5세까지 반응시간의 감소가 관찰되었고, 이어서 반응시간이 안정화되었다(Brown et al., 1986; Favilla, 2005; Hay, 1990).

대부분의 반응시간 과제에서의 이동시간도 또한, 연령의 함수로서 변화한다. 제17장에서, 이동시간은 과제의 정확성과 거리 요건에 좌우된다는 것을 상기하기 바란다. 움직임의 프로그래밍에 대한 전략도 또한 움직임이 정확한 멈춤을 필요로 하는지 어떤지에 따라 달라진다. 정확한 멈춤을 필요로 하는 경우, 각 개인은 대항근에 의해 조절되는 제동 동작을 사용해야 한다. 그 내신에, 움직임이 목표물에 부딪침으로써 자동적으로 멈출 수 있다면, 대항근 활성화는 필요가 없다.

6~10세 어린이의 움직임 시간을 분석하는 연구에서는 어느 유형의 움직임에 대해서도, 연령이 증가함에 따라 움직임 시간이 감소한다는 것을 보여주었다. 예상했던 대로, 정확한 멈춤을 필요로 하는 움직임은 모든 연령에서 느려진다. 그러나, 두 유형의 움직임 속도 사이의 차이는 8~10세에서보다 6세에서 약 3배가 높다. 이것은 대항근 계통의 제동 작용의 조정에서 6세 어린이가 경험한 어려움 때문일 수도 있다는 가설이 세워져 있다(Hay et al., 1986).

6~9세 어린이에 대한 약간 서로 다른 횡단적 연구에서(이 기간에 걸쳐 종단적으로 검사한 1명의 어린이에 더해서), 참여자에게 시각적 목표물에 가능한 한 신속하고 정확하게 팔을 뻗도록 요구하고, 이리하여, 움직임이 시작된 후 시각적 되먹임의 수정을 최소화하였다.

결과는 반응시간이 6세와 7세 사이에 감소하였다는 것을 보여주었다. 정확도는 7세에서 일시적으로 감소하였고, 그 후 8세에서 증가하였다. 9세까지에, 정확도와 반응시간의 양쪽이 대략 성인수준에 도달하였다. 이동시간은 모든 연령집단에서 비슷하였다. 초기 연구(연령과 더불어 이동시간의 변화가 없고 반응시간은 9세까지에 대략 성인 수준이 된다)와 비교하여, 이 연구에서의 차이는 시각적 되먹임 수정의 최소화를 포함하는 사용된 조건과 관련될 가능성이 있다(Favilla, 2005).

피츠의 법칙 Fitts' Law

피츠의 법칙은 움직이는 시간과 그 움직임의 크기와 정확도 사이의 특정 관계를 보여주고 있다는 것을 제17장에서부터 상기하기 바란다(과제의 도표에 대한 그림 17.12를 참조할 것). 이 과제의 난이도는 정확도와 진폭 요건의 양쪽에 관련이 있고, 다음의 방정식으로 나타낸다.

$$ID = \frac{Log_2 2D}{W}$$

여기서 D = 움직인 거리; W = 목표물의 폭; ID = 난이도 지수(Fitts, 1954).

피츠의 법칙이 어린이에게 어느 정도 적용되는지를 검증하는 연구에서는 움직임 시간은 연령과 더불어 감소한다는 것을 알게 되었다. 이 감소는 일반적으로, 약 7세에서 발생하는 것처럼 보이는 퇴행을 제외하고, 선형으로 변화한다(이것은 시각적으로 유도된 팔 뻗기가 지배적일 시기라는 것을 팔 뻗기에 대한 시각적 조절의 부분에서 상기하기 바란다). 또한, 자세조절의 발달에서는 4세에서 6세 사이에서 자세반응 잠복시간의 증가로 나타낸 것처럼, 유사한 퇴행이 있다는 것을 상기하기 바란다. 5~9세를 대상으로 한 연구에서는 움직임 시간에서의 이들 발달적 감소 및 퇴행은 팔뼈의 성장과 같은 생체역학적 요인의 어떤 변화와 연관성이 없다는 것을 보여주었다(Kerr, 1975; Rey, 1968; Shumway-Cook & Woollacott, 1985a).

피츠의 법칙을 사용해서, 이동시간을 서로 다른 연령집단에 대한 난이도 지수의 함수로서 도표를 그릴 수 있다. 이 관계를 그림 18.14에 나타냈다. y축과의 선의 절편은 운동계의 일반적인 효율을 반영하고 한편, 선의 기울기는 그 운동계에 의해서 1초당 처리할 수 있는 정보의 양을 반영한다. 거의 모든 연구는 y-절편이 연령과 더불어 감소하고, 이것은 효율이 향상된다는 것을 나타내고 있다(예를 들어, 그림 18.14에서 5세와 11세에서 y-절편의 차이에 주목할 것). 그러나, 연령과 관련된 경사의 개선은 관련된 과제에 좌우되는 것 같고, 연속적 움직임보다는 개별적 움직임에서 더 명백한 것처럼 보인다(Hay, 1990; Sugden, 1980). 어린이가 상호간의 두드림 과제를 수행하는 능력에 연령이 미치는 영향과, 피츠의 법칙이 이들 어린이의 움직임에 어떻게 적용되는가를 조사하기 위해서는 실습활동 18.2를 완료하기 바란다.

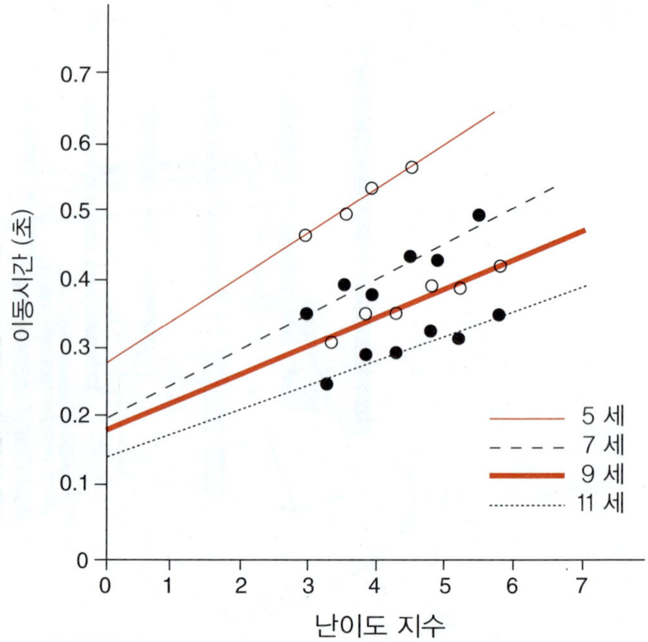

그림 18.14 어린이의 4개 연령집단에 대해서, 이동시간과 과제의 난이도 지수 사이의 관계를 나타내는 그래프. y축과의 선의 절편은 운동계의 일반적인 효율을 반영하고 한편, 선의 기울기는 그 운동계에 의해서 1초당 처리할 수 있는 정보의 양을 반영한다. 거의 모든 연구는 y 절편이 연령과 더불어 감소하고 이것은 효율이 향상한다는 것을 나타내고 있다. (Hay L. Developmental changes in eye-hand coordination behaviors: preprogramming versus feedback control. In: Bard C, Fleury M, Hay L, eds. Development of eye-hand coordination across the lifespan. Columbia, SC: University of South Carolina Press, 1990:227에서 허가를 받아 변경).

요약하면, 팔 뻗기, 움켜잡기 및 도수조작의 출현은 발달하는 동안 서서히 일어나고, 많은 시스템의 변화에 의해서 특징지어진다. 이들 기술의 출현 및 개선에 의해 팔 뻗기와 움켜잡기를 위해 사용되는 힘의 타이밍, 협응 및 조정의 변화를 볼 수 있다. 이제, 우리는 팔 뻗기, 움켜잡기 및 도수조작의 연령관련 변화를 조사하기로 한다.

실습 활동 18.2

목적: 상호간의 두드림 과제를 수행하는 어린이의 능력에 미치는 영향을 조사한다. 피츠는 과제 난이도를 목표물의 크기(W : 목표물의 폭)와 이동거리(D : 목표물들 사이의 거리)에 의해서 정의하였다는 것을 상기하기 바란다.
이리하여, 그는 과제 난이도(그는 "난이도 지수" 또는 단순히 ID라 불렀다)를 다음의 방정식: $ID = \log_2 2D/W$를 사용하여 정량화하였다.

절차: 이 실험을 위해서는 여러분의 지역사회에서 다음의 연령집단 – 5세, 7세, 9세 및 11세 – 중에서부터 적어도 2명의 어린이를 찾아내어, 그들이 다음 과제를 수행하는 것을 관찰한다. 여러분이 각각의 어린이와 작업할 때, 연필 한 자루와 여섯 장의 종이를 지참히는데 각 과세에서 3회의 시도에 한 장씩 사용한다. 이들 종이에는 적절한 목표의 크기와 거리가 표시되어 있어야 한다(아래를 참조할 것). 어린이에게 폭과 거리가 서로 다른 2개의 목표물 사이를 신속하고 정확하게 두드리도록 요청한다. 이 목표는 10초 동안에 가능한 한 많은 정확한 두드리기 움직임을 시행하는 것이다. 정확성이 중요하다. 가장 쉬운 과제에서보다 가장 어려운 과제에서 더 오류가 있어서는 안 된다는 것을 어린이에게 상기시킨다. 오류의 수가 연필로 찍은 점의 5%를 초과하면, 이 시도는 다시 시행해야 한다.

과제 난이도의 2개의 조합을 사용한다. 첫 번째의 가장 쉬운 과제는 D = 2 cm, W = 2 cm이다. ID의 방정식을 풀면, $\log_2 (2\times2)/2$가 될 것이다. 이것은 $\log_2 2$ 즉, 1이 된다. 가장 어려운 과제는 D = 16㎝, W = 1㎝이다.
즉, $\log_2 (2\times16)/1$이고, 이것은 5가 된다.

각 어린이는 두 가지 과제조건에 대해서 3회의 시도(각각 10초)를 수행할 것이다. 각 시도의 시간을 측정하고 각 목표물의 점의 수를 세어서 기록한다. 어린이에게 각 10초 동안의 시도를 언제 시작하고 멈출 것인지를 언어로 알려야 한다(초침이 있는 시계를 사용한다). 시도 사이의 휴식간격은 두드림 수를 세고 기록하는 데 필요한 시간의 양이어야 한다.

과제

1. 각 어린이에 대해서 쉬운 과제와 어려운 과제를 위한 3회의 시도 각각에 대한 두드림 수의 기록으로 표를 작성한다. 평균 및 표준편차도 계산한다.
   각 과제에 대해서, 두드리기 과제의 1회의 이동에 대한 평균 이동시간(밀리초로 표시)을 계산한다. 이것은 각 두드림의 수를 10으로 나눔으로써 계산하는데 이것으로 10초 긴 시도 동안의 초당 두드림 수가 나온다. 이 값도 표에 기록한다. 다음으로, 이 수치의 역수를 취한다
   (1/x : 여기서 x는 두드림의 평균 수치).
   그 다음에, 이 수치에 1,000을 곱하여 밀리초의 평균 이동시간을 얻는다. 이 평균 이동시간을 각 어린이에 대해서 표에 기록한다. 이 과제의 난이도가 서로 다른 연령집단의 어린이에 대한 이동시간에 어떠한 영향을 미쳤는가? 연령이 증가함에 따라 어린이의 수행능력은 어떻게 변화하였는가? 여러분의 결과를 학급 내의 다른 사람의 결과와 비교한다. 여러분은 연소한 어린이 및 연장의 어린이와 비교하여 7세 어린이에 대한 이동시간의 퇴행(느려짐)이 있다는 것을 발견하였는가?

고령자에서의 변화
CHANGES IN OLDER ADULTS

자세조절과 이동성 기술의 연령과 관련된 변화에 대한 이전의 장에서 언급한 것처럼, 이들 기술에는 연령과 더불어 특정 변화가 있다. 이들은 (a) 자세반응 시작 잠복시간의 둔화 또는 이동운동에서 이동속도의 저하와 같은 시간관련 변화; (b) 움직임 또는 근육 활성화 패턴의 변화와 관련된 협응 요인; 그리고 (c) 자세 및 이동성 기술 양쪽의 되먹임 및 피드포워드 조절 사용의 변화로 나뉠 수 있다. 이들 동일한 요인은 팔 뻗기와 움켜잡기 기술의 연령관련 변화를 조사할 때 고려하는 것이 중요하다는 것을 알 수 있다.

팔 뻗기 : 연령에 수반하는 변화
Reaching : Changes with Age

연령에 수반하는 팔 뻗기 이동시간의 변화
Changes in Reaching Movement Time with Age

연령과 더불어 팔 뻗기 움직임 속도의 변화를 조사하는 연구에 대한 한 검토에서는 비교한 연령 및 수행된 과제에 따라, 개별적인 팔 뻗기 움직임이 연령과 더불어 속도가 30%에서 90%까지 다양한 저하를 나타낸다는 것을 보여주었다. 예를 들어, 개별적인 팔 움직임 속도의 변화를 조사한 하나의 연구에서는 50세와 90세 사이에서 32%의 감소를 나타냈으나 한편, 또 다른 연구에서는 반복적인 두드림 과제를 수행하는 20~69세의 실험대상자를 비교하면, 이동속도가 90% 저하한 것을 보여주었다(Welford, 1982; Williams, 1990).

팔 뻗기 동작에서 속도가 느려지는 원인이 될지도 모르는 신체의 다양한 시스템에서 몇 가지 연령관련 변화는 어떠한 것이 있을까? 속도가 느려지는 원인이 될지도 모르는 다양한 시스템에는 (a) 시각계가 목표물을 감지하는 능력과 같은 감각계 및 인지계, (b) 중추처리계, (c) 운동계, 그리고 (d) 각성계(arousal system) 및 동기부여계(motivatiion system)가 포함된다(Welford, 1982). 이들 변화에 기여할 수도 있는 개개의 감각, 운동 및 인지 하위시스템의 변화를 검토하기 위해서는 제9장을 참조하기 바란다.

Welford는 중추 기전의 변화가 고령자에서 팔 뻗기 속도 저하의 원인이 되는지 어떤지를 판단하기 위해 하나의 실험을 수행하였다. 이들 실험에서는 실험대상자에게, 속도와 크기가 다른 움직임을 수반하는 불규칙한 사인곡선 양식으로 좌우로 계속해서 움직이는 목표물을 포인터(손잡이로 움직일 수 있다)로 계속 따라가도록 요청하였다. 그는 목표물이 움직이는 속도가 빨라짐에 따라, 실험대상자는 이것을 따라가는 것이 쉽지 않았고, 어떤 시점에서는 따라가는 것이 불가능하다는 것을 알게 되었다.

그러나, 고령자와 젊은 실험대상자 사이에는 차이가 있었다. 그림 18.15에 나타낸 것처럼, 움직임을 따라가는 능력은 젊은 성인에서보다 고령자에서에서 더 빨리 저하하였다. Welford(1977)는 고령자가 목표물을 따라가고 있지 않았다면, 더 빨리 움직일 수 있었기 때문에, 고령자의 수행능력 제한이 운동계의 문제에 기인한 것이 아니라는 가설을 세웠다. 그는 고령자가 목표물을 쉽사리 볼 수 없었기 때문에, 이 제한은 감각의 문제가 아니라는 이론을 세웠다. 따라서, 그는 중추처리 능력 – 즉, 고령자가 목표물과 포인터를 일치시켜 목표물 방향의 변화에 신속하게 반응하는 능력에 있다고 결론을 내렸다. 이것은 실제의 움직임 그 자체에 소비된 시간이 움직임 순서의 다음 부분에 대한 의사결정을 하는 데 소요된 시간과 비교하여 거의 늦어지지 않는다는 것을 의미한다.

연령에 수반되는 팔 뻗기 협응의 변화
Changes in Reaching Coordination with Age

빠른 조준 동작을 수행하는 고령자의 궤적에 대한 동작분석은 젊은 성인보다 고령자가 목표물 접근 또는 감속 단계에서 더 많은 시간을 소비한다는 것을 나타냈다(Fradet et al., 2008). 이것은 목표물에 팔을 뻗을 때의 정확성을 확실하게 하는 감각처리 기간이다.

많은 연구에서 이 목표물 접근단계에서 감속에 기여하는 가능성 있는 요인을 탐구하고 있다. Pohl 등(1996)에 의한 연구에서, 서로 다른 정확도 요건(37㎝ 떨어진 8㎝ 폭과 2㎝ 폭의 목표물)을 사용한 상호간 두드림 과제에서 젊은 성인(평균연령; 25세)과 고령자(평균연령; 71세)의 움직임을 비교하였다. 그들은 2개의 목표물 사이를 움직일 때, 고령자가 더 긴 절대 조정시간(absolute adjustment time)과 더 긴 반전시간이 결합된 상당히 더 많은 움직임 조정을 나타낸 것에 주목하였다.

저자들은 젊은 성인이 움직임 속도와 정확도를 달성하기 위해 온라인 및 피드포워드 과정을 더 많이 사용하는 한편, 고령자는 더 느린 되먹임 과정에 더 의존하고 있다는 것을 시사하고 있다.

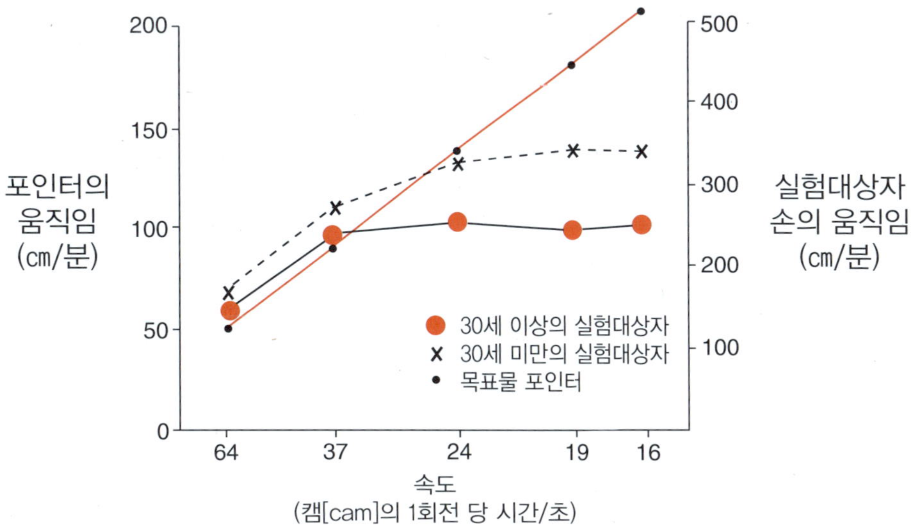

그림 18.15 젊은 성인과 고령자가 서로 다른 속도의 예측할 수 없는 목표물을 따라가는 능력. 고령자는 더 빠른 속도로 목표물 움직임을 따라가는 데 더 문제가 있다는 것에 주목하기 바란다. (Welford AT. Motor skills and aging. In: Mortimer JA, Pirozzolo FJ, Maletta GJ, eds. The aging motor system. New York, NY: Praeger, 1982:159에서 허가를 받아 변경).

다른 연구자는 팔 뻗기의 감속단계 동안에 하위 움직임(submovement)의 증가가 반드시 수정 조정(corrective adjustments)과 관련된 것은 아니지만, 노화와 더불어 관찰된 팔 뻗기의 마지막에서의 이동속도의 저하에 의해서 야기된 속도 변동에 기인할지도 모른다는 것을 시사하고 있다. 젊은 성인은 또한, 이동속도가 늦어지면 하위 움직임도 증가한다. 그러나, 고령자에서 속도 변동은 젊은 성인에서 볼 수 있는 속도 변동보다 훨씬 더 크다. 이것은 고령자에서 운동단위의 감소에 기인할지도 모르며, 특히 낮은 근력수준에서 평활근육 근력을 만들어내는 능력 감소를 초래한다(Fradet et al., 2008).

젊은 성인과 고령자에서의 움직임 운동학에 대한 추가적인 연구에서, 5㎜, 10㎜, 그리고 20㎜의 목표물(도형계수화 평판[digitizing tablet]을 사용하였다)에 선을 그리는 것을 필요로 하는 과제를 사용하여, 마찬가지의 움직임 속도에서 실험대상자를 비교하였다(Morgan et al., 1994).

고령자는 과제 전체에 대해서 비슷한 정확도를 나타냈으나, 다시 더 많은 망설임과 하위 움직임을 보였으며, 이것은 시각 유도에 의존할 가능성이 더 증가하였다는 것을 의미한다. 저자들은 이것이 운동 협응에서의 중추성 결손을 나타내는 것이라고 결론지었다.

다른 연구에서는 고령자의 팔 뻗기 움직임 동안에 근력 생성의 변화를 조사하여 그들의 움직임 궤적에 유사한 불연속성이 있다는 것을 보여주었다(Vrtunski & Patterson, 1985). 하위 움직임의 증가가 정상적인 영아의 조기 팔 뻗기 패턴의 특징이라는 것을 상기하는 것은 흥미롭다(von Hofsten, 1993). 고령자와 마찬가지로, 영아의 이들 하위 움직임은 흔히 팔 뻗기 동안에 시각 되먹임에 크게 의존하는 것과 연관성이 있다(Hay, 1979).

또한 손의 안정성은 팔 뻗기 과제 동안에 연령과 더불어 감소한다는 것을 보여주었다(Williams, 1990). 고령자에게 작은 스타일러스를 서로 다른 직경(1/2~1/8인치)의 구멍에 삽입하도록 요구하였을 때에, 50세에서 90세까지의 안정성은 77% 저하하였다. 안정성은 잘 쓰는 손보다 잘 쓰지 않는 손에서 더 빨리 악화되었다.

문헌적으로는 실험대상자에게 2개의 목표물 사이에서 연필을 누드리는 것 같은 동일하고 단순한 행동을 반복하거나 단순한 반응시간 과제를 수행하도록 요구한 경우에는 팔 뻗기 움직임의 수행속도는 연령과 더불어 거의 변화하지 않는 것처럼 보인다(Welford, 1977, 1982). 이 경우, 속도 저하는 불과 16% 밖에 될지도 모른다. 그러나, 목표물을 더 작게 하거나, 연속적인 목표물을 사용하거나, 또는 선택 반응시간을 사용하는 것에 의해서 과제의 복잡성이 증가한다면, 속도 감소는 범위가 86%에서 276%까지 도달할 수 있다.

다양한 조건하에서 고령자에서 볼 수 있는 상호간 움직임 패턴의 변화와 피츠의 법칙이 고령자의 움직임 패턴에 어떻게 적용되는지를 관찰하기 위해서는 실습활동 18.3을 수행하기 바란다.

실습 활동 18.3

목적: 노화가 상호간 두드림(reciprocal tapping) 과제를 수행하는 능력에 미치는 영향을 조사한다.

절차: 실습활동 18.2의 절차를 반복한다. 그러나, 여러분의 지역사회 고령자(70세 이상)를 대상으로 시행한다.

과제

1. 질문을 다음과 같이 바꿔서, 실습활동 18.2의 과제를 반복한다. 실습활동 18.2에서부터, 여러분 자신 또는 다른 젊은 성인의 시간과 비교하여, 과제의 난이도가 고령자의 이동시간에 어떠한 영향을 미쳤는가?
2. 동작을 할 때, 어떤 추가적인 움직임 또는 망설임을 인지하였는가? 고령자의 체력 수준이 이 과제의 수행에 영향을 준다고 생각하는가?

표 18.2에, 과제의 복잡성으로 인한 고령자의 팔 뻗기 움직임 수행속도 저하의 차이의 예를 제시하고 있다. 수행속도의 가장 큰 저하는 기호 변환(자극을 반응에 연관시키는 부호를 사용하여) 또는 공간적 전위(예를 들어, 오른쪽으로 팔 뻗기를 필요로 하는 왼쪽에 대한 빛의 단서)를 수반하는 과제에서 일어났다. 많은 반응시간(RT) 과제에 대한 수행능력의 감소가 발견되었으나, 한 연구에서 고령자가 이러한 과제에 대한 정확성을 걱정하지 말도록 지시받았을 때는 그들은 팔 뻗기 속도의 감소를 나타내지 않았다는 것을 보여주었다(Williamson et al., 1993).

복잡한 반응시간 과제에서 속도 저하의 주된 요인은 동작을 실행하는 시간인 제2단계가 아니라, 신호를 관찰하여 그것을 행동에 연관시키는 시간인 제1단계에 있다(Welford, 1977, 1982). 더 연속적인 과제를 수행할 때, 동작의 실행시간인 제2단계는 제1단계와 어느 정도 중복될 수 있다. 예를 들어, 사람은 첫 반응을 하는 동안에, 다음의 신호와 관련된 정보를 처리할지도 모른다.

표 18.2 과제 복잡성의 함수로서의 팔 뻗기 움직임 수행에서의 연령관련 지연

과제	비교한 연령집단	증가 비율[a]
빛 또는 소리에 대해서 단순히 키를 누르거나 키에서 손을 뗀다.	20세대와 60세대	
Welford가 열거한 11개 연구의 평균		16%
10개의 선택지 (Birren et al., 1962)	18–33세와 65–72세	
a. 직접적 관계		27
b. 숫자부호, 5개 연구의 평균		50
c. 언어부호, 2개 연구의 평균		45
d. 색깔부호		94
e. 일부가 색깔부호이고 일부는 문자부호		86
10개의 선택지 (Kay, 1954, 1955)	25–34세와 65–72세	
a. 반응 키(reaction key) 바로 위의 표시등		-13 (오류 없음)
b. 키에서 3피트 떨어진 표시등		26 (-43)
c. b와 같다. 다만, 표시등은 가장 왼쪽 키가 가장 오른쪽 키에 응답하도록 배열된 표시등, 등등		46 (-19)
d. 숫자 부호로		56 (+138)
e. d와 b가 조합된 난이도		299 (+464)

[α] 오류의 퍼센트 변화를 괄호 안에 나타냈다.

Welford AT. Motor skills and aging. In: Mortimer JA, Pirozzolo FJ, Maletta GJ, eds. The aging motor system. New York, NY: Praeger, 1982:163.에서 변경.

이러한 유형의 과제는 아마도 그들의 반응을 모니터하기 위한 더 많은 시간을 필요로 하고, 따라서 다른 신호를 동시에 처리하는 것에 어려움이 있을 것이기 때문에, 고령자로서는 더 어려운 것처럼 생각된다(Welford, 1982).

예를 들어, 같은 방향으로 하나가 다른 것보다 더 멀리 떨어진 2개의 종료 점 중의 하나에 가능한 한 빨리 이동시키는 과제를 고령자(63~76세)와 젊은 성인(19~29세) 사이에서 비교하였다(Rabbitt & Rogers, 1965). 젊은 실험대상자는 움직임 그 자체의 초기 단계로 종료 점을 선택하는 데 소요되는 시간을 중복시킬 수 있었으나, 고령자 실험대상자는 이것을 거의 할 수 없었다. 모니터링하는 데 걸리는 시간이 연령과 더불어 증가한다는 증거는 없지만, 고령자는 모니터링을 거의 억제할 수 없는 것처럼 보인다.

이 억제의 결여가 있을난한 이유는 무엇일까? 모니터링의 억제는 과제의 결과가 확실할 때에 일어나고, 따라서 오류의 가능성이 있는 경우는 모니터링의 가능성이 더 높아질 것이라고 가정하여왔다. 게다가, 모니터링의 억제는 움직임의 하위단위가 수행의 고위단위로 협응이 이루어질 때, 가능할지도 모른다(Welford, 1982). 그러나, 이것을 시행하려면, 흔히 실험대상자가 이 과제를 수행하는 동안에, 이 움직임 하위단위를 작업 기억에 함께 유지할 필요가 있다.

한 연구에서는 이 능력을 고령자(60~81세)와 젊은 성인(17~28세)에서 시험하였다. 실험대상자에게는 하나는 하위단위(12, 12, 12, 등)와 하나는 더 복잡한 하위단위(1234, 32, 1234, 등)의 2개의 순차적인 키 누르기 과제를 수행하도록 요청하였다. 연구자들은 고령자가 젊은 성인보다 특히 2차 시리즈에서, 더 느렸다는 것을 알게 되었다(Rabbitt & Birren, 1967).

움켜잡기 : 연령에 수반하는 변화
Grasping : Changes with Age

고령자가 직면하는 문제의 하나는 민첩성의 감소이다. 연구자는 고령자가 개개의 손가락의 힘의 협응이 저하하여 있고, 젊은 성인과 비교하여 손가락으로 높고 정확한 힘을 만들어내는 것이 어렵다는 것을 보여주고 있다(Shim et al., 2004).

이들 기능장애는 구두끈을 매거나 단추를 채우는 것 같은 과제에서 명백해진다. 예를 들어, 작은 물체를 손으로 조작하기 위해 소요되는 시간은 70세까지에 25~40% 증가한다. 이들 연령관련 변화는 이전에 설명한 연소한 어

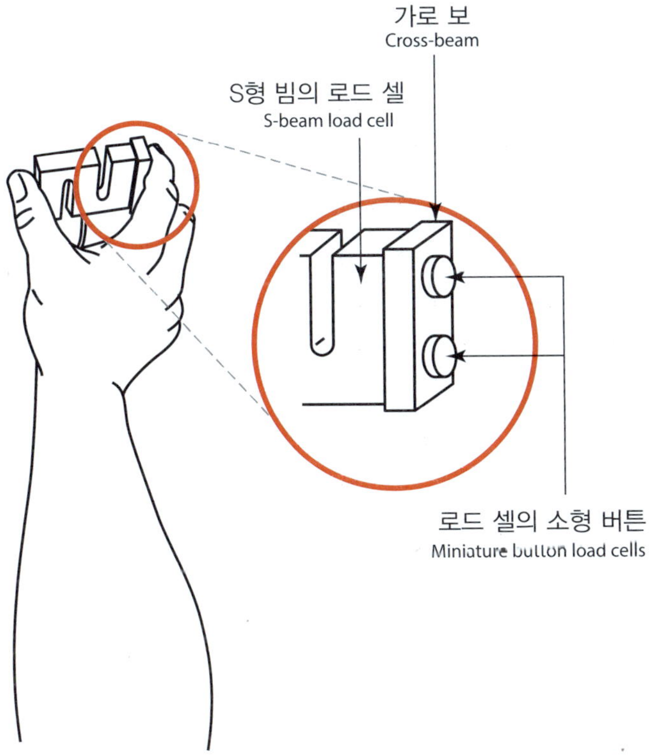

그림 18.16 손가락으로 집기 과제 동안에, 손가락 힘을 기록하기 위해 사용되는 실험장치. 확대된 부분은 손가락 힘을 측정하기 위한 로드 셀의 위치를 나타내고 있다. (Keogh J, Morrison S, Barrett R. Age-related differences in inter-digit coupling during finger pinching. Eur J Appl Physol 2006;97:79에서 허가를 받아 재게재).

린이가 수행한 것과 마찬가지의 실험에서, 물체를 쉬고 들어올리기 위해 사용된 손가락 끝의 힘을 측정하는 것에 의해서 탐구되었다. 그림 18.16은 고령자의 악력을 측정하기 위해 흔히 사용되는 실험 장치를 보여주고 있다. 촉각은 고령자에서 감소한다는 것이 알려져 있고, 이것은 물체를 얼마나 강력하게 유지하고 있는지를 감시하는 능력에 영향을 줄지도 모른다(Agnew et al., 1982; Cole, 1991; Keogh et al., 2006).

Cole과 동료들에 의한 연구에서는 고령자(평균연령, 81세)는 평균해서 젊은 성인의 2배가 되는 크기의 악력을 사용하고, 몇몇 고령자는 젊은 성인보다 평균해서 몇 배나 큰 악력을 만들어낸다는 것을 보여주었다.

그림 18.17은 미끄럽지 않은 물체(사포로 덮여 있다)를 집어 올리는 세 번째 시도와 미끄러운 물체(인조견으로 덮여 있다)를 집어 올리는 첫 번째 및 세 번째 시도에 대한 젊은 성인과 고령자의 악력 기록의 예를 보여주고 있다.

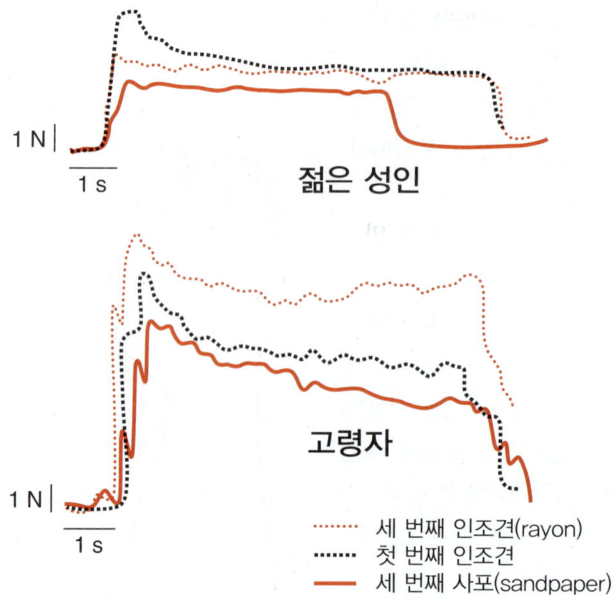

그림 18.17 미끄럽지 않은 표면을 가진 물체(사포)와 미끄러운 표면을 가진 물체(인조견)를 들어 올릴 때, 전형적인 움켜잡는 힘의 패턴을 보여주는 젊은 성인과 고령자의 움켜잡는 힘을 추적한 그림. 추적한 그림(trace)은 사포에 의한 세 번째 들어올리기를 나타내고, 그 후 첫 번째 및 세 번째 인조견에 의한 시도가 이어진다. N = 뉴턴. (Cole KJ. Grasp force control in older adults. J Motor Behav 1991;23:255에서 허가를 받아 재게재).

고령의 실험대상자는 훨씬 큰 움켜잡는 힘을 나타내고, 젊은 성인보다 인조견으로 덮은 물체에 대한 최종 악력에 적응하는 데 오랜 시간이 걸린다는 것에 주목하기 바란다. 증가된 악력의 일부는 피부의 미끄러움 증가 때문이었다. 게다가, 고령자는 물체의 미끄러움에 대항하여 단순히 높은 안전범위를 만들어낸 것뿐이었다. 악력의 변동성도 또한 전체 시도에 걸쳐서 훨씬 컸고 손가락 끝 힘의 방향은 젊은 성인과 비교하여 수직으로 정렬되지 않았다. 이것은 고령자가 섬세한 도수조작을 하는 동안의 어색함의 원인일지도 모른다는 가설을 세우고 있다(Cole, 1991, 2006; Cole et al., 1999).

감각계와 운동계가 손상된 움켜잡기에 기여하는 것
Sensory and Motor Contributions to Impaired Grasp

고령자에서 감각계와 운동계가 손상된 움켜잡기에 상대적으로 기여하는 것은 무엇인가? 실험에서는 이 안전범위의 증가가 촉각의 감소 또는 피부–물체의 마찰 특성을 부호화하는 능력의 저하에 기인하는 것인지 어떤지를 조사하였다(Cole & Rotella, 2001; Cole et al., 1998, 1999). 결과는 피부 구심성(들신경) 기능의 저하가 약 60세 후의 안전범위 증가에 기여한다는 것을 시사하고 있다. 연구자들은 고령자가 젊은 성인과 비교하여, 새로운 표면에 대한 악력 조정이 약 100 밀리초 지연되었다는 것에 주목하였다. 그들은 또한, 잡은 손잡이가 예상 밖으로 당겨졌을 때, 고령자(평균연령 78세)는 반응을 유발하는 데 필요한 힘이 2배 증가한다는 것을 보여주었고, 반응 시작이 지연되었으며, 그리고 젊은 성인보다 상당히 큰 손가락 끝 힘을 초래한다는 것을 보여주었다. 이전의 연구에서는 마찰은 연령과 더불어 수치가 감소하는 빨리 적응하는 구심성신경(들신경)에 의해서 국소적으로 신호가 전달된다는 것을 보여주었다. 따라서, 이것은 힘 조정 지연의 이유가 될 수 있다.

별개의 실험에서, Cole 등(1998)은 연령관련 촉각 변화가 민첩성 저하의 원인이었다면, 어둠속에서 쥐기–들어올리기 과제를 수행하는 것이, 젊은 성인과 비교하여 고령자에서 쥐기–들어올리기 과제의 지속시간의 균형이 맞지 않는 증가를 야기할 것이라고 가정하였다. 그들의 결과는 시각이 없는 조건에서의 쥐기–들어올리기 지속시간이 젊은 성인(평균연령 45세)과 고령자(평균연령 74세)집단에 대해서 동등하게 증가하였으며, 각각의 집단에서 시각이 있는 조건과 시각이 없는 조건에서 지속시간에 대한 비율은 2.1과 2.3이었다. 저자들은 이들 결과는 연령과 관련된 민첩성 저하가 대부분 촉각 정보의 이용 가능성의 변화에 기인한다는 가설을 뒷받침하지 못한다고 결론을 내리고 있다.

추가적인 실험에서, Kinoshita와 Francis(1996)는 서로 다른 표면 질감(미끄러운[실크] 및 미끄럽지 않은[사포])을 가진 물체를 들어 올려서 유지하고 있는 동안에, 정밀 쥐기 힘의 조절에 연령과 관련된 변화가 있는지 어떤지를 판단하려고 시도하였다. 그들은 움켜잡아-들어올리기 과제에서, 능동적인 고령자의 두 집단(69~79세와 80~93세)과 젊은 성인의 한 집단(18~32세)의 수행능력을 비교하였다. 그들은 고령자(특히 81~93세 집단)는 들어 올리는 동안, 젊은 실험대상자보다 악력비율 곡선의 변동이 컸고, 힘을 가하는 시간이 더 길다는 것을 발견하였다. 그들은 또한, 하나의 표면에 의한 이전 경험은 고령자의 다음의 표면에 의한 수행능력에 영향을 적게 미쳤다는 것에 주목하였다. 저자들은 이것이 노화와 더불어 힘 생성의 프로그램을 짜는 능력의 저하를 가리킨다고 결론짓고 있다. 이전에 언급한 것처럼, 그들은 고령 실험대상자의 손가락은 더 미끄러워서, 그들은 젊은 성인보다 더 큰 악력의 안전범위를 사용하였다. 전체적인 결과는 정밀 쥐기의 힘을 조절하기 위한 능력이 연령이 많아짐에 따라 저하한다는 것을 입증하였다.

들어 올리는 동안의 힘 조절의 연령과 관련된 저하는 운동단위 조절의 저하와 관련된다고 생각되고 있다. 예를 들어, 고령자는 평균 운동단위 힘(motor unit force), 운동단위 힘의 변동성, 그리고 운동단위 발화율(firing rate) 조정의 증가를 나타내고 있다. 게다가, 고령자는 움켜잡을 때 손가락 힘의 출력 사이의 결합이 감소한다는 것을 보여주고 있다(Keogh et al., 2006).

고령자가 물체를 효율적으로 드는 데 어려움이 있는 가능성 있는 하나의 이유는 노화가 익숙한 물체를 다루기 위해서 적절한 손가락 끝의 힘을 설정하는 데 필요한 시각-운동 연계를 학습하는 능력을 손상시키는 것이다.

Cole과 Rotella(2002)는 움켜잡기-들어올리기 과제 동안에 손가락 끝 힘을 조절하기 위해 젊은 성인(평균연령, 22세)과 고령자(평균연령, 77세)가 물체의 질감(사포와 아세테이트 섬유로 만든 천) 또는 중량(200그램과 400그램)에 대한 시각적 색깔 단서(color cues)를 사용하는 능력을 시험하였다. 들어 올려야 할 물체는 "시각 단서" 조건에서 중량 또는 미끄러움에 따라서 색깔로 구분되었고 이들 특성은 "시각적 단서가 없는" 조건에서 전체 시도에 걸쳐서 예상 밖으로 변화하였다. 물체의 질감이 시각적으로 단서가 주어졌을 때, 젊은 성인의 악력은 24% 작았다. 그러나, 고령자의 악력은 들어올리기에 앞서 표면 색깔을 정확히 알려주었는데도 시각적 단서에 반응하여 변화하지 않았다. 고령자와 젊은 성인이 각각 200그램의 물체를 들어 올릴 때, 약 2-N 악력을 사용하였음에도, 들어 올려야 할 물체의 중량에 관한 사전 단서주기(고령자는 단서를 주는 정보를 사용하지 않았다)에 대해서 마찬가지의 결과가 발견되었다.

연구자는 색깔 단서가 존재할 때, 고령자가 물체 특성에 맞춰서 악력을 조정할 수 없는 것은 물체를 나룰 때 일반적으로 낮은 악력을 사용할 수 없거나, 사용을 꺼려하기 때문이 아니라, 노화가 물체의 시각적 식별을 물체를 효율적으로 들어 올리는 데 필요한 힘과 연계시키는 연합학습에 영향을 주기 때문이라고 결론을 내렸다. 이들의 결과와는 대조적으로, 고령자와 젊은 성인의 악력은 이전의 들어올리기에 의해서 영향을 받았고, 이것은 하나 이상의 내부표현이 움켜잡이-들어올리기 과제 동안의 예측성 힘의 조절에 기여하고 있다는 것을 시사하고 있다(Cole & Rotella, 2002).

팔 뻗기 - 움켜잡기 적응: 연령에 수반하는 변화
Reach-Grasp Adaptation: Changes with Age

고령자는 물체 크기의 예기치 않은 변화에 적응하는 것에 더 어려움을 갖고 있는가? 이 질문에 답하기 위해, Bennett와 Castiello(1995)는 팔을 뻗어 움켜잡는 동작을 하는 동안에 물체 크기의 외부교란에 반응하는 고령자(60~70세)와 젊은 성인(20~26세)의 움직임 궤적을 비교하였다. 대부분의 시도(100회 중 80회)에서, 참여자는 팔을 뻗어 작은(0.7㎝) 또는 큰(8.0㎝) 직경이 불이 비춰진 원통을 잡았다. 20회의 시도에서, 시각적 교란(하나의 원통에서 다른 원통으로 전환하는)이 팔 뻗기의 시작에서 일어났으며, 정밀 쥐기에서 강력 쥐기 또는 그 반대의 전환을 필요로 하였다.

고령자집단이 이들 변화에 성공적으로 적응하였지만, 그들은 물체에 대한 접근시간을 더 길게 하여, 손의 이동과 도수조작 구성요소 사이의 표준적인 협응 패턴의 사용을 포함하는 더 보수적인 전략을 사용하였다. 그 대신에, 젊은 성인은 구성요소 사이에 시간적 협응의 감소가 있는 새로운 패턴을 사용하였다. 저자들은 쥐기 요건의 예기치 않은 변화에 관해서, 고령자의 더 경직된 움직임 패턴은 도수조작을 하는 동안에 더 높은 사고 발생률의 원인이 될 수 있다고 시사하고 있다. 과제의 특성이, 고령자가 팔을 뻗어 잡는 움직임에 어떻게 영향을 주는지를 조사하기 위해서는 실습활동 18.4를 수행하기 바란다.

실습 활동 18.4

목적: 과제의 특성이 고령자가 팔을 뻗어 움켜잡는 동작에 어떻게 영향을 주는지를 조사한다.

절차: 이 실습에서는 실습활동 18.1을 반복하지만, 여기서는 여러분의 지역사회에서 고령자(70세 이상)를 찾아내어, 그 사람이 실습활동 18.1에서 설명한 것과 같은 과제를 수행하는 것을 관찰한다.

과제

1. 고령자가 다양한 물체에 어떻게 팔을 뻗어 그것을 움켜잡았는가를 설명한다.
2. 물체에 팔을 뻗을 때, 손이 움켜잡기에 대비해서 언제 쥐는 손 모양을 만들기 시작하였는가? 물체의 특징이 쥐는 손 모양 만들기에 어떻게 영향을 주었는가?
3. 이 고령자의 데이터를 실습활동 18.1에서 얻은 젊은 성인의 팔을 뻗어 잡기 특성과 비교한다. 여러분의 결과가 물체의 표면 특성 변화에 수반하여, 들어 올리는 힘을 용이하게 바꾸는 능력에 관한 Cole(1991)의 결과와 일치하는가?

팔 뻗기 수행능력 저하에 대한 보상과 가역성
Compensation and Reversibility of Decrements in Reaching Performance

실험조건하에서는 팔 뻗기 수행능력의 저하가 관찰될 수 있을지 모르지만, 이들은 직장이나 일상생활 활동에서는 거의 관찰되지 않는다. 팔을 뻗어 움켜잡기 기술을 개선하기 위해 많은 보상전략이 사용되기 때문에, 수행능력은 보존된다는 것이 시사되고 있다. 고령자가 사용하는 이들 보상전략의 대부분은 무의식적이고 자동적인 과정인 것처럼 보인다. 예를 들어, 고령자는 그들이 움직임으로 옮기려는 노력을 증가시킬지도 모른다. 직장에서, 그들은 매우 짧은 휴식을 갖고 계속해서 일할지도 모른다. 그들은 또한, 사전에 속도와 정확성을 필요로 하는 움직임을 준비할지도 모르고, 이리하여 예측성 과정이 수행을 돕는 것을 가능케 한다. 많은 과제에서, 그들은 속도와 정확성 사이의 균형을 맞출지도 모른다. 마지막으로, 고령자는 감각 식별 과제에서 반응시간 신호에 반응하기 위한 더 높은 기준을 설정한다는 것도 보여주었다(Welford, 1982).

노화에 수반해서 일어나는 팔 뻗기 기술의 변화가 연습이나 훈련에 의해서 대응될 수 있는 것인가? 그렇다. 이것은 장애수준(근력훈련)과 기능수준(눈–손 협응기술 훈련)의 양쪽에서 훈련함으로써 일어날 수 있다. Keogh 등(2007)은 손가락으로 집는 힘의 조절에 대해서 팔의 근력훈련(주당 2회, 6주 동안)을 받은 한 고령자집단(70~80세)의 수행능력을 고령자 대조집단(70~80세)의 수행능력과 비교하였다. 그들은 근력훈련 집단이 대조집단보다 손가락으로 집는 힘의 큰 증가는 물론, 힘의 변동성과 목표물 오차에서 상당히 큰 감소를 나타낸다는 것을 발견하였다. 이것은 팔의 근력이 정밀 쥐기 과제에 대한 높은 수준의 수행능력에 중요하다는 것을 시사하고 있다.

이에 더해서, 고령자의 눈–손 협응 기술이, 연습으로 명백히 개선되었다는 보고가 있다(Falduto & Baron, 1986). 가장 큰 개선은 더 복잡한 과제에서 볼 수 있다. 흥미로운 것은 고령자가 반응시간 과제의 수행능력이 젊은 성인보다 연습에 의해서 더 개선을 보인다는 것이다(Jordan & Rabbitt, 1977). 이것은 젊은 성인이 과제를 학습하기 시작할 때 수행능력의 상한선에 접근하여 있기 때문에 일어날지도 모른다. 그러나, 연습은 이들 과제 수행능력의 연령 차이를 배제하는 것은 아니다.

연습은 또한, 시력, 신호 검출 및 청각 식별과 같은 눈–손 협응에 수반되는 지각처리 과정에 관한 고령자의 수행능력을 개선한다. 게다가, 연습의 효과는 눈–손 협응 과제가 종료 후 1개월이 지나서조차도 높은 상태가 유지된다. 한 연구에서는 손의 섬세한 움직임, 신호의 검출, 기억 스캐닝, 시각적인 식별 및 "space trek"이라 불리는 예측 타이밍이 수반되는 과제에 대해서 젊은 성인(19~27세)과 고령자(62~73세)의 수행능력을 비교하였다. 실험대상자에게는 2개월에서 5개월의 기간에 걸쳐서 51회의 1시간 연습 세션이 주어졌다. 훈련이 끝난 1개월 후에, 약간의 수행능력 수준 저하만이 있었다(Welford, 1982).

또 다른 연구에서는 고령자(57~83세)에게 비디오 게임을 함으로써, 눈–손 협응 기술의 연습을 시켰다. 이들 게임에는 손의 움직임 속도와 방향 변화에 대한 신속한 의사결정을 하는 것이 수반되었다. 7주간에 걸쳐서, 과제에 대한 득점이 3배가 되었다. 게다가, 비디오 게임에 대한 연습은 실험대상자가 운동반응을 신속하게 선택할 필요가 있는 다른 반응시간 과제로 옮겨졌다(Clark et al., 1987).

노화에 수반하는 인지기능장애의 개선과 도수조작 : 이중과제 비용

Improving Cognitive Impairments with Aging and Manipulation: Dual-Task Costs

많은 고령자는 2개의 과제를 동시에 수행하도록 요구받았을 때, 주의자원(attentional resources)을 2개의 과제 사이에서 공유해야 하기 때문에, 젊은 성인과 비교하여, 추가적인 수행 지체 또는 오류 발생이 있다. 운동연습이 이중 과제 조건하에서 이 수행능력의 저하를 개선할 수 있는가? 이 질문에 답하기 위해, 연구자들은 젊은 성인과 고령자에게 100회의 운동훈련 시도 전과 후에서, 정밀 쥐기 정현파(sine wave) 힘의 추적(tracking)과 작업 기억 과제를 동시에 수행하도록 요청하였다. 결과는 운동연습이 두 집단에서 힘의 추적을 개선하였다는 것을 보여주었다. 젊은 성인은 고령자보다 훈련 선 및 훈련 후 양쪽 모두에서 높은 수행능력을 보여주었으나, 고령자는 연습을 연장한 후에 젊은 성인의 훈련 전 수행능력 수준에 도달하였다. 흥미롭게도, 이 훈련은 단일 과제 조건에서 이중 과제 조건으로 옮겨갔을 때, 고령자의 운동 수행능력 저하를 방지하지 못하였다. 그러나, 훈련 후, 인지과제 수행능력은 고령자에서 개선되었다(Voelcker-Rehage & Alberts, 2005, 2007).

이들 연구의 대부분은 젊은 성인이 연습하는 것 이상은 아니더라도, 고령자가 젊은 성인과 같은 정도로 학습하고 학습된 기술도 젊은 성인만큼 유지한다는 것을 시사하고 있다. 그러나, 운동훈련은 젊은 성인과 비교하여 고령자에서 볼 수 있는 이중 과제 수행능력 저하를 완전히 배제하지는 못하는 것 같다. 게다가, 실험대상자가 연습에 의해서 개선하는 방법은 젊은 성인과 고령자에서 같았지만, 고령자는 단순히 더 느리게 학습하였다. 고령의 실험대상자에서 눈-손 협응 기술의 학습속도가 느린 것은 장기기억에 자료를 등록하는 데 시간이 걸리기 때문일지도 모른다(Welford, 1982).

고령자에게 눈-손 협응 기술을 가르치기 위한 최선의 선략을 결정한다는 측면에서, 이것은 무엇을 의미하는가? 장기기억에 정보를 등록하는 데 필요한 시간은 연령과 더불어 길어지기 때문에, 학습은 서두르지 않을 필요가 있다. 그렇지 않으면, 정보를 장기기억에 등록하는 데 필요한 시간 동안에 처리해야 할 여분의 정보는 단지 기억과정을 방해할 뿐일 것이다.

눈-손 협응 기술을 가르침에 있어서, 때로는 언어에 의한 지시를 운동 수행능력으로 변환하는 문제가 있다. 이것을 피하기 위해, 시범(demonstration)을 사용할 수 있다. 그러나, 이 경우에, 시범을 보이는 속도는 학습자의 조절하에 있어야 한다. 따라서, 훈련에서 슬로 모션(slow-motion), 자기 페이스에 의한 비디오를 사용하는 것은 도움이 될지도 모른다(Welford, 1982).

능동적 의사결정도 또한, 어느 연령에서도 학습에 중요한 요인이다. 성인을 대상으로 한 미로연구(maze study)에서는 올바른 경로가 표시되어 있으면 학습이 훨씬 빨리 시행되지만, 실험대상자는 능동적으로 선택해야 한다는 것을 보여주었다. 이것은 모든 연령의 실험대상자에게 도움을 주었으나, 특히 고령자에게 도움을 주었다(Wright, 1957).

또한, 65~69세와 80~100세의 사람이, 회전자(원반)를 추적하는 과제(pursuit rotor task)를 학습할 때, 정신적 연습과 신체적 연습이 조합을 사용하는 것은 신체적 연습 단독으로 하는 것만큼 양호하다는 것도 보여주었다(Surberg, 1976).

따라서, 고령자에 의한 눈-손 협응 과제의 학습은 자기 페이스로 시행할 수 있는 시범, 능동적인 학습, 그리고 신체적 및 정신적 연습의 조합을 포함하는 발견학습(discovery learning)의 한 유형을 사용함으로써 촉진될 수 있다(Welford, 1982).

발달과정에서, 팔을 뻗어 움켜잡는 행동의 출현은 반응시간의 단축, 집어서 들어 올리는 동안 안전범위의 감소, 그리고 팔을 뻗는 동작 동안의 하위단위 수의 감소에 의해서 특징지어지고, 더 원활한 궤적을 가져온다. 마찬가지로, 노화에 수반하는 팔 뻗기 및 움켜잡기 능력의 저하는 반응시간 증가, 안전범위의 증가 및 팔 뻗기 움직임에 기여하는 하위단위 수의 증가를 특징으로 한다. 다양한 요인이, 평생을 통해서 이들 특징적 변화에 원인을 제공하고 있을지도 모른다. 이들에는 신경계와 근골격계의 1차적 결손과 이들 결손을 보상하기 위해 사용되는 2차적 전략의 양쪽이 포함된다.

팔 뻗기, 움켜잡기 및 도수조작에서 연령관련 변화를 이해하기 위한 사례연구 접근법

A CASE STUDY APPROACH TO UNDERSTANDING AGE-RELATED CHANGES IN REACH, GRASP, AND MANIPULATION

Bonnie B는 균형과 보행에 장애가 있는 90세의 여성이고, 여러 번 넘어진 적이 있다. 많은 고령자와 마찬가지로, Bonnie는 팔 뻗기, 움켜잡기 및 도수조작의 연령관련 변화가 원인으로, 팔의 기능에 장애를 갖고 있다. 그녀의 참여에 관해서는 Bonnie는 일상생활 활동에 제한이 있고, 쇼핑, 요리, 청소 및 세탁을 돕기 위한 재가 건강보조원이 1주일에 3회 돕고 있다. Bonnie는 보행기를 사용하지 않고는 서 있거나 걸을 수 없어, 물체를 운반하는 능력에 제한이 있다. 따라서, 그녀는 쇼핑을 할 때도 보조를 필요로 한다.

Bonnie의 기능적인 움직임은 느려지고, 목표물에 팔을 뻗거나, 작은 물체를 집어 올릴 때 종료 점의 정확도가 저하하여 있었다. Bonnie가 다양한 과제를 동시에 수행하고 있을 때, 팔을 뻗어 움켜잡는 문제는 흔히 더 악화된다. 연구자는 팔 뻗기, 움켜잡기 및 도수조작의 연령관련 변화에는 느려진 반응과 움직임 시간, 다관절 움직임과 근육 활성화 패턴의 변화와 관련된 협응 요인과 같은 시간관련 변화, 그리고 되먹임과 피드포워드 조절 사용의 변화가 포함된다는 것을 알게 되었다. 게다가, Bonnie와 같은 고령자는 근력, 특히 정밀 쥐기에 사용되는 근력을 발생시키고 협응시키는 능력에 영향을 주는 운동단위의 감소에 기인하는 속도 변동을 나타내어 보인다. 고령자 중에는 주의를 적절하게 할당하는 능력이 저하하면, 이중 과제 조건하에서 팔의 기능을 저하시킬 수 있다.

연구자는 Bonnie와 같은 많은 고령자가 팔을 뻗어 움켜잡는 힘을 과제와 환경요구의 예기치 않은 변화에 적응시키는 능력이 저하하여 있다는 것을 알게 되었고, 이것은 도수조작 과제 동안에 높은 사고 발생률의 원인이 된다(Bennett & Castiello, 1995).

Bonnie는 글씨쓰기, 구두끈 매기, 그리고 단추 채우기와 같은 과제를 수행하는 능력에 영향을 주는 연령과 관련된 민첩성의 저하를 나타내어 보여주고 있다. 그녀의 움직임은 느리고, 정확성이 떨어지며, 일반적인 일상 과제를 수행하는 데 소요되는 시간이 길어진다. 많은 고령자와 마찬가지로, Bonnie는 운동계, 감각계 및 인지계의 연령관련 변화가 있다. 따라서, 많은 기능장애가 그녀의 기능 제한과 참여제한의 원인이 된다. 운동기능 장애에는 팔의 관절가동범위와 근력 감소가 포함된다. 그녀는 팔을 뻗어 움켜잡기의 협응에 영향을 주는 다관절 협응이 감소하였다.

Bonnie는 다양한 감각계 결손이 있다. 그녀는 대비 민감도(contrast sensitivity) 저하, 심도인지(depth perception)의 문제 및 시력 저하를 포함하는 연령과 관련된 시력의 변화를 갖고 있다. 그녀는 또한, 진동감각, 고유감각 및 가벼운 접촉감각을 포함하는 몸감각 변화도 갖고 있다. 그녀의 손에서의 몸감각 감소는 집어서 들어올리기 과제 동안의 손끝 힘을 조정하는 능력 저하의 원인이 된다.

Bonnie는 또한, 메니에르병(Ménière disease)의 병력과 연관성이 있는 안뜰기능의 저하가 있다. 마지막으로, Bonnie는 단기기억과 경증의 실행기능 장애를 가진 문제를 포함하는 인지장애가 있고 이것은 팔 기능장애의 원인이 된다.

Bonnie의 손상된 균형은 그녀의 팔 기능 저하에 중요한 역할을 한다. 선 자세에서의 정상상태 자세조절의 저하에 더하여, Bonnie는 예측성 자세조절에 상당한 손상이 있기 때문에, 그녀가 팔 뻗기, 들어올리기 및 바닥에서 물체를 집어 올리기 위해 몸을 구부리는 것 같은 많은 팔의 과제를 수행하는 동안에, 그녀가 안정성을 유지하는 것을 어렵게 한다. 이에 더해서, 반응성 균형조절의 기능장애는 그녀가 이들 과제를 수행할 때 안정성을 회복하고, 넘어짐을 회피하는 능력을 제한한다.

연습은 아마도 Bonnie의 팔 기능을 가장 잘 개선할 것이다. 연구자는 팔을 뻗어 움켜잡는 기술의 많은 연령관련 변화를 배제하는 것은 아니더라도, 이들 변화를 감소시킬 수 있다는 것을 알게 되었다(Clark et al., 1987; Falduto & Baron, 1986; Keogh et al., 2007; VoelckerRehage & Alberts, 2007).

요약 SUMMARY

1. 생후 1주일 정도 되는 영아는 눈앞에 있는 물체를 향해서 팔을 뻗는 "뻗기 전 행동"을 나타낸다. 이들 팔 뻗기는 정확하지 않고, 폄의 공동작용이 팔과 손 움직임을 조절하기 때문에, 영아는 물체를 잡지 않는다. 팔이 펴질 때, 손은 벌려진다. 그러나, 눈이 목표물에 고정되어 있지 않은 팔의 움직임보다 훨씬 더 정확하기 때문에, 팔 뻗기는 분명히 목표물을

향하고 있다.

2. 생후 약 2개월에서, 폄의 공동작용은 무너져서, 팔이 펴짐에 따라 손가락은 굽는다. 이 시점에서, 영아가 목 근육 조절이 가능해짐에 따라, 머리-팔 움직임은 연동하게 된다.
3. 생후 약 4개월에서, 영아는 머리-팔-손 공동작용이 점진적으로 분리됨과 더불어, 몸통의 안정성을 획득하기 시작한다. 이들 변화에 의해, 기능적인 팔을 뻗어 움켜잡는 행동의 출현이 가능해진다.
4. 몸통 안정성의 점진적인 발달은 영아의 팔 뻗기에서 성공과 정확성의 양쪽에 기여하는 필수적인 요인이다.
5. 생후 4개월 이후부터, 팔 뻗기는 더 개선이 되어, 손이 접근하는 경로가 똑바르게 되고, 팔 뻗기 구간의 수가 감소한다.
6. 시각적으로 유발된 팔 뻗기는 신생아에서 지배적이며, 생후 약 5개월에서 시각적으로 유도된 팔 뻗기로 변화하고, 시각적으로 유도된 팔 뻗기를 아직도 이용 가능하지만, 1세까지에는 시각적으로 유발된 팔 뻗기로 되돌아간다.
7. 손의 방향성 발달은 생후 약 5개월에서, 성공적인 팔 뻗기가 시작될 때 일어나기 시작한다.
8. 엄지와 집게손가락으로 집기는 생후 약 9~10개월에서 피라미드로의 발달과 더불어 발달한다.
9. 반응시간은 연령과 더불어 점진적 감소를 나타내고, 8~9세까지에 급격한 변화가 일어나며, 그 후 16~17세까지 완만한 변화가 이어진다.
10. 4세에서부터 6세까지의 어린이는 시각적 되먹임은 거의 사용하지 않고, 대부분 시각적으로 유발된 (피드포워드) 동작을 한다. 7~8세에서는 시각적 되먹임이 우세하여, 어둠속에서 불충분한 팔 뻗기로 이어지지만, 시각이 존재하면 더 정확한 팔 뻗기가 된다. 9~11세까지에 피드포워드와 되먹임의 움직임이 통합된다.
11. 어린이는 5세에서 15세 사이의 이중 과제 상황 내에서, 도수조작 과제를 효과적으로 수행하는 능력을 서서히 향상시킨다.
12. 고령자는 대부분의 중추처리 속도가 느려지기 때문에, 팔 뻗기 움직임이 느려진다. 팔 뻗기 움직임에 대한 수행이 느려지는 것은 더 복잡한 과제일수록 더 느려진다.
13. 이 속도 저하의 일부는 움직임의 정확도에 관한 불확실성, 또는 움직임의 하위단위를 작업 기억의 큰 덩어리에 통합할 수 없는 것의 어느 것인가에 기인하여, 움직임의 모니터링을 억제할 수 없는 것으로부터 초래될지도 모른다.
14. 고령자는 집어서 들어 올리는 과제를 수행할 때, 더 큰 악력(더 큰 안전범위)을 사용하여, 젊은 성인보다 효율성이 떨어지며, 집어서 들어 올리는 힘의 변동성이 더 높고, 최종 악력을 획득하는 데 더 오랜 시간이 걸린다.
15. 연령과 관련된 팔 뻗기 수행능력 저하의 대부분은 훈련으로 개선될 수 있다. 훈련효과는 훈련이 끝난 후, 적어도 1개월간은 높은 상태 그대로이고, 또한 다른 팔 뻗기 과제로도 옮겨간다.

실습활동 과제에 대한 해답
ANSWERS TO LAB ACTIVITY ASSIGNMENTS

실습활동 18.1

1. 팔을 뻗어 닿는 물체를 예상하여 손을 오므린다.
2. 손의 모양 만들기와 방향성 :

생후 8~12개월 : 어린이는 생후 약 8개월이면 모든 것을 손바닥으로 움켜잡기를 사용하여 잡을 수 있으나, 생후 약 9~10개월에서 집짓기 장난감 블록(집기에 충분히 작다면)과 크레용에 대한 엄지와 집게손가락으로 집기(pincer grip)로 옮겨갈 것이다. 손을 벌리는 것은 생후 9개월부터 물체의 크기와 관련성이 있다. 물체의 마찰 정도가 갑자기 변화하면 적응할 수 없다(미끄러운 유리컵).

생후 12~18개월 : 집짓기 장난감 블록과 크레용에 대해서는 엄지와 집게손가락으로 집기를 사용하고 유리컵에 대해서는 손바닥으로 움켜잡기를 사용한다. 손을 벌리는 것은 물체의 크기와 관계가 있다. 생후 12~18개월의 영아는 생후 8~12개월 영아보다 더 멀리 떨어져서 잡기를 시작한다. 물체의 마찰 정도가 갑자기 변화하면 적응할 수 없다.

2~3세 : 생후 12~18개월과 마찬가지로, 더 어린 연령집단에서보다 팔의 움직임이 더 원활한 것에 더하여, 집짓기 장난감 블록의 시도가 주어질 때는

마찰의 예기치 않는 변화에는 적응할 수 있으나, 마찰이 갑자기 변화하였을 때(미끄러운 유리컵)에는 적응할 수 없다.

4~6세 : 엄지와 집게손가락으로 집기를 사용하고, 팔의 움직임은 원활하다. 약간의 연습 시도로 마찰의 변화(미끄러운 유리컵)에 적응한다. 한 번에 원활한 움직임을 하기 위해, 거꾸로 세운 유리컵으로 손을 향하게 할 수 있을지도 모른다.

3. 학생의 관찰 데이터에 의해서 결정된다.
4. 학생의 관찰 데이터에 의해서 결정된다.

실습활동 18-2

1. 연령의 증가와 더불어, 과제를 위한 움직임 시간이 짧아진다. 과제의 어려움이 증가하면, 연장의 어린이보다 연소한 어린이에서 움직임 시간이 더 증가할 것이다. 다른 어린이와 비교하여, 7세 어린이에서 움직임이 약간 느려질지도 모른다.

실습활동 18-3

1. 고령자의 연령과 건강에 따라서는 과제의 어려움을 증가시키면, 움직임 시간이 젊은 성인보다 더 길어진다는 것을 알게 될지도 모른다.
2. 다시 한 번, 매우 고령자 또는 낮은 체력수준을 가진 사람은 건강한 고령자 또는 젊은 성인보다 낮은 수행능력 수준을 갖게 될 것이다.

실습활동 18-4

1. 건강한 고령자는 젊은 성인처럼 물체를 움켜잡는 것을 기대할 수 있다. 매우 고령이거나 건강하지 못한 고령자는 아마도 팔 뻗기에 속도의 저하와 망설임을 나타내어, 팔 뻗기에서 운동단위의 증가와 궤적의 원활성 감소를 야기한다.
2. 학생의 관찰 데이터에 의해서 결정된다.
3. 대부분의 건강하고 체력이 있는 고령자는 젊은 성인과 유사한 결과를 나타낼 것이다.
4. 학생의 관찰 데이터에 의해서 결정된다.

제 19 장

비정상적인 팔 뻗기, 움켜잡기 및 도수조작

Abnormal Reach, Grasp, and Manipulation

학습목표

이 장을 학습하면 독자는 다음과 같이 할 수 있다.

1. ICF 틀 내에서의 팔 뻗기, 움켜잡기 및 도수조작에 관한 문제를 설명한다.
2. 중추신경계(CNS) 병리가 팔 뻗기와 움켜잡기에 미치는 영향을 논의한다.
3. 팔 뻗기와 잡기에 대한 감각 결손의 역할을 논의한다.
4. 뇌졸중 후의 반신불완전마비, 파킨슨병, 소뇌병리, 다발성경화증 및 뇌성마비가 있는 사람에서 팔 뻗기 및 움켜잡기의 결손을 비교하여 대비시킨다.

서론 INTRODUCTION

물체에 팔을 뻗어 움켜잡는 도수 조작하는 능력을 포함한 정상적인 팔의 기능은 음식 섭취, 착탈의, 몸치장하기 그리고 글씨쓰기와 같은 활동에 중요한 섬세 운동기술의 기초가 된다. 팔 기능의 제한은 일상생활 활동의 자립에 큰 영향을 주고, 건강과 기타 관련된 비용 증가에 기여한다. 예를 들어, 손상된 팔 기능은 집과 자동차의 개조는 물론, 보건의료 제공자에 대한 비용, 장기간의 케어 비용의 지출과 연관성이 있을지도 모른다. 더 구체적으로는 다발성경화증(MS)을 가진 사람에서는 팔의 기능이 질환관련 비용의 가장 좋은 예측인자이다(Koch et al., 2014).

섬세한 운동기술에 더하여, 팔의 기능은 기어가기, 걷기, 균형을 회복하는 능력, 그리고 자세 회복이 불가능할 때의 부상으로부터 신체를 보호하는 능력과 같은 크고 투박한 운동(gross motor)기술에 중요한 역할을 수행한다. 팔의 조절은 섬세한 운동(fine-motor)기술과 크고 투박한 운동기술의 양쪽이 서로 얽혀있기 때문에, 팔 기능의 발달과 회복은 운동조절이 손상된 환자의 훈련 및 재훈련의 중요한 측면이며, 작업치료와 물리치료의 양쪽을 포함한 재활의 대부분의 영역 범위에 들어간다.

균형회복에서 팔 기능의 중요성은 이 책의 자세조절의 장에서 논의되었다. 이 장에서는 신경학적 병리가 있는 사람의 팔 뻗기, 움켜잡기 및 도수조작과 관련된 문제를 이해하는 것에 초점을 맞추고 있다. 제17장에서는 우리는 ICF 틀 내에서의 정상적인 팔 기능을 조사하였다. 이 장에서는 또한, 중추신경계(CNS) 병리에 기인하는 손상된 팔 뻗기, 움켜잡기 및 도수조작을 이해하기 위해, ICF 틀을 사용한다. 팔의 기능, 특히 물체를 운반하고 움직이고 다루는 능력의 제약은 ICF의 ***활동(Activities)*** 및 ***참여(Participation)*** 요소의 제한 또는 제약이라 생각된다. 그러나, 눈-손 협응 및 시각적으로 지향된 팔 및 손의 움직임과 같은 팔 조절의 핵심 요소는 신체기능의 장애라 생각되고, 따라서 ***신체구조(Body structure)와 기능(Function) 요소***로 분류된다.

이 장에서는 먼저 팔 조절의 핵심 요소와 관련된 문제를 검토하고, 이것에는 다음의 것을 포함하는 핵심 요소에 영향을 주는 감각, 운동 및 인지 문제에 대한 논의를 포함시킨다. 그 요소는 (a) 눈, 머리 및 몸통의 협응된 움직임이 수반되는 목표물의 위치 찾아내기; (b) 자세 지지는 물론 공간에서 팔과 손을 이동시키는 것이 수반되는 팔 뻗기; (c) 쥐기 위한 손의 모양 만들기, 움켜잡기 및 손을 떼기를 포함하는 움켜잡기; 그리고 (d) 손 안에서 조작하는 기술이 포함된다. 다음으로, 특정 유형의 신경학적 진단을 받은 환자에서 볼 수 있는 팔 문제의 유형을 탐구하기 위한 사례연구 접근법을 사용한다.

목표물 위치 찾기 문제
TARGET LOCATION PROBLEMS

도수조작 기능의 중요한 측면은 목표물 위치를 찾아내고, 팔 뻗기에 앞서 그 목표물에 대한 시선을 유지하는 능력이다. 과제에 따라서, 목표물의 위치 찾아내기에는 목표물이 정중선에서부터 얼마나 멀리 위치하여 있는가에 따라 눈, 머리 및 몸통 움직임을 조합시킬 필요가 있다. 따라서 눈, 머리, 몸통 및 손의 움직임을 협응시키는 능력에 영향을 주는 신경 병리는 공간에 있는 목표물 또는 물체 위치를 찾아내는 능력에 영향을 줄 수 있다. 이에 더해서, 시선(gaze)을 안정화하는 문제는 (a) 시각 중심의 안구운동에 지장을 주는 안구운동계 병리; (b) 머리 움직임에 반응하여 안구운동의 안뜰반사 조절에 지장을 주는 안뜰계에 대한 손상; 그리고 c) 소뇌 손상 때문에, 안뜰안구반사를 과제 요구의 변화에 적응시킬 수 없는 것에 기인할 수 있다(Martin et al., 1993).

이들 유형의 문제는 모두, 환자가 머리를 움직일 때, 물체에 대한 시선을 안정화시키는 능력에 영향을 준다. 그러나, 이 장에서는 목표물 또는 잡을 물체의 위치를 찾아내는 능력에 영향을 주는 시각적으로 주도하는 안구운동과 관련된 문제에 주로 초점을 맞춘다. 이에 더해서, 목표물을 손가락으로 가리키거나 물체에 팔을 뻗는 것 같은 과제를 위해서, 눈의 움직임을 머리와 손의 움직임과 협응시켜 통합하는 능력에 영향을 주는 문제에 대한 연구를 검토한다.

시각결손과 물체의 위치 찾아내기
Visual Deficits and Object Localization

시각 신호의 처리에 영향을 주는 중추신경계 병변은 공간에 있는 목표물 또는 물체의 위치를 찾아내는 능력을 손상시킨다. 같은쪽반맹(homonymous hemianopsia)과 같은 뇌졸중 후의 시야결손은 물체의 위치를 시각적으로 찾아내는 능력을 시야의 절반으로 제한하여, 병변 반대쪽의 반시야(hemifield)에서 팔 뻗기 및 움켜잡기에 영향을 준다(Jeannerod, 1990). 경직성 편마비성 뇌성마비(CP)를 가진 어린이의 50% 이상이 같은쪽반맹을 갖고 있다. 그 많은 사람이 시력과 양안시(binocular vision)를 개선하기 위해 비정형 머리 자세로 보상한다(Porro et al., 2005; Prayson & Hanahoe, 2004).

이환된 반시야(hemifield)에서 목표물의 위치 찾아내기는 연습으로 개선될 수 있는가? 답은 그렇다 일지도 모른다. 반맹(대뇌반구절제술에 기인한)을 가진 사람은 목표물이 정상적인 시야 또는 이환된 시야의 어느 것인가에 나타났을 때 그 목표물을 가리키도록 요청받았다. 참여자는 물체가 이환된 시야 안에 있을 때, 그것을 볼 수 없었다고 말하였기 때문에, 그들은 그 물체가 어디에 있었는지를 "추측"하도록 요청받았다. 참여자는 처음에, 이러한 방법으로 물체에 팔을 뻗는 것이 매우 서툴렀지만, 연습으로 그들은 그들의 능력에 분명하고 빠른 개선을 보여주었으며, 이것은 이 집단에서 목표물의 위치 찾아내기 연습에 의해 개선된다는 것을 시사하고 있다(Zihl & Werth, 1984).

흔히 반부주의(hemi-inattention)라 불리는 시각무시(visual neglect)와 시각소멸(visual extinction)은 보통 오른쪽 대뇌반구 손상의 결과이다. 시각무시가 있는 사람은 개인 공간과 외부 공간의 병변이 있는 반대쪽 의식의 심각한 결여를 나타낸다. 시각소멸이 있는 경우, 환자는 어느 쪽인가의 반시야에 제시된 자극을 감지할 수 있으나, 2개의 시각자극이 양쪽 시야, 또는 같은 시각 반시야 내에서 동시에 양측성으로 제시된 경우, 같은 쪽 자극만을 보고할 것이다(Rapcsak et al., 1987; Rorden et al., 2009). 연구에서는 시각적 소멸의 수준은 시각 자극을 제시하는 동안의 잠재적인 시간적 불일치보다도, 자극의 공간적 위치와 관련되어 있다는 것을 보여주고 있다(Rorden et al., 2009). 그러나, 시각 무시와 시각 소멸이 감각, 주의, 또는 기타의 요인과 관련이 있는지 어떤지는 불분명하다. 이들의 결손을 반부주의라 표시하는 것에 중점을 두는 것은 문제를 갖고 있는 모든 환자에게 해당되지 않을 지도 모르는 시각무시의 주된 원인으로서 주의과정(attentional processes)에 초점을 맞추고 있다는 것을 시사하고 있다.

시각무시와 시각소멸의 양쪽에서, 목표물의 상대적인 위치 찾아내기는 환자가 공간에서 물체 또는 목표물을 감지하는 능력에 영향을 주는 것 같다. Smania 등(1998)은 오른쪽 대뇌반구 손상과 반쪽무시 또는 소멸의 어느 것인가를 가진 실험대상자에서의 시각 주의의 공간분포를 소사하였다. 실험대상자는 좌우 시야의 어느 것인가에 제시되는 4개의 위치(수평축을 따라서 10, 20, 30 또는 40°) 중 하나에서 불빛이 나타난 후, 컴퓨터 키보드의 스페이스바를 누르도록 요구받았다. 시각 무시 집단과 시각 소멸 집단 모두가 그들의 왼쪽 반시야에 제시된 목표물을 감지하는 능력이 떨어졌다. 게다가, 목표물의 감지 기능장애는 목표물 편심(eccentricity)과 더불어 증가하였다. 이 연구에서는 왼쪽 편측무시도 갖고 있는 오른쪽 대뇌반구 손상을 가진 환자는 왼쪽 시야에 제시된 물체의 위치 찾아내기에 어려움이 있기 때문에, 신체 왼쪽에 제시된 물체에 팔을 뻗는 것에 어려움이 있다는 것을 우리에게 상기시키고 있다. 게다가, 목표물의 편심이 더할수록, 환자는 팔 뻗기에서 더 어려움이 있다.

마루엽에 병변이 있는 사람은 또한, 이들 안구운동이 탐색적 시각 검색 또는 팔 뻗기 행동의 일부일 때도, 안구운동에 문제를 나타낸다. 그들은 시각적 고정(발린트증후군[Balint's syndrome]) 또는 시각 실조(optic ataxia)를 차단하는 문제를 갖고 있을지도 모른다. 그들은 또한, 신속안구운동(saccade)이 계단모양 패턴으로 세분화되어 신속안구운동을 위한 반응시간 지연이 있을지도 모른다(Balint, 1909; Waters et al., 1978). 발린트증후군이 있는 환자는 안구운동실행증(즉, 시선을 이동할 수 없으나, 외안근의 손상이 없다)과 한 번에 하나 이상의 목표물, 또는 복잡한 시각 이미지의 모든 상세와 항목을 지각할 수 없는 것이라 정의되는 동시실인(simultagnosia)을 나타낸다(Parvathaneni & Das, 2020). 시각결손은 또한, 팔 뻗기와 움켜잡기의 계획과 실행에도 영향을 준다. 시야를 11°로 축소시킨 건강한 젊은 성인을 대상으로 한 실험에서는 주변시야를 줄이는 것이 팔 뻗기와 움켜잡기 양쪽의 계획과 실행에 영향을 주었다는 것을 보여주었다(González-Alvarez et al., 2007).

양안시(binocular vision)가 저하한 사람에서는 움직임의 팔 뻗기 단계가 온전한 시력을 가진 사람과 비교하여, 특히 팔 뻗기의 최종 단계 동안에 상당히 느렸고, 이것은 최종 접근이 길어지고, 속도 수정이 더 많아지며, 물체와 접촉 중의 협응이 불충분한 것을 특징으로 한다. 이에 더해서, 움켜잡기 단계 동안에 시각정보의 감소는 결과적으로 몸감각 입력에 대한 의존도를 높여 움켜잡아야 할 물체와 접촉이 이루어진 후 쥐기 조정 횟수의 증가로 이어진다(Melmoth et al., 2009).

마지막으로, 시각계의 문제는 물체 식별과 위치 찾아내기의 지각적 측면에 영향을 줄 수 있다. 제17장에서, 팔 뻗기와 움켜잡기에 관여하는 2개의 시각경로에 대해서 논의하였다. 이 경로에는 팔 뻗기의 모든 단계에 대한 중요한 정보를 제공하는 시각겉질에서부터 마루엽겉질로 가는 등쪽시각경로와 의식적인 시각 인지를 제공하는 시각겉질에서부터 관자엽으로 가는 배쪽시각경로가 포함된다(Goodale & Milner, 1992; Goodale et al., 1991). 따라서, 배쪽시각경로 병변을 가진 사람은 물체의 방향성 또는 크기를 의식적으로 인지하지 못하지만, 물체를 집어 올리는 데에 훌륭한 기술을 보여주는 한편, 등쪽시각경로의 병변을 가진 사람에 대해서는 그 정반대가 된다.

눈-머리-손 협응의 문제
PROBLEMS WITH EYE-HEAD-HAND COORDINATION

제17장과 제18장에서 빛난 목표물의 위치 찾아내기 과제는 안구운동만을 필요로 하지만, 한편, 다른 과제에서는 눈과 머리 움직임의 조합을 필요로 하며, 그럼에도 불구하고, 또 다른 과제에서는 공간에 있는 목표물의 편심성(eccentricity)에 따라 눈, 머리 및 몸통 움직임의 조합을 필요로 한다는 것을 상기하기 바란다. 이것에 의해서, 연구자는 눈-머리 협응이 단일의 기전에 의해서 조절되는 것이 아니라, 몇 가지 서로 다른 신경기전의 상호작용에서부터 출현한다는 것을 시사하고 있다(Jeannerod, 1990).

팔 뻗기 능력 손상의 한 원인이 되는 눈, 머리 및 손의 움직임을 협응시키는 문제는 뇌성마비(Saavedra et al., 2009), 발달적 협응 결손(Wilmut et al., 2006), 뇌졸중 및 소뇌 병리(van Donkelaar & Lee, 1994)를 포함하는 일부의 신경학적 집단에서 보고되었다.

Saavedra와 동료들(2009)은 6~16세의 뇌성마비가 있는 10명의 어린이가 좌석에 앉은 자세에서 팔을 뻗는 동안, 눈, 머리 및 손 움직임의 협응을, 전형적으로 발달하는 어린이와 비교하였다. 어린이들은 서로 다른 높이로 외부에서부터의 자세 지지를 받는 상태에서, 눈과 손의 움직임을 함께 또는 따로따로 하거나 하였다. 뇌성마비를 가진 아동은 눈, 머리 및 손의 움직임을 분리시키는 능력저하가 있었으며, 이것은 눈, 머리 및 손의 부적절한 결합은 뇌성마비가 있는 어린이에서, 팔 뻗기 및 움켜잡기 손상의 원인이 된다.

흥미롭게도, 뇌성마비를 가진 아동에게 외부로부터 자세 지지를 제공하는 것은 눈 또는 머리 움직임에 영향을 주지 않았으나, 손 움직임의 시작과 실행에는 영향을 주었다. 이것은 몸통에서 추가적인 자세 지지를 제공하는 것이 팔 뻗기와 움켜잡기에 미치는 영향을 입증하는 다른 연구와 일치하며, 이것은 이 장의 자세조절에 대한 부분에서 더 상세하게 논의될 것이다. 팔 뻗기 및 움켜잡기 동안 시선과 손의 조절 결손에 더해서, 편마비성 CP가 있는 어린이는 동작에 앞서 시각적 장면을 스캔하고, 과제와 관련된 랜드마크를 식별하는 능력으로서 정의되는 예측성 시각조절의 결손을 보여주고 있다. 예측성 시각 결손은 목표 지향적 동작의 계획과 실행에 2차적으로 영향을 줄지도 모른다(Surkar et al., 2018).

Van Donkelaar와 Lee(1994)는 소뇌 병리를 가진 사람에서 눈과 손 움직임 사이의 상호작용을 조사하였다. 그들은 (a) 손으로 움직이는 목표물을 추적하고, (b) 목표물을 도중에 가로채기 위해 손가락으로 가리키는 움직임을 수행하는 두 가지 과제를 수행하는 동안에, 손상이 없는 참여자와 소뇌 병리가 있는 참여자 양쪽에서 눈과 손 운동계의 운동학적 출력을 비교하였다. 예상되는 것처럼, 소뇌 손상이 있는 사람은 손상이 없는 참여자와 비교하여, 시각적 목표물 추적을 시작하는 것이 느렸고 더 부정확하고 변동하는 손의 움직임을 갖고 있었다. 손 움직임에서 변동성이 대량으로 증가한 것은 목표물을 추적하기 위해 시행된 각각의 수정 안구운동(안구 신속운동) 직전 또는 직후에 일어났다. 흥미롭게도, 손 움직임에서 증가된 변동성은 손에 대한 시각이 제한되었을 때 줄어들을 수 있다.

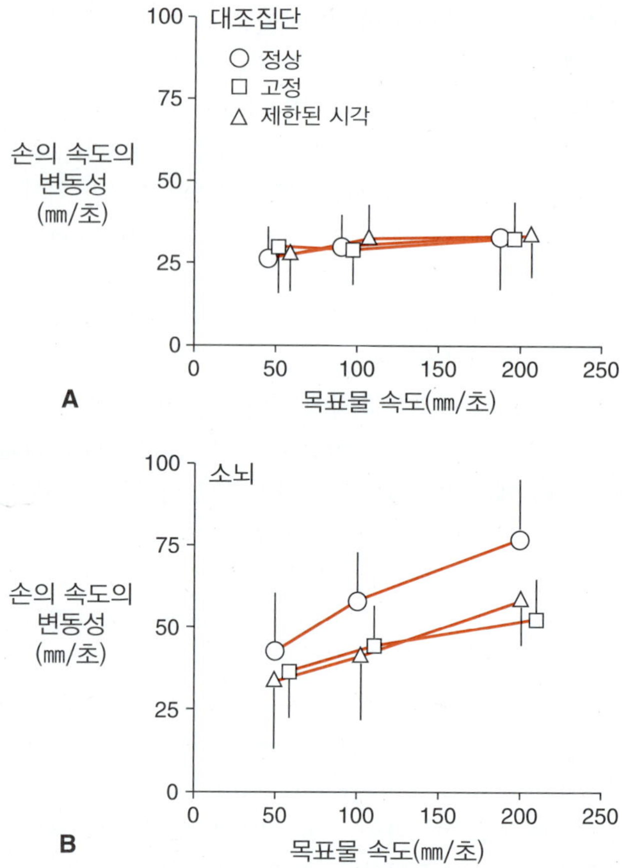

그림 19.1 시각에 손상이 없는 사람(**A**)과 소뇌에 병리가 있는 실험대상자(**B**)에서, 정상적인 시각 상태(정상), 눈의 움직임이 제한(시각고정)된 경우, 또는 손의 시각이 제한된(시각 제한) 경우의 목표물 추적과제에서 발생한 손의 속도 변동성의 비교. (van Donkelaar P, Lee RG. Interactions between the eye and hand motor systems: disruptions due to cerebellar dysfunction. J Neurophysiol 1994;72:1679에서 허가를 받아 재게재).

그림 19.1A는 손상이 없는 참여자에서는 손의 속도 변동성은 정상, 시각고정 및 제한된 시각(예를 들어, 실험대상자는 자기 손을 볼 수 없다)의 세 가지 시각조건에서도 변화하지 않는다는 것을 보여주고 있다. 이와는 대조적으로, 그림 19.1B는 소뇌 손상이 있는 사람에서 손의 속도는 제한되지 않는 시각조건(정상) 하에서 가장 크고, 시각이 고정되거나 제한되었을 때 줄어든다는 것을 보여주고 있다. 저자들은 눈과 손의 운동계 사이에는 호혜적 상호작용이 있다고 결론지었다.

게다가, 소뇌 병리를 가진 사람 중에는 하나의 시스템의 출력에 영향을 미치는 문제가 다른 시스템에 불리하게 영향을 미치기 때문에, 손 움직임의 부정확성은 눈 움직임의 부정확성에 의해서 영향을 받고 그 반대도 또한 같다. 이것은 2명의 뇌졸중 환자(소뇌 뇌졸중이 있는 1명의 사례와 겉질 뇌졸중이 있는 사람 1명)의 눈과 손의 협응을 평가한 사례연구에 의해 뒷받침되어 있다(Rizzo et al., 2020). 저자들은 소뇌성 뇌졸중 환자에서는 안구운동과 손의 운동의 타이밍 조절이 분리되어 있고, 매우 변화하기 쉽다는 것을 발견하였다. 분리의 불일치(decoupling variance)는 신속안구운동 조절에서의 부적절한 타이밍(즉 짧고 긴 신속안구운동의 잠복시간)에 기인하였다. 이와는 대조적으로, 일시적인 눈-손 분리는 겉질 뇌졸중이 있는 환자에서는 별로 변화하지 않았다. 이것은 소뇌 뇌졸중이 있는 환자와 비교하여, 이 환자가 팔을 뻗는 동안 손 경로의 공간적 변동성 정도가 크다는 것을 나타내어 보인다는 사실에 비추어볼 때, 놀라운 일이었다. 이들 데이터는 눈과 손의 움직임의 시간적 및 공간적 예측에서의 소뇌 역할을 강조하고 있다.

팔 뻗기 및 움켜잡기의 문제 PROBLEMS WITH REACH AND GRASP

이전에 언급한 것처럼, 팔 뻗기는 움켜잡기와는 상이한 신경기전에 의해 조절된다. 이러한 이유로, 중추신경계 병리를 가진 사람은 팔 뻗기가 손상되어 있을 수 있으나, 움켜잡기는 온전하거나 또는 그 반대의 경우도 일어날 수 있다. 그러나, 신경학적으로 손상된 대부분의 사람에게는 팔 기능을 조절하는 다양한 시스템의 기능부전을 반영하여, 팔 뻗기와 움켜잡기의 양쪽이 침해되어 있다. 이 두 가지를 인위적으로 분리하면, 각각에서의 문제를 분석하는 것이 더 쉬워진다. 그러나, 이들의 밀접한 협응과 동기화(synchronization) 때문에, 팔 뻗기에 영향을 미치는 병리는 대부분의 경우, 움켜잡기에도 지장을 준다는 것을 기억해두는 것은 중요하다.

팔 뻗기의 기능장애 Impairments of Reach

정상적인 팔 뻗기를 하는 동안에, 2개 이상의 관설이 수반되는 움직임 궤적은 직선적이고 원활하며, 종(bell)모양의 속도 프로필을 갖는 경향이 있다는 것을 상기하기 바란다(Hogan et al., 1987). 이와는 대조적으로, 신경학적 병리를 가진 사람의 움직임 궤적은 공동작용을 하는 근육의 조절이 불충분하고 관절 사이의 협응된 결합의 상실로 특징지어진다. 움직임 협응이 붕괴되면, 움직임의 타이밍과 궤적에 영향을 줄 수 있다. 근육긴장의 변화, 근력저하, 관절가동범위의 감소 및 다관절 협응의 장애와 같은 운동장애를 포함하는 많은 유형의 장애가 팔 뻗기 움직임의 타이밍과 정확성을 붕괴시킬 수 있다. 유동장애에 더하여, 말초성 및 중추성 처리 문제를 포함하는 감각 문제도, 팔 뻗기를 붕괴시킬 수 있으며, 이 장의 후반부분에서 논의된다. 마지막으로, 자세조절 문제는 팔 뻗기 움직임의 타이밍과 순서를 붕괴시킬 수 있다.

운동문제 Motor Problems

타이밍 문제. 팔 뻗기와 움켜잡기에 대한 연구에서는 대부분의 유형의 신경 병리에서 이동시간(MT)의 지연이 있다는 것을 일관되게 보여주고 있다. 예를 들어, 많은 연구자들은 뇌졸중 후, 팔 뻗기 동작이 느려지고 덜 정확하며, 손상되지 않은 사람이 하는 것만큼 협응이 잘 이루어지지 않는다고 보고하고 있다(Beer et al., 2000; Cirstea et al., 2003; Dewald & Beer, 2001; Levin, 1996; Reisman & Scholz, 2003). 이에 더해서, 팔 뻗기를 변화하는 과제 요구에 적응시키는 능력도 또한 뇌졸중 후 손상된다. 사람은 뇌졸중 후 팔 뻗기 범위를 조정하는 데 어려움이 있고, 더 가까운 목표물을 지나쳐버리거나 더 멀리 있는 목표물에 미치지 못하는 경향이 있다(van Vliet & Sheridan, 2009). 경직과 불완전마비의 조합으로 인해서 만성 뇌졸중이 있는 우리 환자인 Jean은 물체에 팔을 뻗는 것에 큰 어려움이 있다.

마찬가지로, 뇌성마비를 가진 어린이도 또한, 물체를 손가락으로 가리키거나 움켜잡기 위해 협응된 팔 뻗기 동작을 만들어내는 것에 어려움을 갖고 있다(Mackey et al., 2006; Petrarca et al., 2009; Ronnqvist & Rosblad, 2007; Saavedra et al., 2009; Verrel et al., 2008). 뇌성마비가 있는 어린이에서의 팔 뻗기는 느린 반응시간(Petrarca et al., 2009; Saavedra et al., 2009; van Thiel et al., 2000; Utley & Sugden, 1998), 느린 이동시간(MT) 및 하위 움직임의 증가(Chang et al., 2005; Mutsaarts et al., 2006; Saavedra et al., 2009; van der Heide et al., 2005)에 의해 특징지어진다. 게다가, 팔 뻗기를 위해 사용되는 기저에 있는 근육활동 패턴은 일반적으로 발달하고 있는 어린이와 비교하여, 뇌성마비를 가진 어린이에서 더 변동이 심하다(Zaino & McCoy, 2008). 편마비가 있는 어린이에서, 침해된 팔과 침해되지 않은 팔에서의 차이는 더 명백하다(Hung et al., 2004; Mackey et al., 2006; Ronnqvist & Rosblad, 2007; Steenbergen et al., 1998). 예를 들어, 경직성 반신불완전마비성 뇌성마비를 가진 아동은 침해된 팔로 뻗을 때 손상되지 않은 팔과 비교하여, 몸통 움직임을

더 사용한다(Ricken et al., 2005). 이것은 뇌졸중 후 편마비가 있는 성인에서의 연구와 유사하지만, 손상이 없는 사람과 비교하면, 팔을 뻗을 때에 몸통 움직임의 사용이 증가하는 경향이 있다(van Der Heide et al., 2004; Van Thiel & Steenbergen, 2001).

흥미롭게도, 몇몇 연구자는 뇌성마비가 있는 아동이, 운동장애에도 불구하고, 빨리 움직이고 있는 목표물조차도 정확하게 팔을 뻗어 움켜잡을 수 있다는 것을 보여주고 있다. 이들 연구자는 아동들이 그들의 팔 뻗기를 이동하는 목표물 앞으로 잘 겨냥한다는 것을 발견하였으며, 이것은 팔 뻗기 동작을 계획할 때, 아동은 그들의 이동시간(MT)을 늦어지게 한 움직임 결손을 보상할 수 있다는 것을 시사하고 있다(Forsstrom & von Hofsten, 1982; Ricken et al., 2005).

소뇌 기능부전을 가진 사람에서의 팔 뻗기는 또한, 이동시간(MT)의 지연에 의해서도 특징지어진다(Rand et al., 2000; van Donkelaar & Lee, 1994). Van Donkelaar와 Lee(1994)는 반응 시작과 이동시간 양쪽이 이동하는 물체에 팔을 뻗을 때 연장된다는 것을 발견하였다. 그들은 타이밍의 지연은 사람이 목표물의 속도를 판단하기 위한 시간을 더 필요로 하기 때문일지도 모른다고 시사하고 있다.

파킨슨병이 있는 사람에서는 팔 뻗기 시간의 지연을 나타내고 있다(Bertram et al., 2005; Kelly et al., 2002; Negrotti et al., 2005; Wang et al., 2006).

Kelly 등(2002)은 9명의 파킨슨병이 있는 환자(약물을 투여한 상태와 중단한 상태에서 검사하였다)와 연령을 일치시킨 9명의 대조집단에서, 투약(레보도파)과 외부 단서 주기가 수의적인 팔 뻗기에 미치는 영향을 조사하였다.

참여자는 속도 제약과 정확도 제약 하에서, 단서를 주지 않는 것(스스로 시작한)과 단서를 주는 것(빛에 의해서 유발된)의 두 가지 조건 중의 하나로 목표물에 팔을 뻗도록 요청받았다. 결과는 장애가 없는 성인과 비교하여, 파킨슨병이 있는 사람이 모든 조건하에서 팔 뻗기 시간이 길어졌다는 것을 보여주었다. 레보도파와 단서 주기의 양쪽이 파킨슨병을 가진 참여자의 팔 뻗기 움직임 속도를 높였다. 그러나, 이들 요인은 부가적인 것이 아니었다. 레보도파(levodopa)는 팔 뻗기가 단서를 주었을 때와 비교하여, 스스로 시작하였을 때의 이동속도가 증가하였고, 빠른 팔 뻗기보다 자기 페이스에 의한 팔 뻗기를 더 개선하였다. 관련된 연구에서, 이들 연구자는 또한 레보도파가 팔 뻗기 동작 동안의 근육활동의 조정(예를 들어, 작용근을 활성화하고 대항근을 억제하는 능력)에 미치는 영향을 조사하였다(Kelly & Bastian, 2005). 이전에 보고된 것처럼, 투약은 파킨슨병이 있는 사람의 팔 뻗기 속도를 증가시켰고, 작용근 활동을 활성화하는 능력을 개선하였다. 그러나, 그것은 대항근 활동을 억제하는 능력을 개선하지 않았다. 그 대신에, 작용근과 대항근 양쪽의 활동은 레보도파의 사용으로 증가하였다. 이리하여, 투약은 움직임 속도를 개선하지만, 한편, 자발적인 팔 뻗기 동안에 근육 조절을 개선하지 않았다.

따라서, 지연된 반응과 이동시간(MT)을 포함하는 손상된 타이밍은 다양한 중추신경계 병리를 가진 사람에서 팔 뻗기의 공통된 특징이다. 이동시간의 연장에 관련되는 하나의 요인은 다관절 움직임 협응의 붕괴이다.

관절사이 협응 문제. 보통, 팔꿈치와 어깨의 관절각도는 서로 관련하면서, 원활하게, 동시에 동기화 속도(synchronized rates)로 변화하여, 상당히 똑바른 궤적을 그리면서 원활한 팔 뻗기 동작을 만들어낸다. 어린이는 팔 뻗기의 첫 몇 년 동안에, 이 협응을 서서히 발달시킨다(Konczak et al., 1995, 1997). 이와는 대조적으로, 많은 연구에서는 중추신경계 병리를 가진 사람에서, 팔 뻗기 동작은 비정상적인 움직임 궤적으로 이어지는 다관절 비협응에 의해서 특징지어진다고 보고하고 있다.

예를 들어, Bastian과 동료들(1996, 2000, Bastian, 2002)은 소뇌 병리를 가진 성인의 움직임 궤적을 연구하였다. 움직임 궤적은 목표물을 지나쳐버리거나 또는 미치지 못하는 것(측정이상; dysmetria)과 분해(한 번에 하나의 관절을 움직이는 것)의 어느 것인가에 의해서 특징지어졌다. 그림 19.2는 손상되지 않은 성인과 소뇌 병리를 가진 사람에서의 움직임 궤적을 비교하고 있다. 그림 19.2 A와 B에서는 손상되지 않은 성인의 손목 궤적은 느리고 정확한 팔 뻗기(A)와 빠르고 정확한 팔 뻗기의 양쪽에서 원활하고 직선적이다. 게다가, 움직임은 매우 정확하다. 이것은 손가락 끝의 위치(고리모양 동그라미로서 나타냈다)와 목표물(음영 처리된 동그라미로서 나타냈다)을 비교함으로써 볼 수 있다. 이와는 대조적으로, 소뇌 병리가 있는 사람에 대한 손목 궤적과 손가락으로 가리키는 정확도는 그림 19.2C(느리고 정확한 조건)와 19.2D(빠르고 정확한 조건)에 나타냈다. 느린 움직임과 빠른 움직임의 양쪽에 대해서, 손목 궤적은 단편화된 궤적(즉, 움직임의 분해)을 보여주고 있다. 이것은 최초의 수직방향 움직임(주로, 어깨의 굽힘과 관련이 있다)과, 이것에 이어지는 팔 뻗기의 후반 동안 수평방향 움직임(팔꿈치 폄과 관련이 있다)을 보여

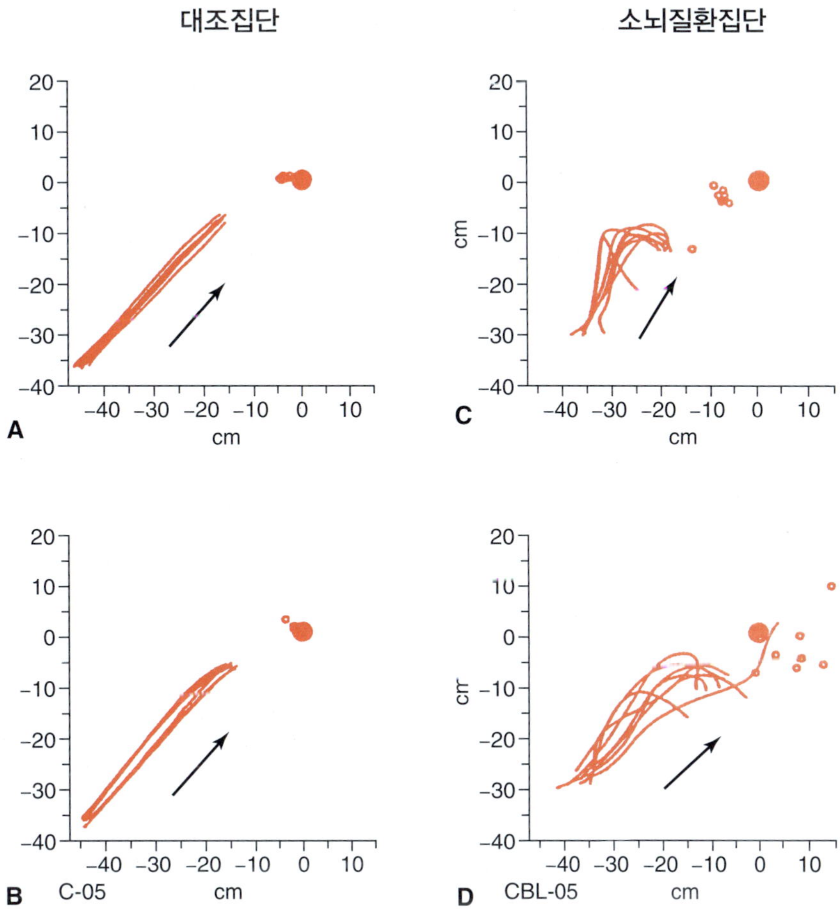

그림 19.2 느리고 정확한(**A**, **C**) 조건과 빠르고 정확한(**B**, **D**) 조건에서, 움직이는 손상이 없는 사람(**A**, **B**)과 소뇌 병리가 있는 실험대상자(**C**, **D**)에서의 팔목 경로의 비교이다. 화살표는 움직임 방향을 나타낸다. 음영 처리된 동그라미는 목표물 위치를 나타낸다. 고리모양 동그라미는 움직임 마지막에서의 집게손가락 끝의 위치를 나타낸다. (Bastian AJ, Martin TA, Keating JG, et al. Cerebellar ataxia: abnormal control of interaction torques across multiple joints. J Neurophysiol 1996;76:497에서 허가를 받아 재게재).

주고 있다. 손상이 없는 참여자는 서로 73밀리초 이내에서 어깨와 팔꿈치 운동을 시작하였으나, 소뇌 병리가 있는 참여자는 팔꿈치 폄을 시작하기 약 296밀리초 전에 어깨 굽힘을 시작하였다. 이에 더해서, 느린 팔 뻗기 움직임은 측정과소 팔 뻗기(목표물에 미치지 못한다)와 연관성이 있었으나, 빠른 움직임은 측정과다(목표물을 지나쳐버린다)와 연관성이 있었다(Bastian et al., 1996).

Bastian과 동료들은 손상된 다관절 협응은 다관절 움직임 동안에 발생되는 상호작용 토크를 예측하고 조절하는 소뇌의 역할을 반영한다는 가설을 세웠다. 상호작용 토크는 하나의 관절(예를 들어, 팔꿉관절)에서 움직임이 또 다른 관절(예를 들어, 어깨관절)에 미치는 영향을 반영한다. 그들은 어깨가 자유로이 움직일 때(그림 19.3A)와 어깨 움직임이 제약되었을 때(그림 19.3D)에 팔꿈치 굽힘(그림 19.3)을 필요로 하는 손가락으로 가리키기 과제를 하는 동안의 어깨와 팔꿈치 사이의 다관절 협응을 조사하였다. 소뇌 병리를 가진 8명과 연령을 일치시킨 8명의 대조집단을 검사하였다. 대조집단 실험대상자(그림 19.3B 및 E)는 어느 조건에서도 종료 점 오차가 거의 발생하지 않았다.

이와는 대조적으로, 소뇌 병리를 가진 사람은 자유로운 조건(각각의 사람에 대한 시도로부터의 데이터는 그림 19.3C에서 숫자로 나타냈다)에서 손가락으로 가리키기의 큰 종료 점 오차가 발생하였으나, 제약된 조건(그림 19.3F)에서는 오차가 발생하지 않았다. 팔꿈치의 움직임은 제약된 조건에서(움직임이 단일 관절에서 수행되었을 때) 거의 정상이었다. 이와는 대조적으로, 다관절의 움직임은 과도한 어깨 굽힘 및 상호작용적인 토크를 조절할 수 없는 것과 연관성이 있었고, 이것은 종료 점의 큰 오차를 야기

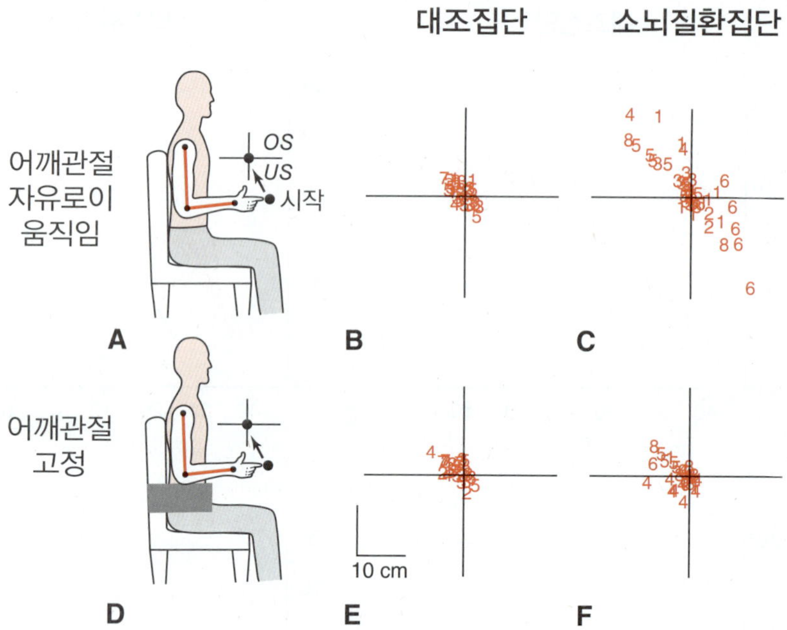

그림 19.3 어깨관절이 자유로이 움직일 때(**A**)와 제약되었을 때(**D**)의 두 가지 조건하에서, 팔꿉관절 굽힘을 필요로 하는 손가락으로 가리키기 과제를 하는 동안, 어깨관절과 팔꿉관절 사이의 다관절 협응을 연구하기 위해 사용되는 실험방법. 손상이 없는 사람(**B**, **E**)은 어느 조건에서도 종료 점 오차가 거의 발생하지 않았다. 소뇌 병리가 있는 사람은 자유로운 조건(**C**)에서 큰 종료 점 오차가 생겼으나, 제약된 조건(**F**)에서는 발생하지 않았다. 모든 점을 찍은 그래프(plot)에 대해서, 숫자는 각 참여자의 다양한 시도로부터 얻은 데이터를 나타낸다. OS = overshoot(목표물을 지나쳐버리다); US = undershoot(목표물에 미치지 못하다).
(Bastian AJ. Cerebellar limb ataxia: abnormal control of self-generated and external forces. Ann NY Acad Sci 2002;978:18에서 허가를 받아 재게재).

하였다(Bastian, 2002).

손상된 다관절 협응도 또한, 파킨슨병이 있는 사람의 팔 움직임을 조사하는 몇몇 연구에서 보고되었다(Bertram et al., 2005; Teulings et al., 2002; Wang et al., 2006; Wiesendanger & Serrien, 2001). Tuelings 등(2002)은 파킨슨병을 가진 사람에서 팔의 조절을 연구하기 위해, 손으로 글씨쓰기와 같은 과제를 사용하였다. 그들은 파킨슨병을 가진 사람에서 섬세한 운동(fine-motor) 조절문제의 대부분이(그들의 손으로 글씨쓰기 과제에 의해서 보여준 것처럼), 팔목과 손가락 움직임을 협응하는 능력 저하와, 팔목관절 굽힘을 조절하는 능력 저하에 기인한다는 것을 알게 되었다. 연구자는 또한, 파킨슨병을 가진 사람은 몸통에 의해서 보조되는 팔 뻗기를 필요로 하는 과제를 수행하는 동안에, 팔, 손 및 몸통의 움직임을 협응시키는 데 어려움이 있다고 보고하였다(Bertram et al., 2005; Wang et al., 2006).

Bertram 등(2005)은 뻗친 팔이 미치는 범위 밖에 놓인, 뚜껑의 유무에 관계없이, 물이 든 컵에 팔을 뻗는 것이 수반되는 움켜잡기 과제를 하는 동안에 파킨슨병이 있는 사람과 연령을 일치시킨 건강한 대조군의 다관절 협응을 조사하였다. 이 과제에는 팔과 몸통의 협응된 움직임을 필요로 하였다. 파킨슨병이 있는 사람의 이동시간(MT)은 뚜껑을 덮은 물이 든 컵에 팔을 뻗을 때는 건강한 대조집단의 이동시간과 맞먹었으나, 뚜껑을 덮지 않은 컵에 팔을 뻗을 때는 상당히 느렸다. 게다가, 앞쪽으로 팔을 뻗는 동안 연령을 일치시킨 대조집단보다 몸통 움직임을 덜 사용하는 파킨슨병을 자진 사람에서 뚜껑을 덮지 않은 컵에 팔을 뻗을 때 사용한 전략에 차이가 있었다. 결과는 파킨슨병을 가진 사람에서 팔 뻗기와 움켜잡기를 위해 사용된 전략에, 과제 특이적 변화가 존재한다는 것을 시사하고 있다.

다양한 연구자들이 편마비성 뇌성마비를 가진 아동의 관절사이 협응에서의 결손을 기록하고 있다. Ricken과 동료들(2005)은 정지하여 있는 공과 움직이는 공을 향해서 팔을 뻗는 것에 대한 연구에서, 이환된 팔의 팔꿈치, 어깨 및 몸통 사이의 협응 패턴에서, 큰 변동성과 관절분할(segmentation)이 있다는 것을 발견하였다. 어린이들은 아마도 어깨와 팔꿈치 운동범위(excursion)의 감소를 보상하려는 노력으로 더 많은 몸통 운동을 나타내는 경향이 있었다.

다른 연구에서도, 뇌성마비가 있는 아동의 관절 분절화

가 크다는 증거를 제시하고 있으며, 이환된 팔의 뻗기 패턴은 운동단위가 증가한 것이라 설명되어 있다(Chang et al., 2005; van der Heide et al., 2005). 편측성 및 양측성 뇌성마비를 가진 선 자세의 어린이 및 전형적으로 발달하는 어린이(6~14세)에서 앞쪽으로의 팔 뻗기 과제의 생체역학적 분석에서는 뇌성마비가 있는 아동은 어깨와 몸통의 능동적 가동범위가 감소를 나타낸다는 것을 보여주었다(dos Santos Soares et al., 2019). 경직성 편마비가 있는 뇌성마비 아동도, 2개 신체분절(예를 들어, 양쪽 팔 또는 팔과 다리)이 연속적 운동과제에 관여하고 있는 경우의 신경근육의 팔다리 사이 패턴의 동적 조절 동안에 결손을 나타냈다. 이들의 어린이는 ***제자리*** 행진(즉, 다리의 굽힘-폄) 중에, 연속적인 같은 ***위상의*** 팔의 움직임(즉, 팔이 동시에 같은 방향으로 움직인다)을 실행하면서, 연속적인 팔다리사이 협응(즉, 팔다리사이의 움직임의 관계)과 낮은 운동 안정성(즉, 일관성이 없는 운동 패턴)을 나타냈다. 그러나, 어린이들이 연속적인 팔 움직임을 선 자세에서 연습하고, 다리가 과제에서 배제된 경우(즉, 조절과 협응의 자유도가 저하한 경우), 팔다리 사이의 협응 결손은 보이지 않았다(Sidiropoulos et al., 2020).

팔 뻗기와 움켜잡기를 하는 동안 협응 문제는 발달상의 협응장애(developmental coordination disorde; DCD)가 있는 어린이에서 보고되었다. Astill과 Utley(2008)는 DCD를 가진 10명의 어린이에서, 움켜잡기 과제 동안의 팔 뻗기와 움켜잡기에 대한 운동학을 연구하고 팔 뻗기 동안에 시작과 이동시간(MT)이 느렸고 움직임의 움켜잡기 단계가 조기에 일어났으며, 더 가변적이기도 하다는 것을 발견하였다. 저자들은 팔 뻗기와 움켜잡기 동안에 DCD를 가진 어린이들은 움직이는 공의 잡기(catch) 이동단계와 잡기 단계의 움직임 조절을 단순화하기 위해 분해 전략(decomposition strategy)을 사용한다는 것을 시사하고 있다(Astill & Utley, 2008).

움직임의 개별화, 공동작용 및 전신 연합운동의 상실. 이례적인 움직임 패턴, 특히 비정상적인 공동작용(synergy)의 존재 및 선택적 움직임의 어려움은 일반적으로 뇌졸중이 있었던 사람에서 관찰된다. 병적 공동작용은 공동작용 패턴 이외의 움직임을 분리할 수 없는 전체 팔다리를 포함하는 고정된 움직임 패턴으로서 정의되어 왔다(Twitchell, 1951). 역사적으로, 임상의는 개개의 관절에서 움직임을 분리하는 능력과 연관성이 있는 최고수준의 회복을 하면서, 공동작용 내외 양쪽 움직임과 관련된 뇌졸중으로부터 회복을 특징지어왔다(Brunnstrom, 1966; Twitchell, 1951). 그러나, 연구에 따르면, 신경 병리가 없는 개인에서는 중추신경계가 공간적 및 시간적으로 복잡한 근육의 활성화를 공동작용으로 제한하여, 팔 뻗기 움직임과 자세 움직임의 조절을 단순화한다는 것을 보여주고 있다. 이것은 중추신경계가 발견적 해법(heuristic solution)으로서 근육의 공동작용을 적용하고, 조절의 복잡성을 경감하기 위해, 과제수준의 운동 의도를 상세한 시공간적 근육 패턴으로 변환한다는 것을 시사하고 있다(D'Avella & Lacquaniti, 2013; Profeta & Turvey, 2018; Ting & McKay, 2007).

Micera와 동료들(2005)은 반신불완전마비가 있는 사람과 건강한 대조군에서 12가지의 서로 다른 팔 뻗기 움직임을 하는 동안의, 관절사이 팔의 공동작용을 조사하였다. 동작분석은 팔의 운동학, 특히 서로 다른 팔 뻗기 움직임을 하는 동안의 어깨와 팔꿈치의 각속도(angular velocity) 프로필 사이의 공동작용 관계를 조사하기 위해 사용되었다. 건강한 대조집단 실험대상자(강력한 공동작용 결합)에서는 어깨와 팔꿈치 각도의 궤적은 매우 일관성이 있었으나, 반신불완전마비가 있는 집단에서 상당히 변화하였다. 뇌졸중 후 반신불완전마비가 있는 사람 사이에서는 팔 뻗기 움직임 동안에 어깨와 팔꿈치 움직임 사이의 정상적인 공동작용 결합에 대한 붕괴가 있었다.

Pan과 공동연구자(2018)는 뇌졸중 생존자와 연령을 일치시킨 대조집단을 대상으로, 팔 뻗기의 마지막에 2초간의 유지 구성요소(hold component)를 사용한 위쪽을 향한 팔 뻗기 과제를 조사하였다. 그들은 양쪽 집단의 대부분의 참여자가 팔 뻗기 과제를 조절하기 위해 합계 3개의 근육 공동작용 구조를 사용하고 있는 것을 발견하였다. 전체로서, 뇌졸중이 있는 참여자는 등세모근과 어깨세모근의 특징적인 공동 활성화, 큰가슴근 활성화의 증가, 위팔세갈래근의 활성화의 감소를 나타냈다. 그러나, 회복단계 III-IV(Brunnstrom Motor Recovery Stage Levels에 따르면, 각각 경직의 증가와 감소)에서 뇌졸중 이 있는 참여자는 대조집단에 관해서 유의미하게 달랐다. 게다가, 단계 III의 실험대상자는 팔꿉관절의 각도가 최대이고, 팔 뻗기를 유지하기 위한 운동의 어려움이 가장 컸다. 이와 같이, 팔을 뻗는 동안의 근육 공동작용 결손은 중증으로 손상된 뇌졸중 생존자에서 더 두드러졌고, 경증에서 중등도로 손상된 환자에서는 덜 현저하였다

Levin(1996)은 기능적 팔의 제한과 비정상 공동작용 및 경직과 같은 기저에 있는 장애와의 관계를 밝히기 위해, 10명의 뇌졸중 후 편마비가 있는 사람과 장애가 없는 6명

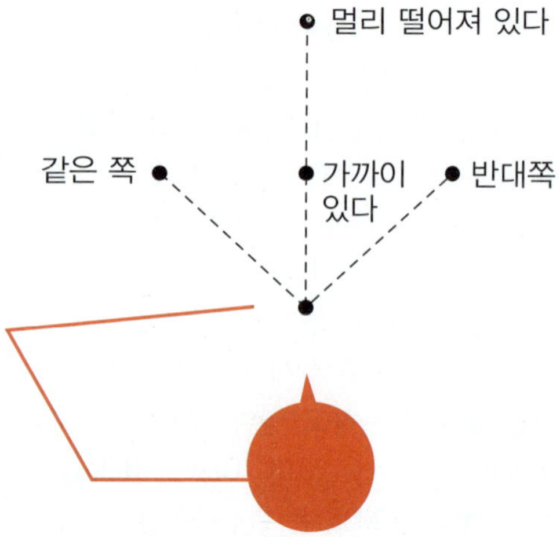

그림 19.4 뇌졸중 후 편마비를 가진 환자에 의해서 수평면상에 만들어진 팔 뻗기 움직임에 대한 목표물 위치(흑색 동그라미)의 도표. (Levin MF. Interjoint coordination during pointing movements is disrupted in spastic hemiparesis. Brain 1996;119:283에서 허가를 받아 재게재).

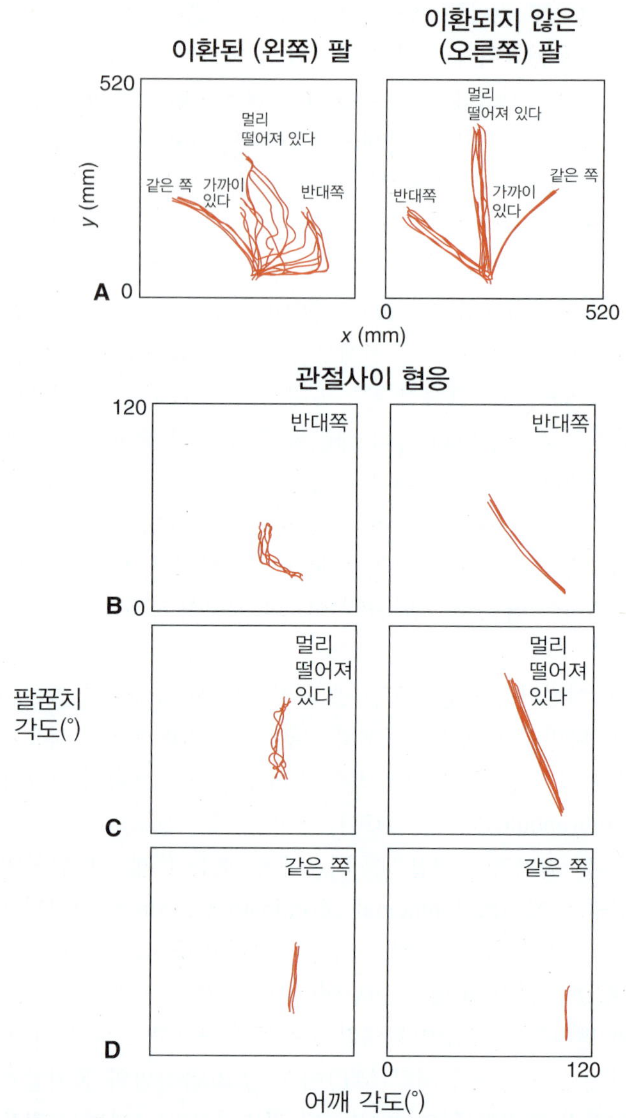

그림 19.5 반신불완전마비와 중증의 경직을 가진 실험대상자에 대한, 이환된 왼쪽 팔(**왼쪽 패널**)과 이환되지 않은 오른쪽 팔(**오른쪽 패널**)에 대해서, 공간좌표에서의 반대쪽, 멀리 떨어진, 가까이에 있는 그리고 같은 쪽 목표물(**A**) 및 각도좌표에서의 관절사이 협응(팔꿉관절과 어깨관절)(**B~D**)에 대한 궤적 비교. (Levin MF. Interjoint coordination during pointing movements is disrupted in spastic hemiparesis. Brain 1996;119:285에서 허가를 받아 재게재).

의 참여자의 팔의 조절을 연구하기 위해, 손가락으로 가리키는 움직임을 사용하였다. 참여자는 수평면 앞에 앉아서 그들 앞(200㎜와 400㎜)과 같은 쪽 및 반대쪽 작업 공간(그림 19.4)에 위치한 4개의 목표물에 팔을 뻗도록 움직였다. 목표물은 다음과 같이 배열되었다:

(a) 같은 쪽 목표물을 향해서 움직이는 것은 공동작용 범위 밖의 움직임을 필요로 하였다(예: 어깨의 수평 벌림과 팔꿈치 폄), (b) 반대쪽 목표물을 향해서 움직이는 것은 폄근의 공동작용으로 수행될 수 있었다(예: 어깨 모음과 팔꿈치의 폄), 그리고 (c) 가깝고 먼 목표물로 이동하는 것은 팔을 앞쪽으로 움직이기 위해 굽힘근과 폄근 공동작용의 조합을 필요로 하였다.

4개 목표물에 대한 손가락, 팔목, 팔꿈치 및 어깨의 협응을 연구하기 위해, 운동학적 데이터가 사용되었다. 게다가, 실험대상자는 경직(수정 Ashworth 척도)과 감각운동 기능(Fugl-Meyer 척도)을 평가하기 위해 임상평가를 받았다.

반신불완전마비를 가진 모든 참여자에 대해서, 이환되지 않은 팔과 비교하여, 이환된 팔에서 이동시간(MT)이 상당히 길었고, 움직임 진폭이 작았다(그림 19.5A 참조). 이환된 팔에서, 궤적은 움직임의 분절화, 변동성 증가 및 붕괴된 관절사이 협응으로 특징지어졌다. 이것은 반신불완전마비가 있는 참여자 중 한 사람의 이환되지 않은 팔과 이환된 팔에서 4개의 모든 목표물에 대한 관절사이 협응을 비교한 그림 19.5B에서 볼 수 있다. 그림 19.5B에서 볼 수 있는 것처럼 오른쪽 패널의 이환되지 않은 팔에서 궤적은 원활하고 연속되어 있고, 팔꿉관절과 어깨관절에서 움직임의 양호한 협응을 하고 있다.

이와는 대조적으로, 참여자는 이환된 팔(왼쪽 패널)에서 원활한 종료 점 궤적을 만들어낼 수 없었고, 반대쪽 목표물에 대한 움직임은 분할되어, 협응이 불충분하였다. 움직임 분할(segmentation)은 소뇌 병리를 가진 사람의 팔 뻗기에 대한 연구결과를 연상시키는 어깨관절과 팔꿈관절 움직임 사이의 협응 결여에 기인하였다. 이러한 관절사이 협응 붕괴는 팔꿈치와 어깨의 능동적 관절가동범위 제한으로 이어지고, 목표물에 미치지 못하는 측정과소 움직임(hypometric movements)을 야기하였다.

펌근 공동작용(반대쪽 목표물에 대한) 내에서 만들어진 움직임과 공동작용 이외의 움직임(가까이 있는 그리고 멀리 떨어져 있는 목표물)을 필요로 하는 움직임의 양쪽에 대해서 불충분한 협응이 분명하였다. 이와 같이, 움직임에 대한 붕괴는 오로지 병리학적 움직임의 존재에 기인하는 것은 아니었다.

마지막으로, 경직의 중증정도는 움직임 시간과 진폭의 양쪽과 상관관계가 있었으나, 관절사이 협응 측정과는 상관관계가 없었다. 저자들은 뇌졸중 후의 병변 위치와는 상관없이, 중추신경계는 원활하고 협응된 팔 뻗기 움직임을 수행하기 위한 근육과 분절사이의 최적의 관계를 결정할 수 없을지도 모른다고 시사하고 있다(Levin, 1996). 뇌졸중이 있었던 Jean과 Genise 두 사람에 대한 사례연구에서 우리는 팔의 지배적인 움직임 패턴으로서 굽힘근 공동작용이 있다는 것을 관찰한다. 두 사람 모두 극심한 불완전마비와 경직도 갖고 있어, 굽힘근 공동작용 패턴 이외의 팔의 수의 운동을 만들어내는 능력을 제약한다.

많은 연구자가 팔 뻗기에 대한 팔의 공동작용 관계의 역할을 조사한 한편, 다른 연구자들은 "개별화"라 부르는 개개의 관절 또는 신체분절의 분리된 움직임을 만들어내는 능력을 조사하는 데 초점을 맞췄다(Zackowski et al., 2004). 부적절한 개별화는 연계된 신체분절에서 과도하고 의도하지 않은 움직임을 초래한다(Beer et al., 2000; Lang & Schieber, 2004). 연구에서는 뇌졸중에 뒤따르는 팔의 움직임에 특유한 비정상적인 움직임 공동작용과 아주 유사한 반신불완전마비성 뇌졸중을 가진 사람의 마비측 팔다리에서 팔꿈치와 어깨 토크 사이의 비정상적 결합(coupling)을 나타냈다(Dewald et al., 1999). 비정상적인 토크 결합은 뇌졸중이 있는 사람이 어깨를 굽히면서 동시에 팔꿈치를 펴는 것을 어렵게 한다.

Zackowski 등(2004)은 만성적 반신불완전마비를 가진 사람에 팔 뻗기를 하는 동안의 손상된 관절 개별화의 영향을 연구하였다. 이 연구에서는 만성 반신불완전마비를 가진 18명의 실험대상자와 연령 및 성별을 일치시킨 18명의 대조집단이 기지개를 켜거나(reaching up)(어깨와 팔꿈치 양쪽 굽힘을 필요로 한다) 또는 잡으려고 팔을 쭉 펴거나(reaching out)(어깨의 굽힘 및 팔꿈치의 폄) 하는 동안 평가되었다. 게다가, 실험대상자는 세 가지 팔의 개별화 움직임, 즉 어깨의 개별화(팔의 나머지 분절은 편 상태에서 어깨를 굽힌다), 팔꿈치의 개별화(어깨 또는 팔목과 연관된 움직임이 없는 팔꿈치 굽힘), 그리고 팔목 개별화(팔꿈치와 어깨에서 연관된 움직임이 없는 팔목의 폄)를 수행하였다. 이 연구에서 검사된 다른 기능장애는 근력(휴대용 악력계를 사용하여), 경직(수정 Ashworth 척도를 사용한 수동적 움직임에 대한 반응) 및 굵은 단섬유(monofilament)를 사용한 섬세한 접촉감각 검사가 포함되었다.

결과는 반신불완전마비가 있는 집단에서는 두 유형의 팔 뻗기가 비정상이었지만, 팔을 쭉 펴기(reach-out)와 기지개 켜기(reach-up) 과제에서 더 나빴다는 것을 보여주었다. 게다가, 어깨, 팔꿈치 및 팔목에서의 움직임을 개별화하는 능력은 상당히 손상되었다. 비정상적인 개별화는 그림 19.6에서 보여주고 있으며, 여기서는 반신불완전마비가 있는 2명의 환자(B와 C)와 비교한 손상이 없는 참여자(A)의 어깨(맨 위의 그래프), 팔꿈치(중간의 그래프) 및 팔목(아래의 그래프)에서의 개별화를 비교하고 있다. 손상이 없는 사람은 손목과 팔꿈치에서 8° 미만의 결합동작을 수반해서 어깨를 73° 굽힐 수 있었고 개별화 지수가 0.97이 되었다. 개별화는 팔꿈치와 팔목 양쪽에서 마찬가지로 양호하였다.

이와는 대조적으로, 반신불완전마비를 가진 두 사람은 0.8이라 표시된 참여자(그림 19.6C)와 비교하여, 경증의 결손을 나타내는 0.4라 표시된 참여자(그림 19.6B)에 대해 개별화 움직임을 시행하는 것은 어려웠다. 경증의 반신불완전마비(0.4라 표시)를 가진 참여자에 대해서 70°까지의 어깨 굽힘은 개별화 지수가 0.79에 대한 15°의 팔꿈치 굽힘 및 20°의 손목 굽힘과 연관성이 있었다. 마찬가지의 패턴은 팔꿈치와 손목 개별화 과제(중간 및 아래 그래프)에도 존재하였다. 중증의 반신불완전마비가 있는 참여자에 대해, 40°의 어깨 굽힘은 65°의 팔꿈치 동작 및 20°의 손목 동작과 연관성이 있었고, 개별화 지수는 0.29가 되었다.

마지막으로, 이들 연구자들은 회귀분석을 사용하여, 어느 기능장애의 조합이 팔 뻗기의 궤적과 끝점 오류를 포함하는 팔 뻗기의 결손을 가장 잘 설명하는지를 결정하고, 개별화가 대부분의 분산(variance)을 설명한다는 것을 발견하였다. 감각도 또한 기여하였으나, 근력과 경직은 기여하지 않았다. 근력은 팔 뻗기 속도의 분산을 설명하였다. 그들은 관절 개별화의 결손이 뇌졸중이 있었던 사람의 손상된 팔 뻗기에 영향을 주는 주된 문제라고 결론을 내리고 있다.

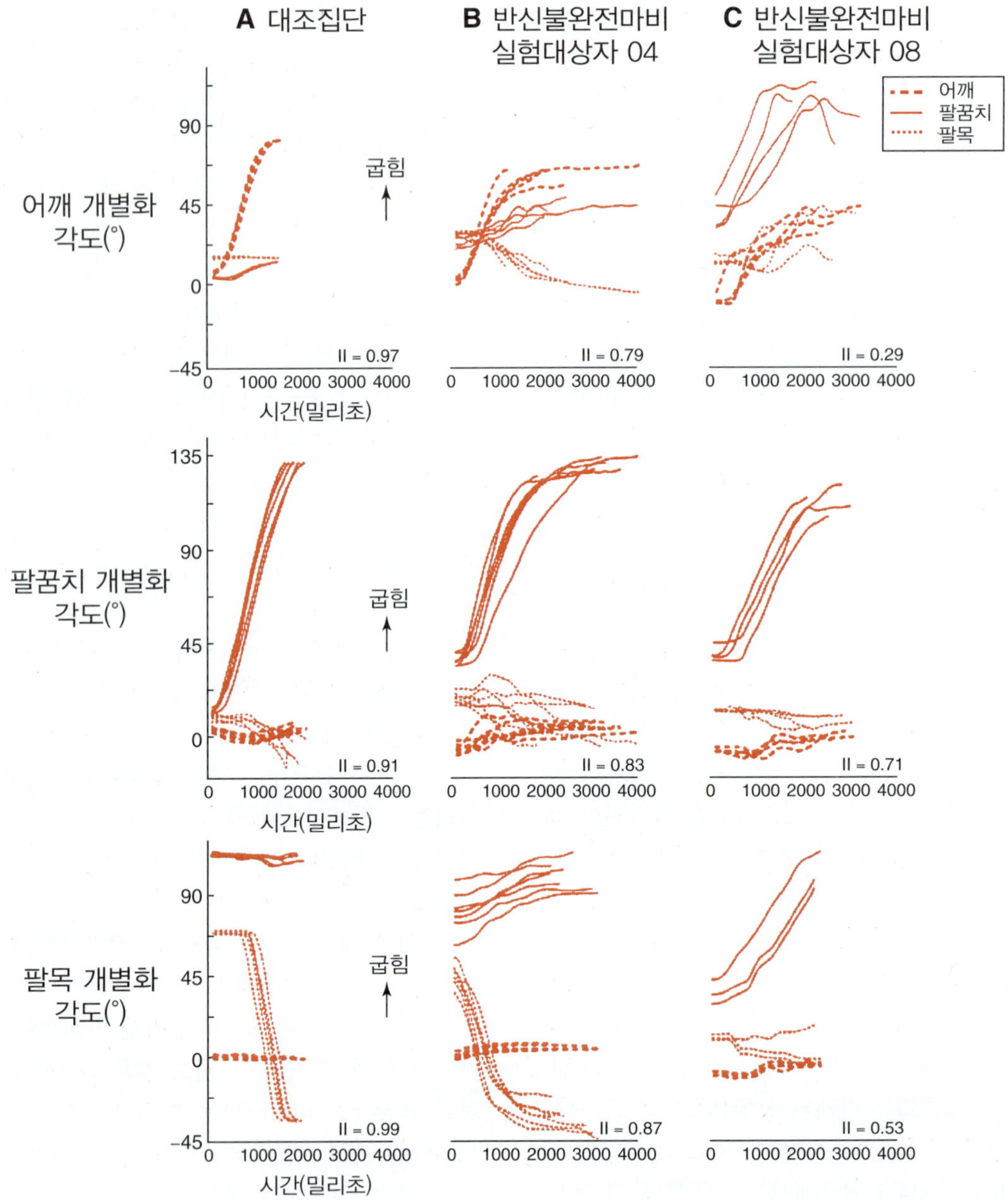

그림 19.6 손상이 없는 한 사람(**A**)과 반신불완전마비가 있는 두 사람(**B**, **C**)에서의 어깨(**맨 위의 그래프**), 팔꿈치(**중간 그래프**) 및 손목(**아래 그래프**)의 비정상적 개별화이다. 굵은 점선은 어깨 각도의 이동범위이고, 가느다란 실선은 팔꿈치의 각도 이동범위, 가느다란 점선은 손목 각도의 이동범위이다. 손상이 없는 사람에서, 어깨의 개별화 움직임(**맨 위의 그래프**)은 팔꿈치와 손목에서의 최소의 움직임과 연관성이 있다는 것에 주목하기 바란다. 이것은 팔꿈치와 손목의 움직임(**중간 및 아래 패널**)에도 해당된다. 이와는 대조적으로, 반신불완전마비를 가진 두 사람(**B**, **C**)에서 어깨의 움직임은 팔꿈치와 손목의 유의미한 움직임과 연관성이 있다. 이것은 또한, 주된 움직임이 팔꿈치(**중간 패널**)와 손목(**아래 패널**)에 있을 때도 해당된다. II : 개별화 지수.
(Zackowski KM, Dromerick AW, Sahrmann SA, et al. How do strength, sensation, spasticity and joint individuation relate to the reaching deficits of people with chronic hemiparesis? Brain 2004;127:1041에서 허가를 받아 재게재).

Zackowski 등이 근력이 팔 뻗기 궤적과 끝점 오류의 주된 요인이라는 것을 발견하지 못한 것과는 대조적으로, McCrea와 동료들(2005)은 마비측 팔의 근육에서 힘 생성이 불충분하면, 팔 근육의 추가적인 보상적 활성화를 야기하며, 이것은 뇌졸중 후의 팔 뻗기 움직임 동안에 비정형적인 움직임 궤적의 원인이 된다고 주장하였다.

McCrea와 동료들(2005)은 뇌졸중이 있었던 20명의 사람과 10명의 건강한 사람의 연령을 일치시킨 대조집단에서, 앞쪽으로 팔 뻗기 움직임을 하는 동안의, 마비측과 비마비측 팔의 근육 동원 패턴을 비교하였다. 그들은 시상면의 팔 뻗기를 하는 동안에 마비측 팔 근육이 최대한으로 활성화되고(즉, 포화상태가 되고), 따라서, 다른 근육의 보상적 동원을 필요로 하며, 이것은 평면 이외의 움직임 궤적을 야기한다고 가정하였다.

결과는 뇌졸중이 있는 사람의 비마비측 팔에서의 근육 동원과 팔의 궤적은 손상이 없는 참여자의 근육 동원 및 팔의 궤적과 유사하다는 것을 보여주었다. 그러나, 마비측 팔다리에는 모든 근육, 특히 가쪽어깨세모근과 앞쪽어깨세모근의 활성화가 증가하였다. 근육 활성화의 이 패턴은 어깨의 벌림(외전), 분절화된 관절사이 움직임 및 간접적인 손의 움직임을 초래하였다. 그들은 앞쪽으로의 팔 뻗기 과제에 관여하는 마비측 팔 근육에서 충분한 힘을 발생시키지 못하는 것은 이 과제를 성공적으로 완료하기 위해 추가적인 근육을 동원하게 된다는 것을 시사하고 있다 (McCrea et al., 2005).

McCrea와 Zackowski 그리고 그 동료들은 팔 뻗기 과제 동안의 마비측 팔 내 근육의 과도하고 비정형적인 동원을 조사하였다. 뇌졸중 후 움직임의 또 다른 특징은 반대쪽 팔이 활동하고 있을 때, 한쪽 팔의 불수의적 및 의도되지 않은 움직임으로서 설명되는 전신 연합운동(global synkinesis) 또는 운동방사(motor irradiation)라 불린다. 뇌영상(neuroimaging)에서는 전신 연합운동이, 운동겉질의 양쪽 흥분과 뇌들보경유 섬유(transcallosal fibers)를 통한 반대쪽 대뇌반구에 대한 억제성 영향의 상실에 기인한다고 시사하고 있다(Meyer et al., 1995; Schnitzler et al., 1996).

Hwang과 동료들(2005)은 병발증(involvement)의 중증도에 따라, 두 집단 중 하나로 분류된 뇌졸중 후 반신불완전마비를 가진 20명의 사람과 손상이 없는 20명의 사람을 대상으로, 마비가 없는 반대쪽 팔의 굽힘 운동을 하는 동안의 마비측 팔의 운동 방사선조사(motor irradiation)를 특징짓기 위해, 표면 근전도(EMG)를 사용하였다. 뇌졸중 후 반신불완전마비가 있는 실험대상자에서는 비마비측 팔에서의 근육 활성화는 마비측 팔의 광범위한 근육 활성화와 – 즉, 전신 연합운동과 연관성이 있었다. 흥미롭게도, 전신 연합운동 수준의 증가는 양호한 운동회복과 연관성이 있었다. 장애가 없는 참여자는 어느 정도의 전신 연합운동(주로 팔꿈치 굽힘근에서)을 나타냈으나 근육 동원의 패턴은 손상되지 않은 집단과 비교하여, 뇌졸중 후 반신불완전마비가 있는 두 집단의 참여자에서(주로 어깨 모음근의 동원) 상당히 차이가 있었다. 비마비측 팔의 활동과 연관성이 있는 마비측 팔에서 근육활동의 개선된 동원은 뇌졸중 후 반신불완전마비가 있는 사람의 팔 기능에 대한 재활에서 흔히 이용된다. 제20장에서 논의되는 것처럼, 거울에 의한 시각 되먹임과 조합된 비마비측 손의 수의적 움직임 연습은 마비측 팔의 근육활동 동원을 촉진하기 위해 사용된다.

팔 뻗기의 자세지지 기능장애. 제17장과 제18장에서 논의한 것처럼, 팔 뻗기의 속도와 정확성에 기여하는 중요한 요소는 자세조절이다. Hung과 Spingarn(2018)은 경직성 편마비의 CP가 있는 어린이들의 바닥에서부터 물체를 회수하기 위해 온몸을 사용하는 양손에 의한 집어 올리기(pick up) 과제를 조사하여, 그 수행능력을 전형적으로 발달하는 어린이들과 비교하였다. 이 연구의 목적은 양쪽 집단이 집어 올리기 과제 중에 팔과 온몸의 움직임을 어떻게 조직화하였는가를 조사하는 것이었다. CP가 있는 어린이는 전체적인 이동시간(MT)이 길었고, 아래로 팔을 뻗을 때와 움켜잡을 때 시간이 더 느렸으며, 공간적 및 시간적 양손 협응의 손상을 나타내어 보였다. 게다가, CP가 있는 어린이 집단은 전형적으로 발달하는 어린이와 비교하여, 온몸으로 집어 올리기 과제를 하는 동안에, 불균일한 체중부하와 자세조절 결손을 나타내어 보였다. 자세조절의 결손은 비대칭의 양쪽 지면반발력이 크고, 질량중심(COM)이 옆쪽방향 및 앞쪽방향으로 크게 이동하는 것에 의해 증명되었다.

Tsang과 동료들(2013)은 자세 안정성이 뇌졸중 후 편마비가 있는 15명의 참여자(평균연령 58세, 뇌졸중 이후 평균 경과시간 7년)의 눈과 손의 협응에 미치는 영향을 조사하였다. 참여자는 집게손가락을 사용하여, 어깨 높이에 있는 시각 스크린 위에 제시된 움직이는 목표물에 접촉하였다. 신속한 손가락으로 가리키기 과제는 앉은 자세와 선 자세에서 시행되었다. 마비측 팔과 비마비측 팔의 양쪽이 검사되었고, 참여자는 가능한 한 신속하게 움직이도록 요청받았다. 그들은 반응 및 이동시간(MT)이 비마비측 팔과 비교하여, 마비측 팔에서 느렸지만, 정확도는 두 팔에서 유사하다는 것을 발견하였다. 게다가, 마비측 팔로 과제를 수행하였을 때, 반응시간(정확도가 아니다)은 앉은 자세와 비교하여 선 자세에서 느렸지만, 이동시간(MT)은 선 자세에서 약간 빨랐다. 마지막으로, 선 자세에서 자세 흔들림(전체 흔들림 경로 및 앞뒤 흔들림 경로)은 비마비측 팔과 비교하여, 마비측 팔로 과제를 수행하였을 때 유의미하게 컸다. 더 빠른 이동시간(MT)은 앞쪽으로의 팔 뻗기와 연관성이 있었고, 이것은 선 자세에서 뇌졸중이 있는 참여자가 팔의 제한을 보상하기 위해 목표물을 향해서 앞쪽으로 기울이는 (굽히는) 전략을 사용하였다는 것을 시사하고 있다.

몸통을 조절하는 것은 자립하여 앉는 것만이 아니라, 팔 뻗기 수행능력에도 중요하다. 이전의 연구에서는 앉은 자세에서 팔 뻗기를 하는 뇌졸중을 가진 참여자의 몸통 움직임을 억지하는 것은 어깨, 팔꿈치 및 팔목에서의 움직임 증가를 야기한다는 것을 보여주었다(Michaelsen et al., 2001). 뇌성마비를 가진 아동의 연구에서는 자세조절과 팔 뻗기와의 관계, 구체적으로 말하면, 서로 다른 몸통분절에서 몸통을 지지하는 것이 앉은 자세 조절 및 팔 뻗기에 미치는 영향을 탐구하고 있다(Santamaria, 2015).

이 연구에서는 2~15세의 어린이(GMFCS III−V로서 분류되는)를 그들의 앉은 자세 조절에 따라, 3개 집단(경증, 중등도 및 중증)으로 분류하기 위해, 분절적 몸통 조절의 임상적 평가기준(척도)인 몸통조절의 분절적 평가(Segmental Assessment of Trunk Control: SATCo)가 사용되었다.

모든 어린이는 정중선에 놓인 장난감을 향해 자기 자신의 페이스로 팔을 뻗도록 지시를 받았다. 몸통을 지지하는 높이는 경증의 몸통조절 결손으로 분류된 어린이의 좌석에 앉은 자세 또는 조절에 영향을 주지 않았다. 그러나, 중등도 결손으로 분류된 어린들은 외부의 지지가 가장 손상된 몸통분절 또는 그보다 위(골반지지와 비교하여 중간갈비뼈 또는 겨드랑이지지)에 놓인 경우, 팔 뻗기와 좌석에 앉은 조절을 개선할 수 있었다. 가장 중증의 집단 어린이들은 골반지지가 있어도 혼자서 앉을 수 없었다. 게다가, 몸통지지가 중간갈비뼈 높이와 비교하여, 겨드랑이에 놓인 경우, 머리와 몸통의 자세조절 개선을 보였으나, 팔 뻗기 수행능력은 개선되지 않았다. 그림 19.7에 나타낸 결과는 3개 집단의 어린이들의 세 가지 서로 다른 지지의 높이에서의 팔 뻗기 경로의 직선성(똑바른 정도)을 비교한 것이다. 중간정도의 몸통조절 결손을 가진 어린이는 지지가 골반 높이와 비교하여 겨드랑이 또는 중간갈비뼈의 어느 것인가의 경우, 똑바른 정도의 득점(1에 가까운 값이 더 똑바른 정도를 나타낸다)에서 유의미한 개선을 보였다는 것에 주목하기 바란다. 게다가, 중등도 집단의 어린이들은 이동시간, 경로의 길이 및 더 높은 몸통 지지에 의한 운동단위의 수의 개선을 나타냈다. 그러나, 겨드랑이지지와 중간갈비뼈지지 사이에서 수행능력에 차이는 없었다. 따라서, 연구자들은 중등도에서부터 중증의 CP를 가진 어린이의 몸통 안정성이 손상되는 특정 높이에서 몸통지지를

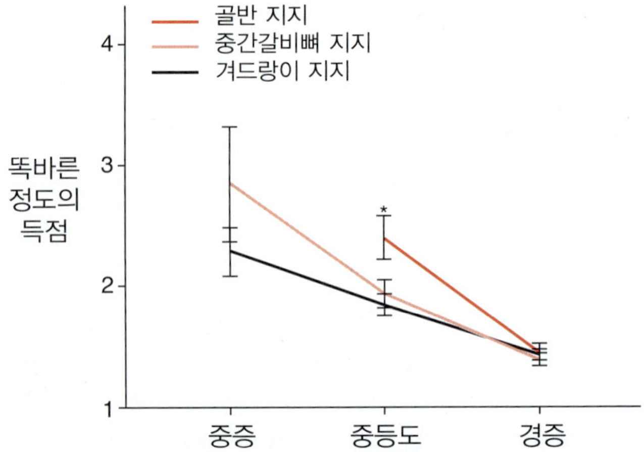

그림 19.7 뇌성마비를 가진 3개의 어린이 집단에서, 3개의 서로 다른 높이에서 지지할 때의 팔 뻗기의 똑바른 정도를 비교하고 있다. 중등도로 이환된 집단은 골반(*짙은 주황색 선*)과 비교하여, 겨드랑이 높이(*흑색 선*) 또는 중간갈비뼈 높이(*옅은 주황색*)에서 지지될 때 똑바른 정도의 득점(1에 더 가까운 작은 수가 더 양호한 똑바른 정도를 나타낸다)의 유의미한 개선을 보였다는 것에 주목하기 바란다. 더 중증으로 이환된 어린이는 겨드랑이의 지지로 개선을 나타냈다(Santamaria V, Rachwani J, Saavedra S, Woollacott MH. Effect of segmental trunk support on posture and reaching in children with cerebral palsy. Ped Phys Ther. 2016;285–293에서 허가를 받아 변경).

제공하면, 좌석에 앉은 자세와 팔 뻗기의 수행능력이 향상된다는 결론을 내렸다. 몸통에 외부지지를 제공하는 것이, 팔의 기능에 미치는 영향은 중증 CP를 가진 우리의 어린이인 Malachi의 사례연구에서 볼 수 있다. 마찬가지 방식으로, CP가 있는 어린이의 팔의 조절을 훈련할 때, 외부지지를 최소에서부터 최대로 손상된 몸통 분절 조절로 체계적으로 낮추는 것이 사용되어 왔다.

Santamaria와 동료들(2020)은 운동학습과 조절의 원칙에 기초하여, 좌석에 앉은 자세와 팔 뻗기 조절 훈련을 적용하면서, 가장 손상된 영역에서 몸통을 동적으로 지지하기 위한 새로운 로봇지원 치료법을 개발하였다. 그들은 Trunk−Support−Trainer(TruST)라 불리는 로봇 플랫폼을 사용하였다. 이것은 앉아 있는 자세에서 개개의 안정성 경계에 대응하는 “필요에 따라 보조하는” 원형의 힘의 장(force field)을 제공한다. 어린이의 몸통조절의 수준에 기초하여, 저자들은 연습 중에 자세 보조의 지름을 체계적으로 증가시켰다. 이 점진적인 훈련에 의해, 4명의 어린이 모두가 팔 뻗기 조절, 안정성 한계, 자립하여 앉는 능력을 향상시켰다. 그림 19.8은 3명의 어린이 데이터를 보여주고 있다.

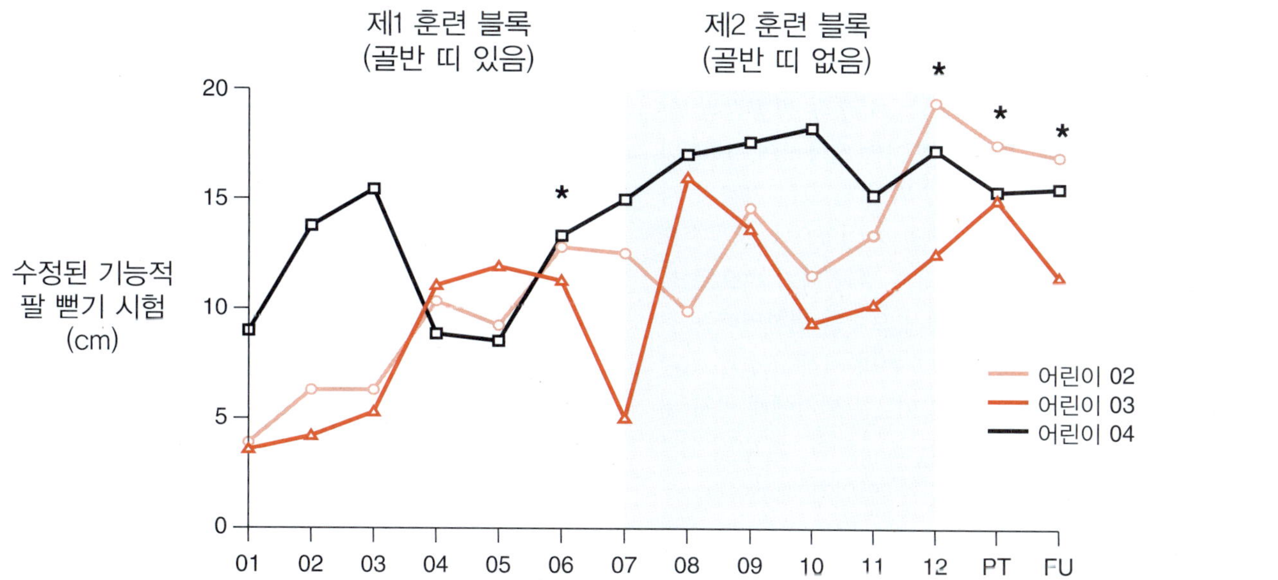

그림 19.8 수정된 기능적 팔 뻗기 테스트(앞쪽방향)는 골반 띠를 사용하여(제1 훈련 블록), 골반 띠를 사용하지 않고(제2 훈련 블록) 측정되었다. 전체로서, 그래프는 훈련에 의해 3명의 어린이의 수정된 기능적 팔 뻗기 테스트에서 꾸준히 증가하고 있다는 것을 보여주고 있다. 가장 중요한 것은 훈련의 1주일 후와 3개월에서의 follow-up에서, 어린이들은 자립하여 앉아 있는 동안의 팔 뻗기 조절에서 단기적 및 장기적 개선을 보여주었다는 것이다. *세션 01과 비교하여 $P < 0.05$. (Santamaria et al., 2020. Promoting Functional and Independent Sitting in Children with Cerebral Palsy Using the Robotic Trunk Support Trainer. TNSRE, doi: 10.1109/TNSRE.2020.3031580에서부터 허가를 받아 변경).

요약하면, 이 연구는 중추신경계 병리를 가진 성인과 어린이 양쪽에서의 팔 기능의 제약으로서의 자세조절의 중요성을 강조하고 있다. 또한, 팔 뻗기 능력의 저하와 같은 팔 기능의 제약이, 앉은 자세와 선 자세 양쪽에서의 자세 안정성 유지를 위해 사용되는 전략에 영향을 줄 수 있다는 것을 우리에게 상기시킨다.

감각 문제 *Sensory Problems*

팔 뻗기 움직임을 과제와 환경요구의 변화에 적응시키는 능력은 정상적인 팔 조절의 필수적 요소이다. 다중감각 통합은 움직임을 적응시키는 데 중요하고, 팔의 움직임을 실행하는 동안에 오차를 수정하기 위해 사용되며, 움직임의 마지막 부분에서 정확도를 보장한다. 따라서, 말초 및 중추 감각계에 대한 혼란은 팔 뻗기 움직임의 타이밍과 정확도를 붕괴시키고, 움직임을 변화하는 과제와 환경요구에 적응시키는 능력을 제한한다.

시각 결손이 시각적으로 유도된 팔 뻗기에 미치는 영향. 팔 뻗기에서의 시각적 되먹임의 주된 기능은 최종 정확성을 달성하는 것과 관련이 있는 것 같다. 팔 뻗기 동안의 팔목과의 관계에서 엄지손가락 위치의 불변성은 팔의 끝점에 관한 명확한 시각 되먹임 정보를 제공하는 전략의 일부일지도 모른다는 가설이 세워져 있다(Wing & Frazer, 1983). 그러나, 팔 뻗기의 정확도를 계획 및 조절할 때에, 중추신경계에 어느 유형의 시각정보가 가장 도움이 되는지를 질문하는 사람이 있을지도 모른다(팔 뻗기 전의 팔의 위치에 대한 지식, 움직이는 팔의 온리인 수직, 또는 목표물의 위치). 연구에서는 움직이고 있는 팔의 시각정보가 없는 경우, 시작하는 손의 위치에 대한 지식은 팔 뻗기 정확도를 향상시킨다. 그럼에도, 일부 연구에서는 팔 뻗기를 시작할 때 팔을 배치한 위치를 등록하기 위해 고유감각 입력이 중요하다는 것을 보여주고 있다(Sarlegna & Sainburg, 2009). 인간의 뒤쪽마루엽역의 어느 것인가의 한쪽에 병변이 있으면, 현저한 눈-손 협응기능장애 또는 시각실조(optic ataxia)를 야기할 수 있다. 시각실조는 광범위한 운동, 시각, 또는 몸감각 결손이 없을 때에, 신체 밖 공간에 있는 물체에 팔을 뻗어 닿을 수 없는 것으로 정의된다(Jeannerod, 1990). 시각실조가 있는 환자는 물체를 묘사하는 능력을 유지하고 있음에도, 팔을 뻗어 움켜잡는 능력에 손상되어 있다. 이와는 대조적으로, 양쪽 뒤통수관자겉질 병변을 가진 환자는 형태의 지각 손상(시각적 형태인식불능증; visual form agnosia)이 있으나, 물체를 묘사할 수 없음에도, 물체에 팔을 뻗어 움켜잡는 능력을 유지하고 있다(Rossetti et al., 2005).

시각성 운동실조(optic ataxia)는 ***시각적 방향감각 상실***(visual disorientation)이라는 용어를 사용하여, 1909년에 Balint에 의해서 처음으로 서술되었다. 그는 환자가 자기의 왼손으로 정상적으로 팔을 뻗을 수 있었으나, 오른손으로 팔을 뻗도록 요구받았을 때, 그가 결국 자기 손으로 물체와 마주칠 때까지, 모든 방향에서 오류를 범하였다는 것에 주목하였다. 그는 이 문제가 그 손의 시각 조절과 관련이 있다는 것을 알게 되었으며, 그 이유는 환자에게 먼저 왼손 손가락으로 물체를 가리키도록 요구하면, 환자는 오른손으로 정확하게 손을 뻗어 닿을 수 있었기 때문이다. 부검(autopsy)에서는 대뇌 양쪽 모이랑(각회)과 앞뒤통수엽을 포함하는 뒤통수마루영역에 병변이 있다는 것을 알게 되었다(Jeannerod, 1990).

이러한 사람들에서도, 특정한 운동 붕괴(disorganization)의 문제가 있다. 그들의 문제는 시각적으로 유도된 목표 지향적 움직임을 프로그램화하는 것과 관련되어 있다고 가정되어왔다. 팔 뻗기의 감속단계는 정상적인 손의 경우보다 훨씬 길고 많은 작은 피크가 있다는 것을 보여주었다. 게다가, 이들 환자는 움켜잡기 위한 손 모양 만들기에 문제가 있다. 그림 19.9는 시각성 운동실조를 가진 사람이, 정상적인 손으로(A), 시각 되먹임이 있는 이환된 손으로(B), 그리고 시각 되먹임이 없는 이환된 손(C)으로 하는 팔 뻗기를 보여주고 있다. 시각 되먹임이 있는 경우에서도, 이환된 손은 마지막 순간까지 오므리기 시작하지 않았고, 최종적인 쥐기를 위해 손을 벌린 크기(grip size)가 너무 컸다는 것에 주목하기 바란다. 시각 되먹임이 없이는 움켜잡기 위한 손의 모양 만들기는 일어나지 않았다(Jeannerod, 1990). 따라서, 시각성 운동실조는 손가락 자세(모양)를 물체의 모양에 맞춰 조정하는 것을 담당하고 있는 눈-손 협응 기전에 관한 특정 문제로부터 발생한다는 것을 시사하고 있다(Jeannerod, 1990).

시각성 운동실조가 있는 사람에서 목표물에 팔을 뻗을 때의 시각운동 문제도 또한, Rossetti 등(2005)에 의해 설명되었다. 이 실험에서는 시각성 운동실조가 있는 사람이, 정확히 일치하는 조건과 일치하지 않는 조건하에서 목표물에 팔을 뻗어 닿았다. 정확히 일치하는 조건에서는 목표물이 보이지 않는 동안의 지체되기 전과 후에 동일한 위치에 목표물이 제시되었다. 일치하지 않는 과제조건 하에서는 목표물은 한 위치에 표시되고, 그 다음에 잠시 지체된 후에, 참여자는 서로 다른 위치에 제시된 목표물에 팔을 뻗어 닿았다. 결과를 그림 19.10에 나타냈다. 손상이 없는 참여자(그림 19.9A)는 정확히 일치하는 조건(지체되기 전과 후 양쪽에서 점 B에 목표물을 배치)과 일치하지 않는 조건(지체되기 전에는 목표물은 점 A에 있고, 지체된 후는 목표물은 점 B에 있다)의 모두에서 점 B에서 원활하고 효율적인 팔 뻗기 궤적을 나타내어 보였다. 시각성 운동실조가 있는 두 참여자(B와 C)는 두 조건에서 손상된 궤적을 나타냈다. 일치하지 않는 조건에서의 시도를 하는 동안에, 시각성 운동실조가 있는 참여자는 처음에, 실제의 목표물(점 B에 위치하고 있다)보다는 기억된 목표물(점 A에 위치하고 있다)을 향해서 팔을 뻗었다. 저자들은 시각성 운동실조를 가진 사람은 팔을 뻗을 때, 온라인 시각정보(빠른 시각운동 조절)보다는 기억된 정보(느린 인지정보)에 더 의존한다는 것을 시사하고 있다(Rossetti et al., 2005).

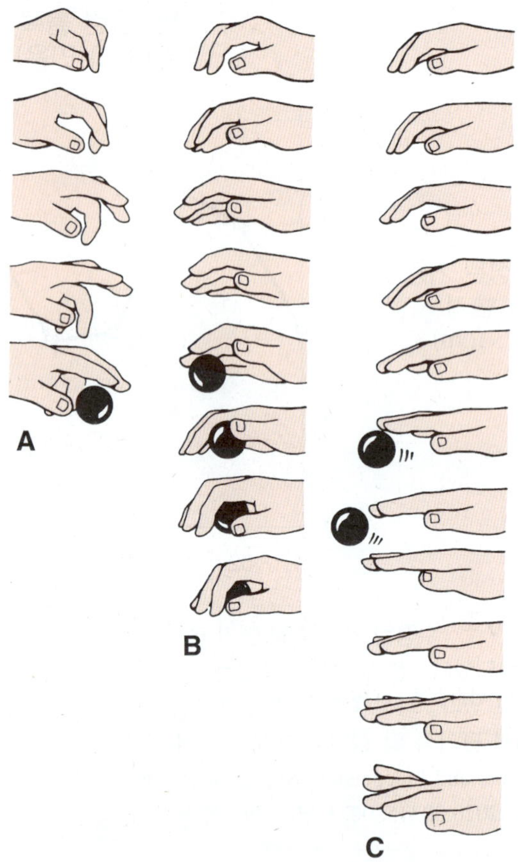

그림 19.9 시각성 운동실조를 가진 사람의 쥐기 패턴. **(A)** 정상적인 손, **(B)** 이환된 손, 시각 되먹임이 있다. **(C)** 이환된 손, 시각 되먹임이 없다. (Jeannerod M. The neural and behavioral organization of goal-directed movements. Oxford, UK: Oxford University Press, 1990:225에서 허가를 받아 재게재).

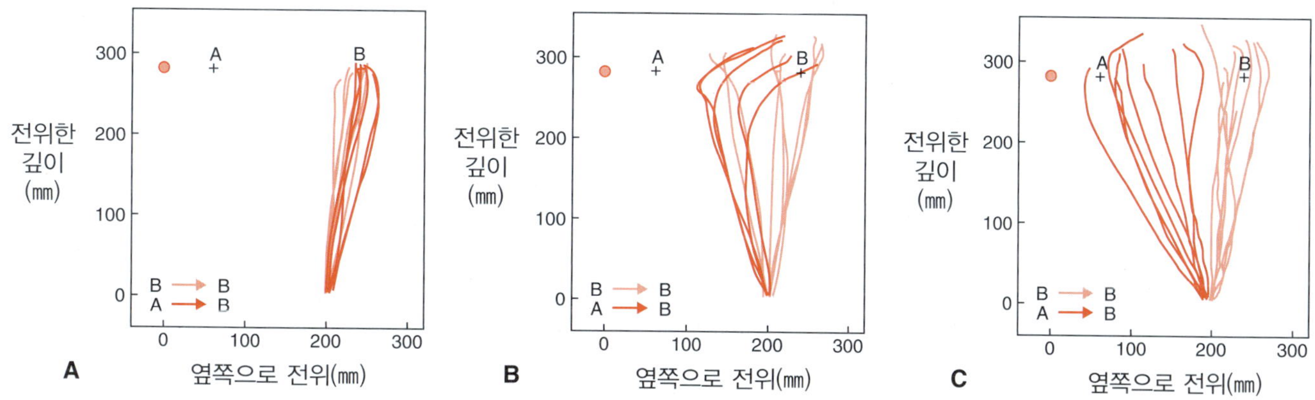

그림 19.10 손상이 없는 사람(**A**)과 2명의 시각성 운동실조가 있는 사람(**B**, **C**)의 정확히 일치시킨 *(짙은 색의 선)* 조건과 일치하지 않는(*옅은 색의 선*) 조건에서 만들어진 팔 뻗기 궤적이다. 손상이 없는 대조집단(**A**)은 정확히 일치하는 조건(지체되기 전과 후 양쪽에서 점 B에 목표물을 배치)과 일치하지 않는 조건(지체되기 전에는 목표물은 점 A에 있고, 지체된 후는 목표물은 점 B에 있다)의 모두에서 점 B에의 원활하고 효율적인 팔 뻗기 궤적을 나타내어 보였다. 시각성 운동실조가 있는 두 참여자(**B**와 **C**)는 두 조건에서 손상된 궤적을 나타냈다. 일치하지 않는 조건에서의 시도를 하는 동안에, 시각성 운동실조가 있는 사람은 처음에 실제의 목표물(점 B에 위치하고 있다)보다는 기억된 목표물(점 A에 위치하고 있다)을 향해서 팔을 뻗고 있다.(Rossetti Y, Revol P, McIntosh R, et al. Visually guided reaching: bilateral posterior parietal lesions cause a switch from fast visuomotor to slow cognitive control. Neuropsychologia 2005;43:171에서 허가를 받아 재게재).

몸감각 결손이 팔 뻗기에 미치는 영향. 몸감각 입력이 팔 뻗기 움직임의 생성에 필수적인가? 이전의 장에서 언급한 것처럼, 1800년대 후반에 Sherrington에 의한 실험에서는 척수의 한쪽에 대한 구심로가 차단된 원숭이는 이환된 팔다리의 사용을 멈추었다는 것을 보여주었다.

그는 감각 되먹임이 움직임 조절에 매우 중요하다고 결론을 내렸다. 이와는 대조적으로, 동물의 양쪽 팔다리의 구심로를 차단한 연구자는 동물이 운동기능을 회복하였다는 것을 보여주었다. 움직임은 처음에 어색하였으나, 시각 되먹임을 이용할 수 있는 한, 2주 이내에 개선되었다(Taub & Berman, 1968).

흥미롭게도, 회복은 동물이 바닥 위를 가로질러 목표물을 휩쓸기만 하는 것으로 시작한다는 것이다. 그 다음에, 네 손가락 모두를 사용한 조잡한 움켜잡기가 발달하고, 다음으로, 정밀한 움켜잡기가 다시 나타난다(Taub, 1976). 한쪽의 구심로 차단이 일어날 때, 원숭이는 구심로가 차단된 팔다리를 사용하지 않는 것을 학습하거나, 또는 구심로가 차단된 팔의 억제가 일어날지도 모른다고 시사하고 있다(Taub, 1976). 이 학습된 불사용(disuse) 가설은 일측성으로 구심로가 차단된 동물이, 구심로가 차단된 팔다리를 사용하지 않으면 안 되도록 이환되지 않은 팔다리를 움직이지 못하는 상태를 유지시킨다면, 양쪽의 구심로가 차단된 동물과 마찬가지로 움직임 협응이 회복된다는 사실에 의해서 뒷받침되고 있다(Jeannerod, 1990). 이들의 연구로부터 얻어진 결과는 제20장에서 논의되는 팔의 기능에 대한 억제 유도 치료(constraint-induced treatment)의 기초를 형성한다.

또한, 구심로가 차단된 원숭이에 대한 실험에서, 단일 관절 움직임을 시킬 때, 원숭이는 자기 손을 볼 수 없을 때 조차도 비교적 정확하게 목표물에 팔을 뻗을 수 있었다는 것을 제17장에서부터 상기하기 바란다. 팔을 뻗는 동안의 움직임 시작 직전에 아래팔을 이동시키는 것은 이들 구심로가 차단된 동물에서, 손가락으로 가리키는 정확도를 유의미하게 방해하지 않았다. 이리하여, 단일 관절 움직임은 움직임이 시작되기 전에 프로그램화되는 근육 활성화 수준의 변화에 좌우되고, 이들 움직임을 상당히 정확하게 실행하기 위한 되먹임이 필요 없다고 결론이 내려졌다(Polit & Bizzi, 1979).

게다가, 병리학적 구심로 차단 후의 인간에 대한 실험에서는 원숭이의 실험결과가 확인되어 있다(Rothwell et al., 1982). 어떤 사람은 팔과 다리 양쪽에서 유의미한 감각상실이 수반되는 중증의 말초감각 신경병증에 고통을 받았다. 가벼운 촉각, 진동감각 및 온도감각이 양 손에서 손상되었거나 또는 전혀 없었다. 검사에서는 이들 문제에도 불구하고, 이 개인은 시각이 없이도 많은 운동과제를 수행할 수 있었다. 예를 들어, 손목과 손가락만을 사용해서, 두드리거나 굽힘과 폄의 움직임을 빠르게 번갈아 하거나, 그리고 공중에 그림을 그리는 것이 가능하였다(Jeannerod,

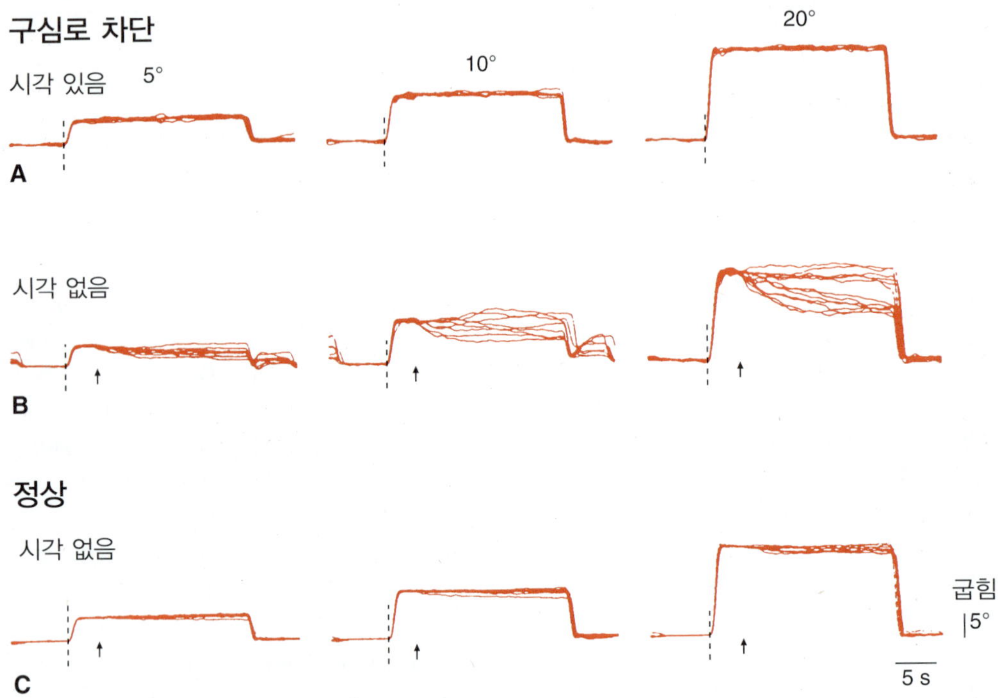

그림 19.11 말초감각 신경병증이 있는 환자의 손목 위치의 기록. 환자는 손목을 회전시켜, 탄성 부하에 대항하여 5°, 10° 및 20°의 위치에 도달하도록 요청받았다. **(A)** 시각을 사용하면 문제가 없었다. **(B)** 유지되어야 할 위치에 관련된 시각단서가 제거되었을 때(위쪽을 가리키는 화살표로 나타냈다), 위치는 부하의 방향으로 되돌아갔다. **(C)** 시각적 위치 단서가 제거되었을 때에도, 손목 위치가 상당히 잘 유지된다는 것을 보여주는 손상이 없는 사람의 수행능력. (Sanes JN, Mauritz KH, Dalakas MC, et al. Motor control in humans with large-fiber sensory neuropathy. Hum Neurobiol. 1985;4:101, with permission.)sensory neuropathy. Hum Neurobiol 1985;4:101에서 허가를 받아 재게재).

1990; Rothwell et al., 1982).

또한, 엄지손가락을 굽히고 펴는 동안의 근전도 활동은 손상이 없는 사람에서 볼 수 있는 것과 유사하다는 것에 주목하였다. 마지막으로, 감각상실이 있는 사람은 시각을 이용하여 새로운 엄지손가락의 위치를 학습하고, 그 다음에 시각 없이 이들 위치를 재현할 수 있었고, 이것은 운동학습이 가능하였다는 것을 시사하고 있다. 그러나, 눈을 감고 이 동작을 여러 번 반복할 필요가 있을 때는 수행능력이 빨리 저하하였다.

두 번째 연구에서는 말초감각 신경병증을 가진 사람이, 움직임이 너무 빠르지 않는 한, 정상적인 근전도 활동으로, 손목의 반복적인 굽힘과 폄 운동을 수행할 수 있었다. 그러나, 어떤 시점에서, 근전도 버스트(burst) 사이의 간격이 소멸되는 경향이 있었다. 이것은 작용근과 대항근의 높은 수준의 동시수축 때문이라는 가설이 세워졌다(Sanes et al., 1985). 이에 더해서, 감각신경병증을 가진 사람은 시각 되먹임을 갖고 있는 한, 구심로가 차단된 팔다리로 안정된 자세를 유지할 수 있었다. 그러나, 시각 되먹임이 없이는 큰 오차가 발생하였고, 그림 19.11에 나타낸 것처럼, 팔다리는 그 초기 위치로 되돌아갔다(Sanes et al., 1985). 이들 연구결과는 빵을 얇게 자르는 팬터마임 과제를 수행하는 동안, 고유감각 구심로 차단이 된 사람과 손상이 없는 대조집단을 비교한 Sainburg와 동료들(1993, 1995)에 의한 연구에서 뒷받침되었다. 이 과제에서는 관절의 움직임 방향을 급격히 반전시킬 필요가 있었다. 그들은 시각 되먹임이 없는 경우, 손상이 없는 사람은 그 반전에서 상호작용 토크를 활용하여 어깨관절과 팔꿉관절의 동시발생적인 움직임을 나타낸다는 것을 발견하였다. 그러나, 고유감각 구심로 차단이 된 사람은 어깨관절과 팔꿉관절의 반전에서 타이밍의 오류를 나타냈고, 그 결과 큰 궤적의 오차를 초래하였다. 저자들은 고유감각이 없으면, 원활한 관절사이 협응에 필요한 상호작용 토크를 조절하는 능력의 저하가 있다고 결론을 내렸다. 수행능력은 시각을 이용하여 크게 개선되었다.

이 정보는 팔 뻗기에서의 운동감각 되먹임의 역할에 대해서 우리에게 무엇을 말해주고 있는가? 움직임 시작과 실행에는 운동감각 되먹임이 필요가 없는 것처럼 보인다. 그러나, 다양한 관절을 포함하는 정확한 팔 뻗기를 위해서는 여전히 중요하다. 말초감각신경병증을 가진 사람은 그들이 단일관절이 수반되거나 또는 시각을 사용하여 보상할 수 있다면, 정확한 동작을 할 수 있다. 그러나, 그들은 일상생활에서 사용되는 자연스런 동작을 수행하는 데에는 큰 문제를 나타내고 있다(Sanes et al., 1985).

인지가 기여하는 것 *Cognitive Contribution*

많은 유형의 인지문제가 신경 병리를 가진 사람에서 팔 뻗기 및 움켜잡기 손상의 원인이 될 수 있다. 다음의 절에서는 주의가 기여를 하는 것, 특히, 이중과제 요구가 신경 병리를 자진 사람의 팔 뻗기 및 움켜잡기에 미치는 영향에 초점을 맞춘다.

Houwink와 동료들(2013)은 경증에서부터 중등도의 뇌졸중을 가진 사람과 손상이 없는 내조집난의 팔 운동조절의 자동성을 평가하기 위해, 이중과제 패러다임을 사용하였다. 참여자는 팔을 팔꿈치와 손목에서 지지하지 않거나 또는 지지한 상태에서, 단독 또는 청각 스트룹 과제(auditory Stroop task)와의 조합으로 원형의 손의 움직임을 시행하였다. 이중과제 간섭은 경증의 뇌졸중이 있는 참여자 또는 손상이 없는 집단의 어느 지지상태에서도 존재하지 않았다. 이와는 대조적으로, 지지되지 않는 조건에서는 중등도의 뇌졸중이 있는 참여자는 이환되지 않은 팔과 비교하여 이환된 팔을 사용하였을 때 유의미한 이중과제 간섭을 나타내어 보였고, 이것은 자동성 저하를 시사하고 있다. 흥미롭게도, 마비측 팔이 팔꿈치와 손목에서 지지되었을 때, 이중과제 간섭은 제거되었다.

저자들은 중등도의 뇌졸중 후, 마비측 팔로 시행한 팔의 움직임은 자동적이지 않았고, 따라서 비마비측 팔로 시행한 움직임보다 주의자원을 더 필요로 하였으며, 이것은 마비측 팔의 학습된 불사용의 원인이 될지도 모른다. 게다가, 항중력 지지를 제공하면, 마비측 팔을 움직이는 것과 연관성이 있는 주의력 부하(attentional load)가 경감된다. 마찬가지 방식으로, 뇌졸중이 있는 참여자가 숫자와 관련된 또는 말하는 것과 관련된 과제와 동시에 수행되는 로봇 보조 팔 뻗기 과제의 연습 중에, 인지운동 간섭이 있다는(즉, 과제 중에 인지 및 운동 자원을 사용하는 능력이 제한된다) 것도 보고되어 있다. 이 조사결과는 뇌졸중 후, 목표물 지향적 팔 뻗기에는 더 많은 인지 자원이 필요하다는 것을 시사하고 있다(Shin et al., 2017).

Pohl과 동료들(2011)은 또한 2차 과제가 뇌졸중 후 반신불완전마비를 가진 19명에서의 손 움직임에 미치는 영향을 조사하였다. 참여자는 단일 과제 조건과 두 가지 이중과제 조건(걷는 동안과 대화를 나누는 과제 동안)하에서 마비측 및 비마비측 손으로 율동적인 손의 움직임(임지손가락과 손가락 사이의 작은 클리커[clicker]를 누르거나, 또는 손바닥에 음악 셰이커[music shaker]를 유지하는)을 수행하였다. Houwink 등에 의한 결과와는 대조적으로, Pohl은 참여자가 마비측 팔로 움직일 때 이중과제 비용의 상승을 발견하지 못하였다. 그림 19.12A에서 보여주는 것처럼, 참여자가 자기의 이환된 팔을 사용하였을 때, 세 가지 조건 모두에서, 손의 움직임 속도는 같았다(그림 19.12A의 왼쪽 막대그래프). 따라서, 마비측 팔로 시행되고, 보행이나 대화의 어느 것인가와 조합된 손의 움직임에 대한 이중과제 비용은 없었다. 이와는 대조적으로, 비마비측 팔에서 이중과제 비용이 있었다(그림 19.12A의 오른쪽 막대그래프 및 비마비측 손이라 표시). 비마비측 팔의 움직임에서 손의 움직임 속도는 보행 과제(그러나 대화 과제는 아니다) 동안에 증가하였다. 그림 19.12B에 나타낸 것처럼, 보행이 마비측 손의 움직임과 조합되었을 때, 케이던스(cadence)는 감소하였다(중간 막대그래프). 보행이 비마비측 손의 움직임과 조합되었을 때, 케이던스의 변화는 없었다(맨 오른쪽에 있는 짙은 핑크색 막대그래프). 이환된 손에 의해 수행되거나 또는 이환되지 않는 손에 의해 수행되거나에 관계없이, 손의 움직임은 대화의 속도에 영향을 주지 않았다(데이터는 나타내지 않았다) (Pohl et al., 2011).

이들 연구로부터의 결과는 뇌졸중 후, 이중과제가 팔 기능에 미치는 영향은 뇌졸중의 중증도, 수행되는 과제의 특정 조합, 팔의 과제가 마비측 팔로 시행되는지와 비마비측 팔로 시행되는지 및 제공되는 지지의 정도를 포함하는 여러 가지 요인에 좌우된다는 것을 시사하고 있다.

파킨슨병을 가진 사람 중에서, 이중과제 간섭은 손으로 글씨쓰기(Broeder et al., 2014), 민첩성(Proud & Morris, 2010) 및 악력 조절(Pradhan et al., 2010, 2011)을 포함하는 여러 가지 팔의 과제에 영향을 미친다는 것을 보여주었다. Pradhan와 동료들(2011)은 약물 투여가 파킨슨병이 있는 사람의 정밀 쥐기 및 강력 쥐기에 대한 주의력 요구에 미치는 영향을 조사하였다. 기기를 탑재한 마개를 비틀어 돌리는 장치를 사용하여, 단독 또는 청각 스트룹 과제와 조합하여 수행된 정밀 쥐기와 강력 쥐기를 시도하는 동안의 힘의 조절을 조사하였다. 참여자는 투약 상태에서 그리고 투약을 중단한 상태에서 검사받았다. 파킨슨병이 있는 참여자는 단일과제 조건과 비교하여, 이중과제 조건하에서의 악력(강력 쥐기와 정밀 쥐기 양쪽 모두)을 조절함

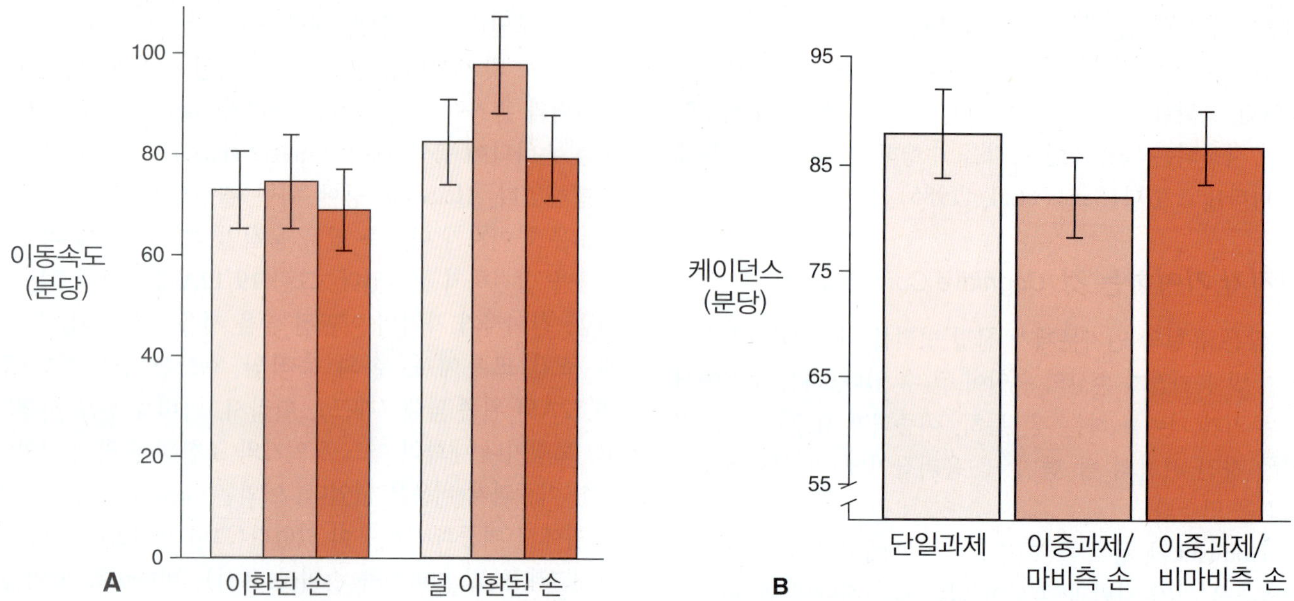

그림 19.12 2차 과제가 뇌졸중 후 반신불완전마비가 있는 사람의 손의 움직임에 미치는 영향. **(A)** 손의 움직임 속도 변화에 의해 나타낸 것처럼, 이중과제 비용은 손의 움직임이 비마비측 손으로 시행될 때(그림의 오른쪽에 나타냈고 덜 이환된 손이라 표시) 존재하지만, 마비측 손으로는 아니며(그림의 왼쪽에 나타냈고 이환된 손이라 표시), 여기서 손의 움직임 속도는 세 가지 조건 모두에 걸쳐서 같다. **(B)** 단일과제 조건(왼쪽 막대그래프)과 비교하여, 손의 움직임을 마비측 팔(중간 막대그래프)로 시행되었을 때, 보행에 대한 이중과제 비용이 있었으나(케이던스의 감소), 움직임이 비마비측 손으로 시행되었을 때(맨 오른쪽에 있는 막대그래프) 케이던스의 변화는 없었다. (Pohl PS, Kemper S, Siengsukon CF, et al. Dual task demands of hand movements for adults with stroke: A Pilot Study. Top Stroke Rehabil 2011;18: Fig. 1, page 242, Fig. 2, page 243에서 변경).

에 있어서 그다지 정확하지 않았다. 게다가, 청각 스트룹 과제에 대한 반응 잠복시간에 대한 이중과제 비용은 참여자가 투약을 중단한 경우와 비교하여, 투약 중일 때 양쪽의 쥐기가 두 가지 쥐기에 대해서 컸고, 이것은 투약 중일 때조차도, 강력 쥐기와 정밀 쥐기의 양쪽 과제에 대한 힘의 조절은 주의력이 요구된다는 것을 시사한다.

파킨슨병에서의 이중과제 수행능력의 신경 상관성을 이해하기 위해, Wu와 Hallett(2008)는 단순하고 복잡한 이중과제를 실행하기 전후에서, 15명의 파킨슨병이 있는 사람과 14명의 손상이 없는 대조군의 fMRI를 입수하였다. 파킨슨병이 있는 참여자 15명 중 12명이 더 단순한 이중과제를 바르게 수행하는 것을 학습하였으나, 3명만이 더 복잡한 과제를 바르게 수행할 수 있었다.

기능적 MRI(fMRI)는 양쪽의 집단이 이중과제 수행 중에 양쪽의 쐐기앞부분(precuneus)의 활성화를 증가시키면서, 모든 과제에 대해서 같은 뇌 영역을 활성화한다는 것을 나타내었다. 뇌 영역은 유사하였지만, 파킨슨병을 가진 사람은 손상이 없는 대조군과 비교하여, 모든 뇌 영역에서 더 큰 활동이 있었다. 중요한 것은 연습은 파킨슨병이 있는 사람에서 이중과제 비용을 경감하고 수행능력을 개선하였다는 것이다.

Lang과 Bastion(2002)은 연습이 소뇌 손상이 있는 사람과 손상이 없는 대조집단의 자동성(주의요구)에 미치는 영향을 조사하기 위해, 이중과제 패러다임을 사용하였다. 참여자는 단일 과제와 이중과제(청각적 경계 과제[auditory vigilance task]를 수행하는 동안) 조건하에서, 서서 팔을 사용하여 8자를 그리는 움직임을 수행하였다. 참여자가, 움직임 과제 단독으로, 또는 청각과제와 조합하여 연습하는 동안에, 오차가 기록되었다. 결과는 연습이 손상이 없는 사람과 비교하여, 소뇌 병리를 가진 사람에서 한정된 양의 개선만을 가져왔다는 것을 실증하였다. 게다가, 이중과제 조건하에서 팔에 대한 수행능력은 소뇌 손상이 있는 사람에서 연습 전 수준으로 저하하였고, 한편, 손상이 없는 대조집단은 이중과제 조건하에서 연습된 과제의 저하를 나타내지 않았다. 저자들은 팔의 운동과제를 연습하는 것은 주의요구의 감소를 초래하고, 소뇌는 자동성을 향한 이 연습과 관련된 이동(shift)에 중요하다고 결론을 내리고 있다(Lang & Bastian, 2002).

흥미롭게도, 몇몇 연구에서는 팔의 과제를 수행 동안, 다발성경화증(MS)이 있는 사람이 운동조절에서 큰 기능장애를 (더 큰 힘의 변동성 및 운동초과[불수의적 운동]) 나타낸다고 보고하였다. 그러나, 인지과제를 동시에 수행하면서 팔의 운동과제를 수행하는 능력은 보존되어 있는 것 같았다(Stoquart-Elsankari et al., 2010; Ternes et al., 2014).

Ternes와 동료들(2014)에 의한 연구에서는 운동과제에 대한 수행능력은 유지되었으나, 다발성경화증이 있는 사람은 이중과제 조건하에서 인지과제 수행능력의 저하(숫자 폭 검사)를 나타냈고, 이것은 인지과제에 대한 수행능력을 희생시키면서, 운동과제를 우선적으로 처리할지도 모른다는 것을 시사하고 있다.

요약하면, 이들의 연구는 위팔 기능이 중추신경계 병리가 있는 사람에서 더 주의력이 요구된다고 시사하고 있다. 팔의 과제가 다른 과제와 동시에 수행될 때, 이중과제 간섭은 손상이 없는 사람과 비교하여, 일부 존재하지만, 모든 사람에게 존재하는 것은 아니다. 뇌졸중이 있는 사람 중에서, 마비측 팔을 사용하는 것과 연관성이 있는 주의요구가 높아지는 것은 학습된 불사용의 원인이 될지도 모른다. 게다가, 투약과 연습은 중추신경계 병리를 가진 몇몇 사람에서 이중과제 간섭에 제한된 영향만을 미칠지도 모른다.

움켜잡기의 문제 Problems with Grasp

악력의 적절한 조정은 마시기, 먹기 및 셔츠의 단추 채우기와 같은 일상생활의 다양한 활동을 수행하는 데 필수적이다. 예를 들어, 수많은 연구자들은 느리고 정확하지 않은 손가락과 손의 움직임, 불충분하게 조정된 손끝의 힘 및 각각의 손가락을 조절하는 능력 저하를 포함하는 뇌졸중 후의 움켜잡기 결손을 설명하고 있다(Hermsdörfer et al., 2003; Lang & Schieber, 2004; van Vliet & Sheridan, 2007). 당연한 일이지만, 나타낸 결손의 정도는 뇌졸중의 중증정도에 크게 좌우된다. 예를 들어, 그다지 심하지 않은 불완전마비를 가진 사람 사이에서는 다양한 움켜잡기 유형에 대해 쥐기 위해 손을 벌린 틈새(grip aperture)를 물체 크기에 맞춰 조정하는 능력은 유지된다. 그러나, 이동시간(MT)의 지연, 감속시간의 연장, 쥐기 위해 최대로 손을 벌린 틈새에 대한 초기의 시간을 포함하는 타이밍 결손은 남아있다(Michaelsen et al., 2009).

겉질척수로에서부터 들어오는 입력의 가장 큰 비율은 먼쪽 윗부분의 운동신경세포 풀(pool)에 대한 것이기 때문에, 뇌졸중 후의 반신불완전마비의 중증정도는 몸쪽 근육과 비교하여 흔히 먼쪽에서 가장 크다고 보고되어 있나(Colebatch & Gandevia, 1989). 이것은 뇌졸중 후, 먼쪽 팔 분절에 의존하는 움켜잡기 결손이, 몸쪽 분절 움직임에 의존하는 팔 뻗기에서의 결손보다 더 크다는 가설로 이어졌다. 이 가설과는 대조적으로, Lang 등(2005)은 급성 반신불완전마비가 있는 사람 중에서, 먼쪽 분절로 목적이 있는 움직임을 수행하는 능력은 몸쪽 분절로 시행된 움직임보다 더 붕괴되지 않았다는 것을 알게 되었다.

이들 연구자들은 뇌졸중 후의 팔 뻗기와 움켜잡기의 회복에 대한 조사에서, 팔 뻗기와 움켜잡기 양쪽에서의 회복의 대부분이, 90일 시점까지에 일어나고, 90일 시점과 1년 시점 사이에는 변화가 거의 없었다고 보고하였다. 두 구성요소에서 정확성의 결손이 개선된 것처럼, 팔 뻗기와 움켜잡기에 대한 움직임 속도가 시간이 경과함에 따라 개선되었다. 이와는 대조적으로, 효율성의 결손은 개선되지 않았고, 이들 결손은 팔 뻗기에서보다 움켜잡기에서 더 컸다(Lang et al., 2006).

대뇌반구의 특수화는 뇌졸중 후의 차별되는 팔 뻗기와 움켜잡기 기능장애의 원인이 되는 것처럼 보이기 때문에, 팔 뻗기와 움켜잡기 결손은 병변 쪽의 함수로서 달라질지도 모른다. Tretriluxana와 동료들(2008, 2009)은 뇌졸중 후의 환자에서 움켜잡기 위한 손의 모양을 미리 만들기에 대한 시각운동 변환과 손의 이동과 움켜잡기 사이의 협응에서의 대뇌반구 특수화의 역할을 조사하였다. 3개의 서로 다른 물체 크기와 관련된 손을 벌린 틈새를 만드는 속도와 손을 벌린 틈새의 피크의 변화를 포함하는 움켜잡기 전에 손의 모양을 미리 만드는 것의 구성요소는 오른쪽 반신불완전마비 및 왼쪽 반신불완전마비가 있는 사람에서 측정되었다. 이 집단 사이에는 유의미한 차이가 있었다. 이동시간은 오른쪽 뇌졸중 집단에 대해서 연장되었으나, 왼쪽 뇌졸중 집단에서는 연장되지 않았다. 게다가, 오른쪽 뇌졸중을 가진 집단에 대해서는 움켜잡기 전에 손의 모양을 미리 만드는 것이 조기에 시작되었으나, 왼쪽 뇌졸중을 가진 집단과 비교하여 협응이 적었고, 주된 결손은 움켜잡기 전에 손의 모양을 미리 만들기의 크기조정에 있었다. 저자들은 왼쪽 대뇌반구는 잡기 전에 손의 모양을 미리 만들기의 시각운동 변환을 위해 특수화되고 있는 것에 반해서, 오른쪽 대뇌반구 특수화는 손의 이동–움켜잡기 협응과 관련되어 있다고 시사하고 있다(Tretriluxana et al., 2009).

운동완만(bradykinesia)은 파킨슨병이 있는 사람에서 팔 뻗기와 움켜잡기 구성요소 양쪽이 느려지는 것에 기여하지만, 그 느려지는 정도가 과제에 좌우될지도 모른다(Majsak et al., 2008; Rand et al., 2006, 2009).

Majsak 등(2008)은 파킨슨병이 있는 사람들 중에서, 정지하여 있는 물체에 팔을 뻗을 때 느려짐이 존재하지만, 움직이는 물체에 팔을 뻗을 때는 이동시간은 대조집단의 이동시간과 맞먹는다고 보고하였다(Majsak et al., 2008). 게다가, 질병 진행은 팔 뻗기 구성요소보다 움켜잡기 구성요소에 더 영향을 미치는 것 같다. 움켜잡기는 손상이 없는 사람과 비교하여, 손의 벌리기와 오므리기 속도가 더 느리고, 움켜잡기 위해 손을 최대로 벌린 틈새가 더 작으며, 손 틈새를 최대로 벌리는 시간이 더 길어지고(Majsak et al., 2008), 그리고 손의 틈새를 벌리는 타이밍과 크기 조정의 변동성이 높아지는 것에 의해서 특징지어졌다(Alberts et al., 2000).

흥미롭게도, 질병이 비교적 진행된 단계에서도, 파킨슨병이 있는 사람은 물체의 특성에 대응하여, 팔 뻗기와 움켜잡기를 수정하는 능력을 유지하고 있다(Negrotti et al., 2005; Weiss et al., 2009). L-dopa와 같은 약물치료는 움켜잡기보다 팔 뻗기의 운동학을 향상시키는 것 같고(Negrotti et al., 2005; Schettino et al., 2006), 이것은 파킨슨병에서 느려진 팔 뻗기는 과제의 잡기 구성요소의 결손을 보상하기 위해 사용되는 전략의 일부라는 가설로 이어진다(Negrotti et al., 2005). 운동완만은 별개로 하고, 팔다리 운동실행증(정확하고 독립된, 협응적인 손가락과 손의 움직임을 시행하는 능력의 상실이라 정의된다)은 민첩성을 필요로 하는 일상생활 활동(예를 들어, 단추를 채우거나 푸는 것)을 손상시킨다.

Foki와 동료들(2016)에 의한 연구에서는 단추를 채우거나 푸는 동안에, 움직임의 숙련도를 가장 잘 예측하는 것은 어느 과제인지를 판단하기 위해, 동전(코인)을 회전시키는 과제와 전형적인 두드리기 과제를 사용한 팔다리 운동실행증과 운동완만의 관계를 조사하였다. 결과는 두드리기 과제가 운동완만과 연관성이 있는 작용근-대항근 활성화의 결손을 드러냈다는 것을 나타냈다. 이와는 대조적으로, 동전 회전과제에서는 팔다리 운동실행증의 결손을 드러내보였다. 게다가, 잘 쓰는 손으로 실행되는 동전 회전 과제는 단추를 채우고 푸는 과제 중 움직임의 숙련도의 유일하게 중요한 예측 인자였다(Foki et al., 2016).

연구에서는 뇌성마비와 기타의 발달지체가 있는 어린이의 팔을 뻗어서 움켜잡는 행동을 조사하였다(Cole et al., 1998; Eliasson et al., 1991; Jeannerod, 1986; Kearney & Gentile, 2003; Mackey et al., 2006; Petrarca et al., 2009; Ronnqvist & Rosblad, 2007; Saavedra et al., 2009; Verrel et al., 2008).

이 어린이들은 더 이환된 팔과 이환되지 않은 팔 양쪽 근력저하를 보여주고 있다(Dekkers et al., 2020). 경증 기능장애의 몇몇 사례에서는 영아가 처음으로 엄지와 손가락으로 집기를 사용하여, 물체를 손으로 조작하기 시작하는 생후 약 40주까지는 편마비는 쉽사리 확인되지 않는다(Jeannerod, 1990). 생후 23개월이 된 영아에서는 편마비가 있는 손은 정상적인 손이 움직이지 않을 때에만 사용되었고, 그런데도, 어린이가 물체를 움켜잡는 데 큰 어려움이 있었다. 그림 19.13은 필름 기록에서부터 편집한 것이며, 어린이가 시각 되먹임이 있는 상태에서, 비마비측 손(그림 19.13A)과 마비측 손(그림 19.13B)으로 나무못 꽂는 판(pegboard)에서부터 나온 갈래(prong)에 손을 뻗고 있는 것을 설명하고 있다. 비마비측 손은 물체의 형태를 예측하지 않았고, 그 대신에 손가락의 폄/굽힘 패턴을 사용하였다는 것에 주목하기 바란다. 게다가, 손이 물체에 접촉하면, 손가락이 물체 주위를 에워싸게 하였다. 편마비가 있는 손(그림 19.13B)은 또한 전체 움직임을 통해서 예측하여 잡기 위한 손의 모양 만들기가 없이 손을 지나치게 크게 벌린다는 것을 보여주고 있다. 손이 물체에 접촉한 후에, 극히 조금만 오므려서 매우 어색한 잡기가 되었다(Jeannerod, 1990).

5세의 두 번째 아동에서는 편마비가 있는 손은 더 정상적인 팔 뻗기와 움켜잡기의 움직임을 보여주었다. 저자들은 더 정상적인 움직임 패턴은 여러 해에 걸친 재활훈련의 결과일지도 모른다고 시사하고 있다(Jeannerod, 1990). 그림 19.14는 그녀의 정상적인 손(A)과 편마비 손(B, C, D)에 의한 팔 뻗기 움직임에 대한 필름 기록을 그린 것이다. 편마비 손에 의한 팔 뻗기는 쥐기 위한 손의 형태 만들기 패턴에 관해서만 영향을 받았다는 것에 주목하기 바란다. 움켜잡기 위한 손가락 만들기는 비정상이어서, 집게손가락이 지나치게 크게 펴졌으며, 그리고 가령 물체에 접촉하기 전이라 해도, 약간만 굽혀져 있었다. 이들 문제 때문에, 물체는 움켜잡고 있는 동안에, 때로는 떨어지는 일이 있었다(Jeannerod, 1990).

Hanna와 동료들(2003)은 또한, 뇌성마비를 가진 51명의 어린이(29명의 남아와 22명의 여아, 평균연령; 생후 36개월)를 대상으로, 10개월에 걸쳐 4회, 전향적으로 연구하고, 팔 기술의 질적 검사(Quality of Upper Extremity Skills Test, QUEST; DeMatteo et al., 1992)를 사용하여, 손의 기능(Peabody 섬세한 운동 득점)과 팔 움직임의 변화를 조사하였다. 결과는 손의 기능이 전체 팔 기능과는 달리 발달하였다는 것을 나타냈다. 그림 19.15는 뇌성마비가 있는

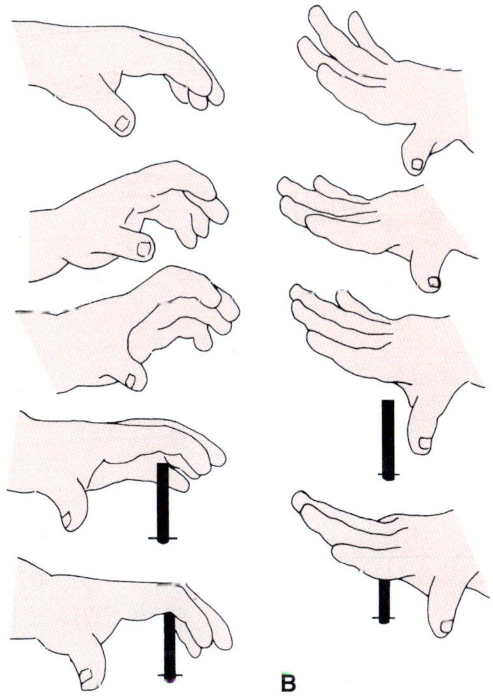

그림 19.13 비마비측 손(A)과 마비측 손(B)으로 나무못 꽂는 판에서부터 나와 있는 갈래에 손을 뻗고 있는 편마비를 가진 생후 23개월이 된 어린이의 팔 뻗기에 대한 필름 기록에서부터의 그림이다.
(Jeannerod M. The neural and behavioral organization of goal-directed movements. Oxford: Oxford University Press, 1990:72 에서부터 허가를 받아 재게재).

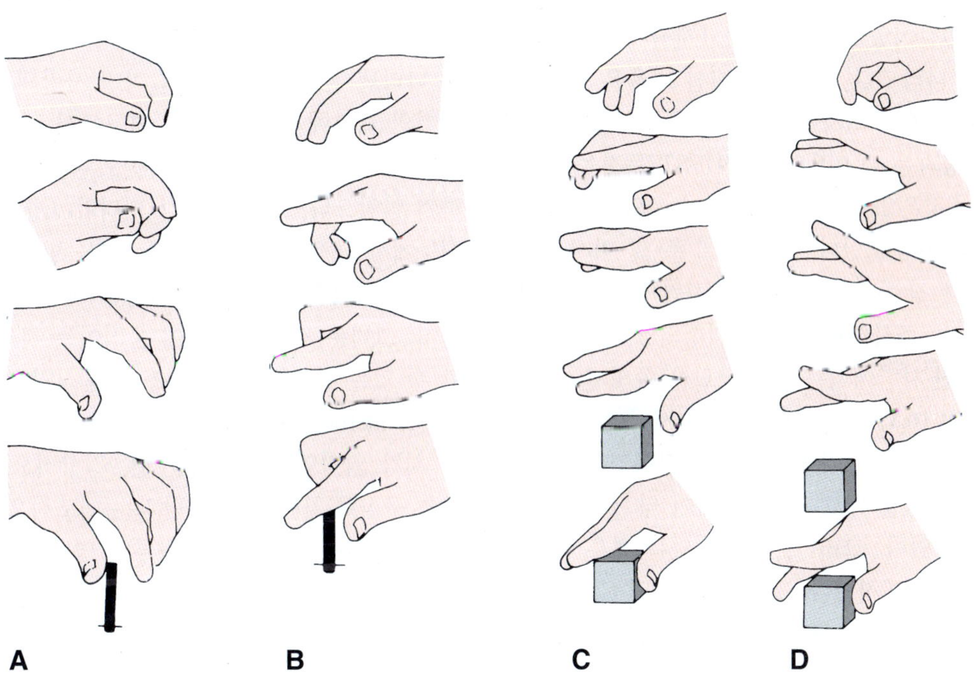

그림 19.14 수년간의 재활 후, 편마비가 있는 5세 어린이의 팔 뻗기에 대한 필름 기록에서부터의 그림이다. 이환되지 않은 손(A)과 이환된 손(B–D)으로 뻗고 있다. (Jeannerod M. The neural and behavioral organization of goal-directed movements. Oxford, UK: Oxford University Press, 1990:73에서부터 허가를 받아 재게재).

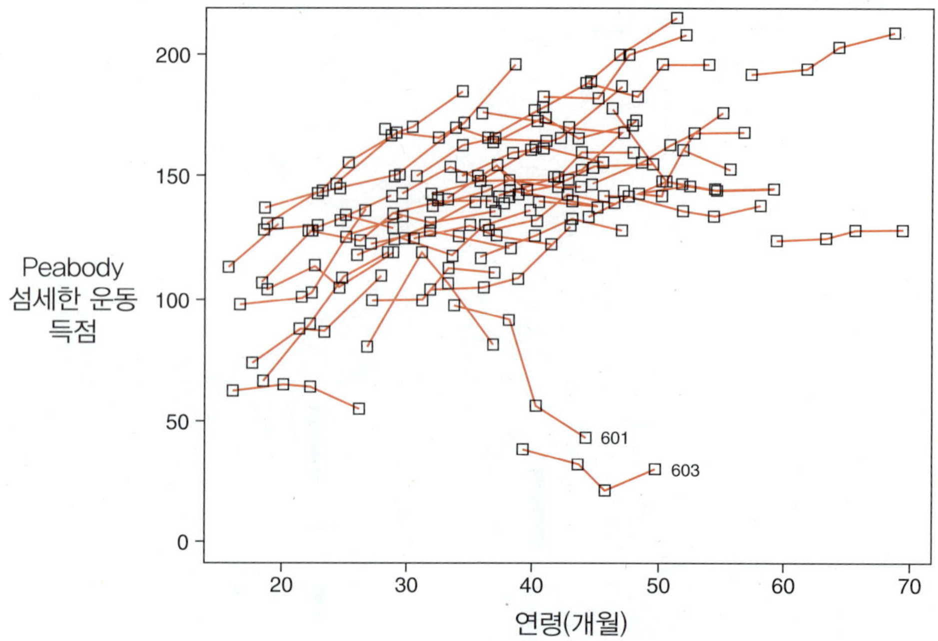

그림 19.15 10개월간에 걸쳐서, 4회 연구한 뇌성마비가 있는 어린이의 손 기능의 변화. 그림에 나타낸 것은 어린이 연령의 함수로서 관찰된 Peabody의 섬세한 운동 득점이다. 601과 603의 숫자는 변화의 비정형 패턴을 가진 어린이의 조사번호이다. (Hanna SE, Law MC, Rosenbaum PL, et al. Development of hand function among children with cerebral palsy: growth curve analysis for ages 16 to 70 months. Dev Med Child Neurol 2003;45:449에서 허가를 받아 재게재).

어린이의 Peabody 섬세한 운동 득점을 어린이 연령의 함수로서 비교하고 있다. 생후 16개월에서, 어린이는 평균 손의 기능 득점은 101.9점이었고, 평균하여 1개월에 2.36점의 긍정적인 개선을 나타냈다. 이 평균 개선 비율은 연장의 어린이에서 더 느렸고, 개인사이의 변동은 증가하였다.

손의 기능 측정과는 대조적으로, QUEST 득점을 사용한 팔 움직임의 측정은 모든 연령에 걸쳐서 유의미한 개인사이 변동을 나타내어 보였다. 뇌줄기 수준 및 마루겉질 수준에서의 몸감각 경로에 병변을 가진 사람의 팔을 뻗어서 움켜잡는 기술을 조사하는 실험이 시행되었다. 뇌줄기 수준의 병변을 가진 사람에서는 병변과 같은 쪽의 손이 침해되었다. 그림 19.16A에 나타낸 것처럼, 시각이 존재할 때는 움켜잡기 위한 손의 모양 만들기는 정상이었으나, 이것은 정상적인 손에 있을 때보다 지속시간이 더 길다는 것을 제외하고 정상이었다. 그러나, 시각이 없는 경우, 움켜잡기 움직임은 크게 변화하였다(그림 19.16B 및 C).

손가락으로 집기(finger grip)는 전적으로 없었거나 불완전하였다. 시각 되먹임이 없이 시행한 사람의 첫 번째 팔 뻗기에서는 움켜잡기 위한 손의 모양 만들기가 전혀 없었고, 한편 두 번째 팔 뻗기에서는 움켜잡기 위한 불완전한 손의 모양 만들기가 있었다(Jeannerod, 1990).

마루엽, 특히 중심뒤이랑(postcentral gyrus)과 모서리위이랑(supramarginal gyrus)에 병변이 있는 사람은 말초감각 문제가 있는 사람과 유사한 팔 뻗기 및 움켜잡기 패턴을 나타낸다. 마루엽 병변을 가진 사람의 팔 뻗기 및 움켜잡기의 회복에 관한 상세한 연구에서, 연구자들은 그녀가 병변이 발생한 직후에는 자기 오른손을 자발적으로 사용하지 않았으나, 그녀가 시각 되먹임이 있는 한, 후에 많은 행동에서 그것을 사용하였다는 것을 발견하였다. 시각적인 조절이 없으면, 그녀의 움직임은 매우 어색하였다. 예를 들어, 그녀는 자기 손가락이 움직이는 것을 보거나 듣거나 할 수 없는 한, 반복적인 두드림 움직임을 유지할 수 없었다(Jeannerod, 1990).

시각 되먹임이 존재하는 한, 정상적으로 쥘 수 있었던 말초 구심로 차단이 된 사람과는 대조적으로, 시각 되먹임이 존재하는 경우에서도, 마루엽 병변이 있는 사람에서는 쥐기 위한 손의 모양 만들기에 손상이 있었다(Jeannerod, 1990). 그림 19.17A는 손상되지 않은 손에 의한 팔 뻗기의 움켜잡기 구성요소를 보여주고 있으며, 한편, B와 C는 시각 되먹임이 있는 경우와 없는 경우 양쪽의 상태에서 이환된 손에 의한 움켜잡기를 보여주고 있다. 이 사람이 이환된 손으로 팔 뻗기를 하는 동안에 시각적 되먹임이 있었을

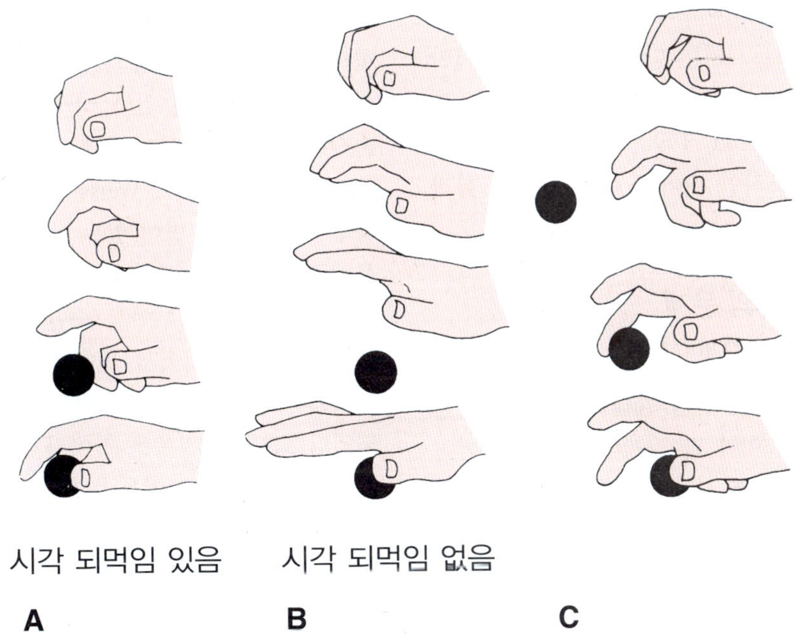

그림 19.16 뇌줄기 수준에서 몸감각 경로의 병변이 있는 사람의 쥐기 패턴에 대한 필름 기록으로부터의 그림. **(A)** 시각이 있으면, 움켜잡기는 정상이다. **(B**와 **C)** 시각이 없으면, 움켜잡기는 없거나 불완전하다. (Jeannerod M. The neural and behavioral organization of goal-directed movements. Oxford, UK: Oxford University Press, 1990:205에서 허가를 받아 재게재).

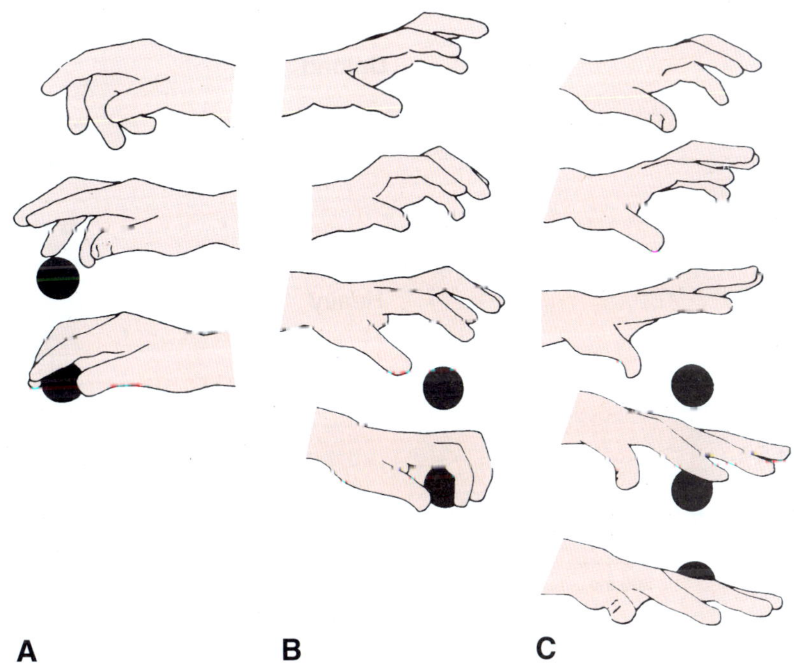

그림 19.17 마루엽 병변이 있는 사람의 쥐기 패턴의 그림. **(A)** 시각적 되먹임이 있는 정상적인 손. **(B)** 시각적 되먹임이 있는 이환된 손. **(C)** 시각적 되먹임이 없는 이환된 손. (Jeannerod M. The neural and behavioral organization of goal-directed movements. Oxford, UK: Oxford University Press, 1990:208에서 허가를 받아 재게재).

때, 그녀는 손바닥 전체를 사용하여 움켜잡았다. 시각적 되먹임이 없으면, 손을 이동시키는 단계의 첫 부분에서만 정상적이었다. 그래서, 손은 "움켜잡지 않고 물체 위를 헤매는" 것처럼 보였다(Jeannerod, 1990, p. 207). 따라서, 감가정보의 상실은 비정상적인 쥐어서 들어 올리는 힘과 손의 섬세한 움직임 조절의 문제를 초래한다.

정밀 쥐기와 들어올리기의 문제
Problems with Precision Grip and Lift

제17장에서 논의한 것처럼, 힘을 만들어내고 조정하는 능력은 물체를 움켜잡고 들어야 할 과제의 중요한 측면이다. 물체를 쥐고 들어 올리는 데 사용되는 힘의 크기를 조정하기 위해 정밀 쥐기를 이용하여 물체를 들어 올릴 때는 손가락 끝으로부터의 촉각이 특히 중요하다. 쥐는 힘이 지나치게 강하면, 물체를 손으로 조작할 수 없고, 너무 느슨하면 물체는 떨어질 것이다. 정밀 쥐기에서, 쥐어서 들어 올리기 위한 힘은 동시에 발생하고, 피부입력에 크게 좌우되는 것 같다.

많은 연구에서는 중추신경계 병리를 가진 다양한 사람에서, 쥐어서 들어 올리는 힘의 조절에 결손이 있다는 것을 보고하고 있다(검토를 위해서는 Weisendanger & Serrien, 2004를 참조하기 바란다). 예를 들어, 쥐어서 들어 올리는 힘의 시작과 순서의 붕괴가 있다는 것이 파킨슨병이 있는 사람에서 보고되어 있다. 파킨슨병이 있는 사람의 악력은 손상이 없는 사람보다 훨씬 크고 힘의 발달은 더 느리다(Rand et al., 2009; Weiss et al., 2009). 이들 결손에도 불구하고, 파킨슨병이 있는 사람은 악력을 부하 조건에 적응시킬 수 있었다(Weiss et al., 2009). Ingvarsson과 동료들(1997)은 약물 투여를 중단하는 동안의 파킨슨병이 있는 참여자에서 쥐어서 들어올리기 움직임과 연관성이 있는 힘의 프로필에 빈번한 진동과 변동이 있다는 것이 보고되었다. 진동의 진폭은 참여자가 약물 투여 중일 때 감소하였고, 이것은 그 진동이 힘의 궤적에 겹쳐진 활동 떨림(action tremor)에 기인한 것이라 시사하고 있다.

Fellows 등(1998)은 16명의 파킨슨병을 가진 사람과 12명의 연령을 일치시킨 대조군에서 힘의 발달을 조사하였다. 실험대상자는 물체의 중량을 바꾼다는 것을 예고하거나 예고하지 않는 양쪽의 조건하에서, 쥐어서 들어올리기 과제를 수행하였다. 네 가지 조건(예상을 하고 가벼운 하중을 들어 올리는 것[그림 19.18에 Light라 표시], 예상을 하고 무거운 하중을 들어 올리는 것[Heavy라 표시], 무거운 하중이라 예상하고 가벼운 하중을 들어 올리는 것

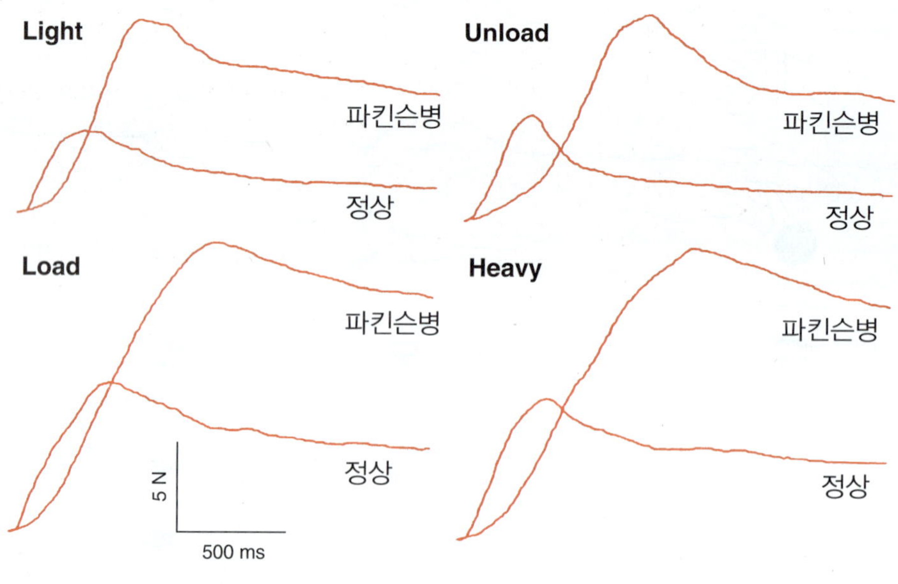

그림 19.18 네 가지 조건(예상을 하고 가벼운 하중을 들어 올리는 것[Light], 예상을 하고 무거운 하중을 들어 올리는 것[Heavy], 무거운 하중이라 예상하고 가벼운 하중을 들어 올리는 것[Unload], 가벼운 하중이라 예상하고 무거운 하중을 들어 올리는 것[Load]) 하에서 수행된 다섯 가지 들어올리기에서부터 얻은 파킨슨병이 있는 사람과 연령을 일치시킨 손상이 없는 사람에 대한 평균 악력곡선. 예상한 것처럼, 파킨슨병이 있는 사람과 손상이 없는 대조집단에 대해서 피크 악력 수치는 가벼운 하중에 대한 수치와 비교하여 무거운 하중 쪽이 더 높았다("Heavy"를 "Light"와 비교한다). 파킨슨병이 있는 사람은 모든 조건에서 손상이 없는 대조집단과 비교하여, 부적절하게 높은 악력을 만들어내는 경향이 있었다. 5N; 5 Newtons. (Fellows SJ, Noth J, Schwarz M. Precision grip and Parkinson's disease. Brain 1998;121:1776에서 허가를 받아 재게재).

[Unload라 표시], 가벼운 하중이라 예상하고 무거운 하중을 들어 올리는 것[Load라 표시] 하에서 쥐어서 들어올리기 과제에 대한 결과를 그림 19.18에서 보여주고 있다.

파킨슨병을 가진 참여자는 손상이 없는 참여자와 마찬가지로, 바로 전의 들어올리기에서 사용한 악력 파라미터를 사용하여, 예측할 수 없는 하중을 들어 올렸다. 양 집단은 들어올리기 동안에 새로운 하중에 대한 악력을 조정할 수 있었다. 그러나, 파킨슨병이 있는 사람은 모든 조건에서 장애가 없는 참여자와 비교하여, 악력을 전개하는 데 상당히 더 긴 시간을 필요로 하였다.

게다가, 그들은 움직임의 들어올리기 단계 동안에 상당히 높은 수준의 악력을 나타냈는데, 이는 안전범위가 더 높다는 것을 가리키지만, 물체 중량의 변화에 맞춰서 힘을 조정할 수 있었다. 그러나, 파킨슨병이 있는 참여자는 모든 조건에서 손상이 없는 참여자와 비교하여, 악력을 발생시키는 데 상당히 오랜 시간을 필요로 하였다. 게다가, 그들은 움직임의 들어올리기 단계 동안에 유의미하게 높은 수준의 악력을 나타냈으며, 이것은 안전 여유(safety margin)가 높다는 것을 가리키지만, 물체의 중량 변화에 맞춰 악력을 조정할 수 있었다.

정밀 쥐기를 하는 동안의 힘의 조절 손상도 또한, 뇌졸중 후에 보고되어 있다(Buckingham et al., 2015; Dispa et al., 2014; Eidenmüller et al., 2014; Raghavan et al., 2006). Seo와 동료들은 반신불완전마비가 있는 사람에서 마비측 손의 악력 발달이 상당히 손상되었다고 보고하였다. 손상된 힘의 조절은 쥐기의 크기, 악력수준 및 물체의 안정성에 상관없이, 관찰되었고, 모든 시도의 55%에서 미끄러짐을 야기하였다(Seo et al., 2010).

뇌성마비가 있는 아동 또한, 과도하고 진동하는 악력을 나타낸다(Eliasson et al., 1991). Eliasson 등은 또한, 전형적으로 발달하는 어린이와는 대조적으로, 뇌성마비가 있는 아동은 쥐어서 들어 올리는 힘을 동시에 협응하는 것이 아니라, 순차적으로 협응한다는 것을 알게 되었다. 저자들은 미끄러짐에 대항하여 높은 안전 여유를 설정하는 이들 과도한 악력은 불안정한 운동출력에 대한 보상이 될지도 모른다는 것을 시사하였다. 이러한 유형의 안전 여유는 고령자와 힘의 조절에서 진동을 나타내는 5세 미만의 전형적으로 발달하는 아동에서 보고되어 있다.

파킨슨병 및 올리브다리뇌-소뇌의 변성(olivopontocerebellar degeneration)과 같은 다른 뇌 관련 장애에서는 사람들은 다양한 손가락의 힘을 안정화시키는 공동작용의 안정성 저하, 손가락의 개별화 저하(즉, 예속화) 및 신속한 손가락 힘의 생성 전의 공동작용의 예측성 조정의 지연 또는 감소를 나타낸다는 것을 연구에서 보여주고 있다(de Freitas et al., 2020; Park et al., 2012, 2013). 뇌졸중 또는 뇌성마비와 같은 겉질 손상에 의해 주로 특징어지는 신경운동 장애도 또한, 최대 손가락 힘의 생성 및 예속화의 감소를 보여주고 있다. 그러나 흥미롭게도, 이들 개인은 안정된 힘의 생성에 대한 여러 손가락 공동작용의 손상을 나타내지 않는다(Jo et al., 2016; Kong et al., 2019).

Iyengar와 동료들(2009)은 다발성경화증이 있는 사람이, 두 가지 과제를 수행할 때의 쥐어서 들어 올리는 힘의 조정을 조사하였다. 두 가지 과제란, 기기를 갖춘 물체를 들어 올려 선반에 두는 것과, 마시는 것을 모방하기 위해 입에 가까이 가져가는 것이다. 결과는 다발성경화증이 있는 사람이 양쪽 과제를 수행하는 동안, 양손에 대해서, 손상이 없는 대조집단과 비교하여, 유의미하게 큰 피크 악력을 사용하였다는 것을 보여주었다. 저자들은 과도한 악력을 사용하는 것이, 다발성경화증이 있는 사람의 피로와 근골격의 과다사용에 의한 외상의 하나의 원인이 될 수 있다는 것을 시사하고 있다.

몇 가지 연구에서는 경증의 다발성경화증(확장 능력장애 상태 척도: Expanded Disability Status Scale의 득점 5 미만)이 있는 사람의 부하와 악력의 손상된 조절이 보고되어 있으며, 이것은 물체를 지나치게 꽉 쥐게 하는 결과를 초래한다(Krishnan et al., 2008; Marwaha et al., 2006). 경증의 다발성경화증이 있는 사람은 손상이 없는 사람과 비교하여, 과제 수행능력의 저하(적절한 과제 특이적 부하력을 생성하는 능력에 의해 평가된다) 및 손상된 힘의 협응(악력과 부하력의 결합 손상에 의해 나타낸다)을 나타냈다(Krishnan & Jaric, 2008).

쥐어서 들어올리기 과제 동안의, 힘 조정의 기능장애에 기여하는 일부 다른 요인은 무엇인가? 많은 연구는 주된 원인으로서 감각 결손을 시사하고 있다.

감각결손과 정밀 쥐기. 몸감각의 상실이 정밀 쥐기에 어떻게 영향을 미치는가? 힘 생성의 손상에 더하여, 몸감각 손상과 큰 섬유의 감각상실이 뇌졸중 후의 손 기능과 위치결정 저하의 원인이 되는 것처럼 보인다(Blennerhassett et al., 2007; Robertson & Jones, 1994). 뇌졸중 후 반신불완전마비가 있는 사람에서는 몸감각 저하, 특히 마찰 식별능력의 저하가 정밀한 엄지와 다른 손가락으로 집기(precision pinch grip)를 필요로 히는 과제 중에 타이밍의 변경과 힘의 조정에 영향을 주었다(Blennerhassett et al.,

2007). 어떤 연구에서는 오른쪽 대뇌반구의 뇌졸중과 왼쪽 대뇌반구의 뇌졸중이 있는 사람에서 더 손상된 손에 의한 물체 조작을 비교하였다(Cunha et al., 2019).

손상된 대뇌반구(오른쪽 또는 왼쪽)에 관계없이, 뇌졸중이 있는 환자는 악력을 생성하고, 악력과 부하력을 협응시키는 유사한 능력을 보여주었다.

흥미롭게도, 왼쪽 뇌졸중이 있는 참여자는 물체의 들어올리기 시작의 지연을 나타냈다. 따라서, 저자들은 왼쪽 뇌졸중이 있는 사람들은 물체와 접촉할 때부터 몸감각 정보를 등록하는 데 더 많은 시간을 필요로 할지도 모른다고 시사하였다. 게다가, 몸감각(압력감수성 및 2점식별) 감소는 쥐어서 들어 올리는 힘의 조정에 상당히 영향을 주었다. 힘을 적응시키는 능력은 물체인지검사(object recognition tests)에 대한 불충분한 수행능력과 상관관계가 있었으나, Jebsen–Taylor 검사와 같은 기능적 손의 검사에 대한 수행능력을 예측하지 못하였다(Robertson & Jones, 1994).

앞마루엽의 병변은 정밀 쥐기와 손 안에서의 조작기술을 제한하는 몸감각 결손을 야기한다(Jeannerod, 1996). Pause 등(1989)은 중추감각 결손에 기인하는 이들 운동기능 장애를 촉각행위상실증(tactile apraxia)이라 불렀다. 이와는 대조적으로, 뒤마루엽 영역의 병변은 공간적 방향성 상실(spatial disorientation)과 팔 뻗기 손상, 특히 물체의 크기와 형상에 따라 손의 모양을 만드는 능력의 장애를 발생시킨다. 결손은 팔에서부터의 시각 되먹임이 없는 경우에 극심해진다(Jeannerod, 1996).

뒤마루엽 영역에 대한 손상은 시각입력과 고유감각 입력 사이의 단절을 일으키기 때문에, 공간에서 팔과 물체의 위치는 더 이상 서로 일치하지 않는다. 따라서, 뒤마루엽의 중요성은 물체 지향적인 행동을 조직화하는 데에 있다. Sakata 등(1985)은 이 영역의 신경세포는 물체 지향적 행동과 관련된 시각신호와 운동신호를 통합할 수 있고, 이리하여 물체 특성에 대한 감각정보를 상응하는 운동명령과 연결시킨다고 시사하고 있다. 물체 지향적 행동에 대한 신경기반에 관한 상세한 정보는 제3장과 제17장에서 제공하고 있다.

정밀 쥐기의 손상된 예측성 조절. 제17장과 제18장에서 논의한 것처럼, 정밀 쥐기와 도수조작의 발달은 촉각정보(질감의 정보를 전달하는 들신경의 느린 적응과 빠른 적응의 양쪽에서부터)와 무게와 관련된 정보(근육방추와 촉각 들신경으로부터) 양쪽의 이용 가능성에 좌우된다 (Johansson, 1996). 계속 진행되는 들어올리기를 하는 동안에 피부와 물체 사이의 작은 미끄러짐이 피부수용기의 활성화를 초래하고, 이는 악력의 증가를 야기한다. 등가쪽 경로(배쪽운동앞 영역 및 앞마루엽내 영역)의 활동은 움켜잡아 들어 올리는 동작의 협응에 중요하다(Marneweck & Grafton, 2020b).

쥐어서 들어 올리는 힘을 조절하는 경우, 중추신경계는 물체의 역학에 대한 반응적인 손의 조정에 의존하지 않는다. 감각운동정보는 정확한 운동 예측을 생성하기 위해, 물체의 물리적 특성에 대한 내부표현의 개발에도 사용된다. 일련의 물체 들어올리기에서는 물체의 내부표현에 기초하는 예상은 쥐어서 들어 올리는 힘의 사전 프로그래밍에 사용된다. 이 예측성 과정에 관여하고 있을지도 모르는 다양한 신경 기질 중에서, 소뇌는 그 후의 들어올리기를 위해 더욱 효과적인 예측성 악력을 만들어내고 업데이트하기 위한 내부 모델을 형성하는 데 중요다고 생각된다 (Marneweck & Grafton, 2020a). 따라서, 힘의 크기조정은 또한 들어올리기 전에 수행되고 감각운동기억(내부표현)과 현재의 감각(시각 및 촉각) 정보의 양쪽에 좌우된다(Gordon et al., 1997). 제18장에서 논의된 것처럼, 예측성 조절은 발달에 수반해서 출현한다. 6~8세까지에 손가락 끝 힘(엄지와 다른 손가락으로 집기 및 수직 들어올리기)의 예측성 조절은 성인과 같다(Forssberg et al., 1992; Gordon et al., 1992).

Gordon과 Duff(1999a)는 경직성 편마비성 뇌성마비를 가진 8세에서 9세까지의 어린이 15명의 예측성 쥐어서 들어 올리는 힘을 연구하였다. 그들은 뇌성마비가 있는 아동이 쥐어서 들어올리기 과제에 대한 최초의 몇몇 시도를 하는 동안, 힘의 크기조정을 하는 능력에 손상이 있다는 것을 알게 되었다. 그러나, 그들은 마침내, 물체의 질감과 중량에 기초하여 하중력의 예측성 조절을 사용하는 것을 학습하였으나, 물체에 의한 연습을 연장한 후에만 사용하는 것을 학습하였다.

Duff와 Gordon(2003)은 또한, 연습이 새로운 물체를 움켜잡는 것을 학습하고 있는 반신불완전마비성 뇌성마비를 가진 어린이의 움켜잡기에 대한 예측성 측면에 미치는 영향을 조사하였다. 이 연구에서는 반신불완전마비성 뇌성마비를 가진 18명의 아동이 차단된 연습(blocked practice) 스케줄 또는 무작위 연습(random practice) 스케줄의 어느 것인가를 사용하여, 중량이 다양하지만 부피가 일정한 3개의 새로운 물체를 27회 들어올리는 연습을 하였다. 뇌성마비를 가진 아동은 움켜잡기의 예측성 조절을 위해 새로운 물체의 내부표현을 형성하고 유지할 수 있었으나, 예측성 조절은 연령을 일치시킨 전형적으로 발달하는 어린이와 비교하여, 뇌성마비를 가진 아동에서는 예측성 조절이 잘 구별되지 않았다. 그들은 또한 통제된 연습이 새로운 움켜잡기 과제를 습득하는 동안 우수하였으나, 유지는 두 유형의 연습에서 비슷하였다고 보고하였고, 이것은 저자로 하여금 반신불완전마비성 뇌성마비가 있는 아동이 새로운 물체를 움켜잡는 것을 학습할 때 연습의 유형보다는 연습의 양이 더 중요하다고 결론을 내리게 하였다.

뇌성마비가 있는 아동에서 볼 수 있는 들어올릴 물체의 중량에 상응하는 힘의 비율을 조정하는 초기 능력의 결손에 대한 근거는 무엇인가?

Gordon과 Duff(1999a)는 뇌성마비가 있는 아동에서 경직의 정도와 쥐어서 들어올리기의 예측성 조절 사이에 명확한 관계가 없다고 보고하고 있고, 이것은 경직 그 자체는 존재하지만, 쥐어서 들어올리기 손상과 관련된 주된 요인은 아니라는 것을 시사하고 있다. 게다가, 그들은 이환되지 않은 손으로부터의 감각정보는 뒤따라 일어나는 도수조작에서 반대쪽(이환된) 손에 의한 개선된 예측성 크기조정으로 옮겨갈 수 있다는 것을 발견하였다(Gordon and Duff 1999a). 이들 두 연구결과는 감각 결손이 정밀하게 쥐어서 들어 올리는 것과 관련된 많은 문제를 설명한다는 것을 시사하고 있다.

감각 결손이 뇌성마비가 있는 아동에서 정밀 쥐기 손상의 주된 요인이라는 추정은 이들 아동에게서 움켜잡기를 하는 동안, 등척성 손끝 힘의 촉각 조정 손상이 있다는 것을 발견한, Eliasson과 Gordon(2000)에 의한 연구결과에 의해서 뒷받침된다. 그들은 감각기능 장애가 있는 뇌성마비 아동이 물체 특성의 내부표현을 형성하기 위해 초기의 도수조작 경험을 하는 동안에, 정보를 충분히 끌어낼 수 없을지도 모른다고 시사하고 있다. 그 대신에, 그들은 물체의 정확한 내부표현을 형성하기 위해 상당한 연습을 필요로 하는 것처럼 보인다.

정밀 쥐기의 예측성 조절 손상은 또한, 뇌졸중 후 반신불완전마비가 있는 사람에서도 존재한다(Buckingham et al., 2015; Dispa et al., 2014; Eidenmüller et al., 2014; Raghavan et al., 2006). Eidenmüller와 동료들(2014)은 오른쪽 반신불완전마비 대 왼쪽 반신불완전마비가 있는 사람과 연령을 일치시킨 대조집단에서, 일상용품을 들어올릴 때의 예측성 악력의 크기조정을 비교하였고, 악력 크기조정이 왼쪽 대뇌손상(오른쪽 반신불완전마비)이 있는 사람에서 존재하였으나, 오른쪽 대뇌손상(왼쪽 반신불완전마비)이 있는 사람에서는 존재하지 않았다고 보고하였으며, 이것은 왼쪽 반신불완전마비가 매일 일상용품을 들어올리기 위한 예측성 악력 크기조정에 관여한다는 것을 시사하고 있다.

이와는 대조적으로, Buckingham과 동료들(2015)은 예측성 악력 손상이 오른쪽 대뇌손상이 있는 참여자와 왼쪽 대뇌손상이 있는 참여자 두 집단에 존재한다고 보고하였다. Raghavan 등(2006)은 오른쪽 반신불완전마비(왼쪽 대뇌손상)가 있는 사람에서 마비측 손에 예측성 악력조절 손상이 있다고 보고하였다.

흥미롭게도, 참여자가 비마비측 손으로 정밀 쥐기를 연습하였을 때, 예측성 악력의 조절이 마비측 손에서 더 양호하였다. 저자들은 재활 중에, 오른쪽(이환된) 손으로 연습하기에 앞서 왼쪽 손(이환되지 않은)으로 연습하는 것은 오른쪽 반신불완전마비가 있는 환자에서의 움켜잡기 행동의 계획을 개선할지도 모른다는 것을 시사하고 있다.

적응 손상. 일상생활 활동은 변화하는 과제조건에 맞춰서, 팔을 뻗어 움켜잡는 방법을 지속적으로 수정하고 적응시킬 것을 필요로 하고 있다. 시각은 물체를 움켜잡기 전에, 중추신경계가 물체와 관련된 촉각 감수성을 높이는 방법을 조정한다. 시각정보의 붕괴는 힘의 크기 조정을 하는 능력과 물체 중량을 지각하는 것의 양쪽을 손상시킨다(Juravle et al. 2018; van Polanen et al., 2019). 집어 올려서 조작될 물체는 크기, 형태 및 중량이 다양하다. 이 때문에, 불확실하고 변화하는 상황에 적응하는 능력을 필요로 하고, 이것은 연습을 통해서 이루어진다. 시행착오의 연습 중에, 중추신경계는 암묵적인 감각운동 기억을 만들어낸다.

한 연구에서는 시도 사이에서 물체의 질량중심을 무작위로 변화시켜, 물체의 경사 점(tilting point)을 편향시킨 물체 들어올리기 과제의 수행 중에, 젊은 성인과 고령의 참여자를 비교하였다(Schneider et al., 2019). 각각의 들어올리기 후, 참여자는 지각된 질량중심의 위치와 물체의 중량을 나타낼 필요가 있었다.

저자들은 들어올리기 오류와 관련되는 감각운동 토크 기억이 지각만이 아니라, 그 후의 들어올리기 과제에서의 토크의 계획도 손상되어 있었다. 이러한 것은 물체 표면과 손가락 사이의 상호작용 토크를 조절하는 감각운동 계획을 작성, 조정, 업데이트하는 능력을 변화시키는 장애가, 일상생활 활동 중의 물체 조작에 지장을 초래한다는 것을 시사하고 있다.

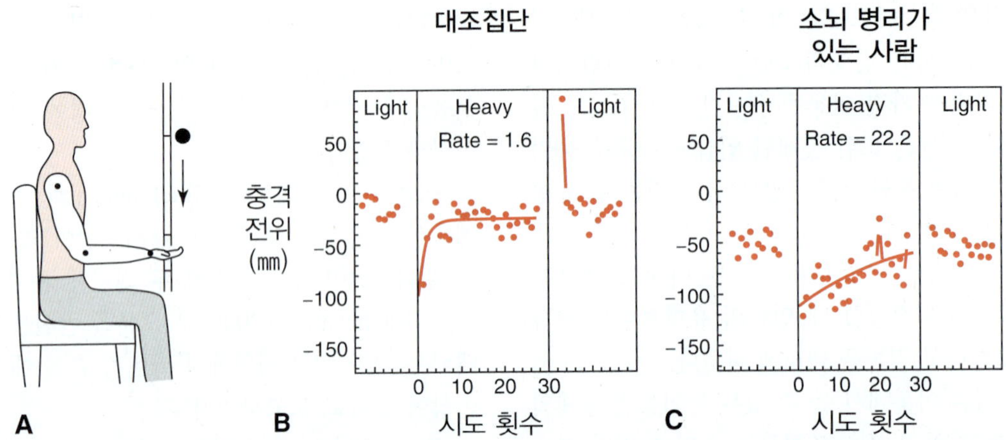

그림 19.19 공을 받는 과제에 대한 적응을 위한 실험장치. 참여자는 앉은 자세에서, 수직으로 떨어진 공을 받는다(**A**). 충격전위 값은 시도들의 함수로서 점을 찍는다(plot). 손상이 없는 사람(**B**)은 처음에 가벼운 공을 받고(**왼쪽 패널**), 그 다음에 2회의 시도 내에서 무거운 공을 받는 것에 적응한다(**중앙 패널**). 가벼운 공이 재도입될 때(**오른쪽 패널**), 그 사람은 첫 번째 시도에서 큰 마이너스의 충격 전위를 나타낸다. 이와는 대조적으로, 소뇌 병리를 가진 사람(**C**)은 무거운 공(**중앙 패널**)에 적응하기 위해 22회의 시도를 필요로 하고, 가벼운 공이 재도입되면 첫 번째 시도에서 마이너스의 충격 전위는 없다(**오른쪽 패널**). (Bastian AJ. Cerebellar limb ataxia: abnormal control of self-generated and external forces. Ann NY Acad Sci 2002;978:23, 24.에서 변경).

소뇌의 병리는 시행착오의 연습을 통해서 새로운 부하에 적응하는 사람의 능력을 저하시킨다(Bastian, 2002; Lang & Bastian, 1999, 2001). Bastian과 동료들은 새로운 부하(가벼운 공과 무거운 공)에 대한 적응을 조사하기 위해 공을 받는 과제를 사용하였다. 그림 19.19A에 실험 장치를 나타냈다. 참여자는 수직으로 떨어지는 공을 받았다. 적응은 충격 전위(impact displacement)의 측정으로부터 결정되고, 적응속도는 새로운 공에 노출된 후 얼마나 빨리 충격 전위가 변화하는지에 의해 정의되었다.

그림 19.19는 참여자가 처음에 가벼운 공을 받고(왼쪽 패널), 무거운 공(중간 패널)에 적응하며(중), 그 다음에 가벼운 공으로 재도입되었을(오른쪽 패널) 때의 손상이 없는 참여자(B)와 소뇌 병변이 있는 사람(C)의 충격 전위를 비교하고 있다. 중앙 패널에서 볼 수 있는 것처럼, 가벼운 공에 노출된 후에 무거운 공을 받는 것을 학습할 때, 소뇌 병리가 있는 참여자는 손상이 없는 사람과 비교하여 훨씬 더 느리게 적응하였다. 소뇌 병리가 있는 참여자(평균 24.6회의 시도)와 비교하여 손상이 없는 참여자는 빠르게 적응하였다(평균 1.6회 시도). 이에 더해서, 가벼운 공이 재도입되었을 때, 손상이 없는 참여자는 큰 잔존효과(오른쪽 패널의 첫 번째 시도에의 큰 충격의 전위)를 나타냈으나, 소뇌병리가 있는 사람은 잔존효과(aftereffect)를 나타내지 않았다. 이들 결과는 소뇌는 연습을 통해서 변화하는 과제요구에 움직임을 적응시키는 능력에서 중요하다는 가설을 뒷받침하고 있다.

손 안에서의 조작 문제
PROBLEMS WITH IN-HAND MANIPULATION

손상이 없는 사람에서는 잡기는 손 안에서의 조작은 동작을 분리시키고(HagerRoss & Schieber, 2000; Schieber, 1995) 힘을 협응하기 위한(Scholz et al., 2002) 손가락 사이의 복잡한 상호작용과 연관성이 있다. 대뇌겉질밑 뇌졸중 후에 보통 사람(Lang & Schieber, 2004)에게는 기계적 결합이 손가락 독립성 제한의 원인이 될지도 모르지만, 성인은 손가락 개별화에 큰 결손(Raghaven, 2007)을 나타내고 있고, 아마도 이것은 코르티코 운동신경세포 루프(corticomotoneuronal loops)의 붕괴에 기인한다.

이와는 대조적으로, 다운증후군을 가진 사람은 손가락 사이의 협응 패턴의 복잡성이 적고, 거기서는 각각의 손가락 내 힘을 독립적으로 수정할 수 있는 것이 아니다. 오히려 손가락 사이의 힘 조절은 연동되어 있으나, 연습에 의해서 수정될 수 있다(Latash et al., 2002).

Carpinella와 동료들(2014)은 관성센서(inertial sensors)를 사용하여, 21명의 다발성경화증이 있는 사람과 12명의 손상이 없는 자원자에서 Arm Research Action Test (제20장에서 논의되는 팔 기능의 임상 측정)를 수행하는 동안에, 과제 수행능력과 움직임(팔 뻗기, 도수조작, 이동, 손 떼기 및 되돌아오기)의 하위단계를 비교하였다.

다발성경화증이 있는 사람은 손상이 없는 대조집단과 비교하여, 모든 과제를 수행할 때, 상당히 느렸고(평균해서 과제 지속시간이 70% 증가한다), 덜 원할하였다. 불충분한 과제 수행능력은 주로 움직임의 조작 단계에서 문제에 기인한다(Carpinella et al., 2014).

손을 떼는 문제 Problems with Release

Gordon과 동료들(1997)은 약물 투여 중인 경우와 약물 투여를 중단한 경우의 양쪽에서, 파킨슨병이 있는 사람이 물체를 손에서 떼고 있는 동안의 과제의존성 문제를 연구하였다. 이 연구결과는 물체를 움켜잡고 손에서 떼는 기능장애는 과제 조건에 좌우된다는 것을 보여주었다. 파킨슨병이 있는 사람에서 악력과 부하력의 협응은 물체를 교체하고 선호하는 속도로 손에서 떼는 동안에 손상이 없는 사람의 그것과 유사하였다. 이와는 대조적으로, 가능한 한 빨리 움직이도록 지시받았을 때, 손 떼기는 손상이 없는 사람과 비교하여 상당히 느렸다(Gordon et al., 1997). 이들의 연구결과는 Kunesch와 동료들(1995)의 연구결과와 일치하고 있으며, 그들은 파킨슨병이 있는 사람에서 등장성 힘으로 손을 떼는 것에 손상이 있다는 것도 발견하였다.

Eliasson과 Gordon(2000)은 반신불완전마비성 뇌성마비를 가진 8~14세 아동에서의 물체에서 손 떼기를 조사하였다. 그들은 이들 어린이가 대조집단과 비교하여 물체를 갑자기 대체하는 경향이 있었고, 그들은 손가락 접촉에서부터 물체를 떼어놓는 데 오랜 시간이 걸렸다는 것을 발견하였다. 추적 연구(Gordon et al., 2003)에서는 과제의 속도(자기 페이스로 가능한 한 빨리)와 정확도 요건(안정된 손 떼기 표면과 불안정한 손 떼기 표면)이 바뀌었다. 저자들은 그 속도 및 정확성 요건이 더 높을 때, 새로운 물체의 대체 및 손 떼기의 시간적 협응 기능장애가 더 컸고, 전형적으로 발달하는 아동의 그것과 유의미하게 달랐다는 것을 발견하였다. 흥미롭게도, 손 떼기의 기능장애는 이환되지 않은 손에서도 발견되었다.

팔 사이 결합과 양손 과제 INTERLIMB COUPLING AND BIMANUAL TASKS

신발 끈을 맬 필요가 있을 때와 같은 일상생활의 많은 활동에서 양손의 협응을 필요로 한다. 이러한 유형의 활동에는 솜씨 있는 끈을 당기는 행동이 필요하다(Singh et al., 2019). 정상적인 조건에서는 양손 조절에는 팔의 동작과 시각 사이의 협응이 필요하다. 따라서, 중추신경계는 운동 수행을 위한 내재적 근육 좌표와 목표지향적 양손 과제를 위한 외재적 시각적 좌표와의 사이에서 주의의 초점을 할당하고 전환한다(Sakurada & Kansaku, 2020; Sakurada et al., 2016). 게다가, 좌우 대칭의 팔 뻗기 동작과 비교하여, 양손에 의한 팔 뻗기 과제가 비대칭을 필요로 한 경우, 움직임의 준비에 더 많은 시간이 걸린다(Blinch et al., 2018). 뇌졸중, 뇌성마비 및 다발성경화증을 포함하는 많은 신경학적 집단에서, 양손을 사용한 과제의 수행능력 손상이 보고되었다. 예를 들어, 다발성경화증이 있는 사람에서는 양손을 사용한 과제를 수행하는 동안의 악력–부하력 조절 손상이 보고되었다(Gorniak et al., 2014).

연구자들은 편측성의 조건과 비교하여, 마비측 팔의 뻗기가 양측성 조건 하에서 개선되는지 어떤지를 판단하기 위해, 반신불완전마비가 있는 사람의 양손 뻗기를 하는 동안에 마비측과 비마비측 팔의 결합이 미치는 영향을 연구하였다(Gosser & Rice, 2015; Harris et al., 2005; Rose & Winstein, 2004; Utley & Sugden, 1998; Wu et al., 2008). Rose와 Winstein(2004)은 뇌혈관사고(CVA)에 속발하는 반신불완전마비가 있는 사람의 한손 조작에 의한 조준(겨냥하기)을 양손에 의한 조준과 비교하였고, 양손을 뻗는 동안에 이환되지 않은 팔이 거의 동시에 목표물에 접촉할 수 있는 움직임 시간이 연장되었다는 것을 알게 되었다. 양손 조작 조건을 한손 조작 조건과 비교하였을 때, 피크 속도는 이환되지 않은 팔에 대해서 감소하였고
이환된 팔에 대해서 증가하였다

마찬가지의 결과가 Gosser와 Rice(2015)에 의해서 기록되었고, 그들은 뇌졸중이 있는 참여자 중에서, 양손 조작을 하는 동안에 손상이 없는 팔은 그 움직임을 효율성이 적은 마비측 팔이 움직임에 맞춘다는 것을 보여주었다. 한손으로 조작하는 과제와 양손으로 하는 과제에서, 마비측 팔의 움직임 파라미터에 차이는 없었으니, 손상이 없는 팔은 한손으로 조작하는 과제와 비교해서, 양손으로 하는 과제에서 효율성이 적었다. 저자들은 뇌졸중 후에, 손상이 없는 팔의 운동효율성이 대칭적인 양손으로 하는 과제를 하는 동안 손상이 있는 팔과 결합될 때 나쁜 영향을 줄지도 모른다고 시사하고 있다. 따라서 미세한 과제의존성 운동기능 장애는 손상이 없는 팔에서 명백할지도 모른다(Gosser & Rice, 2015).

동물의 뇌졸중 모델을 사용한 연구의 저자는 움직임의 불사용을 방지하고, 마비된 손의 기능 개선을 촉진하기 위

해, 솜씨 있는 양손 과제의 훈련을 제안하고 있다(Dutcher et al., 2021). Metrot 등(2013)은 뇌졸중 후의 표준적인 재활치료의 첫 3개월간에서의, 한손으로 하는 팔 뻗기와 양손으로 하는 팔 뻗기의 회복을 조사하였다.

뇌졸중 후 약 3주에서부터, 경증에서 중등도의 반신불완전마비에 대한 표준 재활 프로그램을 받은 12명(9명의 남성, 연령 65.6 ± 9.7세)의 참여자는 팔을 뻗어 움켜잡기 동작에 대한 8회의 운동학적 평가(3개월에서 후속 평가와 함께 1주일에 한번 6주간[0주에서 6주까지])를 받았다. 실험 장치를 그림 19.20A에 나타냈다. 참여자는 직경 5㎝의 공을 잡고, 그것을 자기가 선택한 속도로 세 가지 조건하에서 목표물로 20㎝ 이동시켰다. 세 가지 조건은 마비가 없는 팔에 의한 한손 움직임(UN), 마비측 팔에 의한 한손 움직임(UP) 및 마비측과 비마비측의 양손 움직임(BN/BP)이다. 양손에 의한 팔 뻗기를 하는 동안에, 참여자는 양팔의 움직임을 동시에 시작하여, 양손으로 공을 잡도록 요청받았다. 안전벨트가 보상적 몸통 움직임을 방지하였다.

운동학적 분석에서는 이동시간(MT)과 속도 피크의 수(NVPs), 최대 팔 뻗기 속도(Vmax) 및 궤적의 직진성(DT : directness of trajectory)을 포함하는 움직임의 분절적 특성을 측정하였다. 결과(그림 19.20B에 나타냈다)는 양손으로 팔 뻗기를 시행하면, 한손으로 팔 뻗기를 시행하는 경우와 비교하여, 더 분절화된 움직임에 의해서 더 천천히 수행된다는 것을 실증하였다. 회복에 관해서는 8회의 세션에 걸쳐서 평균하여, 양팔의 움직임은 더 원활하고, 더 빠르고, 그리고 더 안정하게 되었다.

게다가, 움직임 특성은 한손 조건과 양손 조건의 양쪽에서, 마비측 손과 비마비측 손 양쪽이 유사하였다. 그러나, 처음에는(재활의 첫 3주일), 양손 뻗기 동안에, 마비측 팔과 비마비측 팔이 비대칭적으로 동작하였고, 그 후 양손의 운동학은 비슷해졌다. 저자들은 팔 뻗기의 개선은 자연회복(회복의 첫 4주 동안에 최대이다)(Krakauer, 2006)과 연습 의존성 신경 가소성(Metrot et al., 2013) 양쪽의 조합인 것 같다.

뇌줄중 후 반신불완전마비가 있는 성인에 대한 조사결과와 마찬가지로, Utley와 Sugden(1998)은 뇌성마비가 있는 아동이 양손으로 팔 뻗기를 하고 있는 동안에, 양팔 뻗기 과제 중에 이환된 팔은 속도가 높아지고, 이환되지 않은 팔은 속도가 낮아져, 결과적으로, 팔 사이 결합이 커졌다고 보고하였다. 흥미롭게도, 속도는 양손 과제 중에 협응이 개선될지도 모른다.

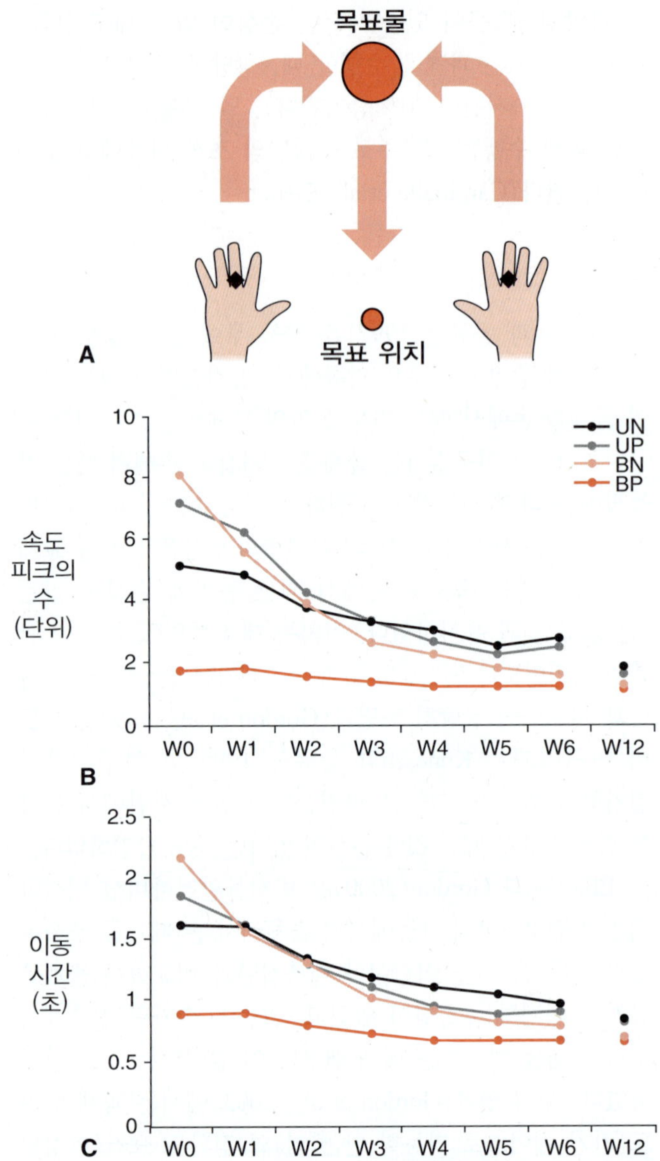

그림 19.20 **(A)** 뇌졸중 후의 양손 기술의 회복을 조사하는데 사용된 실험 장치. **(B)** 비마비측 손(*UN*이라 표시하고 *흑색*으로 나타냈다) 및 마비측 손(*UP*라 표시하고 *회색*으로 나타냈다)으로 수행된 한손 과제와 비마비측 손(*BN*이라 표시하고 *옅은 주황색*으로 나타냈다) 및 마비측 손(*BF*라 표시하고 *짙은 주황색*으로 나타냈다)으로 수행한 양손 과제에 대한 속도 피크의 수. 표준적인 재활의 3주 후의 속도 피크 수**(B)**와 이동시간**(C)**의 안정기(plateau). (Metrot J, Mottet D, Hauret I, et al. Changes in bimanual coordination during the first 6 weeks after moderate hemiparetic stroke. Neurorehabil Neural Repair 2013;27:251–259에서 변경).

Hung 등(2004)은 편마비성 뇌성마비가 있는 아동(평균연령 13세)과 10명의 연령을 일치시킨 전형적으로 발달 중인 어린이의 양손 과제 동안의 이환된 손과 이환되지 않은 손의 협응을 조사하였다. 어린이들은 한손으로 앞쪽으로 뻗어서 서랍을 열고, 반대쪽 손으로 서랍 안에 있는 조명 스위치를 작동시키도록 요청받았다. 편마비성 뇌성마비가 있는 아동은 전형적으로 발달 중인 어린이보다 느렸고, 협응이 불충분하였다. 그러나, 과제를 가능한 한 빨리 완료하도록 요청받은 경우, 속도가 빠를수록, 양손 협응이 용이해졌다.

마지막으로, Klevberg와 동료들(2018)은 편측성 또는 양측성 뇌성마비가 있는 아동의 양손 수행능력의 발달을 조사하였다. 그들은 19개월에서의 양손의 기능(수동 능력 분류 시스템[Mini-MACS/MACS], 보조하는 손의 평가[Assisting Hand Assessment: AHA], 또는 양손 평가[Both Hands Assessment : BoHA]의 과제 수행능력이, 뇌성마비에서의 손 사용의 발달을 예측한다는 것을 발견하였다.

편측 뇌성마비와 양측 뇌성마비의 양쪽에서, Mini-MACS/MACS의 레벨 1로 분류되고, AHA 또는 BoHA에서 고득점을 획득한 어린이들은 수행능력의 최고 한도에 도달하였다. 전체적으로, 양측성 뇌성마비가 있는 아동은 편측성 뇌성마비가 있는 아동보다 더 손상이 많았고, 대칭적인 손 사용을 보여준 어린이는 최고의 발달한계에 도달하였다.

병변과 같은 쪽 반신불완전마비가 없는 팔의 뻗기와 움켜잡기 Reach and Grasp in the Ipsilesional Nonhemiparetic Limb

전통적으로, 편측성 대뇌병변과 연관성이 있는 기능장애는 병변 반대쪽의 팔다리에 한정된다고 생각되어 왔다. 그러나, 이 장의 많은 연구에서 지적하고 있는 것처럼, 연구자들은 반신불완전마비가 없는 쪽과 병변과 같은 쪽 팔의 뻗기 능력에 영향을 미치는 미묘한 결손을 발견하고 있다(Giulliani et al., 1993; Gordon et al., 1999; Haaland et al., 2004; Nowak et al., 2007; Quaney et al., 2005; Sunderland, 2000). 예를 들어, 병변과 같은 쪽에 있는 반신불완전마비가 없는 팔에서의 운동문제를 조사하는 연구에서는 근력저하가 비마비측과 마비측 팔 양쪽에서 팔 뻗기 문제에 원인을 제공하는 요인이라고 시사하고 있다(Giulliani et al., 1993). 다른 연구에서는 편측성 대뇌반구 병변에 이어지는 병변과 같은 쪽에 있는 비마비측 팔 뻗기 문제에는 다른 요인도 관여할지도 모른다는 것을 알게 되었다.

뇌졸중의 중증정도는 더 손상된 손 또는 덜 손상된 손을 실생활의 팔 뻗기 상황에서 사용되는 정도를 결정하는 주요 요인이다. Demartino와 동료들(2019)은 경증 또는 중등도의 뇌졸중이 있는 사람들은 손가락으로 움켜잡기(28.8%)와 비교하여, 전체 손을 안정화시키기 위해 마비측 팔을 더 자주 사용하는(71.2%) 경향이 있다는 것을 발견하였다. 이러한 소견은 중등도 집단에서는 마비측 팔다리와 비마비측 팔다리의 양쪽에서 보여주었으나, 경증 집단에서는 마비측 팔에서만 나타났다. 게다가, 비마비측 팔에 의한 손가락으로 움켜잡기는 경증의 뇌졸중이 있는 사람에서만 팔을 뻗어 움켜잡는 동작을 하는 동안에 더 자주 관찰되었다. 마지막으로, 이 연구에서는 중증의 뇌졸중이 있는 사람의 마비측 손의 자발적인 사용이 제한되어 있다는 것을 보여주었다.

Gordon 등(1999)은 편마비성 뇌성마비를 가진 아동의 이환된 손과 이환되지 않은 손 양쪽으로 물체를 조작하는 동안 손가락 끝 힘의 협응을 연구하였다. 그들은 이환되지 않은 손의 쥐어서 들어올리기 동작의 우선순위 부여(sequencing)에 미묘한 결손이 있다는 것을 발견하였다.

Sunderland(2000)는 급성 뇌졸중 후의 24명의 병변과 같은 쪽 민첩성과 행위상실증(실행증)을 연구하였다. 모두가 민첩성과 행위상실증에 대한 검사에서, 병변이 있는 같은 쪽 손에 초기의 결손을 나타냈다. 그러나, 대부분은 뇌졸중 후 6개월까지에는 회복하였다. 왼쪽 대뇌반구 손상이 있었던 7명 모두가 병변과 같은 쪽 민첩성과 행위상실증과 관련된 지속적인 문제를 계속해서 나타냈다.

뇌성마비를 가진 아동과 편측성 뇌졸중이 있었던 성인에서 볼 수 있는 손 기능의 양측성 기능장애는 가쪽겉질척수로 섬유의 10~30%가 교차되어 있지 않다는 것을 고려하면, 놀라울 일이 아니다. 이들 데이터는 한쪽 대뇌반구에 영향을 미치는 병변을 가진 사람에서의 손 기능의 양측성 장애의 해부학적 기질(anatomical substrate)이 존재한다는 것을 뒷받침하고 있다.

행위상실증(실행증)
APRAXIA

바로 앞의 절에서는 비정상적인 팔 뻗기와 움켜잡기에 대한 논의는 그 구성요소인 주시(visual regard), 팔 뻗기, 움켜잡기, 도수조작 및 손 떼기의 각각에 대한 문제의 조사와 관련되어 있었다. 그러나, 단순한 일상적인 과제에서 팔을 사용하는 것은 이들 구성요소를 단순히 합한 것 이상의 것이다. 이들 구성요소를 하나의 행동계획으로 통합할 필요가 있다. 행동계획은 그 계획의 개념적 내용을 그 계층적 및 순차적 조직과 함께 명시한다(Poizner et al., 1990). 왼쪽 대뇌겉질에는 고차원의 운동 프로그래밍 또는 행동계획의 형성에 특화된 구조가 포함된다(Schwartz et al., 1991).

연구자들은 왼쪽 대뇌반구 손상이 있는 사람이 범한 오류의 유형을 분석함으로써, 이들 운동프로그램의 본질을 연구하여 왔다. 이 특화된 왼쪽 대뇌반구의 기능부전으로부터 생기는 장애는 행위상실증이라 불려왔다. 광범위하게 연구되어온 행위상실증의 하나의 유형은 이마엽성 행위상실증(frontal apraxia)(Luria, 1966) 또는 이마엽 실행 장애(frontal lobe executive disorder)(Wilkins et al., 1987)라고도 불리는 관념행위상실증이다. 이것은 근력저하, 협응운동 장애 또는 감각 상실, 또는 빈약한 언어 이해력 또는 명령에 대한 부주의에 기인하는 것이 아닌 움직임 실행 장애이다.

이 장애를 이해하기 위해서는 장애가 없는 성인이 하나의 과제를 수행하려고 할 때, 무엇이 일어나는지를 먼저 알아보는 것은 도움이 된다. 첫 단계에는 과제를 수행하기 위한 의사를 결정하고, 다음으로 행동계획을 세우는 것이 수반된다. 행동계획의 필수 요건은 최종 목표를 달성하기 위해 필요한 다중행동(nested actions)의 계층적 그리고 순차적 조직화와 더불어 행동목표를 명시하는 것이다. 활성화된 행동계획에 의해서 규정되는 것 같은 의도(intention)는 모든 목적이 있는 행동의 필수적인 특징이다. 이마엽성 행위상실증의 의도 장애의 핵심은 행동계획의 하향식 수립의 약화 – 즉, 행동계획 완성에 대한 의도를 유지할 수 없다는 가설이 세워져 있다(Schwartz et al., 1991).

행동하려는 의도는 지속될 수 없기 때문에, 관계가 없는 물체가 행동계획에 강력한 영향을 미치며, 이것은 수많은 수행 오류로 이어진다. 연구자는 행동계획 내의 계층적으로 조직화된 행동단위의 개념에 기초하여, 수행 오류를 부호화하기 위한 시스템을 개발하기 시작하고 있다. 이들의 연구는 뜨거운 커피에 버터를 넣는 것; 옷을 뒤쪽으로 입거나 뒤집어 입는 것; 빈 컵으로부터 마시는 것; 면도, 양치질, 또는 머리 빗기와 같은 활동을 하는 동안의 핵심이 되는 단계를 빼먹는 것; 시리얼을 먹는 데 포크를 사용하는 것; 면도기에 치약을 바르는 것; 칫솔로 윗입술과 턱을 문지르는 것; 치약을 먹는 것; 그리고 셔츠에 팔의 냄새제거제를 뿌리는 것을 포함하는 일반적인 일상생활활동을 수행하는 동안 오류를 열거하고 있다(Schwartz et al., 1991). 고전적인 논문에서 Luria(1966)는 담배를 피우는 습관적인 동작을 하려고 양초에 불을 붙여서 그것을 입속에 넣는 이마엽 행위상실증이 있는 사람의 행동을 설명하고 있다.

Haaland와 동료들(Wetter et al., 2005)은 왼쪽이나 오른쪽 대뇌반구 손상이 있고, 행위상실증이 있거나 없는 성인에서, Jebsen–Taylor의 손의 기능검사를 사용하여, 민첩성을 비교하였다. 민첩성의 기능장애는 오른쪽과 왼쪽 대뇌반구 손상에서 비슷하였다. 그러나, 왼쪽 대뇌반구 손상과 행위상실증이 있는 사람은 왼쪽 대뇌반구 손상은 있으나 행위상실증이 없는 사람보다 더 큰 기능장애를 나타내어 보였다.

Pizzamiglio와 동료들(2020)은 행위상실증의 유무에 관계없이, 왼쪽 뇌졸중이 있는 사람의 팔을 뻗어 움켜잡는 과제 동안에, 손의 움직임에서의 지각적 및 행동관련 요인을 조사하였다. 참여자는 컵의 상부 또는 하부를 움켜잡고, 그것을 들어 올리거나 또는 뒤집도록 지시를 받았다. 그 결과, 과제가 완료될 때, 손의 위치가 편안하거나 또는 불편하였다(최종 상태는 편안하다). 초기의 손–컵 방향성과 최종상태 편안함 사이의 호환성이 동작 선택에 미치는 영향을 조사하였다. 뇌졸중과 행위상실증이 있는 사람은 뇌졸중이 있으나 행위상실증이 없는 참여자 및 연령을 일치시킨 건강한 참여자 양쪽을 비교하여, 최초의 방향성과 최종상태의 편안함 사이의 호환성이 낮은 경우, 오류의 증가와 반응의 지연을 보여주었다.

팔의 장애를 이해하기 위한 사례연구 접근법
A CASE STUDY APPROACH TO UNDERSTANDING UPPER-EXTREMITY DISORDERS

Jean J 와 Genise T.: 뇌혈관사고 후 팔을 뻗어 움켜잡기의 문제
Reach-and-Grasp Problems Following Cerebrovascular Accident

팔의 기능장애는 뇌졸중 후에 일반적이며, 급성기 환자의 85%가 팔에 영향을 미치는 기능적 결손을 나타내고, 한편 만성 뇌졸중을 가진 사람의 40%가 이들 기능장애를 계속해서 갖고 있다(Parker et al., 1986). 그러나, 문제의 유형은 병변의 위치에 따라 다르다.

뇌졸중 후 5년이 된 우리 환자인 Jean J의 사례에서는 그녀의 오른쪽 마비된 팔의 뻗어서 움켜잡는 동작은 이동 속도의 저하와, 근육 활동의 비정상적 패턴으로 인해서 움직임 궤적의 원활성과 협응성의 결여로 특징지어진다(Alt Murphy et al., 2011). 협응된 팔의 움직임 결손은 그녀의 병변 반대쪽 팔에서 가장 명백하고, 경직, 근력저하 및 정형적인 움직임 패턴과 함께 일어난다. Jean은 그녀의 오른쪽 팔의 기능이 매우 제한되어 있다. Jean이 이환된 팔을 뻗을 때, 움직임 궤적은 분할되고 관절사이 협응 손상으로 인해서 변동성이 증가한다. 그녀는 손가락을 펴는 능력이 제한되어 있기 때문에, 움켜잡기에 심한 손상이 있고, 힘을 조정하는 능력의 기능장애로 인해서 힘의 변동성을 나타내고 있다.

Genise는 뇌졸중 직후에, 오른쪽 팔이 완전히 마비되어 있다. Genise는 뇌졸중 후 4일에서, 움직임이 굽힘근 공동작용 상황 내에서 시행되는 부분적인 팔꿈치와 손가락 굽힘으로 한정되어 있으나, 움직이는 능력을 발달시키고 있다. 뇌졸중 후 1개월에서, 그녀의 불완전마비는 여전히 매우 심각하고, 경직이 증가하여 있다. 그녀가 마비된 팔의 근육을 동원하는 능력은 개선되었지만, 움직임은 여전히 팔꿈치, 손목 또는 손가락에서 폄근을 동원하는 능력이 없는 굽힘근 공동작용 패턴으로 한정되어 있다. 뇌졸중 후 6개월에서, 굽힘근의 공동작용 패턴이 여전히 우세하지만, 그녀의 위팔 수의운동은 계속해서 개선되고 있다. 팔꿈치와 팔목에서 그녀의 마비측 팔의 수의적 폄은 막 나타나기 시작하고 있다.

Jean 또는 Genise의 경우는 그렇지 않지만, 뇌졸중이 있는 많은 환자는 시야결손(같은 쪽 반맹; homonymous hemianopsia)이나 반부주의(시각무시; visual neglect와 시각소멸; visual extinction)와 같은 시각 문제를 갖고 있으며, 이것은 병변과 반대쪽의 반시야(hemifield)에 제시된 물체에 팔을 뻗어 움켜잡는 능력에 영향을 미칠 것이다. Jean과 Genise 두 사람 모두가 몸감각계 내에 다른 감각기능장애를 갖고 있으며, 이것은 팔 뻗기, 움켜잡기 및 도수조작을 상당히 손상시킨다.

Jean은 그녀의 반신불완전마비가 있는 팔에 통증과 종창을 포함하는 팔 기능의 조기회복을 방해하는 몇 가지 합병증을 갖고 있었다. 뇌졸중이 있는 환자의 대략 15%가 움직일 때의 통증과 어깨와 손의 양쪽에서 가동범위의 상실을 포함하는 어깨-손 증후군을 갖고 있다. 중증의 증상 사례에서는 안정 시 통증이 있다. 어깨-손 증후군이 오래 지속되면, "동결" 어깨(frozen shoulder)로 이어질 수 있다. 뇌졸중 후 어깨통증의 기저에 있는 원인에 관한 합의는 없으며, 치료방법에 대한 합의도 없다(Cailliet, 1980; Davies, 1985; Partridge et al., 1990; Roy, 1988).

Mike M: 파킨슨병에서의 팔을 뻗어 움켜잡기의 문제
Reach-and-Grasp Problems in Parkinson's Disease

운동완만(bradykinesia), 또는 느린 움직임은 파킨슨병의 전형적인 증상이며, Mike의 팔 기능에 상당한 영향을 미친다. 그의 움직임은 그의 나이와 비슷한 사람에서 기대한 것보다 느리다. 그러나, 그의 팔 뻗기와 움켜잡기의 기능장애는 과제에 따라 다르다. 예를 들어, 그가 빠르고 정확한 움직임을 수행하고 있을 때, 힘의 조정과 관련된 팔 뻗기 기능장애가 가장 분명하다. 이와는 대조적으로, 단순한 운동과제에서, 또는 속도와 정확성이 중요하지 않은 느린 움직임을 하는 동안에, 그는 팔 뻗기와 움켜잡기의 양쪽의 훨씬 양호한 조절을 나타낸다.

Mike는 그가 선호하는 속도로 팔을 뻗어 움켜잡는 움직임을 수행할 때, 또는 움직임의 진폭이 작을 때, 손상이 적어진다. 게다가, 그가 팔 뻗기와 움켜잡기를 하는 동안에 외부교란에 적응하는 능력은 자기 생성된(자연 발생의) 교란에 적응하는 것보다 손상이 적어진다. 그러나, 모든 과제에 걸쳐서, 그는 복수 관절을 협응시키는 능력이 저하되어 있다. 게다가, 떨림(tremor)은 힘 궤적의 붕괴를 야기한다. Mike는 악력을 발휘하는 데 시간이 오래 걸리고, 물체를 들어 올릴 때, 그것이 미끄러지지 않도록 하기 위해, 과도한 악력을 사용한다. 그러나, 놀랍게도, Mike는 물체의 중량 변화에 맞춰서 힘을 조정하는 능력을 보유하고 있다. 마지막으로, 그는 물체에서 손을 뗄 때 어려움이 있다.

약물치료는 Mike의 팔 기능에 강력한 영향을 미친다. 그가 복용하는 약물은 팔 뻗기 능력을 개선하지만, 움켜잡기는 개선하지 못한다. 약물 투여 동안에는 그의 움직임 속도는 증가하고, 이것은 자기 생성(스스로 만들어낸 움직임과 정확성의 증가를 필요로 하는 움직임에서 가장 명백하다. Mike의 떨림은 특히 투약효과가 떨어질 때, 그의 팔 기능을 상당히 방해한다.

John C: 소뇌 병리 후 팔을 뻗어 움켜잡기의 문제 Reach-and-Grasp Problems Following Cerebellar Pathology

소뇌 손상은 움직임의 방향, 진폭, 속도 및 힘의 오차에 의해서 특징지어지는 측정이상(dysmetria)을 야기한다. John은 운동실조(ataxia)가 있다. 따라서, 팔을 뻗어 움켜잡는 과제를 하는 동안에, 그의 움직임은 느리고 덜 정확하여 움직임 궤적에 변동성이 증가한다. 물체에 팔을 뻗을 때, 또는 목표물을 손가락으로 가리킬 때, 그는 목표물에 미치지 못하거나(그가 느리게 움직인다면) 또는 목표물을 지나쳐버리거나 한다(그가 빨리 움직인다면). 게다가, 그의 움직임은 다양한 관절에서 동시적으로 일어나기보다는 순차적으로 일어나기 때문에, 움직임이 분할된다(움직임의 분해). John이 고정되어 있는 물체에 팔을 뻗을 때, 눈과 손 양쪽의 움직임은 부정확하다. 게다가, 움직이는 물체에 팔을 뻗을 때, 그는 목표물의 속도에 맞출 수 없고, 따라서 팔 뻗기와 추적할 때 부정확성을 나타내어 보인다.

Thomas: 뇌성마비에서의 팔을 뻗어 잡기의 문제 Reach-and-Grasp Problems in Cerebral Palsy

자세조절과 이동성 기능에 영향을 주는 다리의 문제에 더하여, 경직성 양쪽마비(diplegia)가 있는 우리의 7세 어린이인 Thomas는 팔에 기능장애를 갖고 있다. 뇌성마비가 있는 아동에서 손 기능의 수준은 불완전마비, 경직 및 협응장애와 같은 운동기능 장애의 중증정도 및 감각상실의 정도를 포함하는 많은 요인에 좌우된다(Ohata et al., 2008).

Brændvik 등(2010)은 팔꿈치, 아래팔 및 근력 저하와 아울러서, 손목과 팔꿈치에서 제한된 능동적인 뒤침(회외) 범위의 조합이, 편마비 또는 양측마비 형태의 뇌성마비를 가진 아동이 양손을 쓰는 활동에서 실제 양손 사용에서의 차이의 74%를 설명한다고 보고하였다.

우리는 어떠한 종류의 팔 뻗기와 움켜잡기의 문제가 Thomas에게 있다고 보는가? 그의 이동시간(MT)은 팔 뻗기와 움켜잡기를 하는 동안 지연된다. Thomas는 그가 팔 뻗기 궤적을 바꿀 때, 그는 바로 균형을 상실하기 때문에, 움직이는 목표물에 팔을 뻗을 때 특히 어려움이 있다. 그는 팔 뻗기를 하는 동안, 예측하여 움켜잡기 위한 손의 모양 만들기가 서투르다. 게다가, 악력과 부하력은 협응이 되지 않는다. 그는 불충분한 운동조절을 보상하기 위해 물체를 들어 올릴 때, 과도한 악력을 사용한다. Thomas는 정밀쥐기를 필요로 하는 과제를 수행하는 것을 처음으로 학습할 때 어려움이 있다. 그러나, 연습에 의해서, 그는 물체에 대한 내부표현을 발달시킴에 따라 상당히 개선된다.

감각기능 및 운동기능의 장애 양쪽이 뇌성마비를 가진 다른 아동에서와 같이, Thomas에서의 팔 뻗기, 움켜잡기 및 도수조작 손상의 원인이 된다. 신경근육 기능장애에는 근력저하, 경직, 비정상적 공동작용, 근육 불균형 및 협응장애가 포함된다. 감각 문제에는 입체감각 인식(stereognosis), 2점 식별감각 및 위치감각 손상이 포함된다.

Malachi: 중증 근육긴장성 경직성 뇌성마비에서의 팔을 뻗어 움켜잡기의 문제 Reach-and-Grasp Problems in Severe Dystonic Spastic Cerebral Palsy

자세조절과 팔 분절의 양쪽에서 Malachi가 팔 뻗기, 움켜잡기 및 도수조각 과제를 수행하는 능력이 제공되는 외부로부터의 몸통 지지의 양에 따라, 크게 달라진다는 것을 보여주고 있다. 지지가 없으면, Malachi는 본질적으로 물체에 팔을 뻗거나 물체를 움켜잡거나 손으로 조작하는 능력이 없다. 게다가, 그가 물체 위치를 시각적으로 찾아내고 추적하는 능력은 불충분한 머리 조절로 인해서 제한된다. 지지에 의해서, 머리 조절과 팔 기능은 급격히 향상된다. 그는 심하게 이환되어 있기 때문에, 팔의 기능은 몸통의 완전한 지지가 제공될 때(어깨 높이에서 지지) 최상이다. 그러나, 이 높이의 지지일지라도 머리 조절은 간헐적이다.

Sue: 다발성경화증에서의 팔을 뻗어 움켜잡기의 문제
Reach-and-Grasp Problems in Multiple Sclerosis

Sue는 주로 그녀의 다리에 영향을 미치는 중간 정도의 중증 재발-완화형 다발성경화증(relapsing-remitting multiple sclerosis)을 가진 66세 여성이다. Sue는 모든 일상생활 활동에서 자립하고 있고, 필의 과세에 거의 어려움이 없다고 보고하고 있다. 그녀는 자기 팔에 정상적 근력과 가동범위를 갖고 있으며, 그녀의 협응 검사에서 끝점 정확성에 약간의 문제만 있다. 9공 페그 검사(9-Hole Peg test)에 대한 그녀의 팔 수행능력은 또래 여성에서 기대되는 것보다 약간 느릴 뿐이다. 따라서, Sue의 팔 기능은 아주 온전하다.

요약 SUMMARY

1. 팔 뻗기, 움켜잡기 및 도수조작에 관한 문제는 신경 병리가 있는 사람 대부분의 공통된 연구결과이다.
2. 이들 문제의 원인을 이해하는 것은 팔 뻗기, 움켜잡기 및 도수조작 기술에 영향을 미치는 신경 기질 사이의 많은 상호작용 때문에 복잡하다.
3. 팔 뻗기와 움켜잡기의 중요한 측면은 목표물의 위치를 찾아내고, 팔 뻗기에 앞서 그 목표물에 대한 시선을 유지하는 능력이다.

   목표물의 위치 찾아내기와 시선 안정화에 영향을 미치는 문제에는 (a) 안구운동계 내의 손상 때문에 시각 주도의 안구운동의 붕괴; (b) 머리 움직임에 반응하여 눈 움직임의 안뜰-안구반사 조절을 붕괴시키는 안뜰계에 대한 손상; 및 (c) 소뇌 손상 때문에 안뜰-안구반사를 과제 요구의 변화에 적응시키지 못하는 것이 포함된다.
4. 목표물 위치 찾아내기에 영향을 미치는 시각 결손도 또한 눈과 손의 운동계 사이의 상호작용 때문에, 손의 운동기능에 영향을 미치는 것처럼 보인다.
5. 손상된 관절사이 협응은 많은 유형의 신경 병리에서 일반적이고, 팔 뻗기 및 움켜잡기 동안에 만들어진 움직임의 타이밍과 궤적의 양쪽에 영향을 미친다. 게다가, 신경 병리가 있는 대부분의 사람은 이동시간(MT)의 지연을 나타낸다.
6. 감각 기능장애도 또한 팔 뻗기, 움켜잡기 및 도수조작에 영향을 미칠 수 있다. 감각 기능장애는 진행 중인 쥐어서 들어올리기 과제 동안에, 들어 올린 물체가 미끄러지는 것에 반응하여, 힘을 조정하는 것에 영향을 미칠 수 있다. 게다가, 감각 기능장애는 이어지는 들어올리기에서의 힘 조정에 중요한 내부 표현의 형성에 영향을 미칠 수 있다.
7. 인지 기능장애, 특히 주의자원의 기능장애는 중추신경계 병리가 있는 대부분의 사람에서 보고되어 있다. 팔의 과제는 신경 병리가 있는 사람에서는 기능장애가 없는 사람과 비교하여, 주의자원의 증가를 필요로 하고, 다른 주의를 요구하는 과제와 조합하여 수행될 때, 이중과제 간섭을 초래한다. 이중과제 간섭의 정도는 신경 병리의 위치와 중추신경계 병리의 중증정도는 물론, 수행될 과제의 특정 조합에 따라 달라진다. 연습과 약물치료가 이중과제 간섭에 미치는 영향은 환자집단 전체에 걸쳐서 변화할 수 있다.
8. 각 대뇌반구는 목표지향적인 수의운동 조절에서 특수화된 역할을 갖고 있다. 오른쪽 대뇌반구는 정확성을 고도로 요구하는 과제에서 목표로 하는 움직임의 조절에 영향을 주는 움직임 조정에 대한 시각적 되먹임을 처리하는 역할을 갖고 있는 것 같다. 이와는 대조적으로, 왼쪽 대뇌반구는 특히 팔 뻗기 움직임의 탄도 요소(ballistic components)와 관련된 움직임 단계의 타이밍과 순서배열을 포함하는 운동 프로그래밍의 몇 가지 측면에서 역할을 수행하는 것처럼 생각된다.
9. 전통적으로, 연구자는 한쪽 대뇌 병변이 병변 반대쪽 팔다리에서 나타난다고 주장하였다. 이제, 연구자들은 또한, 비마비 쪽에 팔을 뻗는 능력에 영향을 주는 감지하기 힘든 결손도 발견하고 있다.
10. 왼쪽 대뇌반구에 대한 손상은 행위상실증, 근력저하, 협응 불능, 감각상실, 빈약한 언어이해, 또는 명령에 대한 부주의에 의해서, 설명할 수 없는 움직임 실행 장애를 야기할지도 모른다. 이 장애의 핵심은 행동계획의 하향식 입안(top-down formulation)의 약화(즉, 행동계획의 완료에 대한 의지를 유지할 수 없는 것)일지도 모른다. 결과적으로, 관계가 없는 물체가 행동계획에 강력한 영향을 미치고 수행의 오류로 이어진다.

제 20 장

팔 뻗기, 움켜잡기 및 도수조작 장애를 가진 환자의 임상관리

Clinical Management of the Patients with Reach, Grasp, and Manipulation Disorders

Susan V. Duff
Jaya Rachwani
Victor Santamaria

학습목표

이 장을 학습하면 독자는 다음과 같이 할 수 있다.

1. ICF(International Classification of Functioning, Disability and Health)와 잡기 장애의 평가와 치료에 대한 시스템의 틀 양쪽의 평가와 치료에 대한 임상적 의미를 논의한다.
2. 잡기 평가를 위한 임상시험과 측정을 논의하고, 신경학적 집단에서의 이들 검사의 심리 측정 특성에 관한 증거를 고려한다.
3. 팔 뻗기, 움켜잡기 및 도수조작 기술을 포함하는 기능적 잡기를 개선하기 위한 과제지향적 접근법을 설명한다.
4. 신경학적 집단에서의 물체 잡기 훈련과 관련된 최선의 연습을 위한 증거를 검토한다.

서론 INTRODUCTION

팔 뻗기, 움켜잡기 및 도수조작 장애는 일상생활에서 수행되는 생활상의 역할 및 활동에의 참여에 영향을 미친다. 이와 같이, 이들은 신경학적 병리를 가진 사람의 재활에 관여하는 임상의를 위한 치료중재의 주요 초점이 된다. 그러나, 재활에서의 시간적 제약은 채택한 평가와 중재 전략의 수에 영향을 미친다. 따라서, 각 평가로부터 얻은 투여 시간(administration time) 및 정보를 고려해야 한다. 기준치에서부터의 변화의 원인이 되는 유효성분을 식별하기 위해 치료를 주의 깊게 평가하는 것도 매우 중요하다(Whyte & Hart, 2003). 이 장에서 의도하는 것은 독자가 평가기준을 선택하고 신경학적 병리에 기인하는 물체의 잡기 장애를 가진 사람을 위한 치료전략을 설계하도록 유도하는 연구근거를 검토하는 것이다.

이 책 전체를 통해서 설명된, 과제지향적 접근법의 개념적 틀은 기능수행, 능력장애 및 건강에 관한 국제 분류(ICF)의 시스템 틀에 기초하고 있다. 물체의 잡기는 다면적이다. 따라서, 팔 뻗기, 움켜잡기 및 도수조작 장애에 대한 검사 및 중재에는 ICF의 모든 수준을 포함할 수 있다. 예를 들어, 근력, 가동범위(ROM) 및 감수성은 당연히, ***신체, 구조, 기능***의 범주로 분류된다. 민첩성 및 일상생활 활동(ADLs)의 평가는 흔히, 이 ***활동***의 범주에 들어간다. 마지막으로, 카드놀이 또는 골프 치기와 같은 팔 뻗기, 움켜잡기 및 도수조작이 수반되는 레크리에이션 활동에 관여하는 것은 흔히 ***참여***(Participation)의 범주에 들어간다. ICF와 시스템 틀에 기초하는 증거에 기초한 진료를 제공하는 것은 임상의가 세심한 평가기준을 선택하고, ICF의 모든 수준에서의 효과적인 치료전략을 채택하는 것을 필요로 한다. 게다가, 기능이 평가되고 치료되는 환경상황(예를 들어, 감각조건 및 인지부하)에 변화를 주는 것은 ICF와 시스템의 틀 양쪽의 필수적인 부분이다.

이 장에서는 다른 장에서 소개된 몇 가지 사례연구를 참조하여, 전체를 통해 설명되어 있는 요점을 예시한다. Jean은 6년 전에 왼쪽 대뇌반구에 뇌졸중을 일으킨 우리 환자이다. 그녀는 ADL의 결손과 오른팔의 부적절한 사용에 계속해서 대처하고 있다. 그녀는 분리된 팔 움직임을 하고 있고, 그런데도 움직임은 여전히 약하고 협응이 되지 않는다.

Genise는 중간대뇌동맥의 뇌졸중이 지속되고 있고, 회복의 급성기에 있는 우리 환자이다. 세 번째 사례인 Tim은 정규 유치원에 다니고 있는 4.5세의 소년이고, 섬세한 운동기술에 대한 우려 때문에, 유치원 선생에 의해 치료를 의뢰받았다.

Tim은 임신 28주에서 조산으로 태어났다. 그는 잡기 과제를 위해 오른손을 선호하고, 엄지손가락을 교차시켜 크레용을 잡는다. 그는 모양을 추적하는 것이 어렵고 시각 모델로부터 문자와 숫자를 베끼기 시작하는 동안, 그는 흔히 선택된 문자를 뒤바꾸거나 다양한 크기의 문자를 사용한다. 그는 또한 옷의 지퍼를 올리는 것, 구두끈을 매는 것 그리고 다른 도수 과제를 수행하는 데 어려움이 있다.

마지막으로, 우리에게는 종종 느린비틀림운동이 수반되는 뇌성마비를 가진 3.7세의 남자 아동인 Malachi가 있다. 특히 그는 몸통 근육긴장 저하 및 양쪽 다리의 경직과 더불어 불수의운동장애성–경직성 사지마비, 혼합 뇌성마비(느린비틀림운동 및 긴장이상성 구성요소)를 나타내고 있다. 그는 양 손목을 통해서 약간의 근육긴장항진이 있지만, 완전한 가동범위(ROM)를 갖고 있다. 그의 주된 목표는 팔(UE) 기능을 유지하기 위해 몸통조절을 개선하는 것이다.

이 장의 전반에서는 팔 기능 검사에 초점을 맞추고 있다. 우리들은 심리측정학적 특성을 검토하고 어느 검사가 재활로 들어가는 시점에 기초하여 가장 유용한지를 논의한다. 이 장의 후반에서는 (a) 팔의 기능을 제한하는 기저에 있는 기능장애를 개선하는 것, (b) 한손 또는 양손으로 하는 기능과제를 수행하기 위해 사용되는 효과적이고 효율적인 전략과 움직임의 구성요소를 개발하는 것, 그리고 (c) 일상생활 활동과 생활의 역할에 대한 참여를 증가시키기 위해, 기능적 과제의 수행을 변화하는 과제와 환경요구에 적응시키는 능력을 포함하는 기능적 능력을 개선하는 것을 겨냥한 중재 선택(option)을 검토하기 위해, 과제지향적 접근법을 사용한다.

검사 EXAMINATION

팔 기능의 포괄적인 평가는 팔 뻗기, 움켜잡기 및 도수조작의 손상이, 생활의 역할에 참여하는 사람의 능력에 미치는 영향으로 시작된다. 기능 평가에서 검사와 측정을 사용하여, 실제의 생활환경에서의 사람의 능력(ICF 틀에서의 ***수행능력***)과 표준(임상) 환경에서의 능력(ICF 틀에서의 ***능력***)을 판단한다. 검사에는 또한, 시각적 주시(visual regard), 팔 뻗기, 움켜잡기, 도수조작 및 손 떼기를 포함하는 기저에 있는 손으로 잡기 구성요소를 달성하기 위해 사용되는 전략의 평가도 포함된다(Duff, 2012). 마지막으로, 기능적 움직임 기술을 잠재적으로 제약하는 신체 구조와 기능에서 기저에 있는 기능장애가 검사된다.

다음의 절에서는 성인과 어린이의 팔 기능을 평가할 때 임상의가 이용할 수 있는 광범위한 표준화된 검사에 대해서 검토한다. 독자는 또한, 웹(web)에 기반을 둔 정보자원도 참조하게 된다. 많은 경우, ICF 틀 내의 검사를 분류하는 것은 어려울 수 있고, 흔히 논란이 많다. 많은 검사에는 ICF 내의 ***활동***(예를 들어, 개인에 의해 수행된 과제)으로 간주되는 항목과 ***참여***(예를 들어, 기능의 사회적 수준)와 관련된 항목이 포함된다. 검사가 표준화된 임상환경에서 수행될 때, 이것은 ***능력***(capacity)에 대한 ICF 개념을 측정하고, 그리고 이것은 사람이 자기 자신의 환경에서의 실제 수행능력(***수행능력***의 ICF 개념)을 예측할지도 모르고 예측하지 못할지도 모른다.

이 책에서는 검사는 자기의 환경에서 사람의 실제 행동(자기보고가 된 또는 관찰된)에 대한 정보를 수집할 때 참여의 하나의 척도(**수행능력**)로서 분류된다. 우리는 임상(표준화된)에서 수행된 검사와 측정을 활동의 척도(**능력**)로서 분류한다. 우리는 누구나가 이 접근법에 동의하는 것은 아니며, 많은 사람이 특정 검사 또는 측정을 분류하는 방법에 동의하지 않는다는 것을 인식하고 있다. 그러나, 우리는 이들 자료를 제시하기 위한 일관된 틀을 만들어내는 것은 중요하다고 생각한다.

잡기가 참여에 미치는 영향을 조사하다
Examining the Effect of Prehension on Participation

잡기 제한이 참여요소에 미치는 영향을 이해하는 것은 환자와 가족의 첫 면담을 하는 동안에 얻어진 객관적 또는 주관적 정보에 기초하고 있을 수 있다. 잡기 조절의 어려움은 생활의 역할(예: 학생 또는 주부)에 참여하는 능력에 중요한 영향을 줄 수 있으며, 이것이 갖는 개인적 중요성 때문에 검사에서 먼저 고려되어야 한다(Trombly, 1993).

첫 면담은 의학적 및 사회적 정보와 함께, 현재의 증상과 환자 또는 가족이 염려하는 주요 영역에 대한 정보를 수집하는 것을 목적으로 하고 있다. 면담에서는 그 사람이 수행하는 데 어려움이 있는 과제와 활동의 어떠한 제한에 대한 정보도 얻을 수 있으며, 또한 참여하는 능력에 대한 만족감에 관한 인식과, 문제(예: 근력저하)의 기저에 있는 원인에 관한 신념은 물론, 과제 수행능력에 영향을 주는 가족 및 문화적 가치에 대한 정보도 또한 치료결과에 영향을 미칠지도 모르기 때문에 조사되어야 한다. 예를 들어, 학교에서 자기가 신발 끈을 매는 어린이는 학교에 갈 준비를 할 때의 시간제약 또는 기능적 자립과 관련된 부모의 가치관 때문에, 이러한 일을 집에까지 가져가지 않을지도 모른다. 면담에 의해서, 임상의는 개인의 인식 상태에 대한 일반적인 감각을 익힐 수 있게 하고, 공식적인 검사를 위한 우선순위를 구성하고 확립하는 것을 도울 수 있다.

참여의 측정 *Measures of Participation*

대부분의 참여 측정은 팔 기능이 사회적 역할과 일상생활 활동 수행을 방해하는 정도를 판단하기 위해, 자기보고(개인 또는 그 대리인에 의해서)에 의존한다. 참여 제한은 개인이 자기 집 또는 지역사회 환경에서 과제를 수행하는 것에 대한 관찰을 통해서, 확인할 수 있다. 진료소 밖에서의 관찰은 용이하지 않기 때문에, 시뮬레이션이 된 가정과 지역사회 환경은 이러한 평가가 가능할지도 모른다.

성인과 소아의 측정. 참여를 조사하는 척도는 팔 기능에 한정된 것이 아니다. 어린이와 성인이 이용할 수 있는 일부가 아래에서 논의된다.

캐나다 작업수행능력 측정. 캐나다 작업수행능력 측정(Canadian Occupational Performance Measure : COPM; Carswell et al., 2004; Law et al., 1998)은 셀프케어, 생산성 및 여가에서의 환자 또는 간병인이 확인한 문제 영역을 식별하는 구조화된 면담에 기초하는 결과평가이다(Law et al., 2005). 3~5개의 가장 중요한 문제는 수행능력 및 만족도에 대해 1~10의 척도로 평가된다. 재평가할 때, 변화 득점이 2점 이상이면, 의미가 있다고 간주된다. COPM은 성인의 신경학적 집단(Karhula et al., 2013; Song et al., 2019)과 소아의 신경학적 집단(Brandão et al., 2014; Cusick et al., 2006, 2007; Ferre et al., 2015; Gillick et al., 2014)에서의 치료중재 후에 이어지는 관심사의 핵심영역과 개선의 지표를 식별하는 타당하고 신뢰성 있는 방법이다. 이것은 참여를 수반하는 상황에 기초한 훈련연구의 결과 척도로서 더 빈번하게 사용되고 있다(Anaby et al., 2018; Law et al., 2015). 이 도구는 제시된 대부분의 사례연구에 유용할 것이다.

지역사회 통합 설문지. 지역사회 통합 설문지(CIQ)는 가정과 사회의 통합 및 생산성 요인을 평가하기 위해 사용되는 15개 항목의 자기평가 또는 면담에 기초한 척도이다(Kaplan, 2001). 이것은 중등도에서 중증의 외상성 뇌 손상(TBI; Willer et al., 1993)을 입은 사람을 위해 설계되었으며, 이 집단과의 지역사회 통합을 조사하기 위해 계속 사용되고 있다(Sandhaug et al., 2015). 미국물리치료협회(APTA) 신경학적 물리치료(PT) 아카데미의 Stroke EDGE II 태스크포스는 외래환자 및 지역사회 재활 중에, TBI 집단을 위해 CIQ를 사용할 것을 권장하고 있다.

목표달성 척도. 목표달성 척도(Goal-Attainment Scaling: GAS)는 정신건강분야에서 사용하기 위해 도입되었고(Kiresuk & Sherman, 1968), 현재는 성인(Debreceni-Nagy et al., 2019; Quinn et al., 2014) 및 소아(Bloom et al., 2010; Cusick et al., 2006) 집단에서의 중재 중, 개별화된 목표의 설정 및 모니터링에 사용되고 있다.

그 절차는 다음과 같다. (a) 3~5개의 목표를 확인한다. (b) 목표의 중요성과 난이도에 가중치를 준다. 예상되는 성과는 5점 척도로 설정된다. −2 = 예상보다 훨씬 적다. −1 = 예상보다 어느 정도 적다. 0 = 환자가 의도된 치료 프로그램을 받는다면 달성이 예상한 수준이다. +1 = 예상보다 어느 정도 양호하다. +2 = 예상보다 훨씬 양호하다. 또 다른 평가와 분석방법도 존재한다(Krasny−Pacini et al., 2013; Turner−Stokes & Williams, 2010). 이 GAS는 우리들의 모든 사례연구에서, 치료가 그들의 목표에 미치는 영향에 관한 환자의 지각을 조사하는 데 매우 유용할 수 있다.

뇌졸중 영향 척도. 뇌졸중 영향 척도(Stroke Impact Scale : SIS)(Duncan et al., 2002)는 성인에서 자기보고에 의한 기능의 8개 영역(근력, 손의 기능, 이동성, ADL, 정서, 기억, 의사소통 및 사회참여)을 측정하는 59개 항목의 척도이다. 환자는 뇌졸중이 각 부분에 대한 5점 척도에 미치는 영향을 평가한다. Lin 등(2010)은 손 기능에 대한 MCID(Minimally Clinically Important Difference: 임상적으로 중요한 최소의 차이)가 17.8점이고, ADL/IADL에 대해서 5.9점이 된다는 것을 알게 되었다.

전문가 위원회는 만성뇌졸중의 임상 중재 시도에서의 위팔(UE) 결과지표로서 SIS를 권장하고 있다(Bushnell et al., 2015). 미국물리치료협회 뇌졸중 EDGE II 태스크포스는 아급성 및 만성 뇌졸중 재활에서의 사용에 SIS를 강력하게 권장하고 있다. 따라서, SIS는 Jean을 위한 유용한 검사가 될 것이다.

소아 척도. 6세~21세까지의 어린이 참여에 관한 2개의 척도는 어린이의 참여와 즐거움에 대한 평가(Children's Assessment of Participation and Enjoyment; CAPE)와 어린이 활동에 대한 선호도(Preferences for Activities of Children ; PAC)이다(King et al., 2004, 2006; Law et al., 2005). 이들 2개의 척도(CAPE/PAC)를 조합함으로써 다양성, 강도, 누구와, 어디서, 즐거움 및 선호도의 차원을 조사할 수 있다. 어린이의 여가 평가척도(Children's Leisure Assessment Scale)(CLASS; Rosenblum et al., 2010)는 CAPE/PAC(Brown & Thyer, 2020)과 일치하는 타당성을 가진 또 다른 척도이다. 일상생활의 어린이 참여 척도(Child Engagement in Daily Life Measure: Chiarello et al., 2014)는 뇌성마비가 있는 아동에게 타당성과 신뢰성이 높고, 받아들일 수 있는 척도이다. 이들 척도는 Tim과 Malachi에게 적합할 것이다.

기능적 활동에서의 잡기를 조사하다
Examining Prehension in Functional Activities

기능을 조사하기 위해 설계된 다수의 표준화된 검사에는 팔(UE)의 능력이 포함되어 있다. 선택 도구에는 참여 척도가 있다. 이어서, 일부 표준화된 평가도구가 논의된다.

성인과 소아 기능척도
Adult and Pediatric Functional Scales

가장 널리 사용되는 기본적 척도의 하나는 기능적 자립척도(Functional Independence Measure;)(FIM, Keith et al., 1987)이다. 기능적 자립척도(FIM)는 18개 항목을 평가하기 위해 7점 순서척도를 사용하는 운동 및 인지 검사이며, 결과로서 18에서부터 126의 득점이 얻어진다. 메타분석에서는 FIM의 신뢰성이 받아들여진다는 것을 알게 되었다(Ottenbacher et al., 1996). 뇌졸중에 대한 FIM의 총 득점에 대한 MCID 득점은 총 득점 22점, 운동 득점 17점, 인지 득점 3점으로서 확립되어 있다(Beninato et al., 2006). WeeFIM은 면담 또는 관찰(Braun & Granger, 1991)을 통해 어린이에게 사용하기 위해 적용된 것이며, 생후 6개월부터 7세까지의 영아 및 아동에게 이용 가능한 규준(norm)을 갖추고 있다(Msall et al., 1994). WeeFIM은 장애의 유무에 관계없이, 어린이에게도 신뢰성과 타당성이 있고(Chen et al., 2005; Msall et al., 1996; Ottenbacher et al., 1997; Park et al., 2013; Tur et al., 2009), 시간경과에 따라 변화를 받기 쉽다는 것이 판명되었다(Ottenbacher et al., 2000). WeeFIM 0−3은 0세부터 3세까지의 아동에게 이용가능하다(Niewczyk & Granger, 2010). FIM은 Genise과 Jean에게, 그리고 WeeFIM은 Malachi에게 유용할 것이다.

표준화된 수단적 ADL(IADL) 척도는 환경과의 상호작용(예, 쇼핑)을 필요로 하는 기술을 조사함으로써, 더 높은 수준의 팔 기능을 평가한다. 예를 들어, 운동과 과정 기술 평가(Assessment of Motor and Process Skills; AMPS)(Fisher, 2003)는, 관찰에 기초하여, 기능적 수행능력의 결손과 그 기저에 있는 원인을 확인하는 것이다. 이 간격척도(interval scale)는 양호한 신뢰성과 타당성을 갖고 있다. 또한, AMPS는 최근 경증 능력 장애의 유무에 관계없이, 4~15세 어린이를 위한 타당한 척도이다(Gantschnig et al., 2013). AMPS는 Jean과 Tim에게 유용할 것이다.

평가도구 20.1

학교 내 기능 평가(School Functional Assessment)

적응 체크 리스트에 의한 평가의 3개 부분

1. 참여
2. 과제 지원
3. 활동수행능력
   a. 신체적 과제
   b. 인지/행동 과제

표본 : 활동수행능력 - 신체적 과제

1. 여행
2. 자세를 유지하고 바꾸는 것.
3. 레크리에이션 운동
4. 재료를 사용하는 것
5. 몸가짐과 청소
6. 식사하기와 마시기
7. 위생
8. 의복관리
9. 계단 오르고 내려가기
10. 글씨쓰기 작업
11. 컴퓨터 및 기기의 사용

활동수행능력 평점

1. 수행 불가
2. 부분적으로 수행하다
3. 수행에 일관성이 없다
4. 수행에 일관성이 있다

"의복관리" 내에서의 과제

과제				
1. 모자를 벗다	1	2	3	4
2. 앞이 트인 웃옷(예: 코트)을 벗다	1	2	3	4
3. 모자를 쓰다	1	2	3	4
4. 앞이 트인 웃옷(예: 코트)을 입다	1	2	3	4
5. 바지를 허리에서부터 무릎까지 내리고 무릎에서부터 허리까지 당겨 올리다(예: 화장실 동작)	1	2	3	4
6. 지퍼를 올리고 내리다, 지퍼를 분리하거나 훅으로 잠그는 것은 제외.	1	2	3	4
7. 머리에서부터 끌어당겨 입는 웃옷을 벗다(예. 스웨터)	1	2	3	4
8. 구두/부츠를 벗다	1	2	3	4
9. 행거나 옷걸이에 옷을 걸다	1	2	3	4
10. 머리에서부터 끌어당겨 입는 웃옷을 입다(예. 스웨터)	1	2	3	4
11. 양말을 신고 벗나	1	2	3	4
12. 구두/부츠를 신다 (구두끈을 고려하지 않는다)	1	2	3	4
13. 구두끈을 매거나 벨크로를 사용해서 신발을 고정하다	1	2	3	4
14. 지퍼를 분리하거나 훅으로 잠그다	1	2	3	4
15. 한 줄로 늘어선 단추를 일대일 대응으로 채우다	1	2	3	4
16. 허리띠 버클을 조이다	1	2	3	4
17. 작은 단추를 채우다 (1인치 미만)	1	2	3	4

출처: Costner W, Deeney T, Haltiwanger J, Haley S. School Function Assessment(SFA). San Antonio, TX: The Psychological Corporation of Harcourt Brace & Co., 1998에서 허가를 받아 재게재.

기능의 소아 특이적 척도. 소아 능력저하 평가표(Pediatric Evaluation of Disability Inventory: PEDI)(Haley et al., 1992)는 생후 6개월에서 7.5세까지의 어린이를 위해서 표준화되어 있다. PEDI는 셀프케어, 이동성, 사회적 기능의 분야에서, 어린이가 보조를 받으면서, 또는 자립하여 수행할 수 있는 기술을, 세 가지 별개의 척도(기능적 기술, 간병인 보조 및 기능에 필요한 수정)로 평가한다. PEDI는 표준적인 형식(Nichols & Case-Smith, 1996)과 컴퓨터 능력적응검사(PEDI-CAT; Dumas et al., 2012)로서, 신뢰성과 타당성을 확립하고 있다.

PEDI-CAT에는 팔 기능의 신체적 평가를 수반한 일상생활활동, 이동성, 사회적 및 인지기능의 영역이 포함된다. 이것은 0세부터 20세까지 사용할 수 있고, CP의 어린이에서 강력한 구성개념의 타당성과 신뢰성이 있다(Shore et al., 2019). PEDI 또는 PEDI-CAT는 Malachi에게 유용하다.

학교 내 기능평가(Costner et al., 1998)는 유치원에서부터 초등학교 6학년까지의 어린이를 대상으로 한 것이다(평가도구 20.1). 이것은 학교관련 과제의 수행에 관련된 근력과 한계를, 참여, 과제지원 및 활동수행이라는 세 가지 부분으로 나눠서 식별한다.

제3부는 신체적 및 인지적/행동적 활동수행을 포함하고, 1~4의 척도로 과제 실행을 평가한다. 제3부는 팔 기능의 유용한 검사이다. 학교 기능평가(SFA)는 타당성과 신뢰성이 있다(Davies et al., 2004). 첫 평가시간은 1시간 반에서 2시간이다(Sakzewski et al., 2007). Tim이 일단 유치원에 들어가면, 이 도구는 적절한 것이 된다.

팔을 사용하는 양과 질
Amount and Quality of Upper-Extremity Use

운동 활동기록(Motor Activity Log; MAL)은 뇌졸중 후의 기능적 과제 중에, 반신불완전마비쪽 팔을 사용하는 양과 질을 판단하기 위해 개발되었다(Taub & Wolf, 1997). MAL은 0에서 5까지에 이르는 2개의 독립된 리커트 척도(Likert scales)를 포함하고, 관찰 또는 면담에 기초하여, 이환된 팔을 사용하는 양과 질을 측정하는 것이다. MAL은 뇌졸중 후의 성인(Blanton & Wolf, 1999; Rand & Eng, 2015)과 한쪽 뇌성마비가 있는 어린이(Charles et al., 2001)에서의 적절하고 개별화된 매일의 과제를 위한 팔의 기준치(baseline)와 점진적인 사용을 문서화하고 있다. 이 기록은 신뢰성과 타당성이 있고(Uswatte et al., 2006b), 미국물리치료협회(APTA) 신경학적 물리치료(PT) 아카데미의 Strok EDGE II 태스크포스에 의해 아급성 및 만성 뇌졸중을 가진 사람의 재활에 사용할 것을 강력히 권장되고 있다. 수정된 MAL인 Rasch에 기초한 MAL-18은 만성 뇌졸중 또는 다발성경화증이 있는 사람에서 사용될 수 있다(Van de Winckel & Gauthier, 2019).

소아 운동 활동기록(PMAL)은 생후 7개월에서 8세까지의 어린이에 대한 원래의 MAL을 수정한 것이다(Taub et al., 2004). 이 부모가 보고한 측정치에는 한쪽 및 양쪽 팔의 섬세한 움직임에서부터 투박하고 큰 움직임까지를 필요로 하는 22개 과제가 포함된다. 붕괴된 3점 평가척도(Wallen et al., 2009)를 사용한 Rasch 분석에 기초하여, PMAL은 구성개념 타당성 및 신뢰성을 포함하는 강력한 정신측정학적 특성을 갖는다는 것이 판명되었다(평가도구 20.2). MAL은 Jean과 Genise에게 적절할 것이다. PMAL은 편마비가 있는 어린이에게 유용할 것이다.

가속도, 각도 변화율 및 중력의 방향성을 포착하는 관성 측정 장치(IMU)는 개인의 일상적인 과제를 변경하지 않고, 일상 과제를 하는 동안에 팔의 사용을 정량화할 수 있다(Lang et al., 2007). IMU는 급성 또는 만성 뇌졸중(Gebruers et al., 2014; Urbin et al., 2015; Uswatte et al., 2005, 2006a), 다발성경화증(Carpinella et al., 2014)이 있는 성인, 편마비가 있는 어린이(Howcroft et al., 2011) 및 뇌성마비 위험성이 있는 영아(Gravem et al., 2012; Heinz et al., 2010)에서의 팔을 사용하는 것의 신뢰성과 타당성의 척도로서 사용되고 있다. IMU는 또한 임상적 도구에 대한 초기의 검증으로, 일상적 과제 중의 반신불완전마비가 있는 성인과 어린이의 팔다리 사이 협응을 평가하기 위해 사용되고 있다(Miller et al., 2018, 2020).

Jean, Genise 및 Malachi로부터의 IMU 데이터는 각각 물건을 잡을 수 있는(prehesile) 또는 분절적 몸통 훈련 후의 팔의 사용량과 팔다리 사이 협응에 관한 유용한 정보를 제공할 것이다. 센서의 드리프트(sensor drift), 비용 및 데이터 분석과 관련된 문제가 해결됨에 따라, 관성 센서의 임상적 사용은 실현 가능성이 있을지도 모른다.

한손과 두 손을 사용하는 기능
Unimanual and Bimanual Function

아래에 열거하는 도구들은 성인 및/또는 어린이에게 이용 가능한 도구들의 예이다.

행동연구 팔의 검사. 평가도구 20.3에 나타낸 행동연구 팔의 검사(ARAT)는 소뇌성 운동실조, 뇌졸중 후, 또는 TBI가 있는 사람을 포함하는 신경학적 기능장애가 있는 청년 및 성인의 팔 기능 및 활동제한을 조사하기 위해 개발되었다(Lyle, 1981; Reoli et al., 2020). ARAT는 Fugl-Meyer 평가의 팔 부분(FMA-UE; r = 0.94)과 상관성이 있다(De Weerdt & Harrison, 1985). ARAT는 강제된 사용 패러다임에 참여하고 있는 만성뇌졸중 환자의 팔 기능 증가에 관해서 FMA-UE보다 더 반응성이 높다는 것을 알게 되었다(van der Lee et al., 2001). ARAT는 다발성결화증이 있는 사람의 팔 기능을 정량화하기 위해, 관성센서와 함께 사용되고 있다(Carpinella et al., 2014). ARAT는 Jean과 Genise가 팔 기능을 회복하는 데 도움이 되는 검사이며, 신경학적 물리치료(PT) 아카데미의 APTA Strok EDGE II 태스크포스에 의해서 권장되어 있다.

보조하는 손의 평가. Krumlinde-Sundholm과 Eliasson(2003)은 표준화되고, 목표에 준거한 보조하는 손의 평가(AHA)를 도입하였다. AHA는 한쪽 능력장애를 가진 어린이의 이환된 팔이 양손 과제에 관여하는 정도를 결정하는 것을 의도하였다. AHA의 모든 버전은 비디오테이프로부터 3~4점의 평가척도로 채점되지만, 도구와 투여(administration)시의 연령에 따라 다르다. 생후 18개월에서부터

평가도구 20.2

소아 운동 활동기록

이 평가는 편마비가 있는 어린이의 부모를 대상으로 한다.

지시: 나는 여러분에게 활동 리스트를 읽어주려고 한다. 각각의 활동을 마친 후, 나는 여러분이 자기 앞에 있는 척도를 사용하여, 여러분의 아들/딸(또는 여러분)이 열거된 각 활동을 위해 이환된 팔을 어떻게 사용하였는지에 대해서 나에게 알려주기를 바란다. 우리는 활동 리스트를 두 번 점검한다. 먼저, 나는 여러분에게 1년 전에 여러분의 아들/딸의 이환된 팔을 사용한 양에 대해서 생각해보기를 요청한다. 그 다음에 우리는 1주일 전에 이환된 팔을 사용한 질에 대해서 생각하면서 리스트를 다시 살펴본다.

척도의 사용 빈도

0 = 과제를 시도할 때, 이환된 팔을 전혀 사용하지 않거나 거의 사용하지 않는다.
1 = 과제를 시도할 때, 이환된 팔을 가끔 사용한다.
2 = 과제를 시도할 때, 대부분 또는 모든 경우에, 이환된 팔을 사용한다.

척도를 잘 사용하는 정도

0 = 움직임이 열악하였다; 이환된 팔은 사용되지 않았다; 이환된 팔은 도움이 되지 않거나 또는 약간 사용할 수 있었으나(느리게 또는 어렵게 움직이다) 다른 쪽 팔에 의한 약간의 도움을 필요로 하였다.
1 = 움직임이 양호하였다. 이환된 팔을 그 활동을 위해 사용하였으나, 움직임은 느리거나 또는 얼마간의 노력으로 이루어졌다.
2 = 그 활동을 위해 이환된 팔로 시행한 움직임은 연령에 상응해서 거의 전형적이었으나, 완전히 빠르거나 또는 정확하거나(거의 정상) 하지 않았고, 또는 정상처럼 보였다.

표본 과제

1. 문/캐비닛을 열다.
2. 공을 멈추거나 굴린다.
3. 물체를 이곳저곳으로 들고 다닌다.
4. 필을 옷소매에 끼워 넣는다.
5. 의자에 앉아있는 동안, 큰 물체를 집어 올려서 유지한다.
6. 팝콘, 포테이토칩 등과 같은 손으로 집어먹는 음식을 이환된 손으로 먹는다.
7. 구두나 양말을 벗다.

출처: Wallen M, Bundy A, Pont K, et al. Psychometric properties of the Pediatric Motor Activity Log for children with cerebral palsy. Dev Med Child Neurol 2009:51:200208에서 허가를 받아 변경.

12세의 편측 뇌성마비 또는 팔 신경얼기 선천성마비(brachial plexus birth palsy)의 어린이용으로 설계된 원래의 AHA는 개정되어, Kids AHA 5.0으로 개명되었다(Holmefur & Krumlinde-Sundholm, 2016). 현재, Kids AHA 5.0은 Rasch 분석에 기초하는 강력한 심리측정 특성을 갖춘 20개 항목의 척도이며, 시간 경과에 수반하는 변화에 더 민감하다(Holmefur & Krumlinde-Sundholm, 2016; Holmefur et al., 2009).

Mini-AHA는 AHA와 유사하지만, 생후 8~18개월의 편측 뇌성마비의 임상증상을 나타내는 어린이용으로 표준화되어 있다(Greaves et al., 2013). 영아의 손의 평가(Hand Assessment of Infants: HAI)는 일측성 뇌성마비의 위험성이 있는 영아(수정 월령 3~12개월)의 한손 및 양손에 의한 평가이다(Krumlinde-Sundholm et al., 2017a). AHA의 새로운 버전에는 다음의 것이 포함된다. (a) 13세~18세의 청소년을 위한 20개 항목 척도인, 청소년기 AHA(Ad-AHA) Go with the Floe 보드 게임(Louwers et al., 2016, 2017); 및 (b) 2개의 과제(선물의 포장 풀기 및 포장하기 또는 샌드위치 만들기) 중 하나에서 채점하는 뇌졸중 후 반신불완전마비가 있는 성인을 위한 19개 항목 척도인, 성인 AHA 뇌졸중(Krumlinde-Sundholm et al., 2017b)의 두 가지이다. AHA는 다른 상태와 후천성 뇌손상 후의 반신불완전마비가 있는 10대의 젊은이를 포함하도록 확상되었다(Davis et al., 2019). Kids AHA 5.0은 Malachi에게 유용할 것이다. Ad-AHA Stroke는 Jean과 Genise에게 유용할 것이다.

양손에 의한 섬세한 운동기능. 양손에 의한 섬세한 운동기능(Bimanual Fine Motor Function: BFMF) 검사(Beckung & Hagberg, 2002)는 각각의 손으로 따로따로 물체를 움켜잡고, 유지하고, 도수조작을 하는 아동의 능력을 분류한다. 이것은 어린이의 양손에 의한 기능을 5단계

평가도구 20.3

행동연구 팔의 검사(Action Research Arm Test)

득점: 4개의 하위검사에서 19개 항목에 대해서 각각 0~3점이고, 가능한 득점 총계는 57점이다. 실험대상자가 하나의 하위검사에서 첫 항목을 통과하면, 더 이상 관리가 필요 없고, 그 하위검사에 대해서는 최고점이 된다. 실험대상자가 첫 항목에 실패하고, 하위검사의 두 번째 항목에 실패하면, 그 항목의 득점은 0이 되며, 그 하위검사에서는 더 이상 검사를 시행할 필요가 없다. 그 이외의 경우에는 하위검사 내의 모든 과제를 완료할 필요가 있다.

척도:

0 = 이 검사의 어느 부분도 수행할 수 없다.
1 = 검사를 일부 수행할 수 있다.
2 = 검사를 완료할 수 있으나, 비정상적으로 긴 시간이 걸리거나 또는 큰 어려움이 있다.
3 = 검사를 정상적으로 수행한다.

하위검사:

움켜잡기(grasp) (6) 위의 지시에 따라, 다음의 것의 집어 올리기를 시도한다.

1. 10 ㎝ 나무 블록(득점 = 3이면, 합계 = 18점이 되고 쥐기로 이동한다)
2. 2.5 ㎝ 나무 블록(득점 = 0이면 합계 = 0점이 되고 쥐기로 이동한다)
3. 5 ㎝ 나무 블록
4. 7.5 ㎝ 나무 블록
5. 공(크리켓), 직경 7.5 ㎝
6. 돌, 10 × 2.5 × 1 ㎝

쥐기(Grip) (4) 위의 지시에 따라서 다음의 것을 시도한다.

1. 물을 유리컵에서부터 유리컵으로 따르다(득점 = 3이면, 합계 = 12점이 되고 엄지와 다른 손가락으로 집기로 이동한다).
2. 2.25 ㎝ 튜브를 집어 올린다(득점 = 0이면, 합계 = 0이 되고, 엄지와 다른 손가락으로 집기로 이동한다).
3. 1 × 16 ㎝ 튜브를 집어 올린다.
4. 와셔(나사받이)(직경 3.5 ㎝)를 볼트 위에 놓는다.

엄지와 다른 손가락으로 집기(Pinch) (6) 위의 지시에 따라, 다음의 것의 집어 올리기를 시도한다.

1. 볼베어링, 6㎜, 셋째손가락 및 엄지(득점 = 3이면, 합계 18점이 되고 투박하고 큰 운동으로 이동한다).
2. 구슬, 1.5㎝, 집게손가락과 엄지(득점 = 0이면, 합계 = 0이 되고 투박하고 큰 운동으로 이동한다).
3. 볼베어링, 둘째손가락과 엄지
4. 볼베어링, 첫째손가락과 엄지
5. 구슬, 둘째손가락과 엄지
6. 구슬, 첫째손가락과 엄지

투박하고 큰 운동 (3) 다음의 것을 시도한다.

1. 손을 머리 뒤에 둔다.
2. 손을 머리 위에 둔다.
3. 손을 입으로 가져간다.

출처: Lyle RC. A performance test for assessment of upper limb function in physical rehabilitation treatment and research. Int J Rehabil Res. 1981:4:483-492에서 허가를 받아 재게재.

의 순서척도로 평가한다. 제 I 단계에서는 한손으로 제약이 없이 물체를 조작할 수 있고, 또 한쪽의 손으로 고도의 섬세한 운동기술을 제한 없이 조작할 수 있다. 제V단계에서는 양손으로 물체를 잡고 있는 것에 큰 제한이 있어, 적응을 해도 완전한 보조를 필요로 한다. BFMF는 도수능력분류법(Manual Abilities Classification Scheme : MACS)에 대해 검사할 때, 구성 및 내용 타당성이 있다(Elvrum et al., 2016).

양손 평가. 양손 평가(Both Hands Assessment: BoHA)(Elvrum et al., 2018)는 생후 18개월에서부터 12세까지의 MACS 단계 I~III의 양쪽 뇌성마비가 있는 어린이를 위해 설계되었다. 이 도구에서는 각각의 손이 1개 항목으로 평가되고, 양손에 대해서는 5개 항목으로 평가된다. 수행능력은 비대칭 지수(index)를 만들어내는 손 사이에서 비교된다. 양손에 의한 항목은 양손에 의한 수행능력을 밝히는 Rasch 분석을 통해, 구간 로지트 측정(nterval logit measure)으로 변환된다. 비대칭 또는 대칭 능력장애가 있는 어린이는 두 가지 보정 척도(calibration scales)를 사용하여 평가할 수 있다. 구성개념의 타당성과 내부 일관성은 양쪽 척도에서 강력하지만, 추가적 연구에 의해, 변화에 대한 대응과 신뢰성을 조사해야 한다. BoHA는 Malachi에게 유용할 것이다.

평가도구 20.4

체도크 팔과 손의 활동목록(Chedoke Arm and Hand Activity Inventory)

이 평가도구는 뇌졸중 후 성인의 손과 팔 기능 변화에 대한 반응을 측정하기 위해 설계되었다.

척도:

1. 완전 보조(약한 팔 < 25%)
2. 최대 보조(약한 팔 = 25%-49%)
3. 중등도 보조(팔 = 50%-74%)
4. 최소 보조(약함 > 75%)
5. 감시
6. 수정된 자립(장치)
7. 완전 자립(시기적절하고 안전하게)

하위검사. 이환된 팔의 득점

1. 커피 병을 열다 ___병을 들다 ___뚜껑을 들다 ___
2. 119에 전화하다 ___수화기를 들다 ___ 다이얼을 돌리다 ___
3. 자로 선을 긋다 ___자를 들다 ___펜을 들다 ___
4. 칫솔에 치약을 묻히다 ___치약을 들다 ___ 칫솔을 들다 ___
5. 중간 정도로 딱딱한 퍼티(putty)를 자르다 ___ 나이프를 들다 ___포크를 들다 ___
6. 물 한 컵을 따르다 ___컵을 들다 ___주전자를 들다 ___
7. 행주를 짜다 ___
8. 한 쌍의 안경을 닦다 ___안경을 들다 ___ 렌즈를 닦다 ___
9. 지퍼를 올리다 ___지퍼를 들다 ___ 지퍼를 잡고 당기다 ___
10. 5개의 단추를 채우다 ___
11. 타월로 등을 닦다 ___타월에 팔을 뻗다 ___ 타월 끝을 잡다 ___
12. 테이블 위에 그릇을 놓다 ___
13. 가방을 들고 계단을 오르다 ___

출처: Barreca S, Gowland CK, Stratford P, et al. Development of the Chedoke Arm and Hand Activity Inventory: theoretical constructs, item generation, and selection. Top Stroke Rehabil 2004;11(4):31-42에서 허가를 받아 재게재.

체도크 팔과 손의 활동목록. 체도크 팔과 손의 활동목록(Chedoke Upper Limb and Hand Activity Inventory: CAHAI)은 뇌졸중 후의 팔과 손의 회복을 평가하기 위해 설계되었다(Barreca et al., 2004, 2005). 이것에는 시간이 측정되고 있는 동안에, 개인이 수행하는 13개의 기능적 과제가 포함되어 있다. 득점은 평가도구 20.4에서 개요를 설명하고 있는 대로이다.

CAHAI(CAHAI-9/CAHAI-13)는 ARAT(뇌졸중 후 1개월에서 r = 0.93, 뇌졸중 후 3개월에서 r = 0.95)와 상관관계가 있었지만, 그럼에도 임상적으로 중요한 변화에 더 민감하다는 것이 판명되었다(Barreca et al., 2006). CAHAI는 또한, Fugl-Meyer 척도(r = 0.95)와 FIM(r = 0.79)과도 상관관계가 있다(Gowland et al., 1993). 이것은 APTA Stroke EDGE II 태스크포스에 의해 권장되어 있다. 이 도구는 Jean과 Genise에게 유용할 것이다.

젭슨-테일러 손 기능검사. 젭슨-테일러 손 기능검사(Jebsen-Taylor hand function Test: JHFT)는 많은 ADL 과세에 공통되는 손 기능을 시뮬레이션하기 위해 설계된 것이다(Jebsen et al., 1969). 이것에는 시한을 정한 7개의 하위검사 즉, 글씨쓰기, 카드 젖히기, 작은 물체를 집어 올리기, 모의 식사동작, 체커(checker) 쌓아올리기, 가벼운 깡통 집어 올리기, 무거운 깡통 집어 올리기가 포함되고(그림 20.1), 양손을 검사할 필요가 있다(잘 쓰지 않는 손

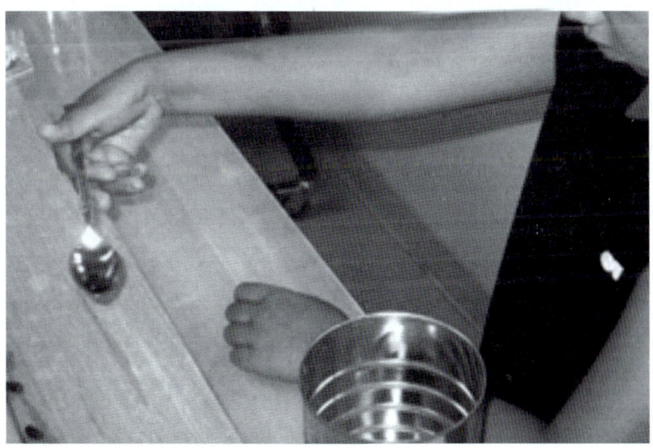

그림 20.1 젭슨-테일러 손 기능검사. 이 7개 항목 검사의 1개 항목에는 먹이는 것을 시뮬레이션하기 위해 스푼을 사용하여, 5개의 콩을 들어 올리는 것이 포함된다.

평가도구 20.5

도수능력 분류체계(Manual Abilities Classification Scheme : MACS)

이 평가도구는 뇌성마비가 있는 4~18세 어린이에게 사용하는 것을 목적으로 하고 있다. 치료사는 어린이가 일상의 도수조작 과제를 수행하는 것을 관찰한다. 어린이의 전형적인 도수조작 능력은 5단계 척도로 등급을 나눈다.

레벨 I: 물체를 용이하게 그리고 성공적으로 다룬다. 도수에 의한 수행의 속도와 정확성에만 제한이 있고, ADL에는 제한이 없다.

레벨 II: 대부분의 물체를 다루지만, 성과의 질 및/또는 속도에 약간의 저하가 있다. 레벨 I처럼 과제를 수행하지만, 그 질과 속도가 저하하여 있다. 어떤 과제는 회피할지도 모르고, 또는 어려움을 갖고 달성할지도 모른다. ADL의 자립은 유지되어 있다.

레벨 III: 물체를 다루는 데 어려움이 있다: 활동을 준비하거나 수정하는 것에 도움이 필요하다. 설정과 적응은 자립하고 있다. 수행은 질과 양의 측면에서 느리거나 또는 제한적인 성공으로 달성될지도 모른다.

레벨 IV: 적절한 상황에서, 용이하게 관리되는 물체의 제한된 선택을 다룬다. 부분적인 성공을 달성하기 위해, 모든 활동에서 계속적인 지원, 부분적인 보조 또는 적합한 장비를 필요로 한다.

레벨 V: 물체를 다루지 않고 단순한 동작조차 수행하는 능력이 크게 제한되어 있다. 완전보조를 필요로 한다. 단추를 누르는 단순한 과제가 주어진다면, 가장 잘 참여한다.

출처: Eliasson AC, Krumlinde-Sundholm L, Rosblad B, et al. The Manual Ability Classification System(MACS) for children with cerebral palsy: scale development and evidence of validity and reliability. Dev Med Child Neurol 2006;48:549-554에서 허가를 받아 재게재.

을 먼저 시행한다). 검사는 시행하는 데 10~15분이 걸린다. 성인용 기준(Jebsen et al., 1969)과 어린이용 기준(Taylor et al., 1973)이 확립되어 있다. JHFT는 연습효과를 나타내는 경향이 있는 글씨쓰기와 식사동작의 하위검사를 제외하고 일반적으로 우수한 검사-재검사 신뢰성을 갖고 있다(Stern, 1992). 편측성 CP의 어린이(Araneda et al., 2019) 및 성인의 뇌졸중 후 첫 6개월 이내의 중재에 의해, 변화에 반응한다는 것을 알게 되었다. JHFT는 우리의 모든 사례에서 한쪽 손을 사용하는 손 기능을 평가하는 데 유용할 것이다.

도수능력 분류체계. 도수능력 분류체계(Manual Abilities Classification Scheme: MACS)는 뇌성마비가 있는 4~18세 어린이를 대상으로, 일상 활동에서의 전형적인 손의 사용을 정량화하기 위해 설계되었다(Eliasson et al., 2006). MACS는 뇌성마비의 징후가 있는 1~4세의 어린이를 위해, Mini MACS를 만들어내기 위해 조정되었다(Eliasson et al., 2017). MACS(평가도구 20.5)와 Mini MACS는 레벨 I의 물체를 쉽게 다루는 능력에서부터 레벨 V의 물체를 다루는 능력의 엄격한 한계까지, 5단계에 대한 어린이의 도수능력을 평가한다. MACS는 신뢰성이 있고 타당성이 있으며(Eliasson et al., 2006), Mini MACS에는 강력한 심리측정 특성도 있다(Eliasson et al., 2017). MACS는 서비스 요구를 식별하고, 장기적인 개선을 평가하기 위해 사용될 수 있을 뿐만 아니라, 연구 참여자를 식별하고 분류하기 위해 사용될 수도 있다(Sakzewski et al., 2015). 기능과 참여는 MACS 수준과 연관성이 있다는 것이 판명되었다(Lee et al., 2015). Malachi이 손의 사용 방법은 MACS로 분류할 수 있다.

도수 능력척도. 도수 능력척도(Manual Ability Measure: MAM)는 과제 지향적이고, 환자에 중점을 둔 결과지표이다(Chen et al., 2005b; Chen & Bode, 2010). 이 2개 부분으로 된 도구는 한 손에 의한 기능과 양손에 의한 기능을 평가하기 위해, 자기보고를 사용한다. 제1부는 통계자료를 기록하고, 제2부는 16개 과제 항목, MAM-16(평가도구 20.6), 또는 36개 항목, MAM-36의 기능을 평가한다. Rasch 분석을 사용하여, MAM-16과 MAM-36은 양호한 신뢰성과 타당성을 갖고 있다는 것이 판명되었다(Chen et al., 2005b; Chen & Bode, 2010).

평가도구 20.6

도수 능력척도(Manual Ability Measure)(MAM-16)

여러분이 다음의 활동을 수행하는 것이 얼마나 어려운지에 관한, 척도에서부터 하나의 응답을 선택하십시오.

척도:

(4) 쉽다
(3) 약간 어렵다
(2) 매우 어렵다
(1) 할 수 없다
(0) 거의 절대로 하지 않다

약간 어렵다 = 내가 능력 장애를 갖기(손상 또는 질병 때문에) 전과 비교하여, 시간이 더 오래 걸리고, 또는 내가 불쾌감을 느끼게 하며 활동을 하는 데 지치게 한다. 그러나, 나는 보통 그것을 한다. 매우 어렵다 = 절대로 필요한 경우를 제외하고, 다른 사람이 나를 위해서 해주는 것을 선호한다. 거의 절대로 히지 않다 = 나는 할 수 없기 때문에, 나는 결코 활동을 하지 않는다.

____ **1.** 샌드위치를 먹다.
____ **2.** 물을 절반 채운 주전자를 집어 올린다.
____ **3.** 스푼 또는 포크를 사용한다.
____ **4.** 접시에 있는 고기를 나이프로 자르다.
____ **5.** 칫솔 위에 치약을 짜서 묻힌다.
____ **6.** 이빨을 닦다
____ **7.** 타월을 짜다.
____ **8.** 웃옷의 지퍼를 채우다.
____ **9.** 셔츠 또는 옷의 단추를 채우다
____ **10.** 전화기를 사용한다.
____ **11.** 도어를 열기 위해 열쇠를 돌리다.
____ **12.** 이전에 열었던 주둥이가 넓은 병(잼, 피클)을 열다.
____ **13.** 어린이는 열 수 없는 약병 뚜껑을 열다.
____ **14.** 돈을 세다(지폐와 동전)
____ **15.** 지갑에서 물체(주민등록증, 신용카드, 지폐)를 꺼내다.
____ **16.** 3~4개 문장을 또렷하게 적는다.

출처: Chen CC, Granger CV, Peimer CA, et al. Manual Ability Measure(MAM-16): a preliminary report on a new patientcentered and task-oriented outcome measure of hand function. J Hand Surg Br 2005;30:207-216에서 허가를 받아 재게재.

이는 손 기능을 평가하기 위한 선별검사 도구로서 사용되거나, 또는 다른 평가와 연계하여, 사용될지도 모른다(Rallon & Chen, 2008). 이 도구는 어린이에게도 사용될 가능성이 있으나, 현재는 Jean 또는 Genise에게 가장 유용할 것이다.

울프 운동기능검사. 울프 운동기능검사(Wolf Motor Function Test : WMFT)(Wolf et al., 2001, 2006a)는 뇌졸중 후 성인에 대한 표준화된 팔의 평가이다. 이것은 15개의 시한을 정한 과제와 2개의 근력 측정에 대한 수행능력을 정량화한다. 과제는 몸쪽에서부터 먼쪽으로 복잡성의 순서로 마련된다(Wolf et al., 2001)(평가도구 20.7 참조). WMFT-시간은 높은 평가자사이 신뢰도, 내부 일관성, 검사-재검사 신뢰성 및 적절한 안정성을 갖고 있다(Morris et al., 2001; Wolf et al., 2001). WMFT-기능적 능력척도(Functional Ability Scale : FAS)는 0(이환된 쪽의 사용을 시도하지 않다)에서부터 5(정상)까지 75점의 피크 평점이 있고 6점 평가척도(15개의 과제)로 비디오 캡처로부터 움직임의 질을 조사한다. WMFT-FAS는 또한, 높은 평가자사이 신뢰도를 갖고 있다는 것을 보여주고 있다(Duff et al., 2015; Morris et al., 2001). WMFT-time과 WMFT-FAS을 함께 사용함으로써, 신경회복 기전을 아는 데에 큰 단서를 제공할지도 모른다. 이 도구는 Jean에게 가장 유용할 것이다.

글씨쓰기. 어린이와 성인이 글씨를 쓰는 동안에 검출되는 기능부전이 있는 운동행동에는 펜이나 연필의 불안정한 쥐기, 손목의 안정성 저하, 또는 글씨를 쓸 때에 종이를 고정시킬 수 없는 것이 포함될지도 모른다. 공식적인 검사에서는 보통 전반적인 읽기 쉬움, 글씨쓰기 속도, 연필의 관리 및 근점 베껴 쓰기(near point copying) 및 원점 베껴 쓰기(far point copying)와 같은 특정 요소를 측정한다. 성인의 글씨쓰기는 JHFT 검사(Jebsen et al., 1969)의 글씨쓰기 부분 또는 성인용 글씨쓰기 평가 배터리(Faddy et al., 2008)의 글씨쓰기 부분으로 공식적으로 평가할 수 있다. 어린이의 글씨쓰기를 평가하기 위해 이용 가능한 도구에는 JHFT(Taylor et al., 1973) 또는 어린이의 글씨쓰기 평가도구(ETCH)(Amundson, 1995) 등이 있다.

평가도구 20.7

울프 운동기능검사(Wolf Motor Function Test)

아래에 열거한 과제는 시간이 측정 동안, 가능한 한 빨리 수행된다. 채점은 최대 120초(WMFT-시간)의 과제 수행에 대해서 기록된 시간의 최대 시간에 기초하여 있고, 후에 논의하는 기능능력척도(WMFT-FAS)에 기초하고 있다.

과제:

1. 아래팔을 테이블에 놓다(옆면) : 실험대상자는 어깨의 벌림(외전)에 의해서 아래팔을 테이블 위에 놓으려고 시도한다.
2. 아래팔을 상자에 놓다(옆면) : 실험대상자는 어깨의 벌림에 의해서 아래팔을 상자 위에 놓으려고 시도한다.
3. 팔꿈치를 편다(옆면) : 실험대상자는 팔꿈치를 폄으로써(옆쪽으로) 테이블을 가로질러 팔을 뻗으려고 시도한다.
4. 중량물을 들고 팔꿈치를 편다(옆쪽으로) : 실험대상자는 팔꿈치를 폄으로써 테이블을 가로질러 손목관절 바깥쪽으로 모래주머니를 밀어붙인다.
5. 손을 테이블에 놓다(앞면) : 실험대상자는 이환된 손을 테이블 위에 놓으려고 시도한다.
6. 손을 상자에 놓다(앞면) : 실험대상자는 이환된 손을 상자 위에 놓으려고 시도한다.
7. 팔 뻗기와 되돌리기(앞면) : 실험대상자는 팔꿈치 굽힘과 컵 모양으로 만든 손목을 사용하는 것에 의해서 1파운드의 중량물을 테이블을 가로질러 잡아당기려고 시도한다.
8. 깡통을 들어 올리다(앞면) : 실험대상자는 깡통을 들어 올려 이것을 원통 잡기로 하여 입술 가까이로 가져가려고 시도한다.
9. 연필을 들어 올리다(앞면) : 실험대상자는 3점 잡기를 사용함으로써 연필을 집어 올리려고 시도한다.
10. 종이집게를 집어 올리다(앞면) : 실험대상자는 엄지와 다른 손가락으로 잡기(pincer grasp)를 사용하여 종이집게를 들어 올리려고 시도한다.
11. 체커(checker) 쌓아올리기(앞면) : 실험대상자는 체커를 중앙 체커 위에 쌓아 올리려고 시도한다.
12. 카드를 젖히다(앞면) : 환자는 엄지와 다른 손가락으로 잡기를 사용하여 각각의 카드를 젖히려고 시도한다.
13. 열쇠를 잠금으로 돌리다(앞면) : 환자는 열쇠와 접촉한 상태를 유지하면서 엄지와 다른 손가락으로 집기를 사용하여 열쇠를 끝까지 좌우로 돌린다.
14. 타월을 개키다(앞면) : 실험대상자는 타월을 잡고 이것을 길이 방향으로 개켜서 다시 검사되는 손을 사용하여 타월을 절반으로 개킨다.
15. 바구니를 들어 올리다(선 자세) : 실험대상자는 바구니 손잡이로 바구니를 집어 올리고 이것을 테이블 옆에 놓는다.

WMFT-FAS 6점 순서평가척도

0. — 검사되는 팔(UE)로 시도하지 않다.

1. — 검사되는 팔은 기능적으로 관여하지 않는다. 그러나, 팔을 사용하려고 시도한다. 한쪽만의 과제에서는 검사되지 않는 팔은 검사되는 팔을 이동시키기 위해서 사용된다.

2. — 검사되는 팔은 기능적으로 관여하지만, 최소한의 재조정 또는 위치 병경을 위해서 검사되지 않는 팔의 보조를 필요로 하거나, 또는 매우 천천히 완료하거나 달성하기 위한 두 번 이상의 시도를 필요로 한다. 양쪽 과제에서 검사되는 단지 도우미로서 역할만을 할지도 모른다.

3. — 검사되는 팔은 기능적으로 관여하지만, 움직임은 공동작용에 의해서 어느 정도 영향을 받고 천천히 또는 간신히 수행된다.

4. — 검사되는 팔은 기능적으로 관여한다. 움직임은 정상에 가깝지만[a] 약간 느리다. 정밀성, 섬세한 협응, 또는 유동성이 결여되어 있을지도 모른다.

5. — 검사되는 팔은 기능적으로 관여한다. 움직임은 정상인 것 같다.[a]

[a]이환된 팔의 수행능력을 이환되지 않은 팔과 비교할 때의 몇몇 가이드라인이 있다.

- 몇몇 사람에 대해서는 "정상"은 보상적 움직임 전략처럼 생각되는 것이 포함될지도 모른다.
- 보상적인 것(뇌졸중 관련 결손으로 인한)과 그 사람에게 "정상적인" 기존의 대체 움직임 패턴을 파악하도록 시도하시오. 전자는 격하되고 후자는 격하되지 않을 것이다.

출처: the supplement of: Duff SV, He J, Nelsen MA, et al. Inter-rater reliability of the wolf motor function test-functional Ability Scale: why it matters. Neurorehabil Neural Repair. 2015:29(5):436-443. doi: 10.1177%2F1545968314553030에서 허가를 받아 재게재.

ECTH-Manuscript와 ETCH-Cursive는 우수한 평가자 사이 신뢰성과 타당성을 갖추고 있다(Duff & Goyen, 2010; Feder & Majnemer, 2003). 컴퓨터화된 도구, 계장 펜(instrumented pens) 및 자리판(tablet)은 어린이와 성인의 글씨쓰기의 시각운동 조절을 정상적으로 평가한다(Cascarano et al., 2019; Guilbert et al., 2019; Israely & Carmeli, 2017; Lin et al., 2017). 왼쪽 편측 뇌성마비가 있는 어린이가 나타내는 특징은 속도와 민첩성, 양측 협응성, 시각-공간 인식, 시각운동 조직화와 상관성이 있다(Bumin & Kavek, 2010). 공식적인 검사는 주의력, 시각 기술 또는 손의 힘과 같은 운동전략 및 자원의 분석과 결합되어야 한다.

흑판(blackboard)에서부터 베껴 쓰거나 작은 본문을 베껴 쓰는 데에 어려움이 있는 것 같은 일부 글씨쓰기 문세는 검안사와 같은 전문가에게 외뢰할 필요가 있을지도 모른다. 어린이의 공식 검사와 학업성적 사이의 차이가 발생할 가능성이 있기 때문에(Sudsawad et al., 2001), 공식 검사로부터 얻은 결과를 검토하는 것에 더하여 교사로부터 의견을 듣는 것은 중요하다. 이는 Jean 또는 Genise와 같이, 신경학적 질환(Yancosek & Mullineaux, 2011)으로 인해서, 잘 쓰는 손을 옮겨야 할 사람에서 글씨쓰기를 공식적으로 평가하는 데 유용할지도 모른다. 글씨쓰기 평가는 또한 Tim에게 유익할 것이다.

잡기 전략의 평가 *Assessing Prehensile Strategies*

개인이 기능적 과제를 성공적으로 수행할지도 모르지만, 움직임 전략의 레퍼토리가 제한되어 있어, 수행능력의 이동이 제한될지도 모른다. 전략수준에서의 검토에는 (a)시각적 주시(visual regard), (b)팔을 뻗어 쥐기 위한 손의 모양 만들기, (c)움켜잡기, (d)도수조작 및 (e)손 떼기를 포함하는 잡기(prehension)의 핵심요소가 포함된다(Duff, 2012). 이들 영역의 어느 하나에 결손이 있으면, 개인이 적절한 자원(예를 들어, 근력)을 갖고 있다 해도, 기능을 상당히 제한할 수 있다. 편측성 신경 병리(뇌졸중과 같은)를 가진 환자에 대해서는 같은 쪽 팔이 조절의 문제도 흔히 나타내기 때문에, 평가는 같은 쪽 및 반대쪽 양쪽을 포함해야 한다(Poole et al., 2009; Schaefer et al., 2009; Tretriluxana et al., 2009). 과제와 상황 변화에 적응하는 환자의 능력을 평가해야 한다(Wu et al., 1994, 1998). 우리의 모든 사례에서, 잡기 전략을 평가하는 것은 유용할 것이다.

시각 협응. 잡아야 할 물체의 위치를 알아내는 것의 기저에 있는 눈 손 협응에 대한 검사에는 세 가지 요소의 평가를 필요로 한다(Herdman et al., 2001; Jeannerod, 1990; Shumway-Cook & Horak, 1990). 먼저, 중심시야 또는 주변시야 가까이에 제시된, 고정 목표물 또는 이동하는 목표물의 어느 것인가에 안정된 시선(gaze)의 위치를 찾아내고 유지하는 환자의 능력을 검사하고, 3점 척도(온전하다, 손상되어 있다, 할 수 없다)로 등급을 매긴다. 환자는 머리를 움직이지 않고 눈만을 움직이도록 요구받는다. 고정된 목표물에 대한 신속안구운동(saccadic eye movements)과 움직이는 목표물을 추적하기 위해 사용되는 원활추종안구운동(smooth pursuit eye movements)의 양쪽이 검사된다. 그림 20.2는 환자가 가까운 주변시야에 위치하성지 상태에 있는 목표물에 대한 신속안구운동을 하고 있는 장면을 보여주고 있다. 흐릿하거나 불안정한 시력, 현기증 또는 욕지기와 관련된 주관적 보고가 기록된다. 뇌졸중 후, Genise와 같은 많은 환자는 왼쪽 시야에 있는 목표물에 대한 정확한 안구운동을 하여, 움직이는 목표물을 추적하는 데, 어려움이 있다.

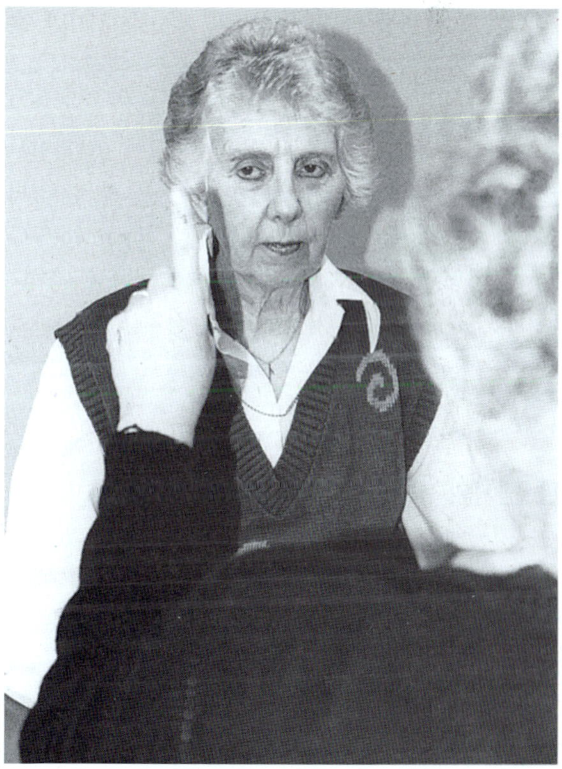

그림 20.2 눈-머리 협응의 검사. 환자가 가까운 주변시야에 위치한 목표물 위치를 찾아내고 목표물에 대한 시선을 유지하기 위해, 신속안구운동을 하는 능력을 보여주고 있다.

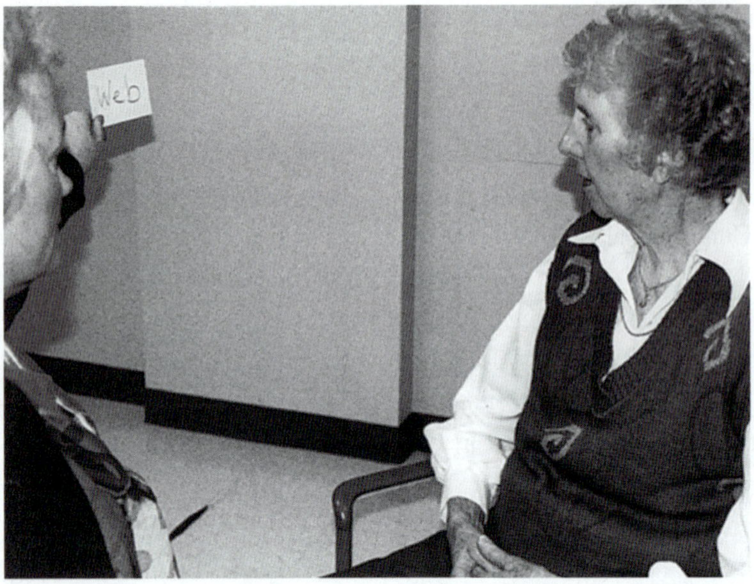

그림 20.3 눈-머리 협응의 검사. 환자가 먼 주변시야에 있는 목표물 위치를 찾아내어 눈-머리 움직임을 협응하는 능력을 보여주고 있다.

다음으로, 먼 주변시야에 제시된 목표물 위치를 찾아내고 목표물에 대한 시선을 안정화시키는 능력이 검사되며(그림 20.3), 이전에 설명한 것처럼 등급을 매긴다. 환자는 머리를 움직이고 있는 동안에, 눈으로 목표물의 위치를 찾아내고, 그 목표물에 대한 안정된 시선을 유지할 수 있어야 한다. 마지막으로, 먼 주변시야로 향해진 목표물의 위치를 찾아내기 위해 필요한 눈-머리-몸통 운동을 시행하는 환자의 능력이 검사된다. 환자는 처음에 앉아 있는 상태에서 검사되고, 다음으로, 그들이 이것을 할 수 있다면, 선 자세와 걷고 있는 동안에도 검사된다(Shumway-Cook & Horak, 1990). 눈, 머리 및 몸통의 협응을 측정하는 확장된 방법은 동작분석과 시선 추적 장치(eye-tracker)를 사용하여, 목표물을 표적으로 하는 추적과제 동안에 시행할 수 있다(Gadotti et al., 2016, 2020).

팔 뻗기와 움켜잡기. 팔 뻗기와 팔을 뻗어 물체를 움켜잡는 행동에는 계획과 예측성 조절이 기저에 있는 문제를 드러낼지도 모르는 분명한 특징이 있다. 쥐기 위한 손가락 모양 만들기(grip formation), 또는 손의 모양 만들기(hand shaping)는 손가락의 벌리기와 오므리기를 수반하는 물체의 크기 및 윤곽을 예측하여, 팔을 뻗는(이송하는) 후반부분에서 시작된다(Jeannerod, 1994, 1986)(그림 20.4). 팔을 뻗어 물체를 움켜잡는 운동학은 우수한 정보를 제공하지만, 진료소로서는 이들이 실용적이지 않다. 그러나, 스톱워치 및/또는 관성 센서를 사용하여, 비디오 녹화를 함으로써 간단히 행동을 평가할 수 있다. 비디오 촬영에 의해, 임상의는 관심이 있는 분절을 반복해서 봄으로써 구성요소를 분석할 수 있다. 스톱워치를 사용하면, 이동시간과 같은 시간적 특징을 캡처할 수 있다. 관성 센서는 센서 내에 데이터를 보존하고, 가속도와 같은 선택된 팔 뻗기 파라미터를 계산함으로써, 진료소 내외의 움직임을 모니터링할 수 있다. 손의 모양 만들기의 추정은 동작 캡처와 작은 센서를 사용하여 시행하는 것이 가장 적합하다(Bańkosz & Winiarski, 2020; Chen, 2013; El-Gohary & McNames, 2015; Held et al., 2018).

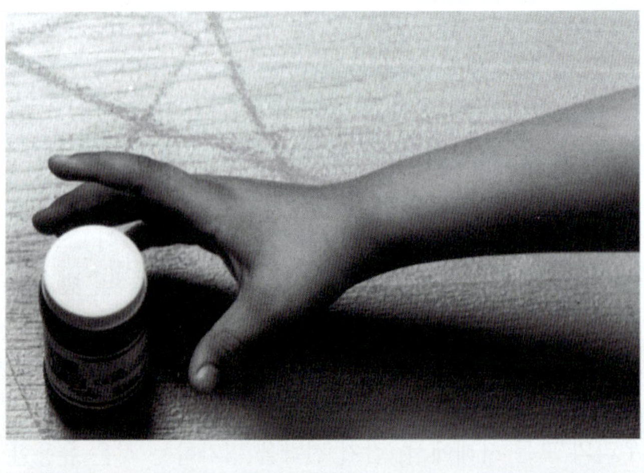

그림 20.4 물체의 크기와 윤곽을 예측하여 손을 이동시키는 동안의 물체를 쥐기 위한 손 모양 만들기의 진행과정.

작업공간의 서로 다른 부분에서 손가락으로 가리키기 또는 팔을 뻗어 움켜잡기 동작을 포함시킨 과제에서는 개인이 다양한 움직임 전략을 사용할 것을 요구하고 있다. 환자의 레퍼토리를 평가하기 위해, 목표물 또는 물체를, 뻗는 팔의 같은 쪽과 반대쪽, 어깨 높이의 위와 아래, 손이 도달하는 범위 내, 또는 작업공간의 양쪽 끝에 배치할 수 있다. 검사를 하는 동안, 속도-정확성의 타협점(trade-off) 또는 피츠의 법칙(Fitts, 1954)을 기억해누는 것은 중요하다. 정확성 요구가 크다면(부서지기 쉽거나 또는 불안정한 표적 물체), 사람들은 팔 뻗기의 마지막 단계 동안에 감속하는 일이 흔히 있다.

발달이 미흡하거나 팔 뻗기 손상이 있는 환자에서 볼 수 있을 것으로 예상되는 두 가지 문제는 이동시간이 길어지고 손의 궤적이 비효율적으로 된다는 것이다. 쥐기 위한 손 모양 만들기의 문제에는 다음의 것이 포함된다.

(a) 손가락/엄지손가락 펌근의 근력저하로 인해서, 폭이 넓은 물체를 잡기 위해 손가락을 벌리는 것이 불충분하다;

(b) 너무 이르게 손가락을 오므려, 물체를 움켜잡는 지점이 불안정하다. 관찰 검토 중에, 팔 뻗기 경로, 손의 방향성 및 엄지손가락에 대한 다른 손가락의 모양을 평가할 수 있다. 손이 최대로 벌려진 다음에 물체와의 접촉에 대비하기 위해, 손을 오므리기 시작할 때의 팔 뻗기의 지점을 판단할 수 있으며, 엄지손가락이 안정하여 있는지 어떤지에 주목하고, 이리하여, 기준점으로서 역할을 한다.

몸통은 팔 뻗기를 할 때의 자세 안정장치로서의 역할(Harbourne & Kamm, 2015; Massion, 1992)과 일생 동안 물체를 검색할 때의 눈-손-머리의 협응에서의 역할(Rachwani et al., 2019)이 분석되어야 한다. Kaminski와 동료들(1995)이 보여준 것처럼, 앞쪽으로 놓인 목표물에 팔을 뻗을 때, 몸통 회전은 위팔어깨관절의 수평 벌림(외전)과 어깨뼈의 후퇴에 의해서 상쇄되어, 손은 똑바른 경로로 계속 움직인다(그림 20.5).

Levin과 동료들(2002)은 앞쪽으로의 팔 뻗기를 하는 동안의 몸통 동작을 조사하여, 대조집단보다 반신불완전마비가 있는 성인에서 몸통이 더 크게 관여를 하고 팔 뻗기가 조기에 사용되었다는 것을 발견하였다. Rachwani 등(2019)은 옆쪽방향의 팔 뻗기 과제 중에, 성인은 머리-몸통 회전을 개시하고, 물체가 시야에 들어오기 전에 팔 뻗기를 시작하여, 예측성 조절을 나타내어 보인다는 것을 발견하였다. 그러나, 생후 6개월에서 12개월의 영아는 우선 머리와 몸통을 회전시킨 다음에, 장난감이 시야에 들어오면, 팔을 뻗기 시작하여, 예측성 조절이 출현한다는 것을 보여주었다. 그 중요성에 기초하여, 몸통 동작은 다양한 위치에서 팔을 뻗어 물체를 움켜잡는 과제 동안에, 특히 작업공간의 맨 끝에 놓인, 또는 처음에는 보이지 않는 물체에 팔을 뻗을 때에, 측면, 뒤쪽 및 앞쪽에서 본 것으로부터 분석되어야 한다. 시선 추적기(eye tracker)가 목표물에 대한 눈-머리의 협응과 시각적 고정(visual fixation)을 캡처할 수 있으나, 임상의가 이용할 수 없는 경우가 흔히 있다. 따라서, 머리 위 비디오카메라는 재활 중에 팔을 뻗어 움켜잡는 동작을 하는 동안의 몸통과 팔의 협응을 모니터링하는 데에 도움이 될 수 있다.

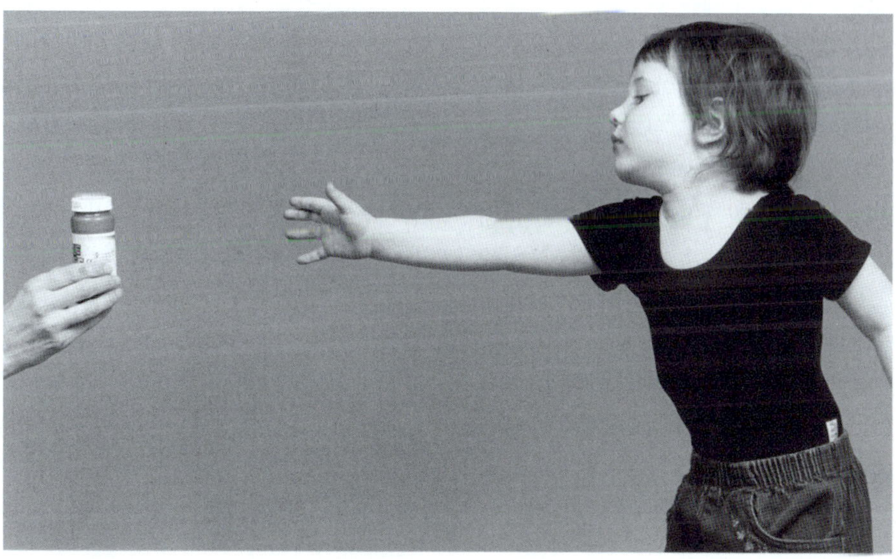

그림 20.5 앞쪽으로 놓인 목표물에 팔을 뻗는 동안에, 몸통, 위팔어깨관절 및 어깨뼈 사이의 일체화된 운동의 중요성.

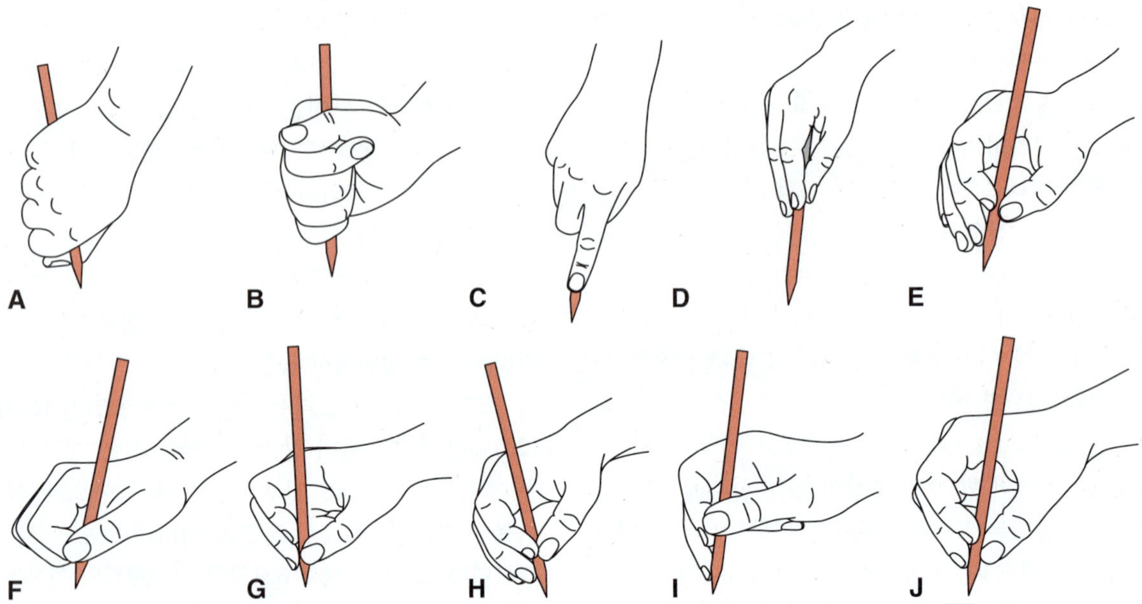

그림 20.6 **(A–J)** 발달과정에서 관찰된 열 가지의 연필과 크레용의 쥐기. Schneck CM, Henderson A. Descriptive analysis of the developmental progression of grip position for pencil and crayon control in nondysfunctional children. Am J Occup Ther 1990;44:895에서 허가를 받아 재게재).

움켜잡기의 예측성 조절. 움켜잡기 위한 준비로서, 관련되는 물체의 특징(예를 들어, 질감, 무게)이 식별된다. 우리는 사전에 움직임과 힘을 계획하기 위해, 이전에 형성된 내부표상과 신체 인식을 이용한다. 예측성 힘의 크기 조정이 손상되면, 손가락 끝의 힘을 수정하기 위해, 감각되먹임을 기다려야 하는데, 이것은 흔히 너무 느려 보상전략이 사용되지 않는 한, 물체가 미끄러지거나 으스러질 수 있다.

손상된 예측성 조절의 행동징후에는 다음의 것이 포함된다. 즉, (a) 손가락을 벌리는 것이 불충분하기 때문에(손을 벌린 틈새를 너무 적게 추정), 반복해서 물체를 넘어뜨린다, (b) 물체를 손가락 끝 대신에, 먼저 손가락 사이 공간에 접촉하게 된다(손가락을 오므리는 것이 느리다), (c) 움켜잡을 때, 가벼운 물체를 찌그러뜨리거나 으스러지게 한다(과도한 악력) 및 (d) 무겁지만 들어 올릴 수 있는 물체를 테이블에서 들어 올리는 것에 어려움이 있다(과소평가된 부하력 비율)가 포함된다. 하나 이상의 징후가 명백한 경우, 임상의는 손상된 예측성 조절에 대한 이유를 판단해야 한다(예를 들어, 감수성의 저하에 기인하는 내부표상의 일그러짐). 예측성 쥐기 위한 손 모양 만들기와 물체와의 접촉은 물체의 위치와 특성에 대한 정확한 식별에 좌우되기 때문에, 시력과 지각을 조사한다는 것을 기억하기 바란다.

움켜잡기의 안정화. 개인의 움켜잡기 패턴의 레퍼토리는 직접 관찰 또는 비디오 검토를 하는 동안에, Sollerman (1984)의 움켜잡아 들어올리기 검사를 사용하여 용이하게 확인할 수 있다. 9개의 검사항목은 병뚜껑을 열기 위한 공 모양 쥐기(spherical grip) 및 치약튜브 뚜껑을 열기 위한 3점(세 손가락) 쥐기(three–jaw chuck)와 같은 다양한 패턴을 사용할 필요가 있다. 각각의 들어올리기에 이어서, 검사자는 1~4의 척도로 나타낸 패턴을 평가하여, 기준치와 진행상황을 기록한다.

많은 과제에는 기구나 도구의 지속적인 쥐기를 필요로 한다. 편마비 또는 근육긴장이상(dystonia)에 기인한 근력저하는 어색한 쥐기 자세와 지속적인 글씨쓰기 과제를 위한 지구력 제한의 원인이 될지도 모르기 때문에, 엄밀한 검사를 필요로 한다. 다양한 저자로부터 편집된, 발달하는 동안에 전형적으로 관찰된 열 가지의 연필과 크레용 쥐기를 그림 20.6에서 보여주고 있다(Schneck & Henderson, 1990). 이들 쥐기 자세는 어린이와 성인의 연필 쥐기 패턴을 분석할 때 하나의 지침으로서 사용될 수 있다. 4세 미만의 어린이는 다양한 쥐기 패턴을 사용하지만, 6.6세 이상의 전형적인 어린이 중에서 일반적으로 사용되는 패턴은 동적인 3점 쥐기(그림 20.6J)와 옆면 쥐기(그림 20.6I)이다. Bergmann(1990)은 성인의 88%가 동적 3점 쥐기를 사용하고 9%가 옆면 3점 쥐기를 사용한다는 것을 발견하였다.

신경학적 질환이 있는 성인과 어린이는 연필을 쥐는 방법이 어색한 일이 흔히 있다. 일단 일관된 패턴이 확인되면, 글씨쓰기 효율은 근점(가까운 점)과 원점(먼 점)에서의 시한을 정한 베끼기 검사(copying test)를 통해 검사할 수 있다.

도수조작과 손 떼기. 일단 물체가 고정되면, 물체는 안정화되거나 도수 조작될 수 있다. 안정화시키려면, 물체가 미끄러지는 것을 방지하기 위해 지속적인 손끝의 힘이 필요하다. 도수조작이란, 공간에서의 물체 움직임, 또는 또 다른 물체와 연관성을 가진 움직임이다(Corbetta & Mounoud, 1990). 이것에는 도구의 사용(예를 들어, 연필, 가위), 옷차림(단추를 채우다), 식사(나이프를 사용하다) 또는 금전관리와 같은 몇 가지 유형의 과제가 포함된다. 이들 도수조작을 수반하는 기술에는 밀기, 당기기, 흔들기, 던지기, 이동시키기 및 손을 떼기와 같은 물체와 연관성을 가진 다양한 손 동작을 필요로 하는 일이 흔히 있다.

물체를 도수 조작하는 동안의 손끝 힘의 조절은 신경학적 질환을 가진 사람에서 손상이 있다는 것을 보여주었다(Duff & Gordon, 2003; Muratori et al., 2006, 2008; Nowak et al., 2002; Quinn et al., 2001; Raghavan et al., 2006). 안정된 물체에 대한 손가락 끝 힘의 조절은 흔히 작은 힘 변환기(transducer)를 사용하여 측정할 수 있다. 그러나, 이 실험실을 기반으로 한 평가는 비용이 많이 들어서, 진료소에서의 사용은 실현 가능성이 없다. 힘 변환기를 사용하지 않고 손가락 끝 힘의 조절을 임상적으로 조사하기 위해서는 서로 다른 크기, 형태, 중량 및 질감을 가진 물체의 움켜잡기, 들어올리기 및 손에서 떼기를 하는 동안의 과제 수행을 예리하게 관찰할 필요가 있다(그림 20.7). 예를 들어, 환자는 움켜잡아서 들어 올리고, 움켜잡아서 던지고, 또는 움켜잡아서 놓도록(물체 안 또는 위에) 요구받을지도 모른다. 환자의 수행능력을 관찰함으로써, 쥐기 패턴이 물체 특성에 맞춰서 충분히 수정되어 있는지 어떤지를 판단할 수 있다. 구체적으로는 다양한 질감의 물체에 대한 과도한 쥐어짜는(쥐는) 힘, 무겁고/큰 물체를 들어올릴 때의 미끄러짐, 또는 가벼운 물체를 연속해서 들어올리는 동안 지나쳐버리는 것 같은 예측성 힘의 크기조정에 오차가 있다는 증거가 있는가? 또한, 환자가 물체를 손에서 뗄 때, 손목, 손가락 및 엄지손가락 폄근을 통해서 얼마만큼의 수의적 ROM을 나타내는가? 물체에서 손을 떼는 패턴은 어떠한 것이 사용되었는가(예를 들어, 힘줄고정술: tenodesis)? 한 물체를 또 다른 물체 위에 놓거나 물체에서 손 떼기의 능급을 매길 수 있는가? 또한 다양한 손의 움직임이 필요하기 때문에, 관찰은 기능적 과제, 민첩성 검사, 또는 손 안에서의 조작을 검사 하는 동안에 시행할 수 있다.

우리의 만성뇌졸중 환자인 Jean은 손가락 끝 힘을 평가할 때에 자주 오류를 범하고, 물체에서 손을 떼는 데 어려움이 있다. 예를 들어, 그녀가 보통 종이컵을 움켜잡고 들어 올릴 때에 힘이 지나치게 많이 들어가, 컵의 측면이 압축되어, 컵 안의 액체가 흘러나온다. 이것은 악력과 부하력의 예측성 크기조정에 큰 오류가 발생한다는 것을 시사하고 있다.

근력-민첩성 검사(StrengthDexterity Test) 또는 SD검사(Valero-Cuevas et al., 2003)는 불안정한 물체에 대한 도수 조작을 조사하기 위해 개발되었다. 이 과제에서는 손끝 힘의 방향과 크기를 조절하여, 가늘고 순응하는(잘 늘리는) 용수철을 좌굴시키지 않고 압축할 필요가 있다.

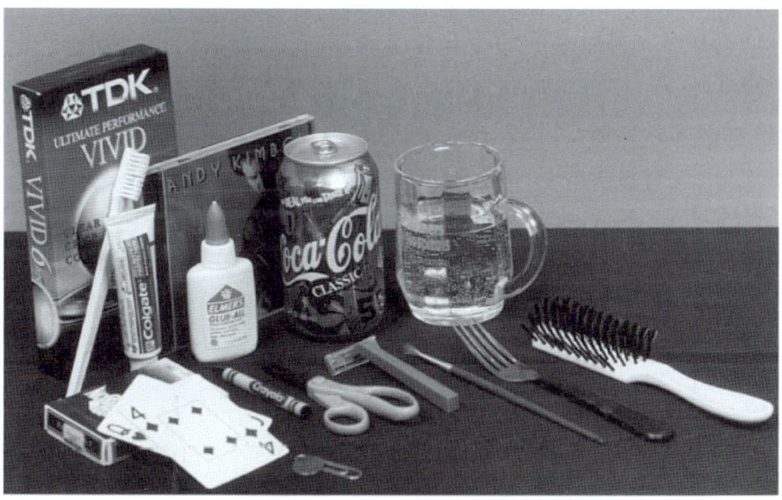

그림 20.7 다양한 크기, 모양, 중량 및 질감의 물체를 사용하여, 이용 가능한 잡기 패턴, 즉, 개인이 예측성 쥐기 패턴을 형성하고, 물체를 도수로 조작하는 동안 손끝의 힘 크기조정을 하는 능력을 대략적으로 추정할 수 있다.

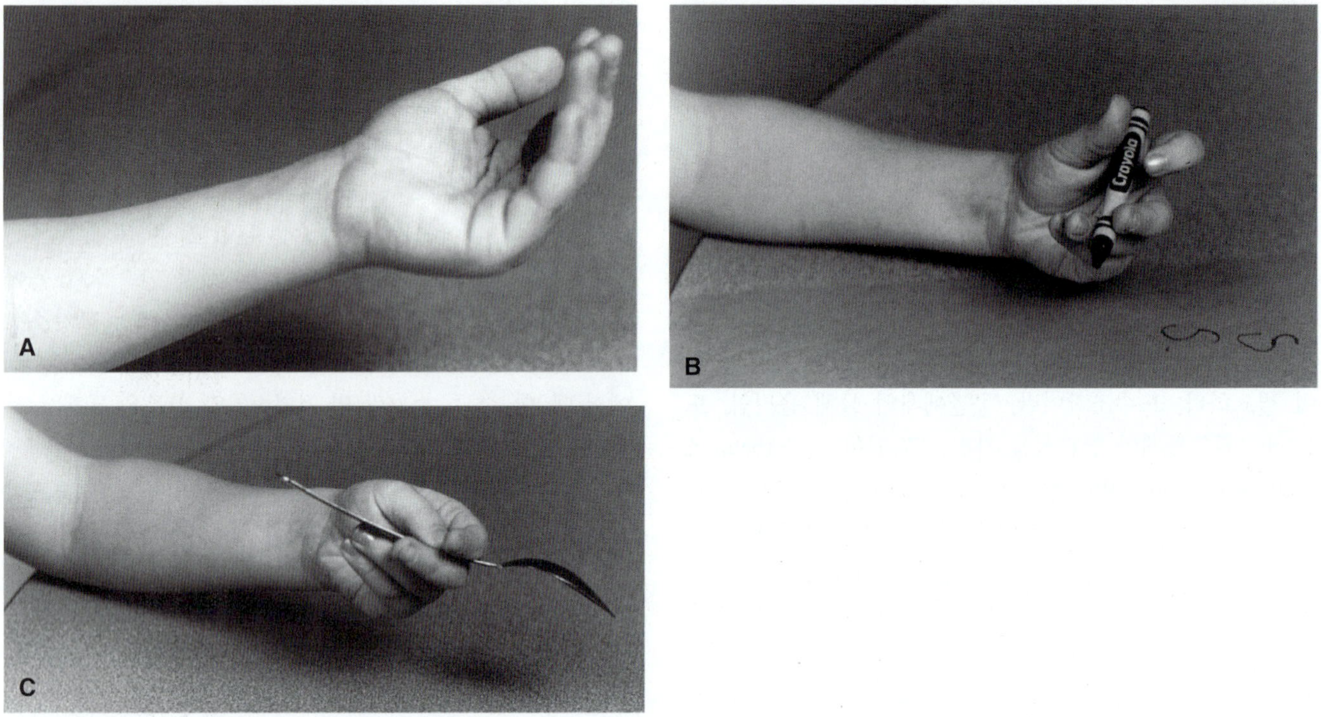

그림 20.8 손 안에서의 조작 요소에는 평행이동(**A**), 위치이동(**B**) 및 회전(단순 또는 복잡)(**C**)이 포함된다.

동적 압축력은 소형 로드 셀(ELB4-10, Measurement Specialties, Hampton, VA)을 용수철에 부착함으로써 포착할 수 있다. 중량그램(gram-force; gmf)으로 표시하는 민첩성 지수(dexterity index)(용수철이 찌부러지는 경향)는 최대 3회의 시도에 대한 평균 지속 악력(약 5초)으로부터 계산된다(Dayanidhi et al., 2013). SD검사는 뇌성마비가 있는 아동(Vollmer et al., 2010)과 파킨슨병이 있는 사람(Lawrence et al., 2014)의 민첩성을 평가하기 위해 사용되어 왔다. 이 도구를 임상에 활용하기 위해서는 추가적인 연구가 필요하다.

손 안에서의 조작. 손 안에서의 조작은 물체를 움켜잡은 후, 이것을 한쪽 손으로 조정하는 과정이다(Exner, 1989; Pehoski, 1995). 그림 20.8에 나타낸 손 안에서의 조작 구성요소에는 다음의 것이 포함된다. 즉, (a) ***평행이동***(translation); 동전을 집어 올려서 이것을 손바닥으로 이동시킬 때처럼, 물체를 손가락에서부터 손바닥으로 옮기고 되돌리는 것, (b) ***위치이동***(shift); 엄지손가락과 마주본 상태에서 손가락/엄지손가락 끝의 바닥(pad)으로 쥔 물체의 위치를 조정하는(예를 들어, 글씨를 쓸 지점 가까이에 펜을 이동시킨다), 그리고 (c) ***회전***(rotation)(단순 또는 복잡); 회전한 다음에 물체를 안정화시키는 것(예를 들어, 스푼을 집어올린 후, 그것을 사용할 수 있도록 회전시킨다)이 포함된다. 손가락의 개별화와 손 근육의 활성화(Kwon et al., 2018)는 성공적인 손 안에서의 조작에 필수적이다.

손 안에서의 조작에 대한 평가는 민첩성과 글씨쓰기의 문제에 통찰력을 제공해주고, 이득(gain)의 문서화를 가능케 한다(Case-Smith, 1996; Cornhill & Case-Smith, 1996). 평행이동, 위치이동, 회전을 조사하는 방법에는 다음과 같은 것이 포함된다. (a) 연필을 실험대상자의 손바닥에 놓고 그것을 사용하기 위해 조정하도록 요청한다; (b) 실험대상자의 손바닥에 25센트 동전을 놓고, 손가락을 사용하여 그것을 기계 동전 투입구에 넣도록 요청한다. TIHM(Case-Smith, 2000; Pont et al., 2008)은 9공 페그 테스트(Nine-Hole Peg Test : NHPT)를 사용하여, 3세에서 6세까지의 어린이의 안정성과 회전을 수반하는 평행이동을 평가한다. TIHM은 최근에 신뢰성과 타당성이 있다는 것을 보여주었다(Pont et al., 2008). TIHM은 성인용으로 적응되어 있지 않기 때문에, 위에서 개요를 설명한 것처럼 수행능력을 관찰할 것을 권장한다.

민첩성과 섬세한 운동 검사
Dexterity and Fine Motor Tests

민첩성 평가는 연령과 상태에 따라 다르다. 한쪽 기능 부전을 가진 사람에 대해서는 이환된 쪽과 이환되지 않은 쪽에 대한 기술을 평가해야 한다. 다양한 연령층 및 집단을 위한 규범적인 데이터를 사용한 일반적인 검사는 9공 페그 검사(Nine-hole peg Test ; NHPT)(Mathiowetz et al., 1985; Oxford et al., 2003; Poole et al., 2005), 퍼듀 페그보드 검사(Purdue Pegboard test)(Mathiowetz et al., 1986; Tiffin, 1968), 민첩성 검사의 미네소타 평가(Minnesota Rate of Dexterity test)(Desrosiers et al., 1997; Surrey et al., 2003) 및 상자와 블록검사(Box and Block test)(Desrosiers et al., 1994; Platz et al., 2005; Mathiowetz et al., 1985b)이다. APTA StrokEDGE II 태스크포스가 권장하는 민첩성 검사는 NHPT와 상자 및 블록 검사이다.

기능적 민첩성 검사(FDT)(Functional Dexterity Test; Aaron et al., 2003)는 손 안에서의 조작인 위치이동과 회전의 두 가지 특성을 필요로 하는 시한을 정한 페그보드 검사이다. FDT는 성인에서, 우수한 검사-재검사(ICC = 0.95) 신뢰성과 평가자 내(ICC = 0.91) 신뢰성을 갖고 있다는 것이 검증되어 있다. 어린이의 경우, 평가자사이(ICC = 0.99) 및 검사와 재검사의 신뢰성(ICC = 0.90)이 확립되어 있으며, 전형적으로 발달하는 어린이와 선천적인 차이가 있는 어린이와의 사이에 판별 타당성(discriminant validity)이 있다. 업데이트된 성인(Satorio et al., 2013) 및 소아(Gogola et al., 2013)의 기준치가 이용 가능하다. 페그(peg)가 크기 때문에, FDT는 우리의 모든 사례에서 수행능력을 평가하는 데 도움이 되고 다양한 기술 수준에 있는 사람의 조작을 매우 용이하게 한다.

발달적 섬세한 운동검사. 발달검사의 섬세한 운동(fine motor) 부분은 전형적 및 비전형적인 어린이가 물건을 잡는 기술(prehensile skill)을 평가하기 위해 흔히 사용된다. 영아와 어린아이용으로 표준화된 일반적으로 사용되는 검사에는 피바디 섬세한 운동척도(Peabody Fine Motor Scale)—제2판(출생부터 5세까지)(Folio & Fewell, 2000; van Hartingsveldt et al., 2005; Wang et al., 2006), 게젤식 발달 스케줄(Gesell Developmental Schedules)(출생부터 2.5세까지)(Gesell et al., 1940), 영아 및 걸음마 단계에 있는 아이의 발달 베일리 척도(Bayley Scale of Infant and Toddler Development®III)(Bayley, 2006), 출생부터 42개월까지를 위한 Bayley™-4(Bayley & Aylward, 2019), 그리고 에르하르트 발달적 잡기 평가(Erhardt Developmental Prehension Assessment)(6세까지)(Erhardt, 1984)가 포함된다. Bruininks-Oseretsky의 운동숙달검사 2판(BOT-2; Bruininks & Bruininks, 2005)의 섬세한 운동 부분에는 한손을 쓰는 항목과 양손을 쓰는 항목 양쪽이 있고, 4.5세~14.5세 어린이를 위한 기준으로 되어있다.

마지막으로, 어린이를 위한 동작 평가 배터리-제2판(Movement Assessment Battery for Children, second edition; Movement ABC-2)은 운동기능과 민첩성 부분 및 공을 다루는 기술 부분과의 협응에 대해 널리 사용되고 있는 검사이다(Henderson & Sugden, 2007). 이것은 3~16세의 어린이를 위한 기준으로 되어있다. 이들 평가는 Tim에게 사용하는 것이 적절할 것이다.

양측성 협응 *Bilateral Coordination*

양측성 또는 양손을 사용하는 과제는 양쪽 팔다리가 같은 동작을 수행하여 대칭이 될 수 있거나, 또는 한쪽 팔다리가 물체를 안정화시키는 한편 다른 팔다리는 그 물체에 대해 동작을 수행하여 비대칭이 될 수도 있다. 일반적인 대칭적인 과제는 공을 던지기와 타월 개키기이다. 많은 셀프케어 과제는 한쪽 손으로 칫솔을 잡고 다른 쪽 손으로 칫솔 위에 치약을 짜는 것과 같은 비대칭이다. BOT-2와 같은 일부 도구에는 어린이의 양측성 협응을 검사하도록 설계된 항목이 있다(Bruininks & Bruininks, 2005). AHA의 버전은 양손을 사용한 과제 중에 더 이환된 손의 수행능력을 평가한다.

양측성 과제 수행의 효율은 스톱워치를 사용하여 조사할 수 있다. 그러나, 양측성 협응을 정량화하기 위해서는 비디오테이프 녹화 또는 운동학, 또는 관성 센서를 사용한 동작의 캡처가 최상일지도 모른다(Miller et al., 2018, 2020). Wiesendanger와 동료들(Kazennikov et al., 2002)은 서로 다른 연령과 다양한 신경학적 집단에서 수행능력을 평가하기 위해, 비디오테이프 또는 운동학 및 힘 변환기와 조합하여 사용되는 일이 많은 "서랍 당기기(drawer-pulling)"라 이름붙인 비대칭 양손 기술에 대한 기발한 검사를 고안하였다(Hung et al., 2004, 2010; Serrien & Wiesendanger, 2000; Serrien et al., 2001). 양손을 사용하는 과제의 수행능력은 뇌졸중이 있는 우리의 두 환자인 Jean과 Genise, 그리고 Tim 과 Malachi 두 사람을 평가하기 위해 중요할 것이다.

기저에 있는 기능장애의 검사
Examination of Underlying Impairments

검사의 제3단계에서는 과제 특이적 동작의 수행능력과 계획을 제한하거나 강화하는 요인을 식별한다. ICF 틀에서 이들 요인은 *신체 구조와 기능*(Body Structure and Function)의 검사를 반영한다. 제5장에서는 기능장애 검사의 개요를 설명한다. 이 절에서는 팔 뻗기, 움켜잡기 및 도수조작에 특유한 특징을 검토한다.

지각과 인지 *Perception and Cognition*

팔의 조절장애와 관련된 이 범주에서의 기능장애에는 선택적 주의, 시각무시, 계획, 순서 부여(sequencing), 행위상실증(apraxia)/행동곤란(dyspraxia) 및 시지각(visual perception)이 포함된다. 이들 영역의 어떠한 결손도 손과 팔의 기능에 상당한 영향을 줄 수 있다. 연구에서는 행위상실증과 순서 부여의 결손은 왼쪽 대뇌반구 뇌졸중 후의 성인(Jax et al., 2013)과 발달협응장애가 있는 어린이(Chang & Yu, 2016; Goyen et al., 2011)의 손과 팔의 기능에 큰 영향을 줄 수 있다는 것을 보여주고 있다. 완전한 검토를 위해서는 제5장을 참조하기 바란다.

근골격계와 신경근육계 요인
Musculoskeletal and Neuromuscular Factors

사람의 이동능력은 이용 가능한 관절운동, 근력저하, 분리된 움직임의 어려움, 또는 경직에 의해 제한될지도 모른다. 미국도수치료사협회(ASHT)의 간행물인 "*Clinical Assessment Recommendations*" (MacDermid et al., 2015)는 악력과 엄지와 손가락으로 집기(pinch)의 ROM, 감수성, 통증, 부종 및 교감신경 기능의 검사에 대한 가이드를 제공하고 있으며, 이것은 우리들 사례의 어느 것인가에 대한 선택 항목을 평가하는 데 유용할 수 있다.

가동범위(ROM). 미국도수치료사협회(ASHT) 가이드라인은 팔 ROM 측정의 신뢰성을 높인다(MacDermid et al., 2015). 손목과 아래팔 측정치 변동성은 신뢰할 수 있다(Flowers et al., 2001; LaStayo & Wheeler, 1994). 가속도계 및/또는 자력계(magnetometer)를 사용하는 스마트폰 어플리케이션도 유효하고 신뢰성이 높으며, 어깨관절(Johnson et al., 2015)과 손목의 ROM(Pourahmadi et al., 2017)을 평가할 수 있다. 스마트폰 사진촬영으로 촬영된 손가락의 ROM은 수동 각도 측정(ICC = 0.92, 오차범위 3.2–5°)과 일치하고 있고, 따라서, 원격 재활에 유용할지도 모른다(Zhao et al., 2020). 복합 손가락과 갈고리처럼 굽히는 주먹형태의 굽힘은 손가락 끝 바닥면(finger pulp)과 먼쪽 손바닥 주름 사이의 거리로서, 손가락 각도계의 자로(그림 20.9) 가장 잘 측정된다(De Tullio et al., 2021). 엄지손가락의 맞섬은 엄지손가락의 바닥쪽 IP관절에서부터 제3손허리뼈까지를 자로 측정할 수 있다. 연령 또는 상태에 따라 변동이 있다. 모든 사례에서 ROM을 평가하는 것은 중요할 것이다.

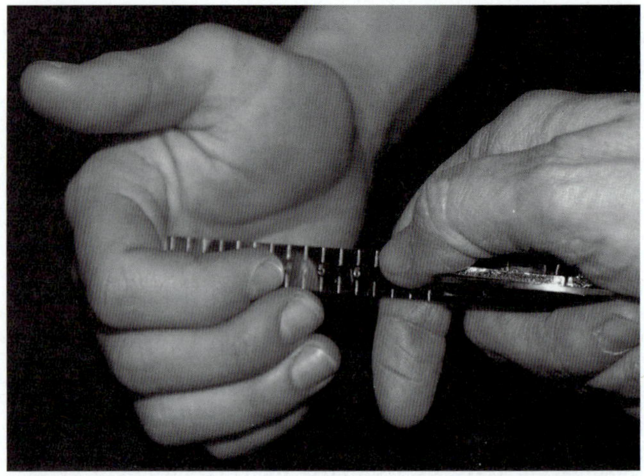

그림 20.9 손가락 각도계의 자를 사용하여 복합 굽힘을 측정하고 있다.

근력. 충분한 힘(근력)과 파워(힘의 생성속도)의 생성은 신경학적 질환을 가진 사람의 능동적인 팔의 기능에 필수적이다(Moreau, 2020; Starosta et al., 2017). 수동 근력검사 또는 동력측정법(dynamometry)은 큰 근육, 쥐기 및 핀치의 세기를 평가할 수 있다(Wadsworth & Krishman, 1987). 악력계(그림 20.10)(Jamar Dynamometer, Asimow Engineering, Los Angeles, CA)는 손의 폭에 맞춰서 조정하고, 보정해야 한다. 악력을 측정하려면, 아래팔과 손목을 중립위치로 한 상태에서, 90°로 팔꿈치를 굽히는 것을 3회 시도한 평균을 기록할 것을 권장한다(Shechtman & Sindhu, 2015). 악력이 약한 경우나 손잡이를 쥐는 것이 어려운 경우에는 전구형 힘측정계(bulb dynamometer) 또는 혈압계 커프를 5 cm로 말아서 5 mmHg로 팽창시켜, 악력을 측정할 수 있다. 수은주의 밀리미터 단위 변화는 쥐기의 파워로서 기록된다.

손가락으로 집는 힘(pinch strength)은 전자식 핀치미터(pinch meter)를 사용하여 평가할 수 있다(Pinch Gauge,

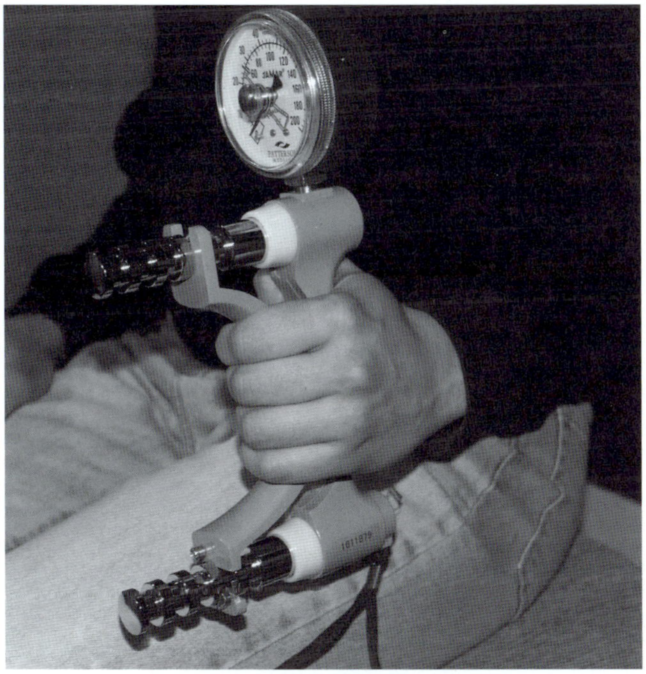

그림 20.10 검사를 위해 권장되는 위치에 있는 자마르 힘측정계(Jamar dynamometer)를 놓으면, 악력의 객관적인 측정값을 계산해낸다.

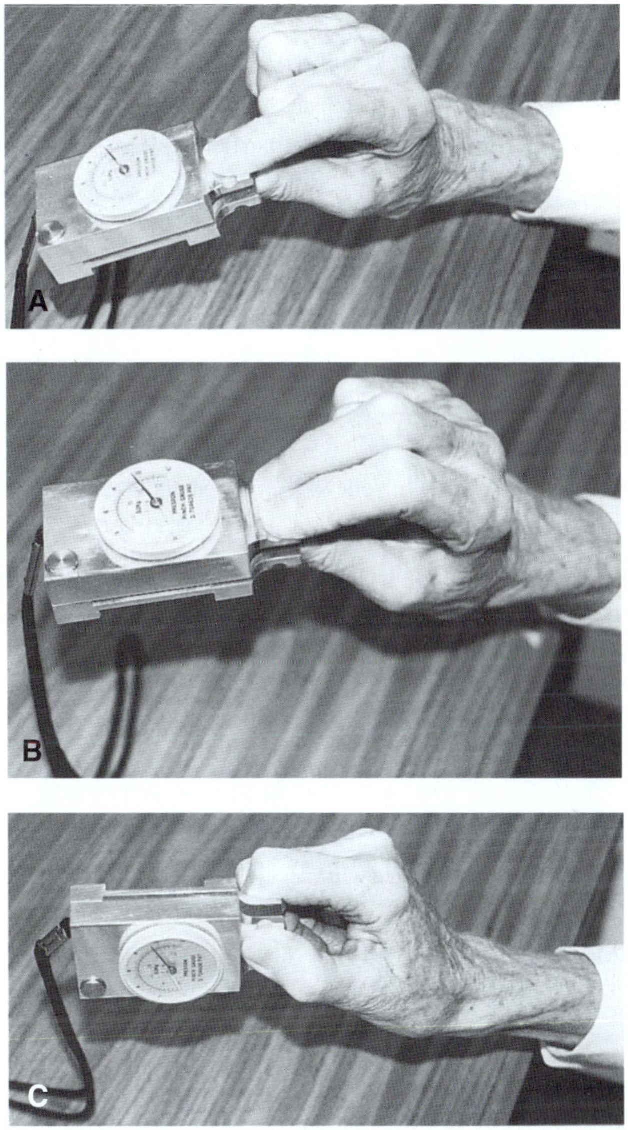

그림 20.11 정밀 쥐기의 힘을 측정하기 위해 핀치미터(pinch meter)를 사용하고 있다. 세 가지 유형의 집기가 검사된다. 손가락 끝과 손가락 끝으로 집기(**A**), 3점(three jaw chuck)으로 집기(**B**), 열쇠 집기 또는 측면으로 집기(**C**).

B & L Engineering, Santa Fe Springs, CA). 세 가지 유형의 손가락으로 집기가 평가될 수 있다(그림 20.11) : (a) ***손가락 끝 - 손가락 끝으로 집기***(엄지 끝과 집게손가락 끝으로), (b) ***3점 집기***(엄지 끝 바닥과 집게손가락 및 가운데손가락 끝 바닥으로), (c) ***열쇠 집기 또는 옆쪽 집기***(엄지 끝 바닥과 집게손가락 옆면으로)이다. 일반적으로, 2회 측정을 하여 규범적 데이터 또는 기준 측정치와 비교한다(De Tullio et al., 2021).

근력과 쥐기 및 집기 힘의 변동성은 다양한 진단과 연령에 걸쳐서 존재한다(즉, Jansen et al., 2008; Lee Valkov et al., 2003; McQuiddy et al., 2015). 신경학적 상태에서는 집기 힘(pinch strength)은 쥐기 힘(grip strength)보다도 수동 기술과 더 밀접한 연관성이 있을지도 모른다(Chen et al., 2007). Jean과 Genise에 더하여, 학교에 기반을 둔 과제와 ADL에 필요한 Tim의 쥐기 힘 및 집기 힘을 평가하는 것은 중요할 것이다.

운동 상태. Fugl-Meyer 운동평가 - 팔 부분(FMA-UE)은 뇌졸중 후 운동회복을 평가하도록 설계되어 있다(Fugl-Meyer et al., 1975). 제5장에서는 검사의 상세한 사항을 검토하고 있다. 단계 II 시험(phase II trial)에서 사용된 FMA-팔 부분에 대한 표준화된 채점 및 훈련 접근법은 정확성을 높이고 변동성을 감소시켰다(See et al., 2013 참조).

경직. 수정 애쉬워스 척도(Modified Ashworth Scale)는 0~4점 척도로 경직을 측정한다(Bohannon & Smith, 1987). 뇌졸중 후 성인의 팔 근육에 대해서, 양호한 평가자 사이 신뢰도와 MCID(0.48-0.76)를 갖고 있다. 이 도구에 대해 더 상세한 것은 제5장을 참조하기 바란다.

부종. 팔의 부종은 신경학적 질환을 가진 많은 환자에게 영향을 미치고, 정맥/림프계에 작용하는 불충분한 펌프 작용 기전(pumping mechanisms) 및 정상조직 생리기능의 붕괴에 기인할 수 있다(Zarro, 1986). 부종은 손목과 손의 크기를 팽창시키기 때문에, 능동적인 행동이 상당히 제한될 수 있어, 불사용(disuse)으로 이어지게 된다. 뇌졸중 후의 부종은 팔과 손의 기능부전과 연관성이 있다는 것이 판명되었다(Boomkamp-Koppen et al., 2005). 따라서, 특정 프로토콜에 의한 부종의 예방이 매우 중요하다(Kuppens et al., 2014). 부종은 재현성이 있는 기준점(landmarks)에서 팔다리와 손 둘레를 통해서, 또는 부피 시험에 의해서 측정될 수 있다(Lavelle & Berger Stanton, 2015). 부피 평가는 손을 물속에 담글 때 밖으로 넘친 물을 측정하며, 높은 신뢰성이 있다(Farrell et al., 2003). 팔다리의 차이 때문에, 이환된 손 자체의 부피를 시간 경과와 더불어 비교해야 한다.

감수성. 팔의 감수성 검사(sensibility test)는 흔히 손끝에 초점을 맞추고 있기 때문에, 팔의 조절에 영향을 미치는 기능장애를 이해하는 데 매우 중요하다(그림 20.12 A, B 참조). 전체적인 검토는 제5장을 참조하기 바란다. 상세한 설명은 ASHT Clinical Assessment Recommendations (MacDermid et al., 2015) 및 Jerosch-Herold(2011)의 장에서 이용 가능하다.

통증. 통증은 그 기원에 관계없이, 팔의 기능회복과 관여를 저하시킬 수 있다(Vasudevan & Browne, 2014). 주관적인 통증은 자기보고, body diagrams, 또는 통증의 평가척도를 통해 수집할 수 있다(MacDermid et al., 2015). 맥길 통증 설문지(McGill Pain Questionnaire)(Melzack, 1975)는 통증의 질과 강도를 조사한다. Body diagrams에 의해, 통증 위치와 유형을 시각화할 수 있다. 시각 아날로그 척도(Visual Analog Scale)와 얼굴 통증 평가척도(Faces Pain Rating Scale)(Wong & Baker, 1988)는 성인(Price et al., 1983)과 어린이(Jedlinsky et al., 1999)에서 양호한 예측성과 높은 동시 타당성을 갖고 있다.

FLACC(Face, Legs, Activity, Cry, Consolability: 얼굴, 다리, 활동, 울음, 달램) 척도는 생후 2개월에서부터 7세까지의 영유아 및 어린이(Merkel et al., 2002) 및 인지 결손이 있는 어린이(Malviya et al., 2006)에서 사용이 입증되어 있다.

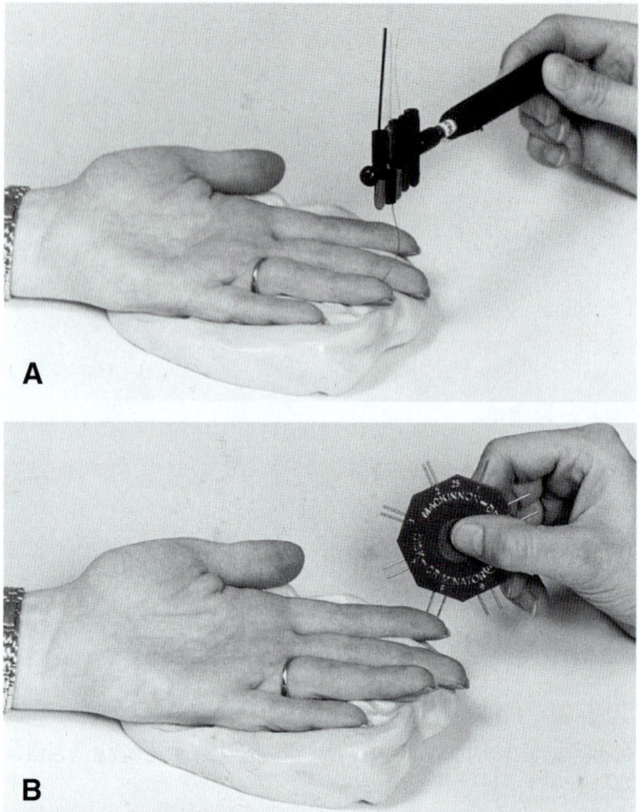

A

B

그림 20.12 감수성의 검사.
(A) 터치 압력의 감수성을 검사하기 위한 와인슈타인 강화 감각검사(Weinstein Enhanced Sensory Test). **(B)** 시중에서 판매되는 검사기기인, Disk-Criminator를 사용한 2점 식별검사.

요약하면, 팔의 조절을 검토할 때는 다음의 세 가지를 포함하는 ICF 전체의 영역을 평가하는 것이 필수적이다: (a) 진료소와 같은 표준화된 환경(ICF의 ***능력을 측정하는***) 및 사람의 실제 환경(ICF의 ***수행을 측정하는***) 양쪽에서의 기능적 능력을 결정하는 검사와 측정을 포함하는 ***활동과 참여***, (b) 팔 기능의 핵심 구성요소를 달성하기 위해 사용되는 전략, (c) 기저에 있는 기능장애(ICF의 ***신체구조와 기능***). 측정의 리스트는 광범위하기 때문에, 생활의 역할과 참여에 관련되는 팔의 기능을 제한하는 영역에 초점을 맞추는 것은 중요하다. 표 20.1과 20.2는 Jean과 Tim의 평가 프로필을 요약한 것이다. 이 리스트는 참여, 기저에 있는 구성요소 및 기능장애, 그리고 평가를 위해 사용할 수 있는 특정 검사와 함께, 기능의 핵심 영역을 강조하고 있다.

표 20.1 Jean에 대한 평가 프로필의 요약

가능(능력과 수행능력)	전략	신체구조의 기능장애
1. 사회참여 빈도의 문서화 2. 셀프케어 자립의 수준 : 착탈의, 몸 단정히 하기, 목욕, 화장실 동작 3. 요리와 스스로 먹는 식사의 자립수준 4. 보조기구에 의한 이동성 수준	질적 움직임: • 눈-머리 협응 • 예측하여 팔을 뻗어 움켜잡기 • 이용 가능한 잡기 패턴 • 손가락 끝 힘의 등급부여 • 손 안에서의 조작 기술	• 인지 : Mini-Mental Status Examination • 시지각(MVPT-4) (Colarusso et al., 2015) • 근골격계: ROM, 근력, 파워 • 분리된 손가락 동작 • RUE의 경직 • RUE의 감수성 • RUE의 부종 • 안정 시와 능동적 동작/쥐기를 지속할 때의 통증
5. 글씨쓰기 자립의 수준	• 연필 쥐기 또는 필기도구 • 필기도구의 유무에 관계없이 근점과 원점에서의 베끼기 효율	

MVPT 4: 무운동성 시각검사(Motor-Free Visual Test) 제4판, ROM : 가동범위, RUE: 오른팔(right upper extremity)

표 20.2 Tim에 대한 평가 프로필의 요약

가능(능력과 수행능력)	전략	기능장애(신체구조와 기능)
1. 팔의 교실과 휴식시간의 활동에서의 놀이나 사회적 교류의 빈도를 문서화한다. 2. 셀프케어 자립수준: 코트를 입고 벗다, 구두끈을 매다/풀다, 손을 씻다, 화장실 동작을 하다 3. 물체 도수조작의 자립수준: 연필, 가위, 풀, 테이프, 기타	도수조작 기술: • 이용 가능한 잡기 패턴 및 사용된 빈도 • 연필 쥐기 • 손 안에서의 조작기술 • 잡기의 효율 (과제 지속시간)	• 인지 : 알파벳과 숫자의 시각적/청각적 기억 • 지각 : VMI (Beery et al., 2004), TVPS-4 (Martin, 2017) • 근골격계 : 근력, 손가락과 엄지손가락의 분리운동, 파워 • 양손의 감수성 • 장시간 손을 사용한 후의 통증(인내력) (MacDermid et al., 2015)
4. 글씨쓰기의 자립	• 근점과 원점에서의 베끼기 기술의 효율성(과제 지속시간) • 종이를 안정되게 쥐기 위해 사용되는 방법	

VMI : VisualMotor Integration(시각-운동 통합)
TVPS-4 : Test of Visual Perceptual Skills, 4e(시지각 기술 검사, 제4판)

평가: 검사결과의 해석 EVALUATION : INTERPRETING THE RESULTS OF THE EXAMINATION

신경학적 기능부전을 가진 환자의 팔 조절을 재훈련하기 위한 과제지향적 접근법은 기능 달성을 위한 전략을 증가시키기 위해 근력을 활용하고, 기능적 역량을 육성하는 것(과제 빈도와 상황[참여]에서의 자립)으로 시작된다.

치료의 의사결정에 영향을 미치는 환경적 요인과 개인적 요인 양쪽 상황요인을 이해하는 것은 중요하다. 개인적 요인(연령, 희망하는 교육수준, 민족성, 성별, 개인적 관심, 자기호능감 및 성과의 기대)은 모두 목표, 치료전략의 선택 및 중재에 대한 반응에 영향을 미칠 수 있다. 환경적 요인(사회적 지원, 이용 가능한 기술 및 기타 요인) 또한 치료에 영향을 미친다.

장기 목표 Long-Term Goals

제6장에서 제안된 것처럼, 장기목표는 객관적이고 동시에 측정 가능해야 하며, 이들은 삶의 역할을 수행하기 위해 실행되는 셀프케어, 작업, 또는 여가활동에의 참여라는 측면에서 표현되어야 한다. 예를 들어, Jean의 장기목표는 "Jean은 자립하여 아침식사를 준비하는 것(주부 역할을 다하기 위해)일 수 있을 것이다". Tim을 위한 장기목표는 "Tim은(학생의 역할을 다하기 위해) 휴식시간에 옷을 자립하여 효율적으로 입을 수 있을 것이다"가 될 수 있다.

단기 목표 Short-Term Goals

단기목표는 객관적이고 측정 가능해야 한다. 이들은 기능장애를 해결하고, 핵심 운동 전략을 회복하기 위해 설명될지도 모른다. 이들에는 변화하는 환경에서 기능적 과제가 수행될 수 있도록, 운동계획, 순서부여 및 전략을 적응시키는 능력이 포함될지도 모른다. 이들은 또한 기능적 과제의 자립을 달성하는 중간단계로서 설명될지도 모른다. 표 20.3과 표 20.4는 우리의 두 가지 사례연구에서, 문제의 확인이 목표의 형성과 치료계획에 어떻게 진전되는지를 보여주고 있다. 이 예는 모두를 포함한다고 생각되지 않지만, 개념을 더 면밀하게 검토할 수 있다.

환자가 식별한 목표 Client-Identified Goals

이 환자 중심 실행의 이 시대에서는 캐나다 작업수행능력 척도(Canadian Occupational Performance Measure : COPM)(Song et al., 2019) 또는 GAS(Debreceni–Nagy et al., 2019)를 사용하여 객관적으로 이루어질 수 있다. GAS(Kiresuk & Sherman, 1968)를 환자 또는 간병인이 목표를 설정하기 위해 사용할 수 있다.

인지와 지각 Cognition and Perception

인지 및 지각 결손은 움직임을 제한할 수 있고, 신경손상이 있는 사람들에서 진전이 결여되는 주된 요인이다(Cumming et al., 2013; Titus et al., 1991). 그러나, 연구에서는 인지기능의 저하에도 불구하고, 뇌졸중 후 팔의 기능회복이 일어날 수 있다는 것을 보여주고 있다(Skidmore et al., 2012). 검토를 위해서는 표 5.3을 참조하기 바란다.

Cognitive Orientation to daily Occupational Performance (CO–OP) 프로그램(McEwen et al., 2014; Wolf et al., 2016)과 같은 과제지향적 접근법 내에 인지적 중재를 포함하는 프로그램은 유익할지도 모른다. 음악에 기반을 둔 프로그램도 또한, 신경학적 질환에서의 인지와 팔 기능을 개선하는 데도 효과적일 수 있다(Moumdjian et al., 2017; Pohl et al., 2018).

주의와 한쪽무시. 물체의 특성에 대한 식별을 촉진하기 위해, 환자에게 물체를 시각적으로 그리고 촉각적으로 탐색하여, 자기 손의 모양을 형성하고, 손끝 힘의 크기를 조정하기 위해 사용되는 관련되는 물체의 특성에 주의를 기울이도록 권장할 수 있다. 환자가 물체를 움켜잡기 전에, 환자에게 "당신은 물체가 무겁다고 생각합니까? 그렇지 않으면 가볍다고 생각합니까?" "그 물체가 미끄럽습니까? 또는 미끄럽지 않습니까?" "당신은 그 물체를 확실하게 잡을 만큼 손을 벌릴 수 있습니까?"와 같은 관련되는 특성에 대해서 질문할 수 있다. 반신불완전마비와 한쪽무시가 있는 사람에서는 임상의는 그 영역에 시각적 및 청각적 물체를 놓고, 그들에게 이들 물체의 위치를 찾아내도록 요청함으로써, 그 작업공간으로의 움직임을 촉진할 수 있다. 이환된 팔의 움직임은 이환되지 않은 팔을 거울에 비춘 상태에서 환자가 과제를 수행하게 하거나, 또 다른 사람을 관찰함으로써 촉진할 수 있다.

표 20.3 문제, 목표 및 1시간 세션용으로 적합한 방법-Jean

수준	문제	장기목표	단기목표	방법
1 : 기능 (능력과 수행능력)	1. Jean은 그녀 자신과 남편을 위한 식사를 준비할 수 없다. 2. Jean은 조리용 기구를 들고 있을 수 없다. 3. Jean은 자기 스스로 몸단장을 할 수 없다.	1. Jean은 조리용 기구를 사용하여 2인분 식사 세 끼니를 자립하여 준비할 수 있다. 2. Jean은 방문객이나 외출에 대비해서 스스로 몸단장을 할 수 있다.	1. Jean은 간단한 1인분 세 끼니 식사를 자립하여 준비한다. 2. Jean은 조리용 기구, 헤어 브러시, 칫솔 및 치약 튜브를 자립하여 또는 보조기구로 다룰 수 있다.	1. 단계적인 서면 지시를 한다. 2. 모델화, 과제 연습, 내재적/외재적 되먹임 3. 그녀가 전체 손가락으로 움켜잡기 또는 손가락 옆쪽으로 집기를 사용할 수 있도록 주방용품, 헤어 브러시, 칫솔 등의 손잡이에 스펀지를 대는 것 같은 도구를 변경한다.
2 : 전략	1. Jean은 자기의 이환된 손으로 대충 움켜잡기만을 달성할 수 있다. 2. Jean은 물체에 접촉한 다음에 손가락을 오므리는 것 같다(불충분한 예측성 조절		1. Jean은 전체 손가락으로 잡기 또는 다른 집기 패턴을 사용하여 다양한 크기와 형태의 물체를 잡는다. 2. Jean은 팔 뻗기를 하는 동안 손을 벌리거나 부분적으로 오므림으로써 물체와의 접촉에 대비한다.	1. 전체 손가락으로 움켜잡기를 필요로 하는 다양한 크기의 물체에 팔을 뻗는 연습을 하고 손가락 옆쪽으로 집기(lateral pinch)를 이끌어내도록 진행한다. 2. 팔 뻗기를 하는 동안, 물체와의 접촉에 대비하기 위해 손가락을 벌리고 그 다음에 오므리도록 다양한 언어 단서를 제공한다. 3. 비디오테이프에 녹화된 연습을 다시 보고 사전에 대화를 나눈다.
3 : 기능장애 (신체구조와 기능)	1. Jean은 시각 및 청각 기억의 결손이 있다. 2. Jean은 그 길이가 2단계 이상의 과제를 순서부여 할 수 없다. 3. Jean은 엄지와 다른 손가락의 부분적인 분리된 움직임을 하고 있다. 4. Jean은 손목과 손가락 폄근이 약하다. 5. 손가락 및 엄지손가락의 손바닥 쪽 감각에 손상이 있다.		1. Jean은 한 끼니 식사준비의 3단계 순서를 구두로 말할 수 있다. 2. Jean은 한 끼니 식사준비 순서를 자립하여 읽는다. 3. Jean은 손가락 옆쪽으로 집기를 달성하기 위해 엄지손가락 보늠(내전)을 분리한다. 4. Jean은 능동적으로 MP관절을 중립으로, 손목관절을 25°로 펼 수 있다. 5. Jean은 촉각과 고유감각 단서를 사용해서 물체를 식별한다.	1. 과제 특이적 연습에 앞서 식사준비 순서의 언어에 의한 예행연습 2. 비디오테이프에 녹화된 세션을 다시 듣고 수행하는 동안에 취한 단계를 논의한다. 3. 손가락 옆쪽으로 집기(lateral pinch)에서 작은 물체에 엄지를 놓고 유지한다. 4. 생체 되먹임 또는 FES 및 1 ~ 3 파운드의 추, 테라퍼티(Theraputty) 및 벨크로판(Velcro boards)(손가락 폄), 생체측정 연습 세트와 같은 저항기구. 5. 테이블 위에 익숙한 작은 물체를 놓고 시각 유무에 관계없이 그 물체를 확인하는 연습을 한다.

FES, functional electrical stimulation; MP, metacarpophalangeal, NMES, neuromuscular electrical stimulation.

표 20.4 문제, 목표 및 적절한 방법 - Tim

수준	문제	장기목표	단기목표	방법
1. 기능	1. Tim은 코트를 입고 부츠를 신는 데 너무 시간이 걸려 휴식시간에 친구와 노는 시간에 제한을 받는다. 2. Tim은 가위를 사용할 필요가 있는 미술과제를 완료하기 위해 중등도의 보조를 필요로 한다.	1. Tim은 옥외용 복장을 자립하여 효율적으로 입기 때문에 휴식시간 전체를 즐길 수 있다. 2. Tim은 가위 사용을 필요로 하는 미술과제를 자립하여 완료한다.	1. Tim은 1주일에 25%의 과제 지속기간을 줄임으로써 코트와 부츠를 착용하기 위한 효율을 높인다. 2. Tim은 지시를 받은 대로 원을 그려서 이것을 오려내고 풀칠을 해서 종이에 붙인다.	1a. 치료사/또래의 모델화 1b. 코트/부츠 착용과 단추 채우기의 시한을 정한 과제 특이적 연습 1c. 내재적/외재적 변수 1d. 단추걸이 또는 큰 부츠 2. 안정성을 높이기 위해 손가락이 들어가는 구멍이 작은 가위를 사용. 3. 가변적인 구두 되먹임으로 또래의 모델화.
2. 전략	1. Tim은 새 재킷에 지퍼를 채우는 것을 학습하는 것 같은 운동문제 해결에 어려움이 있다. 2. Tim의 손 안에서의 조작기술에는 제한이 있다.		1. Tim은 2개월에서 다양한 해법을 사용하여 다양한 코트의 지퍼를 채우고 연다. 2. Tim은 1개월에서 연필을 손가락 끝 바닥 안으로 옮겨 한 손으로 글씨를 쓰거나 지운다.	1a. 교사/또래의 모델화 1b. 다양한 유형의 재킷에 있는 서로 다른 지퍼에 의한 과제 특이적 연습 1c. 사용에 대한 가변적인 내재적/외재적 되먹임 2. 한 손으로 서로 다른 필기도구를 움직이는 과제 특이적 연습
3. 기능장애	1. Tim은 수내근이 약화하여 손가락으로 집는 힘 및 악력이 저하하여 있다.		1. Tim은 2개월에서 0.5 파운드만큼 손가락으로 집는 힘을 증가시킨다(옆쪽 집기, 3점 집기)	1. 학교와 가정에서의 치료용 퍼티 운동. 2. 레고(Legos)와 같은 3D 물체를 구성한다.

연구근거. 공간 무시에 대한 인지훈련의 효과를 검토하는 RCT의 체계적 고찰에서는(Bowen et al., 2013), 결정적인 결과를 얻지 못하였다.

그럼에도, 잡기(prehension)의 지각적 측면을 재훈련하는 것은 운동조절에 중요하며(Desanghere & Marotta, 2008), 거울 신경세포 시스템(mirror neuron system)의 활성화에 의해서 실현 가능성이 있을지도 모른다. 운동앞 영역, 마루엽 및 1차 운동겉질(M1)에서 볼 수 있는 거울 신경세포는 행동 중 및 행동의 관찰 중에 활동하고 있다 (Bonaiuto & Arbib, 2010; Dushanova & Donoghue, 2010). 따라서, 관찰 행동은 온라인에서 관찰된 행동의 방향과 궤적을 예측하기에 충분한 활동을 일으킨다. 뇌졸중과 같은 질환이 있는 사람의 거울에 기초한 행동관찰 훈련은 신경세포 반응을 증가시켜(Brunner et al., 2014; Garrison et al., 2010), 팔의 기능을 개선하고(Mao et al., 2020), 팔 뻗기 시간을 개선할 수 있다(Harmsen et al., 2015).

음악에 기초한 훈련 또는 청각 단서주기를 통한 청각

시스템을 활용하는 것은 무시된 시야에서의 주의를 높이는 방법으로서 현재 탐구되고 있다(Kang & Thaut, 2019; Schenke et al., 2020; Van Vleet & DeGutis, 2013).

이 유형의 훈련에 대한 연구는 유망하지만, 추가적인 작업이 필요하다. 이 증거에 기초하여, 시각적 거울 되먹임 훈련 또는 청각 단서주기를 사용하는 것은 Jean과 Genise 두 사람에게 효과적일지도 모른다.

문제해결과 행위상실증. 움직임 문제를 해결하기 위한 학습은 운동기술 발달 또는 회복을 향한 주 단계이다(Adolph, 1994). 이것을 촉진하기 위해, 임상의는 환자에게, "감자를 포크 위에 올려놓는 방법"과 같은 선택된 문제에 대해 언어 또는 운동에 의한 해결방법을 제시하도록 요청할 수 있다. 지각 결손이 없는 환자에서는 대체전략의 모델화가 최선일지도 모른다. 그들이 지각적 문제를 갖고 있다면, 과제를 모델화하고, 그 다음에 적합한 움직임을 통해서 그들을 유도하기 위한 언어 또는 도수에 의한 단서를 제공할 수 있다. 도수에 의한 보조가 주어질 때는 언제나, 치료사(또는 보조자)는 해결의 일부분이 된다. 따라서, 어떤 보조는 그 움직임 자체를 계획하고 수행하기 위한 기회를 환자에게 주는 자립적인 과제 실행 직후에 이어져야 한다.

연구근거. 온갖 연령의 환자에게 움직임의 문제를 해결하도록 요구하는 것은 운동학습을 촉진할 가능성이 있다(Harbourne & Berger 2019). 두 가지 예는 성인의 뇌졸중 후의 로봇 훈련과 팔의 기능부전 위험성이 있는 영아에서의 유관 강화(CR : contingent reinforcement)의 사용이다. Fasoli와 Adans-Dester(2019)는 팔의 로봇훈련(RT)만을 받은 사람과 팔의 RT에 더해서 과제지향적 훈련(RT-TOT)을 받은 사람과를 비교하였다. 양쪽 프로그램은 인지전략을 통합하는 프로토콜인, 뇌졸중을 위한 능동적 학습 프로그램(Active Learning Program for Stroke)을 사용하였다. 모두가, FMA-UE, MAL, WMFT 및 SIS-hand section에 상당한 변화를 보여주었고, 이것은 로봇훈련 내 인지전략을 포함시키는 것을 뒷받침하였다.

CR의 패러다임(Rovee & Rovee, 1969; Rovee-Collier & Sullivan, 1980)은 당초에, 영아의 다리 또는 팔에 "움직이는 조각"(mobiles)을 묶어서, 움직이는 조각의 움직임을 발로 차기 또는 팔의 움직임과 연계시킴으로써 영아를 관여시켰다. CR의 패러다임은 다양한 영아집단에서의 학습과 협응을 평가하기 위해 사용되어 왔다(Heathcock et al., 2004; Sargent et al., 2014). 이제는 기술의 진보에 의해서, CR 패러다임을 확장하여, 표면근전도(EMG) 또는 관성 센서로 검출된 자기 생성 근육활성화(Duff et al., 2017) 또는 팔 동작(Duff et al., 2020)을 강화하여, 머리 위에 있는 "움직이는 조각품"(mobiles) 또는 장난감의 동작을 구동할 수 있게 되었다.

근골격계와 신경근육계의 특성을 개선하는 훈련

Training to Improve Musculoskeletal and Neuromuscular System Characteristics

ROM과 근력을 강화하고, 경직의 영향을 줄이며, 분리된 움직임을 증가시키기 위해 이용 가능한 수많은 방법이 있다. 수동적 및 능동적 운동, 근막이완(Manheim & Lavett, 1989), 펠덴크라이스법(Feldenkrais method)(Apel, 1992), 태극권(Hogan, 2005; Venglar, 2005), 요가(Schmid et al., 2014), 그리고 관련된 섭근법(Wanning, 1993)은 팔의 조절에 필수적인 구조를 가동화하는 것을 도울 수 있다. 즐거운 여가활동 참여는 신체기능뿐만 아니라 인지능력도 향상시킨다는 것이 판명되었다(Han et al., 2017; Hogan, 2005).

도수기법. 많은 정보 소스는 신경학적 기능부전이 있는 환자의 움직임을 강화하기 위해 몸통 및 팔 구조를 동원하기 위한 접근법을 상세하게 설명하고 있다(Boehme, 1988; Carr & Shepard, 1992, 1998; Landel, 2018; Voss et al., 1985). 능동적인 움직임은 항상 수동적 전략을 따라, 이전부터 이어지는 것(결과)을 촉진해야 한다. 예를 들어, 팔의 굽힘근 긴장은 이환된 팔을 습관적으로 대단위 굽힘 패턴(mass flexion pattern: 역주: 선택적인 운동조절의 저하를 시사하는 원시적인 굽힘운동 패턴)으로 유지하는 편마비 환자에서 흔히 발생하여, 능동적인 움직임이 원래의 상태로 되돌아오는 것을 제한하게 된다. 따라서, 굽힘근을 수동적으로 신장한 후, 임상의는 환자가 어깨 높이보다 아래에 놓여 있지만, 여전히 도달범위 내에 있는 안정된 물체를 터치하거나 움켜잡게 하는 과제를 설정할 수 있다(그림 20.13). 이것에 의해, 굽힘근 공동작용 패턴의 활성화를 최소한으로 억제하면서, 손목과 팔꿈치의 폄을 촉진할 수 있다. 움직임 전략이 개선됨에 따라, 목표물의 높이를 어깨 높이까지 점진적으로 올릴 수 있다.

보조 장구. 근골격 긴장의 개선과 팔 및 손 구조의 단축의 교정에는 흔히 석고붕대, 정형보조기구가 포함된다

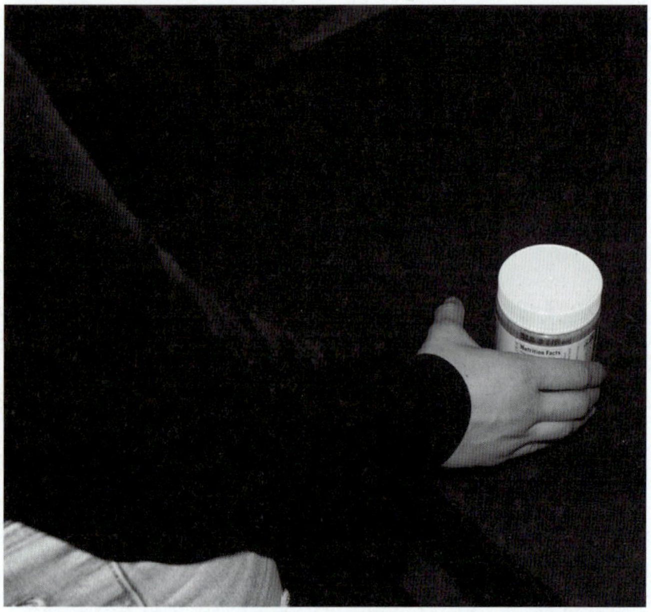

그림 20.13 바람직하지 않은 굽힘근 공동작용 패턴의 활성화를 방지하기 위해, 그림에서와 같이, 앉아 있거나 선 상태에서 중력에 맡겨 "팔을 뻗어 움켜잡기"를 가능케 하는 과제를 설정한다.

(Fess et al., 2005; Malick, 1980; Neuhaus et al., 1981). 보조 장구를 통한 관절 및 근육에 대한 지속적인 낮은 부하 스트레칭은 비수축 조직의 길이(인대 등)를 변화시켜, 근육원섬유마디(sarcomeres)의 수를 증가시킬 수 있다(Blanchard et al., 1985; Tardieu et al., 1988). 관절 움직임을 제한하는 보조 장구는 조절해야 할 자유도를 감소시켜, 기능적 능력을 높일 수 있다.

관절제한을 최소화하거나 또는 기능적인 손의 사용을 가능케 하는 정형보조기구 또는 끈(strap)이 최적이다. 이완성이거나 또는 비활동적 움직임과 연관성이 있는 바람직하지 않은 구축(contracture)의 발생을 감소시키는 위치가 선호된다. 예를 들어, 손 내재근 우위로 작용하는 위치(intrinsic plus position of the hand)(그림 20.14A)는 손가락의 손허리손가락(MP)관절을 굽힘 상태로, 손가락사이(IP)관절 폄 상태로 배치하여, 인대를 긴장시켜, 엄지손가락이 중립으로 머물러 있는 동안, 단축을 방지한다. 능동적 움켜잡기를 방해하는 과도한 손목 굽힘을 나타내는 사람에게는 반유연성 보조 장구(그림 20.14B)가 유용할지고 모른다. 이것에 의해, 극단적인 손목의 굽힘을 방지하면서, 영아의 경우에는 부분적인 손목의 동작과 체중부하가 가능해진다. 엄지손가락을 반대쪽에 두는 엄지손가락 끈(strap) 또는 조절 가능한 부목(그림 20.14C)은 성공적인 집기(pinch) 패턴을 용이하게 한다. Doucet와 Mettler(2013)는 맞춤형 동적이고 점진적인 보조 장구가 팔목 PROM을 증가시키고 만성뇌졸중과 팔의 긴장 항진이 있는 성인의 수동적 움직임에 대한 저항을 감소시킨다는 것을 발견하였다. 가능하다면, 이환되지 않은 구조는 자유롭게 움직여, 부동에 기인한 2차적인 결손을 방지해야 한다. 뇌졸중 후 1개월에서, Genise는 손가락과 손목의 굽힘근 긴장이 발생하고 있다. 그 이상의 동작 상실을 방지하기 위해, 손의 보조 장구의 사용을 고려하는 것은 중요할지도 모른다.

보강된 동작과 되먹임 *Augmented Motion and Feedback*

동작을 보강하고, 되먹임을 제공하여 기능장애를 경감하고 자원을 확대하기 위한 다양한 방법을 이용할 수 있다. 이들에는 로봇훈련, 생체 되먹임, 전기 자극, 경두개 자기자극(TMS), 경두개 직류전류 자극(tDCS), 피부경유 척수자극 및 감각 재교육이 포함된다. 이들 방법은 움직임에 대비하여 신경운동 시스템을 준비하기 위해 사용될 수 있거나, 또는 다른 훈련 프로그램의 효과를 강화하기 위해 사용될 수 있다(Cassidy et al., 2014; Pomeroy et al., 2011; Stoykov & Madhavan, 2015). 우리들의 모든 사례는 그 후에 검토된 하나 또는 그 이상의 방법으로부터 이익을 얻을 수 있을지도 모른다.

로봇 훈련. 치료사가 제공하는 수동적/능동적 훈련을 강화하고, 치료하는 동안에 움직임 반복과 강도를 증가시키기 위해. 연구에서는 로봇 훈련을 탐구하고 있다(Bertani et al., 2017; Chen & Howard, 2016; Raghavan et al., 2020; Veerbeek et al., 2017). 체계적 고찰에서, Zhang 등(2017)은 RT와 종전의 치료법의 조합이, 특히 만성뇌졸중이 있는 사람들에서 양호한 결과로 이어진다는 것을 알게 되었다. 로봇 장치는 무거운 팔다리를 지지하기 때문에, 훈련은 재활과정의 조기 단계에서 시작할 수 있다(Raghavan et al., 2020).

잠재적인 이점에도 불구하고, 로봇 치료법의 효과가 종전의 치료법에서 달성되는 효과와 맞먹는다는 것을 많은 연구에서 알게 되었다. Stein 등(2004)은 점진적 저항운동(PRE)의 형태에 의한 로봇 훈련의 6주간 프로그램(주 3회)을 기능 및 운동 회복에 관한 능동적 보조훈련과 비교하였다. 결과(n = 46)는 FMA-UE와 최대 힘의 개선이 있다는 것을 밝혀냈다. 집단의 차이는 없었으나, 훈련 전에 양호한 운동조절이 있었던 집단은 FMA-UE에 기초하는 PRE 로봇 훈련으로 최상의 성과를 올렸다.

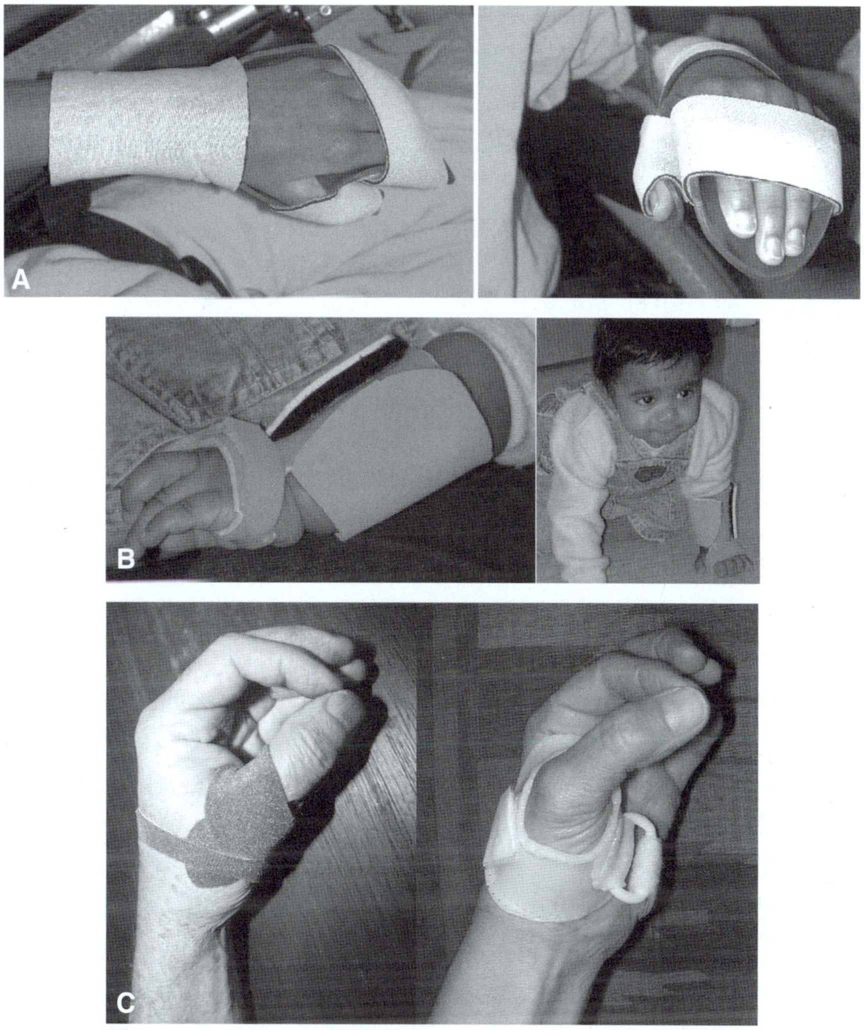

그림 20.14 손 또는 손목의 위치를 바꾸기 위해 사용되는 보조 장구와 끈. 이것에는 엄지손가락이 중립위치에 있는 내재근 우위로 작용하는 위치(**A**), 체중을 지지하기 위해 사용할 수 있는 반유연성 손목 보조 장구(**B**) 및 엄지손가락 반대쪽의 끈과 부목(**C**)이 포함된다.

Reinkensmeyer 등(2009)은 4~5주간의 로봇 또는 비로봇 훈련이 근력, 속도 및 협응을 개선하였다는 것을 발견하였다. 단일 맹검(single-blind) RCT(McCabe et al., 2015)에서는 뇌졸중 후의 중증 기능장애를 가진 사람을 대상으로, 12주 동안, 1일 5시간, 1주일에 5일 실시되는 3개의 훈련 프로그램의 효과가 비교되었다 : 즉, (a) 운동학습을 통한 로봇 훈련, (b) 기능적 전기 자극 더하기 운동학습 및 (c) 운동학습 단독의 세 가지 프로그램이다. 저자들은 집단의 차이를 발견하지 못하였으나, 참여자 전원이 FMA-UE와 팔 운동능력검사(Arm Motor Ability Test)에서 개선되었다. Wolf 등(2015)은 편마비가 있는 성인 99명을 대상으로, 가정에서의 운동프로그램(HEP) 내의 가정에 기반을 둔 로봇 시스템(Hand Mentor Pro)을 HEP 단독과 비교하는 단일 맹검, 다중 사이트 RCT를 실시하였다. 양쪽 집단 모두가, ARAT, WMFT 및 FMA-UE에서 개선되었다. Rodgers 등(2019)은 뇌졸중 후 1년에서 5년의, 중등도에서 중증의 팔(UE) 기능부전이 있는 사람을 대상으로 다중 사이트 RCT를 실시하였다. 그들은 RT를 강화한 팔의 치료(EULT) 및 일상적인 케어를 비교하고, 훈련 후 3개월에서 ARAT의 수행능력을 비교하였다. 일상적인 케어와 비교하여, RT와 EULT는 UE의 기능을 개선하지 않았다. 따라서, 로봇 치료 단독으로는 일상적인 케어를 넘어서서 UE 기능을 대폭적으로 개선하지 않을지도 모른다. 로봇 치료의 성과를 향상시키려면, 파라미터를 수정할 필요가 있을지도 모른다.

Reinkensmeyer 등(2012)은 뇌졸중 후의 성인을 대상으로, 2개월 동안에 24회 세션에 걸쳐, 기존의 치료법을 RT(최적의 수행능력에 필요한 것보다 적은 동작 보조를 사용하는)와 비교하였다. 양쪽 집단이 3개월의 후속 조치에서 FMA-UE 득점을 개선하였으나, 로봇 훈련을 받은 집단은 악력과 Box and Block test에서 개선된 것에 반해서, 대조집단은 개선되지 않았다. 독특한 연구에서는 음악 게임을 사용한 1주일에 3시간의 3주간 훈련 프로그램 동안에, 손가락 움직임에 대한 로봇의 보조를 조사하였다 (Reinkensmeyer et al., 2017).

조사결과는 Box and Blocks의 득점 및 우울증과 자기효능감의 측정치에 상당한 개선을 보여주었다. 훈련 중에 고도의 보조를 받은 참여자는 FMA-UE와 옆쪽 방향 핀치 강도에 상당한 변화를 보여주었다. Hsieh 등(2012)은 4주간의 고강도 대 저강도의 로봇 훈련 효과를 대조 치료와 비교하여 검토하였다. 고강도의 훈련에서는 반복 횟수가 많아졌다. 결과는 고강도 RT가 FMA-UE와 다른 형태의 치료에 유의미한 개선을 가져왔다는 것을 보여주고 있다. 따라서, 로봇 치료는 동작 보조가 노력 또는 유도가 충분하다는 것을 보장한다면(Reinkensmeyer et al., 2012; Rowe et al., 2017), 그리고 그것이 상당한 강도에서 사용되는 경우(Hsieh et al., 2012), 가장 유익할지도 모른다. UE 기능을 더욱 강화하기 위해서는 TMS, tDCS에 의한 로봇 치료를 최적화하는 방법에 대한 추가적인 연구가 필요하다. 심한 불완전마비를 수반하는 급성 뇌졸중이 있고, 그녀의 한쪽 팔에는 수의적인 움직임이 거의 없는 우리의 환자인 Genise는 팔의 동작을 촉진하기 위해 RT로부터 혜택을 받을지도 모른다.

어린이를 대상으로 한 로봇 훈련의 연구는 긍정적이지만, 명확한 이점은 아직 알려지지 않고 있다. Gilliaux 등(2015)은 뇌성마비가 있는 어린이를 대상으로, 1주일에 5일간 제공되는 두 가지 서로 다른 8주간 프로그램을 비교하였다. 하나의 프로그램은 종전의 치료법을 사용하였고, 또 하나의 프로그램은 종전의 세션과 로봇 보조 세션의 프로그램을 제공하였다. 그 결과, 운동학적 분석에 기초하는 움직임의 원활성의 상당한 개선과, 종전의 훈련 및 로봇 보조 훈련에 관여하는 집단에 대한 Box and Block test에 기초하는 민첩성의 개선이 분명해졌다.

생체 되먹임과 신경근육 전기 자극. 생체 되먹임과 신경근육 전기 자극(NMES)은 팔의 기능이 저하된 사람들의 움직임을 강화한다. NMES는 표면전극, 피부경유 전극, 또는 매립전극을 통해서 제공할 수 있다. 치료의 시기 적절성은 기능부전에 따라 달라지기 때문에, 임상적 판단에 기초하여 스케줄을 결정할 필요가 있다. 연구는 성인 및 어린이의 능동적인 UE 운동을 개발하고 회복하기 위해 생체 되먹임과 NMES를 임상실무에 통합한다는 것을 뒷받침 하고 있다(Alon et al., 2003, 2008; Garzon et al., 2016; Yang et al., 2019). 표면 NMES는 팔목의 폄을 성공적으로 촉진하기 위해 흔히 사용되지만(그림 20.15), 이상적으로는 능동적인 동작이 이어진다. 자극의 이점을 연구하는 프로토콜은 계속 진화하고 있다.

Doucet와 Griffin(2013)은 만성뇌졸중을 가진 높은 기능을 하는(HF) 성인과 낮은 기능을 하는(LF) 성인에서의 고주파(40 Hz) 및 저주파(20 Hz) NMES의 효과를 조사하였다. 이 프로그램은 1주일에 4회, 1개월간 시행되었다. HF 실험대상자만이 결과의 유의미한 개선을 나타내어 보여주었다. 고주파 NMES를 받은 HF 실험대상자는 근력의 개선이 있었던 반면, 저주파 NMES를 받은 실험대상자는 민첩성과 지구력의 개선이 있었다. Knutson 등(2012)은 17명의 뇌졸중 후 성인의 팔 장애와 수행능력에서 반대쪽으로 조절된 FES(contralaterally controlled FES : CCFES)의 6주간 프로그램을 주기적 NMES와 비교하였다. 참여자는 이환되지 않은 손에 장갑을 착용하여, 이환된 손의 벌림을 조절하였다. 결과는 FMA-UE, Box and Block test 및 Arm Motor Ability Test의 개선으로 이어졌다는 것이 명백해졌다. 또한 CCFES 집단에서는 손가락 폄의 유의미한 증가도 있었다. CCFES 프로토콜은 현재, 만성뇌졸중 환자의 기능장애를 경감하고(Knutson et al., 2014), 뇌졸중 후의 급성 단계에서의 손목과 손가락의 폄 회복율을 높인다는 것을 보여주고 있다(Zheng et al., 2019).

NMES를 조사하는 연구는 어린이에게 한정되어 있다. Wright와 Granat(2000)는 편측 CP(평균 10세)가 있는 어린이의 손목 폄근에 30분간의 NMES를 6주간 적용하여, 능동적인 손목의 폄과 손의 기능이 개선되었고, 6주간의 후속조치에서 유지되었다는 것을 발견하였다. 또 다른 연구(Garzon et al., 2016)에서는 편측 CP가 있는 3명의 어린이를 대상으로, 16주간에서 48 세션에 대해서 NMES를 통한 움켜잡기와 도수조작을 훈련하였다. 악력은 모두가 개선되었고, 2명이 QUEST의 움켜잡기 득점을 개선하였으나, 다른 지표에 대해서는 결과가 제각기였다.

NMES와 보조 장구를 조합하는 것이 효과적이라는 것을 보여주고 있다. Ozer 등(2006)은 편측 CP가 있는 어린이에게 NMES 및 팔꿈치/손목/손의 동적 보조기(dynamic brace)(Ultraflex, Pottstown, PA)를 사용하면, 한쪽 팔 기능의 Melbourne 평가 득점의 개선, 큰 악력 및 Zancolli의 분류에 기초하는 손/손목의 자세 평가의 개선으로 이어진

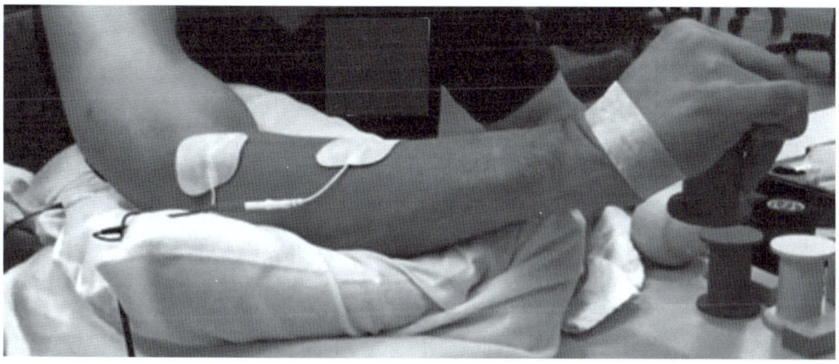

그림 20.15 신경근육 전기 자극에 의한 물체의 움켜잡기 및 들어올리기를 하는 동안의 팔목 폄의 강화.

다는 것을 발견하였다.

조합된 프로그램 효과는 치료 후 2개월간 지속되었다. 손목 보조 장구(Hybrid Assistive Neuromuscular Dynamic Stimulation[HANDS])와 조합한 NMES를 포함하는 3주간의 훈련 프로그램은 만성뇌졸중이 있는 성인에서, 치료 직후와 3개월 후의 UE 운동기능의 개선과 경직의 감소가 있는 것으로 판명되었다(Fujiwara et al., 2009).

NMES를 다른 방법과 조합하는 것도 또한 효과적이라는 것을 보여주고 있다. 선행연구(pilot study)에서는 만성뇌졸중이 있는 성인에서 NMES와 손 기능에 대한 로봇공학의 통합 시스템과 추적의 이점을 조사하였다(Rong et al., 2015). 20 세션 후, 수정 Ashworth 척도에 기초하여, FMA-UE, ARAT 및 WMFT의 득점이 개선되고 경직이 감소하였다. 편측성 CP가 있는 어린이(Xu et al., 2015)를 대상으로 한 RCT에서는 2주간의 주 5회의 훈련 프로그램의 결과를 다음의 세 집단에서 비교하였다. 즉, 억제유도 운동치료(CIMT) 단독, 손목과 손가락 폄근에 대한 NMES를 병용한 CIMT, 또는 작업치료(OT)에서의 전통적인 한쪽 손 또는 양쪽 손에 대한 훈련이다. 결과는 CIMT에 더해서 NMES를 받은 집단이, 손목 폄근의 통합 EMG의 개선율이 가장 높았다는 것을 보여주었다. 따라서, NMES를 보조 장구, RT, 또는 CIMT와 조합해서 사용하는 것은 팔(UE)의 기능을 개선하는 데 가장 효과적일지도 모른다.

뇌-컴퓨터 인터페이스(Brain-Computer Interface: BCI) 또는 EEG-유발 NMES의 기술은 겉질 신호를 전기자극으로 시작되는 움직임과 동기화시키는 방법을 제공한다(Milosevic et al., 2020). 연구는 뇌졸중 후의 사람의 수의적 팔의 기능을 회복하기 위한 BCI의 이점을 탐구하기 시작하고 있다.

Marquez Chin 등(2016a, 2016b)은 만성뇌졸중과 중증의 왼쪽 편마비가 있는 64세의 남성에 BCI를 사용하였다. BCI는 40세션(60분간 능동적 세션, 1주일에 3회) 동안에, 앞쪽방향/옆쪽방향으로 팔 뻗기와 입으로 팔 뻗기를 시작하도록 신경 인공삽입물(neuroprosthesis)을 유발하기 위해 사용되었다. 그 결과, FMA-UE에서 6점(13~18), FIM 셀프케어 하위득점에서 7점(104~118)의 임상적으로 유의미한 증가가 있다는 것이 명백해졌다. TRI Hand Function Test Object Manipulation 하위득점과 ARAT 득점은 이들 검사가 신경 인공삽입물 내에서 프로그램화되지 않은 손의 기능을 필요로 하기 때문에, 0(zero) 그대로 유지되었다. 이 흥미로운 영역의 추가적인 연구는 진행 중이다.

겉질 자극. 대뇌겉질에 대한 자극은 신경계를 활성화하기 위해 사용할 수 있고, 진료에 기초한 방법과 연계하여 사용될 수 있다. 팔과 손의 동작의 회복은 매립형 전극법, 외부 TMS 및 tDCS를 통해서 검토되고 있다. Levy 등(2016)은 뇌졸중 후 팔의 기능의 회복을 촉진하기 위한 겉질 매립형 자극의 사용을 검토하였다. 이 다중 시설(Everest Phase III 시험)에는 6주간의 과제지향형 UE훈련 프로그램이 포함되어 있고, 실험집단은 경질막바깥 운동겉질 자극(EECS)도 받고 있다. 실험집단의 선택된 참여자는 EECS와 관련되는 심각한 부작용이 있었다. 훈련 후 4주간의 조사결과에서는 EECS 절차의 유효성은 밝혀지지 않았다. 그럼에도, 선택된 집단의 차이는 24주에서 발견되었다. 침습적 겉질 자극과 관련되는 그 절차와 그 이점에 대한 추가적인 연구가 권장된다.

10명의 환자를 대상으로 한 예비연구에서는 로봇 치료법과 조합한 tDCS의 이점을 검토하였더니, 소수의 환자에서 유의미한 개선이 있었고, 대다수의 환자에서는 거의 변화가 없다는 것을 알게 되었다(Hesse et al., 2007). 저자들은 이 기법은 안전하지만, 추가적인 검토가 필요하다고 결론을 내렸다. Giacobe 등(2013)은 만성뇌졸중 환자에서의 로봇훈련의 20분 세션 전에, 도중에, 또는 후에 제공된 tDCS의 이점을 검토하였다. 운동학적 수행능력(속도와 원활성)은 tDCS가 로봇 연습 전에 제공되었을 때 가장 개선되었다.

병변이 없는 대뇌반구에 제공된 저주파 rTMS(≤1 Hz)가 병변이 있는 대뇌반구에서의 활동의 대뇌반구사이 억제를 감소시키려는 시도로 억제효과를 제공하는 것으로 이론화된다. Gillick 등(2014)은 한쪽 뇌성마비가 있는 어린이 손의 기능을 개선하기 위해, CIMT(아래에서 검토하였다)와 조합한 저주파 반복 TMS의 이점을 검토하였다. 결과는 저주파 rTMS/CIMT 훈련 후의 AHA 득점의 유의미한 개선을 보여주었다. Tretriluxana 등(2013)은 뇌졸중 후 성인의 이환된 팔을 뻗어서 움켜잡기의 회복에 관해서, 병변이 없는 대뇌반구에 대한 억제효과를 위해 저주파에서 주어진 반복적 TMS(rTMS)의 사용을 검토하였다. 이 2일간의 치료에 의해서 반신불완전마비가 있는 사람에서의 팔을 뻗어 움켜잡기 기능을 개선하기 위한 rTMS의 실행 가능성이 실증되었다.

TMS, tDCS 및 TMS 또는 tDCS를 다른 치료양식과 조합한 프로그램의 이점은 계속 확대되고 있다. Gillick 등(2018)은 10일 연속 CIMT의 평일 세션 동안에 소규모의 RCT를 실시하였다. 집단 1의 어린이는 120분간의 CIMT와 동시에 20분간, 손상이 없는 대뇌반구에 tDCS를 받았으나, 집단 2는 120분간 CIMT만을 받았다. 이 연구에서는 손 기능의 개선을 보여주는 손상이 없는 겉질척수로(CST)를 가진 어린이의 하위 세트에서, 절차가 실행 가능하고 안전하다는 것을 알게 되었다. 비침습적인 뇌 자극은 위험에 노출된 영아로 조사되고 있으나, 여전히 문제들이 있다(Behan et al., 2020; Kowalski et al., 2019). 뇌졸중 후의 비침습적인 겉질 자극의 이점은 TOT 또는 특정 물체를 잡는 훈련과 조합한다면, 향상된다(Bravi & Stoykov, 2007). 이 영역의 추가적인 연구가 권장된다.

척수 자극. 척수가 손상된 사람(SCI; Gad et al. 2017; Gerasimenko et al., 2015)의 몸통 안정성과 이동운동을 강화하기 위해 도입된 피부경유 척수 자극은 현재, 뇌성마비가 있는 아동에게 확대되고 있다(Solopova et al. 2017). 완전 및 불완전한 SCI를 가진 8명의 참여자에서의 4주간에 걸친 훈련과 조합된 목의 척수(SC) 자극은 악력과 선택적인 먼쪽 UE 운동조절을 증가시켰다(Gad et al., 2018). 반신불완전마비가 있는 어린이 및 성인에서의 UE의 기술과 기능에 대한 훈련에 의한 목의 신경조절의 효과를 조사하는 연구가 머지않아 이루어진다.

감각 재교육 *Sensory Reeducation*

감각의 재교육에서는 신경 가소성과 주의, 학습, 기억을 포함하는 고차 겉질 기능을 이용하여, 감각의 검출, 인식, 위치 찾아내기를 촉진한다(Dellon et al., 1974; Zink & Philip, 2020). 감각의 재교육이 환자에게 남아있는 감수성을 유리하게 이용하는 방법을 가르쳐 줄 것인지, 또는 감각의 생리학적 기반을 변경할 것인지 어떤지는 불분명하다. 감각기능의 훈련에 관여하는 연구자는 개선은 개인의 동기부여와 훈련방법에 고도로 좌우된다고 보고하고 있다. 이환된 팔다리를 기꺼이 사용하는 환자가 많은 경우, 기능을 더 잘 회복한다.

감각훈련을 위한 안전한 지침은 세메스-와인슈타인 모노필라멘트 검사(Semmes-Weinstein Monofilaments test)(제5장을 참조)에 대한 개인의 수행능력과 관련되어 있다. 개인이 4.83의 압력 정격(pressure rating)을 감지하지 못한다면, 그 사람은 보호 감각(protective sensation)이 되어 있다고 생각되며, 이러한 경우에 치료는 유해 자극으로부터 팔다리를 보호하기 위한 전략에 중점을 두어야 한다(Brand, 1980)(표 20.5). 시각은 촉각 결손을 보상할 수 있다(물체에 팔을 뻗을 때에 손을 볼 때와 같이)(Bell-Krotoski et al., 1993). 터치 압력이 압력정격 4.83을 초과하면, 감각의 회복 또는 발달이 인지된다. 그 다음에, 치료는 이동 자극과 정지 자극의 검출과 위치 찾아내기에 중점을 둘 수 있다. 환자가 움직이는 것을 인식하고, 그 다음에 일정한 터치를 인식하는 것을 학습함에 따라, 감각의 재교육은 입체 감각 인식(예: 물체 인식)으로 옮겨갈 수 있다.

재활의 조기에 훈련을 시작하거나, 또는 감각 대체를 사용하면, 운동기능이 개선될지도 모른다. 다중시설 RCT에서, Rosén 등(2015)은 정중신경과 자신경(척골신경)의 수복 후의 감각 재교육의 타이밍을 비교하였다. 실험 집단은 수복 후의 첫 주에 거울에 의한 시각적 되먹임과 촉각의 관찰로부터 시작하였으나, 대조집단은 재신경지배가 검출되었을 때에 시작하였다. 실험집단에서는 더 큰 개선이 인지되었다. Rosén과 Lundborg(2003)는 단일의 사례 연구에서, 정중신경과 자신경의 수복 후에 상실된 감수성을 치환하기 위해, 진동촉각 단서의 형태로 인공 감수성을 사용하는 것을 검토하였다. 그들은 센서 장갑(sensor glove)의 끝에 마이크를 배치하여, 물체 조작 중의 마찰 단서를 포착하였다. 6개월 및 12개월의 기능적 결과는 신경 수복에 대해서 일상보다도 높은 수행능력 수준을 나타냈다. 신경

표 20.5 손상으로부터 손과 팔을 보호하는 것을 목적으로 한 가이드라인의 요약

1. 극단적으로 뜨겁거나 예리한 물체에 노출되는 것을 피한다.
2. 도구나 물체를 쥘 때 과도한 힘을 사용하지 않는다.
3. 힘을 분산하여 국소적으로 압력이 증가하는 것을 피하기 위해, 여러 개의 작은 손잡이를 붙인다.
4. 장시간에 걸쳐서 균일한 쥐기의 사용을 필요로 하는 과제를 피한다.
5. 쥐기 패턴을 바꾸고 피부조직의 휴식을 위해 도구를 자주 바꾼다.
6. 피부에 대한 과도한 압력이 걸리는 징후가 있는지 관찰한다.
7. 감염을 피하기 위해 물집(blisters)과 찢어진 상처를 빨리 그리고 주의해서 치료한다.
8. 최적의 피부상태를 유지하기 위해 피부를 흠뻑 적시거나 오일마사지를 한다.

Source: Adapted from Brand PW. Management of sensory loss in the extremities. In: Omer E, Spinner M, eds. Management of peripheral nerve problems. Philadelphia, PA: Saunders, 1980:862-872.

이미징(imaging)을 사용하여, Lundborg 등(2005)은 진동촉각 입력으로 훈련된 전형적인 성인은 훈련을 받지 않는 성인보다 몸감각겉질의 활성화가 크다는 것을 확인하였다. 다른 신경질환과 함께, 감각의 재교육과 진동촉각 피드백 훈련의 타이밍에 대한 추가 연구가 필요하다.

감각과 운동 훈련이 이점은 Byl과 Mckenzie(2000)에 의한 연구에서, focal hand dystonia가 있는 사람을 위한 진료소 및 가정에 기초한 프로그램에서 효과적이라는 것을 알게 되었다. 진료소 치료에는 (a) 생체되먹임을 사용하는 경우와 사용하지 않는 경우의 감각훈련, (b) 스트레스가 없는 손의 사용, 거울영상 및 비정형의 움직임을 멈추고, 전형적인 손의 운동조절을 촉진하도록 설계된 정신적인 연습이 포함된다. 가정 프로그램은 신경 긴장을 경감하고, 자세를 개선하며, 이완을 촉진하고, 유산소 능력을 촉진하는 것을 목적으로 하고 있었다. 운동조절, 운동의 정확성, 각각의 식별능력 및 신체능력은 훈련 후에 개선되었다. 기능 개선은 3~6개월 후에 인지되었고, 실험대상자의 11/12이 업무에 복귀하였다.

부종과 통증 *Edema and Pain*

손의 부종을 경감하기 위한 방법에는 압축(신축성 있는 장갑), 얼음찜질, 심장높이 위로 올림, 또는 능동적 근육의 펌프작용이 포함된다. 비활동적인 움직임의 증가에 의해 부종을 경감하는 것은 통증 감소를 도울지도 모른다. 통증을 경감시키는 방법은 온열, 한랭, 또는 피부경유 전기적 신경자극이 있다(TENS; Mannheimer & Lampe, 1984).

감각운동 전략을 위한 중재
Intervention for Sensorimotor Strategies

재훈련에의 과제지향적 접근법은 과제의 수행과 참여를 제한하는 기능장애를 완화하는 것으로부터 시작할지도 모른다. 기능장애를 경감하면, 이전의 팔의 조절 전략을 사용하는 것을 가능케 할지도 모른다. 실제의 과제와 시뮬레이션을 한 과제가 사용된다면, 원활한 손의 경로와 손의 모양을 사전에 만드는 것과 같은 UE 동작의 핵심 요소가 가장 잘 이끌어내어질지도 모른다(Wu et al., 1998). 상황에 따라 이들 구성요소를 좌우하기 때문에, 이들은 목적이 있는 과제와 실생활 상황 하에서 시행되어야 한다. 서로 다른 구성요소의 훈련에 소비되는 시간의 양은 현재의 기술수준에 따라 달라질 것이다. 감각운동 전략은 우리의 모든 사례에서 유용할 것이다.

눈-머리 협응 *Eye-Head Coordination*

팔 조절의 중요한 부분은 목표물에 대한 시선(gaze)이 위치를 결정하고 안정화시키는 데 필수적인 눈-머리 협응의 훈련 또는 재훈련이다. 물체의 위치를 특정하고 시선을 안정화시키는 것과 연관성이 있는 문제는 잠재적으로 팔 뻗기의 정확성에 영향을 줄지도 모른다. 서로 다른 조절기전이 눈, 머리 및 몸통 움직임의 기저를 이루고 있기 때문에, 이들 시스템은 개별적으로 또는 조합하여 훈련될지도 모른다.

안뜰기능 부전이 있는 환자의 눈-머리 협응과 시선 안정화를 재훈련하기 위한 일련의 운동이 물리치료사인 Susan Herdman과 의사인 David Zee에 의해서 제안되었다(Herdman et al., 2001; Zee, 1985). 이들 운동은 중추신경 장애가 있는 환자의 눈-머리 협응을 재훈련할 수 있다.

문헌 검토(Herdman, 2013)와 임상실무 가이드라인(Hall et al., 2016)은 운동과 안뜰 훈련의 운동을 요약하고 있다(표 20.6). 프로그램은 머리가 움직이지 않고 가만히 있는 동안에, 신속하고 원활한 추적 안구운동을 재훈련하는 것으로 시작된다. 이 운동은 눈과 머리의 움직임을 주변 목표물에 맞춰서 훈련하고, 머리와 동조하여 움직이는 물체를 안정된 시선으로 유지하도록 진행한다. 마지막으로, 환자가 앉거나, 서거나, 걸으면서 먼쪽 주변부에서 목표물을 찾는 방법을 학습하면서, 눈, 머리, 몸통의 움직임을 수반하는 동작이 실행된다(Herdman et al., 2001; Zee, 1985).

신경학적 병변을 가진 사람에서 시지각 훈련의 연구가 확대되고 있다. RCT에서는 Van Wyk 등(2014)이 한쪽 공간무시를 수반하는 뇌졸중 후의 성인에서의 신속안구운동과 스캐닝에 대한 과제 특이적 훈련의 효과를 조사하였다. 그 결과, King–Devick Test, Star Cancellation Test 및 Barthel 지수에는 훈련을 받은 집단에 유리한 유의미한 집단 차이가 있다는 것이 밝혀졌다. 또 다른 RCT(Wang et al., 2015)에서는 뇌졸중 후의 성인에서 운동조절에 대한 시공간 훈련의 효과를 조사하여, 훈련 집단이 부주의 검사(inattention test)와 FMA–UE에서 유의미하게 개선되었다는 것을 발견하였다. Tsai 등(2016)은 시각기능장애가 있는 어린이들에게 컴퓨터에 기초한 시각자극(VERSUS) 프로그램을 사용하여, 시력(VA)을 개선할 수 있는지를 확인하였다. 어린이들은 VA에서 상당한 이득을 얻었고, 이것은 VERSUS 프로그램이, 기능장애가 있는 어린이의 VA를 개선하기 위한 실행 가능한 옵션이라는 것을 시사하고 있다.

시각무시에 대한 치료 전략은 이전에 검토되었으나, 시각무시/지각과 운동조절과의 관계에 대한 연구는 추가 연구가 필요하다. 건강한 집단에서 시행된 훈련연구는 신경학적 질환이 있는 사람과 관련되어 있는지도 모른다(Chen et al., 2016; Nyquist et al., 2016; Schuster et al., 2013). 훈련방법이 선택된 임상현장에서 임상의의 진료범위를 넘어선 경우는 환자를 발달 검안사(optometrist) 또는 시각기능 치료(vision therapy)를 전문으로 하는 임상의에게 의뢰하는 것이 최선일지도 모른다.

표 20.6 머리가 움직이지 않고 가만히 있는 동안의 신속 및 원활추적 안구운동을 재훈련하기 위한 운동

단계 I. 눈의 운동

A. 시각 추적(원활 추적)을 개선하기 위한 운동

1. 안락한 자세로 앉다: 머리를 움직이지 않는다.
2. 자기 앞에 팔을 뻗은 길이에 있는 자료가 있는 작은 목표물(2인치 × 2인치 크기)을 든다.
3. 머리를 움직이지 않고 가만히 유지한다.
4. 팔을 좌우로 천천히 약 45° 움직인다. 움직일 때 계속해서 단어에 초점을 맞춘다.
5. 팔을 왼쪽으로 움직이고, 그 다음에 오른쪽으로, 그리고 중앙으로 움직인다. 3초간 쉬고 5회 반복한다.
6. 팔을 위아래로 약 30° 움직인다. 팔을 위로 움직이고 그 다음에 아래로, 그리고 중앙으로 움직인다. 3초간 쉬고 5회 반복한다.

B. 시선의 방향수정을 개선하기 위한 운동(신속안구운동)

1. 안락한 자세로 앉다: 머리를 움직이지 않는다.
2. 여러분 앞에 약 12인치 떨어져 있는 2개의 작은 목표물(2인치 × 2인치)을 각각의 손에 하나씩 든다.
3. 한 표적에서부터 다른 목표물로만 눈을 움직인다.
4. 오른쪽으로 움직이고, 왼쪽으로 움직인다. 멈추고 쉰다.
5. 5회 반복한다.
6. 여러분 앞에 있는 2개의 목표물을 중간선 아래위로 수직으로 든다. 머리는 정지 상태로 유지한다.
   한 목표물에서부터 다른 목표물로만 눈을 움직인다.

표 20.6 머리가 움직이지 않고 가만히 있는 동안의 신속 및 원활추적 안구운동을 재훈련하기 위한 운동 (계속)

7. 눈을 위로, 그리고 아래로 움직인다. 멈추고 쉰다.

8. 5회 반복한다.

단계 II. 머리의 운동

A. 머리를 움직이고 물체는 움직이지 않고 가만히 둔다.

1. 좌우 움직임: 종이성냥(matchbook)과 같은 작은 표적을 팔의 길이에서 든다. 계속해서 단어에 초점을 분명히 맞추도록 시도한다. 머리를 천천히 좌우로 움직인다. 머리를 오른쪽으로 움직이고, 머리를 왼쪽으로 움직이고 머리를 중앙으로 움직인다. 쉰다. 5회 반복한다.

2. 상하 움직임: 반복한다. 그러나 여러분 앞에 들고 있는 목표물에 시선을 유지하면서 머리를 아래위로 움직인다. 머리를 위로 움직인다. 머리를 아래로 움직인다. 중앙으로 오게 한다. 멈추고 쉰다. 5회 반복한다.

3. 진행하기 위해서 더 이상 단어를 읽을 수 없을 때까지 머리를 계속해서 빨리 움직인다. 6피트 떨어져 있는 벽에 부착된 목표물을 사용해서 반복한다.

4. 눈을 감고 1단계와 2단계를 실행한다. 마치 눈을 뜨고 있는 것처럼 마음속으로 목표물을 시각화하고 그것에 초점을 맞추도록 시도한다.

단계 III. 눈-머리 운동

A. 정지하여 있는 물체로 눈과 머리를 움직이다

1. 좌우 움직임 : 여러분 앞 약 36인치 떨어져 있는 2개의 작은 목표물(2인치 × 2인치)을 하나씩 각각의 손에 든다. 먼저 하나의 목표물을 보고 다음으로 다른 목표물을 보도록 머리와 눈을 움직인다. 머리와 눈을 움직일 때마다 각 목표물에 있는 단어에 분명히 초점을 맞추도록 시도한다. 왼쪽을 본다. 오른쪽을 본다. 그 다음에 쉰다. 5회 반복한다.

2. 상하 움직임 : 여러분 앞 약 36인치 떨어져 있는 2개의 목표물을 중간선에서 상하 수직으로 든다. 머리와 눈을 움직여서 먼저 한쪽 목표물을 보고 다음으로 다른 목표물을 본다. 머리와 눈을 움직일 때마다 각 목표물에 있는 단어에 분명히 초점을 맞추도록 시도한다. 왼쪽을 본다. 오른쪽을 본다. 그 다음에 쉰다. 5회 반복한다.

3. 진행하기 위해서 더 이상 단어를 읽을 수 없을 때까지 머리를 점점 더 빠른 속도로 움직이면서 제1단계 및 제2단계를 반복한다. 6피트 떨어져 있는 벽에 부착된 목표물을 사용하여 반복한다.

B. 눈, 머리 및 물체를 같은 위상에서 함께 움직이다

1. 좌우 움직임 : 여러분 앞 팔의 길이에 있는 무언가 적혀 있는 자료가 들은 작은 물체 (종이성냥 표지와 같은 약 2인치 × 2인치 크기)를 든다. 팔과 머리를 좌우로(약 45°) 함께 움직인다. 팔과 머리를 천천히 좌우로 함께 움직이는 동안 단어에 계속해서 분명히 초점을 맞추도록 시도한다. 왼쪽으로 움직인다. 오른쪽으로 움직인다. 중간으로 움직인다. 쉰다. 5회 반복한다.

2. 상하 움직임 : 여러분 앞 팔의 길이에 있는 무언가 적혀 있는 자료가 들은 작은 물체 (종이성냥 표지와 같은 약 2인치 × 2인치 크기)를 든다. 팔과 머리를 상하로 함께 움직인다. 팔과 머리를 천천히 상하로 약 30° 함께 움직이는 동안 단어에 계속해서 분명히 초점을 맞추도록 시도한다. 위로 움직인다. 아래로 움직인다. 중간으로 움직인다. 쉰다. 5회 반복한다.

3. 진행하기 위해서 더 이상 단어를 읽을 수 없을 때까지 머리를 점점 더 빠른 속도로 움직이면서 제1단계 및 제2단계를 반복한다. 6피트 떨어져 있는 벽에 부착된 목표물을 사용하여 반복한다.

Zee DS. Vertigo. In: Johnson RT, ed. Current therapy in neurological diseases. St. Louis, MO: C.V. Mosby, 1985:813에서 허가를 받아 재게재.

팔 뻗기와 움켜잡기 *Reach and Grasp*

팔을 뻗어 잡기의 움직임에는 팔을 모든 방향으로 움직이는 능력을 필요로 한다. 이들에는 손을 움켜잡으려고 하는 물체로 가져가고, 쥐기 위한 손의 모양을 적절하게 만들며, 물체를 안정화시키거나 또는 도수조작을 하고, 아마도 새로운 위치로 물체를 이동시키는 것을 포함한다.

능동적 동작의 촉진. 선천적 또는 후천적 불완전마비(paresis)가 있는 사례에서 팔 움직임의 조절을 훈련 또는 재훈련하는 것은 시작점에 따라 달라진다. 몇몇 저자들은 팔 기능의 이송단계의 기저를 이루는 팔 움직임 조절을 훈련 또는 재훈련하는 것을 포함하는 팔의 기능을 재훈련하기 위한 일련의 활동을 제시하고 있다(Boehme, 1988; Carr & Shepard, 1992; Voss et al., 1985). 바로 누운 자세, 앉은 자세 및 선 자세에서 "배치와 유지(place-and-hold)" 기법을 사용하여, 관절운동을 분리하여 근육을 활성화하는 것부터 시작하는 것이 가장 쉬울지도 모른다. 일단 근육의 활성화가 달성되면, 동심성 또는 편심성 방법으로 능동적인 팔 또는 손의 조절을 재훈련하는 것을 다양한 위치에서 시작할 수 있다. 부분적인 UE 조절에 의해, 부분에서 전체로의 과제 연습이 실행 가능해지는 경우가 있다. 개별적으로 학습한 과제를 상황 내의 과제 수행으로 옮기는 것의 어려움에 기초하여, 요구를 수정할 필요가 있을지도 모른다.

팔 움직임 활동에 목표로 하는 물체를 포함시키는 것은 움직임 단독보다 환자를 더 성공적으로 관여시킨다. 그 이유는 그것은 과제를 더 목표 지향적으로 만들기 때문이다. 목표물은 능력 및 프로그램 목표에 따라 달라져야 한다. 예를 들어, 그림 20.13의 팔 뻗기 및 그림 20.16의 뒤침(supination)에서 보여주는 것처럼, 선택된 움직임의 연습은 집중적으로 동시에 표적으로 하여 시행할 수 있다. 근력저하가 있거나 움켜잡는 능력이 없는 사람에서는 손 전체로 단순히 그림을 가리키거나, 블록을 넘어뜨리거나, 공을 미는 것만으로 충분할 것이다. 이와 같이, 어깨의 수평벌림(외전)과 팔꿈치 폄은 환자에게 일련의 골판지의 블록을 손등으로 밀게 하고, 팔을 지지한 다음에, 지지가 없이 같은 동작을 하도록 의뢰함으로써, 앉은 상태에서 연습할 수 있다. 움켜잡기 능력이 향상됨에 따라, 사용하는 물체의 종류를 확장할 수 있다.

팔 뻗기의 과제의존성 특징의 재훈련. 팔의 이송(transport)의 특징은 과제에 따라 달라지기 때문에, 중재는 환자가 과제에 의존한 방법으로 사용하는 팔 뻗기에 적응할 수 있도록 구성되어야 한다.

다음의 것은 연구에 기초하여 팔 뻗기를 훈련하기 위한 옵션의 방법이다.

1. 물체를 손가락으로 가리키는 팔을 뻗어 움켜잡는 및 움켜잡아 조작하는 이송단계는 매우 서로 다른 특성을 갖기 때문에, 훈련은 과제의 각 유형에 특이적이어야 한다.
2. 시각적 및 청각적 입력은 움직임이 시작되기 전에 물체의 위치 및 특징과 관련되는 단서를 스캔하는데, 도움이 될 수 있다. 처음에는 연습은 늦어질 수 있기 때문에, 주로 목표물 위치에 관한 엄지손가락의 위치 등, 손의 모양을 만들기 위한 시각적 단서에 주의를 돌린다.
3. 시각적인 입력에 의존하지 않고 공간 내의 새로운 위치에 팔을 뻗는 것은 고유감각에 의해 유도된다. 수행능력을 향상시키기 위해, 환자에게 먼저 목표물을 시각적으로 찾아내게 한 다음에, 시각을 제거할지도 모른다. 팔 뻗기 정확도는 환자가 고유감각만으로 팔의 궤적을 조절하는 능력에 관한 증거가 된다.
4. 팔 뻗기 동안에 힘의 조정을 용이하게 하기 위해, 임상의는 환자에게, 다양한 도달거리와 위치에 놓인 목표물에 천천히, 그 다음에 빨리 팔을 뻗도록 요청할 수 있다. 그 후, cuff weights를 사용하여 팔 뻗기를 연습할 수 있다. 이와 같이 하여, 환자는 느린 움직임과 빠른 움직임, 더 큰 힘과 정확도를 필요로 하는 움직임을 위한 힘을 프로그램화하는 것을 학습할 수 있다.

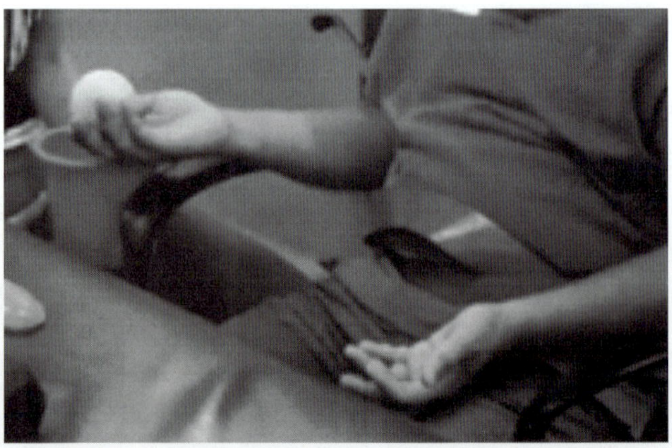

그림 20.16 목표로 하는 뒤침(회외) 과제.

5. 뇌졸중이 있었던 사람의 몸통 보상을 경감하고, 이환된 팔을 뻗는 범위와 속도를 향상시키기 위해, 팔 뻗기 훈련하는 동안 몸통 움직임이 약화될 수 있다.
6. 시각적 모델링에서는 움직임 전략을 강화하기 위해, 거울 신경세포 시스템(Mirror Neuron System)을 이용할 수 있다. 능동적 움직임 이전에 실행되는 이들 전략은 더 긴 처리와 준비 시간을 필요로 할지도 모른다.

언어적 및 청각적 단서. Fasoli와 동료들(2002)은 언어적 지시가 뇌졸중 환자의 기능적 팔 뻗기에 미치는 영향을 연구하였다. 그들은 이들 어떤 외부적으로 초점이 맞춰진 지시 또는 과제관련 지시를 받은 집단이, 내부적으로 초점이 맞춰진 집단 또는 움직임 관련 지시를 받은 집단보다 세 가지 모든 과제에 대해서 팔 뻗기 거리가 짧았고 높은 피크속도를 나타낸다는 것을 발견하였다. 파킨슨병(PD)을 가진 사람의 움직임을 향상시키기 위한 시각적 단서를 사용하는 것의 효과가 잘 문서화되어 있다. 청각 단서의 영향에 대해서는 별로 알려져 있지 않다.

Nowak와 동료들(2005)은 청각 단서 또는 시상밑핵(SN)의 자극을 사용해서, 파킨슨병이 있는 사람에게 움켜잡기 조정에 대해서 훈련하였다. 그들은 청각단서의 사용이, 운동불능증(akinesia)의 개선에서, SN 자극보다 더 효과적이라는 것을 발견하였다. SN 자극은 자기 페이스와 외부로부터 주어진 페이스 조건 동안에 실험대상자가 과도한 악력을 사용하게 하는 원인이 되었다. 신경학적 집단에서 치료를 하는 동안 언어적 단서 및 청각적 단서의 서로 다른 스케줄의 영향에 대해서는 더 많은 연구를 필요로 한다.

자세훈련. 뇌졸중 후의 많은 사람은 불충분한 UE의 운동조절을 보상하기 위해 팔 뻗기를 하는 동안에 몸통을 움직인다. 과도한 몸통 활성화의 방지는 마비된 팔의 회복 중의 팔 뻗기 훈련을 도울지도 모른다. 그러나, 몸통의 보상 동작을 감소시키기 위해, 팔을 뻗어 움켜잡는 행동의 훈련을 어떻게 설정하는 것이 최선일까?

Michaelsen 등(2004b, 2006)은 팔을 뻗어 움켜잡기 훈련 중의 몸통 제약(trunk-restrained; TR)의 효과성을 조사하였다. 처음에 Michaelsen과 Levin(2004)은 참여자에게 1일의 세션에서 60회의 시도로 팔을 뻗어 움켜잡는 과제를 실행시켰다. RCT에서는 실험집단은 팔 뻗기 동안에 TR을 착용하고, 대조집단은 팔 뻗기 동안에 몸통을 움직이지 않도록 요청받았다. 결과는 TR집단이 대조집단보다 훈련 후의 몸통 움직임이 적다는 것을 보여주었다. 팔꿈치의 폄은 양쪽 집단에서 증가하였으나, TR집단이 유지 시에 컸다. 시간적 협응지수(Temporal Coordination Index : TCI)를 사용하여, 팔 뻗기 전체의 각 순간에서의 팔꿈치와 어깨의 위상각도(각도에 대한 속도)의 차이를 계산하였다. TCI의 다양한 작은 피크는 일시적인 협응의 혼란의 증거를 제공한다. TCI 진폭(시간에 대해 플롯을 한 TCI)는 FMA-UE와 상관성이 있다는 것을 알게 되었다. 추적 RCT(Michaelsen et al., 2006)에서는 TR이 대조집단과 비교되었다. 30명의 참여자가 감독 하의 가정 프로그램을 주 3회, 5주간 시행하였다. 결과는 FMA-UE 및 팔의 수행능력 평가에서, TR집단이 대조집단보다 큰 개선을 보여주었다. 운동학에서는 실험집단에서는 몸통의 움직임 감소, 팔꿈치의 폄 증가를 느러내어 보였고, 대조집단에서는 반대의 결과를 나타냈다.

Thielman 등(2004, 2008, 2010, 2012, 2013)은 몸통의 움직임을 제한하면서 팔을 뻗어 움켜잡는 행동을 재훈련하기 위한 다양한 방법을 조사하였다. Thielman 등(2008)은 뇌졸중 후의 11명 성인을 대상으로, 4주간의 세션을 12회에 걸쳐서 과제관련 훈련(task-related training; TRT)과 저항운동(resistive exercise; RE)을 비교하였다. 양쪽의 집단에서, 훈련 중에 몸통은 억제되었다. 훈련 후, 손의 경로는 TRT집단에서 더 일직선이었으나, RE집단에서는 그러하지 않았다. 또한, 몸통 굽힘은 TRT와 RE 후, 모두 감소하였으나, 팔의 굽힘은 TRT집단에서 증가하여, 정중선과 반대쪽 목표물에 팔을 뻗었다. 훈련 후, FMA-UE 득점은 양쪽 집단에서 개선되었으나, WMFT에는 변화가 없었다.

1년간의 추적소사에서는 TRT를 받은 집단은 손의 경로를 더 직선적으로 유지하였고, 팔 뻗기 동안에 감속시간을 적게 소비하였다(Thielman et al., 2013). Thielman과 Bonsall(2012)은 사례 시리즈에서 교차계획법(crossover design)을 사용하여, 중등도에서 중증의 뇌졸중 후 반신불완전마비가 있는 사람에서의 TRT와 비교한 REO 치료법(로봇 보조 가상훈련 장치)의 이점을 조사하였다. REO훈련과 TRT 동안에, 참여자의 어깨가 의자등받이의 앞면에서부터 들려올라간 경우, TR 또는 청각 되먹임이 제공되었다. 청각 되먹임은 REO훈련과 TRT의 양쪽에서 실현 가능하다는 것이 판명되었으나, 유효성을 판단하려면 추가적인 연구가 필요하다. 이들 연구는 몸통의 보상을 줄이는 것을 목적으로 한 치료가 더 효율적인 팔 뻗기 전략과 그 후의 기능으로 이어질지도 모른다는 것을 시사하고 있다.

적응적 자세잡기. 적응적 자세잡기는 팔의 기능을 개선하기 위해 자주 사용된다. 좌석에 앉은 자세 프로그램은 (a) 적응적 좌석이 비정상 근육긴장을 경감하는 (b) 개선된 근육긴장은 자세 안정성을 향상시키는 (c) 향상된 자세 안정성은 팔의 조절을 강화하는 세 가지 전제에 기초하고 있다(McPherson et al., 1991; Waksvik & Levy, 1979). 몇 가지 연구에서는 변경된 좌석각도(seat angle)가 뇌성마비가 있는 어린이와, 없는 어린이에서의 팔의 움직임에 미치는 영향을 조사하였다. 한 연구에서는 뇌성마비가 있는 아동에서, 팔의 움직임은 등받이 각도를 90°로 설정한 상태에서 더 빠르다는 것을 보여주었다(Nwaobi et al., 1983). 또 다른 연구(Angsupaisal et al., 2019)에서는 앞쪽 또는 중립의 좌석면 경사를 가진 발의 지지대가 몸통 폄근 활동의 조절을 강화하고, 경직성 뇌성마비가 있는 아동의 팔 뻗기 질을 개선한다는 것을 보여주었다. 따라서, 뇌성마비가 있는 아동은 시각-운동 조절을 촉진하기 위해, 목을 약간 앞쪽으로 굽혀서 골반과 몸통을 지지함으로써 이익을 얻을지도 모른다. 게다가, 경험과 신체 위치는 팔 뻗기 행동의 발달을 조사할 때 고려해야 할 제약이다(Carvalho et al., 2007, 2008).

팔 뻗기와 움켜잡기에 대한 예측성 측면의 재훈련. 팔 뻗기 궤적과 근력을 사전에 계획하는 것의 중요성에도 불구하고, 예측성 조절을 훈련하는 것은 어려울 수 있다. 치료사는 자원을 강화하고, 준비를 위한 단서와 되먹임의 유무에 관계없이, 다양한 위치에 배치하여, 크기, 중량, 질감이 다양한 물체에 팔을 뻗어 잡는 것을 연습할 기회를 제공함으로써, 그 발달을 조장할 수 있다.

목표로 하는 물체의 위치와 크기를 과소평가하거나 과대평가하는 환자를 돕기 위해서는 무엇을 할 수 있는 것일까? 먼저, 시각과 손의 감수성과 같은 관련된 요소를 조사해야 한다. 우리는 감각적인 되먹임에 의존하여, 손의 모양 만들기(grip formation)와 힘의 크기조정에 대한 예측성 조절을 위해 사용되는 물체 특성의 내부 표현을 개발하고 강화한다. 시각 결손 또는 감수성 결손을 해결할 가능성을 먼저 결정해야 한다. 다음으로, 시각적 또는 감각적 재교육 기법을 시행할 수 있다(위를 참조할 것). 손의 감수성이 개선될 때까지, 또는 불충분한 채로 있는 경우는 환자는 연습을 연장하게 하거나, 또는 보상기법의 교습을 받아야 한다. 발달이 불충분하거나 또는 예측성 조절에 손상이 있는 환자는 연습의 연장으로 유의미한 개선을 나타내어 보여준 다(Crajé et al., 2010; Dawson et al., 2010; Duff & Gordon, 2003). 팔다리 사이 이동(interlimb transfer)도 또한 반신불완전마비를 가진 사람의 예측성 힘 크기조정을 개선할 수 있다(Gordon et al., 1999; Raghavan et al., 2006).

움켜잡기와 도수조작 *Grasp and Manipulation*

불완전마비와 조절장애를 가진 환자에서 움켜잡기 기능의 훈련은 흔히, 근육의 활성화와 손가락/엄지손가락의 개별화에 따라서, 강력 쥐기(power grip)(즉, 원기둥 모양), 또는 손가락 옆으로 집기(lateral pinch)와 같은 단순한 패턴의 확립으로 시작된다(Duff, 2012; Erhardt, 1982). 강력 쥐기는 손가락의 벌림(외전)의 유무에 관계없이, 동시에 손가락을 굽혀서, 손목을 안정시켜 물체를 잡는다. 강력 쥐기는 또한, 보조 이동장치를 잡고 조작하는 데 중요한 역할을 한다. 손가락 분할(fractionation)(정밀 쥐기에 사용)이 제한될지도 모르기 때문에, 아마도, 강력 쥐기 또는 손가락 옆으로 집기를 먼저 재훈련하는 것이 최선일 것이다.

쥐기 또는 손가락 옆으로 집기를 재훈련하는 것은 등척성 수축을 촉진하기 위해 손에 물체를 놓는 것부터 시작할 수 있다(그림 20.17A). 이 행동 단독만으로, 많은 경우, 손목의 폄근이 활성화되고, 힘줄고정(tenodesis) 효과를 통해 안정화된다. 훈련은 능동적 손목의 폄을 시도하면서, 손가락의 굽힘과 엄지손가락의 맞섬(opposition)에 관여하는 물체의 주위에 손의 모양을 만드는 것에 의해 능동적인 보조동작으로 옮겨갈 수 있다. 움켜잡기 재훈련은 실행 가능한 능동적인 강력 쥐기 및 정밀 쥐기 패턴의 연습으로 진행할 수 있다(그림 20.17AC). 강력 쥐기에는 원기둥형, 구형, 또는 갈고리모양 움켜잡기가 있다. 정밀 쥐기 패턴에는 손가락 옆쪽으로의 집기(엄지손가락과 집게손가락 옆쪽), 세 손가락에 의한 3점 집기(엄지손가락과 노쪽 2개의 손가락) 및 집게 잡기(집게손가락과 엄지의 맞섬, 손가락 끝과 끝, 또는 손끝 바닥과 바닥)가 포함된다(Duff, 2012). 아래팔과 손목의 방향성을 바꾸기 위해, 수직면과 수평면에서 임의의 패턴 연습을 시행할 수 있다.

움켜잡기의 많은 요소가 물체와의 접촉에 앞서 계획된다. 손의 방향성, 형상 및 힘의 특성은 관련되는 물체에 대한 단서를 인지하는 능력과 함께, 물체를 움켜잡는 이전의 경험에 기초하여 계획된다(Fisk, 1990; Forssberg et al., 1991; Jeannerod, 1986; Westling & Johansson, 1984).

그림 20.18에서 보여주는 것처럼, 엄지손가락과 손가락의 분리와 세기가 제한되어 있는 경우, 쥐는 모양 형성

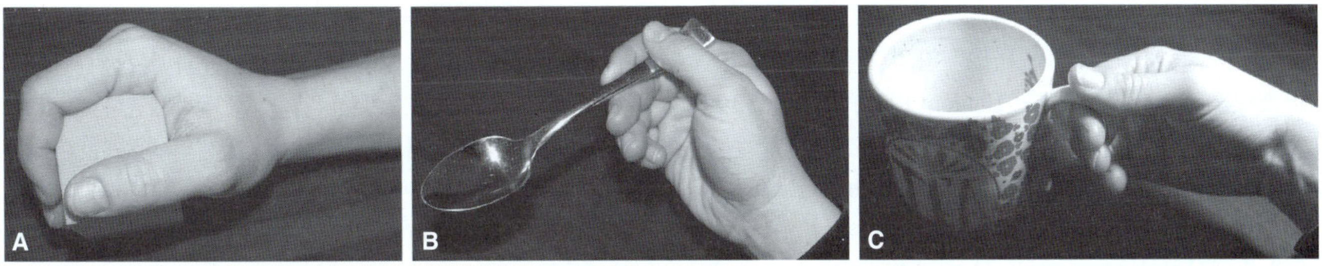

그림 20.17 물체를 손에 놓고 잡는 것에서부터 자기 주도적 움켜잡기로 진행하는 움켜잡기와 엄지와 다른 손가락으로 집기(pinch)의 재훈련 : 강력 움켜잡기(A), 도구를 손가락 옆으로 집기(B) 및 머그컵의 손잡이를 고정하기 위해 엄지와 다른 손가락으로 집기에 의한 갈고리 쥐기(C).

하기를 재훈련하는 것은 어렵다. 이 그림은 한쪽 뇌성마비가 있는 아동이 제한된 엄지손가락 맞섬으로 집게 잡기를 시도하고 있는 모습을 나타내고 있다. 너무 느슨하게 쥐어 물체가 미끄러지거나 또는 너무 꽉 쥐어 물체가 부서지는 것과 같은 움켜잡기의 오류는 힘의 등급부여 결손에 기인한다. 그러나, 부정확한 힘의 크기 조정이 근육의 불충분한 조절 또는 물체 속성에 대한 지각의 저하에 기인하는 것인지 어떤지를 판단하는 것은 어려울지도 모른다.

숙련된 움켜잡기 및 도수조작의 요소에는 (a) 손의 외재근 및 내재근에 대한 능동적인 조절, (b) 예측성 손의 모양 만들기 및 힘의 크기 조정에 중요한 예리한 지각 단서 및 (c) 악력 및 손가락 끝 힘의 정확한 단계적 차이(gradation)가 포함된다. 따라서, 움켜잡기 조절의 재훈련은 과제에 대한 근력, 협응 및 지각적 측면을 다루어야 한다. 일단 분리된 손가락과 엄지손가락의 동작이 이용 가능해지면,

그림 20.19 A–C에 나타낸 것처럼, 빛 강화를 시작할 수 있다. 일단 기본적인 근력이 얻어지면, 손의 내재근의 추가적인 훈련과 강화가 저항요법으로 날성될 수 있다. 판지 또는 가죽을 담배파이프 청소도구 그리고 플라스틱으로 만든 끈(lace)으로 묶는 것과 같은 다른 과제는 강회

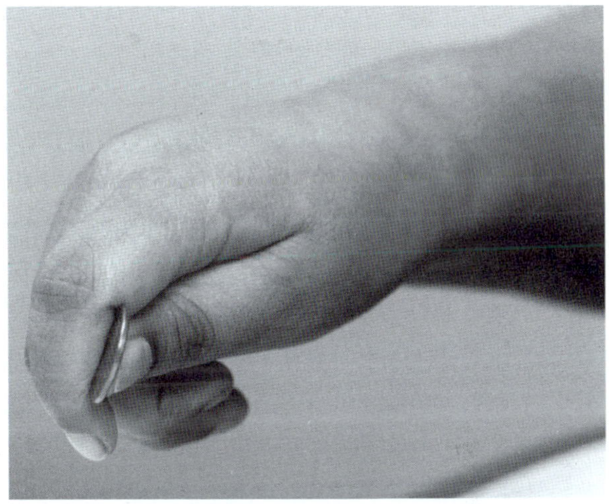

그림 20.18 엄지손가락 맞섬으로 집게 잡기(pincer grasp)를 시도하고 있는 한쪽 뇌성마비를 가진 어린이.

과제에 유용할지도 모른다. 환자가 점안기로부터 여러 방울의 물방울을 떨어뜨리거나, 종이컵과 같은 물체를 찌그러트리지 않고 집어 올려서 바꾸게 함으로써 손가락 끝 힘의 조절을 훈련할 수 있다. 기술에는 연습을 통해 변화하는 과제의 요구에 움켜잡기를 수정하는 것을 학습할 필요가 있다.

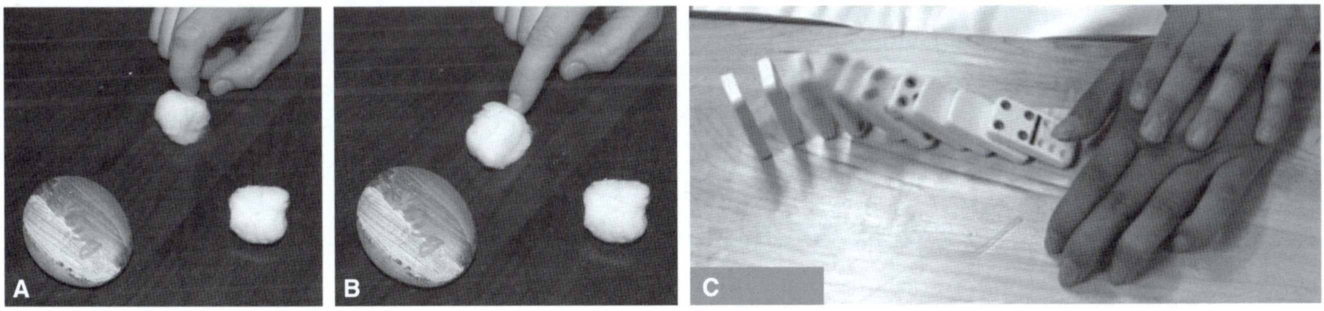

그림 20.19 (A–C) 저항이 적은 손가락과 엄지손가락 폄을 목표로 하는 연습.

맥락 간섭. 연습이 학습에 미치는 영향을 조사하기 위해, 연구자들은 연습을 차단된, 무작위(맥락 간섭) 및 혼합 스케줄로 분리하여 왔다. Hanlon(1996)은 뇌졸중 후의 24명의 환자의 이환된 팔에서 5단계 기능 지향적 동작 순서의 유지를 측정하였다. 환자는 차단된(blocked) 또는 무작위(random) 방식으로 과제를 연습하였거나 또는 대조집단에 배치되었다. 그 결과, 첫 번째 및 두 번째 유지검사(retention tests)에서 무작위 집단에서 큰 개선이 있다는 것이 밝혀졌고 이것은 맥락 간섭이 이 집단에서의 학습에 긍정적인 영향을 미친다는 것을 뒷받침하고 있다. Pohl 등(2006)은 아급성기의 중등도 뇌졸중이 있는 성인이, 단일 세션에서 암묵적으로 운동순서 과제를 학습할 수 있는지의 여부를 조사하였다. 과제는 80회 시도의 6개 블록으로 따로따로 편성된 무작위로 반복되는 순서로, 가능한 한 빨리 팔을 뻗어서 조명이 켜진 스위치를 끄는 것이었다. 이들 뇌졸중 후의 사람들에 대한 과제 연습은 이환되지 않은 팔로 시행되었고, 대조집단에 대해서는 잘 쓰는 오른팔 또는 잘 쓰지 않는 왼팔로 시행하였다. 그 결과는 중등도의 뇌졸중이 있는 사람들에 대한 반응시간은 경증의 뇌졸중의 사람과 대조집단보다 컸다는 것을 보여주고 있다. 연구결과는 암묵적 운동학습이 중등도의 뇌졸중이 있는 환자에서 유지되어 있다는 것을 보여주고 있고, 따라서, 유용한 훈련 옵션이 될지도 모른다.

다양한 연구에서, 팔의 기능을 향상시키려면, 어느 연습 스케줄이 자장 적합한지를 조사하고 있다. Duff와 Gordon(2003)은 차단된 연습(blocked practice)과 무작위 연습(random practice)이 한쪽 뇌성마비가 있는 어린이의 이환된 손으로 쥐어서 들어 올리는 과제를 하는 동안 예측성 힘의 크기조정에 미치는 영향을 연구하였다. 습득하는 동안 통제된 집단에 대해서 양호한 수행이 관찰되었으나, 두 가지 형태의 연습 사이에 마찬가지의 즉각적인 유지와 지연된 유지가 있다는 것을 발견하였다. 그들은 어린이들은 어느 스케줄이 궁극적으로 더 양호한 유지로 이어질 것인지를 더 잘 판단하기 위해, 연습시간을 더 필요로 할지도 모른다고 주장하였다. Cauraugh와 Kim(2003)에 의한 연구에서는 FES 프로그램 동안 제한된 차단된 연습(blocked practice)과 무작위 연습(random practice)의 양쪽 모두가 손의 기능 개선에 효과적이라는 것을 알게 되었다. 차단된 집단은 습득 중에 더 잘 수행하였으나, 즉시 유지 및 지연된 유지는 두 가지 연습 형태에 대해 유사하였다. 그럼에도 어린이는 어느 스케줄이 궁극적으로 더 양호한 유지로 이어지는지를 판단하기 위해, 더 많은 연습시간을 필요로 하였을지도 모른다. Cauraugh와 Kim(2003)에 의한 연구에서는 NMES 프로그램 중의 차단된 연습과 무작위 연습이 손 기능 개선에 효과적이었다는 것을 발견하였다. 맥락 간섭이, 단일 세션에서 컴퓨터 미로 과제의 학습에 미치는 영향이 CP가 있는 어린이(Prado et al., 2017)와 뇌졸중 후의 성인(Moliterno et al., 2020)에서 연구되었다. 모든 참여자는 가장 능력 있는 손으로 과제를 수행하였다. 두 연구에서, 무작위 연습이 전환단계에서 더 양호한 수행으로 이어졌다. 추가적 연구에서는 팔의 최상의 연습 스케줄을 결정해야 한다.

손가락 분획 및 손 안의 조작. 손가락의 분획(손가락과 엄지의 분리된 움직임)의 제한은 흔히 신경 결손이 있는 사람에서 볼 수 있는 것처럼, 겉질운동신경세포 기전(corticomotoneuronal mechanisms)의 저하에 기인한다(Rothwell, 1994). 손가락의 분획이 없이는 손 안의 조작(in-hand manipulation)이라 불리는 한손으로 물체를 조작하는 것은 어렵다. 손가락의 움직임이 어느 정도 있고, 기본적인 움켜잡기와 손에서 떼기 패턴이 있다면, 손 안의 조작 훈련의 대상자가 된다(Exner & Henderson, 1995).

다양한 세션에 걸친 치료에서는 작은 조작법을 사용하여, 손 안의 조작(평행이동, 회전 및, 이동)의 세 가지 형태 모두에 초점을 맞출 수 있다(Exner, 1990). 예를 들어, 환자에게 1 페니(penny) 동전을 한 번에 하나씩 집어 올려서 손바닥으로 이동시키고, 손의 자뼈(척골) 쪽에서 유지하게 할 수 있다. 또는 1 페니 동전을 한 번에 하나씩 개인의 손바닥에 놓고, 각각의 페니를 손가락 끝으로 평행 이동한 다음에 엄지와 집게손가락 끝 바닥(pad)으로 이동하도록 지시할 수도 있다. 다음으로 각 동전을 가늘고 긴 구멍(slot) 또는 열린 용기에 넣을 수 있다. 회전과 이동은 연필을 환자의 손바닥에 놓고, 엄지손가락, 집게손가락 및 긴 손가락의 끝 바닥(pad) 사이에 놓음으로써 연습할 수 있다. 손의 양쪽은 파워(자뼈) 쪽을 안정시키고, 기술(노뼈) 쪽을 조작할 필요가 있는 과제를 연습시킴으로써, 분리된 역할을 학습할 수 있다. 이러한 과제의 하나는 엄지손가락과 집게손가락 사이에서 퍼티(putty)를 굴리고, 한편 반지손가락과 새끼손가락으로 작은 물건을 잡을 필요가 있다. 또 다른 과제는 반지손가락과 새끼손가락으로 병목을 잡으면서, 집게손가락과 긴 손가락들로 스프레이 병의 방아쇠를 꽉 쥐는 것이다. 기술이 향상됨에 따라, 과제의 복잡성이 증가할 수 있다.

손 안의 조작훈련은 단계적으로 시행되어야 한다. 마찰

이 크고 접촉하는 점이 많은 물체를 사용하는 것 같은 과제로부터 시작하여, 다음으로 최소한의 접촉점이 있는 미끄러운 물체를 사용하는 것 같은 더 어려운 과제로 진행한다. 허용범위 내라면, 물체의 크기와 형태 및 단서, 연습의 강도도 바뀌어야 한다. 어떤 사람은 물체가 회전하는 수준에서 훈련을 시작할 수 있을지도 모르지만, 또 다른 사람은 손가락과 손바닥 사이의 이동으로 시작할 필요가 있을지도 모른다. 감각의 재교육과 내재근의 강화는 동시 진행하는 과제이다.

국소성 손의 근육긴장이상이 있는 사람은 매우 반복적이고 집중적인 손의 사용과 비정형적인 학습에 기인하여, 흔히 하나 또는 그 이상의 손가락 운동조절을 상실한다(Byl, 2003). 몸감각 겉질에서 볼 수 있는 흔히 있는 개별적인 손가락의 표현이 변화한다. 근육긴장이상이 있는 음악가에서는 손가락 표현 사이의 거리는 줄어들어, 흔히 뒤섞기기 시작하여, 그 결과, 손가락의 분획이 결여되어, 가벼운 압력의 위치를 알아내는 것에 어려움 야기한다. 감각 및 운동의 훈련 프로그램은 변화를 촉진하는 데 효과적이었다. 한 연구에서는 국소성 손의 근육긴장이상이 있는 환자 10명에게 4주간의 운동훈련 프로그램을 실시하여, 선택된 과제에 관여하지 않는 손가락에 대한 바람직하지 않은 움직임의 넘쳐흐름 감소를 강조하는 손가락의 분획을 증가시켰다(Zeuner et al., 2005). 훈련 후, 더 나은 글씨쓰기와 Fahn 근육긴장이상 척도의 개선으로 향하는 경향이 있었다. 그러나, 뇌파기록(electroencephalography)과 TMS에 기초한 겉질 흥분성에는 변화가 관찰되지 않았다(Elbert et al., 1998).

활성화된 가상 키 패드(activated virtual keypad : AVK)를 사용한 6주간의 훈련 프로그램이, 만성뇌졸중이 있는 성인의 손가락 개별화에 대한 이점을 조사하였다(Thielbar et al., 2014). AVK집단과 대조집단의 개선에도 불구하고, AVK집단만이 손가락 개별화를 개선하였다. 손가락 개별화 훈련을 위한 독특한 설정(set-up)이 뇌성마비가 있는 어린이용으로 McCall et al.(2019)에 의해 개발되었다. 손가락 개별화와 손의 기능을 조성하기 위한 기술주도형 프로그램이 계속 출현하고 있으나, 추가적인 연구가 필요하다.

손 떼기 *Release*

신경학적 병변이 있는 많은 환자가 물체를 움켜잡을 수 있으나, 또 한쪽 손의 보조가 없으면, 손가락을 능동적으로 펴서, 물체를 손에서 뗄 수 없을지도 모른다.

효과적으로 손을 떼기 위해서는 손목의 굽힘을 사용하여 수동적으로 손가락 또는 힘줄을 펼 필요가 있을지도 모른다(Boehme, 1988; Erhardt, 1982). 환자가 물체를 능동적으로 손에서 뗄 수 있는 경우도, 비효율적일지도 모른다. 한쪽 뇌성마비가 있는 아동은 능동적으로 손을 물체에서 뗄 수 있으나, 그 동작의 평가를 최소한으로 억제하여, 갑자기 손을 떼는 일이 흔히 있다(Gordon et al., 2003; Lewis et al., 2002). NMES, 연습, 또는 그 양쪽을 통한 치료에서의 손 떼기에 대처하면, 효과를 높일지도 모른다.

작업치료사인 Rhoda Erhardt는 신경학적 기능장애가 있는 사람의 손 떼기를 훈련 및 재훈련하도록 설계된(Boehme, 1988), 물체에서 손을 떼기 위한 광범위한 발달순서(Erhardt, 1982)를 공표하였다. 그녀의 순서는 외부 안정화가 주어진 물체에서 손 떼기로부터 시작하고, 그 외부 안정화가 없는 손 떼기로 진행한다. 이 접근법은 어린이들이 공간 내에서 물체의 손 떼기를 하기 전에, 지지하는 표면에서 안정된 상태에서 물체의 손 떼기를 학습하는 방법에 기초하고 있다(Boehme, 1988). 환자는 또한, 팔목을 중립위치(능동적 또는 지지된)로 한 손가락 폄의 패턴을 사용하여 물체에서 손을 떼는 것을 연습한다. 손목의 안정화가 향상되고, 손 떼기가 개선됨에 따라, 연습은 물체에서 손을 떼어 용기에 넣어 쌓아올리는 것으로 진행할 수 있다.

몸쪽 및 먼쪽 기능 훈련 : 하나의 훈련이 다른 훈련에 선행되어야 하는가? *Training Proximal and Distal Function: Should One Precede the Other?*

움켜잡기와 같은 먼쪽 기능에 앞서, 팔 뻗기와 같은 몸쪽 기능을 훈련해야 하는가? 몸통 및 몸쪽 팔의 신경근육계의 발달은 먼쪽 구성요소에 선행한다(Kuypers, 1981). 이 발달상의 특징은 영아의 팔 뻗기에서의 몸통 및 몸쪽 근육 활성화의 우위성에 기여할지도 모른다(Berthier et al., 1999). 그러나, 몸쪽 조절은 먼쪽 손 기능에 대한 필요한 전구물질(precursor)이 아니기 때문에, 이 두 가지 치료는 순차적으로가 아니라, 동시에 처리할 수 있다(Harbourne & Kamm, 2015). 따라서, 손 기능을 수행하기 전에 어깨 조절이 출현하는 것을 기다려야 할 것은 아니다.

일부 중추신경계 영역은 손상된 영역을 대체할 수 있다(제4장 참조할 것; Merzenich & Jenkins, 1993). 이동 또는 어깨 안정성을 포함하는 몸쪽 기능은 대체 신경경로를 통해 대체될지도 모른다. 이와는 대조적으로, 겉질척수로(corticospinal tract; CST)에 대한 손상은 대체 경로를 용이하게 이용할 수 없기 때문에, 손의 정밀 움직임의 심각한 상실을 초래한다(Rothwell, 1994). 따라서, 엄지와 다른 손가락의 분리된 움직임과 정밀 쥐기의 제한은 CST의 병변 후에는 일반적이다(Lang & Schieber, 2004; Raghavan et al., 2005).

기능적 수준에서의 중재
Interventions at the Functional Level

중재에 대한 과제지향적 접근법은 기능장애를 해결하고 팔 기술의 핵심 구성요소를 개선함으로써 얻어진 이득을 기능적 활동의 수행능력을 향상시키는 것까지 확대될 필요가 있다. 치료에 대한 과제지향적 접근법의 한 중요한 부분은 변화하는 환경 및 과제 요구 하에서의 기능적 활동의 과제 특이적 연습이다. Dunn과 동료들(1994)은 상황의 영향을 고려한 연습을 위한 치료적 틀인 ***"인간 수행능력의 생태학***(The Ecology of Human Performance; EHP)을 설계하였다. 이 모델은 생태학 또는 사람과 환경사이의 상호작용이 인간 행동과 수행능력에 영향을 미친다는 이론에 유래하고 있다. 이 틀은 평가도구 20.8에서, 우리의 사례 연구인 Jean에 대한 EHP의 적용을 참조하기 바란다.

익숙하거나, 즐길 수 있는 과제를 치료적 실행으로 통합하는 것은 기능의 많은 측면의 회복을 돕는다. Ma와 Trombly(2002)는 개인에게 친숙하고 즐거운 기능적 과제나 활동을 편입시킨 중재에 의해, 인지기능이 대폭적으로 개선되었다고 보고하고 있다. 예를 들어, 세탁과 같은 많은 가사(집안일) 과제에는 팔과 단순한 인지/지각 기술이 포함되어 있다. 세탁 전에 옷을 구분하는 데는 옷감의 색깔과 질감의 분류와 식별이 필요하다. 옷을 세탁기/건조기에 넣고, 후에 옷을 개키는 것은 양손의 협응, 몸통의 안정화 및 관련된 근육집단을 활성화하는 큰 몸쪽 및 먼쪽 움직임이 포함된다. 성인은 일상생활활동(ADL)에 노력하도록 상당히 동기부여가 될지도 모르지만, 어린이는 ADL을 더 즐거운 것으로 하기 위해서, 연습을 게임에 통합하는 추가적인 요소를 필요로 하는 일이 흔히 있다.

과제지향적 훈련 Task-Oriented Training

과제지향적 훈련(TOT)은 다양한 신경학적 질환에서 연구되어 왔다. Thielman 등(2004)은 2개의 4주간 훈련 프로그램이, 뇌졸중 후 6개월 이상의 환자의 팔 뻗기에 미치는 영향을 비교하였다. 참여자들은 운동평가척도에 기초하여 낮은 수준 또는 높은 수준의 어느 것인가의 집단에 배치되고, TRT 집단 또는 PRE 집단(TRT 과제와 유사한 평면과 거리에서 사용되는 저항 튜브)에 무작위로 할당되었다. 낮은 수준 집단의 운동학적 소견에서는 TRT 후의 같은 쪽 목표물에 팔 뻗기를 하는 동안, 그리고 점진적 저항운동(progressive resistive exercise; PRE) 후의 정중선 및 반대쪽 목표물에 팔 뻗기를 하는 동안에 몸통의 사용이 증가하였다. TRT를 사용하면, 낮은 수준의 집단에서 손의 경로가 똑바르게 되어, 관절사이의 조정이 개선되었다는 것을 시사하였다. 높은 수준의 실험대상자는 PRE 훈련 후에 가장 큰 변화를 나타냈고, 보상성이 낮은 몸통의 사용이 명백해졌기 때문에, 팔 뻗기의 정도가 향상되었다.

자세훈련에서 언급한 것처럼, TRT를 편입시킨 2개의 연구(Thielman et al., 2004, 2008)로부터 1년간의 추적조사가 시행되었다(Thielman et al., 2013). TRT집단은 더 똑바른 손의 경로를 유지하고, 팔 뻗기 중 감속에 소비되는 시간이 단축되었다. TRT와 보상성 몸통의 움직임을 제한하는 방법에 대한 추가적인 연구는 몸통의 제약에 대한 청각 되먹임의 효과성 연구를 포함하여 계속되고 있다(Thielman, 2010; Thielman & Bonsall, 2012).

Winstein 등(2004)은 뇌졸중, 기능적 관제의 연습(FT) 및 근력훈련(ST)에 대한 2개의 UE 프로토콜의 즉각적인 및 장기적인 이점을 표준적인 치료(standard care; SC)와 비교하였다.

저자들은 오핑턴의 예후척도(Orpington Prognostic Scale)를 사용하여 중증정도에 따라 64명의 환자를 분류하고, 그들을 3개 치료집단의 하나에 무작위로 할당하였다. 모든 실험대상자는 4~6주간의 입원 및 외래 프로그램에 참여하였으나, FT 및 ST집단은 SC를 넘어서는 20시간의 치료를 받았다. 결과의 측정에는 FMA-UE, 등척성 토크 강도 및 반신마비성 팔의 기능검사(Functional Test of the Hemiparetic Upper Extremity; FTHUE)가 포함되었다. FT집단과 ST집단의 경증 범주에 속하는 집단은 치료 직후에 FMA-UE, 등척성 토크 강도 및 FTHUE에서 가장 개선을 보여주었다. 그러나, 6개월의 시점에서, FT집단의 등척성 근육 토크의 개선이 ST집단의 그것을 상당히 웃돌았다. Duncan 등(2003)에 의해서 보고된 것과 마찬가지로, 저자들은 뇌졸중 후의 급성기에서 UE 재활 중에 과제의 특이성과 뇌졸중 중증도의 양쪽이 고려해야 할 중요한 요소라는 것을 발견하였다.

최근에, 뇌졸중 후의 성인을 대항으로 한 제Ⅲ단계 다중영역 연구가 실시되어, 가속 기술습득 프로그램(Accelerated Skill Acquisition Program: ASAP)에 참여한 후에,

평가도구 20.8

인간 수행능력에 대한 생태학의 틀(Framework of Ecology of Human Performance)

이 틀은 사람, 환경 및 인간의 과제수행능력 사이의 상호작용을 고려하고 있다. 이 틀은 전업주부로서의 역할에서 Jean의 팔 기능을 재훈련하는 것에 적용할 수 있다. 치료 중에 사용되는 이 활동은 치료중재를 위한 개별화된 목표와 그 사람의 회복 상태에 좌우된다. 아래에 사용된 서로 다른 활동사례에 주목하기 바란다.

목표	해석	활동사례
확립/회복	사람의 기술과 경험을 개선한다.	손가락 굽힘근과 손목 폄근을 강화하는 과제/운동을 도입한다. 더 큰 근력으로, Jean은 양손 과제를 더 잘 수행할 수 있었다(예를 들어, 이환된 손으로 그릇을 들고 이환되지 않은 손으로 내용물을 젓는다).
변경	수행을 가능케 하는 상황을 선택한다. 사람을 서로 다른 장면에 둔다.	Jean으로 하여금 자기 집에서 밥상을 차리게 함으로써 식사준비를 돕도록 하며, 이환되지 않은 손으로 추가되는 물체를 데이블 위에 놓는 동안 이환된 손과 팔을 사용하여 그 추가된 물품을 들고 있게 한다.
적응	사람이 과제를 수행할 수 있노록 상황 및/또는 과제 측면을 변경한다.	Jean이 이환된 손으로 들 수 있게 하는 큰 손잡이기 달린 도구를 도입한다(예를 들어, 이환되지 않은 손으로 그릇을 들고 있는 동안, 이환된 손으로 그릇 안의 내용물을 젓는다).
예방	수행에 대한 장벽의 예측에 기초하여 일의 흐름을 바꾼다.	Jean의 이환된 팔은 피로해지기 쉽고 균형만이 온전하기 때문에, 그녀가 팔꿈치를 테이블에 지지하고 있는 동안에 식사준비를 하게 한다.
창조	수행능력을 높이기 위해 풍부한 상황적 및 과제 경험을 제공한다.	Jean에게 가족을 위한 점심식사를 준비시키는데, 이것에는 한쪽 손 및 양손으로 냄비, 프라이팬, 접시 및 기타 도구를 조작하기 위해, 이환된 손의 사용을 필요로 한다. 몸통과 균형 요건은 물론 팔을 뻗어 잡기 요구를 확대하기 위해 이들 물품을 찬장 등의 원래의 장소로부터 꺼낼 수 있다.

Dunn W, Brown C, McGuigan A. The ecology of human performance: a framework for considering the effect of context. Am J Occup Ther 1994;48:595-607에서 허가를 받아 재게재.

용량이 동등한 보통의 케어를 받은 사람과 비교하여, 팔과 손의 회복에 큰 개선이 있는지 어떤지를 확인하였다(Winstein et al., 2016). 주요 지표인 WMFT-time은 장기 추적조사에서 집단사이 차이가 없었기 때문에, ASAP가 우수하다고는 판단되지 않았다. 그러나, 흥미롭게도, 2차 지표에 기초하는 훈련 중의 개선율은 ASAP집단의 참여자 쪽이 높다는 것을 시사하고 있다.

연합 훈련. 근력저하는 어느 집단에서도, 과제 특이적 연습으로 얻어지는 이익을 제한할 수 있다. Patten 등(2013)은 뇌졸중 후 성인을 대상으로, 기능적 과제특이적 연습(FTP)과 강화 및 FTP이 하이브리드 프로그램을 비교하는 크로스오버 연구를 실시하였다. 근육 파워의 향상과 함께, 저자들은 하이브리드 프로그램 후에 WMFT-FAS 득점이 유의미하게 높고, FMA-UE와 FIM에서 최소한의 중요한 차이가 있다는 것을 발견하였다. Conroy 등(2019)은 12주간의 훈련으로, 60분의 RT를 받은 집단과, 15분의 과제 이해연습(TTT)을 수반하는 45분의 RT를 받은 집단을 비교하는 RCT를 실시하였다. 훈련 후, FMA-UE에서는 유의미한 집단사이 차이는 인지되지 않았다. 그러나, RT+TTT 집단에서는 log WMFT와 SIS-hand에서 더 큰 개선이 있었다. ASAP 프로그램서 나온 원칙을 포함시킨

하이브리드 프로그램은 Jean과 Genise에게 유익할 것이다.

복잡한 기능적 과제의 순서부여에 대한 학습.

모델링과 언어에 의한/심리적 예행연습은 복잡한 기능적 과제의 순서부여를 개선하는 가장 효과적인 방법일지도 모른다(McCullagh et al., 1989).

예를 들어, Jean은 식사준비와 연관성이 있는 단계의 순서를 정하는 데 어려움이 있다. 정해진 주일을 통해서 치료 세션 동안에, 치료사는 그 과정에서 간단한 언어적 단서를 주면서, 샌드위치를 만들고 한 잔의 홍차를 준비하는 것 같은 다단계 과정의 모델을 만들 수 있었다. Jean이 같은 과제를 반복하려고 시도하기 전에, 순서를 말로 표현하고(선언적 또는 명시적 학습), 그 다음에 자신이 그 순서를 실행하는 것(심리적 리허설)을 상상하도록 요구받을 수 있다. 연습하는 동안에, 치료사는 처음에 필요에 따라 과제를 통해서 환자에게 지도해도 된다(언어에 의해서 또는 손에 의해서). 치료는 서면 리스트(시력이 온전하다면)에서부터 언어에 의한 또는 서면에 의한 단서 없이 연습하는 것으로 진행할 수 있다.

Tim의 순서부여 문제에는 교실의 미술과제(art project)가 포함될지도 모른다. 이들 상황에서는 또래 모델링(peer modeling)은 어린이가 상관성이 없는 단서를 걸러내고, 과제를 바르게 순서부여하기 위해 중요한 것에만 초점을 맞출 수 있기만 하다면, 효과적일지도 모른다(Exner & Henderson, 1995; Vygotsky, 1978). Tim은 여러 가지 이유로 어려움을 갖고 있을 가능성이 있다(예: 언어에 의한 지시/시각적 시범이 주어졌을 때의 주의산만, 구성행위상실증[constructional apraxia], 또는 시각적 지각의 저하).

과제 순서부여의 또래 모델링이 Jean 또는 Tim에게 효과적이지 않다면, 그들은 과제를 수행하기에 앞서, 언어에 의한 리허설과 같은 대체전략을 필요로 할지도 모른다(Vygotsky, 1978). 예를 들어, 미술과제를 구성하는 동안에, 최종 제품을 Tim에게 보여주는 것으로 시작하여, 그것을 그로 하여금 단계적으로 완성하는 방법을 언어로 언급하게 할 수 있다. 그가 올바른 응답을 할 수 없다면, 치료사는 언어로 개입하여, 실패한 단계를 확인할 수도 있다. 일단 그 과제(project)가 완료되면, 치료사는 과제 순서를 모델화할 필요가 있을지도 모른다. 그가 치료사에게 과제 순서를 반복해서 말하거나 또는 동료학생에게 시범을 보이고 언어에 의한 단서를 줌으로써 같은 과제를 완료하는 방법을 가르치는 것은 능력의 보강이 될지도 모른다.

가상환경에서의 기능적 활동의 연습. 가상현실(VR) 단독, 또는 다른 치료와 조합한 가상현실은 신경학적 장애가 있는 성인(Karamians et al., 2019)과 어린이의 팔(UE) 회복을 촉진하는 데 효과적이라는 것을 알게 되었다(Eng et al., 2007; Levin et al., 2015; Rathinam et al., 2019; Ravi et al., 2017).

연구근거. Holden 등(2001)은 후천적 뇌 손상 후의 3세부터 18세까지의 4명을 대상으로, 가상세계의 주입하는(쏟는; pouring) 과제를 사용하여 실세계의 과제에서 훈련하였다. 실험대상자는 훈련 세션(1주일에 3회, 1시간 훈련, 합계 16 세션) 동안에 "진짜" 컵을 들면서, 스크린 상의 "교사"의 흉내를 내었다. 4명의 실험대상자 중 3명에서 주입하는 동작의 궤적이 훈련 후 더 원활하고 더 똑바르며 더 정확하였다. 또한 2명의 실험대상자는 주입하는 궤적을 새로운 작업 공간 영역으로 옮길 수 있었다. Tsoupikova 등(2015)은 만성반신불완전마비를 가진 6명의 성인에게 VR을 사용하여 반복적인 과제연습을 제공하였다. 모든 참여자는 훈련에 의해, VR 과제에 대한 수행능력을 개선하였으나, 손가락 옆으로 집기의 근력만이 18 세션 후에 개선되었다.

선행연구(Golomb et al., 2010)는 한쪽 뇌성마비를 가진 3명의 어린이를 대상으로, 원격 감시형 가정용 비디오게임의 유용성을 검토하기 위해 실시되었다. 모든 어린이가 1주일에 5일, 3개월 동안 참여하였다. 실험대상자 전원이 이환된 손에 센서 장갑을 착용하였다. 모든 어린이가 ROM, 손과 팔의 기능 및 노뼈(요골)의 골밀도가 개선되었다.

또 다른 선행연구(Qiu et al., 2009)에서는 2명의 CP가 있는 어린이를 대상으로, 클리닉에 기반을 둔 프로그램 내에서 1주일에 3회, 3주일간에 걸쳐 VR을 로봇 훈련과 조합하였다. 두 어린이 모두가, 한쪽 팔의 멜버른 평가(Melbourne Assessment of Unilateral Upper Lim), 능동적 ROM, 악력과 엄지와 다른 손가락으로 집기(pincer)의 힘 및 VR 팔 뻗기 과제의 운동학(원활성, 손의 경로 길이 및 지속시간)이 개선되었다. 만성뇌졸중을 가진 성인을 대상으로 한 연구(Housman et al., 2009)에서는 컴퓨터에 기초한 가상현실(VR) 시스템과 로봇장치를 조합시킨 이점을 탁상 훈련 프로그램과 비교하였다. 이 조사결과는 모든 실험대상자가 FMA-UE, 능동적 팔 뻗기 동작의 범위 및 운동 활동기록(Motor Activity Log ; MAL)을 개선하였고 이것은 훈련 후 6개월 유지되었다. 그러나, 6개월에서의 FMA-UE에 대한 개선은 실험집단 쪽이 더 컸다. 가격이 적절한 VR 프로그램의 이점 때문에, 계속해서 개발되고 시중에서 판매되고 있으며(King et al., 2010; Sucar et al., 2014), 일부는 원격 재활 프로그램 내에서 사용되고 있다(Cramer et al., 2019).

VR과 게임을 사용한 재활은 많은 경우, 치료에 관여하는 것을 높일 가능성을 갖고 있다. 37회의 시도에 대한 최근의 체계적 고찰에서는 VR과 게임이 뇌졸중 후 성인의 팔과 ADL 기능을 개선한다는 증거를 제공하였다(Laver et al., 2015). VR 중재의 효능과 효과성을 검토하기 위한 추가적인 연구가 필요하다(Brunner et al., 2014; Proffit & Lange, 2015).

잘 쓰는 손의 훈련 또는 재훈련. 양쪽 팔의 과제는 대칭적이거나 비대칭적의 어느 것인가이다. 대칭적인 과제에서는 두 팔과 손은 공을 던지거나 큰 타월을 개키거나 할 때와 같은 기능을 수행하려고 시도한다. 비대칭적인 과제를 수행하는 동안에, 한쪽 팔과 손은 물체를 안정시키고 한편, 다른 쪽 팔과 손은 물체에 대한 어떤 형태의 도수조작 또는 행동을 수행한다. 예를 들어, 양파를 썰 때, 잘 쓰지 않는 팔과 손은 양파를 안정시키고, 한편 다른 쪽 팔과 손은 양파를 썰기 위해 나이프를 사용한다. 잘 쓰지 않는 또는 안정시키는 팔과 손은 임피던스(impedance)를 조절하도록 작용하고 한편, 잘 쓰는 쪽은 팔을 뻗는 동안 팔의 궤적을 조절하거나 또는 행동의 조작 요소를 조절한다(Sainburg, 2005). 잘 쓰는 팔과 손을 강력하게 발달시키지 못하는 어린이 또는 뇌졸중을 앓고 있어 잘 쓰는 팔과 손의 신일적인 조질을 상실한 성인은 잘 쓰는 손의 훈련 또는 재훈련을 하면 유익할지도 모른다(Sainburg & Duff, 2006).

재활전략은 양쪽 팔의 훈련에 중점을 두어야 한다. 따라서, 오른손잡이의 사람이 왼쪽 대뇌반구 뇌졸중을 일으킨 경우, 잘 쓰는 팔인 오른쪽 팔이 영향을 받아, 흔히, 잘 쓰지 않는 팔인 왼팔의 역할을 맡아야 하고 한편, 이환되지 않은 잘 쓰지 않는 팔인 왼쪽 팔이 잘 쓰는 팔의 역할을 맡아야 한다. 본질적으로, 하나의 방법으로 비대칭 양손 과제를 수행하는 여러 해의 연습은 현재 재학습되어야 한다. 재훈련을 촉진하기 위해, 치료사는 오른쪽 팔이 물체를 안정화시킴으로써 임피던스 조절을 연습하고 한편, 왼쪽 팔이 이들 물체에 작용을 하는 동안 궤적을 조절하는 것을 가능케 하는 활동을 설계할 수 있다(Sainburg & Duff, 2006). 표본 과제에는 (a) 오른손으로 유리컵을 잡고, 왼손으로 주전자에서부터 물을 따르는 (b) 오른손으로 한 장의 종이를 안정화시키고 왼손을 사용해서 그림을 그리는 (c) 오른손으로 베이글을 잡고 왼손으로 베이글을 절반으로 자르는 것이 포함된다.

연구는 뇌졸중 후 사람의 이환되지 않은 팔과 손에 계속해서 초점을 맞추고 있다. Jang과 Jang(2016)은 확산 텐서 영상(diffusion tensor imaging: DTI)을 사용하여, 뇌졸중 후의 사람에서 이환되지 않은 대뇌반구의 CST의 변화를 조사하였다. 임상 UE 테스트도 또한 2개의 시점에서 시행되었다; 첫날(뇌졸중 후 평균 23 ± 15.4일) 및 둘째 날(뇌졸중 후 평균 472 ± 449.17일). 3개 집단을 비교하였다: (a) 오른손잡이를 유지하였다, (b) 잘 쓰는 손이 오른손에서 왼손으로 바뀌었다, 그리고, (c) 왼손이 더 이환되었기 때문에 오른손잡이를 유지하였다. 잘 쓰는 손을 오른쪽에서부터 왼쪽으로 비꾼 사람들에게는 CST에서 발견된 복셀 수(voxel number)(심유)의 유의미한 증가가 있었다. 이 집단에서는 악력($r = 0.499$, $P<0.05$), Purdue Peg Board Test($r = 0.531$, $P<0.05$) 및 MBI($r = 0.551$, $P<0.05$)라는 임상시험에서도 중간정도의 상관성이 발견되었다. Maenza 등(2020)은 임상 측정에 기초하여 가장 중증의 마비성 팔의 기능장애를 가진 뇌졸중 후의 사람은 이환되지 않은 팔에도 최대의 운동 결손이 있다는 것을 발견하였다. 환자들은 일상 활동을 이환되지 않은 팔에 의존해야 하기 때문에, 저자들은 치료에서 그 팔에 더 많은 주의를 기울일 것을 권장하고 있다. Jang과 Jang(2016)의 연구에 기초하여, 이환되지 않은 팔과 손의 기능을 개선하는 방법은 CST의 섬유 수를 증가시킬지도 모른다. 향후 연구는 발달 중 및 신경학적 손상 후의 잘 쓰는 손과 잘 쓰지 않는 손의 수행능력을 향상시키기 위한 최선의 방법을 밝히는 것을 지향해야 한다.

병변부위와 같은 쪽 팔의 훈련. 연구자들은 현재, 이환되지 않은 팔 또는 병변부위와 같은 쪽 팔의 조절을 면밀하게 조사하고 있다. Pohl과 Winstein(1999)은 뇌졸중이 있었던 오른손잡이 실험대상자 10명과 연령을 일치시킨 대조집단 10명을 대상으로, 병변부위와 같은 쪽 팔 뻗기 연습의 효과를 연구하였다. 프로토콜은 목표물 폭과 목표물 사이의 거리를 변화시켜, 목표로 하는 과제가 용이한 것과 복잡한 것이 되게 하였다. 연습 후, 움직임 시간은 양쪽의 팔 뻗기 조건에서 모두가 빨랐으나, 뇌졸중이 있었던 실험대상자는 대조집단보다 느렸다. 피크 속도는 쉬운 조건에서만 증가하였다.

Sainburg 등(2016)은 비마비측 팔의 속도와 협응에 초점을 맞춘 3명의 뇌졸중 후 성인에서의 3주간의 파일럿 훈련 연구를 실시하였다. 모두가, 실생활 과제와 VR 과제의 1시간 30분의 집중연습 세션에 9회 참여하였다. 훈련 후, 비마비측 팔의 더 똑바른 손의 경로가 방향 오류와 영상의 가로세로 비율의 감소에 의해 인지되었다. 또한 JHFT의 수행시간이 평균 25.8% 단축되고, FMA-UE 득점은 평균 9.5% 감소되었다. FIM의 셀프케어 부분은 평균 22.6점이 개선되었다. ADL의 자립에 관해서, 훈련 후의 마비측 팔로부터의 잠재적인 기여를 포함하여, 비마비측 팔을 훈련하는 것의 효과를 충분히 조사하려면, 추가적인 연구가 필요하다.

글씨쓰기 훈련. 글씨쓰기 훈련은 기술이 세련되지 않은 또는 상실된 사람에게 필수적이다. 연필 쥐기 또는 보조 기구와 같은 필기도구를 사용함으로써, 환자가 필기도구를 잡아서 유지하고, 기능을 최대화하는 것을 도울지도 모른다(그림 20.20A,B). 필기도구를 조작하는 것은 처음에는 어색할 수 있으나, 연습을 거듭함으로써 개선되는 일이 많다.

세련되지 않은 글씨쓰기 기술을 가진 어린이를 위해, 학교에 기반을 둔 치료 프로그램이나 학급에 유용한, 잘 고안된 필사본과 필기체의 글씨쓰기 프로그램이 있다. 이러한 세 가지 프로그램은 Benbow의 "Loops and Other Groups"(1991, 1992)와 Oslen과 Knapton의 "Handwriting without Tears" (2008) 및 "Size Matters Handwriting Program" (SMHP; Moskowitz et al., 2017)이다.

Benbow의 프로그램은 문자를 "연(kite)"과 기타의 하위집단에 창조적으로 클러스터링(clustering)을 함으로써, 운동학적 관점에서부터 필기체 쓰기를 가르친다. 이것은 지도가 용이하고, 집단마다 충분한 연습시간이 있다. Olsen의 프로그램은 다중감각 경험을 강조하고, 시각적으로 인쇄와 필기체 쓰기를 유도하는 회색 블록과 단순한 선구조를 특징으로 하고 있다. SMHP는 크기를 강조하고, 차단된 연습에서부터 무작위 연습으로 진행하는 커리큘럼 모델이다. 이들 프로그램은 커리큘럼 및 상담 모델에서, 전형적이거나 비정형적으로 발달하는 어린이에게 효과적이다(Donica, 2015; Engel et al., 2018; Hape et al., 2014; Shimel et al., 2009; Zylstra & Pfeiffer, 2016).

Bryant 등(2018)은 PD와 본태성 떨림(essential tremor: ET)을 가진 사람을 대상으로, 글씨쓰기의 크기와 질을 수정하기 위한, 가정에 기반을 둔 손/팔 저항 프로그램의 실현 가능성을 조사하였다. 악력은 PD에서는 개선하였으나, ET에서는 개선되지 않았다. 참여 후, 글씨의 크기는 변화하지 않았다. 글씨쓰기와 관련된 구성요소에 초점을 맞추는 것에 더하여, 글씨쓰기 연습의 기회가 필수적이다.

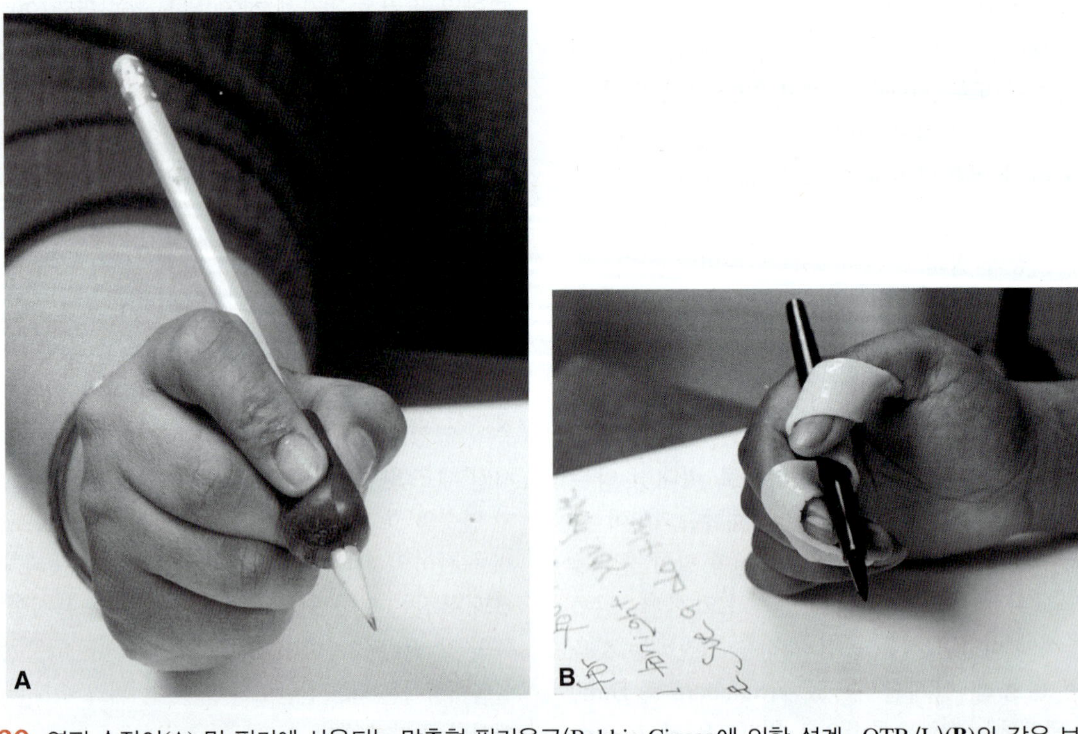

그림 20.20 연필 손잡이(**A**) 및 필기에 사용되는 맞춤형 필기용구(Bobbie Ciocco에 의한 설계, OTR/L)(**B**)와 같은 보조 장치.

팔과 손의 사용빈도를 높이기 위한 중재
Interventions to Increase Frequency of Arm and Hand Use

팔과 손의 사용빈도를 높이도록 고안된 몇 가지의 치료 방법이 있으며, 이것은 ADL 과제의 참여와 자립의 빈도에 긍정적 영향을 주고 있다. 이들 방법에는 억제유도 운동치료(Constraint-Induced Movement Therapy: CIMT), 양손 훈련, 팔다리 사이 이동 및 조합된 프로그램이 포함된다.

억제유도 운동치료. CIMT는 이환되어 있지 않은 팔다리를 억제하고, 이환된 팔다리의 모양 만들기 행동을 이끌어냄으로써, 편마비를 가진 환자가 기능을 개선하도록 고안된 집중연습(massed practice)의 한 형태이다. CIMT의 효과성이, 뇌졸중 후의 성인(Dromerick et al., 2009; Pierce et al., 2003; Takebayashi et al., 2015; Taub et al., 1993; Wolf et al., 1989, 2006b을 참조할 것), TBI가 있는 성인(Karman et al., 2003을 참조할 것) 및 한쪽 뇌성마비가 있는 어린이(Eliasson et al., 2005; Gordon et al., 2005; Pierce et al., 2002; Taub et al., 2004)에서 연구되어 왔다. CIMT는 한쪽 뇌성마비의 위험성이 있는 영아의 팔 기능을 촉진하며(Eliasson et al., 2018), 현재 영아에서 검토되고 있다(Chorna et al., 2015).

CIMT 후의 신경 변화는 명백하지만(Matusz et al., 2018; Sawaki et al., 2008), 성인의 운동학적 연구에서는 개선은 주로 운동조절의 개선이 아니라 보상전략에 의한 것이라는 것이 시사되고 있다(Kitago et al., 2013). CIMT 후의 운동 이득과 뇌 기능 및 구조의 변화 사이의 인과관계는 완전히는 이해되어 있지 않기 때문에(Wittenberg & Schaechter, 2009), 이 영역의 추가적 연구가 필요하다.

연구근거. 초기의 연구에서는 CIMT가 효과적일지도 모른다는 중요한 증거를 제공하였다(Taub et al., 1993; Wolf et al., 1989). 최근에 와서, 연구결과가 충실해졌다. Wolf 등(2006b)은 EXCITE 시험이라 이름 붙여진 CIMT의 다중시설 연구를 실시하여, 뇌졸중 후 3~9개월의 UE 기능에 대한 2주일간의 CIMT 프로그램과 보통의 케어와의 효과를 비교하였다. 훈련 직후, 1년 후, 2년 후의 결과에서는 WMFT-time과 MAL의 사용량에서 CIMT 집단이 대조집단보다 큰 개선을 보여주었다. 또한 훈련 후, SIS에 기초하는 자기 인식 손가락 기능은 CIMT 집단이 대조집단보다 낮았다. WMFT와 SIS의 근력 구성요소는 그 후 12개월 동안, 이득이 유지되었다(Wolf et al., 2008).

EXCITE 시험(Alberts et al., 2004)의 데이터의 일부 분석에서는 CIMT집단은 대조집단보다 손 기능이 향상되었다는 것을 보여주고, 악력의 세기와 손가락 끝의 힘 조정, 정밀 쥐기 과제 중 힘의 속도 변동이 적다는 것에 의해 밝혀졌다.

뇌졸중 재활에서의 매우 조기의 억제유도 움직임(VECTORS)의 이득을, 52명의 뇌졸중 후 성인의 전통적인 치료와 비교하였다(Dromerick et al., 2009). CIMT와 전통적인 치료가 입원환자 치료 동안에 동등하게 유익하다는 것이 판명되었다. 그러나, 3개월에서 CIMT집단이 운동 개선이 적었으며, 이것은 조기에 고도의 치료가 유익하지 않을지도 모른다는 것을 시사하고 있다. 또 다른 RCT는 보통의 치료와 비교하여, 뇌졸중 후 4주일 이내의 47명의 성인에서의 CIMT의 이점을 조사하였다(Thrane et al., 2015). WMFT-시간과 9공 페그 검사(Nine-hole peg Test)의 득점은 CIMT 직후에 유의미하게 양호하였지만, 6개월의 경과관찰에서 어떤 측정에 대한 유의미한 집단의 차이는 없었다. CIMT는 한쪽 뇌성마비가 있는 영아와 아동에서 효과적이라는 것이 판명되었다(Charles & Gordon, 2007; Eliasson et al., 2005, 2018; Gordon et al., 2005, 2006; Taub et al., 2004).

Gordon 등(2005)은 1일에 6시간씩 10일간, 팔걸이 붕대로 이환되지 않은 팔다리를 억제함으로써, 한쪽 뇌성마비가 있는 4세에서 14세까지의 어린이에게 CIMT 프로그램을 적응시켰다. 손 모양 만들기 활동과 반복 연습은 사회화와 격려를 가능케 하기 위해 2~3명의 어린이 집단에서 시행되었으나, 어린이에 대한 중재자의 비율은 1 대 1이었다. 강조된 관절 움직임은 결손과 개선을 위한 가능성에 기초하여 개별화되었다. 성인 프로그램에 가해진 수정은 어린이에 의해서 잘 받아들여졌다. 조사결과는 민첩성(dexterity)과 협응, 이환된 팔의 사용량과 사용의 질이 향상된 것을 드러내어 보였다. 1년 후의 추적조사에서는 이 같은 집단 어린이의 추가적인 개선이 있다는 것을 알게 되었다(Charles & Gordon, 2007).

Gordon과 동료들에 의한 초기의 프로그램은 15일간의 캠프 모델로 수정되었다(Hung et al., 2020). Goodwin 등(2020)은 30시간의 CIMT 프로그램 동안에 수집된, CP를 가진 7명의 어린이에서의 가속도계로부터 계산된 사용비율(마비측/비마비측 팔)을 조사하였다. 저자들은 훈련 중에 사용비율이 증가하였으나, 프로그램 완료 후는 지속되지 않았다는 것을 발견하였다. Crajé 등(2010)은 8주간의 CIMT 또는 양손 훈련 프로그램에 참여한 후, 한쪽 CP를 가진 어린이가 물체에 접촉 시의 쥐기의 선택에 기초하여 순차적인 팔의 이동과제를 위한 행동 계획을 개선한다는 것을 보여주었다. CIMT로부터 얻어지는 이득을 유지하기 위한 유망한 방법에 대해서는 추가적인 탐구가 필요하다.

연구근거. Page와 Levine(2003)은 CIMT를 사용하여, 학습된 불사용이 기록되어 있는 외상성 뇌 손상(TBI)을 가진 3명의 개선을 연구하였다. 그들의 프로토콜에는 물리치료(PT) 및 작업치료(OT) 중의 모양 만들기 활동(shaping activities)을 추가하는 것에 의해, 빈번하게 사용하는 기간 중에는 1주일에 5회, 1일에 5시간씩 10주일 동안, 이환된 팔다리를 제약하는 것이 포함되어 있었다.

치료 후, 실험대상자는 MAL(사용한 양과 질)의 개선, ARAT의 개선, WMFT의 시간 단축과 수행능력의 향상을 보여주었다. 이 연구는 TBI 후 이환된 팔다리의 사용과 기능을 향상시키기 위해 CIMT의 사용에 대한 예비적 지원을 제공한다.

수정된 CIMT가 효과적이라는 것을 보여주고 있다. Pierce 등(2003)은 만성뇌졸중 환자 17명과 아급성 뇌졸중 환자 1명에게 2~3주일에 걸쳐서, 훈련마다 1 세션에 대해서 1시간 7회의 외래환자 작업치료 및 물리치료 세션에 더해서, 가정에서의 강제사용 치료에 참여시켰다. 경과 관찰에서는 WMFT에 대한 17개 하위검사 중 12개의 완료시간이 단축되었다. 결과는 수정된 강제사용 치료가 기능에 긍정적인 영향을 주고 시행하는 것이 용이할지도 모른다고 시사하고 있다. Page 등(2005, 2008, 2011)은 이완된 팔의 모양 만들기 활동을 수반하는 수정된 형태의 CIMT의 후속조치(follow-up)에 관한 연구를 실시하였다. 1주일에 3일, 30분의 클리닉에서의 세션과, 이환되지 않은 팔을 1일 5~6시간, 1주일에 5일, 10주일간 제약하는 것을 조합한 것이다. 훈련 직후의 차이는 수정된 CIMT에 관여하는 사람들의 ARAT와 MAL(사용한 양과 질)의 대폭적인 개선을 명백히 하였다. 훈련 직후에 ARAT와 FMA-UE에서 발견된 변화는 훈련 후 3개월간 유지되었다. Byl 등(2003)은 뇌졸중이 있었던 후에 안정된 환자 21명에서, 팔의 교차훈련 프로그램의 치료효과를 조사하였다. 8주간의 프로그램(4주간의 감각훈련 및 4주간의 운동훈련)에서는 이환되지 않은 팔에 장갑을 끼우고, 이환된 팔에 단계적이고 반복적 감각 및 운동 활동을 시행할 필요가 있었다. 그 결과는 기능적 자립, 섬세한 운동기능, 감각식별 및 근골격계 수행능력에서 20%의 개선이 있다는 것이 밝혀졌다. 따라서, 수정된 CIMT 프로그램은 클리닉과 가정에서 적합하고 양호한 결과가 얻어질지도 모른다.

양손 훈련. 양쪽 훈련은 반신불완전마비가 있는 팔의 팔 사이 협응과 움직임을 촉진하기 위해, 양 팔을 동시에 관여시키는 것이다(Abdollahi et al., 2018; Cauraugh et al., 2005; Charles & Gordon, 2006; Hung et al., 2017, 2018a; McCombe-Waller & Whitall, 2014; Mudie & Matyas, 2000, 2001; van Delden et al., 2015를 참조). 양손 훈련에는 대칭 과제(예: 양 팔이 동일한 동작을 하는 것)와 비대칭 과제(예: 한쪽 팔은 물체를 안정화시키고, 다른 쪽 팔은 그 물체에 작용을 하는 것)의 조합을 포함시킬 수 있다. 기능적 양손 과제와 레크리에이션 양손 과제의 양쪽을 연습해야 한다(그림 20.21 A, B 참조).

Charles와 Gordon(2006)은 한쪽 CP가 있는 어린이의 양손 활동을 체계적으로 훈련하기 위해 손-팔 양쪽 훈련(The HandArm Bilateral Training: HABIT) 프로그램을 개발하였다. HABIT는 양손의 사용을 필요로 하는 기능적 과제의 난이도가 점진적으로 높아지는 구조화된 연습울 제공한다(견본 과제에 대해서는 표 20.7을 참조할 것). 과제 난이도는 수행능력이 향상됨에 따라, 더 높은 또는 정밀도가 요구되거나, 또는 이환된 손과 팔의 더 숙련된 사용을 필요로 하는 과제를 제공하는 것에 의해서 분류된다. 어린이들은 CIMT 모델과 마찬가지로, 1일 6시간, 10일에서 15일 동안, 과제를 연습한다. 양손을 사용한 과제의 연습 중에, 어린이들은 전형적으로 발달하고 있는 어린이의 잘 쓰지 않는 팔의 그것과 같은 방법으로 이환된 팔을 사용하도록 요구받는다. HABIT는 부분적 또는 전체적인 연습을 사용하고, 운동겉질의 신경 가소성 변화를 유발하는 데 충분한 강도로 설계되어이다. HABIT 프로그램의 결과는 민첩성, 손과 팔의 기능 및 이환된 팔과 손의 사용량을 개선하기 위한 양손 훈련의 이점을 뒷받침하고 있다(Charles & Gordon, 2006). 클리닉에 기반을 둔 연구에서, Hung 등(2017)은 1일에 6시간씩, 15일간, 2개 버전의 HABIT에 대해서, 한쪽 CP가 있는 어린이의 훈련 전과 훈련 후의 수행능력을 비교하였다. 집단 1은 기술의 진전을 수반하는 구조화된 연습에 관여하고, 다른 집단은 기술 진전이 없는 구조화되지 않는 연습에 관여하였다. 비대칭의 서랍을 여는 과제를 하는 동안의 운동학이 평가되었다. 양쪽 집단 모두가 양손에 의한 수행의 타이밍은 개선되었으나, 구조화된 연습에 관여한 집단만이, 몸통의 관여가 적고, 팔꿉관절의 가동범위가 크며, 훈련 후의 과제 중 변동이 적어졌다. Hung 등(2018)은 또한, 한쪽 CP가 있는 7명의 어린이를 대상으로, 1주일에 5일, 9주일 동안 실시한 HABIT의 가정에 기반을 둔 버전의 효과성을 연구하였다. 운동학은 서랍

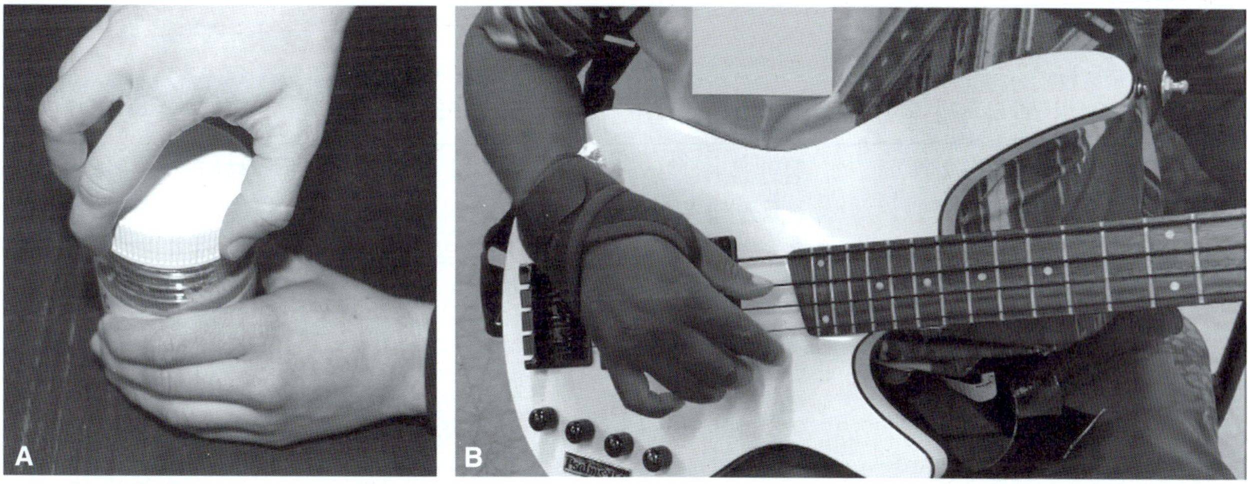

그림 20.21 기능적 및 레크리에이션 과제를 위한 비대칭 양손 연습. (A) 넓은 목 유리병 뚜껑을 열다. (B) 지지용 손목 스트랩으로 기타를 연주한다.

을 여는 과제 중의 수행능력을 평가하였다. 이 과제 훈련 후 모든 어린이에서 타이밍과 움직임의 질이 개선되어, 반신불완전마비가 있는 어린이에 대한 중재로서 양손 훈련이 더욱 뒷받침되었다.

Friel 등(2016)은 한쪽 CP가 있는 20명의 어린이를 대상으로, 1일 6시간, 1주일에 5일, 3주일 동안 개최된 캠프 전후에서 TMS에 의한 신경 변화를 조사하였다. 10명의 어린이는 구조화된 HABIT를 받았고, 10명은 비구조화된 양손 훈련을 받았다. 훈련 후, 구조화된 집단에서는 이환된 손의 지도의 크기가 유의미하게 증가하였을 뿐이었다.

Abdollahi 등(2018)은 만성뇌졸중이 있는 성인을 대상으로 한 양손 훈련을 연구하기 위한 RCT를 실시하였다. 2개 집단이 1주일에 3회의 45분 세션을 2주일간 받았다. 두 집단 모두 양손에 의한 팔 뻗기 훈련을 받았으나, 한 집단은 로봇으로 강화된 오류 증가(error augmentation)를 받았다. 그 결과, 오류 증가를 받은 집단에서는 FMA-UE, WMFT-FAS 및 MAL에서 우위성을 보여주었다. Xu 등(2017)에 의해서, 촉각 인터페이스와 동작 센서를 사용하는 독특한 양쪽 팔 훈련 시스템이 설계되어, 도수조작의 훈련이 시행되고 있다. 이 시스템은 건강한 사람을 대상으로 테스트되어 있으나, UE 기능부전이 있는 사람의 UE 기능의 개선에 대한 효과성을 검증하기 위해서는 추가적인 연구가 필요하다.

연구근거. 반신불완전마비가 있는 성인 또는 어린이에서, 양손에 의한 훈련이 한쪽 팔에 의한 훈련보다 뛰어나는가? Mudie와 Matyas(2000)는 세 가지의 팔을 뻗어 움켜잡기 과제에 걸치는 다중 기저선법(multiple-baseline design)을 사용하여, 뇌졸중 후 반신불완전마비가 있는 사람을 대상으로 한 12개의 단일사례 연구에서 나온 데이터에 대해 보고하였다. 12명의 환자 모두가 양쪽 훈련과 한쪽 훈련 후에, 이환된 쪽의 팔에 유의미한 개선을 보여주었다. 개선은 훈련된 과제에 특이적이었고 6개월간 유지되었다. 저자들은 뇌졸중 후, 손상되지 않은 대뇌반구가 회복된 신경망에 적절한 신경 반응 본보기(template)를 제공할지도 모른다는 것을 시사하고 있다. 좌우 대칭의 수행 중에, 억제되지 않은 겉질 경유 소통(transcortical communications)을 통해 이용 가능하다.

Cauraugh 등(2005)은 (a) 결합된 양쪽 집단(이환된 팔의 손목 및 손가락 폄근에 대한 전기 자극과 결합된 이환되지 않은 팔과의 동시발생적인 손목과 손가락 움직임), (b) 이환된 손목과 손가락 폄근에 유발된 자극이 있는 한쪽 집단, (c) 대조집단의 3개 집단에 대한 한쪽 훈련과 양쪽 훈련을 비교하였다. 프로그램은 90분간, 1주일에 4일, 2주간 실시되었다. 훈련 후의 운동학에서는 양쪽 집단(bilateral group)에서만, 양손에 의한 팔 뻗기를 할 때의 최대속도의 증가와 짧은 감속이 있다는 것이 밝혀졌다. 한편, 한쪽 집단은 한쪽 팔 뻗기의 최대속도가 증가하고, 양손에 의한 팔 뻗기의 감속이 길어졌다. 결과는 결합된 양쪽 훈련이 한쪽 훈련보다도 먼쪽 관절부터 몸쪽 관절에의 팔다리 내 이동으로 더 잘 이어졌다.

McCombe-Waller 등(2014)은 뇌졸중 후 중등도로 중증의 반신불완전마비가 있는 사람을 대상으로, 2개의 훈련 프로그램을 비교하였다. 집단 1은 6주간의 양측 몸쪽 훈련

표 20.7 양손 활동

활동구분	반복과제 연습	전체과제 연습	이환된 손의 사용 유형	등급으로 나눈 제약
도수조작을 하는 게임과 과제	대칭적 양손 과제에서의 정밀 움켜잡기	정밀 움켜잡기, 손목 폄과 뒤침	안정화 장치, 조작하는 사람, 능동적/수동적 보조, 대칭 및 비대칭 움직임	대칭 과제를 위해 과제의 공간적 시간적 제약을 변경하면 증가하는 빈도 과제는 정해진 시간 내에서 완료한다.
카드놀이 게임	대칭적 양손 과제에서의 능동적 손목 뒤침	움켜잡기, 손목 안정화와 뒤침	안정화 장치, 조작하는 사람, 능동적/수동적 보조, 대칭 및 비대칭 움직임	대칭 과제를 위해 과제의 공간적 시간적 제약을 변경하면 증가하는 빈도 과제는 정해진 시간 내에서 완료한다.
비디오 게임	손가락의 개별화	손가락의 개별화	조작하는 사람, 능동적 보조, 대칭적 움직임	안정화 장치, 조작하는 사람, 능동적/수동적 보조, 대칭 및 비대칭 움직임
기능적 과제	모든 움직임	정밀 움켜잡기, 손목 폄과 뒤침	안정화 장치, 조작하는 사람, 능동적/수동적 보조, 대칭 및 비대칭 움직임	과제의 시간적 제약을 변경한다.
투박하고 큰 운동	어깨, 팔의 움직임, 어깨의 굽힘 벌림 및 팔꿈치-손목 폄	어깨, 팔의 움직임, 어깨의 굽힘 벌림 및 팔꿈치-손목 폄	안정화 장치, 조작하는 사람, 능동적/수동적 보조, 대칭 및 비대칭 움직임	안정화 장치, 조작하는 사람, 능동적/수동적 보조, 대칭 및 비대칭 움직임
미술과 공예	대칭적 양손 과제에서의 손목 및 손가락 폄	정밀 움켜잡기, 손목 폄과 뒤침	안정화 장치, 조작하는 사람, 능동적/수동적 보조, 대칭 및 비대칭 움직임	안정화 장치, 조작하는 사람, 능동적/수동적 보조, 대칭 및 비대칭 움직임

Charles J, Gordon AM. Development of hand-arm bimanual intensive training(HABIT) for improving bimanual coordination in children with hemiplegic cerebral palsy. Dev Med Child Neurol 2006;48:933, Table 1에서 허가를 받아 재게재

(BATRAC Tailwind device, Encore Path Inc.), 다음으로 6주간의 편측 TOT(Combo)에 관여하였고, 한편, 집단 2는 12주간의 편측 훈련에 관여하였다(SAEBO). 훈련 후의 COMBO 집단에서는 WMFT-시간에 큰 이득이 있었고, 손을 움직이는 동안에 운동겉질의 활성화가 증가하였다. 양쪽 집단 모두가 뇌졸중에 관한 FMA-UE 및 Maryland Arm Questionnaire를 개선하였다.

양쪽 훈련에 의한 신경의 변화를 포함하는 긍정적인 효과에고 불구하고, 일부 연구에서는 일부 연구에서는 보통의 치료와 양측 연습(Desrosiers et al., 2005) 또는 양손 훈련과 한손 훈련(Gordon et al., 2008; van Delden et al., 2015; Stoykov et al., 2009) 사이의 기능적 결과의 차이가 거의 없었다는 것이 밝혀졌다. 양손 훈련이 한손 훈련보다 우수한지 어떤지를 판단하기 위해서는 기저에 있는 기전의

추가적인 조사가 필요하다.

CIMT – 양손 훈련. 억제유도 운동치료(Constraint Induced Movement Therapy : CIMT)를 양손 훈련에 비교하는 연구가 어린이와 성인에서 시행되고 있다. 어떤 연구에서는 한쪽 뇌성마비를 가진 64명의 어린이(평균연령 10세)가 3주간의 CIMT 또는 양손 훈련 프로그램에 무작위로 할당되었다(Sakzewski et al., 2011). 양 집단 모두가 COPM으로 수집된 자기선택 목표를 개선하였고, SFA에 기초한 기능을 향상시켰으며, 생활습관의 평가와 CAPE에 기초한 참여를 증가시켰다는 것을 보여주었다.

또 다른 연구(Facchin et al., 2011)에서는 한쪽 뇌성마비가 있는 105명의 어린이를 수정된 CIMT의 10주간의 프로그램 또는 양손 훈련(하루에 3시간, 1주일에 7일)과 표준치료(ST: 1시간, 1주일에 2회)로 무작위로 할당되었다. 조사결과는 양 집단 모두가 QUEST와 Besta 척도에 기초하여 이환된 팔에서 유의미하게 개선되었다는 것을 보여주었으나, 반면에 ST집단에서는 개선되지 않았다. 젊은 양손 집단은 ADL 기능과 양손 놀이에서 큰 변화를 나타냈으나, 반면에 수정된 CIMT 집단은 움켜잡기 기능에서 더 큰 변화를 보여주었다. 또 다른 RCT에서는 4주일에 80시간 동안 제공된 편마비가 있는 47명의 어린이를 대상으로, 어린이(kid)-CIMT를 양손 훈련과 비교하였다(Deppe et al., 2013). kid-CIMT는 한쪽 팔 기능의 멜버른 평가(Randall et al., 2001)에 기초하여, 이환된 팔의 사용 증가로 이어졌으나, 양자 모두 AHA에 기초하여 사용의 증가로 이어졌다. Hung 등(2020)은 한쪽 CP가 있는 어린이를 대상으로, CIMT 또는 HABIT의 결과를 1일 6시간, 15일간 비교하는 RCT를 실시하였다. 운동학은 양쪽 집단이, 운동시간의 단축, 몸통 회선의 감소, 훈련 후에 쿠키에 팔을 뻗어 움켜잡아 먹는 동안의 이환된 팔의 팔꿈치와 손목의 동작이 크다는 것을 밝혀냈다. 그러나, CIMT 집단만이, 훈련 후 과제의 움켜잡기 부분에서 손의 경로가 똑바르게 되고, 손 위치가 낮아졌다. 집단의 차이는 CIMT와 HABIT로부터 얻어진 강도에 기인할지도 모른다.

뇌졸중 후에, 겉질의 빠른 재편성이 일어나고, 움직임을 조절하는 새로운 네트워크가 형성되는 초기의 회복기에, 양쪽 훈련이 적절할 가능성이 있다. CIMT는 학습된 불사용의 진행을 회피하면서, 새로운 네트워크가 사용되게 하는 데 적절할지도 양손 훈련과 CIMT를 차례차례 조합시키는 타이밍과 효과성을 판단하기 위해서는 추가적인 연구가 필요하다.

팔다리 사이 이동. 직감적으로, 치료사는 환자에게 먼저 이환되지 않은 팔로 과제를 수행하게 하고, 이환된 팔을 더 빈번하게 사용하도록 촉진한다. 반신불완전마비를 가진 환자의 이환된 팔의 움직임 및 기능을 개선하기 위한 이 접근법의 효과성은 병변 쪽과 검토 중인 과제에 좌우되는 것 같다.

편마비가 있는 성인과 어린이에서, 팔다리 사이 이동은 움켜잡기 및 도수조작을 할 때의 예측성 힘의 크기 조정을 개선할 수 있다(Dawson et al., 2010; Gordon et al., 1999a; Raghavan et al., 2006; Steenbergen et al., 2008).

Gordon 등(1999)은 한쪽 CP가 있는 어린이가 이환되지 않은 손으로 물체를 먼저 들어 올리면, 이환된 손으로 쥐기 장치(grip device)를 최초로 들어 올렸을 때에, 예상되는 힘의 크기 조정의 증거를 보여준다. Steenbergen 등(2008)은 쥐어서 들어올리기, 운반 및 손에서 떼기 과제 동안의 한손 및 양손의 수행능력을 연구하였다. 저자들은 이환되지 않은 손에 의한 시간위상(temporal phase)의 지속시간이, 한손에 의한 수행보다 양손에 의한 수행 쪽이 더 길었으나, 이환된 손과 밀접하게 관련되어 있었다는 것을 발견하였다. 이환된 손에 의한 나타내는 힘과 관련된 변수는 양손 과제와 한손 과제 사이에서 약간 우세하였고, 이것은 팔다리 사이 이동의 일부 증거를 시사하고 있다.

Camus 등(2009)은 TMS를 사용하여, 순차적 집기 힘(pinch force) 과제 중의 전형적인 젊은 성인의 팔다리 사이 이동의 신경 기전을 조사하였다. 모든 오른손잡이 실험대상자는 오른손으로 과제를 연습하였다. 연습 후, 왼손의 수행능력을 측정하였다. 저자들은 과제의 속도와 정확도가 양쪽 손에서 개선되었다는 것을 발견하였다. 이들의 변화는 왼쪽 M1의 동원곡선이 증가와, 좌우의 M1의 짧은 겉질 내 억제의 감소와 일치하였다.

팔 뻗기 과제에서 훈련 후 시각운동 학습의 팔다리 사이 이동 및 새로운 힘 조건이 전형적인 젊은 성인에서 발견되어 있다(Criscimagna-Hemminger et al., 2003; Malfait & Ostry, 2004; Sainburg & Wang, 2002; Wang & Sainburg, 2004a, b, 2006a, b). 이동의 세부사항은 작업공간의 위치와 잘 쓰는 손에 따라 달라진다.

Neva 등(2019)은 격렬한 유산소운동이, 2주일의 기간에 4일에 걸친 훈련 후 학습과 팔다리 사이 이동에 미치는 영향을 연구하였다. 운동학과 시간에 기초한 팔 뻗기 운동에 기초하여, 격렬한 유산소 운동은 시각운동 적응과 학습을 강화하고, 팔다리 사이 이동 동안의 반응시간을 단축하였다. 기능부전이 있는 사람의 잡기(prehension)를 개선하

실습 활동 20.1

목적: 뇌졸중 후 반신불완전마비가 있는 환자에서 팔 뻗기, 움켜잡기 및 도수조작을 재훈련하기 위한 과제지향적 접근법을 적용한다. 특정 치료중재에 관한 임상적 판단을 뒷받침하기 위한 연구근거를 확인하는 것.

절차: 표 20.1에 제시한 사례연구를 다시 읽는다. 개요를 서술한 기능적 문제, 전략 및 기능장애의 리스트를 검토한다.

과제: Jean의 손 기능을 개선하기 위해 사용할 다양한 치료법을 식별하는 표를 작성한다.
목표로 하는 구성요소(첫째 칸), 연습할 과제 또는 활동(둘째 칸), 연습이 시행될 환경조건(셋째 칸) 및 이 치료 측면을 뒷받침하는 연구근거(넷째 칸)를 열거한다. 예를 들어, 그녀는 기능 과제 중에 이환된 팔을 사용하지 않는 경향이 있기 때문에, CIMT를 실행하는 것을 선택할 수 있다. 표에 열거한 개별요소는 운동이다: 손을 사용하는 빈도, 과제는 집중연습이고, 선택한 특정 환경조건은 CIMT일지도 모른다. Wolf와 동료들에 의한 EXCITE 시험과 Page와 동료들에 의한 수정 프로그램과 같은 몇 가지 조사연구가 CIMT를 Jean에게 사용한다는 결정을 뒷받침하고 있다. 사용 빈도를 증가시키는 것만으로 손 기능의 회복을 보장하기에 충분한가? 손 기능의 어떠한 다른 측면을 훈련시킬 것인가? 여러분의 판단을 뒷받침하는 연구는 무엇인가?

팔 기능의 개별요소	과제 또는 활동	환경조건	연구근거
운동 : 이환된 손을 사용하는 빈도	집중 연습 — 손의 모양 만들기 과제	CIMT — 외래환자 프로그램으로 주 3회	Page et al. (2005, 2008), Pierce et al. (2003), Taub et al. (1993), Wolf et al. (2006b, 2008)

기 위한 팔다리 사이 이동과 운동학습에 대한 유산소운동의 이점에 대한 뒷받침에 대해서는 추가적인 연구가 필요하다.

실습활동 20.1은 팔의 문제를 가진 환자를 치료하기 위한 과제지향적 접근법을 적용하는 연습에 도움이 될 것이다. 이 실습에서, 여러분은 우리의 만성 뇌졸중 환자인, Jean의 치료계획을 작성하고 여러분의 치료선택을 뒷받침하는 연구근거를 확인한다.

참여의 개선
Improving Participation

변화하는 환경조건에 기능적 기술을 적응시키는 능력은 참여의 회복에 필수적이기 때문에, 기능적 과제가 시행되는 상황을 고려해야 한다. 기능이 향상됨에 따라, 생활상의 역할(예를 들어 주부, 학생)을 재개하는 기회가 증가하고, 참여의 회복이 시작된다. 참여의 촉진에 고유의 요인을 조사하는 연구가 진행 중이다(Reedman et al., 2017).

요약 SUMMARY

1. 팔의 조절을 재훈련하는 것은 재활의 대부분의 영역에 중요하다. PT와 OT의 양쪽이 팔의 조절을 재훈련하지만, 물리치료는 팔 기능의 자세와 이동성 측면에 초점을 맞추는 경향이 있으나, 작업치료는 물체를 잡는 기술에 내재된 인지적, 시각-지각적, 심리사회적 요소를 고려하여, 연령에 상응한 작업 또는 일상 활동에 초점을 맞추는 경향이 있다.
2. 팔의 기능평가에 대한 과제지향적 접근법에는 다음의 것을 측정하는 일련의 검사가 필요하다: (a) 능력(표준화된 환경의 행동)과 수행능력(현실세계 상황의 참여)의 양쪽을 포함하는 기능; (b) 눈-머리 협응, 손의 이송, 움켜잡기 및 손에서 떼기 및 도수조작을 포함하는 전략 또는 기능의 질적인 구성요소; (c) 기저에 있는 감각, 운동, 근골격, 인지, 시각-지각 및 심리사회적 기능장애.

3. 임상연구는 신경학적 장애를 치료하기 위한 과제지향적 접근법 단독으로, 또는 다른 치료법과 조합하여 사용하는 것을 계속해서 뒷받침하고 있다. 그러나, 연구결과를 현재의 임상실무에 시행하는 것은 뒤처져 있다.

4. 팔의 조절을 재훈련하기 위한 치료계획을 준비하려면, 기능의 제한, 전략 및 기능을 제한하는 기능장애를 포함하는 환자 문제의 대상이 되는 리스트를 식별할 필요가 있다. 이 리스트로부터, 단기 및 장기 치료목표가 확립되고, 이들 목표를 충족하기 위한 치료전략이 개발된다.

5. 팔의 조절을 재훈련하는 과제지향적 접근법은 기능장애를 최소화하고, 한편 기능과 참여를 위한 환자의 능력을 최대화하는 것을 추구한다. 재훈련에는 (a) 가능한 한 많은 감각, 운동, 인지, 시각-지각 및 심리사회적 기능장애를 개선하고; (b) 팔 기능의 구성요소에서의 질적 및 양적 수행능력을 개선하기 위한 전략을 만들어내며; (c) 참여를 강화하기 위해, 다양한 환경 상황에서 기능적 과제를 수행하는 능력을 개발하기 위한 치료전략의 개발이 포함된다.

6. 연구에서는 몸쪽 신체분절에 대한 조절의 발달이 먼쪽 손 기능의 출현에 필요한 선행조건은 아니라는 것을 시사하고 있다. 따라서, 팔의 몸쪽 및 먼쪽 분절은 순차적이 아니라 동시에 재훈련될 수 있다.

7. 손 기능에는 물체를 움켜잡고, 손에서 떼고, 조작하는 능력은 물론, 목표로 하는 물체 특성에 따라 움켜잡기를 적응시키는 능력이 필요하다. 움켜잡기의 요소에는 손의 모양을 사전에 만드는 것, 힘 및 물체의 물리적 특성에 관한 내부 표현의 사용이 포함된다. 따라서, 손 기능을 재훈련하려면, 과제의 운동과 지각의 양쪽 측면에 주의를 기울일 필요가 있다.

8. 감각 재교육 프로그램은 방어 감수성 또는 식별 감수성에 초점을 맞춘다. 프로그램은 나머지 감수성을 이용하는 방법, 또는 감각의 생리학적 기반을 변경하는 방법을 환자에게 가르칠 수 있다. 감수성의 저하에 적응하는 능력은 환자의 동기부여와 훈련에 따라 달라진다. 조사에 따르면, 이환된 팔다리를 사용하는 것을 마다하지 않는 환자는 기능을 더 잘 회복할 수 있다는 것을 보여주고 있다.

9. 팔의 기능회복에 대한 주된 제약은 환자가 이환되지 않은 팔을 이용 가능할 때, 이환된 팔을 사용하려 하지 않는 것 때문일지도 모른다. 그러나, 양쪽 훈련, 한쪽 훈련 및 팔다리 사이 이동훈련은 개별적으로 또는 조합하여 사용을 촉진하는 효과적인 방법일지도 모른다. 다양한 연령 및 조건에 따라 최선의 훈련순서와 타이밍을 결정하기 위해서는 추가적인 연구가 필요하다. 과제를 수행하는 동안에 팔다리가 서로 다른 역할을 맡는 협응적인 양쪽 훈련은 기능향상을 위한 유용한 접근법일지도 모르지만, 더 많은 연구를 필요로 한다.

10. 잘 쓰는 손은 한쪽 손 및 양쪽 손 기술의 재활에서 핵심적인 역할을 수행할지도 모른다. 연구에서는 잘 쓰는 팔은 팔 뻗기 조절에 유리하고, 잘 쓰지 않는 팔은 안정화에 유리하다는 것을 시사하고 있다. 이들 이점이 팔의 기술에 미칠지도 모르는 영향 때문에, 중재를 하는 동안에 이들에 대처해야 한다. 팔다리 비대칭성을 고려한 기술을 향상시키는 방법을 검토할 연구가 필요하다.

실습활동 과제에 대한 해답
ANSWERS TO LAB ACTIVITY ASSIGNMENTS

실습활동 20.1

Jean의 팔 기능을 훈련하는 유일한 올바른 방법은 없다. 팔과 손의 운동조절의 모든 측면을 그녀의 재활 프로그램에 포함시키는 것은 필수적이며, 그리고 다양한 과제와 조건을 사용하여, 광범위한 과제와 조건을 위해, 다양한 물체를 움켜잡고 조작하기 위한 다양한 전략을 그녀가 개발하는 데 도움이 되도록 하는 것은 필수적이다. 각 활동의 특정 순서, 기간, 타이밍은 달라져야 한다.

Jean의 주된 관심사를 결정하고 손의 기능과 관련된 치료목표를 그녀가 확인하는 것을 돕는 것부터 시작한다. 그녀는 배우자의 도움 없이 물건을 떨어뜨리지 않고 그녀의 손을 사용하여 ADL을 수행할 수 있는지에 우려를 표명한다. 그녀는 이환되지 않은 손을 사용할 수 있다는 확신이 있으나, 요리에서 사용하는 것처럼 일부 양손 과제는 어려울지도 모른다.

따라서, 손의 기능을 훈련하는 우리의 접근법은 그녀의 기능장애(근력저하, 감수성 저하)를 개선하는 것과 상황에 따라 일상의 과제를 수행하는 것의 양쪽에 초점을 맞추고 있다. 우리들은 참여와 운동학습의 원칙을 그녀의 프로그램에 포함시키려고 한다. 처음에는 그녀가 이환된 손의 사용을 증가시키기 위해, 1주일에 3회 제공되는 CIMT 프로그램에 참여하게 할 것이다. 그녀의 이환된 손의 사용 빈도가 향상됨에 따라, 그녀가 먼저 이환되지 않은 손으로 물체를 움켜잡아서 들어 올리고, 이어서 이환된 손으로 잡아서 들어 올리는 팔다리 사이 이동 과제로 옮겨간다. 물체의 물리적 성질은 변화할 것이다. 동시에, 가벼운 물건을 이용한 손가락 운동을 통해, 손의 강화를 시도한 후, 테라퍼티(Theraputty)로 진행한다. 우리는 촉각식별 과제와 입체인식 과제를 통해서, 그녀의 손의 감각 재교육 전략을 채택한다. 마지막으로, 일상 과제와 순서부여에의 참여를 개선하기 위해, 그녀는 모의 부엌(simulated kitchen)에서 단순한 3단계 부엌 과제를 연습할 것이다.

이 치료 접근법에 관한 임상적 의사결정을 뒷받침하는 연구는 꾸준히 증가하고 있다. 다음의 표는 몇 자기 예를 제시하고 있다. 여러분은 손의 기능을 개선하기 위한 증거에 기초한 재활 프로그램을 뒷받침하는 어떠한 다른 연구를 찾을 수 있는가?

팔 기능의 개별 구성요소	과제 또는 활동	환경조건	연구근거
인지 : 목표 설정	면담	상황 의존적	Combs et al. (2010), Dunn et al., (1994), Graham et al. (2010), Law et al. (2015), Quinn et al. (2014)
운동 : 먼쪽 근육의 활성화	놓고 잡아 유지하기, 능동적 먼쪽 움직임	거울훈련으로 이환되지 않은 손의 행동관찰 - 이어서 이환된 손으로 모방 또는 놓고 잡아 유지하기	Brunner et al. (2014), Harmsen et al. (2015)
운동 : 이환된 팔을 사용하는 빈도	집중연습 - 손의 모양 만들기 과제	CIMT - 외래환자 프로그램 또는 ASAP 훈련의 1주일에 3회 실시	Page et al. (2005, 2008), Pierce et al. (2003), Taub et al. (1993), Wolf et al. (2006b, 2008), Winstein et al. (2016)
운동 : 예측성 힘의 크기조정	정지하여 있는 물체를 움켜잡고 들어올리기	팔다리 사이 이동 - 이환되지 않은 손으로 먼저 물체를 들어 올리고, 그 후 이환된 손 또는 ASAP 훈련으로 이어진다.	Camus et al. (2009) Dawson et al. (2010), Raghavan et al. (2006), Winstein et al. (2016)
운동 : 손목과 손가락의 폄 활동 및 근력	움켜잡기 전에 손의 모양을 미리 만들기 위해 사용되는 손목과 손가락/엄지손가락의 폄	다양한 크기의 물체에 의한 움켜잡기-손에서 떼기 활동과 연계하여 사용되는 팔목 및 손가락/엄지 폄근에 대한 NMES.	Doucet and Griffin (2013), Fujiwara et al. (2009), Hara et al. (2008), Knutson et al. (2014), Zheng et al. (2019)
운동 : 지속적 쥐기	가정용품을 움켜잡고 유지하기	NMES의 유무에 관계없이, 몸치장 용구를 사용한 차단된 연습(blocked practice)과 무작위 연습.	Cauraugh and Kim (2003), Dunn et al. (1994), Trombly and Ma (2002)
인지와 감각 : 기억과 촉각 식별	촉각식별 과제와 물체 확인 과제	먼저 눈을 뜨고, 다음으로 눈을 감고, 또는 상자에 넣은 다음에, 질감과 물체를 시별한다.	Byl et al. (2003), Decker (2010)
인지 : 기억과 순서부여	단순한 3단계 식사준비	먼저 언어 또는 서면에 의한 지시에 의해서 홍차를 끓이고 자립해서 끓이는 것으로 진행한다.	Dunn et al. (1994), McEwen et al. (2014), Skidmore et al. (2018), Trombly and Ma (2002)

참고문헌
REFERENCES

A

Aaron DH, Stegink Jansen CW. Development of the Functional Dexterity Test (FDT): construction, validity, reliability, and normative data. J Hand Ther 2003;16:12–21.

Aartolahti E, Häkkinen A, Lönnroos E, et al. Relationship between functional vision and balance and mobility performance in community-dwelling older adults. Aging Clin Exp Res 2013;25(5):545–552.

Abbruzzese G, Berardelli A. Sensorimotor integration in movement disorders. Mov Disord 2003;18:231–240.

Abd El-Nabie WAE, Saleh MSM. Trunk and pelvic alignment in relation to postural control in children with cerebral palsy. J Back Musculoskelet Rehabil 2019;32(1):125–130. doi: 10.3233/BMR-181212.

Abdollahi F, Corrigan M, Lazzaro EDC, Kenyon RV, Patton JL. Error-augmented bimanual therapy for stroke survivors. NeuroRehabilitation 2018;43(1):51–61. doi: 10.3233/NRE-182413.

Abrams TW, Kandel ER. Is contiguity detection in classical conditioning a system or a cellular property? Learning in aplysia suggests a possible molecular site. Trends Neurosci 1988;11:128–135.

Ada L, Dean CM, Hall JM, et al. A treadmill and overground walking program improves walking in persons residing the community after stroke: a placebo controlled randomized trial. Arch Phys Med Rehabil 2003;84:1486–1491.

Ada L, Dorsch S, Canning CG. Strengthening interventions increase strength and improve activity after stroke: a systematic review. Aust J Physiother 2006;52:241–248.

Adkin AL, Bloem BR, Allum JH. Trunk sway measurements during stance and gait tasks in Parkinson's disease. Gait Posture 2005;22:240–249.

Adolph KE. Learning to solve the problem of moving: exploration, experience, and control. Paper presented at the Annual Conference in the Movement Sciences: Development of Skill in Infancy and Early Childhood, Teacher's College, Columbia University, New York, 1994.

Adolph KE, Berger SE. Motor development. In: Damon W, Lerner R, series eds.; Kuhn D, Siegler RS, vol. eds. Handbook of child psychology, vol. 2. Cognition, perception, and language, 6th ed. New York: Wiley, 2006:161 213.

Adolph KE, Berger SE, Leo AJ. Developmental continuity? Crawling, cruising, and walking Dev Sci 2011;14(2):306–318.

Adolph KE, Cole WG, Komati M, et al. How do you learn to walk? Thousands of steps and dozens of falls per day. Psychol Sci 2012;23(11):1387–1394.

Adolph KE, Hoch JE. Motor development: embodied, embedded, enculturated, and enabling. Annu Rev Psychol 2019;70:141–164.

Adolph KE, Vereijken B, Denny MA. Learning to crawl. Child Dev 1998;69:1299 1312.

Afschrift M, van Deursen R, De Groote F, Jonkers I. Increased use of stepping strategy in response to medio-lateral perturbations in the elderly relates to altered reactive tibialis anterior activity. Gait Posture 2019;68:575–582.

Agnew PJ, Dip OT, Maas F. Hand function related to age and sex. Arch Phys Med Rehabil 1982;63:269–271.

Ahmed S, Mayo NE, Higgins J, et al. The Stroke Rehabilitation Assessment of Movement (STREAM): a comparison with other measures used to evaluate the effects of stroke and rehabilitation. Phys Ther 2003;83:617–660.

Ailshire JA, Crimmins EM. Psychosocial factors associated with longevity in the United States: age differences between the old and oldest-old in the health and retirement study. J Aging Res 2011;2011:530534.

Albanese A, Bhatia K, Bressman S, Delong M, Fahn S, et al. Phenomenology and classification of dystonia: a consensus update. Mov Disord 2013;28:863–873.

Alberts JL, Butler AJ, Wolf SL. The effects of constraint-induced therapy on precision grip: a preliminary study. Neurorehabil Neural Repair 2004;18:250–258.

Alberts JL, Saling M, Adler CH, et al. Disruptions in the reach-to-grasp actions of Parkinson's patients. Exp Brain Res 2000;134:353–362.

Alexander GE, Crutcher MD. Functional architecture of basal ganglia circuits: neural substrates of parallel processing. Trends Neurosci 1990;13:266–271.

Alexander NB, Mollo JM, Giordani B, et al. Maintenance of balance, gait patterns and obstacle clearance in Alzheimer 's disease. Neurology 1995;45:908–914.

Alexander NB, Schultz AB, Warwick DN. Rising from a chair: effect of age and functional ability on performance biomechanics. J Gerontol 1991;46.M91–M98.

Allet L, Leemann B, Guyen E, et al. Effect of different walking aids on walking capacity of patients with poststroke hemiparesis. Arch Phys Med Rehabil 2009;90:1408–1413.

Allin LJ, Brolinson PG, Beach BM, Kim S, Nussbaum MA, Roberto KA, Madigan ML. Perturbation-based balance training targeting both slip- and trip-induced falls among older adults: a randomized controlled trial. BMC Geriatrics 2020;20:1–13.

Allison L. Balance disorders. In: Umphred DA, ed. Neurological rehabilitation. St. Louis, MO: Mosby Year Book, 1995:802–837.

Allum JHJ, Honegger F, Schicks H. The influence of a bilateral vestibular deficit on postural synergies. J Vestib Res 1994;4:49–70.

Allum JHJ, Pfaltz CR. Visual and vestibular contributions to pitch sway stabilization in the ankle muscles of normals and patients with bilateral peripheral vestibular deficits. Exp Brain Res 1985;58:82–94.

Almli RB, Finger S. Toward a definition of recovery of function. In: Le Vere TE, Almli RB, Stein DG, eds. Brain injury and recovery: theoretical and controversial issues. New York: Plenum, 1988:1–4.

Alon G, Levitt AF, McCarthy PA. Functional electrical stimulation (FES) may modify the poor prognosis of stroke survivors with severe motor loss of the upper extremity: a preliminary study. Am J Phys Med Rehabil 2008;87(8):627–636. doi: 10.1097/PHM.0b013e31817fabc1.

Alon G, Sunnerhagen KS, Geurts AC, et al. A home-based self-administered stimulation program to improve selected hand functions in chronic stroke. NeuroRehabilitation 2003;18:215–225.

Alstermark B, Isa T, Ohki Y, Saito Y. Disynaptic pyramidal excitation in forelimb motoneurons mediated via C3-C4 propriospinal neurons in the Macaca fuscata. J Neurophysiol 1999;82:3580–3585.

Altman DG, Bland JM. Diagnostic tests. 1: Sensitivity and specificity. BMJ 1994;308:1552.

Alt Murphy M, Willen C, Sunnerhagen KS. Kinematic variables quantifying upper-extremity performance after stroke during reaching and drinking from a glass. Neurorehabil Neural Repair 2011;25:71–80.

Alzghoul MB, Gerrard D, Watkins BA, et al. Ectopic expression of IGF-I and Shh by skeletal muscle inhibits disuse-mediated skeletal muscle atrophy and bone osteopenia in vivo. FASEB J 2004;18:221–223.

Amaral D. The anatomical organization of the central nervous system. In: Kandel ER, Schwartz JH, Jessell TM, eds. Principles of neural science, 4th ed. New York: McGraw-Hill, 2000:317–336.

American Physical Therapy Association. Guide to physical therapy practice, 3.0. Alexandria, VA: APTA, 2014. Retrieved from http://guidetopt-practice.apta.org/

Amiel-Tison C, Grenier A. Evaluation neurologique du nouveau-né et du nourrisson. [Neurological evaluation of the human infant.] New York: Masson, 1980:81–102.

Ammann-Reiffer C, Bastianen CH, van Hedel HJ. Measuring change in gait performance of children with motor disorders: assessing the functional mobility scale and the gillette functional assessment questionnaire walking scale. Dev Med Child Neurol 2019;61:717–724.

Amundson S. Evaluation Tool of Children's Handwriting (ETCH). Morganville, NJ: ETCH Administration, 1995.

An M, Dusing SC, Harbourne RT, Sheridan SM, START-Play Consortium. What really works in intervention? Using fidelity measures to support optimal outcomes. Phys Ther 2020;100:757–765.

Anaby DR, Law M, Feldman D, Majnemer A, Avery L. The effectiveness of the Pathways and Resources for Engagement and Participation (PREP) intervention: improving participation of adolescents with physical disabilities. Dev Med Child Neurol 2018;60(5):513–519. doi: 10.1111/dmcn.13682.

Anacker SL, DiFabio RP. Influence of sensory inputs on standing balance in community dwelling elders with a recent history of falling. Phys Ther 1992;72:575–584.

Anastasi D, Carpinella I, Gervasoni E, Matsuda PN, Bovi G, Ferrarin M, Cattaneo D. Instrumented version of the modified dynamic gait index in patients with neurologic disorders. PMR 2019;11:1312–1319.

van Andel S, Cole MH, Pepping GJ. Regulation of locomotor pointing across the lifespan: investigating age-related influences on perceptual-motor coupling. PLoS One 2018;13(7):e0200244.

Andel SV, Cole MH, Pepping GJ. Regulation of locomotor pointing across the lifespan: Investigating age-related influences on perceptual-motor coupling. PloS One 2018;13:1–16.

Andersen RA. The role of the inferior parietal lobule in spatial perception and visual-motor integration. In: Mountcastle VB, Plum F, Geiger SR, eds. Higher functions of the brain, part 2: the nervous system, vol. 5, Handbook of physiology, section 1. Bethesda, MD: American Physiological Association, 1987:483–518.

Andersen RA, Andersen KN, Hwang EJ, Hauschild M. Optic ataxia: from Bálint's syndrome to the parietal reach region. Neuron 2014;81:967–983.

Andersen RA, Buneo CA. Intentional maps in posterior parietal cortex. Annu Rev Neurosci 2002;25:189–220.

Andersen RA, Cui H. Intention, action planning, and decision making in parietal-frontal circuits. Neuron 2009;63:568–583.

Andersson G, Hagman J, Talianzadeh R, et al. Effect of cognitive load on postural control. Brain Res Bull 2002;58:135–139.

Anderson JB, Sinkjaer T. Stretch reflex variations during gait. In: Pedotti A, Ferrarin M, Quintern J, Riener R, eds. Neuroprosthetics. Berlin, Germany: Springer, 1996:45–50.

Anderson JL, Terzis G, Kryger A. Increase in the degree of coexpression of myosin heavy chain isoforms in skeletal muscle fibers of the very old. Muscle Nerve 1999;22:449–454.

Andersson G, Magnusson M. Neck vibration causes short-latency electromyographic activation of lower leg muscles in postural reactions of the standing human. Acta Otolaryngol 2002;122:284–288.

Andrews AW. Hand-held dynamometry for measuring muscle strength. J Hum Muscle Perform 1991;1:35–50.

Andrews AW. Self-report measures of mobility. Top Geriatr Rehabil 2012;28:2–10.

Andrews AW, Bohannon RW. Distribution of muscle strength impairments following stroke. Clin Rehabil 2000;14:79–87.

Andrews CJ, Burke D, Lance JW. The response to muscle stretch and shortening in Parkinsonian rigidity. Brain 1972;95:795–812.

Angsupaisal M, Dijkstra LJ, la Bastide-van Gemert S, et al. Effects of forward tilted seating and foot-support on postural adjustments in children with spastic cerebral palsy: an EMG-study. Eur J Paediatr Neurol 2019;23(5):723–732. doi: 10.1016/j. ejpn.2019.07.001.

Aniansson A, Grimby F, Gedberg A. Muscle function in old age. Scand J Rehabil Med 1978;6(Suppl):43–49.

Aniansson A, Hedberg M, Henning G, et al. Muscle morphology, enzymatic activity and muscle strength in elderly men: a follow up study. Muscle Nerve 1986;9:585–591.

Anson E, Pineault K, Bair W, Studenski S, Agrawal Y. Reduced vestibular function is associated with longer, slower steps in healthy adults during normal speed walking. Gait Posture 2019;68:340–345.

Antal A, Nitsche MA, Kincses TZ, et al. Facilitation of visuo-motor learning by transcranial direct current stimulation of the motor and extrastriate visual areas in humans. Eur J Neurosci 2004;19(10):2888–2892.

Aoki O, Otani Y, Morishita S, Domen K. The effects of various visual conditions on trunk control during ambulation in chronic post stroke patients. Gait Posture 2017;52:301–307.

Apel U. The Feldenkrais method: awareness through movement. WHO Reg Publ Eur Ser 1992;44:324–327.

Appasamy M, De Witt ME, Patel N, Yeh N, Bloom O, Oreste A. Treatment strategies for genu recurvatum in adult patients with hemiparesis: a case series. PMR 2015;7(2):105–112.

Araneda R, Ebner-Karestinos D, Paradis J, et al. Reliability and responsiveness of the Jebsen-Taylor test of hand function and the box and block test for children with cerebral palsy. Dev Med Child Neurol 2019;61(10):1182–1188. doi: 10.1111/dmcn.14184.

Aras MD, Gokkaya NK, Comert D, et al. Shoulder pain in hemiplegia: results from a national rehabilitation hospital in Turkey. Am J Phys Med Rehabil 2004;83:713–719.

Arce FI, Katz N, Sugarman H. The scaling of postural adjustments during bimanual load-lifting in traumatic brain-injured adults. Hum Mov Sci 2004;22:749–768.

Argetsinger LC, Trimble SA, Roberts MT, Thompson JE, Ugiliweneza B, Behrman AL. Sensitivity to change and responsiveness of the Segmental Assessment of Trunk Control (SATCo) in children with spinal cord injury. Dev Neurorehabil 2019;22:260–271.

Armand S, Decoulon G, Bonnefoy-Mazure A. Gait analysis in children with cerebral palsy. EFORT Open Rev 2016;1(12):448–460.

Arnold AJ, Liddy JJ, Harris RC, Claxton LJ. Task-specific adaptations of postural sway in sitting infants. Dev Psychobiol 2020;62(1):99–106.

Arshavsky Yu I, Berkinblit MB, Fukson OI, et al. Recordings of neurones of the dorsal spinocerebellar tract during evoked locomotion. Brain Res 1972a;43:272–275.

Arshavsky Yu I, Berkinblit MB, Gelfand IM, et al. Activity of the neurones of the ventral spino-cerebellar tract during locomotion. Biophysics 1972b;17:926–935.

Aruin AS, Almeida LH. Organization of a simple two joint synergy in individuals with Down syndrome. Am J Ment Retard 1996;101:256–268.

Aruin AS, Rao N. Ankle-Foot orthoses: proprioceptive inputs and balance implications. J Prosthet Ortho 2010;22(4 Suppl):34–37.

Arutyunyan GH, Gurfnkel VS, Mirskii ML. Organization of movements on execution by man of an exact postural task. Biophysics 1969;14:1162–1167.

Asai H, Fujiwara K, Tachino K. Limiting factor for moveable range of the center of foot pressure in backward direction. In: Taguchi K, Igarashi M, Mori S, eds. Vestibular and neural front. Amsterdam, The Netherlands: Elsevier Science BV, 1994:525–528.

Asanuma H, Keller A. Neuronal mechanisms of motor learning in mammals. Neuroreport 1991;2:217–224.

Asboth L, Friedli L, Beauparlant J, Martinez-Gonzalez C, Anil S, Rey E, Baud L, Pidpruzhnykova G, Anderson MA, Shkorbatova P, Batti L, Stephane P, Kreider J, Schneider BL, Barraud Q, Courtine G. Cortico–reticulo–spinal circuit reorganization enables functional recovery after severe spinal cord contusion. Nat Neurosci 2018;21;576–588

Ashburn A, Hyndman D, Pickering R, et al. Predicting people with stroke at risk of falls. Age Ageing 2008;37:270–276.

Ashburn A, Stack E, Pickering RM, et al. A community dwelling sample of people with Parkinson's disease: characteristics of fallers and non-fallers. Age Ageing 2001;30:47–52.

Ashe MC, Miller WC, Eng JJ, et al. Older adults, chronic disease and leisure-time physical activity. Gerontology 2009;55:64–72.

Ashmead DH, Hill EW, Talor CR. Obstacle perception by congenitally blind children. Percept Psychophys 1989;46:425–433.

Aslin RN. Development of smooth pursuit in human infants. In: Fisher DF, Monty RA, Senders JW, eds. Eye movements: cognition and visual perception. Hillsdale, NJ: Erlbaum, 1981.

Assaiante C, Amblard B. An ontogenetic model for the sensorimotor organization of balance control in humans. Hum Mov Sci 1995;14:13–43.

Assaiante C, Mallau S, Viel S, et al. Development of postural control in healthy children: a functional approach. Neural Plast 2005;12:109–118.

Assaiante C, Woollacott M, Amblard B. Development of postural adjustment during gait initiation: kinematic and EMG analysis. J Motor Behav 2000;32:211–226.

Astill S, Utley A. Coupling of the reach and grasp phase during catching in children with developmental coordination disorder. J Motor Behav 2008;40:315–323.

Atkeson CG, Hollerbach JM. Kinematic features of unrestrained vertical arm movements. J Neurosci 1985;5:2318–2330.

Atun-Einy O, Berger SE, Scher A. Pulling to stand: common trajectories and individual differences in development. Dev Psychobiol 2012;54(2):187–198

Atun-Einy O, Berger SE, Scher A. Assessing motivation to move and its relationship to motor development in infancy. Infant Behav Dev 2013;36(3):457–469.

Augurelle AS, Smith AM, Lejeune T, Thonnard JL. Importance of cutaneous feedback in maintaining a secure grip during manipulation of hand-held objects. J Neurophysiol 2003;89:665–671.

Au-Yeung SS, Hui-Chan CW. Predicting recovery of dextrous hand function in acute stroke. Disabil Rehabil 2009;31:394–401.

Avers D, Brown M. Daniels and Worthingham's muscle testing: techniques of manual examination and performance testing, 10th ed. St. Louis, MO: Elsevier, 2019.

Awad LN, Binder-Macleod SA, Pohlig RT, et al. Paretic propulsion and trailing limb angle are key determinants of long-distance walking function after stroke. Neurorehabil Neural Repair 2015;29:499–508. pii: 1545968314554625. [Epub ahead of print].

Awad LN, Kesar TM, Reisman D, et al. Effects of repeated treadmill testing and electrical stimulation on post-stroke gait kinematics. Gait Posture 2013;37:67–71.

Awad LN, Reisman DS, Kesar TM, et al. Targeting paretic propulsion to improve poststroke walking function: a preliminary study. Arch Phys Med Rehabil 2014;95:840–848.

Ayres AJ. Sensory integration and learning disorders. Los Angeles, CA: Western Psychological Services, 1972.

B

Baars BJ. How does a stream of consciousness that is relatively simple, serial, and limited in capacity emerge from a brain that is largely unconscious, complex, and massively parallel? In: Marsh E, ed. Ciba Symposium on Experimental and Theoretical Foundations of Consciousness (#174). London, UK: Wiley Interscience, 1993.

Babin-Ratte S, Sirigu A, Gilles M, et al. Impaired anticipatory finger grip-force adjustments in a case of cerebellar degeneration. Exp Brain Res 1999;128:81–85.

Bach-y-Rita P, Balliet R. Recovery from stroke. In: Duncan P, Badke MB, eds. Stroke rehabilitation: the recovery of motor control. Chicago, IL: Year Book, 1987:79–107.

Badell-Ribera A. Cerebral palsy: postural-locomotor prognosis in spastic diplegia. Arch Phys Med Rehabil 1985;66:614–619.

Badke MB, DiFabio RP. Balance deficits in patients with hemiplegia: considerations for assessment and treatment. In: Duncan P, ed. Balance: proceedings of the APTA Forum. Alexandria, VA: American Physical Therapy Association, 1990:73–78.

Baert I, Freeman J, Smedal T, et al. Responsiveness and clinically meaningful improvement, according to disability level, of five walking measures after rehabilitation in multiple sclerosis: a European multicenter study. Neurorehabil Neural Repair 2014;28(7):621–631.

Baert I, Vanlandewijck Y, Feys H, Vanhees L, Beyens H, Daly D. Determinants of cardiorespiratory fitness at 3, 6 and 12 months poststroke. Dis- abil Rehabil 2012;34(21):1835–1842.

Bailey CH, Chen M. Morphological basis of long-term habituation and sensitization in Aplysia. Science 1983;220(4592):91–93.

Bailey CH, Kandel ER. Synaptic growth and the persistence of long-term memory: a molecular perspective. In: Gazzaniga, MS, ed. The cognitive neurosciences, 3rd ed. Cambridge, MA: MIT Press, 2004.

Bair WN, Kiemel T, Jeka JJ, et al. Development of multisensory reweighting for posture control in children. Exp Brain Res 2007;183:435–446.

Baker PS, Bodner EV, Allman RM. Measuring life space mobility in community-dwelling older adults. J Am Geriatr Soc 2003;51:1610–1614.

Baker MP, Hudson JE, Wolf SL. A "feedback" cane to improve the hemiplegic patient's gait. Phys Ther 1979;59:170–171.

Bakker M, Verstappen CCP, Bloem BB, et al. Recent advances in functional neuroimaging of gait. J Neural Transm 2007;114:1323–1331.

Baldan AMS, Alouche SR, Araujo IMG, Freitas SMSF. Effect of light touch on postural sway in individuals with balance problems: a systematic review. Gait Posture 2014;40:1–10.

Balint R. Seelenhamung des "Schauens," optische Ataxie, raumlische Storung des Aufmersamkeit. Monatshr Psychiatr Neurol 1909;25:51–81.

Ballard CG, Shaw F, Lowery K, et al. The prevalence, assessment and associations of falls in dementia with Lewy bodies and Alzheimer's disease. Dement Geriatr Cogn Disord 1999;10(2):97–103.

Baloh RW. Dizziness, hearing loss and tinnitus: the essentials of neurotology. Philadelphia, PA: FA Davis, 1984.

Balzini L, Vannucchi L, Benvenuti F, et al. Clinical characteristics of flexed posture in elderly women. J Am Geriatr Soc 2003;51:1419–1426.

Ban´kosz Z, Winiarski S. Using wearable inertial sensors to estimate kinematic parameters and variability in the table tennis topspin forehand stroke. Appl Bionics Biomech 2020;2020:8413948. doi: 10.1155/2020/8413948.

Barbu-Roth M, Anderson DI, Streeter RJ, et al. Why does infant stepping disappear and can it be stimulated by optic flow? Child Dev 2015;86(2):441–455.

Barclay R, Jacquie Ripat J, Mayo N. Factors describing community ambulation after stroke: a mixed methods study. Clin Rehabil 2015;29:509–521. pii: 0269215514546769.

Barclay-Goddard RE, Stevenson TJ, Poluha W, et al. Force platform feed-back for standing balance training after stroke. Cochrane Database Syst Rev 2004;(4):CD004129.

Barela AMF, Caporicci S, de Freitas PB, Jeka JJ, Barela JA. Light touch compensates peripheral somatosensory degradation in postural control of older adults. Hum Mov Sci 2018;60:122–130.

Barnes MR, Crutchfield CA, Heriza CB. The neurophysiological basis of patient treatment. vol. II: Reflexes in motor development. Morgantown, WV: Stokesville, 1978.

Barra J, Marquer A, Joassin R, et al. Humans use internal models to construct and update a sense of verticality. Brain 2010;133:3552–3563.

Barra J, Oujamaa L, Chauvineau V, et al. Asymmetric standing posture after stroke is related to a biased egocentric coordinate system. Neurology 2009;72;1582–1587.

Barreca S, Gowland CK, Stratford P, et al. Development of the Chedoke Arm and Hand Activity Inventory: theoretical constructs, item generation, and selection. Top Stroke Rehabil 2004;11(4):31–42.

Barreca SR, Stratford PW, Masters LM, et al. Comparing 2 versions of the Chedoke Arm and Hand Activity Inventory with the Action Research Arm Test. Phys Ther 2006;86:245–253.

Barrett RS, Cronin NJ, Lichtwark GA, et al. Adaptive recovery responses to repeated forward loss of balance in older adults. J Biomech. 2012;45(1):183–187.

Barthelemy D, Nielsen JB. Corticospinal contribution to arm muscle activity during human walking. J Physiol 2010;588:967–979.

Bartlett D, Birmingham T. Validity and reliability of a pediatric reach test. Pediatr Phys Ther 2003;15:84–92.

Bartlett D, Purdie B. Testing of the spinal alignment and range of motion measure: a discriminative measure of posture and flexibility for children with cerebral palsy. Dev Med Child Neurol 2005;47:739–743.

Bartolic A, Pirtosek Z, Rozman J, et al. Postural stability of Parkinson's disease patients is improved by decreasing rigidity. Eur J Neurol 2005;12:156–159.

Basford JR, Chou LS, Kaufman KR, et al. An assessment of gait and balance deficits after traumatic brain injury. Arch Phys Med Rehabil 2003;84:343–349.

Basler H, Luckmann J, Wolf U, et al. Fear-avoidance beliefs, physical activity, and disability in elderly individuals with chronic low back pain and healthy controls. Clin J Pain 2008;24:604–610.

Basmajian JV, De Luca CJ. Muscles alive: their functions revealed by electromyography, 5th ed. Baltimore, MD: Lippincott Williams & Wilkins, 1985.

Basmajian JV, Kukulka CG, Narayan MD, et al. Biofeedback treatment of foot-drop after stroke compared with standard rehabilitation technique: effects on voluntary control and strength. Arch Phys Med Rehabil 1975;56:231–236.

Bassile CC, Dean C, Boden-Albala B, et al. Obstacle training programme for individuals post stroke: feasibility study. Clin Rehabil 2003;17:130–136.

Bastian AJ. Cerebellar limb ataxia: abnormal control of self generated and external forces. Ann N Y Acad Sci 2002;978:16–27.

Bastian AJ, Martin TA, Keating JG, et al. Cerebellar ataxia: abnormal control of interaction torques across multiple joints. J Neurophysiol 1996;76:492–509.

Bastian AJ, Zackowski KM, Thach WT. Cerebellar ataxia: torque deficiency or torque mismatch between joints? J Neurophysiol 2000;83:3019–3030.

Bateni H, Heung E, Zettel J, et al. Can use of walkers or canes impede lateral compensatory stepping movements? Gait Posture 2004a;20:74–83.

Bateni H, Maki BE. Assistive devices for balance and mobility: benefits, demands, and adverse consequences. Arch Phys Med Rehabil 2005;86:134–145.

Bateni H, Zecevic A, McIlroy WE, et al. Resolving conflicts in task demands during balance recovery: does holding an object inhibit compensatory grasping? Eve Brain Res 2004b;157:49–58.

Bates D, Pruess K, Souney P, et al. Serious falls in hospitalized patients: correlates and resource utilization. Am J Med 1995;99:137–143.

Battaglia-Mayer A. A brief history of the encoding of hand position by the cerebral cortex: implications for motor control and cognition. Cereb Cortex 2019;29:716–731.

Battaglia-Mayer A, Babicola L, Satta E. Parieto-frontal gradients and domains underlying eye and hand operations in the action space. Neurosci 2016;334:76–92.

Bayley, N. Bayley scales of infant and toddler development, 3rd ed. San Antonio, TX: Harcourt Assessment, 2006.

Bayley N, Aylward GP. Bayley scales of infant and toddler development, 4th ed. technical manual. Bloomington, MN: NCS Pearson, 2019.

Bayouk JF, Boucher JP, Leroux A. Balance training following stroke: effects of task-oriented exercises with and without altered sensory input. Int J Rehabil Res 2006;29:51–59.

Bean JF, Kiely DK, Herman S, et al. The relationship between leg power and physical performance in mobility-limited older people. J Am Geriatr Soc 2002;50: 461–467.

Bean JF, Leveille SG, Kiely DK, et al. A comparison of leg power and leg strength within the InCHI- ANTI study: which influences mobility more? J Gerontol Med Sci 2003;58A:728–733.

Beauchet O, Dubost V, Herrmann FR, et al. Stride-to-stride variability while backward counting among healthy young adults. J Neuroeng Rehabil 2005;2:26.

Beauchet O, Dubost V, Herrman F, Rabilloud M, Gonthier R, Kressig RW. Relationship between dual-task related gait changes and intrinsic risk factors for falls among transitional frail older adults. Aging Clin Exp Res 2005;17:270–275.

Bechly KE, Carender WJ, Myles JD, et al. Determining the preferred modality for real-time biofeedback during balance training. Gait Posture 2013;37:391–396.

Beckung E, Hagberg G. Neuroimpairments, activity limitations, and participation restrictions in children with cerebral palsy. Dev Med Child Neurol 2002;44:309–316.

Beckung E, Hagberg G. Neuroimpairments, activity limitations, and participation restrictions in children with cerebral palsy. Dev Med Child Neurol 2002;44(5):309–316. doi: 10.1017/s0012162201002134.

Beebe JA, Lang CE. Relationships and responsiveness of six upper extremity function tests during the first six months of recovery after stroke. J Neurol Phys Ther 2009;33(2):96–103. doi: 10.1097/NPT.0b013e3181a33638.

Beer RF, Dewald JP, Rymer WZ. Deficits in the coordination of multijoint arm movements in patients with hemiparesis: evidence for disturbed control of limb dynamics. Exp Brain Res 2000;131:305–319.

Behan M, Nawshin T, Nemanich S, et al. A crossed-disciplinary evaluation of parental perceptions surrounding pediatric non-invasive brain stimulation research. Int J Pharm Healthcare Market 2020;14(4):623–640. doi-org. libproxy.chapman.edu/10.1108/ IJPHM-01-2020-0005

Behrman AL, Teitelbaum P, Cauraugh JH. Verbal instructional sets to normalise the temporal and spatial gait variables in Parkinson's disease. J Neurol Neurosurg Psychiatry 1998;65:580–582.

Beilock SL, Carr TH, MacMahon C, et al. When paying attention becomes counterproductive: impact of divided versus skill-focused attention on novice and experienced performance of sensorimotor skills. J Exp Psychol Appl 2002;8:6–16.

Bekkers EMJ, Dockx K, Devan S, et al. The impact of dual-tasking on postural stability in people with parkinson's disease with and without freezing of gait. Neurorehabil Neural Repair 2018;32(2):166–174.

Beldarrain MG, Gafman J, deVelasco IR, et al. Prefrontal lesions impair the implicit and explicit learning of sequences on visualmotor tasks. Exp Brain Res 2002;142:529–538.

Belen'kii VY, Gurfinkel VS, Paltsev YI. Elements of control of voluntary movements. Biofizika 1967;12:135–141.

Bell-Krotoski J, Weinstein S, Weinstein C. Testing sensibility, including touch-pressure, two-point discrimination, point localization, and vibration. J Hand Ther 1993;2:114–123.

Benaim C, Pérennou DA, Villy J, et al. Validation of a standardized assessment of postural control in stroke patients: the Postural Assessment Scale for Stroke Patients (PASS). Stroke 1999;30:1862–1868.

Benbow M. Loops and other groups: a kinesthetic writing system, instructor 's manual. Randolph, NJ: OT Ideas, 1991.

Benda BJ, Riley PO, Krebs DE. Biomechanical relationship between center of gravity and center of pressure during standing. IEEE Trans Rehabil Eng 1994;2:3–10.

Beninato M, Gill-Body KM, et al. Determination of the minimal clinically important difference in the FIM instrument in patients with stroke. Arch Phys Med Rehabil 2006;87(1):32–39.

Bennett KM, Castiello U. Reorganization of prehension components following perturbation of object size. Psychol Aging 1995;10:204–214.

Bensoussan L, Viton JM, Schieppati M, et al. Changes in postural control in hemiplegic patients after stroke performing a dual task. Arch Phys Med Rehabil 2007;88:1009–1015.

Bentzel K. Evaluation of sensation. In: Trombly CA, ed. Occupational therapy for physical dysfunction, 4th ed. Baltimore, MD: Lippincott Williams & Wilkins, 1995.

Berardelli A, Rothwell JC, Thompson PD, Hallett M. Pathophysiology of bradykinesia in parkinson's disease. Brain 2001;124:2131–2146.

Berardelli A, Sabra AF, Hallett M. Physiological mechanisms of rigidity in Parkinson's disease. J Neurol Neurosurg Psychiatry 1983;46:45–53.

Berg K. Measuring balance in the elderly: validation of an instrument. Dissertation. Montreal: McGill University, 1993.

Berg K, Wood-Dauphinee S, Williams JT, et al. Measuring balance in the elderly: preliminary development of an instrument. Physiother Can 1989;41:304–308.

Berg K, Wood-Dauphinee SL, Williams JT. Measuring balance in the elderly: validation of an instrument. Can J Public Health 1992;83:S9–S11.

Berger SE, Adolph KE. Learning and development in infant locomotion. Prog Brain Res 2007;164:237–255.

Berger W, Altenmueller E, Dietz V. Normal and impaired development of children's gait. Hum Neurobiol 1984a;3:163–170.

Berger SE, Harbourne RT, Guallpa Lliguichuzhca CL. Sit still and pay attention! Trunk movement and attentional resources in infants with typical and delayed development. Phys Occup Ther Pediatr 2019;39(1):48–59.

Berger W, Horstmann GA, Dietz VL. Tension development and muscle activation in the leg during gait in spastic hemiparesis: the independence of muscle hypertonia and exaggerated stretch reflexes. J Neurol Neurosurg Psychiatry 1984b;47:1029–1033.

Berger W, Quintern J, Dietz V. Stance and gait perturbations in children: developmental aspects of compensatory mechanisms. Electroencephalogr Clin Neurophysiol 1985;61:385–395.

Bergen G, Stevens MR, Burns ER. Falls and fall injuries among adults aged ≥65 years—United States, 2014. MMWR Morb Mortal Wkly Rep 2016;65:993–998.

Bergmann K. Incidence of atypical pencil grasps among nondysfunctional adults. Am J Occup Ther 1990;44:736–740.

Bernard-Demanze L, Vuillerme N, Ferry M, et al. Can tactile plantar stimulation improve postural control of persons with superficial plantar sensory deficit? Aging Clin Exp Res 2009;21:62–68.

Bernier PM, Grafton ST. Human posterior parietal cortex flexibly determines reference frames for reaching based on sensory context. Neuron 2010;68:776–788.

Bernstein N. The coordination and regulation of movement. London, UK: Pergamon, 1967.

Bertani R, Melegari C, De Cola MC, Bramanti A, Bramanti P, Calabrò RS. Effects of robot-assisted upper limb rehabilitation in stroke patients: a systematic review with meta-analysis. Neurol Sci 2017;38(9):1561–1569. doi: 10.1007/s10072-017-2995-5.

Bertenthal B, von Hofsten C. Eye, head and trunk control: the foundation of manual development. Neurosci Biobehav Rev 1998;22:515–520.

Bertenthal BI, Rose JL, Bai DL. Perception-action coupling in the development of visual control of posture. J Exp Psychol 1997;23:1631–1643.

Bertera EM, Bertera RL. Fear of falling and activity avoidance in a national sample of older adults in the United States. Health Soc Work 2008;33:54–62.

Berthier NE, Clifton RK, McCall DD, et al. Proximodistal structure of early reaching in human infants. Exp Brain Res 1999;127:259–269.

Berthier NE, Keen R. Development of reaching in infancy. Exp Brain Res 2006;169:507–518.

Berthoz A, Pozzo T. Head and body coordination during locomotion and complex movements. In: Swinnen SP, Heuer H, Massion J, et al., eds. Interlimb coordination: neural, dynamical and cognitive constraints. San Diego, CA: Academic, 1994:147–165.

Bertram CP, Lemay M, Stelmach GE. The effect of Parkinson's disease on the control of multi-segmental coordination. Brain Cogn 2005;57:16–20.

Beuter A, Hernández R, Rigal R, et al. Postural sway and effect of levodopa in early Parkinson's disease. Can J Neurol Sci 2008;35:65–68.

Bhat AN, Galloway JC. Toy-oriented changes during early arm movements: hand kinematics. Infant Behav Dev 2006;29:358–372.

Bhatt T, Pai YC. Generalization of gait adaptation for fall prevention: from moveable platform to slippery floor. J Neurophysiol 2009;101:948–957.

Bhatt H, Pieruccini-Faria F, Almeida QJ. Dynamics of turning sharpness influences freezing of gait in Parkinson's disease. Parkinsonism Relat Disord 2013;19:181–185.

Bhatt T, Wening JD, Pai YC. Adaptive control of gait stability in reducing slip-related backward loss of balance. Exp Brain Res 2006;170:61–73.

Bhatt T, Yang F, Pai Y-C. Learning to resist gait-slip falls: long-term retention in community-dwelling older adults. Arch Phys Med Rehabil 2012;93:557–564.

Biernaskie J, Chernenko G, Corbett D. Efficacy of rehabilitative experience declines with time after focal ischemic brain injury. J Neurosci 2004;24(5):1245–1254.

Biguer B, Prablanc C, Jeannerod M. The contribution of coordinated eye and head movements in hand pointing accuracy. Exp Brain Res 1984;55:462–469.

Bijoch L, Borczyk M, Czajkowski R. Bases of Jerzy Konorski's theory of synaptic plasticity. Eur J Neurosci 2019;51:1857–1866.

Bilney BE, Morris ME, Denisenko S. Physiotherapy for people with movement disorders arising from basal ganglia dysfunction. N Z J Physiotherapy 2003;31:94–100.

Bilodeau EA, Bilodeau IM, Schumsky DA. Some effects of introducing and withdrawing knowledge of results early and late in practice. J Exp Psychol 1959;58:142–144.

Binkofski F, Dohle C, Posse S, et al. Human anterior intraparietal area subserves prehension. Neurology 1998;50:1253–1259.

Birren JE, Cunningham W. Research on the psychology of aging: principles, concepts and theory. In: Birren JE, Schaie KW, eds. Handbook of the psychology of aging, 2nd ed. New York: Van Nostrand Reinhold, 1985:3–34.

Birren JE, Riegel KF, Morrison DF. Age differences in response speed as a function of controlled variations of stimulus conditions: evidence of a general speed factor. Gerontologia 1962;6:1–18

Bisdorff AR, Wolsley CJ, Anastasopoulos D, et al. The perception of body vertically (subjective postural vertical) in peripheral and central vestibular disorders. Brain 1996;119:1523–1534.

Bishop B. Neurophysiology of motor responses evoked by vibratory stimulation. Phys Ther 1974;54:1273–1282.

Bishop M, Brunt D, Pathare N, et al. Changes in distal muscle timing may contribute to slowness during sit to stand in Parkinsons disease. Clin Biomech (Bristol, Avon) 2005;20(1):112–117.

Bisi MC, Stagni R. Evaluation of toddler different strategies during the first six-months of independent walking: a longitudinal study. Gait Posture 2015;41(2):574–579.

Bisson E, Contant B, Sveistrup H, et al. Functional balance and dual-task reaction times in older adults are improved by virtual reality and biofeedback training. Cyberpsychol Behav 2007;10:16–23.

Bjorklund A. Long distance axonal growth in the adult central nervous system. J Neurol 1994;241:S33–S35.

Black P, Markowitz RS, Cianci SN. Recovery of motor function after lesions in motor cortex of monkeys. Ciba Found Symp 1975;34:65–83.

Black FO, Nashner LM. Postural control in four classes of vestibular abnormalities. In: Igarashi M, Black FO, eds. Vestibular and visual control of posture and locomotor equilibrium. Basel, Switzerland: Karger, 1985:271–281.

Black FO, Nashner LM. Postural disturbance in patients with benign paroxysmal positional nystagmus. Ann Otol Rhinol Laryngol 1984a;93(6 Pt 1):595–599.

Black FO, Nashner LM. Vestibulospinal control differs in patients with reduced versus distorted vestibular function. Acta Otolaryngol (Stockh) Suppl 1984b;406:110–114.

Black FO, Shupert C, Horak FB, et al. Abnormal postural control associated with peripheral vestibular disorders. In: Pompeiano O, Allum J, eds. Vestibulospinal control of posture and movement. Progress in brain research, vol. 76. Amsterdam, The Netherlands: Elsevier Science, 1988:263–275.

Black K, Zafonte R, Millis S, et al. Sitting balance following brain injury: does it predict outcome? Brain Inj 2000;14:141–152.

Blanchard O, Cohen-Solal L, Tardieu C, et al. Tendon adaptation to different long term stresses and collagen reticulation in soleus muscle. Connect Tissue Res 1985;13(3):261–267.

Blank R, Heizer W, von Voss H. Development of externally guided grip force modulation in man. Neurosci Lett 2000;286:187–190.

Blanton S, Wolf AL. An application of upper-extremity constraint-induced movement therapy in a patient with subacute stroke. Phys Ther 1999;79:847–853.

Bleck EE. Locomotor prognosis in cerebral palsy. Dev Med Child Neurol 1975;17:18–25.

Blenkinsop GM, Pain MTG, Hiley MJ. Balance control strategies during perturbed and unperturbed balance in standing and handstand. R Soc Open Sci 2017;4:1–12.

Blennerhassett JM, Matyas TA, Carey LM. Impaired discrimination of surface friction contributes to pinch grip deficit after stroke. Neurorehabil Neural Repair 2007;21:263–272.

Bleyenheuft C, Bleyenheuft Y, Hanson P, et al. Treatment of genu recurvatum in hemiparetic adult patients: a systematic literature review. Ann Phys Rehabil Med 2010;53:189–199.

Bleyenheuft Y, Arnould C, Brandao MB, Bleyenheuft C, Gordon AM. Hand and arm bimanual intensive therapy including lower extremity (HABIT-ILE) in children with unilateral spastic cerebral palsy. Neurorehabil Neural Repair 2015;29:645–657.

Bleyenheuft Y, Dricot L, Ebner-Karestinos D, et al. Motor skill training may restore impaired corticospinal tract fibers in children with cerebral palsy. Neurorehabil Neural Repair 2020;34:533–546.

Bliem BR, Grimbergen YA, Cramer M, et al. Prospective assessment of falls in Parkinson's disease. J Neurol 2001;248: 950–958.

Blin O, Ferrandez AM, Pailhous J, et al. Dopa-sensitive and dopa-resistant gait parameters in Parkinson's disease. J Neurol Sci 1991;103:51–54.

Blin O, Ferrandez AM, Serratrice G. Quantitative analysis of gait in Parkinson patients: increased variability of stride length. J Neurosci 1990;98:91–97.

Blinch J, Doan JB, Gonzalez CLR. Complexity of movement preparation and the spatiotemporal coupling of bimanual reach-to-grasp movements. Exp Brain Res 2018;236:1801–1813.

Bliss TVP, Lomo T. Long-lasting potentiation of synaptic transmission in the dentate area of the anaesthetized rabbit following stimulation of the perforant path. J Physiol (Lond) 1973;232:331–356.

Bloem BR, Beckley DJ, van Dijk JG. Are automatic postural responses in patients with Parkinson's disease abnormal due to their stooped posture? Exp Brain Res 1999;124:481–488.

Bloem BR, Grimbergen YA, Cramer M, et al. "Stops Walking When Talking" does not predict falls in Parkinson's disease. Ann Neurol 2000;48:268.

Bloem BR, Grimbergen YA, van Dijk JG, et al. The "posture second" strategy: a review of wrong priorities in Parkinson's disease. J Neurol Sci 2006;248:196–204.

Bloom R, Przekop A, Sanger TD. Prolonged electromyogram biofeedback improves upper extremity function in children with cerebral palsy. J Child Neurol 2010;25(12); 1480–1484.

Blumenfeld H. Neuroanatomy through clinical cases, 3rd ed. Oxford: University Press Incorporated, 2010.

Bobath B. Abnormal postural reflex activity caused by brain lesions. London, UK: Heinemann, 1965.

Bobath B, Bobath K. Motor development in different types of cerebral palsy. London, UK: Heinemann, 1975.

Bobath K, Bobath B. The neuro-developmental treatment. In: Scrutton D, ed. Management of the motor disorders of children with cerebral palsy. Oxford: Blackwell Scientific Publications Ltd., 1984:6–18.

Bodranghien F, Bastian A, Casali C, et al. Consensus paper: revisiting the symptoms and signs of cerebellar syndrome. Cerebellum 2016;15:369–391.

Boehme R. Improving upper body control. Tucson, AZ: Therapy Skill Builders, 1988.

Boenig DD. Evaluation of a clinical method of gait analysis. Phys Ther 1977;7:795–798.

Bogen B, Aaslund MK, Ranhoff AH, Moe-Nilssen R. Two-year changes in gait variability in community-living older adults. Gait Posture 2019;72:142–147.

Bohannon RW. Hand-held compared with isokinetic dynamometry for measurement of static knee extension torque (parallel reliability of dynamometers). Clin Phys Physiol Meas 1990;11:217–222.

Bohannon RW. Comfortable and maximum walking speed of adults aged 20–79 years: reference values and determinants. Age Ageing 1997;26:15–19.

Bohannon RW, Andrews AW. Correlation of knee extensor muscle torque and spasticity with gait speed in patients with stroke. Arch Phys Med Rehabil 1990;71:330–333.

Bohannon RW, Crouch R. Minimal clinically important difference for change in 6-minute walk test distance of adults with pathology: a systematic review. J Eval Clin Pract 2017;23:377–381.

Bohannon RW, Glenney SS. Minimal clinically important difference for change in comfortable gait speed of adults with pathology: a systematic review. J Eval Clin Pract 2014;20:295–300.

Bohannon RW, Smith MB. Interrater reliability of a modified Ashworth scale of muscle spasticity. Phys Ther 1987;67(2):206–207.

Bohannon RW, Walsh S. Nature, reliability, and predictive value of muscle performance measures in patients with hemiparesis follow- ing stroke. Arch Phys Med Rehabil 1992;73:721–725.

Bohm H, Hosl M, Schwameder H, Doderlein L. Stiff-knee gait in cerebral palsy: how do patients adapt to uneven ground? Gait Posture 2014;39(4):1028–1033.

Bonaiuto J, Arbib MA. Extending the mirror neuron system model, II: what did I just do? A new role for mirror neurons. Biol Cybern 2010;102(4):341–359.

Bonan IV, Colle FM, Guichard JP, et al. Reliance on visual information after stroke. Part I. Balance on dynamic posturography. Arch Phys Med Rehabil 2004;85:268–273.

Bonan IV, Guettard E, Leman MC, et al. Subjective visual vertical perception relates to balance in acute stroke. Arch Phys Med Rehabil 2006;87: 642–646.

Boomkamp-Koppen HG, Visser-Meily JM, Post MW, et al. Poststroke hand swelling and oedema: prevalence and relationship with impairment and disability. Clin Rehabil 2005;19:552–559.

Boonyong S, Siu KC, van Donkelaar P, et al. Development of postural control during gait in typically developing children: the effects of dual-task conditions. Gait Posture 2012;35(3):428–434.

Booth ATC, Buizer AI, Meyns P, Oude Lansink ILB, Steenbrink F, van der Krogt MM. The efficacy of functional gait training in children and young adults with cerebral palsy: a systematic review and meta-analysis. Dev Med Child Neurol 2018;60:866–883.

Borrelli J, Creath RA, Pizac D, Hsiao H, Sanders OP, Rogers MW. Perturbation-evoked lateral steps in older adults: why take two steps when one will do? Clin Biomech (Bristol, Avon) 2019;63:41–47.

Borrelli JR, Zabukovec J, Jones S, Junod CA, Maki BE. Age-related changes in the capacity to select early-onset upper-limb reactions to either recover balance or protect against impact. Exp Gerontol 2019;125:110676.

Bortz WM IV, Bortz WM II. How fast do we age? Exercise performance over time as a biomarker. J Gerontol A Biol Sci Med Sci 1996;51:M223–M225.

Bosch-Bouju C, Hyland BI, Parr-Brownlie LC. Motor thalamus integration of cortical, cerebellar and basal ganglia information: implications for normal and parkinsonian conditions. Front Comput Neurosci 2013;7:1–21.

Boudreau MJ, Smith AM. Activity in rostral motor cortex in response to predictable force-pulse perturbations in a precision grip task. J Neurophysiol 2001;86:1079–1085.

Bovend'Eerdt TJ, Newman M, Barker K, et al. The effects of stretching in spasticity: a systematic review. Arch Phys Med Rehabil 2008;89:1395–13406.

Bowden MG, Balasubramanian CK, Neptune RR, et al. Anterior-posterior ground reaction forces as a measure of paretic leg contribution in hemiparetic walking. Stroke 2006;37:872–876.

Bowen A, Wenman R, Mickelborough J, et al. Dual-task effects of talking while walking on velocity and balance following a stroke. Age Ageing 2001;30:319–323.

Bower TGR, Broughton JM, Moore MK. The coordination of visual and tactual input in infants. Percept Psychophys 1970a;8:51–53.

Bower TGR, Broughton JM, Moore MK. Demonstration of intention in the reaching behavior of neonate humans. Nature 1970b;228:679–681.

Bowler JV, Wade JP, Jones BE, et al. Contribution of diaschisis to the clinical deficit in human cerebral infarction. Stroke 1995;26:1000–1006.

Boxum AG, La Bastide-Van Gemert S, Dijkstra LJ, Furda A, Reinders-Messelink HA, Hadders-Algra M. Postural control during reaching while sitting and general motor behaviour when learning to walk. Dev Med Child Neurol 2019;61(5):555–562.

Boyd LA, Winstein CJ. Implicit motor sequence learning in humans following unilateral stroke: the impact of practice and explicit knowledge. Neurosci Lett 2001;298:65–69.

Boyd LA, Winstein CJ. Impact of explicit information on implicit motor sequence learning following middle cerebral artery stroke. Phys Ther 2003;83:976–989.

Boyne P, Maloney T, DiFrancesco M, et al. Resting-state functional connectivity of subcortical locomotor centers explains variance in walking capacity. Hum Brain Mapp 2018;39(12):4831–4843.

Brach JS, Berlin JE, Van Swearingen JM, et al. Too much or too little step width variability is associated with a fall history in older persons who walk at or near normal gait speed. J Neuroeng Rehabil 2005;2:21.

Bradley NS, Bekoff A. Development of locomotion: animal models. In: Woollacott MH, Shumway-Cook A, eds. Development of posture and gait across the lifespan. Columbia: University of South Carolina, 1989:48–73.

Bradley NS, Smith JL. Neuromuscular patterns of stereotypic hindlimb behaviors in the first two postnatal months. I. Stepping in normal kittens. Dev Brain Res 1988;38:37–52.

Brady RA, Pavol MJ, Owings TM, et al. Foot displacement but not velocity predicts the outcome of a slip induced in young subjects while walking. J Biomech 2000;33:803–808.

Brændvik SM, Elvrum AK, Vereijken B, et al. Relationship between neuro muscular body functions and upper extremity activity in children with cerebral palsy. Dev Med Child Neurol 2010;52:29–34.

Brand PW. Management of sensory loss in the extremities. In: Omer E, Spinner M, eds. Management of peripheral nerve problems. Philadelphia, PA: Saunders, 1980:862–872.

Brandão MB, Ferre C, Kuo H-C, et al. Comparison of structured skill and unstructured practice during intensive bimanual training in children with unilateral spastic cerebral palsy. Neurorehabil Neural Repair 2014;28:452–461.

Brandão MB, Oliveira RH, Mancini MC. Functional priorities reported by parents of children with cerebral palsy: contribution to the pediatric rehabilitation process. Braz J Phys Ther 2014;18(6):563–571.

Brandstater M, deBruin H, Gowland C, et al. Hemiplegic gait: analysis of temporal variables. Arch Phys Med Rehabil 1983;64:583–587.

Brandt T, Daroff RB. The multisensory physiological and pathological vertigo syndromes. Ann Neurol 1979;7:195–197.

Brandt T, Wenzel D, Dichgans J. Die Entwicklung der visuellen Stabilisation des aufrechten Standes bein Kind: Ein Refezeichen in der Kinderneurologie (Visual stabilization of free stance in infants: a sign of maturity). Arch Psychiatr Nervenkr 1976;223:1–13.

Brashear A, Zafonte R, Corcoran M, et al. Inter- and intrarater reliability of the Ashworth scale and the disability assessment scale in patients with upper limb post stroke spasticity. Arch Phys Med Rehabil 2002;83:1349–1354.

Brauer S, Morris ME. Effects of dual task interference on postural control, movement and physical activity in healthy older people and those with movement disorders. In: Morris ME, Schoo A, eds. Optimizing exercise and physical activity in older people. London, UK: Butterworth Heine- mann, 2004:2672–2687.

Brauer SG, Broome A, Stone C, et al. Simplest tasks have greatest dual task interference with balance in brain injured adults. Hum Mov Sci 2004;23:489–502.

Brauer SG, Woollacott M, Shumway-Cook A. The influence of a concurrent cognitive task on the compensatory stepping response to a perturbations in balance-impaired and healthy elders. Gait Posture 2002;15:83–93.

Brauer SG, Woollacott M, Shumway-Cook A. The interacting effects of cognitive demand and recovery of postural stability in balance-impaired elderly. J Gerontol Med Sci 2001;56:489–496.

Braun JJ, Meyer PM, Meyer DR. Sparing of a brightness habit in rats following visual decortication. J Comp Physiol Psychol 1986;61:79–82.

Braun S, Granger CV. A practical approach to functional assessment in pediatrics. Occup Ther Pract 1991;2:46–51.

Bravi L, Stoykov ME. New directions in occupational therapy: implementation of the task-oriented approach in conjunction with cortical stimulation after stroke. Top Stroke Rehabil 2007;14(6):68–73.

Breniere Y, Bril B. Development of postural control of gravity forces in children during the first 5 years of walking. Exp Brain Res 1998;121:255–262.

Breniere Y, Do MC, Sanchez J. A biomechanical study of the gait initiation process. J Biophys Med Nucl 1981;5:197–205.

Breniere Y, Do MC. When and how does steady state gait movement induced from upright posture begin? J Biomech 1986;19:1035–1040.

Brien M, Sveistrup H. An intensive virtual reality program improves functional balance and mobility of adolescents with cerebral palsy. Pediatr Phys Ther 2011;23:258–266.

Bril B, Breniere Y. Posture and independent locomotion in childhood: learning to walk or learning dynamic postural control? In: Savelsbergh GJP, ed. The development of coordination in infancy. Amsterdam, The Netherlands: North-Holland, 1993:337–358.

Brochier T, Boudreau MJ, Pare M, et al. The effects of muscimol inactivation of small regions of motor and somatosensory cortex on independent finger movements and force control in the precision grip. Exp Brain Res 1999;128:31–40.

Brod M, Mendelsohn GA, Roberts B. Patients' experiences of Parkinson's disease. J Gerontol B Psychol Sci Soc Sci 1998;53:213–222.

Broderick MP, Newell KM. Coordination patterns in ball bouncing as a function of skill. J Motor Behav 1999;31:165–189.

Broeder S, Nackaerts E, Nieuwboer A, et al. The effects of dual tasking on handwriting in patients with Parkinson's disease. Neuroscience 2014;263:193–202.

Broekmans T, Gijbels D, Eijnde BO, et al. The relationship between upper leg muscle strength and walking capacity in persons with multiple sclerosis. Mult Scler 2013;19:112–119.

Brogren E, Forssberg H, Hadders-Algra M. Influence of two different sitting positions on postural adjustments in children with spastic diplegia. Dev Med Child Neurol 2001;43:534–546.

Brogren E, Hadders-Algra M, Forssberg H. Postural control in children with spastic diplegia: muscle activity during perturbations to sitting. Dev Med Child Neurol 1996;38:379–388.

Brogren E, Hadders-Algra M, Forssberg H. Postural control in sitting children with cerebral palsy. Neurosci Biobehav Rev 1998;22:591–596.

Bronstein AM, Guerraz M. Visual-vestibular control of posture and gait: physiological mechanisms and disorders. Curr Opin Neurol 1999;12:5–11.

Brooks DC. The pixelated brain. 2011. Retrieved from www.pixelatedbrain.com

Brooks VB. The neural basis of motor control. New York: Oxford University Press, 1986.

Brown JK. Science and spasticity. Dev Med Child Neurol 1993;35:471–472.

Brown TG. The intrinsic factors in the act of progression in the mammal. Proc R Soc Lond B 1911;84:308–319.

Brown T, Thyer L. The convergent validity of the Children's Leisure Assessment Scale (CLASS) and Children's Assessment of Participation and Enjoyment and Preferences for Activities of Children (CAPE/PAC). Scand J Occup Ther 2020;27(5):349–363. doi: 10.1080/11038128.2019.1672784.

Brownstone RM, Chopek JW. Reticulospinal systems for tuning motor commands. Front Neural Circuits 2018;12:1–10.

Brown DM, Cullers CM, McMonigal LL, et al. The use of neuromuscular electrical stimulation for facilitation of task-oriented exercise in the upper extremity to achieve functional improvement in an individual with chronic post-stroke hemiparesis: a case study. Neurol Rep 2000;24:198–199.

Brown M, Dijkers M, Gordon WA, et al. Participation objective, participation subjective: a measure of participation combining outsider and insider perspectives. J Head Trauma Rehabil 2004;19:459–481.

Brown LA, McKenzie NC, Doan JB. Age-dependent differences in the attentional demands of obstacle negotiation. J Gerontol 2005;60A:924–927.

Brown JV, Sepehr MM, Ettlinger G, et al. The accuracy of aimed movements to visual targets during development: the role of visual information. J Exp Child Psychol 1986;41:443–460.

Brown LA, Shumway-Cook A, Woollacott MH. Attentional demands and postural recovery: the effects of aging. J Gerontol 1999;54A:M165–M171.

Brown LA, Sleik RJ, Winder TR. Attentional demands for static postural control after stroke. Arch Phys Med Rehabil 2002;83:1732–1735.

Bruce MF. The relation of tactile thresholds to histology in the fingers of the elderly. J Neurol Neurosurg Psychiatry 1980; 43:730.

Bruijn SM, Meijer OG, van Dieën JH, et al. Coordination of leg swing, thorax rotations, and pelvis rotations during gait: the organisation of total body angular momentum. Gait Posture 2008;27: 455–462.

Bruininks RH, Bruininks BD. Bruininks- Oseretsky test of motor proficiency, 2nd ed. Circle Pines, MN: American Guidance Service, 2005.

Bruininks RH. Bruininks-Oseretsky Test of motor proficiency. Circle Pines, MN: American Guidance Service, 1978.

Bruner JS, Koslowski B. Visually preadapted constituents of manipulatory action. Perception 1972;1:3–14.

Brunner IC, Skouen JS, Ersland L, et al. Plasticity and response to action observation: a longitudinal FMRI study of potential mirror neurons in patients with subacute stroke. Neurorehabil Neural Repair 2014;28(9):874–884.

Brunner I, Skouen JS, Hofstad H, et al. Virtual reality training for upper extremity in subacute stroke (VIRTUES): study protocol for a randomized controlled multicenter trial. BMC Neurol 2014;14(1):186.

Brunnstrom S. Motor testing procedures in hemiplegia: based on sequential recovery stages. Phys Ther 1966;46:357–375.

Brunnstrom S. Movement therapy in hemiplegia: a neurophysiological approach. New York: Harper & Row, 1970.

Brunt D, VanderLinden DW, Behrman AL. The relation between limb loading and control parameters of gait initiation in persons with stroke. Arch Phys Med Rehabil 1995;76:627–634.

Bryant MS, Workman CD, Jamal F, Meng H, Jackson GR. Feasibility study: effect of hand resistance exercise on handwriting in Parkinson's disease and essential tremor. J Hand Ther 2018;31(1):29–34. doi: 10.1016/j. jht.2017.01.002.

Buchner DM, DeLateur BJ. The importance of skeletal muscle strength to physical function in older adults. Ann Behav Med 1991;13:1–12.

Buchner DM, Larson EB. Falls and fractures in patients with Alzheimer-type dementia. JAMA 1987;257:1492–1495.

Buchner DM, Larson EB, Wagner EH, et al. Evidence for a non-linear relationship between leg strength and gait speed. Age Ageing 1996;25:386–391.

Buckingham G, Bien´kiewicz M, Rohrbach N, et al. The impact of unilateral brain damage on weight perception, sensorimotor anticipation, and fingertip force adaptation. Vision Res 2015;115(Pt B):231–237. pii: S0042-6989(15)00046-2. doi: 10.1016/j.visres.2015.02.005.

Budisavljevic S, Castiello U. Reaching and grasping. In: Encyclopedia of Neuroscience. Elsevier. 2017.

Bullinger A. Cognitive elaboration of sensorimotor behaviour. In: Butterworth G, ed. Infancy and epistemology: an evaluation of Piaget's theory. London, UK: Harvester, 1981:173–199.

Bullinger A, Jouen F. Sensibilite du champ de detection peripherique aux variations posturales chez le bebe. Arch Psychol 1983;51:41–48.

Bultmann U, Pierscianek D, Gizewski ER, et al. Functional recovery and rehabilitation of postural impairment and gait ataxia in patients with acute cerebellar stroke. Gait Posture 2014;39:563–569.

Bumin G, Kavak ST. An investigation of the factors affecting handwriting skill in children with hemiplegic cerebral palsy. Disabil Rehabil 2010;32:692–703.

Bunday KL, Bronstein AM. Locomotor adaptation and aftereffects in patients with reduced somatosensory input due to peripheral neuropathy. J Neurophysiol 2009;102:3119–3128.

Buneo CA, Andersen RA. The posterior parietal cortex: sensorimotor interface for the planning and online control of visually guided movements. Neuropsychologia 2006;44:2594–2606.

Burgess PR, Clark FJ. Characteristics of knee-joint receptors in the cat. J Physiol Lond 1969;203:317–325.

Burke D, Wissel J, Donnan GA. Pathophysiology of spasticity in stroke. Neurology. 2013;80:S20–S26.

Bürkle A, Brabeck C, Diefenbach J, et al. The emerging role of poly(ADP-ribose) polymerase-1 in longevity. Int J Biochem Cell Biol 2005;37(5):1043–1053.

Burridge JH, Wood DE, Hermens HJ, et al. Theoretical and methodologi- cal considerations in the measurement of spasticity. Disabil Rehabil 2005;27:69–80.

Burns SP, Spanier DE. Break-technique handheld dynamometry: relation between angular velocity and strength measurements. Arch Phys Med Rehabil 2005;86(7):1420–1426.

Burtner PA, Woollacott MH, Craft GL, et al. The capacity to adapt to changing balance threats: a comparison of children with cerebral palsy and typically developing children. Dev Neurorehabil 2007;10:249–260.

Burtner PA, Woollacott MH, Qualls C. Stance balance control with orthoses in a select group of children with and without spasticity. Dev Med Child 1999;41:748–757.

Bushnell C, Bettger JP, Cockroft KM, et al. Chronic stroke outcome measures for motor function intervention trials: expert panel recommendations. Circ Cardiovasc Qual Outcomes 2015;8(6 Suppl 3):S163–S169. doi: 10.1161/ CIRCOUTCOMES.115.002098.

Bütefisch C, Khurana V, Kopylev L, et al. Enhancing encoding of a motor memory in the primary motor cortex by cortical stimulation. J Neurophysiol 2004;91:2110–2116.

Butland RJA, Pang J, Gross ER, et al. Two-, six-, and 12-minute walking tests in respiratory disease. BMJ 1982;284:1607–1608.

Butler PB. A preliminary report on the effectiveness of trunk targeting in achieving independent sitting balance in children with cerebral palsy. Clin Rehabil 1998;12:281–293.

Butler PB, Saavedra S, Sofranac M, et al. Refinement, reliability, and validity of the segmental assessment of trunk control. Pediatr Phys Ther 2010;22:246–257.

Butterworth G, Cicchetti D. Visual calibration of posture in normal and motor retarded Down's syndrome infants. Perception 1978;7:513–525.

Butterworth G, Hicks L. Visual proprioception and postural stability in infancy: a developmental study. Perception 1977;6:255–262.

Butterworth G, Pope M. Origine et fonction de la proprioception visuelle chez l'enfant. In: de Schonen S, ed. Le developpement dans la premiere année. Paris, UK: Presses Universitaires de France, 1983:107–128.

Byl N, Roderick J, Mohamed O, et al. Effectiveness of sensory and motor rehabilitation of the upper limb following the principles of the upper limb following the principles of neuroplasticity: patients stable post-stroke. Neurorehabil Neural Repair 2003;17(3):176–191.

Byl NN, McKenzie A. Treatment effectiveness for patients with a history of repetitive hand use and focal hand dystonia: a planned, prospective follow-up study. J Hand Ther 2000;13:289–301.

C

Cahill BM, Carr JH, Adams R. Inter-segmental co-ordination in sit-to-stand: an age cross-sectional study. Physiother Res Int 1999;4:12–27.

Cailliet R. The shoulder in hemiplegia. Philadelphia, PA: FA Davis, 1980.

Cakit BD, Saracoglu M, Genc H, et al. The effects of incremental speed-dependent treadmill training on postural instability and fear of falling in Parkinson's disease. Clin Rehabil 2007;21:698–705.

Cakrt O, Chovanec M, Funda T, et al. Exercise with visual feed-back improves postural stability after vestibular schwannoma surgery. Eur Arch Otorhinolaryngol 2010;267(9):1355–1360.

Cakrt O, Vyhnálek M, Slabý K, et al. Balance rehabilitation therapy by tongue electrotactile biofeedback in patients with degenerative cerebellar disease. NeuroRehabilitation. 2012;31(4):429–434. doi: 10.3233/ NRE-2012-00813.

Cameron DM, Bohannon RW, Garrett GE, et al. Physical impairments related to kinetic energy during sit-to-stand and curb-climbing following stroke. Clin Biomech (Bristol, Avon) 2003;18(4):332–340.

Cameron M, Horak FB, Herndon RR, et al. Imbalance in multiple sclerosis: a result of slowed spinal somatosensory conduction. Somatosens Motor Res 2008;25:113–122.

Camicioli R, Howieson D, Lehman S. Talking while walking: the effects of a dual task on aging and Alzheimer 's disease. Neurology 1997;48:955–958.

Camicioli R, Licis L. Motor impairment predicts falls in specialized Alzheimer care units. Alzheimer Dis Assoc Disord 2004;18:214–218.

Campanini I, Merlo A, Damiano B. A method to differentiate the causes of stiff-knee gait in stroke patients. Gait Posture 2013;38:165–169.

Campbell SK. Measurement of motor performance in cerebral palsy. In: Forssberg H, Hirschfeld H, eds. Movement disorders in children. Basel, Switzerland: Karger, 1991:264–271.

Campbell SK. Are models of disability useful in real cases? Pediatric case examples realized in research, clinical practice, and education. Phys Ther 2006;86:881–887.

Campbell AJ, Borrie MJ, Spears GF. Risk factors for falls in a community-based prospective study of people 70 years and older. J Gerontol 1989;44:M112–M117.

Campbell SK, Kolobe THA, Osten ET, et al. Construct validity of the Test of Infant Motor Performance. Phys Ther 1995;75:585–596.

Campbell AJ, Reinken J, Allen BC, et al. Falls in old age: a study of frequency and related clinical factors. Age Age- ing 1981;10:264–279.

Campbell AJ, Robertson MC. Rethinking individual and community fall prevention strategies: a metaregression comparing single and multifactorial interventions. Age Ageing 2007;36(6):656–662.

Campbell C, Rowse J, Ciol MA, et al. The effect of attentional demands on the Timed Up and Go Test in older adults with and without Parkinson's disease. Neurol Rep 2003;3:2–7.

Camus M, Ragert P, Vandermeeren Y, et al. Mechanisms controlling motor output to a transfer hand after learning a sequential pinch force skill with the opposite hand. Clin Neurophysiol 2009;120:1859–1865.

Cantin JF, McFadyen BJ, Doyon J, et al. Can measures of cognitive function predict locomotor behavior in complex environments following a traumatic brain injury? Brain Inj 2007;21:327–334.

Cappellini G, Sylos-Labini F, MacLellan MJ, et al. Locomotor patterns during obstacle avoidance in children with cerebral palsy. J Neurophysiol 2020;124(2):574–590.

Carey L, Matyas T, Oke L. Sensory loss in stroke patients: effective training of tactile and proprioceptive discrimination. Arch Phys Med Rehabil 1993;74:602–611.

Carlberg EB, Hadders-Algra M. Postural dysfunction in children with cerebral palsy: some implications for therapeutic guidance. Neural Plast 2005;12:221–228.

Carlsoo A. The initiation of walking. Acta Anat 1966;65:1–9.

Carlton LG. Processing visual feed-back information for movement control. J Exp Psychol Hum Percept 1981;7:1019–1030.

Carpenter MG, Allum JHJ, Adkin AL, et al. Postural abnormalities to multidirectional stance perturbations in Parkinson's disease. J Neurol Neurosurg Psychiatry 2004;75:1245–1254.

Carpenter MG, Murnaghan CD, Inglis JT. Shifting the balance: evidence of an exploratory role for postural sway. Neuroscience 2010;171:196–204.

Carpinella I, Cattaneo D, Ferrarin M. Quantitative assessment of upper limb motor function in Multiple Sclerosis using an instrumented Action Research Arm Test. J Neuroeng Rehabil 2014;11:67.

Carpinella I, Gervasoni E, Anastasi D, Lencioni T, Cattaneo D, Ferrarin M. Instrumental assessment of stair ascent in people with multiple sclerosis, stroke, and parkinson's disease: a wearable-sensor-based approach. IEEE Trans Neural Syst Rehabil Eng 2018;26:2324–2332.

Carr JH, Shepherd RB. Motor relearning programme for stroke, 2nd ed. Rockville, MD: Aspen, 1992.

Carr JH, Shepherd RB. Neurologic rehabilitation: optimizing motor performance. Oxford, UK: Butterworth and Heinemann, 1998.

Carr JH, Shepherd RB, Nordholm L, et al. Investigation of a new motor assessment scale for stroke patients. Phys Ther 1985;65:175–180.

Carrera E, Tononi G. Diaschisis: past, present, future. Brain 2014;137:2408–2422.

Carswell A, McColl MA, Baptiste S, et al. The Canadian occupational performance measure: a research and clinical literature review. Can J Occup Ther 2004;71(4):210–222.

Carvalho I, Pinto SM, Chagas DV, Praxedes dos Santos JL, de Sousa Oliveira T, Batista LA. Robotic gait training for individuals with cerebral palsy: a systematic review and meta-analysis. Arch Phys Med Rehabil 2017;98:2332–2344.

Carvalho RP, Tudella E, Caljouw SR, Savelsbergh GJ. Early control of reaching: effects of experience and body orientation. Infant Behav Dev 2008;31(1):23–33. doi: 10.1016/j.infbeh.2007.06.001.

Carvalho RP, Tudella E, Savelsbergh GJ. Spatio-temporal parameters in infant's reaching movements are influenced by body orientation. Infant Behav Dev 2007;30(1):26–35. doi: 10.1016/j.infbeh.2006.07.006.

Cascarano GD, Loconsole C, Brunetti A, et al. Biometric handwriting analysis to support Parkinson's Disease assessment and grading. BMC Med Inform Decis Mak 2019;19(Suppl 9):252. doi: 10.1186/s12911-019-0989-3.

Case-Smith J. Fine motor outcomes in preschool children who receive occupational therapy services. Am J Occup Ther 1996;50(1):52–61.

Case-Smith J. Effects of occupational therapy services on fine motor and functional performance in preschool children. Am J Occup Ther 2000;54:372–380.

Cass SP, Borello-France D, Furman JM. Functional outcome of vestibular rehabilitation in patients with abnormal sensory organization testing. Am J Otol 1996;17:581–594.

Cassidy JM, Gillick BT, Carey JR. Priming the brain to capitalize on metaplasticity in stroke rehabilitation. Phys Ther 2014;94(1):139–150. doi: 10.2522/ptj.20130027.

Castiello U. The neuroscience of grasping. Nat Rev Neurosci 2005;6:726–736.

Catalano JF, Kleiner BM. Distant transfer and practice variability. Percept Mot Skills 1984;58:851–856.

Catena RD, van Donkelaar P, Chou LS. Altered balance control following concussion is better detected with an attention test during gait. Gait Posture 2007;25:406–411.

Catena RD, van Donkelaar P, Chou LS. Different gait tasks distinguish immediate vs. long-term effects of concussion on balance control. J Neuroeng Rehabil 2009;7:25–30.

Cattaneo D, DeNuzzo C, Fascia T, et al. Risks of falls in subjects with multiple sclerosis. Arch Phys Med Rehabil 2002;83:864–867.

Cattaneo D, Jonsdottir J. Sensory impairments in quiet standing in subjects with multiple sclerosis. Mult Scler 2009;15:59–67.

Cattaneo D, Jonsdottir J, Zocchi M, et al. Effects of balance exercises on people with multiple sclerosis: a pilot study. Clin Rehabil 2007;21:771–781.

Cauraugh JH, Kim SB. Stroke motor recovery: active neuromuscular stimulation and repetitive practice schedules. J Neurol Neurosurg Psychiatry 2003;74:1562–1566.

Cauraugh JH, Summers JJ. Neural plasticity and bilateral movements: a rehabilitation approach for chronic stroke. Prog Neurobiol 2005;75:309–320.

Cauraugh JH, Kim SB, Duley A. Coupled bilateral movements and active neuromuscular stimulation: intralimb transfer evidence during bimanual aiming. Neurosci Lett 2005;382(1–2):39–44.

Cavanagh PR, Gregor RJ. Knee joint torques during the swing phase of normal treadmill walking. J Biomech 1975;8:337–344.

Cernak K, Stevens V, Price R, et al. Locomotor training using body-weight support on a treadmill in conjunction with ongoing physical therapy in a child with severe cerebellar ataxia. Phys Ther 2008;88:88–97.

Centers for Disease Control and Prevention National Center for Injury Prevention and Control. Algorithm for Fall Risk Screening, Assessment, and Intervention 2009. www.cdc.gov/steadi.Cha J, et al. Locomotor ability in spinal rats is dependent on the amount of activity imposed on the hindlimbs during treadmill training. J Neurotrauma 2007;24:1000–1012.

Chakraborty S, Nandy A, Kesar TM. Gait deficits and dynamic stability in children and adolescents with cerebral palsy: a systematic review and meta-analysis. Clin Biomech (Bristol, Avon) 2020;71:11–23.

Chalard A, Amarantini D, Tisseyre J, Marque P, Tallet J, Gasq D. Spastic co-contraction, rather than spasticity, is associated with impaired active function in adults with acquired brain injury: a pilot study. J Rehabil Med 2019;51:307–311.

Cham R, Redfern MS. Changes in gait when anticipating slippery floors. Gait Posture 2002;15:159–171.

Chambers AJ, Cham R. Slip-related muscle activation patterns in the stance leg during walking. Gait Posture 2007;25:565–572.

Chan PP, Si Tou JI, Tse MM, Ng SS. Reliability and validity of the timed up and go test with a motor task in people with chronic stroke. Arch Phys Med Rehabil 2017;98:2213–2220.

Chandler JM, Duncan PW, Studenski SA. Balance performance on the postural stress test: comparison of young adults, healthy elderly, and fallers. Phys Ther 1990;70:410–415.

Chandler JM, Hadley EC. Exercise to improve physiologic and functional performance in old age. In: Studenski S. Clinics in geriatric medicine: gait and balance disorders, vol. 12. Philadelphia, PA: Saunders, 1996:761–784.

Chang HA, Krebs DE. Dynamic balance control in elders: gait initiation assessment as a screening tool. Arch Phys Med Rehabil 1999;80:490–494.

Chang JJ, Wu TI, Wu WL, et al. Kinematical measure for spastic reaching in children with cerebral palsy. Clin Biomech (Bristol, Avon) 2005;20:381–388.

Chang SH, Yu NY. Comparison of motor praxis and performance in children with varying levels of developmental coordination disorder. Hum Mov Sci 2016;48:7–14. doi: 10.1016/j.humov.2016.04.001.

Chapman SB, McKinnon L. Discussion of developmental plasticity: factors affecting cognitive outcome after pediatric traumatic brain injury. J Commun Disord 2000;33:333–344.

Charles J, Gordon AM. Development of hand-arm bimanual intensive training (HABIT) for improving bimanual coordination in children with hemiplegic cerebral palsy. Dev Med Child Neurol 2006;48:931–936.

Charles JR, Gordon AM. A repeated course of constraint-induced movement therapy results in further improvement. Dev Med Child Neurol 2007;49:770–773.

Charles J, Lavinder G, Gordon A. Effects of constraint-induced therapy on hand function in children with hemiplegic cerebral palsy. Pediatr Phys Ther 2001;13:68–76.

Charness AL. Management of the upper extremity in the patient with hemiplegia. Course syllabus for the Annual Meeting of the Washington Physical Therapy Association, 1994.

Chemerinski E, Robinson RG, Kosier JT. Improved recovery in activities of daily living associated with remission of poststroke depression. Stroke 2001;32:113–117.

Chen HC. Factors underlying balance restoration after tripping: biomechanical model analyses. Doctoral dissertation, University of Michigan, 1993.

Chen X. Human Motion Analysis with Wearable Inertial Sensors. PhD diss., University of Tennessee, 2013. https://trace.tennessee.edu/utk_graddiss/2407

Chen H, Ashton-Miller JA, Alexander NB, et al. Stepping over obstacles: gait patterns of healthy young and old adults. J Gerontol 1991;46:M196–M203.

Chen CC, Bode RK, Granger CV, Heinemann AW. Psychometric properties and developmental differences in children's ADL item hierarchy: a study of the WeeFIM instrument. Am J Phys Med Rehabil 2005;84(9):671–679.

Chen N, Cai P, Zhou T, Thompson B, Fang F. Perceptual learning modifies the functional specializations of visual cortical areas. Proc Natl Acad Sci USA 2016;113(20):5724–5729. doi: 10.1073/pnas.1524160113.

Chen CL, Chen CY, Chen HC, et al. Responsiveness and minimal clinically important difference of Modified Ashworth Scale in patients with stroke. Eur J Phys Rehabil Med 2019;55(6):754–760. doi: 10.23736/S1973-9087.19.05545-X.

Chen CL, Chen HC, Tang SF, et al. Gait performance with compensatory adaptations in stroke patients with different degrees of motor recovery. Am J Phys Med Rehabil 2003a;82:925–935.

Chen KL, Chou YT, Yu WH, et al. A prospective study of the responsiveness of the original and the short form Berg Balance Scale in people with stroke. Clin Rehabil 2015;29:468–476. pii: 0269215514549032.

Chen R, Cohen LG, Hallett M. Nervous system reorganization following injury. Neuroscience 2002;4:761–773.

Chen CC, Granger CV, Peimer CA, et al. Manual Ability Measure (MAM-16): a preliminary report on a new patient-centered and task-oriented outcome measure of hand function. J Hand Surg Br 2005;30:207–216.

Chen YP, Howard AM. Effects of robotic therapy on upper-extremity function in children with cerebral palsy: a systematic review. Dev Neurorehabil 2016;19(1):64–71. doi: 10.3109/17518423.2014.899648.

Chen CC, Kasven N, Karpatkin HI, et al. Hand strength and perceived manual ability among patients with multiple sclerosis. Arch Phys Med Rehabil 2007;88:794–797.

Chen CH, Lin KH, Lu TW, et al. Immediate effect of lateral-wedged insole on stance and ambulation after stroke. Am J Phys Med Rehabil 2010;89:48–55.

Chen G, Patten C. Joint moment work during the stance to swing transition in hemiparetic subjects. J Biomech 2008;41:877–883.

Chen HC, Schultz AB, Ashton-Miller JA, et al. Stepping over obstacles: dividing attention impairs performance of old more than young adults. J Gerontol 1996;51(3):M116–M122.

Chen J, Woollacott MH. Lower extremity kinetics for balance control in children with cerebral palsy. J Mot Behav 2007;39(4):306–316.

Chen C-L, Yeung K-T, Bih L-I, Wang C-H, Chen M-I, Chien J-C. The relationship between sitting stability and functional performance in patients with paraplegia. Arch Phys Med Rehabil 2003b;84(9):1276–1281.

Chen H, Zhang SM, Schwarzschild MA, et al. Physical activity and the risk of Parkinson disease. Neurology 2005;64:664–669.

Cheng PT, Chen CL, Wang CM, et al. Leg muscle activation patterns of sit-to-stand movement in stroke patients. Am J Phys Med Rehabil 2004;83:10–16.

Cheng PT, Liaw MY, Wong MK, et al. The sit-to-stand movement in stroke patients and its correlation with falling. Arch Phys Med Rehabil 1998;79:1043–1046.

Cherng RJ, Su FC, Chen JJ, et al. Performance of static standing balance in children with spastic diplegic cerebral palsy under altered sensory environments. Am J Phys Med Rehabil 1999;78:336–343.

Chiarello LA, Palisano RJ, Wescott McCoy S, et al. Child engagement in daily life: a measure of participation for young children with cerebral palsy. Disabil Rehabil 2014;36(21):1804–1816.

Chiba R, Takakusaki K, Ota J, Yozu A, Haga N. Human upright posture control models based on multisensory inputs; in fast and slow dynamics. Neurosci Res 2016;104:96–104.

Chisari C, Venturi M, Bertolucci F, et al. Benefits of an intensive task-oriented circuit training in Multiple Sclerosis patients with mild disability. NeuroRehabilitation 2014;35(3):509–518.

Chiu H, Ada L, Bania T. Mechanically assisted walking training for walking, participation, and quality of life in children with cerebral palsy (Review). Cochrane Database Syst Rev 2020;11:1–86.

Cho KH, Lee WH. Effect of treadmill training based real-world video recording on balance and gait in chronic stroke patients: a randomized controlled trial. Gait Posture 2014;39:523–528.

Cho B, Scarpace D, Alexander NB. Tests of stepping as indicators of mobility, balance and fall risk in balance-impaired older adults. J Am Geriatr Soc 2004;52:1168–1173.

Choi Y, Kim Y, Kim M, Yoon B. Muscle synergies for turning during human walking. J Mot Behav 2019;51(1):1–9.

Choi NG, Bruce ML, DiNitto DM, Marti CN, Kunik ME. Fall worry restricts social engagement in older adults. J Aging Health 2020;32:422–431.

Chong RKY, Horak FB, Frank J, et al. Sensory organization for balance: specific deficits in Alzheimer's but not in Parkinson's disease. J Gerontol A Biol Sci Med Sci 1999;54:M122–M128.

Chong R, Horak F, Woollacott M. Parkinson's disease impairs the ability to change set quickly. J Neurol Sci 2000;175:57–70.

Chorna O, Heathcock J, Key A, et al. Early childhood constraint therapy for sensory/motor impairment in cerebral palsy: a randomised clinical trial protocol. BMJ Open 2015;5(12):e010212. doi: 10.1136/bmjopen-2015-010212.

Chou C, Chien C, Hsueh I, et al. Developing a short form of the Berg Balance Scale for people with stroke. Phys Ther 2006;86:195–204.

Chou L-S, Kaufman KR, Brey RH, et al. Motion of the whole body's center of mass when stepping over obstacles of different heights. Gait Posture 2001;13:17–26.

Chou L-S, Kaufman KR, Hahn ME, et al. Medio-lateral motion of the center of mass during obstacle crossing distinguishes elderly patients with imbalance. Gait Posture 2003;18:125–133.

Chou LS, Kaufman KR, Walker-Rabatin AE, et al. Dynamic instability during obstacle crossing following traumatic brain injury. Gait Posture 2004;20:245–254.

Chou P, Lee S. Turning deficits in people with Parkinson's disease. Tzu Chi Medical J 2013;25:200–202.

Chow JW, Stokic DS. Gait impairments in patients without lower limb hypertonia early poststroke are related to weakness of paretic knee flexors. Arch Phys Med Rehabil 2019;100(6):1091–1101.

Ciesla N, Dinglas V, Fan E, Kho M, Kuramoto J, Needham D. Manual muscle testing: a method of measuring extremity muscle strength applied to critically III patients. J Vis Exp 2011;50:2–6.

Cirstea MC, Mitnitski AB, Feldman AG, et al. Interjoint coordination dynamics during reaching in stroke. Exp Brain Res 2003;151:289–300.

Clark J, Lanphear A, Riddick C. The effects of videogame playing on the response selection processing of elderly adults. J Gerontol 1987;42:82–85.

Clark JE, Whitall J. Changing patterns of locomotion: from walking to skipping. In: Woollacott MH, Shumway-Cook A, eds. Development of posture and gait across the lifespan. Columbia: University of South Carolina, 1989:128–151.

Claverie P, Alexandre F, Nichol J, et al. L'activité tonique reflexe du nourisson. Pediatrie 1973;28:661–679.

Clifton RK, Muir DW, Ashmead DH, Clarkson MG. Is visually guided reaching in early infancy a myth? Child Dev 1993;64:1099–1110.

Cockburn J, Haggard P, Cock J, et al. Changing patterns of cognitive-motor interference (CMI) over time during recovery from stroke. Clin Rehabil 2003;17:167–173.

Cohen LG, Bandinelli S, Findlay TW, et al. Motor reorganization after upper limb amputation in man: a study with focal magnetic stimula- tion. Brain 1991;114:615–627.

Cohen H, Blatchly CA, Gombash LL. A study of the clinical test of sensory interaction and balance. Phys Ther 1993;73:346–351.

Cohen R, Gurfinkel V, Kwak E, Warden A, Horak F. Lighten up: specific postural instructions affect axial rigidity and step initiation in patients with Parkinson's disease. Neurorehabil Neural Repair 2015;29(9):878–888.

Colarusso RP, Hammill DD. Motor-Free Visual Perceptual Test-4th edition (MVPT-4). Novata, CA: Academic Therapy Publications, 2015.

Cole KJ. Grasp force control in older adults. J Mot Behav 1991;23: 251–258.

Cole KJ. Age-related directional bias of fingertip force. Exp Brain Res 2006;175:285–291.

Cole KJ, Rotella DL. Old age affects fingertip forces when restraining an unpredictably loaded object. Exp Brain Res 2001;136:535–542.

Cole KJ, Rotella DL. Old age impairs the use of arbitrary visual cues for predictive control of fingertip forces during grasp. Exp Brain Res 2002;143:35–41.

Cole KJ, Rotella DL, Harper JG. Mechanisms for age-related changes of fingertip forces during precision gripping and lifting in adults. J Neurosci 1999;19:3228–3247.

Cole KJ, Rotella DL, Harper JG. Tactile impairments cannot explain the effect of age on a grasp and lift task. Exp Brain Res 1998;121:263–269.

Cole WG, Robinson SR, Adolph KE. Bouts of steps: the organization of infant exploration. Dev Psychobiol 2016;58(3):341–354.

Colebatch JG, Gandevia SC. The distribution of muscular weakness in upper motor neuron lesions affecting the arm. Brain 1989;112:749–763.

Colebatch JG, Govender S. Responses to anterior and posterior perturbations in Parkinson's disease with early postural instability: role of axial and limb rigidity. Exp Brain Res 2019;237(7):1853–1867.

Collen FM, Wade DT, Bradshaw CM. Mobility after stroke: reliability of measures of impairment and disability. Int Disabil Stud 1990;12:6–9.

Collignon O, Davare M, De Volder AG, et al. Time-course of posterior parietal and occipital cortex contribution to sound localization. J Cogn Neurosci 2008;20:1454–1463.

Collignon O, Voss P, Lassonde M, et al. Cross-modal plasticity for the spatial processing of sounds in visually deprived subjects. Exp Brain Res 2009;192:343–358.

Colman RJ, Anderson RM, Johnson SC, et al. Caloric restriction delays disease onset and mortality in rhesus monkeys. Science 2009;325(5937):201–204.

Colon-Emeric CS, Sloane R, Hawkes WG, et al. The risk of subsequent hip fracture in community-dwelling men and male veterans with hip fracture. Am J Med 2000;109:324–326.

Combs SA, Kelly SP, Barton R, et al. Effects of an intensive, task-specific rehabilitation program for individuals with chronic stroke: a case series. Disabil Rehabil 2010;32:669–678.

Connolly KJ. The development of competence in motor skills. In: Nadeau CH, Halliwell WR, Newell KM, et al., eds. Psychology of motor behavior and sport. Champaign, IL: Human Kinetics, 1979:229–250.

Conroy SS, Wittenberg GF, Krebs HI, Zhan M, Bever CT, Whitall J. Robot-assisted arm training in chronic stroke: addition of transition-to-task practice. Neurorehabil Neural Repair 2019;33(9):751–761. doi: 10.1177/1545968319862558.

Cook T, Cozzens B. Human solutions for locomotion: 3. The initiation of gait. In: Herman RM, Grillner S, Stein PSG, et al., eds. Neural control of locomotion. New York: Plenum, 1976:65–76.

Coote S, Finlayson M, Sosnoff JJ. Level of mobility limitations and falls status in persons with multiple sclerosis. Arch Phys Med Rehabil 2014;95:862–866.

Coppin AK, Shumway-Cook A, Saczynski JS, et al. Association of executive function and performance of dual-task physical tests among older adults: analyses from the InChianti study. Age Ageing 2006;35:619–624.

Corbetta D, Mounoud P. Early development of grasping and manipulation. In: Bard C, Fleury M, Hay L, eds. Development of eye-hand coordination across the lifespan. Columbia: University of South Carolina Press, 1990:188–213.

Corbetta M, Shulman GL. Spatial neglect and attention networks. Annu Rev Neurosci 2011;34:569–599.

Cordo P, Nashner L. Properties of postural adjustments associated with rapid arm movements. J Neurophysiol 1982;47:287–302.

Cornhill H, Case-Smith J. Factors that relate to good and poor handwriting. Am J Occup Ther 1996;50:732–729.

Costner W, Deeney T, Haltiwanger J, et al. School Function Assessment (SFA). San Antonio, TX: The Psychological Corporation of Harcourt Brace & Co., 1998.

Cote L, Crutcher MD. The basal ganglia. In: Kandel E, Schwartz JH, Jessell TM, eds. Principles of neuroscience, 3rd ed. New York: Elsevier, 1991.

Courtine G, Schieppati M. Human walking along a curved path. II. Gait features and EMG patterns. Eur J Neurosci 2003;18(1):191–205.

Courtine G, Schieppati M. Tunin of a basic coordination pattern constructs straight-ahead and curved walking in humans. J Neurophysiol 2004;91:1524–1525.

Craig CE, Doumas M. Slowed sensory reweighting and postural illusions in older adults: the moving platform illusion. J Neurophysiol 2019;121(2):690–700.

Craik R. Changes in locomotion in the aging adult. In: Woollacott MH, Shumway-Cook A, eds. Development of posture and gait across the lifespan. Columbia: University of South Carolina, 1989:176–201.

Craik RL. Recovery processes: maximizing function. In: Contemporary management of motor control problems. Proceedings of the II Step Conference. Alexandria, VA: American Physical Therapy Association, 1992:165–173.

Craik RL, Cozzens BA, Freedman W. The role of sensory conflict on stair descent performance in humans. Exp Brain Res 1982;45:399–409.

Crajé C, Aarts P, Nijhuis-van der Sanden M, Steenbergen B. Action planning in typically and atypically developing children (unilateral cerebral palsy). Res Dev Disabil 2010;31(5):1039–1046. doi: 10.1016/j.ridd.2010.04.007.

Crawford JD, Medendorp WP, Marotta JJ. Spatial transformations for eye-hand coordination. J Neurophysiol 2004;92:10–19.

Creath R, Kiemel T, Horak F, et al. A unified view of quiet and perturbed stance: simultaneous co-existing excitable modes. Neurosci Lett 2005;377:75–80.

Crenna P. Spasticity and "spastic" gait in children with cerebral palsy. Neurosci Biobehav Rev 1998;22:571–578.

Crenna P, Inverno M. Objective detection of pathophysiological factors contributing to gait disturbance in supraspinal lesions. In: Fedrizzi E, Avanzini G, Crenna P, eds. Motor development in children. New York: Libbey, 1994:103–118.

Criscimagna-Hemminger SE, Donchin O, Gazzaniga MS, et al. Learned dynamics of reaching movements generalize from dominant to non-dominant arm. J Neurophysiol 2003;89:168–176.

Crisostomo EA, Duncan PW, Propst MA, et al. Evidence that amphetamine with physical therapy promotes recovery of motor function in stroke patients. Ann Neurol 1988;23:94–97.

Crossman ERFW, Goodeve PJ. Feedback control of hand-movement and Fitts' law. Q J Exp Psychol 1983;35A:251–278.

Crow JL, Harmeling-van der Wel BC. Hierarchical properties of the motor function sections of the Fugl-Meyer Assessment Scale for people after stroke: a retrospective study. Phys Ther 2008;88:1554–1567.

Crowe TK, Dietz JC, Richardson PK, et al. Interrater reliability of the pediatric clinical test of sensory interaction for balance. Phys Occup Ther Pediatr 1990;10:1–27.

Cruz TH, Dhaher YY. Impaired lower limb muscle synergies post-stroke. Conf Proc IEEE Eng Med Biol Soc 2009;2009:3956–3959.

Cumming TB, Marshall RS, Lazar RM. Stroke, cognitive deficits, and rehabilitation: still an incomplete picture. Int J Stroke 2013;8(1):38–45.

Cuoco A, Callahan DM, Sayers S, et al. Impact of muscle power and force on gait speed in disabled older men and women. J Gerontol A Biol Sci Med Sci 2004;59:1200–1206.

Cupps C, Plescia MG, Houser C. The Landau reaction: a clinical and electromyographic analysis. Dev Med Child Neurol 1976;18:41–53.

Cunha BP, Freitas S, Gomes G, de Freitas PB. Hand grip and load force coordination of the ipsilesional hand of chronic stroke individuals. J Mot Behav 2019;51:610–621.

Curuk E, Lee Y, Aruin AS. Individuals with stroke improve anticipatory postural adjustments after a single session of targeted exercises. Hum Mov Sci 2020;69:102559.

Curtis DJ. PhD thesis: head and trunk postural control in moderate to severe cerebral palsy: a segmental approach to analysis and treatment. Faculty of Health and Medical Sciences, University of Copenhagen, Copenhagen, Denmark, Submitted February 2014.

Curtis DJ, Hansen L, Luun M, et al. Measuring postural sway in sitting: a new segmental approach. J Mot Behav 2015;47:427–435.

Curtis DJ, Woollacott M, Bencke J, et al. The functional effect of segmental trunk and head control training in moderate-to-severe cerebral palsy: a randomized controlled trial. Dev Neurorehabil 2018;21(2):91–100.

Cusick A, Lannin NA, Lowe K. Adapting the Canadian Occupational Performance Measure for use in a paediatric clinical trial. Disabil Rehabil 2007;30(29):761–766.

Cusick A, McIntyre S, Novak I, Lannin N, Lowe K. A comparison of goal attainment scaling and the Canadian occupational performance measure for paediatric rehabilitation research. Pediatr Rehabil 2006;9(2):149–157.

Cusick B, Sussman MD. Short leg casts: their role in the management of cerebral palsy. Phys Occup Ther Pediatr 1982;2:93–110.

Cyarto EV, Myers AM, Tudor-Locke C. Pedometer accuracy in nursing home and community-dwelling older adults. Med Sci Sports Exerc 2004;36:205–209.

D

D'Avella A, Lacquaniti F. Control of reaching movements by muscle synergy combinations. Front Comput Neurosci 2013;7:1–7.

da Costa CSN, Pavao SL, Visicato LP, de Campos AC, Rocha N. Effects of sensory manipulations on the dynamical structure of center-ofpressure trajectories of children with cerebral palsy during sitting. Hum Mov Sci 2019;63:1–9.

Da Costa CS, Rocha NA. Sit-to-stand movement in children: a longitudinal study based on kinematics data. Hum Mov Sci 2013;32(4):836–846.

Daley K, Mayo N, Wood-Dauphinee S. Reliability of scores on the Stroke Rehabilitation Assessment of Movement (STREAM). Phys Ther 1999;79(1):8–19.

Dall PM, Kerr A. Frequency of the sit to stand task: an observational study of free-living adults. Appl Ergon 2010;41(1):58–61.

Damiano DL, Abel MF. Functional out- comes of strength training in spastic cerebral palsy. Arch Phys Med Rehabil 1998;79:119–125.

Damiano DL, Arnold AS, Steele KM, et al. Can strength training predictably improve gait kinematics? a pilot study on the effects of hip and knee extensor strengthening on lower-extremity alignment in cerebral palsy. Phys Ther 2010;90:269–279.

Damiano DL, Prosser LA, Curatalo LA, et al. Muscle plasticity and ankle control after repetitive use of a functional electrical stimulation device for foot drop in cerebral palsy. Neurorehabil Neural Repair 2013;27:200–207.

Damiano DL, Quinlivan JM, Owen BF, et al. What does the Ashworth scale really measure and are instrumented measures more valid and precise? Dev Med Child Neurol 2002;44:112–118.

Danilov YP, Tyler ME, Skinner KL, et al. Efficacy of electrotactile vestibular substitution in patients with bilateral vestibular and central balance loss. Conf Proc IEEE Eng Med Biol Soc 2006;(Suppl):6605–6609.

Dannenbaum R, Dykes R. Sensory loss in the hand after sensory stroke: therapeutic rationale. Arch Phys Med Rehabil 1988;69:833–839.

Dargent-Molina P, Favier F, Grandjean H. Fall-related factors and risk of hip fracture: the EPIDOS prospective study. Lancet 1996;348:145–149.

Darrah J, Loomis J, Manns P, et al. Role of conceptual models in a physical therapy curriculum: application of an integrated model of theory, research, and clinical practice. Physiother Theory Pract 2006;22:239–250.

Darsaklis V, Snider LM, Majnemer A, Mazer B. Predictive validity of Prechtl's method on the qualitative assessment of general movements: a systematic review of the evidence. Dev Med Child Neurol 2011;53(10):896–906.

Das P, McCollum G. Invariant structure in locomotion. Neuroscience 1988;25:1023–1034.

Davies P. Aging and Alzheimer's disease: new light on old problems. Presented at the Annual Meeting of the Neuroscience Society, New Orleans, 1987.Davies PL, Soon PL, Young M, et al. Validity and reliability of the school function assessment in elementary school students with disabilities. Phys Occup Ther Pediatr 2004;24(3):23–43.

Dawson AM, Buxbaum LJ, Duff SV. The impact of left hemisphere stroke on force control with familiar and novel objects: neuroanatomic substrates and relationship to apraxia. Brain Res 2010;1317:124–136.

Day BL, Steiger MJ, Thompson PD, et al. Effect of vision and stance width on human body motion when standing: implications for afferent control of lateral sway. J Physiol 1993;469:479–499.

Dayanidhi S, Hedberg Å, Valero-Cuevas FJ, et al. Developmental improvements in dynamic control of fingertip forces last throughout childhood and into adolescence. J Neurophysiol 2013;110:1583–1592.

de Freitas PB, Freitas SMSF, Reschechtko S, Corson T, Lewis MM, Huang X, Latash ML. Synergic control of action in levodopanaive Parkinson's disease patients: I. Multi-finger interaction and coordination. Exp Brain Res 2020;238:229–245.

De Haan B, Karnath H-O, Driver J. Mechanisms and anatomy of unilateral extinction after brain injury. Neuropsychologia 2012;50:1045–1053.

de Haart M, Geurts AC, Huidekoper SC, et al. Recovery of standing balance in postacute stroke patients: a rehabilitation cohort study. Arch Phys Med Rehabil 2004;85:886–895.

de Kam D, Roelofs JMB, Geurts ACH, Weerdesteyn V. Body configuration at first stepping-foot contact predicts backward balance recovery capacity in people with chronic stroke. PLoS One 2018;13(2):e0192961.

De Leon RD, Hodgson JA, Roy RR, et al. Locomotor capacity attributable to step training versus spontaneous recovery after spinalization in adult cats. J Neurophysiol 1998;79:1329–1340.

De Souza LH, Hewer RL, Miller S. Assessment of recovery of arm control in hemiplegic stroke patients. 1. Arm function tests. Int Rehabil Med 1980;2:3–9.

De Quervain IA, Simon SR, Leurgans S, et al. Gait pattern in the early recovery period after stroke. J Bone Joint Surg Am 1996;78:1506–1514.

De Tullio LM, Wolfe DM, Strohl AB. Clinical examination of the hand. In: Skirven TM, Osterman AL, Fedorczyk JM, Amadio PC, Feldscher SB, Shin EK, eds. Rehabilitation of the hand. St. Louis: Mosby, 2021:46–61.

De Vries JIP, Visser GHA, Prechtl HFR. The emergence of fetal behavior: 1. Qualitative aspects. Early Hum Dev 1982;7:301–322.

De Weerdt W, Harrison MA. Measuring recovery of arm-hand function in stroke patients: a comparison of the Brunnstrom-Fugl-Meyer test and the Action Research Arm test. Physiother Canada 1985;37:65–70.

Dean CM, Richards CL, Malouin F. Task-related circuit training improves performance of locomotor tasks in chronic stroke: a randomized, controlled pilot trial. Arch Phys Med Rehabil 2000;81:409–417.

Dean CM, Richards CL, Malouin F. Walking speed over 10 meters overestimates locomotor capacity after stroke. Clin Rehabil 2001;15:415–421.

Debaere F, Swinnen SP, Beatse E, et al. Brain areas involved in interlimb coordination: a distributed network. Neuroimage 2001;14:947–958.

DeBolt LS, McCubbin JA. The effects of home-based resistance exercise on balance, power and mobility in adult with multiple sclerosis. Arch Phys Med Rehabil 2004;85:290–297.

Debreceni-Nagy A, Horváth J, Nagy S, Bajusz-Leny Á, Jenei Z. Feasibility of six-point goal attainment scale among subacute and chronic stroke patients. Int J Rehabil Res 2019 ;42(4):365–370. doi: 10.1097/MRR.0000000000000372.

Decety J, Sjoholm H, Ryding E, et al. The cerebellum participates in mental activity: tomographic measurements of regional cerebral blood flow. Brain Res 1990;535:313–317.

Decker SL. Tactile measures in the structure of intelligence. Can J Exp Psychol 2010;64(1):53–59.

DeFabio R, Badke MB. Relationship of sensory organization to balance function in patients with hemiplegia. Phys Ther 1990;70:542–560.

Dehaene S, Changeux J-P. Neural mechanisms for access to consciousness. In: Gazzaniga MS, ed. The cognitive neurosciences III. Cambridge, MA: MIT Press, 2004:1145–1157.

DeJersey MC. Report on a sensory programme for patients with sensory deficits. Aust J Phyiother 1979;25:165–170.

DeKleijn A. Experimental physiology of the labyrinth. J Laryngol Otol 1923;38:646–663.

Del Rey P, Whitehurst M, Wood J. Effects of experience and contextual interference on learning and transfer. Percept Mot Skills 1983;56:581–582.

Delabastita T, Bogaerts S, Vanwanseele B. Age-related changes in achilles tendon stiffness and impact on functional activities: a systematic review and meta-analysis. J Aging Phys Act 2018:1–12.

Delacour J. Neurobiology of consciousness: an overview. Behav Brain Res 1997;85:127–141.

Deliagina TG, Zelenin PV, Orlovsky GN. Physiological and circuit mechanisms of postural control. Curr Opin Neurobiol 2012;22:646–652.

Dellen TV, Kalverboer AF. Single movement control and information processing, a developmental study. Behav Brain Res 1984;12:237–238.

Dellon AL, Curtis RM, Edgerton MT. Reeducation of sensation in the hand following nerve injury. Plast Reconstr Surg 1974;53:297–305.

Dellon A, Kallman C. Evaluation of functional sensation in the hand. J Hand Surg 1983;8:865–870.

DeLong M. The basal ganglia. In: Kandel ER, Schwartz JH, Jessell TM, eds. Principles of neural science, 4th ed. New York: Elsevier, 2000: 853–867.

Delval A, Tard C, Defebvre L. Why we should study gait initiation in Parkinson's disease. Neurophysiol Clin 2014;44:69–76.

Demartino AM, Rodrigues LC, Gomes RP, Michaelsen SM. Hand function and type of grasp used by chronic stroke individuals in actual environment. Top Stroke Rehabil 2019;26:247–254.

DeMatteo C, Law M, Russell D, et al. Quality of upper extremity skill test. Ontario, Canada: Neurodevelopmental Clinical Research Unit, 1992.

Demers L, Ska B, Desrosiers J, Alix C, Wolfson A. Development of a conceptual framework for the assessment of geriatric rehabilitation outcomes. Arch Gerontol Geriatr 2004;38:221–237.

Den Otter AR, Geurts ACH, Mulder T, et al. Gait recovery is not associated with changes in the temporal patterning of muscle activity during treadmill walking in patients with post stroke hemiparesis. Clin Neurophysiol 2006;117:4–15.

Dennis A, Dawes H, Elsworth C. Fast walking under cognitive-motor interference conditions in chronic stroke. Brain Res 2009;1287:104–110.

Denommé LT, Mandalfino P, Cinelli ME. Strategies used by individuals with multiple sclerosis and with mild disability to maintain dynamic stability during a steering task. Exp Brain Res 2014;232:1811–1822.

Deppe W, Thuemmler K, Fleischer J, et al. Modified constraint-induced movement therapy versus intensive bimanual training for children with hemiplegia—a randomized controlled trial. Clin Rehabil 2013;27(10):909–920.

Desanghere L, Marotta JJ. The specificity of learned associations in visuomotor and perceptual processing. Exp Brain Res 2008;187:595–601.

Deshpande N, Metter E, Lauretani F, et al. Activity restriction induced by fear of falling and objective and sub-jective measures of physical function: a prospective cohort study. J Am Geriatr Soc 2008;56:615–620.

Desrosiers J, Bourbonnais D, Corriveau H, et al. Effectiveness of unilateral and symmetrical bilateral task training for arm during the subacute phase after stroke: a randomized controlled trial. Clin Rehabil 2005;19:581–593.

Desrosiers J, Bravo G, Gerbert R, et al. Validation of the box and block test as a measure of dexterity of elderly: reliability, validity and norms study. Arch Phys Med Rehabil 1994;75:751–755.

Desrosiers J, Noreau L, Rochette A, et al. Predictors of handicap situations following post-stroke rehabilitation. Disabil Rehabil 2002;24:774–785.

Desrosiers J, Rochette A, Hebert R, et al. The Minnesota Manual Dexterity Test: reliability, validity and reference values studies with healthy elderly people. Can J Occup Ther 1997;64:270–276.

Deuschl G, Bain P, Brin M. Consensus statement of the Movement Disorder Society on tremor. Mov Disord 1998;13:2–23.

DeVellis RF. Scale development: theory and applications, 4th ed. Los Angeles, US: SAGE, 2017.

Devita P, Hortobagyi T. Age causes a redistribution of joint torques and powers during gait. J Appl Physiol 2000;88:1804–1811.

Dewald JP, Beer RF. Abnormal joint torque patterns in the paretic upper limb of subjects with hemiparesis. Muscle Nerve 2001;24:273–283.

Dewald JP, Beer RF, Given JD, et al. Reorganization of flexion reflexes in the upper extremity of hemiparetic subjects. Muscle Nerve 1999;22:1209–1221.

Dibble LE, Foreman KB, Addison O, et al. Exercise and medication effects on persons with Parkinson disease across the domains of disability: a randomized clinical trial. J Neuro Phys Ther 2015;39:85–92.

Dibble LE, Hale TF, Marcus RL, et al. High intensity resistance training amplifies muscle hypertrophy and functional gains I npersonw with Parkinsons disease. Mov Disord 2006;21:1444–1452.

Dibble LE, Lange M. Predicting falls in individuals with Parkinson disease: a reconsideration of clinical balance measures. J Neurol Phys Ther 2006;30:60–67.

Dichgans J, Fetter M. Compartmentalized cerebellar functions upon the stabilization of body posture. Rev Neurol (Paris) 1993;149:654–664.

Dicken DC, Rose DJ. Sensory organization abilities during upright stance in late onset Alzheimer's-type dementia. Exp Aging Res 2004;30:373–390.

Dickstein R, Peterka RJ, Horak FB. Effects of light fingertip touch on postural responses in subjects with diabetic neuropathy. J Neurol Neurosurg Psychiatry 2003;74:620–626.

Dickstein R, Shefi S, Marcovitz E, et al. Anticipatory postural adjustments in selected trunk muscles in post stroke hemiparetic patients. Arch Phys Med Rehabil 2004;85:261–267.

Dickstein R, Shupert CL, Horak FB. Fingertip touch improves postural stability in patients with peripheral neuropathy. Gait Posture 2001;14:238–247.

Diedrichsen J, Verstynen T, Lehman S, et al. Cerebellar involvement in anticipating the consequences of self-produced actions during bimanual movements. J Neurophysiol 2005;93:801–812.

Diener HC, Dichgans J, Bacher M, et al. Quantification of postural sway in normals and patients with cerebellar diseases. Electroencephalogr Clin Neurophysiol 1984a;57:134–142.

Diener HC, Dichgans J, Bruzek W, et al. Stabilization of human posture during induced oscillations of the body. Exp Brain Res 1982;45:126–132.

Diener HC, Dichgans J, Guschlbauer B, et al. The significance of proprioception on postural stabilization as assessed by ischemia. Brain Res 1984b;296:103–109.

Dierick F, Lefebvre C, van den Hecke A, et al. Development of displacement of centre of mass during inde- pendent walking in children. Dev Med Child Neurol 2004;46:533–539.

Dietz V. Locomotor recovery after spinal cord injury. Trends Neurosci 1997;20:346–347.

Dietz V. Quadrupedal coordination of bipedal gait: implications for movement disorders. J Neurol 2011;258:1406–1412.

Dietz V, Fouad K, Bastiaanse CM. Neuronal coordination of arm and leg movements during human locomotion. Eur J Neurosci 2001;14(11):1906–1914.

Dietz V, Gollhofer A, Kleiber M, et al. Regulation of bipedal stance: dependency on "load" receptors. Exp Brain Res 1992;89(1):229–231.

Dietz V, Ketelsen UP, Berger W, et al. Motor unit involvement in spastic paresis: relationship between leg muscle activation and histochemistry. J Neurol Sci 1986;75:89–103.

Dietz V, Schmidtbleicher D, Noth J. Neuronal mechanisms of human locomotion. J Neurophysiol 1979;42:1212–1222.

Dietz V, Schubert M, Discher M, et al. Influence of visuoproprioceptive mismatch on postural adjustments. Gait Posture 1994;2:147–155.

Dietz V, Trippel M, Horstmann GA. Significance of proprioceptive and vestibulo-spinal reflexes in the control of stance and gait. In: Patla AE, ed. Adaptability of human gait. Amsterdam, The Netherlands: Elsevier, 1991:37–52.

DiFabio R, Badke MB. Relationship of sensory organization to balance function in patients with hemiplegia. Phys Ther 1990;70:543–552.

DiFabio RP, Badke MB. Stance duration under sensory conflict conditions in patients with hemiplegia. Arch Phys Med Rehabil 1991;72:292–295.

DiFabio FP, Badke MB, Duncan PW. Adapting human postural reflexes following a localized cerebrovascular lesion: analysis of bilateral long latency responses.

Brain Res 1986;363:257–264.

Dimitrova D, Horak FB, Nutt JG. Postural muscle responses to multidirectional translations in patients with Parkinson's disease. J Neurophysiol 2004a;91:489–501.

Dimitrova D, Nutt J, Horak FB. Abnormal force patterns for multidirectional postural responses in patients with Parkinson's disease. Exp Brain Res 2004b;156:183–195.

Ding L, Yang F. Muscle weakness is related to slip-initiated falls among community-dwelling older adults. J Biomech 2016;49(2):238–243.

Dion L, Malouin F, McFadyen B, et al. Assessing mobility and locomotor coordination after stroke with the rise-to-walk task. Neurorehabil Neural Repair 2003;17:83–92.

Dispa D, Thonnard JL, Bleyenheuft Y. Impaired predictive and reactive control of precision grip in chronic stroke patients. Int J Rehabil Res 2014;37:130–137.

Divani AA, Vazquez G, Barrett AM, et al. Risk factors associated with injury attributable to falling among elderly population with history of stroke. Stroke 2009;40:3286–3292.

Dixon PC, Smith T, Taylor MJD, Jacobs JV, Dennerlein JT, Schiffman JM. Effect of walking surface, late-cueing, physiological characteristics of aging, and gait parameters on turn style preference in healthy, older adults. Hum Mov Sci 2019;66:504–510.

Dobkin BH. Neurologic rehabilitation. Philadelphia, PA: FA Davis, 1996.

Dobkin BH, Duncan PW. Should body weight-supported treadmill training and robotic-assistive steppers for locomotor training trot back to the starting gate? Neurorehabil Neural Repair 2012;26:308–317.

Dobrossy MD, Dunnett SB. The influence of environment and experience on neural grafts. Nat Rev Neuroscience 2001;2:871–879.

Dobson F, Morris ME, Baker R, et al. Gait classification in children with cerebral palsy: a systematic review. Gait Posture 2007;25:140–152.

Dodd KJ, Taylor NF, Damiano DL. A systematic review of the effectiveness of strength-training programs for people with cerebral palsy. Arch Phys Med Rehabil 2002;83:1157–1164.

Dodwell PC, Muir D, Difranco D. Responses of infants to visual presented objects. Science 1976;194:209–211.

Domagalska-Szopa M, Szopa A. Postural orientation and standing postural alignment in ambulant children with bilateral cerebral palsy. Clin Biomech (Bristol, Avon) 2017;49:22–27.

Dombovy ML, Duncan P, Badke MB. Stroke rehabilitation: the recovery of motor control. Chicago, IL: Year Book, 1987.

Domellof E, Backstrom A, Johansson AM, Ronnqvist L, von Hofsten C, Rosander K. Kinematic characteristics of second-order motor planning and performance in 6- and 10-year-old children and adults: effects of age and task constraints. Dev Psychobiol 2020;62(2):250–265.

Dominguez-Zamora FJ, Lajoie K, Miller AB, Marigold DS. Age-related changes in gaze sampling strategies during obstacle navigation. Gait Posture 2020;76:252–258.

Dominici N, Ivanenko YP, Cappellini G, Zampagni ML, Lacquaniti F. Kinematic strategies in newly walking toddlers stepping over different support surfaces. J Neurophysiol 2010;103:1673–1684.

Donica DK. Handwriting With-out Tears®: general education effectiveness through a consulta- tive approach. Am J Occup Ther 2015;69(6):6906180050p1-8. doi: 10.5014/ajot.2015.018366.

Donker SF, Roerdink M, Greven AJ, et al. Regularity of center-of-pressure trajectories depends on the amount of attention invested in postural control. Exp Brain Res 2007;181:1–11.

Donoghue JP. Plasticity of adult sensorimotor representations. Curr Opin Neurobiol 1995;5:749–754.

Donoghue D, Stokes EK. How much change is true change? The minimum detectable change of the Berg Balance Scale in elderly people. J Rehabil Med 2009;41:343–346.

dos Santos Soares LM, Rozane JMSG, Carvalho RP. Motor performance of children with cerebral palsy in anterior reach. Clin Biomech (Bristol, Avon) 2019;68:158–162.

Doucet BM, Griffin L. High-versus low-frequency stimulation effects on fine motor control in chronic hemiplegia: a pilot study. Top Stroke Rehabil 2013;20:299–307.

Doucet BM, Mettler JA. Effects of a dynamic progressive orthotic intervention for chronic hemiplegia: a case series. J Hand Ther 2013;26(2):139–146.

Doumas M, Smolders C, Krampe RT. Task prioritization in aging: effects of sensory information on concurrent posture and memory performance. Exp Brain Res 2008;187:275–281.

Dowling JE. The retina: an approachable part of the brain. Cambridge, MA: Belknap, 1987.

Doya K. What are the computations of the cerebellum, the basal ganglia and the cerebral cortex? Neural Netw 1999;12:961–974.

Doya K. Complementary roles of basal ganglia and cerebellum in learning and motor control. Curr Opin Neurobiol 2000;10:732–739.

Dozza M, Chiari L, Horak FB. Audio-biofeedback improves balance in patients with bilateral vestibular loss. Arch Phys Med Rehabil 2005;86(7):1401–1403.

Dragert K, Zehr EP. High-intensity unilateral dorsiflexor resistance training results in bilateral neuromuscular plasticity after stroke. Exp Brain Res 2013;225:93–104.

Drillis R. The influence of aging on the kinematics of gait: the geriatric amputee. Washington, DC: National Academy of Science, National Research Council, 1961. Publication 919.

Dromerick AW, Lang CE, Birkenmeier RL, et al. Very early constraint-induced movement during stroke rehabilitation. Neurology 2009;73:195–201.

Druz bicki M, Rusek W, Snela S, et al. Functional effects of robotic-assisted locomotor treadmill therapy in children with cerebral palsy. J Rehabil Med 2013;45(4):358–363.

Dubost V, Beauchet O, Manckoundia P, et al. Decreased trunk angular displacement during sitting down: an early feature of aging. Phys Ther 2005;85:404–412.

Duff S, Goyen TA. Reliability and validity of the Evaluation Tool of Children's Handwriting-Cursive (ETCH-C) using the general scoring criteria. Am J Occup Ther 2010;64(1):37–46.

Duff SV. Prehension. In: Cech D, Martin S, eds. Functional movement development across the life span, 3rd ed. Philadelphia, PA: WB Saunders, 2012.

Duff SV, Gordon AM. Learning of grasp control in children with hemiparetic cerebral palsy. Dev Med Child Neurol 2003;45:746–757.

Duff SV, He J, Nelsen MA, et al. Inter-rater reliability of the Wolf Motor Function Test-Functional Ability Scale: why it matters. Neurorehabil Neural Repair 2015;29:436–443. pii: 1545968314553030.

Duff SV, Heathcock J, Prosser L. Efficacy of activity-based interventions to expand motor function & mobility in infants & toddlers. 74th Annual Meeting of the AACPDM. Sept. 2020.Duff SV, Sargent B, Kutch JJ, Berggren J, Leiby BE, Fetters L. Using contingent reinforcement to augment muscle activation after perinatal brachial plexus injury: a pilot study. Phys Occup Ther Pediatr 2017;37(5):555–565. doi: 10.1080/01942638.2017.1290733.

Duffy CJ, Wurtz RH. Medial superior temporal area neurons respond to speed patterns in optic flow. J Neurosci 1997;17:2839–2851.

Duhamel JR, Colby CL, Goldberg ME. The updating of the representation of visual space in parietal cortex by intended eye movements. Science 1992a;255:90–92.

Duhamel JR, Goldberg ME, Fitzgibbon EJ, et al. Saccadic dysmetria in a patient with a right frontoparietal lesion. Brain 1992b;115:1387–1402.

Dumas HM, Fragala-Pinkham MA, Haley SM, et al. Computer adaptive test performance in children with and without disabilities: prospective field study of the PEDI-CAT. Disabil Rehabil 2012;34(5):393–401.

Duncan J, Bundesen C, Olson A, et al. Systematic analysis of deficits in visual attention. J Exp Psychol Gen 1999;128:450–478.

Duncan PW, Chandler J, Studenski S, et al. How do physiological components of balance affect mobility in elderly men? Arch Phys Med Rehabil 1993;74:1343–1349.

Duncan PW, Lai SM, Tyler D, et al. Evaluation of proxy responses to the stroke impact study. Stroke 2002;33:2593–2599.

Duncan PW, Propst M, Nelson SG. Reliability of the Fugl-Meyer assessment of sensorimotor recovery following cerebrovascular accident. Phys Ther 1983;63:1606–1610.

Duncan P, Richards L, Wallace D, et al. A randomized, controlled pilot study of a home-based exercise program for individuals with mild and moderate stroke. Stroke 1998;29:2055–2060.

Duncan P, Studenski S, Chandler J, et al. Functional reach: a new clinical measure of balance. J Gerontol 1990;45:M192–M197.

Duncan P, Studenski S, Richards L, et al. Randomized clinical trial of therapeutic exercise in subacute stroke. Stroke 2003;34:2173–2180.

Duncan PW, Sullivan KJ, Behrman AL, et al.; LEAPS Investigative Team. Body-weight-supported treadmill rehabilitation after stroke. N Engl J Med 2011;364(21):2026–2036.

Dunn W, Brown C, McGuigan A. The ecology of human performance: a framework for considering the effect of contex. Am J Occup Ther 1994;48:595–607.

Duong TT, Englander J, Wright J, et al. Relationship between strength, balance and swallowing deficits and outcome after traumatic brain injury: a multicenter analysis. Arch Phys Med Rehabil 2004;85:1291–1297.

Dushanova J, Donoghue J. Neurons in primary motor cortex engaged during action observation. Eur J Neurosci 2010;31: 386–398.

Dyer JO, Maupas E, de Andrade Melo S, et al. Changes in activation timing of knee and ankle extensors during gait are related to changes in heteronymous spinal pathways after stroke. J Neuroeng Rehabil 2014;11:148–165.

E

Earhart GM, Bastian AJ. Selection and coordination of human locomotor forms following cerebellar damage. J Neurophysiol 2001;85:759–769.

Ebersbach G, Dimitrijevic MR, Poewe W. Influence of concurrent tasks on gait: a dual-task approach. Percept Mot Skills 1995;81:107–113.

Edwards AS. Body sway and vision. J Exp Psychol 1946;36:526–535.

Edwards JM, Elliott D, Lee TD. Contextual interference effects during skill acquisition and transfer in Down's syndrome adolescents. Adapt Phys Activ Q 1986;3:250–258.

Eichhorn J, Orner J, Rickard K, et al. Aging effects on dual-task methodology using walking and verbal reaction time. Issues Aging 1998;21:8–12.

Eidenmüller S, Randerath J, Goldenberg G, et al. The impact of unilateral brain damage on anticipatory grip force scaling when lifting everyday objects. Neuropsychologia 2014;61:222–234.

Einkauf DK, Gohdes ML, Jensen GM, et al. Changes in spinal mobility with increasing age in women. Phys Ther 1987;67:370–375.

Einspieler C, Prechtl HFR. Prechtl's assessment of general movements: a diagnostic tool of the functional assessment of the young nervous system. Ment Retard Dev Disabil Res Rev 2005;11:61–67.

Elbert T, Pantev C, Wienbruch C, Rock-stroh B, Taub E. Increased cortical representation of the fingers of the left hand in string players. Science 1995;270:305–307.

Elble RJ, Cousins R, Leffler K, et al. Gait initiation by patients with lower-half parkinsonism. Brain 1996;119:1705–1706.

Elble RJ, Leffler K. Pushing and pulling with the upper extremities while standing: the effects of mild Alzheimer's dementia and Parkinson's disease. Mov Disord 2000;15:255–268.

El-Gohary M, McNames J. Human joint angle estimation with inertial sensors and validation with A Robot Arm. IEEE Trans Biomed Eng vol 62(7):1759–1767. doi: 10.1109/TBME.2015.2403368.

Eliasson A-C, Krumlinde-Sundholm L, Rösblad B, et al. The Manual Ability Classification System (MACS) for children with cerebral palsy: scale development and evidence of validity and reliability. Dev Med Child Neurol 2006;48:549–554.

Eliasson A-C, Nordstrand L, Ek L, Wang C. The effectiveness of Baby-CIMT in infants younger than 12 months with clinical signs of unilateral-cerebral palsy; an explorative study with randomized design. Res Dev Disabil 2018;72:191–201. doi: 10.1016/j.ridd.2017.11.006.

Eliasson A-C, Ullenhag A, Wahlström U, Krumlinde-Sundholm L.

Mini-MACS: development of the Manual Ability Classification System for children younger than 4 years of age with signs of cerebral palsy. Dev Med Child Neurol 2017;59(1):72–78. doi: 10.1111/dmcn.13162.

Elvrum A-G, Andersen GL, Himmelmann K, et al. Bimanual Fine Motor Function (BFMF) classification in children with cerebral palsy: aspects of construct and content validity. Phys Occup Ther Pediatr 2016;36(1):1–16. doi: 10.3109/01942638.2014.975314.

Elvrum A-G, Zethraeus BM, Vik T, Krumlinde-Sundholm L. Development and validation of the Both Hands Assessment for children with bilateral cerebral palsy. Phys Occup Ther Pediatr 2018;38(2):113–126. doi: 10.1080/01942638.2017.1318431

Elsworth-Edelsten C, Bonnefoy-Mazure A, Laidet M, et al. Upper limb movement analysis during gait in multiple sclerosis patients. Hum Mov Sci 2017;54:248–252.

Emos MC, Rosner J. Neuroanatomy, upper motor nerve signs. Florida: Treasure Island; 2020.

Eng JJ, Winter DA. Kinetic analysis of the lower limbs during walking: what information can be gained from a three-dimensional model? J Biomech 1995;28:753–758.

Eng JJ, Winter DA, Patla AE. Intralimb dynamics simplify reactive control strategies during locomotion. J Biomech 1997;30:581–588.

Eng JJ, Winter DA, Patla AE. Strategies for recovery from a trip in early and late swing during human walking. Exp Brain Res 1994;102:339–349.

Eng K, Siekierka E, Pyk P, et al. Interactive visuo-motor therapy system for stroke rehabilitation. Med Biol Eng Comput 2007;45:901–907.

Engel C, Lillie K, Zurawski S, Travers BG. Curriculum based handwriting programs: a systematic review with effect sizes. Am J Occup Ther 2018;72(3):7203205010p1-7203205010p8. doi: 10.5014/ajot.2018.027110.

Enoka R. Neuromechanics of human movement, 3rd ed. Champaign, IL: Human Kinetics, 2002.

Era P, Schroll M, Ytting H, et al. Postural balance and its sensory- motor correlates in 75-year-old men and women: a cross-national comparative study. J Gerontol Med Sci 1996;51A:53–63.

Erhardt RP. Developmental hand dysfunction: theory, assessment and treatment. Tucson, AZ: Therapy Skill Builders, 1982.

Evarts EV. Relation of pyramidal tract activity to force exerted during voluntary movement. J Neurophysiol 1968;31:14–27.

Exner CE, Henderson A. Cognition and motor skill. In: Henderson A, Pehoski C, eds. Hand function in the child: foundations for remediation. Philadelphia, PA: Mosby, 1995.

Eyring EJ, Murray WR. The effect of joint position on the pressure of intra-articular effusion. J Bone Joint Surg Am 1964;46:1235–1241.

F

Facchin P, Rosa-Rizzotto M, Visonà Dalla Pozza L, et al.; GIPCI Study Group. Multisite trial comparing the efficacy of constraint-induced movement therapy with that of bimanual intensive training in children with hemiplegic cerebral palsy: postintervention results. Am J Phys Med Rehabil 2011;90:539–553.

Faddy K, McCluskey A, Lannin NA. Interrater reliability of a new handwriting assessment battery for adults. Am J Occup Ther 2008;62(5):595–599.

Fahn S. An open trial of high-dosage antioxidants in early Parkinson's disease. Am J Clin Nutr 1991;53 (1 Suppl):380S–382S.

Fahn S. The freezing phenomenon in parkinsonism. Adv Neurol 1995;67:53–63.

Fahn S, Jankovic J, Hallett M. Principles and practice of movement disorders, 2nd ed. Philadelphia: Elsevier; 2011.

Fahn S, Marsden CD, Caine DB. Classification and investigation of dystonia. In: Marsden CD, Fahn S, eds. Movement disorders 2. London, UK: Butterworth, 1987.

Fait P, McFadyen BJ, Swaine B, Cantin JF. Alterations to locomotor navigation in complex environment at 7 and 30 days following a concussion in an elite athlete. Brain Inj 2009;23:362–369.

Falduto L, Baron A. Age-related effects of practice and task complexity on card sorting. J Gerontol 1986;41:659–661.

Fan J, McCandliss BD, Sommer T, et al. Testing the efficiency and independence of attentional networks. J Cogn Neurosci 2002;14;340–347.

Farag I, Sherrington C, Kamper SJ, Ferreira M, Moseley AM. Lord SR, Cameron ID. Measures of physical functioning after hip fracture: construct validity and responsiveness of performance-based and self-reported measures. Age Ageing 2012;41:659–664.

Faria CD, Teixeira-Salmela LF, Nadeau S. Effects of the direction of turning on the timed up & go test with stroke subjects. Top Stroke Rehabil 2009;16:196–206.

Farin E, Fleitz A, Frey C. Psychometric properties of an International Classification of Functioning, Disability and Health (ICF)-oriented, adaptive questionnaire for the assessment of mobility, self-care and domestic life. J Rehabil Med 2007;39:537–546.

Farley CT, Ferris DP. Biomechanics of walking and running: center of mass movements to muscle action. Exerc Sport Sci Rev 1998;26:253–285.

Farley BG, Koshland GF. Training BIG to move faster: the application of the speed-amplitude relation as a rehabilitation strategy for people with Parkinson's disease. Exp Brain Res 2005;167:462–467.

Farrell K, Johnson A, Duncan H, et al. The intertester and intratester reliability of hand volumetrics. J Hand Ther 2003;16(4):292–299.

Fasoli SE, Adans-Dester CP. A paradigm shift: rehabilitation robotics, cognitive skills training, and function after stroke. Front Neurol 2019;10:1088. doi: 10.3389/fneur.2019.01088.

Fasoli SE, Trombly CA, Tickle-Degnen L, et al. Effect of instructions on functional reach in persons with and without cerebrovascular accident. Am J Occup Ther 2002;56:380–390.

Faulkner KA, Redfern MS, Cauley JA, et al. Multitasking: association between poorer performance and a history of recurrent falls. J Am Geriatr Soc 2007;55:570–576.

Favilla M. Reaching movements in children: accuracy and reaction time development. Exp Brain Res 2005;21:1–4.

Feder KP, Majnemer A. Children's handwriting evaluation tools and their psychometric properties. Phys Occup Ther Pediatr. 2003;23:65–84.

Feeney DM. Pharmacological modulation of recovery after brain injury: a reconsideration of diaschisis. J Neurol Rehabil 1991;5:113–128.

Feeney DM, Baron JC. Diaschisis. Stroke 1986;17:817–830.

Feeney DM, Gonzalez A, Law WA. Amphetamine restores locomotor function after motor cortex injury in the rat. Proc West Pharmacol Soc 1981;24:15–17.

Feeney DM, Gonzalez A, Law WA. Amphetamine haloperidol and experience interact to affect the rate of recovery after motor cortex injury. Science 1982;217:855–857.

Feeney DM, Sutton RL. Pharmacology for recovery of function after brain injury. Crit Rev Neurobiol 1987;3:135–185.

Feigin L, Sharon B, Czaczkes B, et al. Sitting equilibrium 2 weeks after stroke can predict walking ability after 6 months. Gerontology 1996;42:348–353.

Feldman AG. Change in the length of the muscle as a consequence of a shift in equilibrium in the muscle-load system. Biofizika 1974;19:534–538.

Feldman AB, Haley SM, Coryell J. Concurrent and construct validity of the Pediatric Evaluation of Disability Inventory. Phys Ther 1990;70:602–610.

Fellows SJ, Noth J, Schwarz M. Precision grip and Parkinson's disease. Brain 1998;121:1171–1184.

Fentress JC. Development of grooming in mice with amputated forelimbs. Science 1973;179:704.

Ferber S, Karnath HO. How to assess spatial neglect—line bisection or cancellation tasks? J Clin Exp Neuropsychol 2001;23:599–607.

Ferber-Viart C, Ionescu E, Morlet T, et al. Balance in healthy individuals assessed with Equitest: maturation and normative data for children and young adults. Int J Pediatr Otorhinolaryngol 2007;71:1041–1046.

Ferguson OW, Polskaia N, Tokuno CD. The effects of foot cooling on postural muscle responses to an unexpected loss of balance. Hum Mov Sci 2017;54:240–247.

Fernie GR, Gryfe CI, Holliday PJ, et al. The relationship of postural sway in standing: the incidence of falls in geriatric subjects. Age Ageing 1982;11:11–16.

Ferre CL, Brandão MB, Hung YC, et al. Feasibility of caregiver-directed home-based hand-arm bimanual intensive training: a brief report. Dev Neurorehabil. 2015;18(1):69–74.

Ferris DP, Louie M, Farley CT. Running in the real world: adjusting leg stiffness for different surfaces. Proc Biol Sci 1998;265:989–994.

Fess EE. Assessment of the upper extremity: instrumentation criteria. Occup Ther Pract 1990;1:1–11.

Fess EE, Gettle K, Phillips C, et al. Hand and upper extremity splinting principles and methods, 3rd ed. St. Louis, MO: Elsevier/Mosby, 2005.

Fetter M. Vestibular system disorders. In: Herdman S, ed. Vestibular rehabilitation, 2nd ed. Philadelphia, PA: FA Davis, 2000:91–102.

Fiatarone MA, Marks EC, Ryan ND, et al. High-intensity strength training in nonagenarians: effects on skeletal muscle. JAMA 1990;263:3029–3034.

Fiatarone MA, O'Neill EF, Ryan ND, et al. Exercise training and nutritional supplementation for physical frailty in very elderly people. N Engl J Med 1994;330:1769–1775.

Fickey SN, Browne MG, Franz JR. Biomechanical effects of augmented ankle power output during human walking. J Exp Biol 2018;221(Pt 22).

Fiez, JA, Petersen SE, Cheney, MK, et al. Impaired non-motor learning and error detection associated with cerebellar damage. Brain 1992;115:155–178.

Finlayson ML, Peterson EW, Cho CC. Risk factors for falling among people aged 45 to 90 years with multiple sclerosis. Arch Phys Med Rehabil 2006;87:1274–1279.

Finley FR, Cody KA. Locomotive characteristics of urban pedestrians. Arch Phys Med Rehabil 1970;51:423–426.

Finley FR, Cody KA, Finizie RV. Locomotion patterns in elderly women. Arch Phys Med Rehabil 1969;50:140–146.

Finley JM, Perreault EJ, Dhaher YY. Stretch reflex coupling between the hip and knee: implications for impaired gait following stroke. Exp Brain Res 2008;188(4):529–540.

Fishkind M, Haley SM. Independent sitting development and the emergence of associated motor components. Phys Ther 1986;66:1509–1514.

Fishbein P, Hutzler Y, Ratmansky M, Treger I, Dunsky A. A preliminary study of dual-task training using virtual reality: influence on walking and balance in chronic poststroke survivors. J Stroke Cerebrovasc Dis 2019;28:1–8.

Fisk JD, Goodale MA. The organization of eye and limb movements during unrestricted reaching to targets in contralateral and ipsilateral visual space. Exp Brain Res 1985;60:159–178.

Fitts PM. The information capacity of the human motor system in controlling the amplitude of movement. J Exp Psychol 1954;47:381–391.

Fitts PM. Perceptual-motor skill learning. In: Melton AW, ed. Categories of human learning, New York: Academic Press, 1964:243–285.

Fitts PM, Posner MI. Human performance. Belmont, CA: Brooks/Cole, 1967.

Flansbjer U, Miller M, Downham D, et al. Progressive resistance training after stroke: effects on muscle strength, muscle tone, gait performance and perceived participation. J Rehabil Med 2008;40:42–48.

Floel A, Cohen LG. Translational studies in neurorehabilitation: from bench to bedside. Cogn Behav Neurol 2006;19(1):1–10.

Florence SL, Kaas JH. Large–scale reorganization at multiple levels of the somatosensory pathway follows therapeutic amputation of the hand in monkeys. J Neurosci 1995;15:8083–8095.

Flowers KR, Stephens-Chisar J, LaStayo P, Galante BL. Intrarater reliability of a new method and instrumentation for measuring passive supination and pronation: a preliminary study. J Hand Ther 2001;14(1):30–35.

Floyer-Lea A, Matthews PM. Changing brain networks for visuomotor control with increased movement automaticity. J Neurophysiol 2004;92:2405–2412.

Foerster O. The motor cortex in man in the light of Hughlings Jackson's Doctrines. In: Payton OD, Hirt S,

Newman, R, eds. Scientific bases for neurophysiologic approaches to therapeutic exercise. Philadelphia, PA: FA Davis, 1977:13–18.

Foki T, Vanbellingen T, Lungu C, et al. Limb-kinetic apraxia affects activities of daily living in Parkinson's disease: a multi-center study. Eur J Neurol 2016;23:1301–1307.

Folio MR, Fewell RR. Peabody developmental motor scales examiner's manual, 2nd ed. Austin, TX: Pro-Ed, 2000.

Fong SS, Guo X, Liu KP, et al. Task-specific balance training improves the sensory organisation of balance control in children with developmental coordination disorder: a randomised controlled trial. Sci Rep 2016;6:20945.

Ford MP, Wagenaar RC, Newell KM. Phase manipulation and walking in stroke. J Neurol Phys Ther 2007a;31:85–91.

Ford MP, Wagenaar RC, Newell KM. The effects of auditory rhythms and instruction on walking patterns in individuals post stroke. Gait Posture 2007b;26:150–155.

Ford-Smith CD, VanSant AF. Age differences in movement patterns used to rise from a bed in subjects in the third through fifth decades of age. Phys Ther 1993;73:300–309.

Forma V, Anderson DI, Provasi J, et al. What does prone skateboarding in the newborn tell us about the ontogeny of human locomotion? Child Dev 2019;90(4):1286–1302.

Forssberg H. Ontogeny of human locomotor control: I. Infant stepping, supported locomotion, and transition to independent locomotion. Exp Brain Res 1985;57:480–493.

Forssberg H, Eliasson AC, Kinoshita H, et al. Development of human precision grip. I. Basic coordination of forces. Exp Brain Res 1991;85:451–457.

Forssberg H, Eliasson AC, Kinoshita H, et al. Development of human precision grip. IV. Tactile adaptation of isometric finger forces to the frictional condition. Exp Brain Res 1995;104:323–330.

Forssberg H, Grillner S, Rossignol S. Phase dependent reflex reversal during walking in chronic spinal cats. Brain Res 1975;85:103–107.

Forssberg H, Grillner S, Rossignol S. Phasic gain control of reflexes from the dorsum of the paw during spinal locomotion. Brain Res 1977;132:121–139.

Forssberg H, Hirschfeld H. Postural adjustments in sitting humans following external perturbations: muscle activity and kinematics. Exp Brain Res 1994;97(3):515–527.

Forssberg H, Kinoshita H, Eliasson AC, et al. Development of human precision grip. II. Anticipatory control of isometric forces targeted for object's weight. Exp Brain Res 1992;90:393–398.

Forssberg H, Nashner L. Ontogenetic development of postural control in man: adaptation to altered support and visual conditions during stance. J Neurosci 1982;2:545–552.

Forsstrom A, von Hofsten C. Visually directed reaching in children with motor impairments. Dev Med Child Neurol 1982;24:653–661.

Forster A, Young J. Incidence and consequences of falls due to stroke: a systematic inquiry. BMJ 1995;311:83–86.

Foster E, Sveistrup H, Woollacott MH. Transitions in visual proprioception: a cross-sectional developmental study of the effect of visual flow on postural control. J Motor Behav 1996;28:101–112.

Foster RJ, Maganaris CN, Reeves ND, Buckley JG. Centre of mass control is reduced in older people when descending stairs at an increased riser height. Gait Posture 2019;73:305–314.

Foudriat BA, Di Fabio RP, Anderson JH. Sensory organization of balance responses in children 3–6 years of age: a normative study with diagnostic implications. Int J Pediatr Otorhinolaryngol 1993;27:255–271

Fox MD, Delp SL. Contributions of muscles and passive dynamics to swing initiation over a range of walking speeds. J Biomech 2010;43:1450–1455.

Fradet L, Lee G, Dounskaia N. Origins of submovements in movements of elderly adults. J Neuroeng Rehabil 2008;5:28.

Franchignoni F, Horak F, Godi M, et al. Using psychometric techniques to improve the Balance Evaluation System's Test: the mini-BESTest. J Rehabil Med 2010;42:323–331.

Franjoine MR, Gunther JS, Taylor MJ. Pediatric balance scale: a modified version of the Berg balance scale for the school-age child with mild to moderate motor impairment. Pediatr Phys Ther 2003;15:114–128.

Frank JS, Patla AE. Balance and mobility challenges in older adults: implications for preserving community mobility. Am J Prev Med 2003 Oct;25(3 Suppl 2):157–163.

Frank JS, Patla AE, Brown JE. Characteristics of postural control accompanying voluntary arm movement in the elderly. Soc Neurosci Abstr 1987;13:335.

Frascarelli M, Mastrogregori L, Conforti L. Initial motor unit recruitment in patients with spastic hemiplegia. Electromyogr Clin Neurophysiol 1998;38:267–271.

Fraser C, Wing A. A case study of reaching by a user of a manually-operated artificial hand. Prosthet Orthot Int 1981;5:151–156.

Frazzitta G, Maestri R, Uccellini D, Bertotti G, Abelli P. Rehabilitation treatment of gait in patients with Parkinson's disease with freezing: a comparison between two physical therapy protocols using visual and auditory cues with or without treadmill training. Mov Disord 2009;24(8):1139–1143.

Fredericks CM, Saladin LK. Clinical presentations in disorders of motor function. In: Fredericks CM, Saladin LK, eds. Pathophysiology of the motor systems: principles and clinical presentations. Philadelphia, PA: FA Davis, 1996.

Friel KM, Kuo HC, Fuller J, et al. Skilled bimanual training drives motor cortex plasticity in children with unilateral cerebral palsy. Neuro- rehabil Neural Repair 2016;30(9):834–844. doi: 10.1177/1545968315625838.

Friel KM, Nudo RJ. Recovery of motor function after focal cortical injury in primates: compensatory movement patterns used during rehabilitative training. Somatosens Motor Res 1998;15:173–189.

Fries JF. Successful aging: an emerging paradigm of gerontology. Clin Geriatr Med 2002;18:371–382.

Fries W, Danek A, Scheidtmann K, et al. Motor recovery following capsular stroke: role of descending pathways from multiple motor areas. Brain 1993;116:369–382.

Fritz NE, Cheek F, Nichols-Larsen DS. Motor-cognitive dual-task trianing in neurologic disorders: a systematic review. J Neurol Phys Ther 2015;39:142–153.

Frontera WR, Hughes VA, Fielding RA, et al. Aging of skeletal muscle: a 12 yr longitudinal study. J Appl Physiol 2000;88:1321–1326.

Fugl-Meyer AR, Jääskö L, Leyman I, et al. The post-stroke hemiplegic patient 1. A method for evaluation of physical performance. Scand J Rehabil Med 1975;7:13–31.

Fujiwara T, Kasashima Y, Honaga K, et al. Motor improvement and corticospinal modulation induced by hybrid assistive neuromuscular dynamic stimulation (HANDS) therapy in patients with chronic stroke. Neurorehabil Neuroal Repair 2009;23(2):125–132.

Fukuyama H, Ouchi Y, Matsuzaki S, et al. Brain functional activity during gait in normal subjects: a SPECT study. Neurosci Lett 1997;228:183–186.

Fulk GD, He Y, Boyne P, Dunning K. Predicting home and community walking activity poststroke. Stroke 2017;48:406–411.

Fuster JM. The prefrontal cortex: anatomy, physiology and neuropsychology of the frontal lobe, 2nd ed. New York: Raven, 1989.

G

Gabell A, Nayak USL. The effect of age on variability in gait. J Gerontol 1984;39:662–666.

Gabell A, Simons MA, Nayak USL. Falls in the healthy elderly: predisposing causes. Ergonomics 1985;28:965–975.

Gad P, Gerasimenko Y, Zdunowski S, et al. Weight bearing over-ground stepping in an exoskeleton with non-invasive spinal cord neuromodulation after motor complete paraplegia. Front Neurosci 2017;11L133. doi: 10.3389/fnins.2017.00333

Gad P, Lee S, Terrafranca N, Zhong H, et al. Non-invasive activation of cervical spinal networks after severe paralysis. J Neurotrauma 2018;35:2145–2158. doi: 10.1089/neu.2017.5461

Gadotti IC, Elbaum L, Jung Y, et al. Evaluation of eye, head and trunk coordination during target tracking tasks. Ergonomics 2016;59(11):1420–1427. doi: 10.1080/00140139.2016. 1146345.

Gadotti I, Hernandez L, Manguson J, Sanchez L, Cevallos F. A pilot study on the evaluation of eye, head, and trunk coordination in subjects with chronic whiplash during a target-tracking task: a driving context approach. Musculoskelet Sci Pract 2020;46:102124. doi: 10.1016/j. msksp.2020.102124.

Gage JR. Gait analysis. An essential tool in the treatment of cerebral palsy. Clin Orthop Relat Res 1993;288:126–134.

Gage, WH, Zabjek KF, Hill SW, et al. Parallels in control of voluntary and perturbation-evoked reach-to-grasp movements: EMG and kinematics. Exp Brain Res 2007;181:627–637.

Gagnon I, Swaine B, Forget R. Exploring the comparability of the Sensory Organization Test and the Pediatric Clinical Test of Sensory Interaction for Balance in children. Phys Occup Ther Pediatr 2006;26:23–41.

Gagnon I, Swaine B, Friedman D, et al. Children show decreased dynamic balance after mild traumatic brain injury. Arch Phys Med Rehabil 2004;85:444–452.

Gahery Y, Massion J. Coordination between posture and movement. Trends Neurosci 1981;4:199–202.

Gallahue DL. Understanding motor development: infants, children, adolescents. Indianapolis, IN: Benchmark, 1989.

Galletly R, Brauer SG. Does the type of concurrent task affect preferred and cued gait in people with Parkinson's disease? Aust J Physiother 2005;51:175–180.

Galli M, Cimolin V, Crivellini M, et al. Quantification of upper limb motion during gait in children with hemiplegic cerebral palsy. J Dev Phys Disabil 2011;24:1–8.

Galloway JC, Thelen E. Feet first: object exploration in young infants. Infant Behav Dev 2004;27:107–112.

Galna B, Peters A, Murphy AT, et al. Obstacle crossing deficits in older adults: a systematic review. Gait Posture 2009;30:270–275.

Gan SM, Tung LC, Tang YH, et al. Psychometric properties of functional balance assessment in children with cerebral palsy. Neurorehabil Neural Repair 2008;22:745–753.

Gantschnig BE, Page J, Nilsson I, et al. Detecting differences in activities of daily living between children with and without mild disabilities. Am J Occup Ther 2013;67(3):319–327.

Gardner EP, Johnson KO. Touch. In: Kandel ER, Schwartz JH, Jessell TM, et al., eds. Principles of neural science. vol. E. New York: McGraw-Hill, 2013a:498–529.

Gardner EP, Johnson KO. The somatosensory system: receptors and central pathways. In: Kandel ER, Schwartz JH, Jessell TM, et al., eds. Principles of neural science. vol. E. New York: McGraw-Hill, 2013b:473–497.

Gardner EP, Kandel ER. Touch. In: Kandel ER, Schwartz JH, Jessell TM, eds. Principles of neural science, 4th ed. New York: McGraw-Hill, 2000:451–471.

Gardner EP, Martin JH, Jessell TM. The bodily senses. In: Kandel ER, Schwartz JH, Jessell TM, eds. Principles of neural science, 4th ed. New York: McGraw-Hill, 2000:430–450.

Garland SJ, Willems DA, Ivanova TD, et al. Recovery of standing balance and functional mobility after stroke. Arch Phys Med Rehabil 2003;84:1753–1759.

Garraghty PE, Hanes DP, Florence SL, et al. Pattern of peripheral deafferentation predicts reorganizational limits in adult primate somatosensory cortex. Somatosens Motor Res 1994;11:109–117.

Garrison KA, Winstein CJ, Aziz-Zadeh L. The mirror neuron system: a neural substrate for methods in stroke rehabilitation. Neurorehabil Neural Repair 2010;24:404–412.

Gates PE, Banks D, Johnston TE, et al. Randomized controlled trial assessing participation and quality of life in a supported speed treadmill training exercise program vs. a strengthening program for children with cerebral palsy. J Pediatr Rehabil Med 2012;5(2):75–88.

Gatev P, Thomas S, Lou JS, et al. Effects of diminished and conflicting sensory information on balance in patients with cerebellar deficits. Mov Disord 1996;11:654–664.

Gatts SK, Woollacott MH. How Tai Chi improves balance: biomechanics of recovery to a walking slip in impaired seniors. Gait Posture 2007;25:205–214.

Gatts SK, Woollacott MH. Neural mechanisms underlying balance improvement with short term Tai Chi training. Aging Clin Exp Res 2006;18:7–19.

Gauthier GM, Vercher JL, Ivaldi FM, et al. Oculo-manual tracking of visual targets: control learning, coordination control and coordination model. Exp Brain Res 1988;73:127–137.

Gebruers N, Truijen S, Engelborghs S, et al. Prediction of upper limb recovery, general disability, and rehabilitation status by activity measurements assessed by accelerometers or the Fugl-Meyer score in acute stroke. Am J Phys Med Rehabil 2014;93:245–252.

Gehlsen GM, Whaley MH. Falls in the elderly: part I, gait. Arch Phys Med Rehabil 1990;71:735–738.

Geldhof E, Cardon G, Bourdeaudhuij ID, et al. Static and dynamic standing balance: test-retest reliability and reference values in 9 to 10 year old children. Eur J Pediatr 2006;165:779–786.

Genthon N, Rougier P, Gissot AS, et al. Contribution of each lower limb to upright standing in stroke patients. Stroke 2008;39:1793–1799.

Gentile AM. Skill acquisition. In: Carr JH, Shepherd RB, Gordon J, Gentile AM, Held JM, eds. Foundations for physical therapy: Movement science. London: Heineman Physiotherapy, 1987:93–154.

Gentile AM. Skill acquisition: action movement, and neuromotor processes. In: Carr JA, Shepherd RB, eds. Movement science. foundations for physical therapy in rehabilitation. Rockville, MD: Aspen Publishers, 2000:111–187.

Gentile AM. Skill acquisition: action movement, and neuromotor processes. In: Carr J, Shepherd R, Gentile AM. Movement organization and delayed alternation behavior of monkeys following selective ablation of frontal cortex. Acta Neurobiol Exp (Wars) 1972;32(2):277–304.

Georgiou N, Iansek R, Bradshaw JL, et al. An evaluation of the role of internal cues in the pathogenesis of Parkinsonian hypokinesia. Brain 1993;116:1575–1587.

Georgopoulos AP, Kalaska JF, Caminiti R, et al. On the relations between the direction of two-dimensional arm movements and cell discharge in primate motor cortex. J Neurosci 1982;2:1527–1537.

Gerasimenko Y, Gorodnichev R, Moshonkina T, Sayenko D, Gad P, Edgerton VR. Transcutaneous electrical spinal-cord stimulation in humans. Annals Phys Rehabil Med 2015;58:225–231.

Gesell A. The ontogenesis of infant behavior. In: Carmichael L, ed. Manual of child psychology. New York: Wiley, 1946:335–373.

Gesell, A. The ontogenesis of infant behavior. In: Carmichael L, ed. Manual of child psychology. New York, NY: John Wiley, 1946:295–331.

Gesell A. Behavior patterns of fetal-infant and child. In: Hooker D, Kare C, eds. Genetics and inheritance of neuropsychiatric patterns. Res Publ Assoc Res Nerv Ment Dis 1954;33:114–126.

Gesell A, Amatruda CS. Developmental diagnosis, 2nd ed. New York: Paul B. Hoeber, 1947.

Gesell A, Halverson HM, Thompson H, et al. The first five years of life. New York: Harper & Row, 1940.

Geurts AC, de Haart M, van Nes IJ, et al. A review of standing balance recovery from stroke. Gait Posture 2005;22:267–281.

Ghai S, Ghai I, Effenberg A. Effects of dual tasks and dual-task training on postural stability: a systematic review and meta-analysis. Clin Interv Aging 2017;12:557–577.

Ghamkhar L, Kahlaee AH. The effect of trunk muscle fatigue on postural control of upright stance: a systematic review. Gait Posture 2019;72:167–174.

Ghez C. Contributions of central programs to rapid limb movement in the cat. In: Asanuma H, Wilson VJ, eds. Integration in the nervous system. Tokyo, Japan: Igaku-Shoin, 1979:305–320.

Ghez C. The cerebellum. In: Kandel E, Schwartz JH, Jessell TM, eds. Principles of neuroscience, 3rd ed. New York: Elsevier, 1991:633.

Ghez C, Krakauer J. The organization of movement. In: Kandel E, Schwartz J, Jessel T, eds. Principles of neuroscience, 4th ed. New York: McGraw-Hill, 2000:653–673.

Ghez C, Thatch WT. The cerebellum. In: Kandel E, Schwartz J, Jessel T, eds. Principles of neuroscience, 4th ed. New York: McGraw-Hill, 2000:832–852.

Giacobbe V, Krebs HI, Volpe BT, et al. Transcranial direct current stimulation (tDCS) and robotic practice in chronic stroke: the dimension of timing. NeuroRehabilitation 2013;33(1):49–56.

Giacomo R, Kalaska JF. Voluntary movement: the parietal and premotor cortex. In: Kandel ER, Schwartz JH, Jessell TM, Siegelbaum SA, Hudspeth AJ, eds. Principles of neural science, 5th ed. New York, NY: McGraw-Hill, 2013:2109–2178.

Gibson JJ. The senses considered as perceptual systems. Boston, MA: Houghton Mifflin, 1966.

Gibson AR, Horn KM, Van Kan PLE. Grasping cerebellar function. In: Bennett KMB, Castiello U, eds. Insights into the reach to grasp movement. Amsterdam, The Netherlands: Elsevier, 1994:129–150.

Gibson E, Walker AS. Development of knowledge of visual-tactual affordance of substance. Child Dev 1984;55:453–460.

Giladi N, Kao R, Fahn S. Freezing phenomenon in patients with parkinsonian syndromes. Mov Disord 1997;12:302–305.

Gilbert PFC, Thatch WT. Purkinje cell activity during motor learning. Brain Res 1977;128:309–328.

Gilchrist AL, Cowan N, Naveh-Benjamin M. Working memory capacity for spoken sentences decreases with adult aging: recall of fewer, but not smaller chunks in older adults. Memory 2008;16:773–787.

Gill K, Osiovich A, Synnes A, et al. Concurrent validity of the Bayley-III and the peabody developmental motor scales-2 at 18 Months. Phys Occup Ther Pediatr 2019;39(5):514–524. doi: 10.1080/01942638.2018.1546255.

Gill SV, Yang Z, Hung YC. Effects of singular and dual task constraints on motor skill variability in childhood. Gait Posture 2017;53:121–126.

Gill-Body KM, Popat RA, Parker SW, et al. Rehabilitation of balance in two patients with cerebellar dysfunction. Phys Ther 1997;77:534–552.

Gillespie LD, Robertson MC, Gillespie WJ, et al. Interventions for preventing falls in older people living in the community Cochrane Database Syst Rev 2009;(2):CD007146.

Gilliaux M, Renders A, Dispa D, et al. Upper limb robot-assisted therapy in cerebral palsy: a single-blind randomized controlled trial. Neurorehabil Neural Repair 2015;29(2):183–192.

Gillick B, Krach LE, Feyma T, et al. Primed low-frequency repetitive transcranial magnetic stimulation and constraint-induced movement therapy in pediatric hemiparesis: a randomized trial. Dev Med Child Neurol 2014;56(1):44–52.

Gillick B, Rich T, Nemanich S, et al. Transcranial direct current stimulation and constraint-induced therapy in cerebral palsy: a randomized, blinded, sham-controlled clinical trial. Eur J Paediatr Neurol 2018;22(3):358–368. doi: 10.1016/j.ejpn.2018.02.001.

Gilman S. Fusimotor fiber responses in the decerebellate cat. Brain Res 1969;14:218–221.

Gilman S. The spinocerebellar ataxias. Clin Neuropharmacol 2000;23:296–303.

Gilman S, Ebel HC. Fusimotor neuron responses to natural stimuli as a function of prestimulus fusimotor activity in decerebellate cats. Brain Res 1970;21:367–384.

Giuliani CA. Dorsal rhizotomy for children with cerebral palsy: support for concepts of motor control. Phys Ther 1991;71:248–259.

Gladstone DJ, Danells CJ, Black SE. The Fugl-Meyer assessment of motor recovery after stroke: a critical review of its measurement properties. Neurorehabil Neural Repair 2002;16:232–240.

Glaister BC, Bernatz GC, Klute GK, et al. Video task analysis of turning during activities of daily living. Gait Posture 2007;25:289–294.

Godges JJ, MacRae PG, Engelke KA. Effects of exercise on hip range of motion, trunk muscle performance and gait economy. Phys Ther 1993;73:468–477.

Gordon AM, Hung Y-C, Brandao M, et al. Bimanual training and constraint-induced movement therapy in children with hemiplegic cerebral palsy. Neurorehabil Neural Repair 2011;25:692–702.

Gordon J, ed. Movement science: foundations for physical therapy in rehabilitation. Rockville, MD: Aspen, 1987.

Gogola GR, Velleman PF, Zu S, et al. Hand dexterity in children: administration and normative values of the functional dexterity test. J Hand Surg Am 2013;38(12):2426–2431.

Goldberg ME, Hudspeth AJ. The vestibular system. In: Kandel ER, Schwartz JH, Jessell TM, eds. Principles of neural science, 4th ed. New York: McGraw-Hill, 2000:801–815.

Goldberg SR, Anderson FC, Pandy MG, Delp SL. Muscles that influence knee flexion velocity in double support: implications for stiff-knee gait. J Biomech 2004;37(8):1189–1196.

Goldstein LB. Basic and clinical studies of pharmacologic effects on recovery from brain injury. J Neural Transplant Plast 1993;4:175–192.

Goldstein LB. Neuropharmacology of TBI-induced plasticity. Brain Injury 2003;17:685–694.

Goldstein LB. Pharmacology of recovery after stroke. Stroke 1990;21(Suppl III):139–142.

Goldstein LB, Davis JN. Physician prescribing patterns after ischemic stroke. Neurology 1988;38:1806–1809.

Gollhofer A, Schmidtbleicher D, Quintem J, et al. Compensatory movements following gait perturbations: changes in cinematic and muscular activation patterns. Int J Sports Med 1986;7:325–329.

Golomb MR, McDonald BC, Warden SJ, et al. In-home virtual reality videogame telerehabilitation in adolescents with hemiplegic cerebral palsy. 2010;9:1e1–8e1.

Gomes MM, Barela JA. Postural control in Down syndrome: the use of somatosensory and visual information to attenuate body sway. Motor Control 2007;11:224–234.

Gong H, Sun L, Yang R, et al. Changes of upright body posture in the sagittal plane of men and women occurring with aging: a cross sectional study. BMC Geriatr 2019;19(1):71.

Gonshor A, Melville-Jones G. Short-term adaptive changes in the human vestibulo-ocular reflex arc. J Physiol (Lond) 1976;256:361–379.

González-Alvarez C, Subramanian A, Pardhans S. Reaching and grasping with restricted peripheral vision. Ophthalmic Physiol Opt 2007;27:265–274.

Goodale MA, Króliczak G, Westwood DA. Dual routes to action: contributions of the dorsal and ventral streams to adaptive behavior. Prog Brain Res 2005;149:269–283.

Goodale MA, Milner AD. Separate visual pathways for perception and action. Trends Neurosci 1992;15:20–25.

Goodale MA, Milner AD, Jakobson LS, et al. A neurological dissociation between perceiving objects and grasping them. Nature 1991;349:154–156.

Goode SL. The contextual interference effect in learning an open motor skill. Unpublished doctoral dissertation. Baton Rouge, LA: Louisiana State University, 1986.

Goodwin RD, Devanand DP. Stroke, depression, and functional health outcomes among adults in the community. J Geriatric Psychiatry Neurol 2008;21:41–46.

Goodwin BM, Sabelhaus EK, Pan YC, et al. Accelerometer measurements indicate that arm movements of children with cerebral palsy do not increase after Constraint-Induced Movement Therapy (CIMT). Am J Occup Ther 2020:7405205100p1-7405205100p9. doi: 10.5014/ajot.2020.040246.

Goodwin GM, McCloskey DI, Matthews PBC. The contribution of muscle afferents to kinaesthesia shown by vibration induced illusions of movement and by the effects of paralysing joint afferents. Brain 1972;95:705–748.

Goodworth AD, Mellodge P, Peterka RJ. Stance width changes how sensory feedback is used for multi-segmental balance control. J Neurophysiol 2014;112:525–542.

Goodworth AD, Peterka RJ. Sensorimotor integration for multisegmental frontal plane balance control in humans. J Neurophysiol 2012;107:12–28.

Gordon J. Assumptions underlying physical therapy intervention: theoretical and historical perspectives. In: Carr JH, Shepherd RB, Gordon J, et al., eds. Movement sciences: foundations for physical therapy in rehabilitation. Rockville, MD: Aspen,

1987:1–30.

Gordon J. Motor control workshop for physical therapists, Umea, Sweden, June 1997.

Gordon AM. Development of hand motor control: handbook of brain and behavior in human development. Boston, MA: Kluwer, 2001:513–537.

Gordon AM, Charles J, Duff SV. Fingertip forces during object manipulation in children with hemiplegic cerebral palsy. II. Bilateral coordination. Dev Med Child Neurol 1999;41:176–185.

Gordon AM, Charles J, Steenbergen B. Fingertip force planning during grasp is disrupted by impaired sensorimotor integration in children with hemiplegic cerebral palsy. Pediatr Res 2006;60:587–591.

Gordon AM, Charles J, Wolf SL. Methods of constraint-induced movement therapy for children with hemiplegic cerebral palsy: development of a child-friendly intervention for improving upper-extremity function. Arch Phys Med Rehabil 2005;86(4):837–844.

Gordon AM, Chinnan A, Gill S, et al. Both constraint-induced movement therapy and bimanual training lead to improved performance of upper extremity function in children with hemiplegia. Dev Med Child Neurol 2008;50:957–958.

Gordon AM, Duff SV. Fingertip forces during object manipulation in children with hemiplegic cerebral palsy I. Anticipatory scaling. Dev Med Child Neurol 1999a;41:166–175.

Gordon AM, Duff SV. Relationships between clinical measures and fine manipulative control in children with hemiplegic cerebral palsy. Dev Med Child Neurol 1999b;41.586–591.

Gordon J, Ghez C. Muscle receptors and spinal reflexes: the stretch reflex. In: Kandel E, Schwartz JH, Jessell TM, eds. Principles of neuroscience, 3rd ed. New York: Elsevier, 1991:564–580.

Gordon AM, Forssberg H, Johansson RS, et al. Development of human precision grip. III. Integration of visual size cues during the programming of isometric forces. Exp Brain Res 1992;90:399–403.

Gordon AM, Ingvarsson PE, Forssberg H. Anticipatory control of manipulative forces in Parkinson's disease. Exp Neurol 1997;145:477–488.

Gordon AM, Lewis S, Eliasson AC, et al. Object release under varying task constraints in children with hemiplegic cerebral palsy. Dev Med Child Neurol 2003;45:240–248.

Gorkovenko AV, Sawczyn S, Bulgakova NV, Jasczur-Nowicki J, Mishchenko VS, Kostyukov AI. Muscle agonist-antagonist interactions in an experimental joint model. Exp Brain Res. 2012;222:399–414.

Gormley ME, O'Brien CF, Yablon SA. A clinical overview of treatment decisions in the management of spasticity. Muscle Nerve Suppl 1997;6:S14–S20.

Gorniak SL, Plow M, McDaniel C, et al. Impaired object handling during bimanual task performance in multiple sclerosis. Mult Scler Int 2014;2014:450420.

Gosser SM, Rice MS. Efficiency of unimanual and bimanual reach in persons with and without stroke. Top Stroke Rehabil 2015;22:56–62.

Gottschall J, Kram R. Energy cost and muscular activity required for propulsion during walking. J Appl Physiol 2003;94: 1766–1772.

Gövert F, Deuschl G. Tremor entities and their classification: an update. Curr Opin Neurol 2015;28:393–399.

Gowland C, deBruin H, Basmajian JV, et al. Agonist and antagonist activity during voluntary upper limb movement in patients with stroke. Phys Ther 1992;72:624–633.

Gowland C, Stratford P, Ward M, et al. Measuring physical impairment and disability wit the Chedoke- McMaster Stroke Assessment. Stroke 1993;24:58–63.

Goyen TA, Lui K, Hummell J. Sensorimotor skills associated with motor dysfunction in children born extremely preterm. Early Hum Dev 2011;87(7):489–493.

Grabiner MD, Bareither ML, Gatts S, et al. Task-specific training reduces trip-related fall risk in women. Med Sci Sports Exerc 2012;44:2410–2414.

Graci V, Elliott DB, Buckley JG. Peripheral visual cues affect minimum-foot-clearance during overground locomotion. Gait Posture 2009;30:370–374.

Graci V, Elliott DB, Buckley JG. Utility of peripheral visual cues in planning and controlling adaptive gait. Optom Vis Sci 2010;87:21–27.

Gracies JM. Pathophysiology of spastic paresis. I: paresis and soft tissue changes. Muscle Nerve 2005a;31:535–551.

Gracies JM. Pathophysiology of spastic paresis. II: emergence of muscle overactivity. Muscle Nerve 2005b;31:552–571.

Graham F, Rodger S, Ziviani J. Enabling occupational performance of children through coaching parents: three case reports. Phys Occup Ther Pediatr 2010;30(1):4–15.

Grasso R, Assaiante C, Prevost P, et al. Development of anticipatory orienting strategies during locomotor task in children. Neurosci Biobehav Rev 1998;22.533–539.

Gravem D, Singh M, Chen C, et al. Assessment of infant movement with a compact wireless accelerometer system. J Med Devices 2012;6:021013.

Gray DB, Hollingsworth HH, Stark SL, et al. Participation Survey/mobility: psychometric properties of a measure of participation for people with mobility impairments and limitations. Arch Phys Med Rehabil 2006;87:189–197.

Gray P, Hildebrand K. Fall risk factors in Parkinson's disease. J Neurosci Nurs 2000;32:222–228.

Greaves S, Imms C, Dodd K, et al. Development of the Mini-Assisting Hand Assessment: evidence for content and internal scale validity. Dev Med Child Neurol 2013;55:1030–1037.

Green LN, Williams K. Differences in developmental movement patterns used by active vs sedentary middle-aged adults coming from a supine position to erect stance. Phys Ther 1992;72:560–568.

Grefkes C, Fink GR. The functional organization of the intraparietal sulcus in humans and monkeys. J Anat 2005;207(1):3–17.

Gregson JM, Leathley M, Moor AP, et al. Reliability of the Tone Assessment Scale and the Modified Ashworth Scale as clinical tools for assessing poststroke spasticity. Arch Phys Med Rehabil 1999,80:1013–1016.

Gresty MA. Coordination of head and eye movements to fixate continuous and intermittent targets. Vision Res 1974;14: 395–403.

Griffin JM, Bradke F. Therapeutic repair for spinal cord injury: combinatory approaches to address a multifacted problem. EMBO Mol Med 2020;12:e11505.

Grillner S. Locomotion in the spinal cat. In: Stein RB, Pearson KG, Smith RS, et al., eds. Control of posture and locomotion. New York: Plenum, 1973:515–535.

Grillner S. Control of locomotion in bipeds, tetrapods, and fish. In: Brooks VB, ed. Handbook of physiology: the nervous system, vol. 2. Motor control. Baltimore, MD: Lippincott Williams & Wilkins, 1981:1179–1236.

Grillner S, Deliagnina T, Ekebuerg O, et al. Neural networks that coordinate locomotion and body orientation in lamprey. Trends Neurosci 1995;18:270–280.

Grillner S, Rossignol S. On the initiation of the swing phase of locomotion in chronic spinal cats. Brain Res 1978;146:269–277.

Grillner S, Zangger P. On the central generation of locomotion in the low spinal cat. Exp Brain Res 1979;34:241–261.

Gronley JK, Perry J. Gait analysis techniques: Rancho Los Amigos Hospital gait laboratory. Phys Ther 1984;64:1831–1837.

Grossman GE, Leigh RJ. Instability of gaze during locomotion in patients with deficient vestibular function. Ann Neurol 1990;27:528–532.

Guadagnin EC, Priario LAA, Carpes FP, Vaz MA. Correlation between lower limb isometric strength and muscle structure with normal and challenged gait performance in older adults. Gait Posture 2019;73:101–107.

Guadagnoli MA, Lee TD. Challenge point: a framework for conceptualizing the effects of various practice conditions in motor learning. J Motor Behav 2004;36:212–224.

Guarrera-Bowlby PL, Gentile AM. Form and variability during sit- to-stand transitions: children versus adults. J Motor Behav 2004;36:104–114.

Guccione AA. Physical therapy diagnosis and the relationship between impairments and function. Phys Ther 1991;71:499–504.

Guilbert J, Alamargot D, Morin MF. Handwriting on a tablet screen: role of visual and proprioceptive feed-back in the control of movement by children and adults. Hum Mov Sci 2019;65:S0167-9457(18)30093-9. doi: 10.1016/j.humov.2018.09.001.

Guimarães AN, Ugrinowitsch H, Dascal JB, Porto AB, Okazaki VHA. Freezing degrees of freedom during motor learning: A systematic review. Motor Control 2020;24(3):457–471.

Guralnik JM, Simonsick EM, Ferrucci L, et al. A short physical performance battery assessing lower extremity function: association with self-reported disability and prediction of mortality and nursing home admission. J Gerontol A Biol Sci Med Sci 1994;49:M85–M94.

Gurfinkel V, Cacciatore TW, Cordo P, Horak F, Nutt J, Skoss R. Humans postural muscle tone in the body axis of healthy the influence of education and exercise on neck pain transition from sitting to standing. J Neurophysiol 2006;96:2678–2687.

Gurfinkel VS, Levik YS. Sensory complexes and sensorimotor integration. Fiziolog Cheloveka 1978;5:399–414.

Gurfinkel VS, Levick YS. Perceptual and automatic aspects of the postural body scheme. In: Paillard J, ed. Brain and space. New York: Oxford Science, 1991.

Gurfinkel VS, Lipshits MI, Popov KE. Is the stretch reflex the main mechanism in the system of regulation of the vertical posture of man? Biophysics 1974;19:761–766.

H

Haaland KY, Prestopnik JL, Knight RT, et al. Hemispheric asymmetries for kinematic and positional aspects of reaching. Brain 2004;127(Pt 5):1145–1158.

Hackett ML, Köhler S, O'Brien JT, Mead GE. Neuropsychiatric outcomes of stroke. Lancet Neurol 2014;13:525–534.

Hadders-Algra M. Early human brain development: starring the subplate. Neurosci Biobehav Rev 2018;92:276–290.

Hadders-Algra M. Early human motor development: from variation to the ability to vary and adapt. Neurosci Biobehav Rev 2018;90:411–427.

Hadders-Algra, M, Brogren E, Forssberg H. Training affects the development of postural adjustments in sitting infants. J Physiology 1996;493:289–298.

Hadders-Algra M, Gramsberg A. Discussion on the clinical relevance of activity-dependent plasticity after an insult to the developing brain. Neurosci Biobehav Rev 2007;31:1213–1219.

Haffenden AM, Goodale MA. The effect of pictorial illusion on prehension and perception. J Cogn Neurosci 1998;10:122–136.

Hafström A. Perceived and functional balance control is negatively affected by diminished touch and vibration sensitivity in relatively healthy older adults and elderly. Gerontol Geriatr Med 2018;4:1–10.

Häger-Ross C, Schieber MH. Quantifying the independence of human finger movements: comparisons of digits, hands, and movement frequencies. J Neurosci 2000;20:8542–8550.

Haggerty S, Jiang LT, Galecki A, et al. Effects of biofeedback on secondary task response time and postural stability in older adults. Gait Posture 2012;35(4):523–528.

Hahn ME, Chou L-S. Can motion of individual body segments identify dynamic instability in the elderly? Clin Biomech (Bristol, Avon) 2003;18:737–744.

Hahn ME, Chou L-S. Age-related reduction in sagittal plane center of mass motion during obstacle crossing. J Biomech 2004;37:837–844.

Haley SM, Coster WJ, Ludlow LH, et al. Pediatric evaluation of disability inventory (PEDI). Boston, MA: New England Medical Center Hospitals, 1992.

Haley SM, Jette AM, Coster WJ, et al. Late life function and disability instrument. II. Development and evaluation of the disability component. J Gerontol A Biol Sci Med Sci 2002;57A:M217–M222.

Hall CD, Herdman SJ. Reliability of clinical measures used to assess patients with peripheral vestibular disorders J Neurol Phys Ther 2006;30:74–81.

Hall CD, Herdman SJ, Whitney SL, et al. Vestibular rehabilitation for peripheral vestibular hypofunction: an evidence-based clinical practice guideline: from the American Physical Therapy Association Neurology Section. J Neurol Phys Ther 2016;40(2):124–155. doi: 10.1097/NPT.0000000000000120.

Hall LM, Brauer S, Horak F, Hodges PW. Adaptive changes in anticipatory postural adjustments with novel and familiar postural supports. J Neurophysiol 2010;103(2):968–976.

Hall LM, Brauer S, Horak F, Hodges PW. With novel and familiar postural supports adaptive changes in anticipatory postural adjustments adaptive changes in anticipatory postural adjustments with novel and familiar postural supports. J Neurophysiol 2010;103:968–976.

Hall KM, Bushnik T, Lakisic-Kazazic B, et al. Assessing traumatic brain injury outcome measures for long-term follow-up of community-based individuals. Arch Phys Med Rehabil 2001;82:367–374.

Hallemans A, Beccu S, Van Loock K, et al. Visual deprivation leads to gait adaptations that are age- and context-specific: I. Step-time parameters. Gait Posture 2009a;30(1):55–59.

Hallemans A, Beccu S, Van Loock K, et al. Visual deprivation leads to gait adaptations that are age- and context-specific: II. Kine- matic parameters. Gait Posture 2009b;30(3):307–311.

Hallemans A, De Clercq D, Aerts P. Changes in 3D joint dynamics during the first 5 months after the onset of independent walking: a longitudinal follow-up study. Gait Posture 2006;24(3):270–279.

Hallemans A, Dhanis L, De Clercq D, et al. Changes in mechanical control of movement during the first 5 months of independent walking: a longitudinal study. J Motor Behav 2007;39:227–233.

Hallemans A, Verbecque E, Dumas R, Cheze L, Van Hamme A, Robert T. Developmental changes in spatial margin of stability in typically developing children relate to the mechanics of gait. Gait Posture 2018;63:33–38.

Hallett M. Physiology of basal ganglia disorders: an overview. Can J Neurol Sci 1993;20:177–183.

Hallett M. Overview of human tremor physiology. Mov Disord 1998;13:43–48.

Hallett M. Transcranial magnetic stimulation and the human brain. Nature 2000;406:147–150.

Hallett M, Shahani BT, Young RR. EMG analysis of stereotyped voluntary movements in man. J Neurol Neurosurg Psychiatry 1975;38:1154–1162.

Hamani C, Richter E, Schwalb JM, Lozano AM. Bilateral subthalamic nucleus stimulation for Parkinson's disease: a systematic review of the clinical literature. Neurosurgery 2005;56:1313–1324.

Hamburger V, Levi-Montalcini R. Proliferation, differentiation and degeneration in the spinal ganglia of the chick embryo under normal and experimental conditions. J Exp Zool 1949;111:457–501.

Hammer A, Nilsagard Y, Wallquist M. Balance training in stroke patients— a systematic review of randomized, controlled trials. Adv Physiother 2008;10:163–172.

Han, D, Adolph, KE. The impact of errors in infant development: falling like a baby. Dev Sci 2020:e13069. doi: 10.1111/desc.13069. Online ahead of print.

Han P, Zhang W, Kang L, et al. Clinical evidence of exercise benefits for stroke. Adv Exp Med Biol 2017;1000:131–151. doi: 10.1007/978-981-10-4304-8_9.

Hanakawa T, Katsumi Y, Fukuyama H, et al. Mechanisms underlying gait disturbance in Parkinson's disease: a single photon emission computed tomography study. Brain 1999;122:1271–1282.

Hanisch C, Konczak J, Dohle C. The effect of the Ebbinghaus illusion on grasping behaviour of children. Exp Brain Res 2001;137:237–245.

Hanlon RE. Motor learning following unilateral stroke. Arch Phys Med Rehabil 1996;77:811–815.

Hanna SE, Law MC, Rosenbaum PL, et al. Development of hand function among children with cerebral palsy: growth curve analysis for ages 16 to 70 months. Dev Med Child Neurol 2003;45:448–455.

Hara Y, Ogawa S, Tsujiuchi K, et al. A home-based rehabilitation program for the hemiplegic upper extremity by power-assisted functional electrical stimulation. Disabil Rehabil 2008;30(4):296–304.

Harada T, Goto F, Kanzaki S, et al. Vibrotactile neurofeedback for vestibular rehabilitation in patients with presbyvertigo. J Vestibul Res 2010;20(3–4):242–243.

Harbourne RT, Berger SE. Embodied cognition in practice: exploring effects of a motor-based problem-solving intervention. Phys Ther 2019;99(6):786–796. doi: 10.1093/ptj/pzz031.

Harbourne RT, Deffeyes JE, DeJong SL. Nonlinear variables can assist in identifying postural control deficits in infants. J Sport Exerc Psychol 2007;29(Suppl):S9.

Harbourne RT, Giuliani C, MacNeela, J. A kinematic and electromyographic analysis of the development of sitting posture in infants. Dev Psycho- biol 1993;26:51–64.

Harbourne R, Kamm K. Upper extremity function: what's posture got to do with it? J Hand Ther 2015;28:106–112.

Harbourne RT, Stergiou N. Nonlinear analysis of the development of sitting postural control. Dev Psychobiol 2003;42:368–377.

Harbourne R, Stergiou N. Movement variability and the use of nonlinear tools: principles to guide physical therapist practice. Phys Ther 2009;89:267–282.

Hardy SE, Perera S, Roumani YF, et al. Improvement in usual gait speed predicts better survival in older adults. J Am Geriatr Soc 2007;55:1727–1734.

Haridas C, Zehr EP. Coordinated interlimb compensatory responses to electrical stimulation of cutaneous nerves in the hand and foot during walking. J Neurophysiol 2003;90(5):2850–2861.

Haridas C, Zehr EP, Misiaszek JE. Pos- tural uncertainty leads to dynamic control of cutaneous reflexes from the foot during human walking. Brain Res 2005;1062:48–62.

Harley C, Boyd JE, Cockburn J, et al. Disruption of sitting balance after stroke: influence of spoken output. J Neurol Neurosurg Psychiatry 2006;77:674–676.

Harmsen WJ, Bussmann JB, Selles RW, et al. A mirror therapy-based action observation protocol to improve motor learning after stroke. Neurorehabil Neural Repair

2015;29:509–516. pii: 1545968314558598.

Harris JE, Eng JJ, Marigold DS, et al. Relationship of balance and mobility to fall incidence in people with chronic stroke. Phys Ther 2005;85:150–158.

Hase K, Stein RB. Turning strategies during human walking. J Neurophysiol 1999;81:2914–2922.

Hass G, Diener HC, Bacher M, et al. Development of postural control in children: short-, medium-, and long-latency EMG responses of leg muscles after perturbation of stance. Exp Brain Res 1986;64:127–132.

Hass G, Diener HC. Development of stance control in children. In: Amblard B, Berthoz A, Clarac F, eds. Development, adaptation and modulation of posture and gait. Amsterdam, The Netherlands: Elsevier, 1988:49–58.

Hauer K, Lamb SE, Jorstad EC, et al. Systematic review of definitions and methods of measuring falls in randomised controlled fall prevention trials. Age Ageing 2006;35:5–10.

Hauer K, Pfisterer M, Weber C, et al. Cognitive impairment decreased postural control during dual tasks in geriatric patients with a history of severe falls. J Am Geriatr Soc 2003;51:1638–1644.

Haugh AB, Pandyan AD, Johnson GR. A systematic review of the Tardieu Scale for the measurement of spasticity. Dis Rehabil 2006;28:899–907.

Hausdorff JM. Gait dynamics, frac- tals and falls: finding meaning in the stride-to-stride fluctuations of human walking. Hum Mov Sci 2007;26:555–589.

Hausdorff JM, Cudkowicz ME, Firtion R, et al. Gait variability and basal ganglia disorders: stride-to-stride variations of gait cycle timing in Parkinson's disease and Huntington's disease. Mov Disord 1998;13:428–437.

Hausdorff JM, Edelberg HK, Mitchell SL, et al. Increased gait unsteadiness in community-dwelling elderly fallers. Arch Phys Med Rehabil 1997;78:278–283.

Hausdorff JM, Rios DA, Edelberg HK. Gait variability and fall risk in community-living older adults: a 1-year prospective study. Arch Phys Med Rehabil 2001;82:1050–1056.

Hay L. Accuracy of children on an open-loop pointing task. Percept Motor Skills 1978;47:1079–1082.

Hay L. Spatial-temporal analysis of movements in children: motor programs versus feedback in the development of reaching. J Motor Behav 1979;11:189–200.

Hay L. Developmental changes in eye- hand coordination behaviors: Preprogramming versus feedback control. In: Bard C, Fleury M, Hay L, eds. Development of eye-hand coordination across the lifespan. Columbia: University of South Carolina Press, 1990:217–244.

Hay L, Bard C, Fleury M. Visuomanual coordination from 6 to 10: specification, control and evaluation of direction and amplitude parameters of movement. In: Wade MG, Whiting HTA, eds. Motor development in children: aspects of coordination and control. Dordrecht, The Netherlands: Martinus Nijhoff, 1986.

Hayes KC, Riach CL. Preparatory postural adjustments and postural sway in young children. In: Woollacott MH, Shumway-Cook A, eds. Development of posture and gait across the life span. Columbia: University of South Carolina, 1989:97–127.

Hedberg A, Carlberg EB, Forssberg H, et al. Development of postural adjustments in sitting position during the first half year of life. Dev Med Child Neurol 2005;47:312–320.

Hedberg A, Forssberg H, Hadders- Algra M. Postural adjustments due to external perturbations during sitting in 1-month-old infants: evidence for the innate origin of direction specificity. Exp Brain Res 2004;157:10–17.

Hein A, Held R. Dissociation of the visual placing response into elicited and guided components. Science 1967;158:390–392.

Heinz F, Hesels K, Breitbach-Faller B, et al. Movement analysis by accelerometery of newborns and infants for the early detection of movement disorders due to infantile cerebral palsy. Med Biol Eng Comput 2010;48:765–772.

Heiman CM, Cole WG, Lee DK, Adolph KE. Object interaction and walking: integration of old and new skills in infant development. Infancy 2019;24(4):547–569.

Heitmann DK, Gossman MR, Shaddeau SA, et al. Balance performance and step width in non-institutionalized elderly female fallers and non-fallers. Phys Ther 1989;69:923–931.

Helbostad JL. Treadmill training and/ or body weight support may not improve walking ability following stroke: commentary. Aust J Physiol 2003;49:278.

Held JM. Recovery of function after brain damage: theoretical implications for therapeutic intervention. In: Carr JH, Shepherd RB, Gordon J, et al., eds. Movement sciences: foundations for physical therapy in rehabilitation. Rockville, MD: Aspen, 1987: 155–177.

Held JM. Environmental enrichment enhances sparing and recovery of function following brain damage. Neurol Rep 1998;22:74–78.

Held JM, Gordon F, Gentile AM. Environmental influences on locomotor recovery following cortical lesions in rats. Behav Neurosci 1985;99:678–690.

Held JPO, Klaassen B, Eenhoorn A, van Beijnum BF, Buurke JH, Veltink PH, Luft AR. Inertial sensor measurements of upper-limb kinemat- ics in stroke patients in clinic and home environment. Front Bioeng Biotechnol 2018;6:27. doi: 10.3389/fbioe.2018.00027.

Held R, Hein A. Movement-produced stimulation in the development of visually guided behavior. J Comp Physiol Psychol 1963;56:872–876.

Hellstrom K, Lindmark B, Wahlberg B, et al. Self-efficacy in relation to impairments and activities of daily living disability in elderly patients with stroke: a prospective investigation. J Rehabil Med 2003;35:202–207.

Henderson SE, Sugden DA. Movement Assessment Battery for Children (Movement ABC), 2nd ed. Upper Saddle River, NJ: Pearson, 2007.

Henry SM, Fung J, Horak FB. EMG responses to maintain stance during multidirectional surface translations. J Neurophysiol 1998;80:1939–1950.

Herbison GJ, Jaweed MM, Ditunno JF. Contractile properties of reinnervating skeletal muscle in the rat. Arch Phys Med Rehabil 1981;62:35–39.

Herdman SJ, ed. Vestibular rehabilitation, 3rd ed. Philadelphia, PA: FA Davis, 2007.

Herdman SJ. Vestibular rehabilitation. Curr Opin Neurol 2013;26(1):96–101. doi: 10.1097/WCO.0b013e32835c5ec4.

Herdman SJ, Schubert MC, Tusa RJ. Role of central preprogramming in dynamic visual acuity with vestibular loss. Arch Otolaryngol Head Neck Surg 2001;127:1205–1210.

Herman R. Augmented sensory feedback in control of limb movement. In: Fields WS, ed. Neural organization and its relevance to prosthetics. New York: Intercontinental Medical Book, 1973.

Herman R, Cook T, Cozzens B, et al. Control of postural reactions in man: the initiation of gait. In: Stein RB, Pearson KG, Smith RS, et al., eds. Control of posture and locomotion. New York: Plenum, 1973:363–388.

Herman S, Grillner R, Ralston HJ, et al., eds. Neural control of locomotion. New York: Plenum, 1976:675–705.

Herman T, Inbar-Borovsky N, Brozgol M, et al. The Dynamic Gait Index in healthy older adults: the role of stair climbing, fear of falling and gender. Gait Posture 2009;29:237–241.

Hermsdörfer J, Blankenfeld H, Goldenberg G. The dependence of ipsilesional aiming deficits on task demands, lesioned hemisphere, and apraxia. Neuropsychologia 2003;41:1628–1643.

Hermsdorfer J, Laimgruber K, Kerkhoff G, et al. Effects of unilateral brain damage on grip selection, coordination, and kinematics of ipsilesional prehension. Exp Brain Res 1999;128(1–2):41–51.

Hess JA, Woollacott M. Effect of high-intensity strength-training on functional measures of balance ability in balance-impaired older adults. J Manipulative Physiol Ther 2005;28:582–590.

Hess JA, Woollacott M, Shivitz N. Ankle force and rate of force production increase following high intensity strength training in frail older adults. Aging Clin Exp Res 2006;18:107–115.

Hesse S, Bertelt C, Jahnke MT, et al. Treadmill training with partial body weight support compared with physiotherapy in non ambulatory hemiparetic patients. Stroke 1995;26:976–981.

Hesse S, Bertelt C, Schaffrin A, et al. Restoration of gait in non ambulatory hemiparetic patients by treadmill training with partial weight support. Arch Phys Med Rehabil 1994;75:1087–1093.

Hesse S, Konrad M, Uhlenbroch D. Treadmill walking with partial body weight support versus floor walking in hemiparetic subjects. Arch Phys Med Rehabil 1999;80:421–427.

Hesse S, Reiter F, Jahnke M, et al. Asymmetry of gait initiation in hemiparetic stroke subjects. Arch Phys Med Rehabil 1997;78:719–724.

Hesse S, Werner C, Schonhardt EM, et al. Combined transcranial direct current stimulation and robot-assisted arm training in subacute stroke patients: a pilot study. Restor Neurol Neurosci 2007;25(1):9–15.

Hidler J, Nichols D, Pelliccio M, et al. Multicenter randomized clinical trial evaluating the effectiveness of the Lokomat in subacute stroke. Neurorehabil Neural Repair 2009;23:5–13.

Higgens JR, Spaeth RA. Relationship between consistency of movement and environmental conditions. Quest 1979;17:65.

Higginson JS, Zajac FE, Neptune RR, et al. Effect of equinus foot placement and intrinsic muscle response on knee extension during stance. Gait Posture 2006;23:32–36.

Hijmans JM, Geertzen JH, Dijkstra PU, et al. A systematic review of the effects of shoes and other ankle or foot appliances on balance in older people and people with peripheral nervous system disorders. Gait Posture 2007;25:316–323.

Hill K, Ellis P, Bernhardt J, et al. Balance and mobility outcomes for stroke patients: a comprehensive audit. Aust J Physiother 1997;43:173–180.

Hillel I, Gazit E, Nieuwboer A, et al. Is every-day walking in older adults more analogous to dual-task walking or to usual walking? Elucidating the gaps between gait performance in the lab and during 24/7 monitoring. Eur Rev Aging Phys Act 2019;16:6.

Hird JS, Landers DM, Thomas JR, et al. Physical practice is superior to mental practice in enhancing cognitive and motor task performance. J Sport Exerc Psychol 1991;13:281–293.

Hirschfeld H. On the integration of posture, locomotion and voluntary movement in humans: normal and impaired development. Dissertation. Karolinska Institute, Stockholm, 1992.

Hirschfeld H, Forssberg, H. Epigenetic development of postural responses for sitting during infancy. Exp Brain Res 1994;97:528–540.

Hirvensalo M, Rantanen T, Heikkinen E. Mobility difficulties and physical activity as predictors of mortality and loss of independence in the community-living older population. J Am Geriatr Soc 2000;48:493–498.

Himuro N, Abe H, Nishibu H, Seino T, Mori M. Easy-to-use clinical measures of walking ability in children and adolescents with cerebral palsy: a systematic review. Disabil Rehabil 2017;39:957–968.

Hoch JE, Rachwani J, Adolph KE. Where infants go: real-time dynamics of locomotor exploration in crawling and walking infants. Child Dev 2020;91(3):1001–1020.

Hodges PW, Gurfinkel VS, Brumagne S, et al. Coexistence of stability and mobility in postural control: evidence from postural compensation for respiration. Exp Brain Res 2002;144:293–302.

Hoehn MM, Yahr MD. Parkinsonism: onset, progression and mortality. Neurology 1967;17:433–450.

Hoffer MM, Feiwell E, Perry R, et al. Functional ambulation in patients with myelomeningocele. J Bone Joint Surg Am 1973;55:137–148.

Hoffmann T, Glasziou P, Boutron I, et al. Better reporting of interventions: template for intervention description and replication (TIDieR) checklist and guide. BMJ 2014;348:g1687.

Hofmeijer J, Algra A, Kappelle LJ, Van Der Worp HB. Predictors of life-threatening brain edema in middle cerebral artery infarction. Cerebrovasc Dis 2008;25:176–184.

Hogan M. Physical and cognitive activity and exercise for older adults: a review. Int J Aging Hum Dev 2005;60:95–126.

Hogan N, Bizzi E, Mussa-Ivaldi FA, et al. Controlling multijoint motor behavior. Exerc Sport Sci Rev 1987;15:15–90.

Hohtari-Kivimaki U, Salminen M, Vahlberg T, et al. Short Berg Balance Scale: correlation to static and dynamic balance and applicability among the aged. Aging Clin Exp Res 2012;24:42–46.

Holbein MA, Redfern MS. Functional stability limits while holding loads in various positions. Int J Ind Ergon 1997;19:387–395.

Holbein-Jenny MA, McDermott K, Shaw C, Demchak J. Validity of functional stability limits as a measure of balance in adults aged 23-73 years. Ergonomics 2007;50(5):631–646.

Holden MK, Dettwiler A, Dyar T, et al. Retraining movement in patients with acquired brain injury using a virtual environment. Stud Health Technol Inform 2001;81:192–198.

Holsbeeke L, Ketelaar M, Schoemaker MM, Gorter JW. Capacity, capability, and performance: different constructs or three of a kind? Arch Phys Med Rehabil 2009;90(5):849–855.

Hollands KL, Agnihotri D, Tyson SF. Effects of dual task on turning ability in stroke survivors and older adults. Gait Posture 2014;40:564–569.

Hollands KL, Hollands MA, Zietz D, et al. Kinematics of turning 180 degrees during the timed up and go in stroke survivors with and without falls history. Neurorehabil Neural Repair 2010;24:358–367.

Hollerbach JM. Planning of arm movements. In: Osherson DN, Kosslyn SM, Hollerbach JM, eds. Visual cog- nition and action: an invitation to cognitive science, vol. 2. Cambridge, MA: MIT Press, 1990:183–211.

Hollman JH, McDade EM, Petersen RC. Normative spatiotemporal gait parameters in older adults. Gait Posture 2011;34(1):111–118.

Holmefur M, Aarts P, Hoare B, et al. Test-retest and alternate forms reliability of the assisting hand assessment. J Rehabil Med 2009;41(11):886–891.

Holmefur MM, Krumlinde-Sundholm L. Psychometric properties of a revised version of the Assisting Hand Assessment (Kids-AHA 5.0). Dev Med Child Neurol 2016;58(6):618–624. doi: 10.1111/dmcn.12939.

Hong SH, Jung SY, Oh HK, Lee SH, Woo YK. Effects of the immobilization of the upper extremities on spatiotemporal gait parameters during walking in stroke patients: a preliminary study. Biomed Res Int 2020;2:6157231. doi: 10.1155/2020/6157231.

Honeycutt CF, Nardelli P, Cope TC, et al. Muscle spindle responses to horizontal support surface perturbation in the anesthetized cat: insights into the role of autogenic feedback in whole body postural control. J Neurophysiol 2012;108(5):1253–1261.

Honeycutt CF, Nichols TR. Disruption of cutaneous feedback alters magnitude but not direction of muscle responses to postural perturbations in the decerebrate cat. Exp Brain Res 2010;203:765–771.

Hong M, Earhart GM. Effects of medication on turning deficits in individuals with Parkinson's disease. J Neurol Phys Ther 2010;34:11–16.

Horak F. Assumptions underlying motor control for neurologic rehabilitation. In: Contemporary management of motor control problems. Proceedings of the II Step Conference. Alexandria, VA: American Physical Therapy Association, 1991:11–27.

Horak F. Clinical measurement of postural control in adults. Phys Ther 1987;67:1881–1885.

Horak FB. Comparison of cerebellar and vestibular loss on scaling of pos- tural responses. In: Brandt T, Paulus IO, Bles W, et al., eds. Disorders of posture and gait. Stuttgart, Germany: George Thieme Verlag, 1990:370–373.

Horak FB. Adaptation of automatic postural responses. In: Bloedel JR, Ebner TJ, Wise SP, eds. The acquisition of motor behavior in vertebrates. Cambridge, MA: MIT Press, 1996:57–85.

Horak FB, Anderson M, Esselman P, et al. The effects of movement velocity, mass displaced and task certainty on associated postural adjustments made by normal and hemiplegic individuals. J Neurol Neurosurg Psychiatry 1984;47:1020–1028.

Horak F, Diener HC. Cerebellar control of postural scaling and central set in stance. J Neurophysiol 1994;72:479–493.

Horak F, Diener HC, Nashner LM. Influence of central set on human postural responses. J Neurophysiol 1989a;62:841–853.

Horak FB, Dimitrova D, Nutt JG. Directional-specific postural instability in subjects with Parkinson's disease. Exp Neurol 2005;193:504–521.

Horak FB, Hlavacka F. Somatosensory loss increases vestibulospinal sensitivity. J Neurophsyiol 2001;86:575–585.

Horak F, Jones-Rycewicz C, Black FO, et al. Effects of vestibular rehabilitation on dizziness and imbalance. Otolaryngol Head Neck Surg 1992a;106:175–180.

Horak FB, Kluzik J, Hlavacka F. Velocity dependence of vestibular information for postural control on tilting surfaces. J Neurophysiol 2016;116:1468–1479.

Horak FB, Macpherson JM. Postural orientation and equilibrium. In: Shepard J, Rowell L, eds. Handbook of physiology, section 12. Exercise: regulation and integration of multiple systems. New York, Oxford University, 1996:255–292.

Horak F, Nashner L. Central programming of postural movements: adaptation to altered support surface configurations. J Neurophysiol 1986;55:1369–1381.

Horak FB, Nashner LM, Diener HC. Postural strategies associated with somatosensory and vestibular loss. Exp Brain Res 1990;82:167–177.

Horak FB, Nutt JG, Nashner LM. Postural inflexibility in parkinsonian subjects. J Neurol Sci 1992b;111:46–58.

Horak F, Shumway-Cook A. Clinical implications of postural control research. In: Duncan P, ed. Balance: proceedings of the APTA Forum. Alexandria, VA: American Physical Therapy Association, 1990:105–111.

Horak F, Shumway-Cook A, Black FO. Are vestibular deficits responsible for developmental disorders in children? Insights Otolaryngol 1988;3:2.

Horak F, Shupert C. The role of the vestibular system in postural control. In: Herdman S, ed. Vestibular rehabilitation. New York: Davis, 1994:22–46.

Horak FB, Shupert CL, Dietz V, et al. Vestibular and somatosensory contributions to responses to head and body displacements in stance. Exp Brain Res 1994;100:93–106.

Horak F, Shupert C, Mirka A. Components of postural dyscontrol in the elderly: a review. Neurobiol Aging 1989;10:727–745.

Horak FB, Wrisley DM, Frank J. The Balance Evaluation Systems test (BESTest) to differentiate balance deficits. Phys Ther 2009;89:484–498.

Hore J, Wild B, Diener HC. Cerebellar dysmetria at the elbow, wrist, and fingers. J Neurophysiol 1991;65:563–571.

Hornby TG, Campbell DD, Kahn JH, et al. Enhanced gait-related improvements after therapist- versus robotic-assisted locomotor training in subjects with chronic stroke: a randomized controlled study. Stroke 2008;39:1786–1792.

Hornby TG, Straube DS, Kinnaird CR, et al. Importance of specificity, amount, and intensity of locomotor training to improve ambulatory function in patients poststroke. Top Stroke Rehabil 2011;18(4):293–307.

Horowitz L, Sharby N. Development of prone extension postures in healthy infants. Phys Ther 1988;68:32–39.

Horslen BC, Murnaghan CD, Inglis JT, Chua R, Carpenter MG. Effects of postural threat on spinal stretch reflexes: evidence for increased muscle spindle sensitivity? J Neurophysiol 2013;110(4):899–906.

Horslen BC, Zaback M, Inglis JT, Blouin JS, Carpenter MG. Increased human stretch reflex dynamic sensitivity with height-induced postural threat. J Physiol 2018;596(21):5251–5265.

Housman SJ, Scott KM, Reinkensmeyer DJ. A randomized controlled trial of gravity-supported, computer-enhanced arm exercise for individuals with severe hemiparesis. Neurorehabil Neural Repair 2009;23(6):505–514.

Houwink A, Steenbergen B, Prange GB, et al. Upper-limb motor control in patients after stroke: attentional demands and the potential beneficial effects of arm support. Hum Mov Sci 2013;32:377–387.

Hovda DA, Feeney DM. Haloperidol blocks amphetamine induced recovery of binocular depth perception after bilateral visual cortex ablation in the cat. Proc West Pharmacol Soc 1985;28:209–211.

Howcroft J, Fehlings D, Zabjek K, et al. Wearable wrist activity monitor as an indicator of functional hand use in children with cerebral palsy. Dev Med Child Neurol 2011;53:1024–1029.

Howe TE, Rochester L, Jackson A, et al. Exercise for improving balance in older people. Cochrane Database Syst Rev 2007;(4):CD004963.

Howes D, Boller F. Simple reaction time: evidence for focal impairment from lesions of the right hemisphere. Brain 1975;98:317–332.

Hoy MG, Zernicke RF. Modulation of limb dynamics in the swing phase of locomotion. J Biomech 1985;18:49–60.

Hoy MG, Zernicke RF. The role of intersegmental dynamics during rapid limb oscillations. J Biomech 1986;19:867–877.

Hoy MG, Zernicke RF, Smith JL. Contrasting roles of inertial and muscle moments at knee and ankle during paw-shake response. J Neurophysiol 1985;54:1282–1294.

Hoyle G. Muscles and their neural control. New York: Wiley, 1983.

Hsieh Y, Hsueh I, Chou Y, et al. Development and validation of a short form of the Fugl-Meyer Motor Scale in patients with stroke. Stroke 2007;38:3052–3054.

Hsieh YW, Wu CY, Lin KC, et al. Dose–response relationship of robot-assisted stroke motor rehabilitation: the impact of initial motor status. Stroke 2012;43:2729–2734.

Hsu WL, Scholz JP, Schöner G, Jeka JJ, Kiemel T. Control and estimation of posture during quiet stance depends on multijoint coordination. J Neurophysiol 2007;97:3024–3035.

Hu M, Woollacott M. Multisensory training of standing balance in older adults. 1. Postural stability and one-leg stance balance. J Gerontol 1994a;49:M52–M61.

Hu M, Woollacott M. Multisensory training of standing balance in older adults. 2. Kinetic and electromyographic postural responses. J Gerontol 1994b;49:M62–M71.

Huang X, Mahoney JM, Lewis MM, et al. Both coordination and symmetry of arm swing are reduced in Parkinson's disease. Gait Posture 2012;35:373–377.

Hubel DH. Eye, brain and vision. New York: Scientific American, 1988.

Hubel DH, Wiesel TN. Receptive fields of single neurones in the cat's striate cortex. J. Physiol Lond 1959;148:574–591.

Hudson CC, Krebs DE. Frontal plane dynamic stability and coordination in subjects with cerebellar degeneration. Exp Brain Res 2000;132:103–113.

Hughes VA, Frontera WR, Wood M, et al. Longitudinal muscle strength changes in older adults: influence of muscle mass, physical activity and health. J Gerontol Biol Sci 2001;56A:B209–B217.

Huijbregts MPJ, Myers AM, Kay TM, et al. Systematic outcome measurement in clinical practice: challenges experienced by physiotherapists. Physiother Can 2002;54:25–36.

Huisinga JM, Filipi ML, Schmid KK, et al. Is there a relationship between fatigue questionnaires and gait mechanics in persons with multiple sclerosis? Arch Phys Med Rehabil 2011;92:1594–1601.

Huisinga JM, Schmid KK, Filipi ML, Stergiou N. Gait mechanics are different between healthy controls and patients with multiple sclerosis. J Appl Biomech 2013;29(3):303–311.

Hulliger M, Nordh E, Thelin AE, et al. The responses of afferent fibers from the glabrous skin of the hand during voluntary finger movements in man. J Physiol 1979;291:233–249.

Hung YC, Spingarn A. Whole body organization during a symmetric bimanual pick up task for children with unilateral cerebral palsy. Gait Posture 2018;64:38–42.

Hunnicutt JL, Gregory CM, Sciences H. Skeletal muscle changes following stroke: a systematic review and comparison to healthy individuals. Top Stroke Rehabil 2017;24:463–471.

Humm JL, Kozlowski DA, Bland ST, et al. Progressive expansion of brain injury by extreme behavior pressure: is glutamate involved? Exp Neurol 1999;157:349–358.

Hummel F, Celnik P, Giraux P, et al. Effects of non-invasive cortical stimulation on skilled motor function in chronic stroke. Brain 2005;128:490–499.

Humphrey NK, Weiskrantz L. Vision in monkeys after removal of the striate cortex. Nature 1969;215:595–597.

Hung YC, Brandão MB, Gordon AM. Structured skill practice during intensive bimanual training leads to better trunk and arm control than unstructured practice in children with unilateral spastic cerebral palsy.

Res Dev Disabil 2017;60:65–76. doi: 10.1016/j.ridd.2016.11.012.

Hung Y-C, Ferre CL, Gordon AM. Improvements in kinematic performance after home-based bimanual intensive training for children with unilateral cerebral palsy. Phys Occup Ther Pediatr 2018;38(4):370–381. doi: 10.1080/01942638.2017.1337663.

Hung Y-C, Meredith GS, Gill SV. Influence of dual task constraints during walking for children. Gait Posture 2013 Jul;38(3):450–454.

Hung Y-C, Spingarn A, Friel KM, Gordon AM. Intensive unimanual training leads to better reaching and head control than bimanual training in children with unilateral cerebral palsy. Phys Occup Ther Pediatr 2020;40(5):491–505. doi: 10.1080/01942638.2020.1712513.

Hutchinson KJ, Gómez-Pinilla F, Crowe MJ, Ying Z, Basso DM. Three exercise paradigms differentially improve sensory recovery after spinal cord contusion in rats. Brain 2004:127;1403–1414.

Huxham F, Baker R, Morris ME, et al. Head and trunk rotation during walking turns in Parkinson's disease. Mov Disord 2008;23:1391–1397.

Huxhold O, Li S-C, Schmiedek F, et al. Dual-tasking postural control: aging and the effects of cognitive demand in conjunction with focus of attention. Brain Res Bull 2006;69:294–305.

Hwang I, Tung L, Yang J, et al. Electromyographic analyses of global synkinsesis in the paretic upper limb after stroke. Phys Ther 2005;85:755–765.

Hyndman D, Ashburn A. People with stroke living in the community: attention deficits, balance, ADL ability, and falls. Disabil Rehabil 2003;25:817–822.

Hyndman D, Ashburn A. "Stops Walking When Talking" as a predictor of falls in people with stroke living in the community. J Neurol Neurosurg Psychiatry 2004;75:994–997.

Hyndman D, Ashburn A, Yardley L, et al. Interference between balance, gait and cognitive task performance among people with stroke living in the community. Dis Rehabil 2006;28:849–856.

Hyndman D, Pickering RM, Ashburn A. Reduced sway during dual task balance performance among people with stroke at 6 and 12 months after discharge from hospital. Neurorehabil Neural Repair 2009;23:847–854.

I

Ikai T, Kamikubo T, Takehara I, et al. Dynamic postural control in patients with hemiparesis. Am J Phys Med Rehabil 2003;82:463–469.

Imms FJ, Edholm OG. Studies of gait and mobility in the elderly. Age Ageing 1981;10:147–156.

Inacio M, Creath R, Rogers MW. Effects of aging on hip abductor-adductor neuromuscular and mechanical performance during the weight transfer phase of lateral protective stepping. J Biomech 2019;82:244–250.

Inglin B, Woollacott MH. Age-related changes in anticipatory postural adjustments associated with arm movements. J Gerontol 1988;43:M105–M113.

Inglis JT, Horak FB, Shupert CL, et al. The importance of somatosensory information in triggering and scaling automatic postural responses in humans. Exp Brain Res 1994;101:159–164.

Ingvarsson PE, Gordon AM, Forssberg H. Coordination of manipulative forces in Parkinson's disease. Exp Neurol 1997;145:489–501.

Inkster LM, Eng JJ. Postural control during a sit-to-stand task in individuals with mild Parkinson's disease. Exp Brain Res 2004;154:33–38.

Inkster LM, Eng JJ, MacIntyre DL, et al. Leg muscle strength is reduced in Parkinson's disease and relates to the ability to rise from a chair. Mov Disord 2003;18:157–162.

Inman VT, Ralston H, Todd F. Human walking. Baltimore, MD: Lippincott Williams & Wilkins, 1981.

Inness EL, Mansfield A, Lakhani B, et al. Impaired reactive stepping among patients ready for discharge from inpatient stroke rehabilitation. Phys Ther 2014;94:1755–1764.

Inoue A, Iwasaki S, Ushio M, et al. Effect of vestibular dysfunction on the development of gross motor function in children with profound hearing loss. Audiol Neurootol 2013;18(3):143–151.

Isa T, Ohki Y, Alstermark B, Pettersson LG, Sasaki S. Direct and indirect cortico-motoneuronal pathways and control of hand/arm movements. Physiology 2007;22:145–152.

Isa T, Ohki Y, Seki K, Alstermark B. Properties of propriospinal neurons in the C3-C4 segments mediating disynaptic pyramidal excitation to forelimb motoneurons in the macaque monkey. J Neurophysiol 2006;95:3674–3685.

Isles RC, Choy NL, Steer M, et al. Normal values of balance tests in women aged 20–80. J Am Geriatr Soc 2004;52:1367–1372.

Israely S, Carmeli E. Handwriting performance versus arm forward reach and grasp abilities among post-stroke patients, a case-control study. Top Stroke Rehabil 2017;24(1):5–11. doi: 10.1080/10749357.2016.1183383.

Ito M. The cerebellum and neural control. New York: Raven, 1984.

Ito M, Araki A, Tanaka H, et al. Muscle histopathology in spastic cerebral palsy. Brain Dev 1996;18:299–303.

Ivanenko YP, Dominici N, Cappellini G, et al. Development of pendulum mechanism and kinematic coordination from the first unsupported steps in toddlers. J Exp Biol 2004;207:3797–3810.

Ivanenko YP, Dominici N, Cappellini G, et al. Kinematics in newly walking toddlers does not depend upon postural stability. J Neurophysiol 2005;94:754–763.

Ivanenko Y, Gurfinkel VS. Human postural control. Front Neurosci 2018;12(171):1–9.

Ivry RB, Keele SW. Timing functions of the cerebellum. J Cogn Neurosci 1989;1:136–152.

Iyengar V, Santos MJ, Ko M, et al. Grip force control in individuals with multiple sclerosis. Neurorehabil Neural Repair 2009;23:855–861.

J

Jackson RT, Epstein CM, De L'Amme WR. Abnormalities in posturography and estimations of visual vertical and horizontal in multiple sclerosis. Am J Otol 1995;16:88–93.

Jacobs JV. A review of stairway falls and stair negotiation: lessons learned and future needs to reduce injury. Gait Posture 2016;49:159–167.

Jacobs JV, Horak FB, Van Tran K, et al. An alternative clinical postural stability test for patients with

Parkinson's disease. J Neurol 2006;253:1404–1413.

Jacobs JV, Nutt JG, Carlson-Kuhta P, et al. Knee trembling during freezing of gait represents multiple anticipatory postural adjustments. Exp Neurol 2009;215:334–341.

Jamon M. The development of vestibular system and related functions in mammals: impact of gravity. Front Integr Neurosci 2014;8:11.

Jang SH, Jang WH. Change of the corticospinal tract in the unaffected hemisphere by change of the dominant hand following stroke: a cohort study. Medicine (Baltimore) 2016;95(6):e2620. doi: 10.1097/MD.0000000000002620.

Jansen CW, Niebuhr BR, Coussirat DJ, et al. Hand force of men and women over 65 years of age as measured by maximum pinch and grip force. J Aging Phys Act 2008;16(1):24–41.

Jayakaran P, Mitchell L, Johnson GM. Peripheral sensory information and postural control in children with strabismus. Gait Posture 2018;65:197–202.

Jeannerod M. The timing of natural prehension movements. J Motor Behav 1984;16:235–254.

Jeannerod M. The formation of finger grip during prehension: a cortically mediated visuomotor pattern. Behav Brain Res 1986;19:99–116.

Jeannerod M. Reaching and grasping: parallel specification of visuomotor channels. In: Handbook of perception and action, vol. 2. London, UK: Academic Press, 1996:405–460.

Jeannerod M. The neural and behavioral organization of goal-directed movements. Oxford, UK: Clarendon Press, 1990.

Jeannerod M, Arbib MA, Rizzolatti G, et al. Grasping objects: the cortical mechanisms of visuomotor transformation. Trends Neurosci 1995;18:314–320.

Jebsen RH, Taylor N, Trieschmann RB, et al. An objective and standard test of hand function. Arch Phys Med Rehabil 1969;50:311–319.

Jedlinsky BP, McCarthy CF, Michel TH. Validating pediatric pain measurement: sensory and affective components. Ped Phys Ther 1999;11:83–88.

Jeka JJ. Light touch contact as a balance aid. Phys Ther 1997;77:477–487.

Jeka JJ, Easton RD, Bentzen BL, et al. Haptic cues for orientation and postural control in sighted and blind individuals. Percept Psychophys 1996;58:409–423.

Jeka JJ, Lackner JR. Fingertip contact influences human postural control. Exp Brain Res 1994;100:495–502.

Jeka JJ, Lackner JR. The role of haptic cues from rough and slippery surfaces in human postural control. Exp Brain Res 1995;103:267–276.

Jeka J, Oie KS, Kiemel T. Multisensory information for human postural control: integrating touch and vision. Exp Brain Res 2000;134:107–125.

Jellinger KA. Neuropathology and pathogenesis of extrapyramidal movement disorders: a critical update. II. Hyperkinetic Disorders.

J Neural Transm 2019;126: 997–1027. Jellinger KA. Neuropathology of sporadic Parkinsons disease: evaluation and changes of concepts. Mov Dis-ord 2012;27:8–30.

Jenkins WM, Merzenich MM. Reorganization of neocortical representations after brain injury: a neurophysiological model of the bases of recovery from stroke. Progr Brain Res 1987;71:249–266.

Jenkins, WM, Merzenich MM, Och MT, et al. Functional reorganization of primary somatosensory cortex in adult owl monkeys after behaviorally controlled tactile stimulation.

J Neurophysiol 1990;63:82–104. Jensen JL, Bothner KE, Woollacott MH. Balance control: the scaling of the kinetic response to accommodate increasing perturbation magnitudes. J Sport Exerc Psychol 1996;18:S45.

Jensen P, Jensen NJ, Terkildsen CU, Choi JT, Nielsen JB, Geertsen SS. Increased central common drive to ankle plantar flexor and dorsiflexor muscles during visually guided gait. Physiol Rep 2018;6(3):e13598.

Jensen JL, Thelen E, Ulrich BD, et al. Adaptive dynamics of the leg movement patterns in human infants: age-related differences in limb ᄌcontrol.

J Motor Behav 1995;27:366–374. Jessell TM, Sanes JR. Differentiation and survival of nerve cells. In: Kandel ER, Schwartz JH, Jessell TM, Siegelbaum SA, Hudspeth AJ, eds. Principles of neural science, 5th ed. New York, NY: McGraw-Hill, 2013:2859–2906.

Jesus ST, Hoenig H. Postacute rehabilitation quality of care: toward a shared conceptual framework. Arch Phys Med Rehabil 2015;96:960–969.

Jethwa A, Mink J, Macarthur C, Knights S, Fehlings T, Fehlings D. Development of the Hypertonia Assessment Tool (HAT): a discriminative tool for hypertonia in children. Dev Med Child Neurol 2010;52:83–87.

Jette AM. Physical disablement concepts for physical therapy research and practice. Phys Ther 1994;74:380–386.

Jette AM. Assessing disability in studies on physical activity. Am J Prev Med 2003;25(3 Suppl 2):122–128.

Jette AM, Assmann SF, Rooks D, et al. Inter-relationships among disablement concepts. J Geron Med Sci 1998;20:M395–M404.

Jette DU, Bacon K, Batty C, et al. Evidence-based practice: beliefs, attitudes, knowledge, and behaviors of physical therapists. Phys Ther 2003;83:786–805.

Jette AM, Haley SM, Coster WJ, et al. Late life function and disability instrument: II. Development and evaluation of the function component. J Gerontol A Biol Sci Med Sci 2002;57A:M209–M216.

Jette AM, Haley SM, Coster WJ, et al. Late life function and disability instrument: I. development and evaluation of the disability component. J Gerontol A Biol Sci Med Sci 2002,57.209–216.

Jette DU, Stilphen M, Ranganathan VK, et al. Validity of the AM-PAC "6-Clicks" inpatient daily activity and basic mobility short forms. Phys Ther 2014;94:379–391.

Ji SG, Kim MK. The effects of mirror therapy on the gait of subacute stroke patients: a randomized controlled trial. Clin Rehabil 2015;29:348–354.

Jinnah HA, Factor SA. Diagnosis and treatment of dystonia. Neurol Clin 2015;33:77–100.

Jims C. Foot placement pattern, an aid in gait training: suggestions from the field. Phys Ther 1977;57:286.

Jo HJ, Maenza C, Good DC, Huang X, Park J, Sainburg RL, Latash ML. Effects of unilateral stroke on multi-finger synergies and their feed-forward adjustments. Neuroscience 2016;319:194–205.

Johansson BB. Brain plasticity in health and disease. Keio J Med 2004;53:231–246.

Johansson RS. Sensory control of dexterous manipulation in humans. In: Wing AM, Haggard P, Flanagan J, eds. Hand and brain: the neurophysiology and psychology of hand movements. New York: Academic Press, 1996:381–414.

Johansson RS, Edin BB. Neural control of manipulation and grasp. In: Forssberg H, Hirschfeld H, eds. Movement disorders in children. Basel, Switzerland: Karger, 1992:107–112.

Johansson S, Ytterberg C, Claesson IM, et al. High concurrent presence of disability in multiple sclerosis. Associations with perceived health. J Neurol 2007;254:767–773. Johnson J, Rodriguez MA, Snih SA. Life-space mobility in the elderly: current perspectives. Clin Interv Aging 2020;15:1665–1674.

Johnson GR. Outcome measures in spasticity. Eur J Neurol 2002;9:10–16.

Johnson JK, Fritz JM, Brooke BS, et al. Physical function in the hospital is associated with patient-centered outcomes in an inpatient rehabilitation facility. Phys Ther 2020;100:1237–1248.

Johnson LB, Sumner S, Duong T, et al. Validity and reliability of smartphone magnetometer-based goniometer evaluation of shoulder abduction: a pilot study. Man Ther 2015. pii: S1356-689X(15)00052-1 [Epub ahead of print].

Johnston MV, Goverover Y, Dijkers M. Community activities and individual's satisfaction with them: quality of life in the first year after traumatic brain injury. Arch PMR 2005;86:735–745.

Johnston M, Nissim EN, Wood K, et al. Objective and subjective handicap following spinal cord injury: interrelationships and predictors. J Spinal Cord Med 2002;25:11–22.

Johnston TE, Watson KE, Ross SA, et al. Effects of a supported speed treadmill training exercise program on impairment and function for children with cerebral palsy. Dev Med Child Neurol 2011;53:742–750.

Jongbloed-Pereboom M, Nijhuis-van der Sanden MW, Steenbergen B. Norm scores of the box and block test for children ages 3–10 years. Am J Occup Ther 2013;67(3):312–318. doi: 10.5014/ajot.2013.006643.

Jonkers I, Delp S, Patten C. Capacity to increase walking speed is limited by impaired hip and ankle power generation in lower functioning persons post stroke. Gait Posture 2009;29:129–137.

Jonsdottir J, Cattaneo D. Reliability and validity of the Dynamic Gait Index in persons with chronic stroke. Arch Phys Med Rehabil 2007;88:1410–1415.

Jordan T, Rabbitt P. Response times to stimuli of increasing complexity as a function of ageing. Br J Psychol 1977;68:189–201.

Jørgensen L, Crabtree NJ, Reeve J, et al. Ambulatory level and asymmetrical weight bearing after stroke affects bone loss in the upper and lower part of the femoral neck differently: bone adaptation after decreased mechanical loading. Bone 2000;27:701–707.

Jouen F. Titres et travaux en vue de l'habilitation a diriger des recherches. State doctoral thesis, Universite Paris IV Paris, 1993:104.

Jouen F, Lepecq J-C, Gapenne O, et al. Optic flow sensitivity in neonates. Infant Behav Dev 2000;23:271–284.

Judge JO, Underwood M, Gennosa T. Exercise to improve gait velocity. Arch Phys Med Rehabil 1993;74:400–406.

Judge J, Whipple R, Wolfson L. Effects of resistive and balance exercises on isokinetic strength in older persons. J Am Geriatr Soc 1994;42:937–946.

Juravle G, Colino FL, Meleqi X, Binsted G, Farnè A. Vision facilitates tactile perception when grasping an object. Sci Rep 2018;8:1–10.

Juvin L, Simmers J, Morin D. Propriospinal circuitry underlying interlimb coordination in mammalian quadrupedal locomotion. J Neurosci 2005;25(25):6025–6035.

K

Kaas JH, Florence SL, Jain N. Reorganization of sensory systems of primates after injury. Neuroscientist 1997;3:123–130.

Kabat H, Knott M. Proprioceptive facilitation therapy for paralysis. Physiotherapy 1954;40:171–176.

Kafri M, Laufer Y. Therapeutic effects of functional electrical stimulation on gait in individuals post-stroke. Ann Biomed Eng 2015;43:451–466.

Kajrolkar R, Yang F, Pai YC, et al. Dynamic stability and compensatory stepping responses during anterior gait slip perturbations in people with chronic hemiparetic stroke. J Biomech 2014;47:2751–2758.

Kalisch T, Ragert P, Schwenkreis P, et al. Impaired tactile acuity in old age is accompanied by enlarged hand representations in somatosensory cortex. Cereb Cortex 2009;19:1530–1538.

Kallin K, Gustafson Y, Sandman PO, et al. Factors associated with falls among older, cognitively impaired people in geriatric care settings: a population based study. Am J Geriatr Psychiatry 2005;13:501–509.

Kalron A, Nitzani D, Magalashvili D, et al. A personalized, intense physical rehabilitation program improves walking in people with multiple sclerosis presenting with different levels of disability: a retrospective cohort. BMC Neurol 2015;15:21.

Kamble N, Pal PK. Tremor syn- dromes: a review. Neurol India 2018;66:S36–S47.

Kaminski T, Bock C, Gentile AM. The coordination between trunk and arm motion during pointing movements. Exp Brain Res 1995;106:457–466.

Kamm K, Thelen E, Jensen J. A dynamical systems approach to motor development: In: Rothstein JM, ed. Movement science. Alexandria, VA: American Physical Therapy Association, 1991:11–23.

Kamble N, Pal PK. Tremor syndromes: a review. Neurology India 2018;66:36–47.

Kang TW, Oh DW, Lee JH, Cynn HS. Effects of integrating rhythmic arm swing into robot-assisted walking in patients with subacute stroke: a randomized controlled pilot study. Int J Rehabil Res 2018;41:57–62.

Kang K, Thaut MH. Musical neglect training for chronic persistent unilateral visual neglect post-stroke. Front Neurol 2019;10:474. doi: 10.3389/ fneur.2019.00474.

Kandel ER. Cellular basis of behavior: an introduction to behavioral neurobiology. San Francisco, CA: Freeman, 1976.

Kandel ER. Genes, nerve cells, and the remembrance of things past. J Neuropsychiatry 1989;1:103–125.

Kandel ER. Cellular mechanisms of learning and the biological basis of individuality. In: Kandel ER, Schwartz JH, Jessell TM, eds. Principles of neural science, 4th ed. New York: McGraw-Hill, 2000a:1247–1279.

Kandel ER. The brain and behavior. In: Kandel ER, Schwartz JH, Jessell TM, eds. Principles of neural science, 4th ed. New York: McGraw-Hill, 2000b:5–17.

Kandel ER, Kupfermann I, Iversen S. Learning and memory. In: Kandel ER, Schwartz JH, Jessell TM, eds. Principles of neural science, 4th ed.

New York: McGraw-Hill, 2000a:1231.

Kandel ER, Schwartz JH. Molecular biology of learning: modulation of transmitter release. Science 1982;218:433–443.

Kandel ER, Schwartz JH, Jessell TM, eds. Principles of neuroscience, 3rd ed. New York: Elsevier, 1991.

Kandel ER, Schwartz JH, Jessell TM, eds. Principles of neuroscience, 4th ed. New York: Elsevier, 2000b.

Kandel ER, Schwartz JH, Jessell TM, et al. Principles of neural science, 5th ed. New York: McGraw-Hill, 2013.

Kandel ER, Siegelbaum SA. Cellular mechanisms of implicit memory storage and the biological basis of individuality. In: Kandel ER, Schwartz JH, Jessel TM, et al., eds. Principles of neuroscience, 5th ed. New York: McGraw-Hill, 2013.

Kandel ER, Siegelbaum SA. Synaptic integration. In: Kandel ER, Schwartz JH, Jessell TM, eds. Principles of neural science, 4th ed. New York: McGraw-Hill, 2000:207–228.

Kang J, Martelli D, Vashista V, Martinez-Hernandez I, Kim H, Agrawal SK. Robot-driven downward pelvic pull to improve crouch gait in children with cerebral palsy. Sci Robot 2017;2:1–11.

Kantak SS, Zahedi N, McGrath RL. Task-dependent bimanual coordination after stroke: relationship with sensorimotor impairments. Arch Phys Med Rehabil 2016;97(5):798–806. doi: 10.1016/j.apmr.2016.01.020.

Kaplan CP. The community integration questionnaire with new scoring guidelines: concurrent validity and need for appropriate norms. Brain Inj 2001;15(8):725–731.

Kapteyn TS. Afterthought about the physics and mechanics of postural sway. Agressologie 1973;14:27–35.

Karasik LB, Adolph KE, Tamis-LeMonda CS, et al. Carry on: spontaneous object carrying in 13-month-old crawling and walking infants. Dev Psychol 2012;48(2):389–397.

Karasik D, Demissie S, Cupples A, et al. Disentangling the genetic determinants of human aging: biological age as an alternative to the use of survival measures. J Gerontol Biol Sci 2005;60A:574–587.

Karatas M, Çetin N, Bayramoglu M, Dilek A. Trunk muscle strength in relation to balance and functional disability in unihemispheric stroke patients. Am J Phys Med Rehabil 2004;83:81–87.

Karhula ME, Kanelisto KJ, Ruutiainen J, et al. The activities and participation categories of the ICF Core Sets for multiple sclerosis from the patient perspective. Disabil Rehabil 2013;35(6):492–497.

Karman N, Maryles J, Baker RW, et al. Constraint-induced movement therapy for hemiplegic children with acquired brain injuries. J Head Trauma Rehabil 2003;18(3):259–267.

Karnath HO, Broetz D. Understanding and treating "pusher syndrome." Phys Ther 2003;83:1119–1125.

Karnath HO, Ferber S, Dichgans J. The origin of contraversive pushing: evidence for a second graviceptive system in humans. Neurology 2000;55:1298–304.

Karst GM, Venema DM, Roehrs TG, et al. Center of pressure measures during standing tasks in minimally impaired persons with multiple sclerosis. J Neurol Phys Ther 2005;29:170–180.

Kasahara S, Saito H. The effect of aging on termination of voluntary movement while standing: a study on community-dwelling older adults. Hum Mov Sci 2019;64:347–354.

Katz S, Downs TD, Cash JR, et al. Progress in development of the index of ADL. Gerontologist 1970:20–30.

Katz R, Rondot P. Muscle reaction to passive shortening in normal man. Electroencephalogr Clin Neurophysiol 1978;45:90–99.

Katz RT, Rovai GP, Brait C, et al. Objective quantification of spastic hypertonia: correlation with clinical findings. Arch Phys Med Rehabil 1992;73:339–347.

Katz R, Rymer Z. Spastic hypertonia: mechanisms and measurement. Arch Phys Med Rehabil 1989;70:144–155.

Katz-Leurer M, Fisher I, Neeb M, et al. Reliability and validity of the modified functional reach test at the sub-acute stage post-stroke. Disabil Rehabil 2009;31:243–248.

Katzman WB, Sellmeyer DE, Stewart AL, et al. Changes in flexed posture, musculoskeletal impairments, and physical performance after group exercise in community-dwelling older women. Arch Phys Med Rehabil 2007;88:192–199.

Kautz SA, Patten C. Interlimb influences on paretic leg function in post-stroke hemiparesis. J Neurophysiol 2005;93(5):2460–2473.

Kavounoudias A, Gilhodes JC, Roll R, et al. From balance regulation to body orientation: two goals for muscle proprioceptive information processing? Exp Brain Res 1999;124:80–88.

Kavounoudias A, Roll R, Roll JP. Foot sole and ankle muscle inputs contribute jointly to human erect posture regulation. J Physiol 2001;532:869–878.

Kawamura K, Tokuhiro A, Takechi H. Gait analysis of slope walking: a study on step length, stride width, time factors and deviation in the center of pressure. Acta Med Okayama 1991;45:179–184.

Kawato M. Internal models for motor control and trajectory planning. Curr Opin Neurobiol 1999;9:718–727.

Kay H. Some experiments on adult learning. In Old Age in the Modern World: Report of the third Congress of the International Association of Gerontology, London, UK 1954:259–267. Edinburgh: Livingstone, 1955.

Kay H. The effects of position in a display upon problem solving. Quart J Exper Psychol 1954;6:155–169.

Kazennikov O, Perrig S, Wiesendanger M. Kinematics of a coordinated goal-directed bimanual task. Behav Brain Res 2002;134(1–2):83–91.

Kearney K, Gentile AM. Prehension in young children with Down syndrome. Acta Psychol (Amst) 2003;112(1):3–16.

Keefe BD, Suray PA, Watt SJ. A margin for error in grasping: hand preshaping takes into account task-dependent changes in the probability of errors. Exp Brain Res 2019;237:1063–1075.

Keele S. Movement control in skilled motor performance. Psychol Bull 1968;70:387–403.

Keele SW. Behavioral analysis of movement. In: Brooks VB, ed. Handbook of physiology: I. The nervous system, vol. 2. Motor control, part 2. Baltimore, MD: Lippincott Williams & Wilkins, 1981:1391–1414.

Keele SW. Motor control. In: Kaufman L, Thomas J, Boff K, eds. Handbook of perception and performance. New York: Wiley, 1986:1–30.

Keele S, Ivry R. Does the cerebellum provide a common computation for diverse tasks? A timing hypothesis. In: Diamond A, ed. Developmental and neural bases of higher cognitive function. New York: New York Academy of Sciences, 1990:179–207.

Keele SW, Posner MI. Processing visual feedback in rapid movement. J Exp Psychol 1968;77:155–158.

Keenan MA, Perry J, Jordan C. Factors affecting balance and ambulation following stroke. Clin Orth Rel Res 1984;182:165–171.

Keith RA, Granger CV, Hamilton BB, et al. The functional independence measure: a new tool for rehabilitation. In: Eisentberg MG, Grzesiak RC, eds. Advances in clinical rehabilitation, vol. 1. New York: Springer Verlag, 1987:6–18.

Kelly VE, Bastian AJ. Antiparkinson medications improve agonist activation but not antagonist inhibition during sequential reaching movements. Mov Disord 2005;20:694–704.

Kelly VE, Hyngstrom AS, Rundle MM, et al. Interaction of levodopa and cues on voluntary reaching in Parkinson's disease. Mov Disord 2002;17(1):28–44.

Kelso JAS, Holt KG. Exploring a vibratory systems analysis of human movement production. J Neurophysiol 1980;43:1183–1196.

Kelso JA, Holt KG, Rubin P, et al. Patterns of human interlimb coordination emerge from the properties of non-linear, limit cycle oscillatory processes: theory and data. J Motor Behav 1981;13:226–261.

Kelso JAS, Southard DL, Goodman D. On the coordination of two-handed movements. J Exp Psychol Hum Percept 1979;5:229–238.

Kelso JAS, Tuller B. A dynamical basis for action systems. In: Gazanniga MS, ed. Handbook of cognitive neuroscience. New York: Plenum, 1984:321–356.

Kembhavi G, Darrah J, Magill-Evans J. Using the Berg Balance Scale to distinguish balance abilities in children with cerebral palsy. Pediatr Phys Ther 2002;14:92–99.

Kendall FP. Muscles: Testing and function with posture and pain. Baltimore, MD: Lippincott Williams & Wilkins, 2005.

Kendall FP, Kendall EM, Provance PG, Rodgers M, Romani W. Muscles: testing and function, with posture and pain, 5th ed. Baltimore, MD: Wolters Kluwer, 2014.

Kendall FP, McCreary EK. Muscles: testing and function, 3rd ed. Baltimore, MD: Lippincott Williams & Wilkins, 1983.

Kennard MA. Cortical reorganization of motor function: studies on a series of monkeys of various ages from infancy to maturity. Arch Neurol Psychiatr 1942;48:227–240.

Kennard MA. Relation of age to motor impairment in man and in subhuman primates. Arch Neurol Psychiatry 1940;44:377–398.

Kenny RA, Rubenstein LZ, Tinetti ME, et al. Summary of the updated American Geriatrics Society/British Geriatrics Society clinical practice guideline for prevention of falls in older persons. J Am Geriatr Soc 2011;59(1):148–157.

Kenshalo DR. Aging effects on cutaneous and kinesthetic sensibilities. In: Han SS, Coons DH, eds. Special senses in aging. Ann Arbor, MI: University of Michigan, 1979.

Kent JA, Sommerfeld JH, Mukherjee M, Takahashi KZ, Stergiou N. Locomotor patterns change over time during walking on an uneven surface. J Exp Biol 2019;222(Pt 14).

Keogh J, Morrison S, Barrett R. Age-related differences in inter-digit coupling during finger pinching. Eur J Appl Physol 2006;97:76–88.

Keogh J, Morrison S, Barrett R. Strength training improves the tri-digit finger-pinch force control of older adults. Arch Phys Med Rehabil 2007;88:1055–1063.

Kepple T, Siegel KL, Stanhope SJ. Relative contributions of the lower extremity joint moments to forward progression and support during gait. Gait Posture 1997;6:1–8.

Kerkhoff G, Schenk T. Rehabilitation of neglect: an update. Neuropsychologia 2012;50:1072–1079.

Kerns K, Mateer CA. Walking and chewing gum: the impact of attentional capacity on everyday activities. In: Sbordone RJ, Long CJ, eds. Ecological validity of neuropsychological testing. Delray Beach, FL: GR Press, 1996.

Kerr R. Movement control and maturation in elementary-grade children. Percept Motor Skills 1975;41:151–154.

Kerr R, Booth B. Skill acquisition in elementary school children and schema theory. In: Landers DM, Christina RW, eds. Psychology of motor behavior and sport, vol. 2. Champaign, IL: Human Kinetics, 1977.

Kerr B, Condon SM, McDonald LA. Cognitive spatial processing and the regulation of posture. J Exp Psychol 1985;11:617–622.

Kerrigan DC, Frates EP, Rogan S, Riley PO. Hip hiking and circumduction: quantitative definitions. Am J Phys Med Rehabil 2000;79(3):247–252. doi: 10.1097/00002060-200005000-00006.

Kerschensteiner M, Bareyre FM, Buddeberg BS, et al. Remodeling of axonal connections contributes to recovery in an animal model of multiple sclerosis. J Exp Med 2004;200(8):1027–1038.

Kerse N, Parag V, Feigin VL, et al. Falls after stroke: results from the Auckland regional Community Stroke (ARCOS) study, 2002 to 2003. Stroke 2008;39:1890–1893.

Kesar TM, Perumal R, Reisman DS, et al. Functional electrical stimulation of ankle plantarflexor and dorsiflexor muscles: effects on poststroke gait. Stroke 2009;40:3821–3827.

Kessler RM, Hertling D. Management of common musculoskeletal disorders. Philadelphia, PA: Harper & Row, 1983.

Ketelaar M, Vermeet A, Helders P. Functional motor abilities of children with CP: a systematic literature review of assessment measures. Clin Rehabil 1998;12:369–380.

Kim J, Chung Y, Kim Y, et al. Functional electrical stimulation applied to gluteus medius and tibialis anterior corresponding gait cycle for stroke. Gait Posture 2012a;36:65–67.

Kim CM, Eng JJ. The relationship of lower extremity muscle torque to locomotor performance in people with stroke. Phys Ther 2003;83:49–57.

Kim GY, Han MR, Lee HG. Effect of dual-task rehabilitative training on cognitive and motor function of stroke patients. J Phys Ther Sci 2014;26:1–6.

Kim MY, Kim JH, Lee JU, et al. The effects of functional electrical stimulation on balance of stroke patients in the standing posture. J Phys Ther Sci 2012b;24:77–81.

Kim S, Nussbaum MA, Mokhlespour Esfahani MI, Alemi MM, Jia B, Rashedi E. Assessing the influence of a passive, upper extremity exo-skeletal vest for tasks requiring arm elevation: Part II—"Unexpected" effects on shoulder motion, balance, and spine loading. Appl Ergon 2018;70:323–330.

King M, Hale L, Pekkari A, et al. An affordable, computerized, table-based exercise system for stroke survivors. Disabil Rehabil Assist Technol 2010;5:288–293.

King LA, Horak FB. Lateral stepping for postural correction in Parkinson's disease. Arch Phys Med Rehabil 2008;89:492–499.

King G, Imms C, Stewart D, Freeman M, Nguyen T. A transactional framework for pediatric rehabilitation: shifting the focus to situated contexts, transactional processes, and adaptive developmental outcomes. Disabil Rehabil 2018;40:1829–1841.

King G, Law M, King S, et al. Children's Assessment of Participation and Enjoyment (CAPE) and Preferences for Activities of Children (PAC). San Antonio, TX: Harcourt Assessment, 2004.

King GA, Law M, King S, et al. Measuring children's participation in recreation and leisure activities: construct validation of the CAPE and PAC. Child Care Health Dev 2006;33:28–39.

Kingwell K. Informing tactics to combat MS. Nat Rev Neurol 2012;8:589.

Kinoshita H, Francis PR. A compari- son of prehension force control in young and elderly individuals. Eur J Appl Physiol Occup Physiol 1996;74:450–460.

Kinsella S, Moran K. Gait pattern categorization of stroke participants with equinus deformity of the foot. Gait Posture 2008;27:144–151.

Kiresuk TJ, Sherman RE. Goal attainment scaling: a general method for evaluating comprehensive community mental health programs. Community Ment Health J 1968;4(6):443–453.

Kirshenbaum N, Riach CL, Starkes JL. Non-linear development of postural control and strategy use in young children: a longitudinal study. Exp Brain Res 2001;140:420–431.

Kitago T, Liang J, Huang VS, et al. Improvement after constraint-induced movement therapy: recovery of normal motor control or task-specific compensation? Neurorehabil Neural Repair 2013;27(2):99–109.

Kitazawa S, Kimura T, Ping-Bo Y. Cerebellar complex spikes encode both destinations and errors in arm movements. Nature 1998;392:494–497.

Klatzky RL, McCloskey B, Doherty S, et al. Knowledge about hand shaping and knowledge about objects. J Motor Behav 1987;19:187–213.

Klassen TD, Semrau JA, Dukelow SP, Bayley MT, Hill MD, Eng JJ. Consumer-based physical activity monitor as a practical way to measure walking intensity during inpatient stroke rehabilitation. Stroke 2017;48:2614–2617.

Kleim JA, Cooper NR, VandenBerg PM. Exercise induces angiogenesis but does not alter movement representations within rat motor cortex. Brain Res 2002;934:1–6.

Kleim JA, Jones TA. Principles of experience-dependent neural plasticity: implications for rehabilitation after brain damage. J Speech Lang Hear Res 2008;51:S225–S239.

Kleim JA, Jones TA, Schallert T. Motor enrichment and the induction of plasticity before or after brain injury. Neurochem Res 2003;28:1757–1769.

Kleim JA, Swain RA, Armstrong K, et al. Selective synaptic plasticity within the cerebellar cortex following complex motor skill learning. Neurobiol Learn Mem 1998;69:274–289.

Kleim JA, Vij K, Ballard DH, et al. Learning dependent synaptic modifications in the cerebellar cortex of the adult rat persist for at least four weeks. J Neurosci 1997;17:717–771.

Kleiner-Fisman G, Herzog J, Fisman DN, et al. Subthalamic nucleus deep brain stimulation: summary and meta-analysis of outcomes. Mov Disord 2006;21:S290–S304.

Klevberg GL, Elvrum AKG, Zucknick M, et al. Development of bimanual performance in young children with cerebral palsy. Dev Med Child Neurol 2018;60:490–497.

Klotz MC, Wolf SI, Heitzmann D, Maier MW, Braatz F, Dreher T. The association of equinus and primary genu recurvatum gait in cerebral palsy. Res Dev Disabil 2014;35(6):1357–1363.

Kluzik J, Horak FB, Peterka RJ. Differences in preferred reference frames for postural orientation shown by after-effects of stance on an inclined surface. Exp Brain Res 2005;162:474–489.

Kluzik J, Peterka RJ, Horak FB. Adaptation of postural orientation to changes in surface inclination. Exp Brain Res 2007;178:1–17.

Knaepen K, Goekint M, Heyman EM, Meeusen R. Neuroplasticityexercise-induced response of peripheral brain-derived neurotrophic factor: a systematic review of experimental studies in human subjects. Sports Med 2010:40;765–801.

Knarr BA, Reisman DS, Binder-Macleod SA, et al. Understanding compensatory strategies for muscle weakness during gait by simulating activation deficits seen post stroke. Gait Posture 2013;38:270–275.

Knutsson E. An analysis of Parkinsonian gait. Brain 1972:475–486.

Knutsson E. Gait control in hemiparesis. Scand J Rehabil Med 1981;13:101–108.

Knutsson E. Can gait analysis improve gait training in stroke patients? Scand J Rehabil Med Suppl 1994;30:73–80.

Knudsen EI. Fundamental components of attention. Annu Rev Neurosci 2007;30:57–78.

Knutson JS, Harley MY, Hisel TZ, et al. Contralaterally controlled functional electrical stimulation for upper extremity hemiplegia: an early-phase randomized clinical trial in subacute stroke patients. Neurorehabil Neural Repair 2012;26(3):239–246.

Knutson JS, Harley MY, Hisel TZ, Makowski NS, Chae J. Contralaterally controlled functional electrical stimulation for recovery of elbow extension and hand opening after stroke: a pilot case series study. Am J Phys Med Rehabil 2014;93(6):528–539. doi: 10.1097/PHM.0000000000000066.

Knutsson E, Richards C. Different types of disturbed motor control in gait of hemiparetic patients. Brain 1979;102:405–430.

Ko M, Bishop MD, Behrman AL. Effects of limb loading on gait initiation in persons with moderate hemiparesis. Top Stroke Rehabil 2011;18:258–268.

Ko MS, Sim YJ, Kim DH, Jeon HS. Effects of three weeks of whole-body vibration training on joint-position sense, balance, and gait in children with cerebral palsy: A randomized controlled study. Physiother Canada 2016;68:99–105.

Ko SU, Jerome GJ, Simonsick EM, Ferrucci L. Obstacle-crossing task-related usual gait patterns of older adults differentiating falls and gait ability. J Aging Phys Act 2020:1–5. doi: 10.1123/japa.2019-0227.

Kobayashi M, Hutchinson S, Theoret H, et al. Repetitive TMS of the motor cortex improves ipsilateral sequential simple finger movements. Neurology 2004;62:91–98.

Kobayashi Y, Kawano K, Takemura AYA, et al. Temporal firing patterns of Purkinje cells in the cerebellar ventral paraflocculus during ocular following responses in monkeys II. Complex spikes. J Neurophysiol 1998;80:832–848.

Koch MW, Murray TJ, Fisk J, et al. Hand dexterity and direct disease related cost in multiple sclerosis. J Neurol Sci 2014;341:51–54.

Kochaneck KD, Xu, JQ, Murphy SL, Arias E. Mortality in the United States, 2013. NCHS Data Brief, No. 178. Hyattsville, MD: National Center for Health Statistics, Centers of Disease Control and Prevention, Department of Health and Human Services; 2014.

Koester J, Siegelbaum SA. Membrane potential. In: Kandel ER, Schwartz JH, Jessell TM, eds. Principles of neural science, 4th ed. New York: McGraw-Hill, 2000:125–139.

Kokkoni E, Haworth JL, Harbourne RT, Stergiou N, Kyvelidou A. Infant sitting postural control appears robust across changes in surface context. Somatosens Mot Res 2017;34(4):265–272.

Kollen B, Kwakkel G, Lindeman E. Time dependency of walking classification in stroke. Phys Ther 2006;86: 618–625.

Kollen B, Port I, Lindeman E, et al. Predicting improvement in gait after stroke. Stroke 2005;36:2576–2680.

Kolobe THA, Bulanda M, Susman L. Predicting motor outcome at preschool age for infants tested at 7, 30, 60, and 90 days after term age using the Test of Infant Motor Performance. Phys Ther 2004;84:1144–1156.

Konczak J, Borutta M, Dichgans J. The development of goal-directed reaching in infants: 2. Learning to produce task-adequate patterns of joint torque. Exp Brain Res 1997;113:465–474.

Konczak J, Borutta M, Topka H, et al. The development of goal-directed reaching in infants: hand trajectory formation and joint torque control. Exp Brain Res 1995;106:156–168.

Konczak J, Dichgans J. The development toward stereotypic arm kinematics during reaching in the first 3 years of life. Exp Brain Res 1997;117:346–354.

Konczak J, Jansen-Osmann P, Kalveram KT. Development of force adaptation during childhood. J Motor Behav 2003;35:41–52.

Kong J, Kim K, Joung HJ, Chung CY, Park J. Effects of spastic cerebral palsy on multi-finger coordination during isometric force production tasks. Exp Brain Res 2019;237:3281–3295.

Konig M, Epro G, Seeley J, Potthast W, Karamanidis K. Retention and generalizability of balance recovery response adaptations from trip perturbations across the adult life span. J Neurophysiol 2019;122(5):1884–1893.

Komisar V, Maki BE, Novak AC. Effect of handrail height and age on the timing and speed of reach-to-grasp balance reactions during slope descent. Appl Ergon 2019;81:102873.

Kosnik W, Winslow L, Kline D, et al. Visual changes in daily life throughout adulthood. J Gerontol 1988;43:P63–P70.

Kots YM, Syrovegin AV. Fixed set of variants of interactions of the muscles to two joints in the execution of simple voluntary movements. Biophysics 1966;11:1212–1219.

Koushyar H, Bieryla KA, Nussbaum MA, Madigan ML. Age-related strength loss affects non-stepping balance recovery. PLoS One 2019;14(1):e0210049.

Kowalski JL, Nemanich ST, Rao R, et al. Recruitment challenges in infant stroke and non-invasive brain stimulation research: demographics and factors. Brain Stim 2019;12(2):E38-E39.

Kozlowski DA, James DC, Schallert T. Use-dependent exaggeration of neuronal injury after unilateral sensorimotor cortex lesions. J Neurosci 1996;16:4776–4786.

Krakauer JW. Motor learning: its relevance to stroke recovery and neurorehabilitation. Curr Opin Neurol 2006;19:84–90.

Krakauer J, Ghez C. Voluntary movement. In: Kandel ER, Schwartz JH, Jessell TM, eds. Principles of neural science, 4th ed. New York: McGraw-Hill, 2000:756–779.

Kramer AF, Erickson KI, Colcombe SJ. Exercise, cognition and the aging brain. J Appl Physiol 2006;101:1237–1242.

Krasny-Pacini A, Hiebel J, Pauly F, Godon S, Chevignard M. Goal attainment scaling in rehabilitation: a literature-based update. Ann Phys Rehabil Med 2013;56(3):212–230. doi: 10.1016/j.rehab.2013.02.002.

Krebs DE, Edelstein JE, Fishman S. Reliability of observational kinematic gait analysis. Phys Ther 1985;65:1027–1033.

Krebs DE, Jette AM, Assmann SF. Moderate exercise improves gait stability in disabled elders. Arch Phys Med Rehabil 1998;79:1489–1495.

Kretch KS, Adolph KE. The organization of exploratory behaviors in infant locomotor planning. Dev Sci 2017;20(4).

Kriellaars DJ, Brownstone RM, Noga BR, et al. Mechanical entrainment of fictive locomotion in the decerebrate cat. J Neurophysiol 1994;71:2074–2086. doi:10.1111/desc.12421.

Krishnan V, de Freitas PB, Jaric S. Impaired object manipulation in mildly involved individuals with multiple sclerosis. Motor Control 2008;12:3–20.

Krishnan V, Jaric S. Hand function in multiple sclerosis: force coordination in manipulation tasks. Clin Neurophysiol 2008;119:2274–2281.

Kristinsdottir EK, Fransson PA, Magnusson M. Changes in postural control in healthy elderly subjects are related to vibration sensation, vision and vestibular asymmetry. Act Otolaryngol 2001;121:700–706.

Krumlinde-Sundholm L, Eliasson AC. Development of the assisting hand assessment: a Rasch-built measure intended for children with unilateral upper limb impairments. Scand J Occup Ther 2003;10(1):16–26.

Krumlinde-Sundholm L, Ek L, Sicola E, et al. Development of the hand assessment for infants: evidence of internal scale validity. Dev Med Child Neurol 2017a;59(12):1276–1283.

Krumlinde-Sundholm L, Lindkvist B, Plantin J, Hoare B. Development of the assisting hand assessment for adults following stroke: a Rasch-built bimanual performance measure. Disab Rehabil 2017b:1–9. doi: 10.1080/09638288.2017.1396365

Kugler PN, Kelso JAS, Turvey MT. On the control and coordination of naturally developing systems. In: Kelso JAS, Clark JE, eds. The development of movement control and coordination. New York: Wiley, 1982:5–78.

Kugler PN, Turvey MT. Information, natural law and self assembly of rhythmic movement. Hillsdale, NJ: Erlbaum, 1987.

Kuhtz-Buschbeck JP, Stolze H, Johnk K, et al. Development of prehension movements in children: a kinematic study. Exp Brain Res 1998;122:424–432.

Kunesch E, Schnitzler A, Tyercha C, et al. Altered force release control in Parkinson's disease. Behav Brain Res 1995;67:43–49.

Kung UM, Horlings CG, Honegger H, et al. Postural instability in cerebellar apraxia: correlations of knee, arm and trunk movements to center of mass velocity. Neuroscience 2009;159:390–404.

Kunimune S, Okada S. Contribution of vision and its age-related changes to postural stability in obstacle crossing during locomotion. Gait Posture 2019;70:284–288.

Kuo AD, Speers RA, Peterka RJ, et al. Effect of altered sensory conditions on multivariate descriptors of human postural sway. Exp Brain Res 1998;122:185–195.

Kuo AD, Zajac FE. A biomechanical analysis of muscle strength as a limiting factor in standing posture. J Biomech 1993;26:137–150.

Kupfermann I. Localization of higher cognitive and affective functions: the association cortices. In: Kandel E, Schwartz JH, Jessell TM, eds. Principles of neuroscience, 3rd ed. New York: Elsevier, 1991:823–838.

Kuppens SP, Pijlman HC, Hitters MW, van Heugten CM. Prevention and treatment of hand oedema after stroke. Disabil Rehabil 2014;36(11):900–906. doi: 10.3109/09638288.2013.824031.

Kurtzke JF. Rating neurologic impairment in multiple sclerosis: an expanded disability status scale (EDSS). Neurology 1983;33:1444–1452.

Kussmierz L, Isomura T, Toyoizumi T Learning with three factors: modulating Hebbian plasticity with errors. Curr Opin Neurobiol 2017;46:170–177.

Kuypers HGJM. Corticospinal connections: postnatal development in rhesus monkey. Science 1962;138:678–680.

Kuypers HGJM. The descending pathways to the spinal cord, their anatomy and function. In: Eccles JC, ed. Organization of the spinal cord. Amsterdam, The Netherlands: Elsevier, 1964.

Kwakkel G, Wagenaar RC, Kollen BJ, et al. Predicting disability in stroke: a critical review of the literature. Age Ageing 1996;25:479–489.

Kwakkel G, Kollen BJ, Krebs HI. Effects of robot-assisted therapy on upper limb recovery after stroke: a systematic review. Neurorehabil Neural Repair 2008;22(2):111–121.

Kwon Y, Dwivedi A, McDaid AJ, Liarokapis M. On muscle selection for EMG based decoding of dexterous, in-hand manipulation motions. Annu Int Conf IEEE Eng Med Biol Soc 2018.;2018:1672–1675. doi: 10.1109/EMBC.2018.8512624.

Kyvelidou A, Stergiou N. Visual and somatosensory contributions to infant sitting postural control. Somatosens Mot Res 2018;35(3–4):240–246.

L

Lackner JR, DiZio P. Visual stimulation affects the perception of voluntary leg movements during walking. Perception 1988;17:71–80.

Lackner JR, DiZio P. Sensory-motor calibration processes constraining the perception of force and motion during locomotion. In: Woollacott MH, Horak FB, eds. Posture and gait: control mechanisms. Eugene, OR: University of Oregon, 1992:92–96.

Lajoie K, Drew T. Lesions of area 5 of the posterior parietal cortex in the cat produce errors in the accuracy of paw placement during visually guided locomotion. J Neurophysiol 2007;97:2339–2354.

Lajoie Y, Teasdale N, Bard C, et al. Attentional demands for static and dynamic equilibrium. Exp Brain Res 1993;97:139–144.

Lajoie Y, Teasdale N, Bard C, et al. Upright standing and gait: are there changes in attentional requirements related to normal aging? Exp Aging Res 1996;22(2):185–198.

Lakhani B, Mansfield A, Inness EL, et al. Compensatory stepping responses in individuals with stroke: a pilot study. Physiother Theory Pract 2011;27:299–309.

Lakie M, Campbell KS. Muscle thixotropy: where are we now? J Appl Physiol 2019;126:1790–1799.

Laliberte AM, Goltash S, Lalonde NR, Bui TV. Propriospinal neurons: essen- tial elements of locomotor control in the intact and possibly the injured spinal cord. Front Cell Neurosci 2019; 13:1–16.

Lamb SE, Ferrucci L, Volapto S, et al. Risk factors for falling in home-dwelling older women with stroke: the Women's Health and Aging Study. Stroke 2003;34:494–501.

Lamont EV, Zehr EP. Earth-referenced handrail contact facilitates interlimb cutaneous reflexes during locomotion. J Neurophysiol 2007;98(1):433–442.

Lamontagne A, Malouin F, Richards CL, et al. Mechanisms of disturbed motor control in ankle weakness during gait after stroke. Gait Posture 2002;15:244–255.

Lance JW. Symposium synopsis. In: Feldman RG, Young RR, Koella WP, eds. Spasticity: disordered motor control. Chicago, IL: Year Book, 1980.

Landers MR, Hatlevig RM, Davis AD, et al. Does attentional focus during balance training in people with Parkinson's disease affect outcome? A randomised controlled clinical trial. Clin Rehabil 2015. pii: 0269215515570377 [Epub ahead of print].

Landel R. Managing post-concussion syndrome: the diagnostic dilemma, and where does manual therapy fit in? 18th Annual Patricia Leahy Lecture, University of the Sciences, Philadelphia PA. Sept. 2018.

Lang CE, Bastian AJ. Cerebellar subjects show impaired adaptation of anticipatory EMG during catching. J Neurophysiol 1999;82:2108–2119.

Lang CE, Bastian AJ. Additional somatosensory information does not improve cerebellar adaptation during catching. Clin Neurophysiol 2001;112:895–907.

Lang CE, Bastian AJ. Cerebellar damage impairs automaticity of a recently practiced movement. J Neurophysiol 2002;87:1136–1147.

Lang CE, DeJong SL, Beebe JA. Recovery of thumb and finger extension and its relation to grasp performance after stroke. J Neurophysiol 2009;102(1):451–459.

Lang C, Macdonald J, Gnip C. Counting repetitions: an observational study of outpatient therapy for people with hemiparesis post-stroke. J Neurol Phys Ther 2007;31:3–11.

Lang CE, et al. Observation of amounts of movement practice provided dur-ing stroke rehabilitation. Arch Phys Med Rehabil 2009;90:1692–1698.

Lang CE, Schieber MH. Reduced muscle selectivity during individuated finger movements in humans after damage to the motor cortex or corticospinal tract. J Neurophysiol 2004;91:1722–1733.

Lang CE, Wagner JM, Bastian AJ, et al. Deficits in grasp versus reach during acute hemiparesis. Exp Brain Res 2005;166:126–136.

Lang CE, Wagner JM, Edwards DF, et al. Recovery of grasp versus reach in people with hemiparesis poststroke. Neurorehabil Neural Repair 2006;20:444–454.

Lang CE, Wagner JW, Edwards DF, et al. Upper extremity use in people with hemiparesis in the first few weeks after stroke. J Neurologic Phys Ther 2007;31:56–63.

Lang W, Obrig H, Lindinger G, et al. Supplementary motor area activation while tapping bimanually different rhythms in musicians. Exp Brain Res 1990;79:504–514.

LaRocca NG. Impact of walking impairment in multiple sclerosis: perspectives of patients and care partners. Patient 2011;4:189–201.

La Scaleia V, Ivanenko Y, Fabiano A, et al. Early manifestation of arm-leg coordination during stepping on a surface in human neonates. Exp Brain Res 2018;236(4):1105–1115.

Lashley KS. Brain mechanism and intelligence. Chicago, IL: University of Chicago, 1929.

LaStayo PC, Wheeler DL. Reliability of passive wrist flexion and extension goniometric measurements: a multicenter study. Phys Ther 1994;74(2):162–174.

Latash ML. Muscle coactivation: definitions, mechanisms, and functions. J Neurophysiol 2018;120:88–104.

Latash ML, Anson JG. Synergies in health and disease: relations to adaptive changes in motor coordination. Phys Ther 2006;86:1151–1160.

Latash ML, Aruin AS, Neyman I, et al. Anticipatory postural adjustments during self inflicted and predictable perturbations in Parkinson's disease. J Neurol Neurosurg Psychiatry 1995;58(3):326–334.

Latash ML, Gelfand IM, Li ZM, et al. Changes in the force-sharing pattern induced by modifications of visual feedback during force production by a set of fingers. Exp Brain Res 1998;123(3):255–262.

Latash ML, Kang N, Patterson D. Fin- ger coordination in persons with Down syndrome: atypical patterns of coordination and the effects of practice. Exp Brain Res 2002;146:345–355.

Latash ML, Krishnamoorthy V, Scholz J, et al. Postural synergies in development. Neural Plast 2005;12:119–130.

Latash ML, Scholz JP, Schöner G. Motor control strategies revealed in the structure of motor variability. Exerc Sport Sci Rev 2002;30:26–31.

Latash ML, Scholz JP, Schöner G. Toward a new theory of motor synergies. Motor Control 2007;11:276–308.

Latash ML, Turvey M. On dexterity and its development. Mahwah, NJ: Lawrence Erlbaum, 1996.

Laterra JJ, Goldstein GW. The blood-brain barrier, choroid plexus, and cerebrospinal fluid. In: Kandel ER, Schwartz JH, Jessell TM, Siegelbaum SA, Hudspeth AJ, eds. Principles of neural science, 5th ed. New York, NY: McGraw-Hill, 2013:3717–3754.

Laufer Y. Effect of age on characteristics of forward and backward gait at preferred and accelerated walking speed. J Gerontol 2005;60A:627–632.

Laufer Y, Ashkenazi T, Josman N. The effects of a concurrent cognitive task on the postural control of young children with and wiout developmental coordination disorder. Gait Posture 2008;27:347–351.

Laufer Y, Elboim-Gabyzon M. Does sensory transcutaneous electrical stimulation enhance motor recovery following a stroke? A systematic review. Neural Rehabil Neural Repair 2011;25:799–809.

Laufer Y, Schwarzmann R, Sivan D, et al. Postural control of patients with hemiparesis: force plates measurements based on the clinical sensory organization test. Physiother Theory Pract 2005;21:163–171.

Laver KE, George S, Thomas S, et al. Virtual reality for stroke rehabilitation. Cochrane Database Syst Rev 2015;(2):CD008349.

Lavery JJ. Retention of simple motor skills as a function of type of knowledge of results. Can J Psychol 1962;16:300–311.

Lavelle K, Breger Stanton D. Measurement of edema in the hand clinic. In: MacDermid J, Solomon G, Valdes K, American Society of Hand

Therapists, eds. ASHT Clinical Assessment Recommendations 3rd ed. Mt. Laurel, NJ: American Society of Hand Therapists. 2015.

Law LS, Webb CY. Gait adaptation of children with cerebral palsy compared with control children when stepping over an obstacle. Dev Med Child Neurol 2005;47:321–328.

Law M, Anaby D, Imms C, et al. Improving the participation of youth with physical disabilities in community activities: an inter-rupted time series design. Aust Occup Ther J 2015;62:105–115. doi: 10.1111/1440-1630.12177.

Law M, Baptiste S, Carswell A, et al. Canadian occupational performance measure, 4th ed. Ottawa, ON: Canadian Association of Occupational Therapists, 2005.

Law M, King G, King S, et al. Patterns of participation in recreational and leisure activities among children with complex physical disabilities. Dev Med Child Neuro 2006;48:337–342.

Lawrence DG, Hopkins DA. Developmental aspects of pyramidal motor control in the rhesus monkey. Brain Res 1972;40:117–118.

Lawrence EL, Fassola I, Werner I, et al. Quantification of dexterity as the dynamical regulation of instabilities: comparisons across gender, age, and disease. Front Neurol 2014;5(53):1–13.

Lawton MP. The functional assessment of elderly people. J Am Geriatr Soc 1971;19:465–481.

Lay AN, Hass CJ, Gregor RJ. The effects of sloped surfaces on locomotion: a kinematic and kinetic analysis. J Biomech 2006;39:1621–1628.

Lazzari RD, Politti F, Belina SF, et al. Effect of transcranial direct current stimulation combined with virtual reality training on balance in children with cerebral palsy: a randomized, controlled, double-blind, clinical trial. J Mot Behav 2017;49:329–336.

Lebiedowska MK, Syczewska M. Invariant sway properties in children. Gait Posture 2000;12:200–204.

Ledebt A, Becher J, Kapper J, et al. Balance training with visual feedback in children with hemiplegic cerebral palsy: effect on stance and gait. Motor Control 2005;9:459–468.

Ledebt A, Bril B, Breniere Y. The build-up of anticipatory behavior: an analysis of the development of gait initiation in children. Exp Brain Res 1998;120:9–17.

Ledebt A, Bril B, Wiener-Vacher S. Trunk and head stabilization during the first months of independent walking. Neuroreport 1995;6:1737–1740.

Lee DK, Cole WG, Golenia L, Adolph KE. The cost of simplifying complex developmental phenomena: a new perspective on learning to walk. Dev Sci 2018;21(4):e12615.

Lee DN, Aronson E. Visual proprioceptive control of standing in human infants. Percept Psychophys 1974;15:529–532.

Lee HJ, Chou LS. Balance control during stair negotiation in older adults. J Biomech 2007;40:2530–2536.

Lee H-M, Galloway JC. Early intensive postural and movement training advances head control in very young infants. Phys Ther 2012;92(7):935–947.

Lee JW, Chung E, Lee BH. A comparison of functioning, activity, and participation in school-aged children with cerebral palsy using the manual ability classification system. J Phys Ther Sci 2015;27(1):243–246.

Lee JW, Chung E, Lee BH. A comparison of functioning, activity, and participation in school-aged children with cerebral palsy using the manual ability classification system. J Phys Ther Sci 2015;27(1):243–246. doi: 10.1589/jpts.27.243.

Lee BC, Kim J, Chen S, et al. Cell phone based real-time vibrotactile feedback for balance rehabilitation training. J Neuroeng Rehabil 2012;9(1):10.

Lee DN, Lishman R. Visual proprioceptive control of stance. J Hum Mov Studies 1975;1:87–95.

Lee I, Manson J, Hennekens C, et al. Body weight and mortality: a 27 year follow up of middle aged men. JAMA 1993;270:2623–2628.

Lee DN, Young DS. Gearing action to the environment. Experiments in Brain Research, Series 15. Berlin, Germany: Springer Verlag, 1986:217–230.

Lee RG, van Donkelaar P. Mechanisms underlying functional recovery following stroke. Can J Neurol Sci 1995;22:257–263.

Lee TD. Transfer-appropriate processing: a framework for conceptualizing practice effects in motor learning. In: Meijer OG, Roth K, eds. Complex movement behavior: the motor-action controversy. Amsterdam, The Netherlands: North-Holland, 1988.

Lee YH, Yong SY, Kim SH, et al. Functional electrical stimulation to ankle dorsiflexor and plantarflexor using single foot switch in patients with hemiplegia from hemorrhagic stroke. Ann Rehabil Med 2014;38:310–316.

Lee-Valkov PM, Aaron DH, Eladoumikdachi F, et al. Measuring normal hand dexterity values in normal 3-,4-, and 5-year-old children and their relationship with grip and pinch strength. J Hand Ther 2003;16(1):22–28.

Lefumat HZ, Miall RC, Cole JD, Bringoux L, Bourdin C, Vercher J, Sarlegna FR. Generalization of force-field adaptation in proprioceptively-deafferented subjects. Neurosci Lett 2016;616:160–165.

Leone C, Feys P, Moumdjian L, D'Amico E, Zappia M, Patti F. Cognitive-motor dual-task interfer- ence: a systematic review of neural correlates. Neurosci Biobehav Rev 2017;75:348–360.

Lehman D, Toole T, Lofald D, et al. Training with verbal instructional cues results in near-term improvement of gait in people with Parkinson's disease. J Neurol Phys Ther 2005;29(1):2–8.

Leipert J, Bauder H, Miltner WHR, Taub E, Weiller C. Treatment-induced cortical reorganization after stroke in humans. Stroke, 2000;31:1210–1216.

Lemon RN. Descending pathways in motor control. Annu Rev Neurosci 2008;31:195–218.

Lemon RN, Mantel GWH, Muir RB. Corticospinal facilitation of hand muscles during voluntary movements in the conscious monkey. J Physiol 1986;381:497–527.

Lemsky C, Miller CJ, Nevitt M, et al. Reliability and validity of a physical performance and mobility examination for hospitalized elderly. Soc Gerontol 1991;31:221.

Leonard CT, Sandholdt DY, McMillan JA, et al. Short- and long-latency contributions to reciprocal inhibition during various levels of muscle contraction of individuals with cerebral palsy. J Child Neurol 2006;21:240–246.

Lerner-Frankiel MB, Vargas S, Brown MB, et al. Functional community ambulation: what are your criteria? Clin Manage 1990;6:12–15.

Levin MF. Interjoint coordination during pointing movements is disrupted in spastic hemiparesis. Brain 1996;119(Pt 1):281–293.

Levin MF, Horowitz M, Jurrius C, et al. Trajectory formation and interjoint coordination of drawing movements in normal and hemi- paretic subjects. Neurosci Abstr 1993;19:990.

Levin MF, Kleim JA, Wolf SF. What do motor "Recovery" and "Compensation" mean in patients following stroke? Neurorehabil Neural Repair 2009;23:313–319.

Levin MF, Michaelsen SM, Cirstea CM, et al. Use of the trunk for reaching targets placed within and beyond the reach in adult hemiparesis. Exp Brain Res 2002;143(2):171–180.

Levin MF, Weiss PL, Keshner EA. Emergence of virtual reality as a tool for upper limb rehabilitation: incorporation of motor control and motor learning principles. Phys Ther 2015;95:415-425.

Levy RM, Harvey RL, Kissela BM, et al. Epidural electrical stimulation for stroke rehabilitation: results of the prospective, multicenter, randomized, single-blinded everest trial. Neurorehabil Neural Repair 2016;30(2):107–119. doi: 10.1177/1545968315575613.

Lewald J. More accurate sound localization induced by short-term light deprivation. Neuropsychologia 2007;45:1215–1222.

Lewek MD, Poole R, Johnson J, et al. Arm swing magnitude and asymmetry during gait in the early stages of Parkinson's disease. Gait Posture 2010;31:256–260.

Lewis C, Bottomly J. Musculoskeletal changes with age. In: Lewis C, ed. Aging: health care's challenge, 2nd ed. Philadelphia, PA: Davis, 1990:145–146.

Lewis GN, Byblow WD. Bimanual coordination dynamics in post stroke hemiparetics. J Motor Behav 2004;36:174–186.

Li C, Verghese J, Holtzer R. A comparison of two walking while talking paradigms. Gait Posture 2014;40:415–419.

Li KZ, Roudaia E, Lussier M, et al. Benefits of cognitive dual-task training on balance performance in healthy older adults. J Gerontol A Biol Sci Med Sci 2010;65:1344–1352.

Li S-C, Huxhold O, Schmiedek F. Aging and attenuated processing robustness. Gerontology 2004;50:28–34.

Li X, He J, Yun J, Qin H. Lower limb resistance training in individuals with parkinson's disease: an updated systematic review and meta-analysis of randomized controlled trials. Front Neurol 2020;11:1–16.

Liao HF, Hwang AW. Relations of balance function and gross motor ability for children with cerebral palsy. Percept Motor Skills 2003;96(3 Pt 2):1173–1184.

Libertus K, Needham A. Teach to reach: the effects of active vs. passive reaching experiences on action and perception. Vision Res 2010;50(24):2750–2757.

Lieber RL, Runesson E, Einarsson F, et al. Inferior mechanical properties of spastic muscle bundles due to hypertrophic but compromised extracellular matrix material. Muscle Nerve 2003;28:464–471.

Liebesman JL, Carafelli E. Physiology of range of motion in human joints: a critical review. Crit Rev Phys Med Rehabil 1994;6:131–160.

Liepert J, Miltner WH, Bauder H, et al. Motor cortex plasticity during constraint-induced movement therapy in stroke patients. Neurosci Lett 1998;250:5–8.

Lin KC, Fu T, Wu CY, et al. Psychometric comparisons of the Stroke Impact Scale 3.0 and Stroke-Specific Quality of Life Scale. Qual Life Res 2010;19(3):435–443.

Lin S-I, Woollacott MH. Postrual muscle responses following changing balance threats in young stable older, and unstable older adults. J Motor Behav 2002;34:42.

Lin S-I, Woollacott MH, Jensen J. Postural response in older adults with different levels of functional balance capacity. Aging Clin Exp Res. 2004;16:373.

Lin YC, Chao YL, Wu SK, et al. Comprehension of handwriting development: Pen-grip kinetics in handwriting tasks and its relation to fine motor skills among school-age children. Aust Occup Ther J 2017;64(5):369–380. doi: 10.1111/1440-1630.12393.

Lindenberger U, Marsiske M, Baltes PB. Memorizing while walking: increase in dual-task costs from young adulthood to old age. Psychol Aging 2000;15:417–436.

Lima DP, de Almeida SB, de Carvalho Bonfadini J, et al. Clinical correlates of sarcopenia and falls in Parkinson's disease. PLoS One 2020;15:1–12.

Liphart J, Gallichio J, Tilson JK, et al. Concordance and discordance between measured and perceived balance and the effect on gait speed and falls following stroke. Clin Rehabil 2015. pii: 0269215515578294 [Epub ahead of print].

Lipsitz LA, Jonsson PV, Kelley MM, et al. Causes and correlates of recurrent falls in ambulatory frail elderly. J Gerontol 1991;46:M114–M122.

Lipsitz LA, Manor B, Habtemariam D, Iloputaife I, Zhou J, Travison TG.

The pace and prognosis of peripheral sensory loss in advanced age: association with gait speed and falls. BMC Geriatr 2018;18(1):274.

Liu W, Lipsitz LA, Montero-Odasso M, et al. Noise-enhanced vibrotactile sensitivity in older adults, patients with stroke, and patients with diabetic neuropathy. Arch Phys Med Rehabil 2002;83:171–176.

Liu-Ambrose T, Katarynych LA, Ashe MC, et al. Dual-task gait performance among community-dwelling senior women: the role of balance confidence and executive func- tions. J Gerontol A Biol Sci Med Sci 2009;64:975–982.

Livingstone M, Hubel D. Segregation of form, color, movement and depth: anatomy, physiology, perception.

Science 1988;240:740–749.

Lloréns R, Gil-Gómez JA, Alcañiz M, et al. Improvement in balance using a virtual reality-based stepping exercise: a randomized controlled trial involving individuals with chronic stroke. Clin Rehabil 2015;29:261–268.

Lo AC, Triche EW. Improving gait in multiple sclerosis using robot-assisted, body weight supported treadmill training. Neurorehabil Neural Repair 2008;22:661–671. doi: 10.1177/1545968308318473.

Lockhart TE, Smith JL, Woldstad JC. Effects of aging on the biomechanics of slips and falls. Hum Factors 2005;47:708–729.

Lockhart TE, Woldstad JC, Smith JL. Effects of age-related gait changes on the biomehcanics of slips and falls. Ergonomics 2003;46:1136–1160.

Lockman JJ, Ashmead DH, Bushnell EW. The development of anticipatory hand orientation during infancy. J Exp Child Psychol 1984;37:176–186.

Loewen SC, Anderson BA. Predictors of stroke outcomes using objective measurement scales. Stroke 1990;21:78–81.

Lomaglio MJ, Eng JJ. Muscle strength and weight-bearing symmetry relate to sit-to-stand performance in individuals with stroke. Gait Posture 2005;22:126–131.

Long H, Ma-Wyatt A. The distribution of spatial attention changes with task demands during goal-directed reaching. Exp Brain Res 2014;232:1883–1893. DOI 10.1007/s00221-014-3880-6.

Lopez C, Blanke O. The thalamocortical vestibular system in animals and humans. Brain Res Rev 2011;67:119–146.

Lord SE, Halligan PW, Wade DT. Visual gait analysis: the development of a clinical assessment and scale. Clin Rehabil 1998;12:107–119.

Lord SE, McPherson K, McNaughton HK, et al. Community ambulation after stroke: how important and obtainable is it and what measures appear predictive? Arch Phys Med Rehabil 2004;86:234–239.

Lord SR, Lloyd DG, Li SK. Sensorimotor function, gait patterns and falls in community-dwelling women. Age Ageing 1996;25:292–299.

Lord S, Rochester L. Measurement of community ambulation after stroke: current status and future developments. Stroke 2005;36:1457–1461.

Lord SE, Rochester L, Weatherall M, et al. The effect of environment and task on gait parameters after stroke: a randomized comparison of measurement conditions. Arch Phys Med Rehabil 2006;87:967–973.

Lord S, Sherrington C, Menz HB. Falls in older people. Cambridge, UK: Cambridge University Press, 2001:68.

Lord S, Ward J, Williams P, et al. An epidemiological study of falls in older community dwelling women: the Randwick falls and fracture study. Aust J Public Health 1993;17:240–245.

Louwers A, Beelen A, Holmefur M, Krumlinde-Sundholm L. Development of the Assisting Hand Assessment for adolescents (Ad-AHA) and validation of the AHA from 18 months to 18 years. Dev Med Child Neurol 2016;58:1303–1309.

Louwers A, Krumlinde-Sundholm L, Boeschoten K, Beelin A. Reliability of the assisting hand assessment in adolescents. Dev Med Child Neurol 2017;59(9):926–932. doi: 10.1111/dmcn.13465.

Lu T, Pan Y, Kao SY, et al. Gene regulation and DNA damage in the ageing human brain. Nature 2004;429:883–891.

Lu TW, Yen HC, Chen HL, et al. Symmetrical kinematic changes in highly functioning older patients post-stroke during obstacle-crossing. Gait Posture 2010;31:511–516.

Lum PS, Burgar CG, Shor PC. Evidence for strength imbalances as a significant contributor to abnormal synergies in hemiparetic subjects. Muscle Nerve 2003;27:211–221.

Lundborg G, Bjorkman A, Hansson T, et al. Artificial sensibility of the hand based on cortical audiotactile interaction: a study using functional magnetic resonance imaging. Scand J Plast Reconstr Surg Hand Surg 2005;39(6):370–372.

Lundgren-Lindquist B, Aniansson A, Rundgren A. Functional studies in 79 year olds: 3. Walking performance and climbing ability. Scand J Rehabil Med 1983;12:107–112.

Lundin-Olsson L, Nyberg L, Gustafson Y. Stops walking when talking as a predictor of falls in elderly people. Lancet 1997;349:617.

Luo TZ, Maunsell JHR. Attention can be subdivided into neurobiological components corresponding to distinct behavioral effects. PNAS 2019;116:26187–26194.

Luria AR. Higher cortical functions in man. New York: Basic, 1966.

Lusardi MM, Fritz S, Middleton A, et al. Determining risk of falls in community dwelling older adults: a systematic review and meta-analysis using posttest probability. J Geriatr Phys Ther 2017;40:1–36.

Ly DH, Lockhart DJ, Lerner RA, et al. Mitotic misregulation and human aging. Science 2000;287:2486–2492.

Lyle RC. A performance test for assessment of upper limb function in physical rehabilitation treatment and research. Int J Rehabil Res 1981;4:483–492.

M

Ma HI, Trombly CA. A synthesis of the effects of occupational therapy for persons with stroke, part II: remediation of impairments. Am J Occup Ther 2002;56(3):260–274.

Macefield VG, Knellwolf TP. Functional properties of human muscle spindles. J Neurophysiol 2018;120,452–467.

Mackay CP, Kuys SS, Brauer SG. The effect of aerobic exercise on brain-derived neurotrophic factor in people with neurological disorders: a systematic review and meta-analysis. Neural Plast 2017;2017:4716197.

MacDermid J, Solomon G, Valdes K. American society of hand therapists. ASHT clinical assessment recommendations, 3rd ed. Mt. Laurel, NJ: American Society of Hand Therapists, 2015.

MacKay DG. The problem of flexibility, fluency, and the speed-accuracy trade-off in skilled behavior. Psychol Rev 1982;89:48–506.

MacKay-Lyons M. Variability in spatiotemporal gait characteristics over the course of the L-dopa cycle in people with advanced Parkinson disease. Phys Ther 1998;78:1083–1094.

Mackey AH, Walt SE, Stott NS. Deficits in upper-limb task performance in children with hemiplegic cerebral palsy as defined by 3-dimensional kinematics. Arch Phys Med Rehabil 2006;87:207–215.

Maddox WT, Ashby FG. Dissociating explicit and procedural-learning based systems of perceptual category learning. Behav Proc 2004;66:309–332.

Maenza C, Good DC, Winstein CJ, Wagstaff DA, Sainburg RL. Functional deficits in the less-impaired arm of stroke survivors depend on hemisphere of damage and extent of paretic arm impairment. Neurorehabil Neural Repair 2020;34(1):39–50. doi: 10.1177/1545968319875951.

Magee DJ. Orthopedic physical assessment. Philadelphia, PA: Saunders, 1987.

Magill R, Anderson D. Motor learning and control: concepts and applications, 10th ed. New York, NY: McGraw Hill, 2014.

Magill RA, Hall KG. A review of the contextual interference effect in motor skill acquisition. Hum Mov Sci 1990;9:241–289.

Magnus R. Animal posture (Croonian lecture). Proc R Soc Lond 1925;98:339.

Magnus R. Some results of studies in the physiology of posture. Lancet 1926;2:531–585.

Magnusson M, Enbom H, Johansson R, et al. Significance of pressor input from the human feet in lateral postural control: the effect of hypothermia on galvanically induced body-sway. Acta Otolaryngol 1990;110:321–327.

Mahon CE, Farris DJ, Sawicki GS, et al. Individual limb mechanical analysis of gait following stroke. J Biomech 2015;48:984–989.

Mahoney JR, Cotton K, Verghese J. Multisensory integration predicts balance and falls in older adults. J Gerontol A Biol Sci Med Sci 2019;74(9):1429–1435.

Majsak MJ, Kaminski T, Gentile AM, et al. Effects of a moving target versus a temporal constraint on reach and grasp in patients with Parkinson's disease. Exp Neurol 2008;210:479–488.

Mak MK, Hui-Chan CW. Switching of movement direction is central to parkinsonian bradykinesia in sit-to-stand. Mov Disord 2002;17:1188–1195.

Mak MK, Levin O, Mizrahi J, et al. Joint torques during sit-to-stand in healthy subjects and people with Parkinson's disease. Clin Biomech (Bristol, Avon) 2003;18:197–206.

Mak MK, Patla A, Hui-Chan C. Sudden turn during walking is impaired in people with Parkinson's disease. Exp Brain Res 2008;190:43–51.

Maki B, Holliday PJ, Topper AK. Fear of falling and postural performance in the elderly. J Gerontol 1991;46:M123–M131.

Maki BE, Holliday PJ, Topper AK. A prospective study of postural balance and risk of falling in an ambulatory and independent elderly population. J Gerontol 1994;49:M72–M84.

Maki BE, McIlroy WE. Control of rapid limb movements for balance recovery: age-related changes and implications for fall prevention. Age Ageing 2006;35(Suppl 2):ii12–ii18.

Maki BE, McIlroy WE, Fernie GR. Change-in-support reactions for balance recovery. IEEE Eng Med Biol Mag 2003;22:20–26.

Maldonado M, Allred RP, Felthauser EL, et al. Motor skill training, but not voluntary exercise, improves skilled reaching after unilateral ischemic lesions of the sensorimotor cortex in rats. Neurorehabil Neural Repair 2008;22:250–261.

Malfait N, Ostry DJ. Is interlimb transfer of force-field adaptation a cognitive response to the sudden introduction of load? J Neurosci 2004;24:8084–8089.

Malick M. Manual on static hand splinting. Pittsburgh, PA: Harmarville Rehab Center, 1980.

Malouin F, McFadyen B, Dion L, et al. A fluidity scale for evaluating the motor strategy of the rise to walk task after stroke [appendix]. Clin Rehabil 2003;17:674–684.

Malouin F, Pichard L, Bonneau C, et al. Evaluating motor recovery early after stroke: comparison of the Fugl-Meyer Assessment and the Motor Assessment Scale. Arch Phys Med Rehabil 1994;75:1206–1212.

Malviya S, Voepel-Lewis T, Burke C, et al. The revised FLACC observational pain tool: improved reliability and validity assessment in children with cognitive impairment. Paediatr Anaesth 2006;16(3): 258–265.

Man'kovskii NB, Mints AY, Lysenyuk VP. Regulation of the preparatory period for complex voluntary movement in old and extreme old age. Hum Physiol Moscow 1980;6:46–50.

Manchester D, Woollacott M, Zederbauer-Hylton N, et al. Visual, vestibular and somatosensory contributions to balance control in the older adult. J Gerontol 1989;44:M118–M127.

Mancini M, Rocchi L, Horak FB, Chiari L. Effects of Parkinson's disease and levodopa on functional limits of stability. Clin Biomech (Bristol, Avon) 2008;23:450–458.

Mancini M, Zampieri C, Carlson-Kuhta P, et al. Anticipatory postural adjustments prior to step initiation are hypometric in untreated Parkinson's disease: an accelerometer-based approach. Eur J Neurol 2009;16:1028–1034.

Manheim CJ, Lavett DK. The myofascial release manual. Thorofare, NJ: Slack, 1989.

Mann RA, Hagy JL, White V, Liddell D. The initiation of gait. J Bone Joint Surg Am 1979;61:232–239.

Mann RA, Hagy JL, White V, et al. The initiation of gait. J Bone Joint Surg Am 1979;61:232–239.

Mannheimer JS, Lampe GN. Clinical transcutaneous electrical nerve stimulation. Philadelphia, PA: Davis, 1984.

Mansfield A, Inness EL, Komar J, et al. Training rapid stepping responses in an individual with stroke. Phys Ther 2011;91:958–969.

Mansfield A, Inness EL, Wong JS, et al. Is impaired control of reactive stepping related to falls during inpatient stroke rehabilitation? Neurorehabil Neural Repair 2013;27:526–533.

Mansfield A, Peters AL, Liu BA, et al. A perturbation-based balance training program for older adults: study protocol for a randomised controlled trial. BMC Geriatr 2007;7:12.

Mansfield A, Peters AL, Liu BA, et al. Effect of a perturbation-based balance training program on compensatory stepping and grasping reactions in older adults: a randomized controlled trial. Phys Ther 2010;90(4):476–491.

Manto M. Cerebellar motor syndrome from children to the elderly. In: Aminoff M, Boller F, Swaab D, eds. Handbook of clinical neurology. Netherlands: Elsevier, 2018:151–166.

Marchese R, Bove M, Abbruzzese G. Effect of cognitive and motor tasks on postural stability in Parkinson's disease: a posturographic study. Mov Disord 2003;18:652–658.

Marchetti GF, Whitney SL, Blatt PJ, et al. Temporal and spatial characteristics of gait during performance of the Dynamic Gait Index in people with and people without balance or vestibular disorders. Phys Ther 2008;88:640–651.

Marencakova J, Price C, Maly T, Zahalka F, Nester C. How do novice and improver walkers move in their home environments? An open-sourced infant's gait video analysis. PLoS One 2019;14(6):e0218665.

Mao H, Li Y, Tang L, Chen Y, Ni J, Liu L, Shan C. Effects of mirror neuron system-based training on rehabilita tion of stroke patients. Brain Behav 2020;10(8):e01729. doi: 10.1002/brb3.1729.

Marigold DS, Eng JJ. Altered timing of postural reflexes contributes to falling in persons with chronic stroke. Exp Brain Res 2006;171:459–468.

Marigold DS, Eng JJ, Dawson AS, et al. Exercise leads to faster postural reflexes, improved balance and mobility, and fewer falls in older persons with chronic stroke. J Am Geriatr Soc 2005;53:416–423.

Marigold DS, Eng JJ, Tokuno CD, et al. Contribution of muscle strength and integration of afferent input to postural instability in persons with stroke. Neurorehabil Neural Repair 2004;18(4):222–229.

Marigold DS, Patla AE. Strategies for dynamic stability during locomotion on a slippery surface: effects of prior experience and knowledge. J Neurophysiol 2002;88:339–353.

Marigold DS, Patla AE. Adapting locomotion to different surface compliances: neuromuscular responses and changes in movement dynamics. J Neurophysiol 2005;94(3):1733–1750.

Marneweck M, Grafton ST. Neural substrates of anticipatory motor adaptation for object lifting. Sci Rep 2020a;10:1–10.

Marneweck M, Grafton ST. Representational neural mapping of dexterous grasping before lifting in humans. J Neurosci 2020b;40:2708–2716.

Marsico P, Frontzek-Weps V, Balzer J, Van Hedel HJA. Hypertonia assessment tool: reliability and validity in children with neuromotor disorders. J Child Neurol 2017;32:132–138.

Marque P, Felez A, Puel M, et al. Impairment and recovery of left motor function in patients with right hemiplegia. J Neurol Neurosurg Psychiatry 1997;62:77–81.

Marquez-Chin C, Marquis A, Popovic MR. BCI-triggered functional electrical stimulation therapy for upper limb. Eur J Transl Myol 2016;26(3):6222. doi: 10.4081/ejtm.2016.6222.

Marquez-Chin C, Marquis A, Popovic MR. EEG-triggered functional electrical stimulation therapy for restoring upper limb function in chronic stroke with severe hemiplegia. Case Rep Neurol Med 2016;2016:9146213. doi: 10.1155/2016/9146213.

Marsden CD. Slowness of movement in Parkinson's disease. Mov Disord 1989;4:26–37.

Marsden CD, Quinn NP. The dystonias. BMJ 1990;300:139–144.

Marteniuk RG, Leavitt JL, Mackenzie CL, et al. Functional relationships between grasp and transport components in a prehension task. Hum Mov Sci 1990;9:149–176.

Marteniuk RG, Mackenzie CL, Jeannerod M, et al. Constraints on human arm movements trajectories. Can J Psychol 1987;41:365–368.

Martin JP. The basal ganglia and posture. London, UK: Pitman, 1967.

Martin JH, Donarummo L, Hacking A. Impairments in prehension produced by early postnatal sensory motor cortex activity blockage. J Neurophysiol 2000;83:895–906.

Martin JH, Kably B, Hacking A. Activity-dependent development of cortical axon terminations in the spinal cord and brain stem. Exp Brain Res 1999;125:184–199.

Martin TA, Keating JG, Goodkin HP, et al. Storage of multiple gazehand calibrations. Neurosci Abstr 1993;19:980.

Martinelli AR, Coelho DB, Teixeira LA. Light touch leads to increased stability in quiet and perturbed balance: Equivalent effects between post-stroke and healthy older individuals. Hum Mov Sci 2018;58:268–278.

Martelli D, Xia B, Prado A, Agrawal SK. Gait adaptations during over-ground walking and multidirectional oscillations of the visual field in a virtual reality headset. Gait Posture 2019;67:251–256.

Marwaha R, Hall SJ, Knight CA, et al. Load and grip force coordination in static bimanual manipulation tasks in multiple sclerosis. Motor Control 2006;10:160–177.

Masani K, Sin VW, Vette AH, et al. Postural reactions of the trunk muscles to multidirectional perturbations in sitting. Clin Biomech (Bristol, Avon) 2009;24:176–182.

Massion J. Movement, posture and equilibrium: interaction and coordination. Prog Neurobiol 1992;38(1):35–36.

Massion J. Role of motor cortex in postural adjustments associated with movement. In: Asanuma H, Wilson VJ, eds. Integration in the nervous system. Tokyo, Japan: Igaku-Shoin, 1979:239–260.

Massion J, Woollacott M. Normal balance and postural control. In: Bronstein AM, Brandt T, Woollacott M, et al., eds. Clinical disorders of balance posture and gait, 2nd ed. London, UK: Edward Arnold, 2004.

Mathias S, Nayak U, Issacs B. Balance in elderly patients: the "Get-up and Go" test. Arch Phys Med Rehabil 1986;67:387–389.

Mathiowetz V, Rogers SL, Dowe-Keval M, et al. The Purdue Pegboard: norms for 14- to 19-year olds. Am J Occup Ther 1986;40(3):174–179.

Mathiowetz V, Weber K, Kashman N, et al. Adult norms for the Nine Hole Peg Test of finger dexterity. Occup Ther J Res 1985;5:24–38.

Matsuda PN, Bamer A, Shumway-Cook A, et al. Falls in multiple sclerosis: incidence, risk factors and provider response (Abstract). 61st Annual Meeting of the American Academy of Neurology, Seattle, WA, 2009.

Matsuda PN, Taylor CS, Shumway-Cook A. Evidence for the validity of the modified dynamic gait index across diagnostic groups. Phys Ther 2014;94(7):996–1004.

Matsuda PN, Taylor C, Shumway-Cook A. Examining the relationship between medical diagnoses and patterns of performance on the modified Dynamic Gait Index. Phys Ther 2015;95(6):854–863.

Matsuda P, Shumway-Cook A Kraft G. Falls in multiple sclerosis: incidence, causes, risk factors and health care provider response. Phys Med Rehabil 2011;3(7):624–632.

Matthews A, Garry MI, Martin F, Summers J. Neural correlates of performance trade-offs and dual-task interference in bimanual coordination: an ERP investigation. Neurosci Lett 2006;400:172–176.

Matusz PJ, Key AP, Gogliotti S, et al. Somatosensory plasticity in pediatric cerebral palsy following constraint-induced movement therapy. Neural Plast 2018;2018:1891978. doi: 10.1155/2018/1891978.

Mauritz KH, Dichgans J, Hufschmidt A. Quantitative analysis of stance in late cortical cerebellar atrophy of the anterior lobe and other forms of cerebellar ataxia. Brain 1979;102:461–482.

May D, Nayak US, Isaacs B. The life space diary: a measure of mobility in old people at home. Int Rehabil Med 1985;7:182–186.

Mayer NH. Clinicophysiologic concepts of spasticity and motor dysfunction in adults with upper motoneuron lesion. Muscle Nerve 1997;6(Suppl):S1–S13.

Mayo NE, Anderson S, Barclay R, et al. Getting on with the rest of your life following stroke: a randomized trial of a complex intervention aimed at enhancing life participation post stroke. Clin Rehabil. 2015 Jan 27. pii: 0269215514565396. [Epub ahead of print]

Mayo NE, Goldberg MS, Levy AR, et al. Changing rates of stroke in the province of Quebec Canada: 1981–1988. Stroke 1991;22:590–595.

Mayo NE, Wood-Dauphinee S, Cote R, et al. Activity, participation, and quality of life six months post-stroke. Arch Phys Med Rehabil 2002;83:1035–1042.

Mayston M. The Bobath concept: evolution and application. In: Forssberg H, Hirschfeld H, eds. Movement disorders in children. Medicine and sport science, vol. 36. Basel, Switzerland: S. Karger, 1992:1–6.

McCabe J, Monkiewicz M, Holcomb J, et al. Comparison of robotics, functional electrical stimulation, and motor learning methods for treatment of persistent upper extremity dysfunction after stroke: a randomized controlled trial. Arch Phys Med Rehabil. 2015;96:981–990. pii: S00039993(14)01228-3. doi: 10.1016/j. apmr.2014.10.022.

McCabe J, Monkiewicz M, Holcomb J, et al. Comparison of robotics, functional electrical stimulation, and motor learning methods for treatment of persistent upper extremity dysfunction after stroke: a randomized controlled trial. Arch Phys Med Rehabil 2015;96(6):981–990. doi: 10.1016/j.apmr.2014.10.022.

McCall JV, Ludovice MC, Blaylock JA, Kamper DG. A platform for rehabilitation of finger individuation in children with hemiplegic cerebral palsy. IEEE Int Conf Rehabil Robot 2019 Jun;2019:343–348. doi: 10.1109/ ICORR.2019.8779537.

McCarty ME, Clifton RK, Collard RR. Problem solving in infancy: the emergence of an action plan. Dev Psychol 1999;35:1091–1101.

McChesney JW, Woollacott MH. The effect of age-related declines in proprioception and total knee replacement on postural control. J Gerontol 2000;55:658–666.

McCombe Waller S, Whitall J, et al. Sequencing bilateral and unilateral task-oriented training versus task-oriented training alone to improve arm function in individuals with chronic stroke. BMC Neurol 2014;14:236. doi: 10.1186/s12883-014-0236-6.

McConvey J, Bennett SE. Reliability of the Dynamic Gait Index in individuals with multiple sclerosis. Arch Phys Med Rehabil 2005;86:130–133.

McCoy AO, VanSant AF. Movement patterns of adolescents rising from a bed. Phys Ther 1993;73:182–193.

McCrea DA, Rybak IA. Organization of mammalian locomotor rhythm and pattern generation. Brain Res Rev 2008;57:134–146.

McCrea PH, Eng JJ, Hodgson AJ. Satu-rated muscle activation contributes to compensatory reaching strategies after stroke. J Neurophysiol 2005;94:2999–3008.

McCullagh P, Weiss MR, Ross D. Modeling considerations in motor skill acquisition and performance: an inte- grated approach. Exerc Sport Sci Rev 1989;17:475–513.

McCulloch K. Attention and dual-task conditions: physical therapy implications for individuals with acquired brain injury. J Neurol Phys Ther 2007;31:104–118.

McDonnell PM. Patterns of eye-hand coordination in the first year of life. Can J Psychol 1979;33:253–267.

McDonnell MN, Hillier SL. Vestibular rehabilitation for unilateral peripheral vestibular dysfunction. Cochrane Database Syst Rev 2015;1:CD005397. doi:10.1002/14651858.CD005397. pub4.

McEwen D, Taillon-Hobson A, Bilodeau M, et al. Virtual reality exercise improves mobility after stroke: an inpatient randomized controlled trial. Stroke 2014;45:1853–1855.

McFadyen BJ, Malouin F, Dumas F. Anticipatory locomotor control for obstacle avoidance in mid-child- hood aged children. Gait Posture 2001;13:7–16.

McFadyen BJ, Winter DA. An integrated biomechanical analysis of normal stair ascent and descent. J Biomech 1988;21:733–744.

McGavin CR, Gupta SP, McHardy GJR. Twelve minute walking test for assessing disability in chronic bronchitis. BMJ 1976;1:822–823.

McGraw M. The neuromuscular maturation of the human infant. New York: Hafner Press, 1945.

McGraw MB. From reflex to muscular control in the assumption of an erect posture and ambulation in the human infant. Child Dev 1932;3:291.

McGuire BA, Gilbert CD, Rivlin PK, et al. Targets of horizontal connections in macaque primary visual cortex. J Comp Neurol 1991;305:370–392.

McIlroy W, Maki B. Do anticipatory adjustments precede compensatory stepping reactions evoked by perturbation? Neurosci Lett 1993;164:199–202.

McIlroy WE, Maki BE. The control of lateral stability during rapid stepping reactions evoked by antero-posterior perturbation: does anticipatory control play a role? Gait Posture 1999;9:190–198.

McIntosh AS, Beatty KT, Dwan LN, et al. Gait dynamics on an inclined walkway. J Biomech 2006;39:2491–2502.

McKee KJ, Orbell S, Austin CA, et al. Fear of falling, falls efficacy, and health outcomes in older people following hip fracture. Disabil Rehabil 2002;24(6):327–333.

McKinnon CD, Winter DA. Control of body balance in the frontal plane during human walking. J Biomech 1993;26:633–644.

McMahon TA. Muscles, reflexes and locomotion. Princeton, NJ: Princeton University, 1984.

McNevin NH, Shea CH, Wulf G. Increasing the distance of an external focus of attention enhances learning. Psychol Res 2003;67:22–29.

McNevin NH, Wulf G. Attentional focus on supra-postural tasks affects postural control. Hum Mov Sci 2002;21:187–202.

McPherson J, Schild R, Spaulding SJ, et al. Analysis of upper extremity movement in four sitting positions: a comparison of persons with and without cerebral palsy. Am J Occup Ther 1991;2:123–129.

McPherson JJ, Schild R, Spaulding SJ, Barsamian P, Transon C, White SC. Analysis of upper extremity movement in four sitting positions: a comparison of persons with and without cerebral palsy. Am J Occup Ther 1991;45(2):123–129. doi: 10.5014/ajot.45.2.123.

McQuiddy VA, Scheerer CR, Lavalley R, McGrath T, Lin L. Normative values for grip and pinch strength for 6- to 19-year-olds. Arch Phys Med Rehabil 2015;96(9):1627–1633. doi: 10.1016/j.apmr.2015.03.018.

McVea DA, Pearson KG. Object avoidance during locomotion. Adv Exp Med Biol 2009;629:293–315.

Medina JJ. The clock of ages. New York: Cambridge University Press, 1996.

Medley A, Thompson M. Development, reliability, and validity of the Sitting Balance Scale. Physiother Theory Pract 2011;27:471–481.

Melmoth DR, Finlay AL, Morgan MJ, et al. Grasping deficits and adaptations in adults with stereo vision losses. Invest Ophthalmol Vis Sci 2009;50:3711–3720.

Melville-Jones G, Mandl G. Neurobionomics of adaptive plasticity: integrating sensorimotor function with environmental demands. In: Desmedt JE, ed. Motor control mechanisms in health and disease. Adv Neurol 1983;39:1047–1071.

Melzack R. The McGill Pain Questionnaire: major properties and scoring methods. Pain 1975;1:277–299.

Mentiplay BF, Perraton LG, Bower KJ, et al. Assessment of lower limb muscle strength and power using hand-held and fixed dynamometry: a reliability and validity study. PLoS One 2015;10:1–18.

Merkel S, Voepel-Lewis T, Malviva S. Pain assessment in infants and young children: the FLACC scale. Am J Nurs 2002;102(10): 55–58.

Merzenich MM, Jenkins WM. Reorganization of cortical representation of the hand following alterations of skin inputs induced by nerve injury, skin island transfers & experience. J Hand Ther 1993;6(2):89–104.

Metaxiotis D, Accles W, Siebel A, et al. Hip deformities in walking patients with cerebral palsy. Gait Posture 2000;11:86–91.

Metrot J, Mottet D, Hauret I, et al. Changes in bimanual coordination during the first 6 weeks after moderate hemiparetic stroke. Neurorehabil Neural Repair 2013;27:251–259.

Meyer DE, Abrams RA, Kornblum S, et al. Optimality in human motor performance: ideal control of rapid aimed movements. Psychol Rev 1988;95:340–370.

Meyer JS, Obara K, Muramatsu K, et al. Cognitive performance after small strokes correlates with ischemia, not atrophy of the brain. Dementia 1995;6:312–322.

Meyer-Heim A, Ammann-Reiffer C, Schmartz A, et al. Improvement of walking abilities after robotic-assisted locomotion training in children with cerebral palsy. Arch Dis Child 2009;94:615–620.

Meyns P, Bruijn SM, Duysens J. The how and why of arm swing during human walking. Gait Posture 2013;13:555–562.

Meyns P, Desloovere K, Van Gestel L, et al. Altered arm posture in children with cerebral palsy is related to instability during walking. Eur J Paediatr Neurol 2012;16:528–535.

Meyns P, Van Gestel L, Bruijn SM, et al. Is interlimb coordination during walking preserved in children with cerebral palsy? Res Dev Disabil 2012;33:1418–1428.

Meyns P, Van Gestel L, Massaad F, et al. Arm swing during walking at different speeds in children with Cerebral Palsy and typically developing children. Res Dev Disabil 2011;32:1957–1964.

Mezzarane RA, Klimstra M, Lewis A, et al. Interlimb coupling from the arms to legs is differentially specified for populations of motor units comprising the compound H-reflex during "reduced" human locomotion. Exp Brain Res 2011;208(2):157–168.

Miall RC, Ingram HA, Cole JD, Gauthier GM. Weight estimation in a "deafferented" man and in control subjects: are judgements influenced by peripheral or central signals? Exp Brain Res 2000;133:491–500.

Miall RC, Rosenthal O, Ørstavik K, Cole JD, Sarlegna FR. Loss of haptic feedback impairs control of hand posture: a study in chronically deafferented individuals when grasping and lifting objects. Exp Brain Res 2019;237:2167–2184.

Micera S, Carpaneto J, Posteraro F, et al. Characterization of upper arm synergies during reaching tasks in able-bodied and hemiparetic subjects. Clin Biomech (Bristol, Avon) 2005;20:939–946.

Michael KM, Allen JK, Macko RF. Reduced activity after stroke: the role of balance, gait, and cardiovascular fitness. Arch Phys Med Rehabil 2005;86:1552–1556.

Michaelsen SM, Dannenbaum R, Levin MF. Task-specific training with trunk restraint on arm recovery in stroke: randomized control trial. Stroke 2006;37:186–192.

Michaelsen SM, Jacobs S, Roby-Braimi A, et al. Compensation for distal impairments of grasping in adults with hemiparesis. Exp Brain Res 2004a;157:162–173.

Michaelsen SM, Levin MF. Short-term effects of practice with trunk restraint on reaching movements in patients with chronic stroke: a controlled trial. Stroke 2004b;35:1914–1919.

Michaelsen SM, Luta A, Roby-Brami A, et al. Effect of trunk restraint on the recovery of reaching movements in hemiparetic patients. Stroke 2001;32:1875–1883.

Michaelsen SM, Magdalon EC, Levin MF. Grip aperture scaling to object size in chronic stroke. Motor Control 2009;13:197–217.

Middleton A, Merlo-Rains A, Peters DM, et al. Body weight-supported treadmill training is no better than overground training for individuals with chronic stroke: a randomized controlled trial. Top Stroke Rehabil 2014;21:462–476.

Middleton FA, Strick PL. Anatomical evidence for cerebellar and basal ganglia involvement in higher cognitive function. Science 1994;266:458–461.

Middleton FA, Strick PL. Basal ganglia and cerebellar loops: motor and cognitive circuits. Brain Res Rev. 2000;31:236–250.

Milani-Comparetti A, Gidoni EA. Pattern analysis of motor development and its disorders. Dev Med Child Neurol 1967;9:625–630.

Milardi D, Quartarone A, Bramanti A, Anastasi G, Bertino S, Basile GA, Buonasera P, Pilone G, Celeste G, Rizzo G, Bruschetta D, Cacciola A. The Cortico-Basal Ganglia-Cerebellar Network: past, present and future perspectives. Front Syst Neurosci 2019;13:1–14.

Milczarek JJ, Kirby RL, Harrison ER, et al. Standard and four-footed canes: their effect on the standing balance of patients with hemiparesis. Arch Phys Med Rehabil 1993;74:281–285.

Mileti I, Taborri J, Rossi S, et al. Reactive postural responses to continuous yaw perturbations in healthy humans: the effect of aging. Sensors (Basel) 2020;20(1):63.

Mille ML, Johnson-Hilliard M, Martine KM, et al. One-step, two steps, three steps more… Directional vulnerability to falls in community dwelling older people. J Gerontol A Biol Sci Med Sci 2013;68:1540–1548.

Miller A, Duff SV, Quinn L, et al. Development of sensor-based measures of upper extremity interlimb coordination. Annu Int Conf IEEE Eng Med Biol Soc 2018;2018:3160–3164. doi: 10.1109/EMBC.2018.8512903.

Miller A, Quinn L, Duff SV, Wade E. Comparison of machine learning approaches for classifying upper extremity tasks in individuals post-stroke. Annu Int Conf IEEE Eng Med Biol Soc 2020;2020:4330–4336. doi: 10.1109/EMBC44109.2020.9176331.

Miller EK, Buschman TJ. Cortical circuits for the control of attention. Curr Opin Neurobiol. 2013;23:216–222.

Miller PH. Theories of developmental psychology, 4th ed. New York: Worth Publishers, 2002.

Millington PJ, Myklebust BM, Shambes GM. Biomechanical analysis of the sit-to-stand motion in elderly persons. Arch Phys Med Rehabil 1992;73:609–617.

Mills R, Levac D, Sveistrup H. Kinematics and postural muscular activity during continuous oscillating platform movement in children and adolescents with cerebral palsy. Gait Posture 2018;66:13–20.

Milner AD, Goodale MA. Visual pathways to perception and action. Prog Brain Res 1993;95:317–337.

Milner AD, Ockleford EM, Dewar W. Visuo-spatial performance following posterior parietal and lateral frontal lesions in stumptail macaques. Cortex 1977;13:350–360.

Milner B. Amnesia following operation on the temporal lobes. In: Whitty CWM, Zangwill OL, eds. Amnesia. London, UK: Butterworths, 1966:109–133.

Milot MH, Nadeau S, Gravel D, et al. Effect of increases in plantarflexor and hip flexor muscle strength on the levels of effort during gait in individuals with hemiparesis. Clin Biomech (Bristol, Avon) 2008;23:415–423.

Milosevic M, Marquez-Chin C, Masani K, et al. Why brain-controlled neuroprosthetics matter: mechanisms underlying electrical stimulation of muscles and nerves in rehabilitation. Biomed Eng Online 2020;19(1):81. doi: 10.1186/s12938-020-00824-w.

Miltner W, Bauder H, Sommer M, et al. Effects of constraint-induced movement therapy on patients with chronic motor deficits after stroke. Stroke 1999;30:586–592.

Milton JG, Small SS, Solodkin A. On the road to automatic: dynamic aspects in the development of expertise. J Clin Neurophysiol 2004;21:134–143.

Mirelman A, Maidan I, Herman T, et al. Virtual reality for gait training: can it induce motor learning to enhance complex walking and reduce fall risk in patients with Parkinson's disease? J Gerontol A Biol Sci Med Sci 2011;66:234–240.

Mishkin M, Ungerleider LG. Contribution of striate inputs to the visuospatial functions of parieto-preoccipital cortex in monkeys. Behav Brain Res 1982;6:57–77.

Miszko TA, Cress ME, Slade JM, et al. Effect of strength and power training on physical function in community-dwelling older adults. J Gerontol A Biol Sci Med Sci 2003;58:171–175.

Miyai I, Fujimoto Y, Yamamoto H, et al. Long term effect of body weight supported treadmill training in Parkinson's disease: a randomized controlled trial. Arch Phys Med Rehabil 2002;83:1370–1373.

Miyasike-daSilva V, McIlroy WE. Gaze shifts during dual-tasking stair descent. Exp Brain Res 2016;234(11):3233–3243.

Moberg E. The unsolved problem: how to test the functional value of hand sensibility. J Hand Ther 1991;4:105–110.

Mochon S, McMahon TA. Ballistic walking. J Biomech 1980;13:49–57.

Mockford M, Caulton JM. Systematic review of progressive strength training in children and adolescents with cerebral palsy who are ambulatory. Pediatr Phys Ther 2008;20(4):318–333.

Mok NW, Brauer SG, Hodges PW. Hip strategy for balance control in quiet standing is reduced in people with low back pain. Spine 2004;29:E107–E112.

Molen HH. Problems on the evaluation of gait. Dissertation, Free University, Institute of Biomechanics and Experimental Rehabilitation, Amsterdam, 1973.

Molinari M, Leggio MG, Solida A. Cerebellum and procedural learning: evidence from focal cerebellar lesions. Brain 1997;120:1753–1762.

Moliterno AH, Bezerra FV, Pires LA, et al. Effect of contextual interference in the practicing of a computer task in individuals poststroke. Biomed Res Int 2020;2020:2937285. doi: 10.1155/2020/2937285.

Moll I, Vles JSH, Soudant DLHM, et al. Functional electrical stimulation of the ankle dorsiflexors during walking in spastic cerebral palsy: a systematic review. Dev Med Child Neurol 2017;59:1230–1236.

Monbaliu E, Himmelmann K, Lin JP, et al. Clinical presentation and management of dyskinetic cerebral palsy. Lancet Neurol 2017;16:741–749.

Monger C, Carr JH, Fowler V. Evaluation of a home-based exercise and training programme to improve sit-to-stand in patients with chronic stroke. Clin Rehabil 2002;16:361–367.

Montgomery J. Assessment and treatment of locomotor deficits in stroke. In: Duncan PW, Badke MB. Stroke rehabilitation: the recovery of motor control. Chicago, IL: Year Book, 1987:223–259.

Monzee J, Lamarre Y, Smith AM. The effects of digital anesthesia on force control using a precision grip. J Neurophysiol 2003;89:672–683.

Monzee J, Smith AM. Responses of cerebellar interpositus neurons to predictable perturbations applied to an object held in a precision grip. J Neurophysiol 2004;91:1230–1239.

Moore CG, Schenkman M, Kohrt WM, et al. Study in Parkinson disease of exercise (SPARX): translating high-intensity exercise from animals to humans. Contemp Clin Trials 2013;36:90–98.

Moore JL, Roth EJ, Killian C, et al. Locomotor training improves daily stepping activity and gait efficiency in individuals poststroke who have reached a "plateau" in recovery. Stroke 2010;41(1):129–135.

Moore S, Brunt D, Nesbitt ML, et al. Investigation of evidence for anticipatory postural adjustments in seated subjects who performed a reaching task. Phys Ther 1992;72:335–343.

Morasso P. Spatial control of arm movements. Exp Brain Res 1981;42:223–227.

Moreau NG. Muscle performance in children and youth with cerebral palsy: implications for resistance training. In: Miller F, Bachrach S, Lennon N, O'Neil M, eds. Cerebral palsy, 2nd ed. Springer Pub, 2020.

Moreau NG, Bodkin AW, Bjornson K, Hobbs A, Soileau M, Lahasky K. Effectiveness of rehabilitation interventions to improve gait speed in children with cerebral palsy: systematic review and Meta-Analysis. Phys Ther 2016;96:1938–1954.

Morgan M, Phillips JG, Bradshaw JL, et al. Age-related motor slowness: simply strategic? J Gerontol 1994;49:M133–M139.

Morgan P. The relationship between sitting balance and mobility outcomes in stroke. Aust J Physiother 1994;40:91–96.

Morgen K, Kadom N, Sawaki L, et al. Training-dependent plasticity in patients with multiple sclerosis. Brain 2004;127:2506–2517.

Morris ME. Locomotor training in people with Parkinson disease. Phys Ther 2006;86:1426–1435.

Morris DM, Uswatte G, Crago JE, et al. The reliability of the Wolf motor function test for assessing upper extremity function after stroke. Arch Phys Med Rehabil 2001;82:750–755.

Morris JC, Rubin EH, Morris EJ. Senile dementia of the Alzheimer's type: an important risk factor for serious falls. J Gerontol 1987;42:412–417.

Morris ME, Iansek R, Matyas TA, et al. Stride length regulation in Parkinson's disease: normalization strategies and underlying mechanisms. Brain 1996;119:551–569.

Morris RGM, Anderson E, Lynch GS, et al. Selective impairment of learning and blockage of long-term potentiation by an N-methyl-D-aspartate receptor antagonist, AP5. Nature 1986;319:774–776.

Morris SL, Dodd KJ, Morris ME. Outcomes of progressive resistance strength training following stroke: a systematic review. Clin Rehabil 2004;18(1):27–39.

Mortenson PA, Eng JJ. The use of casts in the management of joint mobility and hypertonia following brain injury in adults: a systematic review. Phys Ther 2003;83:648–658.

Morton SM, Bastian AJ. Cerebellar control of balance and locomotion. Neuroscientist 2004;10:247–259.

Morton SM, Bastian AJ. Mechanisms of cerebellar gait ataxia. Cerebellum 2007;6:79–86.

Morton SM, Bastian AJ. Relative contributions of balance and voluntary leg-coordination deficits to cerebellar gait ataxia. J Neurophysiol 2003;89:1844–1856.

Moskowitz B, Beth Carswell B, Kitzmiller J, et al. The effectiveness of the size matters handwriting program. Am J Occup Ther 2017;71 (4_Supplement_1):7111520304. Doi: org/10.5014/ajot.2017.71S1-PO5147.

Moseley AM, Lanzarone S, Bosman JM, et al. Ecological validity of walking speed assessment after traumatic brain injury: a pilot study. J Head Trauma Rehabil 2004;19:341–348.

Motl RW, Smith DC, Elliott J, et al. Combined training improves walking mobility in persons with significant disability from multiple sclerosis: a pilot study. J Neurol Phys Ther 2012;36(1):32–37.

Motl RW, Suh Y, Dlugonski D, et al. Oxygen cost of treadmill and overground walking in mildly disabled persons with multiple sclerosis. J Neurol Sci 2011;32:255–262.

Mott FW, Sherrington CS. Experiments upon the influence of sensory nerves upon movement and nutrition of the limbs: preliminary communication. Proc R Soc Lond Biol 1895;57:481–488.

Mourey F, Grishin A, d'Athis P, et al. Standing up from a chair as a dynamic equilibrium task: a comparison between young and elderly subjects. J Gerontol 2000;55:B425–B431.

Moumdjian L, Sarkamo T, Leone C, Leman M, Feys P. Effectiveness of music-based interventions on motricity or cognitive functioning in neurological populations: a systematic review. Eur J Phys Rehabil Med 2017;53(3):466–482. doi: 10.23736/S1973-9087.16.04429-4.

Mozzafarian D, Benjamin eJ, Go AS, et al. On behalf of the American Heart Association Statistics Committee and Stroke Statistics Subcommittee. Heart disease and stroke statistics—2016 update: a report from the American Heart Association. Circulation 2016;133(4):e38–360.

Msall ME, DiGaudio K, Rogers BT, et al. Functional Independence Measure for Children (Wee-FIM): conceptual basis and pilot use in children with developmental disabilities. Clin Pediatr 1994;33:421–430.

Mudge S, Barber PA, Stott NS. Circuit-based rehabilitation improves gait endurance but not usual walking activity in chronic stroke: a randomized controlled trial. Arch Phys Med Rehabil 2009;90:1989–1994.

Mudge S, Stott NS. Timed walking tests correlate with daily step activity in persons with stroke. Arch Phys Med Rehabil 2009;90:296–301.

Mudie MH, Matyas TA. Can simultaneous bilateral movement involve the undamaged hemisphere in reconstruction of neural networks damaged by stroke? Disabil Rehabil 2000;22(1–2):23–37.

Mudie MH, Matyas TA. Responses of the densely hemiplegic upper extremity to bilateral training. Neurorehabil Neural Repair 2001;15:129–140.

Muir BC, Bodratti LA, Morris CE, Had- dad JM, van Emmerik REA, Rietdyk S. Gait characteristics during inadvertent obstacle contacts in young, middle-aged and older adults. Gait Posture 2020;77:100–104.

Muir RB, Lemon RN. Cortico- spinal neurons with a special role in precision grip. Brain Res 1983;261:312–316.

Muir SW, Berg K, Chesworth B, et al. Use of the Berg Balance Scale for predicting multiple falls in community dwelling elderly people: A prospective study. Phys Ther 2008;88:449–459.

Mukherjee A, Chakravarty A. Spasticity mechanisms—for the clinician. Front Neurol 2010;1:149.

Mulder T, Berndt H, Pauwels J, et al. Sensorimotor adaptability in the elderly and disabled. In: Stelmach G, Homberg V, eds. Sensori-motor impairment in the elderly. Dordrecht, The Netherlands: Kluwer, 1993.

Müller ML, Redfern MS, Jennings JR. Postural prioritization defines the interaction between a reaction time task and postural perturbations. Exp Brain Res 2007;183:447–456.

Mullie Y, Duclos C. Role of proprioceptive information to control balance during gait in healthy and hemiparetic individuals. Gait Posture 2014;40:610–615.

Mulroy S, Gronley J, Weiss W, et al. Use of cluster analysis for gait pattern classification of patients in early and late recovery phases following stroke. Gait Posture 2003;18:114–125.

Mulroy SJ, Klassen T, Gronley JK, et al. Gait parameters associated with responsiveness to treadmill training with body weight support after stroke: an exploratory study. Phys Ther 2010;90:209–223.

Munton JS, Ellis MI, Chamberlain MA, et al. An investigation into the problems of easy chairs used by the arthritic and the elderly. Rheumatol Rehabil 1981;20:164–173.

Muratori LM, Dapul G, Bartels MN, et al. Effect of object transport on grasp coordination in multiple system atrophy. Mov Disord 2006;21:555–563.

Muratori LM, McIsaac TL, Gordon AM, et al. Impaired anticipatory control of force sharing patterns during whole-hand grasping in Parkinson's disease. Exp Brain Res 2008;185(1):41–52.

Murray M, Kory R, Sepic S. Walking patterns of normal women. Arch Phys Med Rehabil 1970;51:637–650.

Murray MP, Drought AB, Kory RC. Walking patterns of normal men. J Bone Joint Surg Am 1964;46:335–360.

Murray MP, Kory RC, Clarkson BH, et al. Comparison of free and fast speed walking patterns of normal men. Am J Phys Med 1966;45:8–24.

Murray MP, Kory RC, Clarkson BH. Walking patterns in healthy older men. J Gerontol 1969;24:169–178.

Murray MP, Mollinger LA, Gardner GM, et al. Kinematic and EMG patterns during slow, free, and fast walking. J Orthop Res 1984;2:272–280.

Murray MP. Gait as a total pattern of movement. Am J Phys Med 1967;46:290–333.

Mushiake H, Inase M, Tanji J. Neuronal activity in the primate premotor, supplementary and precentral motor cortex during visually guided and internally determined sequential movements. J Neurophysiol 1991;66:705–718.

Mushiake H, Strick P. Preferential activity of dentate neurons during limb movements guided by vision. J Neurophysiol 1993;70:2660–2664.

Mutlu A, Livanelioglu A, Gunel K. Reliability of Ashworth and Modified Ashworth Scales in children with spastic cerebral palsy. BMC Musculoskel Disord 2008;9:44–51.

Mutsaarts M, Steenbergen B, Bekkering H. Anticipatory planning deficits and task context effects in hemiparetic cerebral palsy. Exp Brain Res 2006;172:151–162.

N

Nadeau S, Gravel D, Arsenault AB, et al. Dynamometric assessment of the plantarflexors in hemiparetic subjects: relations between muscular, gait and clinical parameters. Scand J Rehabil Med 1997;29:137–146.

Nakahara H, Doya K, Hikosaka O. Parallel cortico-basal ganglia mechanisms for acquisition and execution of visuomotor sequences: a computational approach. J Cogn Neurosci 2001;13:626–647.

Nambu A, Tokuno H, Takada M. Functional significance of the cortico-subthalamo-pallidal 'hyper-direct' pathway. Neurosci Res 2002;43:111–117.

Nanhoe-Mahabier W, Allum JH, Pasman EP, et al. The effects of vibrotactile biofeedback training on trunk sway in Parkinson's disease patients. Parkinsonism Relat Disord 2012;18:1017–1021.

Napier JR. The prehensile movement of the human hand. J Bone Joint Surg Br 1956;38:902–913.

Narici MV, Maffulli N, Maganaris CN. Ageing of human muscles and tendons. Disabil Rehabil 2008;30:1548–1554.

Nasar JL, Troyer D. Pedestrian injuries due to mobile phone use in public places. Accid Anal Prev 2013;57:91–95.

Nascimento LR, da Silva LA, Araújo Barcellos JVM, Teixeira-Salmela LF. Ankle-foot orthoses and continuous functional electrical stimulation improve walking speed after stroke: a systematic review and meta-analyses of randomized controlled trials. Physiotherapy 2020;109:43–53.

Nashner L, Woollacott M, Tuma G. Organization of rapid responses to postural and locomotor-like perturbations of standing man. Exp Brain Res 1979;36:463–476.

Nashner L, Woollacott M. The organization of rapid postural adjustments of standing humans: an experimental-conceptual model. In: Talbott RE, Humphrey DR, eds. Posture and movement. New York: Raven, 1979:243–257.

Nashner L. Adapting reflexes controlling the human posture. Exp Brain Res 1976;26:59–72.

Nashner LM. Adaptation of human movement to altered environments. Trends Neurosci 1982;5:358–361.

Nashner LM. Balance adjustment of humans perturbed while walking. J Neurophysiol 1980;44:650–664.

Nashner LM. Fixed patterns of rapid postural responses among leg muscles during stance. Exp Brain Res 1977;30:13–24.

Nashner LM. Sensory, neuromuscular, and biomechanical contributions to human balance. In: Duncan P, ed. Balance: Proceedings of the APTA Forum. Alexandria, VA: American Physical Therapy Association, 1989:5–12.

Nashner LM, Shumway-Cook A, Marin O. Stance posture control in select groups of children with cerebral palsy: deficits in sensory organization and muscular coordination. Exp Brain Res 1983;49:393–409.

Nathan PW, Smith M, Deacon P. Vestibulospinal, reticulospinal and descending propriospinal nerve fibres in man. Brain 1996,119:1809–1833.

National Center for Health Statistics. Health, United States, 2016: with chartbook on long-term trends in health. Hyattsville, MD: US Department of Health and Human Services, CDC, National Center for Health Statistics; 2017.

Navarro MD, Lloréns R, Noé E, et al. Validation of a low-cost virtual reality system for training street-crossing. A comparative study in healthy, neglected and non-neglected stroke individuals. Neuropsychol Rehabil 2013;23(4):597–618.

Negrotti A, Secchi C, Gentilucci M. Effects of disease progression and L-dopa therapy on the control of reaching-grasping in Parkinson's disease. Neuropsychologia 2005;43:450–459.

Nelson SR, DiFabio RP, Anderson JH. Vestibular and sensory interaction deficits assessed by dynamic platform posturography in patients with multiple sclerosis. Ann Otol Rhinol Laryngol 1995;104:62–68.

Neptune RR, Kautz SA, Zajac FE. Contributions of the individual ankle plantar flexors to support, forward progression and swing initiation during walking. J Biomech 2001;34:1387–1398.

Neuhaus BE, Ascher B, Coullon M, et al. A survey of rationales for and against hand splinting in hemiplegia. Am J Occup Ther 1981;35:83–95.

Neurology Section Outcome Measures Recommendations, American Physical Therapy Association. http://www.neuropt.org/professional-resources/neurology-section-outcomemeasures-recommendations. Accessed February 14, 2015.Neva JL, Ma JA, Orsholits D, Boisgontier MP, Boyd LA. The effects of acute exercise on visuomotor adaptation, learning, and inter-limb transfer. Exp Brain Res 2019;237(4):1109–1127. doi: 10.1007/s00221-019-05491-5.

Nevitt MC, Cummings SR, Kidd S, et al. Risk factors for reMW recurrent nonsyncopal falls. JAMA 1989;261:2663–2668.

Newell A, Rosenbloom PS. Mechanisms of skill acquisition and the law of practice. In: Anderson JR, ed. Cognitive skills and their acquisition. Hillsdale, NJ: Erlbaum, 1981:1–55.

Newell K. Degrees of freedom and the development of center of pressure profiles. In: Newell KM, Molenaar PMC, eds. Applications of nonlinear dynamics to developmental process modeling. Hillsdale, NJ: Erlbaum, 1997:63–84.

Newell K, van Emmerik REA. The acquisition of coordination: preliminary analysis of learning to write. Hum Mov Sci 1989;8: 17–32.

Newell KM. Motor skill acquisition. Annu Rev Psychol 1991;42:213–237.

Newell KM, Carlton LG, Hancock PA. Kinetic analysis of response variability. Psychol Bull 1984;96:133–151.

Newell KM, Kennedy JA. Knowledge of results and children's motor learning. Dev Psychol 1978;14:531–536.

Newell KM, Vaillancourt DE. Dimensional change in motor learning. Hum Mov Sci 2001;20:695–715.

Newton R. Validity of the multi-directional reach test: a practical measure for limits of stability in older adults. J Gerontol Med Sci 2001;56A:M248–M252.

Ng SS, Hui-Chan CW. The timed up & go test: its reliability and association with lower-limb impairments and locomotor capacities in people with chronic stroke. Arch Phys Med Reha- bil 2005;86:1641–1647.

Ng SSM. Balance ability, not muscle strength and exercise endurance, determines the performance of hemiparetic subjects on the timed-sit-to-stand test. Am J Phys Med Rehabil 2010;89:497–504.

Nichols D, Case-Smith J. Reliability and validity of the pediatric evaluation of disability inventory. Ped Phys Ther 1996;8(1): 15–24.

Nicolai S, Mirelman A, Herman T, et al. Improvement of balance after audio-biofeedback. A 6-week intervention study in patients with progressive supranuclear palsy. Gerontol Geriatr 2010;43:224–228.

Niewczyk PM, Granger CV. Measuring function in young children with impairments. Pediatr Phys Ther 2010;22(1):42–51.

Nilsagård Y, Denison E, Gunnarsson LG, et al. Factors perceived as being related to accidental falls by persons with multiple sclerosis. Disabil Reha- bil 2009a;31(16):1301–1310.

Nilsagård Y, Lundholm C, Denison E, et al. Predicting accidental falls in people with multiple sclerosis— a longitudinal study. Clin Rehabil 2009b;23(3):259–269.

Nitsche MA, Fricke K, Henschke U, et al. Pharmacological modulation of cortical excitability shifts induced by transcranial direct current stimulation in humans. J Physiol 2003;553:293–301.

Nogueira LA, Teixeira L, Sabino P, et al. Gait characteristics of multiple sclerosis patients in the absence of clinical disability. Disabil Rehabil 2013;35:1472–1478.

Norton BJ, Bromze HE, Saurmann SA, et al. Correlation between gait speed and spasticity at the knee. Phys Ther 1975;55:355–359.

Noseworthy JH, Lucchinetti C, Rodriguez M, et al. Multiple sclerosis. N Engl J Med 2000;343:938–952.

Noth J. Trends in the pathophysiology and pharmacotherapy of spasticity. J Neurol 1991;238:131–139.

Novacheck TF, Stout JS, Tervo R. Reliability and validity of the Gillette Functional Assessment Questionnaire as an outcome measure in children with walking disabilities. J Pediatr Orthop 2000;20(1): 75–86.

Nowak DA, Glasauer S, Hermsdorfer J. Grip force efficiency in long-term deprivation of somatosensory feedback. Neuroreport 2003;14:1803–1807.

Nowak DA, Grefkes C, Dafotakis M, et al. Dexterity is impaired at both hands following unilateral subcortical middle cerebral artery stroke. Eur J Neurosci 2007;25:3173–3184.

Nowak DA, Hermsdörfer J, Marquardt C, et al. Grip and load force coupling during discrete vertical arm movements with a grasped object in cerebellar atrophy. Exp Brain Res 2002;145(1):28–39.

Nowak DA, Tisch S, Hariz M, Limousin P, Topka H, Rothwell JC. Sensory timing cues improve akinesia of grasping movements in Parkinson's disease: a comparison to the effects of subthalamic nucleus stimulation. Mov Disord 2006;21(2):166–172. doi: 10.1002/mds.20657.

Nudo RJ. Mechanisms for recovery of motor function following cortical damage. Curr Opin Neurobiol 2006;16:638–644.

Nudo RJ. Neural bases of recovery after brain injury. J Commun Disord

2011;44: 515–520.

Nudo RJ. Postinfarct cortical plasticity and behavioral recovery. Stroke 2007;38:840–845.

Nudo RJ, Milliken GW, Jenkins WM, et al. Use-dependent alterations of movement representations in primary motor cortex of adult squirrel monkeys. J Neurosci 1996;16:785–807.

Nutt JG, Carter JH, Lea ES, et al. Motor fluctuations during continuous levodopa infusions in patients with Parkinson's disease. Mov Disord 1997;12:285–292.

Nutt JG, Carter JH, Woodward W, et al. Does tolerance develop to levodopa? Comparison of 2- and 21-H levodopa infusions. Mov Disord 1993;8:139–143.

Nutt JG, Woodward WR, Hammerstad JP, et al. The "on-off" phenomenon in Parkinson's disease. Relation to levodopa absorption and transport. N Engl J Med 1984;310:483–488.

Nwaobi OM, Brubaker CE, Cusick B, et al. Electromyographic investigation of extensor activity in cerebralpalsied children in different seating positions. Dev Med child Neurol 1983;25:175–183.

Nyberg L, Gustafson Y. Fall prediction index for patients in stroke rehabilitation. Stroke 1997;28:716–721.

Nyquist JB, Lappin JS, Zhang R, Tadin D. Perceptual training yields rapid improvements in visually impaired youth. Sci Rep 2016;6:37431. doi: 10.1038/srep37431.

O

O'Keefe J, Dostsrovsky J. The hippocampus as a spatial map: preliminary evidence from unit activity in the freely-moving rat. Brain Res 1971;34:171–175.

O'Shea S, Morris ME, Iansek R. Dual task interference during gait in people with Parkinson's disease: effects of motor versus cognitive secondary tasks. Phys Ther 2002;82:888–897.

O'Sullivan SB, Schmitz TJ. Physical rehabilitation assessment and treatment, 4th ed. Philadelphia, PA: Davis, 2001.

Oates AR, Awdhan A, Arnold C, Fung J, Lanovaz JL. Adding light touch while walking in older adults: biomechanical and neuromotor effects. J Aging Phys Act 20201– 20206. doi: 10.1123/japa.2019-0270.

Obeso JA, Marin C, Rodriguez-Oroz C, et al. The basal ganglia in Parkinson's disease: current concepts and unexplained observations. Ann Neurol 2008;64:30–46.

Ochi A, Yokoyama S, Abe T, et al. Differences in muscle activation patterns during step recovery in elderly women with and without a history of falls. Aging Clin Exp Res 2014;26(2):213–220.

Ochs AL, Newberry J, Lenhardt ML, et al. Neural and vestibular aging associated with falls. In: Birren JE, Schaie KW, eds. Handbook of psychology of aging. New York: Van Nostrand & Reinholdt, 1985:378–399.

Ogden R, Franz SI. On cerebral motor control: the recovery from experimentally produced hemiplegia. Psychobiology 1917;1:33–49.

Ohata K, Tsuboyama T, Haruta T, et al. Relation between muscle thickness, spasticity, and activity limitations in children and adolescents with cerebral palsy. Dev Med Child Neurol 2008;50:152–156.

Oie KS, Kiemel T, Jeka JJ. Multisensory fusion: simultaneous re-weighting of vision and touch for the control of human posture. Cogn Brain Res 2002;14:164–176.

Okamoto T, Kumamoto M. Electromyographic study of the learning process of walking in infants. Electromyography 1972;12:149–158.

Okamoto T, Okamoto K. Electromyographic characteristics at the onset of independent walking in infancy. Electromyogr Clin Neurophysiol 2001b;41:33–41.

Okamoto T, Okamoto K, Andrew PD. Electromyographic study of newborn stepping in neonates and young infants. Electromyogr Clin Neurophysiol 2001a;41:289–296.

Okubo Y, Schoene D, Lord SR. Step training improves reaction time, gait and balance and reduces falls in older people: a systematic review and meta-analysis. Br J Sports Med 2017;51:586–593.

Oliver D, Britton M, Seed P, et al. Development and evaluation of evidence based risk assessment tool (STRATIFY) to predict which elderly inpatients will fall: case-control and cohort studies. BMJ 1997;315:1049–1053.

Oliver D, Daly F, Martin FC, et al. Risk factors and risk assessment tools for falls in hospital in-patients: a systematic review. Age Ageing 2004;33(2):122–130.

Olivier I, Cuisinier R, Vaugoyeau M, et al. Dual-task study of cognitive and postural interference in 7-year-olds and adults. Neuroreport 2007;18:817–821.

Olney SJ, Griffin MP, McBride ID. Temporal, kinematic and kinetic variables related to gait speed in subjects with hemiplegia: a regression approach. Phys Ther 1994;74:872–885.

Olney SJ, Griffin MP, Monga TN, et al. Work and power in gait of stroke patients. Arch Phys Med Rehabil 1991;72:309–314.

Olney SJ, Monga TN, Costigan PA. Mechanical energy of walking of stroke patients. Arch Phys Med Rehabil 1986;67:92–98.

Olney SJ, Richards CL. Hemiparetic gait following stroke. Part 1: characteristics. Gait Posture 1996;4:136–148.

Olsen J, Knapton E. Handwriting without tears, 3rd ed. Cabin John, MD: Western Psychological Services, 2008.

Onla-or S, Winstein CJ. Determining the optimal challenge point for motor skill learning in adults with moderately severe Parkinsons disease. Neurorehabil Neural Repair 2008;22:385–395.

Orendurff MS, Schoen JA, Bernatz GC, et al. How humans walk: bout duration, steps per bout, and rest duration. J Rehabil Res Dev 2008;45:1077–1089.

Orendurff MS, Segal AD, Klute GK, et al. The effect of walking speed on center of mass displacement. J Rehabil Res Dev 2004;41:829–834.

Ornitz E. Normal and pathological maturation of vestibular function in the human child. In: Romand R, ed. Development of auditory and vestibular systems. New York: Academic Press, 1983:479–536.

Orr R, Raymond J, Fiatarone Singh M. Efficacy of progressive resistance training on balance performance in older adults: a systematic review of randomized controlled trials. Sports Med 2008;38:317–343.

Ortiz-Rosario A, Berrios-Torres I, Adeli H, et al. Combined corticospinal and reticulospinal effects on upper limb muscles. Neurosci Lett 2014;561:30–34.

Ottenbacher KJ, Msall ME, Lyon N, et al. The WeeFIM instrument: its utility in detecting change in children with developmental disabilities. Arch Phys Med Rehabil 2000;81:1317–1326.

Ottenbacker KJ, Hsu Y, Granger CV, et al. The reliability of the functional independence measure: a quantitative review. Arch Phys Med Rehabil 1996;77(12):1226–1232.

Ouellette M, LeBrasseur NK, Beam JF, et al. High intensity resistance training improves muscle strength, self-reported function and disability in long term stroke survivors. Stroke 2004;35: 1404–1409.

Overstall PW, Exton-Smith AN, Imms FJ, et al. Falls in the elderly related to postural imbalance. BMJ 1977;1:261–264.

Oxford GK, Vogel LV, Mitchell A, et al. Adult norms for a commercially available nine hold peg test for finger dexterity. Am J Occup Ther 2003;57:570–573.

Ozer K, Chesher SP, Scheker LR. Neuromuscular electrical stimulation and dynamic bracing for the management of upper-extremity spasticity in children with cerebral palsy. Dev Med Child Neurol 2006;48(7):559–563.

Ozkul C, Guclu-Gunduz A, Eldemir K, Apaydin Y, Gulsen C, Yazici G, Soke F, Irkec C. Effect of task-oriented circuit training on motor and cognitive performance in patients with multiple sclerosis: a single-blinded randomized controlled trial. NeuroRehabilitation 2020;46:343–353.

P

Paci M, Baccini M, Rinaldi LA. Pusher behaviour: a critical review of controversial issues. Disabil Rehabil 2009;31:249–258.

Page S, Levine P. Forced use after TBI: promoting plasticity and function through practice. Brain Inj 2003;17:675–684.

Page SJ, Levine P, Leonard AC. Modified constraint-induced therapy in acute stroke: a randomized controlled pilot study. Neurorehabil Neural Repair 2005;19(1):27–32. doi: 10.1177/1545968304272701.

Page SJ, Levine P, Leonard A, Szaflarski JP, Kissela BM. Modified constraint-induced therapy in chronic stroke: results of a single-blinded randomized controlled trial. Phys Ther 2008;88(3):333–340. doi: 10.2522/ptj.20060029.

Page SJ, Murray C, Hermann V. Affected upper-extremity movement ability is retained 3 months after modified constraint-induced therapy. Am J Occup Ther 2011;65(5):589–593. doi: 10.5014/ajot.2011.000513.

Pai YC, Bhatt T, Wang E, et al. Inoculation against falls: rapid adaptation by young and older adults to slips during daily activities. Arch Phys Med Rehabil 2010;91:452–459.

Pai YC, Bhatt T, Yang F, et al. Perturbation training can reduce community-dwelling older adults' annual fall risk: a randomized controlled trial. J Gerontol A Biol Sci Med Sci 2014;69(12):1586–1594.

Pai Y-C, Maki BE, Iqbal K, et al. Thresholds for step initiation induced by support-surface translation: a dynamic center-of-mass model provides much better prediction than a static model. J Biomech 2000;33:387–392.

Pai Y-C, Naughton BJ, Chang RW, et al. Control of body center of mass momentum during sit-to-stand among young and elderly adults. Gait Posture 1994;2:109–116.

Pai Y-C, Wening JD, Runtz EF, et al. Role of feedforward control of movement stability in reducing slip-related balance loss and falls among older adults. J Neurophysiol 2003;90:755–762.

Paillard J. Cognitive versus sensorimotor encoding of spatial information. In: Ellen P, Thinus-Blanc C, eds. Cognitive processes and spatial orientation in animal and man: neurophysiology and developmental aspects, NARO ASI Series 37. The Hague, The Netherlands: Martinus Nijhoff, 1987:43–77.

Palisano RJ. Neuromotor and developmental assessment. In: Wilhelm IJ, ed. Physical therapy assessment in early infancy. New York: Churchill Livingstone, 1993:173–224.

Palisano RJ, Kang LJ, Chiarello LA, Orlin MN, Oeffinger D, Maggs J. Social and community participation of children and youth with cerebral palsy is associated with age and gross motor function classification. Phys Ther 2009;89:1304–1314.

Palliyath S, Hallett M, Thomas SL, et al. Gait in patients with cerebellar ataxia. Mov Disord 1998;13:958–964.

Palluel E, Chauvel G, Bourg V, et al. Effects of dual tasking on postural and gait performances in children with cerebral palsy and healthy children. Int J Dev Neurosci 2019;79:54–64.

Palombaro KM, Craik RL, Mangione KK, et al. Determining meaningful changes in gait speed after hip fracture. Phys Ther 2006;86:809–816.

Pan B, Sun Y, Xie B, Huang Z, Wu J, Hou J, Liu Y, Huang Z, Zhang Z. Alterations of muscle synergies during voluntary arm reaching movement in subacute stroke survivors at different levels of impairment. Front Comput Neurosci 2018;12:1–11.

Pandyan AD, Price CIM, Rodgers H, et al. Biomechanical examination of a commonly used measure of spasticity. Clin Biomech (Bristol, Avon) 2001;16:859–865.

Pang MY, Eng JJ, Dawson AS, et al. A community-based fitness and mobility exercise program for older adults with chronic stroke: a randomized, controlled trial. J Am Geriatr Soc 2005;53:1667–1674.

Pang MY, Lam T, Yang JF. Infants adapt their stepping to repeated trip-inducing stimuli. J Neurophysiol 2003;90:2731–2740.

Pang MY, Yang JF. Interlimb co-ordination in human infant stepping. J Physiol 2001;533(Pt 2):617–625.

Pang MY, Yang JF. Sensory gating for the initiation of the swing phase in different directions of human infant stepping. J Neurosci 2002;22:5734–5740.

Pang MY, Yang JF. The initiation of the swing phase in human infant stepping: importance of hip position and leg loading. J Physiol (Lond) 2000;528(Pt 2):389–404.

Papa E, Cappozzo A. Sit-to-stand motor strategies investigated in ablebodied young and elderly subjects. J Biomech 2000;33:1113–1122.

Papegaaij S, deLima-Pardini AC, Smith BA, et al. Keeping your balance while balancing a cylinder: interaction between postural and voluntary goals. Exp Brain Res 2012;223:79–87.

Pardasaney PK, Latham NK, Jette AM, Wagenaar RC, Ni P, Slavin MD, Bean JF. Sensitivity to change and responsiveness of four balance measures for community-dwelling older adults. Phys Ther 2012;92:388–397.

Pare M, Dugas C. Developmental changes in prehension during childhood. Exp Brain Res 1999;125:239–247.

Pare N, Rabin L, Fogel J, et al. Mild traumatic brain injury and its sequelae: characterisation of divided attention deficits. Neuropsychol Rehabil 2009;19: 110–137.

Parijat P, Lockhart TE. Effects of moveable platform training in preventing slip-induced falls in older adults. Ann Biomed Eng 2012;40:1111–1121.

Park ES, Park CI, Lee HJ, et al. The characteristics of sit-to-stand transfer in young children with spastic cerebral palsy based on kinematic and kinetic data. Gait Posture 2003;17:43–49.

Park EY, Kim WH, Choi YI. Factor analysis of the WeeFIM in children with spastic cerebral palsy. Disabil Rehabil 2013;35(17):1466–1471.

Park J, Lewis MM, Huang X, Latash ML. Effects of olivo-ponto-cerebellar atrophy (OPCA) on finger interaction and coordination. Clin Neurophysiol 2013;124:991–998.

Park J, Wu YH, Lewis MM, Huang X, Latash ML. Changes in multifinger interaction and coordination in

Parkinson's disease. J Neurophysiol 2012;108:915–924.

Park SW, Wolf SL, Blanton S, et al. The EXCITE trial: predicting a clinically meaningful motor activity log outcome. Neurorehabil Neural Repair 2008;22: 486–493.

Parker TM, Osternig LR, Lee HJ, et al. The effect of divided attention on gait stability following concussion. Clin Biomech (Bristol, Avon) 2005;20:389–395.

Parker VM, Wade DT, Langton Hewer R. Loss of arm function after stroke: measurement, frequency, and recovery. Int Rehabil Med 1986;8:69–73.

Parkinson J. An essay on the shaking palsy. London: Whittingham and Rowland for Sherwood, Needly and Jones, 1817.

Parreira RB, Grecco LAC, Oliveira CS. Postural control in blind individuals: a systematic review. Gait Posture 2017;57:161–167.

Partridge CJ, Edwards SM, Mee R, et al. Hemiplegic shoulder pain: a study of two methods of physiotherapy treatment. Clin Rehabil 1990;4:43–49.

Parvathaneni A, Das JM. Balint Syndrome. In: StatPearls[internet]. Stat-Pearls Publishing LLC, 2020.

Pascual-Leone A, Amedi A, Fregni F, et al. The plastic human brain cortex. Annu Rev Neurosci 2005;28:377–401.

Pascual-Leone A, Cammarota A, Wassermann EM, et al. Modulation of motor cortical outputs to the reading hand of Braille readers. Ann Neurol 1993;34:33–37.

Pascual-Leone A, Grafman J, Hallett M. Modulation of cortical motor output maps during development of implicit and explicit knowledge. Science 1994;263:1287–1289.

Passingham RE. Premotor cortex: sensory cues and movement. Behav Brain Res 1985;18:175–185.

Passingham RE, Chen YC, Thaler D. Supplementary motor cortex and self-initiated movement. In: Ito M, ed. Neural programming. Tokyo, Japan: Japan Scientific Society, 1989:13–24.

Pastalan LA, Mantz RK, Merrill J. The simulation of age-related sensory losses: a new approach to the study of environmental barriers. In: Preiser WFE, ed. Environment design research, vol. 1. Stroudsberg, PA: Dowden, Hutchinson & Ross, 1973:383–390.

Patel M, Fransson PA, Lush D, Petersen H, Magnusson M, Johansson R, Gomez S. The effects of foam surface properties on standing body movement. Acta Otolaryngol 2008;128:952–960.

Patla A, Sepulveda F, Quevedo A, et al. Visual sampling characteristics during quiet standing and walking in an individual with peripheral neuropathy. Proceedings of the 5th Annual Conference of the International Functional Electrical Stimulation Society, 2000; http://ifess.org/proceedings/ IFESS2000/ IFESS2000_037_Patla.pdf

Patla A, Shumway-Cook A. Dimensions of mobility: defining the complexity and difficulty associated with community mobility. J Aging Phys Act 1999;7:7–19.

Patla AE. Age-related changes in visually guided locomotion over different terrains: major issues. In: Stelmach G, Homberg V, eds. Sensorimotor impairment in the elderly. Dordrecht, The Netherlands: Kluwer, 1993:231–252.

Patla AE. Strategies for dynamic stability during adaptive human locomotion. IEEE Eng Med Biol Mag 2003;22:48–52.

Patla AE. Understanding the control of human locomotion: a prologue. In: Patla AE, ed. Adaptability of human gait. Amsterdam, The Netherlands: North-Holland, 1991:3–17.

Patla AE. Understanding the roles of vision in the control of human locomotion. Gait Posture 1997;5:54–69.

Patla AE, Adkin A, Martin C, et al. Characteristics of voluntary visual sampling of the environment for safe locomotion over different terrains. Exp Brain Res 1996;112:513–522.

Patla AE, Frank JS, Winter DA. Balance control in the elderly: implications for clinical assessment and rehabilitation. Can J Public Health 1992a;83(Suppl 2):S29–S33.

Patla AE, Prentice SD, Martin C, et al. The bases of selection of alternate foot placement during locomotion in humans. In: Woollacott MH, Horak F, eds. Posture and gait: control mechanisms. Eugene, OR: University of Oregon, 1992b:226–229.

Patla AE, Winter DA, Frank JS, et al. Identification of age-related changes in the balance-control system. In: Duncan P, ed. Balance: Proceedings of the APTA Forum, Alexandria, VA: American Physical Therapy Association, 1990:43–55.

Patla PE, Ishac MG, Winter DA. Anticipatory control of center of mass and joint stability during voluntary arm movement from a standing posture: interplay between active and passive control. Exp Brain Res 2002;143:318–327.

Patrick E, Ada L. The Tardieu Scale differentiates contracture from spasticity whereas the Ashworth Scale is confounded by it. Clin Rehabil 2006;20:173–182.

Patrick SK, Noah JA, Yang JF. Developmental constraints of quadrupedal coordination across crawling styles in human infants. J Neurophysiol 2012;107(11):3050–3061.

Patten C, Condlilffe EG, Dairaghi CA, et al. Concurrent neuromechanical and functional gains following upper-extremity power training post-stroke. J Neuroeng Rehabil 2013;10:1.

Patterson SL, Forrester LW, Rodgers MM, et al. Determinants of walking function after stroke: differences by deficit severity. Arch Phys Med Rehabil 2007;88:115–119.

Patton HD, Fuchs A, Hille B, et al. Textbook of physiology, vol. 1, 21st ed. Philadelphia, PA: Saunders, 1989.

Paulignan Y, McKenzie C, Marteniuk R, et al. The coupling of arm and finger movements during prehension. Exp Brain Res 1990;79:431–436.

Paulus W, Straube A, Brandt T. Visual stabilisation of posture. Brain 1984;107:1143–1163.

Paus T. Structural maturation of neural pathways in children and adolescents: In vivo study. Science 1999;283:1908–1911.

Pause M, Kunesch E, Binkofski F, et al. Sensorimotor disturbances in patients with lesions of the parietal cortex. Brain 1989;112:1599–1625.

Pavao SL, dos Santos AN, Woollacott MH, Rocha NA. Assessment of postural control in children with cerebral palsy: a review. Res Dev Disabil 2013;34(5):1367–1375.

Pavol MJ, Owings TM, Foley KT, et al. The sex and age of older adults influence the outcome of induced trips. J Gerontol 1999;54A:M103–M108.

Payton O, Melson C, Ozer M. Patient participation in program planning: a manual for therapists. Philadelphia, PA: FA Davis, 1990.

Pearson KG. Proprioceptive regulation of locomotion. Curr Opin Neurobiol 1995;5:786–791.

Pearson KG. Generating the walking gait: role of sensory feedback. Prog Brain Res 2004;143:123–129.

Pearson KG, Gordon JE. Spinal reflexes. In: Kandel ER, Schwartz JH, Jessell TM, Siegelbaum SA, Hudspeth AJ, eds. Principles of neural science, 5th ed. New York, NY: McGraw-Hill, 2013:1936–1984.

Pearson K, Gordon J. Locomotion. In: Kandel E, Schwartz JH, Jessell TM, eds. Principles of neural science, 4th ed. New York: McGraw-Hill, 2000:737–755.

Pearson KG, Ramirez JM, Jiang W. Entrainment of the locomotor rhythm by group Ib afferents from ankle extensor muscles in spinal cats. Exp Brain Res 1992;90:557–566.

Pedersen SW, Eriksson T, Oberg B. Effects of withdrawal of antiparkinson medication on gait and clinical score in the Parkinson patient. Acta Neurol Scand 1991;84:7–13.

Peel C, Sawyer Baker P, Roth DL, et al. Assessing mobility in older adults: the UAB Study of Aging Life-Space Assessment. Phys Ther 2005;85:1008–1019.

Pehoski C. Object manipulation in infants and children. In: Henderson A, Pehoski C., eds. Hand function in the child: foundations for remediation. St. Louis, MO: Mosby, 1995:136–153.

Peiper A. Cerebral functions in infancy and childhood. New York: Consultants Bureau, 1963.

Penfield W. Functional localization in temporal and deep Sylvian areas. Res Publ Assoc Res Nerv Ment Dis 1958;36:210–226.

Penfield W, Rassmussen T. The cerebral cortex of man: a clinical study of localization of function. New York: Macmillan, 1950.

Perell KL, Nelson A, Goldman RL, et al. Fall risk assessment measures: an analytic review. J Gerontol A Biol Sci Med Sci 2001;56:M761–M766.

Perenin MT, Jeannerod M. Residual vision in cortically blind hemifields. Neuropsychologia 1975;13:1–7.

Pérennou D. Weight bearing asymmetry in standing hemiparetic patients. J Neurol Neurosurg Psychiatry 2005;76:62.

Pérennou D. Postural disorders and spatial neglect in stroke patients: a strong association. Restor Neurol Neurosci 2006;24(4–6):319–334.

Pérennou DA, Amblard B, Leblond C, et al. Biased postural vertical in humans with hemispheric cerebral lesions. Neurosci Lett 1998;252:75–78.

Perera S, Mody SH, Woodman RC, et al. Meaningful change and responsiveness in common physical performance measures in older adults. J Am Geriatr Soc 2006;54:743–752.

Perkins-Ceccato N, Passmore SR, Lee TD. Effects of focus of attention depend on golfers' skill. J Sports Sci 2003;21:593–600.

Peppoloni L, Lawrence EL, Ruffaldi E, Valero-Cuevas FJ. Characterization of the disruption of neural control strategies for dynamic fingertip forces from attractor reconstruction. PLoS One. 2017;12(2):e0172025.

Perry J, Burnfield JM. Gait analysis: normal and pathological function. Thorofare, NJ: Slack, 2010.

Perry J, Garrett M, Gronley JK, et al. Classification of walking handicap in the stroke population. Stroke 1995;26:982–989.

Perry J. Gait analysis: normal and pathological function. Thorofare, NJ: Slack, 1992.

Perry SB. Clinical implications of a dynamical systems theory. Neurol Rep 1998;22: 4–10.

Peterka RJ. Sensorimotor integration in human postural control. J Neurophysiol 2002;88:1097–1118.

Peterka RJ. Sensory Integration for Human Balance Control, 1st ed. Elsevier BV;2018.

Peterka RJ, Black FO. Age-related changes in human posture control: sensory organization tests. J Vestib Res 1990–1991;1:73–85.

Peterka RJ, Loughlin PJ. Dynamic regulation of sensorimotor integration in human postural control. J Neurophysiol 2004;91:410–423.

Petersen SE, Posner MI. The attention system of the human brain: 20 years after. Annu Rev Neurosci 2012;35: 73–89

Petersen TH, Willerslev-Olsen M, Conway BA, Nielsen JB. The motor cortex drives the muscles during walking in human subjects. J Physiol 2012;590(10):2443–2452.

Peterson CL, Hall AL, Kautz SA, et al. Pre-swing deficits in forward propulsion, swing initiation and power generation by individual muscles during hemiparetic walking. J Biomech 2010;43:2348–2355.

Peterson CL, Kautz SA, Neptune RR. Muscle work is increased in preswing during hemiparetic walking. Clin Biomech (Bristol, Avon) 2011;26:859–866.

Peterson EW, Cho CC, Finlayson ML. Fear of falling and associated activity curtailment among middle aged and older adults with multiple sclerosis. Mult Scler 2007;13:1168–1175.

Peterson EW, Cho CC, von Koch L, et al. Injurious falls among middle aged and older adults with multiple sclerosis. Arch Phys Med Rehabil 2008;89:1031–1037.

Petrarca M, Zanelli G, Patanè F, et al. Reach-to-grasp interjoint coordination for moving object in children with hemiplegia. J Rehabil Med 2009;41:995–100.

Pettersson AF, Olsson E, Wahlund LO. Motor function in subjects with mild cognitive impairment and early Alzheimer's disease. Dement Geriatr Cogn Disord 2005;19(5–6):299–304.

Petzinger GM, Fisher BE, McEwen S, et al. Exercise-enhanced neuroplasticity targeting motor and cognitive circuitry in Parkinson's disease. Lancet Neurol 2013;12:716–726.

Petzinger GM, Walsh JP, Akopian G, et al. Effects of treadmill exercise on dopaminergic transmission in the 1-methyl-4-phenyl-1,2,3,6-tetrahydropyridine-lesioned mouse model of basal ganglia injury. J Neurosci 2007;27:5291–5300.

Pham TM, Winblad B, Granholm AC, et al. Environmental influences on brain neurotrophins in rats. Pharmacol Biochem Behav 2002;73:167–175.

Phan PL, Blennerhassett JM, Lythgo N, et al. Over-ground walking on level and sloped surfaces in people with stroke compared to healthy matched adults. Dis Rehabil 2013;35:1302–1307.

Piaget J. The origins of intelligence in children. New York: Norton, 1954.

Picelli A, Melotti C, Origano F, et al. Robot-assisted gait training in patients with Parkinson disease: a randomized controlled trial. Neurorehabil Neural Repair 2012a;26:353–361.

Picelli A, Melotti C, Origano F, et al. Does robotic gait training improve balance in Parkinson's disease? A randomized controlled trial. Parkinsonism Relat Disord 2012b;18(8):990–993.

Picelli A, Melotti C, Origano F, et al. Robot-assisted gait training versus equal intensity treadmill training in patients with mild to moderate Parkinson's disease: a randomized controlled trial. Parkinsonism Relat Disord 2013;19(6):605–610.

Picelli A, Melotti C, Origano F, et al. Robot-assisted gait training is not superior to balance training for improving postural instability in patients with mild to moderate Parkinson's disease: a single-blind randomized controlled trial. Clin Rehabil 2015;29:339–347.

Pierce SR, Daly K, Gallagher KG, et al. Constraint-induced therapy for a child with hemiplegic cerebral palsy: a case report. Arch Phys Med Rehabil 2002;83(10):1462–1463.

Pierce SR, Gallagher KG, Schaumburg SW, et al. Home forced use in an outpatient rehabilitation program for adults with hemiplegia: a pilot study. Neurorehabil Neural Repair 2003;17(4):214–219.

Pieh C, Proudlock F, Gottlob I. Smooth pursuit in infants: maturation and the influence of stimulation. Br J Ophthalmol 2012;96(1):73–77.

Pierrot-Deseilligny E, Burke D. The circuitry of the human spinal cord: spinal and corticospinal mechanisms of movement. Cambridge: Cambridge University Press, 2009.

Pijnappels M, Bobbert MF, van Dieen JH. Control of support limb muscles in recovery after tripping in young and older subjects. Exp Brain Res 2005;160:326–333.

Pijnappels M, Van Wezel BM, Colombo G, et al. Cortical facilitation of cutaneous reflexes in leg muscles during human gait, Brain Res 1998;787:149–153.

Pilkar R, Yarossi M, Nolan KJ. EMG of the tibialis anterior demonstrates a training effect after utilization of a foot drop stimulator. NeuroRehabilitation 2014;35(2):299–305.

Piper, MC, Darrah, J. Motor assessment of the developing infant. Philadelphia, PA: WB Saunders, 1994.

Pitts DG. The effects of aging on selected visual functions: dark adaptation, visual acuity, stereopsis, and brightness contrast. In: Sekular R, Kline D, Dismukes K, eds. Modern aging research: aging and human visual function. New York: Liss, 1982:131–160.

Pin TW, Butler PB, Cheung HM, Shum SLF. Segmental assessment of trunk control in infants from 4 to 9 months of age- a psychometric study. BMC Pediatr 2018;18:1–8.

Pizzamiglio G, Zhang Z, Duta M, Rou- nis E. Factors influencing manipulation of a familiar object in patients with limb apraxia after stroke. Front Human Neurosci 2020;13:1–13.

Platt JR. Strong inference. Science 1964;146:347–352.

Platz T, Eickhof C, Nuyens G, et al. Clinical scales for the assessment of spasticity, associated phenomena, and function: a systematic review of the literature. Disabil Rehabil 2005;27:7–18.

Plotnik M, Giladi N, Hausdorff JM. Bilateral coordination of gait and Parkinson's disease: the effects of dual tasking. J Neurol Neurosurg Psychiatry 2009;80:347–350.

Plummer P, Apple S, Dowd C, et al. Texting and walking: effect of environmental setting and task prioritization on dual-task interference in healthy young adults. Gait Posture 2015;41(1):46–51.

Plummer P, Eskes G, Wallace S, et al. Cognitive-motor interference during functional mobility after stroke: state of the science and implications for future research. Arch Phys Med Rehabil 2013;94:2565–2574.

Plummer P, Meg E, Morris ME, et al. Assessment of unilateral neglect. Phys Ther 2003;83:732–740.

Plummer P, Villalobos RM, Vayda MS, et al. Feasibility of dual-task gait training for community-dwelling adults after stroke: a case series. Stroke Res Treat 2014;2014:538602.

Plummer-D'Amato P, Altmann LJP. Relationships between motor function and gait-related dual task interference after stroke: a pilot study. Gait Posture 2012;35:170–172.

Plummer-D'Amato P, Altmann LJP, Behrman AL, et al. Interference between cognition, double-limb support, and swing during gait in community-dwelling individuals poststroke. Neurorehabil Neural Repair 2010;24:542–549.

Plummer-D'Amato P, Altmann LJP, Saracino D, et al. Interactions between cognitive tasks and gait after stroke: a dual task study. Gait Posture 2008;27:683–688.

Podsiadlo D, Richardson S. The timed "Up and Go" test: a test of basic functional mobility for frail elderly persons. J Am Geriatr Soc 1991;39:142–148.

Poewe WH. Clinical aspects of motor fluctuations in Parkinson's disease. Neurology 1994;44(7 Suppl 6):S6–S9.

Pogetti LS, de Souza RM, Tudella E, Teixeira LA. Early infant's use of visual feedback in voluntary reaching for a spatial target. Front Psychol 2013;4:520.

Pohl P, Carlsson G, Bunketorp Käll L, Nilsson M, Blomstrand C. Experiences from a multimodal rhythm and music-based rehabilitation program in late phase of stroke recovery— A qualitative study. PLoS One 2018;13(9):e0204215. doi: 10.1371/ journal.pone.0204215.

Pohl PS, Kemper S, Siengsukon CF, et al. Dual-task demands of hand movements for adults with stroke: a pilot study. Top Stroke Rehabil 2011;18:238–247.

Pohl PS, McDowd JM, Filion D, et al. Implicit learning of a motor skill after mild and moderate stroke. Clin Rehabil 2006;20:246–253.

Pohl PS, McDowd JM, Filion D, Richards LG, Stiers W. Implicit learning of a motor skill after mild and moderate stroke. Clin Rehabil 2006;20(3):246–253. doi: 10.1191/0269215506cr916oa.

Pohl PS, McDowd JM, Filion DL, et al. Implicit learning of a perceptual motor skill after stroke. Phys Ther 2001;81:1780–1789.

Pohl PS, Winstein CJ. Practice effects on the less-affected upper extremity after stroke. Arch Phys Med Rehabil 1999;80:668–675.

Pohl PS, Winstein CJ, Fisher BE. The locus of age-related movement slowing: sensory processing in continuous goal-directed aiming. J Gerontol 1996;51:P94–P102.

Poincare, H. Science and hypothesis. In: Gould SJ, ed. The value of science: Essential writings of Henri Poincare. New York: The Modern Library, 2001:7–180. Original work published 1905.

Poizner H, Mack L, Verfaellie M, et al. Three-dimensional computergraphic analysis of apraxia. Brain 1990;113:85–101.

Poldrack RA, Sabb FW, Foerde K, et al. Neural correlates of motor skill automaticity. J Neurosci 2005;25:5356–5364.

Polit A, Bizzi E. Characteristics of motor programs underlying arm movements in monkeys. J Neurophysiol 1979;42: 183–194.

Pollock CL, Hunt MA, Vieira TM, Gallina A, Ivanova TD, Garland SJ. Challenging standing balance reduces the asymmetry of motor control of postural sway poststroke. Motor Control 2019;23(3):327–343.

Pomeroy V, Aglioti SM, Mark VW, et al. Neurological principles and rehabilitation of action disorders: rehabilitation interventions. Neurorehabil Neural Repair 2011;25(5):33S–43S.

Pons TP, Garraghty PE, Mishkin M. Lesion induced plasticity in the second somatosensory cortex of adult macaques. Proc Natl Acad Sci USA 1988;85:5279–5281.

Pont K, Wallen M, Bundy A, et al. Reliability and validity of the test of in-hand manipulation in children ages 5 to 6 years. Am J Occup Ther 2008;62:384–392.

Poole JL, Burtner PA, Torres TA, et al. Measuring dexterity in children using the nine-hole peg test. J Hand Ther 2005;18:348–351.

Poole JL, Sadek J, Haaland KY. Ipsilateral deficits in 1-handed shoe tying after left or right hemisphere stroke. Arch Phys Med Rehabil 2009;90(10):1800–1805.

Poole JL, Whitney SL. Motor assessment scale for stroke patients: concurrent validity and interrater reliability. Arch Phys Med Rehabil 1988;69(3 Pt 1):195–197.

Poole KE, Vedi S, Debiram I, et al. Bone structure and remodelling in stroke patients: early effects of zoledronate. Bone 2009;44:629–633.

Popa LS, Ebner TJ. Cerebellum, predictions and errors. Front Cell Neurosci 2019;12:1–13.

Porro G, van der Linden D, van Nieuwenhuizen O, et al. Role of visual dysfunction in postural control in children with cerebral palsy. Neural Plast 2005;12:205–210.

Porter R. The corticomotoneuronal component of the pyramidal tract: corticomotoneuronal connections and functions in primates. Brain Res Rev 1985;10:1–26.

Porto JM, Freire Junior RC, Bocarde L, et al. Contribution of hip abductor-adductor muscles on static and dynamic balance of community-dwelling older adults. Aging Clin Exp Res 2019;31(5):621–627.

Potter K, Fulk GD, Salem Y, et al. Outcome measures in neurological physical therapy practice: part I. Making sound decisions. J Neurol Phys Ther 2011;35:57–64.

Pound P, Gompertz P, Ebrahim S. A patient-centered study of the consequences of stroke. Clin Rehabil 1998;12:338–347.

Pourahmadi MR, Ebrahimi Takamjani I, et al. Reliability and concurrent validity of a new iPhone® goniometric application for measuring active wrist range of motion: a cross-sectional study in asymptomatic sub- jects. J Anat 2017;230(3):484–495. doi: 10.1111/joa.12568.

Powell D, Threlkeld AJ, Fang X, Muthumani A, Xia R. Amplitude- and velocity-dependency of rigidity measured at the wrist in Parkinson's disease. Clin Neurophysiol 2012;123:764–773.

Powell J, Pandyan AD, Granat M, et al. Electrical stimulation of wrist extensors in poststroke hemiplegia. Stroke 1999;30:1384–1389.

Powell LE, Myers AM. The Activities-specific Balance Confidence (ABC) Scale. J Gerontol Med Sci 1995;50A(1):M28–M34.

Powers RK, Campbell DL, Rymer WZ. Stretch reflex dynamics in spastic elbow flexor muscles. Ann Neurol 1989;25:32–42.

Pozzo T, Berthoz A, Lefort L. Head stabilization during various locomotor tasks in humans. 1. Normal subjects. Exp Brain Res 1990;82:97–106.

Pozzo T, Berthoz A, Lefort L, et al. Head stabilization during various locomotor tasks in humans. II. Patients with bilateral peripheral vestibular deficits. Exp Brain Res 1991;85:208–217.

Pozzo T, Levik Y, Berthoz A. Head stabilization in the frontal plane during complex equilibrium tasks in humans. In: Woollacott M, Horak F, eds. Posture and gait: control mechanisms. Eugene, OR: University of Oregon, 1992:97–100.

Pradhan SD, Brewer BR, Carvell GE, et al. Assessment of fine motor control in individuals with Parkinson's disease using force tracking with a secondary cognitive task. J Neurol Phys Ther 2010;34:32–40.

Pradhan SD, Scherer R, Matsuoka Y, et al. Use of sensitive devices to assess the effect of medication on attentional demands of precision and power grips in individuals with Parkinson disease. Med Biol Eng Comput 2011;49:1195–1199.

Prado MTA, Fernani DCGL, Silva TDD, Smorenburg ARP, Abreu LC, Monteiro CBM. Motor learning paradigm and contextual interference in manual computer tasks in individuals with cerebral palsy. Res Dev Disabil 2017;64:56–63. doi: 10.1016/j. ridd.2017.03.006.

Prayson RA, Hannahoe BM. Clinicopathological findings in patients wtih infantile hemiparesis and epilepsy. Hum Pathol 2004;35:734–738.

Prechtl HF, Cioni G, Einspieler C, et al. Role of vision on early motor development: lessons from the blind. Dev Med Child Neurol 2001;43:198–201.

Prechtl HFR. Continuity and change in early neural development. In: Prechtl HFR, ed. Continuity of neural functions from prenatal to postnatal life. Clinics in Developmental Medicine 94. Oxford, UK: Blackwell Scientific, 1984:1–15.

Prechtl HFR. Prenatal motor development. In: Wade MC, Whiting HTA, eds. Motor development in children: aspects of coordination and control. Dordrecht, The Netherlands: Martinus Nijhoff, 1986:53–64.

Price DD, McGrath PA, Rafii A, et al. The validation of visual analogue scales as ratio scale measure for chronic and experimental pain. Pain 1983;17:45–56.

Priplata A, Niemi J, Salen M, et al. Noise enhanced human bal- ance control. Phys Rev Lett 2002;89(23):238101.

Priplata AA, Niemi JB, Harry JD, et al. Vibrating insoles and balance control in elderly people. Lancet 2003;362: 1123–1124.

Priplata AA, Patritti BL, Niemi JB, et al. Noise-enhanced balance control in patients with diabetes and patients with stroke. Ann Neurol 2006;59:4–12.

Profeta VLS, Turvey MT. Bernstein's levels of movement construction: a contemporary perspective. Hum Mov Sci 2018;57:111–133.

Proffitt R, Lange B. Considerations in the efficacy and effectiveness of virtual reality interventions for stroke rehabilitation: moving the field forward. Phys Ther 2015;95(3):441–448.

Prokop T, Berger W. Influence of optic flow on locomotion in normal subjects and patients with Parkinson's disease. Electroencephalogr Clin Neurophysiol 1996;99:402.

Proske U, Gandevia SC. The proprioceptive senses: their roles in signaling body shape, body position and movement, and muscle force. Physiol Rev 2012;92,1651–1697.

Prosperini L, Leonardi L, De Carli P, et al. Visuo-proprioceptive training reduces risk of falls in patients with multiple sclerosis. Mult Scler 2010;16:491–499.

Proud EL, Morris ME. Skilled hand dexterity in Parkinson's disease: effects of adding a concurrent task. Arch Phys Med Rehabil 2010;91(5):794–799.

Pua YH, Ong PH, Clark RA, Matcher DB, Lim ECW. Falls efficacy, postural balance, and risk for falls in older adults with falls-related emergency department visits: prospective cohort study. BMC Geriatr 2017;17:1–7.

Q

Qiu Q, Ramirez DA, Saleh S, et al. The New Jersey Institute of Technology Robot-Assisted Virtual Rehabilitation (NJIT-RAVR) system for children with cerebral palsy: a feasibility study. J Neuroeng Rehabil 2009;6:40.

Quaney BM, Perera S, Maletsky R, et al. Impaired grip force modulation in the ipsilesional hand after unilateral middle cerebral artery stroke. Neurorehabil Neural Repair 2005;19:338–349.

Quinn L, Debono K, Dawes H, et al.; Members of the TRAIN-HD Project Group. Task-specific training in Huntington disease: a randomized controlled feasibility trial. Phys Ther 2014;94(11):1555–1568.

Quinn L, Gordon J. Functional outcomes: documentation for rehabilitation. Philadelphia, PA: Saunders, 2003.

Quinn L, Reilmann R, Marder K, et al. Altered movement trajectories and force control during object transport in Huntington's disease. Mov Disord 2001;16(3):469–480.

Quintana LA. Evaluation of perception and cognition. In: Trombly CA, ed. Occupational therapy for physical dysfunction, 4th ed. Baltimore, MD: Lippincott Williams & Wilkins, 1995.

R

Rabadi MH, Rabadi FM. Comparison of the Action Research Arm Test and the Fugl-Meyer Assessment as measures of upper-extremity motor weakness after stroke. Arch Phys Med Rehabil 2006;87:962–966.

Rabaglietti E, De Lorenzo A, Brustio PR. The role of working memory on dual-task cost during walking performance in childhood. Front Psy- chol 2019;10:1–8.

Rabbitt P, Birren JE. Age and responses to sequences of repetitive and interruptive signals. J Gerontol 1967;22:143–150.

Rabbitt PM, Rogers M. Age and choice between responses in a self-paced repetitive task. Ergonomics 1965;8:435–444.

Rachwani J, Herzberg O, Golenia L, Adolph KE. Postural, visual, and manual coordination in the development of prehension. Child Dev 2019;90(5):1559–1568.

Rachwani J, Kaplan BE, Tamis-LeMonda CS, Adolph KE. Children's use of everyday artifacts: Learning the hidden affordance of zipping. Dev Psychobiol In press.

Rachwani J, Santamaria V, Saavedra SL, et al. The development of trunk control and its relation to reaching in infancy: a longitudinal study. Front Hum Neurosci 2015;9:94. doi: 10.3389/fnhum.2015.00094. eCollection 2015.

Rachwani J, Santamaria V, Saavedra SL, Woollacott MH. The development of trunk control and its relation to reaching in infancy: a longitudinal study. Front Hum Neurosci 2015;9:94.

Rachwani J, Soska KC, Adolph KE. Behavioral flexibility in learning to sit. Dev Psychobiol 2017;59:937–948.

Rademaker GGJ. De Beteekenis der Roode Kernen en van the overige Mesencephalon voor Spiertonus, Lichaam-shouding en Labyrinthaire Reflexen. Leiden, The Netherlands: Eduarol Ijdo, 1924.

Raffalt PC, Spedden ME, Geertsen SS. Dynamics of postural control during bilateral stance—Effect of support area, visual input and age. Hum Mov Sci 2019;67:102462.

Raffegeau TE, Haddad JM, Huber JE, Rietdyk S. Walking while talking: young adults flexibly allocate resources between speech and gait. Gait Posture 2018;64:59–62.

Raghavan P. The nature of hand motor impairment after stroke and its treatment. Curr Treat Options Cardiovasc Med 2007;9:221–228.

Raghavan P, Bilaloglu S, Ali SZ, et al. The role of robotic path assistance and weight support in facilitating 3D movements in individuals with poststroke hemiparesis. Neurorehabil Neural Repair 2020;34(2):134–147. doi: 10.1177/1545968319887685.

Raghavan P, Krakauer JW, Gordon AM. Impaired anticipatory control of fingertip forces in patients with a pure motor or sensorimotor lacunar syndrome. Brain 2006;129(Pt 6):1415–1425.

Raghavan P, Petra E, Krakaer JW, et al. Patterns of impairment in digit independence after subcortical stroke. J Neurophysiol 2005;95:369–378.

Rahman S, Griffin HJ, Quinn NP, et al. On the nature of fear of falling in Parkinson's disease. Behav Neurol 2011;24:219–228.

Raibert M. Symmetry in running. Sci- ence 1986;231:1292–1294.
Rallon CR, Chen CC. Performance-based and self-reported assessment of hand function. Am J Occup Ther 2008;62:574–579.

Ralston HJ. Energetics of human walking. In: Herman RM, Grillner S, Stein PSG, et al., eds. Neural control of locomotion. New York: Plenum, 1976:77–98.

Ramachandran VS, Stewart M, Rogers-Ramachandran DC. Perceptual correlates of massive cortical reorganization. Neuroreport 1992;3:583–586.

Ramnemark A, Nyberg L, Lorentzon R, et al. Progressive hemiosteoporosis on the paretic side and increased bone mineral density in the nonparetic arm the first year after severe stroke. Osteoporos Int 1999;9:269–275.

Ramon y Cajal SR, DeFelipe J, Jones EG. Cajal's degeneration and regeneration of the nervous system. New York, NY: Oxford University Press, 1991.

Rand D, Eng JJ. Predicting daily use of the affected upper extremity 1 year after stroke. J Stroke Cerebrovasc Dis 2015;24(2):274–283.

Rand MK, Lemay M, Squire LM, et al. Control of aperture closure initiation during reach-to-grasp movements under manipulations of visual feedback and trunk involvement in Parkinson's disease. Exp Brain Res 2009;201:509–525.

Rand MK, Shimansky Y, Stelmach GE, et al. Effects of accuracy constraints on reach-to-grasp movements in cerebellar patients. Exp Brain Res 2000;135:179–188.

Rand MK, Smiley-Oyen AL, Shimansky YP, et al. Control of aperture closure during reach-to-grasp movements in Parkinson's disease. Exp Brain Res 2006;168:131–142.

Randall M, Carlin JB, Chondros P, et al. Reliability of the Melbourne assessment of unilateral Upper Limb Function. Develop Med Child Neurol 2001;43(11):761–767.

Rankin JK, Woollacott MH, Shumway- Cook A, et al. Cognitive influence on postural stability: a neuromuscular analysis in young and older adults. J Gerontol 2000;55A:M112–M119.

Rantanen T, Guralnik JM, Ferrucci L, et al. Coimpairments: strength and balance as predictors of severe walking disability. J Gerontol 1999;54A:M172–M176.

Rapcsak SZ, Watson RT, Heilman KM. Hemispace-visual field interactions in visual extinction. J Neurol Neurosurg Psychiatry 1987;50:1117–1124.

Rasmussen IA, Xu J, Antonsen IK, et al. Simple dual tasking recruits prefrontal cortices in chronic severe traumatic brain injury patients, but not in controls. J Neurotrauma 2008;25:1057–1070.

Rathinam C, Mohan V, Peirson J, Skinner J, Nethaji KS, Kuhn I. Effectiveness of virtual reality in the treatment of hand function in children with cerebral palsy: a systematic review. J Hand Ther 2019;32(4):426–434.e1. doi: 10.1016/j.jht.2018.01.006.

Ravi DK, Kumar N, Singhi P. Effectiveness of virtual reality rehabilitation for children and adolescents with cerebral palsy: an updated evidencebased systematic review. Physiotherapy 2017;103(3):245–258. doi: 10.1016/j.physio.2016.08.004.

Rea P. Brainstem tracts. In: Rea P, ed. Essential clinical anatomy of the nervous system. Elsevier, 2015:177–192.

Reber RJ, Squire LR. Encapsulation of implicit and explicit memory in sequence learning. J Cogn Neurosci 1998;10:248–263.

Redfern MS, Jennings JR, Martin C, et al. Attention influences sensory integration for postural control in older adults. Gait Posture 2001;14:211–216.

Redfern MS, Müller ML, Jennings JR, et al. Attentional dynamics in postural control during perturbations in young and older adults. J Gerontol Biol Sci 2002;57A:298–303.

Reed ES. An outline of a theory of action systems. J Motor Behav 1982;14:98–134.

Reedman SE, Boyd RN, Elliott C, Sakzewski L. ParticiPAte CP: a protocol of a randomised waitlist-controlled trial of a motivational and behaviour change therapy intervention to increase physical activity through meaningful participation in children with cerebral palsy. BMJ Open 2017;7(8):e015918. doi: 10.1136/ bmjopen-2017-015918.

Regnaux JP, David D, Daniel O, et al. Evidence for cognitive processes involved in the control of steady state of walking in healthy subjects and after cerebral damage. Neurorehabil Neural Repair 2005;19(2):125–132.

Rehabilitation Measures Database [May 20, 2014]. Available at: www.rehabmeasures.org

Reid KF, Naumova EN, Carabello RJ, et al. Lower extremity muscle mass predicts functional performance in mobility-limited elders. J Nutr Health Aging 2008;12:493–498.

Reilly D, van Donkelaar P, Saavedra S, et al. The effects of dual task conditions: the interaction between the development of postural control and executive attention. J Motor Behav 2008a;40:90–102.

Reilly DS, Woollacott MH, van Donkelaar P, et al. The interaction between executive attention and postural control in dual-task conditions: children with cerebral palsy. Arch Phys Med Rehabil 2008b;89:834–842.

Reimers J. Clinically based decision making for surgery. In: Sussman M, ed. The diplegic child. Rosemont, IL: American Academy of Orthopedic Surgeons, 1992:155, 156, 158.

Reinbolt JA, Fox MD, Arnold AS, et al. Importance of preswing rectus femoris activity in stiff-knee gait. J Biomech 2008;41:2362–2369.

Reinkensmeyer DJ, Maier MA, Guigon E, et al. Do robotic and non-robotic arm movement training drive motor recovery after stroke by a common neural mechanism? Experimental evidence and a computational model. Conf Proc IEEE Eng Med Biol Soc 2009;2009:2439–2441.

Reinkensmeyer DJ, Wolbrecht ET, Chan V, et al. Comparison of three-dimensional, assist-as-needed robotic arm/hand movement training provided with Pneu-WREX to conventional tabletop therapy after chronic stroke. Am J Phys Med Rehabil 2012;91:S232–S241.

Reisman DS, Scholz JP. Aspects of joint coordination are preserved during pointing in persons with post-stroke hemiparesis. Brain 2003;126(Pt 11):2510–2527.

Remelius JG, Jones SL, House JD, et al. Gait impairments in persons with multiple sclerosis across preferred and fixed walking speeds. Arch Phys Med Rehabil 2012;93:1637–1642.

Remple MS, Bruneau RM, Vandenberg PM, et al. Sensitivity of cortical movement representations to motor experience: evidence that skill learning but not strength training induces cortical reorganization. Behav Brain Res 2001;123:133–141.

Reoli R, Cherry-Allen K, Therrien A, et al. Can the ARAT be used to measure arm function in people with cerebellar ataxia? Phys Ther 2020:pzaa203. doi: 10.1093/ptj/pzaa203.

Resnick HE, Vinik AI, Schwartz AV, et al. Independent effects of peripheral nerve dysfunction on lower-extremity physical function in old age: the Women's Health and Aging Study. Diabetes Care 2000;23(11):1642–1647.

Rey A. Le freinage volontaire du mouvement graphique chez l'enfant. In: Epreuves d'intelligence pratique et de psychomotricite. Neuchatel, Switzerland: Delachaux & Niestle, 1968.

Riach CL, Starkes JL. Velocity of center of pressure excursions as an indicator of postural control systems in children. Gait Posture 1994;2:167–172.

Rice MS, Newell KM. Interlimb coupling and left hemiplegia because of right cerebral vascular accident. Occup Ther J Res 2001;21:12–28.

Rice MS, Newell KM. Upper extremity interlimb coupling in persons with left hemiplegia due to stroke. Arch Phys Med Rehabil 2004;85:629–634.

Richards CL, Malouin F, Bravo G, et al. The role of technology in taskoriented training in persons with subacute stroke: a randomized controlled trial. Neurorehabil Neural Repair 2004;18(4):199–211.

Richards CL, Malouin F, Dumas F, et al. Early and intensive treadmill locomotor training for young children with cerebral palsy: a feasibility study. Pediatr Phys Ther 1997;9:158–165.

Richards CL, Malouin F, Dumas F, et al. Gait velocity as an outcome measure of locomotor recovery after stroke. In: Craik RL, Oatis C, eds. Gait analysis: theory and applications. St. Louis, MO: Mosby, 1995:355–364.

Richards CL, Olney SJ. Hemiparetic gait following stroke. Part II: recovery and physical therapy. Gait Posture 1996;4:149–162.

Richardson D. Physical therapy in spasticity. Eur J Neurol 2002;9:17–26.

Richardson PK, Atwater SW, Crowe TK, Dietz JC. Performance of preschoolers on the Pediatric Clinical Test of Sensory Interaction for Balance. Am J Occup Ther 1992;46:793–800.

Richter RR, VanSant AF, Newton RA. Description of adult rolling movements and hypothesis of developmental sequences. Phys Ther 1989;69:63–71.

Ricken AX, Bennett SJ, Savelsbergh GJ. Coordination of reaching in children with spastic hemiparetic cerebral palsy under different task demands. Motor Control 2005;9:357–371.

Rikli R, Jones CJ. Senior fitness test manual. Champaign, IL: Human Kinetics, 2001.

Riley MA, Baker AA, Schmit JM, et al. Effects of visual and auditory short-term memory tasks on the spatio-temporal dynamics and variability of postural sway. J Motor Behav 2005;37:311–324.

Riley MA, Wong S, Mitra S, et al. Common effects of touch and vision on postural parameters. Exp Brain Res 1997;117:165–170.

Rine RM, Braswell J, Disher D, et al. Improvement of motor development and postural control following intervention in children with sensorineural hearing loss and vestibular impairment. Int J Pediatr Otorhinolaryngol 2004;68:1133–1232.

Rine RM, Cornwall G. Evidence of progressive delay of motor development in children with sensorineural hearing loss and concurrent vestibular dysfunction. Percept Mot Skills 2000;90:1101–1112.

Ring C, Nayak USL, Isaacs B. Balance function in elderly people who have and who have not fallen. Arch Phys Med Rehabil 1988;69:261–264.

Rinne P, Hassan M, Goniotakis D, et al. Triple dissociation of attention networks in stroke according to lesion location. Neurology 2013;81;812–820.

Riolo L, Fisher K. Is there evidence that strength training could help improve muscle function and other outcomes without reinforcing abnormal movement patterns or increasing reflex activity in a man who has had a stroke? Phys Ther 2003;83:844–851.

Risedal A, Zeng J, Johansson BB. Early training may exacerbate brain damage after focal brain ischemia in the rat. J Cereb Blood Flow Metab 1999;19:997–1003.

Rizzo JR, Beheshti M, Naeimi T, Feiz F, Fatterpekar G, Balcer LJ, Galetta SL, Shaikh AG, Rucker JC, Hudson TE. The complexity of eye-hand coordination: a perspective on cortico-cerebellar cooperation. Cerebellum Ataxias 2020;7:1–9.

Rizzolatti G, Camarda R, Fogassi L, et al. Functional organization of inferior area 6 in the macaque monkey. Exp Brain Res 1988;71:491–597.

Roberts TDM. Neurophysiology of postural mechanisms. London, UK: Butterworths, 1979.

Robertson SL, Jones LA. Tactile sensory impairments and prehensile function in subjects with left-hemisphere cerebral lesions. Arch Phys Med Rehabil 1994;75:1108–1117.

Robinson CA, Matsuda PN, Ciol MA, et al. Understanding physical factors associated with participation in community walking following stroke. Disabil Rehabil 2011;33:1033–1042.

Robinson CA, Matsuda PN, Ciol MA, et al. Understanding the factors impacting participation in community mobility following stroke: physical characteristics of the individual. Abstract Presented at the World Congress of Physical Therapy, Vancouver, BC, Canada, 2007.

Robinson CA, Shumway-Cook A, Ciol MA, et al. Participation in community walking following stroke: subjective versus objective measures and the impact of personal factors. Phys Ther 2011b;91:1865–1876.

Robinson JL, Schmidt GL. Quantitative gait evaluation in the clinic. Phys Ther 1981;61:351–353.

Robinson RG, Jorge RE. Post-Stroke Depression: a review. Am J Psychiatry. 2016 1;173:221–231.

Rocchi L, Chiari L, Cappello A, et al. Comparison between subthalamic nucleus and globus pallidus internus stimulation for postural performance in Parkinson's disease. Gait Posture 2004;19:172–183.

Rocchi L, Chiari L, Cappello A, et al. Identification of distinct characteristics of postural sway in Parkinson's disease: a feature selection procedure based on principal component analysis. Neurosci Lett 2006;394:140–145.

Rocchi L, Chiari L, Horak FB. Effects of deep brain stimulation and levodopa on postural sway in Parkinson's disease. J Neurol Neurosurg Psychiatry 2002;73:267–274.

Roche N, Bonnyaud C, Geiger M, et al. Relationship between hip flexion and ankle dorsiflexion during swing phase in chronic stroke patients. Clin Biomech (Bristol, Avon) 2015;30:219–225. doi: 10.1016/j.clinbiomech.2015.02.001.

Rochester L, Hetherington V, Jones B, et al. Attending to the task: interference effects of functional tasks on walking in Parkinson's disease and the roles of cognition, depression, fatigue and balance. Arch Phys Med Rehabil 2004;85:1578–1585.

Rodgers H, Bosomworth H, Krebs HI, et al. Robot assisted training for the upper limb after stroke (RATULS): a multicentre randomised controlled trial. Lancet 2019;394(10192):51–62. doi: 10.1016/S0140-6736(19)31055-4.

Rodriguez-Oroz MC, Jahanshahi M, Krack P, et al. Initial clinical manifestations of Parkinson's disease: features and pathophysiological mechanisms. Lancet Neurol 2009;8:1128–1139.

Roerdink M, de Haart M, Daffertshofer A, et al. Dynamical structure of center-of-pressure trajectories in patients recovering from stroke. Exp Brain Res 2006;174:256–269.

Roerdink M, Geurts A, de Haart M, et al. On the relative contribution of the paretic leg to the control of posture after stroke. Neurorehabil Neural Repair 2009;23:267–274.

Roeles S, Rowe PJ, Bruijn SM, et al. Gait stability in response to platform, belt, and sensory perturbations in young and older adults. Med Biol Eng Comput 2018;56(12):2325–2335.

Rogers MW. Control of posture and balance during voluntary movements in Parkinson's disease. In: Duncan P, ed. Balance: proceedings of the APTA Forum. Alexandria, VA: American Physical Therapy Association, 1990:79–86.

Rogers MW. Motor control problems in Parkinson's disease. In: Contemporary management of motor control problems. Proceedings of the II Step Conference. Alexandria, VA: American Physical Therapy Association, 1991:195–208.

Rogge AK, Röder B, Zech A, et al. Balance training improves memory and spatial cognition in healthy adults. Sci Rep 2017;7:5661.

Rojas VG, Rebolledo GM, Muñoz EG, Cortés NI, Gaete CB, Delgado CM. Differences in standing balance between patients with diplegic and hemiplegic cerebral palsy. Neural Regen Res 2013;8(26):2478–2483. doi:10.3969/j.issn.1673-5374.2013.26.009

Roland PE, Larsen B, Lassen NA, et al. Supplementary motor area and other cortical areas in organization of voluntary movements in man. J Neurophysiol 1980;43:118–136.

Roll JP, Bard C, Paillard J. Head orienting contributes to directional accuracy of aiming at distant targets. Hum Mov Sci 1986;5:359–371.

Roll JP, Roll R. From eye to foot: a proprioceptive chain involved in postural control. In: Amblard B, Berthoz A, Clarac F, eds. Posture and gait: development, adaptation and modulation. Amsterdam, The Netherlands: Elsevier, 1988:155–164.

Romberg MH. Manual of nervous diseases of man. London, UK: Sydenham Society, 1853:395–401.

Romkes J, Peeters W, Oosterom AM, et al. Evaluating upper body movements during gait in healthy children and children with diplegic cerebral palsy. J Ped Ortho Part B 2007;16:175–180.

Roncesvalles MN, Woollacott MW, Burtner PA. Neural factors underlying reduced postural adaptability in children with cerebral palsy. Neuroreport 2002;13:2407–2410.

Roncesvalles MNC, Jensen J. The expression of weight-bearing ability in infants between four and seven months of age. Sport Exerc Psychol 1993;15:568.

Roncesvalles MNC, Woollacott MH, Jensen JL. Development of lower extremity kinetics for balance control in infants and young children. J Motor Behav 2001;33:180–192.

Roncesvalles MNC, Woollacott MH, Jensen JL. The development of compensatory stepping skills in children. J Motor Behav 2000;32:100–111.

Roncesvalles N, Woollacott M, Brown N, et al. An emerging postural response: is control of the hip possible in the newly walking child? J Motor Behav 2003;36:147–159.

Rong W, Tong KY, Hu XL, et al. Effects of electromyography-driven robot-aided hand training with neuromuscular electrical stimulation on hand control performance after chronic stroke. Disabil Rehabil Assist Technol 2015;10(2):149–159.

Ronnqvist L, Rosblad B. Kinematic analysis of unimanual reaching and grasping movements in children with hemiplegic cerebral palsy. Clin Biomech (Bristol, Avon) 2007;22:165–175.

Roostaei M, Raji P, Morone G, Razi B, Khademi-Kalantari K. The effect of dual task conditions on gait and balance performance in children with cerebral palsy: a systematic review and meta-analysis of observational studies. J Bodyw Mov Ther 2021;26:448–462.

Rorden C, Jelsone L, Simon-Dack S, Baylis LL, Baylis GC. Visual extinction: the effect of temporal and patial bias. Neuropsychologia 2009;47:321–329.

Rosander K, von Hofsten C. Development of gaze tracking of small and large objects. Exp Brain Res 2002;146:257–264.

Rosander K, von Hofsten C. Visual-vestibular interaction in early infancy. Exp Brain Res 2000;133:321–333.

Rose D. Fall proof: a comprehensive balance and mobility program. Champaign, IL: Human Kinetics, 2003.

Rose DJ. A multilevel approach to the study of motor control and learning. Boston, MA: Allyn & Bacon, 1997.

Rose DK, Winstein CJ. Bimanual training after stroke: are two hands better than one? Top Stroke Rehabil 2004;11:20–31.

Rose J, Wolff DR, Jones VK, et al. Postural balance in children with cerebral palsy. Dev Med Child Neurol 2002;44:58–63.

Rose SJ. Physical therapy diagnosis: role and function. Phys Ther 1989;69:535–537.

Rosen B, Vikstrom P, Turner S, et al. Enhanced early sensory outcome after nerve repair as a result of immediate post-operative re-learning: a randomized controlled trial. J Hand Surg Eur 2015;40:598–606. doi.org/10.1177/1753193414553163

Rosenbaum D. Human motor control. New York: Academic Press, 1991.

Rosenblum S, Sachs D, Schreuer N. Reliability and validity of the Children's Leisure Assessment Scale. Am J Occup Ther 2010;64(4):633–641. doi: 10.5014/ajot.2010.08173.

Rosenhall U, Rubin W. Degenerative changes in the human vestibular sensory epithelia. Acta Otolaryngol 1975;79:67–81.

Rosenkranz K, Nitsche MA, Tergau F, et al. Diminution of training-induced transient motor cortex plasticity by weak transcranial direct current stimulation in the human. Neurosci Lett 2000;296(1):61–63.

Rosenrot P, Wall JC, Charteris J. The relationship between velocity, stride time, support time and swing time during normal walking. J Hum Mov Stud 1980;6:323–335.

Rosenthal RB, Deutsch SD, Miller W, et al. A fixed-ankle, below-the-knee orthosis for the management of genu recurvatum in spastic cerebral palsy. J Bone Joint Surg Am 1975;57:545–547.

Rosin R, Topka H, Dichgans J. Gait initiation in Parkinson's disease. Mov Disord 1997;12:682–690.

Roskies A. The binding problem. Neuron 1999;24:7–9.

Ross SM, MacDonald M, Bigouette JP. Effects of strength training on mobility in adults with cerebral palsy: a systematic review. Disabil Health J 2016;9:375–384.

Rossetti Y, Revol P, McIntosh R, et al. Visually guided reaching: bilateral posterior parietal lesions cause a switch from fast visuomotor to slow cognitive control. Neuropsychologia 2005;43:162–177.

Rosso AL, Taylor JA, Tabb LP, Michael YL. Mobility, disability, and social engagement in older adults. J Aging Health 2013;25:617–637.

Rothstein J. Disability and our identity. Phys Ther 1994;74:375–377.

Rothstein JM, Echternach JL, Riddle DL. The Hypothesis-Oriented Algorithm for Clinicians II (HOAC II): a guide for patient management. Phys Ther 2003;83:455–470.

Rothstein JM, Echternach JL. Hypothesis-oriented algorithm for clinicians: a method for evaluation and treatment planning. Phys Ther 1986;66:1388–1394.

Rothwell JC. Brainstem myoc- lonus. Clin Neurosci 1995–1996;3(4):214–218. Rothwell JC, Traub MM, Day BL, et al. Manual motor performance in a deafferented man. Brain 1982;105:515–542.

Rovee-Collier CK, Sullivan MW. Organization of infant memory. J Exp Psychol [Hum Learn] 1980;6:798–807.

Rovee CK, Rovee DT. Conjugate reinforcement of infant exploratory behavior. J Exp Child Psychol 1969;8(1):33–39. doi: 10.1016/0022-0965(69)90025-3.

Rowe JB, Chan V, Ingemanson ML, Cramer SC, Wolbrecht ET, Reinkensmeyer DJ. Robotic assistance for training finger movement using a hebbian model: a randomized controlled trial. Neurorehabil Neural Repair 2017;31(8):769–780. doi: 10.1177/1545968317721975.

Roy CW. Shoulder pain in hemiplegia: a literature review. Clin Rehabil 1988;2:35–44.

Rozendal RH. Biomechanics of standing and walking. Amsterdam, The Netherlands: Elsevier, 1986.

Rozumalski A, Schwartz MH. Crouch gait patterns defined using k-means cluster analysis are related to underlying clinical pathology. Gait Posture 2009;30:155–160.

Rubenstein LZ. Falls in older people: epidemiology, risk factors and strategies for prevention. Age Ageing 2006;35(S2):ii37–ii41.

Rubenstein LZ, Josephson KR. Guidelines for prevention of falls in older persons. J Am Geriatr Soc 2001;49:664–672.

Rubenstein LZ, Robbins AS, Schulman BL, et al. Falls and instability in the elderly. J Am Geriatr Soc 1988;36:266–278.

Rubenstein LZ, Vivrette R, Harker JO, et al. Validating an evidence-based, self-rated fall risk questionnaire (FRQ) for older adults. J Safety Res 2011;42:493–499.

Ruff HA. Infants' manipulative exploration of objects: effects of age and object characteristics. Dev Psychol 1984;20:9–20.

Runge CF, Shupert CL, Horak FB, et al. Postural strategies defined by joint torques. Gait Posture 1999;10:161–170.

Russell DJ, Rosenbaum PL, Gowland C, et al. Manual for the gross motor function measure. Hamilton, ON: McMaster University, 1993.

Rymer W, Katz RT. Mechanisms of spastic hypertonia. In: Katz RT, ed. Spasticity: state of the art review, vol. 8. Philadelphia, PA: Hanley & Belfus, 1994:441–154.

S

Saavedra S, Joshi A, Woollacott M, et al. Eye hand coordination in children with cerebral palsy. Exp Brain Res 2009;192:155–165.

Saavedra S, Woollacott MH. Contributions of spinal segments to trunk postural control during typical development. Dev Med Child Neurol 2009;51(Suppl.5):82.

Saavedra SL, van Donkelaar P, Woollacott MH. Learning about gravity: segmental assessment of upright control as infants develop independent sitting. J Neurophysiol 2012;108:2215–2229.

Saavedra SL, Woollacott MH. Segmental contributions to trunk control in children with moderate-to-severe cerebral palsy. Arch Phys Med Rehabil 2015;96(6):1088–1097.

Sackett DL, Rosenberg WMC, Muir Gray JA, et al. Evidence-based medicine: what it is and what it isn't. BMJ 1996;312:71–72.

Sadeghi H, Allard P, Duhaime M. Contributions of lower limb muscle power in gait of people without impairments. Phys Ther 2000;80:1188–1196.

Saether R, Helbostad JL, Ripagen II, et al. Clinical tools to assess balance in children and adults with cerebral palsy: a systematic review. Dev Med Child Neurol 2013;55:988–999.

Sahrmann SA, Norton BJ. The relationship of voluntary movement to spasticity in the upper motor neuron syndrome. Arch Neurol 1977;2:460–465.

Sahrmann SA. Diagnosis by the physical therapist: a prerequisite for treatment. Phys Ther 1988;68:1703–1706.

Said CM, Galea M, Lythgo N. Obstacle crossing performance does not differ between the first and subsequent attempts in people with stroke. Gait Posture 2009;30:455–458.

Said CM, Galea MP, Lythgo N. People with stroke who fail an obstacle crossing task have a higher incidence of falls and utilize different gait patterns compared with people who pass the task. Phys Ther 2013;93:334–344.

Said CM, Goldie PA, Culham E, et al. Control of lead and trail limbs during obstacle crossing following stroke. Phys Ther 2005;85:413–427.

Said CM, Goldie PA, Patla AE, et al. Balance during obstacle crossing following stroke. Gait Posture 2008;27:23–30.

Sainburg RL, Duff SV. Does motor lateralization have implications for stroke rehabilitation? J Rehabil Res Dev 2006;4:311–322.

Sainburg RL, Ghilardi MF, Poizner H, et al. Control of limb dynamics in normal subjects and patients without proprioception. J Neurophysiol 1995;73:820–835.

Sainburg RL, Maenza C, Winstein C, Good D. Motor lateralization provides a foundation for predicting and treating non-paretic arm motor deficits in stroke. Adv Exp Med Biol 2016;957:257–272. doi: 10.1007/978-3-319-47313-0_14.

Sainburg RL, Poizner H, Ghez C. Loss of proprioception produces deficits in interjoint coordination. J Neurophysiol 1993;70:2136–2147.

Sainburg RL, Wang J. Interlimb transfer of visuomotor rotations: independence of direction and final position information. Exp Brain Res 2002;145:437–447.

Sakata H, Shibutani H, Kawano K, et al. Neural mechanisms of space vision in the parietal association cortex of the monkey. Vision Res 1985;25:453–463.

Sakurada T, Ito K, Gomi H. Bimanual motor coordination controlled by cooperative interactions in intrinsic and extrinsic coordinates. Eur J Neurosci 2016;43:120–130.

Sakurada T, Kansaku K. Attention-dependent switching between intrinsic-muscle and extrinsic-visual coordinates during bimanual movements. Eur J Neurosci 2020. doi: 10.1111/ejn.15097.

Sakzewski L, Boyd R, Ziviani J. Clinimetric properties of participation measures for 5-to 13-year old children with cerebral palsy: a systematic review. Dev Med Child Neurol 2007;49:232–240.

Sakzewski L, Gordon A, Eliasson AC. The state of the evidence for intensive upper limb therapy approaches for children with unilateral cerebral palsy. J Child Neurol 2014;29:1077–1090.

Sakzewski L, Miller L, Ziviani J, et al. Randomized comparison trial of density and context of upper limb intensive group versus individualized occupational therapy for children with unilateral cerebral palsy. Dev Med Child Neurol 2015;57:539–547.

Sakzewski L, Ziviani J, Abbott DF, et al. Participation outcomes in a randomized trial of 2 models of upper-limb rehabilitation for children with congenital hemiplegia. Arch Phys Med Rehabil 2011;92(4):531–539.

Salbach NM, Mayo NE, Higgins J, et al. Responsiveness and predictability of gait speed and other disability measures in acute stroke. Arch Phys Med Rehabil 2001;82:1204–1212.

Salbach NM, Mayo NE, Robichaud-Ekstrand S, et al. Balance self-efficacy and its relevance to physical function and perceived health status after stroke. Arch Phys Med Rehabil 2006;87:364–370.

Salbach NM, Mayo NE, Wood-Dauphinee S, et al. A task oriented intervention enhances walking distance and speed in the first year post stroke: a randomized controlled trial. Clin Rehabil 2004;18:509–519.

Salimi I, Brochier T, Smith AM. Neuronal activity in somatosensory cortex of monkeys using a precision grip. II. Responses To object texture and weights. J Neurophysiol 1999a;81:835–844.

Salimi I, Brochier T, Smith AM. Neuronal activity in somatosensory cortex of monkeys using a precision grip. III. Responses to altered fric- tion perturbations. J Neurophysiol 1999b;81:845–857.

Salmoni AW, Schmidt RA, Walter CB. Knowledge of results and motor learning: a review and critical reappraisal. Psychol Bull 1984;95:355–386.

Sandin KJ, Smith BS. The measure of balance in sitting in stroke rehabilitation prognosis. Stroke 1990;21:82–86.

Sandhaug M, Andelic N, Langhammer B, Mygland A. Community integration 2 years after moderate and severe traumatic brain injury. Brain Inj 2015;29(7–8):915–920. doi: 10.3109/02699052.2015.1022880.

Sanes JN, LeWitt PA, Mauritz KH. Visual and mechanical control of postural and kinetic tremor in cerebellar system disorders. J Neurol Neurosurg Psychiatry 1988;51:934–943.

Sanes JN, Mauritz KH, Dalakas MC, et al. Motor control in humans with large-fiber sensory neuropathy. Hum Neurobiol 1985;4:101–114.

Sanes JR, Jessell TM. Repairing the damaged brain. In: Kandel ER, Schwartz JH, Jessel TM, et al., eds. Principles of neuroscience, 5th ed. New York: McGraw-Hill, 2013.

Sanes JR, Jessell TM. Experience and the refinement of synaptic connec- tions. In: Kandel ER, Schwartz JH, Jessell TM, Siegelbaum SA, Hudspeth AJ, eds. Principles of neural science, 5th ed. New York, NY: McGraw-Hill, 2013:3015–3080.

Sanford J, Moreland J, Swanson LR, et al. Reliability of the Fugl-Meyer assessment for testing motor performance in patients following stroke. Phys Ther 1993;73: 447–454.

Sanger TD. Basic and translational neuroscience of childhood-onset dystonia: a control-theory perspective. Annu Rev Neurosci 2018;41:41–59.

Sanger TD, Delgado MR, Gaebler-Spira D, et al. Classification and definition of disorders causing hypertonia in childhood. Pediatrics 2003;111:e89–e97.

Santamaria V. The effect of different levels of external trunk support on postural and reaching control in children with cerebral palsy. Ph.D. Dissertation, University of Oregon, 2015, 242 pages; 3700446. ProQuest; http://gradworks.Santamaria V, Khan M, Luna T, et al. Promoting functional and independent sitting in children with cerebral palsy using the robotic trunk support trainer. IEEE Trans Neural Syst Rehabil Eng 2020;28:2995–3004.

Santamaria V, Rachwani J, Manselle W, Saavedra SL, Woollacott M. The impact of segmental trunk support on posture and reaching while sitting in healthy adults. J Mot Behav 2018;5:51–64.

Santamaria V, Rachwani J, Saavedra S, Woollacott M. Effect of segmental trunk support on posture and reaching in children with cerebral palsy. Pediatr Phys Ther 2016;28(3):285–293.

Santamaria V, Rachwani J, Saussez G, Bleyenheuft Y, Dutkowsky J, Gordon AM, Woollacott MH. The seated postural & reaching control test in cerebral palsy: a validation study. Phys Occup Ther Pediatr 2020;40(4):441–469.

Sargent B, Schweighofer N, Kubo M, et al. Infant exploratory learning: influence on leg joint coordination. PLoS One 2014;9(3):e91500.

Satorio F, Bravini E, Vercelli S, et al. The Functional Dexterity Test: test-retest reliability analysis and up-to date reference norms. J Hand Ther 2013;26(1):62–67.

Saunders D. Evaluation, treatment and prevention of musculoskeletal disorders. Minneapolis, MN: Viking Press, 1991.

Saunders JB, Inman VT, Eberhart HD. The major determinants in normal and pathological gait. J Bone Joint Surg Am 1953 Jul;35(3):543–558.

Sawaki L, Butler AJ, Leng X, et al. Constraint-induced movement therapy results in increased motor map area in subjects 3 to 9 months after stroke. Neurorehabil Neural Repair 2008;22:505–513.

Sawers A, Bhatt T. Neuromuscular determinants of slip-induced falls and recoveries in older adults. J Neurophysiol 2018;120(4):1534–1546.

Schaefer S, Jagenow D, Verrel J, et al. The influence of cognitive load and walking speed on gait regularity in children and young adults. Gait Posture 2015;41(1):258–262.

Schaefer SY, Haaland KY, Sainburg RL. Dissociation of initial trajectory and final position errors during visuomotor adaptation following unilateral stroke. Brain Res 2009;1298:78–91.

Schallert T, Fleming SM, Woodlee MT. Should the injured and intact hemispheres be treated differently during the early phases of physical restorative therapy in experimental stroke or parkinsonism? Phys Med Rehabil Clin 2003;14:1–20.

Schallert T, Leasure JL, Kolb B. Experience associated structural events, subependymal cellular proliferative activity and functional recovery after injury to the central nervous system. J Cereb Blood Flow Metab 2000;20:1513–1528.

Schaltenbrand G. The development of human motility and motor disturbances. Arch Neurol Psychiatry 1928;20:720.

Scheidt RA, Conditt MA, Secco EL, Mussa-Ivaldi FA. Interaction of visual and proprioceptive feedback during adaptation of human reaching movements. J Neurophysiol 2005;93:3200–3213.

Schenke N, Franke R, Puschmann S, et al. Can auditory cues improve visuo-spatial neglect? Results of two pilot studies. Neuropsychol Rehabil 2020:1–21. doi: 10.1080/09602011.2020.1727931.

Schenkman M. Interrelationships of neurological and mechanical factors in balance control. In: Duncan P, ed. Balance: proceedings of the APTA Forum. Alexandria, VA: American Physical Therapy Association, 1990:29–41.

Schenkman M, Butler RB. "Automatic Postural Tone" in posture, movement, and function. Forum on physical therapy issues related to cerebrovascular accident. Alexandria, VA: American Physical Therapy Association, 1992:16–21.

Schenkman M, Butler RB. A model for multisystem evaluation, interpretation, and treatment of individuals with neurologic dysfunction. Phys Ther 1989;69:538–547.

Schenkman M, Cutson TM, Zhu CW, et al. A longitudinal evaluation of patients' perceptions of Parkinson's disease. Gerontologist 2002;42:790–798.

Schenkman M, Deutsch JE, Gill-Body KM. An integrated framework for decision making in neurologic physical therapist practice. Phys Ther 2006;86:1681–1702.

Schenkman MA, Berger RA, Riley PO, et al. Whole-body movements during rising to standing from sitting. Phys Ther 1990;10:638–651.

Schettino LF, Adamovich SV, Hening W, et al. Hand preshaping in Parkinson's disease: effects of visual feed-back and medication state. Exp Brain Res 2006;168:186–202.

Schuster D, Rivera J, Sellers BC, Fiore SM, Jentsch F. Perceptual training for visual search. Ergonomics 2013;56(7):1101–1115. doi: 10.1080/00140139.2013.790481.

Schieber MH. Muscular production of individuated finger movements: the roles of extrinsic finger muscles. J Neurosci 1995;15(1 Pt 1):284–297.

Schieppati M, Hugon M, Grasso M, et al. The limits of equilibrium in young and elderly normal subjects and in Parkinsonians. Electro-encephalogr Clin Neurophysiol 1994;93:286–298.

Schillings AM, van Wezel BM, Mulder T, et al. Muscular responses and movement strategies during stumbling over obstacles. J Neurophysiol 2000;83:2093–2102.

Schloon H, O'Brien MJ, Scholten CA, et al. Muscle activity and postural behavior in newborn infants: a polymyographic study. Neuropadiatrie 1976;7:384–415.

Schloemer SA, Thompson JA, Silder A, Thelen DG, Siston RA. Age-related differences in gait kinematics, kinetics, and muscle function: a principal component analysis. Ann Biomed Eng 2017;45(3):695–710.

Scholtes VA, Becher JG, Comuth A, Dekkers H, Van Dijk L, Dallmeijer AJ. Effectiveness of functional progressive resistance exercise strength training on muscle strength and mobility in children with cerebral palsy: a randomized controlled trial. Dev Med Child Neurol. 2010 Jun;52(6):e107–e113.

Schmahmann JD, Guell X, Stoodley CJ, Halko MA. The theory and neuroscience of cerebellar cognition. Annu Rev Neurosci 2019;42:337–364.

Schmid AA, Miller KK, Van Puymbroeck M, et al. Yoga leads to multiple physical improvements after stroke, a pilot study. Complement Ther Med 2014;22(6):994–100.

Schmid AA, Van Puymbroeck M, Altenburger PA, et al. Balance and balance self-efficacy are associated with activity and participation after stroke: a cross-sectional study in people with chronic stroke. Arch Phys Med Rehabil 2012;93:1101–1107.

Schmidt R. Motor and action perspectives on motor behaviour. In: Meijer OG, Roth K, eds. Complex movement behavior: the motor-action controversy. Amsterdam, The Netherlands: Elsevier, 1988a:3–44.

Schmidt RA. A schema theory of discrete motor skill learning. Psychol Rev 1975;82:225–260.

Schmidt RA. Motor control and learning, 2nd ed. Champaign, IL: Human Kinetics, 1988b.

Schmidt RA. Motor learning principles for physical therapy. In: Lister M, ed. Contemporary management of motor control problems. Proceedings of the II Step Conference. Alexandria, VA: American Physical Therapy Association, 1991:49–63.

Schmidt RA, Lee TD. Motor control and learning: a behavioral emphasis, 5th ed. Champaign, IL: Human Kinetics, 2011.

Schmidt RA, Young DE, Swinnen S, Shappiro DC. Summary knowledge of results for skill acquisition: support for the guidance hypothesis. J Exp Psychol Learn Mem Cogn 1989;15:352–359.

Schmitz TJ. Coordination assessment. In: O'Sullivan S, Schmitz TM, eds. Physical rehabilitation: assessment and treatment, 4th ed. Philadelphia, PA: FA Davis, 2001:212.

Schmitz TJ. Gait training with assistive devices. In: O'Sullivan S, Schmitz TM, eds. Physical rehabilitation: assessment and treatment, 2nd ed. Philadelphia, PA: FA Davis, 1998.

Schneck CM, Henderson A. Descriptive analysis of the developmental progression of grip position for pencil and crayon control in nondysfunctional children. Am J Occup Ther 1990;44:893–900.

Schneiberg S, Sveistrup H, McFadyen B, et al. The development of coordination for reach-to-grasp movements in children. Exp Brain Res 2002;146(2):142–154.

Schneider K, Zernicke RF. Jerk-cost modulations during the practice of rapid arm movements. Biol Cybern 1989;60:221–230.

Schneider TR, Buckingham G, Hermsdörfer J. Torque-planning errors affect the perception of object properties and sensorimotor memories during object manipulation in uncertain grasp situations. J Neurophysiol 2019 121;1289–1299.

Schnitzler A, Kessler KR, Benecke R. Transcallosally mediated inhibition of interneurons within human primary motor cortex. Exp Brain Res 1996;112:381–391.

Scholtes VAB, Becher JG, Beelen A, et al. Clinical assessment of spasticity in children with cerebral palsy: a critical review of available instruments. Dev Med Child Neurol 2006;48:64–73.

Scholtes VAB, Becher JG, Beelen A, Lankhorst GJ. Clinical assessment of spasticity in children with cerebral palsy: a critical review of available instruments. Dev Med Child Neurol 2006;48:64–73.

Scholz JP, Danion F, Latash ML, et al. Understanding finger coordination through analysis of the structure of force variability. Biol Cybern 2002;86:29–39.

Scholz JP, Schöner G, Hsu WL, et al. Motor equivalent control of the cen- ter of mass in response to support surface perturbations. Exp Brain Res 2007;180:163–179.

Schultz A, Alexander NB, Gu MJ, et al. Postural control in young and elderly adults when stance is challenged: clinical versus laboratory measurements. Ann Otol Rhinol Laryngol 1993;102:508–517.

Schultz AB. Muscle function and mobility biomechanics in the elderly: an overview of some recent research. J Gerontol 1995;50A(special issue):60–63.

Schwab RS. Progression and prognosis in Parkinson's disease. J Nerv Ment Dis 1960;130:556–572.

Schwartz I, Sajin A, Fisher I, et al. The effectiveness of locomotor therapy using robotic-assisted gait training in subacute stroke patients: a randomized controlled trial. Phys Med Rehabil 2009;1:516–523.

Schwartz I, Sajin A, Moreh E, et al. Robot-assisted gait training in multiple sclerosis patients: a randomized trial. Mult Scler 2012;18:881–890.

Schwartz MF, Reed ES, Montgomery M, et al. The quantitative description of action disorganization after brain damage: a case study. Cogn Neuropsychol 1991;8:381–414.

Scianni A, Butler JM, Ada L, et al. Muscle strengthening is not effective in children and adolescents with cerebral palsy: a systematic review. Aust J Physiother 2009;55(2):81–87.

Sea MJC, Henderson A, Cermak SA. Patterns of visual spatial inattention and their functional significance in stroke patients. Arch Phys Med Rehabil 1993;74:355–360.

Sebastian MV, Hernandez-Gil L. Do 5-year-old children perform dualtask coordination better than AD patients? J Atten Disord 2013. [Epub ahead of print].

See J, Dodakian L, Chou C, et al. A standardized approach to the Fugl-Meyer Assessment and its implications for clinical trials. Neurorehabil Neural Repair 2013;27:732.

Seidel B, Krebs DE. Base of support is not wider in chronic ataxic and unsteady patients. J Rehabil Med 2002;34(6):288–292.

Seo NJ, Rymer WZ, Kamper DG. Altered digit force direction during pinch grip following stroke. Exp Brain Res 2010;202:891–901.

Serra-Ano P, Pellicer-Chenoll M, Garcia-Masso X, Brizuela G, Garcia-Lucerga C, Gonzalez LM. Sitting balance and limits of stability in persons with paraplegia. Spinal Cord 2013;51(4):267–272.

Sertel M, Sakızlı E, Bezgin S, Demirci CS, S¸ ahan TY, Kurtoğlu F. The effect of single-tasks and dual-tasks on balance in older adults. Cogent Soc Sci 2017;3:1330913.

Shah VV, McNames J, Mancini M, Carlson-Kuhta P, Spain RI, Nutt JG, El-Gohary M, Curtze C, Horak FB. Quantity and quality of gait and turning in people with multiple sclerosis, Parkinson's disease and matched controls during daily living. J Neurol 2020;267(4):1188–1196.

Shaltenbrand G. The development of human motility and motor disturbances. Arch Neurol Pyschiatr 1928;20:720–730.

Shambes GM, Gibson JM, Welker W. Fractured somatotopy in granule cell tactile areas of rat cerebellar hemispheres revealed by micromapping. Brain Behav Evol 1978;15:94–140.

Shapiro DC, Schmidt RA. The schema theory: recent evidence and developmental implications. In: Kelso FAS, Clark JE, eds. The development of movement control and coordination. New York: Wiley, 1982:113–173.

Shaughnessy M, Michael KM, Sorkin JD, et al. Steps after stroke: capturing ambulatory recovery. Stroke 2005;23:1305–1307.

Shea CH, Shebilske W, Worchel S. Motor learning and control. Englewood Cliffs, NJ: Prentice Hall, 1993.

Shea SL, Aslin RN. Oculomotor responses to step-ramp targets by young infants. Vision Res 1990;30:1077–1092.

Shechtman O, Sindhu BS. Grip strength. In: MacDermid J, Solomon G, Valdes K, American Society of Hand Therapists, eds. ASHT clinical assessment recommendations, 3rd ed. Mt. Laurel, NJ: American Society of Hand Therapists, 2015.

Sheldon JH. On the natural history of falls in older age. BMJ 1960;4:1685–1690.

Sheldon JH. The effect of age on the control of sway. Gerontol Clin 1963;5:129–138.

Shema SR, Brozgol M, Dorfman M, et al. Clinical experience using a 5-week treadmill training program with virtual reality to enhance gait in an ambulatory physical therapy service. Phys Ther 2014;94:1319–1326.

Shepard K. Theory: criteria, importance and impact. In: Contemporary management of motor control problems: Proceedings of the II Step Conference. Alexandria, VA: American Physical Therapy Association, 1991:5–10.

Shepherd RB, Crosbie J, Squires T. The contribution of the ipsilateral leg to postural adjustments during fast voluntary reaching in sitting. Abstract of International Society for Biomechan- ics, 14th Congress, Paris, 1993.

Sherrard RM, Bower AJ. BDNF and NT3 extend the critical period for developmental climbing fiber plasticity. Neuroreport 2001;12:2871–2874.

Sherrington C. The integrative action of the nervous system, 2nd ed. New Haven, CT: Yale University, 1947.

Sherrington C. The integrative action of the nervous system. New Haven, CT: Yale University, 1906.

Sherrington C, Whitney J, Lord SR, et al. Effective exercise for the prevention of falls: a systematic review and meta-analysis. J Am Geriatr Soc 2008;56: 2234–2243.

Sherrington CS. Decerebrate rigidity, and reflex coordination of movements. J Physiol Lond 1898;22:319–332.

Shik ML, Severin FV, Orlovsky GN. Control of walking and running by means of electrical stimulation of the mid-brain. Biophysics 1966;11:756–765.

Shim JK, Lay BS, Zatsiorsky VM, Latash ML. Age-related changes in finger coordination in static prehension tasks. J Appl Physiol 2004;97:213–224.

Shimel K, Candler C, Neville-Smith M. Comparison of cursive handwriting instruction programs among students without identified problems. Phys Occup Ther Pediatr 2009;29(2):170–181. doi: 10.1080/01942630902784738.

Shin JH, Park G, Cho DY. Cognitivemotor interference on upper extremity motor performance in a robot-assisted planar reaching task among patients with stroke. Arch Phys Med Rehabil 2017;98:730–737.

Shore BJ, Allar BG, Miller PE, Matheney TH, Snyder BD, Fragala- Pinkham M. Measuring the reli- ability and construct validity of the pediatric evaluation of disability Inventory-Computer Adaptive Test (PEDI-CAT) in Children With Cerebral Palsy. Arch Phys Med Rehabil. 2019;100(1):45–51. doi: 10.1016/j.apmr.2018.07.427.

Shukla AW, Ounpraseuth S, Okun MS, Gray V, Schwankhaus J, Metzer WS. Micrographia and related deficits in Parkinson's disease: a cross-sectional study. BMJ Open 2012;2:1–6.

Shulman D, Spencer A, Ann Vallis L. Older adults exhibit variable responses in stepping behaviour following unexpected forward perturbations during gait initiation. Hum Mov Sci 2019;63:120–128.

Shumway-Cook A, Anson D, Haller S. Postural sway biofeedback for pre-training postural control following hemiplegia. Arch Phys Med Rehabil 1988;69:395–400.

Shumway-Cook A, Baldwin M, Pollisar N, et al. Predicting the probability of falls in community dwelling older adults. Phys Ther 1997a;77:812–819.

Shumway-Cook A, Brauer S, Woollacott M. Predicting the probability for falls in community-dwelling older adults using the Timed Up and Go Test. Phys Ther 2000;80:896–903.

Shumway-Cook A, Ciol M, Gruber W, et al. Incidence and risk factors for falls following hip fracture in community dwelling older adults. Phys Ther 2005a;85:648–655.

Shumway-Cook A, Ciol MA, Hoffman J, et al. Falls in the Medicare population: incidence, associated factors, and impact on health care. Phys Ther 2009;89:324–332.

Shumway-Cook A, Gruber W, Baldwin M, et al. The effect of multi-dimensional exercises on balance, mobility and fall risk in community dwelling older adults. Phys Ther 1997b;77:46–57.

Shumway-Cook A, Guralnik JM, Phillips CL, et al. Age-associated declines in complex walking task performance: the Walking InCHI- ANTI Toolkit. J Am Geriatr Soc 2007;55:58–65.

Shumway-Cook A, Horak F. Assessing the influence of sensory interaction on balance. Phys Ther 1986;66:1548–1550.

Shumway-Cook A, Horak F. Balance rehabilitation in the neurologic patient: course syllabus. Seattle, WA: Neuroscience Education and Research Associates, 1992.

Shumway-Cook A, Horak FB. Rehabilitation strategies for patients with vestibular deficits. Neurol Clin 1990;8:441–457.

Shumway-Cook A, Horak FB. Vestibular rehabilitation: an exercise approach to managing symptoms of vestibular dysfunction. Semin Hearing 1989;10:196–205.

Shumway-Cook A, Hutchinson S, Kartin D, et al. Effect of balance training on recovery of stability in children with cerebral palsy. Dev Med Child Neurol 2003;45:591–602.

Shumway-Cook A, Matsuda PN, Taylor C. Investigating the validity of the environmental framework underlying the original and modified Dynamic Gait Index. Phys Ther 2015 Jun;95(6):864–870.

Shumway-Cook A, McCollum G. Assessment and treatment of balance disorders in the neurologic patient. In: Montgomery T, Connolly B, eds. Motor control and physical therapy: theoretical framework and practical applications. Chattanooga, TN: Chattanooga, 1990:123–138.

Shumway-Cook A, Olmscheid R. A systems analysis of postural dyscontrol in traumatically brain-injured patients. J Head Trauma Rehabil 1990;5:51–62.

Shumway-Cook A, Patla A, Stewart A, et al. Assessing environmentally determined mobility disability: self-report versus observed community mobility. J Am Geriatr Soc 2005b;53:700–704.

Shumway-Cook A, Patla A, Stewart A, et al. Environmental components of mobility disability in community-living older persons. J Am Geriatr Soc 2003;51:393–398.

Shumway-Cook A, Patla A, Stewart A, et al. Environmental demands associated with community mobility in older adults with and without mobility disability. Phys Ther 2002;82:670–681.

Shumway-Cook A, Taylor CS, Matsuda PN, et al. Expanding the scoring system for the Dynamic Gait Index. Phys Ther 2013;93:1493–1506.

Shumway-Cook A, Woollacott M. Attentional demands and postural control: the effect of sensory context. J Gerontology 2000;55A:M10–M16.

Shumway-Cook A, Woollacott M. Postural control in the Down's syndrome child. Phys Ther 1985b;9:211–235.

Shumway-Cook A, Woollacott M. The growth of stability: postural control from a developmental perspective. J Motor Behav 1985a;17:131–147.

Shumway-Cook A, Woollacott M, Baldwin M, et al. The effects of cognitive demands on postural control in elderly fallers and non-fallers. J Gerontol 1997c;52:M232–M240.

Sibley KM, Beauchamp MK, Van Ooteghem K, et al. Using the systems framework for postural control to analyze the components of balance evaluated in standardized balance measures: a scoping review. Arch Phys Med Rehabil 2015;96:122–132.

Sidaway B, Anderson J, Danielson G, et al. Effects of long-term gait training using visual cues in an individual with Parkinson disease. Phys Ther 2006;86:186–194.

Sidiropoulos AN, Santamaria V, Gordon AM. Continuous inter-limb coordination deficits in children with unilateral spastic cerebral palsy. Clin Biomech (Bristol, Avon) 2021;81:105250. doi: 10.1016/j.clinbiomech.2020.105250.

Sienko KH, Balkwill MD, Oddsson LI, et al. The effect of vibrotactile feedback on postural sway during locomotor activities. J Neuroeng Rehabil 2013;10:93.

Silsupadol P, Lugade V, Shumway-Cook A, et al. Training-related changes in dual-task walking performance of elderly persons with balance impairment: a double-blind, randomized controlled trial. Gait Posture 2009a;29:634–639.

Silsupadol P, Shumway-Cook A, Lugade V, et al. Effects of single-task versus dual-task training on balance performance in older adults: a double-blind, randomized controlled trial. Arch Phys Med Rehabil 2009b;90:381–387.

Silsupadol P, Shumway-Cook A, Woollacott M. Training of balance under single and dual task conditions in older adults with balance impairment: three case reports. Phys Ther 2006;86:269–281.

Simoneau GG, Cavanagh PR, Ulbrecht JS, et al. The influence of visual factors on fall-related kinematic variables during stair descent by older women. J Gerontol 1991;46:188–195.

Singer RN. Motor learning and human performance, 3rd ed. New York: Macmillan, 1980.

Singh S, Mandziak A, Barr K, et al. Human string-pulling with and without a string: movement, sensory control, and memory. Exp Brain Res 2019;237:3431–3447.

Sinkjaer T, Andersen JB, Larsen B. Soleus stretch reflex modulation during gait in humans. J Neurophysiol 1996;76:1112–1120.

Siu KC, Catena RD, Chou LS, et al. Effects of a secondary task on obstacle avoidance in healthy young adults. Exp Brain Res 2008;184(1):115–120.

Siu KC, Chou LS, Mayr U, et al. Does inability to allocate attention contribute to balance constraints during gait in older adults? J Gerontol A Biol Sci Med Sci 2008;63:1364–1369.

Skidmore ER, Becker JT, Whyte EM, et al. Cognitive impairments and depressive symptoms did not impede upper limb recovery in a clinical repetitive task practice program after stroke: a pilot study. Am J Phys Med Rehabil 2012;91(4):327–331.

Slavin MD, Held JM, Basso DM, et al. Fetal brain tissue transplants and recovery of locomotion following damage to sensorimotor cortex in rats. Prog Brain Res 1988;78:33–38.

Slijper H, Latash, ML, Rao N, et al. Task-specific modulation of anticipatory postural adjustments in individuals with hemiparesis. Clin Neurophysiol 2002;113:642–655.

Sloane P, Baloh RW, Honrubia V. The vestibular system in the elderly. Am J Otolaryngol 1989;1:422–429.

Slobounov SM, Moss SA, Slobounova ES, et al. Aging and time to instability of posture. J Geronotol Biol Sci 1998;53:71–78

Small SL, Hlustik P, Noll DC, et al. Cer- ebellar hemispheric activation ipsilateral to the paretic hand correlates with functional recovery after stroke. Brain 2002;125:1544–1557.

Smania N, Martini MC, Gambina G, et al. The spatial distribution of visual attention in hemineglect and extinction patients. Brain 1998;121:1759–1770.

Smania N, Picelli A, Gandolfi M, et al. Rehabilitation of sensorimotor integration deficits in balance impairment of patients with stroke hemiparesis: a before/after pilot study. Neurol Sci 2008;29:313–319.

Smidt GL, Rogers MW. Factors contributing to the regulation and clinical assessment of muscular strength. Phys Ther 1982;62:1283–1290.

Smith AW, Wong DP. Sagittal and frontal plane gait initiation kinetics in healthy, young subjects. J Hum Kinet 2019;67:85–100.

Smith BT, Mulcahey MJ, Betz RR. An implantable upper extremity neuroprosthesis in a growing child with a C5 spinal cord injury. Spinal Cord 2001;39:118–123.

Smith GV, Silver KH, Goldberg AP, et al. "Task-oriented" exercise improves hamstring strength and spastic reflexes in chronic stroke patients. Stroke 1999;30(10):2112–2118.

Smith JL. Programming of stereotyped limb movements by spinal generators. In: Stelmach GE, Requin J, eds. Tutorials in motor behavior. Amsterdam, The Netherlands: North-Holland, 1980:95–115.

Smith JL, Smith LA, Dahms KL. Motor capacities of the chronic spinal cat: recruitment of slow and fast extensors of the ankle. Neurosci Abstr 1979;5:387.

Smith JL, Zernicke RF. Predictions for neural control based on limb dynamics. Trends Neurosci 1987;10:123–128.

Smith-Ray RL, Makowski-Woidan B, Hughes SL. A randomized trial to measure the impact of a community-based cognitive training intervention on balance and gait in cognitively intact Black older adults. Health Educ Behav 2014;41(1 Suppl):62S–69S.

Smits-Engelsman BC, Blank R, van der Kaay AC, et al. Efficacy of interventions to improve motor performance in children with developmental coordination disorder: a combined systematic review and meta-analysis. Dev Med Child Neurol 2013;55:229–237.

Snapp-Childs W, Corbetta D. Evidence of early strategies in learning to walk. Infancy. 2009;14(1):101–116.

Snijders AH, Weerdesteyn V, Hagen YJ, et al. Obstacle avoidance to elicit freezing of gait during treadmill walking. Mov Disord 2010;25:57–63.

Snow BJ, Tsui JK, Bhart MH, et al. Treatment of spasticity with botulinum toxin: a double blind study. Ann Neurol 1990;28:512–515.

Soangra R, Lockhart TE. Dual-task does not increase slip and fall risk in healthy young and older adults during walking. Appl Bionics Biomech 2017;2017:1014784.

Sober SJ, Sabes PN. Multisensory integration during motor planning. J Neurosci 2003;23:6982–6992.

Socie MJ, Boes MK, Motl RW, et al. Monitoring spatiotemporal gait parameters during the 6-minute walk in people with multiple sclerosis. Int J MS Care 2011;13(S3).

Socie MJ, Sosnoff JJ. Gait variability and multiple sclerosis. Mult Scler Int 2013;2013:645197.

Sofuwa O, Nieuwboer A, Desloovere K, et al. Quantitative gait analysis in Parkinson's disease: comparison with a healthy control group. Arch Phys Med Rehabil 2005;86:1007–1013.

Sohlberg MM, Mateer C. Cognitive rehabilitation: an integrated neuropsychological approach. New York: Guilford Publication, 2001.

Sollerman C. Assessment of grip function: evaluation of a new method. Sweden: MITAB, 1984.

Sommerfeld DK, von Arbin MH. The impact of somatosensory function on activity performance and length of hospital stay in geriatric patients with stroke. Clin Rehabil 2004;18:149–155.

Song J, Sigward S, Fisher B, et al. Altered dynamic postural control during step turning in persons with early-stage parkinson's disease. Parkinsons Dis 2012;2012:386962.

Song H, Dai X, Li J, Zhu S. Hamstring co-contraction in the early stage of rehabilitation after anterior cruciate ligament reconstruction: a longitudinal study. Am J Phys Med Rehabil 2018;97(9):666–672.

Song CS, Lee ON, Woo HS. Cognitive strategy on upper extremity function for stroke: a randomized controlled trials. Restor Neurol Neurosci 2019;37(1):61–70. doi: 10.3233/RNN-180853.

Song J-H. The role of attention in motor control and learning. Current opinion in Psychology 2019;29:261–265.

Soska KC, Galeon MA, Adolph KE. On the other hand: overflow movements of infants' hands and legs during unimanual object exploration. Dev Psychobiol 2012;54(4):372–382.

Sosnoff JJ, Gappmaier E, Frame A, et al. Influence of spasticity on mobility and balance in persons with multiple sclerosis. J Neurol Phys Ther 2011b;35:129–132.

Sosnoff JJ, Weikert M, Dlugonski D, et al. Quantifying gait impairment in multiple sclerosis using GAITRite technology. Gait Posture 2011a;34:145–147.

Sousa AS, Silva A, Santos R. Ankle anticipatory postural adjustments during gait initiation in healthy and post-stroke subjects. Clin Biomech (Bristol, Avon) 2015;30(9):960–965.

Southard D, Higgins T. Changing movement patterns: effects of demonstration and practice. Res Q Exer Sport 1987;58:77–80.

Speechley M, Tinetti M. Assessment of risk and prevention of falls among elderly persons: role of the physiotherapist. Physiother Can 1990;2:75–79.

Speechley M, Tinetti M. Falls and injuries in frail and vigorous community elderly persons. J Am Geriatr Soc 1991;39:46–52.

Speers RA, Kuo AD, Horak FB. Contributions of altered sensation and feedback responses to changes in coordination of postural control in aging. Gait Posture 2002;16:20–30.

Spirduso W. Physical dimensions of aging. Champaign, IL: Human Kinetics, 1995.

Spirduso W, Francis K, MacRae PG. Physical dimensions of aging. Champaign, IL: Human Kinetics, 2005.

Squire LR. Mechanisms of memory. Science 1986;232:1612–1619.

Srygley JM, Herman T, Giladi N, et al. Self-report of missteps in older adults: a valid proxy of fall risk? Arch Phys Med Rehabil 2009;90:786–792.

Stack E, Ashburn A. Dysfunctional turning in Parkinson's disease. Disabil Rehabil 2008;30:1222–1229.

Stackhouse C, Shewokis PA, Pierce SR, et al. Gait initiation in children with cerebral palsy. Gait Posture 2007;26:301–308.

Stahnisch FW, Nitsch R. Santiago Ramon y Cajal's concept of neuronal plasticity: the ambiguity lives on. Trends Neurosci 2002;25:589–591.

Stalvey B, Owsley C, Sloane ME, et al. The life space questionnaire: a measure of the extent of mobility of older adults. J Appl Gerontol 1999;18:479–498.

Stapley PJ, Drew T. The pontomedullary reticular formation contributes to the compensatory postural responses observed following removal of the support surface in the standing cat. J Neurophysiol 2009;101:1334–1350.

Stapley PJ, Ting LH, Hulliger M, et al. Automatic postural responses are delayed by pyridoxine-induced somatosensory loss. J Neurosci 2002;22:5803–5807.

Stark T, Walker B, Phillips JK, Fejer R, Beck R. Hand-held dynamometry correlation with the gold standard isokinetic dynamometry: a systematic review. PM R 2011;3:472–479.

Starosta M, Kostka J, Redlicka J, Miller E. Analysis of upper limb muscle strength in the early phase of brain stroke. Acta Bioeng Biomech 2017;19(3):85–91.

Startzell JK, Owens DA, Mulfinger LM, Cavanagh PR. Stair negotiation in older people: a review. J Am Geriatr Soc 2000;48:567–580.

Steenbergen B, Hulstijn W, Lemmens IHL, et al. The timing of prehensile movements in subjects with cerebral palsy. Dev Med Child Neurol 1998;40:108–114.

Stehouwer DJ, Farel PB. Development of hindlimb locomotor behavior in the frog. Dev Psychobiol 1984;17:217–232.

Stein DG, Brailowsky S, Will B. Brain repair. New York: Oxford, 1995.

Stein J. Cerebellar forward models to control movement. J Physiol 2009;587:299.

Stein J, Krebs HI, Frontera WR, et al. Comparison of two techniques of robot-aided upper limb exercise training after stroke. Am J Phys Med Rehabil 2004;83:720–728.

Stein RB. Reflex modulation during locomotion: functional significance. In: Patla A, ed. Adaptability of human gait. Amsterdam, The Neth- erlands: North Holland, 1991:21–36.

Stephens MJ, Yang JF. Loading during the stance phase of walking in humans increases the extensor EMG amplitude but does not change the duration of the step cycle. Exp Brain Res 1999;124:363–370.

Stephenson JL, De Serres SJ, Lamontagne A. The effect of arm movements on the lower limb during gait after a stroke. Gait Posture 2010;31:109–115.

Stephenson JL, Lamontagne A, De Serres SJ. The coordination of upper and lower limb movements during gait in healthy and stroke individuals. Gait Posture 2009;29:11–16.

Stergiou N, Harbourne R, Cavanaugh J. Optimal movement variability: a new theoretical perspective for neurologic physical therapy. J Neurol Phys Ther 2006;30:120–129.

Stern EB. Stability of the Jebsen-Taylor hand function test across three test sessions. Am J Occup Ther 1992;7:647–649.

Stern GM, Lander CM, Lees AJ. Akinetic freezing and trick movements in Parkinson's disease. J Neural Transm Suppl 1980;16:137–141.

Stern Y, Mayeux R, Rosen J, et al. Perceptual motor dysfunction in Parkinson's disease: a deficit in sequential and predictive voluntary movement. J Neurol Neurosurg Psychiatry 1983;46:145–151.

Steward O. Reorganization of neuronal connections following CNS trauma: principles and experimental paradigms. J Neurotrauma 1989;6:99–151.

Stillman B, McMeeken J. A video-based version of the pendulum test: technique and normal response. Arch Phys Med Rehabil 1995;76(2):166–176.

Stockmeyer S. An interpretation of the approach of Rood to the treatment of neuromuscular dysfunction. Am J Phys Med 1967;46:950–955.

Stoffregen TA, Adolph K, Thelen T, et al. Toddlers' postural adaptations to different support surfaces. Mot Control 1997;1:119–137.

Stoffregen TA, Pagulayan RJ, Bardy BG, et al. Modulating postural control to facilitate visual performance. Hum Mov Sci 2000;19:203–220.

Stoffregen TA, Riccio GE. An ecological theory of orientation and the vestibular system. Psychol Rev 1988;95(1):3–14.

Stoquart-Elsankari S, Bottin C, Roussel-Pieronne M. Motor and cognitive slowing in multiple sclerosis: an attentional deficit? Clin Neurol Neurosurg 2010;112:226–232.

Stott NS, Reynolds N, McNair P. Level versus inclined walking: ambulatory compensations in children with cere- bral palsy under outdoor conditions. Pediatr Phys Ther 2014;26(4):428–435.

Stoykov ME, Lewis GN, Corcos DM. Comparison of bilateral and unilateral training for upper extremity hemiparesis in stroke. Neurorehabil Neural Repair 2009;23(9):945–953. doi: 10.1177/1545968309338190.

Stoykov ME, Madhavan S. Motor priming in neurorehabilitation. J Neurol Phys Ther 2015;39(1):33–42.

Strick PL. Anatomical organization of multiple areas of frontal lobe: implications for recovery of function. Adv Neurol 1988;47:293–312.

Strub RL, Black FW. The mental status examination in neurology. Philadelphia, PA: FA Davis, 1977.

Strupp M, Arbusow V, Pereira DB, et al. Subjective straight ahead during neck muscle vibration: effect of aging. Neuroreport 1999;10:3191–3194.

Studenski S, Duncan PW, Chandler J. Postural responses and effector factors in persons with unexplained falls: results and meth- odologic issues. J Am Geriatr Soc 1991;39:229–234.

Sturnieks DL, St George R, Lord SR. Balance disorders in the elderly. Clin Neurophysiol 2008;38:467–478.

Sucar LE, Orihuela-Espina F, Velazquez RL, Reinkensmeyer DJ, Leder R, Hernández-Franco J. Gesture therapy: an upper limb virtual reality-based motor rehabilitation platform. IEEE Trans Neural Syst Rehabil Eng 2014;22(3):634–643. doi: 10.1109/TNSRE.2013.2293673.

Sudarsky L, Ronthal M. Gait disorders among elderly patients: a survey study of 50 patients. Arch Neurol 1983;40:740–743.

Sudarsky L, Ronthal M. Gait disorders in the elderly: assessing the risk for falls. In: Vellas B, Toupet M, Rubenstein L, et al., eds. Falls, balance and gait disorders in the elderly. Amsterdam, The Netherlands: Elsevier, 1992:117–127.

Sudsawad P, Trombly CA, Henderson A, et al. Testing the effect of kinesthetic training on handwriting performance in first-grade students. Am J Occup Ther 2002;56(1): 26–33.

Sudsawad P, Trombly CA, Henderson A, et al. The relationship between the Evaluation Tool of Children's Handwriting and teacher's perceptions of handwriting legibility. Am J Occup Ther 2001;55(5):518–523.

Sugden DA. Movement speed in children. J Motor Behav 1980;12:125–132.

Sukal-Moulton T, Clancy T, Zhang LQ, et al. Clinical application of a robotic ankle training program for cerebral palsy compared to the research laboratory application: does it translate to practice? Arch Phys Med Rehabil 2014;95:1433–1440.

Sullivan E, Rose E, Pfefferbaum A. Effect of vision, touch and stance on cerebellar vermian-related sway and tremor: a quantitative physiological and MRI study. Cerebral Cortex 2006;16:1077–1086.

Sullivan JE, Hedman LD. A home program of sensory and neuromuscular electrical stimulation with upper-limb task practice in a patient 5 years after a stroke. Phys Ther 2004;84:1045–1054.

Sullivan KJ, Knowlton BJ, Dobkin BH. Step training with body weight support: effect of treadmill speed and practice paradigms on poststroke locomotor recovery. Arch Phys Med Rehabil 2002;83:683–691.

Sun J, Walters M, Svensson N, et al. The influence of surface slope on human gait characteristics: a study of urban pedestrians walking on an inclined surface. Ergonomics 1996;39:677–692.

Sunderland A. Recovery of ipsilateral dexterity after stroke. Stroke 2000;31(2):430–433.

Sundermeier L, Woollacott M, Jensen J, et al. Postural sensitivity to visual flow in aging adults with and with-out balance problems. J Gerontol A Biol Sci Med Sci 1996;51:M45–M52.

Sundermier L, Woollacott M, Roncesvalles N, et al. The development of balance control in children: comparisons of EMG and kinetic variables and chronological and developmental groupings. Exp Brain Res 2001;136:340–350.

Sur M, Pallas SL, Roe AW. Cross-modal plasticity in cortical development: differentiation and specification of sensory neocortex. Trends Neurosci 1990;13:227–233.

Surberg PR. Aging and effect of physical-mental practice upon acquisition and retention of a motor skill. J Gerontol 1976;31:64–67.

Surgent OJ, Dadalko OI, Pickett KA, Travers BG. Balance and the brain: a review of structural brain correlates of postural balance and balance training in humans. Gait Posture 2019;71:245–252.

Surrey LR, Nelson K, Delelio C, et al. A comparison of performance outcomes between the Minnesota Rate of Manipulation Test and the Minnesota Manual Dexterity Test. Work 2003;20(2):97–102.

Surkar SM, Hoffman RM, Davies B, Harbourne R, Kurz MJ. Impaired anticipatory vision and visuomotor coordination affects action planning and execution in children with hemiplegic cerebral palsy. Res Dev Disabil 2018;80:64–73.

Sütbeyaz S, Yavuzer G, Sezer N, et al. Mirror therapy enhances lower-extremity motor recovery and motor functioning after stroke: a randomized controlled trial. Arch Phys Med Rehabil 2007;88:555–559.

Sutherland DH, Olshen R, Cooper L, et al. The development of mature gait. J Bone Joint Surg Am 1980;62:336–353.

Suzuki E, Chen W, Kondo T. Measuring unilateral spatial neglect during stepping. Arch Phys Med Rehabil 1997;78:173–178.

Suzuki M, Miyai I, Ono T, et al. Prefrontal and premotor cortices are involved in adapting walking and running speed on the treadmill: an optical imaging study. Neuroimage 2004;23:1020–1026.

Svehlík M, Zwick EB, Steinwender G, et al. Gait analysis in patients with Parkinson's disease off dopaminergic therapy. Arch Phys Med Rehabil 2009;90:1880–1886.

Sveistrup H, Woollacott M. Practice modifies the developing automatic postural response. Exp Brain Res 1997;114:33–43.

Sveistrup H, Woollacott MH. Longitudinal development of the automatic postural response in infants. J Motor Behav 1996;28:58–70.

Sweatt JD, Kandel ER. Persistent and transcriptionally-dependent increase in protein phosphorylation in long-term facilitation of Aplysia sensory neurons. Nature 1989;339:51–54.

Sylos-Labini F, La Scaleia V, Cappellini G, et al. Distinct locomotor precursors in newborn babies. Proc Natl Acad Sci USA 2020;117(17):9604–9612.

Sylos-Labini F, Magnani S, Cappellini G, et al. Foot placement characteristics and plantar pressure distribution patterns during stepping on ground in neonates. Front Physiol 2017;8:784.

T

Taguchi K, Tada C. Change of body sway with growth of children. In: Amblard B, Berthoz A, Clarac F, eds. Posture and gait: development, adaptation and modulation. Amsterdam, The Netherlands: Elsevier, 1988:59–65.

Taira M, Milne S, Georgopoulos AP, et al. Parietal cortex neurons of the monkey related to the visual guidance of hand movement. Exp Brain Res 1990;83:29–36.

Tajali S, Shaterzadeh-Yazdi MJ, Negahban H, van Dieën JH, Mehravar M, Majdinasab N, Saki-Malehi A, Mofateh R. Predicting falls among patients with multiple sclerosis: Comparison of patient-reported outcomes and performance-based measures of lower extremity functions. Mult Scler Relat Disord 2017;17:69–74.

Takakusaki K. Neurophysiology of gait: from the spinal cord to the frontal lobe. Mov Disord 2013;28(11):1483–1491.

Takakusaki K. Functional neuroanatomy for posture and gait control. J Mov Disord 2017;10(1):1–17.

Takahashi M, Tsujita N, Akiyama I. Evaluation of the vestibulo-ocular reflex by gaze function. Acta Otolaryngol 1988;105:7–12.

Takakusaki K, Saitaoh K, Harada H, et al. Role of the basal ganglia-brainstem pathways in the control of motor behaviors. Neurosci Res 2004;50:137–151.

Takakusaki K, Tomita N, Yano M. Substrates for normal gait and pathophysiology of gait disturbances with respect to the basal ganglia dysfunction. J Neurol 2008;255:19–29.

Takebayashi T, Amano S, Hanada K, et al. A one-year follow-up after modified constraint-induced movement therapyfor chronic stroke patients with paretic arm: a prospective case series study. Top Stroke Rehabil 2015;22(1):18–25.

Takebe D, Kukulka C, Narayan G, et al. Peroneal nerve stimulator in rehabilitation of hemiplegic patients. Arch Phys Med Rehabil 1975;56:237–239.

Tamaru Y, Naito Y, Nishikawa T. Earlier and greater hand pre-shaping in the elderly: a study based on kinematic analysis of reaching movements to grasp objects. Psychogeriatrics 2017;17:382–388.

Tan Z, Liu H, Yan T, et al. The effectiveness of functional electrical stimulation based on a normal gait pattern on subjects with early stroke: a randomized controlled trial. Biomed Res Int 2014;2014:545408.

Tang A, Rymer WZ. Abnormal force—EMG relations in paretic limbs of hemiparetic human subjects. J Neurol Neurosurg Psychiatry 1981;44:690–698.

Tang PF, Woollacott MH. Inefficient postural responses to unexpected slips during walking in older adults. J Gerontol 1998;53:M471–M480.

Tang PF, Woollacott MH, Chong RKY. Control of reactive balance adjustments in perturbed human walking: roles of proximal and distal postural muscle activity. Exp Brain Res 1998;119:141–152.

Tang PF, Woollacott MH. Phase-dependent modulation of proximal and distal postural responses to slips in young and older adults. J Gerontol 1999;54:M89–M102.

Tardieu C, Lespargot A, Tabary C, et al. For how long must the soleus muscle be stretched each day to prevent contracture? Dev Med Child Neurol 1988;30(1):3–10.

Tatton WG, Eastman MJ, Bedingham W, et al. Defective utilization of sensory input as the basis for bradykinesia, rigidity and decreased movement repertoire in Parkinson's disease: a hypothesis. Can J Neurol Sci 1984;11:136–143.

Taub E. Motor behavior following deafferentation in the developing and motorically mature monkey. In: Herman S, Grillner R, Ralston HJ, et al., eds. Neural control of locomotion. New York: Plenum, 1976:675–705.

Taub E. Some anatomical observations following chronic dorsal rhizotomy in monkeys. Neuroscience 1980;5:389–401.

Taub E. Technique to improve chronic motor deficit after stroke. Arch Phys Med Rehabil 1993;74:347–354.

Taub E, Berman AJ. Movement and learning in the absence of sensory feedback. In: Freedman SJ, ed. The neurophysiology of spatially oriented behavior. Homewood, NJ: Dorsey, 1968:173–192.

Taub E, Crago JE, Uswatte G. Constraint-induced movement therapy: a new approach to treatment in physical rehabilitation. Rehabil Psychol 1998;43(2):152–170.

Taub E, Landesman Ramey S, DeLuca S, et al. Efficacy of constraint-induced movement therapy for children with cerebral palsy with asymmetric motor impairment. Pediatrics 2004;113:305–312.

Taub E, Miller NE, Novack TA, et al. Technique to improve chronic motor deficit after stroke. Arch Phys Med Rehabil 1993;74:347–354.

Taub E, Wolf SL. Constraint-induction techniques to facilitate upper extremity use in stroke patients. Top Stroke Rehabil 1997;3:38–61.

Taylor N, Sand PL, Jebsen RH. Evaluation of hand function in children. Arch Phys Med Rehabil 1973;54(3):129–135.

Teasdale N, Bard C, LaRue J, et al. On the cognitive penetrability of postural control. Exp Aging Res 1993;19:1–13.

Teasdale N, Simoneau M. Attentional demands for postural control: the effects of aging and sensory reintegration. Gait Posture 2001;14: 203–210.

Teasdale N, Stelmach GE, Breunig A. Postural sway characteristics of the elderly under normal and altered visual and support surface conditions. J Gerontol 1991;46: B238–B244.

Teasell R, McRae M, Foley N, et al. The incidence and consequences of falls in stroke patients during inpatient rehabilitation: factors associated with high risk. Arch Phys Med Rehabil 2002;83:329–333.

Teixeira-Salmela LF, Olney SJ, Nadeau S, et al. Muscle strengthening and physical conditioning to reduce impairment and disability in chronic stroke survivors. Arch Phys Med Rehabil 1999;80:1211–1218.

Ternes AM, Fielding J, Addamo PK, et al. Concurrent motor and cognitive function in multiple sclerosis: a motor overflow and motor stability study. Cogn Behav Neurol 2014;27(2):68–76.

Tessier-Lavigne M. Visual processing by the retina. In: Kandel ER, Schwartz JH, Jessell TM, eds. Principles of neural science, 4th ed. New York: McGraw-Hill, 2000:507–522.

Teulings HL, Contreras-Vidal JL, Stelmach GE, Adler CH. Adaptation of handwriting size under distorted visual feedback in patients with Parkinson's disease and elderly and young controls. J Neurol Neurosurg Psychiatry. 2002;72:315–324.

Teulings HL, Contreras-Vidal JL, Stelmach GE, Adler CH. Parkinsonism reduces coordination of fingers, wrist, and arm in fine motor control. Exp Neurol 1997;146(1):159–170.

Thacker EL, Chen H, Patel AV, et al. Recreational physical activity and risk of Parkinson's disease. Mov Disord 2008;23:69–74.

Thelen DG, Schultz AB, Alexander NB, et al. Effects of age on rapid ankle torque development. J Gerontol Med Sci 1996;51:M226–M232.

Thelen E, Corbetta D, Kamm K, et al. The transition to reaching: mapping intention and intrinsic dynamics. Child Dev 1993;64:1058–1098.

Thelen E, Fisher DM, Ridley-Johnson R. The relationship between physical growth and a newborn reflex. Infant Behav Dev 1984;7:479–493.

Thelen E, Fisher DM. Newborn stepping: an explanation for a disappearing reflex. Dev Psychol 1982;18:760–775.

Thelen E, Kelso JAS, Fogel A. Self-organizing systems and infant motor development. Dev Rev 1987;7: 39–65.

Thelen E, Spencer JP. Postural control during reaching in young infants: a dynamic systems approach. Neurosci Biobehav Rev 1998;22:507–514.

Thelen E, Ulrich BD. Hidden skills: a dynamic systems analysis of treadmill stepping during the first year. Monogr Soc Res Child Dev 1991;56(1):1–104.

Thelen E, Ulrich, BD, Jensen JL. The developmental origins of locomotion. In: Woollacott MH, Shumway-Cook A, eds. Development of posture and gait across the life span. Columbia: University of South Carolina, 1989:25–47.

Therrien AS, Bastian AJ. The cerebellum as a movement sensor. Neurosci Lett 2019;688:37–40.

Thielbar KO, Lord TJ, Fischer HC, et al. Training finger individuation with a mechatronic-virtual reality system leads to improved fine motor control post-stroke. J Neuroeng Rehabil 2014;11(1):171.

Thielman G. Rehabilitation of reaching poststroke: a randomized pilot investigation of tactile versus auditory feedback for trunk control. J Neurol Phys Ther 2010;34(3):138–144. doi: 10.1097/NPT.0b013e3181efa1e8.

Thielman G, Kaminski T, Gentile AM. Rehabilitation of reaching after stroke: comparing 2 training protocols utilizing trunk restraint. Neurorehabil Neural Repair 2008;22:697–705.

Thielman GT, Dean CM, Gentile AM. Rehabilitation of reaching after stroke: task-related training versus progressive resistive exercise. Arch Phys Med Rehabil 2004;85:1613–1618.

Thieme H, Mehrholz J, Pohl M, et al. Mirror therapy for improving motor function after stroke. Cochrane Database Syst Rev 2012;(3):CD008449.

Thilmann AF, Fellows SJ, Garms E. The mechanism of spastic muscle hypertonus. Brain 1991;114:233–244.

Thomas NDA, Gardiner JD, Crompton RH, Lawson R. Keep your head down: Maintaining gait stability in challenging conditions. Hum Mov Sci 2020;73:102676.

Thomas RL, Williams AK, Lundy-Ekman L. Supine to stand in elderly persons: relationship to age, activity level, strength and range of motion. Issues Aging 1998;21: 9–18.

Thompson M, Medley A. Forward and lateral sitting functional reach in younger, middle aged, and older adults. J Ger Phys Ther 2007;30:43–48.

Thornton M, Marshall S, McComas J, et al. Benefits of activity and virtual reality based balance exercise programmes for adults with traumatic brain injury: perceptions of participants and their caregivers. Brain Inj 2005;19:989–1000.

Tiffin J. Purdue pegboard examiner manual. Chicago, IL: Science Research Associates, 1968.

Tillerson JL, Cohen AD, Philhower J, et al. Forced limb-use effects on the behavioral and neurochemical effects of 6-hydroxydopamine. J Neurosci 2001;21:4427–4435.

Tilson JK, Sullivan KJ, Cen SY, et al. Meaningful gait speed improvement during the first 60 days poststroke: minimal clinically important difference. Phys Ther 2010;90:196–208.

Timiras P. Aging of the skeleton, joints and muscles. In: Timiras PS, ed. Physiological basis of aging and geri- atrics, 2nd ed. Ann Arbor, MI: CRC Press, 1994.

Tinetti ME. Performance-oriented assessment of mobility problems in elderly patients. J Am Geriatr Soc 1986;34:119–126.

Tinetti ME, Doucette JT, Claus EB. The contribution of predisposing and situational risk factors to serious fall injuries. J Am Geriatr Soc 1995;43:1207–1213.

Tinetti ME, Ginter SF. Identifying mobility dysfunctions in elderly patients: standard neuromuscular examination or direct assessment? JAMA 1988;259:1190–1193.

Tinetti ME, Richman D, Powell L. Falls efficacy as a measure of fear of falling. J Gerontol 1990;45:P239–P243.

Tinetti ME, Speechley M, Ginter SF. Risk factors for falls among elderly persons living in the community. N Engl J Med 1988;319:1701–1707.

Tinetti ME, Williams TF, Mayewski R. Fall risk index for elderly patients based on numbers of chronic disabilities. Am J Med 1986;80:429–434.

Ting LH, Macpherson JM. A limited set of muscle synergies for force control during a postural task. J Neurophysiol 2005;93:609–613.

Ting LH, McKay JL. Neuromechanics of muscle synergies for posture and movement. Curr Opin Neurobiol 2007;17:622–628.

Tissue CM, Velleman PF, Stegink-Jansen CW, et al. Validity and reliability of the functional dexterity test in children. J Hand Ther 2017;30(4):500–506. doi: 10.1016/j. jht.2016.08.002.

Titus MND, Gall NG, Yerxa EJ, et al. Correlation of perceptual performance and activities of daily living in stroke patients. Am J Occup Ther 1991;45:410–418.

Tobis JS, Lowenthal M. Evaluation and management of the brain damaged patient. Springfield, IL: Charles C. Thomas, 1960.

Tohyama T, Kinoshita M, Kobayashi K, Isa K, Watanabe D, Kobayashi K, Liu M, Isa T, Strick PL. Contribution of propriospinal neurons to recovery of hand dexterity after corticospinal tract lesions in monkeys. Proc Natl Acad Sci USA 2017;114,604–609.

Tomassini V, Johansen-Berg H, Jbabdi S, et al. Relating brain damage to brain plasticity in patients with multiple sclerosis. Neurorehabil Neural Repair 2012;26:581–593.

Tomassini V, Matthews PM, Thompson AJ, et al. Neuroplasticity and functional recovery in multiple sclerosis. Nat Rev Neurol 2012a;8:635–646.

Tomita H, Fukaya Y, Ueda T, et al. Deficits in task-specific modulation of anticipatory postural adjustments in individuals with spastic diplegic cerebral palsy. J Neurophysiol 2011;105(5):2157–2168.

Torres-Oviedo G, Macpherson JM, Ting LH. Muscle synergy organization is robust across a variety of postural perturbations. J Neurophysiol 2006;96:1530–1546.

Torres-Oviedo G, Ting LH. Muscle synergies characterizing human postural responses. J Neurophysiol 2007;98:2144–2156.

Toupet M, Gagey PM, Heuschen S. Vestibular patients and aging subjects lose use of visual input and expend more energy in static postural control. In: Vellas B, Toupet M, Rubenstein L, et al., eds. Falls, balance and gait disorders in the elderly. Paris, France: Elsevier, 1992:183–198.

Towen B. Neurological development in infancy. Clinics in developmental medicine 58. Philadelphia, PA: JF Lippincott, 1976.

Travis AM, Woolsey CN. Motor performance of monkeys after bilateral partial and total cerebral decortication. Am J Phys Med 1956;35:273–310.

Treisman A. Solutions to the binding problem: progress through controversy and convergence. Neuron 1999;24:105–110, 111–125.

Trejo-Gabriel-Galan JM, Rogel-Melgosa V, Gonzalez S, Sedano J, Villar JR, Arenaza-Basterrechea N. Rehabilitation of hemineglect of the left arm using movement detection bracelets activating a visual and acoustic alarm. J Neuroeng Rehabil 2016;13:79.

Tretriluxana J, Gordon J, Fisher BE, et al. Hemisphere specific impairments in reach-to-grasp control after stroke: effects of object size. Neurorehabil Neural Repair 2009;23:679–691.

Tretriluxana J, Gordon J, Winstein CJ. Manual asymmetries in grasp pre-shaping and transport-grasp coordination. Exp Brain Res 2008;188:305–315.

Tretriluxana J, Kantak S, Tretriluxana S, et al. Low frequency repetitive transcranial magnetic stimulation to the non-lesioned hemisphere improves paretic arm reach-to-grasp performance after chronic stroke. Disabil Rehabil Assist Technol 2013;8(2):121–124.

Trombly C. Anticipating the future: assessment of occupational function. Am J Occup Ther 1993;47:253–257.

Trombly CA. Theoretical foundations for practice. In: Trombly CA, ed. Occupational therapy for physical dysfunction, 4th ed. Baltimore, MD: Lippincott Williams & Wilkins, 1995:15–28.

Tsai LT, Hsu JL, Wu CT, Chen CC, Su YC. A new visual stimulation program for improving visual acuity in children with visual impairment: a pilot study. Front Hum Neurosci 2016;10:157. doi: 10.3389/ fnhum.2016.00157.

Tsai WC, Lien HY, Liu WY, Guo SL, Lin YH, Yang TF. Early and anticipatory postural adjustments in healthy subjects under stable and unstable sitting conditions. J Electromyogr Kinesiol. 2018;43(259):21–27.

Tsang WW, Ng SS, Lee MW, et al. Does postural stability affect the performance of eye-hand coordination in stroke survivors? Am J Phys Med Rehabil 2013;92:781–788.

Tse T, Douglas J, Lentin P, Carey L. Measuring participation after stroke: a review of frequently used tools. Arch Phys Med Rehabil 2013;94:177–192.

Tseng SC, Morton SM. Impaired interlimb coordination of voluntary leg movements in poststroke hemiparesis. J Neurophysiol 2010;104(1):248–257.

Tsoupikova D, Stoykov NS, Corrigan M, et al. Virtual immersion for post-stroke hand rehabilitation therapy. Ann Biomed Eng 2015;43:467–477.

Tur BS, Küçükdeveci AA, Kutlay S, et al. Psychometric properties of the WeeFIM in children with cerebral palsy in Turkey. Dev Med Child Neurol 2009;51(9):732–738.

Turner-Stokes L, Williams H. Goal attainment scaling: a direct comparison of alternative rating methods. Clin Rehabil. 2010;24(1):66–73. doi: 10.1177/0269215509343846.

Turvey MT, Carello C. Dynamics of Bernstein's levels of synergies. In: Latash ML, Turvey MT, eds. Dexterity and its development. Mahwah, NJ: Erlbaum, 1996:339–377.

Tuthill JC, Azim E. Proprioception. Curr Biol 2018;28:R194–R203.

Twitchell T. Reflex mechanisms and the development of prehension. In: Connolly K, ed. Mechanisms of motor skill development. New York: Academic Press, 1970.

Twitchell TE. The restoration of motor function following hemiplegia in man. Brain 1951;74:443.

Tyson SF, Hanley M, Chillala J. Sensory loss in hospital-admitted people with stroke: characteristics, associated factors and relationship with function. Neurorehabil Neural Repair 2008;22:166–172.

U

Ugur C, Gucuyener D, Uzuner N, et al. Characteristics of falling in patients with stroke. J Neurol Neurosurg Psychiatry 2000;69:649–651.

Ullman MT. Contributions of memory circuits to language: the declarative/ procedural model. Cognition 2004;92:231–270.

Ulrich DA, Ulrich BD, Angulo-Kinzler RM, et al. Treadmill training of infants with Down syndrome: evidence-based developmental outcomes. Pediatrics 2001;108(5):E84.

Ungerleider LG, Brody BA. Extrapersonal spatial orientation: the role of posterior parietal, anterior frontal, and inferotemporal cortex. Exp Neurol 1977;56:265–280.

Urbin MA, Bailey RR, Lang CE. Validity of body-worn sensor acceleration metrics to index upper extremity function in hemiparetic stroke. J Neurol Phys Ther 2015;39(2):111–118.

Uswatte G, Foo WL, Olmstead H, et al. Ambulatory monitoring of arm movement using accelerometry: An objective measure of upper-extremity rehabilitation in persons with chronic stroke. Arch Phys Med Rehabil 2005;86:1498–1501.

Uswatte G, Giuliani C, Winstein C, et al. Validity of accelerometry for monitoring real-world arm activity in patients with subacute stroke: Evidence from the extremity constraint-induced therapy evaluation trial. Arch Phys Med Rehabil 2006;87(10):1340–1345.

Uswatte G, Taub E, Griffin A, Vogtle L, Rowe J, Barman J. The pediatric motor activity log-revised: assessing real-world arm use in children with cerebral palsy. Rehabil Psychol 2012;57(2):149–158. doi: 10.1037/ a0028516.

Uswatte G, Taub E, Morris D, et al. The Motor Activity Log-28: assessing daily use of the hemiparetic arm after stroke. Neurology 2006;67:1189–1194.

Utley A, Sugden D. Interlimb coupling in children with hemiplegic cerebral palsy during reaching and grasping at speed. Dev Med Child Neurol 1998;40:396–404.

V

Vagge A, Pellegrini M, Iester M, et al. Motor skills in children affected by strabismus. Eye 2021;35:544–547.

Valero-Cuevas FJ, Smaby N, Venkadesan M, et al. The strength-dexterity test as a measure of dynamic pinch performance. J Biomech 2003;36(2):265–270.

Vallis LA, McFadyen BJ. Children use different anticipatory control strategies than adults to circumvent an obstacle in the travel path. Exp Brain Res 2005;167:119–127.

van de Winckel A, Gauthier L. A revised motor activity log following rasch validation (Rasch-Based MAL-18) and consensus methods in chronic stroke and multiple sclerosis. Neurorehabil Neural Repair 2019;33(10):787–791. doi: 10.1177/1545968319868717.

van Delden AL, Beek PJ, Roerdink M, et al. Unilateral and bilateral upper-limb training interventions after stroke have similar effects on bimanual coupling strength. Neurorehabil Neural Repair 2015;29(3):255–267.

van der Fits IBM, Klip AWJ, vanEykern LA, et al. Postural adjustments accompanying fast pointing movements in standing, sitting and lying adults. Exp Brain Res 1998;120:202–216.

van der Heide JC, Begeer C, Fock JM, et al. Postural control during reaching in preterm children with cerebral palsy. Dev Med Child Neurol 2004;46:253–266.

van der Heide JC, Otten B, Stremmelaar E, et al. Kinematic characteristics of reaching movements in preterm children with cerebral palsy. Pediatr Res 2005;57:883–889.

Van der Krogt M, Doorenbosch, A, Becher JG, et al. Walking speed modifies spasticity effects in gastrocnemius and soleus in cerebral palsy gait. Clin Biomech (Bristol, Avon) 2009;24:422–428.

van der Krogt MM, Sloot LH, Harlaar J. Overground versus self-paced treadmill walking in a virtual environment in children with cerebral palsy. Gait Posture 2014;40:587–593.

van der Lee JH, Beckerman H, Lankhorst GJ, et al. The responsiveness of the Action Research Arm Test and the Fugl-Meyer Assessment Scale in chronic stroke patients. J Rehabil Med 2001;33:110–113.

van der Linden ML, Scott SM, Hooper JE, et al. Gait kinematics of people with multiple sclerosis and the acute application of functional electrical stimulation. Gait Posture 2014;39:1092–1096.

van der Meer AL, van der Weel FR, Lee DN. The functional significance of arm movements in neonates. Science 1995;267:693–695.

van Dieën JH, van Leeuwen M, Faber GS. Learning to balance on one leg: motor strategy and sensory weighting. J Neurophysiol 2015;114:2967–2982.

Van Donkelaar P, Lee RG. Interactions between the eye and hand motor systems: disruptions due to cerebellar dysfunction. J Neurophysiol 1994;72:1674–1684.

van Eijck MM, Schoonman GG, van der Naalt J, de Vries J, Roks G. Diffuse axonal injury after traumatic brain injury is a prognostic factor for functional outcome: a systematic review and meta-analysis. Brain Inj 2018;32:395–402.

van Hartingsveldt MJ, Cup EH, Oostendorp RA. Reliability and validity of the fine motor scale of the Peabody Developmental Motor Scales-2. Occup Ther Int 2005;12(1):1–13.

van Ooijen MW, Heeren A, Smulders K, et al. Improved gait adjustments after gait adaptability training are associated with reduced attentional demands in persons with stroke. Exp Brain Res 2015;233:1007–1018.

van Peppen RPS, Kortsmit M, Lindeman E, et al. Effects of visual feedback therapy on postural control in bilateral standing after stroke: a systematic review. J Rehabil Med 2006;38:3–9.

van Polanen V, Tibold R, Nuruki A, Davare M. Visual delay affects force scaling and weight perception during object lifting in virtual reality. J Neurophysiol 2019;121:1398–1409.

van Praag H. Exercise and the brain: something to chew on. Trends Neurosci 2009;32:283–290.

VanSwearingen JM, Paschal KA, Bonino P, Yang JF. The modified gait abnormality rating scale for recognizing the risk of recurrent falls in community-dwelling elderly adults. Phys Ther 1996;76:994–1002.

Van Thiel E, Meulenbroek RG, Hulstijn W, et al. Kinematics of fast hemiparetic aiming movements toward stationary and moving targets. Exp Brain Res 2000;132:230–242.

Van Thiel E, Steenbergen B. Shoulder and hand displacements during hitting, reaching, and grasping movements in hemiparetic cerebral palsy. Motor Control 2001;5:166–182.

Van Vleet TM, DeGutis JM. Cross-training in hemispatial neglect: auditory sustained attention training ameliorates visual attention deficits. Cortex 2013;49(3):679–690. doi: 10.1016/j.cortex.2012.03.020.

van Vliet PM, Sheridan MR. Ability to adjust reach extent in the hemiplegic arm. Physiotherapy 2009;95:176–184.

van Vliet PM, Sheridan MR. Coordination between reaching and grasping in patients with hemiparesis and healthy subjects. Arch Phys Med Rehabil 2007;88:1325–1331.

van Wegen EE, van Emmerik RE, Wagenaar RC, et al. Stability boundaries and lateral postural control in Parkinson's disease. Motor Control 2001;5:254–269.

Van Woerkom TC, Minderhoud JM, Gottschal T, et al. Neurotransmitters in the treatment of patients with severe head injuries. Eur Neurol 1982;21:227–234.

van Wyk A, Eksteen CA, Rheeder P. The effect of visual scanning exercises integrated into physiotherapy in patients with unilateral spatial neglect poststroke: a matched-pair randomized control trial. Neurorehabil Neural Repair 2014;28(9):856–873. doi: 10.1177/1545968314526306.

Vandervoort AA, Chesworth BM, Cunningham DA, et al. Age and sex effects on mobility of the human ankle. J Gerontol 1992;47:17–21.

Vaney C, Gattlen B, Lugon-Moulin V, et al. Robotic-assisted step training (lokomat) not superior to equal intensity of over-ground rehabilitation in patients with multiple sclerosis. Neurorehabil Neural Repair 2012;26:212–221.

VanSant AF. Age differences in movement patterns used by children to rise from a supine position to erect stance. Phys Ther 1988a;68:1130–1138.

VanSant AF. Concepts of neural organization and movement. In: Connolly BH, Montgomery PC, eds. Therapeutic exercise in developmental disabilities. Chattanooga, TN: Chattanooga, 1987:1–8.

VanSant AF. Life-span development in functional tasks. Phys Ther 1990;70:788–798.

VanSant AF. Rising from a supine position to erect stance: description of adult movement and a developmental hypothesis. Phys Ther 1988b;68:185–192.

Vasudevan JM, Browne BJ. Hemiplegic shoulder pain: an approach to diagnosis and management. Phys Med Rehabil Clin N Am 2014;25(2):411–437. doi: 10.1016/j.pmr.2014.01.010.

Vearrier LA, Langan J, Shumway-Cook A, et al. An intensive massed practice approach to retraining balance post-stroke. Gait Posture 2005;22:154–163.

Veerbeek JM, Langbroek-Amersfoort AC, van Wegen EE, Meskers CG,

Kwakkel G. Effects of robot assisted therapy for the upper limb after stroke. Neurorehabil Neural Repair 2017;31(2):107–121. doi: 10.1177/1545968316666957.

Venglar M. Case report: Tai Chi and Parkinsonism. Physiother Res Int 2005;10(2):116–121.

Ventre-dominey J. Vestibular function in the temporal and parietal cortex: distinct velocity and inertial processing pathways. Front Integr Neurosci 2014;8:1–13.

Verbrugge L, Jette A. The disablement process. Soc Sci Med 1994;38:1–14. Vercher JL, Gauthier GM, Guedon O, et al. Self-moved target eye tracking in control and deafferented subjects: roles of arm motor command and proprioception in armeye coordination. J Neurophysiol 1996;76:1133–1144.

Vereijken B, van Emmerik REA, Whiting HTA, et al. Freezing degrees of freedom in skill acquisition. J Motor Behav 1992;24:133–142.

Verrel J, Bekkering H, Steenbergen B. Eye-hand coordination during manual object transport with the affected and less affected hand in adolescents with hemiparetic cerebral palsy. Exp Brain Res 2008;187:107–116.

Vidoni ED, Boyd LA. Preserved motor learning after stroke is related to the degree of proprioceptive deficit. Behav Brain Funct 2009;5:36.

Viitasalo MK, Kampman V, Sotaniemi KA, et al. Analysis of sway in Parkinson's disease using a new inclinometry-based method. Mov Disord 2002;17:663–669.

Vilenchik MM, Knudson AG. Inverse radiation dose-rate effects on somatic and germ-line mutations and DNA damage rates. Proc Natl Acad Sci U S A 2000;97:5381–5386.

Vilis T, Hore J. Central neural mechanisms contributing to cerebellar tremor produced by limb perturbations. J Neurophysiol 1980;43:279–291.

Vinter A. Manual imitations and reaching behaviors: an illustration of action control in infancy. In: Bard C, Fleury M, Hay L, eds. Development of eye-hand coordination across the lifespan. Columbia: University of South Carolina, 1990:157–187.

Viosca E, Martinez JL, Almagro PL, et al. Proposal and validation of a new functional ambulation classification scale for clinical use. Arch Phys Med Rehabil 2005;86:1234–1238.

Visser H. Gait and balance in senile dementia of Alzheimer 's type. Age Ageing 1983;12:296–301.

Vitório R, Pieruccini-Faria F, Stella F, et al. Effects of obstacle height on obstacle crossing in mild Parkinson's disease. Gait Posture 2010;31:143–146.

Voelcker-Rehage C, Alberts JL. Age-related changes in grasping force modulation. Exp Brain Res 2005;166:61–70.

Voelcker-Rehage C, Alberts JL. Effect of motor practice on dual-task performance in older adults. J Gerontol B Psychol Sci Soc Sci 2007;62:P141–P148.

Voepel-Lewis T, Merkel S, Tait AR, et al. The reliability and validity of the Face, Legs, Activity, Cry, Consolability observational tool as a measure of pain in children with cognitive impairment. Anesth Analg 2002;95:1224–1229.

Vollmer B, Holmström L, Forsman L, et al. Evidence of validity in a new method to measure dexterity in children and adolescents. Dev Med Child Neurol 2010;52:948–954.

von Hofsten C. Eye-hand coordination in the newborn. Dev Psychol 1982;18:450–461.

von Hofsten C. Developmental changes in the organization of prereaching movements. Dev Psychol 1984;3:378–388.

von Hofsten C. Action in development. Dev Sci 2007;10:54–60.

von Hofsten C. On the development of perception and action. In: Valsiner J, Connolly K, eds. Handbook of devel- opmental psychology. Thousand Oaks, CA: Sage, 2003.

von Hofsten C. Studying the development of goal-directed behavior. In: Kalverboer AF, Hopkins B, Geuze R, eds. Motor development in early and later childhood: longitudinal approaches. Cambridge, UK: Cambridge University, 1993:109–124.

von Hofsten C, Fazel-Zandy S. Development of visually guided hand orientation in reaching. J Exp Child Psychol 1984;38:208–219.

von Hofsten C, Lindhagen K. Observations on the development of reaching for moving objects. J Exp Child Psychol 1979;28:158–173.

von Hofsten C, Ronnqvist L. Preparation for grasping an object: a developmental study. J Exp Psychol 1988;14:610–621.

von Hofsten C, Rosander K. Development of smooth pursuit tracking in young infants. Vision Res 1997;37:1799–1810.

von Hofsten C, Rosander K. The development of gaze control and predictive tracking in young infants. Vision Res 1996;36:81–96.

von Monakow C. Die Localization im Grosshirn und der Abbau der Funktion durch korticale Herde. Wiesbaden, Germany: JF Bergmann, 1914.

Voss D, Ionata M, Myers B. Proprioceptive neuromuscular facilitation: patterns and techniques, 3rd ed. Philadelphia, PA: Harper & Row, 1985.

Vrtunski PB, Patterson MB. Psychomotor decline can be described by discontinuities in response trajectories. Int J Neurosci 1985;27:265–275.

Vuillerme N, Nafati G. How attentional focus on body sway affects postural control during quiet standing. Psychol Res 2007;71:192–200.

Vygotsky LS. Mind in society: the development of higher psychological processes. Cambridge, MA: Harvard University Press, 1978.

W

Wade MG, Lindquist R, Taylor JR, Treat-Jacobson D. Optical flow, spatial orientation, and the control of posture in the elderly. J Gerontol 1995;50B:P51–P58.

Wadsworth PT, Krishman R. Intrarater reliability of manual muscle testing and hand held dynamometric muscle testing. Physiol Rev 1987;67:1342–1347.

Wakeling J, Delaney R, Dudkiewicz I. A method for quantifying dynamic muscle dysfunction in children and young adults with cerebral palsy. Gait Posture 2007;25:580–589.

Waksvik K, Levy R. An approach to seating for the cerebral palsied. Can J Occup Ther 1979;46:147–152.

Walchli M, Keller M, Ruffieux J, Mouthon A, Taube W. Age-dependent adaptations to anticipated and non-anticipated perturbations after balance training in children. Hum Mov Sci 2018;59:170–177.

Walker C, Brouwer BJ, Culham EG. Use of visual feedback in retraining balance following acute stroke. Phys Ther 2000;80(9):886–895.

Walker N, Mellick D, Brooks CA, et al. Measuring participation across impairment groups using the Craig Handicap Assessment Reporting Technique. Am J Phys Med Rehabil 2003;82(12):936–941.

Walker-Batson D, Smith P, Unwin H, et al. Use of amphetamine in the treatment of aphasia. Restor Neurol Neurosci 1992;4:47–50.

Wall C III, Kentala E. Control of sway using vibrotactile feedback of body tilt in patients with moderate and severe postural control deficits. J Vestib Res 2005;15:313–325.

Wallace PS, Whishaw IQ. Independent digit movements and precision grip patterns in 1–5-month-old human infants: hand-babbling, including vacuous then self-directed hand and digit movements, precedes targeted reaching. Neuropsychologia 2003;41:1912–1918.

Wallace SA, Weeks DL, Kelso JAS. Temporal constraints in reaching and grasping behavior. Hum Mov Sci 1990;9:69–93.

Wallen M, Bundy A, Pont K, et al. Psychometric properties of the Pediatric Motor Activity Log for children with cerebral palsy. Dev Med Child Neurol. 2009;51:200–208.

Wallen P. Cellular bases of locomotor behaviour in lamprey: coordination and modulatory control of spinal circuitry. In: Ferrell WR, Proske U, eds. Neural control of movement. New York: Plenum, 1995:125–133.

Walston JD. Sarcopenia in older adults. Curr Opin Rheumatol 2012;24:623–627.

Wang CH, Hsieh CL, Dai MH, et al. Interrater reliability and validity of the Stroke Rehabilitation Assessment of Movement (STREAM) instrument. J Rehabil Med 2002;34(1):20–24.

Wang HH, Liao HF, Hsieh CL. Reliability, sensitivity to change, and responsiveness of the peabody developmental motor scales-second edition for children with cerebral palsy. Phys Ther 2006;86(10):1351–1359. doi: 10.2522/ptj.20050259.

Wang J, Bohan M, Leis BC, et al. Altered coordination patterns in parkinsonian patients during trunk-assisted prehension. Parkinsonism Relat Disord 2006;12: 211–222.

Wang J, Sainburg RL. Interlimb transfer of novel inertial dynamics is asymmetrical. J Neurophysiol 2004a;92:349–360.

Wang J, Sainburg RL. Interlimb transfer of visuomotor rotations depends on handedness. Exp Brain Res 2006a;175(2):223–230.

Wang J, Sainburg RL. Limitations in interlimb transfer of visuomotor rotations. Exp Brain Res 2004b;155:1–8.

Wang J, Sainburg RL. The symmetry of interlimb transfer depends on workspace locations. Exp Brain Res 2006b;170:464–471.

Wang TY, Bhatt T, Yang F, et al. Generalization of motor adaptation to repeated-slip perturbation across tasks. Neuroscience 2011;180:85–95.

Wang W, Ji X, Ni J, et al. Visual spatial attention training improve spatial attention and motor control for unilateral neglect patients. CNS Neurol Disord Drug Targets 2015;14(10):1277–1282. doi: 10.2174/1871527315666151111122926.

Wanning T. Healing and the mind/ body arts: massage, acupuncture, yoga, t'ai chi, and Feldenkrais. AAOHN J 1993;41(7):349–351.

Ward AB. A summary of spasticity management—a treatment algorithm. Eur J Neurol 2002;9:48–55.

Ward NS, Brown MM, Thompson AJ, et al. Neural correlates of motor recovery after stroke: a longitudinal fMRI study. Brain 2003;126:2476–2496.

Ward NS, Cohen LG. Mechanisms underlying recovery of motor function after stroke. Arch Neurol 2004;61:1844–1848.

Warren WH. Action modes and laws of control for the visual guidance of action. In: Meijer OG, Roth K, eds. Complex movement behavior: the motor-action controversy. Amsterdam, The Netherlands: North-Holland, 1988:339–380.

Wartenberg R. Pendulousness of the legs as a diagnostic test. Neurology 1951;1:8–24.

Washington K, Shumway-Cook A, Price R, et al. Muscle responses to seated perturbations for typically developing infants and those at risk for motor delays. Dev Med Child Neurol 2004;46:681–688.

Waters R, McNeal DR, Tasto J. Peroneal nerve conduction velocity after chronic electrical stimulation. Arch Phys Med Rehabil 1975;56:240–243.

Waters RL, Barnes G, Husserl T, et al. Comparable energy expenditure after arthrodesis of the hip and ankle. J Bone Joint Surg Am 1988;70:1032–1037.

Waters RL, Mulroy S. The energy expenditure of normal and pathologic gait. Gait Posture 1999;9:207–231.

Weber PC, Cass SP. Clinical assessment of postural stability. Am J Otol 1993;14:566–569.

Weiller C, Chollet F, Friston KJ, et al. Functional reorganization of the brain in recovery from striatocapsular infarction in man. Ann Neurol 1992;31:463–472.

Weiller C, Ramsay SC, Wise RJS, et al. Individual patterns of functional reorganization in the human cerebral cortex after capsular infarction. Ann Neurol 1993;33:181–189.

Weiskrantz L, Warrington ER, Sanders MD, et al. Visual capacity in the hemianopic field following a restricted occipital ablation. Brain 1974;97:709–728.

Weiss PH, Dafotakis M, Metten L, Noth J. Distal and proximal prehension is differentially affected by Parkinson's disease. The effect of conscious and subconscious load cues. J Neurol 2009;256:450–456.

Weisz S. Studies in equilibrium reaction. J Nerv Ment Dis 1938;88:150–162.

Welford AT. Motor performance. In: Birren G, Schaie K, eds. Handbook of the psychology of aging. New York: Van Nostrand Reinhold, 1977:3–20.

Welford AT. Motor skills and aging. In: Mortimer J, Pirozzolo FJ, Maletta G, eds. The aging motor system. New York: Praeger, 1982:152–187.

Werner WG, Gentile AM. Improving gait and promoting retention in individuals with Parkinson's disease: a pilot study. J Neurol 2010;257(11):1841–1847.

Westlake KP, Patten C. Pilot study of Lokomat versus manual-assisted treadmill training for locomotor recovery post-stroke. J Neuroeng Rehabil 2009;6:18–29.

Westling G, Johansson RS. Factors influencing the force control during precision grip. Exp Brain Res 1984;53:277–284.

Wetter S, Poole JL, Haaland KY. Functional implications of ipsilesional motor deficits after unilateral stroke. Arch Phys Med Rehabil 2005;86:776–781.

Whanger A, Wang HS. Clinical correlates of the vibratory sense in elderly psychiatric patients. J Gerontol 1974;29:39–45.

Whipple RH, Wolfson LI, Amerman PM. The relationship of knee and ankle weakness to falls in nursing home residents: an isokinetic study. J Am Geriatr Soc 1987;35:13–20.

White BL, Castle P, Held R. Observations on the development of visually-directed reaching. Child Dev 1964;35:349–364.

Whiteneck GG, Charlifue SW, Gerhart KA, et al. Quantifying handicap: a new measure of long-term rehabilitation outcomes. Arch Phys Med Rehabil 1992;73:519–526.

Whitney S, Wrisley D, Furman J. Concurrent validity of the Berg Balance Scale and the Dynamic Gait Index in people with vestibular dysfunction. Physiotherapy Res Int 2003;8:178–186.

Whitney SL, Hudak MT, Marchetti GF. The Dynamic Gait Index relates to self reported fall history in individuals with vestibular dysfunction. J Vestib Res 2000;10:99–105.

Whitney SL, Wrisley DM. The influence of footwear on timed balance scores of the modified clinical test of sensory interaction and balance. Arch Phys Med Rehabil 2004;85:439–443.

Whyte J, Hart T. It's more than a black box; it's a Russian doll: defining rehabilitation treatments. Am J Phys Med Rehabil 2003;82:639–652.

Wichman T, DeLong MR. Basal Ganglia. In: Kandel ER, Schwartz JH, Jessell TM, Siegelbaum SA, Hudspeth AJ, eds. Principles of neural science, 5th ed. New York, NY: McGraw-Hill, 2013:2397–2435.

Wielinski CL, Erickson-Davis C, Wichmann R, et al. Falls and injuries resulting from falls among patients with Parkinson's disease and other Parkinsonian syndromes. Mov Disord 2005;20:410–415.

Wiener-Vacher SR, Hamilton DA, Wiener SI. Vestibular activity and cognitive development in children: perspectives. Front Integr Neurosci 2013;7:92.

Wiener-Vacher SR, Toupet F, Narcy P. Canal and otolith vestibulo-ocular reflexes to vertical and off vertical axis rotations in children learning to walk. Acta Otolaryngol 1996;116:657–656.

Wiesendanger M, Serrien DJ. Neurological problems affecting hand dexterity. Brain Res Rev 2001;36:161–168.

Wiley ME, Damiano DL. Lower-extremity strength profiles in spastic cerebral palsy. Dev Med Child Neurol 1998;40:100–107.

Wilkins AJ, Shallice T, McCarthy R. Frontal lesions and sustained attention. Neuropsychologia 1987;25:359–365.

Willer B, Rosenthal M, Kreutzer J S. et al. Assessment of community integration following rehabilitation for traumatic brain injury. J Head Trauma Rehabil 1993;8: 75–87.

Williams EN, Carrll SG, Reddihough DS, et al. Investigation of the timed "up and go" test in children. Dev Med Child Neurol 2005;47:518–524.

Williams H. Aging and eye-hand coordination. In: Bard C, Fleury M, Hay L, eds. Development of eye-hand coordination across the lifespan. Columbia: University of South Carolina, 1990: 327–357.

Williamson GL, Leiper CI, Mayer NH. Beaver College Assessment of speed and accuracy of movement in older adults using Fitts' tapping test. Neurosci Abstr 1993;19:556.

Wilmut K, Wann JP, Brown JH. Problems in the coupling of eye and hand in the sequential movements of children with Developmental Coordination Disorder. Child Care Health Dev 2006;32:665–678.

Wilson DM. The central nervous control of flight in a locust. J Exp Biol 1961;38:471–490.Wing AM, Frazer C. The contribution of the thumb to reaching movements. Q J Exp Psychol 1983;35A:297–309.

Windhorst U. Muscle proprioceptive feedback and spinal networks. Brain Res Bull 2007;73:155–202.

Winograd CH, Lemsky CM, Nevitt MC, et al. Development of a physical performance and mobility examination. J Am Geriatr Soc 1994;42:743–749.

Winogrodzka A, Wagenaar RC, Booij J, et al. Rigidity and bradykinesia reduce interlimb coordination in Parkinsonian gait. Arch Phys Med Rehabil 2005;86:183–189.

Winstein C, Gardner ER, McNeal DR, et al. Standing balance training: effect on balance and locomotion in hemiparetic adults. Arch Phys Med Rehabil 1989;70: 755–762.

Winstein C, Lewthwaite R, Blanton SR, et al. With case exemplar from the accelerated skill acquisition program. J Neuro Phys Ther 2014;38:190–200.

Winstein C, Wolf SL. Task-oriented training to promote upper extremity recovery. In: Stein J, ed. Stroke recovery and rehabilitation. New York: Demos, 2009.

Winstein CJ. Designing practice for motor learning: clinical implications: contemporary management of motor control problems. Proceedings of the II Step Conference. Alexandria, VA: American Physical Therapy Association, 1991.

Winstein CJ, Wolf SL, Dromerick AW, et al. Interdisciplinary Comprehensive Arm Rehabilitation Evaluation (ICARE) investigative team. Effect of a task-oriented rehabilitation program on upper extremity recovery following motor stroke: the ICARE randomized clinical trial. JAMA 2016;315(6):571–581. doi: 10.1001/ jama.2016.0276.

Winstein CJ, Merians AS, Sullivan KJ. Motor learning after unilateral brain damage. Neuropsychologia 1999;27:975–987.

Winstein CJ, Pohl PS. Effects of unilateral brain damage on the control of goal directed hand movements. Exp Brain Res 1995;105:163–174.

Winstein CJ, Schmidt RA. Reduced frequency of knowledge of results enhances motor skill learning. J Exp Psychol Learn Memory Cogn 1990;16:677–691.

Winter D. Energy generation and absorption at the ankle and knee during fast, natural and slow cadences. Clin Orthop Relat Res 1983a;175:147–154.

Winter DA. Biomechanical motor patterns in normal walking. J Motor Behav 1983b;15:302–330.

Winter DA. Biomechanics and motor control of human movement. New York: Wiley, 1990:80–84.

Winter DA. Kinematic and kinetic patterns of human gait: variability and compensating effects. Hum Mov Sci 1984;3:51–76.

Winter DA. Knowledge base for diagnostic gait assessments. Med Prog Technol 1993;19:61–81.

Winter DA. Overall principle of lower limb support during stance phase of gait. J Biomech 1980;13:923–927.

Winter DA, McFadyen BJ, Dickey JP. Adaptability of the CNS in human walking. In: Patla AE, ed. Adaptability of human gait. Amsterdam, The Netherlands: Elsevier, 1991:127–144.

Winter DA, Patla AE, Frank JS, et al. Biomechanical walking pattern changes in the fit and healthy elderly. Phys Ther 1990;70:340–347.

Winter DA, Prince F, Frank JS, et al. Unified theory regarding A/P and M/L balance in quiet stance. J Neurophysiol 1996;75:2334–2343.

Wise RA, Brown CD. Minimal clinically important differences in the six-minute walk test and the incremental shuttle walking test. COPD 2005;2:125–129.

Wisleder D, Zernicke RF, Smith JL. Speed-related changes in hindlimb intersegmental dynamics during the swing phase of cat locomotion. Exp Brain Res 1990;79:651–660.

Witchel HJ, Oberndorfer C, Needham R, et al. Thigh-Derived Inertial Sensor Metrics to Assess the Sit-to-Stand and Stand-to-Sit Transitions in the Timed Up and Go (TUG) Task for quantifying mobility impairment in multiple sclerosis. Front Neurol 2018;9:684.

Witherington DC, von Hofsten C, Rosander K, et al. The development of anticipatory postural adjustments in infancy. Infancy 2002;3:495–517.

Witney AG, Wing A, Thonnard JL, et al. The cutaneous contribution to adaptive precision grip. Trends Neurosci 2004;27:638–643.

Wittenberg GF, Schaechter JD. The neural basis of constraint-induced movement therapy. Curr Opin Neurol 2009;22(6):582–588. doi: 10.1097/WCO.0b013e3283320229.

Wolf SL, Catlin PA, Ellis M, et al. Assessing Wolf motor function test as outcome measure for research in patients after stroke. Stroke 2001;32:1635.

Wolf SL, Lecraw DE, Barton LA, et al. Forced use of hemiplegic upper extremities to reverse the effect of learned nonuse among chronic stroke and head injured patients. Exp Neurol 1989b;104(2):125–132.

Wolf SL, McJunkin JP, Swanson ML, et al. Pilot normative database for the Wolf motor function test. Arch Phys Med Rehabil 2006;87(2):443–445.

Wolf SL, Sahu K, Bay RC, et al. The HAAPI (Home Arm Assistance Progression Initiative) Trial: a Novel robotics delivery approach in stroke rehabilitation. Neurorehabil Neural Repair 2015;29(10):958–968. doi: 10.1177/1545968315575612.

Wolf SL, Winstein CJ, Miller JP, et al. Retention of upper limb function in stroke survivors who have received constraint-induced movement therapy: the EXCITE randomized trial. Lancet Neurol 2008;7(1):33–40.

Wolf TJ, Polatajko H, Baum C, et al. Combined cognitive-strategy and task-specific training affects cognition and upper-extremity function in subacute stroke: an exploratory randomized controlled trial. Am J Occup Ther 2016;70(2): 7002290010p17002290010p10. doi: 10.5014/ajot.2016.017293.

Wolfson L, Judge J, Whipple R, et al. Strength is a major factor in balance, gait and the occurrence of falls. J Geronotol 1995;50A:64–67.

Wolfson L, Whipple R, Amerman P, et al. Gait and balance in the elderly. Clin Geriatr Med 1985;1:649–659.

Wolfson L, Whipple R, Amerman P, et al. Gait assessment in the elderly: a gait abnormality rating scale and its relation to falls. J Gerontol 1990;45:M12–M19.

Wolfson L, Whipple R, Derby C, et al. Balance strength training in older adults: Intervention gains and Tai Chi maintenance. J Am Geriatr Soc 1996;44:498–506.

Wolfson L, Whipple R, Derby CA, et al. A dynamic posturography study of balance in healthy elderly. Neurology 1992;42:2069–2075.

Wong DL, Baker CM. Pain in children: comparison of assessment scales. Pediatr Nurs 1988;14:9–17.

Wood BH, Bilclough JA, Bowron A, et al. Incidence and predition of falls in Parkinson's disease: a prospective multidisciplinary study. J Neurol Neurosurg Psychiatry 2002;72:721–725.

Wood DE, Burridge JH, VanWijck FM, et al. Biomechanical approaches applied to the lower and upper limb for the measurement of spasticity: a systematic review of the literature. Disabil Rehabil 2005;27:19–32.

Woodbury ML, Velozo CA, Richards LG, et al. Dimensionality and construct validity of the Fugl-Meyer assessment of the upper extremity. Arch Phys Med Rehabil 2007;88:715–723.

Wood-Dauphinee SL, Williams JI, Shapiro SH. Examining outcome measures in a clinical study of stroke. Stroke 1990;21(5):731–739.

Woodford H, Walker R. Emergency hospital admissions in idiopathic Parkinson's disease. Mov Disord 2005;20:1104–1108.

Woollacott M. Aging, posture control and movement preparation. In: Woollacott MH, Shumway-Cook A, eds. Development of posture and gait across the life span. Columbia: University of South Carolina, 1989:155–175.

Woollacott M. Gait and postural control in the aging adult. In: Bles W, Brandt T, eds. Disorders of posture and gait. Amsterdam, The Netherlands: Elsevier, 1986:325–336.

Woollacott M. Unbounded potentialities of resonance—the dynamic interface between mind and brain: perspectives from neuroscience and meditative traditions, and research at their common frontiers. Master's thesis, University of Oregon, 2005.

Woollacott M, Burtner P, Jensen J, et al. Development of postural responses during standing in healthy children and in children with spastic diplegia. Neurosci Biobehav Rev 1998;22:583–589.

Woollacott M, Debu B, Mowatt M. Neuromuscular control of posture in the infant and child: is vision dominant? J Motor Behav 1987;19:167–186.

Woollacott M, Roseblad B, von Hofsten C. Relation between muscle response onset and body segmental movements during postural perturbations in humans. Exp Brain Res 1988;72:593–604.

Woollacott M, Shumway-Cook A, Hutchinson S, et al. The effect of balance training on the organization of muscle activity used in the recovery of stability in children with cerebral palsy: a pilot study. Dev Med Child Neurol 2005;47:455–461.

Woollacott M, Shumway-Cook A. Attention and the control of posture and gait: a review of an emerging area of research. Gait Posture 2002;16:1–14.

Woollacott M, Shumway-Cook A. Changes in posture control across the life span: a systems approach. Phys Ther 1990;70:799–807.

Woollacott M, Shumway-Cook A. Clinical research methodology for the study of posture and balance. In: Masdeu JC, Sudarsky L, Wolfson L, eds. Gait disorders of aging: falls and therapeutic strategies. Philadelphia, PA: Lippincott-Raven, 1997: 107–121.

Woollacott M, Shumway-Cook A. The development of the postural and voluntary motor control system in Down's syndrome children. In: Wade M, ed. Motor skill acquisition of the mentally handicapped: issues in research and training. Amsterdam, The Netherlands: Elsevier, 1986:45–71.

Woollacott MH, Jensen J. Posture and locomotion. In: Heuer H, Keele S, eds. Handbook of perception and action, vol. 2. New York: Academic Press, 1996:333–403.

Woollacott MH, Shumway-Cook A, Nashner L. Aging and posture control: changes in sensory organization and muscular coordination. Int J Aging Hum Dev 1986;23:97–114.

Woollacott MH, Sveistrup H. Changes in the sequencing and timing of muscle response coordination associated with developmental transitions in balance abilities. Hum Mov Sci 1992;11:23–36.

World Health Organization. International classification of functioning, disability and health. Geneva, Switzerland: World Health Organization, 2001.

World Health Organization. International classification of impairment, activity and participation ICIDH-2. Geneva, Switzerland: World Health Organization, 1980.

World Health Organization (WHO). Clinician form for international classification of functioning, disability and health. ICF Checklist Version 2.1a, Clinician Form, (2003).
Wright BD, Masters GN. Rating scale analysis. Chicago, IL: MESA, 1982.

Wright DL, Kemp TL. The dual-task methodology and assessing the attentional demands of ambulation with walking devices. Phys Ther 1992;72:306–315.

Wright JM von. A note on the role of 'guidance' in learning. Br J Psychol 1957;48:133–137.

Wright PA, Granat MH. Therapeutic effects of functional electrical stimulation of the upper limb of eight children with cerebral palsy. Dev Med Child Neurol 2000;42:724–727.

Wrisley DM, Kumar NA. Functional gait assessment: concurrent, discriminative, and predictive validity in community-dwelling older adults. Phys Ther 2010;90:761–773.

Wrisley DM, Marchetti GF, Kuharsky DK, et al. Reliability, internal consistency and validity of data obtained with the functional gait assessment. Phys Ther 2004;84:906–918.

Wrisley DM, Walker ML, Echternach JL, et al. Reliability of the Dynamic Gait Index in people with vestibular disorders. Arch Phys Med Rehabil 2003;84:1528–1533.

Wrisley DM, Whitney SL, Furman JM. Vestibular rehabilitation outcomes in patients with a history of migraine. Otol Neurotol 2002;23:483–487.

Wu AR, Kuo AD. Determinants of preferred ground clearance during swing phase of human walking. J Exp Biol 2016;219(Pt 19): 3106–3113.

Wu C, Trombly CA, Lin K, et al. Effects of object affordances on reaching in persons with and without cerebrovascular accident. Am J Occup Ther 1998;52:447–456.

Wu CY, Chou SH, Kuo MY, et al. Effects of object size on intralimb and interlimb coordination during a bimanual prehension task in patients with left cerebral vascular accidents. Motor Control 2008;12:296–310.

Wu CY, Trombly CA, Lin KC. The relationship between occupational form and occupational performance: a kinematic perspective. Am J Occup Ther 1994;48:679–687.

Wu M, Kim J, Arora P, et al. Locomotor training through a 3D cable-driven robotic system for walking function in children with cerebral palsy: a pilot study. Conf Proc IEEE Eng Med Biol Soc 2014;2014: 3529–3532.

Wu T, Hallett M. Neural correlates of dual task performance in patients with Parkinsons disease. J Neurol Neurosurg Psychiatry 2008;79:760–766.

Wu T, Hallett M. The influence of normal human aging on automatic movements. J Physiol 2005;562:605–615.

Wu T, Kansaku K, Hallett M. How self-initiated memorized movements become automatic: a functional MRI study. J Neurophysiol 2004a;91:1690–1698.

Wu YW, Day SM, Strauss DJ, et al. Prognosis for ambulation in cerebral palsy: a population-based study. Pediatrics 2004b;114:1264–1271.

Wulf G, Prinz W. Directing attention to movement effects enhances learning: a review. Psychon Bull Rev 2001;8:648–660.

Wulf G, Shea C, Park JH. Attention and motor performance: preferences for and advantages of an external focus. Res Q Exerc Sport 2001;72: 335–244.

Wulf G, Weigelt C. Instructions about physical principles in learning a complex motor skill: to tell or not to tell. Res Q Exerc Sport 1997;68:362–367.

Wurtz RH, Kandel ER. Central visual pathways. In: Kandel ER, Schwartz JH, Jessell TM, eds. Principles of neural science, 4th ed. New York: McGraw-Hill, 2000a:523–547.

Wurtz RH, Kandel ER. Perception of motion, depth and form. In: Kandel ER, Schwartz JH, Jessell TM, eds. Principles of neural science, 4th ed. New York: McGraw-Hill, 2000b: 548–571.

X

Xia R, Rymer WZ. The role of shortening reaction in mediating rigidity in Parkinson's disease. Exp Brain Res 2004;156:524–528.

Xia R, Sun J, Threlkeld AJ. Analysis of interactive effect of stretch reflex and shortening reaction on rigidity in Parkinson's disease. Clin Neurophysiol 2009;120:1400–1407.

Xu C, Li S, Wang K, Hou Z, Yu N. Quantitative assessment of paretic limb dexterity and interlimb coordination during bilateral arm rehabilitation training. IEEE Int Conf Rehabil Robot 2017;2017:634–639. doi: 10.1109/ICORR.2017.8009319.

Xu K, He L, Mai J, Yan X, Chen Y. Muscle recruitment and coordination following constraint-induced movement therapy with electrical stimulation on children with hemiplegic cerebral palsy: a randomized controlled trial. PLoS One 2015;10(10):e0138608. doi: 10.1371/ journal.pone.0138608.

Y

Yan K, Fang J, Shahani BT. An assessment of motor unit discharge patterns in stroke patients using surface electromyographic technique. Muscle Nerve 1998a;21:946–947.

Yan K, Fang J, Shahani BT. Motor unit discharge behaviors in stroke patients. Muscle Nerve 1998b;21:1502–1506.

Yanagisawa N. Functions and dysfunctions of the basal ganglia in humans. Proc Jpn Acad Ser B Phys Biol Sci 2018;94:275–304.

Yancosek KE, Mullineaux DR. Stability of handwriting performance following injury-induced hand-dominance transfer in adults: a pilot study. J Rehabil Res Dev 2011;48(1):59–68.

Yang DJ, ParK SK, Kim JH, Heo JW, Lee YS, Uhm YH. Effect of changes in postural alignment on foot pressure and walking ability of stroke patients. J Phys Ther Sci 2015;27:2943–2945.

Yang F, Bhatt T, Pai YC. Generalization of treadmill-slip training to prevent a fall following a sudden (novel) slip in over-ground walking. J Biomech 2013;46:63–69.

Yang JD, Liao CD, Huang SW, et al. Effectiveness of electrical stimulation therapy in improving arm function after stroke: a systematic review and a meta-analysis of randomised controlled trials. Clin Rehabil 2019;33(8):1286–1297. doi: 10.1177/0269215519839165.

Yang JF, Stephens MJ, Vishram R. Transient disturbances to one limb produce coordinated, bilateral responses during infant stepping. J Neurophysiol 1998;79:2329–2337.

Yang YR, Chen YC, Lee CS, et al. Dual-task-related gait changes in individuals with stroke. Gait Posture 2007;25:185–190.

Yang YR, Wang RY, Chen YC, et al. Dual-task exercise improves walking ability in chronic stroke: a randomized controlled trial. Arch Phys Med Rehabil 2007b;88:1236–1240.

Yang YR, Mi PL, Huang SF, Chiu SL, Liu YC, Wang RY. Effects of neuromuscular electrical stimulation on gait performance in chronic stroke with inadequate ankle control—A randomized controlled trial. PLoS One 2018;13:1–13.

Yamaguchi T, Masani K. Effects of age-related changes in step length and step width on the required coefficient of friction during straight walking. Gait Posture 2019;69:195–201.

Yamazaki Y, Ohkuwa T, Itoh H, Suzuki M. Reciprocal activation and coactivation in antagonistic muscles during rapid goal-directed movements. Brain Res Bull 1994;34:587–593.

Yardley L, Smith H. A prospective study of the relationship between feared consequences of falling and avoidance of activity in community-living older people. Gerontologist 2002;42:17–23.

Yekutiel M. Sensory reeducation of the hand after stroke. London, UK: Whurrk, 2000.

Yogev G, Giladi N, Peretz C, et al. Dual tasking, gait rhythmicity, and Parkinson's disease: which aspects of gait are attention demanding? Eur J Neurosci 2005;22:1248–1256.

Yogev G, Plotnik M, Peretz C. Gait asymmetry in patients with Parkinson's disease and elderly fallers: when does the bilateral coordination of gait require attention? Exp Brain Res 2007;177:336–346.

Yorkston KM, Kuehn CM, Johnson KL, et al. Measuring participation in multiple sclerosis: a comparison of the domains of frequency, importance, and self-efficacy. Disabil Rehabil 2008;30:88–97.

Young A. Exercise physiology in geriatric practice. Acta Scand 1986;711(Suppl): 227–232.

Z

Zaaimi B, Edgley SA, Soteropoulos DS, et al. Changes in descending motor pathway connectivity after corticospinal tract lesion in macaque monkey. Brain 2012;135 (Pt 7):2277–2289.

Zackowski KM, Dromerick AW, Sahrmann SA, et al. How do strength, sensation, spasticity and joint individuation relate to the reaching deficits of people with chronic hemiparesis? Brain 2004;127:1035–1046.

Zaino CA, McCoy SW. Reliability and comparison of electromyographic and kinetic measurements during a standing reach task in children with and without cerebral palsy. Gait Posture 2008;27:128–137.

Zang Y, Schutter ED. Climbing fibers provide graded error signals in cerebellar learning. Front Syst Neurosci 2019;13:1–11.

Zarkou A, Lee SCK, Prosser LA, Hwang S, Jeka J. Stochastic resonance stimulation improves balance in children with cerebral palsy: a case control study. J Neuroeng Rehabil 2018;15(1):115.

Zarro VJ. Mechanisms of inflammation and repair. In: Michlovitz SL, ed. Thermal agents in rehabilitation. Philadelphia, PA: Davis, 1986.

Zarrugh MY, Todd FN, Ralston HJ. Optimization of energy expenditure during level walking. Eur J Appl Physiol 1974;33:293–306.

Zee DS. Vertigo. In: Johnson RT, ed. Current therapy in neurologic disease. St. Louis, MO: CV Mosby, 1985:8–13.

Zehr EP, Balter JE, Ferris DP, et al. Neu- ral regulation of rhythmic arm and leg movement is conserved across human locomotor tasks. J Physiol 2007b;582(Pt 1):209–227.

Zehr EP, Duysens J. Regulation of arm and leg movement during human locomotion. Neuroscientist 2004;10:347–361.

Zehr EP, Klimstra M, Dragert K, et al. Enhancement of arm and leg locomotor coupling with augmented cutaneous feedback from the hand. J Neurophysiol 2007a;98(3):1810–1814.

Zehr EP, Komiyama T, Stein RB. Cutaneous reflexes during human gait: electromyographic and kinematic responses to electrical stimulation. J Neurophysiol 1997;77:3311–3325.

Zehr EP, Loadman PM. Persistence of locomotor-related interlimb reflex networks during walking after stroke. Clin Neurophysiol 2012;123(4):796–807.

Zelazo PR, Zelazo NA, Kolb S. Newborn walking. Science. 1972;177:1058–1059.

Zeller W. Konstitution und Entwicklung. Göttingen, Germany: Verlag fur Psychologic, 1964.

Zettel JL, McIlroy WE, Maki BE. Gaze behavior of older adults during rapid balance-recovery reactions. J Gerontol 2008;63A:885–891.

Zeuner KE, Shill HA, Sohn YH, et al. Motor training as treatment in focal hand dystonia. Mov Disord 2005;20:335–341.

Zhang C, Li-Tsang CW, Au RK. Robotic approaches for the rehabilitation of upper limb recovery after stroke: a systematic review and meta-analysis. Int J Rehabil Res 2017;40(1):19–28. doi: 10.1097/MRR.0000000000000204.

Zhang Y, Brenner E, Duysens J, Verschueren S, Smeets JBJ. Effects of aging on postural responses to visual perturbations during fast pointing. Front Aging Neurosci 2018;10:401.

Zhao JZ, Blazar PE, Mora AN, Earp BE. Range of motion measurements of the fingers Via Smartphone photography. Hand (NY) 2020;15(5):679–685. doi: 10.1177/1558944718820955.

Zheng Y, Mao M, Cao Y, Lu X. Contralaterally controlled functional electrical stimulation improves wrist dorsiflexion and upper limb function in patients with early-phase stroke: a randomized controlled trial. J Rehabil Med 2019;51(2):103–108. doi: 10.2340/16501977-2510.

Zigmond MJ, Cameron JL, Leak RK, et al. Triggering endogenous neuroprotective processes through exercise in models of dopamine deficiency. Parkinsonism Relat Disord 2009;15:S42–S45.

Zigmond MJ, Smeyne RJ. Exercise: is it a neuroprotective and if so, how does it work? Parkinsonism Relat Disord 2014;20:S123–S127.

Zihl J, Werth R. Contributions to the study of "blindsight": 2. The role of specific practice for saccadic localization in patients with postgeniculate visual field defects. Neuropsychologia 1984;22:13–22.

Zijlmans JC, Poels PJ, Duysens J, et al. Quantitative gait analysis in patients with vascular parkinsonism. Mov Dis 1996;11:501–508.

Zijlstra A, Mancini M, Chiari L, et al. Biofeedback for training balance and mobility tasks in older populations: a systematic review. J Neuroeng Rehabil 2010;7:58.

Zimny ML. Mechanoreceptors in articular tissues. Am J Anat 1988;182:16–32.

Zink PJ, Philip BA. Cortical plasticity in rehabilitation for upper extremity peripheral nerve injury: a scoping review. Am J Occup Ther 2020;74(1): 7401205030p17401205030p15. doi: 10.5014/ajot.2020.036665.

Zucker RS, Regehr WG. Short term synaptic plasticity. Annu Rev Physiol 2002;64:355–405.

Zylstra SE, Pfeiffer B. Effectiveness of a handwriting intervention with at-risk kindergarteners. Am J Occup Ther 2016;70(3):7003220020p1-8. doi: 10.5014/ajot.2016.018820.

찾아보기 Index

로마자

C

D

F

G

M

S

V

한국어

ㄱ

ㄹ

ㅁ

ㅂ

ㅈ

ㅎ